中华医学百科全书

基础医学

医学遗传学

国家出版基金项目
NATIONAL PUBLICATION FOUNDATION

中国协和医科大学出版社
北 京

图书在版编目（CIP）数据

中华医学百科全书·医学遗传学 / 沈岩，张学主编 . —北京：中国协和医科大学出版社，2024.5
ISBN 978-7-5679-2386-7

Ⅰ . ①医… Ⅱ . ①沈… ②张… Ⅲ . ①医学遗传学 Ⅳ . ① R394

中国国家版本馆 CIP 数据核字（2024）第 086407 号

中华医学百科全书·医学遗传学

主 　编：沈 岩 张 学

编 　审：吴翠姣

责任编辑：孙文欣

出版发行：**中国协和医科大学出版社**
（北京市东城区东单三条 9 号　邮编 100730　电话 010-6526 0431）

网 　址：www.pumcp.com

经 　销：新华书店总店北京发行所

印 　刷：北京广达印刷有限公司

开 　本：889mm×1230mm　1/16

印 　张：58.5

字 　数：1720 千字

版 　次：2024 年 5 月第 1 版

印 　次：2024 年 5 月第 1 次印刷

定 　价：688.00 元

ISBN 978-7-5679-2386-7

《中华医学百科全书》编纂委员会

总顾问　吴阶平　韩启德　桑国卫

总指导　陈　竺

总主编　刘德培　王　辰

副总主编　曹雪涛　李立明　曾益新　吴沛新　姚建红

编纂委员（以姓氏笔画为序）

丁　洁	丁　樱	丁安伟	于中麟	于布为	于学忠	万经海
马　军	马　进	马　骁	马　静	马　融	马安宁	马建辉
马秋平	马烈光	马绪臣	王　平	王　伟	王　辰	王　政
王　恒	王　铁	王　硕	王　舒	王　键	王一飞	王一镗
王士贞	王卫平	王长振	王文全	王心如	王生田	王立祥
王兰兰	王汉明	王永安	王永炎	王成锋	王延光	王华兰
王行环	王旭东	王军志	王声湧	王坚成	王良录	王拥军
王茂斌	王松灵	王明荣	王明贵	王金锐	王宝玺	王诗忠
王建中	王建业	王建军	王建祥	王临虹	王贵强	王美青
王晓民	王晓良	王晓琴	王高华	王鸿利	王维林	王琳芳
王喜军	王晴宇	王道全	王德文	王德群	木塔力甫·艾力阿吉	
尤启冬	戈　烽	牛　侨	毛秉智	毛常学	乌　兰	卞兆祥
文卫平	文历阳	文爱东	方　浩	方以群	尹　佳	孔北华
孔令义	孔维佳	邓文龙	邓家刚	书　亭	毋福海	艾措千
艾儒棣	石　岩	石远凯	石学敏	石建功	布仁达来	占　堆
卢志平	卢祖洵	叶　桦	叶冬青	叶常青	叶章群	申昆玲
申春悌	田家玮	田景振	田嘉禾	史录文	冉茂盛	代　涛
代华平	白春学	白慧良	丛　斌	丛亚丽	包怀恩	包金山
冯卫生	冯希平	冯杰雄	冯泽永	冯学山	边旭明	边振甲
匡海学	邢小平	邢念增	达万明	达庆东	成　军	成翼娟
师英强	吐尔洪·艾买尔		吕时铭	吕爱平	朱　珠	朱万孚
朱立国	朱华栋	朱宗涵	朱晓东	朱祥成	乔延江	伍瑞昌
任　华	任钧国	华　伟	伊河山·伊明		向　阳	多　杰
邬堂春	庄　辉	庄志雄	刘　平	刘　进	刘　玮	刘　强
刘　蓬	刘大为	刘小林	刘中民	刘玉清	刘尔翔	刘训红

刘永锋	刘吉开	刘芝华	刘伏友	刘华平	刘华生	刘志刚
刘克良	刘迎龙	刘建勋	刘胡波	刘树民	刘昭纯	刘俊涛
刘洪涛	刘桂荣	刘献祥	刘嘉瀛	刘德培	闫永平	米 玛
米光明	安 锐	祁建城	许 媛	许腊英	那彦群	阮长耿
阮时宝	孙 宁	孙 光	孙 皎	孙 锟	孙少宣	孙长颢
孙立忠	孙则禹	孙秀梅	孙建中	孙建方	孙建宁	孙贵范
孙洪强	孙晓波	孙海晨	孙景工	孙颖浩	孙慕义	纪志刚
严世芸	严姝霞	苏 川	苏 旭	苏荣扎布	杜元灏	杜文东
杜治政	杜惠兰	李 飞	李 方	李 龙	李 东	李 宁
李 刚	李 丽	李 彤	李 波	李 剑	李 勇	李 桦
李 鲁	李 磊	李 燕	李 冀	李大魁	李云庆	李太生
李曰庆	李玉珍	李世荣	李立明	李汉忠	李永哲	李志平
李连达	李灿东	李君文	李劲松	李其忠	李若瑜	李泽坚
李宝馨	李建兴	李建初	李建勇	李映兰	李思进	李莹辉
李晓明	李凌江	李继承	李董男	李森恺	李曙光	杨 凯
杨 恬	杨 勇	杨 健	杨 硕	杨化新	杨文英	杨世民
杨世林	杨伟文	杨克敌	杨甫德	杨国山	杨宝峰	杨炳友
杨晓明	杨跃进	杨腊虎	杨瑞馥	杨慧霞	励建安	连建伟
肖 波	肖 南	肖永庆	肖培根	肖鲁伟	吴 东	吴 江
吴 明	吴 信	吴令英	吴立玲	吴欣娟	吴勉华	吴爱勤
吴群红	吴德沛	邱建华	邱贵兴	邱海波	邱蔚六	何 维
何 勤	何方方	何志嵩	何绍衡	何春涤	何裕民	余争平
余新忠	狄 文	冷希圣	汪 海	汪 静	汪受传	沈 岩
沈 岳	沈 敏	沈 铿	沈卫峰	沈心亮	沈华浩	沈俊良
宋国维	宋经元	张 泓	张 学	张 亮	张 强	张 霆
张 澍	张大庆	张为远	张玉石	张世民	张永学	张先庚
张华敏	张宇鹏	张志愿	张丽霞	张伯礼	张宏誉	张劲松
张奉春	张宝仁	张建中	张建宁	张承芬	张琴明	张富强
张新庆	张潍平	张德芹	张燕生	陆 华	陆 林	陆 翔
陆小左	陆付耳	陆伟跃	陆静波	阿不都热依木·卡地尔		陈 文
陈 杰	陈 实	陈 洪	陈 琪	陈 楠	陈 薇	陈 曦
陈士林	陈大为	陈文祥	陈玉文	陈代杰	陈尧忠	陈红风
陈志南	陈志强	陈规化	陈虎彪	陈国良	陈佩仪	陈家旭
陈智轩	陈锦秀	陈誉华	邵 蓉	邵荣光	邵瑞琪	武志昂
其仁旺其格	范 明	范炳华	茅宁莹	林三仁	林久祥	林子强

林天歆	林江涛	林曙光	杭太俊	郁　琦	欧阳靖宇	尚　红
果德安	明根巴雅尔	易定华	易著文	罗　力	罗　毅	罗小平
罗长坤	罗颂平	帕尔哈提·克力木	帕塔尔·买合木提·吐尔根			
图门巴雅尔	岳伟华	岳建民	金　玉	金　奇	金少鸿	金伯泉
金季玲	金征宇	金银龙	金惠铭	周　兵	周永学	周光炎
周利群	周灿权	周良辅	周纯武	周学东	周宗灿	周定标
周宜开	周建平	周建新	周春燕	周荣斌	周辉霞	周福成
郑　珊	郑一宁	郑志忠	郑金福	郑法雷	郑建全	郑洪新
郑家伟	郎景和	房　敏	孟　群	孟庆跃	孟静岩	赵　平
赵　艳	赵　群	赵子琴	赵中振	赵文海	赵玉沛	赵正言
赵永强	赵志河	赵彤言	赵明杰	赵明辉	赵耐青	赵临襄
赵继宗	赵铱民	赵靖平	郝　模	郝小江	郝传明	郝晓柯
胡　志	胡　明	胡　慧	胡大一	胡文东	胡向军	胡国华
胡昌勤	胡盛寿	胡德瑜	柯　杨	查　干	柏亚妹	柏树令
钟翠平	钟赣生	香多·李先加		段　涛	段金廒	段俊国
侯一平	侯金林	侯春林	俞光岩	俞梦孙	俞景茂	饶克勤
施慎逊	姜小鹰	姜玉新	姜廷良	姜国华	姜柏生	姜德友
洪　两	洪　震	洪秀华	洪建国	祝庆余	祝㼛晨	姚　霞
姚永杰	姚克纯	姚祝军	秦　川	秦卫军	袁文俊	袁永贵
都晓伟	晋红中	栗占国	贾　波	贾建平	贾继东	夏术阶
夏照帆	夏慧敏	柴光军	柴家科	钱传云	钱忠直	钱家鸣
钱焕文	倪　健	倪　鑫	徐　军	徐　晨	徐云根	徐永健
徐志云	徐志凯	徐克前	徐金华	徐建国	徐勇勇	徐桂华
凌文华	高　妍	高　晞	高志贤	高志强	高金明	高学敏
高树中	高健生	高思华	高润霖	郭　岩	郭小朝	郭长江
郭巧生	郭庆梅	郭宝林	郭海英	唐　强	唐向东	唐朝枢
唐德才	诸欣平	谈　勇	谈献和	陶永华	陶芳标	陶·苏和
陶建生	陶晓华	黄　钢	黄　峻	黄　烽	黄人健	黄叶莉
黄宇光	黄国宁	黄国英	黄跃生	黄璐琦	萧树东	梅　亮
梅长林	曹　佳	曹广文	曹务春	曹建平	曹洪欣	曹济民
曹雪涛	曹德英	龚千锋	龚守良	龚非力	袭著革	常耀明
崔　蒙	崔丽英	庚石山	康　健	康廷国	康宏向	章友康
章锦才	章静波	梁　萍	梁显泉	梁铭会	梁繁荣	谌贻璞
屠鹏飞	隆　云	绳　宇	巢永烈	彭　成	彭　勇	彭明婷
彭晓忠	彭瑞云	彭毅志	斯拉甫·艾白		葛　坚	葛立宏

董方田	蒋力生	蒋建东	蒋建利	蒋澄宇	韩晶岩	韩德民
惠延年	粟晓黎	程天民	程仕萍	程训佳	焦德友	储全根
舒 强	童培建	曾 苏	曾 渝	曾小峰	曾正陪	曾国华
曾学思	曾益新	谢 宁	谢立信	蒲传强	赖西南	赖新生
詹启敏	詹思延	鲍春德	窦科峰	窦德强	褚淑贞	赫 捷
蔡 威	裴国献	裴晓方	裴晓华	廖品正	谭仁祥	谭先杰
翟所迪	熊大经	熊鸿燕	樊 旭	樊飞跃	樊巧玲	樊代明
樊立华	樊明文	樊瑜波	黎源倩	颜 虹	潘国宗	潘柏申
潘桂娟	潘超美	薛社普	薛博瑜	魏光辉	魏丽惠	藤光生

B·吉格木德

《中华医学百科全书》学术委员会

主任委员　巴德年

副主任委员（以姓氏笔画为序）

汤钊猷　　吴孟超　　陈可冀　　贺福初

学术委员（以姓氏笔画为序）

丁鸿才	于明德	于是凤	于润江	于德泉	马　遂	王　宪
王大章	王之虹	王文吉	王正敏	王邦康	王声湧	王近中
王政国	王晓仪	王海燕	王鸿利	王琳芳	王锋鹏	王满恩
王模堂	王德文	王澍寰	王翰章	毛秉智	乌正赉	方福德
尹昭云	巴德年	邓伟吾	石一复	石中瑗	石四箴	石学敏
平其能	卢世璧	卢圣栋	卢光琇	史俊南	皮　昕	吕　军
吕传真	朱　预	朱大年	朱元珏	朱晓东	朱家恺	仲剑平
任德全	刘　正	刘　耀	刘又宁	刘宝林（口腔）		
刘宝林（公共卫生）	刘彦信	刘敏如	刘景昌	刘新光	刘嘉瀛
刘镇宇	刘德培	闫剑群	江世忠	汤　光	汤钊猷	许　琪
许彩民	阮金秀	孙　燕	孙汉董	孙曼霁	纪宝华	严隽陶
苏　志	苏荣扎布	杜乐勋	李亚洁	李传胪	李仲智	李连达
李若新	李钟铎	李济仁	李舜伟	李巍然	杨　莘	杨圣辉
杨克恭	杨宠莹	杨瑞馥	肖文彬	肖承悰	肖培根	吴　坚
吴　坤	吴　蓬	吴乐山	吴永佩	吴在德	吴军正	吴观陵
吴希如	吴孟超	吴咸中	邱蔚六	何大澄	余森海	谷华运
邹学贤	汪　华	汪仕良	沈　岩	沈竞康	张乃峥	张习坦
张月琴	张世臣	张丽霞	张伯礼	张金哲	张学文	张学军
张承绪	张俊武	张洪君	张致平	张博学	张朝武	张蕴惠
陆士新	陆道培	陈　虹	陈子江	陈文亮	陈世谦	陈可冀
陈立典	陈宁庆	陈在嘉	陈尧忠	陈君石	陈松森	陈育德
陈治清	陈洪铎	陈家伟	陈家伦	陈寅卿	邵铭熙	范乐明
范茂槐	欧阳惠卿	罗才贵	罗成基	罗启芳	罗爱伦	罗慰慈
季成叶	金义成	金水高	金惠铭	周　俊	周仲瑛	周荣汉
周福成	郑德先	房书亭	赵云凤	胡永华	胡永洲	钟世镇
钟南山	段富津	侯云德	侯惠民	俞永新	俞梦孙	施侣元
姜世忠	姜庆五	恽榴红	姚天爵	姚新生	贺福初	秦伯益
袁建刚	贾弘禔	贾继东	贾福星	夏惠明	顾美仪	顾觉奋

顾景范　　徐文严　　翁心植　　栾文明　　郭　定　　郭子光　　郭天文
郭宗儒　　唐由之　　唐福林　　涂永强　　黄秉仁　　黄洁夫　　黄璐琦
曹仁发　　曹采方　　曹谊林　　龚幼龙　　龚锦涵　　盛志勇　　康广盛
章魁华　　梁文权　　梁德荣　　彭小忠　　彭名炜　　董　怡　　程天民
程元荣　　程书钧　　程伯基　　傅民魁　　曾长青　　曾宪英　　温　海
强伯勤　　袁雪友　　甄永苏　　褚新奇　　蔡年生　　廖万清　　樊明文
黎介寿　　薛　淼　　戴行锷　　戴宝珍　　戴尅戎

《中华医学百科全书》工作委员会

主任委员　姚建红

副主任委员　李　青

执行主任委员　张　凌

顾问　罗　鸿

编审（以姓氏笔画为序）

司伊康　　吴翠姣　　张　宇　　张　凌　　张之生　　张立峰　　张晓雪
陈　懿　　陈永生　　呼素华　　郭亦超　　傅祚华　　谢　阳

编辑（以姓氏笔画为序）

王　霞　　尹丽品　　孙文欣　　李元君　　刘　婷　　沈冰冰　　陈　佩
胡安霞　　郭　琼

工作委员

张晓雪　　左　谦　　吴　江　　刘　华　　卢运霞　　栾　韬　　丁春红
孙雪娇　　张　飞

办公室主任　吴翠姣

办公室副主任　孙文欣　王　霞

基础医学

总主编

刘德培　　中国医学科学院　北京协和医学院

本卷编委会

主　编

沈　岩　　中国医学科学院基础医学研究所

张　学　　中国医学科学院基础医学研究所　哈尔滨医科大学

编　委（以姓氏笔画为序）

王　鸥　　中国医学科学院北京协和医院

王　剑　　上海交通大学医学院附属国际和平妇幼保健院

王　磊　　复旦大学

王岩岩　　深圳市华大教育中心

王静敏　　北京大学第一医院

邓宝清　　深圳市宝安区慢性病防治院

卢　蓉　　中山大学眼科中心

田欣伦　　中国医学科学院北京协和医院

田艳涛　　中国医学科学院肿瘤医院

巩纯秀　　首都医科大学附属北京儿童医院

邬玲仟　　中南大学医学遗传学研究中心

刘　红　　山东第一医科大学附属皮肤病医院

刘　明　　广州医科大学附属第一医院

刘启发　　南方医科大学南方医院

刘艳辉　　中山大学肿瘤防治中心

刘雅萍　　中国医学科学院北京协和医院

安常明　　中国医学科学院肿瘤医院

孙　竞　　南方医科大学南方医院

孙文靖　　　哈尔滨医科大学

孙良丹　　　华北理工大学

阳　芳　　　深圳市人民医院

李　丽　　　同济大学医学院

李　响　　　中国医学科学院北京协和医院

李　智　　　中山大学孙逸仙纪念医院

李乃适　　　中国医学科学院北京协和医院

李力人　　　中山大学肿瘤防治中心

李永红　　　中山大学肿瘤防治中心

杨　元　　　四川大学华西医院

杨　勇　　　中国医学科学院皮肤病医院（研究所）

杨正林　　　四川省医学科学院·四川省人民医院（电子科技大学附属医院）

吴　南　　　中国医学科学院北京协和医院

邱文娟　　　上海交通大学医学院附属新华医院

沈　岩　　　中国医学科学院基础医学研究所

张　学　　　中国医学科学院基础医学研究所　哈尔滨医科大学

张　茜　　　中国医学科学院北京协和医院

张化冰　　　中国医学科学院北京协和医院

张江林　　　深圳市人民医院

张克强　　　湖南省肿瘤医院/中南大学湘雅医院附属肿瘤医院

张咸宁　　　浙江大学基础医学院

陆劲松　　　上海交通大学医学院仁济医院

陆国辉　　　南方医科大学珠江医院/佛山妇婴保健院

陈　萍　　　广西医科大学第一附属医院

林志淼　　　南方医科大学皮肤病医院

金　鹏　　　天津医科大学肿瘤医院

周　青　　　浙江大学

周承志	广州医科大学附属第一医院
庞倩倩	中国医学科学院北京协和医院
孟祥宁	哈尔滨医科大学
赵　涵	山东大学附属生殖医院
赵正言	浙江大学医学院附属儿童医院
赵秀丽	中国医学科学院基础医学研究所
胡　静	河北医科大学第三医院
段　炼	中国医学科学院北京协和医院
段小红	空军军医大学第三附属医院（口腔医院）
姜玉武	北京大学第一医院
洪　葵	南昌大学第二附属医院
贺　光	上海交通大学 Bio-X 研究院
贺小进	上海交通大学医学院附属第一人民医院
耿松梅	西安交通大学第二附属医院
聂　敏	中国医学科学院北京协和医院
贾仁兵	上海交通大学医学院附属第九人民医院
夏　昆	中南大学生命科学学院
夏维波	中国医学科学院北京协和医院
顾学范	上海交通大学医学院附属新华医院
徐　哲	首都医科大学附属北京儿童医院
徐　鹏	苏州大学唐仲英医学研究院血液学研究中心
徐丛剑	复旦大学附属妇产科医院
徐湘民	南方医科大学
曹云霞	安徽医科大学第一附属医院
龚　畅	中山大学孙逸仙纪念医院
龚瑶琴	山东大学基础医学院
崔丽嘉	中国医学科学院北京协和医院

商　璇　　南方医科大学

梁燕华　　南方医科大学深圳医院

彭鲁英　　同济大学医学院

董　坚　　云南省肿瘤医院

蒋玮莹　　中山大学中山医学院

韩　骅　　空军军医大学

童安莉　　中国医学科学院北京协和医院

曾　浩　　四川大学华西医院

魏爱华　　首都医科大学附属北京同仁医院

主编助理

刘雅萍　　中国医学科学院北京协和医院

前　言

　　《中华医学百科全书》终于和读者朋友们见面了！

　　古往今来，凡政通人和、国泰民安之时代，国之重器皆为科技、文化领域的鸿篇巨制。唐代《艺文类聚》、宋代《太平御览》、明代《永乐大典》、清代《古今图书集成》等，无不彰显盛世之辉煌。新中国成立后，国家先后组织编纂了《中国大百科全书》第一版、第二版，成为我国科学文化事业繁荣发达的重要标志。医学的发展，从大医学、大卫生、大健康角度，集自然科学、人文社会科学和艺术之大成，是人类社会文明与进步的集中体现。随着经济社会快速发展，医药卫生领域科技日新月异，知识大幅更新。广大读者对医药卫生领域的知识文化需求日益增长，因此，编纂一部医药卫生领域的专业性百科全书，进一步规范医学基本概念，整理医学核心体系，传播精准医学知识，促进医学发展和人类健康的任务迫在眉睫。在党中央、国务院的亲切关怀以及国家各有关部门的大力支持下，《中华医学百科全书》应运而生。

　　作为当代中华民族"盛世修典"的重要工程之一，《中华医学百科全书》肩负着全面总结国内外医药卫生领域经典理论、先进知识，回顾展现我国卫生事业取得的辉煌成就，弘扬中华文明传统医药璀璨历史文化的使命。《中华医学百科全书》将成为我国科技文化发展水平的重要标志、医药卫生领域知识技术的最高"检阅"、服务千家万户的国家健康数据库和医药卫生各学科领域走向整合的平台。

　　肩此重任，《中华医学百科全书》的编纂力求做到两个符合。一是符合社会发展趋势：全面贯彻以人为本的科学发展观指导思想，通过普及医学知识，增强人民群众健康意识，提高人民群众健康水平，促进社会主义和谐社会构建。二是符合医学发展趋势：遵循先进的国际医学理念，以"战略前移、重心下移、模式转变、系统整合"的人口与健康科技发展战略为指导。同时，《中华医学百科全书》的编纂力求做到两个体现：一是体现科学思维模式的深刻变革，即学科交叉渗透/知识系统整合；二是体现继承发展与时俱进的精神，准确把握学科现有基础理论、基本知识、基本技能以及经典理论知识与科学思维精髓，深刻领悟学科当前面临的交叉渗透与整合转化，敏锐洞察学科未来的发展趋势与突破方向。

　　作为未来权威著作的"基准点"和"金标准"，《中华医学百科全书》编纂过程中，制定了严格的主编、编者遴选原则，聘请了一批在学界有相当威望、具有较高学术造诣和较强组织协调能力的专家教授（包括多位两院院士）担任大类主编和学科卷主编，确保全书的科学性与权威性。另外，还借鉴了已有百科全书的编写经验。鉴于《中华医学百科全书》的编纂过程本身带有科学研究性质，还聘请了若干科研院所的科研管理专家作为特约编审，站在科研管理的高度为全书的顺利编纂保驾护航。除了编者、编审队伍外，还制订了详尽的质量保证计划。编纂委员会和工作委员会秉持质量源于设计的理念，共同制订了一系列配套的质量控制规范性文件，建立了一套切实可行、行之有效、效率最优的编纂质量管理方案和各种情况下的处理原则及预案。

《中华医学百科全书》的编纂实行主编负责制，在统一思想下进行系统规划，保证良好的全程质量策划、质量控制、质量保证。在编写过程中，统筹协调学科内各编委、卷内条目以及学科间编委、卷间条目，努力做到科学布局、合理分工、层次分明、逻辑严谨、详略有方。在内容编排上，务求做到"全准精新"。形式"全"：学科"全"，册内条目"全"，全面展现学科面貌；内涵"全"：知识结构"全"，多方位进行条目阐释；联系整合"全"：多角度编制知识网。数据"准"：基于权威文献，引用准确数据，表述权威观点；把握"准"：审慎洞察知识内涵，准确把握取舍详略。内容"精"："一语天然万古新，豪华落尽见真淳。"内容丰富而精练，文字简洁而规范；逻辑"精"："片言可以明百意，坐驰可以役万里。"严密说理，科学分析。知识"新"：以最新的知识积累体现时代气息；见解"新"：体现出学术水平，具有科学性、启发性和先进性。

《中华医学百科全书》之"中华"二字，意在中华之文明、中华之血脉、中华之视角，而不仅限于中华之地域。在文明交织的国际化浪潮下，中华医学汲取人类文明成果，正不断开拓视野，敞开胸怀，海纳百川般融入，润物无声状拓展。《中华医学百科全书》秉承了这样的胸襟怀抱，广泛吸收国内外华裔专家加入，力求以中华文明为纽带，牵系起所有华人专家的力量，展现出现今时代下中华医学文明之全貌。《中华医学百科全书》作为由中国政府主导，参与编纂学者多、分卷学科设置全、未来受益人口广的国家重点出版工程，得到了联合国教科文等组织的高度关注，对于中华医学的全球共享和人类的健康保健，都具有深远意义。

《中华医学百科全书》分基础医学、临床医学、中医药学、公共卫生学、军事与特种医学和药学六大类，共计 144 卷。由中国医学科学院/北京协和医学院牵头，联合军事医学科学院、中国中医科学院和中国疾病预防控制中心，带动全国知名院校、科研单位和医院，有多位院士和海内外数千位优秀专家参加。国内知名的医学和百科编审汇集中国协和医科大学出版社，并培养了一批热爱百科事业的中青年编辑。

回览编纂历程，犹然历历在目。几年来，《中华医学百科全书》编纂团队呕心沥血，孜孜矻矻。组织协调坚定有力，条目撰写字斟句酌，学术审查一丝不苟，手书长卷撼人心魂……在此，谨向全国医学各学科、各领域、各部门的专家、学者的积极参与以及国家各有关部门、医药卫生领域相关单位的大力支持致以崇高的敬意和衷心的感谢！

《中华医学百科全书》的编纂是一项泽被后世的创举，其牵涉医学科学众多学科及学科间交叉，有着一定的复杂性；需要体现在当前医学整合转型的新形式，有着相当的创新性；作为一项国家出版工程，有着毋庸置疑的严肃性。《中华医学百科全书》开创性和挑战性都非常强。由于编纂工作浩繁，难免存在差错与疏漏，敬请广大读者给予批评指正，以便在今后的编纂工作中不断改进和完善。

刘德培

凡　例

一、《中华医学百科全书》（以下简称《全书》）按基础医学类、临床医学类、中医药学类、公共卫生类、军事与特种医学类、药学类的不同学科分卷出版。一学科辑成一卷或数卷。

二、《全书》基本结构单元为条目，主要供读者查检，亦可系统阅读。条目标题有些是一个词，例如"炎症"；有些是词组，例如"弥散性血管内凝血"。

三、由于学科内容有交叉，会在不同卷设有少量同名条目。例如《肿瘤学》《病理生理学》都设有"肿瘤"条目。其释文会根据不同学科的视角不同各有侧重。

四、条目标题上方加注汉语拼音，条目标题后附相应的外文。例如：

yīxué yíchuánxué
医学遗传学（medical genetics）

五、本卷条目按学科知识体系顺序排列。为便于读者了解学科概貌，卷首条目分类目录中条目标题按阶梯式排列，例如：

细胞遗传学 ………………………………………………………………………………
　染色体 …………………………………………………………………………………
　　染色体装配 ……………………………………………………………………………
　　　染色单体 ……………………………………………………………………………
　　染色体核型 ……………………………………………………………………………
　　常染色体 ………………………………………………………………………………
　　性染色体 ………………………………………………………………………………

六、各学科都有一篇介绍本学科的概观性条目，一般作为本学科卷的首条。介绍学科大类的概观性条目，列在本大类中基础性学科卷的学科概观性条目之前。

七、条目之中设立参见系统，体现相关条目内容的联系。一个条目的内容涉及其他条目，需要其他条目的释文作为补充的，设为"参见"。所参见的本卷条目的标题在本条目释文中出现的，用蓝色楷体字印刷；所参见的本卷条目的标题未在本条目释文中出现的，在括号内用蓝色楷体字印刷该标题，另加"见"字；参见其他卷条目的，注明参见条所属学科卷名，如"参见□□□卷"或"参见□□□卷□□□□"。

八、《全书》医学名词以全国科学技术名词审定委员会审定公布的为标准。同一概念或疾病在不同学科有不同命名的，以主科所定名词为准。字数较多，释文中拟用简称的名词，每个条目中第一次出现时使用全称，并括注简称，例如：甲型病毒性肝炎（简称甲肝）。个别众所周知的名词直接使用简称、缩写，例如：B超。药物名称参照《中华人民共和国药典》2020年版和《国家基本药物目录》2018年版。

九、《全书》量和单位的使用以国家标准GB 3100—1993《国际单位制及其应用》、GB/T 3101—1993《有关量、单位和符号的一般原则》及GB/T 3102系列国家标准为准。援引古籍或外文时维持原有单位不变。必要时括注与法定计量单位的换算。

十、《全书》数字用法以国家标准GB/T 15835—2011《出版物上数字用法》为准。

十一、正文之后设有内容索引和条目标题索引。内容索引供读者按照汉语拼音字母顺序查检条目和条目之中隐含的知识主题。条目标题索引分为条目标题汉字笔画索引和条目外文标题索引，条目标题汉字笔画索引供读者按照汉字笔画顺序查检条目，条目外文标题索引供读者按照外文字母顺序查检条目。

十二、部分学科卷根据需要设有附录，列载本学科有关的重要文献资料。

医学遗传学卷缩略语表

缩略语	英文全称	中文
AACR	American Association for Cancer Research	美国癌症研究协会
AAT	α_1-antitrypsin	α_1 抗胰蛋白酶
AAV	adeno-associated virus	腺相关病毒
ABCA3	member A3 of the ATP binding cassette family of protein	ATP 结合元件蛋白家族成员 A3
ABL	abetalipoproteinemia	β-脂蛋白缺乏症
ABPA	allergic bronchopulmonary aspergillosis	变应性支气管肺曲霉病
AC/APL	alopecia universalis congenita/alopecia congenita with papular lesion	先天性普秃/伴发丘疹性损害的先天性秃发
ACC	adrenocortical carcinoma	肾上腺皮质癌
ACC	aplasia cutis congenita	先天性皮肤发育不全
ACD	acampomelic campomelic dysplasia	非曲肢型短指发育不良
ACE	angiotensin converting enzyme	血管紧张素转换酶
ACG	American College of Gastroenterology	美国胃肠病学会
aCGH	array-based comparative genomic hybridization	比较基因组杂交微阵列
ACT	adrenocortical tumor	肾上腺皮质肿瘤
ACTH	adrenocorticotropic hormone	促肾上腺皮质激素
ACVRL1	activin A receptor like type 1	激活素 A 受体样 1
AD	Alzheimer disease	阿尔茨海默病
AD	autosomal dominant	常染色体显性
ADAM	a disintegrin and metalloproteinase	去整合素金属蛋白酶
ADAS	autosomal dominant Alport syndrome	常染色体显性奥尔波特综合征
ADHD	attention-deficit hyperactivity disorder	注意缺陷多动障碍
ADHR	autosomal dominant hypophosphatemic rickets	常染色体显性遗传低磷血症性佝偻病
ADI-R	autism diagnostic interview-revised	孤独症诊断访谈量表-修订版
ADMH	autosomal dominant moderate hyperparathyroidism	常染色体显性甲状旁腺功能亢进症
ADOS	autism diagnostic observation schedule	孤独症诊断观察表
ADP	adenosine diphosphate	腺苷二磷酸
ADWH	autosomal dominant woolly hair	常染色体显性羊毛状发
AFAP	attenuated familial adenomatous polyposis	衰减型家族性腺瘤性息肉病
AFFND	acrofrontofacionasal dysostosis	肢端额脸鼻发育不全
AFND	acromelic frontonasal dysplasia	肢端额鼻发育不良
AFP	alpha fetoprotein	甲胎蛋白
AGA	American Gastroenterological Association	美国胃肠病协会
Ag-AA	Ag-stained acrocentric association	银染近端着丝粒染色体联合
AGEP	acute generalized exanthematous pustulosis	急性泛发性发疹性脓疱病

缩略语	英文全称	中文
AHO	Albright hereditary osteodystrophy	奥尔布莱特遗传性骨营养不良症
AID	autoinflammatory disease	自身炎症性疾病
AIH	artificial insemination with husband's semen	夫精人工授精
AIP	acute intermittent porphyria	急性间歇性卟啉病
AIP	aryl hydrocarbon receptor-interacting protein	芳香烃受体相互作用蛋白
AITD	autoimmune thyroid disease	自身免疫性甲状腺疾病
ALADP	δ-aminolevulinic acid dehydrase deficiency porphyria	ALAD 缺陷型卟啉病
ALL	acute lymphoblastic leukemia	急性淋巴细胞白血病
ALP	alkaline phosphatase	碱性磷酸酶
ALT	alanine aminotransferase	丙氨酸转氨酶
AMH	anti-Müllerian hormone	抗米勒管激素
AML	acute myeloid leukemia	急性髓细胞性白血病
AML	angiomyolipoma	血管平滑肌脂肪瘤
AMN	adrenomyeloneuropathy	肾上腺脊髓神经病
AMV	avian myeloblastosis virus	禽类成髓细胞病毒
ANC	absolute neutrophil count	中性粒细胞绝对计数
ANCA	antineutrophil cytoplasmic antibody	中性粒细胞质抗体
AOA	assisted oocyte activation	辅助卵母细胞激活
APA	American Psychiatric Association	美国精神医学学会
APAF	apoptotic protease activating factor 1	凋亡蛋白酶激活因子 1
APC	anaphase promoting complex	后期促进复合物
APM	affected pedigree member	受累家系成员
APOE	apolipoprotein E	载脂蛋白 E
APP	amyloid precusor protein	淀粉样前体蛋白基因
APS	autoimmune polyglandular syndrome	多腺体缺陷综合征
APTT	activated partial thromboplastin time	活化部分凝血活酶时间
AQP2	aquaporin 2	水通道蛋白 2
AR	androgen receptor	雄激素受体
AR	autosomal recessive	常染色体隐性
ARAS	autosomal recessive alport syndrome	常染色体隐性奥尔波特综合征
ARCI	autosomal recessive congenital ichthyosis	常染色隐性先天性鱼鳞病
ARHR	autosomal recessive hypophosphatemic rickets	常染色体隐性低磷血症性佝偻病
ARR	annualized relapse rate	年复发率
ARSA	arylsulfatase A	芳基硫酸酯酶 A
ARVC	arrhythmogenic right ventricular cardiomyopathy	致心律失常性右室心肌病
ARWH2	autosomal recessive woolly hair 2	常染色体隐性遗传性羊毛状发 2 型

缩略语	英文全称	中文
ASD	autism spectrum disorder	孤独症谱系障碍
ASGD2	anterior segment dysgenesis 2	前段发育不良 2 型
ASL	argininosuccinatelyase	精氨酸代琥珀酸裂解酶
ASO	allele specific oligonucleotide	等位基因特异性寡核苷酸
ASP	affected sib-pair	受累同胞对
ASPA	aspartoacylase	天冬氨酸酰基转移酶
AS-PCR	allele specific polymerase chain reaction	等位基因特异性聚合酶链反应
ASS	argininosuccinate synthetase	精氨酸代琥珀酸合成酶
AST	aspartate aminotransferase	天冬氨酸转氨酶
ATAC-seq	assay for transposase accessible chromatin with high-throughput sequencing	染色质转座酶可及性高通量测序
ATS	American Thoracic Society	美国胸科学会
AVM	arteriovenous malformation	动静脉畸形
AVP	arginine vasopressin	精氨酸加压素
BAC	bacterial artificial chromosome	细菌人工染色体
BAE	balloon assisted enteroscopy	气囊辅助内镜技术
BCKAD	branched chain keto acid dehydrogenase	支链酮酸脱氢酶
BCR	B cell receptor	B 细胞受体
BD	bipolar disorder	双向情感障碍
BEN/ENP	benign ethnic neutropenia/ethnic neutropenia	良性民族性中性粒细胞减少症
BH4	tetrahydrobiopterin	四氢生物蝶呤
BI-RADS	breast imaging reporting and data system	乳腺影像报告和数据系统
BMD	Becker muscular dystrophy	贝克肌营养不良
BNP	brain natriuretic peptide	脑钠肽
BOF	branchio-oculo-facial syndrome	鳃裂-眼-面综合征
BRRS	Bannayan-Riley-Ruvalcaba syndrome	班纳扬-赖利-鲁瓦卡巴综合征
BSDS	bipolar spectrum diagnostic scale	双相谱系诊断量表
BUT	breakup time of tear film	泪膜破裂时间
bvFTD	behavioral variant-frontotemporal dementia	行为变异性额颞叶痴呆
CAD	coronary atherosclerotic heart disease	冠状动脉粥样硬化性心脏病
CAH	congenital adrenal hyperplasia	先天性肾上腺皮质增生症
CAKUT	congenital anomalies of the kidney and urinary tract	先天性肾和尿路畸形
CAMK Ⅱ	calcium/calmodulin dependent protein kinase Ⅱ	钙离子-/钙调蛋白依赖性蛋白激酶 Ⅱ
cAMP	cyclic adenosine monophosphate	环腺苷酸
CAMT	congenital amegakaryocytic thrombocytopenia	先天性低巨核细胞血小板减少症

缩略语	英文全称	中文
CANDLE	chronic atypical neutrophilic dermatosis with lipodystrophy and elevated temperature	慢性非典型中性粒细胞性皮炎伴脂营养不良和发热
CARS	childhood autism rating scale	儿童孤独症评定量表
CAST	childhood autism spectrum test	儿童孤独症谱系测试
CBAVD	congenital bilateral absence of vas deferens	先天性双侧输精管缺失
CBE	classic bladder exstrophy	经典型膀胱外翻
CCDF	central cloudy corneal dystrophy of Francois	中央云雾状角膜营养不良
CDKN	cyclin-dependent kinase inhibitor	细胞周期蛋白依赖性激酶抑制剂
CDM	congenital dystrophia myotonia	先天性强直性肌营养不良
cDNA	complementary DNA	互补DNA
CE	cloacal exstrophy	泄殖腔外翻
CEA	carcinoembryonic antigen	癌胚抗原
CEP	congenital erythropoietic porphyria	先天性红细胞生成性卟啉病
CF	craniofrontonasal syndrome	颅额鼻综合征
CFAP	classical familial adenomatous polyposis	经典型家族性腺瘤性息肉病
CFEOM	congenital fibrosis of the extraocular muscle	先天性眼外肌纤维化
CFF	cystic fibrosis foundation	囊性纤维化基金会
CGAC	cancer genome atlas of China	中国肿瘤基因图谱计划
CGH	comparative genome hybridization	比较基因组杂交
CGRP	calcitonin gene-related peptide	降钙素基因相关肽
ChAc	chorea-acanthocytosis	舞蹈症-棘红细胞增多症
CHED	congenital hereditary endothelial dystrophy	先天性遗传性角膜内皮细胞营养不良
CHEI	cholinesterase inhibitor	胆碱酯酶抑制剂
CHF	congenital hepatic fibrosis	先天性肝纤维化
CHH	cartilage-hair hypoplasia	软骨毛发发育不全
CHH	congenital hypogonadotropic hypogonadism	先天性低促性腺激素性性腺功能减退症
ChIP	chromatin immunoprecipitation	染色质免疫沉淀
CHP	chronic hypersensitivity pneumonitis	慢性过敏性肺炎
CI	cochlear implantation	人工耳蜗植入
CIE	congenital ichthyosiform erythroderma	先天性鱼鳞病样红皮病
CLC-1	voltage-gated chloride channel 1	电压门控氯离子通道蛋白1
CLL	chronic lymphocytic leukemia	慢性淋巴细胞白血病
CM	chylomicron	乳糜微粒
CMA	chromosomal microarray analysis	染色体微阵列分析
CML	chronic myelogenous leukemia	慢性髓细胞性白血病
CMO	corticosterone methyl oxidase	皮质酮甲基氧化酶

缩略语	英文全称	中文
CMT1A	Charcot-Marie-Tooth syndrome type 1A	腓骨肌萎缩征 1A 型
CMV	cytomegalovirus	巨细胞病毒
CN	cyclic neutropenia	周期性中性粒细胞减少症
CNBP	cellular nucleic acid-binding protein	细胞核酸结合蛋白
CNCC	cranial neural crest cell	脑神经嵴细胞
CNE	conserved noncoding element	保守非编码元件
CNP	cartilage natriuretic peptide	软骨利尿钠肽
CNS	central nervous system	中枢神经系统
CNV	copy number variation	拷贝数变异
CNV-seq	copy number variation sequencing	拷贝数变异测序
COFS	cerebrooculofacioskeletal syndrome	脑-眼-面-骨骼综合征
COPD	chronic obstructive pulmonary disease	慢性阻塞性肺疾病
COSMIC	catalogue of somatic mutation in cancer	肿瘤体细胞变异目录
COX	cytochrome oxidase	细胞色素氧化酶
CP	central pair	中央微管
CPEO	chronic progressive external ophthalmoplegia	慢性进行性眼外肌麻痹
CPHD	combined pituitary hormone deficiency	联合性垂体激素缺乏症
CPI	chronic pneumonitis of infancy	婴儿期慢性肺炎
CPL	cytoplasmic lattice	胞质晶格
CPS I D	carbamoyl phosphate synthetase I deficiency	氨甲酰磷酸合成酶 I 缺乏症
CR	control-region	控制区
CrCl	creatinine clearance	肌酐清除率
CRH	corticotropin releasing hormone	促肾上腺皮质激素释放激素
CRPV	cottontail rabbit papillomavirus	棉尾兔乳头瘤病毒
CSCD	congenital stromal corneal dystrophy	先天性基质角膜营养不良
CSF	cytostatic factor	细胞静止因子
CT	computed tomography	计算机体层成像
CTD	conotruncal defect	圆锥动脉干畸形
CTD-ILD	connective tissue disease-interstitial lung disease	结缔组织病相关间质性肺病
CTE	computed tomography enterography	小肠 CT 造影
CTL	cytotoxic T lymphocyte	细胞毒性 T 细胞
CTLN2	adult onset type II citrullinemia	成年发作瓜氨酸血症 II 型
CVID12	common variable immunodeficiency-12 with autoimmunity	伴有自身免疫的普通变异型免疫缺陷病 12
DAG	diacyglycerol	二酰基甘油
ddNTP	dideoxy nucleoside triphosphate	双脱氧核苷三磷酸
DEB	dystrophic epidermolysis bullosa	营养不良型大疱性表皮松解症

缩略语	英文全称	中文
DGC	diffuse gastric cancer	弥漫性胃癌
DGC	dystrophin glycoprotein complex	肌营养不良糖蛋白复合体
DGI	dentinogenesis imperfecta	牙本质发育不全
DGP	dentin glycoprotein	牙本质糖蛋白
DHPLC	denaturing high performance liquid chromatography	变性高效液相色谱
DHT	dihydrotestosterone	双氢睾酮
DIP	desquamative interstitial pneumonitis	脱屑性间质性肺炎
DM	double minute chromosome	双微体
DMD	Duchenne muscular dystrophy	进行性假肥大性肌营养不良
DMPK	dystrophia myotonia protein kinase	强直性肌营养不良蛋白激酶
DMR	differentially methylated region	差异甲基化区域
DN	dystrophic neurite	营养不良性神经突
DNMT	DNA methyltransferase	DNA 甲基转移酶
dNTP	deoxy-ribonucleoside triphosphate	脱氧核糖核苷三磷酸
DOA	dominant optic atrophy	显性视神经萎缩
DPP	dentin phosphoprotein	牙本质磷蛋白
DRD1	dwarfism with retinal dysplasia type 1	侏儒伴视网膜发育不良 1 型
DRS	autosomal dominant Robinow syndrome	常染色体显性罗比诺综合征
DSA	digital substraction angiography	数字减影血管造影
DSB	double-strand break	双链断裂
DSM	Diagnostic and Statistical Manual of Mental Disorders	精神障碍诊断与统计手册
DSP	dentin sialoprotein	牙本质涎蛋白
DSPP	dentin sialophosphoprotein	牙本质涎磷蛋白
DTI	diffusion tensor imaging	弥散张量成像
DTMS	diploid/triploid mixoploidy syndrome	二倍体/三倍体混合综合征
DUB	deubiquitylase	脱泛素酶
DWI	diffusion weighted imaging	弥散加权成像
DXA	dual-energy X-ray absorptiometry	双能 X 线骨密度仪
EBMD	epithelial basement membrane dystrophy	角膜上皮基底膜营养不良
EBS	epidermolysis bullosa simplex	单纯型大疱性表皮松解症
ecDNA	extrachromosomal DNA	染色体外 DNA
ECT	emission computed tomograph	发射型计算机断层成像
EDAID	ectodermal dysplasia and immunodeficiency	外胚层发育不良伴免疫缺陷
EEM	ectodermal dysplasia, ectrodactyly and macular dystrophy syndrome	外胚层发育不良、趾外翻伴黄斑营养不良综合征
EEP	erythropoietic protoporphyria	红细胞生成性原卟啉病

缩略语	英文全称	中文
EGF	epidermal growth factor	表皮生长因子
EI	epidermolytic ichthyosis	表皮松解性鱼鳞病
eIF2B	eukaryotic translation initiation 2B	真核细胞翻译启动因子 2B
EMILIN	elastin microfibril interface located protein	弹性蛋白微纤维表面定位蛋白
ENaC	epithelial sodium channel	肾小管上皮钠通道
ENG	electronystagmography	眼震电图
EOAD	early onset Alzheimer disease	早发型阿尔茨海默病
EOC	epithelial ovarian cancer	上皮性卵巢癌
EpCAM	epithelial cellular adhesion molecule	上皮细胞黏附分子
Epi	epiblast	外胚层
ERAD	endoplasmic-reticulum-associated degradation	内质网相关的蛋白质降解
ERASPEN	European Rare and Severe Psoriasis Expert Network	欧洲罕见和重度银屑病专家网络
ERED	epithelial recurrent erosion dystrophy	上皮性复发性糜烂性营养不良
ERG	electroretinogram	视网膜电图
ERT	enzyme replacement therapy	酶替代疗法
ESID	European Society for immunodeficiencies	欧洲免疫缺陷协会
ESRD	end stage renal disease	终末期肾病
ESWL	extracorporeal shock wave lithotripsy	体外冲击波碎石术
ETF	electron transfer flavoprotein	电子转运黄素蛋白
EUS	endoscopic ultrasonography	超声内镜检查
EZH2	enhancer of zeste homolog 2	Zeste 同源物增强子 2
FAA	fumarylacetoacetate	延胡索酰乙酰乙酸
FAD	familial Alzheimer disease	家族型阿尔茨海默病
FAH	fumarylacetoacetate hydrolase	延胡索酰乙酰乙酸水解酶
FALDH	fatty aldehyde dehydrogenase	脂肪醛脱氢酶
FAMMM	familial atypical multiple mole-melanoma	家族性非典型性多发痣-黑色素瘤
FARR	Friedreich ataxia with retained reflex	弗里德赖希共济失调伴腱反射保留
FCAS	familial cold autoinflammatory syndrome	家族性寒冷性自身炎症综合征
FCD	fleck corneal dystrophy	斑点状角膜营养不良
FD	fibrous dysplasia	纤维性结构不良
FDA	Food and Drug Administration	美国食品和药品管理局
FDP	fibrin degradation product	纤维蛋白降解产物
FDPS	farnesyl pyrophosphate synthetase	法尼基焦磷酸合成酶
FECD	Fuchs endothelial corneal dystrophy	富克斯角膜营养不良
FEV_1	forced expiratory volume in one second	第 1 秒用力呼气容积
FFA	fluorescein fundus angiography	荧光素眼底血管造影

缩略语	英文全称	中文
FFND	frontofacionasal dysplasia	额脸鼻发育不良
FGF	fibroblast growth factor	成纤维细胞生长因子
FHH	familial hypocalciuric hypercalcemia	家族性低尿钙性高钙血症
FHHA2	familial hyperreninemic hypoaldosteronism-2	家族性高肾素性低醛固酮血症 2 型
FHONDA	foveal hypoplasia, optic nerve decussation defects, and anterior segment dysgenesis	中央凹发育不全、视神经交叉缺损和前段发育不全
FIDD	Frequency of Inherited Disorders Database	遗传性疾病频率数据库
FIGC	familial intestinal gastric cancer	家族性肠型胃癌
FIGO	International Federation of Gynecology and Obstetrics	国际妇产科学联盟
FIHPT	familial isolated primary hyperparathyroidism	家族性孤立性原发性甲状旁腺功能亢进症
FIPA	familial isolated pituitary adenoma	家族性孤立性垂体腺瘤
FISH	fluorescence in situ hybridization	荧光原位杂交
FJHN	familial juvenile hyperuricemic nephropathy	家族性青少年高尿酸血症肾病
FKBP	FK506-binding protein	FK506 结合蛋白
FLASH	fast ligation-based automatable solid-phase high-throughput	快速连接自动化固相高通量
FMD	frontometaphyseal dysplasia	额骨干骺端发育不良
FMNS	fusion maldevelopment nystagmus syndrome	融合发育不良眼球震颤综合征
FNAB	fine needle aspiration biopsy	细针穿刺活检
FORGE	Finding of Rare Disease Gene	罕见疾病基因发现中心
FPC	fibrocystin/polycystin	纤囊素
FPD/AML	familial platelet disorder with predisposition to actute myelogenous leukemia	伴急性髓细胞性白血病倾向的家族性血小板减少症
FPH	familial progressive hypermelanosis	家族性进行性色素沉着症
FSH	follicle-stimulating hormone	卵泡刺激素
FTD	frontotemporal dementie	额颞叶痴呆
FTTDCD	failure to thrive and dyslipidemia caused by citrin deficiency	希特林缺陷所致生长发育落后和血脂异常
FUS	fused in sarcoma	肉瘤融合
FVC	forced vital capacity	用力肺活量
GABA	γ-aminobutyric acid	γ-氨基丁酸
GACI	generalized arterial calcification of infancy	婴儿型泛发性动脉钙化
GAG	glycosaminoglycan	糖胺聚糖
GALC	galactocerebrosidase	半乳糖脑苷酯酶
GAPPS	gastric adenocarcinoma and proximal polyposis of the stomach	胃腺癌伴近端多发息肉
GBA	glucocerebrosidase	葡葡糖脑苷脂酶
GBBB1	Opitz GBBB syndrome, type Ⅰ	X 连锁遗传的奥皮茨综合征 Ⅰ 型
GBM	glomerular basement membrane	肾小球基底膜

缩略语	英文全称	中文
GC	guanidino compound	胍基化合物
GCD	granular corneal dystrophy	颗粒状角膜营养不良
G-CSF	granulocyte colony-stimulating factor	粒细胞集落刺激因子
GDLD	gelatinous droplike corneal dystrophy	胶滴状角膜营养不良
GEP	gastro-entero-pancreatic	胃-肠-胰腺
GFAP	glial fibrillary acidic protein	胶质纤维酸性蛋白
GFR	glomerular filtration rate	肾小球滤过率
GH	growth hormone	生长激素
GHRH	growth hormone releasing hormone	生长激素释放激素
GlialCAM	glial cell adhesion molecular	胶质细胞黏附分子
GM-CSF	granulocyte-macrophage colony stimulating factor	粒细胞巨噬细胞集落刺激因子
GMP	guanylic acid	鸟苷酸
GNAS	stimulatory guanine nucleotide binding protein alpha	刺激性鸟嘌呤核苷酸结合蛋白 α
GnRH	gonadotrophin releasing hormone	促性腺激素释放激素
GOF	gain-of-function	功能获得性
GPCR	G-protein coupled receptor	G 蛋白偶联受体
GPS	gray platelet syndrome	灰色血小板综合征
GROD	granular osmophilic deposit	颗粒样嗜锇沉积物
GRR	genetic relative risk	遗传相对风险
Gsα	G-protein heterotrimer α subunit	G 蛋白三聚体 α 亚基
GTR	genetic testing registry	基因检测登记处
GV	germinal vesicle	生发泡
GWAS	genome wide association study	全基因组关联分析
HAE	hereditary angioneurotic edema	遗传性血管神经性水肿
HAT	histone acetyltransferase	组蛋白乙酰转移酶
HBOC	hereditary breast and ovarian cancer syndrome	遗传性乳腺癌-卵巢癌综合征
HCG	human chorionic gonadotropin	人绒毛膜促性腺激素
HCM	hypertrophic cardiomyopathy	肥厚性心肌病
HCP	hereditary coproporphyria	遗传性粪卟啉病
HDAC	histone deacetylase	组蛋白脱乙酰酶
HDGC	hereditary diffuse gastric cancer	遗传性弥漫型胃癌
HDR	homology-directed repair	同源重组修复
HELLP	hemolysis，elevated liver function and low platelet count	溶血肝功能异常血小板减少
HEP	hepatoerythropoietic porphyria	肝性红细胞生成性卟啉病
HGMD	Human Gene Mutation Database	人类基因突变数据库
HGP	human genome project	人类基因组计划

缩略语	英文全称	中文
HH	hypogonadotropic hypogonadism	促性腺激素功能低下型性腺功能减退症
HHHS	hyperornithinaemia-hyperammonaemia-homocitrullinuria syndrome	高鸟氨酸血症-高氨血症-同型瓜氨酸尿症综合征
HHRH	hereditary hypophosphatemic rickets with hypercalciuria	遗传性低磷性佝偻病伴高钙尿症
HHS	hereditary hypotrichosis simplex	遗传性单纯性稀毛症
HHSS	hereditary hypotrichosis simplex of the scalp	遗传性头皮单纯性稀毛症
HI	harlequin ichthyosis	丑角样鱼鳞病
HIDS	hyperimmunoglobulinemia D syndrome	高 IgD 伴周期性发热综合征
HIF	hypoxia-inducible factor	缺氧诱导因子
HKMT	histone lysine methytransferase	组蛋白赖氨酸甲基转移酶
HLA	human leucocyte antigen	人类白细胞抗原
HLD	hypomyelinating leukodystrophy	髓鞘低下性脑白质营养不良
HLH	hemophagocytic lymphohistiocytosis	噬血细胞性淋巴组织细胞增多症
HLTRS	hypotrichosis-lymphedema-telangiectasia-renal defect syndrome	细毛-淋巴水肿-毛细血管扩张-肾损伤综合征
HMG	high mobility group	高迁移率组
HNF1B	HNF1 homeobox B	肝细胞核因子 1β 基因
HNPCC	hereditary non-polyposis colorectal cancer	遗传性非息肉病性结直肠癌
HNPP	hereditary neuropathy with liability to pressure palsies	遗传性压迫易感性周围神经病
HPA	hyperphenylalaninemia	高苯丙氨酸血症
HPAH	heritable pulmonary arterial hypertension	遗传性肺动脉高压
HPAP	hyperproliferative aberrant pit	胃小凹异常过度增生
HPD	hydroxyphenylpyruvic acid dioxygenase	4-羟基苯丙酮酸双加氧酶
HPLC	high performance liquid chromatography	高效液相色谱法
HPO	human phenotype ontology	人类表型本体论
HPO	hypothalamic-pituitary-ovarian	下丘脑-垂体-卵巢
HPP	hereditary pyropoikilocytosis	遗传性热不稳定性异形红细胞增多症
HPT-JT	hyperparathyroidism-jaw tumor syndrome	甲状旁腺功能亢进症-颌骨肿瘤综合征
HR	homologous recombination	同源重组
HRCT	high resolution computed tomography	高分辨率计算机体层成像
HRFD	Hepatorenal fibrocystic disease	肝肾纤维囊性病
HRM	high resolution melting	高分辨率熔解曲线
HRMT	histone arginine methyltransferase	组蛋白精氨酸甲基转移酶
HRT	hormone replacement therapy	激素补充治疗
HS	heparan sulfate	硫酸乙酰肝素
HSAN3	hereditary sensory and autonomic neuropathy type Ⅲ	遗传性感觉和自主神经病Ⅲ型

缩略语	英文全称	中文
HSCT	hematopoietic stem cell transplantation	造血干细胞移植
HSPG	heparan sulfate proteoglycan	硫酸乙酰肝素蛋白聚糖
HSR	homogeneous staining region	均质染色区
HSVA	high-speed video microscopy analysis	高速视频显微成像分析
HT	hepatorenal hyrosinemia	肝肾酪氨酸血症
HUS	hemolytic uremic syndrome	溶血性尿毒症综合征
HYPOC1	hypocalcemia，autosomal dominant 1	常染色体显性遗传的低钙血症 1 型
IBD	identical by descent	同源相同
IC	imprinting center	印记中心
ICD	implantable cardioverter-defibrillator	植入式心律转复除颤器
IC3D	International Committee for Classification of Corneal Dystrophies	国际角膜营养不良分类委员会
ICD	International Classification of Diseases	国际疾病分类
ICGC	international cancer genome consortium	国际癌症基因组联盟
ICM	inner cell mass	内细胞团
ICN	idiopathic congenital nystagmus	特发性先天性眼球震颤
ICSI	intracytoplasmic sperm injection	卵质内单精子注射
ID	imprinting defect	印记缺陷
IEM	inborn error of metabolism	遗传性代谢缺陷
IFAH	ichthyosis and follicular atrophoderma with hypotrichosis and hypohidrosis	鱼鳞病、毛囊萎缩性皮肤病伴少毛、少汗
IG	iminoglycinuria	亚氨基甘氨酸尿症
IGCLC	International Gastric Cancer Linkage Consortium	国际胃癌联合协会
IGF	insulin-like growth factor	胰岛素样生长因子
IgGSD	IgG subclass deficiency	IgG 亚类缺乏症
IHGSC	International Human Genome Sequencing Consortium	国际人类基因组测序联盟
IMP	inosinic acid	次黄嘌呤苷酸
InDel	insertion and deletion	插入/缺失
INS	infantile nystagmus syndrome	婴儿眼球震颤综合征
InSiGHT	International Society for Gastrointestinal Hereditary Tumor	国际胃肠遗传性肿瘤协会
INSR	insulin receptor	胰岛素受体
IOL	intraocular lens	晶状体
IOS	insensitive ovary syndrome	卵巢不敏感综合征
IP	incontinentia pigmenti	色素失禁症
IP3	inositol 1, 4, 5-triphosphate	三磷酸肌醇
IPAH	idiopathic pulmonary arterial hypertension	特发性肺动脉高压
IPF	idiopathic pulmonary fibrosis	特发性肺纤维化

续　表

缩略语	英文全称	中文
IPMSSG	International Pediatric Multiple Sclerosis Study Group	国际儿童多发性硬化研究组
iPSC	induced pluripotent stem cell	诱导多能干细胞
IQ	intelligence quotient	智商
IR	ionizing radiation	电离辐射
IRDiRC	International Rare Diseases Research Consortium	国际罕见病研究联盟
ISCA	International Standards for Cytogenomic Array	国际细胞基组芯片标准
ISCN	International System for Human Cytogenetic Nomenclature	人类细胞遗传学国际命名体系
ISDS	International Skeletal Dysplasia Society	国际骨骼发育不良学会
ISTH	International Society on Thrombosis and Haemostasis	国际血栓与止血学会
ITP	idiopathic thrombocytopenic purpura	特发性血小板减少性紫癜
IUD	intrauterine device	宫内节育器
IVCF	inferior vena cave filter	下腔静脉滤器
IVD	isovaleryl-CoA dehydrogenase	异戊酰辅酶 A 脱氢酶
IVF	in vitro fertilization	体外受精
IVIG	intravenous immunoglobulin	静脉注射免疫球蛋白
JEB	junctional epidermolysis bullosa	交界型大疱性表皮松解症
JHD	juvenile-onset Huntington disease	少年型亨廷顿病
JMP	joint contractures, muscle atrophy, microcytic anemia, and panniculitis-induced lipodystrophy	关节挛缩-肌萎缩-小细胞贫血-脂膜炎相关脂营养不良
kb	kilobase pair	千碱基对
KD	Kufs disease	库夫斯病
KDIGO	Kidney Disease：Improving Global Outcomes	改善全球肾脏病预后组织
KDM	lysine demethylases	赖氨酸脱甲基酶
KMT	lysine methyltransferase	赖氨酸甲基转移酶
LAH3	localized autosomal recessive hypotrichosis 3	局限性常染色体隐性稀毛症 3 型
LAL	lysosomal acid lipase	溶酶体酸性脂肪酶
LAMAN	lysosomal α-mannosidase	溶酶体 α-D-甘露糖苷酶
LAMP2	lysosome-associated protein-2	2 型溶酶体相关膜蛋白
LAS	loose anagen hair syndrome	生长期毛发松动综合征
LBC	lobular breast cancer	乳腺小叶癌
LCAT	lecithin-cholesterolacyltransferase	卵磷脂胆固醇脂酰转移酶
LCR	low copy repeat	低拷贝重复序列
LDL	low density lipoprotein	低密度脂蛋白
LECD	Lisch epithelial corneal dystrophy	利施角膜上皮营养不良
LH	luteinizing hormone	黄体生成素
LI	lamellar ichthyosis	片层状鱼鳞病

缩略语	英文全称	中文
LIC	ligation-independent cloning	不依赖于连接反应克隆
LINC	liner of nucleoskeleton-and-cytoskeleton bridging complex	核骨架-细胞骨架连接复合物
LINE	long interspersed nuclear element	长散在核元件
LOAD	late onset Alzheimer disease	晚发型 AD
LOD	laparoscopic ovarian drilling	腹腔镜下卵巢打孔术
LOF	loss-of-function	功能失去性
LOH	loss of heterozygosity	杂合性丢失
LOXL	lysyl oxidase-like	类赖氨酸氧化酶
LRR	leucine-rich repeat	富亮氨酸重复序列
LSS	lanosterol synase	羊毛甾醇合成酶
LWD	Léri-Weill dyschondrosteosis	Léri-Weill 软骨骨生成障碍
LYST	lysosomal trafficking regulator gene	酶体转运调节因子基因
MAF	minor allele frequency	次等位基因频率
MAGP	microfibril-associated glyprotein	微纤维相关糖蛋白
MAP	MUTYH-associated polyposis	MutY 人类基因相关息肉病
MAPK	mitogen-activated protein kinase	促分裂原活化的蛋白激酶
MAS	macrophage activation syndrome	巨噬细胞活化综合征
MBNL	musclebind-like protein	盲肌样蛋白
MCC	mitotic checkpoint complex	有丝分裂检查点复合体
MCD	macular corneal dystrophy	斑块状角膜营养不良
MCHC	mean corpuscular hemoglobin concentration	平均红细胞血红蛋白浓度
MCKD2	medullary cystic kidney disease 2	肾髓质囊性病 2 型
mCRPC	metastatic castration-resistant prostate cancer	转移性去势抵抗性前列腺癌
MCV	mean corpuscular volume	平均红细胞体积
MDD	major depression disorder	重度抑郁症
MDS	myelodysplastic syndrome	骨髓增生异常综合征
MECD	Meesmann epithelial corneal dystrophy	梅斯曼角膜营养不良
MGTI	male genital tract infection	男性生殖道感染
MHC	major histocompatibility complex	主要组织相容性复合体
MICA	major histocompatibility complex class Ⅰ polypeptide-related sequence A	MHC Ⅰ类多肽相关序列 A
MIP	molecular inversion probe	分子倒位探针
miRNA	microRNA	微小 RNA
MITF	melanocyte inducing transcription factor	黑色素细胞诱导转录因子蛋白
MLL	mixed lineage leukemia	混合谱系白血病
MLPA	multiplex ligation-dependent probe amplification	多重连接依赖性探针扩增

缩略语	英文全称	中文
MMAF	multiple morphological abnormalities of the sperm flagella	精子鞭毛多发形态异常
MMBIR	microhomology-mediatedbreak-inducedreplication	微同源介导的断裂诱导复制
MMLV	moloney murine leukemia virus	莫洛尼鼠白血病病毒
MMP	matrix metalloproteinase	基质金属蛋白酶
MMR	mismatch repair	错配修复
MODY5	maturity-onset diabetes of the young，type 5	青少年起病的成人型糖尿病 5 型
MP	mixed porphyria	混合型卟啉病
MPF	M-phase promoting factor	中期促进因子
mpMRI	multi-parameter magnetic resonance imaging	多参数磁共振成像
MPV	mean platelet volume	平均血小板体积
MRA	magnetic resonance angiography	磁共振血管成像
MRC	mitochondrial respiratory chain	线粒体呼吸链
MRCP	magnetic resonance cholangiopancreatography	磁共振胆胰管成像
MRE	magnetic resonance enterography	磁共振小肠造影
MRI	magnetic resonance imaging	磁共振成像
MRS	magnetic resonance spectroscopy	磁共振波谱
MRXFH	intellectual disability-hypotonic facies syndrome	智力低下-面肌低张力综合征
MSAFP	maternal serum alpha fetoprotein	孕妇血清甲胎蛋白
MSCT	multislice spiral computed tomography	多层螺旋 CT
MSF	megakaryocyte-stimulating factor	巨核细胞刺激因子
MSI	microsatellite instability	微卫星不稳定性
MSLT	multiple sleep latency test	多次睡眠潜伏期试验
MSP	methylation-specific PCR	甲基化特异性 PCR
MTC	medullary thyroid carcinoma	甲状腺髓样癌
MTD	microtubule doublets	外周微管
mtDNA	mitochondrial DNA	线粒体 DNA
mTOR	mammalian target of rapamycin	哺乳动物雷帕霉素靶蛋白
MUHH	Marie-Unna hereditary hypotrichosis	马里-乌纳遗传性稀毛症
mUPD	maternal uniparental disomy	母源单亲二体
MVA	mevalonic acid	甲羟戊酸
MVD	mevalonate decarboxylase	焦磷酸甲羟戊酸脱羧酶
MVK	mevalonate kinase	甲羟戊酸激酶
MYH9-RD	MYH9-related disease	MYH9 相关性疾病
MZT	maternal to zygotic transition	母源合子转换
NAA	N-acetyl-aspartate	N-乙酰天冬氨酸
NAD	nicotinamide adenine dinucleotide	烟酰胺腺嘌呤二核苷酸

缩略语	英文全称	中文
NADH	reduced nicotinamide adenine dinucleotide	还原型烟酰胺腺嘌呤二核苷酸
NADPH	nicotinamide adenine dinucleotide phosphate	还原型烟酰胺腺嘌呤二核苷酸磷酸
NAGS	N-acetylglutamate synthase	N-乙酰谷氨酸合成酶
NAHR	non-allelic homologous recombination	非等位基因同源重组
NBS	nystagmus blockage syndrome	眼球震颤阻滞综合征
NBT	nitroblue tetrazolium test	氮蓝四唑试验
NCBI	National Center for Biotechnology Information	美国国家生物技术信息中心
NCC	neural crest-derived cell	神经嵴衍生细胞
NCCN	National Comprehensive Cancer Network	美国国立综合癌症网络
NCI	national cancer institute	美国国家癌症研究所
NCI	neuronal cytoplasmic inclusions	神经元细胞质包涵体
NDM	neonatal diabetes mellitus	新生儿糖尿病
NE	neutrophil elastase	中性粒细胞弹性蛋白酶
NER	nucleotide excision repair	核苷酸切除修复
NET	neutrophil extracellular trap	中性粒细胞外诱捕网
nfv-PPA	nonfluent variant primary progressive aphasia	进行性非流利性失语
NHEJ	non-allelic homologous end joining	非同源末端连接
NHGRI	national human genome research institute	美国国家人类基因组研究院
NHL	non-Hodgkin lymphoma	非霍奇金淋巴瘤
NICCD	neonatal intrahepatic cholestasis caused by citrin deficiency	希特林缺陷所致新生儿肝内胆汁淤积症
NICE	National institute for Health and Care Excellence	英国国家卫生与临床优化研究所
NIDDK	National Institute of Diabetes and Digestive and Kidney Diseases	美国国立糖尿病、消化和肾脏疾病研究所
NIH	National Institutes of Health	美国国立卫生研究院
NIPT	noninvasive prenatal testing	无创产前筛查
NMD	nonsense-mediated mRNA decay	无义突变介导的 mRNA 降解
NMOSD	neuromyelitis optica spectrum disorder	视神经脊髓炎谱系疾病
NNS	Nakajo-Nishimura syndrome	中条-西村综合征
NOMID	neonatal-onset multisystem inflammatory disease	新生儿期发病的多系统炎性疾病
NOR	nucleolus organizing region	核仁组织者区
Nox	reduced nicotinamide adenine dinucleotide phosphate oxidase	还原型烟酰胺腺嘌呤二核苷酸磷酸氧化酶
NPPB	natriuretic peptide B	利尿钠肽 B
NROB	neutrophil respiratory oxidative burst	中性粒细胞呼吸暴发
NSAID	nonsteroidal anti-inflammatory drug	非甾体抗炎药
NSCLC	non-small-cell lung carcinoma	非小细胞肺癌
NSE	neuron specific enolase	神经元特异性烯醇化酶
NSEVA	nonsyndromic enlarged vestibular aqueduct	非综合征性前庭导水管扩大

缩略语	英文全称	中文
NSHPT	neonatal severe hyperparathyroidism	新生儿重症甲状旁腺功能亢进症
NSIP	non-specific interstitial pneumonitis	非特异性间质性肺炎
NT	nuchal translucency	胎儿颈后透明层厚度
NTD	neural tube defect	神经管畸形
NTE	neuropathy target esterase	神经病变靶酯酶
NWTSG	National Wilms Tumor Study Group	美国国家肾母细胞瘤研究组
OA	ocular albinism	眼白化病
OAVD	oculo-auriculo-vertebral dysplasia	眼耳脊柱发育不良
OAVS	oculo-auriculo-vertebral spectrum	眼耳脊柱谱
OCA	oculocutaneous albinism	眼皮肤白化病
OCRL	Lowe oculo-cerebro-renal syndrome	眼-脑-肾综合征
OCT	optical coherence tomography	光学相干断层扫描
ODDD	oculodentodigital dysplasia	眼齿指发育不良
OFT	osmotic fragility test	渗透脆性试验
OHSS	ovarian hyperstimulation syndrome	卵巢过度刺激综合征
OKN	optokinetic nystagmus	视动性眼球震颤
OMD	oocyte maturation defect	卵子成熟障碍综合征
OMIM	Online Mendelian Inheritance in Man	人类在线孟德尔遗传数据库
ONH	optic nerve hypoplasia	视神经发育不全
OODS	oculo-oto-dental syndrome	眼-耳-牙综合征
OPDSD	otopalatodigital syndrome spectrum disorder	耳-腭-指综合征谱系疾病
ORF	open reading frame	开放阅读框
ORNT1	ornithine transporter 1	鸟氨酸转运蛋白 1
ORR	objective response rate	客观缓解率
OSAS	obstructive sleep apnea syndrome	阻塞型睡眠呼吸暂停综合征
OTC	ornithine transcarbamylase	鸟氨酸氨甲酰基转移酶
OTCD	ornithine transcarbamylase deficiency	鸟氨酸氨甲酰基转移酶缺乏症
PAC	pyoderma gangrenosum, acne, and ulcerative colitis	坏疽性脓皮病、痤疮和溃疡性结肠炎
PACD	posterior amorphous corneal dystrophy	后部无定形角膜营养不良
PACG	primary angle closure glaucoma	原发性闭角型青光眼
PAE	polyalanine expansion	多聚丙氨酸延展
PAF1	polymerase-associated factor 1	聚合酶相关因子 1
PAH	phenylalanine hydroxylase	苯丙氨酸羟化酶
PAM	protospacer adjacent motif	前间隔序列邻近基序
PAMI	PSTPIP1-associated myeloid-related proteinemia inflammatory	PSTPIP1 相关的髓样相关蛋白血症性炎症
PAN	polyarteritis nodosa	结节性多动脉炎

缩略语	英文全称	中文
PAO	periacetabular osteotomy	髋臼周围截骨术
PAP	pulmonary alveolar proteinosis	肺泡蛋白沉积症
PAPA	pyogenic sterile arthritis, pyoderma gangrenosum, and acne	化脓性关节炎、坏疽性脓皮病和痤疮
PAPA1	postaxial polydactyle, type A I	轴后型多指/趾症 A I 型
PAPASH	pyogenic arthritis, pyoderma gangrenosum, acne, and hidradenitis suppurativa	化脓性关节炎、坏疽性脓皮病、痤疮和化脓性汗腺炎
PAPP-A	pregnancy associated plasma protein-A	妊娠相关血浆蛋白 A
PAR	pseudoautosomal region	拟常染色体区
PARP	poly（ADP-ribose）polymerase	多腺苷二磷酸核糖聚合酶
PAS	periodic acid Schiff	过碘酸希夫
PAVM	pulmonary arterio-venous malformation	肺动静脉畸形
PBAC	pictorial blood loss assessment chart	月经失血图
PCAWG	pan-cancer analysis of whole genome	全基因组泛癌分析
PCC	propionyl-CoA carboxylase	丙酰 CoA 羧化酶
PCCD	progressive cardiac conduction disease	进行性心脏传导疾病
PCD	primary ciliary dyskinesia	原发性纤毛运动不良症
PCGP	pediatric cancer genome project	儿科癌症基因组计划
PCNA	proliferating cell nuclear antigen	增殖细胞核抗原
PCNL	percutaneous nephrolithotomy	经皮肾镜取石术
PCR	polymerase chain reaction	聚合酶链反应
PCR-SSCP	polymerase chain reaction-single strand conformation polymorphism	聚合酶链反应-单链构象多态性
PCT	porphyria cutanea tarda	迟发性皮肤卟啉病
PCWH	peripheral demyelinating neuropathy, central dysmyelination, WS and Hirschsprung	外周脱髓鞘性神经病、中枢性脱髓鞘性脑白质营养不良、沃登伯格综合征和先天性巨结肠
PDCD	pre-descemet corneal dystrophy	角膜后弹性层前营养不良
PD-1	programmed death-1	程序性死亡受体-1
PDD	pervasive developmental disorder	广泛性发育障碍
PE	primitive endoderm	原始内胚层
PEA	phosphoethanolamine	磷酸乙醇胺
PERG	pattern electroretinogram	图像视网膜电图
PET-CT	positron emission tomography-computed tomography	正电子发射计算机体层成像
PFAPA	periodic fever aphthous-stomatitis pharyngitis cervical-adenitis	周期性发热、阿弗他口炎、咽炎、颈淋巴结炎
PFB	pseudofolliculitis barbae	须部假性毛囊炎
PFO	patent foramen ovale	卵圆孔未闭

缩略语	英文全称	中文
PGC	primordial germ cell	原始生殖细胞
PGC	Psychiatric Genomics Consortium	精神病基因组学联盟
PGD	preimplantation genetic diagnosis	胚胎植入前遗传学诊断
PGT	preimplantation genetic testing	胚胎植入前遗传学检测
PGT-M	preimplantation genetic testing for monogenic	胚胎植入前单基因遗传学检测
PHA	phytohemagglutinin	植物凝集素
PHI	primary hyperoxaluria Ⅰ	Ⅰ型原发性高草酸尿症
PHI	prostate health index	前列腺健康指数
PHPV	persistent hyperplasia of primary vitreous	永存原始玻璃体增生症
PHTS	PTEN hamartoma tumor syndrome	PTEN 错构瘤综合征
PID	primary immunodeficiency disease	原发性免疫缺陷病
PKD1	polycystic kidney disease 1	多囊肾病Ⅰ型
PKS	polyketide synthase	聚酮合酶
PKU	phenylketonuria	苯丙酮尿症
PLAN	PLA2G6-associated neurodegeneration	PLA2G6 相关神经退行性疾病
PLP1	proteolipid protein 1	蛋白脂蛋白 1
PMID	PubMed Unique Identifier	PubMed 唯一标识码
PMS	Phelan-McDermid syndrome	费伦-麦克德米德综合征
PNA	peptide nucleic acid	肽核酸
PNDM	permanent neonatal diabetes mellitus	永久性新生儿糖尿病
PNP	purine nucleoside phosphorylase，	嘌呤核苷磷酸酶
POAG	primary open-angle glaucoma	原发性开角型青光眼
POX	proline oxidase	脯氨酸氧化酶
PPAR	peroxisome proliferator-activated receptor	过氧化物酶体增殖物激活受体
PPCD	posterior polymorphous corneal dystrophy	后部多形性角膜营养不良
PPK	palmplantar keratosis	掌跖角化病
PPT	palmitoyl-protein thioesterase	棕榈酰蛋白硫酯酶
PRC1	polycomb repressive complex 1	多梳抑制复合物 1
PRINTO	Pediatric Rheumatology International Trials Organization	国际儿童风湿病试验组织
PRL	prolactin	催乳素
PSA	prostate-specific antigen	前列腺特异性抗原
PSAD	prostate-specific antigen density	前列腺特异性抗原密度
PSAV	prostate-specific antigen velocity	前列腺特异性抗原
PSEK	progressive symmetrical erythrokeratoderma	进行性对称性红斑角化病
PSEN	presenolin gene	早老素基因
PSG	polysomnography	多导睡眠图

缩略语	英文全称	中文
PSMA	prostate specific membrane antigen	前列腺特异性膜抗原
PTA	persistent truncus arteriosus	永存动脉干
PTC	papillary thyroid carcinoma	乳头状甲状腺癌
PTG	prophylactic total gastrectomy	预防性全胃切除术
PTH	parathyroid hormone	甲状旁腺素
PTSD	posttraumatic stress disorder	创伤后应激障碍
PTvWD	platelet-type von Willebrand disease	血小板型血管性血友病
pUPD	paternal uniparental disomy	父源性单亲二体
PVI	perivascular astrocytic inclusion	血管周围星形细胞包涵体
PWS	Prader-Willi syndrome	普拉德-威利综合征
RAAS	renin-angiotensin-aldosterone system	肾素-血管紧张素-醛固酮系统
RANK	receptor activator of nuclear factor-κB	核因子 κB 受体激活剂
RAO	rotational acetabular osteotomy	髋臼旋转截骨术
RB	retinoblastoma	视网膜母细胞瘤
RBCD	Reis-Bücklers corneal dystrophy	赖斯-比克勒斯角膜营养不良
RBP	retinol-binding protein	视黄醇结合蛋白
RBS-R	repetitive behavior scale-Revised	重复行为量表修订版
RCAD	renal cysts and diabetes syndrome	肾囊肿和糖尿病综合征
RCDP	rhizomelic chondrodysplasia punctata	肢根型点状软骨发育不良
RDB	reverse dot blot	反向点杂交
REAL	restriction enzyme and ligation	限制性酶切连接
REM	rapid eye movement	快速眼动
RFLP	restriction fragment length polymorphism	限制性片段长度多态性
RGC	retinal ganglial cell	视网膜神经节细胞
RING1A	ring finger protein 1A	环指蛋白 1A
RISC	RNA-induced silencing complex	RNA 诱导的基因沉默复合物
RNP	ribonucleoprotein	核糖核蛋白
ROA	recessive optic atrophy	隐性视神经萎缩
ROS	reactive oxygen species	活性氧
RPE	retinal pigment epithelium	视网膜色素上皮
RRSO	risk-reducing salpingo-oophorectomy	降风险的输卵管卵巢切除术
RSV	Rous sarcoma virus	劳斯肉瘤病毒
rTMS	repeated transcranial magnetic stimulation	重复经颅磁刺激
RT-qPCR	quantitative real-time polymerase chain reaction	实时定量聚合酶链反应
RUSTA	congenital amegakaryocytic thrombocytopenia with radio-ulnar synostosis	伴有桡尺骨融合的先天性无巨核细胞血小板减少症

缩略语	英文全称	中文
RVCL	retinal vasculopathy with cerebral leukodystrophy	视网膜血管病变伴脑白质脑病
RVD	repeat variable di-residue	重复可变双残基
SA	satellite association	随体联合
SAC	spindle assembly checkpoint	纺锤体组装检查点
SAD	sporadic Alzheimer disease	散发性 AD
SAM	S-adenosylmethionine	S-腺苷甲硫氨酸
SAP	sphingolipid activator protein	神经鞘磷脂激活蛋白
SBLA	sarcoma-breast-leukemia and adrenal gland cancer	肉瘤-乳癌-白血病-肾上腺癌
SCD	Schnyder corneal dystrophy	施尼德角膜营养不良
scFTD	semantic-frontotemporal dementia	语义性痴呆
SCHEMA	Schizophrenia Exome Sequencing Meta-Analysis	精神分裂症外显子组荟萃分析联盟
SCID	severe combined immunodeficiency	重症联合免疫缺陷病
SCLC	small cell lung carcinoma	小细胞肺癌
SCMC	subcortical maternal complex	皮质下母源复合体
SCOS	Sertoli-cell-only syndrome	纯睾丸支持细胞综合征
SD	segmental duplication	片段重复序列
SD-OCT	spectral domain optical coherence tomography	谱域光学相干断层扫描
SEER	Surveillance, Epidemiology and End Results	监测、流行病学和结果数据库
SFD	Sorsby fundus dystrophy	索斯比眼底营养不良
SGLT	sodium-glucose transporter	钠-葡萄糖转运体
sgRNA	small guide RNA	小向导 RNA
shRNA	short hairpin RNA	短发夹 RNA
SIBLING	small integrin-binding ligand N-linked glycoprotein	小整合素结合配体 N 端联结糖蛋白
SIgMD	selective IgM deficiency	选择性 IgM 缺乏症
SINE	short interspersed nuclear element	短散在核元件
SIOP	International Society of Paediatric Oncology	国际儿科肿瘤学会
siRNA	small interfering RNA	干扰小 RNA
SIRS	systemic inflammatory response syndrome	全身炎症反应综合征
SLE	systemic lupus erythematosus	系统性红斑狼疮
SMART	spacer multiplex amplification reaction	间隔区多重扩增反应
SMCD	subepithelial mucinous corneal dystrophy	黏液性上皮下角膜营养不良
SMN	survival motor neuron	运动神经元存活基因
SMRT sequencing	single-molecule real-time sequencing	单分子实时测序
SNHL	sensorineural hearing loss	感音神经性听力损失
SNP	single nucleotide polymorphism	单核苷酸多态性
SNRI	serotonin and norepinephrine reuptake inhibitor	5-羟色胺和去甲肾上腺素重摄取抑制剂

缩略语	英文全称	中文
SNS	spasmus nutans syndrome	点头痉挛综合征
SNV	single nucleotide variation	单核苷酸变异
SOD	superoxide dismutase	超氧化物歧化酶
SOREMP	sleep-onset rapid eye movement period	睡眠起始快速眼动期
SP	surfactant protein	表面活性物质
SPARC	secreted protein acidic and rich in cysteine	富含半胱氨酸的酸性分泌蛋白
SPD	synpolydactyly	并多指
SPENCD	spondyloenchondrodysplasia	脊柱软骨发育不良
SRS	Scoliosis Research Society	脊柱侧凸研究学会
sSMC	small supernumerary marker chromosome	额外小标记染色体
SSRI	serotonin-selective reuptake inhibitor	5-羟色胺选择性重摄取抑制剂
STAT3	signal transducer and activator of transcription 3	信号转导与转录激活因子 3
STHAG	selective tooth agenesis	选择性先天性缺牙
STING	stimulator of interferon gene	干扰素激活基因
STR	short tandem repeat	短串联重复序列
STRP	short tandem repeat polymorphism	短串联重复序列多态性
STS	sequence tagged site	序列标记位点
STS	steroid sulfatase deficiency	类固醇硫酸酯酶缺乏症
SV	simple virilizing form	单纯男性化型
SV	structural variation	结构突变
SVAS	supravalvar aortic stenosis	主动脉瓣上狭窄
SW	salt wasting form	失盐型
SYM1A	proximal symphalangism syndrome	近端指间关节融合综合征 1A 型
SZP	superficial zone protein	表层蛋白
TAFI	thrombin-activatable fibrinolysis inhibitor	凝血酶激活的纤溶抑制物
TAL	thick ascending limb of Henle loop	髓袢升支粗段
TAR	thrombocytopenia witn absent radio syndrome	血小板减少伴桡骨缺失综合征
TAT	tyrosine aminotransferase	酪氨酸氨基转移酶
TBCD	Thiel-Behnke corneal dystrophy	蒂尔-本克角膜营养不良
TBG	thyroxine binding globulin	甲状腺素结合球蛋白
TBMN	thin basement membrane nephropathy	薄基底膜肾病
TCGA	the cancer genome atlas program	癌症基因组图谱计划
TCR	T cell receptor	T 细胞受体
TDF	testis determining factor	睾丸决定因子
TdP	torsade de pointes	尖端扭转型室性心动过速
TDT	transmission disequilibrium test	传递不平衡检验

缩略语	英文全称	中文
TE	trophectoderm	滋养外胚层
TEM	transmission electron microscope	透射电子显微镜
TERT	telomerase reverse transcriptase	端粒酶反转录酶
TF	transferrin	转铁蛋白
TGF-β	transforming growth factor-β	转化生长因子 β
TGS	transcriptional gene silencing	基因转录沉默
TIA	transient ischemic attack	短暂性脑缺血发作
TMP	tubular maximal reabsorption of phosphate	肾小管最大磷酸盐重吸收率
T8mS	trisomy 8 mosaicism syndrome	嵌合体型 8 三体综合征
TNDM	transient neonatal diabetes mellitus	暂时性新生儿糖尿病
TNSALP	tissue-nonspecific isoenzyme of alkaline phosphatase	组织非特异性碱性磷酸酶
TP-PCR	tri-primer polymerase chain reaction	三引物聚合酶链反应
TRED	trinucleotide repeat expansion disorders	三核苷酸重复序列扩增疾病
TRPS Ⅱ	tricho-rhino-phalangeal syndrome	毛发-鼻-指/趾综合征 Ⅱ 型
TRPV	transient receptor potential cation channel	瞬时受体电位阳离子通道
TRUS	transrectal ultrasound	经直肠前列腺超声
TSH	thyroid stimulating hormone	促甲状腺激素
TSS	transcription start site	转录起始位点
TT_3	total triiodothyronine	总三碘甲状腺原氨酸
TT_4	total thyroxine	总甲状腺素
TTLD	transverse terminal limb defects	横向终末肢体缺损
TVS	transvaginal ultrasonography	经阴道超声检查
TYR	tyrosinase	酪氨酸酶
UBDRS	Unified Batten Disease Rating Scale	统一巴滕病评定量表
URS	ureteroscopy	输尿管镜检查
UTR	untranslated region	非翻译区
VA	visual acuity	视敏度
VCFS	velo-cardio-facial syndrome	腭心面综合征
VCP	valosin-containing protein	含缬酪肽蛋白
VEP	visual evoked potential	视觉诱发电位
VLCFA	very long-chain fatty acid	超长链脂肪酸
VLDL	very low-density lipoprotein	极低密度脂蛋白
VMA	vanilly mandelic acid	香草扁桃酸
VNG	videonystagmography	视频眼震电图
VNTR	variable number of tandem repeat	可变数目串联重复序列
VP	variegate porphyria	变异型卟啉病

缩略语	英文全称	中文
VUS	variants of uncertain significance	意义未明
vWD2B	2B-type von Willebrand disease	2B 型血管性血友病
VWS	Van der Woude syndrome	范德-伍德综合征
WES	whole exome seqtuencing	全外显子组测序
WFH	World Federation of Hemophilia	世界血友病联盟
WGA	whole genome amplification	全基因组扩增
WGCNA	weighted correlation network analysis	加权基因共表达网络分析
WGS	whole genome sequencing	全基因组测序
WHSCR	Wolf-Hirschhorn syndrome critical region	WHS 关键区
Xce	X chromosome controlling element	X 染色体控制元件
XD	X-linked dominant	X 连锁显性
Xist	X inactive specific transcript	X 染色体失活特异的转录子
X-LAG	X-linked acrogigantism	X 连锁肢端肥大性巨人症
XLAS	X-linked alport syndrome	X 连锁奥尔波特综合征
XLHR	X-linked dominant hypophosphatemic rickets	X 连锁显性遗传低磷血症性佝偻病
XLMR	X-linked mental retardation	X 连锁智力低下
XLP	X-linked lymphoproliferative	X 连锁淋巴增生性疾病
XLR	X-linked recessive	X 连锁隐性
XLT	X-linked thrombocytopenia	X 连锁血小板减少症
XP	xeroderma pigmentosa	着色性干皮病
XRHR	X-linked recessive hypophosphatemic rickets	X 连锁隐性遗传低磷血症性佝偻病
YLD	years lived with disability	伤残损失健康生命年
ZGA	zygote genome activation	合子基因组激活
ZNF9	zinc finger acid binding protein 9	锌指核酸结合蛋白 9
ZSD	Zellweger spectrum disorder	泽尔韦格谱系障碍
5-HT	5-hydroxytryptamine	5-羟色胺
21-OHD	21-hydroxylase deficiency	21-羟化酶缺陷症
3β-HSD	3β-hydroxysteroid dehydrogenase deficiency	3β-羟类固醇脱氢酶缺陷症
3PA	pheochromocytoma and/or paraganglioma, and pituitary adenoma association	副神经节瘤/嗜铬细胞瘤-垂体腺瘤
α-Gal A	α-galactosidase	α-半乳糖苷酶 A

目 录

yīxué yíchuánxué

医学遗传学（medical genetics）　研究遗传因素在人类疾病的发生、传递中的作用机制及规律，探索遗传病的诊断、治疗与预防手段的遗传学分支学科。是人类遗传学在医学领域中的应用。是一门介于基础与临床之间的桥梁学科。现代医学遗传学的概念认为疾病是一个涉及内在（遗传）因素和外在（环境）因素的复杂事件，侧重于从综合的角度全面探讨和分析遗传因素在疾病发生、发展和转归过程中的作用。

简史　人类虽然很早就认识到个体之间有差异，孩子长得像父母，某些疾病倾向于在家族里传递，但这些现象的科学基础是过去 140 年才开始被发现。而这些知识的临床应用更是直到过去 50 年才有进展。真正促使医学遗传学发生革命性变化的是 2003 年完成的人类基因组计划（HGP），HGP 是人类基因分类的基础，它不仅阐明了基因的结构和调控，明确了不同种群间基因多样性的程度，而且揭示了遗传变异如何导致疾病。任一个体的基因组已经可以作为一个整体研究，而不是一次只能研究一个基因。这些进展使得基因组医学成为可能，即将广泛分析人类基因组及其产物，包括基因表达、基因变异、基因与环境的相互作用等应用到医学实践中。医学遗传学发展大事记（表 1）。

表 1　医学遗传学大事记

年代	相关大事	主要贡献者
1839	细胞学说	马蒂亚斯·雅各布·施莱登（Matthias Jakob Schleiden）和特奥多尔·施万（Theodor Schwann）
1859	进化论	查尔斯·罗伯特·达尔文（Charles Robert Darwin）
1865	颗粒遗传假说	格雷戈尔·约翰·孟德尔（Gregor Johann Mendel）
1882	发现染色体	沃尔瑟·弗莱明（Walther Flemming）
1901	发现先天性代谢缺陷病	阿奇博尔德·爱德华·加罗德（Archibald Edward Garrod）
1903	染色体是遗传物质的载体	沃尔特·萨顿（Walter Sutton）和特奥多尔·海因里希·博韦里（Theodor Heinrich Boveri）
1910	美国首次遗传咨询门诊	查尔斯·达文波特（Charles Davenport）
1911	首次定位人类基因	埃德蒙·比彻·威尔逊（Edmund Beecher Wilson）
1944	遗传物质的本质 DNA	奥斯瓦尔德·西奥多·埃弗里（Oswald Theodore Avery）
1953	DNA 的双螺旋结构	詹姆斯·沃森（James Watson）、弗朗西斯·克里克（Francis Crick）、罗莎琳德·富兰克林（Rosalind Franklin）和莫里斯·威尔金斯（Maurice Wilkins）
1956	镰状细胞贫血为点突变所致	弗农·英格拉姆（Vernon M. Ingram）
	人类染色体数目为 2n＝46	蒋有兴（Joe Hin Tjio）和阿尔伯特·莱文（Albert Levan）
1959	首例染色体病（唐氏综合征）	热罗姆·勒热纳（Jérôme Lejeune）
1960	首次产前筛查性别	波夫·里斯（Povl Riis）和弗里茨·富克斯（Fritz Fuchs）
	外周血的染色体分析	保罗·穆尔黑德（Paul S. Moorhead）
1961	苯丙酮尿症的新生儿筛查	罗伯特·格思里（Robert Guthrie）
	X 染色体失活现象	玛丽·弗朗西丝·莱昂（Mary Frances Lyon）
	遗传密码	马歇尔·沃伦·尼伦伯格（Marshall Warren Nirenberg）
1964	产前超声筛查	伊恩·唐纳德（Ian Donald）
1966	首次产前染色体分析	马克·斯蒂尔（Mark W. Steele）和威廉·罗伊·布雷格（William Roy Breg）
	《人类孟德尔遗传》（MIM）问世	维克多·阿尔蒙·麦库西克（Victor Almon McKusick）
1967	体细胞杂交技术用于人类基因定位	魏泽（Weise）和格林（Green）
1970	Rh 血型不相容的预防	克拉克（Clarke）
	染色体显带技术	托尔比约恩·奥斯卡·卡斯佩松（Torbjörn Oskar Caspersson）和泽赫（Zech L）
1975	DNA 测序技术	弗雷德里克·桑格（Frederick Sanger）、阿兰·马克萨姆（Allan Maxam）和沃尔特·吉尔伯特（Walter Gilbert）

续 表

年代	相关大事	主要贡献者
1976	首次 DNA 诊断	简悦威（Yuet Wai Kan）
1977	首次克隆人类基因	夏因（Shine）
	用基因工程技术制成生长抑素	板仓（Itakura）
1979	体外受精技术	约翰·希尔顿·爱德华兹（John Hilton Edwards）和帕特里克·克里斯托弗·斯特普托（Patrick Christopher Steptoe）
1979	用基因工程技术生产胰岛素	戴维·格德尔（David Goeddel）
1982	基因工程生产的胰岛素上市	众多学者
1985	DNA 指纹	亚历克·杰弗里斯（Alec Jeffreys）
1987	人类染色体连锁图	众多学者
	人类在线孟德尔遗传数据库（OMIM）诞生	维克多·阿尔蒙·麦库西克
1990	首次基因治疗	斯蒂文·罗森博格（Steven A. Rosenberg）、弗伦奇·安德森（French Anderson）和迈克尔·布莱泽（Michael Blaese）
	首个畸形数据库在英国伦敦建成	迈克尔·巴勒茨（Michael Baraitser）和罗宾·温特（Robin Winter）
	首次成功的植入前遗传学诊断	阿兰·汉迪赛德（Alan Handyside）、罗伯特·温斯顿（Robert Winston）等
1991	首个神经遗传学数据库在英国伦敦建成	迈克尔·巴勒茨和罗宾·温特
1993	人类基因组物理图谱绘成	众多学者
2000	人类基因组序列的框架图	众多学者
2003	人类基因组测序完成	人类基因组测序协作组和塞雷拉（Celera）公司
2006	植入前遗传学单体型分析	帕梅拉·伦威克（Pamela J. Renwick）等
2007	首例个人基因组测序	詹姆斯·沃森和克雷格·文特尔（Craig Venter）
2008	拟对 20 个种族或民族的 1000 多例个体进行基因组测序的千人计划开始实施	国际千人基因组计划
2010	《人类可遗传变异大全》出版	国际千人基因组计划
2012	染色体结构的拓扑功能域	约翰·狄克逊（John R. Dixon）和瑟曼（Thurmann RE）
2013、2015	肿瘤基因组（图谱）	贝尔特·福格尔斯坦因（Bert Vogelstein）；美国国立癌症研究所
2013	CRISPR-Cas 基因组编辑系统	埃玛纽埃尔·夏庞蒂埃（Emmanuelle Charpentier）和詹妮弗·杜娜（Jennifer Doudna）
2018	肿瘤免疫疗法	众多学者
2020	ENCODE 第三期	众多学者
2022	人类基因组端粒到端粒（T2T）序列发布	众多学者

1901 年，英国医师阿奇博尔德·爱德华·加罗德报道尿黑酸尿症，第一次用孟德尔遗传规律解释了一种代谢病，并提出"人类先天性代谢缺陷"（inborn errors of metabolism）的概念，成为生化遗传学的曙光。1949 年，美国化学家莱纳斯·卡尔·鲍林（Linus Carl Pauling）通过血红蛋白电泳，证明镰状细胞贫血是患者的血红蛋白异常，提出分子病的概念。1961 年，美国医师罗伯特·格思里应用细菌抑制法筛查苯丙酮尿症，使该病患者能获得早期诊断和治疗，为第一个开展的新生儿筛查项目。

1952 年，徐道觉（Tao Chiuh Hsu）描述了细胞核低渗处理技术，1956 年蒋有兴和阿尔伯特·莱文明确了人类二倍体细胞染色体数目为 46 条。1957 年，法国医师热罗姆·勒热纳确定唐氏综合征患者染色体为 47 条，这是第 1 例获得明确鉴定的智力低下综合征。1960 年，彼得·诺埃尔（Peter Nowell）使用植物凝集素刺激淋巴细胞获得中期染色体，从此使用外周血进行染色体分析。G显带技术的发明使24条染色体具有各自的条带特征，促进了染色体病的临床诊断。荧光原位杂交（FISH）、比较基因组杂交（CGH）标志着分子细胞遗传学的诞生，为微缺失综合征的临床诊断提供了手段。

1976年，美国医学家简悦威应用限制性片段长度多态性（RFLP）分析技术进行镰形细胞贫血的产前诊断，开创了产前基因诊断的先河。1978年，美国遗传学家黑格·卡扎济安（Haig H. Kazazian Jr）应用多态性连锁分析，进行β地中海贫血的产前诊断。1985年，聚合酶链反应（PCR）技术的发明使单基因遗传病的产前诊断得到广泛推广。1987年，*DMD*基因的分离成功开始了疾病基因定位克隆时代，使遗传病的临床诊断进入基因诊断水平。HGP完成之后，遗传病的基因克隆分离更为快速简便，大大提高了遗传病诊断和产前诊断的效率和准确性。2009年后发明的下一代测序技术（NGS），提供了高通量、高效率、高准确度的测序，对具有高度遗传异质性的疾病或基因外显子较多时致病突变的筛查提供了新的便捷途径，并有望应用于无创产前诊断。

研究对象　医学遗传学以人为研究对象，从医学的角度研究疾病与遗传的关系。

研究方法　有以下几类。

系谱分析　通过家系调查，绘制家系图，根据孟德尔定律确定基因在家系成员间的传递。是进行医学遗传学研究的有用方法，为遗传病诊断提供线索并为遗传咨询提供依据。

细胞遗传学　染色体核型分析，确定患者是否为染色体数目

（或结构）异常，对于遗传咨询和产前诊断具有重要意义。分子细胞遗传学采用探针杂交方法研究染色体的亚显微结构改变，如荧光原位杂交、染色体微阵列分析（CMA）。

生化遗传学　研究遗传物质的理化性质、蛋白质生物合成、代谢过程、调节控制及其规律。检测对象是蛋白质、代谢产物或中间物。方法包括显色、层析、电泳、酶活性分析、质谱、色谱和串联质谱等。

分子遗传学　包括基因定位、基因突变检测，方法有PCR扩增、序列测定和分子杂交，检测多态性、缺失/重复和点突变。为遗传病致病机制的解释、诊断和预防奠定基础。

生物信息学　生物信息学包含信息本身（文本和生物图像数据库）和软件两个方面，计算机技术和互联网技术是其支撑技术。研究方法包括对生物学数据的搜索（收集和筛选）、处理（编辑、整理、管理和显示）及利用（计算、挖掘和模拟）。依赖数据库进行基因序列重叠群（Contigs）装配、序列比对、基因结构分析、蛋白质结构预测、生物系统的建模和仿真，进行数据挖掘、分子进化和比较基因组学研究及基于结构的药物设计。从核酸序列变异出发，对获得的信息进行比对处理、分析和解释，揭示DNA序列改变的生物学意义。

分支学科　医学遗传学包括以下分支学科。

细胞遗传学　在细胞层次上进行遗传学研究的遗传学分支学科。研究对象主要是真核生物，特别是包括人类在内的高等动植物。着重研究细胞中染色体的起源、组成、变化、行为和传递等

机制及其生物学效应。细胞遗传学是遗传学中最早发展起来的学科，也是最基本的学科。细胞遗传学中所阐明的基本规律适用于包括分子遗传学在内的一切分支学科。早期细胞遗传学着重研究分离、重组、连锁、交换等遗传现象的染色体基础以及染色体畸变和倍性变化等染色体行为的遗传学效应，并涉及各种生殖方式如无融合生殖、单性生殖以及减数分裂驱动等方面的遗传学和细胞学基础。

生化遗传学　生物化学遗传学的简称，是随着遗传学众多研究方法的涌现而发展起来的人类遗传学分支，采用生物化学原理和方法研究遗传物质的理化性质与遗传性状之间关系，从而阐明基因的基本功能及其表达过程的生物化学和遗传学相结合的学科。

分子遗传学　在分子水平上研究遗传与变异机制的遗传学分支学科。是在医学遗传学基础上发展起来的现代新兴学科，也是遗传学和医学领域最为活跃的学科之一。医学分子遗传学运用分子生物学技术，从DNA、RNA及蛋白质水平研究遗传病或疾病的遗传因素，揭示基因突变与疾病发生的关系，建立在分子水平对疾病进行诊断的基因诊断方法，进一步实现对遗传病的基因治疗，从而达到防治遗传病的目的。

临床遗传学　涉及遗传病的诊断、治疗、预防，将医学遗传学的科研成果应用到临床实践的学科。其面对的是具体的患者及家庭，着重于患者的病痛和精神压力的解除。在明确疾病诊断的基础上，提出相应的治疗措施，提供遗传咨询，实施遗传筛查和产前诊断等一系列围绕患者的医

疗活动，提供精神和心理的支持。临床遗传学属临床医学的二级学科，其服务队伍由临床遗传学医师、临床遗传实验室技术人员和遗传咨询师组成。遗传病通常累及不同的器官、表现出不同的疾病特点，因此几乎所有的临床专科都可以见到遗传病。因致病基因在家族中的传递，遗传病的处置不仅只针对患者本人，服务延伸到患者的家庭成员，涉及婚姻、生育等相关事宜。这些问题不可能在一个现有的专科获得圆满的处置。临床遗传学科搭建一种综合处置的平台，从疾病诊断到疾病治疗预防，并能满足诊断过程中患者及家庭的各类需求，提供全面的服务。

群体遗传学　研究群体的遗传组成及其变化规律的学科。群体是指生活在特定地区，同一物种并能相互杂交并繁育后代的个体群。群体表现是该群体内所有个体表现的平均值，个体与个体之间千差万别，只有在群体水平研究其遗传规律，才能更真实地探讨生物物种的起源、进化规律以及遗传病在群体中的发生和散布的规律。

多基因遗传学　在人类众多的表型中，有许多能够被定量评估的性状，这种具有连续变异程度的表型称为数量性状，控制数量性状变异的基因一般有两个或多个，而多基因遗传指的就是数量性状的遗传方式。由多基因遗传所决定的数量性状与传统的单基因性状有区别，它们不遵循于孟德尔遗传的规律。

发育遗传学　研究生物体生长发育过程中细胞分裂、分化、组织器官的形态形成等过程遗传机制的学科。遗传和发育是统一在遗传物质——DNA基础上的不可或缺的两个生命阶段。个体发育是指从受精开始到形成成熟个体、再到个体最终死亡所经历的整个形态变化过程。在这个过程中，通过遗传获得的合子基因组中包含的遗传信息进行时空特异性的有序释放，主宰着细胞的有序增殖、分化、黏附迁移、死亡老化以及细胞间的有序通信，构成个体形态的正常发生、维持和老化的细胞和分子基础。个体基因组之间的多态性变异和突变，造成形态发生上的性状差异；研究这些发育性状的遗传规律、解析其分子机制，是传统的正向发育遗传学的重要内容，对于理解遗传和发育的分子机制具有重要意义。另一方面，随着基因组学和基因操作技术的发展和完善，发现或通过人工改变基因制作基因突变体，探索其对发育的影响，成为发育遗传学研究的新思路，即反向遗传学策略。

肿瘤遗传学　应用遗传学的基本原理和方法，探讨肿瘤与遗传关系的学科。作为医学遗传学分支，既是一门基础科学，也是一门应用科学。作为基础科学，肿瘤遗传学研究肿瘤的遗传学病因、遗传因素和环境因素的相互作用在肿瘤发生中的意义，检测和分析癌变过程中癌相关基因的遗传学、表遗传学改变及其机制，以及肿瘤类型和个体特征性的癌变遗传学途径。作为应用科学，肿瘤遗传学开发、验证上述各类肿瘤的特异性改变；作为生物学标志，用于临床早期诊断、监测、预后，探讨可作为预防、治疗干预的遗传学和表观遗传学靶点和有效的防治措施。对于家族性肿瘤综合征，研究其癌相关基因的胚系突变、世代间传递和表达的规律，并探讨肿瘤高发家族中如

何合理地开展遗传学测试、筛查和咨询，研究有效的干预方法以达到降低肿瘤的发病率和病死率，同时把社会伤害减少到最低程度的目的。

表观遗传学　大量同卵双生子的研究表明，基因并不能决定一切生命过程，环境因素也是决定表型的一个重要因素。经典遗传学认为，表型是由基因型和不可遗传的环境因素共同决定的。然而，随着研究的不断深入，人们发现即使是相同基因型的生物体处在同等环境中，其表型也会存在差异，而这种差异是由基因的表达差异引起的。基因的这种差异表达可通过有丝分裂或减数分裂被稳定地遗传到子代细胞中。在此背景下，逐渐形成并发展出一门不同于经典遗传学的新学科——表观遗传学。

（张　学　刘雅萍）

xìbāo yíchuánxué

细胞遗传学（cytogenetics）

研究细胞中染色体的结构、变异、行为和传递等机制及其生物学效应的遗传学分支学科。是遗传学中最早发展起来的也是最基本的学科，其所阐明的基本规律适用于包括分子遗传学在内的一切分支学科。早期的细胞遗传学着重研究分离、重组、连锁和交换等遗传现象的染色体基础以及染色体畸变和倍性变化等染色体行为的遗传学效应，并涉及各种生殖方式如无融合生殖、单性生殖以及减数分裂驱动等方面的遗传学和细胞学基础。

简史　有以下发展阶段。

孟德尔定律及遗传学的诞生　奥地利遗传学家格雷戈尔·约翰·孟德尔（Gregor Johann Mendel）从1856年开始进行了8年的豌豆杂交试验，1866年发表《植

物杂交试验》，提出了分离规律和独立分配规律；并应用统计学方法分析和验证了这些假设。假定细胞中有其物质基础"遗传因子"，但他的发现并未引起重视，而是被埋没了35年之后才被3位科学家重新发现。孟德尔遗传学说的要点包括：①生物体的任何"性状"是由成对的"遗传因子"决定的，成对的因子在作用上有强弱之分，在杂种条件下性状能表现的为显性性状，性状不能表现的为隐性性状，决定显性与隐性的因子在遗传中保持稳定，互不干扰。②决定同一"性状"的因子在遗传中必须分开，每个配子仅可获成对因子中的一个，即分离定律。③决定不同"性状"的因子在遗传中可分可合，即自由组合定律。

1882年，德国胚胎学家沃尔瑟·弗莱明（Walther Flemming）在人类的肿瘤细胞中发现了染色体的存在，随后，有丝分裂和减数分裂现象也相继被发现，这些重大突破使生物学家奥古斯特·魏斯曼（August Weismann）联想到染色体可能是遗传物质的载体。

1900年，荷兰植物学家、遗传学家雨果·德弗里斯（Hugo de Vries）、德国植物学家卡尔·科伦斯（Carl Correns）和奥地利植物学家埃里克·冯·切尔马克（Erich von Tschermak）三人的论文都刊登在《德国植物学杂志》上，均证实了孟德尔定律。他们发现，早在35年以前孟德尔就已经发现并证明了分离定律和自由组合定律，这就是遗传学历史上孟德尔定律的重新发现，标志着遗传学的诞生。1910年起，将孟德尔遗传规律改称为孟德尔定律，公认孟德尔是遗传学的奠基人。

经典遗传学时期（1900～1939年）　核心为遗传的染色体理论，内容包括遗传物质位于染色体上，遗传物质的传递与有丝分裂、减数分裂行为相联系。

德国细胞学家特奥多尔·海因里希·博韦里（Theodor Heinrich Boveri）和美国遗传学家沃尔特·萨顿（Walter Sutton）发现遗传因子的行为与染色体行为呈平行关系，认为孟德尔所设想的遗传因子就在染色体上，这就是萨顿-博韦里假说或称遗传的染色体学说（遗传物质位于染色体上），是染色体遗传学说的初步论证。1901～1911年，美国动物学家克拉伦斯·麦克朗（Clarence E. McClung）、妮蒂·玛利亚·史蒂文斯（Nettie Maria Stevens）和生物学家埃德蒙·比彻·威尔逊（Edmund Beecher Wilson）等人先后发现在直翅目和半翅目昆虫中雌体比雄体多了一条染色体，即X染色体，从而揭示了性别和染色体之间的关系。英国遗传学家威廉·贝特森（William Bateson）从香豌豆中发现性状连锁，创造"genetics"一词。詹森（Janssen FA）观察到染色体在减数分裂时呈交叉现象，为解释基因连锁现象提供了基础。美国遗传学家托马斯·亨特·摩尔根（Thomas Hunt Morgan）提出性状连锁遗传规律，提出染色体遗传理论，著有《基因论》，认为基因在染色体上呈直线排列，创立基因学说。这是对孟德尔遗传学说的重大发展，也是该历史时期的巨大成就。发展了以三点测验为基础的基因定位方法，证实了基因在染色体中呈线性排列，从而使遗传的染色体学说得以确立。细胞遗传学便在这一基础上迅速发展。

现代遗传学时期（1940～　）

主要领域包括微生物遗传学、分子遗传学、基因工程和基因组学。美国遗传学家乔治·韦尔斯·比德尔（George Wells Beadle）和爱德华·劳里·塔特姆（Edward Lawrie Tatum）提出"一个基因一种酶"假说；发展了微生物遗传学、生化遗传学。20世纪40年代初，瑞典细胞学家托尔比约恩·奥斯卡·卡斯佩松（Torbjörn Oskar Caspersson）用定量细胞化学方法证明DNA存在于细胞核中。1944年，美国细菌学家奥斯瓦尔德·西奥多·埃弗里（Oswald Theodore Avery）在肺炎双球菌的转化实验中，证明了遗传物质是DNA而不是蛋白质。美国生物学家阿尔弗雷德·戴·赫尔希（Alfred Day Hershey）和玛莎·考尔斯·蔡斯（Martha Cowles Chase）用同位素示踪法在研究T2噬菌体感染细菌的实验中，再次确认了DNA是遗传物质。至此，已为遗传物质的化学本质及基因的功能奠定了初步的理论基础。1953年，英国生物学家弗朗西斯·克里克（Francis Crick）和美国生物学家詹姆斯·沃森（James Watson）根据对DNA的化学分析和对DNA X射线晶体学所得资料提出DNA分子结构模式理论-双螺旋结构，标志分子遗传学的诞生。1961年克里克和同事们用实验证明了他于1958年提出的关于遗传三联密码的推测。1957～1969年，美国遗传学家马歇尔·沃伦·尼伦伯格（Marshall Warren Nirenberg）和哈尔·葛宾·科拉纳（Har Gobind Khorana）解译出64种遗传密码。1961年，法国生物学家弗朗索瓦·雅各布（Francois Jacob）和雅克·莫诺（Jacques Monod）阐明微生物基因表达的调控机制。

1970年，美国微生物学家汉密尔顿·史密斯（Hamilton Smith）分离到限制性内切酶。1973年，美国生物学家赫伯特·韦恩·博耶（Herbert Wayne Boyer）和斯坦利·诺尔曼·科恩（Stanley Norman Cohen）首次用质粒克隆DNA。1977年，美国和英国生物化学家沃尔特·吉尔伯特（Walter Gilbert）、弗雷德里克·桑格（Frederick Sanger）创立DNA测序法。

1956年，美籍华裔遗传学家蒋有兴（Joe Hin Tjio）通过观察人胎肺组织培养细胞，首先正确鉴定人体体细胞染色体数目为46条。1970年，第一张显带的人类核型被发表。1981年，人类细胞遗传学国际命名委员会发表染色体550~850条带的模式图（ISCN1981），之后荧光原位杂交（FISH）、比较基因组杂交（CGH）和微阵列等技术相继出现，细胞遗传学与现代生物技术相结合，进入了一个研究染色体病的黄金时代。

研究对象 主要是真核生物，包括人类在内的高等动植物。

与相关学科的关系 细胞遗传学作为基础学科，与医学、农学等应用学科交叉融合，产生了以下亚学科。

体细胞遗传学 主要研究体细胞，特别是离体培养的高等生物体细胞的遗传规律。

分子细胞遗传学 随着分子遗传学技术发展而产生的亚学科，主要研究染色体的亚显微结构和基因活动的关系。

进化细胞遗传学 主要研究染色体结构和倍性改变与物种形成之间的关系。

细胞器遗传学 主要研究细胞器如叶绿体、线粒体等的遗传结构。

医学细胞遗传学 细胞遗传学的基础理论与临床医学紧密结合的新兴边缘科学，研究染色体畸变与遗传病、肿瘤等人类疾病的关系，形成对遗传病筛查与诊断、遗传咨询、产前诊断，以及肿瘤的诊断、鉴别、预后和治疗等的理论支撑，对人类健康事业和精准医学的发展具有重要意义。

（邬玲仟 魏贤达）

 rǎnsètǐ

染色体（chromosome） 由DNA、蛋白质和少量RNA构成的遗传信息载体，形态和数目具有种系的特性。在细胞间期核中，以染色质丝形式存在。在细胞分裂时，染色质丝经过螺旋化、折叠、包装成为染色体。染色体和染色质是同一物质在细胞周期不同阶段表现出的不同形态。

研究历史 德国植物学家韦尔海姆·霍夫迈斯特（Wilhelm Hofmeister）是最早观察到染色体的人之一，他于1848年在植物细胞中看到了相当于染色体的物体。1875年，德国动物学家韦尔海姆·奥古斯特·奥斯卡·赫特维希（Wilhelm August Oscar Hertwig）看到受精时两个配子融合后着色物数目加倍。1882年，德国生物学家沃尔瑟·弗莱明（Walther Flemming）发现有丝分裂时每条着色物一分为二并分别进入两个子细胞，提出在同一物种的细胞中着色物数目是恒定的。1888年，德国解剖学家韦尔海姆·冯·瓦尔代尔（Wilhelm von Waldeyer）正式提出染色体的命名。

1900年后，美国遗传学家、生物学家沃尔特·萨顿（Walter Sutton）和德国细胞学家特奥多尔·海因里希·博韦里（Theodor Heinrich Boveri）分别提出在减数分裂时染色体的行为与孟德尔设想的遗传因子行为之间有平行关系，因此提出遗传因子在染色体上的假说。1910年后，美国遗传学家托马斯·亨特·摩尔根（Thomas Hunt Morgan）证实了该假说，并证明遗传因子在染色体上呈线形排列。1924年，通过德国化学家罗伯特·福尔根（Robert Feulgen）建立的DNA组织化学反应法和瑞典细胞学家托尔比约恩·奥斯卡·卡斯佩松（Torbjörn Oskar Caspersson）的紫外显微分光光度法发现了DNA存在于间期核和染色体中。1944年，美国细菌学家奥斯瓦尔德·西奥多·埃弗里（Oswald Theodore Avery）首次证明DNA是遗传物质，从而证实了染色体是遗传结构的分子基础。

1958年，美国遗传学家与分子生物学家马修·斯坦利·梅塞尔森（Matthew Stanley Meselson）发现DNA半保留复制的机制，从而证实了染色体作为遗传结构的复制功能。1974年，美国生物学家唐纳德·奥林斯（Donald E. Olins）和艾达·奥林斯（Ada L. Olins）发现核小体并建立了其分子结构的大致模型。

组成 真核细胞染色体包括4类分子：DNA、RNA、组蛋白（富有赖氨酸和精氨酸的低分子量碱性蛋白）和非组蛋白（酸性）。

DNA和RNA 每条染色单体是由一个DNA分子的一条染色线盘绕而成。两条染色单体连接处的着丝粒部位称主缢痕。着丝粒是染色体的一个重要组成部分，它在不同染色体上的位置是确定的。根据着丝粒位置的不同，可以把染色体分为中着丝粒染色体、亚中着丝粒染色体、近端着丝粒染色体和端着丝粒染色体 4 种类型。着丝粒对细胞分裂与染色体移向两极起重要作用。染色体上还有一个与核仁形成有关的缢缩区，称次缢痕。有些染色体的大小可因不同生物或同一个体的不同组织、同一组织不同外界条件而差别很大。染色体的长度变异范围为 0.2～50μm，直径 0.2～2μm。每种生物染色体数目相对固定。在体细胞中染色体成对存在，而在配子中，染色体数目是体细胞中的一半。染色体的数目和结构可作为生物种的特征之一，因此可用染色体作为一个指标进行物种分类并探索物种之间的亲缘关系。

原核生物和病毒染色体的形态和结构大都比较简单，仅是一条裸露的 DNA 或 RNA。真核生物染色体在细胞周期的大部分时间里都是以染色质的形式存在，其基本分子组成为：DNA/组蛋白/非组蛋白/RNA = 100 : 114 : 33 : 7。DNA 和组蛋白是染色质中最基本的结构物质。染色质 RNA 的存在是无疑的，但对其是否是染色质的固有成分还有争议。

染色质中存在右旋和左旋两种形式的 DNA，其中右旋 DNA（B-DNA）为主要形式；左旋 DNA（Z-DNA）于 1979 年被发现，有较强的抗原活性。1981 年，拉法（Lafer）获得了特异的抗 Z-DNA 的抗体。1982～1983 年，利普斯（Lipps）、诺德海姆（Nordherim）和维埃加斯（Viegas）分别证明了原生动物、果蝇及包括人类在内的灵长类动物的染色质中均存在 Z-DNA。1982 年，诺德（Nord）从果蝇、人癌细胞、麦胚等细胞中分离出能促使 B-DNA 转变为 Z-DNA 并与 Z-DNA 特异结合的蛋白质（70～150kD）。进一步研究发现，Z-DNA 与核小体结构的形成及基因转录活性的调控有关。

蛋白质 包括组蛋白和非组蛋白。

组蛋白 富含精氨酸（Arg）和赖氨酸（Lys）的碱性蛋白质（10～20kD），等电点一般在 pH10 以上。组蛋白可溶于高盐溶液，而 DNA 却不溶，以此可提取组蛋白。组蛋白分为 H1、H2A1、H2B1、H3 和 H4。其中 H4 富含 Arg 和 Gly，在进化中极为保守，几乎在每种真核生物中都是相同的；H3 富含 Arg，在进化中也很保守；H2B 和 H2A 稍富含 Lys，在进化中较为保守；H1 富含 Lys，在进化中最不保守，且具有种族特异性。H1 可能与调节染色质活动速率、选择性结合非组蛋白有关。在 5 种组蛋白中，除了 H1 的 N 端富含疏水氨基酸，C 端富含碱性氨基酸外，其余 4 种组蛋白都是 N 端富含碱性氨基酸（如 Arg、Lys），C 端富含疏水氨基酸〔如缬氨酸（Val）、异亮氨酸（Ile）〕。因此，除 H1 外，组蛋白 H2A、H2B、H3 和 H4 有相互作用形成聚合物的趋势，它们通过 C 端的疏水氨基酸结合（H3 和 H4 亲和力最强，其次为 H2A 和 H2B，再其次为 H2B 和 H4），而 N 端的碱性氨基酸则向四周伸出以便与 DNA 分子相互作用。这为核小体蛋白八聚体的形成奠定了分子基础。

非组蛋白 细胞核中另一类重要的蛋白质（15～100kD），包括核膜酸性蛋白（8%）、核仁酸性蛋白（10%）、不均一核蛋白（30%）、组织专一性蛋白（10%）以及染色质非组蛋白（40%）。种类多达 500 多种，具有强烈的组织特异性，甚至在细胞分裂的不同时期可能也有差异，1977 年，莱姆利（Laemmli）使用硫酸葡萄糖和肝素处理 Hela 细胞中期染色体，将组蛋白去除后，电镜下仍可见一个维持中期染色体基本形状的支架，说明染色质非组蛋白参与染色质的支架结构，还可能与基因的专一性启动和表达调控有关。

结构 染色体主要由 DNA-组蛋白高度螺旋化的纤维组成。在有丝分裂间期，DNA 解螺旋而形成无限伸展的细丝，此时不易染色，光镜下呈无定形物质，称染色质。有丝分裂时 DNA 高度螺旋化而呈现特定的形态，此时易被碱性染料着色，称染色体。

在有丝分裂中期，光学显微镜下可见染色体由两条染色单体组成，每条染色单体都是由 DNA 分子与蛋白质结合形成的染色线。当完全伸展时的直径不过 10nm，但其长度可达几毫米，甚至几厘米。当盘绕卷曲时，可以收缩得很短，表现出染色体所特有的形态特征。

一般认为，由染色线形成染色体经过 3 个层次的卷曲螺旋，称为染色体的四级结构。染色体结构的基本单位是核小体。核小体的核心是由 4 种组蛋白（H2A、H2B、H3 和 H4）各两个分子构成的扁球状八聚体。DNA 双螺旋依次在每个组蛋白 8 聚体分子的表面盘绕约 1.75 圈，其长度相当于 140 个碱基对（bp）。组蛋白 8 聚体与其表面上盘绕的 DNA 分子共同构成核小体。在相邻的两个核小体之间，有长 50～60bp 的 DNA 连接线。在相邻的连接线之间结合组蛋白 H1 分子。密集成串的核小体形成了核质中 10nm 左右的纤维，是染色体的一级结构。第一层次的卷缩，DNA 分子约被压缩 7 倍。第二个层次是核小体长链进一步螺旋化形成直径约 30nm 的超微螺旋，称螺线管，即为染色体的二级结构，螺线管的外径约 30nm，内径 10nm，相邻两个螺旋间距为 11nm 螺线管的每周螺旋包含 6 个核小体，因此，DNA 的长度又被压缩了 6 倍。螺线管（二级结构）进一步螺旋化，形成直径为 0.4μm 的筒状体，称超螺旋管，这是染色体的三级结构。这一层次的卷缩，DNA 再被压缩了 40 倍。超螺旋体进一步折叠后，形成四级结构，即染色单体。两条染色单体组成一条染色体。在此过程中，DNA 的长度又再被压缩了 5 倍。因此，从一级结构到四级结构，DNA 分子共被压缩了 $7×6×40×5＝8400$ 倍。

分类 各种生物的染色体数目、大小和分类不同。正常人类体细胞中有 46 条染色体，呈 23 对同源染色体，每一对同源染色体承载着控制相同性状的基因。在 23 对染色体中，有 22 对常染色体和 1 对性染色体。常染色体在不同性别的个体间没有差异，人们按体积从大到小将其编为 1~22 号染色体。正常女性的性染色体为 2 条 X 染色体，正常男性的性染色体为 1 条 X 染色体和 1 条 Y 染色体。

根据着丝粒所在位置，可将染色体分为 4 种类型：中着丝粒染色体、亚中着丝粒染色体、近端着丝粒染色体和端着丝粒染色体（图 1）。人类染色体只有前 3 种类型。

意义 一个有功能的染色体至少包含 DNA 复制原点、着丝粒和端粒 3 个功能元件。DNA 复制原点可以确保染色体的自我复制；着丝粒是染色体与纺锤丝的结合区域，保证细胞分裂过程中，母细胞的遗传物质平均分配到子细胞中；端粒位于染色体的末端，主要作用是维持染色体的稳定性和完整性。

染色体中的蛋白质不仅是维持染色体动态结构的组成成分，在基因表达调控中也起着重要的作用。其中，核小体的核心组蛋白可以进行甲基化、乙酰化、磷酸化等修饰，从而影响所在部位基因的转录。同时，非组蛋白参与的核小体构型转换，即染色质重塑，对于基因转录的活化也起着关键的作用。

应用 染色体分析是细胞遗传学研究的基本方法，是研究物种演化、分类以及染色体结构、形态与功能之间关系的重要手段。通过分析染色体结构和数目的变异来判断生物是否患有某种因染色体片段缺失、重复或倒置等引起的遗传病，可用于辅助产前诊断或自然流产、不孕不育及儿童发育异常等原因的排查，也可对

肿瘤细胞进行分型，以辅助肿瘤的诊断、鉴别、预后和治疗。

（邹玲仟　魏贤达）

duānlì
端粒（telomere） 真核染色体两臂末端由特定的 DNA 重复序列构成的结构。长 5~15kb，为 DNA 链自身回折并与多种端粒结合蛋白结合而成。端粒可保护染色体末端，使其不被降解或与其他染色体末端融合，起到保持染色体形态结构稳定性和完整性的作用。

组成：端粒主要包含端粒 DNA 和端粒结合蛋白。端粒 DNA 由不含功能基因的简单重复的非编码序列组成。人的染色体端粒由超过 1000 个拷贝的 5′-TTAGGG-3′富含 GT 的重复序列组成。在大多数正常人的体细胞中，端粒序列不能完全复制，随着细胞分裂将导致端粒重复片段的丢失，因而随着每次细胞有丝分裂端粒逐渐缩短。端粒结合蛋白与端粒 DNA 相结合，并维持 DNA 特定的高级结构，从而保护端粒 DNA 末端不被核酸酶识别破坏。端粒结合蛋白主要包括端粒酶、保卫蛋白复合体（如 TRFl）和非保卫蛋白（如 RAD50）。

生物学功能：①维持染色体的稳定。②防止染色体末端融合。③保护染色体结构基因。④作为细胞凋亡的信号。端粒的长度决定了细胞的寿命，因此端粒被认为是细胞有丝分裂的"生物钟"，在染色体定位、复制、保护和控制细胞生长及寿命方面具有重要作用，并与细胞凋亡、细胞转化和永生化密切相关。

（邹玲仟　魏贤达）

zhuósīlì
着丝粒（centromere） 染色体中将两条姐妹染色单体结合起来的区域。由无编码意义的高度重

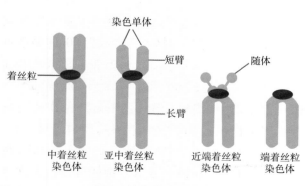

图 1　染色体分类示意

（图中标注）染色单体　短臂　随体　着丝粒　长臂　中着丝粒染色体　亚中着丝粒染色体　近端着丝粒染色体　端着丝粒染色体

复 DNA 序列组成。着丝粒将染色体分为长臂和短臂两部分。按照着丝粒的位置，可将染色体分为端着丝粒染色体、近端着丝粒染色体、亚中着丝粒染色体和中着丝粒染色体 4 种类型。中着丝粒染色体就是等臂染色体，故也可将染色体分为等臂染色体和非等臂染色体。着丝粒位于中期染色体的两条姐妹染色单体的连接处，呈现为一个向内凹陷、着色较浅的缢痕，故又称主缢痕。

着丝粒是复合结构，包含 3 个结构域：动粒结构域、中央结构域和配对结构域。动粒结构域位于着丝粒表面，是纺锤丝附着的结构。中央结构域位于动粒结构域的下方，具有高度重复的卫星 DNA 构成的异染色质。配对结构域位于着丝粒结构的内层，是细胞分裂中期 2 条染色单体连结的部位。在配对结构域，存在内着丝粒蛋白和染色单体连接蛋白 CLIP，在染色体分离调控中起重要作用。

在有丝分裂和减数分裂中，着丝粒通过动粒与纺锤丝连接，使复制的染色体均等地分配到子细胞中，而着丝粒功能缺失的染色体则不能被均等地分配到子细胞中，失去着丝粒的染色体片段通常会在细胞分裂中丢失，具有额外着丝粒的染色体则容易因同一染色单体被拉向不同子细胞而发生断裂。

（邬玲仟 魏贤达）

rǎnsètǐbì

染色体臂（arms of chromosome） 位于每条染色体着丝粒两侧的部分。较长的部分为长臂（q），较短的部分为短臂（p）。p 来自法语"petite"，是"小"的意思；q 在字母表上排在 p 之后，所以选择 q 作为长臂的标志，也

有人说 q 来自法语"queue"，是"排队、队列"的意思。

两臂的长度对于鉴别染色体以及染色体区带的命名非常重要。短臂上区带的命名以 p 开头，长臂上区带的命名以 q 开头。按照人类染色体大小递减的顺序和着丝粒的位置，可将其分为 7 个容易区别的染色体组，每组染色体长臂和短臂的长度比例相接近。A 组染色体是 1~3 号染色体，特征为大的中着丝粒染色体，长臂和短臂的长度几乎相等。B 组染色体是 4 号、5 号染色体，其特征为大的亚中着丝粒染色体，长臂比短臂略长。C 组染色体是 6~12 号和 X 染色体，特征为中等大小的亚中着丝粒染色体，长臂比短臂略长。D 组染色体是 13~15 号染色体，特征为中等大小的带有随体的近端着丝粒染色体，长臂明显长于短臂。E 组染色体是 16~18 号染色体，特征为短的亚中着丝粒染色体，长臂比短臂略长。F 组染色体是 19 号、20 号染色体，特征为短的中着丝粒染色体，长臂和短臂的长度几乎相等。G 组染色体是 21 号、22 号和 Y 染色体，特征为短的带随体的近端着丝粒染色体，长臂明显长于短臂。

（邬玲仟 魏贤达）

suítǐ

随体（satellite） 位于近端着丝粒染色体短臂远端的圆形或圆柱形的染色体片段。通过次缢痕与染色体主要部分相连。是识别染色体的主要特征之一。

人类的 13、14、15、21 和 22 号 5 对近端着丝粒染色体具有随体，其余染色体无随体。次缢痕与核仁的形成有关，称为核仁形成区或核仁组织区，主要功能是转录 rRNA，参与核糖体大亚基前

体的合成。在细胞有丝分裂中期常可以观察到数目不等的染色体短臂端端相对的现象。1961 年，英国遗传学家马尔科姆·弗格森-史密斯（Malcolm Ferguson-Smith）将染色体随体端端黏附在一起的现象称为随体联合（SA）。随着研究的深入，发现人类 SA 的频率是个体的遗传特征，它与近端着丝粒染色体短臂上的核仁形成区 rDNA 含量及功能相关。多个核仁区融合，使近端着丝粒染色体在减数分裂和有丝分裂中连在一起，增加了不分离的可能，从而形成随体联合。由于多条染色体的 rDNA 交织在一起形成核仁，不同染色体的 rDNA 区在参与核糖体 rRNA 的转录过程中以及在完成有丝分裂的 DNA 自我复制过程中受到任何内在或外界因素的作用，都可能导致不同染色体间断裂与变位重接，从而形成各种类型的罗伯逊易位染色体。

因为随体的形态以及随体与染色体本体纤维结构的距离都是一定的，所以这些特征是核型分析的重要指标。

（邬玲仟 魏贤达）

rǎnsètǐ zhuāngpèi

染色体装配（chromosome assembly） 双链 DNA 缠绕组蛋白八聚体（H2A、H2B、H3 和 H4）组成核小体，DNA 如细丝般将大量核小体串连起来，形成 11nm 的串珠状结构，它们按照螺线管或 Z 字形排列堆砌成 30nm 的染色质纤维，经过折叠聚集成 120nm 染色质丝，进而压缩为 300~700nm 的染色质。染色体装配是一个多层级高度有序的过程。

装配过程 染色体由 DNA 链和相关蛋白质缠绕弯曲，高度压缩包装而成。研究人员从酵母菌细胞中提取出完整的 DNA 染色体

组，经过培养提纯，加入相等分量经过纯化的组蛋白，此后，包装过程开始。包装后，细长的DNA基因链包围着组蛋白形成串珠状结构，称为核小体的小结，均匀分布在打结的DNA链上，这就是染色质。在染色体形成过程中，一方面，双链DNA与组氨酸八聚体精确作用，形成复杂且高度规整的串珠状结构。组氨酸八聚体在其中经过预组装后，进一步组装成更高级的结构；另一方面，计算机模拟表明，在染色体形成过程中，串珠状结构是DNA与表面带正电小球作用所能得到的能量最优结构，但实验中，这种复杂的作用体系都会陷落在大量不规则的能量局部优化结构中。DNA与聚合物胶束之间的组装可模拟染色体的形成过程，通过控制DNA与胶束之间的相互作用，获得串珠状结构，且不同的串珠可同步演化，形成更短的串珠，串珠上的胶束融合形成螺线管状纳米线，整个过程高度有序，是一个由热力学控制的程序化组装过程。染色质组装过程中的缺陷会导致多种疾病，包括癌症和慢性紊乱。

装配组件　人类的每条染色体均由一条DNA双螺旋分子盘绕组蛋白高度螺旋化而构成，平均每条DNA分子含 1.3×10^8 个碱基对（bp）。

核小体是组成真核细胞染色体的基本结构单位，是由组蛋白和约200bp的DNA组成的直径约10nm的球形小体。核小体由核心颗粒以及连接DNA两部分构成。核心颗粒包含由4种组蛋白（H2A、H2B、H3和H4各2个分子）组成的八聚体和围绕着八聚体的核心DNA。核心DNA长约146bp，可围绕八聚体约1.67周。

核心颗粒之间由连接DNA相互连接。连接DNA长度为8~114bp。

组蛋白H1位于连接区，在其介导下核小体彼此连接形成直径约10nm的串珠状纤维，称为核小体串珠纤维，为染色体的一级结构，DNA长度被双螺旋压缩了近7倍。在核小体串珠状纤维上，每6个核小体以组蛋白H1为中心形成一个螺旋，时而紧促时而疏松，处于动态，其外径约30nm，称为螺线管，为染色体的二级结构，DNA长度进一步被压缩了近6倍。螺线管进一步螺旋化形成直径为 $0.4\mu m$ 的圆筒状结构，称为超螺线管，是染色体的三级结构，此时DNA的长度进一步被压缩了近40倍。超螺线管进一步螺旋折叠，形成绊环，即线性的螺线管形成的放射状环，绊环在非组蛋白上缠绕即形成了显微镜下可见的染色体结构，即染色质包装的四级结构，DNA长度又被压缩了5倍。这样经过几级包装，染色体中的DNA长度最终被压缩了近万倍。

功能及意义　染色体装配是大自然构筑生命体的基本方式。染色体作为生命信息的载体，DNA被压缩和包装，使其体积大大减小，同时增加了DNA的稳定性；染色体组装的过程可能与复制和转录的调控有关，DNA的被包装成染色质，对于细胞非常重要，因为DNA保存的稳定性和复制的准确性是细胞必须优先考虑的环节。在组装的过程中DNA与蛋白质结合，增加了DNA结构的稳定性。

（邬玲仟　魏贤达）

rǎnsèdāntǐ

染色单体（chromatid）　在减数分裂或有丝分裂过程中，复制后染色体中的两条子染色体。当

着丝粒未分裂时，一条染色体上有两条染色单体。复制前，一条染色体含有一个DNA分子。复制后，每条染色体都包含两个DNA分子。每个染色单体是由一条DNA双链经过紧密盘旋折叠而成。中期染色体由两条染色单体组成，二者在着丝粒部位相互结合。"X"中有两条染色单体，一条染色体，含有两个DNA分子。当X分裂成"｜"和"｜"后，此时不称为染色单体。

染色单体数目的计算根据着丝粒而定，一个着丝粒有两条染色单体。"｜"是一条染色体，含有一个DNA分子。在配对（联会）的一对同源染色体中，由一个着丝粒相连的两条染色单体，称为姐妹染色单体。在配对（联会）的一对同源染色体中，由不同着丝粒相连的染色单体，称为非姐妹染色单体。

染色单体是复制时产生的染色体拷贝。染色单体通常用来描述细胞分裂期即将分开的染色体。从有丝分裂前期到中期（在有丝分裂后期着丝粒断裂，此时不存在染色单体），染色体沿其长轴发生纵裂，被分成的两条染色体各称为染色单体。开始成为一对的染色单体并不分开，它们逐渐具有独立的基质，并在其中各自形成两条染色丝。而且染色单体往往出现互相关联的螺旋。这些螺旋的圈数在中期以前逐渐减少，并且着丝粒也开始分裂。从中期进入后期时，一对染色单体就互相完全分开，作为子染色体分别向相反的两极移动。减数分裂的二价染色体是由4条染色单体（四分染色体）产生的。

染色体必须是交叉状（有丝分裂的前中期，减数分裂Ⅰ期直到减数分裂Ⅱ中期）的才有单体，

每条交叉状的染色体有两条单体，称姐妹染色单体，同源染色单体就是同源染色体的非姐妹染色单体，与染色单体的计数方法一样，有几条非姐妹染色单体，就有几条同源染色单体。

（邬玲仟 魏贤达）

rǎnsètǐ héxíng

染色体核型 （chromosome karyotype）

人类一个体细胞核中的全部染色体按照大小、形态特征顺序排列所形成的图像。同样可用于指代一个个体或一个物种的标准染色体排列。

分类 分为正常核型与异常核型。正常核型中染色体成对存在，每对染色体的形态结构、大小和着丝粒位置基本相同，其中一条来自父方，一条来自母方，称为同源染色体。不同对染色体彼此称为非同源染色体。异常核型指染色体的核型存在异常，包括染色体数目异常和结构异常，可导致染色体病的发生。

根据对染色体标本处理方法的不同，染色体核型分为染色体非显带核型和染色体显带核型。①染色体非显带核型：指按常规染色方法所得到的染色体标本，整条染色体除着丝粒和次缢痕外均着色，因此只能根据染色体长度及着丝粒位置进行初步识别，很难准确将染色体进行排序。②染色体显带核型：指通过显带技术将人类24种染色体显示出各自特异的带纹（称为带型），从而可根据带型差异将染色体进行排序。

常用显带技术 包括Q显带、G显带、R显带、T显带、C显带和N显带。其中G显带具有方法简便、带纹清晰、染色体标本可以长期保存等优点，已在临床及科研中广泛应用。

命名系统 1960年至今，通过国际会议不断更新和完善，制定了人类有丝分裂染色体的识别、编号、分组以及核型描述等一套统一的标准命名系统。根据该系统可将正常人的体细胞46条染色体进行配对，并按顺序排列编号。主要根据染色体长度和着丝粒的位置等，将人的体细胞46条染色体进行配对、顺序排列、编号。1~22号为常染色体，是男女共有的22对染色体。其余一对随男女性别而异，为性染色体，女性为XX，男性为XY。将这23对染色体分为A、B、C、D、E、F、G 7个组，A组最大，G组最小。

A组染色体 包括1~3号染色体，是长度最长的染色体，其中1号、3号为中着丝粒染色体，2号染色体的着丝粒为亚中央近中部。

B组染色体 包括4号、5号染色体，为最大的亚中着丝粒染色体。

C组染色体 包括6~12号和X染色体，为中等大小的亚中着丝粒染色体，X染色体的大小类似于7号染色体。

D组染色体 包括13~15号染色体，为中等大小的带有随体的近端着丝粒染色体。

E组染色体 包括16~18号染色体，为较小的中着丝粒（16号）和亚中着丝粒（17、18号）染色体。

F组染色体 包括19号、20号染色体，为小的中着丝粒染色体。

G组染色体 包括21号、22号和Y染色体。其中21号、22号为小的带随体的近端着丝粒染色体，Y染色体无随体。

人类染色体的形态、结构在细胞增殖周期的不同时期是不断变化的。有丝分裂中期的染色体形态最典型，可在光学显微镜下观察，常用于染色体研究和临床上染色体病的诊断。

核型描述 包括两部分内容：①染色体总数。②性染色体的组成。二者之间用","分隔开，正常女性核型描述为：46，XX；正常男性核型描述为：46，XY。在正常核型中，染色体成对存在，每对染色体在形态结构、大小和着丝粒位置上基本相同，其中一条来自父方的精子，一条来自母方的卵子，称同源染色体。而不同对染色体彼此称为非同源染色体。

功能及意义 异常核型可导致染色体病的发生。染色体病一般具有以下特征：①患者一般有先天性多发畸形，智力发育和生长发育迟缓，有的还有特殊的皮肤纹理改变。具有染色体异常的胚胎，大部分流产或死产。②性染色体异常患者，除有上述特征外，还有内外生殖器异常或畸形，如性腺发育不良、副性征不发育等。通过对染色体核型的分析，可以进行染色体病的诊断和研究。

（邬玲仟 魏贤达）

chángrǎnsètǐ

常染色体 （autosome）

真核细胞中对性别决定不起直接作用，除了性染色体和线粒体之外的所有染色体。

组成 人类体细胞中有22对常染色体。每对常染色体中，一条来自父亲，另一条来自母亲。每对常染色体的大小、形态和结构都基本相同。

按照人类染色体大小递减的顺序和着丝粒的位置，可将其分为7个容易区别的染色体组。常染色体在不同性别的个体间没有差异，人们按染色体从大到小将其编为 1~22 号染色体。A 组染色体是 1~3 号染色体，特征为大的中着丝粒染色体，长臂和短臂的长度几乎相等。B 组染色体是 4 号、5 号染色体，特征为大的亚中着丝粒染色体，长臂比短臂略长。C 组染色体是 6~12 号、X 染色体，特征为中等大小的亚中着丝粒染色体，长臂比短臂略长。D 组染色体是 13~15 号染色体，特征为中等大小的带有随体的近端着丝粒染色体，长臂明显长于短臂。E 组染色体是 16~18 号染色体，特征为短的着丝粒和亚中着丝粒染色体，长臂比短臂略长。F 组染色体是 19 号、20 号和 Y 染色体，特征为短的中着丝粒染色体，长臂和短臂的长度几乎相等。G 组染色体是 21 号、22 号染色体，特征为短的带随体的近端着丝粒染色体，长臂明显长于短臂。

应用　临床通过分析染色体结构和数目的变异情况来判断是否患有某种因染色体片段缺失、重复或倒置等引起的遗传病，主要用于辅助产前诊断或自然流产、不孕不育、儿童发育异常等原因的排查，也可对肿瘤细胞进行分型，以辅助肿瘤的诊断、鉴别、预后和治疗。

常染色体病　常染色体的数目或结构异常引起的疾病，有着共同的临床表现，如智力低下、生长发育迟缓，可伴有五官、四肢、内脏及皮肤等方面的异常。患者一般均有较严重或明显的生长与智力发育落后，且伴先天性多发畸形（包括特殊面容，此面容不像其父母）和特殊肤纹（通贯手、小指一条褶纹、指纹统箕或弓纹增多、足跖沟及足胫侧弓等），主要见于婴幼儿。最常见的是 21 三体综合征，其次是 18 三体综合征，偶见 13 三体综合征、

5p 部分单体综合征及其他染色体的部分单体或部分三体异常。其他各种常染色体部分单体或部分三体也均有智力与生长发育落后、先天畸形及特殊肤纹，其异常严重程度与所涉及的染色体上的基因数量及其表达有关。

常染色体显性遗传病　缺陷基因呈显性表达，50% 的子女都有发病可能性的遗传性疾病。基因的作用可受环境和其他基因的影响而改变其表型的表达（表现度）。因此，即使在同一家庭中，有相同基因改变（等位基因）者可表现出非常不同的表型。基因中只要有一个等位基因异常就能导致常染色体显性遗传病。常染色体显性遗传病存在垂直传递。

常染色体隐性遗传病　由常染色体上隐性基因控制的性状的遗传病。如果疾病的致病基因为隐性并且位于常染色体上，杂合子状态时，由于正常的显性基因的作用可以掩盖致病基因的作用并不发病，只有在纯合子时才发病，称为常染色体隐性遗传病。其子代表现的性状，可能在亲代并不表现。不表现临床症状但携带有致病基因的杂合子称为携带者，其致病基因可以向后代传递。常染色体隐性遗传病患者多是由两个表型正常的携带者婚配所生，因此，患者的双亲必然是携带者。两个杂合子携带者婚配所生子女中，将有 1/4 个体是该病患者。在他们表型正常的子女中，有 2/3 的可能是携带者。表型正常的致病基因携带者与正常人之间的婚配，子代表型全部正常，但其中有一半是致病基因携带者。

（邹玲仟　魏贤达）

xìngrǎnsètǐ

性染色体（sex chromosome）

与性别决定有关的染色体。通

常为一对，其中一条来自父亲，另一条来自母亲。人类性染色体有 X 染色体和 Y 染色体，两条性染色体的大小、形态和结构都有明显的差别。X 染色体属于 C 组染色体，为中等大小的亚中着丝粒染色体，长臂比短臂略长。Y 染色体属于 F 组染色体，为短的中着丝粒染色体，长臂和短臂的长度几乎相等，Y 染色体上异染色质所占比例较高，在 G 显带下呈现为深染。

功能　女性的性染色体为 XX，在卵子形成时，可将任一条 X 染色体传递给后代；男性的性染色体为 XY，在精子形成时可将 X 或 Y 染色体传递给后代。若含有 X 染色体的精子与卵子结合，受精卵发育为女性；若含有 Y 染色体的精子与卵子结合，受精卵发育为男性。

一些遗传性状的基因位于 X 染色体上，这些基因在上下代之间随着 X 染色体而传递，该遗传方式称为 X 连锁遗传。在 X 连锁遗传中，男性只有一条 X 染色体，Y 染色体上缺乏与之相对应的等位基因，只有成对基因中的一个，称为半合子。父亲 X 染色体上的基因只能传给女儿，母亲 X 染色体上的基因则既可传给女儿，也可传给儿子。因此，男性的 X 连锁基因只能由母亲而来，将来只能传给女儿，称为交叉遗传。

临床意义　若控制一种显性性状的基因位于 X 染色体上，其遗传方式称为 X 连锁显性遗传。X 连锁显性遗传病系谱特点：①人群中女性患者多于男性，约为男性的两倍，但病情较轻。②患者双亲之一必定是患者，女患者的儿子和女儿各有 1/2 的可能性发病，而男患者的致病基因只传给女儿，因此女儿全部患病，

儿子正常。③家系中可见连续几代发病的现象。

若控制一种隐性性状的基因位于 X 染色体上，其传递方式称为 X 连锁隐性遗传。X 连锁隐性遗传病系谱特点：①人群中男性患者远多于女性，在一些致病基因频率低的疾病中，往往只见到男性患者。②双亲无病时，儿子可能发病，表明其母亲是致病基因携带者；女儿不会发病，但有 1/2 的可能性为携带者。③男性患者的兄弟、舅舅、姨表兄弟、外甥、外祖父及外孙都有可能患病。④若女性患病，则其父亲一定是患者，母亲一定是携带者。

若决定某种性状或疾病的基因位于 Y 染色体上，其遗传方式称为 Y 连锁遗传，由于 Y 染色体只能从父亲传递给儿子，又称全男性遗传。由于 Y 染色体较小，Y 连锁遗传的基因较少，故该类疾病罕见。例如，外耳道多毛症呈 Y 连锁遗传方式，受累男性青春期后在外耳道长出 2~3cm 成丛的黑色硬毛。

（邬玲仟 魏贤达）

rǎnsètǐzǔ

染色体组（chromosomal set）

真核生物的一个正常生殖细胞（配子）中所含的全套染色体。含有一个染色体组的细胞称为单倍体，以 n 表示，含有两个染色体组的细胞称为二倍体，以 2n 表示。人类正常生殖细胞（精子或卵子）中的染色体数为 23 条，即 n=23；而正常体细胞中的染色体数目是 46 条，即 2n=46。

染色体组概念演变：1920 年，德国植物学家汉斯·卡尔·阿尔贝特·温克勒（Hans Karl Albert Winkler）首次提到染色体组，定义为单倍体的一整套染色体。1930 年，日本细胞遗传学家木原均（Kihara Hitoshi）界定了染色体组的概念，定义染色体组为协调生物生活功能的染色体群，缺少任何一条染色体，生物将丧失生活功能，由此赋予了染色体组概念在功能上的含义。2003 年，染色体组被定义为细胞中的一组同源染色体，在形态和功能上各不相同，携带着控制生物生长发育的全部遗传信息。2007 年，染色体被定义为细胞中的一组非同源染色体，在形态和功能上各不相同，但又互相协调，共同控制生物的生长、发育、遗传和变异。

染色体组中的染色体在形态、结构和连锁基因群上彼此不同，它们包含着生物体生长发育所必需的全部遗传物质，并构成一个完整而协调的体系，缺少其中任何一条都会造成生物体的不育或性状的变异，这是染色体组的最基本特征。

人类染色体组型指体细胞中全部染色体的数目、大小和形态特征，进行人类染色体组型分析就是根据上述特征对人类染色体进行分组、排列和配对。生物的染色体组型代表了生物的种属特征，进行染色体组型分析，对于探讨人类遗传病的发病机制、动植物的起源及物种间的亲缘关系等都具有重要意义。

（邬玲仟 魏贤达）

liánsuǒqún

连锁群（linkage group）

位于同一条染色单体的基因群。在遗传过程中可出现完全连锁和不完全连锁两种情况。完全连锁是指同一条染色体上的基因彼此间是连锁在一起的，在遗传的过程中不可能独立分配，而是随着这条染色体作为一个整体传递到子代中。但这种连锁并非是固定不变的，在配子的形成过程中，同源染色体在配对联会时，姐妹染色单体间发生交叉互换，使部分基因连锁群发生重新组合，称为不完全连锁。

功能 连锁群是保证遗传准确性和多样性的物质基础。其中完全连锁是遗传学中分离律和自由组合律的基础，而不完全连锁则是连锁和交换律的基础。此外，连锁群可为疾病新基因的发现、基因鉴定方法的研发、疾病遗传规律的解释提供依据。

临床意义 基于生物学中连锁的概念，有一种连锁分析，用于搜索在同一家族的各代中与特定表型分离的染色体片段。连锁分析也可用于确定二元性状和数量性状的连锁图谱。

连锁图谱 又称遗传图谱，是一个物种或实验种群的表格表示，表明已知基因或遗传标记的位置在重组频率方面彼此相对，而不是沿着每条染色体的特定物理距离。第一批开发的连锁图谱之一是利用果蝇的连锁群编制的。连锁图谱是根据同源染色体交叉过程中两个或多个标记之间重组事件的频率绘制的。

性表型或性特征 用来说明连锁和连锁群。性连锁是指某些特征或表型可以与一种性别相联系的概念，可以解释人类男性和女性的连锁群，并解释作为连锁群转移和携带的特征。在人类和果蝇中，X 染色体的全套基因都携带在一起，而 Y 染色体只携带少数基因。因此，与人类女性中的连锁群相比，人类男性中的连锁群相对较小。

在人类男性中，遵循连锁群的男性性连锁特征的例子有红绿色盲和血友病。这是因为表型由 X 染色体上的基因控制，并且 Y 染色体上没有相应的等位基因，因此在男性中出现的频率高于女性，如人类红绿色盲，红色盲和绿色盲的致病基因都位于 X 染色体上，呈现完全连锁，它们会同时传给下一代，而患者会同时患上两种色盲。

（邹玲仟　魏贤达）

zhèngcháng héxíng

正常核型 （normal karyotype）

人类一个体细胞核中全部染色体按照大小、形态特征顺序排列所构成的图像为核型（图1）。正常核型中染色体成对存在，除男性的一对性染色体 XY 外，每对染色体的形态结构、大小和着丝粒位置基本相同，其中一条来自父方，一条来自母方，称为同源染色体。正常男性的染色体核型为 46,XY，而正常女性的染色体核型为 46,XX。

命名系统　正常人的 1～22 号染色体为男女共有的常染色体，其余一对随男女性别而异，为性染色体，女性为 XX，男性为 XY。将这 23 对染色体分为 A、B、C、D、E、F 和 G 七组，A 组最大，G 组最小。X 染色体列入 C 组，Y 染色体列入 G 组。

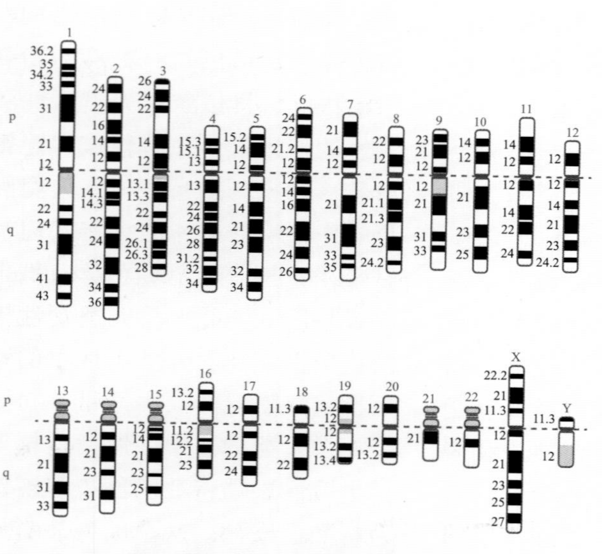

图 1　细胞分裂中期人类 G 显带染色体模式

1971 年，在巴黎召开的人类染色体命名会议规定，一个中期染色体以着丝粒和两臂所显出的某些显著的带作为界标，划分为两臂和两臂上若干个区。首先，以着丝粒把染色体分为短臂（p）和长臂（q），然后根据某一臂上较显著的带，把该臂划分为若干区，并从邻近着丝点到臂端依次编号为 1 区、2 区、3 区等。用作界标的带就构成该区的 1 号带，是上下两区的分界线。

巴黎会议规定，两臂上染色深者成为深带，染色浅或未染色者成为浅带。同一区内除 1 号带规定是界标外，其他各带不分深带或浅带均由近及远，依次编为该区 2 号、3 号、4 号带等，按此规定，在记述染色体的每个带时应包括四点，即染色体号、臂号、区号和带号。例如 1 号染色体短臂 2 区的 2 号带，按巴黎会议符号应记述为 1p22。

在描述每条染色体上的带时，使用臂的近侧段、中段、远侧段等名称。所谓远、中、近系指距离着丝粒的远近而言。为了避免与深带和浅带相混淆，用"浓"和"淡"来表示深带染色的程度。

染色体界标和带型特征　分述如下。

A 组染色体　包括 1～3 号染色体，其长度最长。1 号、3 号染色体的着丝粒约在 1/2 处，2 号染色体的着丝粒约在 3/8 处。

1 号染色体　着丝粒和次缢痕染色深。短臂：近侧段和中段各有条深带，其中段深带稍宽，在处理较好的标本上远侧段可显示 3～4 条淡染的深带。此臂分为 3 个区，近侧的深带为 2 区 1 号带，中段深带为 3 区 1 号带。长臂：次缢痕紧贴着丝粒，染色浓。近侧为宽的浅带，中段和远侧段各有 2 条深带，以中段第 2 深带染色较浓，中段 2 条深带稍靠近。该臂分 4 个区，次缢痕远侧的浅带为 2 区 1 号带，中段第 2 深带为 3 区 1 号带，远侧段第 3 深带为 4 区 1 号带。

2 号染色体　短臂：可见 4 条深带，中段的 2 条深带稍靠近，该臂分 2 个区，中段第 2、3 深带之间的浅带为 2 区 1 号带。长臂：可见 6～7 条深带，该臂分 3 个区，第 2 和第 3 深带之间的浅带为 2 区 1 号带，第 4 和第 5 深带之间为 3 区 1 号带。

3 号染色体　着丝粒染色浓。在短臂和长臂的中段各有一条明显宽阔的浅带，是该染色体的特征。短臂：一般在近侧段可见 2 条深带，远侧段可见 3 条深带，其中远侧段近端部的一条较窄，且着色较淡，这是区别 3 号染色体短臂的显著特征。该臂分 2 个区，中段浅带为 2 区 1 号带。长臂：一般在近侧段和远侧段各有条较宽的深带。在处理较好的标本上，远侧段的深带可分为 3 条深带，该臂分 2 个区，中段浅带为 2 区 1 号带。

B 组染色体　包括 4 号、5 号染色体。

4 号染色体　短臂：可见 1 条深带，短臂只有 1 个区。长臂可见均匀分布的四条深带，在处理比较好的标本上，在第 2、3 深带之间还可显出 1 条较窄的深带。该臂分 3 个区，近侧段第 1、2 深带之间的浅带为 2 区 1 号带，远侧段第 3、4 深带之间的浅带为 3 区 1 号带。

5 号染色体　短臂：可见 1~2 条深带，远侧段的深带宽而且色浓，该臂仅有 1 个区。长臂：近侧段有 2 条深带，染色较淡，有时不显；中段可见 3 条深带，染色较浓；远侧段可见 1~2 条深带，近末端的 1 条着色较浓。该臂分 3 个区，中段第 2 深带为 2 区 1 号带；中段第 3 深带与远侧段第 1 深带之间的宽阔的浅带区为 3 区 1 号带。

C 组染色体　包括 6~12 号和 X 染色体，中等长度。6 号、7 号、11 号和 X 染色体着丝粒约在 3/8 处，其他染色体的着丝粒约在 1/4 处。

6 号染色体　着丝粒较浓。短臂：中段有 1 条明显而宽阔的浅带，近侧段和远侧段各有 1 条深带，近侧段的深带紧贴着丝粒。在处理好的标本上，远侧段的深带可分为 2 条，该臂分 2 个区，中段的明显而宽阔的浅带为 2 区 1 号带。长臂：可见 5 条深带，近侧的 1 条紧贴着丝粒，远侧段末端的 1 条深带窄且着色较淡。该臂分 2 个区，第 2 和第 3 深带之间的浅带为 2 区 1 号带。

7 号染色体　着丝粒较浓。短臂：有 3 条深带，中间的 1 条深带窄且着色极淡，有时不明显，远侧近末端的深带着色浓且较宽，宛如"瓶盖"，这常是辨别 7 号染色体的明显特征。该臂分 2 个区，远侧深带为 2 区 1 号带。长臂：有 3 条明显的深带，远侧近末端的 1 条深带着色较淡，第 2 和第 3 深带稍接近。该臂分 3 个区，近侧第 1 深带为 2 区 1 号带，中段的第 2 深带为 3 区 1 号带。

8 号染色体　短臂：有 2 条深带，其间有 1 条较明显的浅带，是与 10 号染色体相区别的主要特征。该臂分 2 个区，中段浅带为 2 区 1 号带。长臂：近侧段可见 2~3 条分界不明显的深带，远侧段有 1 条明显而恒定的深带。该臂分 2 个区，中段深带为 2 区 1 号带。

9 号染色体　着丝粒较浓。短臂：远侧段可见 2 条深带，在有的标本上融合成 1 条深带。该臂分 2 个区，远侧的第 1 深带为 2 区 1 号带。长臂：可见明显的 2 条深带，次缢痕一般不着色，在有些标本上呈现出特有的狭长的"颈部区"。该臂分 3 个区，近中段的 1 条深带为 2 区 1 号带，远侧段的 1 条深带为 3 区 1 号带。

10 号染色体　着丝粒染色浓。短臂：近中段有 2 条深带，此臂只有 1 个区。长臂：可见明显的 3 条深带，近侧的 1 条着色最浓。该染色体长臂上这 3 条明显的深带是与 8 号染色体鉴别的主要特征。该臂分 2 个区，近侧段的第 1 深带为 2 区 1 号带。

11 号染色体　着丝粒染色浓。短臂：近中段可见 1 条宽的深带，在处理较好的标本上，这条深带分为 3 条较窄的深带。该臂只有 1 个区。长臂：近侧有 1 条深带，紧贴着丝粒，近中段可见 1 条明显较宽的深带，在深带与近侧深带之间有 1 条宽阔的浅带。在处理较好的标本上，近中段的这条较宽深带可分成 2 条较窄的深带，两深带之间有 1 条很窄的浅带，后者虽常不明显，但却是分区上的一个界标。在有些标本上近末端处尚可见 1 条窄的淡色的深带。该臂分 2 个区，界标即 2 区 1 号带为上述近中段两深带之间的那条很窄的浅带。

12 号染色体　着丝粒较浓。短臂：中段可见 1 条深带，该臂只有 1 个区。长臂：近侧有 1 条深带紧贴着丝粒。中段有 1 条宽的深带，这条深带与近侧深带之间有 1 条明显的浅带，但与 11 号染色体比较，条浅带较窄，是鉴别 11 号与 12 号染色体的主要特征。在处理较好的标本上，中段这条较宽的深带可显出 3 条较窄的深带且正中的 1 条着色较浓。在有些标本上，远侧段还可见 1~2 条窄的染色较淡的深带。该臂分 2 个区，中段正中着色较浓的深带为 2 区 1 号带。

X 染色体　长度介于 7 号与 8 号染色体。着丝粒有时染色淡。短臂：中段有 1 条明显的深带，宛如竹节状。在有些标本上其远侧还可见 1 条窄的着色淡的深带。该臂分 2 个区，中段的深带为 2 区 1 号带。长臂：可见 4 条深带，近侧的一条最明显。该臂分 2 个区，近侧的这条最明显的深带为 2 区 1 号带。

D 组染色体　包括 13~15 号染色体，具有近端着丝粒和随体。

13 号染色体　着丝粒和短臂染色浓。长臂：可见 4 条深带，第 1 和第 4 深带较窄、染色较淡；第 2 和第 3 深带较宽、染色较浓。该臂分 3 个区，第 2 深带为 2 区 1 号带。第 3 深带为 3 区 1 号带。

14 号染色体　着丝粒和短臂染色浓。长臂：近中段和远侧段各 1 条较明显的深带。在处理较好的标本上其近侧可显示出 1 条深带，其中段可显出 1 条着色较淡的深带。该臂分 3 个区，近侧第 2 深带为 2 区 1 号带，远侧第 4 深带为 3 区 1 号带。

15 号染色体　着丝粒和短臂染色浓。长臂：中段有 1 条明显的深带，染色较浓。在有的标本上其近侧段可见 1~2 条淡染的深带。该臂分2个区，中段深带为2区1号带。

E组染色体 包括16~18号染色体。16号染色体着丝粒位置变化较大，17号、18号染色体着丝粒约在1/4处。

16号染色体 着丝粒及次缢痕染色浓。短臂：中段有1条着色较淡的深带，在有的标本上可见2条深带。该臂只有1个区。长臂：除次缢痕外有2条深带，远侧段的1条有时不明显。该臂分2个区，中段深带为2区1号带。

17号染色体 着丝粒染色浓。短臂：中段有1条深带。该臂只有1个区。长臂：远侧段可见1条深带，这条深带与着丝粒相连的深带之间为一明显且宽的浅带，该臂分2个区，上述浅带为2区1号带。

18号染色体 短臂：一般为浅带，该臂只有1个区。长臂：近侧和远侧各有1条明显的深带。该臂分2个区，两深带之间的浅带为2区1号带。

F组染色体 包括19号、20号染色体，着丝粒约在1/2处。

19号染色体 着丝粒及其周围为深带，其余均为浅带。在有的标本上其长臂近中部可显出1条着色极淡的深带。短臂和长臂均只有一个区。

20号染色体 着丝粒染色浓。短臂：有一长条明显的深带。该臂只有1个区。长臂：远侧段可见1~2条染色较淡的深带，有时不明显。该臂只有1个区。

G组染色体 包括21号、22号和Y染色体，是染色体组中最小的具近端着丝粒染色体，21号和22号染色体有随体。

21号染色体 着丝粒染色浓。比22号染色体短，长臂近着丝粒处有一明显宽的深带。该臂分2个区，其深带为2区1号带。

22号染色体 着丝粒染色较浓，比21号染色体长，在长臂上可见2条深带，近侧的1条着色浓而且紧贴着丝粒，呈点状，近中段的1条着色较淡，在有的标本上不显现。该臂只有1个区。

Y染色体 长度变化大，有时整个长臂被染成深带，在处理较好的标本上可见2条深带，该臂只有1个区。

应用 通过染色体显带技术可使染色体呈现出深浅不同、明暗相间的条带。将待测细胞的核型进行染色体数目、形态特征的分析，确定其是否与正常核型完全一致，称为核型分析。核型分析已成为临床常规应用的染色体病诊断手段之一。

（邬玲仟 魏贤达）

rǎnsèzhì

染色质（chromatin） 真核细胞分裂间期的细胞核内由DNA、蛋白质和少量RNA组成的线性复合结构。与染色体是同一种物质在细胞周期的不同时期的不同存在形式，其化学组成相似，区别主要在于包装程度的不同，染色质是舒展的DNA蛋白质纤维，而染色体则是高度螺旋化的DNA蛋白质纤维。

研究历史 1879年，"染色质"的概念由德国生物学家沃尔瑟·弗莱明（Walther Flemming）首次提出，用以描述细胞核中弥散分布的丝状或颗粒状易被碱性染料染成深色的物质，

这些物质在细胞分裂时浓缩成棒状，分裂完成后又松散呈弥散状。1888年，德国解剖学家韦尔海姆·冯·瓦尔代尔（Wilhelm von Waldeyer）提出了染色体的命名，但经过一个多世纪的研究才发现，染色质和染色体是同一种物质在细胞周期的不同时期的不同存在形式，二者之间可以相互转变形态。

化学组成 染色质包括DNA、组蛋白、非组蛋白、核糖核酸（RNA）以及少量脂类、钙和镁，其中蛋白质约是DNA含量的两倍。组成染色质的组蛋白主要为小分子碱性蛋白，富含碱性氨基酸，如精氨酸和赖氨酸，以便于结合带负电荷的DNA分子。组蛋白有5种类型（H1、H2A、H2B、H3和H4），缺乏组织专一性，种属之间差异少。非组蛋白为酸性蛋白，有超过1000种，具有种属特异性，可参与DNA复制和基因表达。

形态和结构 核小体是染色质的基本结构单元。电镜下染色质呈现为串珠状结构，各珠体由细丝相连，其中珠体为核小体的核心，珠间细丝为连接区，而每个珠体及其旁边的细丝即为一个核小体单元。线性DNA分子将无

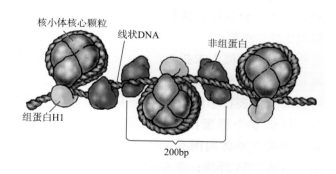

图1 染色质串珠状结构

注：DNA缠绕在核小体核心结构和组蛋白外周，组蛋白H1将其封闭，非组蛋白结合至连接核小体核心颗粒的线状DNA分子上。

数个重复的核小体串联成的串珠状纤维构成了染色体的一级结构，随后螺旋化形成螺线管、超螺线管，再缠绕折叠形成有丝分裂中期的染色体，整个过程将 DNA 压缩了近万倍。

分类 根据染色质螺旋化程度以及功能状态的不同，将染色质分为常染色质和异染色质。常染色质螺旋化程度低，处于伸展状态，着色浅且均匀，富含单拷贝 DNA 序列，具有转录活性，常位于间期细胞核的中央部位。异染色质螺旋化程度高，处于凝集状态，着色较深，富含重复 DNA 序列，一般无转录活性，多分布于间期细胞核膜内表面。异染色质又可以分为结构异染色质和兼性异染色质。

功能 染色质是遗传物质的载体，真核生物的基因大部分存在于细胞核内的染色体（染色质）上，并通过细胞分裂进行遗传物质的传递。染色体（染色质）发生异常，引起遗传物质的增加或减少，都将会导致严重的遗传病。

（邬玲仟　魏贤达）

chángrǎnsèzhì

常染色质（euchromatin） 细胞分裂间期核内染色质丝折叠压缩程度低、处于伸展状态、着色浅的染色质。富含单拷贝 DNA 序列，具有转录活性，常位于间期细胞核的中央部位。

结构 类似于未折叠的一串珠子中间被一根细绳穿过，这其中的珠子代表核小体结构。每个核小体由 8 个组蛋白单体组成，每个组蛋白单体周围有 147bp 长度的双链 DNA 环绕；在常染色质中，DNA 在组蛋白上的包裹较为松散，其上原始 DNA 序列是暴露在外可被读取的。每个处于被 DNA 环绕的核心组蛋白单体（除被 DNA 包裹的 8 个核心组蛋白外，还有作为连接蛋白的组蛋白 H1 等）有一个多肽结构的"尾部"，可被多种不同程度修饰，这些修饰可以发挥基因调控开关的功能，可以决定染色体上整体基因的疏密排布方式。其中发生在赖氨酸（K4）上的甲基化是组蛋白上重要的一类标志物。

染色质分为常染色质和异染色质，二者通过 G 显带技术的颜色深浅来区分，常染色质着色较浅，光镜下可见，而异染色质着色很深，表明其紧密聚集。常染色体的基本结构是一条细长且开放未折叠的 10nm 长微纤维。在原核细胞中，常染色质是其染色质的唯一存在形式；表明异染色质是一种与细胞核一同在原核细胞之后才进化出的结构，同时也可能是一种解决真核细胞越来越大的基因组与有限的细胞核空间之间冲突的机制。在动物和植物体内都拥有不止两种染色体结构，可能会有 4~5 种，区别在于其上表观遗传标记的不同。

功能 常染色质区域的基因可被转录为 mRNA。常染色质区域非折叠的结构允许基因调控蛋白和 RNA 聚合酶与其上的 DNA 序列结合，从而开启转录过程。在转录过程中，并非所有的常染色质都会被转录，但基本上非转录的部分会折叠为异染色质以保护其上暂时不转录的基因。因此，细胞的活性与细胞核中的常染色质数目有直接关系。

常染色质与异染色质之间的转换是一种调控基因表达和复制的机制，这是基于"可访问性假设"，基因的转录与表达在紧密压缩的染色质中更难完成，需要额外的机制。因而聚集较为松散的常染色质区域上的基因更容易进行复制和转录过程，这样的结构对于处于高表达量的基因尤为重要。具有转录活性的结构常染色质是编码一些细胞生存必需蛋白的基因（又称管家基因）。

（邬玲仟　魏贤达）

yìrǎnsèzhì

异染色质（heterochromatin） 细胞分裂间期核内染色质丝折叠压缩程度高、处于凝聚状态、染料着色深的染色质。富含重复 DNA 序列，一般无转录活性，多分布于间期细胞核膜内表面。

异染色质可分为结构异染色质和兼性异染色质。①结构异染色质：又称专性异染色质，是各类细胞的整个发育过程中都处于凝集状态的染色质。此类染色质多位于染色体的着丝粒区、端粒区、次缢痕及 Y 染色体长臂远端 2/3 区段，含有高度重复的 DNA 序列，没有转录活性，是异染色质的主要类型。②兼性异染色质：又称功能异染色质，是在特定细胞的某一发育阶段由原来的常染色质失去转录活性，转变成凝缩状态的异染色质，二者的转化可能与基因的表达调控有关。根据莱昂假说，女性体细胞中的两条 X 染色体在胚胎发育早期都是有活性的常染色质，约在胚胎发育的第 16 天，其中一条 X 染色质失去活性转变成异染色质，在核膜内缘形成高度凝聚的浓染色小体，即 X 染色质。

功能：①结构异染色质可以稳定着丝点区，使着丝粒稳定，以确保染色体分离。②可以隔离和保护重要基因（如 NOR 区的 18S 和 28S 基因），防止或减少基因突变和交换。③促进物种分化：同源染色体可通过其异染色质区的重复序列在减数分裂时配对，这种配对能帮助染色体全长的联会。重复序列中可以容纳突变，进而形成新的不同重复序列，促进物种的分化和形成。④有利于非必要功能的基因在生存竞争中被淘汰。⑤具有斑点位置效应，能导致常染色质异染色质化，使其中的基因表达受到抑制。⑥异染色质可以从两个方面参与基因调控：通过一种与"异染色质化"有关的过程，使多数大片段的染色质结构关闭；通过稳定更多的已开放的染色质结构来避免其关闭结构状态的存在。

(邹玲仟　魏贤达)

xìngrǎnsèzhì

性染色质（sex chromatin）

高等哺乳动物体细胞，在间期细胞核中性染色体的异染色质部分显示出来的特殊结构。

分类 人类性染色体有 X 和 Y 两种，性染色质也有 X 染色质和 Y 染色质两种。

X 染色质 又称 X 小体、性染色质体。女性间期细胞核中的两条 X 染色体，只有一条有转录活性，另一条则失去转录活性，并形成固缩状态，染色很深，紧贴在核膜内侧缘，大小约 $0.8\mu m \times 1\mu m$，其形态为平凸形、馒头形或三角形等。1949 年，在雌猫的神经元细胞核中发现 X 染色质，而在雄猫中没有观察到。在人类主要通过口腔黏膜上皮细胞观察，判断性别或性染色体异常。遗传上为惰性的 X 染色体本身由于在分裂间期的体细胞核内进行了异常的凝缩，只有从体细胞核内所包含的 X 染色体的总数中减去 1 所得的数才是一个个体含有的 X 染色质数。因此，在正常女性中可观察到 1 个 X 染色质，在具有 3 条 X 染色体的个体中能观察到 2 个 X 染色质，在正常男性或者只有 1 条 X 染色体的卵巢发育不全综合征患者中看不到 X 染色质。

Y 染色质 决定雄性性别的染色质。正常男性的间期细胞用荧光染料染色后，在细胞核内出现一个圆形或椭圆形的强荧光小体，直径约 $0.3\mu m$。这是由于 Y 染色体长臂远端 2/3 的区段为异染色质，被荧光染料染色后可发出荧光。这是男性细胞中特有的，女性细胞中不存在。正常男性的间期细胞核中有一个 Y 染色质；核型为 47，XYY 的个体，细胞核中有两个 Y 染色质。

临床意义 性染色质检查为染色体检查前的一种粗略筛检方法，对男性不育症或两性畸形有一定诊断价值，亦可用于法医学或胎儿性别鉴定等。

X 染色质检查 以洁净压舌板轻刮患者口腔颊黏膜细胞涂于洁净玻片上，铺平后固定（95% 乙醇或卡氏固定液），用硫堇、Schiqq 试剂或甲苯胺蓝等方法处理标本，镜检 300 个左右细胞，在核膜内缘可看到楔形、椭圆形等形状的深蓝色（硫堇染）或紫红色（Schiqq 试剂）小块，一个细胞中有一个的即为"1 个 X 小体"。

Y 染色质检查 可用口腔黏膜细胞或耳垂、手指或静脉血等制备血涂片标本，以芥子喹吖因或盐酸阿的平等染料染色，荧光显微镜下观察，见核膜内缘上荧光度很强的小亮块，形如月牙状、小球状等，直径约 $0.25\mu m$，即 Y 小体。

(邹玲仟　魏贤达)

Lái'áng jiǎshuō

莱昂假说（Lyon hypothesis）

关于剂量补偿效应的假说。由英国遗传学家玛丽·弗朗西丝·莱昂（Mary Frances Lyon）于 1961 年提出，认为在哺乳动物中，雌性个体在胚胎发育早期通过体细胞内 X 染色体的随机失活而得到剂量补偿的结果。X 染色体失活的过程称为莱昂作用，失活的 X 染色体称为 X 小体。莱昂假说解释了为什么 X 染色体的表型效应在有两条 X 染色体的雌性哺乳动物中与只有一条 X 染色体的雄性哺乳动物中是相同的：雌性哺乳动物的每两条体细胞 X 染色体中有一条被随机选择，其在胚胎发育早期失活。

基本内容 ①X 染色体失活发生在女性胚胎发育早期，其体细胞的两条 X 染色体中有一条在受精后的第 16 天（受精卵增殖到 5000~6000 个）植入子宫壁时失活。②X 染色体的失活完全随机，即失活的染色体既可以是父源的，也可以是母源的。③X 染色体的失活是完全的，体细胞内仅有一条 X 染色体有活性，另一条在遗传上是失活的，其在间期细胞核内螺旋化并呈现为异固缩的 X 染色质。④X 染色体失活是永久及克隆式的，X 染色体失活后，在细胞继续分裂形成的克隆中，此条染色体都是失活的；细胞内的某条 X 染色体一旦失活，则该细胞所有子代都是同一亲本来源的 X 染色体失活。因此，失活是随机的，也是恒定的。⑤生殖细胞形成时，失活的 X 染色体可得到恢复。

1974 年，莱昂根据众多后续研究进一步补充了该假说，认为 X 染色体的失活是部分片段的失活：①虽然 X 染色体失活是随机的，但当女性体细胞的 X 染色体发生不平衡的结构异常时（如缺失、重复等），发生失活的往往都是这条异常的 X 染色体；当 X 染色体与其他常染色体发生平衡易位时，发生失活的往往都是正常的 X 染色体。以上失活过程可避免细胞不平衡导致的临床后果。②X 染色体失活是广泛的，但并非位于 X 染色体上的所有基因都失去活性，至少 15% 的基因逃避了失活，这部分位于两条染色体上的基因都可表达。因此，X 染色体数目异常的个体在临床表型上不同于正常个体，通常 X 染色体数目越多，表型异常越严重。

然而，女性仍表达来自失活 X 染色体的许多基因，不同的女性表达来自失活 X 染色体的不同基因。失活 X 染色体上 15% 的基因实际上在所有女性中都是活跃的，另外 10% 的基因在一些女性中表达。这些基因中有许多是显性基因，隐藏了有活性 X 染色体上有缺陷的隐性等位基因的作用，因此不发生血友病和色盲等性连锁疾病。

意义　莱昂假说解释了间期细胞核内 X 小体数量总是比 X 染色体数量少一个，使正常男女体细胞内都只有一条保持转录活性的 X 染色体，X 染色体上基因产物的量亦保持在相同水平上。该假说有助于理解 X 染色体中的基因作用，为两性之间的剂量效应的均衡提供了最合理的解释，并为关于胚胎发育机制的研究指明了方向。胚胎发生分化的过程非常复杂，在胎儿和新生儿期酶系统的激活具有高度的时间特异性。异染色质的存在可能在很大程度上意味着染色体上遗传物质的不活跃状态。由于灭活不是全部发生并且可能是可逆的，异染色质向常染色质的转化，反之亦然，这代表了基因控制的一种广泛且重要的机制。

莱昂假说还可解释女性杂合子中隐性性连锁基因表达的广泛变异。对一个母源或父源 X 染色

体随机失活的女性，可以根据不同组织中正常和突变基因失活比例来预测杂合子女性突变基因的表达。这个表达平均为 50%，并且有一个相当大的方差。当杂合子表现出 X 连锁突变体的影响时（如患有血友病的女性，肌营养不良男性的母亲），更大可能是携带正常等位基因的 X 染色体失活。相反的情况可以解释杂合子是表型正常的情况。

剂量补偿只存在于雌性体内，表明它对个体和物种都有一定优势。美国遗传学家赫尔曼·约瑟夫·穆勒（Hermann Joseph Muller）提出的进化理论表明，一种性别的 X 连锁基因的最佳表达等级也是另一种性别的最佳表达等级似乎是合理的。但男性不存在剂量补偿，可能有助于解释男性更容易患病和早期病死率高的原因。首先，男性 X 染色体上的任何基因都是没有备份的，任何突变都会表达并对细胞和个体产生影响。如果是有害的，男性将会产生残疾或死亡。然而，女性通常会通过第二条 X 染色体上的正常等位基因免受这些有害基因的影响。

（邬玲仟　魏贤达）

yǒusī fēnliè

有丝分裂（mitosis）　真核细胞的染色质凝集成染色体，复制的姐妹染色单体在纺锤丝的牵拉下分向两极，从而产生两个染色体数和遗传性相同的子细胞核的细胞分裂类型。

有丝分裂是连续的过程，包括四阶段：前期、中期、后期和末期。①前期：是有丝分裂过程的开始。原本线性伸展的染色质经过螺旋化和折叠缩短变粗，达到光镜可以分辨的程度，形成早期染色体结构。在前期，核仁核

膜消失，中心体分离并向细胞的两端移动，由此确定了细胞的分裂方向。在细胞两极的中心体之间开始形成微管的网络结构，称为纺锤体。②中期：染色体在两侧纺锤体微管的牵引下向细胞中央集中，所有染色体整齐地排列在细胞中央，着丝粒排成一个圆圈，所在的平面与纺锤体轴垂直，该平面称为赤道板。中期细胞的特征是所有染色体整齐地排列在赤道板上。中期的染色体凝缩程度最高，染色体纵裂，两条染色单体仅在着丝粒处相连结。染色体通过两个动粒分别与来自两极的微管连接。动粒是附着于着丝粒上的具有三层的圆盘状结构的细胞器，内侧与着丝粒相互交织，外侧锚定有纺锤体微管。因为中期的染色体具有典型的染色体形态，可以通过药物阻断、收获中期染色体细胞，以检查染色体数目、结构变异。③后期：染色体在着丝粒处纵裂，姐妹染色单体分离，分别被纺锤体微管迅速地牵引至细胞两极。这个过程主要依靠纺锤体微管的作用。在后期，细胞两极的距离被进一步拉开，纺锤体延长。④末期：细胞纺锤体解聚，细胞核重建，染色体解螺旋成染色质，重新开始基因的转录，核仁重新出现。赤道板周围细胞膜下陷，将细胞一分为二，完成胞质分裂。有丝分裂正式完成。

经过有丝分裂，DNA 复制 1 次，细胞分裂 1 次，将复制的染色体均等地分配到 2 个子代细胞中，子细胞所含染色体数和 DNA 与母细胞完全相同，使分裂增殖后的细胞保持与母细胞具有一致的遗传信息，保证了机体的所有细胞具有稳定的染色体数目。

（邬玲仟　魏贤达）

jiǎnshù fēnliè

减数分裂（meiosis）

有性生殖个体在生殖细胞成熟过程中所发生的特殊细胞分裂方式。又称成熟分裂。整个分裂过程包括两次连续的分裂，而 DNA 只复制一次，使所形成的生殖细胞染色体数目减半。1883 年，比利时生物学家爱德华·范·贝内登（Edouard van Beneden）首次在马蛔虫性细胞中发现减数分裂现象。

分裂过程 包括两次细胞分裂：减数分裂Ⅰ和减数分裂Ⅱ。

减数分裂Ⅰ期 在减数分裂开始之前，细胞会进入细胞周期的 DNA 合成期（S 期），DNA 复制后，每条染色体由姐妹染色单体组成。细胞随后进入减数分裂Ⅰ期，包括前期Ⅰ、中期Ⅰ、后期Ⅰ和末期Ⅰ。在减数分裂Ⅰ期，同源染色体互相配对并且进行染色体重组和交换，然后分离到不同的子细胞。减数分裂Ⅰ期之后是减数分裂Ⅱ期，这个过程类似于有丝分裂。在此过程中，姐妹染色单体随着着丝粒分裂而分开，并分离到不同的子细胞。减数分裂Ⅱ期完成后会形成 4 个单倍体子代细胞，每个子代细胞中染色体数目减半。

前期Ⅰ DNA 复制后同源染色体的配对不仅是减数分裂染色体分离的关键事件，而且还产生父源和母源的染色体之间的重组。同源染色体的关键配对发生在减数分裂Ⅰ期的前期Ⅰ，基于染色体形态分为 5 个阶段（细线期、偶线期、粗线期、双线期和终变期）。①细线期：细胞核内出现细长、线状染色体，细胞核和核仁体积增大。②偶线期：细胞内的同源染色体两两侧面紧密进行配对，称为联会。联会的一对同源染色体中有 4 条染色单体，称为四分体（或四联体）。③粗线期：染色体连续缩短变粗，同时，四分体中的非姐妹染色单体之间发生了 DNA 的片断交换，从而导致了父母基因的互换，产生了基因重组，但每个染色单体上仍都具有完全相同的基因。④双线期：发生交叉的染色单体开始分开。由于交叉常不止发生在一个位点，因此，染色体呈现 V、X、8 及 O 等各种形状。⑤终变期：染色体变成紧密凝集状态并向核的周围靠近。核仁此时开始消失，核膜解体。

中期Ⅰ 染色体浓缩程度最大化，各成对的同源染色体双双移向细胞中央的赤道板，着丝粒成对排列在赤道板两侧，细胞质中形成纺锤体。

后期Ⅰ 纺锤丝的牵引使成对的同源染色体各自发生分离，并均等地移向两极。非同源染色体自由组合，每个子细胞因此获得了由两条姐妹染色单体组成的一条同源染色体。

末期Ⅰ 染色体数目减少，而每条染色体仍由两条姐妹染色单体组成。染色体到达细胞两极后解聚成细线状，核膜和核仁重新出现，并完成细胞质分裂，形成二分体。

减数分裂Ⅱ期 包括前期Ⅱ、中期Ⅱ、后期Ⅱ和末期Ⅱ。与减数分裂Ⅰ期相反，本期类似于正常的有丝分裂，但该过程中 DNA 不再进行复制。在减数分裂Ⅱ期，非同源染色体排列在赤道板上，着丝粒分裂，姐妹染色单体分离，形成新的染色体，分别移向细胞两极，最后形成 4 个与亲本细胞相比染色体数目减半的单倍体子代细胞。

意义 由于减数分裂形成的配子中的染色体数目较体细胞减半，配子受精形成合子再发育为新个体，从而维持染色体数目在亲代与子代之间的恒定，相对保证了物种的遗传稳定性。另外，同源染色体非姐妹染色单体间发生遗传物质交换，非同源染色体间发生自由组合，促进了生物群体的遗传多样性，为自然选择和进化提供丰富的遗传资源。减数分裂不仅是有性生殖的功能基础，也是遗传、进化和生物多样性的重要保证。

（郁玲仟 魏贤达）

rǎnsètǐ shùmù yìcháng

染色体数目异常（numerical chromosome abnormality）

以人二倍体数目为标准，体细胞的染色体数目（整组或整条）增加或减少的现象。

主要类型 如下。

整倍体改变 当染色体数目变化是单倍体（n）的整倍数，称为整倍体。超过二倍体的整倍体称为多倍体。在 2n 的基础上增加一个染色体组，为三倍体。如果在 2n 的基础上增加两个染色体组，则为四倍体。若在 2n 的基础上减少一个染色体组，称为单倍体，人类正常的精子和卵子即为单倍体。

人类多倍体较为罕见，多在胚胎期死亡，常见于自发流产的胎儿。调查资料表明，在自发流产的胎儿中，有染色体畸变的约占 50%，其中三倍体占 18.4%，四倍体占 5%。可见三倍体是造成自发流产的常见原因之一。

非整倍体改变 一个体细胞的染色体数目增加或减少了一条或数条，称为非整倍体。当体细胞中染色体数目减少一条或数条时，称为亚二倍体，可写作 2n-m（m<n）。若某对染色体减少一条，这时细胞内染色体数目为 45 条，

即构成单体型。临床上常见的有21号、22号和X染色体的单体型。当体细胞中染色体数目多了一条或数条时，则称为超二倍体。若某对染色体多了一条（2n+1），细胞内染色体数目为47条，即构成三体型。在常染色体中，以13号、18号和21号三体型较为常见。三体型以上的统称为多体型，多见于性染色体中，如性染色体四体型（48,XXXX；48,XXXY；48,XXYY）等。如果细胞中一对同源染色体同时缺失，即2n-2，则称为缺体型。有时一个个体同时存在两种或两种以上核型的细胞系，该个体称为嵌合体，如46,XX/47,XXY等。嵌合体可以是数目异常之间、结构异常之间以及数目和结构异常之间的嵌合。

形成机制 包括整倍体和非整倍体两种机制。

整倍体形成机制 有以下3种情况。

双雌受精 一个二倍体的异常卵子和一个正常的精子受精，产生一个三倍体合子。在卵细胞的形成过程中，次级卵母细胞由于某种原因未形成第二极体或第二极体与卵核重新结合，产生含有两个染色体组的卵细胞。当它和一个正常的精子结合后，就形成了三倍体的合子，即三倍体，可形成69,XXY或69,XXX两种核型的受精卵。

双雄受精 两个正常的精子与一个正常的卵子发生受精。由于每个精子都携带一个染色体组，所以当两个精子同时进入一个卵细胞时，就形成了含有3个染色体组的合子，即三倍体，可形成3种类型的受精卵，即69,XXX、69,XXY和69,XYY。

核内复制 指细胞在分裂过程中，核内染色体复制了，但细胞没有分裂，导致细胞核内染色体多倍化。

非整倍体形成机制 非整倍体的产生原因多数是在性细胞成熟过程中或受精卵早期卵裂中发生了染色体不分离或染色体丢失。

染色体不分离 在细胞分裂时，如果某一对同源染色体或姐妹染色单体没有分离，而是同时进入一个子细胞，所形成的两个子细胞中，一个将因染色体数目增多称为超二倍体，另一个则因染色体数目减少称为亚二倍体，这个过程称为染色体不分离。染色体分离可以发生在细胞的有丝分裂过程中，也可以发生在配子形成的减数分裂过程中。当染色体不分裂发生在受精卵的第一次卵裂中，则形成具有两个细胞系的嵌合体，一个为超二倍体细胞系，一个为亚二倍体细胞系，当染色体不分裂发生在受精卵的第二次卵裂以后，可形成3个或3个以上细胞系的嵌合体（45/46/47）。不分离发生得越晚，正常二倍体细胞系比例越大，临床症状也相对较轻。当染色体不分离发生在减数分裂Ⅰ期，形成的配子有一半有24条染色体（n+1）；另一半有22条（n-1），若减数分裂Ⅱ期发生染色体不分离，所形成的配子染色体数目有n、n+1和n-1。

染色体丢失 又称染色体分裂后期延滞，在细胞分裂过程中，某一条染色体由于某种原因行动迟缓而未能进入任何一个子细胞核，滞留在细胞质中，逐渐消失，造成该染色体丢失。

意义 染色体异常的实质是染色体上基因剂量的增减或基因位置的转移，使遗传物质发生了改变而导致染色体异常综合征或染色体病。由染色体数目异常导致的疾病有以下几类：①非整倍体，是临床最常见的染色体异常，如45,XX，-21为21号染色体单体型女性患者的核型，45,X为特纳综合征的核型。临床上最常见的亚二倍体染色体综合征即为特纳综合征。②三体型，是最常见的一种染色体数目异常，所致染色体病包括21三体综合征、18三体综合征、13三体综合征、克兰费尔特（Klinefelter）综合征、超X综合征（超雌综合征）和超Y综合征（超雄综合征）等。③人类中已发现有多倍体的个体，常见于流产胚胎。由于整倍体异常涉及的剂量敏感基因较多，导致基因组严重失衡，破坏胚胎正常发育，因此只有极少数个体能存活到出生，多为二倍体和三倍体的嵌合体。

（邬玲仟 魏贤达）

zhěngbèitǐ yìcháng
整倍体异常（euploidy abnormality） 染色体数目变化是单倍体（n）的整数倍，即以n为基数，成倍的增加或减少的现象。每个生物的基因组中都有一定数量的染色体组。倍性指生物体基因组中这类集合的数量。人类为二倍体物种，携带两套（2n）染色体，每套有23条染色体（n=23），一条来自父亲，另一条来自母亲。人类的一些细胞，尤其是配子，只有一组染色体（n），称为单倍体。受精过程中，两个单倍体配子聚在一起形成二倍体合子。然而，有些细胞中可能存在两套以上的染色体，这种细胞被称为多倍体细胞，可以是三倍体、四倍体、五倍体等。例如，在2n的基础上如果增加一个染色体组（n），则染色体数为3n，即为三倍体；若减少一个染色体组（n），则染色体数为n，即为单倍体。

在二倍体细胞中，单个染色体的获得或丢失会导致非整倍体，一整套染色体的丢失会导致单倍体，而一套或多套完整染色体的获得会导致多倍体。

临床意义 有以下几方面。

肿瘤 人类肿瘤中常见多倍体细胞，尤其是在癌前病变（如巴雷特食管）和原位癌（如子宫颈癌）。肿瘤细胞的染色体数目多变，从亚二倍体（少于 46 条染色体），到四倍体和多倍体（最多 200 条染色体）。多倍体肿瘤细胞形成的主要途径包括核内复制、细胞分裂失败、细胞融合和有丝分裂滑动等。多倍体细胞染色体不稳定的机制包括中心体异常、纺锤体检测点异常等。多倍体细胞的基因组不稳定，更容易表现遗传变化导致转化发生，并最终形成肿瘤。四倍体细胞是非整倍体和肿瘤的一个重要的中间途径。与二倍体或单倍体相比，多倍体基因组稳定性的维持对多倍体的生存更重要。多倍体和非整倍体、染色体不稳定性在肿瘤形成中的作用高度复杂。

胎儿流产 整倍体异常是导致胎儿流产的常见染色体畸变之一。虽有三倍体和四倍体的个体，但只有极少数三倍体的个体能存活到出生，而且存活者多为 2n/3n 的嵌合体。在自发流产的胎儿中，染色体畸变约占 42%，其中，三倍体占 18%，四倍体占 5%。可见三倍体是流产胎儿中常见的类型。一般认为，三倍体胎儿引发流产的原因是在胚胎发育的过程中，细胞有丝分裂时形成三极纺锤体，因而造成染色体在细胞分裂中期、后期分布和分配紊乱，导致子细胞中染色体数目异常，从而严重干扰了胚胎的正常发育而流产。四倍体比三倍体更为罕见，往往是四倍体和二倍体 4n/2n 的嵌合体。

滋养细胞疾病 一组来源于胎盘滋养细胞的增生性疾病。葡萄胎（水泡状胎块）就是因妊娠后胎盘绒毛滋养细胞增生、间质水肿，形成了大小不一的水泡，水泡间借蒂相连成串。分为完全性葡萄胎和部分性葡萄胎两类。葡萄胎的病因包括营养因素、感染因素、内分泌失调、卵子发育异常、种族差异、原癌基因过度表达和抑制癌基因失活等，在遗传角度都为多余父源性遗传物质的表达。完全性葡萄胎的细胞核里只含有父源性的基因组，仅在胞质线粒体中可见母源性 DNA。完全性葡萄胎通常为二倍体核型，其中绝大部分是由一个精子与一个无核空卵受精后，父源染色体自身复制一次而形成的纯合子，另外的小部分是由两个精子与一个无核空卵结合后形成的杂合子。部分性葡萄胎遗传学特征为多倍体，大多是一个卵子与两个精子结合形成杂合子，个别为一个卵子与多个精子结合形成的多倍体。

在人类中，仅有生殖细胞（卵子和精子）是单倍体细胞，这些单倍体细胞不能通过分裂产生更多的卵子和精子。

疾病治疗 单倍体造血干细胞移植是治疗血液系统恶性疾病的一种新型方案。由于供、受者人类白细胞抗原（HLA）配型相合困难、中国独生子女家庭的普及、HLA 相合的同胞供者逐年减少等原因，使造血干细胞移植中供者选择受到极大限制。单倍体造血干细胞移植患者的生存结果与其他类型供者移植者相仿，一定程度上缓解了造血干细胞移植的配型困难。

单倍体胚胎干细胞携带一套来源于配子的遗传物质，与二倍体胚胎干细胞相似，拥有干细胞的自我更新和多向分化等特性，能够在体外长期稳定地培养。将单倍体胚胎干细胞与 CRISPR-Cas9 等新型基因编辑技术结合起来，能够在细胞水平和动物个体水平进行精准、复杂和高通量的遗传改造。

(邹玲仟 魏贤达)

èrbèitǐ

二倍体（diploid） 有两套染色体组的细胞或个体。通常用 2n 表示。雌雄配子融合后生长发育而成的生物为二倍体生物。二倍体包括同源二倍体和异源二倍体。同源二倍体指细胞内两个染色体组均来自同一物种，几乎所有动物和过半数的植物均为同源二倍体。异源二倍体指细胞内两个染色体组来自两个不同的物种，如骡子、狮虎兽等。

自然界中的生物绝大多数是二倍体，也有四倍体、六倍体等。一个生物体的体细胞中含有几个染色体组，就称为几倍体，如人的体细胞中含有两个染色体组，称二倍体；普通小麦的体细胞中含有 6 个染色体组，称六倍体。

在减数分裂 I 期的偶线期（又称配对期），细胞内的同源染色体两两侧面紧密配对，称为联会。同源二倍体和异源二倍体的可育性不同。由于同源二倍体的细胞中含有两个染色体组，在减数分裂时，染色体能够联会，形成正常的生殖细胞，是可育的。而异源染色体的细胞中虽然含有两个染色体组，但不是同源染色体，在减数分裂时，染色体不能联会，不能形成正常的生殖细胞，因此不可育。

由于配对的一对同源染色体中有4条染色单体，称为四分体。二倍体生物体细胞中有几对同源染色体，在联会时就有几个四分体。当减数分裂异常等因素导致二倍体中的某一对同源染色体因变异而增加一条时就形成了三体，如人的21号染色体多了一条而成为21三体综合征，患者生殖器官发育不良，不能生育后代，即使有些三体能生育，但产生畸形后代的可能性增加。为做好遗传病预防，应避免该类遗传病患儿的出生。

（邬玲仟　魏贤达）

dānbèitǐ

单倍体（haploid）　与该物种正常配子染色体数相同的细胞或个体。以n表示，如人类正常体细胞染色体数目为46条，即2n = 46，则人类体细胞为双倍体；一个正常卵细胞或精子所包含的全套染色体为一个单倍体组，即n = 23，则人类正常卵细胞或精子为单倍体。

在人类，仅有生殖细胞（卵子和精子）是单倍体细胞，这些单倍体细胞不能通过分裂产生更多的卵子和精子。在一些动植物中，存在仅有一套染色体组的单倍体个体。单倍体个体通常由未经受精作用的卵细胞直接发育而成，又称为单性生殖。例如，雄蜂、雄蚁、雌蚜虫在夏天进行的孤雌生殖；苔藓、藤类植物形成的配子体。单倍体含有本物种配子染色体数及其全套染色体组，也就是有生活必需的全套基因，因此在适宜条件下，能正常生长。

单倍体造血干细胞移植是治疗血液系统恶性疾病的一种新型方案。由于供、受者人类白细胞抗原（HLA）配型相合困难、中国独生子女家庭的普及，HLA相合的同胞供者逐年减少等原因，使造血干细胞移植中供者选择受到极大限制。单倍体造血干细胞移植患者的生存结果与其他类型供者移植者相仿，一定程度上缓解了造血干细胞移植的配型困难。

单倍体胚胎干细胞携带一套来源于配子的遗传物质，与二倍体胚胎干细胞相似，拥有干细胞的自我更新和多向分化等特性，能够在体外长期稳定地培养。将单倍体胚胎干细胞与CRISPR-Cas9等新型基因编辑技术结合起来，能够在细胞水平和动物个体水平进行精准、复杂和高通量的遗传改造，为基因的功能研究提供强有力的工具。

（邬玲仟　魏贤达）

duōbèitǐ

多倍体（polyploid）　有两套以上染色体组的细胞或个体。在2n的基础上增加一个染色体组，则染色体数目为3n，即为三倍体；如果增加两个染色体组，则染色体数目为4n，即为四倍体。临床意义见整倍体异常。

（邬玲仟　魏贤达）

fēizhěngbèitǐ yìcháng

非整倍体异常（aneuploidy abnormality）　一个体细胞的染色体数目在二倍体的基础上增加或减少了一条或数条。包括超二倍体和亚二倍体。

亚二倍体：比正常染色体数目少一条或几条染色体的细胞或个体。若某对染色体少了一条（2n−1），细胞染色体数目为45，即构成单体型，如45, XX，−21为21号染色体单体型女性的核型，45, X为特纳综合征的核型。临床最常见的亚二倍体即为特纳综合征。

超二倍体：除正常数目的染色体外，还有额外的一条或几条染色体的细胞或个体。若某对染色体增加一条（2n+1），细胞染色体数目为47，即构成三体型。三体型是人类最常见的一种染色体数目异常。由某对染色体增加一条以上形成的数目异常统称为多体型，常见于性染色体，如性染色体四体型48, XXXX；48, XXXY；48, XXYY和性染色体五体型49, XXXYY；49, XXXXX等。

假二倍体：细胞中染色体数目发生了一种以上的异常，其中有的增加，有的减少，而增加和减少的染色体数目相等，结果染色体总数仍为46条，但不是正常的二倍体核型，如46, X, +21。

非整倍体异常是临床上最常见的染色体异常类型。由于非整倍体异常涉及的剂量敏感基因较多，将导致较严重的生理功能异常，常在早期引起胚胎停育，导致流产和不孕不育，而"幸存"到出生后的染色体非整倍体个体常具有较严重的多系统异常临床表现。

特纳综合征患者通常表现为身材矮小、后发际低、颈蹼、胸平而宽、乳头间距增宽、卵巢及子宫发育不良，以及其他第二性征发育不良，大部分患者月经异常，通常智力正常但智商比正常同龄人低10~15分。99%的X染色体单体胚胎在早孕期自然流产。

（邬玲仟　魏贤达）

chāo èrbèitǐ

超二倍体（hyperploid）　除正常数目的染色体外，还有额外的一条或几条染色体的细胞或个体。

基本内容　若某对染色体增加一条（2n+1），细胞染色体数目为47，即构成三体型。三体型是人类最常见的一种染色体数目异常，由此导致的染色体病包括 21 三体综合征、18 三体综合征、13 三体综合征、克兰费尔特（Klinefelter）综合征、超 X 综合征（超雌综合征）和超 Y 综合征（超雄综合征）等。由某对染色体增加一条以上形成的数目异常统称为多体型，常见于性染色体，如性染色体四体型 48, XXXX；48, XXXY；48, XXYY 和性染色体五体型 49, XXXYY、49, XXXXX 等。

临床意义 超二倍体可以嵌合体的方式存在，通常嵌合体中异常核型细胞占比越高，其异常表型越明显。但其表型也受嵌合部位、嵌合类型等多种因素影响，因此无法评估临床表型。超二倍体导致的疾病如下

2 号染色体三体 通常表现为胎儿生长受限、室间隔缺损以及面部畸形，早期胚胎停育等。

3 号染色体三体 通常表现为胎儿生长受限、智力低下、发育迟缓、心脏以及颅面部异常，3 号染色体三体胚胎可早期停育。

4 号染色体三体 通常表现为胎儿生长受限、先天性心脏缺损、器官距离过大以及小颌畸形等。4 号染色体三体胚胎可早期停育。

5 号染色体三体 通常表现为胎儿生长受限、胚胎早期停育、先天性多重畸形（包括腹腔隔膜突出、心室膈肌缺损等）。5 号染色体三体可能与急性淋巴细胞白血病相关。

6 号染色体三体 通常表现为胎儿生长受限、智力低下、头盖骨及颅面部异常、短蹼颈以及关节挛缩等。6 号染色体三体胚胎可早期停育。

7 号染色体三体 通常表现为胎儿生长受限、小头畸形、皮肤色素改变、面部不对称。7 号染色体三体胚胎可早期停育。

8 号染色体三体 通常表现为胎儿生长受限、关节痉挛、手掌足底褶皱，还可能与骨髓发育异常综合征相关。8 号染色体三体胚胎可早期停育。

9 号染色体三体 通常表现为先天性多重畸形（包括大脑、面部、心脏、肾和四肢）、神经发育迟缓以及胎儿生长受限，9 号染色体三体胚胎可于妊娠早期发生流产。

10 号染色体三体 通常表现为严重的耳部畸形、唇腭裂以及其他器官畸形（包括眼、心脏、肾和手足），妊娠早期发生流产，还可能与婴幼儿急性髓细胞性白血病（AML）相关。

11 号染色体三体 患者通常表现为胎儿生长受限、精神运动障碍、轻中度智力低下以及颅面部畸形，还可能与 AML 相关。11 号染色体三体胚胎可早期停育。

13 号染色体三体 又称帕塔（Patau）综合征。主要表现为重度发育迟缓、重度智力障碍、重度耳聋、肌张力过高/过低、特殊面容（前脑无裂畸形、小眼畸形或无眼、唇/腭裂、小头畸形、耳位低和耳郭畸形等）、心脏畸形、手足畸形（手指弯曲或伴叠压、轴后性多指/趾、通贯掌和马蹄内翻足等）、泌尿生殖系统畸形等。该病多数胚胎可自发流产。

14 号染色体三体 通常表现为胎儿生长受限、精神运动发育迟缓、智力低下、头面部异常以及心脏结构畸形等。14 号染色体三体胚胎可早期停育。

15 号染色体三体 通常表现为胎儿生长受限、智力低下、头面部异常、短颈以及指/趾异常等。15 号染色体三体胚胎可早期停育。

16 号染色体三体 通常表现为胎儿生长受限以及先天性心脏缺损等。16 号染色体三体胚胎是常染色体三体中导致习惯性流产最常见的一种。

18 号染色体三体 又称爱德华兹（Edwards）综合征。通常表现为胎儿生长受限、肌张力增高、特殊面容（上睑下垂、小眼球、低位耳、耳郭发育不全和小下颌等）、智力障碍、室间隔缺损、外生殖器畸形、胸骨短、特殊握拳姿势、手指弓形纹过多、摇椅形足等。95% 的 18 号染色体三体胚胎可自发流产。

20 号染色体三体 通常表现为胎儿生长受限、先天性多发畸形。20 号染色体三体胚胎可早期停育。

21 号染色体三体 又称唐氏综合征。临床表现多样，主要包括特殊面容（鼻梁扁平、眼距过宽、眼裂小且外眦上斜、内眦赘皮、舌大外翻、小耳且耳位低等）、智力低下（智商为 25～50）、生长发育迟缓、肌张力减退、男性不育症等。部分患者还会表现出骨骼异常（盆骨发育异常、第 1、2 趾间距增宽及第 5 趾变短内弯等）、先天性心脏病（房间隔缺损、室间隔缺损、动脉导管未闭等）、消化系统异常（十二指肠狭窄/闭锁、肛门闭锁等）、皮肤松弛、通贯掌、甲状腺功能减退、白血病等。约 60% 的 21 三体综合征胚胎可自发流产。

22 号染色体三体 通常表现为严重的脏器畸形、小头畸形、颅骨异常、先天性心脏病、肾畸形以及胎儿生长受限等。22 号染色体三体胚胎可早期停育。

X 染色体三体 又称超雌综合征。患者表型异质性较强，大多数仅有轻微表型或无异常表现。

身高可能超过一般女性，智商可在正常范围内，部分患者有轻度学习、语言和行为方面障碍。患者一般可生育核型正常的后代。

（邬玲仟　魏贤达）

yà èrbèitǐ
亚二倍体（hypodiploid）

比正常染色体数目少一条或几条染色体的细胞或个体。若某对染色体少了一条（2n-1），细胞染色体数目为45即构成单体型，如45，XX，-21为21号染色体单体型女性的核型，45，X为特纳综合征核型。临床最常见的亚二倍体染色体综合征即为特纳综合征。

亚二倍体可以嵌合体的方式存在，通常嵌合体中异常核型细胞占比越高，其异常表型越明显。但其表型也受嵌合部位、嵌合类型等多种因素影响，因此无法评估临床表型。亚二倍体导致的疾病如下。

21号染色体单体：患者通常表现为胎儿生长受限、特殊面容（小头畸形、宽前额、脸裂、低耳位、腭裂和短颈等）、肢体畸形、手指弯曲、巨脑室、先天性心脏缺陷，以及先天性多重畸形（包括骨骼、眼部、肺部、肾部及泌尿系统）、隐睾（男性）。21号染色体单体胚胎可早期停育。

特纳综合征：又称先天性卵巢发育不全，是人类唯一可存活的单体综合征。99%的X染色体单体胚胎在孕早期自然流产，出生后的X染色体单体个体即成为特纳综合征患者。在活产女婴中发生率约0.4‰，是女童矮小症的重要病因之一。突出临床特征是身材矮小、性腺发育不良，伴有一项或多项其他临床表现，如特殊面容、不同系统的结构或功能异常、不同程度智力障碍等，临床表型异质性大。特纳综合征是由于在细胞减数分裂或有丝分裂的错误，导致X染色体完全或部分丢失，其中80%为父源性X染色体缺失。

（邬玲仟　魏贤达）

rǎnsètǐ yìcháng qiànhétǐ
染色体异常嵌合体（chimera of chromosome abnormality）

不同遗传性状嵌合或混杂表现的个体。染色体异常类型之一。

研究历史　1646年，意大利园艺学家彼得·纳蒂（Pietro Nati）首先报道了自然发生的柑橘类嵌合体。1875年，英国生物学家查尔斯·罗伯特·达尔文（Charles Robert Darwin）把不同种的接穗和砧木产生的中间状态的植物称为营养杂种。1907年，德国植物学家汉斯·卡尔·阿尔贝特·温克勒（Hans Karl Albert Winkler）把嵌合体比喻为希腊神话中的狮首羊身蛇尾的神兽，这就是"chimera"一词的由来。1929年，美国遗传学家阿尔弗雷德·亨利·斯特蒂文特（Alfred Henry Sturtevant）利用果蝇的嵌合体研究胚胎发育。2007年，首次在美国发现半同卵性双生子，其中一名婴儿同时拥有卵巢和睾丸组织，即雌雄同体的"阴阳人"，另一名婴儿表型为男性。

分类　染色体异常嵌合体分为三种。①染色体结构异常嵌合：如因染色体倒位，由位置效应而产生的嵌合体和因部分缺失产生的嵌合体。②染色体数目异常嵌合：嵌合体成分是不同染色体数目或倍性的细胞、组织或器官。③染色体结构和数目异常同时嵌合。

意义　对同一染色体异常而言，不同嵌合个体的临床表现各异，影响表型的因素包括受累的器官和组织及各自嵌合细胞的比例等。为明确嵌合的部位，有时可能需要检测多种不同的身体组织，如血液和皮肤，或来自身体多个不同区域的皮肤，在实践中难度很高，因此嵌合体的表型往往难以预测。嵌合性的染色体异常个体比非嵌合性的染色体异常个体临床表现轻微。染色体核型分析可以查出嵌合体。一些遗传病患者因染色体结构异常致病，而其父母未检出同样的染色体异常，这种情况可能由患者在胚胎早期自发突变导致，也可能由于其父母生殖腺细胞和配子发生该变异而其他体细胞无此异常（即生殖腺嵌合现象）导致。在这种情况下，患者父母再生育时进行产前诊断尤为重要。

（邬玲仟　魏贤达）

rǎnsètǐ bùfēnlí
染色体不分离（chromosome nondisjunction）

减数分裂时成对染色体未分开的现象。包括细胞在第一次减数分裂时，某对同源染色体未分开；细胞在第二次减数分裂或有丝分裂时，某条染色体的姐妹染色单体未分开。染色体不分离导致子细胞的染色体数目异常。1910年，美国遗传学家卡尔文·布莱克曼·布里奇斯（Calvin Blackman Bridges）和托马斯·亨特·摩尔根（Thomas Hunt Morgan）在哥伦比亚大学动物实验室发现了果蝇性染色体不分离的现象。

基本内容　染色体不分离改变了细胞分裂后遗传物质在子细胞中的分布，高等动物有三种不同形式的细胞分裂可导致染色体不分离。①第一次减数分裂时：初级卵母细胞的成对同源染色体分开，分别进入第一极体和次级卵母细胞；初级精母细胞的成对同源染色体分开，分别进入两个次级精母细胞。②第二次减数分裂时：次级卵母细胞中，一条染色体的两个姐妹染色单体分开，分别进入第二极体和卵细胞；次级精母细胞中，一条染色体的两个姐妹染色单体分开，分别进入两个精子。精子或卵细胞的发生过程中若发生染色体不分离，则可导致受精卵染色体数目异常，引起个体发育异常。③有丝分裂时：体细胞的染色单体不分离导致子细胞染色体数目异常，可与某些种类的肿瘤发生有关，如视网膜母细胞瘤。

临床意义　染色体不分离的结果是细胞的染色体不平衡，导致非整倍体核型，如单体、三体的产生，使个体产生一系列综合征的症状。

单体　人类已知的唯一可存活下去的单体核型为 45, X（特纳综合征），该核型的性染色体仅有一条，为 X 染色体。患者没有月经，乳房不发育，无法生育，易发心脏病、糖尿病、甲状腺功能减退等。其他单体核型的个体通常在早期胚胎发育时致死。

常染色体三体　细胞核型与正常的二倍体核型相比，多了一条常染色体，如 21 三体综合征、13 三体综合征、18 三体综合征。21 三体是最常见的人类染色体数目异常，是个体精神发育迟滞最常见的原因。

性染色体三体　细胞核型相比于正常的二倍体核型多了一条性染色体，如 47, XXY；47, XYY 和 47, XXX 等。

单亲二体　个体的某对染色体均遗传自单亲，完全相同。该现象可能是由于最初染色体不分离导致了三体的形成，该三体核型的细胞在随后的细胞分裂过程中丢失了一条多余的染色体而成

为正常的二倍体细胞。例如，人类 15 号染色体的单亲二体可与普拉德－威利（Prader-Willi）综合征、安格尔曼（Angelman）综合征有关。

嵌合体　早期胚胎发育过程中，细胞有丝分裂的染色体不分离可导致某些组织的体细胞嵌合，从而导致生物体的细胞系可能有多种核型，如帕利斯特－基利安（Pallister-Killian）综合征（12P 四体综合征）。

（邬玲仟　魏贤达）

rǎnsètǐ jiégòu jībiàn
染色体结构畸变（chromosomal structural aberration）　在物理、化学、生物和遗传等多种因素作用下，染色体发生断裂，断裂片段未在原位重接，而是移动位置与其他片段相接或丢失，造成基因数目、位置或序列发生改变的现象。在这些因素的作用下，首先是染色体发生断裂，然后是断裂片段的重接。断裂的片段如果在原来的位置上重新接合，称为愈合或重合，即染色体恢复正常，不引起遗传效应；如果染色体断裂后未在原位重接，也就是断裂片段移动位置与其他片段相接或丢失，则可引起染色体结构畸变，又称染色体重排。

描述方法　人类细胞遗传学国际命名体系（ISCN）制定了有关人类染色体以及染色体畸变等的命名方法。结构畸变染色体核型的描述方法有简式和详式两种。在简式中，对染色体结构的改变只用其断点来表示，依次写明染色体总数，性染色体组成，然后用一个字母（t）或三联字符号（inv）写明重排染色体的类型，其后的第一个括弧内写明染色体的序号，第二个括弧写明区号、带号以表示断点。在详式中，除

了简式中应写明的内容外，在最后一个括弧内不只是描述染色体的断裂点，而是要描述重排染色体带的具体组成。

畸变类型及其产生机制　临床常见的有染色体缺失、染色体重复、易位、倒位、环状染色体、双着丝粒染色体和等臂染色体等。

缺失　染色体片段的丢失，使位于这个片段的基因也随之发生丢失。按染色体断点的数量和位置可分为末端缺失和中间缺失两类（图1）。①末端缺失：是指染色体的臂发生断裂后，未发生重接，无着丝粒的片段不能与纺锤丝相连而丢失。②中间缺失：指一条染色体的同一臂内发生了两次断裂，两个断点之间的片段丢失，其余的两个断片重接。

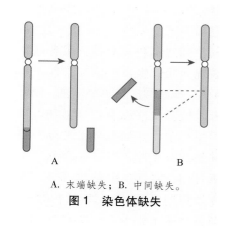

A. 末端缺失；B. 中间缺失。
图1　染色体缺失

重复　一条染色体上某一片段增加了一份或一份以上的现象，使这些片段的基因多了一份或几份。发生的原因是同源染色体之间的不等交换或染色单体之间的不等交换以及同源染色体片段的插入等（图2）。

倒位　某一染色体发生两次断裂后，两断点之间的片段旋转180°后重接，造成染色体上基因顺序的重排。染色体的倒位可以发生在同一臂（长臂或短臂）内，

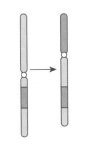

图2　染色体插入

也可以发生在两臂之间，分别称为臂内倒位和臂间倒位。①臂内倒位：一条染色体的某一臂上同时发生了两次断裂，两断点之间的片段旋转180°后重接。②臂间倒位：一条染色体的长、短臂各发生了一次断裂，中间断片颠倒后重接，则形成了一条臂间倒位染色体（图3）。

易位　一条染色体的断片移接到另一条非同源染色体的臂上，这种结构畸变称为易位。常见的易位方式有相互易位、罗伯逊易位和插入易位等（图4）。①相互易位：两条染色体同时发生断裂，断片交换位置后重接。形成两条衍生染色体。当相互易位仅涉及位置的改变而不造成染色体片段的增减时，则称为平衡易位。②罗伯逊易位：又称着丝粒融合。是发生于近端着丝粒染色体的一种易位形式。当两条近端着丝粒染色体在着丝粒部位或着丝粒附近部位发生断裂后，二者的长臂在着丝粒处接合在一起，形成一条衍生染色体。两个短臂则构成一个小染色体，小染色体往往在第二次分裂时丢失，这可能是由于其缺乏着丝粒或者是由于其完全由异染色质构成所致。丢失的小染色体几乎全是异染色质，而由两条长臂构成的染色体上则几乎包含了两条染色体的全部基因。③插入易位：两条非同源染色体

同时发生断裂，其中一条染色体的片段插入到另一条染色体的非末端部位。只有发生了三次断裂时，才可能发生插入易位。

环状染色体　一条染色体的长、短臂同时发生了断裂，含有着丝粒的片段两断端发生重接，即形成环状染色体（图5）。

双着丝粒染色体　两条染色体同时发生一次断裂后，具有着丝粒的片段的两个断端相连接，形成了一条双着丝粒染色体。

等臂染色体　一条染色体的两个臂在形态和遗传结构上完全相同。等臂染色体一般是由于着丝粒分裂异常造成的。在正常的细胞分裂中，着丝粒纵裂，姐妹染色单体分离，形成两条具有长、短臂的染色体。而如果着丝粒横裂，则长臂、短臂各自形成一条染色体，即形成了一条具有两个长臂和一条具有两个短臂的等臂染色体（图6）。

临床意义　染色体结构异常涉及人类所有的染色体，可导致

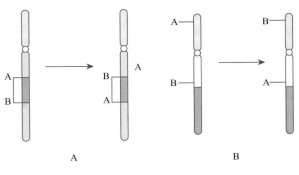

A. 臂内倒位；B. 臂间倒位。

图3　染色体倒位

多种疾病，如自然流产、智力低下、发育迟缓等。在自然流产患者的结构异常主要包括染色体平衡易位、罗伯逊易位和染色体倒位。染色体结构异常的携带者虽然携带的遗传物质没有剂量上的缺失或重复，多表现为正常表型且具有一定的生育能力，但携带者在减数分裂过程中会产生不正常的配子，与正常配子结合后形成不正常的受精卵，导致胚胎的自然流产。

（邬玲仟　魏贤达）

rǎnsètǐ quēshī

染色体缺失（chromosome deletion）　染色体片段发生丢失，导致位于这个片段内的基因也随之发生丢失的现象。为常见的染色体结构异常。在不同的微缺失

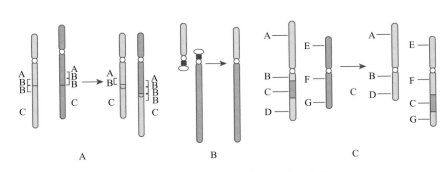

A. 相互易位；B. 罗伯逊易位；C. 插入易位。

图4　染色体易位

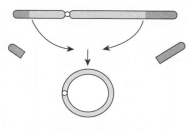

图 5　环状染色体

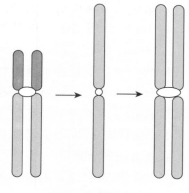

图 6　等臂染色体

综合征中，发生改变的染色体片段大小可从数百个碱基到数千个碱基，在某些特殊情况下甚至可以达到几十 Mb，大部分综合征有相对固定的缺失区间和大小。但少部分微缺失综合征，如 5p 部分单体综合征（猫叫综合征），其缺失区间最大可达 40Mb，从 5p15.2 到整个 5 号染色体短臂均可发生缺失。

染色体缺失可由热、辐射线、病毒感染、化学因子、转移子或重组酶发生错误等引起。在基因组中广泛存在一些重复序列，如低拷贝重复序列、片段重复序列，以及短散在核元件和长散在核元件等，对于染色体结构不稳定及缺失的形成起着关键的作用。几乎每条人类染色体末端都有末端缺失的描述，可为一些多态性，但在某些情况下，这些缺失可导致严重的基因组疾病。

分类　分为末端缺失及中间缺失两类。

末端缺失　染色体的臂发生断裂后，未发生重接，无着丝粒的片段不能与纺锤丝相连，在细胞分裂后期未能移向两极而发生丢失；第 1 号染色体的长臂 2 区 1 带发生断裂，其远侧段（q21→qter）丢失（图 1A）。剩余的染色体是由短臂的末端至长臂的 2 区 1 带所构成，染色体末端的丢失造成了部分单体。这种结构畸变的简式描述为：46, XX（XY），del（1）（q21）；详式描述为 46, XX（XY），del（1）（pter→q21）。部分末端序列分析表明，在断裂点处富含过多鸟嘌呤碱基，这可能是染色体断裂的风险因素。

中间缺失　一条染色体的同一条臂上发生了两次断裂，两个断点之间的片段丢失，断点两侧的染色体片段发生重接。3 号染色体长臂上的 q21 和 q25 发生断裂和重接，这两断点之间的片段丢失（图 1B）。这种结构畸变的简式描述为：46, XX（XY），del（3）（q21q25）；详式描述为：46, XX（XY），del（3）（pter→q21∷q25→qter）。中间缺失的机制可能是非等位同源重组、非同源末端连接修复或微同源介导的断裂诱导复制等。

临床意义
当染色体缺失片段中某个或某些基因的剩余剂量不足以维持正常的生物学功能时，即可导致疾病。

染色体缺失所致遗传病　包括 5p 部分单体综

合征（猫叫综合征）、22q11 微缺失综合征、普拉德-威利（Prader-Willi）综合征、安格尔曼（Angelman）综合征、贝-维（Beckwith-Wiedemann）综合征、威廉姆斯-博伊伦（Williams-Beuren）综合征等。这些疾病的共同临床表现为：不同程度的智力低下、生长发育迟缓、异常面容、多发器官畸形，以及精神、行为异常等。22q11 微缺失综合征是最常见的染色体微缺失综合征，表型也最为复杂，根据其不同的表型可以分为迪格奥尔格（DiGeorge）综合征、腭-心-面综合征、2 型奥皮茨（Optiz）GBBB 综合征和凯勒（Cayler）心面综合征。

染色体片段断裂重组　由于染色体片段发生断裂重组而导致区域内剂量敏感基因或者上游调控序列的减少也可引起基因表达量的改变，从而引起疾病，如 7q36.3 区域的缺失可导致Ⅳ型并指等。染色体断裂点在某致病基因内部或者上下游 1Mb 范围之内都可能引起疾病表型，重组可影响基因周边的调控序列而导致临床表现；还可导致某些隐性基因暴露，引起疾病表型等。

微缺失综合征　大部分为新

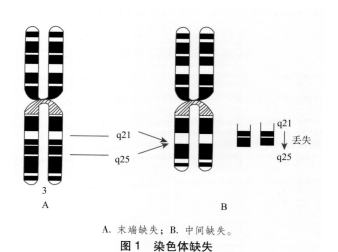

A. 末端缺失；B. 中间缺失。

图 1　染色体缺失

发变异（约90%），少数为父母遗传（10%），其遗传方式为常染色体显性遗传或X连锁隐性遗传。父母如为染色体平衡易位携带者或臂间倒位携带者，在减数分裂期间可因不平衡分离生成染色体部分缺失的配子，与另一正常配子受精后即为杂合性缺失的合子。当遗传代谢病患者的染色体核型分析检出染色体缺失时，应建议患者及家属进一步进行基于高通量测序或微阵列的基因组拷贝数变异检测，在分子层面查明其缺失的基因组片段，根据体质性拷贝数变异解读标准和指南对其致病性进行分析，评估该缺失与其临床表现的关联，对患者进行基因诊断。

（邹玲仟　魏贤达）

rǎnsètǐ chóngfù

染色体重复（chromosome duplication）

一个染色体上某一片段增加了一份或一份以上使这些片段的基因剂量多了一份或几份的现象（图1）。发生原因是同源染色体之间的不等交换或染色单体之间的不等交换以及同源染色体片段的插入等。通常染色体的重复与缺失同时出现，当发生重复时，患者表型可能没有在同一区域发生缺失时严重。但在某些情况下，同一染色体区域发生的重复或是缺失都可能出现相应的综合征，如4p部分单体综合征、9p缺失/重复综合征和22q11.2缺失综合征等。

分类　按照重复类型分为两种。①串联重复：重复顺序所携带的遗传信息顺序、方向与染色体上原有的相同。②反向串联重复：指重复顺序所携带DNA顺序和原有的相反。

临床意义　当染色体重复片段中某个或某些基因过量影响其正常生物学功能时，即可导致疾病，包括1q21.1微重复综合征、3q29微重复综合征、7q11.23重复综合征、17q21.31微重复综合征和22q11微重复综合征等。

1q21.1重复综合征　由1号染色体21.1区域发生1~2Mb重复引起的疾病，该区段包含了在心脏表达的关键基因 PRKAB2 和 GJA5 以及与头围发育密切相关的基因 HYDIN2。该病患者临床表现多样，包括发育迟缓及心脏畸形，部分1q21.1患者表型正常。也有研究者认为，因1q21.1重复可表现出正常或不同程度的患病表型，该病不足以称为综合征。

3q29微重复综合征　由于3号染色体长臂亚端粒区发生片段重复而导致的一种综合征，该区域重复片段大小不一，尚未定位出其中的关键基因。该病患者的临床表现有差异性，均表现为轻度或中度智力障碍和小头畸形。

7q11.23重复综合征　由于包含约25个基因的7号染色体长臂近着丝粒区域重复所致，称为威廉姆斯（Williams）综合征。该病为多系统发育障碍疾病，主要表现有：语言发育迟缓、嗜睡、斜视、特殊面容和先天性畸形（如心脏缺陷、横膈疝、隐睾等）。除先天性畸形外，还伴有智力低下或孤独谱系障碍，部分患者仍具有正常的认知能力。

重组区域内剂量敏感或者上游调控序列的拷贝数增多可能导致其表达量改变从而引起剂量效应，如17p12区域约1.4Mb片段的重复可导致腓骨肌萎缩征1A型（CMT1A）；而对于Ⅳ型并指，除7q36.3区域SHH、LMBR1及调控序列ZRS的点突变外，ZRS的重复同样也会影响 SHH 基因的表达，从而导致Ⅳ型并指。

当遗传代谢病患者的染色体核型分析检出染色体重复时，应建议患者及家属进一步进行基于高通量测序或微阵列的基因组拷贝数变异检测，在分子层面查明其重复的基因组片段，根据体质性拷贝数变异解读标准和指南对其致病性进行分析，评估该缺失与其临床表现的关联，对患者进行基因诊断。

（邹玲仟　魏贤达）

yìwèi

易位（translocation）

一条染色体的一个片段转接到染色体组中另一条染色体臂的畸变。

分类　分为相互易位、整臂易位、罗伯逊易位及插入易位等类型。

相互易位　两条染色体同时发生断裂，断裂片段交换位置后重新连接，形成两条衍生染色体（见染色体结构畸变图4A）。当相互易位仅涉及位置的改变而不造成片段的增减时，则称为平衡易位。它通常没有明显的遗传效应。非同源染色体间相互易位携带者

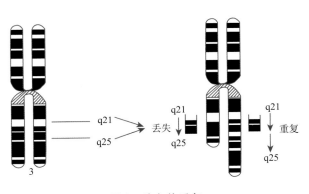

图1　染色体重复

在生殖细胞减数分裂中，通过同源染色体配对可以形成至少18种类型的配子。同源染色体间的相互易位携带者在配子形成的减数分裂中经过在易位环内的奇数次交换，可形成4种类型的配子。

整臂易位　两条染色体之间在着丝粒处发生整个臂的交换。包括非同源整臂易位和同源整臂易位（图1）。

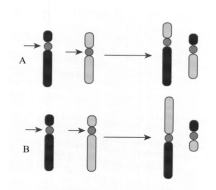

A. 非同源整臂易位；B. 同源整臂易位。

图1　整臂易位

罗伯逊易位　又称着丝粒融合，是发生于近端着丝粒染色体的一种易位形式。当两条近端着丝粒染色体在着丝粒部位或着丝粒附近发生断裂后，二者的长臂在着丝粒处接合，形成一条由长臂构成的衍生染色体；二者的短臂则构成一条小染色体，小染色体因缺乏着丝粒结构或完全由异染色质构成，往往在第二次分裂时丢失（见染色体结构畸变图4B）。由于丢失的小染色体几乎全是异染色质，而由两条长臂构成的染色体上几乎包含了两条染色体的全部基因，因此，罗伯逊易位携带者虽然只有45条染色体，但表型一般正常。非同源罗伯逊易位携带者的后代有2/3的可能性为三体型或单体型患者，有1/6的可能性是携带者，1/6的可能性为正常者。同源罗伯逊易

位携带者的易位染色体有可能分离成2条独立的染色体而形成带有23条正常染色体的配子，产生正常的后代。

插入易位　两条非同源染色体同时发生断裂，但只有其中一条染色体的片段插入到另一条染色体的非末端部位（见染色体结构畸变图4C）。只有发生了3次断裂时才可能发生插入易位。发生两次断裂的染色体则发生中间缺失。

临床意义　1956年，人类第一次记录染色体易位。染色体易位一般为良性且在人类中很常见，300～500个人中就有1个是平衡易位携带者，每1000人中就约有1个是罗伯逊易位携带者。

易位所致疾病　但具有平衡易位的生殖细胞减数分裂则可能导致减数分裂停滞和不育，或导致配子不平衡，伴随流产风险等。有估计平衡易位相关的先天性异常风险约为6%（比一般人群风险增加2～3倍）。具有平衡易位个体的先天性异常或其他临床表型可能由易位引起的基因直接破坏、融合基因产生、与其正常基因外顺式调节分离的基因的失调元素，或染色质修饰基因失调所导致。

第一个准确报道易位的是唐氏综合征，少数患者是21号染色体罗伯逊易位所致，这或是患者自发性变异，或是从具有易位染色体或具有45条平衡易位携带者父母中遗传。平衡易位是一类重要的染色体畸变，可导致数百种孟德尔疾病或多种癌症。

男性因素导致30%～50%的不孕症发生，其中遗传异常占男性因素不孕症的15%～30%。染色体畸变在不育男性中的发生率是正常男性的10倍，精子浓度与染色体异常密切相关，染色体结

构异常导致精子浓度异常，导致男性不育或流产增加。相互易位主要是染色体结构异常，其携带者的表型可能正常，但会出现生育力下降和自然流产。这些影响取决于易位涉及的特定染色体和断点。一些易位断点可以中断重要的基因结构，导致男性不育。

大多数相互易位发生在精子发生过程中的父系染色体上，而大多数罗伯逊易位发生在卵子发生过程中的母系染色体上。在遗传性易位唐氏综合征中，易位染色体多遗传自母亲，这表明卵子发生的检查点不如精子发生的检查点严格。如果母亲有易位，遗传性罗伯逊易位导致唐氏综合征的复发风险为10%～15%，而如果父亲有易位，则复发风险低于1%。只有少数相互易位是复发性的，如伊曼纽尔（Emanuel）综合征是先天性多系统畸形遗传病，患者常伴随遗传自t（11；22）（q23；q11.2）平衡易位携带者父母的一条额外的der（22）的异常核型。11号和22号染色体的断裂点处富含回文序列AT重复，表明回文序列介导的二级结构促进了双链断裂从而导致易位发生。富含AT重复的回文序列多在染色体1、4、8、11、17和22中出现，发生罕见的复发性染色体易位疾病，如8号染色体和22号染色体之间易位导致der（22）t（8；22）综合征，以及17号和22号染色体易位导致的神经纤维瘤1型等。

易位检测方法　有染色体核型分析（分辨率10～20Mb）、荧光原位杂交技术（分辨率5～10Mb）、高通量测序技术（全基因组测序）。核型分析仍是易位检测技术的标准，但随着检测技术的进步，全基因组测序可发现染

色体易位重排的断裂点以及精确的定位，特别是其高覆盖率、低成本等优点，有可能在未来取代标准的核型分析。同时，对序列断点进行分析可以直接检测染色体重排过程中被破坏的基因，以及可能因调节元件、增强子、染色质修饰区域空间位置的改变而受影响的基因，这对于发现新的疾病致病基因以及疾病的新病因具有至关重要的作用。

（邬玲仟　魏贤达）

dǎowèi

倒位（inversion）　同一染色体发生两次断裂后，产生 3 个染色体片段，两断点中间的片段旋转 180°后与另外两个片段重新连接的现象。此过程中遗传物质可能不发生丢失，但造成染色体上基因的顺序发生重排。

分类　根据断裂点发生在同一臂（长臂或是短臂）内或两臂之间，分为臂内倒位和臂间倒位（见染色体结构畸变图 3）。

臂内倒位　同一染色体同一臂内（长臂 q 或短臂 p）同时发生两次断裂，两断裂点中间的片段旋转 180°后重接。臂内倒位较少见，携带者的生殖细胞在减数分裂过程中，形成特殊的倒位环，如果不发生交换将会形成正常和倒位的两种配子。如果发生了奇数次交换则形成两种重复或是缺失的畸形片段配子：双着丝粒和无着丝粒片段都是不稳定的片段。双着丝粒片段在合子早期有丝分裂中会形成染色体桥，使合子在早期卵裂致死。而无着丝粒片段在合子卵裂过程中会丢失而形成单体的胚胎。除部分单体胚胎外，其余单体胚胎均不能发育成熟，可在妊娠前 3 个月左右流产。如 3 号染色体长臂 q21 和 q26.2 同时发生断裂，中间片段倒转后重接，形成一条臂内倒位的 3 号染色体。该结构畸变的简式为：46, XX, inv (3) (q21q26.2)；详式为：46, XX, inv (3) (pter→q21 :: q26.2→q21 :: q26.2→qter)。

臂间倒位　同一条染色体的长臂和短臂各发生一次断裂，两断裂点中间的片段旋转 180°后重接。臂间倒位在减数分裂时，如果发生了奇数次交换，也将形成两种重复或者缺失的畸形配子。这两种配子因都具有着丝粒可稳定地遗传给后代。该倒位片段的遗传效应主要取决于缺失或是重复片段的大小及其所包含基因的剂量效应。如 3 号染色体的短臂 p13 和长臂 q21 同时发生断裂，中间片段倒转后重接，形成一条臂间倒位的 3 号染色体。该结构畸变的简式为：46, XY, inv (3) (p13q21)；详式为：46, XY, inv (pter→p13 :: q21→p13 :: q21→qter)。

临床意义　许多动物的倒位纯合体具有致死作用，而某些倒位，无论是处于杂合或纯合状态都不具有异常表型。表明倒位对生物体的表型可能产生影响，也可能不产生影响。产生影响的主要原因有：①染色体发生倒位后，编码区和非编码区都保持完整，但与邻近基因的位置关系发生改变，从而导致基因表达异常。②断裂点发生在非编码区，如启动子、终止子等，破坏了结构基因的调控序列。③断裂点发生在结构基因内部，导致该基因位点发生破坏或基因发生变异等。

倒位不一定产生异常的表型，但对生物体的生育会产生影响，携带臂间倒位染色体的个体称为倒位携带者。携带者一般表型正常，倒位染色体在减数分裂同源染色体联会时，如果倒位片段很小，倒位片段可能不发生配对，其余区段配对正常；但如果倒位片段很长，倒位的染色体可能和正常的染色体配对，形成一个倒位环，产生 4 种类型的配子（一种为正常的配子，一种为倒位的配子，另两种则存在部分缺失和重复）而形成异常胚胎。

倒位染色体几乎涉及人类每条染色体，其中 9 号染色体倒位最常见，在人群中检出率高达 1%，在不良孕产史患者中检出率更高，表明 9 号染色体倒位可能与不良孕产史有相关性。也有研究者认为倒位携带者具有影响配子形成的临床意义，如携带者生育染色体三体患儿的风险会增加。在减数分裂时，这种染色体的倒位可引起其余染色体的不分离而产生三体导致流产，如中国贺俊团队报道的 1 例 46, XX，inv (1) (p36q42) 携带者引产过 1 例 13 三体患儿，这可能与减数分裂过程中 1 号染色体的倒位引起 13 号染色体不分离相关，但机制不明。也有研究者在原发性闭经、畸形胎儿生育史以及精液异常患者中检出了染色体的倒位。表明染色体倒位可导致的临床效应多种多样。

临床中常会碰到胎儿遗传了双亲倒位染色体的情况，虽然胎儿的同一种倒位不影响其体格发育和智力发育，但仍需注意生殖细胞经过减数分裂配对、交换后所产生的位置效应和微小物质丢失所引起的异常临床表型。

（邬玲仟　魏贤达）

chārù

插入（insertion）　在 DNA 或 RNA 链中增加一个或多个额外核苷酸的过程。是染色体结构畸变的一种类型。新生儿中，插入的发生率为 0.2‰。发生染色体内插入时，片段的错位发生在同一条染色体内，此时若是臂内插入，则着丝粒指数保持不变；若是臂间插入，则染色体片段将会转移至另一条染色体臂中，着丝粒指数就会发生变化。

分类 当两条染色体同时发生至少 3 处断裂时，1 条染色体上断裂下来的片段可以插入到另一条染色体的断裂处，如果插入发生在同源染色体间，则导致染色体重复或缺失；如果插入发生在非同源染色体间，则称为插入易位。根据插入 DNA 序列在新位置的排列方向，与原始方向相同者为正向插入，反之（旋转 180°）为反向插入。5Mb 到大于 10Mb 的片段插入都可通过显微镜观察发现，但大部分染色体片段的插入是隐匿性的，即插入的染色体片段小于 5Mb，且常包含转座子。

临床意义 减数分裂期间，发生了染色体内插入的染色体与其同源染色体进行配对时，通常会形成配对环，可能生成带有部分缺失和重复的不等位重组产物。理论上不平衡核型的形成风险约 50%，但根据片段的大小以及所包含基因的数量，生育畸形胎儿的风险不同。

无论是哪种插入形式，均可能在不同程度上破坏 DNA 链原本正常的结构和功能，从而导致疾病的发生，具体疾病的临床表型及严重程度则取决于插入片段的大小、插入的位置及插入片段内或断裂处所涉及的基因数目及基因的致病性。

在染色体畸变插入类型中，一般非同源染色体正向或者反向插入，均是一条染色体发生两次断裂，其中一段插入另一条染色体之中，两条非同源染色体共发生 3 次断裂。如果夫妻某一方为非同源染色体正向插入，在减数分裂中将形成插入圈，经过奇数次互换和分离，可形成 12 种不同的配子，如与正常人结婚，则其后代有 1/12 是正常儿，1/12 为携带者，其余 10/12 为部分三体型或部分单体型患儿。如夫妻某一方为非同源染色体倒位插入，则在减数分裂过程中，可形成双着丝粒和无着丝粒片段的配子，常导致早期流产。

（邬玲仟 魏贤达）

cuìxìng wèidiǎn

脆性位点（fragile site） 染色体上可遗传的裂隙或不易着色的区域。易发生染色体断裂，主要见于细胞分裂中期 DNA 复制被抑制过程中出现在染色体上的间隙和断裂位点，断裂的发生频率因人而异。"脆性位点"于 1970 年被首次提出，用于描述 16 号染色体长臂上反复出现的染色体断裂，该断裂与触珠蛋白基因座相关，并以孟德尔遗传方式在一个大家族中流行。之后，在一些罕见家庭中也发现并分离出了其他的脆性位点，包括在少数 X 连锁智力障碍家庭中出现的 Xq28 脆性位点。

分类 根据脆性位点发生的频率分为常见脆性位点和罕见脆性位点。

常见脆性位点 对复制压力较敏感，常发生重排而导致疾病。脆性位点和染色体上特定的带相关，可以是正常变异，不出现临床表型。这类脆性位点以孟德尔共显性方式遗传，可产生缺失、多臂染色体〔一种具有多个染色体臂的特殊结构染色体，呈风车型或放射状星型，见于 ICF 综合征（免疫缺陷-着丝粒不稳定-面部异常综合征）〕和无着丝粒片段等染色体异常。常见的脆性位点是正常染色体区域，部分抑制 DNA 合成后，在分裂中期染色体上反复形成细胞遗传学定义的间隙和断裂。

罕见脆性位点 仅见于某些人群（不足 5%）的染色体中，并且以孟德尔方式遗传。罕见脆性位点中最典型的是 *FMR1* 基因，其为遗传性智力低下疾病的病因之一，因此该类疾病称为脆性 X 综合征，患者主要表现为中度至重度智力低下、大睾丸和明显的特殊面容，包括长脸、大耳和突出的下颌等。该病多由 *FMR1* 基因中 CGG 重复序列的不稳定扩增和异常甲基化引起，导致 *FMR1* 转录抑制和大脑中蛋白质水平降低。

临床意义 脆性位点是染色体不稳定和重排的热点，已在人类染色体中发现了 100 多个脆性位点。对脆性位点的认识对人类遗传性研究产生了重大的影响，最主要的是鉴定脆性 X 综合征和三核苷酸重复扩增作为人类遗传病的突变机制。常见脆性位点可存在于所有个体中，对了解 DNA 复制压力对 DNA 损伤和肿瘤细胞基因组不稳定性的影响起重要作用。

（邬玲仟 魏贤达）

duànliè rèdiǎn

断裂热点（break hotspot） 基因组分散的碱基区域中，断裂重组率显著增加的位点。减数分裂过程中重组容易发生在断裂热点，DNA 断裂和重组以重组基因的位点。第一个断裂热点最早在 1982 年被提出。2005 年，通过人群中的连锁不平衡模式推断重组事件，创建了第一个全基因组范围的断裂重组热点图，通过该方法找到了超过 30 000 个断裂重组热点。

PRDM9 蛋白可以靶向人类和小鼠基因组中减数分裂产生的双链断裂（DSB），PRDM9 通过与特定 DNA 序列结合将 DSB 引导至特定热点，随后将组蛋白 H3 的第 4 位赖氨酸三甲基化。DNA DSB 形成被招募到热点位置以启动重组。

形成精子和卵子细胞中的基因组断裂重组可以确保传递给每个精子和卵子的基因组是独一无二的。然而，断裂重组异常导致的染色体结构畸变（缺失、重复、插入等）也是复发性流产、不育症、先天性缺陷以及智力低下的主要原因。

多种已知微缺失/微重复综合征是由于非等位同源重组介导的再发性断裂重组导致，如 16p11.2 重复综合征、16p11.2 缺失综合征、17p12 重复导致的腓骨肌萎缩症 1A 型与 17p12 缺失导致的遗传性压迫易感性神经病。这些疾病的临床表现有智力低下、生长发育迟缓、异常面容、多发器官畸形以及精神、行为异常等。在男性生殖细胞减数分裂的断裂重组事件中，缺失的发生是重复的两倍，Y 染色体上 AZF 区域的缺失是导致男性不育的主要原因。AZF 位点缺失型与重复型的比例相较于常染色体更高，这与非等位同源重组机制本身相关，因为男性仅有一条 Y 染色体，所以染色体单体内的非等位同源重组仅能产生缺失型。

（邬玲仟　魏贤达）

huánzhuàng rǎnsètǐ

环状染色体（ring chromosome）

染色体经过两次断裂，带有着丝粒的断端相互融合形成的环状结构（见染色体结构畸变图 5）。1926 年由美国遗传学家莉莲·沃恩·摩尔根（Lilian Vaughan Mor-gan）首次发现。环状染色体非常少见，人类的每条染色体都曾发现过相应的环状染色体。环状染色体的形成都伴随着无着丝粒片段的丢失，但极少数情况下，也发现过一条染色体的端粒末端融合，并无遗传物质的丢失。

理论上，带有着丝粒的环状染色体能够在有丝分裂过程中稳定遗传，但部分环状染色体在有丝分裂后期姐妹染色单体分离时发生紊乱，原因可能是染色体融合后环出现断裂，进而产生更多或大或小的环状结构。由于环状染色体有丝分裂的不稳定性，环状染色体只能在一部分细胞中被发现。

人类环状染色体细胞遗传学命名用小写字母 r 表示，如 5 号环状染色体有丝分裂中期 G 显带核型为 46, XY, r（5）（p14; q35）。

自发的环状染色体形成可导致人类遗传病，如 20 号环状染色体综合征，由一条 20 号染色体形成环状，与癫痫发作相关；14 号环状染色体和 13 号环状染色体综合征与智力发育异常和特殊面容相关；15 号环状染色体与智力发育异常、侏儒症和小头畸形有关；X 染色体成环可导致特纳综合征。患者症状与丢失染色体片段上的基因有关，而非环状结构本身。

（邬玲仟　魏贤达）

shuāngzhuósīlì rǎnsètǐ

双着丝粒染色体（dicentric chromosome）　具有两个着丝粒的染色体。两条染色体同时发生一次断裂后，两个具有着丝粒片段的断端重接而形成。因剩下的两条染色体的余下片段不含有着丝粒，常在细胞分裂过程中发生丢失，使其中某个或某些基因剩余计量不足以维持生物体正常的功能，从而导致疾病。

6 号染色体的 q22 和 11 号染色体的 p15 分别发生了末端缺失，两个具有着丝粒的染色体片段的断端相互连接，衍生出一条双着丝粒染色体（图 1）。该双着丝粒染色体的简式为：46, XX, dic（6; 11）（q22; p15）；详式为：46, XX, dic（6; 11）（6pter → 6q22 ∷ 11p15→11qter）。

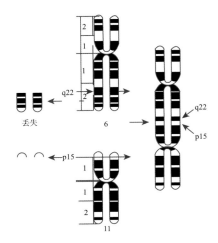

图 1　双着丝粒染色体

着丝粒在细胞分裂过程中形成动粒和附着微管，牵动染色体在细胞分裂后向两极运动。染色体间的重排会导致两条不同的染色体发生融合，产生双着丝粒染色体。双着丝粒染色体不稳定，如果两个着丝粒在细胞分裂时被纺锤丝拉向相反的两极，则形成染色体桥，发生染色体断裂或者阻碍两个子细胞分裂而形成四倍体。双着丝粒染色体可在大部分人中存在，通常在减数分裂和有丝分裂中被成功分离。其稳定性是由于双着丝粒之一的失活，产生了功能性的单着丝粒染色体，可在细胞分裂中正常分离，但着丝粒失活的分子机制尚不清楚。

许多双着丝粒染色体与特纳综合征和唐氏综合征等出生缺陷

以及生殖异常疾病相关。尽管双着丝粒染色体可发生在任何两条染色体之间，但在人群中某些类型更为常见，如罗伯逊易位导致的双着丝粒染色体和 X 等臂染色体。罗伯逊易位涉及近十个近端着丝粒染色体中的任意两条（13、14、15、21 和 22 号），其中 rob（13；14）和 rob（14；21）约占罗伯逊易位导致的双着丝粒染色体的 85%。研究患者来源的罗伯逊易位双着丝粒发现，14 号染色体的着丝粒最活跃，而 15 号染色体的着丝粒更可能失活，意味着一些着丝粒"更强"或不易于失活。

（邬玲仟　魏贤达）

děngbì rǎnsètǐ

等臂染色体（isochromosome）

染色体的两臂在基因的种类、数量和排列方面均对称的染色体。在细胞学上用 i 表示，如 i（13q）表示 13 号染色体长臂的等臂染色体。

等臂染色体的产生一般是因第二次减数分裂时，连接两条姐妹染色单体的着丝粒未发生正常的纵裂，而是发生了异常的横裂，

则长臂和短臂各自形成一条染色单体，再复制后，即形成了一条具有两个长臂的等臂染色体和一条具有两个短臂的等臂染色体。导致染色体一条臂上遗传物质的重复，而另一条臂上遗传物质的丢失（图1）。

形成等臂染色体的机制尚不清楚，但多认为是 U 形链交换和着丝粒错误分裂所致。U 形链交换发生在任一细胞分裂过程的后期，此时姐妹染色单体断裂并融合，形成 U 形结构，参与其中的染色单体各有一个着丝粒，复制后形成等臂染色体。着丝粒错位是等臂染色体形成过程中较少见的机制，指在染色体单体分离的中期，着丝粒横向分裂形成等臂染色体。

X 染色体的等臂染色体最常见，等臂染色体的形成也常见于近端着丝粒染色体 13、14、15、21 和 22 号。虽然等臂染色体不常见，但其导致的后果却是致命的。X 染色体的等臂染色体可导致特纳综合征；Y 染色体的等臂染色体可与不同程度的不育症相关；21 号染色体的等臂染色体也是形成唐氏综合征的另一个重要原因。等臂染色体也常见于各种类型的恶性肿瘤中。

等臂染色体通过常规的核型分析技术较难分辨检出，常使用的分析技术有荧光原位杂交（FISH）、染色体微阵列分析、多重连接依赖性探针扩增和实时荧光定量 PCR 技术

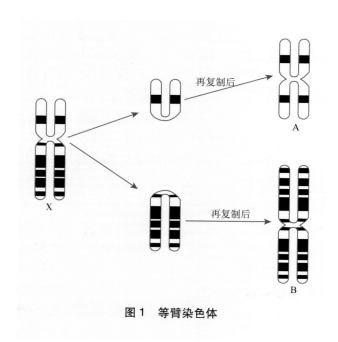

图1　等臂染色体

等。其中 FISH 在检测等臂染色体方面更加可靠和准确。

（邬玲仟　魏贤达）

rǎnsètǐ fēnxī jìshù

染色体分析技术（chromosome analyzing technology）

细胞遗传学中研究物种演化、分类以及染色体结构、形态与功能之间关系的基本方法。

分类　常用分析技术包括染色体显带、荧光原位杂交、染色体微阵列分析以及高通量测序等。

染色体显带　染色体经过变性和/或酶消化等处理后，用染料染色呈现出一系列深浅交替的带型，可以区分不同的染色体。染色体特定的带型发生变化，则表明该染色体的结构发生了改变。一般染色体显带技术有 G 显带、Q 显带和 R 显带等。G 显带染色体核型分析技术仍然是细胞遗传学诊断的金标准，但细胞培养耗时长、分辨率低并耗费人力。

荧光原位杂交　将细胞遗传学和分子遗传学技术相结合的一种新的诊断手段，通过荧光染料标记的已知 DNA 序列作为探针与染色体 DNA 进行分子杂交，即可以发现探针的同源序列在染色体上的位置，该技术用于染色体的定位，具有快速、特异性高的特点，但还不能做到对全染色体的全局分析。

染色体微阵列分析　又称分子核型分析，能在全基因组水平检测染色体不平衡的拷贝数变异，比传统的染色体核型分析分辨率更高，能检测出常规染色体检查不能检出的染色体微缺失和微重复综合征。根据芯片设计与检测原理的不同，分为两大类：基于微阵列的比较基因组杂交技术和单核苷酸多态性微阵列技术。

高通量测序　又称下一代测

序（NGS），能一次同时对几十万到几百万条 DNA 分子进行序列测定。基于 NGS 技术的染色体异常检测，全面覆盖 23 对染色体非整倍性异常以及 0.1Mb 以上的染色体缺失或重复突变，同时可以检测低至 5% 的嵌合体。NGS 相对于核型分析、染色体微阵列分析具有更高的分辨率、检测率，适用于流产组织、外周血、羊水和脐带血等多种样本。

应用　主要用于辅助产前诊断或自然流产、不孕不育、儿童发育异常等原因的排查。染色体核型分析、高通量测序和染色体基因芯片都是检测染色体异常的有效手段。染色体核型分析检测精度较低，但可以检测染色体的易位和倒位，与高通量测序技术联合应用在产前出生缺陷预防和疾病预测上有着相互补充的作用，具有较好的临床应用价值。

（邹玲仟　魏贤达）

rǎnsètǐ xiǎndài

染色体显带（chromosome banding）

借助一定的处理方法，使染色体的不同部位显示出不同宽窄和颜色深浅带纹的技术。这些带纹具有物种及染色体的特异性，可以帮助鉴别细胞内的各条染色体和结构畸变。

分类　染色方法和处理的不同显示的带型也不同，常见的有 G 带、Q 带、G-11 带、R 带、C 带、N 带和 T 带。

G 带　又称 G 显带，是最常用的显带方法。染色体经过胰蛋白酶处理后，使用一种能结合 DNA 的吉姆萨染色，使染色体呈深浅不同的带型。按照 1971 年巴黎会议的规定，一个中期染色体以着丝粒和两臂上所显出的某些显著的带作为界标，划分为两臂和两臂上的若干个区。首先，以着丝粒把染色体分为短臂（p）和长臂（q），然后根据某一臂上较显著的带，把该臂划分为若干区，并从邻近着丝点到臂端依次编号为 1 区、2 区、3 区等。用作界标的带就构成该区的 1 号带（模式图上界标指针仅表示被指的带是该区 1 号带，并不是上下两区的分界线）。

巴黎会议规定，两臂上染色深者称为深带，染色浅或未染色者称为浅带。同一区内除 1 号带规定是界标外，其他各带不分深带或浅带均由近及远，依次编为该区 2 号、3 号、4 号带等，按此规定，在记述染色体的每一个带时应包括染色体号、臂号、区号和带号。例如：1 号染色体短臂 2 区的 3 号带，按巴黎会议符号应记述为 1p23。

在描述每一条染色体上的带时使用臂的近侧段、中段、远侧段等名称。所谓远、中、近是指距离着丝粒的远近。为了避免将深带和浅带相混淆，一般用"浓"和"淡"来表示深带染色的程度。

Q 带　又称 Q 显带，是喹吖因荧光染色技术，显示中期染色体经氮芥因喹吖因染色以后，在紫外线照射下所呈现的亮带和暗带，一般富含 AT 碱基的 DNA 区段表现为亮带，富含 GC 碱基的区带表现为暗带。和 G 带带型一致。

G-11 带　又称 G-11 显带，是特异性显示 9 号染色体次缢痕的显带方法，一般用于 9 号染色体次缢痕多态分析、家系调查、亲子鉴定等研究以及 9 号染色体倒位的细胞遗传学分析。经 G-11 显带后 9 号长臂次缢痕显紫色。

R 带　又称 R 显带。与 G 带相反，染色体经过热盐处理，使富含 AT 的 DNA 变性，用吉姆萨染色，则可显示与 G 带正好相反的带纹，即 G 带的深带变为浅带，浅带染成深带。当 G 带显示的染色体两臂末端为浅带时，如果两臂末端发生缺失等异常，一般难以发现和识别，而 R 带正好能将此处显示出易于识别的深带。所以，R 带技术有利于检测染色体的末端缺失、重排等。

C 带　又称 C 显带，是最简单的显带技术。于 1971 年由弗朗西斯·阿里吉（Frances E. Arrighi）和美籍华裔细胞生物学家徐道觉（Tao Chiuh Hsu）发明。方法起源于原位杂交，他们发现用碱处理载玻片上的染色体使 DNA 变性之后，再在 SSC 缓冲液中 65℃ 时使其复性，在受控制的条件下经吉姆萨染色可显示出在染色体的一定部位为深染。70 年代用原位杂交的方法证明深染的区域（C 带区）是结构异染色质的区域，即 DNA 高度重复序列的区域。但更为普遍的看法认为氢氧化钡或其他碱性物质的处理是优先提取了非 C 带区的 DNA，SSC 的处理有助于带型的清晰。C 带显示的是紧邻着丝粒的异染色质区。在人染色体 C 带标本中深染的有：绝大多数染色体的着丝粒区；第 1、9 和 16 号染色体的次缢痕；Y 染色体长臂的远侧端。

N 带　又称 Ag-As 染色法，利用硝酸银将具有转录活性的核仁组织区特异性染成黑色，从而显示中期染色体上的核仁组织区。人类近端着丝粒染色体（即 13、14、15、21 和 22 号）的次缢痕处与核仁形成有关，故称核仁组织区，是中期染色体的明显结构之一。应用 DNA-RNA 分子杂交技术，证明人类的 18S 和 28S 核糖体 RNA（rRNA 编码结构）的基因（rDNA）位于该区。有多种技术可以显示中期染色体上的核仁组织者区，其中最简单、准确的方法是银染法，即利用硝酸银将具有转录活性的核仁组织者区（rRNA 基因）染成黑色，将这种银染阳性的核仁组织区称为 Ag-NOR，它们是具有转录活性的 18S rRNA 基因和 28S rRNA 基因所在的部位。由于具有转录活性的 rRNA 基因（rDNA）往往伴有丰富的酸性蛋白质，则该类蛋白质含有疏基（—SH）和二硫键（—S—S—），可以使 $AgNO_3$ 中的 Ag^+ 还原成 Ag 颗粒，因此有转录活性的核仁组织者区常被镀上银颗粒而呈现黑色，没有转录活性的 NOR 则不着色。故其着色程度与细胞中 rRNA 基因的转录活性相一致。在同一物种，Ag-NOR 的数目及其在染色体上的位置相对恒定，如果发生改变就意味着 rRNA 基因的活性发生了变化，故该技术是探讨 rRNA 基因功能的方法之一。

此外，近端着丝粒染色体的随体间易发生联合，这种联合可能是造成近端着丝粒染色体不分离、断裂和易位的原因。利用银染技术可在发生联合的染色体间清楚地看到有银染物质相连。因此，银染近端着丝粒染色体联合（Ag-AA）可作为准确地判断人体细胞是否存在近端着丝粒染色体随体联合的客观标准。另外，也将 Ag-AA 看作反映 rRNA 基因活性的一个指标。N 显带后 13、14、15、21 和 22 号染色体的随体和随体柄为黑色。

T 带　又称 T 显带、末端带，专门针对染色体端粒，可用于分析染色体端粒有无缺失、易位等畸变。端粒的功能包括确保染色体末端的正常复制；防止断裂的 DNA 与染色体末端的重组。它亦是哺乳动物生殖细胞减数分裂第

一次分裂时同源染色体配对的起始部位。每次细胞分裂，染色体丢失其末端的约 100 个核苷酸，变短的端粒可作为细胞有丝分裂的时钟。丢失的端粒序列可经端粒酶的作用逐个加回。T 带技术专门显示染色体端粒，用于分析染色体端粒有无缺失、易位等畸变。T 带是 R 带的亚类，是 R 带的最深染部分，必须用特殊的高热处理染色体，然后用吉姆萨或与荧光联合染色。显带后 1、4、11 和 19 号染色体短臂的末端显出绿色 T 带，以 8、9、10 和 17 号染色体长臂的端带最为鲜明，5、12、14、16、20、21 和 22 号染色体末端也稍显绿色，3、6、18、X 和 Y 染色体不显端带。如果热处理持续 15~25 分钟，11 号染色体长臂近侧段和 19 号染色体短臂近侧段，以及 22 号染色体长臂近侧段均显示典型的中间绿带，此法特别用于识别 22 号染色体的长臂。热处理 30 分钟或更长时间，就会出现 R 带型。

应用　同源染色体的带型基本相同，不同对的染色体的带型各不相同，为识别每条染色体提供了分析基础，通过染色体显带核型分析可准确地识别每条染色体以及其所发生的各种变异。染色体的各种显带技术联合起来，能较全面地反映染色体各个节段的结构和畸变。在实际工作中，应联合采用几种显带技术，以便查明染色体变化的全貌。

人类中期染色体的带纹数较少，一套单倍体染色体带纹数仅有 320 条带。20 世纪 70 年代后期，由于技术的改进，可以从早中期、前中期、晚前期细胞得到更长、带纹更丰富的染色体。一套单倍体染色体即可显示 550~850 条或更多的带纹，即在中期

染色体原有的带纹上分出更多更细的带称为亚带，这种染色体称为高分辨显带染色体。

（邬玲仟　魏贤达）

jiěmèi rǎnsèdāntǐ hùhuànfǎ
姐妹染色单体互换法（sister chromatid exchange）

染色体复制过程中，同一条染色体的两条姐妹染色单体在相同位置上发生片段交换（同源片段交换）的技术。交换主要发生在 DNA 的合成期，可能与 DNA 双链的断裂和复制有关。因此交换的发生频率可以反映细胞在复制期间的受损程度。如果交换发生频率高，表明染色体受到的外界影响程度高。

研究历史　1957 年，美国生物学家赫伯特·泰勒（J Herbert Taylor）采用放射自显影方法研究植物细胞的 DNA 复制，观察在培养液中加入胸腺嘧啶核苷（TdR）培养较长时间的细胞，发现其姐妹染色单体一条被标记，一条不被标记，同时发现不被标记的那条单体的某些部位有标记颗粒，而另一条单体的相应部位反而没有标记颗粒，说明姐妹染色单体之间可能有某种物质交换。由于放射线波长的原因，那时所标记的位置往往不准确，难于作定量分析。随着 DNA 双螺旋结构、基因突变的分子机制和碱基类似物的陆续发现，70 年代初，美国学者拉特（Latt）发现 5-溴脱氧脲嘧啶核苷（BrdU）是 DNA 结构中 TdR 的类似物，它能在 DNA 合成中替代 TdR，进入 DNA 结构，从而降低染色体对荧光染料的亲和性和对吉姆萨染料的着色性。只要培养液中加入足够的 BrdU，并保证有两个细胞周期时间的培养，标本制备之后用荧光染料或吉姆萨染料染色就可以观察到一条单体色深、一条单体色浅，或一条

单体亮、一条单体暗的染色体，从而可以准确地分辨姐妹染色单体之间在某些位置上发生的交换。

原理 为 DNA 的半保留复制。当外界存在 BrdU 时，BrdU 会替代胸腺嘧啶参与复制，经过一轮细胞复制，每条姐妹染色单体的 DNA 双链中有一条链的胸腺嘧啶会由 BrdU 替代。经过第二轮细胞复制，姐妹染色单体其中一条单体的 DNA 双链中，依然只有一条链的胸腺嘧啶会由 BrdU 替代，而另一个单体中的 DNA 双链的胸腺嘧啶全部会由 BrdU 替代。这样两条不同的姐妹染色单体经过分化染色处理，全部 BrdU 替代的单体染色较浅，部分 BrdU 替代的单体染色较深。

方法 主要有 5 种：①紫外线染色照射加吉姆萨法。②磷酸盐缓冲液热处理法。③5N 盐酸提取法。④荧光染料加吉姆萨法。⑤碱性吉姆萨法。其中，第一种和第四种对小染色体的显示较为清晰，色差大，易于检出姐妹染色单体互换。

优势 该法是检测染色体不稳定性和 DNA 损伤较敏感的方法，只要具备 BrdU 药物就可以应用这项技术。

局限性 ①姐妹染色单体互换法对多数化学因素较敏感，但在检测 X 线之类诱变因素时灵敏度降低。②姐妹染色单体互换频率受影响因素较多，如遗传背景、生活习惯、生活环境、实验中培养液中所加血清的种类、培养液中 BrdU 的浓度、BrdU 加入的方式、培养的温度意见观察方法等。因此，采用此法时应与其他方法的结果综合分析。

应用 应用于环境致癌剂和诱变剂的检测、DNA 的损伤和修复、白血病等恶性肿瘤的研究。

研究证明，吸烟者的姐妹染色单体互换频率高于被动吸烟者和不吸烟者，而被动吸烟者和不吸烟者之间无显著差异。吸烟的种类、吸烟的方式、吸烟的时间以及吸烟与采血时间间隔不同，其姐妹染色单体互换频率都有改变。

药物方面研究较多的是细胞抑制剂。细胞抑制剂的应用使姐妹染色单体互换频率大大增高，包括丝裂霉素 C、多柔比星、甲氨蝶呤、阿糖胞苷及部分免疫抑制剂等。有的甚至增高 3～5 倍，其中某些药物之间还存在协同作用，提示这些药物的应用可能与诱导继发性肿瘤有关。因此，姐妹染色单体互换频率也是潜在的生物标志物。

（邹玲仟 魏贤达）

wēihé jiǎncèfǎ

微核检测法（micronucleus as-say）

在分裂的细胞中检测遗传毒性物质所致 DNA 损伤的标准化检测技术。其根据在细胞质内产生额外微小体的现象，来判断染色体或有丝分裂器的损伤，能同时检测染色体断裂、染色体丢失、分裂延迟、不分离、DNA 损伤修复障碍、*HPRT* 基因突变、细胞凋亡和细胞分裂不平衡等多种遗传损害。

研究历史 20 世纪 70 年代初，赫德尔（Heddle JA）和施密德（Schmid W）利用啮齿类骨髓细胞建立了微核测定法，他们将抗肿瘤药三亚胺嗪作用于中国金黄地鼠，观察骨髓与外周血细胞学的变化，提出用本来无核的外周血多色素性红细胞中微核发生率作为微核实验的基本指标。至 70 年代中期，该研究组的工作全面确定了微核检测的理论及应用基础。此后微核实验技术主要从三方面展开：①探究微核实验技

术，即研究材料、实验方法、给药方式、染毒途径、制片方法和染色方法等。②利用微核实验检测各种致突变物质。③通过微核实验预测疾病。

原理 微核，又称卫星核，因各种理化因子，如辐射、化学药剂对分裂细胞作用而产生。在细胞间期，微核呈圆形或椭圆形，游离于主核之外，大小为间期核的 $1/5～1/3$，可存在于各种动植物细胞中。微核的折光率及细胞化学反应性质和主核一样，也具合成 DNA 的能力。一般认为微核由有丝分裂后期丧失着丝粒的染色体断片产生。这些断片或染色体在分裂过程中行动滞后，在分裂末期不能进入主核，便形成了主核之外的核块。是真核类生物细胞中的一种异常结构，是染色体畸变在间期细胞中的一种表现形式。微核率与用药剂量或辐射积累效应呈正相关。

方法 种类很多，包括常规微核实验、细胞分裂阻滞微核分析法、荧光原位杂交实验、DNA 探针与抗着丝粒抗体染色等方法。①动物体内细胞微核：主要有骨髓多色素性红细胞微核实验；外周血淋巴细胞微核实验。常规的人类淋巴细胞微核实验有外周血培养法、明胶离心法和直接涂片法。②细胞培养微核实验。③蚕豆根尖微核实验：所用蚕豆为松滋青皮豆，通过浸种、催芽、染毒、恢复培养、固定和孚尔根染色等步骤后，进行镜检。

优势和局限性 微核检测法与姐妹染色单体互换法、染色体畸变分析法同为以染色体为指标的突变形成、癌形成、致畸效应（三致效应）检测方法。具有方法成熟、快速简便、易于掌握和操作、具备自动化分析系统等优势，

但微核判断标准的不同也会造成人为误差。

应用 可评价药物、放射线、有毒物质等对人体细胞或体外培养细胞遗传学损伤，在遗传毒理、医学、食品、药物和环境等诸多方面有广泛应用。①三致物质的筛选及环境监测：已知至少有30种化学物质是经胎盘转移的致癌剂，胚胎期间的染色体损伤可使出生后的子代对肿瘤和其他疾病的敏感性增强，肿瘤发生率增高，新生儿畸形增高，因此胚胎转移微核实验为评价化学物质能否通过胎盘屏障对胚胎造成遗传危害提供了一种短期、快速的测试方法。②辐射防护及其他职业防护：在辐射防护中应用最广的是人外周血淋巴细胞微核测试法，多数用来研究射线诱发微核数与辐射剂量的关系，以建立体外的生物剂量仪。③肿瘤研究：对于急性非淋巴细胞性白血病，骨髓成红细胞微核率水平有评价预后的价值。微核实验也可用于追踪观察食管癌患者在放疗前后微核率的动态变化，或监测尿生殖系肿瘤等。④药物毒理学研究：对某些药物特别是新研制药物的筛选、评价，亦可用于研究棉酚对人体外周血淋巴细胞的遗传效应等。

（邹玲仟　魏贤达）

yuánwèi zájiāo

原位杂交（in situ hybridization）

用标记的单链DNA或RNA探针显示出与其互补的核苷酸序列在组织或细胞中位置的方法。可对组织或细胞原位的待测核酸序列进行定性、定量及定位分析，具有很好的敏感性和特异性。

研究历史 原位杂交现主要指荧光原位杂交（FISH），是20世纪80年代在原有的放射性原位杂交技术的基础上发展起来的一种非放射性原位杂交技术，以荧光标记取代同位素标记而形成的一种新的原位杂交方法。传统的细胞遗传学同DNA分析技术结合开创了一门新的学科——分子细胞遗传学。在FISH技术问世之前，基于放射性核酸探针的原位杂交方法检测间期染色体和分裂期染色体上特定DNA和RNA序列的方法较为繁杂。1974年，伊万斯（Evans）第一次将染色体显带技术和原位杂交技术结合，提高了基因定位的准确性。1977年，拉德金（Rudkin）发明了用间接免疫荧光法检测目的DNA的非同位素原位杂交技术。1986年，克雷默（Cremer）与利尔（Lieher）分别证实了FISH技术应用于间期核检测染色体非整倍体的可行性，从而开创了间期细胞遗传学研究。

原理 基本原理是利用同源互补的原则，将待检染色体与用生物素、地高辛标记过的核酸探针特异性结合，形成可被检测的杂交双链。由于DNA分子在染色体上是沿着染色体纵轴呈线性排列，因而探针与染色体进行杂交后能够将特定的基因定位在染色体上，通过荧光显微镜可以对待测DNA进行定性、定位或相对定量分析。为了进一步提高原位杂交对核酸检测的灵敏度，原位聚合酶链反应（PCR）将PCR的高效扩增与原位杂交对细胞或组织的定位相结合。经过化学固定后的细胞或组织通透性增强，PCR所需的各种成分，如引物、DNA聚合酶、核苷酸等均可进入细胞或组织内，以检测的核酸序列为模板，在原位进行扩增。这样细胞或组织内单拷贝或低拷贝的特定核酸序列可以在原位呈指数级扩增，扩增的产物很容易被原位杂交技术检测。

FISH的基本原理仍是用已知荧光标记的单链核酸为探针，按照碱基互补原则，与待检样品中未知的单链核酸进行特异性结合，形成可被检测的杂交双链核酸，因而可用探针直接与染色体进行杂交，从而在染色体上对特定的基因进行定位。

方法步骤 经典的原位杂交过程包括载玻片处理、组织或细胞的固定、探针的制备、核酸原位杂交、洗涤以及检测。早期的原位杂交分析通过在核酸探针上标记放射性同位素进行检测。同位素对人体和环境危害较大，逐步被非同位素标记取代。FISH荧光标记探针对环境影响小、灵敏度高。此外，通过同时使用多种荧光探针可对不同核酸序列进行原位检测，被称为多色FISH。

FISH首先是将细胞破碎使染色体铺展，然后部分地使DNA变性而形成可与探针杂交的单链区域。在染色体与探针杂交并染色之后，根据探针标记的荧光物质的荧光颜色与背景的对比，识别染色体上的目标基因。也可以在基因探针上标记抗原或半抗原，杂交后使用荧光标记的抗体进行检测。

样品制备 将材料预处理后进行固定，并用酸或酶进行处理去除细胞壁，通过压片法等方法制备染色体标本，可以通过显微镜确定细胞所处的时期。

探针制备 设计一段与目的基因碱基互补配对的DNA片段或RNA片段，根据探针的来源可以分为互补DNA（cDNA）探针、基因组探针、寡核苷酸探针、RNA探针和肽核酸（PNA）探针，设计探针时需要注意探针的特异性。

探针标记 有两种标记方案：一是直接用偶联荧光分子的 dNTP 标记探针，杂交洗涤后即可直接在荧光显微镜下检测荧光信号，但不能将信号放大；二是采用偶联生物素或地高辛等分子的 dNTP 标记探针，杂交洗涤后用偶联有荧光分子的高度特异性和亲和力的抗生物素或抗地高辛抗体进行免疫荧光扩增，然后在荧光显微镜下观察分析，检测信号可以放大。

杂交 将探针加入杂交液中，探针经过 95℃ 变性，在冰水中复性后和染色体标本在 37℃ 杂交过夜。

洗脱 用洗脱液进行洗脱，得到杂交后的样品。

荧光显微镜检测 用荧光素标记探针可直接在荧光显微镜下检测荧光亮度；用生物素或地高辛等间接标记的探针需和偶联荧光素的相应抗体反应后再通过荧光显微镜检测。

结果分析 包括目的 DNA 的定位与定量分析。

注意事项 ①玻片准备时要注意玻片的干净和透明度。②杂交过程中要保持湿润。③杂交必须对玻片变性温度进行摸索。④中期染色体分裂相应分散良好，胞质应去除干净。⑤荧光素和甲酰胺应注意避光保存。⑥甲酰胺有神经性毒性，操作时应注意戴手套。⑦探针溶解应完全。⑧标记模板 DNA 应纯化，没有其他蛋白质及核酸的污染。

优势和局限性 ①直接标记的探针杂交后经过简单洗涤就可显示杂交信号，简单方便；而间接标记的探针杂交后需通过烦琐的检测步骤，但荧光信号不能放大。②间接标记的探针可进行多步骤信号放大，但检测步骤烦琐，

可引起较高背景。

对于多色 FISH，往往选择直接标记探针。

应用 广泛应用于基因定位、染色体结构分析、物种起源与进化关系研究、基因表达情况检测、物种鉴定、疾病与产前诊断、分子核型分析及光谱核型分析等。

遗传病诊断与产前诊断 FISH 不仅能适用于分裂中期的染色体，还适用于间期核及细胞周期的所有阶段。FISH 无需做细胞培养及显带分析，仅做细胞计数；而常规的细胞遗传学检查常受分裂相数量、质量和显带技术的影响。与历时 7~12 天的传统染色体显带分析相比较，FISH 可在 24 小时内完成。其探针的特异性体现在可以有针对性地检测小的单一序列、着丝粒特异序列和整条染色体，并用于验证核型分析的推断和进一步鉴定显带法未能确定的标记染色体；对嵌合型的诊断，FISH 比传统的显带法核型分析更可靠。FISH 信号灵敏度、特异度高，也用于对微阵列、高通量测序等分子遗传学染色体分析技术检测结果进行验证。

基因定位 直接检测 DNA 在染色体上的位置进行基因图谱绘制。由于原位杂交不受位点内变异和位点间拷贝数的影响，FISH 已成为重复序列和多基因家族作图的重要手段，它所确定的位置是基因在染色体上实际的物理位置。

病原微生物诊断 利用 FISH 直接检测临床标本，使用成套设计的针对铜绿假单胞菌、金黄色葡萄球菌、流感嗜血杆菌、洋葱假单胞菌等痰标本中常见菌的寡核苷酸探针，与传统培养法相比，可达 90% 的灵敏度和近 100% 的特异度。

肿瘤研究 FISH 可快速检测几乎任何类型组织细胞的染色体异常，可用于乳腺癌、膀胱癌、子宫颈癌、肺癌和淋巴瘤等的辅助诊断，主要集中在对肿瘤的早期诊断、个体化治疗和预后判断等方面。

（邹玲伃 魏贤达）

bǐjiào jīyīnzǔ zájiāo

比较基因组杂交（comparative genomic hybridization，CGH）

将消减杂交和荧光原位杂交（FISH）相结合，可在染色体整体或亚带水平对不同基因组 DNA 序列拷贝数的差异（缺失、扩增、复制）进行检测和定位的方法。又称 DNA 拷贝数核型技术。

研究历史 1992 年，CGH 技术首次被报道用于评估实体瘤与正常组织间染色体物质的差异性。安妮·卡利翁内米（Anne Kallioniemi）用一张中期染色体涂片，就能在全基因组范围内分析大的 DNA 拷贝数的不平衡改变。随后通过技术的更新发展，最终证实它是一种可靠实用的分子细胞遗传学检测技术，其分辨率也得到不断提高。20 世纪 90 年代，基于 DNA 微阵列的比较基因组杂交（aCGH）技术应运而生，CGH 技术的操作流程、资料库、影像分析软件已相当优化和自动化，为研究者提供了研究生物学状态或功能全面信息的方法。

原理 主要原理是以待检组织基因组 DNA 为检测样本，正常组织基因组 DNA 为参照样本，分别用两种不同颜色的荧光进行标记（通常选用红色和绿色），两种 DNA 经变性后按照 1∶1 混合，与探针进行竞争性杂交，杂交完成后利用荧光显微镜及计算机软件进行观察与分析，通过比较两种颜色荧光的荧光强度及比例来显

示基因组结构的差异。如果在某一特定区域待测样本 DNA 荧光信号过度表达，则参照样本 DNA 信号在相应区域内会呈现较低信号，表明与正常样本相比，待检组织基因组上该区域存在遗传物质的扩增；反之表明存在遗传物质的丢失；中和的颜色（如黄色荧光）表明两个样本在该区域无遗传物质的差异。

aCGH 的基本原理是在传统 CGH 的基础上，用芯片作为基质，将两种荧光染料（如 Cy5/Cy3）分别与等量的待测基因和参考基因组进行标记，经混合后进行竞争性杂交。通过激光共聚焦扫描仪对荧光信号进行扫描后，用专业的芯片荧光数据分析软件对数据进行分析和处理。比较各染色体沿长轴方向上两种荧光信号的相对强弱，即可判断出待测染色体拷贝数的变化。aCGH 的分辨率取决于芯片中探针在全基因组中的密度及其长度。

优势　CGH 与传统的染色体核型分析方法相比，具有高效、快速、分辨率高及覆盖范围广等优点，可以快速、高效地比较两个不同来源的基因组 DNA 样本，分析其是否具有不同的染色体或部分染色体重复或缺失。

局限性　①仅能检测非平衡型染色体异常，不适用于无拷贝数改变的染色体结构异常，如平衡易位、倒位等情况。②仅针对剂量进行分析，无法像染色体核型分析一样检出每个细胞的核型，也无法检出嵌合性异常。③通过检测荧光强度的比例来鉴别异常，而来自三倍体的双倍染料的荧光强度并不会在特定区域出现波动，检测结果将会被判读为正常，所以 CGH 也无法检出多倍体。

应用　主要用于检测拷贝数变异（CNV），CNV 可以反映患者与正常参考基因组之间 DNA 拷贝数的差异，包括缺失、重复和非整倍体等异常。一般人群中，表型正常个体的基因组中也存在着大量的 CNV。针对检出的 CNV，依据病例临床证据、数据库记录和文献报道等信息，按照标准化的解读指南和分析流程，将 CNV 分级为致病性、可能致病性、临床意义不明、可能良性和良性五类，并确定每个检出的 CNV 是否在报告中列出，如何进行解释说明，如何进行遗传咨询。对医技人员进行 aCGH 结果的数据分析和临床解读带来了挑战，也对临床和实验室之间的紧密合作提出新的要求。

遗传病诊断　常规细胞遗传学方法可检出染色体三体综合征、大片段染色体缺失、重复和倒位等。然而一些小于 5Mb 的微小 DNA 拷贝数的变化却不能检出。另外，一些综合征根据临床表现可以推测其染色体异常的位置，然后根据位置选择适当的探针，用 FISH 筛查显微镜下可见的不平衡改变。但许多病例仅依靠临床表现常不能确定其属于哪类异常综合征，而又高度怀疑其存在染色体不平衡。对于这些综合征，CGH 技术可以提供诊断手段。对传统细胞遗传学技术检测结果正常而表型异常的患儿，有必要利用高分辨率的 CGH 技术探寻先天性疾病的发病机制并为其研究提供依据。国际细胞基因组芯片标准协作组（ISCA Consortium）推荐将 CGH 作为对原因不明的发育迟缓、智力低下、多种体征畸形以及自闭症患者的首选临床一线检测方法。

产前诊断　21 世纪以前，染色体核型分析技术一直是标准的产前诊断方法。虽然核型分析可以准确鉴别非整倍体和大的染色体结构异常，但其分辨率低，并且在核型分析前必须进行 1~2 周的细胞培养，等待结果时间长。而 aCGH 能克服核型分析的缺点，具有分辨率高、不需要进行细胞培养、可以直接提取样品 DNA、对样本量的要求较低等优势。CGH 对非整倍体和不平衡性染色体重排的检出效率高于传统核型分析方法，并具有更高的分辨率和灵敏度，且还能发现额外的有临床意义的基因组 CNV，尤其是对于产前超声检查发现胎儿结构异常者，是最有效的遗传学诊断方法。

肿瘤研究　染色体异常与肿瘤的发生密切相关。经典的细胞遗传学分析方法-染色体核型分析技术在研究染色体异常方面起重要作用。aCGH 应用高密度的长寡核苷酸探针，对多种肿瘤相关染色体区域的 DNA 拷贝数变化具有较高的分辨率，可以检测到基因的微扩增和微缺失，为肿瘤发病机制的研究提供指导和依据。aCGH 在临床诊断中，可以进行自动化操作，具有高通量、简便、准确的特点。aCGH 能够发现同一肿瘤不同亚型之间的差别，可用于鉴别诊断和分型，进而提示预后，选择适当的治疗方案。运用 aCGH 可以对比良性肿瘤与恶性肿瘤之间、恶性肿瘤的前体细胞与恶性肿瘤的基因组之间的差异，对于筛选候选致瘤基因，揭示恶性肿瘤的发生和发展有重要作用。

（邬玲仟　魏贤达）

fēnzǐ yíchuánxué

分子遗传学（molecular genetics）　利用遗传学与分子生物学技术，在分子水平研究基因结构、复制、表达及其调控的遗传学分支学科。是在医学遗传学基础上发展起来的一门现代新兴学科，也是遗传学和医学领域最为活跃的学科之一。医学分子遗传学运用分子生物学技术，从 DNA、RNA 及蛋白质水平研究遗传病或疾病的遗传因素，揭示基因突变与疾病发生的关系，建立在分子水平对疾病进行诊断的基因诊断方法，进一步实现对遗传病的基因治疗，从而达到防治遗传病的目的。

简史　在遗传学创立之后的近半个世纪中，虽然遗传学家已经摸清了基因的传递规律，但对基因到底是什么却迷惑不解。1944 年，美国细菌学家奥斯瓦尔德·西奥多·埃弗里（Oswald Theodore Avery）证明，在肺炎球菌转化过程中起关键作用的物质是脱氧核糖核酸（DNA），由此确定 DNA 是遗传物质。1953 年，英国生物学家弗朗西斯·克里克（Francis Crick）和美国生物学家詹姆斯·沃森（James Watson）根据埃尔温·查加夫（Erwin Chargaff）对 DNA 化学成分的测定结果和莫里斯·休·弗雷德里克·威尔金斯（Maurice Hugh Frederick Wilkins）对 DNA 结晶的 X 线衍射分析结果，提出了 DNA 双螺旋结构模型。DNA 双螺旋结构模型的提出标志着分子遗传学的诞生，其发展分为以下三阶段。

第一阶段　20 世纪 50~60 年代中期。该阶段的主要成就是以大肠埃希菌和噬菌体为研究材料，基本阐明了基因的复制、表达和原核生物基因调控等最基本的遗传学问题。代表性工作有：美国遗传学家与分子生物学家马修·斯坦利·梅塞尔森（Matthew Stanley Meselson）和富兰克林·斯塔尔（Franklin Stahl）用密度梯度离心技术证明了 DNA 是半保留复制；法国生物学家弗朗索瓦·雅各布（Francois Jacob）和雅克·莫诺（Jacques Monod）发现了信使 RNA；二人提出了大肠埃希菌乳糖代谢的操纵子模型；南非生物学家悉尼·布伦纳（Sydney Brenner），英国生物学家克里克和美国遗传学马歇尔·沃伦·尼伦伯格（Marshall Warren Nirenberg）等破译了遗传密码。

第二阶段　20 世纪 60 年代后期到 80 年代后期。该阶段最辉煌的成就是重组 DNA 技术的创立。1970 年，美国微生物学家汉密尔顿·史密斯（Hamilton Smith）发现并鉴定了第一个限制性核酸内切酶（*Hind* III）。内切酶的发现为拼接 DNA 提供了工具，为重组 DNA 技术奠定了基础。美国生物化学家保罗·伯格（Paul Berg）构建了第一个重组 DNA 分子。之后，除重组 DNA 技术得到完善之外，其他技术也不断涌现。英国分子生物学家埃德温·迈勒·萨瑟恩（Edwin Mellor Southern）发明了用于转移 DNA 的印迹法使分子杂交技术变得简便易行。英国生物化学家弗雷德里克·桑格（Frederick Sanger）和美国生物化学家沃尔特·吉尔伯特（Walter Gilbert）分别创建 DNA 序列快速测定法，大大加快了对基因结构的认识。马尼亚蒂斯（Maniatis T）发展了真核生物基因文库构建和从中分离基因的技术，为探索复杂的真核生物基因组开辟了道路。1978 年，美籍华裔学者简悦威（Yuet Wai Kan）用限制性片段长度多态性（RFLP）连锁分析首先对镰状细胞贫血进行了产前基因诊断，开辟了基因诊断新领域。1985 年，美国生物化学家卡里·穆利斯（Kary Mullis）提出了聚合酶链反应（PCR）体外扩增 DNA 片段，使快速分析 DNA 结构和功能成为可能。同时，转基因动物技术的建立和发展，为分析基因功能提供了新策略。

第三阶段　20 世纪 90 年代至今。该阶段的标志是人类基因组计划（HGP）的实施。HGP 于 1984 年由美国科学家率先提出，1990 年正式启动，美国、英国、日本、法国、德国、加拿大和中国等国的研究机构参与其中，在 2003 年正式宣布完成，公布了人类基因组序列草图。但由于技术的限制，草图中尚留下大约 8% 的间隙。2022 年 3 月 31 日，国际科学团队端粒到端粒联盟（T2T）发表了第一个完整无间隙的人类基因组序列，标志着人类基因组测序 100% 完成。人类基因组计划已经并将继续改变和发展生物学和医学学科等相关学科。

研究内容　包括以下几方面。

发现疾病致病基因（基因克隆）　发现致病基因是揭示疾病发生分子机制的突破口，是进行遗传病基因诊断和基因治疗的前提。致病基因克隆策略可以分为不依赖染色体定位与依赖染色体定位两大类，即功能克隆和定位克隆。

功能克隆　利用基因的功能信息来分离鉴定疾病基因的方法。功能克隆是从异常表型入手，找到导致这种异常表型的代谢缺陷或者异常蛋白质等，然后利用蛋白质信息设计探针或抗体，通过文库筛选获得基因序列。用功能克隆法鉴定的单基因遗传病基因包括血红蛋白病的血红蛋白基因、血友病 A 的凝血因子Ⅷ基因、苯丙酮尿症的苯丙氨酸羟化酶基因等。

定位克隆 利用致病基因在染色体上的位置信息分离疾病基因，该方法是伴随 HGP 而发展起来的分离疾病基因的新策略，是常用的致病基因分离方法。实际工作中，经常是将位置信息和功能信息联合应用，称为定位候选克隆。该方法首先进行致病基因的染色体定位，然后寻找相应染色体位置上的大片段基因组克隆，在其中分析可能存在的功能基因，并在患者中进行候选基因的突变分析，最后再对确定的候选基因进行功能研究。随着人类基因组研究的进展，多态遗传标志的覆盖越来越密集，第三代多态遗传标志单核苷酸多态性（SNP）的平均密度可达 1000bp 就有一个，为遗传病致病基因的克隆提供了极大的方便。因此，基因的定位成为致病基因克隆的关键，在缺乏任何遗传病相关 DNA 序列信息的情况下，应用最多的定位方法是连锁分析。

基因定位的连锁分析是通过检测遗传性状（致病基因位点）在家系传递过程中与多态位标发生重组的频率来确定该基因与位标之间的距离。一般所指的连锁分析为对数优势比（LOD），这是根据最大似然性理论计算出以某一重组值连锁的可能性与不连锁可能性比值的对数值，LOD 得分>1 支持连锁，LOD 得分>3 肯定连锁。采用定位克隆策略成功分离的单基因遗传病基因包括囊性纤维化的 *CFTR* 基因、亨廷顿病的 *HTT* 基因、假性肥大性肌营养不良的 *DMD* 基因、成人多囊肾的 *PKD1* 基因、马方（Marfan）综合征的 *FBN1* 基因、视网膜母细胞瘤的 *RB1* 基因以及家族性乳腺癌的 *BRCA1* 和 *BRCA2* 基因等。

下一代测序 以全外显子组测序为代表的大规模平行测序技术在致病基因的发现中有重要作用，逐步取代了传统的定位克隆和定位候选克隆策略。外显子组，即一个个体的基因组 DNA 上所有氨基酸编码序列（即外显子）的总和。人类外显子组序列仅占人类整个基因组序列的 1%，约 30Mb，包括 18 万个左右的外显子，估计 85% 的人类致病突变都位于这 1% 的蛋白质编码序列上。因此，对各种疾病患者的全外显子组进行测序分析，所针对的是与疾病最相关的"编码序列"即外显子组，捕捉的是疾病的大部分致病突变信息。

随着 HGP 和国际人类基因组单体型图计划的完成以及高通量生物芯片技术的成功研发，可采用关联分析的方法即全基因组关联分析（GWAS）来筛选复杂疾病易感基因。GWAS 通过对大规模的群体（病例/对照）DNA 样本进行包括 SNP、拷贝数变异在内的全基因组高密度遗传标记并分型，来寻找与复杂疾病相关的遗传因素。自 2005 年以来，利用 GWAS 对多种常见疾病进行了研究，发现和重复验证了近 2000 个 SNP 或位点，其中包括以前未检测到的而与疾病密切相关的基因及部分未知基因。

基因诊断 利用 DNA 分析技术在分子水平对基因进行检测而到达诊断疾病的目的，是一种新的临床诊断方法。基因诊断可越过基因产物而直接分析缺陷基因，因而可以在症状出现前就诊断个体是否患有某种疾病或携带某种疾病基因，同时由于机体的全部体细胞带有相同基因，可以克服其他诊断方法中需要获得受累组织的局限，而通过易于取得的材料（如外周血）做出诊断。基因诊断可以分为直接诊断和间接诊断。

直接诊断 通过检测导致疾病的基因突变而达到诊断疾病的目的，需要根据基因突变类型不同采用相应的基因突变检测方法。对于点突变或小片段的插入、缺失突变，常用的基因突变检测方法包括等位基因特异性寡核苷酸探针杂交、变性高效液相色谱、高分辨熔解曲线分析技术和桑格（Sanger）测序法。对于大片段缺失、重复和插入突变的检测常用的检测方法包括 DNA 印迹法、缺口 PCR 和多重连接依赖性探针扩增等检测技术。

间接诊断 采用连锁分析方法，通过分析致病基因内或与致病基因紧密连锁的多态位点来跟踪致病基因的传递情况。进行间接诊断需具备以下 3 个条件：①致病基因位置已知。②具备家系资料及家族成员的 DNA 样本供分析，只分析患者不能做出诊断。③所选择的多态位点必须具有较好的多态性，即关键成员应为杂合子个体，否则无法跟踪致病基因的传递。间接诊断主要用于：致病基因已知，但基因大且突变位点多的疾病；致病基因位点已知但致病基因尚未得到分离鉴定。

基因治疗 运用重组 DNA 技术，将具有正常基因及其表达所需要的序列导入有缺陷基因患者的细胞中去，以纠正致病基因的缺陷而达到治疗疾病的目的。纠正的途径既可以是原位修复有缺陷的基因，也可以是将有功能的正常基因转入细胞基因组的某一部位，以替代缺陷基因来发挥作用。随着基因编辑技术的发展和完善，必将加快基因治疗的研究进程。

研究方法 限制酶、DNA 聚

合酶等是常用的研究工具，DNA抽提、分离、纯化、扩增和克隆等是分子遗传学的基本研究方法。DNA序列分析、分子杂交和DNA重组（包括致突变技术）是核心的研究技术。

与相关学科的关系　分子遗传学从微生物遗传学发展而来，虽然已逐渐转向真核生物方面，但以原核生物为材料的分子遗传学研究还占很大比重。此外，由于微生物便于培养，所以在分子遗传学和重组DNA技术中其研究仍将占有重要位置。分子遗传学方法已成为许多遗传学分支学科的重要研究方法，基因诊断是临床遗传学的重要支撑；分子遗传学技术应用于染色体分析大大提高了染色体微小变异的检出效率，促进了细胞遗传学的发展。

应用和有待解决的重要课题　分子遗传学为遗传病致病机制的解释、诊断和预防奠定了基础。随着人类基因组计划的完成，越来越多的遗传病致病基因被定位和克隆。但很多基因的功能及其导致遗传病的分子机制并不清晰，将成为未来研究工作的重点。

（龚瑶琴　蒋百春）

jīyīn

基因（gene）　遗传信息的基本单位。是一段脱氧核糖核酸（DNA）序列，编码一个有功能的多肽或RNA链，基因中储存着构建一个生物体细胞的遗传信息，并且在物种世代间传递。一个生物体包含很多具有不同生物学功能的基因，如头发的颜色、血型等。基因在染色体上的位置称位点。一条染色体由一条长链DNA分子组成，成千上万的基因位于其上。一个生物体/细胞的全部遗传信息称为一个基因组，它们被组装成染色体组。

基因概念的演变　基因的概念随着人们认识的进步，几经沿革。①19世纪60年代到20世纪初：基因是最小的不可分割的遗传单位。②20世纪10年代：基因是一个特定的位点。③20世纪40年代：基因是遗传的功能单位，它能产生特定的表型效应；基因又是一个独立的结构单位。在同源染色体之间可以发生基因的互换，但交换只能发生在基因之间而不是发生在基因之内；基因可以发生突变，由一个等位形式变为另一等位形式，因而基因又是突变单位。④20世纪50年代：基因的化学本质和分子结构的确定。"一个基因一个酶"学说，证明基因通过它所控制的酶决定着代谢中生化反应步骤，进而决定生物性状；"一个基因一条多肽链"假设；DNA双螺旋结构模型进一步说明基因成分就是DNA，它控制着蛋白质合成。研究证明，基因就是DNA分子的一个区段。每个基因由成百上千个脱氧核苷酸组成，一个DNA分子可以包含几个乃至几千个基因。⑤20世纪60年代：提出"中心法则"，基因中信息怎样传递到蛋白质。基因的复制、转录、翻译和调控。⑥20世纪70~80年代：基因是编码开放阅读框的DNA序列。⑦20世纪90年代到21世纪初：基因是记录在数据库中的有注释的基因组序列。

基因的最新解读：基因是基因组DNA序列的集合，这些序列编码一系列潜在的相互重叠的功能产物。该解读强调定义基因时应包含其完整的生物学功能。

化学本质　生物界中，人类以及绝大多数生物基因的化学本质是DNA。1944年，美国细菌学家奥斯瓦尔德·西奥多·埃弗里（Oswald Theodore Avery）用肺炎双球菌的转化实验证实了DNA是遗传物质。组成DNA分子的基本单位是脱氧核苷酸，每个脱氧核苷酸由脱氧核糖、磷酸基团和含氮碱基构成。因碱基的不同，有4种不同的脱氧核苷酸：脱氧腺嘌呤核苷酸（dAMP，A）、脱氧鸟嘌呤核苷酸（dGMP，G）、脱氧胞嘧啶核苷酸（dCMP，C）和脱氧胸腺嘧啶核苷酸（dTMP，T）。这4种脱氧核苷酸以一定的顺序排列构成脱氧多核苷酸单链（DNA单链），两个相邻的脱氧核苷酸之间以磷酸二酯键相连。1953年，英国生物学家弗朗西斯·克里克（Francis Crick）和美国生物学家詹姆斯·沃森（James Watson）提出DNA分子是由两条核苷酸链以互补配对原则所构成的双螺旋结构的分子化合物。两条DNA单链以互补配对形式，5′端对应3′端形成DNA双螺旋结构。其中两条DNA链中对应的碱基A-T以双键形式连接，C-G以三键形式连接，糖-磷酸-糖形成的主链在螺旋外侧，配对碱基在螺旋内侧。

结构　1978年，美国生物化学家沃尔特·吉尔伯特（Walter Gilbert）提出断裂基因概念：基因是两种DNA序列的嵌合体，一种为存在于成熟的mRNA中的序列，称为外显子；另一种为在成熟mRNA中被删除的序列，称为内含子。真核生物的绝大多数基因都是这种断裂基因，由外显子和内含子相间排列组成。每个断裂基因的第一个外显子上游和最末一个外显子下游的序列成为侧翼序列，包括启动子、增强子以及终止子等对基因表达起调控作用的DNA序列。

基因复制　基因的一个重要

特性，即 DNA 复制。复制发生在细胞周期的 S 期，以 DNA 分子自身为模板来合成新的 DNA 分子。首先，亲代 DNA 分子双螺旋结构在解旋酶的作用下，双链之间的氢键断开，成为两条单股的多核苷酸；以每股单链为模板，在 DNA 聚合酶和连接酶的作用下，合成一条完整的 DNA 新链。新链的复制具有以下特点：互补性、半保留性、反向平行性、不对称性和不连续性。

基因表达 见基因表达。

意义 遗传物质的化学结构、储存、处理以及遗传信息从一代传递到下一代的过程在所有的生物体中都是相似的。鉴于人类相对于其他物种的复杂性，预期人类基因组中基因的数目为 50 000~150 000 个。但与许多其他比人类简单得多的生物体一样，人类基因组中基因的数目仅为 20 000~25 000 个，正是基因表达的时空调控、选择性剪接产生的多种转录本，以及翻译后修饰等方面的生物学过程决定了基因产物及其功能无尽的多样性，从而实现了人类复杂的生物多样性。

（龚瑶琴　蒋百春）

jīyīn biǎodá

基因表达 （gene expression）

将 DNA 序列中所储存的遗传信息转变为 RNA，再转变为特定的氨基酸序列构成的蛋白质或酶分子而实现某种生物学功能的过程。

基本内容 转录和翻译是基因表达的两个主要阶段。

转录 在 RNA 聚合酶（RNA 聚合酶Ⅰ合成 rRNA；RNA 聚合酶Ⅱ合成 mRNA 前体；RNA 聚合酶Ⅲ合成 tRNA，snRNA 等）的作用下，以 DNA3′→5′单链为模板，按照碱基互补配对的原则（RNA 中以 U 和 DNA 中的 A 配对），以三磷酸核苷酸为原料合成 RNA 的过程。通常把非模板链称作有义链，模板链称作反义链。形成的 mRNA 前体需要经过加帽（5′端加上 7-甲基鸟嘌呤核苷酸）、加尾（3′端加上多聚腺苷酸）及剪接（将内含子切除，再将外显子连接起来）的加工和修饰，形成有功能的 mRNA。只有成熟的 mRNA 能翻译成多肽链，其余 RNA 都是通过 RNA 发挥生物学功能。

翻译 以 mRNA 为模板指导蛋白质合成的过程。在翻译中起重要作用的有：mRNA（蛋白质合成的模板）、tRNA（转运活化的氨基酸和识别 mRNA 分子上的遗传密码）、核糖体（蛋白质合成的场所）。蛋白质合成分为 3 个阶段：起始、延长和终止。合成的初级翻译产物经过翻译后加工和修饰，蛋白质分子形成一定的空间结构从而行使生物学功能。

基因表达调控 对基因表达过程的调节。其特点是在特定时间、特定细胞中激活特定基因，从而实现"预定"的有序的分化发育过程。真核生物基因表达调控通过转录前、转录水平、转录后加工、翻译和翻译后加工修饰等阶段来实现的。

转录前调控 组蛋白与 DNA 结合后，可以抑制基因表达。非组蛋白可以解除组蛋白对 DNA 转录的抑制，促进 DNA 转录，是转录前调控的重要方式。

转录水平调控 基因表达调控的关键，可以通过启动子、增强子等特异序列与相应的蛋白质结合激活或抑制转录过程而达到调控基因表达的目的。

转录后加工 初级 RNA 加工过程受到调控，通过不同的加工可以由一个基因的转录产物产生出不同的成熟 mRNA，从而翻译出不同的蛋白质。

翻译水平调控 核糖体数量、mRNA 的成熟度、启动因子、延伸因子和释放因子，以及各种酶等均能影响蛋白质合成。

翻译后加工修饰 多肽链合成后要通过修饰、加工，才能成为具有一定生物活性的蛋白质。

意义 基因功能通过基因表达来实现，机体每个体细胞内都含有全部基因，但各种类型的细胞行使不同的功能，这是通过控制不同基因在特定时期表达来实现的，基因是否表达以及表达水平的高低受表达调控的影响。

（龚瑶琴　蒋百春）

zhōngxīn fǎzé

中心法则 （central dogma）

所有具有细胞结构的生物所共同遵循的遗传信息传递的基本法则。由英国生物学家弗朗西斯·克里克（Francis Crick）于 1958 年提出，认为遗传信息从 DNA 传递给 RNA，再从 RNA 传递给蛋白质，即完成遗传信息的转录和翻译的过程，也可以从 DNA 传递给 DNA，即完成 DNA 的复制过程。遗传信息从 DNA→RNA→蛋白质是单方向传递而且是不可逆的。1970 年发现 RNA 病毒反转录现象后，补充了遗传信息可以从 RNA 传递给 DNA，随后又发现 RNA 病毒可以复制，因此遗传信息也可以从 RNA 传递给 RNA。

基本内容 如下。

要点 ①遗传信息储存在 DNA 的核苷酸序列中，遗传信息的代代相传是通过细胞增殖过程中 DNA 分子的复制实现的。在 DNA 复制过程中，原有的 DNA 双链被解旋成两条单链，每条 DNA 单链作为模板合成一条互补链，形成两个子代 DNA 双链，这种复制模式保证了遗传信息的稳定传递。②DNA中所包含的遗传信息通过转录传递给信使核糖核酸（mRNA），再通过翻译将mRNA分子中的信息传递给蛋白质，决定了蛋白质的氨基酸序列，蛋白质发挥生物学功能决定了生物的性状。③遗传信息的传递可由DNA到DNA、DNA到RNA、RNA到蛋白质、RNA到RNA或RNA到DNA，但是不能由蛋白质到DNA、蛋白质到RNA、蛋白质到蛋白质，即遗传信息一旦进入蛋白质就不能再传出。

DNA复制　发生在细胞周期的S期，以DNA分子自身为模板合成新的DNA分子。首先，亲代DNA分子双螺旋结构在解旋酶的作用下，双链之间的氢键断开，成为两条单股的多核苷酸；以每股单链为模板，在DNA聚合酶和连接酶的作用下，合成一条完整的DNA新链。新链的复制具有以下特点：互补性、半保留性、反向平行性、不对称性和不连续性。

DNA转录成RNA　在RNA聚合酶（RNA聚合酶Ⅰ合成rRNA；RNA聚合酶Ⅱ合成mRNA前体；RNA聚合酶Ⅲ合成tRNA、snRNA等）作用下，以DNA $3' \rightarrow 5'$单链为模板，按照碱基互补配对的原则（RNA中以U和DNA中的A配对），以三磷酸核苷酸为原料合成RNA的过程。形成的mRNA前体需要经过加帽（$5'$端加上7-甲基鸟嘌呤核苷酸）、加尾（$3'$端加上多聚腺苷酸）及剪接的加工和修饰，形成有功能的m-RNA。

RNA翻译成蛋白质　以mRNA为模板指导蛋白质合成的过程。在翻译中起重要作用的包括：mRNA（蛋白质合成的模板）、tRNA（转运活化的氨基酸和识别mRNA分子上的遗传密码）、核糖体（蛋白质合成的场所）。蛋白质合成分为3个阶段：起始、延长和终止。合成的初级翻译产物经过翻译后加工和修饰，蛋白质分子形成一定的空间结构从而行使生物学功能。

RNA复制　在一些RNA病毒中，遗传信息储存在RNA中，RNA依靠自身做模板而复制自己，再通过翻译把信息传到蛋白质。

RNA反转录成DNA　一些特殊的RNA病毒在感染宿主细胞时，发生了与上述信息传递方向相反的情况。在自身反转录酶的催化下以RNA为模板按照碱基配对原则而合成DNA。这个病毒来源的DNA便"混"入宿主细胞的基因，利用宿主细胞的"机器"大量复制自己。其遗传信息靠反转录，即克里克称为特殊信息传递途径流到宿主的DNA，在宿主细胞内繁衍。

意义　中心法则合理地说明了在细胞的生命活动中两类大分子的联系和分工：核酸的功能是储存和转移遗传信息，指导和控制蛋白质的合成；而蛋白质的主要功能是进行新陈代谢活动和作为细胞结构的组成成分。中心法则是现代生物学中最重要、最基本的规律之一，在生物科学发展过程中占有重要地位。

（龚瑶琴　蒋百春）

jīyīn tūbiàn

基因突变（gene mutation）

由于核酸序列发生变化，包括缺失突变、点突变、移码突变等，使之不再是原有基因的现象。基因的稳定性是相对的，细胞DNA在受到内外因素（物理因素、化学因素和生物因素）影响下会产生损伤和变异，产生各种各样的基因突变。基因突变后在原有基因座位上出现了新的基因，称为突变基因。基因突变可以发生在生殖细胞，也可以发生在体细胞中。生殖细胞中的基因突变，可以在有性生殖过程中传递给后代。

突变特性　①多向性：任何基因位点上的基因都可能独立地发生多次不同的突变而形成新的等位基因。如果群体中存在于同一个基因位点的等位基因≥3个，这些等位基因互称为复等位基因。②重复性：已发生突变的基因在一定条件下还可能再次独立地发生突变而形成其另外一种的等位基因形式，基因突变的重复性和多向性都是群体中复等位基因产生的主要原因之一。③随机性：基因突变在发生的时间、发生突变的个体、发生突变的细胞乃至发生突变的基因上都是随机的。④稀有性：尽管基因突变是生物界普遍存在的一种遗传事件，但却是稀有事件。在自然状态下，各种生物的突变率都很低。在高等生物中，$10^5 \sim 10^8$个生殖细胞中才会有1个发生基因突变。⑤可逆性：基因突变是可逆的，野生型基因可以突变成突变型基因，而突变型基因也可以突变为相应的野生型基因，前者称为正突变，后者称为回复突变，而正突变率远高于回复突变率。⑥有害性：由于生物性状的形成是在长期进化过程中与其生存环境相互适应的结果，一旦发生突变，通常会给生物生存带来不利影响。

突变诱因　根据基因突变发生的原因，可分为自发突变和诱发突变。①自发突变：是在自然条件下，没有人为干涉，未经任何人工处理而发生的突变。突变的发生，可能归因于环境中的辐射本底及其他可致变物质，或者生物机体代谢活动过程中产生的某些中间代谢产物对遗传物质的影响或损伤。②诱发突变：是在人为的干涉下，经过特殊的人工处理所产生的突变。

无论是自发突变，还是诱发突变，都是一定的内外环境因素作用于遗传物质的结果。凡是能够诱发基因突变的各种内外环境因素，均被称为诱变剂。能够引起基因突变的诱变剂种类多种多样，但就其性质和对遗传物质的作用方式而言，有物理、化学和生物因素等主要类型。物理因素包括紫外线、电离和电磁辐射等；化学因素包括羟胺类、亚硝酸类化合物、碱基类似物、芳香族化合物和烷化剂类物质等；生物因素包括病毒、细菌和真菌等。

突变类型 根据突变方式基因突变分为碱基置换、缺失/插入和动态突变。

碱基置换 DNA 分子中单个核苷酸碱基对的改变，即一个核苷酸碱基对被另一个不同的核苷酸碱基对置换的一种突变方式。主要有两种类型：一种是碱基转换，即同类碱基之间的置换，如鸟嘌呤碱基（G）与腺嘌呤碱基（A）和胸腺嘧啶碱基（T）与胞嘧啶碱基（C）之间的置换；另一类是碱基颠换，即嘌呤碱基与嘧啶碱基之间的置换，如嘌呤碱基被嘧啶碱基替代或嘧啶碱基被嘌呤碱基替代。

根据点突变导致不同遗传学效应，可分为同义突变、错义突变、无义突变、终止密码突变、剪接位点突变和调控序列突变等。同义突变指在基因的编码区发生单个核苷酸碱基对的置换，但这种置换并不改变其编码的氨基酸。错义突变指在基因的编码区发生单个核苷酸碱基对的置换，并导致编码的氨基酸由一种氨基酸变为另一种氨基酸。无义突变指在基因的编码区发生单个核苷酸碱基对的置换，使其所在密码子由编码氨基酸的密码子变成终止密码子（TAA、TGA 或 TAG）。终止密码突变指在基因编码区的最后一个密码子——终止密码子（TAG、TAA 或 TGA）中发生碱基对置换，导致终止密码子变成编码某个氨基酸的密码子的一种突变形式。剪接位点突变指发生在基因的剪切位点的突变，从而影响 mRNA 剪接的一种突变形式。调控序列突变是指发生在表达调控序列的碱基置换、插入或缺失，这些序列改变通过影响表达调控蛋白/复合物的结合而影响基因表达。

缺失/插入 在 DNA 序列中缺失或增加一个或多个核苷酸碱基对，导致缺失/插入位点下游的 DNA 序列框架发生改变。如果基因的编码序列中出现核苷酸碱基对的插入或缺失，并且插入或缺失的核苷酸碱基对数目不是 3 的整倍数，从而导致插入或缺失位点下游的阅读框发生改变，造成编码氨基酸的序列发生改变，称为移码突变。如果在基因编码区插入的碱基对数目是 3 的整倍数，则不会改变基因插入位点下游的阅读框，称为整码突变。当插入位点位于两个相邻的密码子之间时，会导致翻译的氨基酸肽链中氨基酸数目增加，而插入位点位于三联体密码子内部时，会在插入氨基酸序列的同时可能会引起受累的密码子对应的氨基酸种类的改变。

碱基置换、缺失/插入一旦发生，就会在世代繁衍过程中得以稳定传递，因此又将这些突变称为静态突变。

动态突变 随着对人类基因组 DNA 的深入研究发现，某些遗传病是由于 DNA 分子中某些短串联重复序列，尤其是基因编码区或侧翼序列中的三核苷酸重复扩增引起的。这些短串联重复序列的重复次数在世代传递过程中会发生明显增加，这类突变称为动态突变。由动态突变导致的疾病称为三核苷酸重复序列疾病或三核苷酸重复序列扩增疾病。

意义 基因突变是生物界普遍存在的遗传事件。发生在生殖细胞中的突变基因，可通过有性生殖途径传递给其后代个体，存在于后代个体的每个细胞里。在漫长的生物进化过程中，一些有利于生物生存或中立的突变，随着生物的世代繁衍、交替而得以逐渐稳定与累积。这些突变基因以及由此所引起的遗传性状变化，不仅是同种生物遗传性状多样性的根本渊源，而且也为不同物种的演化提供了丰富的原材料，并通过自然选择的作用而成为促进生物种系系统发育与不同种群产生、形成的原动力。而那些不利于生物生存的或有害的突变基因，则会导致各种遗传性疾病的发生，构成和增加群体的遗传负荷。

基因突变不仅发生在生殖细胞，也可发生在体细胞中。发生在体细胞中的基因突变，即体细胞突变，虽然不会传递给后代个体，但是却能够通过突变细胞的分裂增殖而在所产生的各代子细胞中进行传递，形成突变的细胞克隆，成为具有体细胞遗传学特征的肿瘤病变甚或癌变的细胞组织病理学基础。

（龚瑶琴 蒋百春）

tóngyì tūbiàn

同义突变（synoymous mutation） 编码同一氨基酸的密码子的核苷酸改变但不改变编码的氨

基酸，即不改变基因产物的突变。是碱基置换的一种方式，如编码赖氨酸的密码子 AAA 改变成 AAG，密码子 AAG 也编码赖氨酸，这个 A 到 G 的改变即为同义突变。

同义突变产生的原因与遗传密码的简并性有关，即一种氨基酸可以由多种三联体密码子编码，如果一个碱基对发生置换后其对应的密码子编码的氨基酸与该碱基置换前所对应的密码子编码的是同一种氨基酸，则这种点突变不会改变其编码的氨基酸，并不影响蛋白质的氨基酸组成，因此又将其归为沉默突变。

同义突变不改变蛋白质的氨基酸组成，故不产生相应的遗传表型。但同义突变有时会导致基因表达过程中转录、剪接、mRNA 转运或翻译的异常，并导致表型改变，因此同义突变并不总是沉默突变。由于每种密码子对应的 tRNA 在细胞中的含量不一致，编码同一种氨基酸的不同密码子可能会引起翻译效率的改变。编码序列中靠近外显子-内含子边界的序列有可能作为 RNA 剪接的信号，当同义突变破坏该信号时，可导致 RNA 剪接异常；同义突变也可能激活潜在的剪接位点而导致 RNA 剪接异常。同时，在编码区存在调控 RNA 剪接的调控序列，当同义突变改变这些序列也会影响 RNA 剪接效率，进而产生表型效应。

例如，当 *ABCB1* 基因的 3435 碱基由 C 变为 T，密码子相应地由 ATC 变为 ATT。ATC 和 ATT 都编码异亮氨酸。该突变不改变 *ABCB1* 基因的表达，也不改变氨基酸序列，但 ATC 和 ATT 对应 tRNA 的丰度有差别，使 ABCB1 蛋白的功能受影响。因此，有些同义突变严格来说不能称为沉默突变。

（龚瑶琴　蒋百春）

cuòyì tūbiàn

错义突变（missense mutation）

DNA 突变引起 mRNA 中密码子改变，导致氨基酸发生改变的突变。是碱基置换的一种方式。

一个核苷酸三联体密码子编码一种氨基酸。如果一个碱基对发生置换后其对应密码子编码的氨基酸与该碱基置换前所对应密码子编码的氨基酸不同，则这种碱基置换会改变其编码的氨基酸，并影响蛋白质的氨基酸组成。例如，编码精氨酸的密码子 AGA，如果第二个碱基 G 改变成 A，改变后的密码子 AAA 则编码赖氨酸，此 G 到 A 的改变则为错义突变。

错义突变会使蛋白质的一个氨基酸发生改变，蛋白质功能可异常或丧失，并导致遗传病。例如，血红蛋白 β 珠蛋白的第 6 位密码子是 GAA，编码亲水的谷氨酸，当突变成 GTA，谷氨酸被疏水的缬氨酸所取代，导致镰状细胞贫血。

错义突变也可以通过影响剪接位点序列、激活潜在剪接位点或改变剪接调控序列而导致 RNA 剪接异常。但并不是所有的错义突变都会导致蛋白质功能异常，如果改变后的氨基酸和改变前的氨基酸的化学特征相似，或发生置换的氨基酸所处的位置不影响蛋白质的二级结构，此时蛋白质的功能仍会保持正常。

错义突变是遗传病的常见致病原因，但对于具体的错义突变对基因功能的影响需要从多个角度进行分析，最后经过体内外实验证实。

（龚瑶琴　蒋百春）

wúyì tūbiàn

无义突变（nonsense mutation）

DNA 突变使 mRNA 中的密码子变为终止密码子（TAA、TGA 或 TAG），导致多肽链合成变短的突变。是碱基置换的一种方式。

一个核苷酸三联体密码子编码一种氨基酸。如果一个碱基对发生置换后其对应的密码子由原来编码某种氨基酸的密码子改变为终止密码子，会导致 mRNA 翻译过程中多肽链的合成提前终止，形成无功能或功能异常蛋白。例如，CGA 是精氨酸的密码子，如果其中的 C 被置换成 T，则成为终止密码 TGA。

携带提前终止密码子的 mRNA 通常不稳定，会通过无义突变介导的 mRNA 降解机制进行降解，而不会被翻译成多肽链。即使 mRNA 稳定并被翻译，肽链缩短的蛋白质通常是无功能的并且是不稳定的，会被快速降解。无义突变也可以通过影响剪接位点序列、激活潜在剪接位点或改变剪接调控序列而导致 RNA 剪接异常。

无义突变是遗传病的主要病因，约 1/3 的遗传病由无义突变引起。研究发现，少数化合物能诱导无义突变通读，使 mRNA 在突变的终止密码位点继续翻译，使其恢复表达有功能的全长蛋白。该类化合物包括氨基糖苷类抗生素（如庆大霉素、妥布霉素等）和 PTC124 等小分子化合物。

（龚瑶琴　蒋百春）

zhōngzhǐ mìmǎ tūbiàn

终止密码突变（terminator codon mutation）

碱基置换后使终止密码子变成了具有氨基酸编码功能的遗传密码子，使本应终止的多肽链合成异常持续进行的突变。会导致 mRNA 链继续翻译至非翻译区，使本应终止延伸的多肽链合成非正常地持续合成，直至遇到下一个终止密码子，形成延长的多肽链。例如，人血红蛋白 α 链突变型 Hb Constant Spring，就是编码血红蛋白 α 珠蛋白的基因的终止密码子 TAA 突变成 CAA，导致所编码的 α 珠蛋白链比正常人 α 珠蛋白链多了 31 个氨基酸。

终止密码突变不同于无义突变，前者导致多肽链延长，而后者导致多肽链缩短。延长的多肽链通常失去其正常功能，进而导致遗传病。

(龚瑶琴　蒋百春)

jiǎnjiē wèidiǎn tūbiàn

剪接位点突变（splice site mutation）

发生在基因剪接位点影响 mRNA 剪接的突变。

在基因表达过程中，mRNA 前体通过剪接成为成熟 mRNA，保留在成熟 mRNA 中的序列称为外显子，被剪接的序列称为内含子。剪接过程受基因中特异的保守序列调控，这些保守序列包括外显子-内含子结合位点（5′供体位点）、内含子-外显子结合位点（3′受体位点）和内含子 3′端的旁侧位点。如果碱基置换、碱基缺失或插入改变这些位点，就会影响 mRNA 的正常剪接。

剪接位点突变可导致本应该被剪接的内含子保留在成熟的 mRNA 中，或导致外显子缺失，故剪接位点突变引起的后果除错误剪接的外显子或内含子对应的氨基酸外，还有可能导致其后的序列发生移码突变，因此影响蛋白质的功能，进而导致遗传病。除发生在剪接位点的突变外，发生在靠近剪接位点的点突变（如同义突变、错义突变）也可通过

激活潜在剪接位点而影响剪接。

人类遗传疾病中有 15% 是由点突变引起的基因拼接改变而产生。例如，β 珠蛋白基因内点突变导致的基因拼接发生错误会造成 β 地中海贫血。

(龚瑶琴　蒋百春)

tiáokòng xùliè tūbiàn

调控序列突变（regulatory mutation）

发生在表达调控序列的碱基置换、插入或缺失的突变。这些序列改变通过影响表达调控蛋白/复合物的结合而影响基因表达。

调控序列是调控基因表达的核苷酸序列，通常位于基因的非编码区，如基因的启动子、增强子和沉默子等序列，一般比较保守，如果突变发生在这些调控序列内，可改变基因的表达水平。突变也可发生在基因的 5′非翻译区或 3′非翻译区，影响 mRNA 的翻译效率，改变蛋白质的表达水平。

调控序列突变会导致基因表达水平的上调或下调，蛋白产物的增多或减少，进而导致遗传病，如端粒酶反转录酶（TERT）基因的翻译起始 ATG 上游 57 位的启动子区域内 G 突变成 T，会引起 *TERT* 基因表达上调，诱发黑色素瘤的产生。

(龚瑶琴　蒋百春)

yímǎ tūbiàn

移码突变（frame shift mutation）

在基因编码序列中插入或缺失一个或几个碱基（不是 3 或 3 的倍数），造成插入或缺失位点后的阅读框改变从而改变翻译后氨基酸种类的突变。在 mRNA 的翻译过程中，每 3 个核苷酸组成一个密码子，决定一个氨基酸，这些密码子就组成了一个阅读框。当出现核苷酸的插入或缺失，并

且插入或缺失的核苷酸数不是 3 的整倍数时，原有的阅读框就会被破坏，导致突变位点以后的多肽链氨基酸组成与顺序发生改变。由于阅读框的改变，移码突变同样会改变原来的终止密码子（UAA、UGA 或 UAG），并在遇到新的终止密码子时终止翻译，因此翻译的蛋白质的氨基酸数目可能会变少或变多。发生插入或缺失的位置越靠前，蛋白质的氨基酸组成改变就越大。

发生移码突变后，翻译的蛋白质的部分氨基酸序列发生变化，会影响蛋白质的功能，进而导致遗传病。移码突变是遗传病常见的突变方式，也是后果最严重的突变之一。

(龚瑶琴　蒋百春)

zhěngmǎ tūbiàn

整码突变（inframe mutation）

基因内核苷酸数目的增（减）为 3 的倍数而不造成阅读框改变的突变。在 mRNA 的翻译过程中，每 3 个核苷酸组成一个密码子，决定一个氨基酸，这些密码子就组成了一个阅读框。如果在基因编码区插入或缺失的碱基对数目是 3 的整倍数，则不会改变基因插入位点下游的阅读框。当插入位点位于两个相邻的密码子之间时，会导致翻译的肽链中氨基酸数目增加或减少，而插入位点位于三联体密码子内部时，会在增加或减少氨基酸数目的同时可能会引起受累的密码子对应的氨基酸种类的改变。

发生整码突变后，翻译的蛋白质的氨基酸数目会变少或变多，同时插入或缺失位点两侧的氨基酸种类有可能会发生改变，因此会影响蛋白质的功能，进而导致遗传病。

(龚瑶琴　蒋百春)

dòngtài tūbiàn
动态突变 (dynamic mutation)

基因组内一些简单串联重复序列的拷贝数在每次减数分裂或体细胞有丝分裂过程中发生的突变。即在基因的编码序列、5′或3′非翻译区、启动子区域或内含子区域出现的短串联重复序列拷贝数在世代传递过程中发生扩增而造成遗传物质的不稳定状态。

当重复序列的拷贝数在正常范围之内时，可以稳定遗传给下一代，不会导致疾病；当重复序列的拷贝数超过正常范围时就会不稳定，随着世代传递而扩增，可引起疾病。最早发现的动态突变为CCG/CGG和CAG/CTG三核苷酸重复扩增序列，但随后发现其他类型的三核苷酸重复序列和5、6个碱基的微卫星重复以及12、33、42个碱基的小卫星重复也可以出现拷贝数的扩增。动态突变可发生在基因组内不同的位置，位置的不同决定了不同动态突变的致病机制和表型特征。

动态突变的发生机制尚不清楚，一般认为突变发生在复制过程中，当聚合酶在合成延伸链时，延伸链与模板链的位置错配，导致不完全按照模板链进行复制，即滑链错配。

编码区的三核苷酸重复序列扩增将产生异常的蛋白质产物，而非翻译区的重复扩增则会干扰转录、mRNA加工和翻译，进而导致遗传病。由动态突变导致的疾病称为三核苷酸重复序列疾病或三核苷酸重复序列扩增疾病（TRED）。TRED常见于神经系统遗传病，而且重复序列拷贝数与疾病的发病年龄和病情有关，重复次数越多、发病年龄越早、病情越重。由于重复序列拷贝数在一代代传递过程中会发生扩增，因而所致疾病在世代传递过程中发病年龄提前、症状加重，这种现象称为早现。亨廷顿病是一种典型的TRED，是由于亨廷顿基因第1外显子内CAG密码子出现异常扩增。在正常人的亨廷顿基因该位置CAG的重复次数一般小于36次，而患者的CAG重复则超过40次。

（龚瑶琴　蒋百春）

jīyīn tūbiàn jiǎncè
基因突变检测 (gene mutation detection)

采用分子遗传学技术对致病基因进行分析的方法。可获得基因突变的直接证据而对疾病做出诊断。

分类 基因突变类型不同，相应的检测方法也不同。

对于点突变或小片段的插入/缺失突变 常用检测方法包括等位基因特异性寡核苷酸（ASO）探针杂交、变性高效液相色谱（DHPLC）、高分辨率熔解曲线（HRM）分析技术和桑格（Sanger）测序法。

ASO探针杂交 检测基因点突变的经典方法。对于已知的基因突变可合成两种等位基因特异的寡核苷酸探针，一种与正常等位基因序列完全互补，另一种与突变等位基因序列完全互补。每条探针只能与其完全互补的一个等位基因结合，因此可以区分不同的等位基因。该探针可以检测靶序列中小至1个碱基的改变，探针长度一般为15~30个核苷酸，可采用放射性同位素或生物素等标记。

DHPLC 基于检测错配或杂合双链的筛查基因突变的方法，可自动检测点突变或小片段的插入或缺失突变。

HRM分析 基于双链DNA熔解温度不同而形成不同形态熔解曲线的基因分析新技术，具有很高的灵敏度，可以检测出单个碱基的差异。

桑格测序 检测基因突变的金标准。当致病基因缺乏明显的突变热点，或患者被证实未发生已知的常见突变时，如果临床表型明确为某种疾病，基因较小，可采用桑格测序技术对目的基因进行检测，该方法适用于已知和未知突变的检测，在临床中广泛应用。

对于大片段缺失、重复和插入突变 常用检测方法包括DNA印迹法（Southern印迹法）、缺口聚合酶链反应（PCR）和多重连接依赖性探针扩增（MLPA）等检测技术。

DNA印迹法 将待检测的基因组DNA用限制性内切酶切割成小片段后，利用琼脂糖凝胶电泳进行分离，然后将变性的DNA片段从凝胶中原位转移到硝酸纤维素膜或尼龙膜等固相支持物上，与带有特殊标记的基因探针进行杂交，洗涤游离探针后用合适的显影技术对探针上的标记物进行检测，以显示与探针有同源序列的DNA杂交信号，通过检测信号的有无、强弱和相对位置来对目的DNA序列进行定性和定量分析。

缺口PCR 主要针对已知或断点范围比较明确的基因缺失的检测，在缺失序列的两侧序列设计引物，由于缺失突变使原来相距遥远位于断裂点两侧翼较远的引物变得很近，以至于能扩增出特定长度的片段。另一对引物则位于缺失区域，这样在杂合子或完全正常的情况下，正常等位基因才会扩增出来。根据扩增片段大小能很好地区分正常杂合子和纯合子个体，可用于检测基因的大片段缺失。

MLPA　对待测 DNA 序列进行定性和半定量分析的高通量技术，它利用杂交、连接和 PCR 扩增反应，在一个反应管内可同时检测多个不同核苷酸序列的拷贝数变化。该方法具有重复性好、特异度高等优点，适用于已知的基因缺失和重复的诊断。

对于动态突变　采用 PCR 技术，扩增产物进行聚丙烯酰胺凝胶电泳，检测扩增片段长度，计算三核苷酸串联重复数目。在对照标记情况下可准确计算三核苷酸重复序列重复数目。

下一代测序在基因诊断中的应用日益广泛，可对单基因遗传病进行直接诊断，而不必先进行热区突变检测。适用于在全基因组范围内检测已知和未知的基因缺失、重复和插入。

意义　大多数基因检测技术都具有灵敏度和特异度高、结果精准和取材量少的优点，少至一滴血斑、一个毛囊或少量脱落的口腔黏膜细胞，都可进行基因检测。基因检测已成为遗传性疾病诊断的重要手段之一。

(龚瑶琴　蒋百春)

DNA yìnjìfǎ

DNA 印迹法（Southern blotting）

将经过凝胶电泳分离的 DNA 转移到适当的膜（如硝酸纤维素膜、尼龙膜等）上的技术。又称萨瑟恩印迹法。由英国分子生物学家埃德温·迈勒·萨瑟恩（Edwin Mellor Southern）于 1975 年首创，因而得名，是早期研究 DNA 图谱的基本技术，是检测基因缺失、重复或插入的经典方法，适用于已知或突变范围比较确定的基因组缺失与重复的检测，也可用于未知突变的检测。

原理　利用核酸分子可以变性和复性的特性，使具有同源性的两条核酸单链在一定的条件下，按碱基互补配对的原则特异性地杂交形成双链。

方法　基本流程是将待检测的基因组 DNA 用限制性内切酶切割成小片段后，利用琼脂糖凝胶电泳进行分离，然后将胶上的 DNA 变性并在原位将单链 DNA 片段从凝胶转印到硝酸纤维素膜或尼龙膜等固相支持物上，再与带有特殊标记的基因探针进行杂交，洗涤游离探针后用合适的显影技术对探针上的标记物进行检测，以显示与探针有同源序列的 DNA 杂交信号，通过检测信号的有无、强弱和相对位置来对目的 DNA 序列进行定性和定量分析。例如通过片段的大小以区别野生型和突变型的基因型，如发生片段内缺失，则杂交片段变短小，如重复或插入，则片段变大。

基因探针　一段带有检测标记、与目的基因或 DNA 互补的核酸序列，可以是 DNA，也可以是 RNA。

DNA 探针　来源有 3 种：一种来自基因组中的基因本身，称为基因组探针；一种是基因转录获得 mRNA，再通过反转录得到 cDNA 探针；最常采用的探针是体外人工合成的与目的基因序列互补的 DNA 片段，一般为 20~50 个核苷酸，称为寡核苷酸探针，价格低廉且稳定性更高。

RNA 探针　用途也很广，因其是单链分子，所以它与靶序列的杂交反应效率要比 DNA-DNA 杂交高几个数量级，但 RNA 探针不稳定，限制了其广泛应用。

探针标记可以采用放射性标记和非放射性标记。放射性探针最常用同位素 ^{32}P 标记，这种探针自显影时间短，灵敏度高。非放射性探针常用标记物为生物素、地高辛等，优点是保存时间较长，避免同位素污染，缺点是灵敏度不及同位素。

优势和局限性　DNA 印迹法准确性和特异度均较高，但存在操作复杂、费时、费力等缺点。另外，由于该法直接检测样本基因组 DNA（靶片段不经过体外扩增），一般每个电泳通道需要 10~30μg 的 DNA，在实际操作中需用较大量的样本来提取 DNA。这些都制约 DNA 印迹法在遗传病诊断中的应用。一些早期应用该法诊断的遗传病逐渐被新的诊断技术取代。

应用　DNA 印迹法在早期单基因遗传病基因诊断中发挥重要作用，主要用来判断待测 DNA 中特定基因是否存在较大片段的缺失、扩增或导致某种限制性内切酶酶切位点改变的点突变。现仅用于一些特殊遗传病的诊断分析，如由基因组大片段缺失或重复突变引起，且无法用常规技术进行分析的疾病，面肩肱型肌营养不良就是其中之一。

(龚瑶琴　蒋百春)

guǎhégānsuān tànzhēn zájiāo

寡核苷酸探针杂交（oligo nucleotide probe hybridization）

以杂交为基础的检测已知突变的技术。为检测基因点突变的经典方法，是遗传检测、法医学和分子生物学研究的常用工具。

原理　根据点突变位点上下游核苷酸序列，设计合成包含突变位点在内的野生型和突变型寡核苷酸探针，通常突变的碱基位于探针的中部。在严格杂交条件下，与待检样本聚合酶链反应（PCR）扩增产物进行杂交，可明确诊断野生型与突变的纯合子和杂合子。

方法 对于已知的基因突变，可以合成两种等位基因特异的寡核苷酸探针，一种与正常等位基因序列完全互补，另一种与突变等位基因序列完全互补。每条探针只能与其完全互补的一个等位基因结合，因此可以区分不同的等位基因。该探针可以检测靶序列中小至 1 个碱基的改变，如单核苷酸多态的检测。探针可由体外人工合成，长度一般为 15～30 个核苷酸碱基对，其价格低廉且稳定性更高。探针可以采用放射性同位素或生物素等标记。放射性探针最常用同位素^{32}P标记，这种探针自显影时间短，灵敏度高。非放射性探针常用标记物为生物素、地高辛等，优点是保存时间较长，避免同位素污染，缺点是灵敏度不及同位素。

为便于检测，通常先采用 PCR 方法扩增包含突变位点的片段，然后将 PCR 产物按斑点杂交方法吸附在膜上，在制作含不同 PCR 产物的膜时做两份，一份用来与正常等位基因探针杂交，另一份用来与突变等位基因探针杂交，这样节约了时间，而且只要极少量的基因组 DNA 就可完成检测。

优势和局限性 具有省时、成本低、所需样本量少和可同时检测多份样本等优点，但只能检测已知突变，不能检测未知突变。

应用 适用于已知突变并且存在突变热点的遗传病，对致病基因存在突变热区或突变点比较单一的单基因遗传病，优先对致病基因的热点突变进行检测，以尽可能小的成本在短时间内完成基因诊断。例如，β 地中海贫血是以溶血性贫血为主要表现的常染色体隐性遗传病，其致病基因β 珠蛋白基因有 3 个外显子。中国 β 地中海贫血患者人群 β 珠蛋白基因的突变谱已被阐明，其中 17 种常见点突变可以解释约98%患者的遗传病因。因此，直接检测患者 β 珠蛋白基因的这 17 种常见突变，诊断率可达到 98% 以上，是临床应用中 β 地中海贫血基因诊断的主要手段。

（龚瑶琴 蒋百春）

dānhégānsuān duōtàixìng xīnpiàn

单核苷酸多态性芯片（single nucleotide polymorphism array）

DNA 芯片和单核苷酸多态性（SNP）相结合的技术。是一种染色体微阵列技术，可以检测全基因组范围内遗传物质的增加或减少（即染色体微缺失和微重复）。

原理 将数千万个探测已知 SNP 的寡核苷酸探针高密度地集成在固体载体上，通过与已标记样品进行杂交，芯片上的寡核苷酸探针与不同靶序列变异配对的杂交稳定性不同会导致杂交信号存在差异，从而达到对 SNP 检测的自动化、批量化。

方法 ①选取覆盖全基因组的大量 SNP 位点，设计等位基因特异性寡核苷酸探针，并固定在芯片上。每个 SNP 位点须使用两个探针来检测两个等位基因。②将待检测 DNA 样本片段化，并用荧光染料标记。③杂交，记录并分析杂交信号。

优势 与传统的染色体核型分析技术相比具有更高的分辨率，可识别 Kb 级别以上的染色体细微失衡。操作简单、结果客观可靠且样本无须培养，随着技术的成熟与检测成本的下降，已经成为染色体病遗传诊断的重要手段。

局限性 不能检测染色体平衡性易位、插入、倒位及其他拷贝数没有变化的染色体结构异常；对嵌合体检出的灵敏度和准确率较低；不能检测出染色体极微小缺失或重复。

应用 为临床遗传学诊断的一项常规技术，主要用来研究基因多态性和疾病的相关性，在遗传病家系连锁分析和新致病基因定位中也有应用，还可用于检测遗传病患者中与致病相关的 DNA 片段拷贝数改变。在染色体病诊断中，主要适用于未知的染色体缺失、重复的检测和鉴别标记染色体、新发生不平衡染色体结构重排，与核型分析结果结合，可精确定位染色体断裂的具体位点，以及确定染色体畸变是否累及特定染色体区域或特定基因。此外，该技术还可用于单亲二体的检测，如完全性水泡状胎块（葡萄胎）为单亲二体，部分性水泡状胎块的染色体常为三倍体。应用该技术可判断其 DNA 来源于父亲或是双亲，有利于水泡状胎块恶性倾向和预后判断。

（龚瑶琴 蒋百春）

duōchóng kěkuòzēng tànzhēn zájiāo

多重可扩增探针杂交（multiplex amplifiable probe hybridization，MAPH）

用于可靠测定复杂基因组中基因拷贝数的定量分析方法。

原理 该法把特定的聚合酶链反应（PCR）产物与固定在尼龙膜上基因组 DNA 杂交，通过 PCR 和电泳技术检测杂交回收探针的量，实现基因组中对应的 DNA 拷贝数的检测。

MAPH 使用的探针可以专为任何基因座、端粒、染色体片段以及整个染色体或整个人类基因组设计，具有极高的分辨率，能灵敏检测小至 150bp 的基因组 DNA 序列的丢失或增加。然而，基于凝胶的检测限制了 MAPH 的多样性，因为在大多数情况下，每个检测只包括 30～50 个探针。微阵列的引入产生了基于微阵列的 MAPH，这种新方法结合了 MAPH 的高特异度、高灵敏度以及微阵列的高通量，可用作微阵列比较基因组杂交的潜在替代品。

方法 ①将针对不同区域不同长度的探针克隆进质粒，再做 PCR 扩增，并在两端连接上通用引物。②探针与结合在膜上的基因组 DNA 杂交。③洗膜，除去游离未结合的探针。④洗脱与基因组 DNA 结合的探针，此时的探针数量应当和相应区域基因拷贝数相当。⑤利用通用引物进行 PCR，毛细管电泳分离 PCR 产物。根据 PCR 产物峰的位置和峰值高度与正常对照比较，可以指示某特定位置有缺失或重复。

优势 简单，迅速，准确，成本低，精度高，使用比较灵活。

局限性 对于可与基因组 DNA 杂交的 PCR 产物探针组的定量回收效率偏低；而其在多重扩增后通过比较电泳的条带的相对强度来给出相应基因组 DNA 的拷贝数信息的方法仍存在检测通量的限制。

应用 用于诊断或作为研究工具确定基因组中的缺失或重复。这种遗传不平衡可能位于已知或未知的位置，因此 MAPH 可作为靶向方法或用于在基因组中的任何"未知位置"进行筛选。利用 MAPH 检测已知基因座的遗传缺陷，如 *DMD* 基因（缺失或重复导致进行性假肥大性肌营养不良症）、*SNRPN* 基因［缺失或重复导致普拉德－威利/安格尔曼（Prader-Willi/Angelman）综合征］、*TBX5* 基因（缺失导致遗传性心血管上肢畸形综合征）、*PMP22* 基因（重复引起遗传性运动感觉神经病 CMT1A，缺失导致

遗传性压迫易感性周围神经病 HNPP）、*BRC-ABL1* 基因（融合和扩增导致慢性髓细胞性白血病）、*BRCA1* 基因（缺失和重复导致乳腺癌）和 *MLH1/MSH2*（缺失或重复导致遗传性非息肉病性结直肠癌）。

（龚瑶琴 蒋百春）

duōchóng liánjiē tànzhēn kuòzēng

多重连接探针扩增（multiplex ligation probe amplification，MLPA） 高通量的针对待测 DNA 靶序列进行定性和半定量分析的方法。由荷兰学者斯考滕（Schouten JP）于 2002 年从聚合酶链反应（PCR）发展而来，是一种分析靶序列拷贝数的新技术。

原理 利用探针与靶序列 DNA 进行杂交，然后通过连接和 PCR 扩增，扩增产物通过毛细管电泳分离，再利用分析软件对电泳分离的 DNA 片段数据进行分析，最后得出结论。

方法 在一个 MLPA 反应中可以同时检测 40 多个核苷酸序列。每个靶核苷酸序列需要两个寡核苷酸探针与之杂交，一个为化学合成的短寡核苷酸序列，一个为 M13 噬菌体衍生法制备的长寡核苷酸序列。其中短寡核苷酸探针中的 3′端序列与靶序列进行杂交，5′端均为序列相同的引物结合区；长寡核苷酸探针的 5′端序列与靶序列进行杂交，而 3′端均为序列相同的引物结合区，且在杂交序列和引物结合区之间，有长度不同的填充区。在多重连接探针扩增反应中，只有当两条寡核苷酸片段与靶序列完全互补杂交时，连接酶才能将两段寡核苷酸探针连接成一条完整的探针。在 PCR 扩增时，只有完整的探针才可能被扩增。因为每个完整探针的引物结合区都相同，所以只

需一对引物（其中一条引物用荧光标记），所有连接成功的探针都可以被扩增。由于长寡核苷酸探针中的填充序列长度不同，对应每个完整探针的长度（130～480nt）也不同，通过毛细管电泳分离，就可以根据 PCR 扩增片段大小来区分不同的靶序列。利用软件分析，可以对比待测样本和对照样本的相对 PCR 扩增片段峰值高度，进而反映待测样本靶序列的拷贝数。如果靶序列发生缺失或重复甚至是点突变，最后得出的相对 PCR 扩增峰值便会缺失、降低或增加。因此，根据扩增峰值改变就可判断靶序列是否存在拷贝数的异常或点突变。

优势 通量高，分辨率高，简便灵活，快速可靠，最低只需 20ng DNA 模板。

应用 广泛应用于检测片段缺失与重复突变。基因缺失或重复占某些遗传病病因的 10%～30%，如先天虹膜缺失（致病基因 *PAX6*）、神经纤维瘤病 2 型（致病基因 *NF2*）、家族性腺瘤性息肉病（致病基因 *APC*）等。在某些特定遗传病中，基因缺失或重复占主要比例，如假肥大型肌营养不良致病突变中 *DMD* 基因缺失重复占 70% 以上，在脊肌萎缩症致病突变中 *SMN1* 基因 7，或 7 和 8 外显子缺失占 95%。如果仅使用常规 PCR 测序，则不能查出基因缺失或重复而致病患者的病因。如用 MLAP 技术筛查阴性患者，可明显提高遗传病致病突变的检出率。因此，MLPA 技术在基因诊断中有重要作用，也逐渐取代了以往常用的多重 PCR 和限制性片段长度多态性 PCR 等技术。

应用 MLPA 技术分析进行性假肥大型肌营养不良 *DMD* 基因的

缺失重复突变。*DMD* 基因位于 Xp21.2，包括 79 个外显子。MLPA-P034 和 MLPA-P035 试剂盒设计了 80 个探针可以检测所有外显子的缺失或重复突变，部分位于探针杂交序列的点突变也能被检测出来。

（龚瑶琴　蒋百春）

wēizhènliè bǐjiào jīyīnzǔ zájiāo

微阵列比较基因组杂交（array comparative genome hybridization）

DNA 芯片技术和比较基因组杂交技术相结合的分子细胞遗传学技术。

原理　使用不同荧光染料分别标记患者和正常样本 DNA，与芯片上的探针进行共杂交，通过检测荧光信号的不同来检测样本基因组相对于对照基因组的 DNA 拷贝数变化，从而确定有无 DNA 缺失、重复及其他结构突变。

方法　①芯片的制备：DNA 芯片的制备方法有光引导原位合成法、化学喷射法、接触式点涂法等。②样品的制备：标记样品 DNA 或 RNA。③杂交反应：选择合适条件使样品基因序列与固定在芯片上的探针发生特异性杂交。④芯片信号的检测与分析：通过特定的扫描仪获取杂交后的信号，对得到的数据进行生物信息学分析。

优势　该技术是高分辨率、高通量、高效率的全基因组筛查方法，分辨率能达到 0.05Mb，可以检出核型分析检测不到的染色体的微小缺失或重复，克服或弥补了现有染色体核型分析技术的局限性，将染色体病诊断提高到亚显微甚至基因水平，极大提高了染色体异常的检出率，可以发现微小缺失或拷贝数变异等染色体异常，亦能揭示更多更新的染色体重排的分子机制。仅

需少量 DNA 即可系统地检测整个基因组的 DNA 片段拷贝数量的变化，与传统的核型分析相比，不需要细胞培养、操作简单、自动化程度高，且软件分析结果减少了人为主观因素产生的误差。

局限性　检测到 DNA 拷贝数改变的片段较大，而不能检测更小片段缺失重复，仅能分析不平衡的染色体改变，不能检测染色体平衡性易位、插入、倒位及其他拷贝数没有变化的染色体结构异常，同时对嵌合体检出的敏感性和准确率较低。

应用　常用于肿瘤或遗传病的染色体微缺失重复检测。该技术被《美国人类遗传学杂志》推荐为不明原因发育迟缓、智力低下、自闭症和多发畸形的首选遗传学诊断方法。在染色体病诊断中，主要用于未知的染色体缺失、重复的检测和鉴别标记染色体、新发生不平衡染色体结构重排，与核型分析结果结合，可精确定位染色体断裂的具体位点，以及确定染色体畸变是否累及特定染色体区域或特定基因。

（龚瑶琴　蒋百春）

duǎnchuànlián chóngfù liánsuǒ fēnxī

短串联重复连锁分析（short tandem repeat linkage analysis）

利用短串联重复序列（STR）标记进行连锁分析的方法。

原理：STR 是重复单位在 2~6bp 且呈串联排列的 DNA 重复序列，其重复次数在群体中存在变异。短串联重复多态具有较好的多态性，在群体中为多等位基因系统，因此是一种应用非常广泛的遗传标记。通过对家系中患者的表型和已知的 STR 标记进行分析，观察是否存在表型与 STR 标记的共分离，以此来明确致病基因是否与已知的 STR 标记连锁，

从而对其进行初步定位。

方法：①提取家系成员 DNA。②以 STR 两端的保守的单拷贝序列设计特异性引物。③用聚合酶链式反应（PCR）扩增含有重复序列的片段。④通过电泳分离显示基于重复单位数目不同的片段长度多态性。⑤分析表型与 STR 标记是否存在共分离。确定基因间是否存在连锁采用对数优势比（即 LOD 分值），LOD 分值是在一定重组值下两个位点相连锁的似然性与两个位点不连锁的似然性比值的对数值。当 LOD 得分 ≥3 时，肯定连锁；当 LOD 得分 ≤ -2 时，排除连锁。

优势：①STR 序列广泛存在于人类基因组中，数量众多。②在群体中为多等位基因系统，具有较好的多态性。③扩增片段较短，更容易成功。④扩增灵敏度更高，仅需少量样本即可。⑤分型简单并可标准化。

局限性：①容易出现误差。②由于计算的局限性，对家系要求较高。③因座异质性会影响分析结果。④只适用于孟德尔遗传性状。

应用：单基因遗传病致病基因的定位。

（龚瑶琴　蒋百春）

duōchóng jùhéméiliàn fǎnyìng

多重聚合酶链反应（multiplex polymerase chain reaction）

同时加入多对引物对同一 DNA 模板的几个不同区域进行扩增的技术。由聚合酶链反应（PCR）基础上发展而来。昌贝亚恩（Chambehian JS）于 1988 年首次提出，他利用多重 PCR 技术检测进行性假肥大型肌营养不良（DMD）致病基因的缺失。设计了 6 对外显子引物，产物电泳后，如与正常对照的对应条带相比有缺失或移位，

即为异常。随后又将引物增加至9对，使至少80%的DMD基因缺失得到确定，能直接诊断50%以上的病例。

原理 与常规PCR相同，区别是在同一反应体系中加入多对引物，如果存在与各对引物互补的模板，则它们分别结合在模板相对应的部位，同时在同一反应体系中扩增出多条目的DNA片段。

方法 ①首先选择目标基因。②引物设计：多重PCR在DNA聚合酶的作用下，利用多对引物来扩增样本中的不同的靶序列，因此在引物设计时需要所有引物对的退火温度相似，以确保在同一扩增条件下所有产物都能有效扩增；同时，为便于电泳分析检测扩增产物，每个PCR产物的大小应有明显的差别。③核酸提取：多重PCR对核酸模板的要求比较高，所以核酸的提取纯化尤为重要，直接与扩增结果相关。④单位点PCR：对每对引物进行单位点PCR，确定每对引物进行单位点PCR时的条件。⑤多重PCR（引物等浓度混合）。⑥优化多重PCR反应体系及反应条件：多重PCR反应体系的组成和PCR循环的条件需要经过优化以确保同时扩增几个片段。

优势 多重PCR可提高检测效率，同时具有经济简便的特点；既有单个PCR的特异度和灵敏度，又较之快捷和经济，在引物和PCR反应条件的设计方面表现出很大的灵活性；还能提供内部对照，指示模板的相对数量和质量。

应用 多重PCR技术已广泛应用于核酸诊断的许多领域，包括基因敲除分析、突变和多态性分析、定量分析以及RNA检测等。在感染性疾病领域已成为识别病毒、细菌、真菌和寄生虫的有效方法。利用一次多重PCR反应，可同时检测、鉴别出多种病原体，在临床混合感染的鉴别诊断上具有其独特优势和很高的实用价值。

（龚瑶琴 蒋百春）

děngwèi jīyīn tèyìxìng jùhéméiliàn fǎnyìng

等位基因特异性聚合酶链反应（allele-specific polymerase chain reaction）

利用引物与模板之间的碱基错配可以有效抑制聚合酶链反应（PCR），进而达到模板等位基因区分目的的方法。

原理：PCR过程中引物延伸从3′端开始，3′端碱基对引物的延伸至关重要。如果这个碱基与模板互补，则引物能够延伸，PCR可以正常进行，得到特定长度扩增带。反之则不能延伸。只要将与正常等位基因所不同的那个突变碱基安排在引物3′最后一个，当用某一含突变序列的引物进行PCR时，如果得到特异扩增带，表明被测基因含有该种突变；没有特异扩增带出现，则表示没有这种突变。

方法：每一突变位点通常需要有两对引物。其中一个方向是通用引物，可以是正向引物或反向引物。另一方向则为完全和野生型或突变型互补的特异引物。突变点的位置通常设计在3′端最后一个碱基。有时为进一步增强扩增的特异性，可在3′端倒数2~4个碱基处引入错配碱基。如果把PCR引物的长度从20bp延长至30bp，可增加反应的特异性。引物和PCR条件需反复测试，以达到每对引物扩增出的PCR产物相对平衡。扩增反应后，根据电泳谱即可确定样品的基因型。也

可以联合实时定量PCR，采用TagMan探针进行检测。

优势和局限性：优点是操作简单、快速、灵敏度高及成本较低。但该方法只针对已知的特定突变，无法检测未知突变，通量较低，不适于附近GC含量过高或过低的位点检测。

应用：用于检测单碱基置换或小片段插入或缺失，通常用于常见基因突变的检测或筛查以及基因型分型。葡萄糖-6-磷酸脱氢酶（G6PD）缺乏症是中国最常见的红细胞酶病。应用等位基因特异性PCR法可对G6PD基因的常见突变进行快速、准确的检出，从而达到快速诊断的目的。另外还常用于体细胞突变检测，如肿瘤靶向用药表皮生长因子受体基因检测等。

（龚瑶琴 蒋百春）

fǎnzhuǎnlù jùhéméiliàn fǎnyìng

反转录聚合酶链反应（reverse transcription polymerase chain reaction，RT-PCR）

提取总RNA后以其中的mRNA作为模板采用多聚胸腺嘧啶［oligo（dT）］或随机引物，利用反转录酶反转录成互补DNA链（cDNA），再以互补链为模板进行PCR扩增获得目的基因的技术。

原理 以RNA为模板，以4种脱氧核苷三磷酸（dNTP）为底物，由反转录酶（RTase）催化，在引物的引导下合成cDNA，然后以此cDNA为模板进行PCR扩增得到双链DNA。

步骤 ①RNA指导的DNA合成：以RNA为模板，以4种dNTP作底物，在反转录酶的催化下合成DNA链，形成RNA-DNA杂交体。②RNA的降解：杂交体的RNA链可被反转录酶的核糖核酸酶H（RNase H）活性降解，获

得 cDNA。③DNA 指导的 DNA 合成：在 DNA 聚合酶的催化下，以 cDNA 为模板，合成另一条 DNA 互补链，形成双链 DNA 分子。④PCR 扩增：以双链 DNA 分子为模板，经多个循环的变性、退火和延伸过程，大量扩增目标 DNA 分子。

方法　RT-PCR 可以通过一步法或两步法进行。①一步法：以 RNA 为起始，反转录合成 cDNA 与 PCR 扩增在单个反应体系中完成，需要高质量的 RNA 及特异性引物，一个反应往往只检测一个靶基因。②两步法：即分两步进行，首先是反转录合成 cDNA，然后在另一反应体系中进行 PCR 扩增，这种方法比一步法更灵敏，同样需要高质量的 RNA，但第一步的引物不一定是序列特异性的，这样可以于第二步检测更多的靶基因。

反转录酶　通常具有依赖于 RNA 和 DNA 的 DNA 聚合酶活性以及降解 DNA∶RNA 杂合双链中 RNA 链的 RNase H 活性。RT-PCR 中常用的反转录酶有两种，即禽类成髓细胞病毒（AMV）反转录酶和莫洛尼鼠白血病病毒（MMLV）反转录酶。

引物　反转录所用引物包括 oligo（dT）、随机六聚体引物及基因特异性引物三大类。绝大多数真核细胞的 mRNA 具有 3′端多 A 尾［poly（A）尾］，oligo（dT）可以与含多 A 尾的 mRNA 结合启动反转录。随机六聚体引物可以克服 mRNA 二级结构对逆转录的不利影响，用于反转录较长的 mRNA，以及不具有 3′端多 A 尾的 mRNA、核糖体 RNA（rRNA）及转运 RNA（tRNA）等。特异性引物是针对目标 RNA 序列设计的寡核苷酸引物，第一条 cDNA 链的合成可由最靠近 mRNA 3′端的配对引物起始，用此类引物仅产生所需要的 cDNA，PCR 扩增的特异性更好。

优势　该方法快速，灵敏度、特异度高。由于 RT-PCR 以指数扩增，使其可以检测到分子拷贝数非常低的 RNA。

应用　广泛应用于细胞中基因表达分析、RNA 病毒含量测定、癌症检测及遗传疾病的诊断等方面。例如，以细胞中 mRNA 为模板，通过 RT-PCR 可制备特定基因的 cDNA 或 cDNA 文库，用于后续研究；还可用于分析细胞中特定基因的表达水平，在完成反转录后，利用 PCR 产物的终点定量或实时定量，可对目的基因的表达水平进行半定量或定量分析。

（龚瑶琴　蒋百春）

xiànzhìxìng piànduàn chángdù duōtài-
xìng jùhéméiliàn fǎnyìng

限制性片段长度多态性聚合酶链反应（polymerase chain reaction-restriction fragment length polymorphism，PCR-RFLP）

先采用聚合酶链反应（PCR）扩增目的 DNA，扩增产物再用特异性内切酶消化切割，凝胶电泳分离酶切后的 DNA 片段，根据片段数量和大小来判断是否有酶切位点改变的方法。主要应用于导致产生或消除酶切位点的基因点突变，如导致镰状细胞贫血的酶切位点改变的基因错义突变。

原理　PCR-RFLP 的理论依据是突变改变了特定限制性内切酶的识别位点，导致原有酶切位点的丢失或获得了新的酶切位点。为了检测这个突变位点，在突变位点的上下游设计引物，为便于电泳检测，上下游引物距离突变位点的距离需要存在差异。利用 PCR 扩增包含突变位点的目的片段，然后用限制性内切酶酶解扩增产物。将限制性酶切产物进行琼脂糖凝胶电泳分离，通过观察限制性片段的大小及其位置解读出目标样品之间在 DNA 分子水平的实际差异。

方法　①引物设计：根据选择的目标基因设计合适的扩增引物，上下游扩增引物距离酶切位点的距离不一样。②制备模板 DNA。③PCR 反应扩增 DNA。④扩增产物的酶解。⑤扩增产物的电泳检测。⑥结果分析：如在改变的酶切位点上游 100bp 处设计一条引物，在酶切位点下游 150bp 设计另一条引物，经 PCR 扩增，其产物长度为 250bp，PCR 产物经酶切后，如果存在酶切位点则产生 100bp 和 150bp 片段，如果不存在酶切位点，则不能被切开，电泳检测到 250bp 片段。由于 RFLP 检测的是酶切位点的有无，因此在群体中只存在两个等位基因。

优势和局限性　该方法检测突变快速、简便，但由于仅适用于检测导致酶切位点改变的基因突变，而使其应用受到很大限制。

应用　①可快速检测基因突变：如甲型血友病是一种常见的出血性疾病，患者体内缺乏一种血液凝固初期所必需的凝血因子（FⅧ）。FⅧ缺陷的方式有多种，其中一种是由于基因第 14 外显子的第 336 位氨基酸的编码序列发生突变，使 CGC 突变成 TGC，导致半胱氨酸替代了精氨酸，并同时产生了一个新的 Pst Ⅰ 酶切位点。这个位点的突变导致 FⅧ 的功能丧失。由于该突变不会影响蛋白的正常合成，它的抗原抗体反应检测显示正常，因此无法通过抗原抗体反应准确诊断该疾病。而采用 PCR-RFLP 不但可以对患者进行疾病诊断，还可以在胚胎早期做出诊断，这样就可以根据情况来采取措施，如终止妊娠，以达到优生优育。②基因分型：如 HLA 的基因分型，可用于器官的移植和免疫学。

（龚瑶琴 蒋百春）

单链构象多态性分析

dānliàn gòuxiàng duōtàixìng fēnxī

单链构象多态性分析（single-strand conformation polymorphism, SSCP） 依据 DNA 单链构象多态特性，结合中性聚丙烯酰胺凝胶电泳技术检测基因变异的方法。

原理 基于含有突变（即使是单个碱基改变）的 DNA 片段在中性聚丙烯酰胺凝胶电泳中的迁移速率与相应的不含突变的 DNA 片段明显不同。发生这一现象是由于当碱基发生变化时会影响单链 DNA 的空间构象，而单链 DNA 分子由于空间构象的差异在聚丙烯酰胺凝胶电泳中受到的排阻大小不同，因此，通过中性聚丙烯酰胺凝胶电泳可以敏锐地将构象上有差异的分子分离。之后的聚丙烯酰胺凝胶电泳与银染结合，使 SSCP 更加快速、便捷。

方法 基本流程：①通过聚合酶链反应（PCR）扩增靶标 DNA。②将 PCR 扩增产物变性后快速复性，使之成为具有一定空间结构的单链 DNA 分子。③取适量的单链 DNA 进行中性聚丙烯酰胺凝胶电泳。④显色分析：如果发现单链 DNA 迁移速率与对照相比有差异，则表明该单链 DNA 空间构象发生改变，从而可以推断该单链 DNA 中有碱基突变。因为 PCR-SSCP 是根据单链 DNA 分子构象不同会导致电泳迁移速率不同的原理进行检测，所以影响其检出的因素主要有电泳温度、片段长度和凝胶制备。

优势 ①操作简单，不需要特别仪器，技术容易掌握，PCR 产物变性后不需特殊处理就可直接电泳。②实验步骤少，周期短，最快可在 1.5 小时内得到结果。③所用试剂常见，成本较低。④可用非同位素方法检测。⑤适合于大样本筛查，在做测序前采用此法，可避免盲目测序所带来的工作量，加快序列分析的速度。

局限性 不能识别突变位置，且当碱基转换或颠换不影响 DNA 构象时检出率较低，如当 G-T 之间的转换，其检出率为 57%。

应用 应用于遗传病的基因定位、突变和单核苷酸多态性的检测、肿瘤的突变基因筛选、各种耐药基因突变检测、微生物的分类鉴定研究、分子流行病学研究等领域。

PCR-SSCP 用于分析符合孟德尔遗传的等位基因突变体，显示了快速、灵敏、高效的特点。例如，用该法对 HLA 相关抗原、ABO 血型进行大规模的多态性分析后，可以发现一些新的基因遗传标记。与限制性片段长度多态性分析相比，SSCP 既能分析 DNA 的多态性，又可检测 DNA 片段中的突变，还能应用于基因制图等领域，具有更高的灵敏度。

临床中，PCR-SSCP 也被用于诊断内源性基因突变引起的遗传病（苯丙酮尿症、阿尔茨海默病等）和某些病毒或细菌等外源性基因的诊断。但普通的 SSCP 在某种条件下对突变的分析效率并不高，不能有效地进行高通量筛查，尚满足不了临床基因诊断的需要。通过改进单链的生成率、荧光标记引物、变换多种电泳条件及将 SSCP 同其他方法结合使用，可有效地提高突变的分析效率。

（龚瑶琴 蒋百春）

变性梯度凝胶电泳

biànxìng tīdù níngjiāo diànyǒng

变性梯度凝胶电泳（denatured gradient gel electrophoresis, DGGE） 由于不同 DNA 片段的变性温度（Tm）不同，双链 DNA 在不同浓度变性剂的聚丙烯酰胺凝胶电泳中发生变性，导致其迁移速率发生改变，从而区别不同变性温度 DNA 片段的技术。

原理 在正常情况下 DNA 呈双链结构，在高温或者变性剂存在的条件下会解链成单链，在解链的过程中，DNA 呈分叉结构，这就使得 DNA 序列在聚丙烯酰胺凝胶电泳过程中移动速率发生改变，从而分出不同序列 DNA 片段。

聚合酶链反应（PCR）-DGGE 技术在进行 PCR 引物设计时，在其中一条引物的 5′端加上 30～50bp 的 GC 序列，通过 PCR 扩增的目的片段就带有这一 GC 碱基序列（GC-clamp）。GC-clamp 在整个产物序列中的 Tm 值最高，其他突变产物序列因为含有不同的碱基而具有不同的低于 GC-clamp 的解链温度值。然后将带有 GC-clamp 的目的产物序列在变性剂（甲酰胺和尿素）浓度自上而下呈梯度增加的聚丙烯酰胺凝胶中进行电泳，当 DNA 片段移动到一定距离后，受到变性剂的影响而发生部分解链。部分解链的 DNA 片段结构呈分枝状，从而导致 DNA 片段的移动速率逐渐变慢并最终停止移动。只要 DNA 片段中有一个碱基发生改变，就会导致基因间的协同效应发生，使 DNA 片段具有不同的 Tm 值，从而在电泳时停留在变性剂浓度不同的区域内，最终检测出目的基因中发生的突变。

方法 流程如下。

基因组 DNA 模板的提取 优先选用原位裂解的方法，也可以使用商品化的试剂盒。

引物设计　根据目标基因的序列而定，在引物设计时要在其中一条引物的 5′端加上 30～50bp 的 GC-clamp。

进行 PCR 扩增　反应过程与经典 PCR 相同。

变性梯度凝胶电泳　确定垂直 DGGE 变性剂浓度：由于 DNA 序列未知，所以需要进行垂直变性凝胶电泳来确定目的基因片段的电泳迁移速率与变性剂浓度之间的关系。变性凝胶电泳利用凝胶梯度混合仪制备。

确定水平 DGGE 最佳电泳时间　为达到最理想的电泳结果，还需选择水平电泳所需要的最适时间。从电泳开始后，每 1 小时加入一份样品，选择后加入的样品与前一样品趋于同一水平所需的最少时间为最适电泳时间。条件确定后对样品做最后的电泳分析。电泳结束后根据电泳图谱判断目的片段是否发生了突变，最后可通过测序进一步了解突变的结果。

优势　具有极高的分辨率，可检测目的基因片段碱基的突变；操作简单、耗时短，反应条件易于控制。

应用　可用于检测人类的基因突变，对基因突变的检测成功率已由最初的 50% 提高到 99%；还可用于肿瘤的发生、单基因遗传病和多基因遗传病等诸多与基因突变方面的研究。另外，在法医鉴定、染色体 DNA 的鉴定、人类白细胞抗原基因组织分型和基因组差异分析等方面有重要作用。

（龚瑶琴　蒋百春）

biànxìng gāoxiào yèxiàng sèpǔfǎ

变性高效液相色谱法（denaturing high performance liquid chromatography，DHPLC）

基于杂合双链体和纯合双链体在高效液相色谱中滞留时间存在差异的筛选方法。由单链构象多态性和变性梯度凝胶电泳基础上发展而来，可高通量检测基因突变及多态性。

1995 年，斯坦福大学的研究小组把在接近 DNA 熔解温度条件下进行的、利用离子对反向高效液相色谱原理，通过独特的 DNA 层析柱进行核酸片段的分离和分析的技术方法称为变性高效液相色谱法。

原理　利用异源双链 DNA 与同源双链 DNA 解链特征不同的特点来设计。将色谱柱中的 DNA 片段加热使之变性，部分变性的 DNA 可被洗脱下来，由于异源双链 DNA 与同源双链 DNA 的解链特征不同，在相同的部分变性条件下，异源双链因有错配区的存在而更易变性，在色谱柱上保留时间短于同源双链，先被洗脱下来，从而在色谱图中表现为双峰或多峰的洗脱曲线。该技术是针对检测突变杂合子，大多数突变是以杂合形式存在，即使常染色体隐性疾病，非近亲婚配所生的患者很可能是复合杂合子，携带两种不同的突变。为了检测纯合性突变或男性 X 连锁突变，需要加入等量的野生型 DNA 作为参照。

方法　①DNA 抽提：根据样品，选择合适方法抽提 DNA，可采用酚氯仿抽提基因组 DNA。②聚合酶链反应（PCR）引物设计和扩增：根据待测目的基因序列，使用相关软件设计 PCR 引物，并在合适的扩增条件下进行扩增。③变性高效液相色谱检测：首先使 PCR 产物经过分离柱，随后升高柱温使 DNA 片段变性。由于异源双链 DNA 与同源双链 DNA 的解链特征不同，在相同的部分变性条件下，异源双链因有错配区的存在而更易变性，被层析柱保留时间短于同源双链，故先被洗脱下来，从而在层析图中表现为双峰或多峰的洗脱曲线。

优势　具有高通量的特点，自动化程度高，条件优化后具有很高的灵敏度和特异度。

应用　广泛应用于基因突变检测、微卫星 DNA 鉴定、肿瘤杂合性缺失的检测和法医学等；也可用于动植物遗传育种及基因组功能研究，如优良基因筛选、单核苷酸多态性检测、快速基因型鉴定等。在微生物的检测方面，可从种属和菌株水平识别微生物，且能高度准确地检测耐药基因突变，广泛应用于出入境检验检疫、疾病预防控制中心、医院临床检验、工业微生物检验及环境微生物监测等方面。

（龚瑶琴　蒋百春）

gāofēnbiàn róngjiě qūxiàn fēnxī

高分辨熔解曲线分析［high resolution melting（HRM）analysis］

基于双链 DNA 熔解温度不同而形成不同形态熔解曲线的基因分析新技术。具有很高的灵敏度，可以检测出单个碱基的差异。

原理：双链 DNA 的热稳定性受其长度和碱基组成的影响，DNA 序列变化会导致升温过程中解链行为的改变，并生成不同形状的熔解曲线。

方法：进行 HRM 分析时，首先利用聚合酶链反应（PCR）扩增拟分析的 DNA 片段，然后对 PCR 扩增产物进行加热，在温度从 50℃ 升至 95℃ 过程中，特定 PCR 产物会达到熔解温度而变成单链。HRM 技术的关键是利用了一种特异性结合双链 DNA 的饱和染料，这种染料特异性结合到双链 DNA 上会产生强荧光，一旦

DNA 双链熔解变成单链，染料不再与单链 DNA 结合，也不会产生荧光。因此，通过特定仪器实时分析荧光强度就能得到特定 PCR 产物的熔解曲线，从而进行基因分型。

优势：该方法不受突变碱基位点与类型局限，仅通过 PCR 之后的熔解曲线分析就能检测 PCR 片段中是否存在序列差异。同时具有灵敏度、特异度高，高通量，准确、快速、检测成本低及操作简便等优势。

局限性：只能作为一种突变筛查方法，要确定突变的位置和类型，还需进一步测序。分析的准确性受 PCR 反应的质量影响较大。在含多个突变或富含 GC 等复杂基因片段中的应用尚存在争议。

应用：大规模的突变筛查、单核苷酸多态性基因分型和甲基化分析等。非常适合于测序前的突变筛查，特别是外显子短而多的基因，进行突变筛查的基因有 c-Kit 基因、乙酰辅酶 A 脱氢酶中链基因、RET、表皮生长因子受体基因、EXT1/EXT2 基因、间隙连接蛋白 β1 基因、K-Ras 基因、苯丙氨酸羟化酶基因和囊性纤维化基因等。

（龚瑶琴 蒋百春）

Sānggé cèxù

桑格测序 （Sanger sequencing）

在延伸反应体系中额外加入 4 种有荧光标记的双脱氧核苷酸，反应从一段短寡核苷酸引物结合到被测序 DNA 模板上开始，通过 DNA 聚合酶选择正常核苷酸加入而继续延伸合成链或选择双脱氧核苷酸而终止合成链，产生以 4 种双脱氧核苷酸结束的不同长度的一系列合成链混合物，最后经聚丙烯酰胺凝胶电泳分离，

并通过荧光标记识别终止位置碱基，获得被测模板链的 DNA 碱基序列的经典 DNA 测序技术。又称双脱氧链末端终止法测序技术。1977 年，由英国生物化学家弗雷德里克·桑格（Frederick Sanger）建立并因此得名，他利用这种方法测定了第一个基因组序列（噬菌体 X174），全长 5375 个碱基。

原理 单链 DNA 模板在 DNA 聚合酶、引物和 4 种脱氧核糖核苷酸（dNTP，即 dATP、dCTP、dGTP 和 dTTP）存在下进行新链合成时，当双脱氧核糖核苷酸（ddNTP，即 ddATP、ddCTP、ddGTP 和 ddTTP）加入正在延伸的 DNA 链中时，由于 ddNTP 没有延伸所需要的 3′-OH 基团，双脱氧核糖核苷酸将阻断 DNA 链延伸。

方法 传统的桑格测序技术是采用 4 个反应体系，每个反应体系中都含有待测序的模板 DNA、DNA 聚合酶、引物和 dNTP 以及一定比例的一种双脱氧核糖核苷酸（ddATP、ddCTP、ddGTP 或 ddTTP）。当 ddNTP 掺入链的末端时，该链就会停止延伸。由于反应体系中的 ddNTP 数量远少于 dNTP（通常为 1/100），因此每管反应体系中会产生一系列长度不等的以 ddNTP 为 3′端的 DNA 片段。反应终止后，大量起点相同、终止点不同的 DNA 片段存在于反应体系中，具有单个碱基差别的 DNA 片段可以被变性聚丙烯酰胺凝胶电泳分离，根据 DNA 片段 3′端的双脱氧核糖核苷酸的种类，便可获得 DNA 片段的碱基排列顺序。为便于检测，桑格测序时可采用放射性同位素或荧光染料标记引物或标记 ddNTP。

桑格测序技术已实现自动化，自动测序仪测序方法与人工测序

的主要区别是，4 种双脱氧核糖核苷酸分别用可发出不同荧光的荧光染料标记，因此可以将以上的 4 个反应体系变成一个反应体系，生成的产物是相差 1 个碱基的 3′端为 4 种不同荧光染料标记的单链 DNA 片段混合物，采用毛细管电泳技术取代传统的聚丙烯酰胺平板电泳，使标记 4 种荧光染料的测序产物可在一根毛细管内电泳，从而避免了泳道间迁移率差异的影响，大大提高了测序的精确度。由于 DNA 片段的分子量不同，在毛细管电泳中的迁移率也不同，当其通过毛细管读数窗口段时，激光检测器就可对荧光分子逐个进行检测，区分代表不同碱基信息的不同颜色的荧光，并转变为 DNA 序列，分析结果多以荧光吸收峰图形式来表示。

优势和局限性 具有高度的准确性和简单、快捷等特点。尽管有下一代测序（NGS）的出现，但桑格测序对于有致病基因位点明确并且数量有限的单基因遗传疾病致病基因的检测是非常经济和高效的。对于没有明确候选基因或候选基因数量较多的大样本病例筛查桑格测序难以完成，此类测序研究还要依靠 NGS。另外，桑格测序不能检测出大片段缺失或拷贝数变异等基因突变的类型。

应用 利用桑格测序可以很直观地发现待测 DNA 片段是否存在碱基变化，如碱基置换、插入与缺失等。该方法是最常用的基因突变分析方法，也是基因诊断的金标准。在桑格测序原理基础上进行改进，发展出了多种 DNA 测序技术，2001 年以改进的桑格测序技术完成了首个人类基因组图谱。

（龚瑶琴 蒋百春）

xiàyídài cèxù

下一代测序（next generation sequencing，NGS）　一次能对几十万到几百万条 DNA 分子进行序列测定的技术。又称高通量测序或二代测序。其可使测序成本和时间相对于传统的桑格测序急剧下降。

原理　主要是边合成边测序原理，即用不同颜色的荧光标记脱氧核糖核苷酸（dNTP，即 dATP、dCTP、dGTP 和 dTTP），当 DNA 聚合酶合成互补链时，每添加一种 dNTP 就会释放出不同的荧光，利用计算机软件对捕获的荧光信号进行处理，从而获得待测 DNA 的序列信息。

方法　主要包括 DNA 提取、文库构建、簇生成、测序和数据分析几个步骤。多种 NGS 技术平台，如 Illumina/Solexa、ABI/SOLID 和 Roche/454，不同测序平台所采用的技术原理不同，其产出的数据量、数据质量和单次运行成本也存在差异。以 Illumina 平台为例，DNA 提取后需要进行浓度、纯度的质检。文库的构建过程包括基因组核酸打断、补齐黏性末端、加接头、加条形码标记、定性及定量的质检等。然后是将核酸片段种到芯片上进行扩增的簇生成，之后放到测序仪上进行测序，利用仪器自带的软件读取原始序列。最后进行质量控制、比对等初步分析，后期再进行更专业、更有目的性的生物信息学分析。

优势和局限性　具有通量高、成本低、读段短及错误率高等特点，而不同测序技术和设备之间又存在通量、读段长度的区别。

应用　随着测序技术及生物信息学技术的发展，NGS 读段短、错误率高的问题已经逐渐被解决，同时，测序成本的急剧降低使得大规模的基因组测序成为可能。NGS 技术一方面在全基因组测序、全外显子组测序及目标区域测序等 DNA 层面开展，鉴定不同人种、群体及特定表型下的基因型差异，并在人类疾病致病基因分析和基因诊断中发挥重要作用；另一方面，通过基于 RNA 测序（RNA-seq）、miRNA-seq 和 lncRNA-seq 的完整转录组研究，为系统全面地了解基因功能提供了大量的数据基础。此外，还有染色质免疫沉淀测序（ChIP-seq）、重亚硫酸盐测序等多种测序技术。这些相关技术在普通人群层面、细胞层面、组织层面、疾病人群及动植物等多个领域的应用，为研究不同人种特异的遗传变异、组织细胞的特异性表达与调控机制等提供了理论依据，同时为多种复杂疾病、罕见疾病的机制研究提供了重要的技术支持。随着测序成本的降低，精准医学的概念的日益深入，NGS 技术还应用于无创产前检查、肿瘤的精准化用药等方面。

（龚瑶琴　蒋百春）

jīyīnbāo cèxù

基因包测序（gene panel sequencing）　利用针对感兴趣的基因组区域定制的探针和样本 DNA 进行溶液或芯片杂交，将目标区域的 DNA 富集，然后利用下一代测序技术进行测序的方法。又称靶向测序。

原理　人类基因组包含 30 多亿个碱基对所组成的核苷酸序列，经统计和预测有 2.3 万个蛋白质编码基因，6000 多个 RNA 基因和 1.2 万个假基因。通过选取部分基因进行目标区域下一代测序可以明显减少测序成本。这些目的基因选择可参照人类基因突变数据库、人类孟德尔遗传学数据库等。

方法　目标捕获富集是进行靶向基因测序的关键步骤，包括基因杂交原理和聚合酶链反应（PCR）原理为基础的两种靶向富集技术，前者有固相捕获和液相捕获两种方法，后者包括分子倒位探针（MIP）、间隔区多重扩增反应（SMART）。Agilent 目标区域捕获试剂盒和 NimbleGen 固相芯片是较常用的目标区域捕获工具。基于上述基因捕获技术使得我们可以对目标区域进行更深入和更准确地测序。

根据检测基因数量大小（一般以 50 个基因为界限）将基因包分为两种。①大基因包：大于 50 个基因，利用生物素标记探针的靶向富集原理，可以获取更加全面的基因图谱，但是操作时间和周转时间长。②小基因包：小于 50 个基因，利用高度特异寡核苷酸将目标区域进行扩增并纯化的原理，适合分析单核苷酸变异和插入、缺失，具有周转时间短，经济实惠的特点。

优势　与单基因检测方法相比具有耗时短、花费少的优点。由于基因包选用的是多重覆盖的 PCR 引物池，无非特异性扩增，保证了很高的覆盖度和特异度，可一次检测所有已知致病基因外显子区域内的所有变异；可发现已知基因新致病突变位点。

局限性　不能检测未知突变，会漏检变异。

应用　适用的遗传疾病特点：①疾病具有明显临床表型多样性。②多个疾病中存在表型重叠现象需要进行鉴别诊断。③遗传位点的异质性，多个基因同时控制一个分子通路或结构。

使用定制的耳聋基因包可快

捷地检出候选耳聋基因突变位点，通过生物信息学分析可以给耳聋患者一个准确的分子诊断用于指导临床治疗或再次生育。随着越来越多新耳聋基因被发现，耳聋基因包测序规模也不断扩大。临床对于门诊咨询的具有耳聋家族遗传史的患者，为明确其耳聋相关致病基因，可以在完善影像学及相关听力学检查情况下行耳聋基因包（包含 *GJB2*、*SLC26A4*、*GJB3* 和 12S rRNA 等 127 个常见耳聋基因）检测。

（龚瑶琴　蒋百春）

quánwàixiǎnzǐzǔ cèxù

全外显子组测序（whole exome sequencing，WES）

通过目标序列捕获技术将基因组的全部外显子区域 DNA 富集并进行下一代测序的基因组分析方法。可用于研究已知基因的单核苷酸多态性位点、插入缺失位点等，不适用于研究基因组结构的变异。

原理　外显子是人类基因组中重要的组成部分，包含编码蛋白质的重要信息，基因组内全部外显子称为外显子组，人类基因组约有 18 万个外显子，总长度约 30Mb，占基因组的 1%。大部分具有致病性的基因组变异集中于基因的外显子区，以单基因遗传病为例，约 85% 的单基因遗传病是由外显子突变造成。全外显子组测序借助目标序列捕获以及下一代测序技术，特异性地对基因组内的所有外显子进行扫描，实现大规模快速检出外显子上所有的变异，为后续筛选和鉴定致病变异提供帮助。

方法　包括外显子组区域序列捕获、下一代测序和生物信息学分析 3 个主要步骤。

外显子组区域序列捕获　通过目标序列捕获技术可以将基因组内的外显子部分选择性富集，即测序文库的构建。具体捕获区域涵盖基因的蛋白质编码区、非翻译调控区（3′UTR 和 5′UTR）、部分假基因和 miRNA 等，实际仅覆盖 90% 左右的编码基因，高 GC 含量、重复区域、同源序列等基因组区域捕获效率不高。捕获方法多样，包括聚合酶介导的分子倒置探针连接测序法和多重聚合酶链反应（PCR）、基于寡核苷酸杂交和芯片技术的固相捕获法、采用磁珠和杂交探针耦联的液相捕获等，其中商业运用最广的为液相捕获法。

下一代测序　构建好的文库利用高通量测序平台进行测序。下一代测序可以对几十万至上百万条 DNA 分子同时进行大规模并行测序，极大提高了测序的速度并降低测序成本，使得全基因组水平的变异研究成为可能。根据测序原理和技术的不同，先后出现多种高通量测序平台，其中具有代表性的有 454 焦磷酸测序平台、Illumina 公司的合成测序法平台、ABI 公司的 SOLiD 连接法测序平台及离子半导体测序平台。与传统技术相比，下一代测序技术具有读段短、错误率高的缺陷，需要通过测序深度的增加进行弥补，对生殖系突变的检测平均测序深度高于 50 倍，对体细胞突变的检测平均测序深度高于 150 倍。

生物信息学分析　产出的测序数据通过生物信息学技术进行序列回帖、变异检测和变异优选。测序数据首先比对回人类基因组参考序列的外显子区，之后进行变异的检测及注释，每个外显子组含有 20 000 ~ 50 000 个序列变异，包括单核苷酸变异（SNV）及插入缺失变异（InDels），数目庞大，需要通过遗传特征及功能信息对变异致病性进行优选。检出的变异绝大部分为已知的多态性位点，90% ~ 95% 的变异可以通过公用数据库（如 dbSNP 及千人基因组计划）滤过，留下 150 ~ 500 个罕见功能性变异。在罕见功能性候选变异中约 5% 的变异可能有致病性，可以通过多个样本交叉比对的方法进一步缩小致病性变异的范围。同时，根据变异位点对蛋白质功能的影响进行分层滤过也有助于缩小候选范围，对每个变异位点本身的跨物种保守性及其周围的蛋白质一级序列和蛋白质二维、三维结构特征进行计算，按蛋白质功能危害程度进行优选。

应用　2009 年 11 月首次应用 WES，其已广泛应用于单基因遗传病、癌症及复杂疾病的研究，成为鉴定致病突变、揭示疾病发生机制、提供诊疗参考的重要工具。

单基因遗传病　2009 年，美国华盛顿大学杰伊·申迪雷（Jay Shendure）小组通过 WES 方法检测了 12 个人类外显子组，并在其中 4 例无亲缘关系的弗里曼-谢尔登（Freeman-Sheldon）综合征患者的外显子组中成功检测出致病基因 *MYH3*，首次证明 WES 应用于单基因遗传病致病基因鉴定具有可行性。2010 年，《科学》杂志将“应用 WES 技术鉴定多种罕见单基因遗传病致病基因”评选为当年的十大科学突破之一。

癌症　WES 技术也被广泛应用于癌症研究领域，通过对患者自身的肿瘤组织和正常细胞进行深度测序和比对分析可以鉴定出在肿瘤组织的发生过程中起重要作用的关键基因。

复杂疾病　利用 WES 技术可发现部分复杂疾病、检测智力低下、精神分裂症和自闭症等人群中常见疾病的单个基因突变。

罕见遗传病 2011 年，华盛顿大学、耶鲁大学、约翰斯·霍普金斯大学和贝勒医学院在美国国立卫生研究院（NIH）的资助下建立 3 个孟德尔基因组学中心，利用改进和优化的 WES 技术发现单基因遗传病致病基因病并开展临床测序探索性研究，美国和欧盟组建的国际罕见病研究联盟（IRDiRC）、加拿大的罕见疾病基因发现中心（FORGE）及英国的 UK10K 计划也都以 WES 作为核心技术手段对罕见遗传病进行研究。

在转化医学领域，WES 技术可在基因组范围内大规模快速检测致病突变，为临床诊断及鉴别诊断提供帮助。2010 年，沃斯（Worthey）报道 WES 技术帮助 1 例患有未知肠炎的患儿诊断为 X 连锁凋亡抑制缺陷并针对性进行有效治疗。同时 WES 技术也为致病基因较大（如进行性肌营养不良）和遗传异质性强的疾病（如遗传性运动感觉神经病）的分子诊断提供了便利条件，实现对传统技术难以检测的遗传病进行快速准确的分子诊断。此外，WES 技术也应用于罕见遗传病的携带者筛查以及新生儿早期遗传性疾病筛查中，为遗传病的预防和早期诊治提供服务。

（龚瑶琴 蒋百春）

quánjīyīnzǔ cèxù

全基因组测序（whole genome sequencing，WGS）

利用高通量测序平台对一种生物的基因组中的全部基因进行测序，测定其 DNA 碱基序列的方法。基因组测序技术始于 20 世纪 70 年代初，开始是使用二维层析的方法获得 DNA 序列，随着技术的快速发展，测序成本大幅下降，测序通量大幅上升。基因组测序已有第三代，完成全基因组测序的物种也越来越多。

分类 根据有无参考基因组，全基因组测序可以分为两种。①全基因组从头测序：不依赖于任何已知基因组序列信息对某个物种的基因组进行测序，然后应用生物信息学手段对测序序列进行拼接和组装，最终获得该物种基因组序列图谱。②全基因组重测序：在已知物种基因组的情况下，对物种内的不同个体或某个个体的不同组织进行基因组重测序，可以在全基因组水平上发现不同个体或组织细胞之间的差异。

方法 有以下几种。

第一代测序技术 如桑格（Sanger）测序，在 DNA 合成反应体系中加入一定比例带有放射性同位素标记的双脱氧核苷酸（ddNTP），通过凝胶电泳和放射自显影后可以根据电泳带的位置确定待测分子的 DNA 序列。桑格测序的读段较长，准确性高，但成本高，测序通量低。

下一代测序技术 又称二代测序技术，主要有 3 种技术平台，即焦磷酸测序（454FLX）、合成测序（Solexa）和连接法测序（SOLID）。其中合成测序的原理是边合成边测序。通过不同颜色的荧光标记 4 种脱氧核苷酸（dNTP），DNA 合成时每添加 1 种 dNTP，都会发出不同的荧光，通过获取荧光信号获得 DNA 序列信息。这种技术成本低、测序通量高、准确性高，但是读段较短（200~500bp）。

第三代测序技术 即单分子测序，为了解决第二代测序技术读段短的缺点而开发的测序技术。特点是单分子测序，不需要聚合酶链反应（PCR）过程，能避免 PCR 偏好性导致的错误，同时提高了读段长度。

应用 基因组测序已成为常用的研究工具，广泛应用于农业、医疗领域，全基因组测序数据将作为指导治疗和农业育种的重要工具。

1995 年完成了第一个生命体流感嗜血杆菌的全基因组测序，其基因组大小为 183 万个碱基对；1996 年第一个单细胞真核生物酿酒酵母全基因组测序被解析，其基因组约有 1200 万个碱基对；1998 年完成第一个动物——线虫的全基因组测序；2000 年发布了第一个植物——拟南芥的全基因组序列；2004 年，人类基因组计划完成了人类基因组的测序。已有成千上万的基因组完成测序。

（龚瑶琴 蒋百春）

DNA jiǎjīhuà cèxù

DNA 甲基化测序（DNA methylation sequencing）

结合下一代测序技术和亚硫酸盐转换法进行 DNA 甲基化检测的高通量测序技术。

在 DNA 甲基转移酶（DNMT）的作用下，S-腺苷甲硫氨酸上的甲基基团转移到二核苷酸序列 CpG 的胞嘧啶上，形成 5′甲基胞嘧啶，这一过程即是 DNA 甲基化。它多发生于 CpG 岛中的 5′ UTR 区，该区域邻近转录起始部位，多在基因中的第一个外显子或内含子内，富含 G、C 碱基（60%~70%）。CpG 岛长度 0.5~5kb，平均每间隔 100kb 出现 1 次；存在于近 50% 的基因中，常与基因启动子相关，通过甲基化水平的变化调节细胞生长、发育、X 染色体失活和印记基因等。

亚硫酸盐测序法：使用亚硫酸盐处理 DNA 样本，未甲基化

DNA 的 C 会转换为 U，进一步经过聚合酶链反应转换为 T，甲基化的 C 则保持不变；随后对处理前后的 DNA 测序并比较二者的差异，确定出甲基化的碱基。因此，重亚硫酸盐处理后，导致 DNA 序列特定的变化依赖于个体胞嘧啶的甲基化状态，生成单核苷酸分辨率的 DNA 甲基化图谱。全基因组重亚硫酸盐测序是以单核苷酸分辨率生成量化的全基因组 DNA 甲基化图谱的一种测序技术，用于研究特定 DNA 区域甲基化与特定表型之间的关联，能够进行特定物种的高精确度甲基化修饰模式的分析。

作为测定表观遗传学指标的高通量方法，全基因组重亚硫酸盐测序可以在一定程度上替代 DNA 甲基化芯片。应用于人类心理疾病、行为和认知等的表观遗传学研究。

（龚瑶琴 蒋百春）

RNA cèxù

RNA 测序（RNA sequencing, RNA-seq）

以特定细胞在某一功能状态下所能转录出来的所有 RNA 的总和（主要包括 mRNA 和非编码 RNA）为研究对象，通过下一代测序，全面快速地获得某一物种特定组织或器官在某一状态下的几乎所有转录本序列信息的技术。转录组研究能够从整体水平研究基因结构和功能，揭示特定生物学过程以及疾病发生过程中的分子机制。

原理 转录组广义指某一生理条件下细胞内所有转录产物的集合，包括 mRNA、核糖体 RNA（rRNA）、转运 RNA（tRNA）及非编码 RNA（ncRNA）；狭义指所有 mRNA 的集合。转录组是联系记录遗传信息的基因组与执行生物功能的蛋白质组间的必然纽

带，是研究基因表达的主要手段之一。RNA-seq 利用下一代测序技术对组织或细胞中所有 RNA 反转录而成的 cDNA 文库进行测序，通过对测序序列的拼接、组装以及与参考序列的比对分析，不仅可以确定转录本位置、单个核苷酸变异和剪切变异，还可以发现新的转录本以及进行基因表达的定量分析。

方法 有以下几种。

文库制备 在应用 RNA-seq 技术制备文库前需采用化学水解或酶消化方法将 RNA 或互补 DNA（cDNA）片段化，以达到适合测序的尺寸，但部分微小 RNA（miRNA）不需要片段化处理。随后通过使用随机引物的反转录酶将 RNA 转化为 cDNA，然后将适配器寡核苷酸连接到 cDNA 进行扩增和测序。测序完成后，用软件来分析测定的序列。测序数据分析主要分两个阶段：首先，必须从数据集中删除测序工件和错误数据；其次，使用合适的定位器将处理后的数据对准参考基因组，并进行下游数据分析。可做的分析有信号通路网络构建、加权基因共表达网络分析（WGCNA）、时间序列分析、功能层次网络构建（GO Network）、基因表达趋势分析（STC）、差异基因统计分析（聚类分析、GO 富集分析和 KEGG 富集分析）及其他常规分析。

下一代测序 常见的下一代测序仪都可以用于转录组测序。具体建库与测序技术在针对 mRNA、lncRNA 和 miRNA 的检测上会有所不同。在测序深度足够深的情况下，lncRNA 可被普通的 RNA-Seq 检测到，但 miRNA 的测序需要不同的样品制备过程。在完成转录组测序后，其结果可应

用于很多方面，包括获得物种或者组织的转录本信息、得到转录本基因的相关信息，如基因结构、功能等，还可发现新基因、对基因结构进行优化、发现可变剪接、发现基因融合和对基因表达差异进行分析，以及结合 DNA 层面的变异信息、调控层面的数据等分析变异对表达的影响、调控元件对表达的影响等，从而理解其深层次的作用机制。

RNA-Seq 数据分析 数据分析的主要内容及流程如下：

测序质量分析 测序得到的读段并不都是有效的，里面含有带接头的、重复的及测序质量很低的读段，必须被过滤，从而得到有效的读段用于拼接和后续分析工作。

测序数据的组装拼接 经过质量控制分析所保留下来的读段通过组装软件进行从头组装，具有一定长度重叠的读段连成更长的片段，这些通过读段重叠关系得到的组装片段称为叠连群。然后将读段比对回叠连群，确定来自同转录本的不同叠连群以及这些叠连群之间的距离，再将这些叠连群连在一起，得到两端不能再延长的序列，称为单基因簇（Unigene）。

Unigene 生物信息学分析 主要包括 Unigene-UniProt/NR 同源比对分析、Unigene-COG 分析、Unigene-GO 分析、Unigene-Pathway 分析和编码蛋白框预测分析等。

基因表达定量分析和差异表达分析 采用 RPKM 计算度量指标进行基因表达的定量分析和两个以上样本的基因差异表达分析。对于有参考基因组序列的，还可以将读段和单基因簇映射定位到参考基因组序列上，进行单核苷

酸多态性分析、碱基点突变、缺失插入、基因融合、选择性剪接等分析以及发现新的基因。

优势　RNA-seq 技术与微阵列相比有明显的优势：①RNA-seq 可用于检测已知的转录本，也可以识别、表征和量化新的剪接亚型，检测等位基因的特异性表达；而微阵列仅可以对带注释的转录组进行全面采样，不能对整个转录组进行测序、发现新的基因和研究可变剪切转录本。②可以使研究人员对基因组进行正确注释，并在单核苷酸分辨率下定义基因的转录边界和表达单核苷酸多态性。③相对于微阵列而言，RNA-seq 的"背景信号"低，没有量化上限，可以更加准确测定 RNA 的表达水平，因此可以在更大动态范围内检测到转录表达水平的变化情况。④RNA-seq 可与不同类型的生化分析相结合，分析 RNA 生物学的许多其他方面，如 RNA 蛋白结合、RNA 结构和 RNA 相互作用，或结合其他组学数据，将基因表达与基因组特征（如表观遗传变化、DNA 序列改变和蛋白质相互作用）联系起来。

应用　广泛应用于基础研究、临床诊断以及药物研发等领域，并逐渐取代 DNA 微阵列，成为转录组分析的首选方法。

（龚瑶琴　蒋百春）

jīyīn dìngwèi

基因定位（gene mapping）　确定基因在染色体上的位置和排列顺序的过程。是遗传学研究中的重要内容。通过基因定位可以制定出基因在染色体上位置和基因之间相对关系的图谱，即基因图。基因图可分为遗传图和物理图，遗传图以基因之间的重组值为依据，两个基因相距越远越容易发生重组，通过减数分裂时发生的重组频率确定基因位点在染色体上的相对距离，以厘摩（cM）为图距单位，1% 重组值相当于 1cM，因此遗传图又称为连锁图。物理图则是显示基因之间的绝对距离，以碱基对（bp）为图距单位。人类遗传图中的 1cM 约相当于 1000kb（千碱基对）。

研究历史　美国生物学家埃德蒙·比彻·威尔逊（Edmund Beecher Wilson）于 1911 年首次将人类的红绿色盲基因定位到 X 染色体上，这是人类基因定位的开始。把基因定位于 X 染色体上，是根据 X 连锁隐性遗传病特征和血型等少量表型标记进行系谱分析。这类基因由于隔代遗传和交叉遗传的特点易于肯定，只要确定了两种性状都符合 X 连锁遗传，就可确定它们的基因都位于 X 染色体上。连锁关系确定后，再根据重组值的计算来确定两个基因之间的相对距离，最后可将两个基因定位于 X 染色体的相对位置上。但用经典的系谱分析方法很难对常染色体基因进行定位，因此，1911～1968 年定位的人类基因都局限于 X 染色体上。

第一个常染色体基因的定位是在 1968 年，多纳休（Donahue RP）首先将 Duffy 血型基因定位于第 1 号染色体上。他在观察中期染色体时，发现其 1 号染色体长臂 1 区的异染色质区有变异特征，即旋解变长，形成染色体的形态标记（染色体多态）。进而研究其家族中的其他成员，同时他对其家族也进行了血型分析，发现 Duffy 血型与 1 号染色体多态连锁，因此将 Duffy 血型基因定位于人类 1 号染色体上。

方法　随着生物技术的发展，尤其是人类基因组计划的实施，可进行基因定位的多态位点和技术越来越多，常用的基因定位方法包括连锁分析、染色体畸变法、体细胞杂交和原位杂交等，其中连锁分析法是最常用也是最有效的定位疾病基因的方法。

连锁分析　基于家系分析的基因定位方法。连锁是指位于同一条染色体上距离很近的两对等位基因在家系和人群中传递时不会发生重组，而总是作为一个整体传递给下一代的现象。通过对家系中患者的表型和已知的遗传标记进行分析，观察是否存在表型与遗传标记的共分离，以此来明确致病基因是否与已知的遗传标记连锁，从而对其进行初步定位。

染色体畸变法　利用细胞遗传学的方法确定致病基因在染色体上的位置。染色体畸变，尤其是易位和缺失，虽然出现频率低，但具有直观、简便、容易检测的优点。因此在患者中确认这种偶然畸变对基因定位非常方便，进而克隆相关疾病基因，如人类的性别决定基因 SRY 就是通过染色体畸变分析定位的。定位于 Xp21 的进行性假肥大性肌营养不良症（DMD）基因就是利用染色体易位畸变进行成功定位与分离的经典案例。DMD 通常是 X 连锁隐性遗传，女性患者罕见。然而，染色体分析发现多例女性患者均有 X 染色体与常染色体之间的易位，虽然各例易位所涉及的常染色体不同，但 X 染色体的断裂点都在 Xp21 处。对这种现象最简单的解释是易位的断裂点可能就位于 DMD 基因内。由于发生 X 染色体与常染色体易位时，细胞内正常的 X 染色体优先失活，使细胞内位于正常 X 染色体上的 DMD 基因失去活性，而发生易位的 X 染色体其 DMD 基因断裂从而也失去活性。因此，这些女性携带者便表现出假性肥大型肌营养不良的症状。利用染色体缺失畸变是进行致病基因定位的一种有效方法，但这种方法的成功存在一定的偶然性。

体细胞杂交 不同物种细胞杂交形成的杂种细胞出现保留一方染色体，另一方染色体逐渐丢失的现象。在人鼠杂交细胞中通常保留鼠的全部染色体和部分人类染色体，这样可以制备含有不同人类染色体的杂种细胞。这种仅剩少数特别是一条人类染色体的杂种细胞是进行基因定位的有用材料，通过分析这种细胞中的基因或基因产物即可进行基因定位。

原位杂交 用标记的特异基因探针，与中期染色体进行杂交，以确定基因在染色体上的位置。原位杂交是分子杂交技术在基因定位上的应用，也是最直接和简便的基因定位方法之一。

意义 基因定位可提供遗传病和其他疾病诊断的遗传信息，可以指导对这些疾病致病基因的克隆和对病症病因的分析与认识，推动了遗传咨询、基因诊断和基因治疗的进展，对医学理论和临床实践的发展有重要作用。

(龚瑶琴 蒋百春)

yíchuán biāojì

遗传标记（genetic marker）

可以示踪染色体、染色体片段和基因等传递轨迹的遗传特性。染色体上的一个位点，具有可辨认的表型，可作为鉴定该染色体上其他位点、连锁群或重组事件的标志。遗传标记有两个基本特征，一是可遗传性，二是可识别性。生物体存在的任何差异表型相关的基因突变均可将其视为遗传标记。

分类 根据测量方法及涉及的学科，可将遗传标记分为形态学标记、细胞学标记、生物化学标记和分子标记。

形态学标记 作为最原始的生物性状遗传标记，由于其外部特征肉眼可见的特性，形态学标记被大量研究。已有许多形态标记的遗传图谱，但由于其突变体需要进行找寻或人工诱变，因此形态学标记构建时间长，且易受环境影响，其突变还会对生物的有利形态标记产生不利影响。

细胞学标记 染色体变异，主要包括核型和带型两种。细胞学标记相较形态学标记而言，优点是能进行重要基因的染色体及其区域定位；缺点是培育材料难度大，会耗费大量人力和时间；同时，某些物种对染色体变异反应敏感、某些变异难以用此方法检测。

生物化学标记 利用电泳技术鉴定生物大分子（蛋白质等）。

DNA 标记 以遗传物质的核苷酸序列变异为基础，直接反映DNA 水平遗传多态性。DNA 多态性是现在所有遗传标记的基础。DNA 多态性第一次提供了数目众多、广泛分布于整个基因组并可用于全基因组寻找连锁的标记。还可以全部采用相同的技术对其进行分型，不易受外界因素影响；表现为中性，不影响目标性状，与不良性状间也不存在必然的连锁；许多为共显性，便于区分纯合体和杂合体。

限制性片段长度多态性（RFLP） 第一代 DNA 标记是RFLP。RFLP 最初是通过待测DNA 经限制酶消化并与放射标记探针进行 DNA 印迹杂交来分型的，因此周期长、花费高、需要模板量大，而现在 RFLP 通常能用聚合酶链反应来分型。一段含有可变的限制酶切位点的序列经过扩增后，产物与适当的限制酶共同孵育，然后经凝胶电泳观察它是否被切开。一个主要的缺点是它们的低信息含量，RFLP 只有两个等位基因。

可变数目串联重复序列 又称小卫星 DNA，是重复单位在10~100 个核苷酸，重复次数通常为几百至几千次的串联重复序列，由于可变的重复次数造成群体中存在多种等位基因且杂合度高，大多数减数分裂是提供信息的。但可变数目串联重复太长以至于不能很好地扩增，DNA 印迹法和放射性探针的技术问题仍阻碍其应用，并且可变数目串联重复不是均匀地分布于基因组。

微卫星 DNA 重复单位在2~6bp，并且呈串联排列的重复序列，其重复次数在群体中存在变异。具有较好的多态性，在群体中为多等位基因系统。基因组中的微卫星不足以在每 10kb 或更少距离就有一个标记提供所需密度。而且，微卫星是通过凝胶电泳分析，这就限制了高通量分析。

单核苷酸多态性 在基因组上单个核苷酸 A、T、G 或 C 的改变而引起的 DNA 序列的改变。其优势在于超高通量的基因分型和极高的标记密度。寻找疾病易感基因需要利用间隔非常近的标记分析大量的基因型。

应用 用于亲缘鉴定、个体识别、DNA 指纹等法医学、遗传学或生物学研究，还可以作为遗传标记用于连锁分析以及研究群体中的遗传多样性等。

(龚瑶琴 蒋百春)

chóngzǔ

重组（recombination）

由于基因的自由组合或交换产生新的基

因组合的过程。

假设有一个个体，在两个位点均为杂合子（基因型为A1A2B1B2）。假设等位基因A1和B1来自一个亲代，则A2和B2来自另一亲代，将其称为亲代组合，那这个个体所形成的配子中，如果携带这些亲代组合中的一种（A1B1或A2B2），就表示这两个位点没有发生重组，而携带A1B2或者A2B1则表示发生了重组。

有两种情况可使杂交后代出现新的基因组合的个体（重组体）：①非连锁基因的自由组合。②连锁基因的交换，是在第一次减数分裂前期同源染色体的非姐妹染色单体上部分基因发生了交换的结果。

由于基因重组的普遍性，出现了繁多的变异类型，有利于个体生存和种群进化，对生物的进化具有重要的意义，也是形成生物多样性的重要原因。

（龚瑶琴 蒋百春）

dāntǐxíng
单体型（haplotype）

在同一染色体上进行共同遗传的多个基因座上等位基因的组合。即若干个紧密连锁基因构成的基因型。又称单倍型。

重组很少分离一条染色体上非常紧密地在一起的基因座，因为只有精确地位于两个基因座间小空间地交换才会产生重组体。在同一染色体上一群紧密连锁的等位基因，倾向于以一个整体遗传给后代。这些位点在同一染色体上出现的频率比随机情况下要高，被认为处于连锁不平衡的状态。

单体型能在系谱和群体中追踪染色体片段，在基因定位、遗传病诊断中发挥重要作用。

（龚瑶琴 蒋百春）

yíchuán jùlí
遗传距离（genetic distance）

衡量同一条染色体上不同位点之间距离的指标。两个基因之间的遗传距离以计算得到的两个基因位点的重组值（θ）为依据。遗传距离的单位是厘摩（cM）。如果重组值是1%（$\theta=0.01$），那么遗传距离就是1cM。

当两个基因位点的遗传距离小于10cM时，重组值和遗传距离大约相等，随着两个基因之间距离的增加，重组值趋向于最大值0.5，而遗传距离则呈比例增加。当位于同一条染色体上的两个基因足够远，无论它们的物理距离有多远，都会出现自由组合（$\theta=0.5$）。作为一个经验法则，一旦θ值大于0.1，重组值就开始显著低于真正的遗传距离。

因此，为了正确测量两个间隔较远的基因真正的遗传距离，必须选择两个位点之间遗传距离较小的遗传标记，因为两个紧密相邻的标记重组值可以近似于它们之间的遗传距离。将两个紧密相邻的遗传标记之间所有的重组值相加在一起，就可以对人类染色体的遗传长度进行准确的测量。

遗传距离在遗传图的绘制和基因定位过程中发挥重要作用。

（龚瑶琴 蒋百春）

chóngzǔzhí
重组值（recombination value）

在二倍体生物中，F1所产生的不同于亲代基因型的配子的比例。又称重组频率。用于表示基因位点或突变点间的相对距离。

在第一次减数分裂前期，同源染色体的非姐妹染色单体发生交换，如果两个基因之间的距离越远，发生重组的概率就越大，重组值就越高；两个基因的距离越近，发生重组的概率就越小，重组值就越低。重组值常用希腊字母θ来表示，范围为0~0.5。如果两个等位基因的重组值为0，则称为紧密连锁；如果重组值为0.5，则为自由组合而非连锁。

重组值是遗传距离的衡量标准，在遗传图的绘制和基因定位过程中发挥重要作用。

（龚瑶琴 蒋百春）

límó
厘摩（centimorgan，cM）

表示两个基因在染色体上的相对距离的度量单位。又称图距单位。1cM表示重组值为1%。两个基因位点距离越近，重组的概率越小；人类基因之间的遗传距离和物理距离的对应关系通常用1cM（相当于人类100万个碱基对）表示。但这种关系只是粗略的，因为对应于1cM的物理距离在基因组中因位置而异，并且在男性和女性之间也不同，因为女性配子形成过程中的重组明显比男性更频繁。

以遗传标记之间的遗传距离绘制遗传图（连锁图），在基因定位、遗传病诊断中发挥重要作用。

（龚瑶琴 蒋百春）

liánsuǒ fēnxī
连锁分析（linkage analysis）

研究某一基因与其他基因排列和连锁关系的方法。是一种基于家系分析的基因定位方法。

原理 连锁，指位于同一条染色体上距离很近的两对等位基因在传递时不会发生重组，而总是作为一个整体传递给下一代的现象。通过对家系中患者的表型和已知的遗传标记进行分析，观察是否存在表型与遗传标记的共分离，以此来明确致病基因是否与已知的遗传标记连锁，从而对其进行初步定位。

方法 连锁分析依据连锁互

换定律，即位于同一条染色体上的基因组成一个连锁群，基因位点之间的距离越远，越容易发生重组；相反，基因位点之间的距离越近，发生重组的概率越小，重组值就越低。因此，连锁分析将重组值作为衡量同一条染色体上不同基因位点之间距离的一种指标。重组值常用希腊字母 θ 表示，范围为 0（不发生重组）~ 0.5（自由组合）。如果重组值是 0.01，那么遗传距离为 1cM。确定基因间是否存在连锁采用对数优势比即 LOD 记分，LOD 分值是指在一定重组值下两个位点相连锁的似然性与两个位点不连锁的似然性比值的对数值。当 LOD 得分 ≥3 时，肯定连锁；当 LOD 得分 ≤-2 时，排除连锁。

在连锁分析中用以跟踪拟定位基因的遗传标记可以是已经定位的蛋白质多态、染色体多态或 DNA 多态，其中 DNA 多态位点因其分布广和多态性高而作为首选多态位点，尤其是短串联重复序列和单核苷酸多态性。

在连锁分析中，染色体定位区域的大小取决于减数分裂的次数。减数分裂次数越多，由染色体重组事件所致连锁区域缩小的概率就越大。多数情况下，由于家系比较小，家族成员少，导致可以利用的减数分裂相比较少，这严重影响了家系研究结果的有效性。通常利用一个家系通过连锁分析对疾病基因进行定位时，定位的区域一般都比较大，通常会大于 10cM，导致分离基因时难度较大，这可以通过收集更多的家系来进行分析以精细定位。但在合并更多家系通过连锁分析进行定位时，一定要注意遗传异质性问题。

对于隐性遗传病，在一个近亲婚配所产生的两个或多个子代的家系中，家系成员间会有多人携带有相同的隐性基因，此时利用纯合子定位法对该隐性基因进行定位是非常有效的。

优势和局限性 标准的 LOD 值分析在基因定位中是非常有效的办法，可用来扫描小于 20Mb 的基因组区域从而对致病基因进行定位，但也有一定的局限性：①容易出现误差，由于遗传标记的高度多态性，普通的误差如读取基因型错误、标本调换或者非血缘关系等常使子代基因型与双亲基因型不符。如果一个子代被赋予了错误的亲代等位基因，那它将有可能被认为是一个重组体，从而造成计算误差。②由于计算的局限性，对家系要求较高。③基因座异质性：指同一种疾病在不同的家系中，由不同基因座上互不连锁的基因发生突变所导致。④只适用于孟德尔遗传性状：连锁分析通过计算 LOD 值定位时，需要一个明确的遗传模式，即必须指定遗传方式、基因频率和每种基因型的外显率。

应用 单基因遗传病致病基因的定位。

（龚瑶琴 蒋百春）

duìshù yōushìbǐ

对数优势比 [logarithm of the odd（LOD）score]

用于检验两个基因座间是否彼此连锁的检验统计量。又称 LOD 记分。是两个基因座连锁的样本观察值的最大似然函数与两个基因座彼此不连锁的样本观察值的最大似然函数之比的常用对数。用公式表示为：LOD 分值 = $\log_{10}$ [支持连锁的似然性（θ）/排除连锁的似然性（θ = 0.5）]。当 LOD 得分 ≥3 时，表示连锁比不连锁的概率为 1000∶1，即肯定连锁；当 LOD 得分 ≤-2 时，表示不连锁比连锁的概率为 100∶1，即可排除连锁。

对一组家系来说，总的连锁的可能性是每个独立家系连锁可能性的乘积。因此，不同家系的 LOD 值可以相加。首先整理家系数据，得出重组和非重组的子代的人数，然后根据所得数据得出一个特定的 θ 值，再计算两个位点不连锁时的 θ 值，即 θ = 0.5。最后计算似然比。似然比是根据家系数据所得到的似然性与两个位点不连锁时的似然性之比，该比值表示两个位点连锁的可能性与不连锁可能性之比，即为两个位点实际连锁的可能性。

对数优势比是对家系进行连锁分析的过程中计算重组值的标准方法，用于对家系进行连锁分析的过程中计算重组值。

（龚瑶琴 蒋百春）

liǎngdiǎn liánsuǒ fēnxī

两点连锁分析 （two point linkage analysis）

通过分析两个基因位点之间的重组值进而计算其连锁关系和遗传距离的连锁分析方法。

原理：连锁是指位于同一条染色体上距离很近的两对等位基因在传递时不会发生重组，而总是作为一个整体传递给下一代的现象。两点连锁分析将重组值作为衡量同一条染色体上两个不同的基因位点之间距离的一种指标。

方法：连锁分析依据的是连锁互换定律，即位于同一条染色体上的基因组成一个连锁群，基因位点之间的距离越远，越容易发生重组；相反，基因位点间距离越近，发生重组的概率越小，重组值就越低。两个基因之间的遗传距离以计算得到的两个基因的重组值为依据。重组值常用希腊字母 θ 来表示，范围为 0（不发生重组）~ 0.5（自由组合）。两个基因的距离越近，发生重组的概率越小，重组值就越低。当两对基因位于同一条染色体上并且距离足够远，或位于两条不同的染色体上，就会出现自由组合（θ = 0.5）。如果重组值是 0.01，那么遗传距离为 1cM（厘摩）。

优势和局限性：两个基因位点之间的遗传距离小于 10cM 时，重组值和遗传距离大约是相等的，但是随着两个基因之间距离的增加，重组值趋向于最大值 0.5，而遗传距离则是呈比例增加的。当位于同一条染色体上的两对基因足够远，无论它们的物理距离有多远，都会出现自由组合（θ = 0.5）。作为一个经验法则，一旦 θ 值大于 0.1，重组值就开始显著低于真正的遗传距离。

应用：该方法用于遗传图谱的绘制以及单基因遗传病致病基因的定位。

（龚瑶琴 蒋百春）

duōdiǎn liánsuǒ fēnxī
多点连锁分析（multiple point linkage analysis）
同时分析两个以上基因座数据信息的连锁分析方法。

原理：连锁是指位于同一条染色体上距离很近的两对等位基因在传递时不会发生重组，而总是作为一个整体传递给下一代的现象。两点连锁分析将重组值作为衡量同一条染色体上两对不同的等位基因之间距离的一种指标。但当同一染色体上的两对等位基因距离较远时，由于多次交换等原因，重组值并不能完全反映两个位点之间的真实距离。两对等位基因的遗传距离小于 10cM（厘摩）时，重组值和遗传距离大约是相等的，但是随着两个基因之间距离的增加，重组值趋向于最

大值 0.5，而遗传距离则是呈比例增加的。使用三点定位与两点定位方法分别计算两两基因之间的重组值，二者相比，多点连锁分析的方法更加高效。

方法：多点定位分析可以利用一系列连锁的位点来明确染色体上基因的顺序，可将一个致病基因定位于遗传标志的框架内。最理想的状态是，在进行任何连锁分析时，对所有的位点进行检测，利用所有的数据来计算基因组中每个位点的似然性。

优势：一是更高效，二是可以克服标记信息有限而引起的问题。一个家系中某些减数分裂对标记 A 是有意义的，可以提供信息，而另一些对标记 A 不能提供信息，但对邻近的标记 B 有意义，可提供信息，只有同时对该疾病和标记 A、B 进行连锁分析，才能获得全面的信息。

应用：遗传图谱的绘制。

（龚瑶琴 蒋百春）

tǐxìbāo zájiāo
体细胞杂交（somatic cell hybridization）
将不同来源的体细胞融合成杂种细胞的过程。又称细胞融合。大多数体细胞杂交是用人的细胞与小鼠、大鼠或仓鼠的体细胞进行的。杂种细胞含有来自两个亲本细胞的染色体，但在其繁殖传代过程中，出现保留一方染色体，另一方染色体逐渐丢失的现象。在人鼠杂交细胞中通常保留鼠的全部染色体和部分人类染色体，甚至最后只剩几条或一条人的染色体。利用杂种细胞的这个特性，可以制备出含有不同人类染色体的杂种细胞。这种仅剩少数特别是一条人类染色体的杂种细胞是进行基因定位的良好材料。

利用杂种细胞的上述特性，

根据基因或基因产物的存在或缺乏的相关性，即可将某一基因定位到保留在杂种细胞中的某一染色体上。这样就可集中精力分析某一条或少数几条染色体，而不必从 22 条常染色体和两条性染色体上寻找某一基因的座位了。

拉德尔（Ruddle FH）和克里根（Creagan RP）根据不同杂种细胞保留或丢失的人类染色体有时是重叠的情况设计了杂种细胞克隆嵌板。通过比较克隆嵌板上不同克隆中某一基因或基因产物的存在情况，就可将某一基因定位到特定染色体上。

随着人类基因组计划的实施，在经典体细胞杂交法的基础上，又建立了放射杂种方法，即在进行细胞杂交之前，先用射线将染色体断裂成小片段，这样在杂种细胞内保留的不是某条染色体的整体，而是其中的一个很小片段，大大提高了基因定位的精确性。

虽然体细胞杂交法进行基因定位很直观，但也有局限性：①只适用于分析已知基因或基因产物，不能定位未知基因。②只能将某一基因定位到特定染色体上，不能对基因进行精确定位。

米勒（Miller）于 1968~1971 年运用该技术结合对杂种细胞的生化分析，证明杂种细胞存活需要胸苷激酶（TK），凡含有人类 17 号染色体的杂种细胞都有 TK 酶活性而存活，反之则死亡，据此将 *TK* 基因定位于人类第 17 号染色体上，这是首次运用体细胞杂交法进行基因定位。

（龚瑶琴 蒋百春）

jīyīn kèlóng
基因克隆（gene cloning）
从基因组或 DNA 中分离单个基因，并在细胞中进行复制的过程。传统的基因克隆是指将目的 DNA 片

段插入到载体，利用载体在宿主细胞中大量繁殖而获得该基因的足够量拷贝，以便于对其进行结构和功能分析。在医学遗传学中基因克隆特指致病基因克隆，即鉴定遗传病致病基因的过程。

1980 年之前发现的致病基因数目极其有限，遗传病的致病基因都是在已有明确的疾病病理生理机制，并可以分离得到基因产物的情况下克隆的。而在 1980 年之后，随着 DNA 重组技术的发展及反向遗传学的应用，越来越多疾病的致病基因被发现。反向遗传学从导致疾病的致病基因开始入手，利用 DNA 重组技术对基因进行分析，研究其如何导致疾病表型。同时，随着聚合酶链反应（PCR）和测序技术的应用使连锁分析和突变筛查变得越来越便捷，从而使被鉴定分离的单基因遗传病致病基因数量大幅度增长。

分类 致病基因克隆策略分为不依赖染色体定位与依赖染色体定位两大类，即功能克隆和定位克隆。

功能克隆 通过基因的功能信息来分离鉴定疾病基因的策略。功能克隆是从异常表型入手，找到导致这种表型的代谢缺陷或者异常蛋白质等，然后利用蛋白质信息设计核酸探针或抗体，通过文库筛选获得基因序列。方法包括：①通过基因的蛋白产物鉴定疾病的致病基因。②通过动物模型鉴定疾病基因。③利用未定位的已知 DNA 序列鉴定致病基因。功能克隆只适用于鉴定蛋白质产物及其相应功能都已明确的疾病基因，无法分离基因产物不明或病因不清的疾病的致病基因。

定位克隆 基于致病基因的位置信息来分离疾病致病基因的策略。首先通过连锁分析或染色

体畸变分析等方法确定致病基因在染色体上的位置，定位的区域称为候选区域，然后从候选区域中分离鉴定致病基因。由于家系资料的限制，定位的区域往往较大，候选区域中通常含有数十甚至上百个基因，在众多的基因中首先分析哪些基因，需要结合候选区域内基因的表达模式以及基因功能与疾病的关系确定候选基因，这种策略称为定位候选克隆。确定候选基因是否为致病基因的关键是在患者检测到导致疾病的突变，即进行突变检测。确定特定突变是否为导致疾病的突变，通常需要以下方面的证据：突变在正常人群中出现频率极低；突变在患者家系中与疾病表型共分离；突变改变基因产物表达水平或功能；利用模式生物如斑马鱼、小鼠模型验证突变基因的功能效应。

鉴定致病基因 随着人类基因组计划的完成和 DNA 测序技术平台的快速发展，下一代测序技术已成为致病基因克隆主要手段，如全外显子组测序、目标区域测序等。下一代测序技术又称高通量测序技术，可以并行对几百万个 DNA 分子同时测序，通过寻找突变位点鉴定遗传病的致病基因。下一代测序技术应用于单基因遗传病致病基因鉴定的策略主要包括全基因组测序、全外显子组测序、目标区域测序和疾病相关基因平行测序等。

利用下一代测序技术鉴定单基因遗传病致病基因的方法如下：第一步，收集家系及散发样本；第二步，选择部分样本进行全基因组扫描（全基因组测序、全外显子组测序、疾病相关基因平行测序等）；第三步，利用生物信息学分析手段筛选候选基因；第四

步，在大规模病例和对照样本中验证突变；第五步，在蛋白质、细胞、模式动物水平上进行基因功能验证及致病机制研究。全外显子组测序技术是新型的基因组分析技术，与传统技术相比，具有简便、经济、准确和高效的优点，已成为单基因遗传病研究最有效的方法。

意义 鉴定分离与疾病相关的致病基因对于了解遗传病的发病机制、建立疾病的分子及产前诊断、制订治疗措施具有重要意义。

（龚瑶琴　蒋百春）

gōngnéng kèlóng

功能克隆（functional cloning）

利用已知功能信息来分离鉴定目的基因的方法。是 20 世纪 80 年代中期以前常用的分离疾病致病基因的方法。

原理 功能克隆从异常表型入手，找到导致这种异常表型的代谢缺陷或异常蛋白质，如酶的失活或缺失，利用这些信息最终确定编码该蛋白的基因并将其定位。

方法 有以下流程。

通过基因的蛋白产物鉴定致病基因 通过质谱分析和测序等方法对少量蛋白进行鉴定或者初步测序，在得到编码蛋白氨基酸序列的基础上，推测编码氨基酸的 cDNA 序列，就可以合成一个寡核苷酸探针，利用该探针对相关组织的 cDNA 文库进行筛选，得到编码蛋白全长的 cDNA 序列，然后针对该序列对患者进行测序以发现导致疾病的突变。

通过动物模型鉴定疾病基因 如果在动物模型，如小鼠中某一基因突变后小鼠表型与某种人类疾病表型相似，并且该突变基因与人类疾病致病基因定位于相

对一致的染色体位置，就可以对人类相应染色体位置上的基因进行突变检测。

优势和局限性 功能克隆只适用于鉴定蛋白质产物及其相应功能都已明确的疾病基因，无法分离基因产物不明或病因不清的疾病的致病基因。

应用 镰状细胞贫血的基因鉴定就是功能克隆的成功例子。患者的表型提示可能为红细胞蛋白异常，免疫电泳分析揭示血红蛋白异常。在此基础上，按照血红蛋白的氨基酸序列设计了兼并的寡核苷酸探针，用这个探针筛选有核红细胞系 cDNA 文库而获得了 β 珠蛋白基因的 cDNA，通过比较正常人和患者 cDNA 序列发现了基因突变，最终确定 β 珠蛋白基因是镰状细胞贫血的致病基因。

近端指间关节融合综合征 1A 型（SYM1A）是一种罕见的常染色体显性遗传病，以肢端骨骼融合和短指为主要表型，病变多发生于近端指骨和中指骨处，表现为近端指骨变长、中指骨变短、关节腔狭窄，使近端指骨关节不能屈伸或屈伸受限，常累及第 3、4 和 5 指，还可伴有耳聋、视力发育异常等其他症状。曾有报道在小鼠中敲除 *Noggin* 基因后表现出与人类 SYM1A 相似的表型，小鼠也具有爪子骨性连接，根据 *Noggin* 基因缺陷小鼠与人类近端指间关节粘连表型相似的现象，可以把与小鼠同源的人类 *NOG* 基因作为候选基因，经过对多个家系患者 *NOG* 基因测序证实，人类部分常染色体显性遗传的近端指间关节粘连存在该基因的突变，表明 *NOG* 基因是该疾病的致病基因。

（龚瑶琴 蒋百春）

定位克隆（positional cloning）

利用致病基因在染色体上的位置信息分离疾病基因的方法。是伴随人类基因组计划（HGP）而发展起来的常用的致病基因分离方法。

原理 根据致病基因在染色体上的位置对其进行分离鉴定。

方法 有以下流程。

基因定位 采用染色体畸变分析方法或连锁分析确定致病基因在染色体上的位置。基于染色体异常的基因定位是利用细胞遗传学的方法来确定致病基因在染色体上的位置。染色体畸变，尤其是易位和缺失，虽然出现频率低，但具有直观、简便、容易检测的优点。因此，在疾病患者中确认这种畸变对基因定位非常方便，进而克隆相关疾病基因。连锁分析是一种基于家系分析的基因定位方法。连锁是指位于同一条染色体上距离很近的两对等位基因在传递时不会发生重组，而总是作为一个整体传递给下一代的现象。通过对家系中患者的表型和已知的遗传标记进行分析，观察是否存在表型与遗传标记的共分离，以此来明确致病基因是否与已知的遗传标记连锁，从而对其进行初步定位。

确定致病基因 由于基因家系资料的限制，基因定位的区域往往较大，其中含有数十甚至上百个基因，因此，采用经典的定位克隆法分离基因十分困难。通常联合运用位置信息、表达和功能信息来鉴定候选基因，这种方式称为定位候选克隆。确定特定突变是否为导致疾病的突变，通常需要以下方面的证据：突变在正常人群中出现频率极低；突变在患者家系中与疾病表型共分

离；突变改变基因产物表达水平或功能；利用模式生物如斑马鱼、小鼠模型验证突变基因的功能效应。

优势和局限性 随着 HGP 的完成，越来越多的基因被定位。利用染色体缺失畸变是进行致病基因定位一种有效方法，但其成功存在一定的偶然性。连锁分析的局限性如下：容易出现误差；由于计算的局限性，对家系要求较高；基因座异质性；只适用于孟德尔遗传性状。

应用 第一个应用定位克隆分离的基因是 1986 年 X 连锁慢性肉芽肿的致病基因。随后囊性纤维化、亨廷顿病、成人多囊肾和家族性大肠癌等致病基因也陆续被鉴定分离。

定位于 Xp21 的进行性假肥大型肌营养不良（*DMD*）基因就是利用染色体易位畸变进行成功定位与分离的经典案例。DMD 通常是 X 连锁隐性遗传，女性患者非常罕见。染色体分析发现多例女性患者均有 X 染色体与常染色体之间的易位，虽然各易位所涉及的常染色体不同，但 X 染色体的断裂点都在 Xp21 处，提示易位的断裂点可能就位于 *DMD* 基因内。由于发生 X 染色体与常染色体易位时，细胞内正常的 X 染色体优先失活，使细胞内位于正常 X 染色体上的 *DMD* 基因失去活性，而发生易位的 X 染色体因其 *DMD* 基因断裂从而也失去活性。因此，这些女性携带者便表现出假肥大型肌营养不良的症状。

（龚瑶琴 蒋百春）

基因组（genome）

单倍体细胞或病毒粒子所含的全部 DNA 分子或 RNA 分子。人体细胞内全部 DNA 序列，包括核基因组和

线粒体基因组。人类基因组中DNA序列的不同决定了其具有不同功能。

（龚瑶琴　蒋百春）

hé jīyīnzǔ

核基因组 （nuclear genome）

真核生物细胞核所携带的全部遗传信息。人类核基因组由22条常染色体和2条性染色体（X和Y染色体）的DNA分子组成，共有30亿碱基对（$3.2×10^9$bp）。人类基因组序列分析发现核基因组中编码蛋白质的基因序列，而且这些编码序列在染色体上的分布也不是随意的，有些染色体区域富含编码基因，有些则为基因贫乏区。

人类核基因组序列根据序列的重复性可以分为单一序列和重复序列。单一序列是指在基因组中只出现一次或几次的DNA序列，重复序列是指在基因组中重复出现的DNA序列，二者约各占基因组的50%。重复序列根据重复次数可以分为中度重复序列（$10^2 \sim 10^5$）和高度重复序列（$>10^5$）；根据重复的分布特点又可分为串联重复序列和散在重复序列，前者主要包括卫星DNA、小卫星DNA和微卫星DNA，后者包括短散在重复序列（SINE）、长散在重复序列（LINE）和DNA转座子等。

鉴于人类相对于其他物种的复杂性，预期人类基因组中基因的数目为50 000~150 000个，但实际数目仅为20 000~25 000个，正是基因表达的时空调控、选择性剪接产生的多种转录本，以及翻译后修饰等方面的生物学过程决定了基因产物及其功能无尽的多样性，从而实现了人类复杂的生物多样性。

（龚瑶琴　蒋百春）

xiànlìtǐ jīyīnzǔ

线粒体基因组 （mitochondrial genome）

真核细胞线粒体中所包含的全部DNA分子（mtDNA）。是核基因组外的一独立基因组。1981年，安德森（Anderson S）完成了人类mtDNA全部核苷酸序列测定，与核基因组相比，mtDNA有特殊的结构特征。

结构组成　人类线粒体基因组mtDNA全长16 569bp。不与组蛋白结合，是裸露环状双链DNA分子，外环富含G称为重（H）链，内环富含C称为轻（L）链。mtDNA分为编码区和非编码区。

编码区　包括37个基因，分别编码了13种多肽链、22种t-RNA和2种rRNA。其中，H链编码12种多肽链、12S rRNA、16S rRNA和14种tRNA，而L链仅编码1种多肽链和8种tRNA。13种多肽链都是呼吸链中氧化磷酸化酶复合体的亚基，其中3个为构成细胞色素C氧化酶（COX）复合体（复合体Ⅳ）催化活性中心的亚单位（COX Ⅰ、COX Ⅱ和COX Ⅲ），这3个亚基与细菌COX相似，其序列在进化过程中是高度保守的，2个为ATP合酶复合体（复合体Ⅴ）F_0部分的2个亚基（A6和A8），7个为NADH-CoQ还原酶复合体（复合体Ⅰ）的亚基（ND1、ND2、ND3、ND4L、ND4、ND5和ND6），还有1个编码$CoQH_2$-细胞色素C还原酶复合体（复合体Ⅲ）中细胞色素b的亚基。编码区序列保守，不同种系间75%的核苷酸具同源性。线粒体基因组各基因之间排列极为紧凑，无内含子，非编码区很少，基因间隔区只有87bp，占mtDNA总长度的0.5%。部分区域还出现重叠，即前一个基因的最后一段碱基与下一个基因的第一段碱基相衔接，利用率极高。因而，mtDNA任何区域的突变都可能导致线粒体氧化磷酸化功能的病理性改变。此外，线粒体基因组的突变率很高，约为核基因组的10倍以上，所用的密码子也不同于通用密码子。

非编码区　有两段，一是控制区（CR），又称D环区；另一个是L链复制起始区（O_L）。D环区位于双链3′端，由1122bp组成，与mtDNA的复制及转录有关，包含H链复制的起始点（O_H）、H链和L链转录的启动子（P_{H1}、P_{H2}、P_L）以及4个保守序列（分别在213~235、299~315、346~363bp和终止区16 147~16 172bp）。

意义　已发现的mtDNA有300多种不同的重排和点突变引起人类疾病，常累及中枢神经系统和骨骼肌系统。由于后代的mtDNA只能来自于母亲，所以这些疾病表现出母系遗传的特点。线粒体具有复制分离、纯质性和异质性、母系遗传等特点，造成这些疾病遗传表型各异。

（龚瑶琴　蒋百春）

rénlèi jīyīnzǔ jìhuà

人类基因组计划 （human genome project，HGP）

于20世纪80年代提出，由美、英、日、中、德、法等国参加并于2003年完成的针对人体23对染色体全部DNA碱基对（$3×10^9$）序列进行排序，对大约25 000个基因进行染色体定位，构建人类基因组遗传图谱和物理图谱的国际合作研究计划。旨在绘制人类基因组图谱，发现所有的人类基因，破译人类全部的遗传信息。HGP还建立和发展了基因组研究相关技术（如测序技术、生物信息技术等），探讨与人类基因组有关的伦理、法律和社会问题。

基本内容　HGP 是继曼哈顿计划和阿波罗登月计划之后人类科学史上的又一个伟大工程。1984 年由美国科学家率先提出，1990 年正式启动，美国、英国、日本、法国、德国、加拿大和中国等国的研究机构参与其中。2003 年 HGP 的完成标志着人类基因组结构和功能研究的新里程。其主要研究内容包括建立人类基因组的遗传图、物理图、序列图和转录图 4 张图谱。

遗传图　又称连锁图，是以遗传多态性为遗传标记，以遗传学距离为图距的基因组图。随着 HGP 研究和认识的深入，人类遗传标记从第一代的限制性片段长度多态和第二代的可变数目串联重复序列到第三代的单核苷酸多态性，在基因组的密度更高且分布更均匀。遗传学距离以厘摩（cM）为单位。在减数分裂过程中同源染色体进行交换和重组，1% 的重组值称为 1cM，近似于 10^6 bp（1Mb）。遗传图的建立为基因识别和基因定位奠定了基础。

物理图　以序列标记位点（STS）的核苷酸序列为遗传标记，以 kb 或 Mb 为图距的基因组图。基本原理是把人类基因组 DNA 通过部分酶切等方法切成片段后，依据各个片段上的 STS 相对位置进行拼接。目的是把有关基因的遗传信息及其在每条染色体上的相对位置系统地线性排列出来。物理图是基因组 DNA 测序的基础。

序列图　在遗传图和物理图基础上，通过测序获得的人类基因组 DNA 的碱基排列顺序的基因组图。由 30 多亿个核苷酸组成的序列图是人类基因组计划中高质量、高精度、高水平的艰巨任务。

转录图　最终成为人类基因图，是从人类基因组中鉴别出约 1.5% 核苷酸编码序列的具体位置、结构与功能。在特定的细胞中，一般仅有 10% 左右的编码基因表达。如果获得 mRNA（cDNA）序列，就获得了基因的主要部分——可转录部分。因此，人类基因组的转录图又称 cDNA 图（包含基因的 cDNA 片段，即表达序列标签）或表达序列图，是人类基因图的雏形。

技术路线　结合重叠克隆和散弹法测序的双重策略，即逐个克隆散弹法。

重叠克隆　依据遗传图和物理图所提供的短串联重复序列（STR）和 STS 的路标，在统一制备的、多达几十万个克隆的细菌人工染色体（BAC）文库中，以 STS 或 STR 的两侧单拷贝序列为引物，用聚合酶链反应（PCR）筛选种子克隆，或以 STS 为探针，用 DNA 印迹法（Southern 印迹法）筛选种子克隆，再以限制酶作图法确定一组 BAC 克隆的相对重叠位置，构建覆盖整个基因组的重叠克隆图。然后，将这些 BAC 克隆逐个用散弹法测序、组装、补上"克隆内空档"，组装成 BAC 克隆的相连序列。之后，将所有相关克隆的相连序列按末端重复进而组装成一条连续序列，并再定位到物理图和遗传图上。最后用这些连续序列的两侧序列设计的 PCR 引物，再在 BAC 文库中筛选新的克隆，补上"克隆间空档"。

散弹法测序　优点是充分利用了人类遗传学研究的多年积累，把遗传图、物理图和序列图紧密结合，保证了人类全基因组序列图的准确性和说服力。首先集中完成单个克隆的准确组装，可以将重复序列造成的错拼化整为零，分而治之。其次，因克隆来自单个染色体，避免了双倍体带来的多态性，特别是高变异区对组装的影响。

双重策略的缺点是：费钱、费力、费时，且需要很好的遗传学基础。HGP 由 3000 多工作人员耗时 13 年，耗资至少 30 亿美元，才完成了一个基因组序列图。

意义　①人文和社会意义：HGP 是人类自然科学史上第一次影响最大的多国参与的国际合作计划，而且具有更大的社会需求和更为重要的人文意义，特别是有中国这样的发展中国家参与。HGP 在主张广泛合作和免费分享、倡导生命伦理等方面也已成为人类文明的财富的一部分，充分体现在"共有、共为、共享"的"HGP 精神"之中。②对生命科学的影响：HGP 是有史以来人类对生命的一次最具挑战性的大规模探索，并催生了基因组学这一新的学科。HGP 对科学的最大影响是生命科学几乎所有学科的"组学化"，使基因组学成为科学，并形成了自己的特点，那就是，从全基因组的规模和核苷酸的水平来研究生物学的所有问题。③对认识人类本身的角度：HGP 第一次使人们对人类基因组有了初步的全面了解，第一次有了较为正确的编码蛋白基因的估计数目，是人类历史自我认识的一次飞跃。

（龚瑶琴　蒋百春）

jīyīnzǔ duōtàixìng

基因组多态性（genomic polymorphism）　基因组中某一位点上在群体中存在两个或两个以上的等位基因，并且最罕见的等位基因频率高于 1% 的现象。是 DNA 的正常变异，即 DNA 序列不同，但并不影响个体表型。

根据基因组多态性特点分为三类。①限制性片段长度多态性（RFLP）：因单个碱基改变而导致限制性内切酶酶切位点发生改变，因而经限制性内切酶酶切后所产生的限制性片段长度发生改变。这种改变并不影响基因的功能，该突变就会在群体中以一定比例存在。由于 RFLP 检测的是酶切位点的有无，因此在群体中只存在两个等位基因。②短串联重复序列多态性（STRP）：重复单位在 2~6bp 且呈串联排列的重复序列，其重复次数在群体中存在变异。短串联重复多态具有较好的多态性，在群体中为多等位基因系统。短串联重复序列两端的序列多为相对保守的单拷贝序列，在进行基因分型时可以以两侧的单拷贝序列设计特异性引物，用聚合酶链反应（PCR）扩增含有重复序列的片段，通过电泳分离显示基于重复单位数目不同的片段长度多态性。③单核苷酸多态性（SNP）：在基因组单个核苷酸 A、T、G 或 C 的改变而引起的 DNA 序列改变。包括单个核苷酸的转换、颠换，也包括单个核苷酸的缺失和插入。与 RFLP 和 STRP 不同，SNP 不再以长度的差异作为检测手段，而直接以序列的变异作为标记。这样从技术上 SNP 分析不需要凝胶电泳，而将新的非电泳 DNA 序列分析技术用于多态检测，便于检测手段自动化。SNP 在基因组中数量很多，占基因组 DNA 变异的 90% 以上。由于 SNP 在基因组中的广泛分布以及在世代间的稳定传递，它们在高危群体的发现、疾病相关基因的鉴定、药物设计等生物学的基础研究中都有非常广泛的应用。

基因组多态性应用于亲缘鉴定、个体识别、DNA 指纹等法医学、遗传学或生物学研究，还可以作为遗传标记用于连锁分析以及研究群体中的遗传多样性等。

（龚瑶琴　蒋百春）

dānhégānsuān duōtàixìng

单核苷酸多态性（single nucleotide polymorphism，SNP）

同一物种不同个体的等位基因同一位点上单个核苷酸存在差别的现象。在基因组上单个核苷酸 A、T、G 或 C 的改变而引起的 DNA 序列的改变。包括单个核苷酸的转换、颠换，也包括单个核苷酸的缺失和插入；其中 2/3 是 C 到 T 转换。

SNP 在基因组中的数量很多，在人类基因组中，每 300~500 个碱基就有一个 SNP，占基因组 DNA 变异的 90% 以上，从而形成了物种（包括人类）之间基因组的多样性。

SNP 在基因组上的分布并不均一，大多数分布在基因组的非编码区，但也有部分在基因编码区。根据 SNP 在基因组的位置，可分为基因编码区、基因非编码区和基因间 SNP。基因编码区的 SNP 称为 cSNP，由于遗传密码的兼并性，其分为同义和非同义。同义 cSNP 不会改变蛋白质的氨基酸序列；而非同义 cSNP 会引起蛋白质氨基酸序列的改变，从而可能改变蛋白质的功能。基因非编码区的 SNP 可影响基因的剪接、mRNA 的稳定性和转录因子的结合等。

在群体中 SNP 一般仅有两种等位基因形式，在群体中频率较高的称为主等位基因，另外一个频率较低的称为次等位基因。不同群体中次等位基因频率（MAF）不完全相同，有时差别较大，这就是 SNP 频率的种族特异性。

人类 DNA 序列的变异可以影响人类疾病的发生发展以及人类对病原体、化学物品、药品和疫苗等的反应。SNP 也是个性化医疗的关键，SNP 在高危群体的发现、疾病相关基因的鉴定、药物设计等生物学的基础研究中都有非常广泛的应用。在生物医学研究中，SNP 最重要的贡献是在全基因组关联分析中用做与疾病或正常性状相关的高分辨的遗传标记，通过比较病例和对照之间 SNP 的频率，能发现与各种疾病，包括肿瘤相关的基因组突变。与通过家系研究相比，通过 SNP 发现疾病相关基因突变要容易得多。

（龚瑶琴　蒋百春）

wēiwèixīng duōtàixìng

微卫星多态性（microsatellite polymorphism）

头尾衔接的短串联重复序列由于重复单元的重复数目不同而造成的 DNA 多态现象。又称短串联重复序列多态性。例如，二核苷酸重复（CA）$_n$，三核苷酸重复（GTC）$_n$。由于短串联重复序列（STR）具有高度的多态性，因此是一类常用的 DNA 标记。

微卫星重复序列两端的序列多为相对保守的单拷贝序列，在进行基因分型时可以两侧的单拷贝序列设计特异性引物，用聚合酶链反应（PCR）扩增含有重复序列的片段，通过电泳分离显示基于重复单位数目不同的片段长度多态性。

二核苷酸重复序列在 PCR 扩增过程中特别容易产生复制滑动，以致每个等位基因在凝胶上产生一个小的"影子带"，难以阅读。三核苷酸重复和四核苷酸重复逐渐代替了二核苷酸重复而成为选择的标记，因其能够给出更清晰的结果。还可以利用可相互兼容的成套微卫星标记，它们能够在多重 PCR 反应中一起扩增，产生不重叠的等位基因片段长度，因此可在同一泳道内进行电泳。通过标记不同颜色的荧光，就有可能在一个全自动凝胶电泳的单一泳道内进行一个样本大约 10 个标记的检测。

微卫星多态性用途广泛，不同重复次数的微卫星多态性可作遗传学研究的遗传标记，如做为分子指纹用于亲缘鉴定和法医鉴定，还可用于遗传病的连锁分析以定位致病基因。

（龚瑶琴　蒋百春）

kěbiànshùmù chuánlián chóngfù xùliè
可变数目串联重复序列（variable number of tandem repeat, VNTR）

真核基因组中由大约 25bp 的 DNA 序列头-尾串联重复组成的重复 DNA 片段。又称小卫星 DNA。串联重复序列是人类基因组中一类分布特征显著的重复序列，多集中在着丝粒、端粒、近端着丝粒染色体的短臂，是以不同长度核苷酸序列为重复单位，头尾相接方式串联在一起的高度重复序列，占基因组的 6% ~ 10%。一般长 2 ~ 200bp，根据重复单位大小可分为卫星 DNA、小卫星 DNA 和微卫星 DNA。

高可变小卫星 DNA 的重复单位大小不同，但共享一个常见核心序列，GGGCAGGAXG（X 为任一核苷酸），作用仍不清楚，曾有报道它是人类细胞中同源重组的热点。小卫星 DNA 序列的另一主要家族是染色体的端粒 DNA，由 10 ~ 15kb 的串联六核苷酸重复单位组成，即 TTAGGG，通过特异性端粒酶连接而成，这种简单的重复直接担负着端粒的功能。

VNTR 有许多等位基因且杂合度高，大多数减数分裂是提供信息的。但 VNTR 太长以至于不能很好地扩增，DNA 印迹法（Southern 印迹法）和放射性探针的技术问题仍阻碍其应用，并且 VNTR 不是均匀地分布于基因组。

多数 VNTR 只是作为遗传标记，对人体健康没有影响，部分可能与疾病有关。VNTR 常用于亲缘鉴定、个体识别、DNA 指纹等法医学、遗传学或生物学研究，还可以作为遗传标记用于连锁分析以及研究群体中的遗传多样性等。

（龚瑶琴　蒋百春）

kǎobèishù biànyì
拷贝数变异（copy number variation, CNV）

由于基因组发生重排而导致长度在 1kb 以上的 DNA 片段拷贝数的增加或减少的现象。包括 DNA 片段的插入、缺失或重复，是基因组结构变异的重要组成部分。

CNV 不仅是导致人类疾病的重要致病因素之一，也是一种广泛存在于人类基因组中的遗传多态性。一个正常个体的基因组中可能有几千个 CNV，涉及区域可占整个基因组的 10% 以上，而并没有检出明显的异常表型，说明 CNV 同单核苷酸多态性（SNP）一样，是基因组"正常"变异的一部分。但 CNV 直接引起的基因剂量效应，以及断裂点带来的邻近基因的可能断裂或融合与表达改变，对表型的影响更为显著。

CNV 可以作为疾病易感性相关的基因组 DNA 标记，用于相似的全基因组关联分析。联合使用 SNP 和 CNV 这两个具有互补性的基因组标记来综合研究基因组变异，对于认识复杂疾病的分子机制和遗传基础，鉴定疾病相关的易感基因或其他功能因子，具有重要的科学和临床意义。但由于 CNV 的结构和在基因组中分布的复杂性，现有的检测和鉴定 CNV 的软件的效率和准确率远不及 SNP。

分析全基因组范围的 CNV 通常采用微阵列比较基因组杂交、SNP 分型芯片技术和下一代测序技术等。

（龚瑶琴　蒋百春）

jiégòu biànyì
结构变异（structural variation, SV）

长度大于 50 个碱基对的基因组差异，包括 DNA 片段插入、缺失、重复、易位和倒位等。以人类基因组参考序列作为参照，根据遗传物质有无增减可以将基因组结构变异分为平衡性结构变异和非平衡性结构变异，前者包括位置变异（易位）和方向变异（倒位）；后者包括拷贝数获得（插入和重复）及拷贝数丢失（缺失），又称为拷贝数目变异。

基因组结构变异可导致罕见疾病、孟德尔遗传病以及复杂性疾病，还可影响个体对药物的反应程度。基因组结构变异可通过以下几个方面影响基因功能，进而影响个体表型：①一个或多个基因的拷贝数变化导致基因表达产物量发生改变。②倒位/易位改变基因位置，通过位置效应影响相邻基因表达调控，间接影响基因表达。③基因组结构变异引起基因重排，导致基因断裂或基因融合。④一些平衡性的基因组结构变异，没有功能效应，但在减数分裂生成生殖细胞时，因为基因重组导致后代发生微小缺失或重复突变的风险增加，从而导致疾病或增加疾病易感性。

（龚瑶琴　蒋百春）

zhǒngliú yíchuánxué
肿瘤遗传学（cancer genetics）

研究遗传因素在肿瘤的发生、

发展、易感、防治和预后等过程中的作用机制的遗传学分支学科。

简史 19 世纪末，在孟德尔遗传定律提出以后，人们逐渐认同"每种动植物都有特定的染色体数"的观点。20 世纪初，德国细胞学家特奥多尔·海因里希·博韦里（Theodor Heinrich Boveri）在研究海胆卵细胞时发现细胞分裂失败可能会产生四倍体细胞，之后会出现多极有丝分裂，进而产生类似恶性肿瘤的低分化团块。肿瘤细胞多伴有染色体数目的改变，特别是血液肿瘤和淋巴瘤，大多是非整倍体，包括超二倍体、亚二倍体、亚三倍体和亚四倍体等。此外，肿瘤细胞核型中亦频发染色体的结构异常，包括染色体易位、倒位、缺失、重复、环状染色体和双着丝粒染色体等各种类型。一些肿瘤中，如慢性髓细胞性白血病（CML）和尤因（Ewing）肉瘤存在标记染色体，分为特异性和非特异性标记染色体。特异性标记染色体在肿瘤细胞中稳定遗传，与肿瘤恶性程度、转移能力及预后密切相关。随着研究的深入，博韦里提出"在分子水平上，肿瘤是由于细胞 DNA 损伤引起的"。这一观点引领科学界进入到分子肿瘤遗传水平。几乎所有的遗传学改变都可引发肿瘤，而参与基因组 DNA 损伤修复和维持染色体形态稳定的若干基因发生突变也会促进肿瘤的发展。此外，环境污染、压力增加以及不良的生活方式等，也会在一定程度上提高肿瘤的发生率。

研究内容 肿瘤遗传学的主要研究对象是遗传因素与肿瘤。

肿瘤分类 肿瘤是一种基因病，在各种致瘤因素作用下，细胞克隆性异常增生而形成的新生物。根据肿瘤局部组织的浸润情况及其远处转移能力，可以将肿瘤分为良性肿瘤和恶性肿瘤。肿瘤可发生在机体任何部位、细胞、组织和器官，根据组织来源或分化方向可以分为不同大类，包括上皮组织来源的肿瘤（癌）、间叶组织来源的肿瘤（肉瘤）、淋巴系统来源的肿瘤（淋巴瘤）、造血系统来源的肿瘤（白血病）、神经源性肿瘤和其他种类肿瘤等，每个大类又分为良性肿瘤和恶性肿瘤。

肿瘤发生的遗传学基础 为遗传物质的改变，包括染色体和基因，即基因组的改变。内源因素和环境因素均会导致基因突变，按照突变发生的位置分为两种类型：胚系突变（又称种系突变）和体细胞突变。胚系突变发生于双亲的生殖细胞，能够直接通过双亲的生殖细胞传递给子女，后代所有体细胞和生殖细胞都携带有这种突变。胚系突变引起的肿瘤称为遗传性肿瘤，占全部肿瘤的 5% ~ 10%。体细胞突变可发生在生命过程的任何时期，不是从双亲传递而来，而是后天新发的突变，发生在单个体细胞中，之后随着细胞分裂增殖发展为肿瘤。体细胞突变引起的肿瘤称为散发性肿瘤，占全部肿瘤的 90% ~ 95%。

肿瘤发生机制 进入分子肿瘤遗传学时代后，在正常哺乳动物细胞中相继发现了原癌基因和抑癌基因。原癌基因大多是编码调控细胞生长的蛋白质，其通过异常激活转变为癌基因并出现功能改变，诱导易感细胞形成肿瘤。抑癌基因是一类存在于正常细胞中、能够抑制肿瘤发生的基因，与原癌基因共同调控细胞生长和分化。当正常细胞分裂过程出现失控、细胞分裂周期出现调控缺陷和/或程序性细胞死亡/凋亡的控制被破坏时均会导致肿瘤的发生。肿瘤进展过程中基因突变是持续产生的，1990 年，美国学者贝尔特·福格尔斯坦因（Bert Vogelstein）提出了结直肠癌的遗传发生模型，指出结直肠癌的发生是多个基因突变累积的遗传效应的结果。肿瘤的发生是多步骤、多阶段逐步演进演变的过程，由肿瘤的"单克隆起源"到"多克隆进化"，肿瘤细胞逐步获得选择性生长优势，增加了肿瘤克隆增殖和生存能力，优势肿瘤细胞群在肿瘤的演进中不断扩张。

研究方法 主要包括系谱调查、双生子法、流行病学调查、细胞遗传学方法、分子遗传学方法及免疫学方法等。

（陆国辉 孙文靖）

áijīyīn

癌基因（oncogene） 包括人类在内的动物正常细胞及致癌病毒中固有的一类具有促进细胞生长、激活细胞周期及抑制细胞凋亡等功能的基因。又称原癌基因。在正常细胞中以非激活的形式存在。

原癌基因的发现 1908 年，丹麦病理学家维赫尔姆·埃勒曼（Vilnelm Ellermann）和奥卢夫·班格（Oluf Bang）发现，将患白血病的鸡的无细胞滤液接种到健康的鸡身上可以诱发白血病，他们认为这可能是由病毒引起的。1910 年，美国病毒学家弗朗西斯·佩顿·劳斯（Francis Peyton Rous）首次证实鸡肉瘤的致病因子是过滤性病毒，命名为劳斯肉瘤病毒（RSV）。劳斯对于肿瘤研究中 RSV 的重要发现，于 1966 年获得诺贝尔生理学或医学奖。

1933 年，美国病毒学家理查德·埃德温·肖普（Richard Edwin Shope）在棉尾兔中发现了一种乳头瘤病毒（CRPV），又称为肖普肉瘤病毒，兔纤维瘤和乳头状瘤均由此病毒引起。劳斯等人也于 1935 年在家兔模型中用 CRPV 诱发了肿瘤。

1964 年，英国病毒学家迈克尔·安东尼·爱泼斯坦（Michael Anthony Epstein）和伊冯娜·巴尔（Yvonne Barr）在淋巴瘤细胞培养液中发现了病毒，将其命名为 EB 病毒，该病毒为第一个被证实的人类肿瘤病毒。这些肿瘤病毒除含有病毒复制必需基因外，还含有一种特殊的转化基因，能使培养中的细胞呈现恶性表型，也能在动物中引发恶性肿瘤，被定义为病毒癌基因（v-onc）。同年，美国分子遗传学家霍华德·马丁·特明（Howard Martin Temin）提出原病毒假说，认为 RNA 病毒侵染宿主细胞时，病毒 RNA 基因组能反转录出 cDNA 并整合到宿主的细胞基因组中，成为宿主细胞基因组的一部分（原病毒），形成癌基因，并随宿主细胞基因组转录、翻译。1970 年，特明与美国分子生物学家戴维·巴尔的摩（David Batimore）各自独立发现了反转录酶，证明了原病毒假说的合理性。特明因此于 1975 年获得诺贝尔生理学或医学奖。

1969 年，美国病毒学家罗伯特·约瑟夫·许布纳（Robert Joseph Huebner）和乔治·托达罗（George Todaro）提出了癌基因假说，认为所有细胞中都含有致癌病毒的全部遗传信息，这些遗传信息会代代相传，其中与致癌有关的基因为癌基因。1970 年，使用 RSV 温度敏感突变体证实了 RSV 基因组内存在能使体外培养的正常细胞转化为癌细胞的基因，并被命名为 v-src，这是人类发现的第一个病毒癌基因。

1970 年，美国生物学家彼得·迪斯贝格（Peter Duesberg）分离到一种 RSV 的突变体，发现其丧失了 3′端的 v-src 基因。研究显示，v-src 基因能诱导癌变，而对 RSV 的其他生物特性没有影响。1976 年，美国病毒学家哈罗德·埃利奥特·瓦默斯（Harold Elliot Varmus）和免疫学家约翰·迈克尔·毕晓普（John Michael Bishop）合作，应用放射性同位素标记的 v-src 基因探针与鸡细胞基因组作杂交，发现在未感染病毒和感染病毒的鸡细胞中都有与 v-src 同源的 src 基因，命名为 c-src，这是第一个被确认的细胞癌基因（c-onc）。之后，在鸟类和包括人类在内的脊椎动物基因组内也发现了 src 基因，表明 src 基因是所有脊椎动物细胞中的正常基因。瓦默斯和毕晓普小组把正常细胞中的 src 基因称作为原癌基因，其具有在适当环境下被激活变为癌基因的潜力。在脊椎动物基因组中已发现了多种类型的原癌基因。毕晓普因在癌基因研究中的贡献于 1989 年获得诺贝尔生理学或医学奖。

分类 根据原癌基因蛋白质产物的功能及生化特性，可将其分为五类：生长因子、生长因子受体、信号转导因子、转录因子和其他因子，如程序性细胞死亡调节因子等。

生长因子 细胞外调节细胞生长和增殖的多肽类物质，几乎所有的细胞都具有相应生长因子的结合受体。生长因子以自分泌、旁分泌和内分泌等方式调节靶细胞生长。各种生长因子常以家族形式存在，而不同的成员，功能也存在某些差异。

生长因子受体 一些原癌基因编码具有内源性酪氨酸激酶活性的生长因子受体，主要接受生长因子信号向胞内传递，与细胞增殖、分化及细胞分裂有关。当生长因子受体基因突变或异常表达时，会自发激活的酪氨酸激酶向细胞内传递细胞分裂信号，造成细胞无控增殖。

信号转导因子 促有丝分裂的信号由位于细胞表面的生长因子受体传递到胞核中需要经过信号转导的级联反应。许多原癌基因都是信号转导通路的组成部分，信号转导因子可转化为癌基因，使细胞无限增殖。

转录因子 一类能够调节目的基因或基因家族表达的核蛋白。转录调控通常是由蛋白质与特异 DNA 序列或 DNA 结构域相结合介导的。转录因子多属于多基因家族，有共同的 DNA 结合区域，如锌指结构等。

程序性细胞死亡调节因子 正常组织在细胞增殖与死亡之间存在一种平衡。程序性细胞死亡是一个重要调节机制，主要表现为细胞凋亡。当这种平衡被打破时，不受程序性细胞死亡调节的细胞就会无限增殖形成肿瘤。抗细胞凋亡蛋白包括 BCL2、MCL-1 和 BCL-XL。

（陆国辉 孙文靖）

áijīyīn jīhuó

癌基因激活（oncogene activation） 当机体受到致癌因子（如病毒感染、化学致癌物或射线等）影响时，原癌基因和抑癌基因的遗传特性发生改变而被激活或失活，使细胞获得一定的生长优势而发生恶性转化。肿瘤相关基因的激活形式包括可以引起蛋白质失调或过度活跃的基因高特异性点突变，导致编码的 mRNA 和蛋白质产物过量的基因扩增事件，甚至驱动基因异常表达的染色体重排和非整倍体等。

激活机制 有以下几方面。

点突变 原癌基因或抑癌基因发生突变，可引起其编码蛋白空间结构和生物学功能发生改变。这些突变往往涉及一些关键的蛋白质调节区域，导致这些突变蛋白不再受调控，由此被激活或失活。突变类型包括碱基置换（错义突变、无义突变等）和（小片段或大片段）插入或缺失等。人类肿瘤典型的突变多由碱基置换（点突变）引起，导致编码蛋白中仅有一个氨基酸发生改变。RAS基因家族是人类肿瘤中最常见的突变原癌基因，包括H-RAS、K-RAS、N-RAS。肿瘤体细胞突变目录（COSMIC）数据库显示，57%胰腺癌、35%大肠癌及28%胆道肿瘤存在K-RAS基因突变。H-RAS和N-RAS分别在唾液腺肿瘤和黑色素瘤中突变率最高，达15%和17%。RAS基因突变已作为临床诊断和预后标志物。

基因扩增 当染色体中某些片段（通常含一个或多个基因及毗邻的遗传单位）出现拷贝增加时，即认为基因组中出现了基因扩增。肿瘤细胞中基因扩增程度不一，C-MYC基因在神经母细胞瘤中扩增了几倍至几百倍，而在小细胞肺癌中扩增20~70倍。基因扩增在细胞遗传学水平会产生均质染色区（HSR）和双微体（DM）。HSR是染色体内基因扩增的表现形式，显带技术发现此区域缺乏典型的带纹。DM是染色体外基因扩增的表现形式，源于对染色体外染色质的发现，为无着丝粒的微小环状遗传结构，常成对存在，携带原癌基因和耐药基因扩增，如EGFR、ERBB2、C-MYC和MYCN等。在分子水平的研究中出现染色体外DNA的概念，携带基因扩增，这个概念的基础源于测序数据的拼装及算法。

染色体重排 在造血系统恶性肿瘤及实体瘤中经常能检测到染色体重排，主要是染色体易位，其次是染色体片段插入。染色体重排导致肿瘤相关基因的激活机制主要为基因的转录激活或产生融合基因。

转录激活 基因转录激活是由于染色体重排导致肿瘤相关基因易位到强大的转录调控元件附近，如启动子、增强子等，使得肿瘤相关基因受到异常调控发生转录及表达，细胞发生恶性转化。在伯基特（Burkitt）淋巴瘤中，75%存在t（8；14）（q24.21；q32.3）的重排。染色体重排使位于8q24.21的MYC基因受到位于14q32位置的编码免疫球蛋白重链基因（IGH）的转录调节因子控制。免疫球蛋白基因的转录调控较为活跃，易位的结果导致编码调控细胞增殖的核蛋白MYC基因转录活性增强。在伯基特淋巴瘤中，也能检测到导致MYC基因与免疫球蛋白κ链基因（IGKC）和λ链基因（IGLC1）融合的染色体易位，涉及t（2；8）（p11.2；q24.21）和t（8；22）（q24.21；q11.22）。这些易位的结果均引起了MYC基因转录表达的调节失控，导致细胞异常增殖。

基因融合 当染色体断裂点位于两个不同基因时，染色体重排可能产生融合基因，即两个不同的基因片段连接形成一种复合结构，由一个基因的"头"和另一个基因的"尾"组成融合基因。融合基因通常能编码具有转化活性的融合蛋白。1960年，美国宾夕法尼亚大学的彼得·诺埃尔（Peter Nowell）和福克斯蔡斯癌症中心的大卫·亨格福德（David Hungerford）在研究慢性髓细胞性白血病（CML）时，发现了肿瘤细胞中存在一个小于G组22号染色体的染色体，由于是在美国费城（Philadelphia）发现的，命名为Ph染色体；1973年通过显带技术确认其为衍生的易位染色体der（22）t（9；22）（q34；q11）。Ph染色体为CML特异性标志染色体，与肿瘤的恶性程度及预后密切相关。进一步研究发现，染色体易位使得9q34.1上的ABL原癌基因与22q11.2上的BCR基因融合在一起，形成位于衍生22号易位染色体上的BCR-ABL融合基因。正常ABL基因编码蛋白为145kD，CML中的融合基因编码的融合蛋白为210kD，该蛋白具有很高的酪氨酸激酶活性，干扰正常的信号转导途径，使细胞恶性转化。

（陆国辉 孙文靖）

yì'ái jīyīn

抑癌基因（tumor suppressor gene） 通过调节细胞周期、细胞凋亡和损伤修复等机制抑制肿瘤发生的一类基因。之所以如此命名，是因其可编码保护细胞免于恶性转化的产物（主要是蛋白质）。正常情况下，这些产物可调节细胞周期，减缓由生长信号引起的细胞增殖，在细胞受损时停止细胞分裂或促进细胞凋亡，并有助于DNA修复防止基因突变并维持基因组稳定性。原癌基因在被激活时会使细胞恶性转化，而抑癌基因在失活或缺失时会促进细胞恶性转化。抑癌基因在细胞中充当着"汽车刹车板"的功能。此外，抑癌基因的存在还可以有效抑制肿瘤细胞的浸润与转移。抑癌基因的存在证据可追溯至1969年的体细胞杂交研究。1971年，美国遗传学家阿尔弗雷德·乔治·克努森（Alfred George

Knudson）在进行视网膜母细胞瘤研究时，提出了著名的二次打击假说。人类的抑癌基因已被发现有 1217 个（包括 1018 个蛋白编码基因和 199 个非编码基因），不同癌症来源的基因突变数量高达 1 210 544 种。

分类　主要有三类。①看门基因：直接参与细胞生长的某些方面，负责调控细胞正常生长周期、分化和凋亡的进程，如 APC、VHL 和 CDKN2A 基因等。②看管基因：维持细胞基因组的稳定性。看管基因的突变会增加突变细胞率，反过来导致癌基因活化和看门基因的失活，如 MLH1、MSH2 基因等。③景观基因：存在于多数信号通路中，可能参与看门基因的调节作用，景观基因突变提供了有助于失调细胞的生长环境，该类基因有 PTEN 等。少数抑癌基因，如 TP53、BRCA1 和 BRCA2 等兼具有看门基因和看管基因的功能特征。常见的抑癌基因及其失活导致的肿瘤有多种（表 1）。

功能及意义　抑癌基因的缺失或失活参与了肿瘤的发生，且多数表现为常染色体显性遗传的肿瘤综合征，在家族中可将肿瘤的易感性往后代传递。研究证明，一个抑癌基因拷贝足以控制细胞增殖。因此，抑癌基因的两个等位基因必须永久失活或丢失后，细胞才会转化为恶性表型，这在分子层面表现为"隐性"特征；与之相对的是，癌基因的突变通常为显性，其中一个拷贝突变足以启动细胞活动。可见经典肿瘤抑制基因表现为：在分子水平上是"隐性"的（两个等位基因失活），而单拷贝突变增加了肿瘤易感性。这是经典的二次打击假说的理论基础。

（陆国辉　孙文靖）

zá héxìng diūshī

杂合性丢失（loss of heterozygosity，LOH）　一对杂合的等位基因变成纯合状态的现象。原因是一个等位基因的部分或全部序

表 1　常见抑癌基因的定位、生物学功能及相关肿瘤/癌症

基因	染色体位置	OMIM 编号	生物学功能	相关肿瘤
APC	5q22.2	611731	信号传导抑制	家族性腺瘤性息肉病、脑肿瘤息肉综合征、结直肠癌、胃癌、肝母细胞癌
BRCA1	17q21.31	113705	参与细胞周期、DNA 修复	家族性乳腺癌-卵巢癌、胰腺癌易感
BRCA2	13q13.1	600185	参与细胞周期、DNA 修复	男性乳腺癌、家族性乳腺癌-卵巢癌、胶质母细胞瘤、髓母细胞瘤、前列腺癌、维尔姆斯（Wilms）瘤
CDH1	16q22.1	192090	参与细胞黏附	小叶性乳腺癌、前列腺癌易感、遗传性弥漫性胃癌
CDKN2A	9p21.3	600160	增强 RB 功能，稳定 TP53 蛋白	黑色素瘤、肺癌、膀胱癌、胰腺癌
CHK2	22q12.1	604373	参与细胞周期调控	利-弗劳梅尼（Li-Fraumeni）综合征、骨肉瘤
MLH1	3p22.2	120436	DNA 错配修复	错配修复癌症综合征、遗传性非息肉病性结直肠癌
MSH2	2p21-p16	609309	DNA 错配修复	错配修复癌症综合征、遗传性非息肉病性结直肠癌/林奇综合征
MSH6	2p16.3	600678	DNA 错配修复	家族性子宫内膜癌、遗传性非息肉病性结直肠癌、错配修复癌症综合征
NF1	17q11.2	613113	参与 RAS/MAPK 通路负调控	神经纤维瘤病 I 型
NF2	22q12.2	607379	介导细胞信号传导	神经纤维瘤病 II 型
PTCH1	9q22.32	601309	控制 Hedgehog 信号通路	基底细胞综合征
PTEN	10q23.31	601728	PI3K 激酶信号转导	神经胶质瘤、脑膜瘤、莱尔米特-杜克洛（Lhermitte-Duclos）综合征
RB1	13q14.2	614041	细胞周期调控	视网膜母细胞瘤、骨肉瘤、肺癌
SMAD2	7q11.21	607444	TGF-β 信号通路转导	青少年肠息肉病
SMAD4	18q21.2	600993	调节 TGF-β 信号通路	青少年肠息肉病
TP53	17p13.1	191170	细胞周期调控与细胞凋亡	结直肠癌、神经胶质瘤、利-弗劳梅尼综合征
TSC1	9q34.13	605284	调节细胞黏附	结节性硬化症 1 型、淋巴管平滑肌瘤
TSC2	16p13.3	613254	调节 RAS 家族蛋白	结节性硬化症 2 型、淋巴管平滑肌瘤
WT1	11p13	607102	转录因子	维尔姆斯瘤

列丢失，导致该等位基因不表达。表现为未丧失的等位基因的纯合子性状。一般出现在 TP53 和 APC 等抑癌基因，致使细胞出现恶性转化。

1971 年，美国遗传学家阿尔弗雷德·乔治·克努森（Alfred George Knudson）提出二次打击假说，解释了遗传性与散发性视网膜母细胞瘤的遗传机制。此外，克努森对肾母细胞瘤和多发性内分泌瘤等其他儿童肿瘤的调查分析结果也都支持二次打击假说。1976 年，乌塔·弗朗克（Uta Francke）发现在遗传性视网膜母细胞瘤患者外周血淋巴细胞和皮肤成纤维细胞中发现了 13q14 缺失。1983 年，美国肿瘤生物学家韦伯斯特·卡维尼（Webster K. Cavenee）证实了散发性视网膜母细胞瘤病例的肿瘤细胞中 13q14 存在 LOH。

LOH 是肿瘤细胞中的常见现象，多发生于抑癌基因。当抑癌基因处于杂合状态时，如正常等位基因发生突变，或携带正常等位基因的整条染色体丢失、染色体区段缺失或发生染色体重组等都会导致抑癌基因失去正常等位基因而发生 LOH，而致抑癌基因失活。LOH 不等同于纯合状态。LOH 的发生可能源于细胞正常的分裂或复制过程中 DNA 的意外缺失。

如果某候选基因在已知类型的肿瘤中始终大量丢失或突变，则提示该基因可能是与疾病有关的基因。通过对 LOH 发生区域进行定位，可进一步确认抑癌基因及其功能。

（陆国辉　孙文靖）

èrcì dǎjī jiǎshuō
二次打击假说（two-hit hypothesis）
用于解释遗传性肿瘤家族和散发性肿瘤家族发病机制的假说。又称二次突变学说。假说认为肿瘤的发生是抑癌基因两次突变的结果，其中遗传性肿瘤家族的第一次突变发生于生殖细胞，第二次突变发生于出生后的体细胞；散发性肿瘤家族的两次突变均发生于同一体细胞，发生率较低或不易发生。此假说于 1971 年由美国遗传学家阿尔弗雷德·乔治·克努森（Alfred George Knudson）为解释视网膜母细胞瘤（RB）发生而提出。

二次打击假说认为遗传性和散发性两种类型的视网膜母细胞瘤的发生都是由两次独立而连续的基因突变引起的。①遗传性肿瘤：第一次突变发生于生殖细胞，多为 RB1 发生点突变（90%～95%）或缺失（5%～10%），此时个体不会患癌，因为另一个基因座上的 RB1 等位基因仍可正常发挥作用；而第二次突变则随机发生于出生后的体细胞中，最常见是 RB1 的另一正常等位基因发生缺失，即发生杂合性丢失，因此携带胚系突变的基础上获得二次体细胞突变的概率要大。②散发性肿瘤：两次独立突变均发生于同一个体细胞中。由于两次独立的遗传学改变发生在同一对等位基因上，在短时间内发生二次打击突变的概率很低，因此在一个体细胞中 RB1 发生两个等位基因突变的概率亦很低。这解释了一些无家族史的 RB 病例的迟发性

和单一性病灶的特性（表1）。

二次打击规则也有例外，TP53 基因在人类癌症中最常见的突变类型是错义突变，而不是移码突变或缺失，这是由于这些错义突变具有显性负效应，表达产物 TP53 蛋白可以阻止由非突变等位基因产生的天然蛋白质的功能。单倍体不足是另一个不遵循该规则的机制，如 BRCA1、BRCA2 单个等位基因的缺失或突变可能导致蛋白质产量不足，从而导致肿瘤易感性增加。此外，通过表观遗传沉默、泛素化引起的蛋白酶体降解、异常的细胞定位以及转录调控也参与了抑癌基因的失活。

（陆国辉　孙文靖）

áizhèng jīyīnzǔ jìhuà
癌症基因组计划（cancer genome project，CGP）
以人类基因组为基础，涵盖癌症相关的基因/基因组图谱、基因/基因组突变图谱、分子表型谱、数据库资源及其出版物等的研究计划。始于人类基因组计划（HGP）草图完成之后，是由国际组织启动的与 HGP 相关的合作计划。

研究历史　1999 年 10 月 1 日，美国能源部和美国国立卫生研究院（NIH）启动了一项国际合作的科学研究项目——人类基因组计划，旨在对完整的人类遗传物质（即整个基因组的 30 亿个核苷酸）进行测序与绘图，并提供研究工具来分析所有的遗传信

表1　遗传性 RB 和散发性 RB 的表征差异

表型差异	遗传性 RB	散发性 RB
第一次打击	胚细胞	体细胞
第二次打击	体细胞	体细胞
发病部位	多双侧	多单侧
遗传方式	常染色体显性遗传	散发
发病时间	早发	迟发

息。该项目由中、美、日、德、法、英等6国科学家组成的国际人类基因组测序联盟（IHGSC）耗时13年（比原计划的15年提前了两年）完成。HGP为CGP奠定了基础，促成了全球研究人员对肿瘤全面的基因组表征的研究目标。随着基因测序技术和分析工具的高速进展，产生了对癌症精准诊疗至关重要的众多基因组相关研究计划。

CGP始于2000年，由英国剑桥大学韦尔科姆基金会桑格学院（Wellcome Trust Sanger Institute）发起，旨在采用高通量基因测序方法，鉴定与人类癌症发展密切相关的基因突变，进而用于表征癌症基因、突变过程、克隆进化模式和分子分型。该项目在国际癌症基因组联盟（ICGC）中运作，通过与其他参与单位合作，创建基于不同类型的癌症基因组突变数据库。项目所取得的体细胞突变信息用于更新COSMIC数据库。COSMIC数据库始建于2004年3月，是全球最大的与人类癌症相关体细胞突变的信息源，包括COSMIC数据库及其出版物和细胞系计划。COSMIC数据库包括良性增殖肿瘤、原发性和转移性癌、复发性癌和癌细胞系中发现的突变信息。数据主要有两种来源，即科学专家手动校正的精确数据和基于全基因组水平的筛查数据。前者涵盖超过27 000篇同行评审论文和其他数据源；后者涵盖超过37 000个基因组数据，包括著名的癌症基因组图谱计划（TCGA）和ICGC数据。COSMIC数据库每季度更新一次，其核心数据（包括Cell Lines Project、COSMIC-3D和Mutational Signatures）免费提供用于非商业的学术用途，所有用户还可进行数据的免费下载使用。

TCGA　通过收集整理癌症相关的各种组学数据，提供一个大型免费的癌症研究参考数据库。该项目由美国国家癌症研究所（NCI）和美国国家人类基因组研究院（NHGRI）共同发起，属于ICGC研究计划最大的组成部分。该计划试点于2005年，于2006年正式启动，并在2009年进一步扩大研究的癌种，旨在获得全方位的针对多种癌症基因组的图谱。现已完成33种癌症的20 000多种原发性癌症标本及正常组织的分子表征分析，产生了超过2.5PB的数据供研究人员免费使用和下载。TCGA收录了癌症基因组、表观基因组、转录组和蛋白质组数据。这些数据有助于了解癌症发生、发展的分子机制，并在此基础上获得癌症的诊断、治疗和预防新策略。

ICGC　国际癌症基因组联盟在2008年建立，旨在发起和协调大量的研究项目，以期系统性地记录各种常见癌症中的突变，绘制完整的人类癌症基因图谱。该计划在成立之初计划投资10亿美元，耗时10年完成。ICGC的目标是在全球范围内针对具有临床和社会重要性的50种不同癌症类型和/或亚型的肿瘤，超过25 000个基因组异常（包括体细胞基因突变、基因异常表达、表观遗传修饰等）进行更完整地记录，并以最小的限制，加速研究癌症的成因和控制。相关数据有助于揭示致癌突变的全部内容，并促进新型癌症疗法的开发、制定预防策略、筛选早期的生物标志物、发现新的治疗靶点、更精确的疾病定义和预防耐药性的改进策略。ICGC是一项与HGP具有同等重要意义的研究计划，已联合了17个国家/地区参与，整合了来自TCGA、桑格（Sanger）癌症基因组计划和其他地区所做的队列研究测序数据。因此，ICGC是更为全面的数据集。

全基因组泛癌分析（PCA-WG）　ICGC/TCGA项目的进阶部分，启动于2012年在美国加州圣克鲁兹的一次学术会议，旨在针对ICGC/TCGA数据中的全基因组测序数据，对所有癌症在DNA水平上进行统一分析，PCAWG联盟也由此诞生。该联盟由四大洲744个机构的研究人员组成，分为16个小组，每个小组专注于肿瘤基因的不同方面。该项目主要整合分析了38种肿瘤类型的2658个原发性癌症及其健康组织的全基因组数据，并于2020年2月在《自然》杂志连发6篇文章，成就了最为全面的癌症全基因组分析，涵盖肿瘤驱动突变、非编码区域、突变特征、结构异常、肿瘤进化和RNA改变共六方面。这项研究揭示了癌症中大规模的结构突变所起的广泛作用，确定了基因调控区域中先前未知的癌症相关突变，推断了多种癌症类型的肿瘤进化，阐明了体细胞突变和转录组之间的相互作用，并研究了胚系遗传突变在调节突变过程中的作用。

儿科癌症基因组计划（PC-GP）　儿科人群癌症谱与成人中的癌症谱明显不同，为实现推进儿科癌症治疗的目标，2010年1月，美国圣裘德儿童研究医院（St. Jude Children's Research Hospital）和华盛顿大学基因组研究所启动了PCGP。这是一项为期3年耗资6500万美元的计划。该计划采用全基因组测序的方法对600个儿科肿瘤及其适配的非肿瘤胚系样本（共1200个基因组）进行测序，最终确定儿科癌症的体细胞突变模式，PCGP 是对 TCGA 和 ICGC 计划的有力补充。研究发现，即使在组织学非常相似的肿瘤中，发生在儿科癌症中的突变谱也可能与成人癌症中的突变谱差异显著。

中国肿瘤基因图谱计划（CGAC） 2018 年，由国家人类遗传资源中心牵头组织，全国 70 余家大型三甲医院参与的前瞻性科学研究项目。该项目历时 5 年，以恶性肿瘤为研究重点，在全国范围内前瞻性招募 10 000 例肿瘤患者，通过对肿瘤样本进行高通量测序，随访其治疗及预后情况，探究分子标志物对肿瘤患者疗效及预后的影响，绘制中国肿瘤基因图谱，为后续新药研发、指导治疗等提供依据。

癌症基因组分析是一项数据密集型的研究，组学和大数据解读是当前决定精准医学发展的一个基础，以美英为代表的发达国家都在大力建设自己的癌症基因组数据库，以实现癌症的个体化精准治疗。

（陆国辉　孙文靖）

qúntǐ yíchuánxué

群体遗传学（population genetics）

应用遗传学和数学定量的方法在群体内及群体间研究遗传变异的等位基因频率、基因型频率及表型的分布、维持、变化规律及其影响因素的遗传学分支学科。涉及遗传、医学、环境及社会等问题。

简史 1859 年，英国生物学家查尔斯·罗伯特·达尔文（Charles Robert Darwin）在《物种起源》中首先提出自然选择进化论，通过该理论很好地解释了"物种可遗传的表型随时间所发生的变化"。20 世纪初，科学家开始将数学应用于研究群体中基因变异的进化过程。1908 年，英国数学家戈弗雷·哈罗德·哈迪（Godfrey Harold Hardy）和德国医学家韦尔海姆·温伯格（Wilhelm Weinberg）提出了遗传平衡定律。1922 年，英国统计学家、遗传学加罗纳德·艾尔默·费希尔（Ronald Aylmer Fisher）首次将扩散方程引入群体遗传学。1927 年，英国遗传学家约翰·博尔顿·桑德森·霍尔丹（John Burdon Sanderson Haldane）通过分枝过程发展了扩散方程，估算了罕见突变体拷贝数目变化的近似值，提出了"有利突变"模型，并且指出：物种分化是由连续的"量"的进化导致了不连续的物种的"质"的飞跃。在种的分化过程中，生殖隔离的形成与完善起着决定性的作用。1938 年，美国遗传学家休厄尔·格林·赖特（Sewall Green Wright）提出了"遗传漂变"理论，将达尔文的进化论与孟德尔的遗传学进行了有机的结合。这些科学成果初步形成了群体遗传学的基础理论体系，群体遗传学也逐步发展成为一门独立的学科。

在"遗传漂变"及"有利突变"理论的基础上，1964 年，日本群体遗传学家、进化生物学家木村资生（Kimura Motoo）基于后向扩散模型发展了中性理论（neutral theory）：大部分对种群的遗传结构与进化有贡献的分子变异在自然选择上都是中性或近中性的，自然选择对这些变异并不起作用或所起作用很小。中性突变的进化是随机漂变的过程，或被固定在种群中，或消失。1973 年，日本群体遗传学家太田朋子（Tomoko Ohta）与木村资生一起提出了近中性理论（nearly neutral theory），即如果种群很小，轻微的不利突变可能会偶然存在于种群中。该理论与中性理论的不同点在于：①基因的存在是通过弱自然选择（或弱有害选择）而保留下来。②没有经过弱自然选择而保存下来的基因，是因为这些基因间的相互作用，对抗遗传漂变的作用，对进化做出了共同贡献。

1987 年，美国学者阿兰·查尔斯·威尔逊（Allan Charles Wilson）与其学生丽贝卡·卡恩（Rebecca Cann）和马克·斯通金（Mark Stoneking）通过检测群体中线粒体基因组的遗传标记首先提出了人类起源假说——走出非洲假说（Out-of-Africa hypothesis）。21 世纪，人类基因组计划的完成及 DNA 测序技术的迅速发展使整个基因组结构在群体水平上的识别成为可能。成功地将现在的人类基因组序列与尼安德特人等古人类基因组序列进行比较，极大地促进了对人类起源及进化的理解。中国学者在"东亚现代人的起源与迁徙"的研究中取得重要进展。宿兵在"藏族遗传变异与高原适应性"等研究中取得创新性成果。2021 年，金力在研究东亚人种群的形成时发现：①蒙古和阿穆尔河流域的狩猎者与说蒙古语和通古斯语的人有着共同的祖先，但没有携带西辽河农民祖先的遗传痕迹。②公元前 3000 年左右，黄河流域的农民祖先分散到了西藏和中原，并将汉藏语系传播到了两地。在西藏的一些群体中，汉藏语系的贡献占 84%；而在中原，汉藏语系的贡献占了 59%～84%。③台湾省人在公元前 1300 年至公元 800 年有 75% 的祖先来自说现代南岛语和侗台语系的群体。说现代南岛语的群体源于长江流域的农民；古台湾人也有 25% 的祖先源于北方的血统，与黄河流域的农民有关，但又不尽相同，这说明有群体的南北扩张。④来自现乌克兰一带的草原游牧民族颜那亚人（Yamnay）的祖先在大约公元前 3000 年到达蒙古西部，但被先前所建立的族群所取代。上述研究成果对追溯中华民族的起源和进化史具有重要意义。

在群体中，使用单核苷酸多态性（SNP）作为遗传标记，建立无限位点的相关模型研究基因变异与功能、与疾病之间的关系已成为群体遗传学研究的重要部分。已发现群体中超过 55 000 个单核苷酸变异（SNV）位点与近 5000 种疾病或性状相关。基于 SNP 来计算遗传度，其数值接近经典分离分析获得的遗传度估计值。

研究内容　①群体遗传变异。②自然选择、迁移、遗传漂变、婚配方式、基因突变和基因流等因素对等位基因频率、基因型频率和表型的分布、维持及变化所产生的影响。③进化及其与人类表型及疾病之间的关系。④追溯和寻找人类起源及迁移的遗传学证据。

研究方法　有以下方法。

群体调查　以获得群体遗传学数据。

数学及统计学　将群体遗传学数据经过数学和统计学处理，以了解基因变异与疾病、进化、迁移、族群、婚配方式及环境之间的关系。常用的数理统计方法，如连锁分析、最大似然法、邻接法、连锁不平衡和全基因组关联分析等。人工智能、机器深度学习在群体遗传学中也有重要作用。

细胞遗传学方法　通过对染色体核型和染色体微阵列分析，获得染色体数目、结构及基因组 CNV 等数据。

分子遗传学方法　通过第一代、第二代及第三代 DNA 测序等技术，分析 SNV 与疾病之间的关系，为遗传病的诊治奠定基础；同时，通过对上述遗传标记的研究为人类进化和迁移等提供遗传学证据。

体细胞遗传学方法　在人类基因定位及肿瘤遗传学研究中得到广泛的应用。单细胞测序技术的进展促进了体细胞遗传学方法在群体遗传学中的应用。

生物化学方法　层析、电泳、色谱分析、质谱分析及同位素示踪等技术被广泛应用于群体中基因型与表型关系的研究，以及遗传病的诊断和产前诊断。

免疫学方法　揭示免疫与某些表型和遗传病发生的关联；阐明群体中免疫球蛋白的多样性及其应用。

与相关学科的关系　群体遗传学通过研究人类起源、迁移和进化等为分子人类学、进化遗传学及历史提供有用的信息和证据。群体遗传学通过遗传流行病学研究遗传变异、致病基因频率及其变化的规律，阐明人类的生物学及病理状态，对疾病的诊治、预防和人类健康起着重要作用。群体遗传多样性标记是进行个人识别及亲缘关系鉴定的法医学基础，在寻找案件物证及亲子鉴定等方面都起着重要作用。

应用和有待解决的重要课题　①进一步揭示人类的起源和迁移的历史；完善人类进化史；揭示选择压力的机制等。②通过研究全基因组 SNV 与功能性基因变异的位置相关性、通过跨民族数据分析和典型的归责原则，找到功能性基因变异及致病性变异，

为疾病的诊断和治疗奠定基础。现在完整的人类基因组参考序列（T2T-CHM13＋Y）已经完成和发表，无疑将推动上述工作的进展。③表型定位，进一步研究基因型与表型之间的关系。应用生物信息学进一步了解生物学和遗传疾病之间的联系。④研究基因组、蛋白质组、代谢组和表型组等多组学之间的内在联系，有助于阐明相应的生物学功能及其调控机制。⑤由于测序技术的进步提供了大量的群体遗传学数据，需要借助人工智能进行利用和挖掘。机器深度学习将成为群体遗传学研究临床保健和人类遗传学领域的重要工具。

（蒋玮莹）

Mèngdé'ěr qúntǐ

孟德尔群体（Mendelian population）　亲代通过有性繁殖延续后代，并遵循孟德尔的遗传定律向后代传递核基因，产生由不同基因型所组成的同种个体的集合群体。在其中，每一个体分享共同的基因库，而形成各种基因型。最大的孟德尔群体是种群，在种群以下还存在着各种次级水平的孟德尔式群体。就整体而言，孟德尔群体形成了一个繁殖社会，它是群体遗传的研究单位。

（蒋玮莹）

jīyīnkù

基因库（gene pool）　在整个群体中的某个特定的基因座上或所有的基因座上，全部等位基因的集合。代表了群体中所有个体所携带的全部遗传信息，反映了群体总的遗传多样性。

对于人类常染色体上的基因座而言，有 n 个个体组成的基因库由 2n 个单倍体基因组所组成。对于每个基因座来说，各有 2n 个等位基因，共有 n 对同源染色体。

对于人类 X 染色体上的基因座而言，男性组成的基因库只有单份剂量存在，由 n 个单倍体基因组所组成，基因库中的变异可用基因频率来描述。女性的基因库组成与常染色体相同。

基因库揭示了群体中遗传多样性与环境适应性之间的关系。大型基因库具有广泛的遗传多样性，能够更好地抵御环境压力带来的挑战，而小型基因库的种群或物种在面临环境压力时可能被负向选择。近亲繁殖会减少群体的遗传多样性，形成小型基因库。

（蒋玮莹）

děngwèi jīyīn pínlǜ
等位基因频率 （allele frequency）

群体中某一等位基因占所有等位基因总数的比率。可由基因型频率推算得出。基因型频率指某种基因型个体占该群体中个体总数的比率。在自然条件下，受基因突变、基因重组、自然选择、迁移和遗传漂变等的影响，群体的等位基因频率处于不断地变化之中。对于这种非平衡群体，常采用群体抽样调查的方法获得相关数据，据此计算其等位基因频率。

等位基因频率是遗传平衡定律的基本元素，而遗传平衡定律是群体遗传学的基本理论，在群体遗传学的研究中起到重要作用。在群体中，根据致病等位基因的频率可算出该种遗传病在群体中的患病率及后代的发病风险等，据此采取相关措施对疾病进行防治。在自然选择的作用下，种群等位基因频率的定向改变是生物进化的实质。

（蒋玮莹）

yíchuán pínghéng dìnglǜ
遗传平衡定律 （genetic equilibrium law）

在理想条件下，有性繁殖的群体中各等位基因的频率和等位基因的基因型频率在世代的遗传中保持着相对稳定的平衡状态。又称哈迪－温柏格（Hardy-Weinberg）定律。在此所指的理想条件是：群体足够大、群体中的个体间随机婚配、没有突变、没有选择及迁移、没有遗传漂变。

基本内容　常染色体遗传时，当等位基因只有一对（Aa）时，设等位基因 A 的频率为 p，等位基因 a 的频率为 q。在上述理想的条件下，群体中各等位基因频率和各等位基因的基因型频率遵循下述遗传平衡公式，并在世代传递中保持相对的稳定：$A+a=p+q=1$，$AA+Aa+aa=p^2+2pq+q^2=1$。

遗传平衡定律可扩展用于复等位基因频率的计算：如果有 n 个复等位基因，各个等位基因的频率分别：$p_1, p_2, p_3 \cdots p_n$，遗传平衡公式为：$(p_1+p_2+\cdots p_n)^2=1$ 的展开式。

遗传平衡定律也可扩展用于 X 连锁遗传等位基因频率的计算：

男性半合子的表型频率就等于等位基因频率；女性各等位基因频率和各等位基因的基因型频率的计算方法与常染色体遗传模式相同，遵循 $p^2+2pq+q^2=1$ 的遗传平衡公式。

应用　遗传平衡定律说明了物种遗传的相对稳定性，主要应用为：①判断群体是否达到哈迪－温柏格遗传平衡。②计算群体中决定特定性状的等位基因频率、基因型频率及各种基因型的比例，指导遗传病的诊治、预防及遗传咨询。③估计群体中的基因突变率。④创造条件保持优良动、植物物种在世代中稳定地传递。⑤通过打破遗传平衡，改造不良的有害的动植物物种。

意义　①遗传平衡定律揭示了人群中等位基因频率及其基因型频率的遗传规律，并按照该规律保持人类遗传的相对稳定性。当确定了某一人群中特定性状的基因型频率后，就可以判断该群体中特定性状是否处于遗传平衡状态。②在遗传病的诊治及遗传咨询中，利用遗传平衡定律分析孟德尔遗传病，推导出后代致病性等位基因的频率、基因型及其比例。估计常染色体遗传病及性连锁遗传病后代的患病风险及群体中的携带者频率，为疾病的诊断、治疗和预防奠定基础。在生育及健康等方面提供理论指导。③估计群体中的基因突变率：有助于了解基因的大小、致突变物质的危害性及遗传病治疗后有害基因频率在群体中的变化等。④利用遗传平衡定律推导出各民族群体随机婚配所产生后代的类型和比例，在保护少数民族人口比例及制定人口生育计划等方面起到理论指导作用。⑤遗传平衡定律在研究人类进化过程中起到重要作用。

（蒋玮莹）

tūbiànlǜ
突变率 （mutation rate）

每个生物体在一个给定的位点，每一配子或每一世代发生某一突变的频率。常染色体显性遗传病的突变率 $\mu=(I×S)/2$；常染色体隐性遗传病的突变率 $\mu=I×S$；X 连锁隐性遗传病的突变率 $\mu=(I^m×S)/3$（式中 μ 为突变率；I 为发病率；S 为选择系数；I^m 男性发病率）。

在任何组织细胞或生命阶段，只要有 DNA 复制就有发生自发突变的可能。人类的平均突变率约为每代 $1×10^{-6}$/基因，大约每 200 人中就有 1 人可能会从父母的一方或另一方遗传到一种已知疾病相关基因的新突变。生殖细胞的自发性新突变是生物进化的驱动力，精子的突变率远大于卵子。大部分的新突变会随机丢失，而少部分新突变在某个世代中出现并被保存下来。相同物种的不同个体间的突变率差异十分明显，这是受到遗传及环境因素影响的结果。

新突变的适应性分布和频率对生物个体的适应性和功能有重要的影响。一般突变率高的物种更容易适应不断变化的环境，反之亦然。在许多细菌和病毒中都可发现高突变率的变异株，它们能够不断逃避新药和免疫的作用。对突变率的分析有助于对某些遗传病的发生、诊治和预防。例如，10%的新生儿心脏病是新发突变所致，故产前诊断尤为重要。突变率分析还可提供有关物种的历史信息。通过分析生物突变率的数据，可以估计出两个物种之间是否存在关联等。

（蒋玮莹）

zhōngxìng tūbiàn
中性突变（neutral mutation）
产生的新等位基因与群体中已有等位基因的适合度相同的突变。大部分对种群的遗传结构与进化有贡献的分子变异对生物体既无益也无害。在自然选择上都是中性或近中性的，自然选择对这些变异并不起作用或所起作用很小。中性突变的进化是随机漂变的过程，其等位基因或被固定在种群中，或消失。

1964年，日本群体遗传学家、进化生物学家木村资生（Kimura Motoo）提出分子进化中性理论（neutral theory）：在分子水平上，进化演化和物种内的大多数变异，不是由自然选择引起的，而是通过那些对选择呈中性或近

中性的突变等位基因的遗传漂变引起的。1973年，群体遗传学家太田朋子（Tomoko Ohta）与木村资生一起提出了近中性理论（nearly neutral theory），即如果种群很小，轻微的不利突变可能会偶然存在于种群中。这是弱有害选择或基因间的相互作用，对抗遗传漂变的结果。

许多不依赖于自然选择效应的中性突变可以影响邻近DNA序列的可变性，并调节同源重组的效果。这种突变不会改变可获得的表现型谱，而会改变新表现型产生的速率。因此，在基因组中积累的中性突变对基因组的进化命运具有重要的长期影响。中性突变可以调节基因表达或蛋白的稳定性，并允许耐受其他更大作用的突变，包括那些提供新功能的基因突变。

（蒋玮莹）

xuǎnzé
选择（selection）
通过增加或减少个体的适合度改变群体中相关等位基因频率和基因型频率的方式。包括自然选择和人工选择。自然选择指生物在与自然环境的相互作用中，适者生存，优胜劣汰的现象。人工选择指人类通过一定的方法或技术选择生物中某些对人类有利的变异，并使其快速得到积累和加强，从而获得优良品种的过程。自然选择及人工选择均由英国生物学家查尔斯·罗伯特·达尔文（Charles Robert Darwin）在《物种起源》中提出。自然选择是一种保存有利突变和淘汰有害突变的进化过程，使个体能更加适合生存及繁殖，使其适合度增加。自然选择包括保留有利突变的正向选择、淘汰有害突变的负向选择和倾向于保留杂合子的平衡选择。人工选择能快

速地达到保留有利变异的目的，其结果是选择具有对人类有利变异的品种被保留，并得到繁殖的机会，而具有对人类不利变异的品种相对减少。

自然选择原理在生物学中占有重要地位，它解释了生物具有明显适应性功能的特性，为"功能性思维"奠定了基础；自然选择是进化的动力，使有利变异的个体可以生存下来，并把有利变异传递给后代，赋予人类某些抗病原微生物的能力和对环境的适应性能力；自然选择对占大多数的中性突变没有作用，使得群体保留了大部分的中性遗传变异，这是群体遗传多样性形成的物质基础。反之，占少数的具有不利变异的个体会通过自然选择而淘汰。人工选择被广泛应用于人工育种工作，可以创造一定的经济效益。

（蒋玮莹）

shìhédù
适合度（fitness）
在某种环境条件下，某已知基因型的个体将其基因传递到其后代基因库中的相对能力。是衡量生物体个体能生存、并繁殖后代的能力大小的指标。

适合度等于群体中受某个等位基因突变影响的个体存活到生育年龄的后代数量与不携带该突变等位基因的个体的后代数量的比值，其数值变化在0~1，用f表示。适合度越大，说明生物体在与自然的斗争过程中存活、并产生后代的机会越大，能够为种群贡献更多的后代，反之说明生物体在斗争过程中越容易被淘汰。在育种时，选择适合度高的物种，让其具有抵抗不利自然环境的能力。

（蒋玮莹）

选择压力 (selective pressure)

xuǎnzé yālì

生物生存的环境对生物进化过程所产生的压力。又称进化压力。可分为正向选择压力、负向选择压力和平衡选择压力。当某种突变对生物的生存有益，选择压力对这种突变就是正向的。当某种突变对生物的生存有害，选择压力对这种突变就是负向的。当某种突变对生物的生存没有影响，选择压力就是平衡的。根据选择压力对突变作用大小的不同，这种突变在群体中广泛存在或消失所需要的时间就不同，短的仅需几代，长的则需要成千万代。能够适应选择压力的生物得以生存并繁殖后代，不能适应选择压力的生物被淘汰，它决定了环境中生物的进化方向。

(蒋玮莹)

平衡多态现象 (balanced polymorphism)

pínghéng duōtài xiànxiàng

一个群体中各种变异类型的比例长期保持不变的现象。自然选择既通过隐性杂合子的选择优势保留和维持群体中隐性致病等位基因的存在，又通过隐性纯合子和半合子的选择劣势从基因库中将其淘汰。当这种正向及负向选择达到动态平衡时，出现平衡多态现象，这是平衡选择的结果。此时，群体中同一基因座上稳定地存在两种或两种以上的等位基因，其中频率最低的等位基因频率也远远高于仅靠突变所能维持的基因频率。在这些等位基因中，有隐性的致病性等位基因。

虽然某些纯合隐性致病性等位基因有害，将面临负向选择。但在某些环境条件下，这些隐性致病性等位基因的杂合子通过抵抗传染病或环境等因素的威胁，其适合度不仅高于突变等位基因的纯合子，也高于正常等位基因的纯合子，这种现象称为杂合子优势。由于杂合子优势维持了有害隐性等位基因在群体中以相对高的频率持续存在，导致该隐性遗传病的发病率升高。因此，在群体中针对危害大的隐性遗传病致病基因进行杂合子筛查，进行婚育指导，对降低患儿的出生率具有重要意义。

(蒋玮莹)

奠基者效应 (founder effect)

diànjīzhě xiàoyìng

新亚群从大群体中衍生而出引起的"真性奠基者事件"或群体中的个体急剧减少的"瓶颈事件"均可导致奠基者带有的某个或某些等位基因频率在新群体中升高，并决定了其后代有类似等位基因频率改变的现象。是遗传漂变的一种特殊形式。当"真性奠基者事件"或群体中的"瓶颈事件"引起遗传漂变，使新的小亚群中的某个或某些等位基因频率可能不同于母群中相应的等位基因频率。如果这个新群体的最初创始人碰巧携带了一个或几个相对罕见的等位基因，那么这个或这些等位基因的频率将远高于母群中相应的等位基因频率，并传递给后代。

由于奠基者效应，特定的群体中所有个体都是相对少数祖先的后代。每个种群都可能具有其特定的突变等位基因的频率，以及特定的遗传病的发病率。如果这些祖先携带某些致病基因，可导致某些遗传病在该人群中的发病率增高。因此，在这些群体中开展针对相应遗传病的三级预防，是降低相应遗传病发病率和治疗患者的重要措施。相反，如果这些祖先不携带某些致病基因，则在这些群体中相应遗传病的发病率就会降低。这有利于指导相应遗传病防控措施的制定。

(蒋玮莹)

迁移 (migration)

qiānyí

具有某一基因频率群体的一部分，因某种原因移至基因频率不同的另一群体中，并杂交定居的过程。如果迁入和迁出群体的遗传结构不同，将导致群体间的基因流动，这种现象称为基因流。基因流可改变群体间等位基因的频率，这种影响称为迁移压力。

自然选择和遗传漂移是使群体间的差异增加，而迁移的遗传效应正好相反，使群体间的差异减小。等位基因横跨群体间障碍而慢慢扩散，基因流造成迁入群体中等位基因频率逐渐改变，增加群体间的遗传相似性。对 ABO 血型不同等位基因频率在世界群体中分布的调查，提供了基因流一个很好的例证。在东亚人群，ABO 血型的 B 等位基因频率为 20%~30%，由于迁移逐渐扩散到更多的西欧人群中。从东亚到西欧，通过基因流，ABO 血型的 B 等位基因频率由原来的 20%~30%逐渐下降至 0~5%，缩小了迁出群体与迁入群体之间的差异。

由于迁移形成基因流，引起不同群体间的等位基因频率发生改变，以减少迁出和迁入群体间的差异。基因流越大，群体间的相似性越大，会导致群体间基因频率和基因型频率呈现哈迪-温伯格平衡。

(蒋玮莹)

近婚系数 (inbreeding coefficient, F)

jìnhūn xìshù

具有亲缘关系的夫妇从其共同祖先那里获得同一等位基因，又将该等位基因传递给他们的子女而使之成为纯合子的概率。以常染色体基因座上的基因为例，一个个体的近婚系数等于其亲代的亲缘系数（r）的1/2，近亲结婚所生子女的近婚系数如下所示（表1）。

对一个群体可用平均近婚系数（a）衡量群体近交的程度。例如，有一群体共100人，其中5人来自表兄妹婚配（F=1/16），7人来自二级表兄妹婚配（F=1/64），其余88人父母无亲缘关系（F=0）。该群体的平均近婚系数是：a=（5×1/16+7×1/64）/100=0.0042。

父母近亲婚配的危害主要是增加子代隐性纯合子的频率，导致隐性遗传病的发病率升高。在随机婚配中，所生子女是纯合子（aa）的频率为q^2，表兄妹近亲结婚产生常染色体隐性纯合子的概率为$pq/16+q^2$，比随机婚配增加了$pq/16$。在临床上发现，近亲结婚不仅增加了隐性遗传病的发病率，还增加了自然流产、死胎、畸形儿、早产及幼儿夭折的风险。因此，《中华人民共和国民法典》1048条规定：直系血亲和三代以内的旁系血亲禁止结婚。

（蒋玮莹）

yíchuán fùhè

遗传负荷（genetic load）
群体中导致适合度降低的所有致死、致病的有害基因的总和。受近亲婚配和环境因素的影响。

遗传负荷主要分为突变负荷和分离负荷。突变负荷指由于基因的有害或致死性突变降低了适合度给群体带来的遗传负荷。分离负荷指由于隐性基因杂合子（Aa）和杂合子（Aa）之间的婚配，后代中有1/4为致死或致病的纯合子（aa），其适合度降低，导致群体遗传负荷增加的现象。突变率（μ）和突变基因的选择系数（S）决定了遗传负荷的大小。纯合子（aa）的选择系数越大，适合度越低，则群体遗传负荷越大。由于多情况下突变率很低，而选择系数较大，因此突变负荷在遗传负荷中所起的作用远不如分离负荷。

测定突变负荷与分离负荷找到纯合情况下致死的基因，比较这些杂合子和正常纯合子的适合度。如果大多数杂合子的适合度较高，那么遗传负荷主要来自分离负荷。进行携带者的筛查尤为重要，找出致病基因携带者的夫妇，通过产前诊断或胚胎种植前诊断可有效地降低患儿的出生率。反之，如果大多数杂合体的适合度比正常纯合体低，那么遗传负荷主要来自突变负荷。保护环境，消除致突变的因素，能有效地降低群体的突变负荷。虽然遗传负荷可导致群体适合度的降低，但可增加群体的遗传多样性。故可以认为遗传负荷是群体保持其遗传多样性所付出的代价。

（蒋玮莹）

zhìsǐ tūbiàn

致死突变（lethal mutation）
导致生物体生活力下降乃至死亡的突变。根据致死突变所在显、隐性基因的不同分为显性致死突变型和隐性致死突变型两种，显性致死突变型会使纯合个体和杂合个体死亡；隐性致死突变型会使纯合体或半合子个体死亡。根据致死程度致死突变分四型：全致死突变型、亚致死突变型、半致死突变型和弱致死突变型。根据环境条件对致死效应的影响，致死突变分为条件致死突变型和非条件致死突变型两种。根据致死发生在不同的发育阶段，致死突变又分五型：配子致死突变型、合子致死突变型、胚胎致死突变型、未成年人致死突变型和成年人致死突变型。

显性致死突变型在杂合状态下即可致死，更容易被自然选择所淘汰。但在群体中隐性致死突变的频率比显性致死突变的频率高，这种突变型在杂合状态下一般不影响个体的适合度，但在纯合子或半合子则会引起死亡。因此，进行隐性致死突变携带者的筛查，发现相应的携带者夫妇，给予生育指导，并采取有效的措施可避免不良孕史及预防患儿的出生。

（蒋玮莹）

bànzhìsǐ tūbiàn

半致死突变（semi-lethal mutation）
导致个体的死亡率为10%～50%的致病性基因突变。如果半致死突变源于显性基因，使个体的适合度下降50%，则该亲代有50%的机会将半致死基因遗传给后代，造成下一代死亡的概率是（50%×50%）=25%。

临床中有些遗传病是由于半致死突变引起。根据半致死突变

表 1 近亲结婚所生子女的亲缘系数及常染色体隐性遗传近婚系数

近婚类型	亲缘系数（r）	近婚系数（F）
同胞兄妹	1/2	1/4
叔（姑、舅、姨）与侄（甥）	1/4	1/8
表（堂）兄、妹	1/8	1/16
表叔（表姑、表舅、表姨）与表侄（表甥）	1/16	1/32
从表（堂）兄、妹	1/32	1/64

的特点，有助于对这些遗传病病死率的估计以及对疾病预后的判断，从而有效地进行生育指导及预防。例如，隐性半致死突变所引起的黏多糖贮积症Ⅰ型，多在婴幼儿期发病，预后差，常因呼吸道感染或心力衰竭死亡。但可进行有效的产前诊断或种植前诊断，预防患儿的出生。

（蒋玮莹）

biǎoguān yíchuánxué

表观遗传学（epigenetics）　研究非DNA序列变化情况下，相关性状的遗传信息通过DNA甲基化、染色质构象改变等途径保存并传递给子代的机制的遗传学分支学科。传统遗传学主要关注于DNA序列改变导致的基因变异与遗传；表观遗传学则着眼于非DNA序列改变导致的基因表达变化与遗传，主要包括DNA甲基化、组蛋白修饰、染色质重塑和非编码RNA调节等机制，在遗传印记、染色体失活等生物过程中发挥重要作用。这些体系构成了细胞的表观基因组，故表观遗传是代表染色质状态的基因表达模式，也是遗传信息传递的一种基本形式。

表观遗传信息具有可遗传性、可逆性和受环境影响等特点。表观遗传变异通过有丝分裂或减数分裂在细胞或个体层面传递。表观遗传所涉及的DNA甲基化、组蛋白修饰和染色质重塑等调控方式皆具有可逆性。表观遗传信息受到多层次和多途径的调控，涉及DNA复制、转录、转录后以及翻译后等水平。在个体发育方面，表观遗传学回答了相同基因型的细胞如何分化出不同细胞类型的问题，相同基因型的不同细胞如何在增殖过程中维持细胞表型的问题。在演化层面，表观遗传学为法国生物学家让-巴蒂斯特·拉马克（Jean-Baptiste Lamarck）的获得性遗传提供了理论基础。

表观遗传机制建立了细胞特异性基因表达的适当核环境，负责细胞记忆，也就是说可维持和传递细胞特异性基因表达模式到子细胞。表观遗传因子可以沉积、解释和消除表观遗传信息，分为不同的功能组：表观遗传编写者（Writer），包括DNA和组蛋白的所有修饰酶，如DNA甲基转移酶；表观遗传阅读者（Reader），指具有特定结构域，可以识别表观标记并与之结合的蛋白质分子，如甲基化CpG结合蛋白；表观遗传擦除者（Eraser），可以删除表观信号以腾出空间进行新的修改，如组蛋白去乙酰化酶。

简史　表观遗传学的英文是后成（epigenesis）和遗传学（genetics）缩合而成。古希腊哲学家亚里士多德（Aristotle）在《动物形成》书中提出了动物胚胎发育的后成说，认为个体器官是由未分化的团块逐渐发育分化形成。1869~1928年，瑞士生物学家弗雷德里希·米歇尔（Friedrich Miescher）、德国生物学家沃尔瑟·弗莱明（Walther Flemming）、德国生物化学家阿尔布雷希特·科塞尔（Albrecht Kossel）和埃米尔·海茨（Emil Heitz）发现并鉴定了核酸、组蛋白和染色质，提出了常染色质和异染色质的区别。1925年，美国遗传学家阿尔弗雷德·亨利·斯特蒂文特（Alfred Henry Sturtevant）研究黑腹果蝇提出位置效应概念；1938年，遗传学家芭芭拉·麦克林托克（Barbara McClintock）研究彩色玉米提出了转座子概念。这些均揭示了非孟德尔遗传现象的存在。1939年，英国胚胎学家康拉德·哈尔·沃丁顿（Conrad Hal Waddington）在《现代遗传学导论》中首次提出表观遗传学术语，并于1942年在描述生物体的基因型与表型之间的因果关系时将表观遗传学的范畴划定为从基因型产生表型的相互作用和因果关系。1987年，英国分子生物学家罗宾·霍利迪（Robin Holliday）指出，遗传学是研究基因世代间传递的规律，而表观遗传学是研究生物从受精卵到成体的发育过程中基因活性变化的模式。1994年，霍利迪又指出，基因表达活性的变化不仅发生在发育过程中，而且也发生在生物体已分化的细胞中；基因表达的某种变化可通过有丝分裂的细胞遗传下去，他进一步提到表观遗传学研究的是"上代向下代传递的信息，而不是DNA序列本身"，是一种"不以DNA序列的改变为基础的细胞核遗传"。

由于生物技术手段的进步，表观遗传学取得了一系列重要成果。1980年，DNA甲基化导致基因表达沉默的证据被发现。自1996年表观遗传学家戴维·阿利斯（David Allis）纯化并克隆出了与转录相关的组蛋白乙酰转移酶（HAT），组蛋白乙酰化诱导形成活性染色质的机制逐渐被揭示。2000年，阿利斯提出"组蛋白密码"概念。2002年，在裂殖酵母和四膜虫中发现了非编码RNA可与基因组特定位点相互作用，并影响基因组特定位点的染色质修饰活性，称为核内小RNA介导的基因转录沉默（TGS）。由于表观遗传学涉及面广，层次丰富，已成为生命科学中的重要领域。表观遗传学不仅能回答基因表达调控与遗传的问题，在肿瘤、免疫等许多疾病的发生和治疗中也有重要的指导意义。

研究内容 包括以下几方面。

基因选择性转录表达的调控 包括 DNA 甲基化、组蛋白修饰和染色质重塑等。

DNA 甲基化 广泛分布于真核生物基因组的转座元件、DNA 的重复序列和基因的编码区等位置，且大部分甲基化胞嘧啶都位于 CpG 二核苷酸中。DNA 复制过程中，DNA 甲基化通过 DNA 甲基转移酶（DNMT）维持。基因调控元件上 CpG 岛中的 5 甲基胞嘧啶修饰阻碍转录因子复合物与 DNA 的结合，或招募甲基结合蛋白形成抑制因子复合物，因此，DNA 甲基化与基因沉默有关。此外，DNA 甲基化是遗传印记的主要机制，可导致某些等位基因只表达一个亲本的基因，另一个亲本的基因不表达。

组蛋白修饰 组蛋白的共价修饰可调节组蛋白与 DNA 链的亲和性，从而改变染色质的包装紧密程度。因此，组蛋白的修饰状态控制着转录复合物与 DNA 的可及性，影响基因的表达活性，调控染色质转录活跃或沉默两种状态的转换。组蛋白中被修饰组蛋白的类型、氨基酸的位置、氨基酸的种类和修饰类型被称为组蛋白密码，这些密码在基因体、启动子以及增强子等区域的特异性分布决定了染色质的可及性状态。常见的组蛋白修饰包括乙酰化、甲基化、磷酸化、泛素化和 SUMO 化。

染色质重塑 由核心组蛋白和缠绕在周围的 DNA 构成的核小体是染色质的基本单位。在基因转录过程中，基因调控区染色质的包装状态将发生一系列改变，这一过程称为染色质重塑。核小体常阻止转录因子识别其基因组结合位点，但染色质重塑使紧密凝聚的 DNA 打开，从而能被转录因子等调控蛋白接近。染色质重塑的基本过程包含核小体的重构、酶诱导的共价修饰和重新定位。

基因转录后的调控 包括基因组中非编码 RNA、微小 RNA 和反义 RNA 等。

非编码 RNA 主要来源于转录的内含子和基因间序列。虽然大部分非编码 RNA 不能被翻译成蛋白质，但其本身在转录和转录后水平上皆具有多种重要的调控功能。非编码 RNA 可被分为结构性的非编码 RNA 和调控型的非编码 RNA。结构性非编码 RNA 包括 tRNA、rRNA 等，含量恒定，为细胞生存所必需。而调节性非编码 RNA 的表达常具有时空特异性，对转录、翻译等过程起调节作用。

微小 RNA（miRNA） 小分子非编码基因转录产物，长为 21~25 核苷酸的 RNA 分子。miRNA 能够通过与 mRNA 中特定的互补位点结合来调节蛋白编码基因的表达量。miRNA 在物种间高度保守，广泛地存在于开花植物、蠕虫、果蝇、鱼、蛙和哺乳动物等生物体内。

反义 RNA 能与靶 mRNA 互补的 RNA 分子。由于核糖体不能翻译双链的 RNA，所以反义 RNA 与 mRNA 特异性的互补结合，能抑制该 mRNA 的翻译。反义 RNA 最先在原核生物中发现，此后在真核生物中也鉴定出反义 RNA。反义 RNA 来源于基因反向转录的产物或不同基因的产物。

长链非编码 RNA（lncRNA） 高度多样化的类别，其基本特征是长度超过 200 个核苷酸和普遍缺乏蛋白质编码能力。与 miRNA 不同，lncRNA 构成一类异质转录本，可折叠成各种热力学稳定的二级结构（如双螺旋、发夹环、凸起和假结样结构），通过与各种大分子（包括其他 RNA 分子、DNA 分子和构成核糖核蛋白颗粒的蛋白）形成复杂的三级结构相互作用。根据分子机制的差异，分为信号、蛋白诱饵、向导或支架 lncRNA。lncRNA 分布在细胞核和/或细胞质内。胞核型 lncRNA 可将染色质修饰分子引导至特定基因组位点，促进异染色质形成，从而抑制转录；此外，其也可通过募集组蛋白-赖氨酸 N-甲基转移酶 2A 或以增强子样作用进行转录激活。胞质型 lncRNA 可通过与靶向 mRNA 结合抑制翻译，或通过隔离 miRNA 阻止其对翻译抑制，从而促进蛋白表达。

研究方法 下一代测序（NGS）技术的出现为表观遗传学研究提供了多种衍生的表观遗传研究方法。

DNA 甲基化测序 基于 NGS 的 DNA 甲基化测序可按具体原理分为重亚硫酸盐测序、基于限制性内切酶的测序和靶向富集甲基化位点测序。其中重亚硫酸盐测序被视为 DNA 甲基化测序的金标准，可达单碱基分辨率，可在全基因组范围内定量分析甲基化位点。

染色质免疫沉淀测序（ChIP-seq） ChIP-seq 及其衍生技术能够在碱基分辨率或接近碱基分辨率水平上分析表观基因组，同时也可以在正常或非正常的细胞或组织中构建表观基因组图谱。在某些情况下，表观基因组图谱能够更好地定义基因增强子和启动子等基因关键调控元件，如果与 DNA 序列整合分析，可用于深入探究疾病进程的分子机制。

染色质开放性测序 染色质

转座酶可及性高通量测序（AT-AC-seq）是利用高通量测序检测转座酶易接近区域的染色质分析手段，能反映出不同区域的染色质可及性。利用 Tn5 转座酶进入细胞核切割暴露的 DNA，并同时连接上特异性的适配体，进而将与适配体连接的 DNA 片段分离出来进行 PCR 扩增，并用于二代测序；若利用已知 DNA 序列的标签，即可识别出染色质开放区域，从而获得大量的细胞系和组织样本中基因表达以及转录修饰和调控等信息。

生物信息学分析　表观遗传学研究需要借助生物信息学分析手段，通过计算分析可获得有关全基因组、染色质或某个基因的表观遗传密码信息。例如，全基因组甲基化可变位点、染色质坐标、CpG 岛和基因转录信息等。此外，还可搭建数据库，用于开放共享。

与相关学科的关系　表观遗传学和经典遗传学是遗传学的两个支柱。经典遗传学信息提供了合成生命所必需的蛋白质模板和其他信息，而表观遗传学的信息提供了何时、何地以及如何利用上述遗传学信息的指令。在医学研究方面，表观遗传学从 DNA 序列变异以外的层次探究复杂疾病发生的机制，对正确认识心血管疾病和癌症等人类重大疾病具有重要的意义。表观遗传学的研究和发展依赖于生命科学领域的进步和先进技术手段的支撑，如分子生物学技术、高通量测序技术、细胞生物学技术和生物信息学分析技术等。

应用和有待解决的重要课题　表观遗传学是当前生命科学领域的研究重点和热点，主要研究方向包括染色质 DNA 甲基化谱的建立与维持的机制；确定染色质结构变化规律及其与基因转录调控的关系；解析非编码 RNA 调控机制；探究人类疾病发生发展的表观遗传调控机制等。表观遗传学的研究已经深入多种疾病领域，包括肿瘤、发育异常、肥胖症、糖尿病和心血管疾病等。同时，表观遗传修饰可逆性特点为基于表观遗传方法干预相关疾病提供了潜在可能。

(彭鲁英　李丽)

DNA jiǎjīhuà

DNA 甲基化（DNA methylation）

生物体在 DNA 甲基转移酶（DNMT）的作用下，以 S-腺苷甲硫氨酸（SAM）为甲基供体，将甲基转移到特定碱基上的过程。最常见的是加在胞嘧啶上，由此形成 5 甲基胞嘧啶（5mC），还有少量的 N^6-甲基嘌呤（N^6-mA）和 7 甲基鸟嘌呤（7mG）。人类基因组中 70% 的 5mC 在 CpG 岛。DNA 甲基化可引起基因组中相应区域染色质结构变化，使染色质高度螺旋化并凝缩成团，失去转录活性。

CpG 岛甲基化　哺乳动物基因组 DNA 中 5mC 占胞嘧啶总量的 2%~7%，绝大多数 5mC 存在于 CpG 二核苷酸内。哺乳类动物基因组中的 CpG 二核苷酸出现的频率远低于 4 种碱基随机排列所预期的频率，但对蛋白质编码基因而言，CpG 二核苷酸并不呈现基因组总 DNA 中的低频率。在结构基因的调控区段，CpG 二核苷酸常常以成簇串联的形式排列，长度为 500~1000bp，称为 CpG 岛。基因组中 60%~90% 的 CpG 岛都被甲基化。在哺乳类基因启动子中，约 40% 含有 CpG 岛。CpG 岛中的 5mC 会阻碍转录因子复合体与 DNA 的结合，因此，DNA 甲基化一般与基因沉默相关联；而非甲基化一般与基因的活化相关联；去甲基化则往往与一个沉默基因的重新激活相关联。

DNMT　其基因的甲基化状态通过 DNMT 维持。DNMT 将 SAM 上的甲基转移至胞嘧啶的第 5 位碳原子上，以此维持 DNA 甲基化在 DNA 复制过程中的延续。同时 DNA 甲基化途径还受到大量 DNMT 的相互作用蛋白调控。在哺乳动物细胞中已发现了三种 DNMT，即 DNMT1、DNMT3a 和 DNMT3b。当一个甲基化的 DNA 序列复制时，新合成的 DNA 双链呈半甲基化，即只有母链有完整的甲基化标记，而新合成链在 DNMT1 的催化下，对应于母链上 5mC 的位置进行相应的胞嘧啶甲基化修饰。因此，DNMT1 主要在 DNA 复制中维持 DNA 甲基化型的存在。DNMT3a 和 DNMT3b 则属于不依赖半甲基化 DNA 分子中的甲基化模板链而从头开始合成 5mC 的从头甲基化酶。这些 DNMT 及 DNA 去甲基化酶在 DNA 甲基化型的建立、维持和改变中相互协调，是表观调控基因表达的重要基础之一。

功能及意义　在真核生物 DNA 中，5mC 是主要存在的化学性修饰碱基。DNA 甲基化是表观遗传修饰的主要方式，能在不改变 DNA 序列的前提下诱导细胞遗传改变。DNA 甲基化作为可遗传的修饰方式，为非编码 DNA（内含子、重复元件以及潜在的具有活性的转座子）的长期沉默提供了有效的抑制机制。DNA 甲基化对基因表达模式以及基因组稳定性起着至关重要的作用，是遗传印记与 X 染色体失活等典型表观遗传现象中的抑制基础。

(彭鲁英　李丽)

组蛋白修饰（histone modification）

zǔdànbái xiūshì

染色质核小体核心组蛋白 N 端的多种共价修饰，包括磷酸化、乙酰化、甲基化、泛素化和 ADP-核糖基化等。这些修饰几乎都能改变组蛋白的电荷，从而改变组蛋白与 DNA 结合的特性；其次，这些修饰能够形成蛋白识别模块的结合域，通过募集专一蛋白复合物来发挥作用。组蛋白被修饰氨基酸的种类、位置和修饰类型构成了组蛋白密码，不仅控制转录复合物的组装和结合，还影响基因的表达活性，并调节染色质转录活性或沉默状态的转换。

甲基化修饰 组蛋白的甲基化是一个可逆的过程，主要发生在 H3 和 H4 组蛋白 N 端的精氨酸和/或赖氨酸残基上。催化甲基化修饰的酶分为组蛋白精氨酸甲基转移酶（HRMT）和组蛋白赖氨酸甲基转移酶（HKMT），而去甲基化的酶则分为赖氨酸特异性去甲基化酶 1（LSD1）、JmjC 家族蛋白和精氨酸肽基脱亚胺酶（PADI4）。组蛋白的甲基化修饰形式比较复杂，即某一特定氨基酸可以结合不同数目的甲基基团，如赖氨酸残基能够被单、双、三甲基化修饰；精氨酸残基具有单、双甲基化形式，这种现象增加了组蛋白甲基化修饰调控的复杂性。组蛋白精氨酸甲基化与基因激活相关，而 H3 和 H4 精氨酸的甲基化丢失与基因沉默相关。赖氨酸甲基化具有位置效应，H3K4 甲基化与基因转录激活相关，而 H3K9 和 H3K27 甲基化则与基因沉默相关。

乙酰化修饰 组蛋白乙酰化由组蛋白乙酰转移酶（HAT）和组蛋白脱乙酰酶（HDAC）协调进行。HAT 主要是在组蛋白 H3、H4 的 N 端末尾的赖氨酸加上乙酰基。乙酰化修饰的分子效应对组蛋白电荷以及相互作用蛋白产生影响，增加组蛋白与 DNA 的排斥，调节基因转录。通常异染色质结构域组蛋白呈低乙酰化，常染色质结构域的组蛋白呈高度乙酰化。

磷酸化修饰 组蛋白磷酸化修饰作为一种调控方式，在基因转录、DNA 修复、细胞凋亡及染色质凝聚等过程中发挥着重要作用。组蛋白 H3 的第 10 位丝氨酸（S10）的磷酸化有利于基因转录的起始和有丝分裂期染色体凝聚时形态结构的改变。磷酸化诱导基因转录活化的分子机制尚不完全清楚，一般认为磷酸基团携带的负电荷中和了组蛋白上的正电荷，导致组蛋白与 DNA 之间亲和力下降。

功能及意义 组蛋白密码在解释许多生命现象的同时，也拓展了人们对糖尿病、高血压和肿瘤等多种复杂疾病发生机制的理解和认识，同时，也将为预防和治疗这类疾病提供新的策略。例如，对组蛋白修饰的研究有助于改进相关药物的研发和使用理念，因此，组蛋白修饰酶抑制剂的研制具有巨大的潜力和转化医学意义。此外，该领域的深入探索还有助于推动生命科学从传统的线性、静态研究向非线性、动态研究过渡，从而更加深刻地理解生命过程的内在规律和本质。

（彭鲁英 李 丽）

染色质重塑（chromatin remodeling）

rǎnsèzhì chóngsù

通过动态调整真核细胞染色质的结构使 DNA 可以被转录调节蛋白结合，从而调控转录的过程。涉及染色质的组装和浓缩，受 DNA 修饰（包括胞嘧啶甲基化和胞嘧啶羟甲基化修饰）、组蛋白翻译后修饰（包括乙酰化、甲基化、磷酸化和泛素化修饰）、组蛋白变异体的结合（H2A. Z 和 H3.3）、ATP 依赖的染色质重塑以及非编码 RNA 介导的调节等。

组蛋白翻译后修饰与染色质重塑调节 组蛋白修饰或直接影响染色质浓缩和组装，或为其他效应蛋白提供结合位点，如染色质重塑复合物和其他染色质修饰因子影响转录的起始和延长等。绝大部分组蛋白翻译后修饰是可逆的，参与修饰的酶除组蛋白乙酰转移酶（HAT）和组蛋白脱乙酰酶（HDAC）外，还包括赖氨酸甲基转移酶（KMT）、赖氨酸脱甲基酶（KDM）、激酶、泛素化酶（包括 E1、E2 和 E3 酶等）以及脱泛素酶（DUB）等。这些修饰酶常以多亚基的复合物形式共存，可特异修饰氨基端尾上的残基或核心组蛋白（H2A、H2B、H3 和 H4）球状域内的残基。例如，在两个抑制性多梳基团（PcG）蛋白复合物中，多梳抑制复合物 1（PRC1）包含环指蛋白 1A（RING1A）或 RING1B，二者均可以催化组蛋白 H2A 第 119 位赖氨酸残基的单泛素化（H2AK119ub1）；而 PRC2 含有 Zeste 同源物增强子 2（EZH2），则可以催化 H3K27 三甲基化（H3K27me3）。另外，一些含 Trithorax 基团的染色质调节蛋白复合物属于 KMT 的混合谱系白血病（MLL）家族，主要催化具有转录活性的 H3K4me3 标记形成。

染色质重塑复合物 组蛋白浓缩还受 ATP 依赖的染色质重塑复合物的调节。这类复合物可以利用 ATP 水解的能量交换组蛋白，从而使核小体重定位或被剔除。在哺乳类已鉴定了约 30 个

ATP 依赖的染色质重塑复合物亚基。依据序列和结构特征，这些ATP 酶复合物分为 4 个主要家族：即 SWI/SNF、ISWI、CHD/NuRD 和 INO80 等，它们在真核生物中非常保守。SWI/SNF 复合物最初从酵母中纯化出来，由 8～14 个不同的亚基构成，核心亚基具有ATP 酶活性，其他保守的亚基具有广泛的染色质重塑功能，可在多种生物过程中滑动或弹出核小体，从而正性或负性调节转录，但不参与染色质组装。重塑子 ISWI 复合物首先在果蝇胚胎中纯化，其特征是 C 端 SAND-SLIDE 功能域形成核小体识别模块，并与未修饰的组蛋白尾结合。ISWI 复合物还含有其他附属蛋白，提供了额外的功能域。ISWI 调节核小体间距和有序排列，有助于转录抑制，在染色质组装中起重要作用。

染色质重塑模式 染色质重塑的机制包括滑动和重建。SWI/SNF 复合物可催化核小体在同一个 DNA 分子上的顺式置换（沿 DNA 分子滑动）。SWI/SNF 复合物也可介导反式置换效应，即将核小体转移到其他的 DNA 分子上。在重建核小体过程中，SWI/SNF 复合物能将两个独立的核小体结合形成一个新的稳定结构。ISWI 复合物和 SWI/SNF 复合物对底物特异性不同。ISWI 主要通过移除和重定位核小体而暴露转录因子的作用位点。染色质重塑复合物与组蛋白修饰酶相互作用可以协同调节表观遗传过程，而染色质重塑因子类似于"守门者"，可以整合细胞信息给基因组，从而维持细胞的稳态。

功能及意义 染色质重塑是机体表观遗传变化的一个组成部分，是基因表达改变而非基因序列本身改变的前提。染色质修饰和重塑在细胞许多生物过程中具有重要调节作用，其中包括 DNA 复制和修复、细胞凋亡、染色体分离、干细胞多能性、细胞分化以及发育等。染色质重塑机制受损导致表观遗传异常累积，可促进肿瘤的发生和发展。涉及染色质重塑基因的突变在许多类型的肿瘤中已被鉴定，可影响组蛋白 H3 和 H4 的 N 端序列的翻译后组蛋白修饰，包括乙酰化和甲基化。

(彭鲁英 李 丽)

RNA gānrǎo

RNA 干扰（RNA interference, RNAi）

生物体内一种通过双链 RNA 分子在 mRNA 水平上诱导具有特异性序列基因沉默的过程。又称转录后基因沉默。是表观遗传学中的一种重要现象，RNAi 作用发生在转录水平。

1993 年，维克托·安布罗斯（Victor Ambros）在秀丽隐杆线虫中首次发现了 miRNA 分子 lin-4，其功能是控制发育时程基因的内源性调节。5 年后，美国学者安德鲁·法尔（Andrew Fire）和克雷格·梅洛（Craig Mello）报道了外源性双链 RNA（dsRNA）可通过 RNA 干扰机制特异性的沉默基因。1999 年，在植物中发现基因的沉默伴随着 20～25nt RNA 的出现。此后进一步揭示，dsRNA 可以直接转换成干扰小 RNA（siRNA）。后续大量研究证明，RNAi 广泛存在于从真菌到植物，从无脊椎动物到哺乳动物的各种生物体中。

作用机制：dsRNA 在 Dicer 酶的作用下，裂解成 3′端带有两个突出碱基的 21～23bp 的 siRNA，siRNA 与 RNA 诱导的基因沉默复合物（RISC）结合，并募集 AGO 蛋白。RISC 是多成分核酸酶，含内切核酸酶、外切核酸酶和解旋酶等。在 ATP 的参与下，RISC 结合的 siRNA 在 AGO 蛋白的作用下解链成单链，引导 RISC 寻找互补的 mRNA。在内切酶的作用下，使 mRNA 降解，起到特异抑制基因表达的效果。

功能及意义：RNAi 可作为一种高效的特异性基因阻断技术，是功能基因组研究的有力工具。RNAi 技术与传统的缺失突变技术结合，可以有效确定复杂信号传导途径中不同基因的上下游关系。并且由于 RNAi 针对转录后阶段的基因沉默，其流程设计简便，快速且重复性好，为基因治疗开辟了新的途径。

(彭鲁英 李 丽)

yíchuán yìnjì

遗传印记（genetic imprinting）

同一基因由于亲代的性别不同传递给子女时其表达可能不相同，从而引起不同的效应，产生不同表型的现象。其结果是相关基因在胚胎中只有一个表达。已有 120 多个印记基因被鉴定，大多成簇排列，约一半为母系表达，一半为父系表达，包括许多致病基因。

印记的分子机制：遗传印记的表观遗传修饰由一整套分布于染色体不同部位的印记中心来协调，印记中心直接介导了印记标记的建立及其在发育全过程中的维持和传递，并导致以亲本来源特异性方式优先表达两个亲本等位基因中的一个，而使另一个沉默。虽然多数印记基因的作用机制尚不清楚，但几乎都与 DNA 甲基化型的异常相关联。不同亲本来源的印记基因的 DNA 甲基化型均在生殖细胞成熟过程中建立。通常认为，印记在配子形成时就发生了，并在之后的胚胎发育过程中影响基因活性。多数印记基因在两条染色体上都含有甲基化程度不同的区域，印记基因会在两条染色质上形成不同的染色质开放状态。

功能及意义：在哺乳动物中，相当数量的印记基因与胎儿的生长发育和胎盘的功能密切相关。这对于胚胎发育中胚胎和胎盘组织的基因表达调控非常关键。哺乳动物孤雌生殖的不可能，以及哺乳动物体细胞核移植克隆动物实验的频频失败原因之一，可能归结于缺乏来自精子和卵细胞大量印记基因之间的协调表达。

印记基因是发育的一种基因转录控制机制，对于产生正常健康的后代至关重要。

（彭鲁英 李丽）

X rǎnsètǐ shīhuó

X 染色体失活（X chromosome inactivation）

雌性哺乳动物胚胎发育早期，体细胞的一对 X 染色体中任意一条失活并丧失功能的现象。该发育过程导致位于该染色体上多达 1000 个基因的沉默，使雄性和雌性性别连锁基因的表达量平衡。这个变化使失活的 X 染色体形成高度压缩、致密的结构，称巴氏小体（Barr body）。

失活机制 X 染色体的失活由 X 染色体上 X 失活中心（Xic）基因座控制。失活从 Xic 区段开始启动，之后扩展到整条染色体，Xic 长约 1Mb，包括 4 个已知基因：X 染色体失活特异转录子（*Xist*）、X 染色体控制元件（*Xce*）、*Tsix* 和 *DXPas34*。

Xist 基因 X 染色体上最早启动转录的，但其转录产物缺乏开放阅读框。两条 X 染色体的 *Xist* 基因都能从上游启动子开始稳定转录，但随后只有一条 X 染色体产生的 Xist RNA 将自身染色体整体包裹，并启动异染色质化和失活过程；而另一条 X 染色体转录的 Xist RNA 很快裂解，使该条 X 染色质保持常染色质状态，整条染色体上的基因都具有表达活性。Xist RNA 在失活的 X 染色体表面呈现锚钉样排列，提示它可能与染色体上特定的蛋白质相结合而形成稳定的结构。

Xce 基因 主要影响 X 染色体随机失活的选择，当 Xce 处于纯合状态时，在体细胞中 X 染色体的失活为完全随机，而在杂合状态时，失活就不再随机发生。

Tsix 基因 位于 Xist 下游的顺式调控元件，其中包含核蛋白 CCCTC 结合因子（CTCF）的结合位点，提示 CTCF 与 Tsix 可能协同发挥调节 X 染色体的开关功能。

DXPas34 基因 富含 CpG，包含 15kb 的微卫星重复序列，对 X 染色体失活有一定调控作用。

失活 X 染色体具有两个显著特点：组蛋白 H4 不被乙酰化和 CpG 岛高度甲基化。雌性体细胞 X 染色体的随机失活始于对 X 染色体的计数和对未来活性或失活 X 染色体的选择，并以即将失活 X 染色体的 Xist 基因转录上调为标志。任何 X 染色体被失活的概率随着 X 染色体对常染色体的比率增加而增加，提示 X 染色体编码的激活子参与了 X 染色体随机失活的计数过程。为启动 X 染色体失活，Xist 必须超越 Tsix 参与设定的阈值。在抵消 Tsix 过程中，X 染色体编码的激活子对 Xist 表达具有剂量依赖性激活作用；常染色体编码的抑制子则表现为对 Xist 的剂量依赖性抑制作用。

X 染色体失活中的染色质重塑 Xist 转录后不久，染色质就发生组蛋白 H3K4 去甲基化和 K9 去乙酰化。Xist 包裹染色体后，组蛋白修饰进一步改变，逐渐发生组蛋白 H3 的低乙酰化和组蛋白 H3K9、K20、K27 的甲基化。此外，在失活的 X 染色体中，组蛋白变异体 H2A1 和 H2A2 积累，并最终形成巨染色质。失活 X 染色体的 Xist 是必须的，巨染色质的形成起到维持异染色质化的作用。

X 染色体失活的非随机选择 在小鼠发育中，X 染色体失活始于胚胎第 3.5 天的胚泡形成期。在小鼠胚外组织，即滋养外胚层和原始内胚层中，X 染色体失活只发生在父本 X 染色体上，而在内层细胞团、外胚层和分化产物中，X 染色体失活随机发生在父本或母本 X 染色体上。研究发现，被选择失活的 X 染色体在生殖细胞中被重新激活，使下一代又得以随机失活。

功能及意义 雌性哺乳动物体细胞通过 X 染色体失活保持了其基因数在性别间的平衡，即剂量补偿效应。在表观遗传基因调控中，X 染色体失活具有普遍的表观遗传特征，如镶嵌细胞表型、有丝分裂可遗传性和发育调控以及与基因组其他部分不同步的 DNA 复制模式和多重 DNA 修饰。基于 X 染色体失活机制在人类胚胎着床中的重要性，对 X 染色体失活的研究有助于认识早期胚胎发育及着床机制，探索着床失败的原因。

（彭鲁英 李丽）

fāyù yíchuánxué

发育遗传学（developmental genetics）

研究多细胞生物体生长发育过程中细胞分裂、分化、组织器官形态形成等过程遗传机制的遗传学分支学科。

遗传和发育是统一在遗传物质——DNA 的基础上不可或缺的两个生命阶段。个体发育指从受精开始到形成成熟个体、再到个体最终死亡所经历的整个形态变化过程。在此过程中，通过遗传获得的合子基因组中包含的遗传信息进行时空特异性地有序释放，并与内外环境因素相互作用，主宰着细胞的有序增殖、分化、黏附、迁移、死亡、老化以及细胞间的通信，构成个体形态的正常发生、稳态和衰老的分子和细胞基础，进而决定了个体的生理功能和对环境的应答。

简史　早期的发育生物学研究主要是形态发生，尤其是胚胎形态发生的解剖学和比较解剖学研究，最早可以追溯到公元前300余年，古希腊哲学家亚里士多德（Aristotle）开展的鸡胚的解剖学观察。19世纪，德国细胞学家特奥多尔·海因里希·博韦里（Theodor Heinrich Boveri）、美国生物学家妮蒂·玛丽亚·史蒂文斯（Nettie Maria Stevens）、埃德蒙·比彻·威尔逊（Edmund Beecher Wilson）等逐渐关注到染色体、遗传和细胞学之间的关联。直到20世纪，美国遗传学家托马斯·亨特·摩尔根（Thomas Hunt Morgan）证实遗传的染色体理论。1920年代，德国胚胎学家汉斯·斯佩曼（Hans Spemann）通过胚胎分割移植，发现细胞核包含主宰发育的关键遗传信息。在此基础上，德国遗传学家萨洛梅·格吕克松－舍恩海默（Salome Glueckschn-Schoenheimer）和英国胚胎学家康拉德·哈尔·沃丁顿（Conrad Hal Waddington）进一步明确了突变对发育的影响。这些研究奠定了发育遗传学的学科基础。1958年，英国发育生物学家约翰·伯特兰·格登（John Bertrand Gurdon）利用核移植技术在蛙（爪蟾）证实了细胞核的全能

性；中国胚胎学家童第周于1963年首次完成鱼类的核移植研究；1997年，英国胚胎学家伊恩·威尔穆特（Ian Wilmut）完成克隆羊的研究。这些均揭示了体细胞核具有完整的发育潜能，最终证实了细胞核中的遗传物质控制完整的发育过程。

研究内容　包括以下几方面。

形态发育　胚胎发育可分为受精、卵裂、原肠胚形成和器官发生4个阶段。配子受精形成受精卵，其后进行的早期细胞分裂，称为卵裂，卵裂产生的细胞被称为卵裂球。在卵裂球达到一定数量后的胚胎称为桑葚胚，继而在其中央形成一个含有液体的空腔，称为囊胚腔，该阶段的胚胎称为囊胚。在囊胚形成后，胚胎呈现大量的细胞及组织运动，称为原肠胚形成，将简单的球状或片层状胚胎转变成一个具有三层结构的原肠胚。在原肠胚形成时期所形成的三层组织称为胚层。上层是外胚层，将发育形成表皮和神经系统；中间层是中胚层，发育形成肌肉、结缔组织、泌尿器官和生殖腺；下层是内胚层，发育成内脏的上皮组织。生殖细胞通常出现在原肠胚阶段，但不属于3个胚层的任何一个。单细胞测序技术、遗传示踪技术和空间转录组技术等新型技术，则将胚胎发育过程中形态变化的观察推进到了单个细胞、细胞的动态变化和细胞间相互关系的水平，极大地提升了形态发育的认识水平。

发育的遗传调控机制　在基因和形态发育之间，是复杂的基因表达和基因表达产物对发育、稳态和环境应答的调控。高度保守的信号分子和基因表达调控分子组成发育的关键信号通路，如转化生长因子β信号通路、Wnt

信号通路、Notch信号通路、SHH信号通路和受体酪氨酸激酶信号通路等。这些信号通路互相联通，组成复杂的调控网络，调控细胞的增殖、分化、黏附、迁移、死亡和老化，以及对环境的应答，保证了发育的正常进行。随着分子生物学理论和技术的完善，一方面新的发育调控分子及其作用机制不断被发现、被阐明；另一方面，随着基因组全序列的揭示和相关组学技术的发展，从系统水平揭示发育调控的分子机制，已取得显著进展。

环境对发育的影响　虽然细胞核中的遗传物质决定了发育过程的全部信息，但生物体的细胞生长于复杂的内外环境之中，必然受到环境因素的影响。这些环境因素包括物理因素、化学因素和生物因素。例如，哺乳动物个体从生命早期就开始拥有正常菌群，正常菌群会参与人体一些重要器官和系统如中枢神经系统、免疫系统等的发育和功能。

出生缺陷　胎儿在母亲子宫内发生的结构异常。根据病因、受累范围和严重程度的不同，可分为发育畸形、发育变形、发育缺损和发育不良等多种类型。

发育畸形表现　是最严重的出生缺陷，可影响机体的解剖和组织结构，而且往往对机体功能造成严重后果，甚至导致死亡。三胚层发育畸形往往造成流产；神经管发育畸形造成严重的神经管缺陷，主要包括无脑畸形、脊柱裂和先天性脑疝；中胚层和内胚层的发育异常中，先天性心脏病发病率较高，依发病率主要有室间隔缺损、房间隔缺损、动脉导管未闭、肺动脉狭窄、法洛四联症、主动脉瓣狭窄和主动脉缩窄。骨骼发育异常、颌面部发育

异常也是临床常见的发育畸形。畸形综合征是指几种原发性畸形缺陷作为一种疾病同时出现，如18三体综合征表现为中枢神经系统缺陷、冠状动脉畸形和唇裂同时出现。畸形序列征是指原发畸形本身引发继发缺陷，如足畸形和脑水肿继发于脊柱裂。

发育畸形病因　大多不明，涉及遗传因素和环境因素。环境中的致畸因素包括生物因素、物理因素、化学因素，以及父母高龄、母亲妊娠期酗酒吸烟、严重营养不良等。遗传因素造成的发育畸形多涉及染色体畸变、不同种类和程度的基因组变异等。发育畸形难以治疗，基因检测、产前筛查和临床早期诊断，以及在此基础上进行相应的生殖相关咨询十分重要。

除出生缺陷外，发育遗传学的基本原理，如细胞稳态的维持、组织重塑与再生、细胞的老化与死亡的机制等，也参与几乎所有人类疾病的发生和发展，如肿瘤、组织退行性疾病、器官纤维化和心脑血管疾病等。阐明发育遗传学机制，对疾病的预防和治疗有重要意义。

研究方法　发育遗传学需要回答的根本科学问题是基因与表型的关系问题，其广泛采用大量的经典和前沿研究方法。

正向遗传学　通过生物个体或细胞的基因组的自发突变或人工诱变，寻找相关的表型或性状改变，然后从这些特定性状变化的个体或细胞中找到对应的突变基因并揭示其功能，如遗传病基因的克隆。

反向遗传学　首先是改变某个特定的基因或蛋白质，然后再去寻找有关的表型变化，如基因剔除技术或转基因研究。

分子生物学　基因组对发育的调控通过其表达的分子实现。发育遗传学需要在分子层面回答基因组表达的产物、表达的时空调控机制、产物对细胞行为和形态发生的影响，以及对环境的应答等问题。包括各种基因和蛋白质检测技术、生物大分子结构和功能分析技术、基因突变技术等。此外，个体基因组之间的多态性，造成发育上的个体性状差异，研究这些发育性状的遗传规律和分子机制具有重要的医学意义。

系统生物学　基因组学和其他各种组学技术有助于全面了解发育过程中分子表达和功能演变，结合计算生物学，可以阐明发育过程中分子信号网络互作的定量特征和动力学特征，揭示细胞命运决定、形态发生的稳固性等重大生物学问题的机制。

与相关学科的关系　发育遗传学解释基因组与环境因素共同决定表型的机制，是遗传学的一个分支。正常的发育是生命体组织器官生理活动和稳态的基础，因此发育遗传学解释器官生理学功能和稳态的机制，以及体细胞基因突变相关的疾病如肿瘤的机制。发育异常导致包括遗传病在内的各种出生缺陷，所以发育遗传学解释各种遗传病的性状特征，并为遗传病的诊断和治疗提供基础。

应用和有待解决的重要课题

发育遗传学理论和技术应用于对正常生命过程的认识，有助于阐释各种遗传病和出生缺陷的发生机制，为其诊断和治疗奠定基础。对于体细胞突变造成的疾病如肿瘤，发育遗传学理论和技术可以揭示其相关机制，如肿瘤微环境的形成和细胞相互作用，为肿瘤治疗提供靶点和策略，如肿瘤免疫治疗。

发育遗传学有待解决的重要课题：一是全面了解在发育的时空过程中，各种分子的水平、动态和功能特征；二是解析这些分子之间构建的逻辑关系，保证了发育的稳固性；三是基因组在指导发育的过程中，与环境的相互作用和机制；四是对于异常发育引起的出生缺陷，如何进行医学干预。

（韩　骅）

fāyù jīxíng

发育畸形（malformation）　由于胚胎或胎儿发育异常造成的组织或器官的形态、结构和位置等的异常或缺陷。涵盖了通常所知的先天异常或出生缺陷。但一般专指一类特定的原发性发育异常，如先天性心脏病。

绝大多数发育畸形发生在妊娠的前3个月即胚胎早期发育阶段。发生机制可能包括特定结构发育缺乏即不发育、发育不足或发育不全；细胞的迁移异常或整个器官位置异常即异位；闭合不全或分离。

按照严重程度，发育畸形分为重度发育畸形和轻度发育畸形。重度发育畸形指具有重要临床意义且在正常人群中未发现的畸形，如唇腭裂、桡骨发育缺陷等。轻度发育畸形则不会产生严重临床后果且可能也在少数"正常"个体中发生，如单一贯通掌纹、乳距过宽等。对新生儿进行详细评估后发现，排除皮纹改变，具有某一种轻度发育畸形的新生儿可达15%；约1%新生儿出现两个或多个轻度发育畸形。尽管临床上轻度发育畸形并不严重，但在对先天性异常患者进行评估时具有十分重要的价值，因为轻度发育畸形是发现严重发育畸形或诊断发育畸形综合征的关键线索。检出的轻度畸形数量越多，出现重度畸形的可能性越大。因此，对于检出3个或3个以上轻度畸形的个体，往往需要进行全面评估以尽早发现可能存在的重度发育畸形。此外，轻度发育畸形可能具有家族性。在这种情况下，确定轻度畸形是正常的家族性变异还是某种遗传性疾病的症状就十分重要。

畸形综合征指几种原发性畸形缺陷作为一种疾病同时出现，如18三体综合征表现为中枢神经系统缺陷、冠状动脉畸形和唇裂。畸形序列征指原发畸形本身引发继发缺陷，如足畸形和脑水肿继发于脊柱裂。

(韩骅)

fāyù quēsǔn

发育缺损（disruption）

胚胎发育过程中，胚胎或胎儿受到某些体外因素的作用而导致部分细胞或组织丢失，使组织、器官发育受阻或破坏而造成畸形。又称发育断裂。妊娠期间的外伤极易造成发育缺损。常见的致病因素是羊膜破裂以及血管相关异常，包括出血、血管闭塞、缺血和血管收缩等。妊娠期间受到辐射以及病毒感染也会导致胎儿发育缺损。

羊膜带综合征是较常见的发育缺损疾病。妊娠前8周时羊水破裂会导致羊膜带形成，呈片状或带状的纤维束或纤维鞘，使得胚胎或胎儿与羊膜带粘连、束缚、压迫并缠绕胎儿，使胎儿受累器官出现分裂或发育畸形，如胎儿手指末端缩小、先天无脑畸形等。

半侧颜面短小畸形是仅次于唇腭裂畸形的常见先天性颅面畸形，发病机制多认为是胎儿发育过程中镫骨动脉闭塞所导致，临床表现为患侧面部短小、皮下软组织薄弱、面神经发育不良和外

耳畸形等。另外，妊娠早期受到放射线照射或宫内感染可导致脑部发育明显延缓，脑回过小或无脑回，表现为小头畸形。受照射或感染后，在胎儿第3~5月脑发育即停止进展，患者头顶部小而尖、扁额、头围比胸转小，最大不超过43cm，最小可在25cm以下，脑重量在900g以下。患儿体格发育明显异常，智力发育显著迟缓，有的患儿甚至出现惊厥、四肢僵硬或手足徐动及瘫痪。

临床针对缺损性发育畸形主要通过孕妇保健避免畸形发生，尤其是妊娠早期的预防，还可通过B超及胎儿镜等手段早期诊断以及宫内治疗可减少畸形儿产生。针对已出生患儿常用手术治疗方法改善面部、头部以及四肢畸形，并通过饮食调理以及外在刺激进行早期干预，可以对发育产生积极影响。

(韩骅)

fāyù biànxíng

发育变形（deformation）

胎儿在子宫内发育过程中，由于异常机械力作用于正常结构，使其解剖结构的大小或形状发生变化而偏离正常值的现象。又称变形畸形。表现为出生前或出生时器官或身体某些部分的形状和/或结构的改变，原因包括发育性、创伤后、遗传性以及手术后等，也可由于邻近组织的病理改变，如被邻近肿瘤包块压迫。

发育变形通常发生在妊娠后期或分娩期间。此时来自母亲或胎儿的一些因素会以某种方式对胎儿身体施加压力，引起变形。这些因素包括母体因素，如母亲低龄、子宫小、子宫畸形、初次妊娠和羊水过少等；也包括胎儿因素，如多胎妊娠、巨大胎儿、其他胎儿畸形和胎儿活动能力低

下等。通过阴道分娩的婴儿头部形状不同于剖宫产的婴儿，也可认为是一种发育变形。

发育变形发生在器官发生之后，通常涉及骨骼和关节系统，骨骼可以发生弯曲和扭曲，而关节则被压向异常的方向，如足内翻。许多变形是暂时的，不造成显著的持久影响。例如，双胞胎在怀孕后期会因为拥挤而导致头部变形，但对胎儿颅内的发育没有太大的远期影响。出生以后，头部变形的状况会得到改善。此外，发育变形与发育畸形在发生的时间、机制和影响上不同。发育畸形中，正常结构的发育在胚胎期早期就出现阻碍、延迟或错误，其影响为永久性。

常见的发育变形包括斜形头脊柱侧凸、面部神经麻痹、耳畸形（皱折、折叠、展平）、鼻子压缩/偏差、胸部突出（鸡胸）或凹陷（漏斗胸）、关节脱位以及脚趾重叠或拥挤等。对于严重和造成远期影响的发育变形，往往需要手术矫正。

(韩骅)

fāyù bùliáng

发育不良（dysplasia）

在发育过程中，细胞形成组织的过程发生障碍而造成的异常发育，表现为成体组织器官大小、形状异常和组织的病理性改变。其是发育形式的异常，一般在发育后期发生，与形态发生的概念不同。形态发生起源于产前，而组织发生在出生后的组织中均持续存在。

多个组织器官都存在由于发育不良造成或相关的疾病。纤维肌发育不良是一种非炎症性、非动脉硬化性动脉血管病，病因不明，可累及全身各动脉，可导致高血压、头痛、搏动性耳鸣、休克和腹部疼痛等。肾发育不良包

括肾不发育、马蹄肾、异位肾和肾下垂等。眼齿指发育不良是罕见的遗传性疾病，特征是睑裂短小、小角膜、青光眼、牙齿异常和趾骨缺失。

骨组织有多种发育不良，如骨纤维发育不良是一种以骨纤维变性为特征的自限性骨病，好发于青少年和中年，可单发或多发。骨的髓腔内有纤维骨，病灶内为致密的纤维组织，排列紊乱而无定向，在纤维结缔组织内化生的骨组织，呈纤维骨或编织骨。病灶内有时可见黏液样变性、多核巨细胞和软骨岛，曾称骨纤维异常增殖症。X 线表现为受累骨骺膨胀变粗，密质骨变薄，髓腔扩大呈磨砂玻璃样，界限清楚。颅骨磁共振成像也可显示颅骨结构异常。髋关节发育不良指婴儿和儿童髋关节出现的发育异常，包括关节不稳定和松弛。该病曾称先天性髋关节脱位。实际上这种脱位通常在出生时不存在，而是髋关节发育不良在出生后逐步发展形成的脱位。

（韩骅）

yíchuán fāngshì

遗传方式（hereditary mode）

控制性状或疾病的基因在亲代和后代之间传递的方式。

研究历史 19 世纪，奥地利遗传学家格雷戈尔·约翰·孟德尔（Gregor Johann Mendel）研究了豌豆的 7 个特征，每个特征都由一个基因决定。这些特征包括高度（高与矮的植物）和种子形状（光滑与皱纹）等属性。每一个性状发生变异都是由不同基因座存在的不同等位基因决定的。孟德尔从豌豆实验中推导出以下重要的遗传原理。

显性遗传和隐性遗传原理 孟德尔发现同一个基因座上一个等位基因的效应可以掩盖另一个等位基因的效应。他在"高"等位基因纯合的豌豆植株（HH）和"矮"等位基因纯合的植株（hh）之间进行杂交。杂交后只能产生杂合子（Hh）的后代。孟德尔发现这些杂交的后代，即使它们是杂合子也都很高。这是因为 H 等位基因为显性，而 h 等位基因为隐性。在杂合子中，隐性等位基因的作用被隐藏。显性等位基因在纯合子（HH）和杂合子（Hh）中都发挥作用，而隐性等位基因的作用仅在以纯合子形式（hh）出现时才能观察到。因此，矮豌豆植物只能通过各自携带至少一个 h 等位基因的亲本之间杂交来产生。

分离原理 该原理指出有性繁殖的生物体具有成对出现的基因，并且这对基因中只有一个会遗传给后代（即分离）。孟德尔时代流行的想法是，来自父母双方的遗传因素在后代中进行混合。与之相反，分离原理表明基因保持完整和独特。"光滑"种子形状的等位基因可以传给下一代，而下一代又可以将相同的等位基因传给它自己的后代。如果基因不是保持不同，而是以某种方式混合到后代中，它不可能从一代传递到下一代。分离原理描述了染色体在减数分裂中的行为。染色体上的等位基因在减数分裂过程中分离，从一代传给下一代。因此，分离原理是现代遗传学发展的一个关键。

自由组合原理 该原理指出，不同基因座的基因是独立传递的。例如，一个基因座可以具有"平滑"或"皱褶"等位基因，另一个基因座可以具有"高"或"矮"等位基因。在生殖事件中，亲本将每个基因座的一个等位基因传递给其后代。自由组合原则规定，一个基因座的特定等位基因（"平滑"或"皱褶"）的传递对另一个基因座的等位基因（"高"或"短"）的传递没有影响。自由组合原理是对遗传学的另一个重要贡献。

孟德尔的研究最终在 20 世纪被其他研究人员重复，构成了现代遗传学的基础。

分类 基因的遗传方式多种多样，根据是否符合孟德尔遗传定律，分为孟德尔遗传和非孟德尔遗传。孟德尔遗传方式主要见于单基因遗传，包括典型孟德尔遗传（常染色体显性遗传、常染色体隐性遗传、X 连锁显性遗传、X 连锁隐性遗传和 Y 连锁遗传）和非典型孟德尔遗传（遗传早现、假常染色体遗传、假显性遗传、嵌合体、修饰基因、双基因遗传、单亲二体和遗传印记）。非孟德尔遗传方式主要见于多基因遗传、体细胞遗传和线粒体遗传。不同的遗传方式具有不同的遗传特征。

（孟祥宁）

Mèngdé'ěr yíchuán

孟德尔遗传（Mendelian inheritance）

性状遵循分离和自由组合的规律，从父母中任何一方继承的基因以相同的频率分离成配子传递给后代的模式。该遗传模式由奥地利遗传学家格雷戈尔·约翰·孟德尔（Gregor Johann Mendel）于 19 世纪在豌豆实验中建立。

单基因遗传病 由一对等位基因单独决定遗传性状或遗传病的遗传方式称为单基因遗传，这种单个致病基因引起的遗传病称为单基因遗传病。美国遗传学家维克多·阿尔蒙·麦库西克（Victor Almon McKusick）所著的《人类孟德尔遗传》在线版

（http：//www.ncbi.nlm.nih.gov/Omim/）列出了已鉴定的人类近15 000种单基因和近8000种单基因性状。在这23 000种基因和性状中，近21 000种位于常染色体，1200种位于X染色体，59种位于Y染色体。鉴定导致单基因性状的基因不仅在遗传学方面而且在了解疾病的病理生理方面都非常有意义。

家族中单基因遗传病所表现出的遗传模式主要取决于两个因素。①基因位点的染色体位置是否在常染色体（染色体1~22）、性染色体（X和Y染色体）或线粒体基因组：由于在减数分裂过程中，每对常染色体的两个等位基因中只有一个会进入一个配子，因此，含有常染色体上突变等位基因的雄性和雌性杂合子都有50%的机会将突变等位基因遗传给后代，无论后代的性别如何。然而，X染色体上的突变等位基因并不能平均地传递给儿子和女儿。男性不能将X染色体上的等位基因传给儿子，而总是将该等位基因传给女儿。由于线粒体位于细胞质内，仅从母亲遗传而来，无论后代的性别如何，线粒体基因组的突变并不按照孟德尔模式遗传。因此，位于常染色体和性染色体上的单基因遗传符合孟德尔遗传，而线粒体上的单基因不符合孟德尔遗传。②表型为显性（仅当一条染色体携带突变等位基因时表达）或隐性（仅当一对染色体在一个位点都携带突变等位基因时表达）：显性和隐性是指一种表型的遗传模式，而不是指造成该表型的等位基因。基因没有显性和隐性；显性或隐性遗传是由某基因中特定的突变等位基因产生的表型。

基因组病　由人类基因组

DNA结构重排而引起的一类疾病。涉及以序列为基础的邻接基因重排引起基因组的不稳定性。其发生原因包括同源重组、低拷贝重复、拷贝数变异、非同源末端连接、反转录转座、多AT的回文结构、B-DNA构象、复制叉拖延和模板转换等。单基因遗传病和基因组病就像孟德尔研究的豌豆特征一样，在家族中遵循孟德尔遗传模式，以固定的比例出现在特定类型婚配的后代，又称为孟德尔病。

（孟祥宁）

chúnhézǐ

纯合子（homozygote）　二倍体生物中，一对同源染色体的特定基因位点上有两个相同等位基因的个体或细胞。又称纯合体。分为两类：①显性纯合子，指同源染色体上两个显性等位基因型完全相同的个体，全部用大写字母表示，如AA和AABB。②隐性纯合子，指同源染色体上两个隐性等位基因型完全相同的个体，则全部用小写字母表示，如aa和aabb。

（孟祥宁）

záhézǐ

杂合子（heterozygote）　二倍体生物中，一对同源染色体的特定基因位点上有两个不同等位基因的个体或细胞。又称杂合体，可用字母表示为Aa。纯合子和杂合子既适用于某个体也适用于一种基因型。在特殊情况下，男性在X染色体上有一个异常的等位基因，并且没有该基因的其他拷贝，他既不是纯合子也不是杂合子，而被称为半合子。

线粒体DNA是一个特例。二倍体细胞的每个基因都有两个拷贝，线粒体DNA分子和线粒体基因组编码的基因，在每个细胞中

有成千上万个拷贝。因此，纯合子、杂合子和半合子不能用来描述线粒体基因座的基因型。

（孟祥宁）

jīyīnxíng

基因型（genotype）　一个生物体或细胞特异性状的等位基因组成。对于常染色体位点（和女性的X连锁位点），基因型指一对同源染色体上某位点的两个等位基因组成形式。基因型不应与单体型相混淆，单体型是指在一条染色体的两个或多个相邻位点上的一组等位基因。更广泛地说，基因型一词可以指所有的等位基因对，它们共同构成了整个基因组中个体的遗传结构。

（孟祥宁）

biǎoxíng

表型（phenotype）　由基因型与发育环境相互作用而产生的个体可观察到的性状。狭义指某个或某些基因所表现出来的性状。是基因型所表达的一种形态、临床、细胞或生化性状。可以在临床观察到，也可以仅通过血液或组织测试检测到。表型可以不连续，如疾病的存在或不存在；也可以是一个可测量的连续数量，如体重指数或血糖水平。一个特定个体的表型可能是正常的，也可能是不正常的。

基因型并不与表型一一对应。具有两种不同基因型（显性纯合子和杂合子）的个体可以具有相同的表型，如囊性纤维化是常染色体隐性遗传病，只有隐性纯合子发病，而显性纯合子和杂合子都不发病。相反，相同的基因型在不同的环境下会产生不同的表型，如苯丙酮尿症（PKU）是常染色体隐性遗传病。编码苯丙氨酸羟化酶的基因座纯合突变无法代谢苯丙氨酸。PKU婴儿存在的

代谢缺陷会导致苯丙氨酸及其有毒代谢物的积累，对中枢神经系统产生高度的破坏性。未经治疗的PKU婴儿在出生后的第1年每周会降低1～2个智商点。然而，出生时筛查出的PKU患儿通过在出生后1个月内开始低苯丙氨酸饮食可以避免对大脑的损害。孩子仍具有PKU基因型，但表型已因环境改变而发生变化。这表明表型是基因型和环境因素相互作用的结果，环境因素可包括遗传环境（即其他位点的基因，其产物可以与特定基因或其产物相互作用）。

（孟祥宁）

xìpǔ

系谱（pedigree） 记录某一家族各世代成员数目、亲属关系及有关遗传性状或遗传病在该家系中分布情况的图示。又称家谱。临床上研究人类性状或疾病的遗传方式主要通过观察这些性状或疾病在家系内分离或传递来判断，常用系谱分析法。

（孟祥宁）

xiānzhèngzhě

先证者（propositus；proband） 家族中最先被发现的具有某一特定性状或疾病的个体。有时根据先证者可逐步追溯系谱中其他成员的发病（或某性状出现）情况，故又称索引病例。

系谱 从先证者入手，调查其所有家族成员的亲属关系及遗传病或性状的分布情况，并用特定的系谱符号按一定格式绘成的图解。一个完整的系谱至少要包括三代以上家族成员的相关信息，既包括家族中患有某种疾病（或具有某种性状）的个体，也包括家族中的全部健康的成员。家庭中的亲缘关系可分为一级亲属（先证者的父母、同胞和子女）、二级亲属（祖父母和孙辈、叔伯和姑姑、侄子和侄女、半同胞）、三级亲属（如堂兄妹）等。如果先证者是一个家庭中唯一受累的成员（孤立案例），若被证实是由于先证者的新生突变而致病，则称偶发病例。当通过与其他患者比较得出明确诊断时，患有同一疾病的其他家庭中已确立的遗传模式往往可以作为咨询的基础，即使该患者是家庭中的孤立病例。因此，即使患者没有受到类似影响的亲属，仍可认为这种疾病是遗传的，并确定对其他家庭成员的风险。

系谱分析 借助系谱可以对家系进行回顾性分析，以确定某一疾病或性状在该家族中是否有遗传因素的作用及其可能的遗传方式；还可以进行前瞻性遗传咨询，评估家庭成员的患病风险和再发风险。对某一种遗传病或性状进行系谱分析时，仅依据一个家系的系谱资料有时无法明确该疾病或性状的遗传方式，需要将多个具有相同遗传病或性状的家系的系谱作综合分析（统计学分析），才能得到可靠的推断。

系谱分析是确定家族中遗传疾病遗传模式的第一步。但多数情况下，可能会使个别谱系的遗传模式难以辨别。在一个致死性疾病的家庭中，妊娠早期影响胎儿的遗传模式可不清楚，因为所观察到的只是多次流产或生育能力下降。相反，对于发病年龄不同的表型，受影响的个体可能有未受影响的家庭成员，这些成员仅是尚未达到突变基因表达的年龄。除了下降的外显率或可变的表现度可能掩盖携带突变基因型亲属的存在，还缺乏有关亲属中是否存在该疾病或家庭关系的准确信息。另外，由于多数发达国家典型的家庭规模较小，患者可能碰巧是唯一受影响的家庭成员，使确定遗传模式非常困难。

（孟祥宁）

héxīn jiāxì

核心家系（nuclear family） 由父亲、母亲及其未婚子女组成的家庭单位。其中孩子的数量没有上限或下限。理想的核心家系成员具有共同的价值观、责任、无条件的爱、健康的依恋模式以及支持成长和学习的环境。许多个体在他们的生活中都是两个核心家系的一部分：他们与孩子组成一个核心家系，同时他们与其父母也组成一个核心家系。核心家系与大家系相对应。大家系指生活在一个家庭中的群体，如祖父母、堂兄弟姐妹、姨和叔伯等。

（孟祥宁）

diǎnxíng Mèngdé'ěr yíchuán

典型孟德尔遗传（typical Mendelian inheritance） 性状在上、下代之间传递完全遵循孟德尔分离律和自由组合律的一种遗传模式。根据致病基因所位于的染色体，以及基因的"显性"和"隐性"性质，将单基因遗传方式分为五种典型的孟德尔遗传：常染色体显性遗传、常染色体隐性遗传、X连锁显性遗传、X连锁隐性遗传和Y连锁遗传。

（孟祥宁）

chángrǎnsètǐ xiǎnxìng yíchuán

常染色体显性遗传（autosomal dominant inheritance） 疾病或性状的控制基因位于第1～22号常染色体，并呈显性方式遗传。人类有许多性状都是常染色体显性遗传，如耳的形状，长耳壳、宽耳壳和耳垂均为显性性状。人类的许多疾病也呈常染色体显性遗传，如软骨发育不全、亨廷顿

（Huntington）病、家族性高胆固醇血症、多发性结肠息肉、神经纤维瘤、遗传性脊髓小脑共济失调和并指Ⅰ型等。在所有已知的孟德尔遗传疾病中，超过一半是常染色体显性遗传，一些常染色体显性遗传病的发病率可能很高。例如，美国成人多囊肾病的发病率为1‰。其他常染色体显性疾病只有在来自特定区域的特定人群中出现高频率：家族性高胆固醇血症在南非白人中的发生频率是1%；肌强直性营养不良在加拿大魁北克省东北部的夏洛瓦的圣约翰湖区人群中发生频率约0.18%。

遗传特点 ①致病基因位于常染色体，其遗传与性别无关，即男女患病机会均等。②系谱中连续几代都有患者，疾病呈连续传递，存在垂直传递；另外，能观察到致病基因的父-子传递现象，可排除一些其他的遗传方式（特别是X连锁遗传）。③患者的双亲中通常有一位是患者，致病基因由患病的亲代遗传而来；如果双亲都未患病，则可能是有新发突变所致，多见于突变率较高的遗传病。④双亲均无病时，子女一般不会患病，除非发生新的基因突变。⑤患者的同胞和后代有1/2的风险患病。

复发风险 患有遗传病的父母其子女受到影响的风险或可能性。就个体而言，每种常染色体显性疾病在人群中都相当罕见，最常见的基因频率约0.001。因此，两个同时患有同一常染色体显性疾病的个体之间的婚配并不常见。大多数受影响的后代是由未受影响的个体与受影响的杂合子结合产生的。受影响的父母可以将疾病等位基因或正常等位基因传递给他或她的子女，每个事件的概率为0.5。因此，平均来

说，一半的儿童是杂合子，会表达疾病；一半是未受影响的纯合子。每次出生都是一个独立的事件。因此，即使父母已经有了一个患有这种疾病的孩子，他们的复发风险仍然是1/2。即使他们生了几个孩子，所有的孩子都受到了疾病的影响（或未受影响），独立定律规定，他们的下一个孩子患病的概率仍然是1/2。假如用A代表决定某种显性疾病的等位基因，用a代表其相应正常的隐性等位基因，则在完全显性的情况下，患者的基因型为AA或Aa，正常个体的基因型为aa。临床上最常见的是杂合子患者（Aa）与正常个体（aa）之间的婚配，其子女大约有一半是患者，这对夫妇再生育子女的复发风险为1/2。如果夫妇双方都是杂合子患者（Aa），则子女的复发风险为3/4。

（孟祥宁）

wàixiǎnlǜ

外显率（penetrance） 一个群体中一定基因型的个体在特定环境中显示预期表型的百分比。在一些遗传疾病中，致病基因型总是在出生时作为一种异常表型充分表现出来。然而临床中，一些疾病不会表现出来，或在其体征和症状、临床严重程度或发病年龄方面存在很大差异，甚至在所有具有相同致病基因型的家庭成员中也是如此。遗传学中使用不同术语来描述这种临床表现上的差异，即外显率和表现度。

外显率为100%时称为完全外显；外显率低于100%时称为不完全外显或外显不全。外显率降低描述了具有致病基因型的人不发展为疾病表型的情况。视网膜母细胞瘤是恶性肿瘤，为常染色体显性遗传病，外显率较低。家系研究表明，视网膜母细胞瘤杂合

子中，约10%不患该病。由此可知，致病基因型的外显率为90%。外显率一般通过检查大量的家系和确定杂合子（或隐性疾病的纯合子）发展为疾病表型的百分比来估计。一些疾病的外显率与年龄有关。即它可能从宫内发育早期一直到生育后的任何时候都可以发生。在一个家庭中携带相同致病基因型的两个个体可能在不同的年龄患上一种疾病，如亨廷顿病。外显是全或无的，是指在任何年龄，具有易感基因型的人受影响的百分比，而不考虑其严重程度如何。

（孟祥宁）

biǎoxiàndù

表现度（expressivity） 具有相同基因型的不同个体间性状或遗传病表现的程度。即在不同遗传背景及环境因素影响下，相同的基因改变在不同个体或同一个体的不同部位，其性状或疾病的表现程度可能存在显著差异。例如，常染色体显性遗传的轴后型多指/趾症AⅠ型（PAPA1），患者可以表现出不同的指/趾数、不同的手多指与脚多趾、不同的多余指/趾长短程度，或不同的软组织增加和掌骨增加程度等。这些差异可以出现在不同个体，也可出现在相同个体的不同部位。神经纤维瘤病1型是常染色体显性遗传病，表现轻微的父母可以把致病的等位基因传给孩子，导致孩子产生严重的表现。

许多因素可以影响遗传疾病的表现，包括环境（即非遗传）影响，如饮食、锻炼或接触有害物质，如烟草、烟雾。在缺乏某种环境因素的情况下，致病基因的表达程度降低或完全不表达（如在低苯丙氨酸饮食下，苯丙酮尿症的表达程度降低）。另一个影

响疾病表达的因素是其他基因与致病基因的相互作用，称为修饰基因。最后，在同一疾病位点上不同类型的突变（即不同的等位基因）可以导致表现度不同，即等位基因异质性。如 β 珠蛋白突变可导致镰状细胞贫血或各种形式的 β 地中海贫血。

外显率与表现度是两个不同的概念：外显率说明的是基因表达与否，属于"质"的范畴；而表现度说明的是基因在表达前提下其表现程度如何，属于"量"的范畴。

（孟祥宁）

jīyīn duōxiàoxìng

基因多效性（pleiotropy；pleio-tropism）

一个基因对多种表型性状（或疾病）产生影响的现象。生物体发育过程中的许多生理和生化反应都相互联系和相互依赖，基因的作用是通过调控新陈代谢的一系列生化反应，进而影响到个体的发育方式并决定性状的形成，因此，一个基因的变异能够直接或间接地影响多个生化过程，导致多个性状发生相应的改变。马方综合征于1896年由法国儿科医师安托万-贝尔纳·让·马方（Antoine-Bernard Jean Marfan）首次描述，这种常染色体显性遗传病会影响眼、骨骼和心血管系统，患者既有骨骼系统异常，如身材瘦高、四肢细长、手足关节松弛和蜘蛛指/趾等，又有心血管畸形和晶状体易位的表现。囊性纤维化，汗腺、肺和胰腺可能受到影响；成骨不全，骨骼、听力和巩膜可能受到影响；白化病，色素沉着和视力发育受到影响。对生理学或解剖学的多个方面产生影响的基因是多效性的。多效性是人类基因的共同特征。基因多效性产生的原因，并不是基因本身具有多重效应，而是基因的编码产物参与机体复杂代谢的结果。

（孟祥宁）

xīnshēng tūbiàn

新生突变（de novo mutation）

父母体细胞不携带，但子女携带的突变。包括两种情况：一种是只是偶然一胎有新生突变，另一种是不止一胎有相同的新生突变。

在典型的常染色体显性遗传中，一个系谱中的每个患者都有一个患病的父母，他们的父母也有一个患病的父母，疾病可以被追踪。但事实上，许多具有重要医学意义的显性疾病的发生，是由于从非携带者父母遗传而来的配子发生自发的新生突变，而亲本其他生殖细胞中该基因座的等位基因仍然正常。一个由新生突变引起的常染色体显性遗传病患者看起来像孤立病例，他或她的父母、阿姨和叔伯以及堂兄弟姐妹都将是未受影响的非携带者。在这种情况下，父母后代的复发风险不会高于一般人群。然而，受影响患者的后代可能具有显著升高的风险（如对于常染色体显性遗传疾病将是50%）。一旦新生突变出现，它将按照遗传的标准原则传递给后代，在人群中的生存取决于携带它的人的适应性。许多常染色体显性遗传病的病例中有很大部分是新突变的结果。例如，约7/8的软骨发育不全病例由新生突变引起，只有1/8从受影响的亲本遗传。为了提供准确的风险估计，必须知道患者的疾病是由于遗传突变还是新生突变引起。

（孟祥宁）

chángrǎnsètǐ yǐnxìng yíchuán

常染色体隐性遗传（autosomal recessive inheritance）

疾病或性状的控制基因位于第1~22号常染色体，并呈隐性方式遗传。人类常见的常染色体隐性遗传病包括先天性耳聋、苯丙酮尿症、白化病和囊性纤维化等。当疾病表现为隐性遗传时，致病的突变等位基因通常会减少或消除基因产物的功能，即所谓的失活突变。例如，许多隐性疾病是由破坏或消除酶功能的突变引起的。杂合子中剩余的正常基因拷贝能够补偿突变等位基因并防止疾病发生。然而，当没有正常的等位基因存在时，如在纯合子或复合杂合子中，则导致疾病发生。对于常染色体隐性遗传病，突变基因为等位基因a，呈隐性，只有基因型为aa纯合子时才表现为疾病，纯合子AA或杂合子Aa表型正常。

遗传特点 ①致病基因位于常染色体，其遗传与性别无关，即男女患病机会均等。②系谱中通常看不到连续传递现象，往往是散发病例，但同胞中可有多人患病。③患者的双亲一般不患病，但都是致病基因的携带者。④患者的同胞有 1/4 的风险患病，表型正常的同胞中有 2/3 的概率为携带者。⑤患者的后代一般不发病，但一定是携带者。⑥近亲婚配时子女的发病风险显著提高，因为共同的祖先可能传递给他们共同的突变基因。

复发风险 常染色体隐性遗传病在人群中相当罕见。隐性疾病等位基因的杂合子携带者比患病的纯合子更为常见。因此，患者的父母通常都是杂合携带者（Aa×Aa）。每个父母至少有一个隐性等位基因可以产生纯合受影响的后代。当受影响者的父母都是携带者时，其子女从每位父母接受隐性等位基因的风险是50%。每次妊娠，遗传两个隐性等位基因并因此受到影响的概率为1/2×

1/2 或 1/4。两个杂合子生育一个常染色体隐性遗传病患儿的概率为 25%，这与以前有多少儿童患病或未患病无关。表型正常的子女中有 2/3 的概率是携带者。先证者可能是唯一受影响的家庭成员，但如果有其他受影响的家庭成员，他们通常是同一家庭的兄弟姐妹，而不是前几代的家庭成员。一些发病率高的常染色体隐性遗传病人群或近亲婚配时会有携带者与患者婚配（Aa×aa），其子代 1/2 的风险为患者，1/2 的概率为携带者。由于家系中连续两代出现患者，且患者分布类似显性遗传，常容易误认为是常染色体显性遗传方式。因此，近亲婚配家庭出现这种遗传方式时，要考虑到常染色体隐性遗传的可能性。患者与正常个体婚配（AA×aa），其后代全部为肯定携带者。极少数情况下患者相互婚配（aa×aa），子女将全部为患者

在常见的常染色体隐性遗传病中，大多数患者是由不相关的人之间的婚配引起的，因为突变等位基因在普通人群中比较普遍。而患有罕见常染色体隐性疾病的人，由于大多数突变等位基因在人群中比较罕见，因此通常是由于形成复合杂合子，或父母是近亲。

（孟祥宁）

xiédàizhě

携带者（carrier） 携带突变基因、结构畸变染色体或遗传标记却不表现出疾病表型的个体。在常染色体隐性遗传病家族中，当个体处于杂合子状态时，由于有显性基因的存在，隐性致病基因的作用不能表现，所以杂合子不发病，但是却可将致病基因遗传给后代。只有当隐性基因处于纯合状态时，隐性基因所控制的性状才能表现出来，因此临床所见

的常染色体隐性遗传病患者，往往是两个携带者婚配的子女。例如，白化病患者的父母均是隐性致病基因的携带者，但并不表现出疾病表型，他们的子女有 1/4 发病风险，表型正常的子女中有 2/3 的概率是携带者。

虽然携带者本身并不发病，但可能将致病基因或异常染色体传递给后代，导致后代发病。

（孟祥宁）

jìnqīn

近亲（consanguinity） 个体间的亲缘关系比随机交配时所期望的亲缘关系更近。即在 3~4 代以内有共同祖先个体间的关系。亲属分为一级（先证者的父母、兄弟姐妹和后代）、二级（祖父母和孙子、叔叔和阿姨、侄子和侄女以及同父异母的兄弟姐妹）或三级（如堂兄弟），以及依此类推。由于继承的关系，两个近亲个体可能携带有从共同祖先传来的相同基因，他们的后代出现等位基因纯合子的可能性会明显增大。平均而言，兄弟姐妹共享其 DNA 序列的 1/2，叔叔和侄女共享 1/4 的 DNA 序列，堂兄弟共享 1/8。

（孟祥宁）

jìnqīn hūnpèi

近亲婚配（consanguineous marriage） 近亲个体之间的婚配。可明显提高常染色体隐性遗传病的发病风险，发病的前提是婚姻双方带有同样的致病基因。随机婚配时发生概率很低，但如果两个有血缘关系的个体婚配，由于他们存在共同祖先，身体可能带有从共同祖先分两条路线传递而来的共同基因，后代发生等位基因纯合的可能性明显增大。虽然近亲婚配在西方人中相对罕见，但在其他人群中却很常见。中东许多国家 20%~50% 的婚姻

中存在表亲结合；而在印度，则出现了叔侄和表亲婚姻。白种人囊性纤维化的突变杂合子携带者频率为 1/25，携带这种等位基因的人如果与普通人结婚，则有 1/25 的机会遇到另一个携带者。如果他/她与表亲婚配，他/她遇到另一个携带者的机会将增加 3 倍，即有 1/8 的机会携带相同的基因。相比之下，相对罕见的隐性疾病的携带者，如半乳糖血症，在普通人群中遇到另一个携带者的机会只有 1/170，而在表亲中有 1/8 的机会携带相同的基因。对于这种罕见的疾病，携带者与表亲婚配比与无关个体婚配患病的概率增加 21 倍。说明隐性疾病越罕见，受影响个体的父母就越可能是近亲。法国的一项研究表明，该国表亲结婚的频率不到 0.2%，而在囊性纤维化患者中，1.4% 的患者是表亲婚配的后代；胱氨酸病的比例上升到 7.1%，色盲症的比例上升到 12.5%，这两种都是少见的隐性疾病。近亲婚配增加了一对配偶携带相同致病突变的机会。它在涉及罕见隐性疾病的家系中比在涉及常见隐性疾病的家系中更常见。

（孟祥宁）

shuāngchóng záhézǐ

双重杂合子（double heterozygote） 两个不同基因座的等位基因各有一个发生突变的杂合子。即双重杂合子在两个基因座有两个不同的等位基因，可表示为 AaBb。单个基因（位点）杂合（Aa），同时，该个体对另一个基因（位点）也是杂合的（Bb）。存在两个显性等位基因没有缺陷，但其发生突变时可以导致疾病。当基因不连锁时，两个双重杂合子杂交产生 9:3:3:1 的表型比。

（孟祥宁）

复合杂合子（compound heterozygote）

fùhé záhézǐ

一对同源染色体的相同位点上分别具有一个不同的突变等位基因的二倍体或多倍体。其在特定的位点上具有两个异质性隐性等位基因，两个等位基因都有缺陷，在杂合子状态下可引起遗传疾病。

复合杂合子几乎存在于所有常染色体隐性遗传病。当多重突变发生时，它们会影响基因和基因产物。最终导致更严重的临床表型。β 地中海贫血通常是由于单个碱基对替换而非缺失导致的。在 β 地中海贫血地区，有很多不同种类的 β 地中海贫血突变，因此携带两个 β 地中海贫血等位基因的人很可能是复合杂合子（即携带两个不同的 β 地中海贫血等位基因），而不是一个等位基因的真正纯合子。大多数有两个 β 地中海贫血等位基因的个体都患有重度地中海贫血，严重贫血需要终身医疗管理。苯丙酮尿症、黑矇性痴呆和镰状细胞贫血等也是由复合杂合子引起的遗传病。

（孟祥宁）

拟表型（phenocopy）

nǐbiǎoxíng

环境改变所引起的表型改变与某基因引起的表型变化很相似的现象。又称表型模拟。由环境因素引起，而非生殖细胞的基因突变所致，因而不会遗传给后代。例如，缺乏维生素 D 会导致佝偻病，与常染色体显性遗传的抗维生素 D 佝偻病有相似的表型，这种由营养因素维生素 D 缺乏引起的佝偻病就是一种拟表型。常染色体隐性遗传性耳聋 1A 型与氨基糖苷诱发的聋都有相同的聋哑表型，这种由于药物引起的聋哑即为拟表型。

（孟祥宁）

X 连锁显性遗传（X-linked dominant inheritance）

X liánsuǒ xiǎnxìng yíchuán

控制某性状的基因位于 X 染色体且呈显性，即带有该基因的女性杂合子可发病的遗传方式。人类常见的 X 连锁显性遗传病有抗维生素 D 性佝偻病、奥尔波特（Alport）综合征（遗传性肾炎）、口面指综合征 I 型和色素失调症等。

正常女性有两条 X 染色体，X 连锁显性时纯合子和杂合子都表现为疾病，故女性的发病率高于男性；由于群体中致病基因频率很低，女性纯合子的概率很小，临床多见的女性患者一般都是杂合子；女性杂合子患者由于还存在一个正常的等位基因，在不完全显性的情况下病情比男性轻（类似多数常染色体显性疾病基因的杂合子受累程度比纯合子轻一样），且差异较大。另外，由于 X 染色体随机失活，当带有致病基因的 X 染色体失活时病情较轻，反之则较重。需注意区分 X 连锁显性遗传病中的女性携带者的不完全外显与 X 连锁隐性遗传病中女性携带者的显性杂合子表型。

遗传特征：①群体中女性患者多于男性患者，一般约为男性的 2 倍，但女性患者病情通常较男性轻。②患者双亲中必有一方患病；如果双亲均不患病，则致病基因为新生突变。③由于存在交叉遗传，男性患者的女儿全部患病，儿子全部正常；女性患者（杂合子）的子女中各有 1/2 的风险患病。④系谱中常可见疾病呈连续传递，但绝无父-子传递，可以据此与常染色体显性遗传相区别。

复发风险：X 连锁显性遗传时，可以用 X^A 代表 X 染色体上突变的显性致病基因，则女性患者的基因型为 $X^A X^A$ 或 $X^A X$，多为杂合子患者 $X^A X$，男性患者的基因型为 $X^A Y$。临床上最常见的婚配类型为女性杂合子患者（$X^A X$）与正常男性（XY）之间的婚配，其子女中男女均有 1/2 的发病风险；男性患者（$X^A Y$）与正常女性（XX）之间婚配，其后代中女性全部为患者，男性则全部正常。

（孟祥宁）

X 连锁隐性遗传（X-linked recessive inheritance）

X liánsuǒ yǐnxìng yíchuán

控制某性状的致病基因位于 X 染色体上且呈隐性，即带有致病基因变异的女性杂合子不发病的遗传方式。由性染色体上的基因所决定的遗传性状或疾病，在家系世代传递时与性别明显相关，在群体中的分布存在明显的性别差异，这种遗传方式称为性连锁遗传。人类性染色体包括 X 和 Y 染色体，性连锁遗传分为 X 连锁遗传和 Y 连锁遗传。男性只有一条 X 染色体，Y 染色体上缺少相应的等位基因，故男性 X 染色体上的基因不成对，只有成对等位基因中的一个，称为半合子。其 X 染色体上的基因有突变即表现出疾病，且病情较重。男性 X 染色体的致病基因只能从母亲传递而来，又只能传递给女儿，不会传递给儿子，称为交叉遗传。X 连锁隐性遗传时半合子男性只有一个等位基因，发生突变即表现出性状或疾病；而女性当致病基因纯合时才表现出性状或疾病，杂合状态下表型正常，但可作为携带者将突变传递给后代。人类 X 连锁隐性遗传病较多，如假肥大性肌营养不良、红绿色盲、甲型血友病、乙型血友病和葡萄糖-6-磷酸脱氢酶缺乏症等。

X 连锁隐性遗传时，可以用

X^a 代表 X 染色体上突变的隐性致病基因，则男性患者的基因型为 X^aY，女性患者的基因型为 X^aX^a，女性杂合子携带者的基因型为 XX^a。所有携带致病基因突变的男性都发病，因而男性患者的发病率能体现致病基因在群体中的频率。而女性纯合突变时才发病，因而女性患者的发病率是男性发病率的平方。男性比女性更常患 X 连锁隐性疾病，疾病越罕见差异越明显。因为父亲只能向儿子传递 Y 染色体，而 X 连锁致病等位基因通过表型正常的杂合子女性传递。X 连锁隐性遗传缺乏父-子传递，基因通过女性携带者传递会产生隔代遗传，主要男性受累。由于 X 染色体失活是一个随机过程，在女性杂合子中，携带正常或突变等位基因的 X 染色体的失活可能大大偏离预期的 50%，导致 X 染色体失活的不平衡，使相关组织中的大多数活性 X 染色体碰巧含有有害等位基因。女性杂合子表现为疾病表型，但通常表型比较轻微。

遗传特征 ①群体中男性患者远多于女性患者，某些致病基因频率低的疾病家系中，往往只见到男性患者。②男性患者的致病基因由携带者母亲传递而来，如果母亲不是携带者，则致病基因可能源自新生突变，也可能是由于母亲的生殖腺嵌合。③携带者母亲再生育时，儿子有 1/2 的风险患病，女儿有 1/2 的概率是携带者。④由于交叉遗传，男性患者的兄弟、外祖父、舅父、姨表兄弟、外甥和外孙等也可能是患者。⑤如果出现女性患者，则有如下几种可能：父亲是患者同时母亲是携带者（疾病常见或父母是近亲导致罕见疾病发生）；由于 X 染色体的随机失活导致携带者女性表现为显性杂合子；X 染色体丢失或重排导致女性半合子（如特纳综合征）；遗传异质性（等位基因异质性）。

复发风险 X 连锁隐性遗传病的复发风险比常染色体疾病更复杂。风险取决于父母的基因型和后代的性别。临床上最常见的婚配类型为表型正常的女性携带者（XX^a）与正常男性（XY）之间的婚配，子代中儿子有 1/2 的发病风险，女儿中有 1/2 为携带者，但不会发病；正常女性（XX）与半合子男性患者（X^aY）之间的婚配，其子女表型都正常，但由于交叉遗传，父亲的 X^a 一定会传给女儿，所有女儿均为携带者；偶尔能见到男性半合子患者（X^aY）与女性携带者（XX^a）之间的婚配，其儿子和女儿均有 1/2 的发病风险，表型正常的女儿均为携带者。

（孟祥宁）

Y liánsuǒ yíchuán

Y 连锁遗传（Y-linked inheritance） 位于 Y 染色体上的基因及其控制性状的遗传方式。又称限雄遗传。人类 Y 染色体只存在于男性，其传递规律也比较简单，致病基因随着 Y 染色体的传递而传递，由父亲传给儿子、儿子传给孙子，这样的遗传方式又称全男性遗传。Y 连锁遗传疾病或性状全部为男性受累，女性不会得病，也不会传递基因。虽然 Y 染色体由约 60Mb 的 DNA 组成，但其包含的基因相对较少。

已发现几十个 Y 连锁基因或全男性遗传基因，包括外耳道多毛症基因（HEY）、Y 染色体性别决定区基因（SRY）、无精子因子基因（AZF）、Y 染色体连锁的耳聋基因 1（DFNY1）和次要组织相容性抗原基因（HY）等。外耳道多毛症是 Y 连锁遗传病，患者全为男性，表现为青春期外耳道中可长出 2～3cm 的丛状黑色硬毛，常可伸出耳孔之外；患者的儿子、孙子均具有该性状，而系谱中女性均无此症状。

（孟祥宁）

fēidiǎnxíng Mèngdé'ěr yíchuán

非典型孟德尔遗传（atypical Mendelian inheritance） 性状和疾病的遗传机制在各种内在与外在因素的作用下并不完全遵循经典孟德尔遗传定律，表现出世代传递变化、X 染色体上基因的男-男传递等不同现象的遗传模式。包括遗传早现、假常染色体遗传、假显性遗传、嵌合体、修饰基因、双基因遗传、单亲二体和遗传印记等。

（孙文靖）

yíchuán zǎoxiàn

遗传早现（genetic anticipation） 一些遗传病（通常为显性遗传病）在连续几代的传递过程中，发病年龄逐代提前和/或病情逐代加重的现象。动态突变是遗传早现的分子基础。

典型病例如强直性肌营养不良 1 型，是常染色体显性遗传疾病，发生率为 0.13‰，主要发生于成年人，男性多于女性。临床症状为肌无力、肌萎缩和肌强直，前两种症状更突出，后期表现为肌肉收缩后松弛延迟，也可累及心肌和平滑肌，可伴有早期白内障、免疫球蛋白异常、轻度智力低下等。致病基因是位于 19 号染色体编码肌强直蛋白激酶的 DMPK 基因，其 3'-非翻译区存在 $(CTG)_n$ 三核苷酸重复序列，正常个体群 $(CTG)_n$ 三核苷酸的重复次数为 5～37 次，重复次数在 50～100 次的个体群症状轻微或没有症状，一百至几千个拷贝数的个体群患有严重强直性肌营养不良。在患病家系的世代传递过程中，三核苷酸重复的拷贝数常逐代增加，强直性肌营养不良的发病年龄也随之提早，病情逐渐加重。具有 80 个拷贝数的轻微症状的父母可能产生具有超过 1000 个重复拷贝的严重症状的后代。由于尚不清楚的原因，高拷贝数的患者几乎完全由女性传递。研究表明，亲代强直性肌营养不良的平均发病年龄为 38 岁，子代的平均发病年龄仅为 15 岁，发病年龄提前了 23 年。另外，在亨廷顿（Huntington）病、脆性 X 综合征、脊髓小脑性共济失调 I 型等遗传病中都可以发现由动态突变引起的遗传早现。

（孟祥宁）

jiǎ chángrǎnsètǐ yíchuán

假常染色体遗传（pseudoautosomal inheritance）

在男性精子发生的减数分裂过程中，位于 X 染色体和 Y 染色体假常染色体区的基因发生配对重组，导致 X 染色体的基因交换到 Y 染色体的同源区段上，并可能传递给男性后代，出现类似于常染色体显性遗传的男-男传递现象。

一般 X 连锁基因在减数分裂 I 期时发生的重组仅限于女性的两条同源的 X 染色体之间。但在人类 X 和 Y 染色体的长臂端部和短臂远端存在高度同源的 DNA 序列的区域，该区域内的染色体片段在减数分裂 I 时可发生联会和染色体互换，称假常染色体区。例如，莱里－怀尔（Leri-Weill）软骨骨生成障碍是显性遗传的骨骼发育异常，其特征是不对称的身材矮小、前臂畸形，表现为假常染色体显性遗传。通常在儿童期发病，女性发病率是男性的 4 倍，并且女性疾病表型更严重。

系谱分析提示该病是 X 连锁显性遗传病，但男-男遗传的模式否定了严格意义上的 X 连锁遗传方式。该病的致病基因是位于假常染色体区 Xp22.33 的 *SHOX* 基因和 Yp11.2 的 *SHOXY* 基因。

（孙文靖）

jiǎ xiǎnxìng yíchuán

假显性遗传（pseudodominant inheritance）

当染色体基因组存在区域缺失时，如果缺失的区域包括某些遗传显性基因，则同源染色体上与这一缺失相对位置上的隐性基因就表现出来的现象。1917 年，布里奇斯（Bridges）在果蝇野生群体中发现了缺刻翅雌蝇，并且是白眼。缺失片段上正好带有红眼基因 W，使对应的白眼基因 w 表现出来。库夫斯（Kufs）是神经元蜡样质脂褐质沉积症最罕见的一类，也最难诊断。在意大利家系中发现了一个位于染色体 11q13.2 的 *CTSF* 基因纯合突变的假显性遗传库夫斯病家系，临床表现为强直阵挛癫痫和智力减退。家系中检测出新发现的 *CTSF* 基因 c.213＋1G＞C 纯合突变，导致 1 号外显子跳跃，该家系实际是一个常染色体隐性遗传模式家系。

（孙文靖）

qiànhétǐ

嵌合体（mosaic）

由两种以上不同核型的细胞系组成的个体。该个体中各种细胞系的类型及数量比例的大小，取决于有丝分裂不分离发生时间的早晚和相应细胞生存能力的强弱。如果染色体不分离发生在受精卵的第一次卵裂时期，将形成含有两种非整倍体细胞系的嵌合体即超二倍体细胞系和亚二倍体细胞系（47/45）。如果不分离发生在第二次卵裂或以后的有丝分裂过程中，将形成

含有三种不同核型细胞系的嵌合体（47/45/46）。染色体不分离发生的时期越晚，正常细胞系所占的比例越大，异常细胞系所占的比例越少，临床表现也相对较轻。缺失一条染色体的亚二倍体细胞，特别是缺失常染色体时，其细胞生命力明显下降，往往被淘汰，在胚胎发育过程中不能形成细胞系。因此，在临床病例核型分析时常见的为 47/46 核型的嵌合体，而 47/45/46 三种核型的细胞系同时存在的情况很少见；但在性染色体嵌合体中，可以见到 45,X/47,XXX/46,XX 核型存在。

（孙文靖）

xiūshì jīyīn

修饰基因（modifier gene）

对性状疾病主基因可以起加强或减弱等修饰作用的基因。在许多单基因遗传病家系中，同一家系携带相同的致病基因变异，而患者的临床表型却存在差异，该差异就是受到了修饰基因和环境因素的共同影响。

修饰基因本身没有疾病表型效应，依赖于主基因的存在，但能影响主基因的表型，因而可见到疾病的不同表现度和不完全的外显率。有的修饰基因可增强主基因的作用，使主基因所决定的疾病性状表达完全；有的修饰基因则会减弱主基因的作用，使主基因所决定的疾病性状得不到表达或表达不完全。例如，哺乳动物中决定毛色为黑色的基因虽然为主基因，理论上应该有黑、灰、白三种表型存在，但实际上却出现灰色、褐色或黄色等多种表型，这就是使颜色淡化的修饰基因群的作用。这些修饰基因能使色素量减少，但当主基因决定白化时，不论什么修饰基因都不能起作用。又如在地中海贫血的研究中，发

现 *HBA* 基因突变或重复能引起 α 珠蛋白合成增加，可加重 β 地中海贫血表型；相反通过增加 γ 珠蛋白合成可以减轻 β 地中海贫血表型。如已发现 ^{G}γ 肽链上的 *Xmn1-HBG2* 多态性（−158C>T）、位于染色体 2p16.1 的 *BCL11A* 基因、位于染色体 6q23.3 的 *MYB* 基因或 *HBS1L-MYB* 基因间区域，以及位于染色体 19p13.13 上的 *KLF1* 基因突变等可以增加 γ 珠蛋白合成，从而减轻 β 地中海贫血表型。

（孙文靖）

shuāngjīyīn yíchuán

双基因遗传（digenic inheritance）

同一性状受两组等位基因控制的遗传方式。当两组等位基因都出现杂合突变时，会表现出疾病表型。双基因遗传可以解释许多疾病视为单基因遗传病时，表现出外显率降低的问题。如长 QT 间期综合征（LQTS）是一组异质性心脏电生理障碍疾病，以心电图 QT 延长和 T 波异常为特征，患者临床表现有突发晕厥、头晕、心悸和癫痫发作，而突发心源性猝死常发生于尖端扭转型心动过速。通常是常染色体显性遗传，但很多家系表现出不完全外显的情况。研究表明，4.6%~10.0% 的 LQTS 患者存在两种突变，如 *KVLQT1/KCNE1*、*HERG/KCNE1*、*SCN5A/KCNE1*、*KCNQ1/KCNH2*、*KCNQ1/SCN5A*、*KCNH2/SCN5A*、*KCNQ1/SCN5A*、*KCNQ1/HERG* 和 *HERG/SCN5A* 等。一般可以通过在一个候选基因中进行两次突变或在不同基因中进行两次杂合突变来增加外显率。具有双基因突变的患者相对常见，QT 间期更长，表型更加严重。又如低促性腺激素性性腺功能减退症是控制性腺功能的下丘脑促性腺激素释放激素分泌或作用不足相关的性器官功能下降的疾病，导致青春期延迟和不孕。此病双基因遗传涉及的基因对包括 *FGFR1/NSMF* 和 *FGFR1/GNRHR*。还有许多涉及双基因遗传的疾病，如促性腺激素功能低下型性腺功能减退症、肾病综合征、先天性黑矇、遗传性耳聋-色素性视网膜炎综合征（厄舍综合征）等。

（孙文靖）

dānqīn èrtǐ

单亲二体（uniparental disomy, UPD）

体细胞内两条同源染色体都来源于同一亲代，或来自父母一方的染色体片段被另一方的同源部分取代的现象。罕见，并被认为还涉及三体挽救，即受精卵开始时为三体，而三条染色体中的一条丢失导致同一亲源的两条染色体保留，即产生了单亲二体。

当涉及染色体父源或母源染色体 15q11.2-q13 区域的缺失时，表现出两种完全不同的综合征，如普拉德-威利（Prader-Willi）综合征和安格尔曼（Angelman）综合征，同时这也是非典型孟德尔遗传现象的典型例证。当为母源单亲二体时，缺失了父亲的 15q11.2-q13 区域的 *NDN*、*SNRPN* 等基因，患者表现为普拉德-威利综合征，临床表现随着年龄的增长而变化，在婴儿期肌张力低下，导致发育不全。随着年龄的增长，其他特征如身材矮小、体重增加过多、发育迟缓、认知障碍和行为问题变得明显。肥胖及其并发症是导致普拉德-威利综合征发病和死亡的主要原因。当为父源单亲二体时，缺失了母亲的 15q11.2-q13 区域，导致 *UBE3A* 基因缺失，表现为安格尔曼综合征，是一种罕见的神经遗传性疾病，特点是小头畸形、严重的智力低下、语言障碍、癫痫、脑电图异常、共济失调运动、舌头突出、阵发性大笑、异常的睡眠模式和多动症等。

（孙文靖）

fēi Mèngdé'ěr yíchuán

非孟德尔遗传（non-Mendelian inheritance）

不符合孟德尔遗传定律的遗传现象。杂交后代没有表现出孟德尔亲代性状的分离。在遗传学研究中，多基因遗传、体细胞遗传和线粒体遗传的遗传方式与孟德尔遗传定律不符，它们分别有各自的遗传特征，通常将其划为非孟德尔遗传。

人类某些遗传性状（如身高、体重、肤色和智商等）、先天性畸形（如唇腭裂、神经管缺陷等）以及一些常见复杂疾病（如高血压、冠心病、糖尿病等）多呈现家族聚集，然而系谱特征不符合孟德尔遗传规律。研究发现，这类性状或疾病受到多对等位基因的共同控制，而非仅受一对等位基因控制，这种遗传方式被称为多基因遗传。除遗传基因之外，环境因素也在多基因遗传性状或疾病形成中发挥了一定作用，因此多基因遗传又称多因子遗传。

体细胞遗传是指体细胞中发生的遗传物质改变。由体细胞内的基因发生突变所致的疾病，称为体细胞遗传病。由于是发生在特定体细胞内的遗传物质的改变，所以体细胞遗传病的发生通常限于受累者本人，不向下一代传递。

线粒体是真核细胞核外唯一含有 DNA 的细胞器。线粒体自有的基因组能实现相对自主地复制、转录和翻译，但其功能性产物无法独立执行功能，需要接受核基因组的辅助与调控，线粒体的结构与功能受到线粒体基因组和核基因组的双重基因组调控，因此线粒体遗传表现为半自主性，并具有母系遗传特征。

（孙文靖）

duōjīyīn yíchuán

多基因遗传（polygenic inheritance）

涉及多个基因的遗传病的遗传模式。又称多因子遗传。人类的一些遗传病不是取决于一对主效基因，而是由两对以上等位基因控制的累加效应引起的。多基因控制的性状除受多对微效基因的影响外，还受环境因素的影响。人类某些遗传性状（如身高、体重、肤色和智商等）、先天性畸形（如唇腭裂、神经管缺陷等）以及一些常见病（如高血压、冠心病、糖尿病等）多呈现家族聚集，然而系谱特征不符合孟德尔遗传定律。研究发现，这类性状或疾病受到多对等位基因的共同控制，而非仅受一对等位基因控制。同时，这些决定多基因遗传性状或疾病的基因间不存在显隐之分，他们之间呈共显性表达。由于每对基因在遗传性状或疾病的形成中发挥的作用微小，这些基因被称为微效基因。当多对微效基因所发挥的作用累加之后会形成显著的表型效应，这种效应被称为加性效应。除微效基因之外，环境因素也在多基因遗传性状或疾病形成中发挥了一定作用。而且有研究认为在多基因遗传性状或疾病形成中，除了微效基因和环境因素外，还可能存在主基因的作用，即那些外显率相对较高、对疾病易患性具有实质性影响的基因。

遗传性状 多基因遗传本质上与单基因遗传的遗传基础相同，涉及的相关基因同样符合孟德尔遗传分离率和自由组合率，两者不同之处在于单基因遗传的性状或疾病是质量性状，而多基因遗传的性状或疾病是数量性状。单基因遗传性状或疾病是由一对等位基因控制的，群体中的变异分布不连续，可将变异个体分为 2~3 个群，群与群间具有质的差异，被称为质量性状。例如，在完全显性遗传的情况下，可以看到两种变异性状，有 M 基因的个体即表现为短指，无 M 基因的个体则表现为正常人；在不完全显性遗传的情况下，可以看到 3 种变异性状，正常个体（基因型为 AA）的苯丙氨酸羟化酶活性为 100%，携带者（基因型为 Aa）的该酶活性为正常的 45%~50%，苯丙酮尿症患者（基因型为 aa）的该酶活性仅为正常的 5%。而多基因遗传性状或疾病是由多对等位基因控制的，群体中的变异呈连续分布，个体之间仅表现为量的差异，被称为数量性状。而且这种数量性状的变异不但受遗传因素的影响，还受环境因素的作用。例如，人的身高就是一种数量性状，通过对一个随机取样的群体进行调查发现，人群的身高数值从高到低逐渐过渡，没有明显界限区分。身高极高和极矮的个体在总体人群中所占的比例很少，绝大多数个体均为中等身高，数值接近于人群平均值，因此难以将整个人群区分为身材高和身材矮两个组别，当将身高分布绘制成为曲线时，则该曲线呈现为仅有一个峰的正态分布曲线。除了身高之外，人类的一些常见遗传性状，如体重、肤色、眼球颜色、血压和智商等也属于数量性状。

遗传特点 ①当两个极端个体发生杂交后，子 1 代均为中间型，且具有一定变异范围，这是因为受到环境因素的影响。②两个中间型的子 1 代发生杂交后，大部分子 2 代仍为中间型，但其变异范围较子 1 代更为宽泛，且会出现极端变异个体，这是除环境因素外，基因间的分离和自由组合对变异产生的影响。③在一个随机杂交的群体中，变异范围广泛，大多数个体接近中间型，极端个体很少，遗传基础和环境因素共同发挥作用。

多基因遗传中的回归 数量性状的表型取决于多对微效基因的组合情况，而且这种组合是随机的，因此数量性状在遗传过程中会出现子代向群体平均值靠拢的现象，称为回归现象，由英国科学家弗朗西斯·高尔顿（Francis Galton）提出。回归现象很好地解释了生活中的一些现象，如父母为高身材或高智商，其子女的身材或智商虽然仍偏高，但较其父母略为降低，更接近人群平均值；如果父母身材矮小或智商较低，其子女的身材或智商比人群平均值低，但较其父母有所升高。而且，随着亲属级别不断降低，这些数量性状会逐渐地靠近人群整体平均值。理解多基因遗传数量性状的回归现象对于理解多基因遗传病易患性在亲属间的分布特征具有重要意义。

（孙文靖）

wēixiào jīyīn

微效基因（minor gene）

对数量性状单独的影响较小且具有累加效应的一组基因。人类的某些遗传性状（如身高、体重、肤色、血压和智商等）、某些先天性畸形（如唇腭裂、神经管缺陷、先天性髋关节脱位和先天性幽门狭窄等）和一些常见复杂疾病（如高血压、冠心病、哮喘及糖尿病等）都属于多基因遗传的研究范畴。这些性状或疾病的遗传基础并非受一对基因控制，而是受多对基因的控制。每对基因间没有显隐性的区分，而是共显性的关系。这些基因在遗传性状或遗传病形成中发挥的作用都是微小的。

(孙文靖)

jiāxìng xiàoyìng

加性效应（additive effect） 在多基因决定的数量性状中，各基因独自产生的效应。人类的某些遗传性状、先天性畸形和一些常见复杂疾病的遗传方式属于多基因遗传，与单基因遗传不同，多基因遗传性状或疾病的形成不是受到一对基因控制，而是受到多对基因的控制。每对基因之间不是显性基因和隐性基因的关系，而是共显性表达的关系。尽管每对基因在多基因遗传性状或疾病中发挥的作用是微小的，但是当多对微效基因的作用累加在一起，就会形成一个明显的表型效应，即加性效应，相应的基因称为加性基因。

(孙文靖)

shùliàng xìngzhuàng

数量性状（quantitative trait） 由多基因控制、易受环境影响并呈现连续变异的性状。多基因遗传性状或疾病受多对基因控制，基因型和表型间无直接对应关系，其变异在群体中呈连续分布，且不同个体间的差异只表现为数量上的差异，且差异不大，没有质的不同。以身高为例，在对一个群体的身高情况进行随机调查后，数据显示极高或极矮的个体在群体中仅占有很少的比例，大部分个体的身高都接近人群身高的平均值，并且身高数值由大到小呈逐渐过渡趋势，身高变异曲线呈单峰，为正态分布曲线。

(孙文靖)

zhìliàng xìngzhuàng

质量性状（qualitative trait） 由一对或几对基因控制、不易受

环境影响并表现为不连续变异的性状。单基因遗传性状或疾病受一对等位基因控制，基因型和表型间存在明显的对应关系，其变异在群体中呈不连续分布，不同个体间的差异表现为质的不同，可以将人群明确区分为 2~3 个群，且群与群之间差异显著。以苯丙酮尿症为例，正常个体体内的苯丙氨酸羟化酶活性为 100%，致病基因携带者的酶活性为 45%~50%，而苯丙酮尿症患者的酶活性为 5%，这 3 种表型对应的基因型分别为 AA、Aa 和 aa，其基因型和表型间存在因果关系。

(孙文靖)

yìhuànxìng

易患性（liability） 由遗传因素和环境因素共同决定的个体患病的风险。多基因遗传病受到遗传基础和环境因素的共同作用，其中那些作用微小但具有累加效应的致病基因构成个体患病的遗传基础。易患性越高，个体患病的可能性越大；易患性越低，个体患病的可能性越小。易患性在群体中呈正态分布，大部分个体的易患性接近平均值，极端个体很少。

(孙文靖)

yùzhí xuéshuō

阈值学说（threshold theory） 当一个个体的易患性数值达到一定限度后，该个体将患病，该限度称为阈值。在一定的环境条件下，阈值代表个体患病所需致病基因的最小数目。阈值将易患性为连续变异的群体分成两部分，即健康个体

和患者。呈连续分布的数量性状在阈值处发生质的变化，超出阈值即为患者，未超出阈值即为健康个体。易患性超过阈值的曲线下面积即患者人数在群体总人数中所占的百分比，代表群体发病率的大小。上述内容即为阈值学说（图 1）。

(孙文靖)

Kǎtè xiàoyìng

卡特效应（Carter effect） 当某种多基因遗传病在不同性别间存在发病率差异时，表明该病的阈值在不同性别间有显著不同的现象。群体发病率高的性别阈值低，其子女发病风险低。相反，群体发病率低的性别阈值高，其子女发病风险高。群体发病率低的性别个体，携带了足够多的致病基因，其易患性超过阈值而发病。群体发病率高的性别个体，其后代发病风险低，尤其是与其性别相反的后代，反之亦然。卡特效应很好地阐释了性别差异与阈值之间的关系。

(孙文靖)

yíchuánlǜ

遗传率（heritability） 数量性状遗传变异成分占表型变异的比例。又称遗传力。在多基因遗传病中，易患性的高低受遗传因素和环境因素的双重影响，一般用百分率（%）表示。如果一种多基因遗传

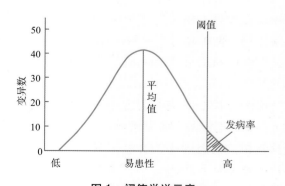

图 1 阈值学说示意

病的遗传率是100%，表明该疾病完全由遗传因素决定；遗传率70%~80%，表明遗传基础在发病中起重要作用；遗传率30%~40%，表明遗传基础作用较弱。通常以 h^2 为符号表示遗传率。遗传率的计算方法有两种，可以应用福尔克纳（Falconer）公式或霍尔津格（Holzinger）公式来计算。计算多基因遗传病的遗传率对实践工作具有重要意义。

（孙文靖）

相对风险（relative risk，RR）

xiāngduì fēngxiǎn

一个群体暴露在风险因素下与未暴露在风险因素下某事件发生概率的比值。这里的暴露因素可能是遗传因素，也可能是环境因素。研究发现，遗传性疾病和一些地方性疾病往往具有家族聚集倾向，其家族内的患病人数显著高于群体的患病人数。通过对患病先证者亲属中的疾病频率与其在一般人群中的疾病频率进行比较可以得出相对风险比率的数值，用以衡量家族聚集情况。另外还可以通过病例-对照研究进行相对风险计算。

（孙文靖）

连锁不平衡（linkage disequilibrium）

liánsuǒ bùpínghéng

位于不同基因座位上的等位基因出现在同一条染色体上的概率明显高于其随机出现概率的现象。复杂疾病的关联分析中通常是指染色体内的连锁不平衡。假设有两个位置相邻的基因，分别是基因 A 和基因 B，其各自对应的等位基因分别为基因 a 和基因 b。基因 A 和基因 B 相互独立，则后代群体中出现单倍体基因型 A-B 的概率为 P（A）P（B）。在后代群体中实际观察到单倍体基因型 A-B 的概率为 P（AB）。如果这两对等位基因是非随机组合的，则 P（AB）$\neq P$（A）P（B）。这两个位点间的连锁不平衡程度为：$D = P$（AB）$-P$（A）P（B）。当 $D = 0$ 时，说明这两个基因位点间连锁平衡；如果 $D \neq 0$，说明这两个基因位点间连锁不平衡。

根据以上特点，检测分布于基因组中或候选基因附近的标记位点，可以开展性状或疾病的关联分析，寻找性状相关位点或致病位点。如果在病例-对照关联研究中，发现某个单核苷酸多态性（SNP）位点的等位基因频率在病例-对照组间存在显著差异，可以提示该位点与疾病存在关联。然而，这种关联不是病因学上的因果关系，而是提示该位点可能与该疾病的致病位点存在连锁不平衡，位于同一段染色体区域内，且二者在染色体上的物理学距离较近，但不能明确指出该 SNP 位点就是疾病的致病位点。

（孙文靖）

易感基因（susceptibility gene）

yìgǎn jīyīn

位于染色体上的某个特定区域，易受环境因素的影响而产生特定性状或疾病的基因。遗传易感性是指由于机体存在一个或多个基因突变和/或提示患病风险增加的家族史，导致其患有某种疾病的可能性增加。多基因遗传病由于受到遗传因素和环境因素的共同影响，又被称为复杂疾病，如高血压、哮喘、精神分裂症等。

复杂疾病的诊断关键是寻找到易感基因，研究方法主要包括基于疾病生化代谢途径的候选基因关联研究、基于连锁不平衡的病例-对照研究以及全基因组关联分析（GWAS）。GWAS 能够利用分布于整个人类基因组中的基因多态性标记来筛选相关易感基因，更好地了解复杂疾病的发病机制，帮助疾病开展早期诊断、预防和临床治疗。2005 年，《科学》杂志报道了一篇年龄相关性视网膜黄斑变性的 GWAS 成果，是国际上第一个关于复杂疾病易感基因的 GWAS，此后，一系列复杂疾病易感基因的 GWAS 报道不断涌现，包括心血管疾病、精神疾病、自身免疫病、神经退行性疾病、炎症性疾病、感染性疾病及肿瘤等，同时关于肥胖、身高、骨密度、肤色和血脂等与人类生命密切相关的重要复杂性状的易感基因也被陆续揭示。

（孙文靖）

关联（association）

guānlián

在某种性状或疾病中，某个等位基因出现的频率较高，与该性状或疾病的发生相关。关联研究是在关联的基础上，针对病例组和对照组中某些遗传标记位点的分布频率开展的相关研究。通过病例-对照组间的等位基因频率的比较，推断纳入研究的遗传标记与疾病易感位点间是否存在连锁不平衡或因果关系。

关联研究的结果是通过比较某一等位基因在病例组和对照组间的分布频率差异而得到的，因此对照组的选择和纳入标准十分关键。为避免对照组的选择偏差对研究结果产生影响，施皮尔曼（Spielman RS）提出了传递不平衡检验（TDT）的方法。TDT 是基于家系开展的研究，当亲代某些特异位点的基因型为杂合型时，其传递给子代的概率应各为 0.5，且随机分配；如果其子代为患者，且从亲代得到的等位基因频率显著偏离 0.5，则提示该位点可能与疾病的致病位点相关。由于TDT不受群体分层的影响，其检出率较连锁分析高，可用于定性和定量性状的分析。关联分析和连锁分析在多基因遗传病的相关研究中应用广泛。

（孙文靖）

shòulèi tóngbāoduì fēnxī

受累同胞对分析 (affected sib-pair analysis)

利用全同胞对的标记基因和表型信息进行连锁分析的方法。是一种特殊形式的连锁分析方法。通过分析受累同胞携带的标记等位基因分布情况来推断标记等位基因与疾病相关候选基因是否存在连锁关系，用于寻找与疾病相关的候选基因。

假设一个亲本携带有标记等位基因A和B，而另一个亲本携带有标记等位基因C和D，其子女可能基因型为AC、AD、BC和BD，且子代间携带有相同基因型组合的概率为1/4。如果两个子女均受累，即患有同种隐性遗传病，可推断其均携带致病基因附近的相同标记等位基因。该方法主要关注家系中受累同胞对共同携带的概率超过1/4的标记等位基因。如果两个受累同胞均不携带亲代的某一标记等位基因，则可推测该基因不是与疾病相关的候选基因，因此该方法还可用来排除与疾病相关的候选基因。受累同胞对分析可以在遗传方式未知的情况下，对受累同胞对中某个遗传标记与疾病易感基因是否存在连锁关系做出判断，该特点尤其适用于多基因遗传病的连锁分析，是多基因遗传病的一种理想研究策略。

受累同胞对分析已广泛应用于原发性高血压、糖尿病、哮喘、精神分裂症及阿尔茨海默病等多基因遗传病的研究中，并找到了多个相关基因和位点。

（孙文靖）

quánjīyīnzǔ guānlián fēnxī

全基因组关联分析 (genome wide association study，GWAS)

运用DNA芯片或测序等技术，对大规模的群体DNA样本，在全基因组层面上筛查与特定性状或疾病相关的高密度分子标记〔如单核苷酸多态性（SNP）、基因拷贝数变异（CNV）或基因〕的研究方法。是检测特定物种中不同个体间的全部或大部分基因，从而了解不同个体间的基因及变化差异，并寻找与复杂疾病相关的遗传因素的方法。

设计类型 根据研究成本和把握度不同，GWAS有多种设计类型，通常采用两阶段法。第一阶段是在小样本内对全基因组范围中所有SNP位点进行基因分型，经统计分析后筛选出少量阳性SNP位点；第二阶段是在大量的样本中针对第一阶段筛选出的阳性SNP位点进行基因分型，最后对两阶段实验结果加以总结，开展后续分析。在第一阶段分析中应注意保证筛选标准的灵敏度和特异度，减少假阳性或假阴性的结果；在第二阶段分析中应注意纳入大量样本进行基因分型验证，并根据验证结果确认其与目标性状间的相关性。

原理 根据研究设计的不同分为两种。①基于无关个体的关联分析：包括病例对照关联分析和随机人群关联分析两种情况。其中病例对照关联分析主要是针对质量性状开展的研究，可利用卡方检验、Logistic回归、相对危险度、归因分析等统计学方法来比较等位基因频率在组间的差异情况；随机人群关联分析主要是针对数量性状开展的研究，可利用线性回归、方差分析等统计学方法来研究SNP位点与数量性状间的关联情况。②基于家系的关联分析：可以避免人群混杂因素对关联研究结果的影响，通常采用传递不平衡检验（TDT）对遗传标记与质量表型或数量表型的关系开展研究。

结果分析 在针对质量性状开展关联分析时，通常采用Logistic回归模型，表型分组为因变量，基因型为自变量；在针对数量性状进行关联分析时，通常采用一般线性回归模型，表型值为因变量，基因型为自变量。由于数量性状易受到多种因素的影响，混合线性模型多应用于群体结构和多基因背景控制的单标记扫描。在此基础上，为提高计算效率，一些高效的混合线性模型方法也相继得到开发。

局限性 GWAS发现了许多以往未知的基因和染色体区段，提高了对复杂性状遗传机制的认识和理解，但也有一定的局限性。首先，利用GWAS分析遗传因素与复杂性状的关系，确定功能位点难度较大。因为GWAS要得到足够的检验效能，所需研究样本量和SNP数目都很大，通常需要在几千病例和对照样本中开展大量SNP位点的基因分型，同时大量的研究数据需要先进的统计分析方法应对。其次，导致疾病发生的功能SNP位点在基因内的位置变异度很大，可能位于编码区、剪接识别位点或是基因调控区。而通过GWAS发现的许多位点并不编码氨基酸，仅提示该位点与致病基因位点可能存在连锁不平衡关系，而且有些GWAS结果仅提示了与疾病关联的染色体区域。除非该位点就是致病突变或与致病基因的表达密切相关，否则想要进一步确定真正致病的 SNP 位点难度很大。GWAS 结果数据量庞大，在具体解释时还涉及多重检验校正的问题，分析 100 万个 SNP 位点时，显著性差异的水平应该设定为 $P < 5 \times 10^{-8}$（即 $0.05/1 \times 10^6$）。而且，对于复杂性状来说，单个位点的遗传相对风险可能较低，因此需要更大样本量才能保证检验效能。同时，GWAS 不适用于低频突变位点的筛选，因此，仅依靠 GWAS 去精确定位功能基因或致病位点，阐明致病变异及易感基因对遗传性状影响还有很大的难度。

尽管 GWAS 已发现了很多与疾病表型明确相关的位点，但应用于临床来评估个体患病风险还有很长的距离。因为复杂疾病在受遗传因素影响的同时，还受到环境因素的影响，基因如何与环境因素相互作用共同促进疾病发生的机制仍不清楚。

成果 GWAS 的特点是从患者基因组内筛选 SNP 位点与对照组开展比较，以便找出变异的等位基因，避免了候选基因策略中预设致病基因的问题，为复杂疾病发病机制的研究提供了更多线索。2005 年，《科学》杂志报道了第一项年龄相关性的黄斑变性的 GWAS 结果，随后冠心病、肥胖、2 型糖尿病、精神分裂症和风湿性关节炎等多种复杂疾病的相关报道陆续公布。而且，GWAS 在寻找和发现与环境因素有交互作用的肿瘤易感基因研究中也发挥了一定作用，如发现了 19 个乳腺癌易感基因及 150 多个与多种肿瘤相关的易感位点，这些研究结果对肿瘤的预防和靶向治疗均有重要意义。GWAS 在心血管疾病、代谢病、神经系统疾病和肿瘤等研究领域得到广泛应用，鉴定出大量与复杂性状关联的遗传性变异，建立了基因与疾病的关联。

（孙文靖）

tǐxìbāo yíchuán

体细胞遗传（somatic cell inheritance）

体细胞中发生的遗传物质改变。由于遗传物质的改变是发生在特定体细胞内，所以体细胞遗传的发生通常限于受累者本人，不向下一代传递。由体细胞内遗传物质发生改变所引起的疾病，称为体细胞遗传病，如人类多种肿瘤的发生常涉及特定细胞、组织或器官中的肿瘤相关基因的变化。正常情况下，肿瘤相关基因如原癌基因和抑癌基因在控制细胞生长、增殖和凋亡中均发挥重要调控作用，当这些肿瘤相关基因由于突变或调控异常而发生蛋白结构和功能异常时就会促进肿瘤发生。

体细胞突变和胚系突变 体细胞突变是人体在生长发育过程中或在环境因素作用下发生在体细胞内的突变，这种突变通常不会传递给后代；而胚系突变是发生在生殖细胞中的突变，这种突变会随着生育过程传递给后代。

体细胞遗传与肿瘤 肿瘤的发生发展是一个多阶段的过程，涉及多种复杂的发病机制，其中包括染色体异常和基因突变。肿瘤是致癌因子在个体对肿瘤的遗传易感性基础上，通过改变细胞遗传物质的结构或功能引起的一类疾病。这种改变多是在体细胞中出现的新发突变，不是从生殖细胞遗传而来。因此，肿瘤是一种体细胞遗传病。

细胞遗传学研究发现，肿瘤细胞中会出现染色体数目改变，且多为非整倍体。同时，核型分析还观察到频发的染色体结构异常，如标记染色体等。细胞中染色体数目的非整倍体改变和染色体不稳定性增加都会促进肿瘤的发生和发展。

基因的改变是肿瘤发生的分子基础。癌基因是指能够引起宿主细胞发生恶性转化的基因。在肿瘤发生过程中，原癌基因通过基因突变、基因扩增和染色体重排等主要机制被激活为癌基因，导致细胞发生恶性转化。抑癌基因是一类存在于正常细胞内的基因，与原癌基因共同参与调控细胞的生长分化，起负向调控作用。

肿瘤是体内的突变细胞经克隆演变而形成的赘生物。用进化的角度分析，肿瘤细胞群是一个存在遗传和表观遗传异质性的细胞种群。那些对肿瘤克隆增殖有利的遗传特征和表观遗传改变，对宿主来说是有害的。克隆演变能够增加肿瘤细胞的生长、增殖能力，促使肿瘤细胞出现侵袭、转移及其耐药等特性。克隆进化作为一个动态过程，主要包括体细胞突变和克隆扩增两部分。体细胞突变能够产生有利于肿瘤细胞生长和生存的表型，克隆扩增能够产生大量携带新突变的增殖细胞。因此肿瘤是体细胞克隆进化的结果。

（孙文靖）

xiànlìtǐ yíchuán

线粒体遗传（mitochondrial inheritance）

线粒体 DNA 的传递方式。其与细胞核 DNA 不同，呈母系遗传。线粒体是细胞能量代谢的中心，是真核细胞进行有氧呼吸的重要细胞器，能够为机体提供能量（ATP），保障正常代谢活动；是重要代谢通路的场所，参与细胞凋亡、细胞内钙离子浓度调节、激素代谢调节等过程；

也是真核细胞核外唯一含有 DNA 的细胞器。

1963 年，纳斯（Nass）首次发现鸡卵母细胞线粒体中存在 DNA。同年，沙茨（Schatz）分离出完整的线粒体 DNA（mtDNA）。1981 年，安德森（Anderson）等人完成人类线粒体基因组的测序工作。1988 年，华莱士（Wallace）证实 mtDNA 突变可引起人类疾病。

mtDNA 结构 mtDNA 是双链环形 DNA 分子，长 16 569bp，包括重链（H 链）和轻链（L 链）。mtDNA 没有组蛋白包裹，缺乏 DNA 损伤修复系统。

mtDNA 包含 37 个基因，包括编码 13 种多肽基因，22 种 tRNA 和 2 种 rRNA（12S rRNA、16S rRNA）基因。其中，13 种多肽基因包括细胞色素 b 基因（*CYTB*）、细胞色素氧化酶 3 个亚基基因（*COX* I、*COX* II 和 *COX* III）、NADH 氧化还原酶 7 个亚基基因（*ND1~ND6*）和 ATP 酶两个亚基基因（*ATPase6* 和 *ATPase8*）。mtDNA 无内含子，各基因间存在重叠区域。D-环区是 mtDNA 唯一的非编码区，长 1122bp，包含 4 个高度保守序列、重链复制起始点及轻重链转录启动子。

遗传特征 有以下几方面。

半自主性 线粒体的结构与功能受线粒体基因组和核基因组的双重调控，表现为半自主性。

遗传密码的独特性 线粒体基因组的遗传密码与核基因组不同，UGA 在 mtDNA 中编码色氨酸，而非终止密码；AGA 和 AGG 编码终止子，而非精氨酸；AUA 编码甲硫氨酸，而非异亮氨酸。

母系遗传 精卵结合时，精子仅提供细胞核，受精卵的细胞质几乎全部来自卵细胞，即母亲

将 mtDNA 遗传给子女，只有她的女儿能将其 mtDNA 遗传给下一代。

同质性、异质性及阈值效应 所有 mtDNA 分子表现一致为同质性。如 mtDNA 发生突变，造成同一细胞或组织中存在两种或两种以上的 mtDNA（即野生型和突变型）共存，即为异质性。突变达到某一阈值，细胞才会表现能量短缺。需能高的组织器官，如脑、骨骼肌、肝脏等更易受到 mtDNA 突变的影响。

随机分离与抽样-扩增 在细胞的有丝分裂和减数分裂过程中，野生型和突变型 mtDNA 都会复制分离，随机进入子细胞，子代细胞会携带不同比例的 mtDNA，如果某些生殖细胞刚好携带一种突变的 mtDNA，由其产生的成熟卵细胞中，突变 mtDNA 的比例会相应增高，这个过程即为抽样-扩增效应。

高突变率与临床发病率 临床工作中线粒体病的发病率不高，因有害的 mtDNA 突变易被细胞溶酶体的选择自体吞噬清除。因此，mtDNA 突变率高，但线粒体遗传病并不常见。已发现的 100 余种疾病被证实与线粒体 DNA 突变有关。

（孙文靖）

xìbāozhì yíchuán
细胞质遗传（cytoplasmic inheritance） 子代性状由细胞质内基因控制的遗传现象。又称核外遗传、染色体外遗传、母体遗传。传递规律不符合孟德尔定律。当精卵结合形成受精卵时，细胞质主要来自卵细胞，线粒体存在于细胞质中，因此线粒体的遗传方式为细胞质遗传，即母亲的线粒体可遗传给子女，其女儿能将 mtDNA 遗传给下一代，而父亲的

线粒体极少遗传给后代。在临床工作中，如发现家族中发现某些成员有相同或相似的临床症状，且从受累女性传递而来，应考虑是否为线粒体遗传病。由于复制分离和遗传漂变，并非女性患者后代均发病，且家族中患者间会表现出发病年龄不一致的现象。

（孙文靖）

línchuáng yíchuánxué
临床遗传学（clinical genetics） 研究遗传病的诊断、治疗、预防和咨询的学科。是医学遗传学的临床应用学科，其服务队伍由临床遗传学医师、遗传实验室技术人员以及遗传咨询师三方面人员组成。因致病基因在家族中传递，遗传病的处置不仅要考虑患者，还应延伸到患者的家族成员，并涉及婚姻、生育等相关事宜。临床遗传学科搭建了一个综合处置的平台，从疾病诊断、预防、治疗到产前诊断，可满足诊治过程中患者及家庭的各种需求，为他们提供全面系统的医疗服务。

简史 关于遗传的观念至少可追溯到古希腊希波克拉底（Hippocrates，公元前 460~前 370 年）时代之前，当时人们已经意识到某些疾病可能在家庭中传递。约 1500 年前，犹太教法典就有对"易出血者"的某些男性家属免除割礼的规定，表明人们已经开始认识到血友病的遗传规律。1814 年，英国医师约瑟夫·亚当斯（Joseph Adams）发表了《论疾病的遗传可能性》，相对系统地阐述了遗传病的特点，是临床遗传学的萌芽论著。

细胞遗传学的发展 1952 年，美籍华裔细胞生物学家徐道觉（Tao Chiuh Hsu）描述了细胞核低渗处理技术可使细胞膨胀、染色体分散，以便于观察。1956

年，美籍华裔遗传学家蒋有兴（Joe Hin Tjio）鉴定了人类体细胞染色体的数目为 46 条，利用秋水仙碱阻止细胞进入分裂后期，使分裂中期的细胞图形增多，有利于观察分析。由此，染色体核型分析技术迅速应用于临床。1958年，法国医师热罗姆·勒热纳（Jérôme Lejeune）确定了 21 三体综合征患者的染色体为 47 条，这是第一例被明确鉴定的智力低下综合征。此后，克兰费尔特（Klinefelter）综合征、特纳（Turner）综合征等相继被证明与染色体数目异常有关。1960 年，美国细胞遗传学家彼得·诺埃尔（Peter Nowell）应用植物凝集素（PHA）促进体外培养的淋巴细胞进行分裂。同年，保罗·穆尔黑德（Paul S. Moorhead）建立了人类外周血体外培养和染色体制片等一整套实验技术体系，加速了细胞遗传学的发展，促进了染色体病的临床诊断。随后，荧光原位杂交（FISH）、比较基因组杂交（CGH）等技术的发明和应用标志着分子细胞遗传学的诞生，为染色体微缺失或微重复综合征的临床诊断提供了有效方法。

分子遗传学的发展　1944 年，美国细菌学家奥斯瓦尔德·西奥多·埃弗里（Oswald Theodore Avery）用肺炎球菌转化实验，证明了 DNA 是遗传物质。1949 年，美国化学家莱纳斯·卡尔·鲍林（Linus Carl Pauling）通过血红蛋白电泳发现镰状细胞贫血患者存在异常的血红蛋白分子（Hb S），提出分子病的概念。1953 年，英国生物学家弗朗西斯·克里克（Francis Crick）和美国生物学家詹姆斯·沃森（James Watson）提出了 DNA 的双螺旋模型，阐明了遗传物质的化学本质。

1976 年，美籍华裔医学家简悦威（Yuet Wai Kan）应用限制性片段长度多态性（RFLP）分析技术进行镰状细胞贫血的产前诊断，开创了产前基因诊断的先河。1977 年，英国生物化学家弗雷德里克·桑格（Frederick Sanger）、美国生物化学家沃尔特·吉尔伯特（Walter Gilbert）分别采用双脱氧链终止法［桑格－库森（Sanger-Coulson）法］和化学降解法［马克萨姆－吉尔伯特（Maxam-Gilbert）法］进行 DNA 测序，标志着第一代测序技术的诞生，由此，人类探究生命体遗传信息的能力步入基因组时代。1985 年，聚合酶链反应（PCR）技术的发明实现了 DNA 快速体外扩增，使遗传病的 DNA 检测分析与产前诊断成为临床常规操作。

随着医学遗传学的发展，分子遗传学在肿瘤的发生和基因治疗中也发挥了重要作用。此外，药物遗传学概念的提出，强调了不仅药物反应要考虑遗传学基础，环境因子（如食物等）和毒物等同样也要考虑遗传因素。自 1990 年开始启动的人类基因组计划（HGP）为临床遗传学的发展提供了重要契机，HGP 从整体上阐明了人类遗传信息的组成和表达，如遗传图谱绘制、物理图谱构建、测序、转录组图谱绘制和基因鉴定等，为人类遗传多样性及各种遗传病的研究提供基础数据，大大加速了 DNA 测序的发展。2005 年后发明的下一代测序以及第三代测序技术（如单分子实时测序 SMRT）和纳米孔测序技术，提供了高通量、高效率、高准确度的测序平台，对于解码生命、精准诊断、预防治疗以及预后评估具有重要意义。

研究内容　有以下几方面。

遗传咨询　遗传医师或遗传咨询师对遗传病患者及其家属提出的有关疾病的病因、遗传方式、诊断、治疗、预后和再发风险以及家族成员致病突变的携带与生育风险等问题给予解答，并提出建议和指导，以供患者或其家族成员参考并选择。遗传咨询结合有效的产前诊断措施可降低遗传病患儿的出生率，对于有遗传病史的家庭预防效果尤为明显。

遗传病的诊断　临床医师根据患者的症状、体征、辅助检查与系谱分析，结合其遗传学检测结果，进行综合分析并做出临床诊断，可指导遗传病精准治疗、预防与疾病管理以及产前诊断。

产前诊断　利用各种诊断技术对胎儿所患疾病做出的宫内诊断，主要用于诊断胎儿遗传病和结构畸形，不仅可避免致死、致残、致愚性严重遗传病或先天畸形患儿的出生，还可以判断疾病严重程度以及检查和评估重要器官的结构与功能等，是胎儿宫内干预治疗与预后评估的重要依据。

遗传筛查　在群体中针对某种或某类特定的疾病进行筛查，以检出携带染色体异常、致病基因突变、某种疾病易感基因型或风险基因型以及存在生化指标或影像学异常的个体，可实现通过产前诊断预防相关出生缺陷的发生或对症状前个体进行早期干预治疗与改善预后等目的。筛查范围包括：产前筛查、新生儿筛查、杂合子筛查以及植入前筛查等，可从出生缺陷各个阶段对遗传病或先天畸形进行防控。

遗传病的治疗　通常以补偿或纠正致病基因缺陷来实现治疗目的，不同发病机制的患者，基因治疗的策略亦不同。染色体病一般无法根治，通常采取对症治疗；多基因遗传病发病过程中因环境因素起重要作用，可采取药物或外科手术等进行治疗；对于先天性畸形可通过后天手术进行矫正，如唇腭裂、多/并指/趾、先天性心脏病以及外生殖器畸形等。单基因遗传病可通过服用药物及控制饮食阻止疾病的发生发展，如遗传性代谢病。基因治疗已成为遗传病治疗的新方向，通过基因工程技术等方法可以将具有功能的基因引入活细胞或个体，使有缺陷的基因恢复正常或实现正常功能，以纠正因基因缺陷导致的疾病表型。

研究方法 有以下几种。

系谱分析 通过家系调查，绘制家系图，根据孟德尔定律确定基因在家系成员间的传递规律，是进行医学遗传学研究的有用方法，为遗传病诊断提供线索并且为遗传咨询提供依据。

细胞遗传学 通过染色体核型分析和分子细胞遗传学分析，确定患者是否存在染色体数目异常或结构畸形，对于遗传病的诊断、产前诊断和遗传咨询具有重要意义。

生化遗传学 研究遗传物质的理化性质、蛋白质生物合成、代谢过程、调节控制及其规律。生化遗传学检测的对象是蛋白质、代谢产物或中间物。其实验方法包括显色、层析、电泳、酶活性分析、质谱、色谱和串联质谱等。

分子遗传学 对基因定位、基因突变进行检测，使用的方法主要包括：PCR 扩增、序列测定和分子杂交等，检测点突变、缺失/重复、动态突变以及复杂结构重排等，为遗传病致病机制的解释、诊断和预防奠定了基础。

生物信息学 生物信息学包含信息数据（文本和生物图像数据库）和软件两个方面，计算机技术和互联网技术是其支撑技术。研究方法包括：对生物学数据的搜索（收集和筛选）、处理（编辑、整理、管理和显示）及利用（计算、挖掘和模拟）。依赖数据库，进行基因序列重叠群装配、序列比对、基因结构分析、蛋白质结构预测、生物系统的建模和仿真，还可进行数据挖掘、分子进化和比较基因组学研究以及基于结构的药物设计。从核苷酸序列变异出发，对获得的信息进行比对处理、分析和解释，揭示DNA 序列改变的生物学意义。

与相关学科的关系 临床遗传学是遗传学与临床医学的交叉学科，属临床医学的二级学科。几乎所有的临床专科都有遗传病患者。临床遗传学与临床医学、遗传学的各专科之间关系紧密，既相辅相成，又相互促进，共同推动精准医疗体系的发展与应用。

应用和有待解决的重要课题 临床遗传学面对的是具体的患者及家庭，注重患者病痛和精神压力的解除与缓解。在明确疾病诊断的基础上，为患者提出相应的治疗与处置措施，为其家庭提供遗传咨询。实施遗传筛查和产前诊断等一系列围绕遗传病的医疗活动，可有效降低出生缺陷的发生率。中国临床遗传学尚处于发展阶段，许多科研成果转化乏力。临床遗传学科应以科研为龙头，应用为导向，实现一体化管理。此外，遗传病诊断、治疗中所需要的药物、食品、器械、诊断技术和试剂等也需要国家给予政策和财力的支持。另外，为使遗传病得到有效的诊断、治疗和预防，建立专业的临床医学遗传学队伍势在必行。

（邹玲仟 滕炎玲）

yíchuán zīxún
遗传咨询（genetic counseling）

为患者或其家属提供与遗传病相关的知识或信息服务，以及咨询者与咨询对象交流并对其进行指导的过程。

咨询内容 ①根据先证者的家族史和疾病史评估某种遗传病的发生或再发风险率。②帮助咨询者了解疾病的遗传规律、检测方法、疾病管理、预防、救助渠道以及研究进展等。③教育并促进咨询者知情选择和对所患疾病及其再发风险的逐步认识与接受。

基本流程 遗传咨询必须遵守相关法律法规，遵循伦理和道德原则，在知情同意与非指令性、信任与保护隐私、平等与信息公开、教育与持续支持等原则下进行，其基本流程包括以下几方面。

获取咨询者及其家系成员信息 了解咨询者的需求，询问咨询者个人病史、家族病史并绘制家系图，记录家系成员的医疗史。在整个咨询过程中了解咨询者及家人对疾病原因的认识，以及他们的情感、经历、社会地位、教育和文化等。

建立和证实诊断 遗传病的诊断通常可以从病史记录中获取，但相当部分的诊断是通过咨询门诊后的遗传学检测而重新建立的。在疾病诊断阶段，遗传咨询的重点是帮助咨询者了解遗传学检测的必要性与风险以及各检测方法的优势与局限性，通过报告解读与遗传咨询使咨询者理解遗传因素在所患疾病发生中的作用、自然病程、诊断标准、治疗及预后等知识和信息。

风险评估和再发风险评估 帮助咨询者了解疾病的遗传方式与传递规律、患病风险或生育时的再发风险，引导其结合自身情况评估和判断再发风险的可接受程度。对先天畸形风险的评估，通常考虑致突变或致畸物质的接触时间，并查阅相应的经验风险数据来分析评估。

决定与选择风险管理措施 遗传医师或咨询师向咨询者及其家属解释检测结果与临床意义后，帮助咨询者理解各种风险管理措施以及各自的优势与局限性。以相互商讨的形式，辅助咨询者做出最适合自己或最符合自己意愿的决定并告知其可能存在的风险。在遗传咨询过程中，还可根据实际情况向咨询者提供相关遗传病的治疗途径、社会救助与关爱渠道信息。

心理疏导与咨询 存在于整个遗传咨询过程中，给予咨询者以同情、安慰和疏导。咨询者在面对确诊的遗传病或已生育/即将生育遗传病的出生缺陷儿时，会有一定程度的悲观、失望以及焦虑等情绪波动，这些情绪会影响其随后的决策或生活状态，甚至产生心理问题。在遗传咨询时，遗传医师或咨询师应格外注重疏解咨询者所承受的心理与情感压力，必要时，也可以向咨询者推荐合适的社会自助团体，以便其得到相关病友或家人的帮助与精神支持。咨询机构也应建立一些应对情绪反应的具体措施。对于一些反应过度的咨询者，遗传医师或咨询师有必要将其介绍到专门的遗传病或出生缺陷心理治疗机构进行心理疏导。

应用 遗传咨询贯穿于整个遗传学检测过程，基因检测技术的飞速发展使遗传咨询的专科也在不断更新与扩张，应用范围也在不断扩大。

孕/产前遗传咨询 遗传咨询对象为在孕前或产前筛查中发现夫妻双方或其中之一是某种遗传病致病基因突变携带者、血清筛查发现胎儿存在染色体病或神经管缺陷高风险以及胎儿超声检查存在异常的孕妇、反复流产或不孕不育的夫妻以及行植入前筛查/诊断的夫妻等。通过遗传咨询可有效评估夫妻的生育风险，采取必要措施避免遗传缺陷患儿的出生或及时采取必要的方法进行早期干预治疗，亦可为夫妻提供更合理的生育方式，降低反复流产概率。

新生儿与儿童遗传咨询 新生儿咨询对象多为新生儿筛查阳性的婴儿，通过新生儿遗传咨询可明确诊断，尽早实施干预和治疗，对提高患儿的预后具有重要意义。对于儿童期甚至青少年期起病的遗传病，通过遗传咨询可预测该疾病对患者及其家人的影响。

成年起病的遗传咨询 对某些成年发病的疾病，如脊髓小脑共济失调、亨廷顿舞蹈症、肌萎缩性脊髓侧索硬化症和部分肿瘤等易感个体进行遗传咨询，可帮助其理解检测结果及意义，指导其正确面对并做好人生规划。对于成人晚发性遗传病，建议18周岁以后进行症状前检查和遗传咨询。

肿瘤遗传咨询 针对遗传性和家族性肿瘤家庭，对有患癌风险的患者和家属进行筛查和遗传咨询，可提高致病突变携带者的防癌意识，尽早进行癌症预防和筛查，提高患者的生活品质，延长其生存期。

其他疾病的遗传咨询 ①多基因遗传病咨询：对于通过家族史、疾病史的调查和相关基因检测而筛选出单基因致病突变的患者，遗传咨询主要帮助其改善治疗方案、生活习惯以及人生和财政规划等。例如，GCK 基因突变导致的糖尿病通常不需要治疗，仅改变生活习惯即可；APOE 基因突变导致的迟发性阿尔茨海默病需在出现症状前对今后的生活、财政以及医疗保险等做出长期规划。②药物遗传学咨询：通过基因检测评估患者对某一类药物的反应和副作用的耐受能力，可更有效地提高药物作用和减轻药物副作用。如 ABCB1 基因 rs1045642 多态性位点与多种药物的用药浓度和不良反应密切相关。

临床意义 遗传咨询是遗传病防控的重要环节，也是优生优育的重要措施之一。通过遗传咨询采取相应的预防措施，可有效降低出生缺陷和遗传病的发生率，提高人口素质。

（邬玲仟 滕炎玲）

xìpǔ fēnxī

系谱分析（pedigree analysis）

根据家系中各成员的表型，分析预测某一性状或疾病在该家系中的遗传方式和后代的患病率。又称家系分析，是正确进行遗传咨询和制定检测方案的首要步骤和重要依据。

基本流程：以首先发现疾病的患者-先证者为线索，通过直接问诊或家族史询问来调查先证者的临床表现与疾病史；追踪家系中其他成员的情况，对于患病成员应详细记录其临现病史与既往史；确定各成员的亲缘关系并绘制家系图谱；综合分析该疾病在家族中的传递特点，推断是否为遗传病并确定其遗传方式。

（邬玲仟 滕炎玲）

zàifā fēngxiǎn gūjì

再发风险估计（recurrent risk evaluation）

根据咨询者家系情况与疾病诊断，利用遗传学基本原理对咨询者及其家系成员再发概率进行分析与计算的过程。

基本内容 有以下两方面。

单基因遗传病的再发风险估计 ①单基因遗传病：在没有其他因素影响下，明确诊断及其遗传方式后，可按照孟德尔遗传比率，结合概率运算法则进行计算，评估其再发风险。②在特定条件下，某种遗传病发生的风险率可根据对已掌握的疾病孟德尔遗传比率、家系中有关成员之间的关系、相关实验室检测结果等资料进行综合分析，并应用贝叶斯（Bayes）分析等方法进行遗传风险评估。③常染色体隐性遗传的群体风险评估：应用哈迪-温伯格（Hardy-Weinderg）公式来计算不同常染色体隐性遗传基因型在群体中的频率。

染色体病的再发风险估计 ①当夫妻双方染色体核型正常时，若已生育过染色体病患儿，那么与未生育过染色体病患儿的夫妻相比，再发风险将会大大升高，如21三体综合征再发风险增加4~9倍，特别是女方年龄在35岁或以上时，再发风险将随年龄的增加而显著升高。②当夫妻一方为嵌合型染色体病患者时，若生育，其后代再发风险通常取决于患者异常细胞系所占比例，比例越大后代再发风险越高。③当夫妻一方为染色体平衡易位携带者时，其后代患结构异常染色体病的概率较高（1%~10%），而且早期流产或反复流产的概率亦较高。通过相关文献检索并结合咨询者的家系情况，再应用贝叶斯分析等方法进行更准确的再发风险评估。④夫妻一方为同源染色体相互易位携带者，其产生的所有配子均为缺失或重复的异常染色体，故受精后的胚胎分别为易位染色体单体或部分三体，通常后代患严重染色体病的风险或再发风险高达100%，不宜生育。

多基因遗传病的再发风险估计 多基因遗传病的再发风险与多种因素有关，这些因素之间关系复杂，通常以经验风险率来表示多基因遗传病的再发风险，可通过网络进行查询。若查不到，一级亲属的再发风险率可以用该疾病发病率的平方根来表示。

肿瘤的再发风险估计 既有多基因遗传病和单基因遗传病风险计算的共同点，又有其特殊之处。

临床意义 再发风险估计是遗传病诊断与遗传咨询的重要环节，也是患者及其家系成员最关心的问题之一。通过为患者及其家属提供有关疾病发生或再发的风险估计，可以使咨询者更容易明白和接受如何采取合适的措施预防同类疾病的再次发生，以达到控制出生缺陷和降低患者及其家系成员心理焦虑的目的。

（邬玲仟　滕炎玲）

yíchuánbìng zhěnduàn

遗传病诊断（diagnosis of genetic disease） 根据患者的症状、体征、辅助检查与家系调查等结果，结合其遗传学检测结果，进行综合分析并做出的诊断。

诊断过程 有以下几方面。

体格检查 一些身体特征，如明显的面部特征、肢体畸形、发育迟缓等，可辅助遗传病的诊断。体格检查包括但不限于测量头围、眼距、身高、体重以及四肢长度等。根据具体情况可进行专科检查，如神经系统或眼科检查，也可使用X线片、CT或磁共振成像（MRI）等检查来观察身体内部的结构特征。

个人病史 包括从出生时起的健康问题、住院和手术、过敏、药物以及已经做过的任何医学或基因检测等的结果。

家系调查/家族史 患者的父母及其他家系成员的健康状况等，通常包括三代或三代以上的成员信息。

实验室检查 包括临床生化检测（测量蛋白质活性、代谢物水平和蛋白质的大小或数量），细胞遗传学检测（观察所有染色体的异常）以及分子遗传学检测（直接对DNA水平的变异进行检测）。

应用 如下。

症状诊断 对遗传病家系中已出现症状的患者进行的临床诊断，不仅遵循一般疾病诊断的原则，还要以遗传学检测结果作为确诊的重要依据。症状诊断是患者的精准诊断、预防和治疗的前提，也可以为家系成员的携带者筛查与症状前诊断以及产前诊断提供检测依据。

症状前诊断 对具有遗传病家族史的患病高风险个体，在其临床症状出现之前进行的诊断，有助于症状前个体采取干预措施来预防疾病的发生，或延缓疾病的进展速度。特别是在一些迟发性的严重遗传病中，症状前诊断尤为重要。

产前诊断 通过对孕妇外周血、受精卵、胎盘绒毛组织、羊水细胞和脐带血等进行染色体、基因组或基因水平的检测，以判断胎儿是否会患有某一类严重的遗传病，并及时采取干预措施。

临床意义 遗传病诊断可在明确遗传学病因的基础上，辅助临床进行精准治疗并指导疾病管理。即使在缺乏有效治疗手段的情况下，遗传病诊断仍可以帮助患者了解疾病的发展进程，并获得一定的支持关怀与救助资源；还可以帮助其他家系成员明确其是否受到该遗传病的影响或携带相关致病突变。此外，一些遗传病的症状前诊断对患者早期预防与治疗、职业选择以及生育计划具有重要意义。同时，遗传病的产前诊断可最大程度地避免严重遗传病患儿的出生，降低出生缺陷发生率，提高人口质量。

(邬玲仟 滕炎玲)

临床诊断 （clinical diagnosis）

línchuáng zhěnduàn

基于患者的家族史、临床表型、辅助检查和实验室检查等做出的疾病诊断。

诊断过程：①评估患者的个人疾病史，包括体检情况、出生史、发育史、发病年龄、先天异常或出生缺陷、住院与外科手术情况、用药史、有害因子暴露史、生育史、相关疾病的专科检查结果等以及疾病的发生发展过程。②家族史调查与系谱图绘制，记录民族、近亲婚配情况以及患者家系中至少三代成员的健康状况或发病情况等，并根据亲缘关系绘制系谱图。③对患者的症状、血清学检查、生化免疫、影像学检查、组织病理检查、电生理检查、其他实验室检查以及家族史等进行综合分析进而做出初步临床诊断。

临床诊断是临床医疗服务开展的重要前提，有助于针对疾病进行发病机制探究与病因分析，也是开展遗传咨询、遗传学诊断和疾病防治工作的前期基础。

(邬玲仟 滕炎玲)

遗传学诊断 （genetic diagnosis）

yíchuánxué zhěnduàn

采用细胞遗传学、分子遗传学和生化遗传学等检测技术对遗传病进行的诊断。

诊断过程：利用遗传学基本知识与技术，通过对先证者及其家系成员的 DNA、RNA、染色体、蛋白质和某些代谢产物进行遗传学检测，寻找导致其疾病表型的染色体畸变、基因组或单基因的致病突变，结合患者的临床症状、体格检查、辅助检查结果以及疾病史和家族史等，做出更精准的诊断，为后期的精准治疗以及相关临床症状的预防和预后评估提供依据。

遗传学诊断可在明确遗传病因的基础上，帮助医师和患者了解疾病的发生发展过程以及预后，指导制订更有效的治疗方案和做出更有利的管理决定；还可以明确患者的家系成员（尤其是症状前患者）是否受到某种特定遗传病的影响，一些遗传病的症状前诊断对患者早期预防和治疗、职业选择、生育计划具有重要意义。此外，遗传学诊断有利于评估某种遗传病的遗传风险，对于存在遗传高风险的家庭，可选择产前诊断来对胎儿进行遗传学诊断评估，以避免严重遗传病患儿的出生，进而减轻家庭和社会的经济负担和精神压力，提高人口质量。

(邬玲仟 滕炎玲)

细胞遗传学诊断 （cytogenetic diagnosis）

xìbāo yíchuánxué zhěnduàn

采用染色体核型技术和分子细胞遗传学技术检测细胞中染色体数目异常与结构畸变所致染色体病的方法。分子细胞遗传技术包括染色体微阵列分析（CMA）［比较基因组杂交微阵列（aCGH）和单核苷酸多态性（SNP）微阵列］、基于下一代测序（NGS）的拷贝数变异测序（CNV-seq）以及荧光原位杂交（FISH）等。

原理：染色体核型分析对组织细胞进行体外培养，经特定处理后制备成染色体标本，在光学显微镜下观察染色体的结构与数目。FISH、CMA、CNV-seq 是对待测 DNA 样本进行杂交或测序等相关分子生物学操作，结合相关生物信息分析，进而检测是否存在染色体数目与结构畸形等异常。

优势与局限性：染色体核型分析可以检测染色体数目异常和 5Mb 以上的染色体结构畸形；CMA 与 CNV-seq 不仅可检测所有核型检出的染色体不平衡变异，还可检测≤5Mb 的 CNV 和一定水平的嵌合体，但不能检测平衡易位、倒位等染色体平衡重排和比例过低的嵌合体；FISH 具有无需细胞培养、快速及特异性高的优点，但其检测范围有限，存在假阳性和假阴性，需要与其他诊断技术相结合使用。

细胞遗传学诊断主要用于染色体病的诊断，也是出生缺陷防控中重要的产前诊断方法，包括：遗传病的诊断、治疗与预后评估等；对染色体病出生缺陷的防控；遗传病的基因分析与定位等临床基础研究。

(邬玲仟 滕炎玲)

生化遗传学诊断 （biochemical and genetic diagnosis）

shēnghuà yíchuánxué zhěnduàn

通过对遗传物质的理化性质或对蛋白质生物合成和机体代谢的调控进行检测而诊断疾病的方法。

原理：采用显色、层析、电泳、酶活性分析、质谱、色谱以及串联质谱等检测技术，检测蛋白质、代谢产物或中间物以及酶活性等的变化，进而实现对遗传病的诊断。

优势和局限性：生化遗传学诊断具有快速、灵敏、高效以及高通量等优点，但有时不够精准，若结合基因检测进一步分析出导致该疾病的异常基因以及突变，可对疾病进行确诊和预后评估，并指导精准治疗或个性化医疗。

生化遗传学诊断是遗传病诊断的重要辅助手段，是诊断遗传性代谢病的主要方法。包括检测异常代谢产物，或反映代谢改变或阻断的异常代谢物水平以及相关酶活性等。如苯丙酮尿症、半乳糖血症和先天性肾上腺皮质增生症等。

（邬玲仟　滕炎玲）

fēnzǐ yíchuánxué zhěnduàn

分子遗传学诊断 （molecular genetic diagnosis）

利用分子生物学技术和方法，通过对遗传物质（DNA、RNA、蛋白质）进行检测而诊断疾病的方法。

原理：采集检测对象的外周血、细胞或组织标本，获得其DNA、RNA或蛋白质，通过分子生物学技术检测，分析与疾病相关的遗传物质改变，进而为其遗传咨询、治疗和预后评估提供依据。

优势和局限性：分子遗传学诊断具有高灵敏度和特异度，可实现对疾病的精准诊断与治疗。受限于相关领域的发展水平与疾病检测的复杂性以及相关工作人员的能力水平，仍有很多遗传病不能明确分子遗传学诊断。

分子遗传学诊断广泛应用于单基因遗传病、染色体病、线粒体病、癌症以及多基因遗传病等疾病的临床诊断、筛查以及药物筛选。此外，在DNA个体鉴定、血型分析以及HLA基因分型等领域中也得到了普遍应用。

（邬玲仟　滕炎玲）

chǎnqián zhěnduàn

产前诊断 （prenatal diagnosis）

在出生前对胚胎或胎儿的发育状态、是否患有疾病等方面进行的宫内诊断。广义上，产前诊断指在遗传咨询的基础上，采用医学影像学、细胞遗传学、分子遗传学以及生化免疫学等技术，通过对母体的间接检查（非侵入性）或对胎儿组织细胞直接检测（侵入性），来评估胎儿在宫内的生长发育情况，诊断胎儿是否患有遗传病或先天畸形，以便尽早发现，及时进行宫内干预治疗。狭义上，产前诊断主要指侵入性产前检测。

方法　有以下两种。

侵入性产前诊断　在超声辅助下，通过采集绒毛、羊水细胞、脐带血以及胎儿及其附属物组织等，根据诊断目的进行细胞遗传学、分子遗传学或生化酶学等检测，结合胎儿临床表型和家族史对胎儿进行特异性诊断。

非侵入性产前诊断　采用超声与磁共振成像（MRI）等影像学技术，或对从母体外周血中分离出的胎儿细胞或游离DNA，以及从母体宫颈脱落细胞中分离出的滋养层细胞等进行的细胞遗传学和分子遗传学检测，进而诊断胎儿是否患先天畸形或遗传病，并对其严重程度与预后进行评估。

优势和局限性　产前诊断作为出生缺陷二级防控的重要环节，是避免致死、致残、致愚性严重遗传病或先天畸形患儿出生的最有效预防手段之一，也是胎儿宫内干预治疗与预后评估的重要基础和参考依据。但对于一些超声无异常的遗传病常规产前诊断方法可能会存在漏检的可能性，如隐性遗传病、新发突变导致的遗传病等。

应用　超声与胎儿MRI等可检查胎儿身体或器官结构上的异常，如先天性心脏病、膈疝、骨骼异常以及脑积水等。对于超声提示的软指标异常，通常结合孕周、孕龄以及家族史等情况考虑是否采取介入性产前诊断措施，以进一步明确诊断。

染色体核型分析、染色体微阵列分析（CMA）、基于下一代测序平台的技术［拷贝数变异测序（CNV-seq）］以及荧光原位杂交等常用于胎儿染色体数目和结构异常的产前诊断。此外，各种PCR扩增技术、桑格（Sanger）测序、多重连接依赖性探针扩增、基因Panel以及胎儿全外显子组测序等分子遗传学检测以及生化免疫学检测可直接对家族遗传性的单基因遗传病或高度怀疑的单基因遗传病进行产前诊断，如软骨发育不全、脊髓性肌萎缩症、假肥大型肌营养不良症、脆性X综合征以及相关代谢病等。

（邬玲仟　滕炎玲）

zhírù qián yíchuánxué zhěnduàn

植入前遗传学诊断 （preimplantation genetic diagnosis, PGD）

对移植前的卵子、体外受精的受精卵或胚胎的遗传物质进行检测，发现其有无遗传性缺陷，以决定是否进行胚胎移植的技术。

原理　在人工辅助生殖过程中，通过体外受精或卵质内单精子注射（ICSI），选取胚胎活检材料（极体、卵裂球细胞或囊胚滋养层细胞等）进行遗传学检测分析，选择无染色体病或单基因遗传病的胚胎移植入母体子宫。

方法步骤　包括促排卵与取卵、体外受精、胚胎活检、遗传学检测分析与胚胎移植。

促排卵与取卵　通过使用外源促性腺激素促进女方卵泡生长，形成一定数目的成熟卵子时进行取卵。

体外受精 通常选择 ICSI，以最大限度减少母源颗粒细胞和父源精子对下游遗传学检测准确性的干扰；若使用荧光原位杂交（FISH）方法进行胚胎遗传学诊断时，也可采用常规体外受精。

胚胎活检 ①极体活检与遗传学检测：可分析判断母源遗传信息。②卵裂球活检：通常选择1~2个卵裂球细胞进行遗传学检测，由于细胞数少并且嵌合率高，会影响部分 PGD 的准确性。③囊胚活检：选择囊胚评分在 4BB〔4 代表囊胚的扩张和孵化程度（1~5 级）、第一个 B 代表内细胞团评分（A~C）、第二个 B 代表滋养外胚层评分（A~C）〕以上的滋养外胚层细胞 5~10 个进行遗传分析，其对胚胎发育潜力的影响较小，已成为 PGD 主要活检方式。

遗传学检测分析 由于胚胎活检细胞较少，从中获取的 DNA 量通常不够直接进行遗传学分析，因此需要采取全基因组扩增技术对胚胎 DNA 进行扩增，以进行后续的遗传学诊断分析。根据夫妻的年龄、健康情况、生育史、疾病史、家族史以及进行 PGD 的目的，选择适宜的分子遗传学检测技术。采用染色体微阵列分析、拷贝数变异测序以及 FISH 等技术检测染色体异常；采用常规 PCR 技术、桑格（Sanger）测序、高通量测序以及短串联重复序列连锁分析等技术检测单基因遗传病、遗传易感性疾病以及 HLA 分型等。

胚胎移植 将遗传学检测正常的胚胎在超声引导下移入子宫内膜准备良好的子宫内合适位置。

优势和局限性 与传统的产前 DNA 诊断技术相比，PGD 诊断的优势主要体现在将胎儿诊断提前到胚胎植入前，避免了孕妇及其家庭孕早期的焦虑以及因产前诊断发现胎儿异常而不得不选择终止妊娠造成的精神上和肉体上的痛苦。此外，PGD 还可避免一些宗教、伦理学带来的争议。因此，PGD 具有干预方式提前、无创和有效性等优点。但 PGD 相对复杂，对人员、设备要求高，费用也较高，周期相对较长等，制约了其大范围的推广和应用。

应用 适用于患有某种遗传病或存在遗传病生育风险的夫妻。将诊断正常的胚胎植入母体，更易被孕妇夫妻接受。随着胚胎培养和显微操作技术的完善、遗传学分析方法的改进以及胚胎植入妊娠率的提高，PGD 在染色体结构与数目异常导致的染色体病中以及囊性纤维化病、进行性假肥大型肌营养不良、血友病 A、脆性 X 综合征、视网膜色素变性以及 β 地中海贫血等单基因遗传病中也得到了广泛应用。

（郏玲仟 滕炎玲）

jīyīn zhěnduàn jìshù

基因诊断技术（gene diagnostic technique）
检测致病基因或疾病相关基因的改变，或患者体内病原体所特有的核苷酸序列，对疾病做出诊断的方法与策略。

原理 从基因、基因组和转录组等层面对待检样本的 DNA、RNA 以及蛋白质的结构、表达水平以及相关产物进行检测，明确致病变异并结合临床表现做出临床诊断。

方法步骤 有以下几方面。

核酸/蛋白质的分离 利用理化性质上的差异将 DNA、RNA 或蛋白质从组织、细胞以及体液等标本中分离出来的过程。临床上常用的标本包括：血液（如全血、脐带血、血浆和血清）、细胞（如羊水、痰液、尿液和咽拭子等）和组织（如皮肤、肌肉、绒毛和肿瘤等）。

直接基因诊断 对疾病相关基因直接进行致病突变检测与分析，常用诊断技术包括：①聚合酶链反应（PCR）以及在此基础上衍生的 PCR 技术，如实时定量 PCR（RT-qPCR）、多重 PCR、三引物 PCR、等位基因特异性 PCR 以及甲基化特异性 PCR 等，主要应用于基因的单核苷酸变异（SNV）、小片段的插入/缺失（InDel）、结构突变（SV）、动态突变以及甲基化修饰等的遗传学诊断。②基于测序的基因诊断技术，包括桑格（Sanger）测序、下一代测序和第三代单分子实时测序，可用于基因与基因组的 SNV、InDel、SV、拷贝数变异（CNV）以及动态突变和复杂结构重排等的遗传学诊断。③基于分子杂交的基因诊断技术，主要包括多重连接依赖性探针扩增、DNA 印迹法（Southern 印迹法）、反向点杂交以及荧光原位杂交等，可用于特定位点或区域的定性、定量与 SV 的遗传学分析与诊断。

间接基因诊断 当致病基因不明确、基因结构复杂或需辅助验证检测时，通过与某种疾病基因紧密连锁的多态性标记来判断致病基因所在的染色体区域或待检者是否携带该致病基因。第一代多态性标记是限制性片段长度多态性，第二代多态性标记是可变数目串联重复序列和短串联重复序列，第三代多态性标记是单核苷酸多态性。利用基因附近或内部的多态性标记在家系成员中进行连锁分析，可对复杂疾病进行基因定位或诊断，亦可验证直接基因突变检测结果，如产前诊断或胚胎植入前遗传学诊断结果的验证。

优势和局限性 基因诊断技术具有针对性强、灵敏度高及可精准分型等优点，但每种基因诊断技术都有各自的检测范围和局限性。PCR 会受引物结合区的序列变异影响，导致另一等位基因无法扩增；高通量测序无法准确检测捕获区域内的动态突变、甲基化修饰和存在同源序列区段的变异等；分子杂交技术检测范围有限，灵敏度受反应条件影响较大等。在实际检测中应根据具体情况合理选择最佳检测方法或制订多种技术组合的最优检测策略。

应用 基因诊断技术可辅助遗传病的分类、诊断、预后评估、药物治疗以及产前诊断等，是患者决策与管理以及家系成员相关遗传病防控的重要依据。例如，可对遗传病患者及相关亲属进行精准临床诊断和分型；通过预测性或预防性的基因诊断发现症状前遗传病或癌症等高风险易感人群；分析多基因遗传病或慢性病相关的遗传风险等。通过对患者尽早采取相应措施进行干预治疗和对患者家系及时进行遗传咨询与生育指导对提高人口质量有重要意义。

(邬玲仟 滕炎玲)

jīyīn tūbiàn jiǎncè jìshù

基因突变检测技术（gene mutation detection） 检测基因在结构上发生碱基组成或排序改变的技术。

方法 基因突变类型多样，包括单核苷酸变异（SNV）、小片段的插入/缺失（InDel）、结构突变（SV）、拷贝数变异（CNV）、动态突变以及复杂结构重排等，不同的突变类型选择的检测方法亦不同。主要的基因突变检测技术如下：

聚合酶链反应（PCR） 以 DNA 或 RNA 为模版，在特异性引物和 4 种脱氧核糖核苷三磷酸（dNTP）以及含有镁离子的 PCR 缓冲液条件下，通过 DNA 聚合酶作用实现特定片段的酶促合成反应。其反应过程由变性-退火-延伸 3 个反应构成，循环往复，每次循环的扩增产物，可以作为下一个循环的模板。因此，在反应前期可实现对模版 DNA 的指数级扩增。PCR 是临床上最常用的体外基因扩增检测技术。

实时定量 PCR（RT-qPCR） PCR 过程中实时记录每个循环荧光信号的强度，进而推测待检测样本中模板的相对分子量或起始分子量。根据采用的荧光技术和扩增条件的不同，可分为三类：①以 SYBR Green 荧光染料为基础的 RT-qPCR。②以 Taqman 荧光标记探针为基础的 RT-qPCR。③使用理想的 PCR 条件扩增单一模板，测定特异性 PCR 产物，然后进行基因计数的数字 RT-qPCR。SYBR Green 法操作简便、成本低，可对待检测模板进行相对定量；Taqman 法和数字 qPCR 具有特异性好、定量精准的特点，可对待检测模板进行绝对定量。RT-qPCR 广泛应用于病原体检测、单基因遗传病诊断以及肿瘤标志物监测等。

三引物 PCR（TP-PCR） 又称重复引物 PCR。在反应体系中存在 3 条引物，分别是有荧光标记的上游引物、与人类无同源性的通用引物和 5 个重复单元的重复序列与通用序列构成的引物。将 3 条引物按照一定的比例与待检测 DNA 混合进行 PCR 扩增和毛细管电泳，可检测到相差 1 个重复单元的一系列长度片段的荧光信号。TP-PCR 具有简单、快速、成本低等特点，已广泛用于动态突变的辅助检测，如脆性 X 综合征等。

第一代测序 以桑格（Sanger）测序为主要代表，其原理是以单链 DNA 为模板，在特异性引物的引导下，根据碱基互补配对原则，由 DNA 聚合酶催化四种 dNTP 或已标记不同荧光物质的双脱氧核苷三磷酸（ddNTP）的 5′磷酸基团与前一个 dNTP 的 3′-OH 形成磷酸二酯键，进而使新的互补链按照 5′→3′的方向延伸一个碱基。当引入碱基为 ddNTP 时，由于缺少延伸所需的 3′-OH 基团使得 DNA 链延伸反应就此终止，最终产生 3′末端为 A、T、G、C 不同荧光标记的相差单个碱基的 DNA 片段混合物，通过荧光检测器进行识别读取。桑格测序是经典的 DNA 突变检测技术，也是基因诊断的金标准，可用于 SNV 和 InDel 等的检测。

下一代测序（NGS） 又称二代测序、高通量测序、深度测序。Roche/454 genome sequencer FLX system、Illumina/Solexa Genome Analyzer 和 ABI SOLiD system 等高通量测序系统的出现标志着 NGS 的诞生，其基本原理是将 DNA 模板打断成小片段，通过桥式 PCR 或乳液 PCR 对文库进行扩增，可同时对数百万条 DNA 模板进行大规模平行测序，主要特点是高通量、自动化、测序时间和成本显著降低。NGS 已广泛用于基因包测序、全外显子组测序和全基因组测序，可检测 SNV、InDel、CNV 以及 SV 等基因变异与复杂重排等。

第三代测序 不经过扩增的单分子测序和长读长为标志的单

分子实时测序，主要技术平台为单分子实时测序技术（PacBio）和纳米孔测序技术（Nanopore），一次可读取长度达数百万碱基的片段，大大降低了序列拼接的难度，且通量高、耗时短，可检测基因结构变异、DNA甲基化、poly结构及高GC含量区域以及RNA表达与剪接等。

多重连接依赖式探针扩增技术（MLPA） 在DNA靶序列的特定区域设计多个长度不等的寡核苷酸探针对，每条探针包含一段通用引物序列和一段特异性杂交序列，杂交序列与靶序列杂交后，使用连接酶将探针对连接成一条核苷酸单链，然后用通用引物进行PCR扩增。扩增产物通过毛细管电泳分离后，根据信号强度分析待测样本DNA靶序列的拷贝数变化。MLPA针对待检测DNA序列进行定性和半定量分析，高效、特异、稳定性好，操作简单，主要应用于单基因大片段缺失/重复突变检测、染色体病的快速诊断以及甲基化检测等。

染色体微阵列分析（CMA） 将合成的寡聚核苷酸探针固定于支持物上，与待检测样本进行分子杂交，通过信号监测分析实现全基因组拷贝数变异检测。根据芯片设计与检测原理的不同分为两大类：比较基因组杂交微阵列和单核苷酸多态性（SNP）微阵列。CMA具有分辨率好、自动化程度高、检测周期短等优点，可有效检出染色体结构变异和数目异常，包括大片段拷贝数变异以及微缺失微重复和非整倍体等。此外，SNP微阵列还可以检出单亲二体和三倍体等。

拷贝数变异测序（CNV-seq） 采用NGS对样本DNA进行低深度全基因组测序，将测序结果与人类参考基因组进行序列比对，通过生物信息学分析待检样本是否存在拷贝数变异。CNV-seq具有检测范围更广、通量更高、兼容性好及成本更低等特点，广泛用于检测基因组范围内的CNV、大片段缺失或重复以及染色体非整倍体等。

应用 范围极其广泛，可应用于遗传病、出生缺陷、肿瘤、药物筛选以及心脑血管疾病等的防控与治疗，是实现精准医疗最有效的检测手段。

（邬玲仟　滕炎玲）

yángmóqiāng chuāncìshù

羊膜腔穿刺术（amniocentesis） 在影像学手段（主要为超声）的引导下，利用穿刺针经腹壁、子宫到羊膜腔内采集羊水标本的方法。取材时间取决于所选择的检测项目，通常以妊娠后16周左右为宜。羊水中含有来自胎儿的脱落细胞和羊膜细胞，经穿刺针收集并离心或体外培养后可用于产前诊断。

羊膜穿刺术虽是最常用且最安全的侵入性产前取样技术，但仍存在一定的母胎并发症风险，如胎儿丢失率约0.5%，以及十分罕见的感染、胎儿损伤、羊水栓塞、胎盘血肿或胎盘剥离等并发症。

羊膜穿刺术常用于染色体病、单基因遗传病以及线粒体病等遗传病的产前诊断；还可用于宫内感染、神经管畸形（甲胎蛋白含量）、内分泌疾病（甲状腺或肾上腺皮质功能）以及胎儿宫内溶血等的产前诊断。

（邬玲仟　滕炎玲）

róngmáomó qǔyàng

绒毛膜取样（chorionic villus sampling，CVS） 在影像学手段（主要为超声）的引导下，用特制的取样器经孕妇阴道或通过腹壁穿刺吸取绒毛膜表面绒毛的方法。可以在妊娠11~13周进行。绒毛组织中含有胎儿滋养层细胞，通过取样器吸取少量绒毛组织，直接提取DNA或体外培养后可用于产前诊断。

与羊膜腔穿刺术相比，CVS能更早发现问题，可实现尽早干预和治疗，亦可减少孕妇及家属的等待时间，缓解焦虑。但CVS可能会存在母体细胞和嵌合型（发生率1%~3%）干扰胎儿检测结果的现象。此外，CVS还可导致流产（发生率较羊膜腔穿刺高，为2.5%~3%）、感染以及阴道出血等并发症。

绒毛膜取样主要应用于孕早期胎儿染色体病、单基因遗传病以及线粒体病等的产前诊断。

（邬玲仟　滕炎玲）

qídài chuāncì

脐带穿刺（cordocentesis） 在超声引导下，利用穿刺针经腹壁、子宫快速进入羊膜腔，然后刺入脐带采集脐血标本的方法。在妊娠18周至分娩前均可进行，通常应用于妊娠22周以后。脐血穿刺可以直接获取胎儿血，用于提取DNA、体外培养或临床检验以实现对胎儿的产前诊断。

脐带穿刺不但延长了产前诊断的时间，还扩大了产前诊断的检测范围，同时也推动了胎儿宫内治疗的发展。但该方法会存在母血污染的干扰，而且与羊膜腔穿刺相比，脐带穿刺的难度较大，相关并发症亦较高，如胎儿丢失（发生率为1%~2%）、胎儿心动过缓、血管穿刺点出血、脐带血肿、胎母输血以及感染等。

脐带穿刺除应用于孕晚期胎儿染色体病、单基因遗传病以及线粒体病等遗传病的产前诊断外，还可用于检测胎儿血液系统疾病、贫血、宫内感染以及染色体核型的快速诊断与验证等。

(邬玲仟 滕炎玲)

胎儿皮肤活检 tāi'ér pífū huójiǎn

胎儿皮肤活检（fetal skin biopsy） 在胎儿镜或超声引导下，通过活检钳获取胎儿皮肤组织标本进行组织病理或免疫荧光等检查以诊断疾病的方法。

超声无法对多数严重的胎儿皮肤疾病进行诊断，而皮肤活检则可对该类疾病进行产前诊断，特别是对某些无法通过基因检测明确诊断的胎儿尤为重要。该技术属于侵入性操作，手术难度大、失败率较高且并发症较多，如羊膜腔内出血、胎儿丢失以及胎儿皮肤瘢痕等。

胎儿皮肤活检主要用于严重遗传性皮肤病的诊断，如大疱性表皮松解症、白化病、严重的红斑样鱼鳞病、表皮松解性角化过度、斑状鳞癣或片状鳞癣等。

(邬玲仟 滕炎玲)

胎儿肝活检 tāi'ér gān huójiǎn

胎儿肝活检（fetal liver biopsy） 在胎儿镜或超声引导下，通过活检枪或活检针获取胎儿肝组织进行酶活性或组织病理等检查以诊断疾病的方法。

肝活检可以对某些严重的肝病或代谢病进行确诊，特别是对于某些无法通过常规产前检测做出临床诊断的胎儿，如无法通过基因检测进行遗传学诊断，可以通过肝活检来对胎儿的某些疾病进行明确诊断。该技术属于侵入性操作，手术难度较大且并发症较多，如羊膜腔内出血、胎儿丢失、胎膜早破和羊水溢漏等。

胎儿肝活检主要应用于肝病与代谢病的诊断，如氨甲酰磷酸合成酶Ⅰ缺乏症、鸟氨酸氨甲酰基转移酶缺乏症、Ⅰ型原发性高草酸尿症等。

(邬玲仟 滕炎玲)

胚胎镜和胎儿镜 pēitāijìng hé tāi'érjìng

胚胎镜和胎儿镜（embryoscopy and fetoscopy） 通过包有纤维的自动调焦镜传送影像对胎儿进行体表畸形观察、胎儿活检或宫内治疗的内镜。

胚胎镜用于妊娠12周以前，经子宫颈途径或经腹途径对胎儿进行尽早、全面地体表观察与评估；胎儿镜用于妊娠12周后，经腹对胎儿进行组织活检或宫内治疗。

胚胎镜和胎儿镜可以直接观察胎儿在子宫内的形态和活动，发现羊水检查不能检出的遗传病；还可以用于直接采集胎儿的血液、组织等标本进行检查，或进行宫内治疗。该技术属于侵入性产前诊断操作，存在一定的并发症风险，如羊膜腔内出血、胎儿丢失、胎膜早破和羊水溢漏等。

应用：观察胎儿有无体表畸形，如脊柱裂、四肢形态异常；采集胎儿血液进行疾病诊断，如血液病、代谢病、免疫缺陷病以及胎儿宫内病毒感染等；胎儿组织活检，如皮肤活检（白化病、鱼鳞病等）、肌肉活检（进行性肌营养不良等）、肝活检（肝、代谢病）及其他器官活检（肾、肿瘤等）；宫内治疗，如宫内输血、对多胎妊娠中畸形胎儿的减胎、脊柱裂修补以及心脏植入起搏器等。

(邬玲仟 滕炎玲)

B型超声波检查 B xíng chāoshēngbō jiǎnchá

B型超声波检查（B-mode ultrasonography） 利用超声波的物理特性与器官的组织特性互相作用产生信息来进行体外检查的技术。简称B超。超声波在人体内部折射与散射可产生波形、曲线或影像特征，通过观察仪器进行信息采集，结合解剖学知识与病理学知识判断器官的状态，进而为疾病的临床诊断提供医学依据。

B超可以动态连贯地显示脏器的立体变化，不受成像分层的限制，亦可结合多普勒技术监测血液流量、方向。此外，还具有无创安全、操作简易、价格低廉等优势。其局限之处在于分辨率弱于CT等其他影像学技术，空腔脏器检查受限，结果受操作者水平影响较大等。

B超可对解剖结构进行可视化和量化，用于疾病的临床辅助诊断和胎儿的产前诊断。

(邬玲仟 滕炎玲)

母血胎儿DNA检测 mǔxuè tāi'ér DNA jiǎncè

母血胎儿DNA检测（fetal DNA detection in maternal circulation） 基于孕妇外周血中胎儿游离DNA的非侵入性产前检测。采集孕妇外周血为检测样本，通过大规模平行测序检测，结合生物信息分析来评估胎儿患某种遗传病的可能性。

母血胎儿DNA检测因非侵入性并且对胎儿无任何创伤性而更易被孕妇接受，其中无创产前筛查（NIPT）已成为筛查胎儿染色体病的重要手段。因孕妇年龄、体重、妊娠时间、嵌合、恶性肿瘤、双胎及多胎妊娠等多种因素的干扰，该检测的准确性可受一定影响。

母血胎儿DNA检测主要应用于胎儿非整倍体（如21三体、18三体、13三体）及其他常见染色体拷贝数变异（如NIPT、NIPT-PLUS）的筛查、某些单基因疾病的产前诊断、胎儿Rh血型的排查以及医学胎儿性别检查等。

(邬玲仟 滕炎玲)

遗传筛查 (genetic screening)

yíchuán shāichá

从一个群体中鉴别和选择出某种基因或基因型以及相关表型的过程。在人类主要为针对遗传缺陷的产前检测，以及新生儿常染色体隐性遗传异常、异常杂合子检测和出生后各阶段遗传病易感性筛查。目的是预防遗传病的再发生或对症状前个体进行早期治疗。

方法 主要包括生化分析、超声波筛查、分子遗传筛查及听力筛查等。

生化分析 采用显色、层析、电泳、酶活性分析、质谱、色谱以及串联质谱等生化检测技术，检测蛋白质、酶活性、代谢产物或中间物以及孕妇血清学标志物等的变化。

超声波筛查 利用超声波在人体内部折射与散射可产生波形、曲线或影像特征等信息进行的筛查，最常用的产前筛查方法之一，不仅可用于胎儿生长发育、结构畸形、羊水和胎盘的监测，还用于产前筛查胎儿染色体异常和单基因遗传病等。超声波检查与血清学标志物的生化分析相结合进行胎儿非整倍体筛查已成为常规的产前筛查项目。此外，还可用于新生儿严重先天性心脏病等器官缺陷的筛查。

分子遗传学筛查 通过对个体的 DNA 等遗传物质进行分子生物学检测分析，来对症状前患病个体或致病基因携带者进行筛查。

听力筛查 应用耳声发射检查技术对新生儿听力进行筛查，可尽早发现婴幼儿听力障碍。

应用 根据筛查时期和对象不同，遗传筛查主要用于产前筛查、新生儿筛查、杂合子筛查及植入前筛查等。

产前筛查 针对胎儿非整倍体（21 三体、13 三体或 18 三体）与拷贝数变异等染色体异常、神经管畸形以及胎儿结构畸形等进行筛查，发现高风险个体，通过产前诊断以确诊。

新生儿筛查 针对新生儿代谢疾病、听力障碍以及严重先天性心脏病等进行筛查，发现高风险个体，可通过结合其他检测方法确诊。

杂合子筛查 针对常见的常染色体隐性和 X 连锁隐性遗传病进行携带者筛查，发现高风险夫妻，可通过产前诊断预防相关疾病患儿出生。

植入前筛查 针对体外受精获得的胚胎细胞进行分子遗传学筛查，挑选无染色体病或风险较低的胚胎植入子宫的筛查，正常妊娠后，需产前诊断以确诊。

临床意义 遗传筛查主要针对某些发病率高、疾病危害大或可以进行早期防治的疾病，可发现遗传病个体或致病基因携带者。对于患病个体，在明确诊断后，可采取有效的措施对其进行早期干预或预防治疗；对于携带致病基因的高风险夫妻，可在遗传咨询的基础上，通过产前诊断对该遗传病进行防控。遗传筛查从各个阶段预防和阻止严重遗传病或先天性疾病的发生，对于全面提高人口素质、降低出生缺陷的发生率至关重要。

(邬玲仟 滕炎玲)

chǎnqián shāichá

产前筛查 (prenatal screening)

通过对胎儿进行简便、无创的检查，寻找罹患某种疾病风险增加的高危人群的方法。采用生化、免疫、分子遗传学以及医学影像等技术对胎儿进行遗传病和先天性缺陷的筛查。

胎儿患 21、13 或 18 三体综合征以及神经管缺陷时，通常可发现异常的母体血清生化指标浓度。妊娠早期包括妊娠相关血浆蛋白 A（PAPP-A）和游离人绒毛膜促性腺激素 β 链（β-hCG）。妊娠中期则为甲胎蛋白、hCG 或 β-hCG、游离雌三醇（uE_3），或增加抑制素 A；超声检查可发现胎儿软指标异常和部分结构异常；胎儿游离 DNA 检测 [无创产前筛查（NIPT）、NIPT-PLUS 等] 是通过检测母体血浆中的胎儿游离 DNA 来预测胎儿的患病风险。

产前筛查具有经济、简便并且无创安全等优点。但也有假阳性和假阴性风险，不能完全替代有创产前诊断。其广泛应用于胎儿非整倍体与拷贝数变异等染色体异常筛查、神经管畸形筛查以及胎儿结构畸形筛查等。

(邬玲仟 滕炎玲)

xīnshēng'ér shāichá

新生儿筛查 (neonatal screening)

对新生儿是否患某些遗传病或先天性畸形进行的检查方法。多在新生儿生命最初几小时或几天内，通过采集足跟血，制成干血片，采用生化分析或分子遗传学技术，对代谢产物、蛋白质或基因等进行检测分析，筛选出高风险患儿。另外，新生儿听力筛查和严重先天性心脏病筛查等也被列为新生儿筛查的扩展项目。

新生儿筛查的疾病通常出生时临床症状不明显，但对机体危害极大，早治、早防收效明显。对于筛查阳性的患儿尽早明确临床诊断，结合及时有效的预防治疗，可最大限度减少疾病对患儿的危害；同时也为患儿父母提供有关疾病知识的教育、临床指导和遗传咨询。新生儿筛查方法简便、灵敏、快速。然而，对于筛查高风险患儿通常需要复查并结合其他诊断方法确诊。

中国大多数城市已建立新生儿筛查中心和网络，筛查覆盖率超过 90%。开展的项目包括苯丙酮尿症、先天性甲状腺功能减退、半乳糖血症、先天性肾上腺皮质增生症、脊髓性肌萎缩症以及听力筛查等数十种疾病。

(邬玲仟　滕炎玲)

杂合子筛查 (heterozygote screening)

záhézǐ shāichá

在非患病人群中进行某种或某些隐性遗传病杂合子检查的方法。又称携带者筛查。采用特定的或高通量测序等基因检测技术，在人群中进行常见遗传病携带者筛查，以筛选出存在生育遗传病患儿的高风险夫妻，为其提供可规避生育风险的遗传咨询和指导措施。

隐性遗传病通常发生在无家族史与无症状的携带者家庭，符合杂合子筛查的遗传病通常具有发病率高、危害大并且负担重的特点，通过杂合子筛查可有效预防该类遗传病的发生。需要注意的是，对于筛查之外的基因突变或疾病，该筛查不能起到预防作用。

杂合子筛查主要应用于常见的常染色体隐性和 X 连锁隐性遗传病。中国应用相对成熟的是地中海贫血的携带者筛查，其次脊髓性肌萎缩症、耳聋、脆性 X 综合征以及扩展性遗传病等的携带者筛查也在多个城市和地区得到广泛开展。

(邬玲仟　滕炎玲)

植入前筛查 (preimplantation genetic screening, PGS)

zhírù qián shāichá

对体外受精获得的胚胎进行染色体数目和结构异常的检测方法，以分析并筛选出正常的胚胎植入子宫。在人工辅助生殖过程中，对胚胎活检材料（极体、卵裂球细胞或囊胚滋养层细胞等）进行全基因组扩增，然后通过分子细胞遗传学技术（染色体微阵列分析或拷贝数变异测序）检测其是否存在患染色体病的风险。

应用 PGS 选择染色体正常的胚胎进行移植可以提高孕妇的种植率和妊娠率，降低流产率和多胎妊娠率，提高活产率。PGS 可对大部分患染色体病的胚胎进行筛选，但无法检测片段较小的染色体微缺失微重复综合征或复杂的染色体结构异常疾病以及单基因遗传病等。

PGS 广泛应用于辅助生殖领域中，尤其适用于高龄女性、反复种植失败、反复流产以及严重的男性因素导致的不育等的辅助生殖。

(邬玲仟　滕炎玲)

基因治疗 (gene therapy)

jīyīn zhìliáo

采取基因替代或补偿、基因阻断或下调、基因纠正和基因表达调控等手段治疗遗传病的方法。

方法　利用多种策略来达到治疗目标：根据作用方式分为基因添加和基因编辑；根据载体的选择可分为病毒载体和非病毒载体；根据递送方式可分为体外基因传递和体内基因传递；根据靶细胞的选择可分为体细胞基因治疗和生殖细胞基因治疗。

基因添加和基因编辑　在传统的基因治疗中，一个缺陷基因的正常拷贝被递送到靶细胞的基因组中，从而替代该缺陷基因发挥功能，该策略就是基因添加。基因添加的另一种形式是 RNA 干扰，它通过递送小抑制性 RNA 或短发夹 RNA 至靶细胞从而抑制缺陷基因表达。2018 年，由美国奥尼兰姆（Alnylam）公司开发的 Patisiran 成为第一个获批的基于 RNA 干扰的基因治疗药物，用于治疗遗传性转甲状腺素淀粉样变性。此外，递送影响靶基因的表达或剪接的反义寡核苷酸基因的疗法，已被批准用于治疗巨细胞病毒视网膜炎、家族性高胆固醇血症、脊髓性肌萎缩症、杜氏肌萎缩症等疾病。

自 20 世纪 80 年代以来，基因编辑技术开始跻身于基因治疗领域并不断取得突破，为永久去除或纠正基因组中的缺陷基因开辟了可能性，基因编辑技术通过核酸酶在缺陷基因位点引入 DNA 双链断裂，后经内源性修复机制介导该位点上的非同源末端连接或同源重组修复，导致缺陷基因的破坏或纠正。此外，基因组编辑还可用于纠正基因插入安全的基因组位点。虽然基于基因组编辑的基因治疗尚未被批准用于临床，但其中许多药物在临床试验中的表现显示出巨大的潜力，如治疗镰状细胞贫血等的药物。

病毒载体和非病毒载体　基因治疗中载体的选择至关重要，载体主要分两大类：病毒载体和非病毒载体。

病毒载体　主要有反转录病毒载体和腺相关病毒载体。

非病毒载体　较为广泛应用于临床基因治疗的是裸 DNA，可以注入特定的组织并获得较高的表达，此外还包括阳离子聚合物、脂质体复合物、无机纳米粒子等，由于其安全性高、毒性小、免疫原性低、靶向性等特点而优于传统的腺病毒、反转录病毒及慢病毒等病毒载体，但其转染效率低、不能够持久稳定表达外源基因却阻碍着其在基因治疗中的应用。

体外基因传递和体内基因传递　第一例基因治疗试验通过对收集的患者细胞进行体外的加工修饰，从而纠正其潜在的基因缺陷，然后回输到患者体内，实现体外基因传递治疗策略。这种基因转移的途径安全性高，可对治疗细胞进行筛选和质控，治疗效果可控。与传统的同种异体移植相比，该方法不需要组织相容性的供体，并避免了移植物抗宿主病。

体内基因传递通过局部或系统性的递送，直接将一个特定缺陷基因的正常拷贝传递到靶细胞中，避免了体外细胞基因治疗中细胞收集、培养、修饰和移植的繁琐步骤。体内基因传递主要采用腺相关病毒作为载体，降低了插入突变的风险。其已成功应用于家族性脂蛋白脂肪酶缺乏、视网膜变性和脊髓性肌萎缩症的治疗。

体细胞基因治疗和生殖细胞基因治疗　以上的基因治疗策略都属于体细胞基因治疗，虽然可以治愈某些遗传病，但因其将治疗基因导入患者体细胞内，治疗效果仅限于个体，不会传递给下一代。

在生殖细胞的基因治疗中，基因编辑被应用于配子或着床前胚胎。与体细胞基因治疗相比，它在技术上更具挑战性，需要定期的体外受精和植入前基因检测以及额外的操作，如基因编辑。由于潜在的伦理及安全问题，生殖细胞基因治疗尚未被批准用于临床应用。

应用　基因治疗最初应用于遗传病，尤其是单基因遗传病，经过数十年的发展，其应用范围逐渐扩展到恶性肿瘤、心血管病、血液系统、呼吸系统、消化系统和神经系统疾病等多个领域。

遗传性疾病　多数单基因遗传病尚无有效的治疗方法，但已有多种人类遗传病取得非常好的治疗成果，如腺苷脱氨酶重症联合免疫缺陷症、β地中海贫血、脊髓型肌萎缩症等。2012 年，荷兰 uniQure 公司研发的 Glybera 成为首个被批准用于脂蛋白脂酶缺乏症患者的基因治疗药物。

肿瘤　世界范围内约 65% 的基因治疗试验都是针对实体或血液系统恶性肿瘤的。针对恶性肿瘤的基因治疗包括免疫基因治疗，通过纠正机体的免疫耐受状态恢复免疫系统对肿瘤的杀伤和清除效果；抑制癌基因的表达和恢复抑癌基因的功能；利用溶瘤腺病毒基因疗法达到裂解肿瘤同时不损害正常细胞的目的；以及利用能产生转换无毒前药为毒性药物的"自杀基因"用于肿瘤的治疗。

心血管疾病　1993 年，美国利用低密度脂蛋白受体基因成功治疗家族性高胆固醇血症，成为心血管疾病基因治疗的标志性事件。自此，随着基因治疗技术的成熟与发展，心血管系统疾病，包括动脉粥样硬化性心脏病、缺血性心肌病、高血压等疾病获得了有效的治疗，有关心血管疾病的研究也在基因治疗临床研究中占有 8.1% 的比例。

血液系统疾病　由于血细胞的获得和繁殖较为容易，体外培养及反转录病毒载体等的转导较易实现，以及血液系统中广泛的靶细胞种类，使得种类繁多的血液系统疾病的基因治疗取得不少进展。血友病、地中海贫血、镰状细胞贫血等疾病获得了较好的疗效。

临床意义　基因治疗在疾病治疗上展现了独有的优势，为传统方法难以治疗的遗传性及后天性人类疾病提供了选择，降低了多种疾病治疗的难度，为众多疑难杂症患者带来了曙光。

（邬玲仟　赵俊雅）

fǎnzhuǎnlù bìngdú zǎitǐ

反转录病毒载体（retrovirus vector）　一类单链 RNA 病毒载体。通过将反转录病毒的结构基因替换成外源基因，在体外的包装细胞内组装成含有目的基因的重组反转录病毒，从而实现其携带外源基因的作用。反转录病毒包括 γ 反转录病毒和慢病毒。常用的 γ 反转录病毒载体源于莫洛尼鼠白血病病毒（MMLV）或小鼠干细胞病毒（MSCV）；而慢病毒载体源于人免疫缺陷病毒（HIV）。

原理：反转录病毒载体通过与细胞表面受体相互作用等途径进入靶细胞，然后其内部携带有治疗基因的 RNA 基因组将在宿主细胞中被反转录为 DNA，进而整合至宿主细胞基因组中，使治疗基因得以稳定表达发挥治疗功能。

方法：将携带治疗基因的载体质粒与编码病毒结构基因的辅助质粒导入 HEK 293T 等包装细胞，在其中重组生产出复制缺陷型病毒颗粒。经过系列纯化和浓缩处理后用于体内或体外基因治疗。

优势和局限性：反转录病毒载体效率相对较高，慢病毒载体还能转导非分裂细胞。因其可整合至基因组，治疗基因可长期稳定表达。然而，随机整合的特性也带来了安全风险，可能引发严重的机体免疫反应而被清除或其他副作用。

应用：反转录病毒载体是一个庞大的工具体系，可用于基因传递、产生多能干细胞和开发单基因疾病的基因疗法。此外，反转录病毒可以通过传递短发夹RNA（shRNA）或微小RNA（miRNA）来调节基因表达。反转录病毒载体配合成簇的规律间隔的短回文重复序列（CRISPR）系统的应用也越来越广泛应用，特别是基于慢病毒载体的CRISPR文库，可以在全基因组中实现对数千个基因进行功能性筛选。

(邹玲仟 胡乾)

xiànxiāngguān bìngdú zǎitǐ

腺相关病毒载体（adeno-associated virus vector）

将有DNA缺陷的非致病性腺相关病毒经基因工程改造后产生的用于基因转移的载体。常用的是重组腺相关病毒（rAAV）。具有多种血清型，常见的有AAV1~9，对不同组织和细胞的靶向性各有不同。

原理：rAAV载体为非常稳定的二十面体，直径20~26nm，内含单链线性DNA基因组。借助AAV衣壳结构上的刺状突起与靶向细胞表面蛋白质的相互作用，获得对不同细胞的靶向能力。

方法：将包含目的基因表达框的质粒与携带AAV结构基因的辅助质粒共转染至生产细胞（如HEK 293细胞），然后裂解细胞，对裂解液进行系列纯化、浓缩获得rAAV载体。

优势和局限性：已发现的AAV已有十几种血清型，提供了广泛的靶向选择性，具有免疫原性低、安全性高、体内表达基因稳定及宿主细胞范围广等优点。在辅助腺病毒存在的情况下，可高效定点整合至AAVS1，使目的基因稳定表达；也可不需要腺病毒辅助，不插入宿主的基因组，游离于宿主细胞基因之外，呈卫星状稳定表达。rAAV载体是RG1级（安全级别最高）基因治疗载体，而腺病毒安全级别是RG2，反转录病毒则是RG3。然而，AAV载体容量小，最多只能容纳4.5kb外源DNA片段，限制了它的应用范围。另外，AAV在人群中感染率高达30%~80%，rAAV可能会被预存免疫排斥。

应用：rAAV载体已成为治疗各种疾病，如眼科疾病、血液疾病、神经退行性疾病的主要基因传递平台；还广泛用于基因功能研究与疾病模型构建等基础研究。

(邹玲仟 胡乾)

xīnzhǐ hésuānméi

锌指核酸酶（zinc-finger nuclease，ZFN）

通过将工程锌指（ZF）的DNA结合域与非特异性限制性内切酶的DNA切割域融合产生的人工核酸酶。

原理 最经典的锌指核酸酶是将核酸内切酶Fok I 与锌指的DNA结合域进行融合所构建。DNA结合域由一系列Cys2-His2锌指蛋白串联组成（一般串联3~4个），每个锌指蛋白识别并结合特异的3个碱基，因而一个锌指的DNA结合域可识别9~12个碱基长度的特异性序列，一般"Fok I 切割域"以"二聚体"的形式发挥切割作用。结合域与切割域的配合可实现对特定序列的切割。

方法 ZFN由一个人工的ZF结合域与限制性内切酶Fok I 的核酸酶切割域融合而成。由于Fok I 切割域仅在形成"二聚体"时具有切割活性，因此在使用中，通常根据靶向的DNA位点上下游设计两个ZFN亚基以识别靶序列。两个Fok I 在形成"二聚体"会占用部分"工作区域"，因而下游的两个ZFN识别序列在设计时应充分考虑这5~6个碱基的"间隔"序列。由一对ZFN诱导的

DNA双链断裂的修复可通过两种途径完成：非同源末端连接（NHEJ）或同源重组。NHEJ介导的DNA修复是容易出错的途径，可能导致插入或缺失突变，目标基因会被移码突变破坏，多数情况下将导致截短和/或无功能蛋白的表达。而同源重组介导的DNA修复较为"精准"，但需要提供合适的模板序列。

优势和局限性 ZNF的化学本质是蛋白质，锌指的识别域具有对DNA的强亲和性，即具有更好的特异性。ZNF的可操作性较强。常规寡核苷酸链需要15~16个核苷酸时可以保证所识别的序列在人类基因组中只出现一次，而如果将锌指用做识别的基本单位，则需要5~6个锌指串联，即建立一个包含所有可能出现序列的锌指库只需要构建43~64种锌指。

ZFN可诱导细胞毒性，与ZFN表达相关的细胞死亡和凋亡可能是脱靶位点过度切割的结果，说明ZF的DNA结合域对靶点的识别不够精准，具有潜在的脱靶风险。

应用 ZFN是常见的基因编辑工具，在合适的设计与DNA模板的提供下，可实现对基因的插入、删除、修复等编辑，应用于对基因功能的研究和功能的修复以及对遗传病的治疗。

(邹玲仟 王祖佳)

zhuǎnlù jīhuó yīnzǐyàng xiàoyìngwù hésuānméi

转录激活因子样效应物核酸酶（transcription activator-like effector nuclease，TALEN）

由转录激活因子样效应物（TALE）介导的DNA识别模块融合至一种限制性内切酶的催化域而产生的在目的基因位点发生双链断裂的

人工核酸酶。

原理 TALEN 是由 DNA 识别域 TALE 与限制性内切酶催化域构成的人工核酸酶。通过 DNA 识别模块将 TALEN 元件靶向特异性的 DNA 位点并结合，然后在核酸酶的作用下完成特定位点的剪切。识别域 TALE 蛋白来源于植物病原细菌黄单胞菌属，其特异性是由重复单元中 12 和 13 位重复可变双残基（RVD）决定。不同的 TALE，模块的数量和 RVD 的组成不同。按照核苷酸的顺序将对应的 RVD 串联起来，就可以识别相应的一段核苷酸序列。每种 RVD 都倾向识别某一种核苷酸。已确定 RVD 中最常见的 NI、NG、HD 和 NN，分别是识别 A、T、C 和 G/A 的 RVD。限制性内切酶的催化域会在目的位点产生双链断裂。最常用的诱导产生双链断裂的催化域由 IIS 型限制性内切酶 Fok I 衍生而来。由于这种核酸酶以二聚体的形式发挥作用，必须构建两个 DNA 结合蛋白以识别邻近的序列，这两组邻近序列之间为一个间隔区域，而核酸酶的催化域就在这间隔区域内形成二聚体并切割目的 DNA 造成双链断裂。

方法步骤 TALEN 介导的基因治疗包括 TALEN 构建、供体模板设计构建和 TALEN 与供体模板递送 3 个主要步骤。

TALEN 构建 TALE 序列之间具有高度相似性，因此长串联 TALE 表达质粒构建需要合成高度重复的 TALE 序列。已开发了多种构建方法，包括基于基本合成策略的限制性酶切连接方法、Golden Gate 合成方法、快速连接自动化固相高通量，以及不依赖于连接反应克隆的高通量 TALE 合成技术。

供体模板设计构建 根据基因治疗的靶基因设计构建合适的供体模板，供体模板可以是短的单链 DNA 寡核苷酸，可直接合成；也可以是包含较长同源臂的质粒，两侧同源臂之间加上目标添加的外源序列，通过同源重组实现基因添加或基因修复。常见的构建方法为聚合酶链反应（PCR）扩增结合限制性酶连接。

TALEN 与供体模板递送 TALEN 与供体模板须递送至细胞内或体内，通过基因编辑与基因修复实现基因治疗。用于基因治疗的传递方式有两种：①利用病毒携带 TALEN 与供体模板直接递送至体内发挥作用，常见的用于基因治疗的病毒是腺相关病毒。②先将 TALEN 与供体模板在体外导入各种靶细胞，包括人诱导多能干细胞、造血干细胞、间充质干细胞和 T 细胞等，之后再将合适类型的靶细胞移植回输至患者体内，实现基因治疗。将 TALEN 与供体模板在体外导入各种靶细胞的方法包括慢病毒感染、反转录病毒感染以及电转、核转等非病毒转染方式。

应用 应用于基因编辑与基因治疗。首先在斑马鱼中实现了定向突变和基因编辑，随后在植物、大小鼠的基因编辑中广泛应用，在非人灵长类动物中构建疾病模型，在人类细胞中建立疾病模型等。也可通过高通量克隆体系构建大规模的 TALEN 体系，同时对多个基因进行基因编辑。

TALEN 用于多种疾病的基因治疗研究，如杜氏肌营养不良症、囊性纤维化、血友病、脊髓性肌萎缩症等遗传病以及获得性免疫缺陷综合征，以及肿瘤的基因治疗研究。

（邹玲仟 胡志青）

chéngcù de guīlǜ jiàngé de duǎnhuíwén chóngfù xùliè jíqí xiāngguān hésuān-méi xìtǒng

成簇的规律间隔的短回文重复序列及其相关核酸酶系统 ［clustered regularly interspaced short palindromic repeat（CRISPR）and CRISPR-associated proteins，CRISPR/Cas］

细菌和古细菌在长期演化过程中形成的适应性免疫系统，通过指导核酸酶结合和切割特定的核酸序列，抵抗外源遗传物质的入侵。各种 CRISPR/Cas 系统存在于不同种类的细菌和古细菌中，其成分和作用机制各不相同。利用各种 CRISPR/Cas 系统的独特属性，如前间隔序列邻近基序（PAM）特异性、蛋白质大小和核酸酶活性，研究者开发出一系列基于 CRISPR/Cas 的 DNA 靶向工具，用于基因组编辑。其中 CRISPR/Cas9 属于 2 类 Ⅱ 型 CRISPR/Cas 系统，是使用最广泛的基因组编辑工具。

原理 CRISPR 序列包括前导区、间隔序列区和重复序列区三部分：上游前导区被认为是 CRISPR 序列的启动子；间隔序列区的序列各异，是从外源遗传物质（如噬菌体和质粒的原间隔序列）中获得的；重复序列区是一段保守的部分回文重复的序列。CRISPR 序列的上游还有一个多态性的家族基因（Cas），其编码蛋白均可与 CRISPR 序列区域共同发生作用。CRISPR 序列能够转录并加工出短的非编码的干扰 CRISPR RNA（crRNA），并由 crRNA 引导 Cas 蛋白以序列特异性的方式靶向外源遗传物质并清除。

CRISPR/Cas9 系统主要由 Cas9 蛋白与 crRNA 和反式激活的

crRNA（tracrRNA）组成，crRNA 和 tracrRNA 可通过设计融合成一条小向导 RNA（sgRNA）。其中 Cas9 蛋白具有切割双链 DNA 的能力，sgRNA 起导向作用。在 PAM 存在的情况下，Cas9 蛋白与 sgRNA 形成复合物，该复合物在 sgRNA 引导下通过碱基互补配对寻找靶 DNA 序列，切割靶基因实现双链 DNA 的断裂。利用 CRISPR/Cas9 在特定位点触发 dsDNA 断裂，诱导 DNA 损伤反应并通过各种内源性机制刺激修复，根据不同 DNA 修复机制的特性，可以开发特定的基因组编辑策略。非同源末端连接（NHEJ）介导的修复可在双链 DNA 断裂位点产生不精确的可变长度的插入和/或删除突变。同源重组修复介导的精确修复可以从单链或双链 DNA 供体模板引入精确的点突变或插入突变。

方法 CRISPR/Cas9 介导的基因治疗包括 sgRNA 设计与构建、供体模板构建和 CRISPR/Cas9 与供体模板传递 3 个主要步骤。

sgRNA 设计与构建 根据靶位点序列，利用 CRISPR 在线设计软件 CHOPCHOP 设计靶位点附件的 sgRNA，合成 sgRNA 对应引物，构建入 U6 等启动子的表达框中（也可直接合成 sgRNA）。构建成功之后的 sgRNA 转入细胞系或对应的靶细胞中进行效率检测，筛选出符合要求且效率较高的 sgRNA，用于后续实验。

供体模板设计构建 根据基因治疗的靶基因或位点设计构建合适的供体模板，对于较小片段的碱基插入、缺失或替换可使用直接合成的单链寡聚脱氧核糖核苷酸，而对于较长片段的碱基插入、替换则通常采用包含同源臂的质粒，两侧同源臂之间加上拟添加的外源序列，通过同源重组实现基因添加或基因修复。

CRISPR/Cas9 与供体模板递送 商业化的 CRISPR/Cas9 基因编辑系统通常以质粒、RNA 或蛋白质的形式出现，因此选择合适的传递方法和合适的编辑系统形式对于 CRISPR/Cas9 介导的基因治疗至关重要。类似于其他基因操作工具［如 RNAi、锌指核酸酶（ZFN）或转录激活因子样效应物核酸酶（TALEN）］的传递策略，质粒、病毒和核糖核蛋白均能成功地将 Cas9 和 sgRNA 导入靶细胞并完成引导基因编辑从而实现基因治疗的目的。

优势 CRISPR/Cas9 系统是继 ZFN、TALEN 之后出现的第三代基因组定点编辑技术，相比于前两者其优势非常明显。首先，载体构建简单且靶向效率相对较高，只需要构建一个几十个碱基的 sgRNA 即可与靶 dsDNA 序列进行互补，从而介导 Cas9 蛋白对靶 dsDNA 特定位点进行切割；其次，可编辑的位点分布频率较高，易选择合适的位点进行基因编辑；最重要的是，CRISPR/Cas9 可同时对基因组进行多位点编辑。CRISPR/Cas9 系统因其系统成分简单、操作方便、效率高、成本低廉等优点，已成为发展最迅速、应用于多种生物体基因组的定向基因编辑技术。

局限性 ①潜在靶位点受到 PAM 的限制，导致打靶范围和潜在靶位点有限。②Cas9 核酸酶对 sgRNA 和靶向基因组 DNA 之间的错配具有不同的耐受性，同时 PAM 不匹配（如碱基为 RNG）等均可能导致脱靶的发生。③基因编辑效率较低，阻碍了基因组编辑从基础研究向临床应用的转化。

应用 在细胞类型和生物体中发挥重要作用。

基因编辑 在临床上，CRISPR/Cas9 通过精准的基因编辑可治疗具有已知遗传基础的疾病，如纠正突变或诱导杜氏肌营养不良症中缺陷外显子的跳过；灭活导致神经系统疾病的缺陷基因，包括肌萎缩侧索硬化症和亨廷顿病等。

全基因组筛选 CRISPR/Cas9 介导的基因编辑促使全基因组筛选来探索基本的生物学功能，此外还可以识别和验证复杂遗传疾病中的潜在药物靶标。该系统已广泛用于哺乳动物的基因组筛选，有可能揭示新型功能基因和特定的信号通路。

调控基因表达 通过将核酸酶结构域进行突变，使 Cas9 蛋白切割结构域丧失活性，产生催化缺陷型 Cas9（dCas9），用于将蛋白质或 RNA 成分募集到特定基因座以扰乱转录，而不会永久改变 DNA。实施改良的 dCas9 靶基因激活系统可治疗 1 型糖尿病、急性肾损伤和小鼠肌营养不良症等。

基因组成像 该系统可用于细胞周期中监测基因组的状态，如利用与荧光报告基因融合的 dCas9 对活细胞中的重复基因组位点进行成像。利用 dCas9 PAM 识别的严格性，开发一种允许对 DNA 基因座进行高分辨率单核苷酸多态性 CRISPR 活细胞成像的方法。

（郭玲仟 周妙金）

yíchuánbìng

遗传病（genetic disease；hereditary disease） 经典遗传病概念指由亲代生殖细胞中基因突变或染色体变异导致子代发生的相关疾病。现代遗传病概念指遗传物质改变（基因突变或染色体变异）所引起的疾病。

分类 根据所涉及遗传物质的改变程序，遗传病分为单基因遗传病、多基因遗传病和染色体病。

单基因遗传病 一对等位基因突变引起的遗传病。因其遗传规律符合孟德尔遗传定律，又称孟德尔遗传病。根据致病基因所在染色体及突变为显性基因或隐性基因，单基因病分五种。

常染色体显性遗传病 控制该病表型的基因是常染色体显性基因，如短指、家族性高胆固醇血症、亨廷顿舞蹈症等。在突变基因完全外显的情况下，若夫妇双方中一方患病（杂合子），子女患病的可能性为1/2；若夫妇双方均患病（杂合子），则子女患病的可能性为3/4。

常染色体显性遗传病特点：①由于致病基因位于常染色体，因而致病基因的遗传与性别无关，所以男女患病概率相等。②在系谱中，疾病连续相传，即通常连续几代都能看到患者。③患者双亲之一必有患者，绝大多数为杂合子（除非：正常双亲之一的配子发生新突变；遗传了突变显性基因的个体症状不外显或极轻微）。④双亲之一为患者（杂合子），子代患病的概率为50%，患者同胞患病的可能性也为50%。⑤相当数量的散在病例起源于新发突变，疾病的适合度越低（生存难度越高）来源于新发突变的比例越高。

常染色体隐性遗传病 控制该病表型的基因是常染色体隐性基因，如白化病、镰状细胞贫血等。在该隐性致病基因能完全被正常显性基因覆盖的情况下，患者的父母均为杂合子携带者，此夫妇再次生育患儿的概率为1/4。

常染色体隐性遗传病特点：①男女患病概率相等。②在系谱中，患者往往是散发的，通常看不到连续传递的现象，有时在整个系谱中甚至只有先证者一个患者。③患者的双亲表现往往正常，但均为致病基因的携带者，先证者同胞的再发风险为1/4。④近亲婚配中子女患隐性遗传病的概率比非近亲婚配高得多。

X连锁显性遗传病 控制该病表型的基因位于X染色体上，且其突变基因呈显性，如抗维生素D佝偻病、高氨血症Ⅰ型等。

X连锁显性遗传病特点：①由于男性仅有一条X染色体，在Y染色体上缺少相应的等位基因，称为半合子，而女性的两条X染色体中任一条有此基因都可以表现出相应性状，因此人群中女性患者比男性患者约多一倍，但由于另一条正常的X染色体有补偿作用，女性患者病情常较轻。②男性患者的女儿全患病，儿子正常。③女性患者（杂合子）的子女有50%的概率患病。④与常染色体显性遗传类似，患者的双亲中必有一方患病（新发突变除外），在系谱中可看到连续传递现象。

X连锁隐性遗传病 控制该病表型的基因位于X染色体上，且为隐性基因，如杜氏肌营养不良症、血友病、红绿色盲等。

X连锁隐性遗传病特点：①人群中男性患者远比女性多，系谱中常只见男性患者。②双亲无病时，儿子可能发病，女儿不会发病，若父亲为患者，则儿子无风险，女儿将称为携带者。③若儿子发病，则母亲是携带者，该母亲生出的女儿有50%的概率为携带者；若女儿患病，则父亲是患者，母亲是携带者。④杂合

子女性通常表型正常，但根据X染色体失活情况有时会出现可变表型。⑤相当数量的单发病例来源于新发突变。

Y连锁遗传病 控制该病表型的基因位于Y染色体，如外耳道多毛症。Y连锁遗传的规律较简单，若父亲为患者，只会将疾病遗传给儿子，表现为父传子、子传孙的全男性遗传。

多基因遗传病 又称复杂疾病，其表型效应不仅取决于多个基因效果的累加及相互作用，同时受环境因素影响。该类疾病在人群中较常见，如近视、高血压、糖尿病和哮喘等。

线粒体遗传病：线粒体是人类细胞中唯一含有DNA的细胞器，线粒体DNA长16 569bp，双链闭合环状，编码13种蛋白质。人类受精卵中的线粒体绝大部分来自于卵母细胞，因此只有患病母亲能遗传给子女。在卵母细胞成熟过程中线粒体会由约10万个锐减到10余个，然后有选择性地将特定线粒体转移到单个成熟卵母细胞，再倍增至1万个或更多。因此，突变型线粒体与野生型线粒体数目存在一定比例，即线粒体病是否表达存在阈值，该阈值取决于受累细胞或组织对能量的需求。

染色体病 染色体数目异常和结构畸变所致的疾病。根据累及的染色体不同，分为常染色体病和性染色体病。一般性染色体病的症状比常染色体病轻。常染色体病共同的临床表现为：先天性非进行性智力障碍，生长发育迟缓，常伴有颅面部、五官、四肢和内脏等的畸形，如21三体综合征、18三体综合征、5p部分单体综合征等。性染色体病共同的临床表现为：性发育不全或两性

畸形，有的仅表现为生殖力下降、继发性闭经、智力稍差和行为异常等，如 XXY 综合征、超 Y 综合征、特纳综合征和超 X 综合征等。

染色体数目变异 染色体数目多于或少于 46 条所导致的疾病，包括整倍体、非整倍体和嵌合体。①整倍体：体细胞内染色体数目呈倍数增加或减少的细胞和个体，通常会在孕期流产。发生机制：双雄受精，一颗卵子同时与两枚精子结合；双雌受精，卵细胞在进行减数分离的过程中第二极体未排出。②非整倍体：体细胞染色体数目增加或减少一条或数条的细胞和个体。发生机制为减数分裂时期染色体分离异常。单体型丢失的染色体一般为 21 号、22 号、X 染色体；三体型最常见的有 13 三体综合征、18 三体综合征、21 三体综合征，性染色体三体型最常见的有 47,XXX；47,XXY；47,XYY。多体型仅见于性染色体，如 48,XXXX；49,XXXYY。③嵌合体：由两种或多种不同核型的细胞所组成的个体。发生机制为受精卵发育过程中染色体不分离或丢失。

染色体结构变异 染色体发生缺失、倒位、易位、重复等结构重排，导致基因表达量发生变化所导致的疾病，分为两种类型。①平衡重排：未导致基因剂量改变的染色体结构重排方式，包括易位（相互易位、罗伯逊易位）、倒位和插入。②不平衡重排：导致基因剂量发生改变的染色体结构重排方式，包括缺失、重复、环状染色体、等臂染色体、双着丝粒染色体和标记染色体等。

染色体微缺失/微重复综合征是涉及多个基因微缺失微重复的复发性基因组病，又称邻近基因综合征，如 22q11.2 缺失综合征、威廉姆斯综合征、22q13 缺失综合征等。

遗传咨询 为患者或其家属提供与遗传病相关的知识或信息的服务，包括确定诊断、估算再发风险（划分为高风险、中度风险和低风险）、给患者及其家属提供有关遗传病的准确信息（自然史、家系成员的再发风险、涉及的医学经济心理社会等问题）、提供有关治疗生育产前诊断和植入前遗传学诊断等方面的信息并将患者转诊到合适的专家。

产前诊断 指对罹患遗传病的个体在其出生前利用各种方法予以确诊的方法。可避免遗传病患者出生，是遗传病预防的重要环节。

有创性产前诊断 通过对卵子、受精卵、绒毛组织、羊水细胞及脐带血中胎儿细胞的染色体或基因进行检测，以判断胎儿是否发生染色体病或单基因遗传病。方法包括绒毛膜取样、羊水穿刺和脐带血穿刺。

无创性产前诊断 通过孕妇外周血胎儿游离 DNA 或胎儿细胞、B 超进行遗传病的产前诊断。高分辨率的 B 超实时扫描用于评估胎龄，多胎妊娠，胎儿的生存能力，常规超声检查一旦发现可疑畸形，将进行详细的超声检查。许多超声检查胎儿异常与染色体非整倍性相关联，如 21 三体综合征、18 三体综合征、13 三体综合征等。

植入前遗传学诊断 在胚胎植入前阶段对胚胎或卵子进行遗传学检测。该方法将常规产前诊断提早到胚胎植入子宫之前，避免了孕妇反复流产，也避免了常规产前诊断所面临的选择性流产的窘境与伦理问题。

产前筛查 通过孕妇外周血

样本检测、B 超、MRI 进行胎儿罹患遗传病的风险评估，通常是无创性的。临床一般先对孕妇群体进行产前筛查，对于存在高风险或主动要求行产前诊断的孕妇行产前诊断，以降低孕妇风险并提升遗传病筛出率。

治疗 包括以下几方面。

手术治疗 通过对某些遗传病进行手术矫正畸形、器官和组织移植治疗，如先天性心脏病、唇腭裂等。

药物及饮食疗法 对于遗传代谢病，其病因是代谢过程紊乱造成底物或前体物质堆积，可以通过特殊的饮食疗法或辅以药物治疗，控制底物或前体物质的摄入量，降低代谢产物堆积，从而减轻临床症状。例如，对苯丙酮尿症患者使用低苯丙氨酸饮食疗法，对 X 染色体畸变女性患者补充雌激素等。

基因治疗 将正常基因植入靶细胞代替遗传缺陷的基因，或关闭、抑制异常表达的基因，以预防和治疗疾病。该疗法能从根本上治疗遗传病，但其安全性和有效性还需提升。

临床意义 遗传病是严重降低人类生活质量的疾病之一，群体中有 6000～8000 种已知的遗传病，包括罕见病和常见病（复杂疾病），遗传因素也是造成不孕不育、流产、死产的重要原因。遗传病的防治已成为研究热点。

（邬玲仟 张宏云）

rǎnsètǐbìng

染色体病 （chromosome disease）

染色体数目或结构异常所导致的疾病。一般分为常染色体病和性染色体病。

分类 染色体病是一大类遗传性疾病，已发现 2 万多种与人类相关的染色体数目异常和结构异常疾病（含 200 多种微缺失/微重复综合征）。

染色体数目异常　分为整倍体异常和非整倍体异常，前者为染色体组的倍数增减，后者为增加/减少一条或多条染色体。正常人类某对染色体多了一条，细胞内染色体数目为 47 条，即三体，相反，若正常人类某对染色体少了一条，细胞内的染色体数目为 45 条，即单体。三体是人类染色体数目异常最多见的一类疾病，较大染色体的增加会造成关键基因的剂量失衡，进而干扰或破坏胚胎（胎儿）的正常发育。

染色体结构异常　又称染色体重排，指染色体在环境因素和遗传因素等多种因素的作用下发生断裂，断裂片段未在原位重接，而是与其他片段相连或丢失造成基因数目、位置或顺序发生改变。染色体结构异常分为缺失、重复、倒位、易位、插入、等臂染色体、环状染色体、双着丝粒染色体、标记染色体和染色体微缺失/微重复综合征等，根据在染色体重排过程中有无遗传物质的增加或丢失又可分为平衡性和非平衡性染色体重排。

发病率　据统计，50% 的流产胚胎是由染色体病引起。在死产婴儿、新生儿死亡、新生活婴和一般人群中，染色体病的发病率分别为 8‰、6‰、5‰~10‰ 和 5‰。人群中染色体病发病率与孕妇年龄和胎龄等相关，孕妇年龄越高，其生育染色体病患儿的风险越大，其中染色体三体综合征尤其明显。大多数染色体病胚胎或胎儿的流产发生于孕 8~16 周，仅有约 5% 发生于孕 28 周后。染色体病患儿临床多表现为出生前的流产、出生后的死产和出生缺陷。约 50% 的妊娠（包含临床不

易察觉的生化妊娠）发生了自然流产，这表明至少有 25% 的自然流产是由严重的染色体病引起。流产胎儿中的染色体病包括常染色体三体、45, X、多倍体和其他异常。其中常染色体三体中最多见的类型为 16 号三体（>30%），几乎所有的 16 三体都无法存活至出生。95% 以上的常染色体三体会在出生前流产，因此自然流产胚胎或胎儿中染色体病发生率远高于新生儿。性染色体三体具有更高的耐受性，如 47, XXX 的女性仅表现为月经失调或闭经和轻度的智力障碍。

新生儿染色体病可分为性染色体异常、常染色体异常、平衡性结构异常、非平衡性结构异常 4 类。最常见的类型为平衡性结构异常，发生率约 2‰，一般没有遗传物质增加或丢失的平衡性结构异常携带者无异常临床表现，但其生育染色体不平衡后代风险高于一般人群。

检测方法　传统的显带技术是染色体病的经典遗传检测手段，但仅能准确诊断染色体数目异常，无法检出低于 5Mb 的染色体结构异常。荧光原位杂交技术和染色体微阵列分析等与传统细胞遗传学技术联合应用后，大大提高检出率。针对染色体病现症患者遗传学病因的挖掘可为其优生优育提供指导；针对胎儿染色体进行分析的产前诊断技术可有效降低染色体病患儿的出生率。

临床意义　染色体发生数目或结构异常可导致众多基因的缺失或重复而出现异常的临床表现。常染色体病多表现为生长发育迟缓、神经精神发育异常和常伴有颅面部、四肢、内脏等多系统的先天畸形。性染色体病多表现为性发育不全或两性畸形，部分患

者仅表现为生育能力的下降、继发性闭经、轻度的智力障碍和行为异常等。染色体病可致愚、致残、致死，由于缺乏有效治疗方法，及时的产前筛查、产前诊断对预防染色体病（尤其对于高龄孕妇）至关重要。此外，染色体病相关知识的普及有助于患者及家庭成员的生活质量提高、患儿养育、诊治，同时为遗传咨询提供便利。

（邬玲仟　张宏云）

rǎnsètǐ shùmù yìcháng yíchuánbìng

染色体数目异常遗传病（genetic disorder with numerical abnormality of chromosome）　染色体数目异常引起的疾病。是染色体病的一个大类。染色体数目的恒定对于维持物种的稳定性具有重要意义。染色体异常分为染色体数目异常和染色体结构异常，数目异常比结构异常更常见。除无核细胞（即红细胞）、细胞碎片（血小板）和单倍体生殖细胞（卵子和精子）外，正常的人类体细胞包含 46 条染色体（2n），有丝分裂或减数分裂错误都可导致染色体数目异常。

分类　有以下两种。

染色体整倍体数目异常遗传病　整倍体数目异常指染色体发生了成倍增减，大多数整倍体数目异常遗传病是致命的，但也有少量的整倍体综合征存在。多倍体，即一个细胞有两组以上染色体的情况，在胚胎中并不少见，在自发流产的胎儿中，染色体畸变占 42%，其中三倍体占 18%，四倍体占 5%，极少数三倍体个体可存活到出生。

染色体非整倍体数目异常遗传病　非整倍体异常指染色体数目增加或减少了一条或数条，是最常见的染色体异常（在妊娠中

发生率为 5%~10%），是导致流产和先天性缺陷的主要遗传原因。性染色体非整倍体异常更为常见，与常染色体非整倍体异常相比，可能会产生更轻微的临床后果（三体）或同等严重的临床后果（单体）。

常见遗传病有三倍体、21 三体综合征、13 三体综合征、18 三体综合征、8 三体综合征、9 三体综合征、超 Y 综合征和 XXY 综合征等。

临床意义 染色体数目异常可能发生在产前、产后或植入前阶段，导致严重的临床后果，如自然流产、死产、新生儿死亡、畸形和智力障碍等。在妊娠早期准确识别染色体异常对于疾病的预防、遗传咨询和治疗至关重要。

对于该类疾病的诊断，传统的胎儿细胞遗传学分析需要通过侵入性检测如羊膜穿刺术、绒毛膜取样等，从羊水、绒毛膜绒毛或胎儿血液中采集胎儿细胞，但有造成流产和其他严重并发症的风险。非侵入性产前基因检测技术，在高危妊娠人群中可以获得较高的非整倍体检出率，如无创产前筛查通过分析母亲血清中的细胞游离 DNA 进行染色体数目异常的筛查，可广泛用于产前筛查。

（郓玲仟 刘 芳）

sānbèitǐ

三倍体（triploidy） 体细胞中含有三个染色体组的现象。是染色体整倍体数目异常。人类正常体细胞中含有 46 条染色体（即 2n = 46），三倍体则是比正常二倍体多一个染色体组的胚胎或个体，染色体总数为 69 条（3n），包括 22×3 = 66 条常染色体和 3 条性染色体。

在二倍体生物中，一个正常配子中所包含的全套染色体被称为一个染色体组，其本质是一组形态结构各不相同的非同源染色体，携带了控制该物种生长发育、遗传和变异的全部信息，即一个基因组。染色体组的增加会形成多倍体，如三倍体（3n）、四倍体（4n）等。多倍体胚胎中遗传物质的成倍增加会导致基因表达紊乱，严重影响其生长和生存。

分类 根据发生机制三倍体分为双雄受精和双雌受精两种（图1），形成 3 种核型：69, XXX、69, XXY 和 69, XYY。来源于双雄受精的三倍体胚胎，3 种核型比例为 1∶2∶1；来源于双雌受精的三倍体胚胎，3 种核型比例分别为 1∶1∶0。

双雄受精 分为两种情况：①正常的卵细胞同时与两个正常的精子结合。由于每个正常精子都带有一个染色体组，两个精子共同进入卵细胞后，就形成了含有 3 个染色体组的合子，即三倍体。②一个带有两个染色体组的异常精子和一个正常的卵细胞受精，导致所形成的合子内含有 3 个染色体组。

双雌受精 一个含有两个染色体组的异常卵子与一个正常的精子发生受精，形成三倍体合子。双雌受精可形成 69, XXX 或 69, XXY 两种核型的受精卵。卵母细胞减数分裂异常是二倍体卵子形成的主要原因，其中减数分裂 I 期发生的异常仅占 22%，而发生于减数分裂 II 期的异常占到了 67%。由两个卵子融合而成的二倍体卵子较罕见。

发生频率 三倍体在妊娠中的发生频率为 1%~2%，在染色体畸变导致自然流产的胎儿中，三倍体占 18%。两个精子同时受精的双雄受精是最为常见的三倍体类型，占总病例的 66%；由精原细胞减数分裂过程中发生的染色体不分离导致的双雄受精占 24%；由卵母细胞减数分裂染色体不分离导致的双雌受精仅占 10%。

存活率 大部分三倍体胚胎流产于妊娠早期，仅约 0.2‰可存活至孕 16~20 周，极少数可存活至出生，常在 1 小时内死亡（该类患儿多为嵌合体）。双雌受精的三倍体胚胎几乎难以存活超过 4 周，双雄受精的三倍体胚胎相对可短期存活，已报道的最长存活时间为 40 周。临床上更常见的是二倍体/三倍体混合综合征（DT-MS），即嵌合体，由于并非所有细胞都受影响，其临床特征较温和，存活时间更长。

三倍体与表观遗传 三倍体的表型受基因组印记的影响，父源性基因的表达影响胎盘的发育，而母源性基因的表达对胚胎发育极为重要。因此，三倍体胎儿及胎盘的表型取决于多余的一组染色体的亲本来源：①父源性三倍

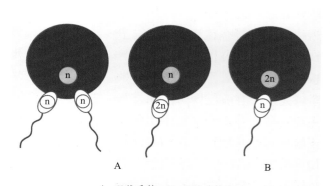

A. 双雄受精；B. 双雌受精。

图1 三倍体发生机制

体常表现为孕中期后局部性葡萄样发育的囊状大胎盘。②母源性三倍体则表现为早期流产或严重胎儿发育障碍，头大身小，胎盘细小、不发育，但无葡萄样病变。

临床表现 遗传物质成倍增加导致的基因表达紊乱会对三倍体胚胎或胎儿造成致命打击，存活时间稍长的胎儿及少数活产儿常有多系统畸形：最常见的是第三、四指并指畸形，其他肢体异常还包括通贯掌、特征性马蹄内翻足等；颅面畸形包括颅顶发育不良、眼距宽、鼻梁低、耳位低、小下颌和色素异常等；神经系统畸形常表现为脑血管异常、小脑发育异常；心血管系统畸形以室间隔缺损为主；泌尿系统畸形包括肾囊性发育不良和肾盂积水等，男性还可有尿道下裂、阴茎过小、隐睾。

临床通过超声等检测到三倍体妊娠的表型特征，除上述多种畸形之外，还包括胎盘病变、羊水量变化、胎儿生长受限、颈后透明层厚度增加。通过孕妇血清学检查，父源性三倍体可见绒毛膜促性腺激素（hCG）和甲胎蛋白（AFP）水平升高，妊娠相关血浆蛋白A（PAPP-A）降低；母源性三倍体可见 hCG、AFP 和 PAPP-A 水平均降低。

临床意义 由于三倍体胚胎或患儿通常无法存活，该病无法遗传给后代；已有三倍体妊娠流产史的母亲，再次妊娠时需警惕侵蚀性葡萄胎的出现，孕期监测母体血清 hCG 水平变化，定期行超声检查，严密随访。对于再发风险，双雌受精三倍体的再发风险不升高，双雄受精三倍体的再发风险为 1%~3%。此外，明确三倍体的亲本起源有助于预测母体可能的妊娠并发症及其风险，

如与父源三倍体相关的滋养细胞瘤、甲状腺功能亢进、高血压或先兆子痫。由于组织病理学和超声的局限性，在妊娠早期诊断与双雄受精三倍体相关的葡萄胎仍有困难。

（邬玲仟 李赵凯）

21 sāntǐ zōnghézhēng
21 三体综合征（trisomy 21 syndrome）
人类基因组额外多一条21号染色体所导致的染色体病。又称唐氏综合征。早在1866年，由英国医师约翰·兰登·唐（John Langdon Down）描述了该综合征的临床表型，直到1959年才首次将唐氏综合征的表型与21号染色体三体现象相关联。该病是人类最常见的可生存的染色体非整倍体异常，同时也是产前遗传诊断中最常见的染色体病，在新生儿中的发生率约为 1.3‰。

病因和发病机制 21号染色体部分或完全三体（即存在部分或完全多余的21号染色体）是该病的遗传学病因。患者的一系列症状与其多余21号染色体的长度相关，根据核型检测结果该病分为以下四类。

21三体型（标准型） 染色体核型为 47, XX（或 XY），+21，约占95%。由母源配子减数分裂Ⅰ期（66%）或减数分裂Ⅱ期（21%）、父源配子减数分裂Ⅰ期（3%）或减数分裂Ⅱ期（5%）、有丝分裂以及合子形成后（5%）21号同源染色体分离发生错误所致。

罗伯逊易位型 染色体数目为46条，其中包含一条罗伯逊易位的染色体，通常由一条D组或G组染色体与一条21号染色体的长臂通过着丝粒融合而成，可分为非同源和同源罗伯逊易位。非同源罗伯逊易位型最常见的核型

为 46, XX（或 XY），der（14; 21）（q10; q10），+21，由 D 组染色体和21号染色体组成的罗伯逊易位21三体综合征患者中，75%为新发，25%为家族性。同源罗伯逊易位型的核型为 46, XX（或 XY），der（21; 21）（q10; q10），+21，比较少见，大部分为21号染色体长臂复制形成的等臂染色体。

嵌合体型 受精后体细胞有丝分裂染色体不分离的结果，通常由正常核型和21三体型核型的细胞系组成。嵌合体型的表型可能比典型的21三体综合征患者轻，在个体间有广泛的可变性，其表型的严重程度与胚胎中21三体型细胞系所占百分比相关。

21部分三体 21号染色体长臂出现部分三体的患者很罕见，其父母可能为21号染色体的相互易位或倒位的携带者，配子在减数分裂过程中出现染色体重排。

高龄产妇受孕为该病的高危因素，生育风险会随母亲年龄增长而上升。孕妇年龄20周岁生育患儿的风险约为 0.7‰，25 周岁约 0.9‰，30 周岁为 1‰，35 周岁约为 2.8‰，40 周岁为 1%。因此，《中华人民共和国母婴保健法》建议年龄35周岁及以上的孕妇应进行产前诊断。

临床表现 多样，主要有特殊面容、智力障碍、肌张力减退、生长发育迟缓、心脏缺陷、生育缺陷和胃肠道问题等，累及多个系统。

特殊面容 该病最直观的诊断依据，发生频率约70%，主要表现为短头短颈、脸圆、鼻梁低平、面部轮廓扁平、眼距增宽、小眼裂、外眦上斜、内眦赘皮、张口吐舌、耳郭发育不良和低耳位。

神经系统 智力低下、全身肌张力低下、言语含糊，且患者患早发性阿尔茨海默病的风险也大幅增加，高达 70%。

心脏 新生儿先天性心脏病的发病率高达 50%。其中房间隔缺损最常见，约占 40%，室间隔缺损约占 35%。此外，还有动脉导管未闭等其他表型。

血液系统 罹患白血病的风险比正常人群增加 10~20 倍，急性巨核细胞性白血病的发生率增加 200~400 倍，患者 5 岁时累积风险为 2%，30 岁时累积风险为 2.7%，其中急性淋巴细胞白血病约占患者的 2%，急性髓细胞性白血病约占 10%。

皮肤 颈背或颈部皮肤松弛，60%~85% 的患者出现贯通掌。

消化系统 约 12% 的患者出现先天性巨结肠。十二指肠狭窄/闭锁和肛门闭锁发生概率分别增加 260 倍和 33 倍。

骨骼系统 身材矮小，手指粗短，关节松弛，第 5 指变短内弯，第 1、2 趾间距增宽，髂骨翼发育不良，髋臼浅，寰枢椎间关节不稳定等。

内分泌系统 甲状腺功能减退患者占 7%~17%。

生殖系统 男性患者出现不育症。

诊断 该病临床表现多样，特殊面容是最直观的诊断依据，面部表型在人种间没有显著差异。患儿年龄增长到足以完成智力检测后可对其行该测试，结合骨骼系统、神经系统、消化系统和皮肤等多方面的检测进行诊断。

21 三体综合征 4 种核型的遗传学诊断手段不同。对于 21 三体型（标准型）和罗伯逊易位型，通过外周血染色体显带核型分析即可确诊；对于嵌合体型，往往需要加大外周血染色体计数核型数目，或采用染色体芯片或拷贝数变异（CNV）测序进行检测，必要时取患者其他胚层来源组织检测；对于 21 部分三体可通过染色体微阵列或 CNV 测序进行诊断。

鉴别诊断 嵌合体型和 21 部分三体患者的症状较轻，临床表现不典型，需与其他染色体病、基因组病进行鉴别。

治疗原则 尚无有效治疗方法。患儿的寿命取决于有无严重的先天性心脏病、白血病、消化道畸形以及抗感染能力等。早期干预、定期检测、药物或外科对症治疗，以及良好的家庭环境和职业相关训练等可以改善患儿的发育状况，延长患儿寿命，提高生存质量。

预防 主要是加强宣教以及开展和落实产前筛查和诊断工作。对于下列情况建议进行产前诊断：①羊水过多或过少。②有反复流产史。③产前超声检查怀疑胎儿可能有染色体异常。④产前筛查提示胎儿染色体异常高风险。⑤曾生育过染色体病患儿或夫妇一方为染色体异常。⑥孕妇预产期年龄为 35 岁及以上。选择性终止妊娠是阻止该病胎儿出生最有效的手段。如已通过产前诊断手段确诊，应及时向孕妇及家属解释其症状及预后，建议尽早终止妊娠。

（邬玲仟 陈宇璐）

18 sāntǐ zōnghézhēng

18 三体综合征（trisomy 18 syndrome）

人类基因组中多一条 18 号染色体导致的染色体病。又称爱德华兹综合征。较常见，是仅次于 21 三体综合征的第二大常见常染色体三体综合征。1960 年，英国遗传学家约翰·希尔顿·爱德华兹（John Hilton Edwards）首次报道该疾病。18 号染色体是除 21 号染色体之外所带蛋白编码基因数最少的常染色体，含有 285 个基因。该病在活产新生儿中发病率为 0.03‰~0.17‰，男女比例约为 1:4。

病因和发生机制 人类体细胞中染色体数目必须是正常的二倍体，才能保证正常发育和生存。若某对同源染色体增加一条，将导致大量基因的重复，破坏基因之间的平衡，严重干扰胚胎发育过程。18 三体综合征就是由基因组中 18 号染色体存在 3 个拷贝导致，发生机制是 18 号染色体在减数分裂或有丝分裂时期的染色体不分离。减数分裂时的染色体不分离发生于卵子或精子的形成过程，第一、二次减数分裂期均可发生。大多数 18 三体综合征的发生与母亲年龄相关。随着母亲年龄的增长，母体内外许多因素影响卵母细胞减数分裂时期染色体间的相互关系和分裂后期的行动，导致 18 号染色体的不分离。

分类 根据发生机制分为以下 3 种类型。

标准型 80%~90% 的患者核型为 47,XX（XY），+18。临床症状典型，几乎所有的标准型都属新发，该型的发生与母亲高龄有关，再发风险率低。

嵌合型 约 10% 为嵌合型，主要由胚胎形成早期受精卵有丝分裂时发生异常所致，多为 47,XX（XY），+18/46,XX（XY）嵌合型。嵌合体内各细胞系的类型和数量比例取决于染色体不分离的时期，不分离发生时期越晚，正常二倍体细胞比例越高。

18 部分三体 多因患儿父母一方为 18 号染色体倒位或易位携带者，在配子形成过程中发生异常，与正常配子结合后形成 18 号染色体部分三体合子。

临床表现 胎儿宫内生长缓慢，胎动少，羊水过多；一般过期产，平均妊娠 42 周；出生体重低，大多需抢救。发育如早产儿，吸吮差，反应弱。患儿有严重的先天畸形和先天性心脏病，预后极差。近 50% 患儿的平均寿命不超过 1 个月，90% 以上 1 岁内死亡，只有极个别可存活到儿童期，但有严重的智力障碍。

胎儿生命力严重低下，多发畸形，生长、运动和智力发育迟缓。①先天畸形：小头畸形、枕部突出、耳郭发育不全伴低位耳（动物样耳）、眼裂小、眼球小、角膜混浊、内眦赘皮、小下颌、唇腭裂（偶有颜面裂）、颈短、胸骨短、肋骨细小和小骨盆等。②特殊体征：患儿手呈特殊握拳姿势，第 2、5 指压在第 3、4 指上，有摇椅样畸形足；指甲发育不全、约 1/3 患者为通贯掌。③心脏异常：95% 的患儿有先天性心脏病，主要是室间隔缺损、动脉导管未闭等，是致死的主要原因。④消化系统异常：肠管闭锁、脾异常、脐膨出等。⑤泌尿系统异常：马蹄肾、多囊肾、肾积水等。⑥外生殖器畸形：男性隐睾、尿道下裂、女性大阴唇和阴蒂发育不良等。

诊断 出生低体重、特殊握拳方式、摇椅样畸形足以及胸骨短等临床症状是标准型 18 三体综合征重要的临床诊断依据，核型分析和荧光原位杂交技术等遗传学检测手段可作为确诊依据。18 部分三体和 18 三体细胞占比较低的嵌合体患儿临床症状不典型，实验室遗传学检测是其最主要、最直接的诊断依据。

鉴别诊断 该病的临床症状非常明确，很少被误诊。但佩纳-舒凯尔（Pena-Shokeir）综合征 I 型等单基因遗传病有与该病相同或相似的临床特征。佩纳-舒凯尔综合征 I 型是一种常染色体隐性遗传病，表现为生长发育迟缓、运动神经异常、先天性心脏病等症状，预后差，临床常被误诊为 18 三体综合征。对此可采用细胞遗传学诊断技术进行鉴别诊断。

治疗原则 尚无标准有效的治疗方法，主要采取对症治疗。可对存活超过数周或数月的具有先天性心血管畸形患儿施行心脏外科手术，但不宜过早干预。对症治疗时，也应考虑到患儿的个体差异以及父母的意愿。

预防 母亲应选择在最佳年龄（不超过 35 岁）生育。避免接触有毒有害、放射性等物质。妊娠后定期产检，在规定时间内行产前筛查，必要时做产前诊断，有问题及时终止妊娠。

（邹玲仟 文娟）

13 sāntǐ zōnghézhēng

13 三体综合征（trisomy 13 syndrome）

人类基因组额外多一条 13 号染色体所导致的染色体病。又称帕塔综合征（Patau syndrome）。在活产儿中是最常见的 3 种非整倍体综合征之一，发病率和病死率高，新生儿发病率为 0.05‰ ~ 0.1‰，随产妇年龄增长而上升。该病表型比 18 三体综合征或 21 三体综合征更严重，出生后 1 岁之内新生儿的病死率高达 90%。

病因和发病机制 该病由完全、嵌合或部分 13 三体引起。完全 13 三体是最常见的形式（约占所有患者的 80%），患者每个细胞都包含 3 个完整的 13 号染色体，额外的 13 号染色体是由任一亲本生殖细胞在减数分裂 I 或 II 期间不分离而产生的，其中 91% 病例与受孕年龄增加相关的母源生殖细胞不分离有关。在部分 13 三体患者中，只有 13 号染色体长臂的一部分以三拷贝形式存在，由任一亲本携带的平衡易位或倒位造成，最常见的为罗伯逊易位 t（13；14）。只有 5% 的病例存在嵌合体，患者同时存在 13 三体和正常的细胞系。

临床表现 为一系列严重的先天性异常，如心脏畸形、中枢神经系统异常、精神运动迟缓、泌尿生殖系统异常和眼部畸形等。出生后 1 岁之内新生儿病死率高达 90%。

心脏畸形 38% ~ 92% 的患者具有心脏异常表型，包括室间隔缺损、房间隔缺损、法洛四联症、大动脉转位、主动脉缩窄和左心发育不全等。许多具有心脏异常的患者发展成肺过度循环和肺动脉高压，使病死率增高。呼吸系统并发症也是高病死率的主要原因。

中枢神经系统异常 超过 39% 的患者有中枢神经系统异常，包括大脑前脑无裂畸形、后脑畸形、小头畸形、神经管缺损、丹迪-沃克（Dandy-Walker）畸形和脑积水等。除结构异常外，中枢神经系统功能缺陷是患者高发病率和病死率的重要原因，中枢性呼吸暂停是 1 岁以下患儿的主要死亡原因（87%）。

泌尿生殖系统异常 约 60% 的患者有肾和泌尿系统畸形，包括肾盂扩张、囊性肾病、先天性肾积水、重复肾、肾发育不良和尿道下裂/上裂等。

眼部畸形 包括无眼畸形、小眼畸形、虹膜缺损、双侧视网膜发育不良、视神经发育不良、先天性白内障和青光眼等。

诊断 包括产前诊断和产后诊断。

产前诊断 多数13三体综合征可在产前诊断，孕早期通过超声测量胎儿颈后透明层的厚度；孕早期和孕中期根据孕妇年龄、血清标志物筛查评估胎儿发生的风险；孕中期和孕晚期通过检测超声异常进行筛查。临床广泛应用无创产前检测，通过母体血浆中的游离DNA来筛查13三体。筛选出存在高风险的孕妇需行产前诊断以诊断胎儿是否存在染色体异常，产前诊断通过绒毛膜取样、羊膜穿刺和脐带穿刺采集胎儿细胞进行染色体核型分析及分子遗传学检查等实验室检查进行明确诊断。

产后诊断 患儿主要通过外周血染色体核型分析或分子细胞遗传学检查进行诊断。

鉴别诊断 因为在最初的妊娠筛查中具有相似性，该病需与18三体综合征相鉴别；其他鉴别诊断包括13q的部分重复和假13三体综合征，通过染色体检查可鉴别。

治疗原则 尚无有效的治疗方法，以对症治疗为主，侧重于在父母和医师之间建立沟通关系，告知他们提高患儿生活质量和针对孩子异常的治疗方案。尽管针对13三体综合征相关的大多数致命畸形都可采用手术治疗，但干预后的10年生存率仍很低，且幸存者都有严重的智力和精神运动障碍，所以对患儿的手术治疗尚有争议。

预防 13三体综合征是严重的出生缺陷，有效的预防方法是妊娠期及早发现、及早产前诊断、及早终止妊娠。对所有孕妇及时进行产前筛查，对筛查高风险的

孕妇需行产前诊断以诊断胎儿是否存在染色体异常。对于生育过染色体易位型患儿，需检查其父母的染色体，以确定他们之一是否是平衡易位的携带者，这种携带者再次生育此综合征患儿的概率较大，需进行产前诊断。

（邹玲仟 李红艳）

8三体综合征（trisomy 8 syndrome） 人类基因组额外多一条8号染色体所导致的染色体病。又称沃卡尼综合征（Warkany syndrome）。1971年，由法国遗传学家让·德格鲁希（Jean de Grouchy）首次报道。该病大部分都在妊娠早期流产，一般能存活的多为嵌合体型。该病罕见，其嵌合体型（T8mS）的新生儿发病率为0.02‰~0.04‰。

病因和发病机制 该病是亲本配子或胎儿细胞有丝分裂过程中8号染色体不分离所致。而对应的嵌合体形成机制主要是胚胎细胞在有丝分裂过程中，一部分细胞发生8号染色体不分离，产生8三体和单体两种子代细胞。在胚胎发育过程中，单体细胞无法继续发育而凋亡，剩下的8三体细胞与其他正常复制分裂的细胞形成了8三体/二体的嵌合。还有一种机制是8三体细胞的自救，减数分裂过程中因配子染色体不分离而形成的8三体细胞在有丝分裂的过程中会丢弃多出的一条8号染色体，使细胞恢复二倍体正常数目，而由于自救过程的不完全就会形成T8mS。

临床表现 完全的8三体综合征会对胎儿的发育过程中造成严重影响而导致流产。T8mS常见表型包括掌褶纹深、足底褶纹深、智力障碍和精神发育迟滞等。其他表型：眼距过宽、眼球深陷、

斜视、角膜混浊、白内障、弱视、宽鼻、鼻孔突出、小颌畸形、下唇外翻、高腭弓、软腭裂、低位耳和畸形耳等特殊面容；漏斗胸、乳头间距宽等胸部异常；先天性心脏病；梅克尔（Meckel）憩室、先天性巨结肠、肛门异常等胃肠道异常；隐睾、单侧肾缺如、肾母细胞瘤、输尿管异常、会阴异常、腹股沟疝、男性生殖器发育不良和不育等泌尿生殖系统异常；身材矮小、锁骨异常、髌骨异常、髋骨异常、关节挛缩、椎体异常、骨盆狭窄、肋骨异常、脊柱侧凸和第2~5指/趾全屈曲等骨骼系统异常；白血病、肾母细胞瘤、囊性肾肿瘤和平滑肌肉瘤等肿瘤易感性增加等。

诊断 实验室检查常用：核型分析、荧光原位杂交（FISH）、染色体微阵列分析、拷贝数变异测序等。针对低比例嵌合，建议核型分析和FISH联用。行细胞遗传学诊断时，淋巴细胞中的异常细胞嵌合比例常随年龄的增长而减少，应检测不同组织样本。

鉴别诊断 该病与非特异性综合征型智力障碍有相似的临床表型，可以通过核型分析等遗传学检测鉴别。

治疗原则 该病无法治愈，但一些症状可经治疗缓解。治疗方法应根据症状和严重程度而有所不同，如面部畸形需要手术矫正。

预防 主要通过二级预防即出生前预防控制，通过对胎儿超声检查及遗传学检测进行诊断，避免患儿的出生。

（邹玲仟 张 文）

9三体综合征（trisomy 9 syndrome） 人类基因组额外多一条9号染色体所导致的染色体病。

1973年，由美国遗传学家穆雷·范戈尔德（Murray Feingold）和莱昂纳德·阿特金斯（Leonard Atkins）首次报道该病。发病率约为1‰。

分类 9三体综合征包括完全型9三体、嵌合型9三体和部分型9三体（包括9号长臂三体型和9号短臂三体型）。完全型9三体非常罕见，大多数会自然流产，占常染色体三体引起的自然流产的2.7%，只有极个别患儿可以出生，但也只能存活20天左右。嵌合型9三体胎儿大多数足月出生，多数患儿在早期死亡，而存活的患儿也难以正常成长。该病与21、18和13三体不同，其发生自然流产与母亲年龄无关。

病因和发病机制 第9号染色体三体是病因。发病机制为配子发生过程的减数分裂期间或体细胞在胚胎发育期间的有丝分裂期间的9号染色体不分离，9号染色体三体在各组织的嵌合比例决定了该病畸形的发生率、严重程度及智力受损程度。

临床表现 各有特点。

完全型9三体 最常见的表现是宫内生长受限，包括颅面、心脏、骨骼、泌尿生殖系统、心血管系统和中枢神经系统等异常，如畸形低位耳、小颌畸形、小睑裂、特征性球形鼻、唇腭裂、骨骼缺失或发育不全、隐睾、房间隔缺损、双侧脑室扩大和胼胝体发育不全等，大多数完全型9号三体胎儿在妊娠前3个月自然流产。

嵌合型9三体 为广泛性的多器官系统受累，患儿除普遍的发育迟缓之外，最常见的是颅面、心脏、泌尿生殖系统、骨骼和中枢神经系统异常，表现为低耳位、小颌畸形、球状鼻、呼吸问题、喂食困难、房/室间隔缺损、髋关节发育不良或脱位以及男性隐睾等。

部分型9三体 不如完全型9三体严重。9号短臂三体型主要表现为颅面部畸形和手指异常等，而在9号长臂三体型中，常表现为关节、生殖器和心脏等异常。

诊断 多数患儿在妊娠早期结合超声检测及产前诊断发现，通过绒毛膜取样、羊膜穿刺和脐带穿刺来采集胎儿细胞，进行染色体核型分析或分子遗传学检测以明确诊断。产后主要通过外周血染色体核型分析或分子遗传学检测进行诊断。

鉴别诊断 部分患儿表现出与13三体综合征相似的表型，须通过遗传学检测进行鉴别。

治疗原则 多数患儿出生后不久死亡，存活患儿难以正常生长、发育，运动和智力严重迟缓，无特殊疗法，只能对症治疗。

预防 母亲在备孕期间应避免受射线、病毒感染等其他不良因素的影响，临床上对超声提示生长发育异常的胎儿行染色体核型分析等遗传学检测，及时进行产前诊断，若确诊为9三体综合征，应合理终止妊娠，防止患儿的出生是最好的预防措施。

（邬玲仟　刘获华）

chāo Y zōnghézhēng

超 Y 综 合 征 （super Y syndrome）

含两条及以上Y染色体的染色体病。又称超雄综合征。核型为47,XYY。人类男性性染色体病，发病率约0.1‰。大多数患者的雄性激素睾酮分泌正常，男性性发育正常，通常有生育能力。

病因和发病机制 该病由细胞内额外的Y染色体所致。几乎所有患者都是由于父方的精子在形成过程中减数分裂发生Y染色体不分离所致。在极少数情况下，胚胎在发育的过程中体细胞有丝分裂发生Y染色体不分离的随机事件，也可导致具有46条染色体和47条染色体的细胞嵌合体型。

Y染色体的额外拷贝与47,XYY综合征相关表型的机制尚未明确。有研究认为，一些患有该病的男性身材高大与*SHOX*基因拷贝数增加相关，该基因可以控制身体骨骼生长，拥有额外Y染色体的患者也有额外的*SHOX*基因拷贝，这解释了患者比正常同龄人较高的原因。另一个与47,XYY综合征表型相关的基因为*NLGN4Y*基因，同样位于Y染色体，其编码蛋白对功能性突触的形成至关重要。该基因的额外拷贝可能会导致与47,XYY综合征相关的学习问题。

临床表现 与学习障碍风险增加有关。受影响的儿童可能会出现运动技能（如坐姿和行走）发育迟缓或肌张力低下。其他表现包括手部震颤或其他不自主运动（运动性抽搐）、癫痫发作、哮喘、腹部脂肪增加、大头畸形、巨牙症、扁平足、第5指弯曲、眼间距过大和脊柱侧凸等。与未受影响的正常同龄人相比，患者行为、社交和情感困难的风险增加，包括注意力缺陷/多动障碍、抑郁症、焦虑和自闭症等。

诊断 临床观察到与该病相关的表型，如肌张力低下、语言发育迟缓、学习障碍等，可通过遗传学检测方法进行诊断。检测方法包括核型分析、染色体微阵列分析等。在某些情况下，常规产前筛查可能会怀疑该综合征，可通过羊膜穿刺术或绒毛膜绒毛等取样行遗传学检测确诊。

鉴别诊断 该病与XXY综合征（克兰费尔特综合征）、马方综合征有相似临床表型，可以通过核型分析等遗传学检测进行鉴别。

治疗原则 尚无治愈方法，以对症治疗和支持治疗为主，以减轻症状。对于语言和运动发育迟缓、学习障碍等使用言语治疗、物理治疗或职业治疗、教育疗法等。

预防 ①一级预防：即婚前预防。该病属于性染色体病且大部分是由于父方配子的Y染色体数目异常导致，可通过规避生物、物理和化学的导致减数分裂异常的因素来预防。②二级预防：即出生前预防。对于有该病风险的家庭实施产前诊断，避免患儿的出生。③三级预防：即症状前预防。通过新生儿的核型筛查进行早期诊断，再对其提供相应的治疗与帮助来缓和控制表型。

（邹玲忏　张　文）

XX nánxìng zōnghézhēng

XX男性综合征（XX male syndrome）

社会表型为男性而染色体核型为46,XX的染色体病。又称德·拉·沙佩勒综合征（de la Chapelle syndrome）、男性逆转综合征。根据患者是否携带SRY基因，分为SRY阳性和SRY阴性，为常染色体显性遗传或X连锁显性遗传。该病极罕见，发病率为3.5/10万~4.7/10万，没有家族聚集性，大多为散发病例。

病因和发病机制 SRY基因位于Y染色体短臂Yp11.32，长约35kb，是睾丸决定因子的最佳候选基因。SRY基因编码的SRY蛋白是转录因子，为高迁移率组（HMG）盒家族成员，可特异性识别结合DNA序列。在胚胎性组织发育早期，SRY蛋白可短暂表达，通过调节下游基因的转录启动原始性腺组织向睾丸组织分化，抑制卵巢分化途径，在性分化过程中起开关式调节作用。

SRY阳性 患者多与父亲减数分裂过程中SRY基因的易位有关。约90%的患者是由于父源生殖细胞在减数分裂过程中X染色体与Y染色体末端同源之间发生非平衡交换，导致携带SRY基因的Y染色体片段易位到X染色体上，从而使患者出现男性表型。Y染色体上的SRY基因易位到常染色体也可导致XX男性综合征及不育的发生。

SRY阴性 患者睾丸发育机制尚未明确，有3种假说。①SRY基因下游基因表达异常：SOX基因家族可以编码含有HMG结构域的蛋白质，作为SRY蛋白的靶蛋白同样在性别发生过程中发挥重要作用。性别决定对各种调控基因的表达量比较敏感，SOX3、SOX9和SOX10基因剂量改变可以触发雄性发育过程并促进睾丸的形成和分化。②参与性别决定的其他基因突变：人类性别形成是一个由SRY基因主导、多基因协调的系列调控过程，SRY基因通过抑制下游基因的表达起负调节作用。当抑制睾丸发育的基因发生突变，这种抑制作用将会减弱，从而导致46,XX核型女性向男性发育。DAX1、FGF9、DM-RT1、WNT4和WT1基因也参与了性别决定的过程，这些基因之间相互作用，通过改变蛋白质水平或功能影响性别决定。③SRY基因隐藏嵌合假说：在胚胎早期发育过程中，性腺及皮肤组织来源于外胚层而外周血来源于中胚层，胚胎早期的基因突变可以导致睾丸组织和外周血染色体核型不一致，常规染色体核型检查难以检查出生殖腺嵌合。

临床表现 主要有3种情况：具有正常男性特征和内外生殖器；外生殖器模糊、畸形；真两性畸形。大部分患者表现为男性特征和外生殖器正常、身材矮小、青春期性激素分泌正常、成年期出现继发性睾丸功能不全等，约90%为SRY基因阳性。SRY阴性患者多出现生殖器畸形或真两性畸形，典型的表现为阴茎阴囊尿道下裂、严重的外生殖器模糊、伴或不伴痛性阴茎勃起或隐睾症；约85%的患者出生时具有正常的男性表型，多因乳腺发育或不孕不育就诊才得以发现。

诊断 依据患者临床表现和实验室检查、基因检测进行诊断。

实验室检查 患者在青春期前血浆睾酮和促性腺激素与正常男性无明显差异，成年后血浆黄体生成素和卵泡刺激素水平升高，睾酮降低，雌二醇增高。

基因诊断 可确诊。在G带分析性染色体核型的基础上借助荧光原位杂交检测AZF基因a、b、c三区的微缺失情况，联合桑格（Sanger）测序对SRY基因和AZF基因进行测定。高通量测序技术，将性别发育过程中的所有相关基因一次性检测分析，能够大大提高检测效率，直接在基因水平上对XX男性综合征患者进行不同型别的诊断。

鉴别诊断 该病与XXY综合征（克兰费尔特综合征）、先天性肾上腺皮质增生症在表型上相似，主要以遗传学诊断结合临床表型进行鉴别。

治疗原则 不同类型的治疗原则不同，外生殖器畸形应适时手术矫正，使外生殖器接近正常外形并进一步发育；真两性畸形应及时切除异位性腺组织，以免发生恶变；患者青春期开始进行雄激素替代治疗可以促进和维持男性的第二性征，改善睾酮水平、肌力和骨密度。患者因其社会性别与染色体核型不一致，常需辅以心理治疗。

预防 ①一级预防：即婚前预防。对出现部分女性特征的男方在婚前进行遗传学检测明确是否为 XX 男性综合征。②二级预防：即出生前预防。对已生育患者的家庭实施产前基因诊断，降低再生育患儿的风险。③三级预防：即症状前预防。通过新生儿筛查，在患儿出现症状前早期诊断和早期治疗，避免发生性别反转。

（邬玲仟 施庆鑫）

XXY zōnghézhēng

XXY 综合征（XXY syndrome）

核型为 47, XXY，后发现亦可有嵌合型 47, XXY/46, XY 的染色体病。又称克兰费尔特综合征。是男性最常见的性染色体异常疾病。由美国内分泌学家哈利·克兰费尔特（Harry F. Klinefelter）于 1942 年首次报道。该病特征为男性多一条或更多的 X 染色体，通常与生精小管的透明化、无精子症和不孕症有关。染色体核型有一条额外的 X 染色体（47, XXY）的占 80% ~ 90%；其他包括表型较轻的嵌合体（46, XY/47, XXY）、结构异常的 X 染色体（如 47, iXq, Y）和多条额外的性染色体（48, XXXY；49, XXXYY；48, XXYY）。新生男婴中发病率为 0.12‰ ~ 0.17‰，在不育症男性为 3% ~ 4%，在无精子症患者中高达 10% ~ 12%。

病因和发病机制 病因是配子在减数分裂或发育中的受精卵在有丝分裂时性染色体不分离，从而产生染色体数量异常的细胞。生殖细胞不分离发生在父方或母方的概率各为 50%，受精卵有丝分裂不分离发生频率较低（约 3%）。该病发生与父母的年龄有关，年龄>40 岁的母亲与年龄<24 岁的母亲相比，发病率增加 4 倍。嵌合型（主要是 46, XY/47, XXY）发生的主要原因是发育中的 46, XY 受精卵在早期有丝分裂时发生了染色体不分离，或者由于后期拖滞，47, XXY 受精卵在分裂时丢失了一条 X 染色体。

该病的发病机制尚未明确，可能涉及 X 染色体基因的剂量效应和表达/失活状态，多余的 X 染色体的数量和来源（母系或父系），位于性染色体拟常染色体区基因的活性。

临床表现 具表型异质性，以小睾丸为标志性特征，同时出现睾丸硬化、男子女性化乳房、高促性腺激素性性腺功能减退、睾丸生精小管的纤维化、透明样变化和间隙增生等表型。

婴儿期 出生时出现生殖器异常，如小阴茎、隐睾、阴囊二裂和尿道下裂。

儿童期 出现阅读、书写障碍，学习困难，患儿平均智商比正常儿童低 10% ~ 20%。

青春期 只有少数患者出现明显的性腺功能减退症，伴有明显体征（腋毛和面部毛发稀少、肌肉质量差）以及男性气质不足和/或青春期延迟的症状。

成人期 一般表现出身材高大、身体比例不协调、四肢较长而躯干较短的体型，小睾丸、小阴茎、第二性征发育不良、性腺功能减退（性欲下降、勃起功能障碍）等症状。

XXY 综合征除引起男性原发性性腺功能减退症外，还与一系列疾病有关，如骨质疏松症、精神和认知障碍、代谢综合征和自身免疫病等，具有较强的临床异质性。认知障碍主要表现在语言发育的缺陷，即交流和表达障碍。

诊断 尚无明确诊断指南，染色体核型分析是检测金标准。其他辅助检查包括：男性化特征、体型、生殖器检查以及精液分析，生殖激素测定和影像学检查等。患有 XXY 综合征的男性胎儿在超声和生化检测中没有发现异常却可以通过核型分析发现异常。无创产前筛查的广泛应用可提高诊断率。

鉴别诊断 与其他性腺功能减退症（如卡尔曼综合征）通过染色体检查进行鉴别。

治疗原则 尚无治愈方法，缺乏特异的治疗手段。患者需要终生随访，在性腺功能低下的情况下可以接受睾酮治疗，必要时对患者进行手术治疗，并进行心理干预，尽量使患者恢复正常的生活水平。

药物治疗 睾酮素治疗不仅可以促进患儿第二性征的发育，促进精子的成熟，提高患者的生育能力，还能降低患骨质疏松、自身免疫病和乳腺癌的风险。

手术治疗 通过手术取出患者睾丸内精子，再使用辅助生殖的技术，使患者拥有自己遗传学上的后代。

预防 首先，保持良好的生活习惯与作息，适龄生育。其次，做好产前诊断，在胎儿期检测，及时终止妊娠，避免患儿的出生，但对是否终止妊娠还有争议。患者越早进行诊断，就可以尽早在患者需要时进行药物治疗，使其能够避免性腺功能减退症的长期后果，也可以在睾丸损伤开始之前尽快将精液或睾丸组织进行冷冻保存，所以应遵循及早发现，及早诊断，及早治疗的原则。

(郇玲仟　马珊珊)

XXXY hé XXXXY zōnghézhēng
XXXY 和 XXXXY 综合征
（XXXY and XXXXY syndrome）

存在两条或两条以上额外 X 染色体的染色体病。罕见的性染色体非整倍体异常。一条或多条额外 X 染色体的存在可导致睾丸发育不全、高促性腺激素性性腺功能减退症。核型 48,XXXY 和 49,XXXXY 被认为是 47,XXY（克兰费尔特综合征）的严重变异。但研究证实，每增加一条 X 染色体，就会增加除内分泌功能异常外的先天性畸形风险，以及更复杂和多样化的神经认知异常，从而可与克兰费尔特综合征区分。48,XXXY 在男性新生儿中的发病率为 2/10 万，而更罕见的 49,XXXXY 在男性新生儿中的发病率为 1.0/10 万~1.2/10 万。

病因和发病机制　48,XXXY 是生殖细胞在减数分裂Ⅰ和Ⅱ期性染色体不分离的结果，不分离发生在父方或母方的概率各 50%。而形成 49,XXXXY 异常核型的 X 染色体在减数分裂Ⅰ和Ⅱ期间不分离几乎都发生于母方，导致单个卵细胞最终可能有 4 条 X 染色体，然后与正常男性精子结合。

临床表现　主要包括特殊面容、智力障碍、性腺功能减退、严重的语言发育延迟、多发性骨骼异常和心脏缺陷等。①身高：48,XXXY 综合征的身高高于平均水平，尤其是青春期以后。而 49,XXXXY 综合征的平均身高通常低于平均水平。②智商：较低，与 X 染色体的数量有关，每增加一条 X 染色体，智力水平会降低约 15%。③认知障碍和神经发育：具有很高的异质性。48,XXXY 综合征的认知能力在轻度智力障碍

范围内，部分存在语言障碍、社会和心理问题；49,XXXXY 综合征的智商较低，语言理解和表达困难。④大脑磁共振成像（MRI）表现：48,XXXY 综合征表现为非特异性脑白质高信号；49,XXXXY 综合征脑体积减少更为明显，白质异常的发生率更高。⑤轻度肘发育异常、指弯曲、桡尺关节脱位或先天性肘错位等。⑥儿童时期和青春期睾丸均相对较小，睾丸功能减退。

诊断　通过临床表现初步诊断，包括特殊面容、智力残疾、性腺功能减退、严重的语言发育延迟、多发性骨骼异常和心脏缺陷，且临床表型随 X 染色体的增加而趋于严重和变异。辅助检查包括性激素水平检测及其他内分泌指标。确诊依靠染色体核型分析或染色体微阵列分析。

鉴别诊断　需与其他引起不育的疾病、引起第二性征发育异常的疾病相鉴别。

治疗原则　早期言语和运动迟缓在患者中普遍存在，早期干预治疗极为重要和必要，早期补充睾酮可提高患者认知能力。早期的语言训练与行为训练有助于提高患者的语言能力与社交能力。而对于肌张力减退或粗大运动技能延迟的患者，应考虑物理治疗，恢复肌肉张力、平衡和协调。

预防　染色体非整倍变异在高龄产妇中较常见，高龄产妇生育前可以通过胎儿绒毛、羊水或脐血细胞染色体核型分析进行产前诊断。此外，超声检查也可见羊水过多、囊肿状水瘤、畸形足和小阴茎等变异，然后对超声检查异常孕妇行产前诊断。对已生育患者的家庭实施产前诊断，降低患者出生的再发风险。

(郇玲仟　李赵凯)

chāo X zōnghézhēng
超 X 综合征（super X syndrome）

含 3 条及以上 X 染色体的染色体病。又称超雌综合征。是一组性染色体非整倍体异常疾病，患者核型比正常女性核型 46,XX 额外多了一条或一条以上 X 染色体。"超雌"一词源于 1959 年雅各布斯（Jacobs）首次描述的一位智力正常、继发性闭经的 47,XXX 女性患者，之后陆续报道 48,XXXX；49,XXXXX 和 45,X/47,XXX；48,XXXX/49,XXXXX 等嵌合核型。XXX 综合征在新生女婴中的发病率约 1‰。XXXX 综合征较罕见，自发现仅有 100 多例报道，并且临床确诊率较低，不足 15%。

病因和发病机制　该病由 X 染色体在配子生成过程中或发育中的受精卵有丝分裂过程中不分离引起。双亲配子形成时在减数分裂过程中 X 染色体不分离，导致其中部分配子比正常配子多出一条或一条以上 X 染色体，与正常配子结合后形成 X 染色体异常的合子。约 90% 是源于母系的 X 染色体不分离，其中 78% 发生在第一次减数分裂，22% 发生在第二次减数分裂；另外 10% 是父系起源。也有一部分是由于受精卵在有丝分裂过程中发生 X 染色体不分离导致，这部分最终形成嵌合体型。正常女性核型为 46,XX，其中一条 X 染色体随机失活，以保证每个细胞中只有 1 条 X 染色体有活性和正常表达，但 X 染色体上存在两个与 Y 染色体同源的特定区域，即拟常染色体区（PAR1 和 PAR2）不会失活并保持基因表达活性。除 PAR 外，X 染色体上还有 5%~10% 的基因逃避失活。与该病相关的表型异常可能由这些逃避失活的基因过度

表达所致，从而表现超雌综合征的特点。

临床表现 有以下几方面。

体格检查 患者身高较高，其中下半身更明显，位于人群身高值的 50% ~ 70% 百分位数；头围较大，位于人群头围值的 90% 百分位数以上，外生殖器无明显异常。但五 X 综合征的女性通常身材矮小。

神经精神发育 主要表现为运动迟缓、语言发育迟缓和学习障碍，智商比同龄人低 10 ~ 15 分，少数患者智力发育迟缓，且 X 染色体的数目越多智力越低。婴儿期和儿童期出现发育迟缓，患儿发育到标志性运动能力的时间延迟，协调性差，精细运动技巧存在缺陷等；语言发展普遍延迟，30% 的患者出现行为异常、情绪障碍（包括情绪不稳定、更焦虑、更敏感及更不自信），抑郁和适应障碍等精神类疾病的发生率较正常人高。

生殖系统 70% 患者青春期发育正常，一般可生育正常核型的后代；30% 患者出现卵巢功能低下、卵巢早衰、原发或继发闭经、过早绝经和生育能力下降等。由于出现卵巢早衰的现象比较普遍，应尽早在最适生育年龄段生育后代。

其他系统 部分患者伴有心血管系统的异常；约 1/3 伴先天畸形，如先心病、髋关节脱位等。

XXXX 综合征大多情况下会出现比 XXX 综合征更严重的表型，如面部畸形、智力障碍加重（平均智商 60 分）、骨骼异常、再生障碍性贫血和神经发育异常等，一些典型的面部特征包括内眦赘皮、鼻梁扁平、眼距过远和眼球震颤。

诊断 该病无特殊临床表现，多为无意中发现。在女性中如出现上述表现时可考虑进行核型分析，核型分析提示 X 染色体存在结构异常时，可进行荧光原位杂交、拷贝数变异测序、染色体微阵列分析等以辅助诊断。该综合征胎儿产前无特殊超声异常表现，诊断率低，随着无创产前筛查技术在临床的广泛应用，部分胎儿可在产前被检出。

鉴别诊断 该病的发育和行为特征与脆性 X 综合征女性相似，脆性 X 染色体检测阴性的疑似脆性 X 综合征女性患者应完成核型检测。根据临床表现，也需与身材高大相关的其他遗传疾病（如马方综合征）进行鉴别。

治疗原则 无特异治疗方法，一般为支持对症治疗。患者存在泌尿生殖系统先天畸形可行手术干预；如患者存在发育行为异常、学习障碍等，建议进行早期心理行为学干预、康复训练或接收特殊教育；如存在性发育异常，需尽早通过临床治疗改善症状，提高生活质量。

预防 该病大多为新发，再发风险低。已确诊女性，建议尽早在最适生育年龄段生育后代。该病与母亲高龄有一定关系，建议高龄母亲行产前诊断。对已生育过此类患儿的双亲再次生育时，需给予产前相关检查，并进行产前诊断。对遗传诊断明确、其父母有再次生育要求的家系进行产前诊断，根据产前诊断结果进行遗传咨询。产前诊断可检出此类核型异常，但难以评估胎儿将来的表现，是否生育需要由父母双方决定。孕前准备生育的夫妻双方应远离诱发染色体畸变的各种因素，如药物、辐射和化学物质等。

（郭玲仟 罗颖鋆）

wǔ X zōnghézhēng

五 X 综合征（penta X syndrome）

含有 5 条 X 染色体的染色体病。于 1963 年由尼马拉·克萨里（Nirmala Kesaree）和保罗·伍利（Paul V. Wooley）首次报道。其染色体特征为比正常女性多 3 条 X 染色体。这种非整倍体极罕见，仅报道了约 30 例孤立病例。由于患者的表型存在较强的异质性，实际发病率未知，但有学者认为发病率应与 49, XXXXY 在男性中的发病率（约 1.2/10 万）相当。

病因和发病机制 发病机制尚不清楚，这种非整倍体异常可能由于配子生成过程中连续两次减数分裂均不分离或者发育中的受精卵有丝分裂不分离引起。如果 X 染色体没有正确分离，继续进行下一次细胞分裂，并且再次没有正确分裂，生成含有 4 条 X 染色体的配子，那么当卵子和精子结合后，胎儿会留下来自父母一方的 4 条 X 染色体和来自另一方的第 5 条 X 染色体，形成 49, XXXXX。应用多态性 DNA 分子标记进行分子遗传学分析可确定非整倍体染色体异常的亲本起源以及不分离发生在减数分裂 I 期或 II 期的细胞阶段。

临床表现 临床表型多样，且比 X 三体和四体更加严重，包括严重的智力障碍、发育迟缓、面部畸形、骨骼异常和先天性心脏缺陷等。在多数产后 49, XXXXX 综合征病例中，智力障碍和发育迟缓是共同特征。也有部分病例表现为免疫功能异常、易发生感染、外生殖器外观正常但性腺功能低下等异常。

诊断 外周血染色体核型分析是诊断该病的金标准，对于嵌合型患者，可采用染色体微阵列或荧光原位杂交进行检测。五X综合征胎儿宫内无明显特征性表型，故产前诊断较困难，仅少量报道发现胎儿生长受限、颅面畸形、骨骼畸形、心血管畸形、四肢短小和一过性胎儿水肿。尚无孕妇血清生化指标可用于该病的筛查，但可利用无创产前筛查（NIPT），当NIPT提示X染色体数目异常或Z值高时，应进行绒毛、羊水或者脐血细胞的染色体核型分析从而确诊。

鉴别诊断　该病具有眼距过宽、内眦赘皮、眼裂外上斜等面部异常，类似于21三体综合征表现，易被误诊为21三体综合征，需要细胞遗传学分析进行鉴别。

治疗原则　尚无特殊治疗方案，主要是对症治疗。预后极差，尚无成人型五X综合征报道，存活至儿童期者常伴有严重的智力障碍和身体畸形。

预防　多数情况下，父母无携带染色体异常，尚无法评估五X综合征的再发风险。一般认为孕妇高龄与该病没有关联，胎儿也没有特征性的超声影像学异常。最好的预防手段是在妊娠期早发现，及时终止妊娠，建议孕妇进行NIPT筛查，若提示高风险，则对胎儿进行染色体核型分析。

（郇玲忏　陈思仪）

xìngxiàn fāyù bùquán

性腺发育不全（gonadal dysgenesis）

常见核型为45,X的染色体病。又称特纳综合征。较常见，由女性缺少一条X染色体或X染色体的一部分所致，是人类唯一能生存的单体综合征。由美国内分泌学家亨利·休伯特·特纳（Henry Hubert Turner）在1938年首次描述。99%的胚胎在早孕期发生自然流产，能够出生者大部分不伴严重畸形。在女性新生儿中的发病率为0.2‰~0.4‰。

病因和发病机制　约半数患者的染色体核型是45,X；其余大部分为嵌合体（45,X/46,XX；45,X/46,XY；45,X/47,XXX等）；还有少数是性染色体结构异常导致，如短臂或长臂缺失/部分缺失、等臂染色体、环状染色体等。发病机制是由于双亲的配子形成时在减数分裂过程中，X染色体的同源染色体或姐妹染色单体不分离，导致部分配子缺失X或Y染色体，与正常的配子受精后形成核型为45,X的合子。70%的性染色体不分离发生在父方，即大多数患者唯一的X染色体来源于母方，而X染色体来自父方的患者临床症状通常更为轻微。此外，约10%的性染色体丢失是发生在合子后早期卵裂，从而形成嵌合体。与常见的常染色体三体不同，该病的发生与孕妇年龄无关。

X染色体长臂等臂核型的患者具有典型的45,X核型的临床表型，X染色体短臂缺失表现为身材矮小和先天性畸形，说明与特纳综合征关系密切的基因位于X染色体短臂。Xp11.2-p22.1是关键区域，其中位于Xp22和Yp11.3的SHOX基因单倍剂量不足与身材矮小、骨骼发育不良等相关，Xq24区域与卵巢功能驻留相关。位于Xq13的XIST基因可能与智力障碍、自闭症和面部畸形有关。

患者细胞中缺少一条X染色体或部分关键区域，导致女性性腺不能正常发育，早期卵巢几乎正常，但很快萎缩成索状，多数患者在青春期时卵泡呈无卵泡性结构，丧失正常功能，无法正常分泌雌激素，导致雌激素水平低下，然后通过下丘脑-垂体-性腺轴的负反馈调节，下丘脑分泌过多的促性腺激素释放激素，从而引起垂体分泌过多的促性腺激素，即促卵泡激素和黄体生成素。这是该病患者性激素水平异常的原因。

临床表现　产前胎儿超声发现胎儿颈部淋巴水囊肿及全身水肿是该病的特征。出生后表型有生长发育迟缓、身材矮小、生殖腺发育不良、胸平而宽、乳头发育不良、间距增宽、内陷、颈蹼、后发际低、指甲发育异常、牙齿发育缺陷、心血管和肾畸形、骨骼发育不良、中耳炎、手足水肿和眼畸形等。青春期后内分泌检查有雌激素水平降低，垂体促性腺激素升高。成年患者常有原发性闭经和不孕。患者智力通常正常。

诊断和鉴别诊断　产前超声检查和胎儿染色体核型分析是产前诊断的主要方法。胎儿染色体核型分析包括绒毛或羊水细胞核型分析，如检测到45,X核型即可确诊，但要注意对其他核型特别是嵌合体的鉴定，荧光原位杂交、聚合酶链反应和多重连接依赖性探针扩增可对隐蔽的或低水平的嵌合体进行诊断。

治疗原则　一旦确诊应接受全面的身体检查和对应治疗。激素治疗可促进患者的生长发育。从4~6岁开始使用生长激素，持续用到骨骺闭合，身高可增长5~10cm，最终可超过150cm。联合少量雄激素效果更好。12岁以后开始应用雌激素诱导青春期，改善第二性征的发育，促进月经来潮，防止骨质疏松，促进生长。雌激素应用数年后至青春期，开始雌、孕激素周期性替代治疗，持续用药至40~50岁。由于应用生长激素会增加患者心血管疾病发生的风险，每年应定期体检。

预防　①一级预防：即婚前预防。对于不孕不育的适龄女性以及身材矮小的女性应尽早行外周血染色体检查，做好遗传咨询。②二级预防：即出生前预防。对已生育患者的家庭实施产前基因诊断，降低患儿出生的再发风险。③三级预防：即症状前预防。通过新生儿筛查，在患者出现症状前早期诊断和早期治疗，避免或减少致残，提高生活质量。

（邬玲仟　吴家裕）

hùnhéxíng xìngxiàn fāyù bùquán

混合型性腺发育不全 （mixed gonadal dysgenesis，MGD）

具有染色体嵌合以及发育不全的性腺和可变的内外部生殖解剖结构的染色体病。其真实发病率不清楚。患者可具有不同染色体核型（如 45,X/46,XY 或 46,XX/46,XY 等）以及不同性腺特征（如条纹性腺或正常卵巢/睾丸）。以 45,X/46,XY 核型的 MGD 为例描述。

病因和发病机制　发病机制尚不清楚。一般嵌合体的形成与胚胎早期受精卵或细胞分裂时的异常相关。45,X 细胞系的存在通常与 Y 染色体重排（通常是双着丝粒和环状 Y 染色体）有关。

临床表现　患者的临床表现差异很大，从出生时的部分男性化和不明确的生殖器到完全男性或女性表型都存在。最常见的特征是睾丸发育不对称，通常一侧睾丸发育不全，另一侧有条纹性腺（发育不良的卵巢）；也存在不对称的外部和内部生殖器。

诊断和鉴别诊断　有以下几方面。

影像学检测　一侧为睾丸，另一侧为条纹状性腺可诊断。超声是评估内部生殖器官的主要方法，但条纹性腺在超声和磁共振成像很难显示和定性。在美国，具有睾丸或卵巢形态的性腺在活

检时可能被认为是发育不良的性腺。

体格检查　产后诊断为 45,X/46,XY 的患者存在广泛的表型变异，范围从具有隐睾或尿道下裂表型的男性，到具有性腺发育不全表型的女性。常见的表型为一个睾丸、一个条状性腺和米勒管结构。90%～95%产前诊断为 45,X/46,XY 的患者是表型正常的男性。鉴于相关心脏异常的发生率，有必要进行心血管检查。体格检查最重要的是确保在新生儿期没有需要立即干预的尿道或阴道阻塞，并有助于区分该病和特纳综合征（性腺发育不全）。特纳综合征患者可能有畸形耳、蹼颈、宽/盾形胸部、乳头间距宽和肘外翻。

核型检测　45,X/46,XY 可通过核型确定。应进行至少 50 个细胞的嵌合染色体分析。

治疗　由于该病导致恶性肿瘤风险高，一般在早期切除性腺组织。对于需要行不可逆转手术的患者，应等其到一定年龄且有权自主决定时才能做出医疗决定。这种方法不适用于所有人群。因此，临床需要考虑个体风险以及最适合患者的个体化临床路径。

对于未进行性腺切除术或部分切除性腺组织的患者，需每年与多学科团队进行一次随访。如果性腺已被放置在阴囊中，则建议进行每 3 个月一次的自我检查和每年一次的影像学检查。还应为患者及其家人提供持续的社会和同伴支持，同时长期随访，以筛查抑郁、焦虑等相关指标。

预防　妊娠期避免性激素滥用；女性避免富含雄激素的药物和食物；有两性畸形家族史的人员，妊娠期间应及时和产科医师进行交流，进行产前咨询。对某

些诊断明确的疾病，可行羊水或绒毛膜穿刺对胎儿进行核型检测，有助于判断胎儿是否患病。

（邬玲仟　李云龙）

luǎngāoxíng xìngfāyù yìcháng

卵睾型性发育异常 （ovo-testicular disorder of sex development，OT-DSD）

染色体数目异常或结构突变导致的男性或女性性发育异常。DSD 为先天性染色体、性腺和表型性别的发育异常或不匹配，发病率为 0.18‰～0.22‰，临床表现差异性显著，遗传异质性明显。OT-DSD 发病率低，仅占所有 DSD 的 3%～10%。

分类　根据染色体核型，OT-DSD 分为三型：46,XX；46,XY；46,XX/46,XY 或其他嵌合体型，其中 46,XX 最常见。

病因和发病机制　位于 Y 染色体短臂末端的 *SRY* 基因是男性性腺发育的主要决定因子，46,XX 卵睾型 DSD 睾丸组织分化是由于 *SRY* 基因异位于 X 染色体或常染色体，但 *SRY* 基因只是决定性腺发育的众多因素之一，SRY 阴性患者仍需通过手术及病理组织学检查确诊。基因变异是 DSD 的最重要病因，最常见的类型是单核苷酸变异和拷贝数变异。已有 64 个致病基因和 967 个候选基因用于诊断 DSD，检出率较高的基因有：①性激素合成和作用相关基因，如 *CYP21A2*、*SRD5A2*、*HSD17B3* 和 *HSD3B2*。②性腺发育相关基因，如 *NR5A1*、*DHH*、*MAP3K1*、*SOX9*、*SRY* 和 *WT1*。③导致低性腺功能障碍的基因，如 *CHD7*、*WDR11*。④导致尿道下裂和隐睾的基因，如 *MAMLD1*、*INSL3*。

临床表现　第二性征的发育状况主要由优势性激素决定，患者表型多为间性：阴蒂增大、尿

道下裂、大阴唇融合、阴囊样阴唇、阴道闭索、小阴茎和隐睾等，常见外生殖器不对称。

诊断 主要依靠体格检查、实验室、影像学及染色体检查进行诊断，但确诊需要手术或性腺活检证明存在两种组织。

染色体分析和基因检测 性发育异常疾病的诊断和鉴别诊断首先要明确核型。荧光原位杂交检测Y染色体*SRY*基因，确定染色体性别。临床对基因变异诊断多采用拷贝数变异测序、多重连接依赖探针扩增、高通量测序和桑格（Sanger）测序等。

体格检查 第二性征的发育随占优势的激素而定。

内分泌检测 内分泌指标有睾酮、双氢睾酮、黄体生成素、卵泡刺激素等，怀疑母亲有男性化表现者，建议留存脐带血和胎盘标本。此外还有17-羟孕酮、孕酮、促肾上腺皮质激素（ACTH）及皮质醇协助排除先天性肾上腺皮质增生症。

影像学检查 泌尿生殖系统超声、肾上腺CT、垂体磁共振成像以及左手和腕骨龄片等，必要时腹腔镜探查。

兴奋试验 可作排除诊断。促性腺激素释放激素兴奋试验、人绒毛膜促性腺激素兴奋试验、胰岛素低血糖兴奋试验和ACTH兴奋试验等。

鉴别诊断 需与以下疾病相鉴别。

肾上腺皮质增生引起的女性假两性畸形 外生殖器和第二性征的不同程度男性化，性腺有卵巢而无睾丸，CT/MRI可辅助检查肾上腺。

男性假两性畸形 性腺有睾丸而无卵巢，外生殖器官有不同程度女性化，常伴尿道下裂等严重畸形，睾丸多位于腹股沟或大阴唇内，发育不全，青春期易恶变。

XXY综合征 又称克兰费尔特综合征，表现为身材高大、睾丸小而硬，第二性征发育不良，从外生殖器难以确认性别，染色体核型多为47, XXY，性腺活检仅有睾丸组织而无卵巢组织。

治疗原则 该病不影响寿命，但严重影响生活质量，治疗需要个体化。①性别选择：不应受染色体核型的限制，应基于性腺分化和生殖系统发育情况选择性别。②激素替代治疗。③外科治疗：如性腺切除和外阴整形术。④心理治疗。

预防 妊娠期避免性激素的滥用；女性避免富含雄激素的药物和食物；有两性畸形家族史的人员，在妊娠期间应及时和产科医师进行交流，进行产前咨询。对某些诊断明确的疾病，可行羊水或绒毛膜穿刺对胎儿进行相关基因检测，有助于判断胎儿是否携带了此致病基因。

（邬玲仟 罗颖鎏）

rǎnsètǐ jiégòu yìcháng yíchuánbìng

染色体结构异常遗传病 （genetic disorder with chromosomal structural abnormality） 染色体结构异常导致的疾病。

病因和发病机制 染色体结构异常又称染色体结构畸变，主要由物理、化学、生物或遗传因素导致染色体发生断裂。断裂后的染色体产生两个断裂端，若断裂端未能在原位重接，则引起染色体结构畸变。主要包括重复、缺失、易位和倒位等形式。

临床特征 一方面，染色体结构异常遗传病通常表现为较高的遗传异质性。因为染色体结构重排的片段大小、位置的不同，其单倍剂量不足致病基因数量差异可能与临床症状多样性相关；一些位于缺失区域内隐性遗传的等位基因可能会变异而产生表型；此外，一些位于结构异常区域外的变异会对表型进行表观修饰。另一方面，由于染色体结构重排大部分为新发突变，故通常表现为散发性病例。常见遗传病有3p缺失综合征、3q缺失综合征、3q重复综合征、5p部分单体综合征、11p部分单体综合征、22号染色体长臂远端缺失综合征和22号染色体长臂远端重复综合征等。

分类 根据在染色体重排过程中有无遗传物质的增加或丢失，分为以下两种。

平衡性染色体重排 最常见的染色体结构异常形式，主要涉及非同源染色体之间的染色体交换。患者通常无明显表型，但在生育后代时通过减数分裂，有较高概率产生异常配子，从而导致流产、死产等。

非平衡性染色体重排 通常导致遗传物质总量改变或遗传物质错位，大多数染色体结构遗传病都是由非平衡性染色体重排导致。

诊断 应在对应临床症状、家族史评估的基础上，行遗传学检测以确诊。由于染色体结构异常多为新发，少数来源于家庭遗传。故应对有染色体结构异常遗传病家族史或不良妊娠的家庭应进行产前筛查，包括胎儿影像学检查、染色体核型分析、荧光原位杂交、染色体微阵列分析和拷贝数变异测序等检测。遗传学产前诊断可通过绒毛活检、羊膜腔穿刺或脐静脉穿刺进行。

预防 通过婚前预防、出生前预防和新生儿筛查三级预防进行。

临床意义 染色体结构异常遗传病例通常导致流产、死胎、生长发育迟缓等严重表型，对社会和家庭造成严重负担，且多无特异性治疗方案。因此，疾病的预防、遗传咨询和对症治疗尤为重要。

（邬玲仟 李云龙）

3p quēshī zōnghézhēng

3p 缺失综合征（3p deletion syndrome）

由 3 号染色体的短臂末端缺失引起的染色体病。缺失的大小存在个体差异，常见缺失区域有 3p25-pter、3p25-3p26 等，大小 0.15~11Mb，包括 4~71 个基因。不同区域缺失造成相关的基因缺失，可引发相应的临床症状与体征。1978 年，韦尔扎尔（Verjaal M）和德内夫（De Nef MB）首次报道了 3p 缺失综合征，群体发病率尚无统计，已报道 50 余例。

病因和发病机制 如下。

病因 该病多数为新发缺失突变，卵子或精子形成期间或胎儿发育早期的 3 号染色体末端随机缺失是最常见原因，缺失发生在一条染色体上，患者常无家族史。少数由遗传因素导致，若父母存在 3 号染色体与另一染色体平衡易位或倒位，将导致子代染色体不平衡，即存在重复或缺失染色体，出现 3 号染色体的短臂缺失而致病。

发病机制 3p25-pter 区域缺失、3p25-pter 区域内关键基因单倍体剂量不足和 3p25-pter 区域内基因缺失突变。缺失区域造成相关的基因缺失，涉及基因有 *CALL*、*SETD5*、*ITPR1* 和 *BRPF1* 等，并引发相应的临床症状与体征。

临床表现 主要表现有低出生体重、生长发育迟缓、智力障碍、耳畸形/耳低位、上睑下垂、鼻畸形、小颌畸形、人中异常、肌张力异常、精神运动迟缓、小头畸形、内眦赘皮、薄上唇、腭异常、轴后多指畸形、睑裂上斜、胃肠道异常、癫痫发作或脑电图异常、听力损失、屈指、平枕、一字眉或浓眉、肾功能异常、心血管异常、三角脸、短颈、短指、脸裂、并指、脊柱后凸或侧凸、牙齿发育不良、足趾重叠和倒 V 形眉等。低出生体重、生长发育迟缓、智力障碍、耳畸形/耳低位、上睑下垂、鼻畸形是最常见的临床表现，占 76%~95%。

诊断 依据临床表现和遗传学检测技术进行诊断。如胎儿期异常超声结果或生长发育迟缓、智力障碍等，应选择染色体核型分析、荧光原位杂交、实时定量 PCR、多重连接依赖性探针扩增、染色体微阵列分析和拷贝数变异测序等遗传学检查技术，明确是否存在 3 号染色体短臂缺失。

鉴别诊断 需与以生长发育迟缓和智力迟钝为表现的疾病鉴别，如 21 三体综合征、特纳综合征（性腺发育不全）等。

治疗原则 尚无特异性治疗，主要以对症治疗为主。针对患儿不同的临床表现进行有效干预，包括发育行为、康复理疗、心理、营养，以及神经科、眼科、耳鼻喉科、骨科和外科等多学科综合治疗，患者需定期复诊。

预防 ①一级预防：即婚前预防。男女双方进行染色体核型分析明确有无 3 号染色体与另一染色体平衡易位或倒位。②二级预防：即出生前预防。该病大部分为新发缺失突变，孕妇应注重产检，对超声提示生长发育异常的胎儿行染色体核型分析等遗传学检测，及时确诊，合理终止妊娠。③三级预防：即症状前预防。通过新生儿筛查，在患者出现症状前早期诊断和早期治疗。

（邬玲仟 李慧娟）

3q quēshī zōnghézhēng

3q 缺失综合征（3q deletion syndrome）

因 3 号染色体长臂区域片段缺失导致的染色体病。罕见，由威廉姆森（Williamson RA）于 1981 年首次报道并对其表型进行描述。通常位于 3q29-qter，病情的严重程度取决于区域的大小、位置和涉及的基因。暂无群体发病率报道。

病因和发病机制 大部分患者的致病变异为新发突变，少部分来自染色体平衡易位携带者亲代减数分裂不平衡分离。相关遗传学机制为：在配子形成过程中的细胞分裂期，染色体不能准确排列，染色体配对成分不能正常交叉重组。若父母为染色体平衡易位携带者或臂间倒位携带者，在减数分裂期间可因不平衡分离生成染色体部分缺失的配子，与另一正常配子受精后即为杂合性缺失的合子。双亲的染色体复杂重排也可导致 3 号染色体长臂缺失。

临床表现 患者表型从轻微到中等严重程度不等。多数表现为发育迟缓、语言发育滞后、小头畸形、独特面容（如轻度面容畸形、面长而窄、突出和宽阔的鼻、耳异常、唇腭裂、小眼症和先天性白内障）以及恐惧、焦虑、自闭症和精神分裂症等精神异常；少数患者存在癫痫发作，部分有心脏缺陷，如室间隔缺损，腹股疝、肥厚性幽门狭窄和尿道下裂；男性患儿可存在轻微的生殖器异常如小生殖器等。

诊断 对于怀疑该病的患者应结合体格检查、实验室检查及相关基因检测技术综合评估；由于 3q 缺失综合征具有发育滞后、自闭、面部畸形、精神障碍等表型，且部分症状具有进行性和迟发性，产前 B 超无法检出。可选择荧光原位杂交、基因测序及比较基因组杂交微阵列等技术对可疑患者行遗传学检测。

鉴别诊断　需与以下疾病相鉴别。

13 三体综合征　患者也存在小头畸形、头颅磁共振成像（MRI）见胼胝体缺失，肢体异常，以多指多见；心脏畸形（室间隔缺损、房间隔缺损、瓣膜狭窄或闭锁等）；泌尿道畸形，胎儿生长受限等临床表型，从临床表现上难以鉴别。主要通过染色体检查鉴别。

科妮莉亚德朗厄（Cornelia de Lange）综合征　主要表现为智力障碍、典型的面部特征、宫内和生后生长受限及多器官系统畸形等，仅依照表型难以区分；且该综合征大部分病例染色体核型正常。主要通过染色体检查鉴别。

治疗原则　该病无法治愈，治疗原则以预防并发症及改善预后为主。治疗措施与患者的严重程度有关，对于有轻微体征和症状的个体需定期进行监测，无需大的医疗干预；而对于严重患者采用儿科、眼科、神经科、耳鼻喉科、心脏和内分泌科等多学科综合治疗模式。

预防　由于 3q 缺失综合征多来自新发突变，而遗传来源的十分罕见；多数在出生后诊断，使该病难以预防；而对于有家族史的准父母，在孕育下一代时，需进行基因检测及产前筛查；产前筛查包括绒毛膜绒毛取样和羊膜穿刺术。如若需要可行植入前遗传学诊断。

（邬玲仟　邢　琴）

3q chóngfù zōnghézhēng

3q 重复综合征（3q duplication syndrome）

因 3 号染色体长臂区域片段重复导致的染色体病。通常位于 3q26-qler，重复区域长度可变，其病情的严重程度主要取决于重复区域的大小、位置和涉及的基因。

病因和发病机制　病例大部分为新发，少数为亲代染色体平衡易位携带者遗传。在平衡易位携带者的配子形成过程中，减数分裂时可因不平衡分离生成染色体部分重复的配子，与另一正常配子受精后产生部分重复的合子。

临床表现　包括独特的面部特征：多毛、低额发际线、上翘尖端的宽鼻根、鼻孔前倾、嘴角向下、低位耳和外观异常等；小头畸形；颈短；智力障碍；生长缓慢；言语和学习障碍；轻微的泌尿生殖系统畸形（尤其是男性）；约 25% 的患儿出现心血管异常，如房室间隔缺损、主动脉缩窄、肺动脉狭窄、双主动脉和双出口右心室等。少部分患儿存在癫痫发作。约 1/3 婴儿可因心脏缺陷或感染在出生后 1 年内死亡。

诊断　行完整的体格检查和彻底的病史评估，包括家族史；评估患者的体征和症状，包括视力、听力、肌肉、心脏、肾、中枢神经系统、生殖系统和免疫系统；通过胸部 X 线检查、超声心动图、心电图和心导管插入术等评估心血管缺陷；实验室检查包括电解质水平、甲状腺功能、肾功能、尿液和性激素检查等；根据需要进行产前检查；对于染色体重复区域的确诊可借助荧光原位杂交、比较基因组杂交微阵列和基因测序等。

鉴别诊断　需与以下疾病相鉴别。

科妮莉亚德朗厄（Cornelia de Lange）综合征　主要表现为智力障碍、典型的面部特征、宫内和生后生长受限及多器官系统畸形等，而大部分病例染色体核型正常。主要通过染色体检查鉴别。

布拉赫曼－德朗厄（Brachmann de Lange）综合征　以胎儿生长受限、少/短指畸形、多毛症和一字眉等较常见；而 3q 重复综合征以颅缝骨裂、腭裂和尿路畸形等多见。

治疗原则　应根据患儿的临床表征进行有效干预，采取康复理疗、心理咨询、营养健康管理，以及神经科、眼科、耳鼻喉科等多学科参与的综合治疗模式；定期随访观察。

预防　由于 3q 重复综合征多为新发，少数患者来源于家庭遗传。对于有该病家族史或生育史的家庭，应行产前筛查，包括胎儿 B 超、染色体核型分析、荧光原位杂交、染色体微阵列分析和拷贝数变异测序等检测。遗传学产前诊断可通过绒毛活检、羊膜腔穿刺或脐静脉穿刺进行。此外，也可进行植入前遗传学诊断。

（邬玲仟　邢　琴）

4p bùfen dāntǐ zōnghézhēng

4p 部分单体综合征（partial monosomy 4p syndrome）

因 4 号染色体短臂末端缺失导致的涉及两个或两个以上相邻基因座缺失的染色体病。又称沃尔夫－赫希霍恩综合征（Wolf-Hirschhorn syndrome）。发病率为 0.05‰~0.2‰，女性多于男性，男女比例约为 1:2。

病因和发病机制　双亲染色体的复杂重排可导致 4 号染色体短臂缺失；若父母为染色体平衡易位携带者或臂间倒位携带者，在减数分裂期间可因染色体不平衡分离生成部分缺失的配子，与另一正常配子受精后即为杂合性缺失的合子。

患者中 85%～90% 源自新发的染色体畸变，10%～15% 源自亲代的染色体平衡易位携带者（33% 源自父亲，67% 源自母亲）。该病的关键区域位于 4p16.3（chr4：419224_2010962），片段大小为 1.4～1.9Mb，包含 *CPLXI*、*CTBPI*、*FGFRLI*、*LETMINELFA*、*NSD2* 和 *PICG* 等基因。

临床表现　表现为多系统受累及（表1）。

诊断　主要依靠多种遗传学检测技术诊断，包括染色体核型分析、荧光原位杂交（FISH）、多重连接依赖性探针扩增、染色体微阵列分析（CMA）、实时定量聚合酶链反应、拷贝数变异测序（CNV-Seq）等技术（表2）。

鉴别诊断　该病与许多疾病的临床表型相似，如 4q 缺失综合征、5p 部分单体综合征（猫叫综合征）等，可通过 CNV-Seq 等进行鉴别。

治疗原则　根据症状进行针对性干预，采取康复理疗、心理辅导联合，神经科、眼科、耳鼻喉科和骨科等多学科参与的综合治疗模式；同时定期进行体格发育、血生化指标、神经精神状况等监测。

预防　①一级预防：即婚前预防。利用高分辨核型分析技术明确双方有无 4p 相应染色体片段区域的畸变。②二级预防：即出生前预防。在已知父亲或母亲是 4p 重排携带者的家庭，再生育时应考虑产前检测，包括胎儿B超、胎儿染色体核型分析或 FISH、CMA、CNV-Seq 检测。③三级预防：即症状前预防。通过新生儿筛查，在患者出现症状前早期诊断和早期治疗，改善预后。

（郐玲仟 王怡辉）

4q quēshī zōnghézhēng
4q 缺失综合征（4q deletion syndrome）
因 4 号染色体长臂缺失导致连续多个基因异常的染色体病。以智力和语言发育迟缓、特殊面容及肌张力低下等为常见的临床表型。人群发病率为 1/10 万。

病因和发病机制　双亲染色体的复杂重排可导致 4 号染色体长臂缺失；当父母为染色体平衡易位携带者或臂间倒位携带者，在减数分裂期间可因不平衡分离生成染色体部分缺失的配子，与另一正常配子受精后产生杂合性缺失的合子。

该病患者多数为新发缺失，少数由父母中一方存在 4 号染色体平衡易位引发。4q31-q34 最常见，其次是 4q11-q31。4q32.2-q34.3 是心血管发育的关键区域。相关基因包括 *TLLI*、*HAND2*、*BMP3*、*PRKG2*、*RASGEFIB*、*FGF2*、*ABCEI*（*RNS4I*）、*OTUD4*、*SMADI*、*MMAA*、*HHIP*、*ANAPCIO*、*GYPA/GYPB/C4orf51*、*ZNF827/LSM6*、*FG*（*A/B/G*）和 *NPY2R*，这些基因的单倍剂量不足或基因缺失突变可以引发 4q 缺失综合征。

临床表现　表现为多系统受累及（表1）。

诊断　依靠多种遗传学检测技术诊断，包括染色体核型分析、荧光原位杂交（FISH）、多重连接依赖性探针扩增、实时荧光定量聚合酶链反应、染色体微阵列分析、拷贝数变异测序（CNV-Seq）等技术。另外，体格检查、心脏B超、脑电图等可为诊断起提示作用。

鉴别诊断　该病与许多疾病临床表型相似，如 4p 部分单体综合征、5p 部分单体综合征（猫叫综合征）等，可通过 CNV-Seq 等技术进行鉴别。

治疗原则　应根据症状进行针对性干预，采取康复理疗、心理辅导联合，神经科、眼科、耳

表1　4p 部分单体综合征临床表现

临床表现	发生率（%）
典型的面部特征、宫内/出生后生长迟缓、智力障碍、肌张力低下、肌肉萎缩、癫痫发作和/或特殊脑电图异常、喂养困难	>75
皮肤的变化（血管瘤、大理石/干燥的皮肤）、骨骼异常、颅面不对称、上睑下垂、牙异常、抗体缺乏症	50~75
听力损失、心脏缺损、眼/视神经异常、唇裂/腭裂、泌尿生殖道畸形、脑结构异常、刻板行为（洗手、拍打、摇摆）	25~50
其他异常：肝、胆囊、肠、食管、肺、主动脉	<25

表2　4p 部分单体综合征的遗传学检测方法

缺失	ISCA ID	区域位置	检测方法	检测灵敏度（%） 先证者	家系成员风险
4p16.3 上 0.5~2.0Mb 杂合性缺失	ISCA-37429	GRCh37/hg19 Chr4 419224_2010962	CMA	>95	>95
			细胞遗传学分析	50	>95
			FISH	>95	>95

表1　4q缺失综合征临床表现

临床特征	发生率
男/女比例	0.91
双亲其中一方存在染色体异常	14%（13/90）
早产儿	14%（12/85）
发育迟缓	94%（77/82）
生长障碍	60%（56/94）
病死率	28%（28/101）
颅面畸形	99%（100/101）
皮埃尔罗宾序列征（唇/腭裂）	37%（37/101）
中枢神经系统	34%（34/101）
眼系统	44%（44/101）
听力	37%（16/43）
数字异常	88%（89/101）
肌肉系统	45%（45/101）
心血管系统	50%（50/101）
呼吸系统	32%（32/101）
牙列	18%（18/101）
胃肠道	40%（40/101）
肝、胆、胰	17%（17/101）
淋巴系统、脾	8%（8/101）
内分泌系统	6%（6/101）
肾、泌尿道	19%（19/101）
生殖器	28%（28/101）
皮肤、头发	43%（43/101）

鼻喉科、骨科等多学科参与的综合治疗模式；同时定期进行体格发育、血生化指标、神经精神状况等监测。

预防　①一级预防：即婚前预防。利用高分辨核型分析技术明确双方有无4q相应染色体片段区域的缺失。②二级预防：即出生前预防。若有该病家族史或生育史者，应进行产前检查，包括胎儿B超、胎儿染色体核型分析或FISH、CMA和CNV-Seq检测。③三级预防：即症状前预防。通过新生儿筛查，在患者出现症状前早期诊断和早期治疗，以改善预后。

（郄玲仟　王中杰）

5p bùfen dāntǐ zōnghézhēng

5p部分单体综合征（partial monosomy 5p syndrome）因5号染色体短臂末端断裂缺失引起的染色体病。又称猫叫综合征。患者5号染色体短臂缺失的大小为10～45Mb，可从5p15.2到整个短臂缺失，缺失片段越大，症状越重。表现为猫叫样哭声、小头、智力低下、先天性心脏病等的先天畸形。由法国医师热罗姆·勒热纳（Jérôme Lejeune）于1963年首次报道。新生儿中发病率为0.02‰～0.05‰，约占极重度智力障碍（智商<20分）的1%。女性略多于男性，男女比例约为3:4。多数预后较差，只有极少数患儿能活到成年。

病因和发病机制　如下。

病因　多数为新发缺失突变，由于母体在妊娠期间受到X线、电离辐射、病毒感染及化学药物等的影响导致染色体断裂发生结构畸变，高龄孕产妇发病率较高。少数可由遗传因素导致，若父母存在5号染色体与另一染色体易位或倒位，将会导致子代的染色体不平衡，即存在重复或缺失染色体，可能出现5号染色体的短臂缺失而导致本病。

发病机制　一般认为与缺失区域造成相关基因的缺失有关，如位于5p15.2的*CTNND2*基因缺失与严重的智力低下相关。

临床表现　最具特征性的是猫叫样哭声，为单音调、高频哭声，但多在出生后数月或数年消失，出现持续的吸气性喉喘鸣。少数不典型的病例中，患儿可无此特殊哭声。其他表现如下：

特殊面容及外观　圆脸，多在青春期消失，成年后表现为狭长的面部；鼻梁低平；眼距宽；内眦赘皮、眼裂下斜；口角下垂；低耳位或耳畸形；耳前赘物；小下颌；皮纹异常（如通贯掌）；多发畸形相对少见，如腭裂、心脏病、并指/趾、肾畸形、尿道下裂和隐睾等。

新生儿期表型　猫叫样哭声、低出生体重、喂养困难、发绀窒息发作和吸气喉喘鸣；出生后第1年易出现反复呼吸道感染，出生后2年内因喂养困难生长发育明显缓慢。

行为认知　智力低下、语言落后、多动、注意力不集中、不安和易激惹，可有自残行为。

视听觉异常　可出现听觉敏感、斜视等。

约90%的患儿出生后1个月内死亡，常见死亡原因有肺炎、吸入性肺炎、先天性心脏病和呼吸窘迫综合征。

诊断 依据详尽的病史采集及体格检查，确诊需行遗传学检测。

病史采集 应详细询问生长发育史及其他临床表现，尤其应注意特征性表型，如哭声细尖、面容异常等。

遗传学检测 包括细胞遗传学及分子遗传学检测。前者包括染色体核型分析和荧光原位杂交，后者包括比较基因组杂交微阵列、单核苷酸多态性微阵列、实时荧光定量聚合酶链反应等。染色体核型分析是首选，如果染色体核型分析无异常提示或结果不确定，但临床符合诊断，可进一步完善荧光原位杂交或分子遗传学检测以明确诊断。

鉴别诊断 需与以面容异常、生长发育迟缓和智力低下等为表现的多种综合征相鉴别，如21三体综合征、特纳综合征等。

治疗原则 尚无特异性治疗，主要以对症治疗为主。针对不同临床表现进行有效干预，包括眼科、耳鼻喉科、骨科、心理科、营养科及康复科等多学科综合治疗，患者需定期复诊。

预防 ①一级预防：即婚前预防。男女双方进行染色体核型分析明确有无5号染色体与另一染色体平衡易位或倒位，必要时遗传咨询。②二级预防：即出生前预防。该病大部分为新发缺失突变，孕妇应注重产检，对超声提示生长发育异常的胎儿行染色体核型分析等遗传学检测，及时确诊，合理终止妊娠。③三级预防：即症状前预防。新生儿期依据早期临床表现及时行遗传学检测确诊，预防出现更严重的临床症状，提高患儿生活质量。

（邬玲仟 李慧娟）

9p quēshī zōnghézhēng

9P 缺失综合征 （9p deletion syndrome）

因9号染色体短臂缺失导致的染色体病。以严重智力低下、特殊面容、肌张力低下、心脏畸形及癫痫为主要特征，主要涉及9p21-pter片段，临床表现与缺失片段的位置和大小相关。在新生儿中的发病率约0.02‰。

病因和发病机制 99%的病例为新发缺失，致病机制主要有3种：9p区域部分片段缺失；9p区域内关键基因单倍体剂量不足；9p区域内基因缺失突变。例如，*DMRTI*基因产物剂量不足与睾丸发育异常有关，*MNX1*基因单倍剂量不足可能和发育迟缓、智力低下及代谢异常有关。一般认为，9p缺失发生的原因是在父母减数分裂过程中9号染色体短臂出现大片段的低拷贝重复序列，染色体配对后不能正常交叉重组，产生异常配子。若父母为染色体平衡易位携带者或臂间倒位携带者，在减数分裂期间可因不平衡分离生成9p部分缺失的配子，与正常配子受精后即产生杂合性缺失的合子。双亲染色体的复杂重排也可导致9号染色体短臂缺失。

临床表现 表现为多系统受累及（表1）。

诊断 包括体格检查（身高、体重、体重指数、头围、头颈部、脊柱与四肢、腹部和外生殖器等）、智力和行为评估、脑电图、头颅磁共振成像、染色体核型分析、荧光原位杂交和拷贝数变异测序（CNV-seq）等。

鉴别诊断 该病与4p部分单体综合征临床表型易混淆，可通过CNV-seq等进行鉴别。

治疗原则 应根据患者的症状进行针对性干预，采取康复理疗、心理辅导联合应用，神经科、眼科、耳鼻喉科和骨科等多学科参与的综合治疗模式；同时定期进行体格发育、血生化指标和神经精神状况等监测。

预防 推行婚检、孕时产前诊断并遗传咨询，如果有生出患儿的风险，可选择性人工流产等措施，防止患儿出生。

（邬玲仟 周晓激）

表1 9p缺失综合征的临床表现

项目	临床表现
面部和颈部	三角头、额头突出、面中部发育不良、眼球凸出、眼距宽、外眼角上斜、小睑裂、内眦赘皮、鼻短、鼻梁扁平、鼻孔前倾、后鼻孔闭锁、中耳畸形、耳位低、人中长、小颌畸形、下颌后缩、小口畸形、腭弓高、牙不齐、颈短、颈部宽或蹼颈
心血管	心脏杂音、先天性心脏病、心脏畸形、房间隔缺损、室间隔缺损、动脉导管未闭
胸部	广泛分布的乳头
腹部	脐疝、腹股沟疝、脐膨出
泌尿生殖系统	男性阴茎尿道下裂、小阴茎；女性大阴唇发育不良、小阴唇过度发育
骨骼	脊柱侧凸、脊柱后凸、扁平足、指/趾长
皮肤、指甲和头发	皮肤苍白、指甲方形/凸起、棕色或金色头发、高弓眉毛
神经系统	肌张力低、精神发育迟滞、中度至重度智力低下（智商30~60）、运动迟缓、言语障碍、癫痫

9q chóngfù zōnghézhēng

9P 重复综合征 （9P duplication syndrome）

因 9 号染色体短臂重复导致的染色体病。以发育迟缓、骨骼畸形、身材矮小和颅面畸形为主要特征。其严重程度与 9p 重复片段的大小及位置相关，重复片段越大，表型越严重。

病因和发病机制 inv dup del（9p）相对较为常见，有 3 种形成机制，其中最常见的是 U 型交换机制。在减数分裂 I 期，染色体的两条姐妹染色单体末端分别断裂并丢失，其断端融合形成一个 U 型对称的双着丝粒染色体。这种双着丝粒染色体中间体结构不稳定，在随后的分裂过程中形成末端缺失的倒位重复染色体。Dir dup del（9p）相对较罕见，在减数分裂 I 期，一条染色体的两条姐妹染色单体末端分别断裂缺失，因缺乏端粒而形成暴露的染色体末端。一条暴露的姐妹染色单体末端与另一条发生非等位同源重组，从而形成特殊的"修复机制"。在随后的分裂过程中，形成末端缺失的正向重复染色体。

对不同病例 9p 重复片段的最小关键致病的定位分析提示，9p22p23 区域可能为该病的关键区域。9p22p24 区域存在一些与智力发育相关的重要基因如 FOXD4、CARMQ1、MRD2、CPSQ2 和 VLDLR 等，可能在神经系统的发育中发挥重要作用，而拷贝数变异则影响中枢神经系统的正常发育（如智力或语言等）。

临床表现 患者有不同程度的智力低下；发育迟缓，表现为身材矮小、体重低、骨龄延迟、语言障碍等；颅脑畸形、异常面容及肢体畸形，表现为小头畸形、眼间距宽、宽鼻、低耳位，以及部分指骨、指甲发育不良等。临床表现异质性大，可能与 9p 重复片段的范围差异或合并其他染色体异常相关。

诊断 首先通过体格检查（身高、体重、体重指数、头围、头颈部、脊柱与四肢、腹部和外生殖器等）、智力和行为评估、脑电图、头颅磁共振成像等检查初步评估，再通过染色体核型分析、荧光原位杂交、拷贝数变异测序（CNV-seq）等分子遗传学检测技术明确诊断。

鉴别诊断 该病与 4p 部分单体综合征的临床表型易混淆，可通过 CNV-seq 等进行鉴别。

治疗原则 根据不同表型特征，针对不同问题进行有效干预，采取包括康复理疗、心理、发育行为，以及营养科、神经科、眼科、耳鼻喉科、骨科和外科等在内的多学科参与的综合治疗模式；同时定期随访观察，包括体格发育、血生化指标、营养状况、神经精神状况和青春发育等的监测。

预防 推行婚检、妊娠前遗传咨询、充分的优孕准备、染色体检测和产前诊断等，如果有生育患儿风险，可选择人工流产等措施，防止患儿出生。

（郐玲仟 周晓漱）

10q chóngfù zōnghézhēng

10q 重复综合征 （10q duplication syndrome）

因 10 号染色体长臂片段重复而导致的染色体病。1972 年，法国遗传学家让·德格鲁希（Jean de Grouchy）和弗兰克（Francke）分别报道了 10q 部分三体患儿。其后，根据多位学者整理的临床资料确定为 10q 部分三体综合征。该病男性多于女性，男女比例为 7:2。

病因和发病机制 病因是第 10 对染色体之一的长臂发生部分片段重复，多数病例的重复片段为 10q24-10qter，此片段与主要症状、性状密切相关。在配子形成过程中的细胞分裂期，分裂过程中染色体不能准确排列，染色体配对成分不能正常交叉重组。若父母为染色体平衡易位携带者或臂间倒位携带者，在减数分裂期间可因不平衡分离生成染色体部分重复的配子，与另一正常配子受精后即为重复的合子。多数病例源自亲代的染色体平衡易位携带者，少数为新发生的染色体畸形。

临床表现 患者生长发育严重迟缓、精神发育迟滞、智力低下。各系统异常表现如下：

面部畸形 面部扁平、前额宽而隆凸、细眉、小眼球、睑裂狭窄、眼间距过宽、外眦下斜、内眦赘皮、扁平鼻梁、短鼻、鼻孔朝天、耳低位、耳郭后旋、睑裂短、腭裂或腭弓高尖、弓形嘴、人中长和小下颌。

肌肉骨骼异常 小头畸形、肌张力低下、关节松弛、指屈曲、脊柱侧凸、短颈以及第 1、2 趾间距宽。

其他异常 眼部异常、肾异常、大脑异常、肺异常、自闭症谱系障碍和男性隐睾，25% 有先天性心脏病（主要为室间隔缺损、左心发育不良等）、通贯掌（指纹中尺侧箕形纹比例多）等。

诊断 行体格检查、超声检查等初步诊断。再通过细胞和分子遗传学检测技术如核型分析、荧光原位杂交、多重连接依赖性探针扩增、实时定量聚合酶链反应、染色体微阵列分析和拷贝数变异测序（CNV-Seq）等明确诊断。

鉴别诊断 需与以生长发育迟缓、智力低下、特殊面容为表现的多种综合征相鉴别，如 21 三体综合征等。

治疗原则 应根据不同表型特征，针对不同问题进行有效干预，采取包括康复理疗、心理、发育行为，以及营养科、神经科、眼科、耳鼻喉科、骨科和外科在内的多学科参与的综合治疗模式；同时定期随访观察，包括体格发育、血生化指标、骨龄、骨密度、营养状况、神经精神状况和青春发育等的监测。

预防 ①一级预防：即婚前预防。男女双方进行染色体核型分析明确有无10号染色体与另一染色体平衡易位。②二级预防：即出生前预防。对已生育患者的父母需进行验证，明确致病CNV的父母起源。如父母一方携带致病CNV，再生育风险为50%；如先证者为新发致病CNV，则再生育风险<1%。但如果存在生殖细胞嵌合现象，再生育风险高于一般人群。有该病家族史或生育史者，应进行产前诊断或胚胎植入前遗传学诊断。孕妇应注重产检，对超声提示生长发育异常的胎儿行染色体核型分析等遗传学检测，及时确诊，合理终止妊娠。③三级预防：即症状前预防。通过新生儿筛查，在患者出现症状前早期诊断、早期康复和教育干预。

（邬玲仟　曾思静）

11p bùfen dāntǐ zōnghézhēng

11p 部分单体综合征（partial monosomy 11p syndrome）

因11号染色体短臂部分为单体而导致的染色体病。又称11p缺失综合征、肾母细胞瘤-无虹膜-性器官及尿道畸形-智力发育迟缓综合征（WAGR syndrome）。罕见，发病率为0.002‰~0.02‰。里卡迪（Riccardi VM）等人于1978年首次报道该病。

病因和发病机制 致病基因主要定位于11p13（WT1、PAX6基因）和11p15（WT2基因），约30%的病例是11p缺失所致。

PAX6基因 表达异常导致无虹膜畸形、智力发育异常。PAX6基因在胎儿时期参与大脑中枢神经系统、脊柱、小脑以及嗅球的发育。眼的发育对PAX6基因的表达水平极其敏感。PAX6基因从胚胎的第8天开始表达，分化至表面外胚层，表达一直持续至晶状体的分化，并最终影响角膜和晶状体的形成。当PAX6活性缺乏时，视泡与表面外胚层不能保持持续接触，视网膜及色素上皮层不能正常分化，最终视泡退化时，表面外胚层的原始眼部结构完全缺失。但如果PAX6仅从表面外胚层中移出，视泡与表面外胚层维持接触，即表现为眼部组织的部分缺失。

WT1基因 表达异常导致泌尿生殖系统异常。WT1是锌指样转录因子，可以通过激活或者抑制靶基因影响细胞增殖、生长、凋亡等。在哺乳动物体内，WT1基因通过转录起始位点、翻译起始位点、选择性剪切和RNA修饰的形式产生36种潜在亚型，不同亚型调控不同的下游基因；WT1基因还参与了生长发育调控及一些非肿瘤性疾病的发生。

在11p13上，PAX6基因位于WT1基因的远端，相距700~800bp，二者同时缺失可发生无虹膜症和肾母细胞瘤；如突变只在PAX6基因内，则只患有无虹膜而无肾母细胞瘤。缺失片段的大小（尤其是11p13远端）与生长、智力发育迟缓和不同并发症的程度相关；如果11p缺失片段不包括11p13，则不会引发WAGE综合征；也有平衡插入易位的家族遗传报道。

临床表现 大部分患者有中度或重度智力缺陷；一半以上伴有生长缺陷，小头畸形；唇突出、小下颌，耳形发育差；大部分患者无虹膜、先天性白内障、眼盲、尿道下裂；50%患有肾母细胞瘤；偶发青光眼、眼前部异常、小眼、脊柱侧凸、腹股沟疝、外生殖器性别不清、条索状性腺、性腺胚细胞瘤、肾囊状缺损、小指弯曲、室间隔缺损等。

诊断 患儿通常在新生儿时期出现散发性无虹膜。散发性无虹膜伴生殖器异常可提示该病可能，应对所有散发性无泪婴儿进行评估。在年龄较大的儿童，当无泪和1个其他特征（生殖器异常、肾母细胞瘤或智力迟缓）出现时，可做出临床诊断。当怀疑该病时，应结合高分辨率染色体核型分析和分子细胞遗传学检测，如染色体微阵列分析、荧光原位杂交、多重连接依赖性探针扩增和拷贝数变异测序等确诊。

多数11p13缺失为新发，对于孕期超声、磁共振成像（MRI）提示肾母细胞瘤、无虹膜同时伴有泌尿生殖系统异常的胎儿，根据孕周大小，可选择绒毛活检、羊膜腔穿刺或脐血穿刺，若11p缺失小于5Mb，则常规的细胞核型G显带不能发现，应同时进行CMA检查。

鉴别诊断 需与吉莱斯皮综合征（Gillespie syndrome，GS）鉴别，GS是部分无虹膜、非进行性小脑共济失调和智力障碍的三联征，是胎儿虹膜远端的外胚层衍生括约肌和周围中胚层衍生基质组织异常发育所致。与PAX6基因相关的无虹膜相比，GS虹膜伴有瞳孔括约肌发育不全和扇形边缘，很少有中央凹发育不全，且多个GS病例显示心脏、骨骼和胃食管缺陷。

治疗原则 多数病例在婴儿期被发现，对于肾母细胞瘤应早期接受专科治疗，避免病情恶化。注重智力训练，预后一般较差。

预防 应在出生前预防。先证者父母之一为该病患者的再生育风险为50%。多数病例11p13缺失为新发，对已生育患者的家庭实施产前基因诊断，降低患者出生的再发风险。

（邬玲仟 刘 芳）

11q quēshī zōnghézhēng

11q 缺失综合征（11q deletion syndrome）

因包括11q24.1在内的11q片段缺失导致的染色体病。又称雅各布斯综合征（JBS）。由丹麦遗传学家彼得雷亚·雅各布斯（Petrea Jacobsen）于1973年首次报道，以智力障碍、发育迟缓、多发畸形和血小板功能异常为主要特征。JBS缺失大小在7~20Mb，通常包含端粒区域，临床表现跟缺失大小和位置相关。国外报道新生儿的发病率约1/10万，男女比例为1:2。

病因和发病机制 84.6%为新发缺失，其余是源于父母一方存在11号染色体与另一染色体的平衡异位。一些断点聚集在11q23.3，靠近由CGG三核苷酸重复序列的扩增和相邻CpG岛的过度甲基化引起的叶酸敏感脆性位点FRA11B。还有一些较小的缺失是由富含AT的回文序列、低拷贝重复序列或嗅觉受体基因簇介导的染色体重组而产生的。

JBS缺失区域包含许多重要基因。B3GAT1是葡萄糖醛基转移反应中的关键酶，BSX是具有序列特异性的双链DNA结合蛋白，NRGN是在缺乏钙的情况下与钙调蛋白结合的突触后蛋白激酶底物；三者与神经系统的发育和神经突触的功能等相关，其编码基因是患者智力障碍的候选基因。另外，ARHGAP32是神经元相关的GTP酶激活蛋白，能调节树突棘的形态和强度；KIRREL3是突触细胞黏附分子，与患者的自闭症和认知缺陷表型有关；FEZ1是束化和延伸蛋白，对轴突束内的延伸和生长是必要的，其缺失是患者运动障碍的潜在原因。FLI1是含有ETS DNA结合域的转录因子，与巨核细胞的分化和体内血管的发生相关，其杂合性丢失可引起巨核细胞发生障碍，很可能是引起患者凝血功能障碍的原因。BARX2转录因子在成肌细胞融合和软骨形成中控制细胞黏附和肌动蛋白细胞骨架的重塑，与神经及颅面结构发育相关，与患者颅缝早闭和颅面畸形有关。编码细胞膜钾离子内流通道蛋白的KCNJ1和编码金属蛋白酶的ADAMTS15可能是肾畸形的候选基因。TECTA编码内耳的一种细胞外基质成分，可能是神经性耳聋的候选基因。

临床表现 患者伴有多种出生缺陷，但临床表现差异较大，缺失越大临床表型越严重，尤其是智力障碍，但很难从缺失的大小预测其他临床表型。最常见表现如下：

面容特征 包括颅型异常、小下颌、耳位低、眼距宽、上睑下垂、内眦赘皮和低鼻梁。

发育迟缓 75%身高偏矮。97%伴有轻到中度智力障碍、学习障碍。大部分患者的语言发育落后于同龄人，自闭症及注意力缺陷/多动症也较多见。

先天畸形 56%有先天性心脏畸形；65%有脑室增宽或大脑萎缩，胼胝体发育不全等；18%伴有消化道畸形，约50%有便秘；13%出现泌尿系统异常；36%或更多的男性患者有隐睾；19%有需矫正性骨骼异常。

凝血功能障碍 90%有凝血功能障碍、异常凝血时间及皮肤瘀斑，称为帕里斯-陶瑟（Paris-Trousseau）综合征，由血小板减少或功能障碍引起。

诊断 患者以智力障碍、发育迟缓、多发畸形和血小板功能异常为主要特征。通过染色体核型分析、染色体微阵列分析、荧光原位杂交、多重连接依赖性探针扩增、拷贝数变异测序和实时定量聚合酶链反应等技术检出11号染色体长臂致病或可能致病的缺失而确诊。

还应进行多方面的检查：体格检查包括身高、体重、头围等；心脏基础评估包括心电图、杂音等；出血方面包括全血细胞计数和血小板功能分析；神经认知方面包括认知功能障碍的程度、语言表达能力、有无癫痫情况等；行为方面包括有无多动症、精神分裂症和自闭症等；眼科检查、耳鼻检查，还有胃肠道、内分泌激素、泌尿生殖系统、过敏/免疫和睡眠问题等方面的检查。

治疗原则 针对不同的表型特征进行干预，采取多学科参与的综合治疗模式；同时定期随访观察。

预防 ①一级预防：即婚前预防。男女双方进行染色体核型分析明确有无11号染色体与另一染色体的平衡易位。②二级预防：即出生前预防。对已生育患者的家庭实施产前基因诊断，降低患者出生的再发风险。③三级预防：症状前预防。通过新生儿筛查，在患者出现症状前早期诊断和早期治疗，避免患者出现严重表型，提高生活质量。

（邬玲仟 吴家裕）

13q quēshī zōnghézhēng

13q 缺失综合征（13q deletion syndrome）

因 13 号染色体长臂部分或全部缺失导致的染色体病。1969 年，由阿尔德迪斯（Allderdice PW）等人首次报道。根据 13 号染色体上缺失片段的长度和位置不同，患者表现出发育迟缓、先天性畸形、耳聋、癫痫和视网膜母细胞瘤等。

病因和发病机制 病因为 13 号染色体长臂发生缺失，包括线性缺失和环状染色体缺失。通常是新发突变，并不导致家族性遗传，但也有父母为嵌合体或存在平衡易位的情况。由于病例数量有限、外显率水平不同等原因，致病基因尚未确定。

临床表现 症状差异大，包括智力和生长发育迟缓、面部畸形（小头畸形、眼距过宽、鼻梁扁平和小颌畸形）、肢体远端畸形、中枢神经系统严重畸形（后脑膨出、前脑全裂）、神经管和眼缺陷（小眼炎和视网膜母细胞瘤）、心脏（先天性心脏缺陷）、肺、肾（双侧肾积水）、胃肠道和泌尿生殖道缺陷（阴囊转位和尿道下裂、阴囊分叉、小阴茎、会阴瘘和肛门闭锁），其他特征包括耳聋、癫痫发作、对肿瘤的易感性增加，以及胸腺、甲状腺、胰腺和肾上腺发育不全或缺失。

根据染色体片段缺失的大小和位置，将该病分为轻度、中度和重度 3 类。①轻度缺失：在 13q14 内且小于 6Mb。患者表现大头畸形、身材高大、肥胖、运动和/或语言延迟。②中度缺失：在 13q12.3q21.2 内，大小为 6~20Mb。患者表现特征性面部特征、轻度至中度精神运动延迟、身材矮小和小头畸形。③重度缺失：在 13q12q31.2 内且大于 20Mb。患者具有特征性颅面畸形、轻度至重度精神运动延迟、张力减退、便秘和喂养问题。

诊断 当出现以下情况时，应怀疑 13q 缺失综合征：视网膜母细胞瘤、不同程度的精神发育迟缓和特征性面部特征，包括高额头、突出的人中和前倾的耳垂等，并通过细胞或分子遗传检测技术明确诊断。在产前，超声、羊膜穿刺术、绒毛膜取样等测试可以进行 13 号染色体长臂部分单体的诊断；产后则可以通过染色体微阵列分析、拷贝数变异测序等确诊。如果患者存在不平衡的结构染色体异常，则需对父母进行核型分析以确定异常是否属于遗传，因为父母的结构染色体异常会增加后代患 13q 缺失综合征的风险。

鉴别诊断 需注意 13 号染色体与其他染色体发生易位的情况，如 X；13 易位患者也存在面部异常和视网膜母细胞瘤。同时，部分患者表现出非 13q 缺失综合征典型表型的听力损失，这可能是由 13q22 上的内皮素 B 受体基因突变引起的沃登伯格-沙（Waardenburg-Shah）综合征，需仔细检查避免漏诊、误诊。

治疗原则 该病无法治愈，但症状可以控制。大多数患儿难以吸吮和吞咽，父母则需要在喂养上格外注意。症状严重者甚至需要通过插管喂食（软管通过鼻子、咽和食管到达小肠的上部）。如果长期喂养困难，可以接受经皮内镜胃造口术。治疗包括畸形的手术修复，如矫正某些颅面、眼部、生殖器、骨骼、心脏和/或其他畸形，手术的种类及方法取决于解剖异常的严重程度及其相关症状。

预防 ①一级预防：即婚前预防。父母染色体异常增加后代患该病风险，在生育前应进行核型分析。②二级预防：即出生前预防。在婴儿出生前进行超声、羊膜穿刺术、绒毛膜绒毛取样等测试。③三级预防：即症状前预防。通过新生儿筛查，及时治疗，减少对患者的伤害。

（郐玲仟 卢柯汇）

15q chóngfù zōnghézhēng

15q 重复综合征（15q duplication syndrome）

由于 15 号染色体长臂 11.2-13.1 区域发生重复而导致的染色体病。又称 15q11.2-13.1 重复综合征。由佩蒂格鲁（Pettigrew AL）于 1987 年首次报道。该病临床表型有较大差异，包括智力障碍、语言障碍和孤独症谱系障碍（ASD）等，人群中的流行率尚不清楚，但其是 ASD 患者最常见的染色体异常之一。

病因和发病机制 该病的重复染色体片段长度最长可达 12Mb，但片段必须包含一个普拉德－威利/安格尔曼关键区（PWACR）才会致病。15q 近端区域包括由断裂点分割（BP）的 5 个重复或低拷贝重复区域，对基因组重排的敏感性增加，容易发生重复，5 个区域为 BP1~BP5，而 PWACR 位于 BP2 和 BP3 之间（长度约 5Mb）。涉及 BP1~BP3 的重复称为 I 类重复；仅涉及 BP2 和 BP3 的是 II 类重复。母源染色体上的 PWACR 拷贝数增加会导致 15q 重复综合征，而父源染色体上的 PWACR 拷贝数增加导致无异常至可变的神经发育表型。

该病染色体的部分重复由两种机制之一产生。① 15q11.2-q13.1 中间重复（图 1B）：缩写为 int dup（15）。在 15 号染色体内包括一个额外的 15q11.2-q13.1 拷贝，导致 15q11.2-q13.1 的三体性。占该病的 20%～40%。约 85%的先证者为新发，剩余遗传自母亲。②等臂双着丝粒 15 染色体三体（图 1C）：缩写为 idic（15）。包含两个额外的 15q11.2-q13.1 拷贝并导致 15q11.2-q13.1 四体，这种受影响个体均为新发突变，占该病的 60%～80%。两种类型均以母源性为主。

与该病相关的致病基因包括 UBE3A、GABRB3、GABRA5、GABRG3 和 HERC2。① UBE3A：是与安格尔曼综合征有关的基因，也是导致患者智力障碍、焦虑和癫痫发作阈值降低的主要基因。UBE3A 过度表达的转基因小鼠表现出学习缺陷、焦虑样行为和癫痫发作阈值降低。② GABRB3、GABRA5 和 GABRG3：是编码 GABAA 受体亚基的基因，与癫痫发作有关。③ HERC2：编码的蛋白质是一种 E3 泛素连接酶，该基因在 dup15q 综合征患者神经元中的表达增加，与患者智力障碍和神经发育障碍相关。

临床表现 患者表型的严重程度与重复染色体是父源或母源有关，也与 PWACR 的拷贝数有关。但即使是相同的重复类型，由于遗传背景的差异，个体之间的表型也存在较大差异。一般母源的表型重于父源，idic（15）的

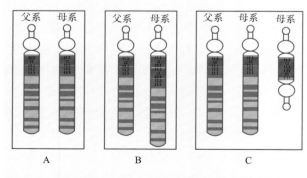

A. 正常核型；B. 中间重复；C. 等臂双着丝粒三体。

图 1 15q 重复综合征发生机制

表型重于 int dup（15）。临床表现主要有肌张力减退、运动迟缓、智力障碍、孤独谱系障碍、特殊面容和癫痫等。此外，约 20%的患者存在性腺功能减退。

诊断 当个体出现以下任何一种情况时，应怀疑该病：婴儿期中度至重度肌张力减退、运动迟缓、发育迟缓、自闭症谱系障碍和癫痫发作（尤其是婴儿痉挛）等，但不具有特异性，应通过细胞或分子遗传学确诊，至少检测到 1 个额外的 PWACR 拷贝才能确诊。G 显带染色体核型分析和荧光原位杂交能检测 idic（15）和大的中间重复（>5Mb），但不能检测短片段的中间重复，染色体微阵列分析、拷贝数变异测序可检测断裂点的位置以及中间重复的大小。

治疗原则 没有根治的方法，只能对症治疗。

预防 该病大部分为新发突变，再发风险很低，只能通过产前诊断预防患儿的出生，但如果是中间重复，有必要对亲本进行检测，如果母亲为 int dup（15）携带者，则有 50%的再发风险。

（邬玲仟 卢柯汇）

18p quēshī zōnghézhēng

18p 缺失综合征（18p deletion syndrome）

因 18 号染色体短臂全部或部分缺失而导致的染色体病。法国遗传学家让·德格鲁希（Jean de Grouchy）于 1963 年首次报道。该病在活产婴儿中的发病率约 0.02‰，男女比例约为 3：2。

病因和发病机制 约 2/3 的患者都属于新发突变，少数是由不平衡染色体引起。如果父母为染色体平衡易位携带者，在配子形成过程中，会因为不平衡分离引起染色体部分缺失。18p 区域内的部分片段缺失、关键基因变异都会导致该病。研究表明，18p11.1 与 18p11.21 区域远端缺失与患者智力发育障碍的表型相关。

部分位点与基因突变与 18p 缺失综合征相关。TGIF 的编码蛋白在类视黄醇和转化生长因子信号通路中充当转录抑制因子和辅助抑制因子，该基因杂合突变导致前脑无裂畸形。AFG3L2 的编码蛋白是 m-AAA 蛋白酶的催化亚基，m-AAA 蛋白酶是线粒体内膜的 ATP 依赖性蛋白水解酶，可降解错误折叠的蛋白质并调节核糖体组装，AFG3L2 突变会导致脊髓小脑性共济失调。SMCHD1 的编码蛋白是染色体结构维持蛋白家族的非经典成员，通过调节染色质结构在表观遗传沉默中起关键作用，促进常染色体和 X 染色体中异染色质的形成，在 X 染色体失活中起重要作用，SMCHD1 突变和面肩肱型营养不良有关。

临床表现 患者表型各有差异，但存在相似之处。①生长发育：发育迟缓、身材矮小、智力低下。②颅面部：小头畸形、圆脸、上睑下垂、内眦赘皮、低鼻梁、短人中、上唇扁平和下唇外翻，有明显的龋齿和小下颌。③其他：手宽而短、女性可有颈短、颈蹼和漏斗胸。④偶发异常：前脑无裂畸形、生殖器畸形，约 10%的患者有心脏、骨骼畸形等。

诊断 临床表型异质性较大，对于临床疑似病例进行染色体核型分析，18 号染色体短臂片段丢失即可确诊。但如果是小片段的

缺失（<5Mb），则需要结合荧光原位杂交、多重连接依赖性探针扩增、染色体微阵列分析和拷贝数变异测序等确诊。

鉴别诊断 需与以生长发育迟缓和轻度智力障碍为表现的多种综合征相鉴别，如21三体综合征、特纳综合征等。

治疗原则 尚无特异性治疗，以对症治疗为主。针对不同的临床表现进行多学科综合个性化治疗，进行早期康复治疗和教育干预，建议对有严重言语问题的患者进行言语治疗，对肌张力减退的患者进行物理治疗，叮嘱患者定期复诊。

预防 ①一级预防：即婚前预防。男女双方进行染色体核型分析明确有无18号染色体与另一染色体平衡易位。②二级预防：即出生前预防。该病大部分为新发缺失突变，孕妇应定期产检，对超声提示生长发育异常的胎儿行染色体核型分析等遗传学检测，及时确诊，合理终止妊娠。③三级预防：症状前预防。通过新生儿筛查，在患者出现症状前建议早期诊断和早期干预。

（邬玲仟 李 顺）

18q quēshī zōnghézhēng

18q 缺失综合征（18q deletion syndrome）

因18号染色体长臂全部或部分缺失而导致的染色体病。法国遗传学家让·德格鲁希（Jean de Grouchy）于1964年首次报道，以身材矮小、智力低下、肌张力低下、特殊面容和外耳道狭窄等为特征。1966年，应用放射自显影技术明确了18染色体长臂发生部分缺失。该病在活产婴儿中的发病率约为0.025‰，已报道100多例。

病因和发病机制 多数患者属于新发突变，少数为亲代染色体平衡易位或倒位携带者。18p区域内的部分片段缺失、关键基因突变导致该病。18q21.3或18q22.2至长臂末端不同大小的片段缺失是主要病因，缺失的大小与表型的严重程度有关。18q21.33缺失与小头畸形相关；18q12.1-q12.3、18q21.1-q21.33、18q22.3-q23缺失与身材矮小相关；q22.3-q23缺失与脑白质发育紊乱、髓鞘发育不良和生长激素分泌不足相关；q21.33远端缺失的患者智力障碍程度较轻，而q21.31近端缺失者则智力障碍程度较重。18q22.3-q23的4.3Mb区域缺失是导致患者典型特征的关键区域。

还有部分基因突变与该病相关。①*TSHZ1*：编码蛋白是Teashirt锌指蛋白家族的成员，参与发育过程的转录调控，*TSHZ1*杂合突变导致先天性耳道闭锁、听觉障碍等，但没有面部畸形或与该病相关的其他特征。②*TCF4*：编码转录因子4，一种广泛表达的碱性螺旋-环-螺旋（bHLH）蛋白，可作为同源二聚体或与其他bHLH蛋白形成异源二聚体参与转录调控，其突变导致皮特-霍普金斯（Pitt-Hopkins）综合征，表现为智力发育迟缓、呼吸困难等。③*SMAD4*、*SETBP1*和*ASXL3*：基因突变也与患者的智力发育迟缓、面部畸形、肌张力低下和多发畸形等表型相关。

临床表现 临床表型高度可变，包括轻度至重度智力障碍、先天性外耳道闭锁、先天性面部畸形和脑白质异常等主要特征。①生长发育：发育迟缓、身材矮小，还伴有小头畸形、语言障碍等。②特殊面容：耳发育不良、面部畸形、下颌前突、下唇突起和口角上翘等。③四肢：锥形手指、扁平足与畸形足、趾发育异常等。④生殖泌尿系统：阴唇或阴囊发育不全、小阴茎、隐睾和尿道下裂等。⑤骨骼系统：头骨、肋骨发育异常等。⑥中枢神经系统：肌张力减退、痫性发作、感音神经性或传导性耳聋、脑室扩张和脑积水等。

诊断 主要依据临床表现和遗传学检测技术进行诊断。遗传学检测技术包括核型分析、荧光原位杂交（FISH）、多重连接依赖性探针扩增、染色体微阵列分析（CMA）、拷贝数变异测序等对缺失片段精确基因组定位，有助于对该病进行表型分类和预后判断。

鉴别诊断 需与以生长发育迟缓、智力低下、特殊面容为特征的多种综合征相鉴别，如21三体综合征、特纳综合征和4p部分单体综合征（猫叫综合征）等。

治疗原则 尚无特异性治疗，主要以对症治疗为主，针对患儿不同的临床表现进行多学科综合个性化治疗，注重智力训练与康复训练，叮嘱患者定期复诊。本病预后较差。

预防 ①一级预防：即婚前预防。男女双方进行染色体核型分析明确有无18号染色体与另一染色体平衡易位。②二级预防：即出生前预防。该病大部分为新发缺失突变，孕妇应行产前诊断，可根据孕周选择绒毛活检、羊膜腔穿刺或脐静脉穿刺，行胎儿常规染色体核型G显带分析，同时选择高分辨率的CMA、FISH可确定缺失片段大小及位置，合理终止妊娠。③三级预防：即症状前预防。通过新生儿筛查，在患者出现症状前建议早期诊断和早期干预。

（邬玲仟 李 顺）

22 hào rǎnsètǐ chángbì yuǎnduān
quēshī zōnghézhēng

22 号染色体长臂远端缺失综合征（22q11.2 deletion syndrome, distal）

因染色体 22q11.2 远端杂合性缺失或关键基因突变而引起的染色体病。安妮塔·劳赫（Anita Rauch）于 1999 年首次报道。与 22q11.2 常见的 3Mb 缺失导致的迪格奥尔格综合征（DGS）和腭心面综合征（VCFS）不同，该区域位于 3Mb 缺失区域的远端。该病表型与 DGS/VCFS 有部分重叠，但症状较轻。

病因和发病机制 该病的缺失发生在 DGS/VCFS 致病区域即 22q11.2 普通 3Mb 缺失区域的远端，LCR22-D 和 LCR22-H 之间的区域。由于 LCR22-D、LCR22-E 和 LCR22-F 存在 BCRL 模块，22q11.2 的远端区域容易发生非等位同源重组，导致 22q11.2 远端缺失。22q11.2 远端缺失区域包含 TOP3B、PP1MF、BCR 和 SMARCB1 等基因。TOP3B 编码 DNA 拓扑异构酶 Ⅲ β，是异三聚体 TOP3B-TDRD3-FMRP（TTF）复合物的一部分，对 RNA 具有催化活性，TOP3B 突变可能导致神经发育障碍。SMARCB1 编码 SWI/SNF 相关基质相关蛋白，是 BAF（hSWI/SNF）复合物的核心组成部分，在细胞增殖和分化、细胞抗病毒活性和抑制肿瘤形成中起重要作用。该基因突变可导致恶性横纹肌肿瘤。

临床表现 复杂多样，包括生长发育迟缓、智力障碍、言语迟缓、特殊面容、中度骨骼异常以及心脏畸形等。特殊面容表现为弓形眉、眼窝深陷、鼻旁窦发育不良、人中平滑、上唇薄和小下颌等。该病分 Ⅰ、Ⅱ、Ⅲ 三型，均有致病性，且通常为新发。Ⅱ型发生频率较低，表型较轻，很少表现为早产、产前和产后生长受限以及心血管缺陷，而 Ⅲ 型在婴儿期和儿童早期发生恶性横纹肌瘤的概率非常高。

诊断 主要依据患者的临床表现和遗传学检测技术进行诊断。当患者具有特殊面容、智力障碍、发育迟缓、心脏畸形等症状，应疑为该病；再通过荧光原位杂交、多重连接依赖性探针扩增、染色体微阵列分析、拷贝数变异测序、实时定量聚合酶链反应等遗传学技术确诊。

治疗原则 尚无特异性治疗，主要以对症治疗为主。针对不同临床表型进行有效干预，综合外科、神经科、发育行为和心理等多学科进行个性化治疗。

预防 实施产前基因诊断，降低患者出生的风险；通过新生儿筛查，在患者出现症状前早期诊断和早期治疗，改善预后。

（邬玲仟　尤嘉利）

22 hào rǎnsètǐ chángbì yuǎnduān
chóngfù zōnghézhēng

22 号染色体长臂远端重复综合征（22q11.2 duplication syndrome, distal）

22 号染色体近着丝粒端片段 22q11.2 区域内所包含的 DNA 片段重复而引发的染色体病。又称 22q11.2 重复综合征，特征是临床表型多变且外显不全，可从无症状到严重畸形。22q11.2 重复区间与 22q11.2 缺失范围一致，理论上应与该区域的缺失一样频繁，但很少有微重复。

病因和发病机制 病因与 22q11.2 缺失综合征类似，是由减数分裂时低拷贝重复序列介导染色体 22q11.2 区域重排。但与 22q11 缺失综合征不同，该病患者大多遗传自父母，少见新发突变。重复区域涉及迪格奥尔格综合征（DGS）和腭心面综合征（VCFS）缺失的同一区域。患者携带约 3Mb 的重复，也存在 3Mb 以内或 4~6Mb 大小的重复区域。重复区域主要包含 TXNRD2、COMT 和 ARVCF 等基因。TXNRD2 编码硫氧还蛋白还原酶，可以直接还原胰岛素等蛋白质。COMT 编码儿茶酚胺氧位甲基转移酶，催化甲基从 S-腺苷甲硫氨酸转移至儿茶酚胺，该基因与精神分裂症相关。ARVCF 是 VCFS 中缺失的犰狳重复基因，在黏附连接复合物的形成中起重要作用。在小鼠中过度表达含有这 3 个基因的片段，会降低了小鼠长期记忆的能力。

临床表现 复杂多样且表型呈高度异质性，最常见的是智力障碍、学习困难、记忆力低下和语言障碍。其他包括精神运动发育迟缓、生长迟缓、肌张力减退。最常见的畸形特征是耳发育不良、内眦赘皮、睑裂下斜、鼻梁塌陷、小下颌和腭咽闭合不全等。部分患者具有小头畸形、癫痫、泌尿生殖系统异常。患者表型的范围可从无异常或轻度学习障碍到伴有多种先天性畸形的严重智力迟钝。

诊断 主要通过遗传学技术，利用荧光原位杂交、多重连接依赖性探针扩增、染色体微阵列分析、拷贝数变异测序和实时定量聚合酶链反应等，明确 22q11.2 重复的区域及拷贝数即可确诊。

治疗原则 尚无特异性治疗，主要以对症治疗为主。

预防 ①一级预防：即婚前预防。确定遗传风险的最佳时间是妊娠之前。对无症状的风险家庭成员的遗传情况进行检查，对存在 22q11.2 重复或有患病风险的年轻人提供遗传咨询（包括对后代和生育选择的潜在风险）。②二级预防：即出生前预防。实施产前基因诊断，降低患者出生的风险。③三级预防：即症状前预防。通过新生儿筛查，在患者出现症状前早期诊断和早期治疗，改善预后。

（邹玲仟 尤嘉利）

17 hào rǎnsètǐ chángbì zhōngjiān chóngfù zōnghézhēng

17 号染色体长臂中间重复综合征（chromosome 17q23.1-q23.2 duplication syndrome）

以先天性马蹄内翻足为临床特征的常染色体显性遗传发育障碍性疾病。多发于男性。中国人群的马蹄内翻足发病率较低，在活产婴儿中为 0.39‰。

病因和发病机制 如下。

病因 先天性马蹄内翻足与染色体 17q23.1-q23.2 区域中 *TBX4* 基因微重复相关。*TBX4* 属于系统发育上保守的 T-box 基因家族。T-box 基因家族编码参与发育过程调控的转录因子，该家族成员共同结合 T-box DNA 结合域。*TBX4* 基因也是 *Bicoid* 基因（该基因可调控果蝇胚胎前端结构的生成）相关转录因子 PITX1（一种与肢体发育相关的转录因子）的一个直接转录靶标，位于染色体 17q23.1-q23.2 区域，在下肢肌肉和肌腱组织中表达，发挥调节肢体发育和肢体特征的作用。*PITX1* 基因突变会引起包括先天性马蹄内翻足在内的发育异常。

发病机制 尚不明确。一种观点认为是距骨内的原始胚芽发育异常导致距骨持续性跖屈和内翻，继发性地引起距骨周围关节、肌肉和肌腱的软组织病变；另一种观点认为是软组织原发性病变，继发性地引起距骨持续性跖屈和内翻。

临床表现 主要有先天性马蹄内翻足，包括踝关节跖屈、跟骨内翻、前足内收和旋后、足部骨性畸形及相应软组织挛缩进行性加重，受累肢体膝下所有组织（肌肉、韧带、骨关节及神经血管结构）原发性和局部性发育不良。多于儿童期发现，是常见的严重先天性出生缺陷。马蹄足胎儿超声可见中足内缘折痕、外缘弯曲、空足跟及后足折痕 4 项异常表现。

诊断 先天性马蹄内翻足可经超声诊断，但单次超声的预测性不佳。对于伴发神经血管畸形的先天性马蹄内翻足也可使用磁共振成像（MRI）检查，但对于单纯性马蹄内翻足，MRI 受胎儿肢体活动等因素影响，效果不佳。遗传学诊断可以使用染色体微阵列分析或拷贝数变异测序确定是否存在 17q23.1-q23.2 区域的重复。

鉴别诊断 需与 17 号染色体三体、部分三体相鉴别，它们都会在检测中出现 TBX4 基因等 17q23.1-q23.2 区域的重复，可以通过遗传学检测予以鉴别。

治疗原则 尚无特异性治疗方法，患儿出生后可针对马蹄内翻足行手术矫正。手术应尽早进行，大龄患者对骨手术的需要量增加。

预防 ①一级预防：即婚前预防。17 号染色体长臂中间重复综合征属于常染色体显性遗传，应做好婚前检查，检出外显不全的女性患者或携带者。②二级预防：即出生前预防。对已生育患者的家庭实施产前诊断，对其生物学父母和患儿行遗传学检测。同时行影像学诊断，检查胎儿表型。③三级预防：即症状前预防。对症状尽早干预，早期手术矫正。

（邹玲仟 佘皓援）

X rǎnsètǐ chángbì quēshī zōnghézhēng

X 染色体长臂缺失综合征（chromosome Xq21 deletion syndrome）

因 X 染色体长臂缺失而导致的染色体病。以无脉络膜血症、X 连锁耳聋和智力低下为主要特征。文献描述很少，只有少数病例报道，男性患者具有复杂表型，临床表现与缺失片段的位置和大小相关。约 50% 的女性携带者表现为异常 X 染色体几乎完全失活，从而表现出较轻的表型。

病因和发病机制 已发现的遗传学病因包括 *REP-1* 基因和 *POU3F4* 基因缺失。

REP-1 基因 编码 Rab 香叶酰转移酶的 α 亚基。Rab 香叶酰转移酶催化两个香叶基团添加到 Rab 蛋白的 C 端半胱氨酸残基上。*REP-1* 基因是无脉络膜血症的一个致病基因。

POU3F4 基因 编码 POU 结构域转录因子的一个成员，POU 结构域是最先发现的高度保守的 DNA 结合域。POU 结构域转录因子家族在内耳发育中起着重要作用，该家族参与了诱导纹状体神经元前体分化的表观遗传信号的调节。POU3F4 蛋白在胚胎中参与神经管、两侧下丘脑室旁核和视上核的发育。*POU3F4* 编码区域的突变以及缺失、倒位、重复与 X 连锁耳聋有关。

临床表现 主要有眼底脉络膜水肿、感音神经性聋和智力低下。其中智力低下的表型尚无明确的基因型与其关联，可能与 POU3F4 上下游 Xq21 区域的大量缺失有关。眼底改变可出现在婴幼儿期，亦可较晚，甚至 40 岁以后只有初期的改变，表现为弥漫性脉络膜全层毛细血管及视网膜色素上皮层萎缩，最后脉络膜完全消失，导致中央视力恶化。女性为携带者，出现眼底的色素脱失及色素增生，但相较男性患者功能正常，且为静止性病变，病变程度轻微。该病还表现出 DFN3 型 X 连锁耳聋，主要为男性发病，出现颞骨异常、镫骨固定，并出现语前性、进行性、混合性的感觉神经传导障碍。

诊断 尚无统一的诊断标准。可使用聚合酶链反应分析患者的基因组缺失范围，也可使用多重连接依赖性探针扩增（MLPA）定量检测 REP-1 和 POU3F4 基因的大片段缺失。

鉴别诊断 对于 MLPA 检测出 REP-1 和 POU3F4 基因缺失的患者，应与倒位、易位产生的基因断裂和 X 染色体单体通过核型分析进行鉴别。

治疗原则 尚无特异性治疗方法，主要采用对症治疗。

预防 ①一级预防：即婚前预防。X 染色体长臂缺失综合征为性染色体隐性遗传，应避免近亲结婚。②二级预防：即出生前预防。对已生育患者的家庭实施产前诊断，对胎儿细胞样本进行测序或 MLPA。③三级预防：即症状前预防。对症状尽早干预。

（郜玲仟 余皓援）

Níméihēng duànliè zōnghézhēng

尼梅亨断裂综合征（Nijmegen breakage syndrome，NBS）

由于染色体不稳定发生断裂而导致的常染色体隐性遗传病。表现为进行性小头畸形、特殊面容、轻度生长发育迟缓、卵巢早衰、反复感染以及癌症患病率高。超过90%的患者是由奠基者效应导致的 NBS1：c.657_661del5 纯合突变而致病，新生儿发病率约为 1/10 万，在中欧和东欧人群的发病率较高。

病因和发病机制 致病基因为 NBS1，编码蛋白为 Nibrin。Nibrin 与 MRE11、RAD50 共同组成在进化上高度保守的三聚体复合物，通过同源重组和非同源末端连接可直接修复断裂的 DNA 双链。Nibrin 的功能是将三聚体复合物正确定位到 DNA 双链断裂（DSB）位点上，发挥修复作用，维持染色体稳定。NBS1 基因突变导致 Nibrin 功能异常，影响 DNA 修复，最终导致染色体断裂而致病。

临床表现 出生后即可出现进行性小头畸形，特殊面容包括前额倾斜、睑裂上斜、鼻突出、耳相对较大和后颌畸形。智力水平在幼儿期正常，逐渐进展为轻度或中度智力低下，普遍存在语言发育迟缓，同时轻度生长发育迟缓通常在 2 岁时表现最明显，2 岁后生长速度趋向正常，但仍比同龄人低。

患者存在细胞和体液联合免疫缺陷，约 1/3 患有无丙种球蛋白血症，体液免疫功能受损，90%以上患者 T、B 淋巴细胞增殖能力减弱，$CD4^+/CD8^+$ 比值降低，细胞免疫功能持续不足，联合免疫缺陷导致反复感染。此外，癌症是造成死亡的主要原因，在所有染色体不稳定综合征中，NBS 的癌症发病率最高，超过 40%的患者于 20 岁前出现恶性肿瘤，最常见的是非霍奇金淋巴瘤。

生殖系统异常表现为高促性腺激素性性腺功能减退症导致女性患者卵巢早衰的风险增加。另外，还存在其他系统异常，如骨骼、皮肤、毛发和泌尿系统等。

诊断 通过临床表现和遗传学检测进行诊断。细胞遗传学分析可在 10%~60%的细胞中观察到自发的染色体不稳定，表现为染色体断裂、非整倍体、重复和结构重排。绝大多数病例中涉及 7 号和 14 号染色体的两个不同位点的倒位和易位，最常见的断裂点位于染色体 7p13、7q35、14q11 和 14q32。

鉴别诊断 NBS 与其他染色体不稳定综合征表型相似，如小头畸形、生长发育迟缓、染色体断裂概率增加等，需通过临床表现和分子遗传学检测进行鉴别，如连接酶 IV 综合征由 LIG4 基因突变致病，导致全血细胞减少症和骨髓增生异常综合征；NBS 样疾病的致病基因是 RAD50，其不表现出免疫缺陷。

治疗原则 尚无特异性治疗方法，需多学科综合治疗和长期随访。由于 IgG 缺乏，患者常需要丙种球蛋白替代治疗。疾病的临床共识指出应通过静脉或皮下注射免疫球蛋白以维持患者血清 IgG 水平高于 5.0g/L，同时建议患者不接种活细菌或病毒疫苗。电离辐射可对 NBS 患者造成严重损伤，甚至致死。诊断为淋巴增生性疾病的 NBS 患者应接受低剂量化疗，而不应接受放疗。

预防 ①一级预防：即婚前预防。NBS 属于常染色体隐性遗传，应避免近亲结婚。②二级预防：即出生前预防。已生育患者的家庭中每个新生儿有 25%的患病概率，50%的概率为无症状携带者，25%的概率健康。实施产前基因诊断可降低患者出生的再发风险。③三级预防：即症状前预防。通过基因诊断，患者在出现症状前即可确诊并进行预防性治疗，同时远离电离辐射，指导化疗剂量，控制症状的发生发展。

（郜玲仟 李彦辰）

māoyǎn zōnghézhēng

猫眼综合征（cat eye syndrome）

因 22 号染色体的微小倒位重复、部分三体（22pter-22q11）、部分四体（22pter-22q11）导致的染色体病。又称施密德-弗拉卡罗综合征（Schmid-Fraccaro syndrome）。罕见，为常染色体显性遗传病。因有眼部畸变，细长瞳孔形似猫眼而得名。疾病表型异质性强，部分患者只有轻微表现，但也有患者同时存在多种严重的畸形。新生儿发病率为 0.7/10 万～2/10 万，男女无明显区别。

病因和发病机制 发病机制尚不清楚。多数情况下，染色体异常是由于父母生殖细胞分裂错误（减数分裂错误）而出现随机突变。核型分析示为 48，+22q-，+22q-，由母亲的平衡重组产生。因为 22 号染色体的 q11 发生倒位重复，而带有 2 个染色体的着丝点及双卫星区域。也有无染色体畸变或由其他染色体畸变产生的猫眼综合征。典型眼部表型因早期眼部发育过程中裂隙闭合失败，导致虹膜出现永久性裂缝，且裂缝经常延伸到视网膜，造成视力丧失。其他特征性症状也是胚胎和胎儿阶段的异常发育引起的。

临床表现 如下。

眼部异常 虹膜缺损通常累及双眼，因在早期发育期间未能闭合，眼下部裂隙产生，虹膜缺损会给虹膜带来猫眼外观。如果只涉及虹膜，视力不受影响。但若累及眼部其他层可能导致视力缺陷或失明。50%～60% 的患者存在该表型。

肛门缺陷 约 3/4 患者肛门开口异常狭窄（肛门狭窄）或肛管缺失（肛门闭锁），有时伴有瘘管。

耳缺陷 最常见的是耳前窝或耳前赘，见于 80% 以上的患者。在外耳前部有小的皮肤赘生物伴或不伴轻微的凹陷。此外，耳郭可能为低位或畸形，有时伴有盲端或缺失的外耳道，并且由于传导性听力损失，导致轻度听力障碍。

心脏缺陷 先天性心脏缺陷发生率为 40%～50%，包括肺静脉异位引流、法洛四联症、三尖瓣狭窄等。症状取决于心脏畸形的大小、性质。在重度患者中，先天性心脏病可能导致危及生命的并发症。

肾和生殖器缺陷 肾缺陷包括单侧或双侧肾发育不全、单侧肾缺如、多肾、肾盂积水和多囊肾等。女性生殖器官缺陷包括子宫发育不全，阴道缺失或生殖器异常，男性包括隐睾症和外生殖器异常。

其他表现 智力障碍、脊柱侧凸、椎体融合、桡骨发育不全、肋骨缺失或异常融合、缺趾或多趾、胆道闭锁、脐疝、腹股沟疝、先天性巨结肠、腭裂、身材矮小、下斜睑裂、眼距增宽、内眦赘皮、小颌畸形和鼻梁低平等。

诊断 通过体格检查和影像学检查发现部分特征性临床表现，通过血液或其他组织样本的染色体核型分析及分子遗传学检查，如比较基因组杂交、荧光原位杂交、多重连接依赖性探针扩增、染色体微阵列分析、拷贝数变异测序和实时定量聚合酶链反应等确诊。一旦确诊，还可以进行其他检查以确定是否存在猫眼综合征的其他特征。

建议进行彻底的心脏评估，以发现可能存在的心脏异常，包括临床检查、心肺听诊、X 线检查、心电图、超声心动图、心导管插入术或其他心脏检查。产前

人群在胎儿超声检查中，可发现提示疾病的心脏和肾缺陷，需通过羊膜腔穿刺术或绒毛膜取样行遗传学检测确诊。

鉴别诊断 需与 22pter→q13 三体综合征相鉴别。两者表型相似，但该病眼部缺损和肛门闭锁较常见，多数智力低下较轻；而后者多数智力严重低下，且有癫痫发作。

治疗原则 主要是对症治疗，采取多学科综合治疗模式，对于先天性心脏病需使用药物治疗、手术干预或其他措施。其他包括物理治疗、生长激素治疗、纠正或管理眼部缺陷、骨骼异常、生殖器缺陷、先天性巨结肠、胆道闭锁等。

预防 主要通过对高危人群进行遗传咨询和产前诊断进行预防。大部分患者的父母有正常的染色体，而少数存在体细胞嵌合，这种情况会将猫眼综合征染色体传递给后代，因此患者、生育过患儿的夫妻、特征性超声异常的孕妇需进行遗传咨询和产前诊断。

（郇玲仟　周祺旻）

wēiquēshī zōnghézhēng

微缺失综合征（microdeletion syndrome）

一组由于染色体片段微小的缺失导致的具有复杂临床表型的遗传性疾病。缺失片段一般小于 5Mb，大小和位置因具体类型而异，大部分具有相对固定的缺失区间和大小。

病因和发病机制 约 90% 微缺失综合征的微缺失片段为新发缺失，只有约 10% 为父母遗传，遗传模式主要为常染色体显性遗传或 X 连锁隐性遗传。染色体微缺失发生通常与非等位同源重组（NAHR）介导的再发性重排相关。基因组中存在广泛的重复序列，如低拷贝重复序列（LCR）、

片段重复序列（SD）等。NAHR 以 LCR 片段或 SD 片段为底物，在减数分裂或有丝分裂过程中，两个高度同源的 DNA 片段错误配对并发生序列交换，从而导致缺失的出现。

临床特征　具有较高的临床异质性，与染色体微缺失结构、额外的基因组变异、环境和表观遗传修饰等相关。首先，微缺失片段的断裂点可能不同，缺失区域内单倍剂量不足致病基因数量差异与临床表型的严重程度和多样性直接相关。其次，微缺失区域内，一些隐性遗传的等位基因会发生突变产生表型。此外，在一些微缺失综合征缺失区域外，可能存在额外的基因组变异对表型进行修饰。即使是同卵双生子，一些微缺失综合征的表型也表现出极大的差异，表明其临床异质性与环境或表观遗传修饰相关。

大多数微缺失综合征由于染色体片段缺失，导致该片段内单个或多个关键基因以及部分基因的上游调控元件拷贝数减少，使相关基因表达量降低，产生剂量效应从而出现表型。已发现的染色体微缺失综合征有 110 多种，

表现为不同程度的智力障碍、生长发育迟缓、多发器官畸形和精神行为异常等。常见的有迪格奥尔格（DiGeorge）综合征（缺失区域为 22q11.2）、普拉德-威利（Prader-Willi）综合征和安格尔曼（Angelman）综合征（缺失区域同为 15q11.2-13）、威廉姆斯（Williams）综合征（缺失区域为 7q11.23）、1p36 缺失综合征（缺失区域为 1p36）和沃尔夫-赫希霍恩（Wolf-Hirschhorn）综合征（缺失区域为 4p16.3）等。

诊断　微缺失综合征缺失的染色体片段较小，传统的细胞遗传学方法难以发现。常用于检测微缺失综合征的方法有荧光原位杂交、实时荧光定量 PCR、多重连接依赖性探针扩增、比较基因组杂交微阵列、单核苷酸多态性微阵列、下一代测序和三代测序技术等。

临床意义　微缺失综合征导致的智力缺陷、精神疾病以及先天畸形等对患者的日常生活和生活质量产生深远的影响，同时给患者家庭和社会造成沉重的负担。微缺失综合征相关知识的普及对患者家庭的生活质量提高、患儿

养育、诊治及遗传咨询具有重大意义。

（邬玲仟　潘建延）

22q11.2 quēshī zōnghézhēng

22q11.2 缺失综合征　（22q11.2 deletion syndrome）　因 22 号染色体长臂 0.7~3Mb 杂合性缺失导致的染色体病。又称胸腺发育不全、迪格奥尔格综合征（DiGeorge syndrome，DGS）、腭心面综合征（VCFS）。在活产婴儿中发病率为 0.17‰~0.33‰。

病因和发病机制　该病是因减数分裂时染色体 22q11.2 区域重排所致。该区域包含 4 个低拷贝重复序列（LCR），命名为 LCR A ~ LCR D，其中 LCR22A 最接近着丝粒（图1）。这些 LCR 的同源性大于 96%，因此，易发生错配和非等位同源重组而导致 22q11.2 区域的缺失（图2）。典型的 3Mb（LCR22A~LCR22D）缺失约占所有病例的 85%；着丝粒近端的 1.5Mb（LCR22A ~ LCR22B）或 2Mb（LCR22A~LCR22C）嵌套缺失占 5%~10%；此外，还有远端嵌套缺失（LCR22B ~ LCR22D 和 LCR22C~LCR22D）。

在典型的 3Mb（LCR22A ~

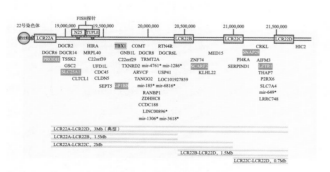

图1　22q11.2 缺失区域内 LCR 及包含的基因

注：蓝色短框表示荧光原位杂交（FISH）常用的商用探针（N25 和 TUPLE）；灰色框表示已知的人类致病基因（*PRODH*、*SLC25A1*、*GP1BB*、*SCARF2*、*SNAP29*、*LZTR1*）；

*表示非编码基因。

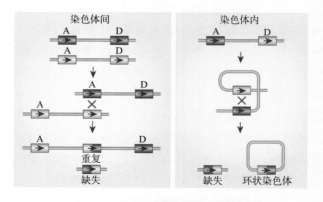

图2　22q11.2 非等位同源重组

LCR22D）缺失区域中有 90 个基因，包括 46 个蛋白质编码基因、7 个微小 RNA、10 个非编码 RNA 和 27 个假基因。其中研究最多的基因是 *TBX1*，其属于 *T-box* 基因家族，作为转录因子调控胚胎发育，是 22q11.2 缺失综合征的关键基因。研究表明，*Tbx1* 在早期小鼠胚胎发育中的咽弓、眼袋、耳泡及脊柱等部位均有表达。*Tbx1* 杂合突变导致典型的 22q11.2 缺失综合征表型，如心血管、胸腺和甲状旁腺缺陷；*Tbx1* 纯合缺失的小鼠胚胎致死，表现为永存动脉干、腭裂、胸腺缺如和甲状旁腺缺如。*Tbx1* 在中胚层、咽部外胚层或内胚层中的条件性突变均可导致与上述异常重叠的表型。*Tbx1* 还与脑微血管发育相关，这在认知和行为缺陷中发挥作用。*TBX1* 通过参与一系列转录因子级联发挥生理功能，如调节甲状旁腺和胸腺的发育（图 3）。*FGF8*、*FGF10*、*MYF5* 和 *MYOD* 均由 *TBX1* 调控表达。FGF8 和 FGF10 维持细胞生长，可能在神经嵴迁移中发挥作用；MYF5 和 MYOD 调节鳃节肌的发育，这也许能解释部分患者的吞咽功能障碍。

由于缺失区域中的大多数基因都在大脑中有表达，因此存在多个神经系统表型相关的候选基因，如 *COMT* 编码儿茶酚-O-甲基转移酶，其活性在突触前多巴胺转运体低表达的大脑区域中尤为重要，可能与认知障碍和精神分裂症易感性相关。*PRODH* 编码脯氨酸脱氢酶，其致病突变可导致 I 型高脯氨酸血症，严重时可导致癫痫发作和智力障碍。

临床表现 复杂多样，涉及多系统异常。包括先天性心脏病（约 80%）、免疫缺陷（约 75%）、颅面畸形（腭裂为主）、甲状旁腺功能减退（可引发低钙血症）、发育迟缓、认知障碍和精神异常，其他特征包括肾异常、骨骼缺陷、眼部异常、听力损失和喂养困难等。因临床表现不同而命名的各综合征也有其特点，如 DGS 以甲状旁腺发育不全、胸腺发育不全和圆锥动脉干畸形（CTD）为主；VCFS 以腭裂、面容畸形和 CTD 为主。

诊断 需针对多系统表型进行辅助检查，如心脏彩超、胸腺影像及功能检查、甲状旁腺功能或血钙浓度检测等。传统的遗传学诊断手段是荧光原位杂交（FISH），但对于 40kb 以下的小缺失 FISH 无法检出，需考虑多重连接依赖性探针扩增、单核苷酸多态性微阵列、实时荧光定量 PCR 或测序等检测手段。

鉴别诊断 需与以下疾病相鉴别。

史密斯－莱姆利－奥皮茨（Smith-Lemli-Opitz）综合征 常染色体隐性遗传的多发性先天性畸形和智力障碍综合征，由于 *DHCR7* 基因突变导致。主要生化表型为先天性血清 7-脱氢胆固醇（7-DHC）升高，或 7-DHC/胆固醇比率升高。该病临床特征广泛，由于多种先天性畸形，重症患儿或胎儿往往在子宫内或围产期死亡，而轻症患者可仅表现为智力障碍、行为异常、颅面畸形、和/或伴有心、肺、肾等多器官系统畸形。

阿拉日耶（Alagille）综合征 常染色体显性遗传病，约 88% 的遗传学病因为 *JAG1* 基因突变，源于 *NOTCH2* 基因突变的不足 1%。临床特征及外显率差异很大，以肝受累为主，表现为严重的胆汁淤积，常伴有心脏、骨骼、眼科异常及特殊面容。心血管异常是重症患者死亡的主要原因。

治疗原则 尚无特异性治疗方法，只能对症治疗。对先天性心脏病行心脏手术；对免疫缺陷进行胸腺移植或 T 细胞移植；对唇腭裂尽早行矫正手术；对内分泌系统异常患儿，生长激素缺乏者使用激素治疗，甲状旁腺功能减退引发低钙血症者补充维生素 D 及钙制剂。

进行临床干预时需注意：①该病表型的多系统特性。②对每种症状的早期诊断和有效治疗可改善总体预后。③针对一种症状的治疗效果可能会对另一种症状产生积极或消极的影响。④重视对患者神经认知能力的评估，无论年龄大小。⑤以最大限度恢复患者的生活质量为目标。

预防 产前诊断是唯一有效的预防途径。有家族史，或已生

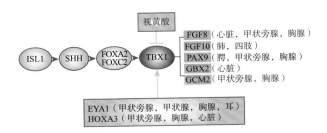

图 3 TBX1 参与调控甲状旁腺和胸腺发育的转录因子级联

注：从左到右显示甲状旁腺和胸腺发育所需的转录因子及互作关系；TBX1 调控下游转录因子和生长因子的表达，每种基因的敲除小鼠都复制了 22q11.2 缺失综合征的部分表型（括号内所示）；底部方框显示另一个可能的调控机制，EYA1 和 HOXA3 通过该途径诱导 GCM2 表达，而 GCM2 是甲状旁腺和胸腺发育所必需的。

育该病患儿，或夫妻中有一方为涉及 22q11.2 的染色体平衡/非平衡易位携带者，应考虑有针对性地进行产前诊断和遗传咨询。

（邬玲仟 匡瀚哲）

威廉姆斯综合征 (Williams syndrome，WS)

Wēiliánmǔsī zōnghézhēng

由于染色体 7q11 片段缺失而导致的染色体病。又称威廉姆斯-博伊伦综合征 (Williams-Beuren syndrome)。由染色体 7q11.23 上 1.5～1.8Mb 杂合微缺失引起，累及心血管、中枢神经、消化和内分泌等多系统。人群发病率约为 0.1‰。

病因和发病机制 WS 是由于 7q11.23 关键区 (WSCR) 两侧高度同源的基因簇和假基因，组成低拷贝重复序列，在减数分裂中发生重排而导致 WSCR 缺失所致。缺失区段涉及的 28 个基因中，以弹性蛋白基因 *ELN* 最重要。正常水平的弹性蛋白在心脏主动脉收缩期和舒张期的缓冲中起重要作用，其缺失与心血管异常相关。通用转录因子 II-I 基因 (*GTF2I*) 缺失与精神发育迟缓相关。通用转录因子 II-I 重复结构域 (*GTF2IRD1*) 的缺失与认知发育异常及异常面容相关。该区段其他基因与表型的相关性及其影响机制尚需研究。

临床表现 具广泛但有特征性的临床表现，多有特殊面容，通常被描述为可爱或小精灵，鼻梁扁平、眶周水肿、人中长；成年患者面容轻微粗糙，包括厚嘴唇、球状鼻等。约 80% 的患者存在心血管异常，包括中、大动脉狭窄，高血压，心脏杂音等，是造成发病和死亡的主要原因。此外，还有内分泌功能异常，表现为身高增长速度较同龄儿低，青春期发育的早期加速减弱，导致成人身材矮小，且多伴有高钙血症、糖尿病、甲状腺功能异常等。常见的神经发育异常有语言发育延迟、轻-重度智力发育迟缓，焦虑、易怒、过分热情等情绪异常，注意力不集中等。还可累及皮肤、眼、骨骼肌肉、消化和泌尿等器官系统异常。

诊断 WS 无新生儿筛查，临床诊断主要通过症状以及体征获得，必要时完善实验室检查（如血尿钙、甲状腺功能等）、心电图、超声心动图、血管、眼科和听力检查等。临床怀疑 WS 应行基因检测确诊，临床诊断明确的患者，可通过荧光原位杂交、多重连接依赖性探针扩增获得遗传学诊断；而临床诊断不明确，疑似染色体微重复/微缺失综合征者，可使用染色体微阵列分析、拷贝数变异测序等。

鉴别诊断 需与其他具有重叠表型的综合征鉴别，如胎儿酒精综合征、奥皮茨-卡维吉亚 (Opitz-Kaveggia) 综合征、努南 (Noonan) 综合征和迪格奥尔格 (DiGeorge) 综合征等，通过遗传学检测可鉴别。

治疗原则 尚无特异性治疗方法，主要通过医疗监测、预期指导、直接治疗、药物治疗和手术等方法提供对症与支持治疗。中重度的大血管狭窄采用手术治疗，高血压通过个体化的药物治疗。对婴幼儿、儿童进行生长发育的监测与早期干预，实施语言、体格、职业等特殊教育，对焦虑、易怒、注意力不集中等情绪与精神异常酌情药物治疗。甲状腺功能、葡萄糖、血尿钙水平和青春期性激素水平等需要定期筛查、评估与治疗。

预防 WS 成年患者进行生育的情况极少见。大多数患者由新发突变引起，其父母均无 WS 表现，再次生育患儿的风险极低，但有少数病例报道的再发风险与亲本的嵌合现象或父母一方携带 WSCR 倒位相关。因此，仍有必要在先证者明确遗传学诊断的基础上进行产前诊断。

（邬玲仟 刘颖迪）

1p36 缺失综合征 (1p36 deletion syndrome)

1p36 quēshī zōnghézhēng

由于染色体 1p36.13-p36.33 区段的杂合性缺失而导致的染色体病。以特殊面容、严重智力发育迟缓、小头畸形、肌张力减退等临床表现为特征，是人类最常见的末端染色体缺失综合征，新生儿发病率约为 0.2‰。

病因和发病机制 1p36 缺失包含末端区域缺失、中间区域缺失、衍生染色体和复杂重排等类型。1 号染色体短臂远端基因众多，使疾病特征与特定基因关联变得困难。该病临床表型相关的潜在候选基因如下：*SKI* 基因与面裂异常相关；编码钾离子通道的 *KCNAB2* 基因与癫痫发作相关；*MMP23* 基因调节囟门的闭合，缺失导致囟门闭合晚；*GABRD* 基因编码 GABA 通道，GABA 是哺乳动物大脑中最主要的抑制性神经递质，与神经发育和神经精神异常相关。

临床表现 特征性表现为中-重度发育迟缓和智力低下，大多数患儿出生后即可出现运动、语言发育落后于同龄儿。影像学检查可发现脑萎缩、脑室扩张或不对称、局灶性皮质发育不良和白质营养不良等异常。颅面异常也是标志性特征，包括小头畸形、大且晚期闭合的前囟门、前额突出、一字眉、短睑裂、鼻梁宽平、面中部发育不全、长人中和尖下颌。约 50% 患者存在结构性心脏缺陷，包括室间隔/房间隔缺损、动脉导管未闭、主动脉瓣/肺动脉瓣发育不良。部分患者有不同类型的癫痫发作，药物控制良好。常见异常还包括短指畸形、短足、肌张力低下等。此外，还有口咽部吞咽困难、甲状腺功能减退、视力障碍、感音神经性听力障碍和行为异常等。

诊断 详细的病史、体格检查和相关检测可诊断。询问患者生长发育情况，必要时完善头颅磁共振成像、心脏彩超、骨骼 X 线检查、甲状腺功能检测、听力检测和染色体核型分析等。通常通过微阵列或高通量测序技术对患儿进行全基因组拷贝数变异检测确诊。

鉴别诊断 该病需与具有重叠表型的疾病鉴别，如安格尔曼（Angelman）综合征、普拉德-威利（Prader-Willi）综合征、雷特（Rett）综合征等。

治疗原则 尚无特异性治疗方法，主要为对症、支持治疗。对于智力低下的患儿进行早期干预，注意语言、运动、认知等康复治疗；对心脏缺陷行相关药物及手术治疗；癫痫发作的患儿尽早使用抗癫痫药物进行控制；其他异常均可采用相应标准化的治疗方法。

预防 该病多数为新发突变，且 60% 的缺失发生在母源染色体上，其父母再生育患儿的风险极低（生殖腺嵌合除外）。患者的衍生染色体通常来源于父/母平衡易位染色体的异常分离，其父母需考虑行特异性的荧光原位杂交检测，若父母一方确为平衡易位携带者，再生育患儿概率为 1/18，还有 1/18 核型完全正常，1/18 为染色体易位携带者，其余 15/18 为其他染色体微缺失/微重复综合征。有生育需求的家庭，在先证者明确遗传学诊断的基础上可进行产前诊断。

（郇玲忏 刘颖迪）

22q13 quēshī zōnghézhēng

22q13 缺失综合征（22q13 deletion syndrome）

因染色体 22q13 区域缺失而导致的染色体病。又称费伦-麦克德米德综合征（Phelan-McDermid syndrome，PMS）。是一种临床表型多样的发育障碍性疾病。

病因和发病机制 由以下原因引起：①染色体 22q13 末端缺失。②*SHANK3* 基因内缺失。③染色体重排，如不平衡易位或 22 号环状染色体。④*SHANK3* 基因点突变。*SHANK3* 单倍剂量不足是该病神经发育特征的主要原因。*SHANK3* 基因主要在大脑皮质和小脑中表达，其编码蛋白是谷氨酸能神经元突触后密度蛋白的主要支架。SHANK3 蛋白可与多种不同的蛋白质相互作用以确保突触结构和功能的完整性，如细胞骨架蛋白、支架蛋白和受体等；还与信号分子或酶相互作用，调节受体的内吞作用、促进突触可塑性，在学习和记忆中起关键作用。

约 75% 的患者缺失片段大于 1Mb，导致包括 *SHANK3* 在内的数十个基因缺失。基因型-表型关联分析表明，缺失片段的大小与临床表型的数量和严重程度呈正相关。22q13.3 常见缺失区域内的其他基因与该综合征的表型相关，如 *SULT4A1* 基因与语言迟缓和小脑发育异常有关，*BRD1* 基因与神经精神疾病有关，*GRAMD4*、*SCO2*、*TYMP* 基因与线粒体异常有关。

临床表现 临床异质性高，主要表现有中度至极重度智力障碍、全面发育迟缓、肌张力低下、语言发育迟缓甚至不发育、运动障碍、行为异常（如自闭症谱系障碍）和轻度畸形特征等。其他还包括胃肠道异常、癫痫、脑结构异常、肾畸形、淋巴水肿和复发性感染等。该病多于儿童期发现，尤其在儿童因智力障碍、语言发育迟缓或肌张力低下等原因就诊时。

诊断 因发病率较低、临床异质性高、实验室技术限制等原因，尚未形成统一的临床诊断标准，必须依靠相关的遗传学检查，可以通过染色体微阵列分析（CMA）确诊。CMA 阴性时，可使用桑格（Sanger）测序或下一代测序检测是否存在 *SHANK3* 基因内缺失或致病性点突变。由于 *SHANK3* 基因 GC 含量丰富，可考虑采用多重连接依赖性探针扩增或其他剂量敏感方法进行补充检测。

鉴别诊断 该病与许多疾病表现类似，如婴幼儿期出现的肌张力低下疾病：普拉德-威利（Prader-Willi）综合征、新生儿败血症、安格尔曼（Angelman）综合征、索托斯（Sotos）综合征等，应根据临床表现和辅助检查相鉴别。

治疗原则 尚无特异性治疗方法，主要采用对症治疗。

预防 ①一级预防：即婚前预防。对于明确了 PMS 遗传病因的患者，当其再次生育时，建议该家庭进行产前基因诊断，必要时考虑胚胎植入前诊断。②二级预防：即出生前预防。对于明确了 PMS 遗传病因，如不平衡重排导致 22q13 缺失综合征的患者，需对其生物学父母行核型分析，以排除倒位或易位，并明确再发风险。③三级预防：即症状前预防。通过新生儿筛查，在患者出现症状前早期诊断和早期治疗，改善预后。

（邬玲仟 滕华）

Lǎnggé'ěr-Jídíwēng zōnghézhēng Ⅱ xíng

朗格尔-吉迪翁综合征Ⅱ型

（Langer-Giedion syndrome Ⅱ，LGSⅡ） 因染色体 8q23.3-q24.11 缺失引起 TRPS1、RAD21 和 EXT1 功能丧失的染色体病。又称毛发-鼻-指/趾综合征Ⅱ型（TRPSⅡ）。是常染色体显性遗传的相邻基因综合征，罕见。

病因和发病机制 TRPS1 是一种转录因子，可通过 STAT3 信号调节软骨细胞的增殖和凋亡。TRPS1 缺乏会损害生长板中的软骨细胞分化和毛囊发育中上皮和间充质细胞的相互作用。此外，已发现 TRPS1 在垂体和下丘脑中表达，因此患有这种综合征的患者可能有生长激素缺乏。EXT1 编码的蛋白质作为糖基转移酶参与硫酸乙酰肝素的生物合成。EXT1 的致病突变可引起细胞骨架异常，包括肌动蛋白积累、α-肌动蛋白过度集束以及肌肉特异性 α-肌动蛋白异常存在。LGSⅡ 的大多数临床表现是通过 TRPS1 和 EXT1 功能丧失来解释的。然而，染色体缺失片段越大，区间内 TRPS1-EXT1 之外缺失的基因越多，就越有可能存在其他临床表现，位于 TRPS1 和 EXT1 之间的 RAD21 的单倍体功能不全同样可能导致认知功能紊乱等症状。

临床表现 患者具有鼻翼发育不良、宽大的鼻梁和鼻尖、眉粗而宽、长人中、耳大而突出等面部特征。外胚层特征包括纤细、稀疏、脱色和生长缓慢的头发；营养不良的指甲以及小乳房。骨骼表现包括身材矮小、双足短小、指/趾短缩、手指尺侧或桡侧偏斜以及早期明显的髋关节发育不良。在 1 月龄到 6 岁间可在肩胛骨、肘部和膝盖周围初次发现多发性骨软骨瘤。此外，部分患者可存在轻度到中度智力残疾。

诊断 临床尚未形成统一的诊断标准，诊断必须依靠相关的遗传学检查，除具有面部特征、外胚层表型、远端肢体异常和锥形骨骺等典型临床表型外，通过染色体微阵列分析发现，8q23.3-q24.11 连续性缺失即可确诊 LGSⅡ，包括 TRPS1、RAD21 和 EXT1。

鉴别诊断 需与以下疾病相鉴别（表 1）。

治疗原则 以支持治疗为主。针对外胚层相关表型，可行头发护理和使用假发。而对于存在生长激素缺乏身材矮小者，予以人类生长激素替代治疗；存在关节疼痛者可选择使用镇痛剂（如非甾体类抗炎药或其他非阿片类药物）；物理治疗有助于活动能力的恢复；严重髋关节发育不良者可考虑植入假肢。此外，应常规监测儿童期精神运动的发育和线性生长；对于症状前和青春期结束时即骨软骨瘤停止正常生长时对骨软骨瘤的 X 线进行评估可为未来任何肿大提供比较的基线。

预防 ①一级预防：即婚前预防。LGSⅡ 属常染色体显性遗传，患者遗传给后代的风险为 50%。当患者明确了 LGS 的基因突变时，建议进行产前基因诊断，必要时考虑胚胎植入前诊断。②二级预防：即出生前预防。对已生育患者的家庭实施产前基因诊断，降低患儿出生的再发风险。③三级预防：即症状前预防。通过新生儿筛查，在患者出现症状前早期诊断和早期治疗，改善预后。

（邬玲仟 李彦辰）

Pǔlādé-Wēilì zōnghézhēng

普拉德-威利综合征

（Prader-Willi syndrome，PWS） 由于缺乏父源染色体 15q11.2-q13 区域相关基因的表达而引起多系统受累的染色体病。又称肌张力低下-智力障碍-性腺发育滞后-肥胖综合征，俗称小胖威利综合征。罕见。发病率为 0.03‰～0.1‰，在中国多为散发病例。2018 年 5 月 11 日被纳入中国《第一批罕见病目录》。

病因和发病机制 ①印记中心（IC）缺失：由于基因组印记效应，15q11.2-q13 区域的基因表达取决于基因的亲源性，因此父源性染色体该区域的缺失可引起 PWS。②父源性染色体 15q11.2-

表 1 与 LGSⅡ 鉴别的疾病

疾病	致病基因	遗传方式	与 LGSⅡ 相似的临床表现	与 LGSⅡ 不相同的临床表现
眼齿指综合征	GJA1	AD	生长缓慢且干枯的头发；鼻翼发育不良；长人中	眼部特征改变；牙齿体征更明显
软骨毛发发育不良综合征	RMRP	AR	身材矮小；纤细的头发；锥形骨骺	鼻腔形状改变；免疫缺陷
埃利伟（Ellis-Van Creveld）综合征	EVC、EVC2	AR	身材矮小；指/趾短缩	鼻腔形状改变；口腔系带异常；多指

注：AD. 常染色体显性；AR. 常染色体隐性。

q13 区域微缺失型大多为新发缺失，由低拷贝重复的 *HERC2* 基因非等位同源重组产生。③母源性 15 号染色体单亲二体（UPD）：主要是由于卵细胞减数第一次分裂时染色体分离异常，生成了含两条 15 号染色体的配子，与正常精子受精产生 15 号染色体三体后丢失父源性 15 号染色体而产生。④*SNRPN*、*NDN*、*ZNC127* 和 *IPW* 等基因突变。

临床表现　复杂多样，自胎儿期即可出现异常，并表现出随年龄而异的临床症状。妊娠期 PWS 胎儿表现为胎儿生长受限和超声不易察觉的胎动少。新生儿及婴儿期，出生时多表现为低体重儿、特殊面容（如窄脸、前额窄凸等）、肌张力低下、喂养困难、哭声微弱或不哭、生长缓慢、嗜睡、反复呼吸道感染等。男婴常有隐睾，女婴阴唇、阴蒂缺如。生长发育落后，多有轻度智力低下、行为异常。喂养困难通常在 6 个月时改善，1~4 岁可由于食欲亢进、摄食过多而出现中心性肥胖。可因高热量摄入出现糖尿病，PWS 性腺功能减退可导致不孕不育、原发性闭经和月经稀发等。

诊断　通用的 PWS 临床诊断标准由英国剑桥大学的乔伊斯·惠廷顿（Joyce Whittington）提出

（表 1）：年龄 <3 岁，总评分 >5 分，主要标准达 4 分可诊断为 PWS；年龄 ≥3 岁，总评分 >8 分，主要标准达 4 分可诊断。此外，遗传学诊断、DNA 甲基化分析可确诊约 99% 的 PWS，但不能明确致病类型，可使用染色体高分辨核型分析技术和荧光原位杂交检测父源性染色体片段 15q11.2-q13 区域缺失；通过全基因组单核苷酸多态性微阵列或 DNA 多态性分析等技术检测 UPD；通过多重连接依赖性探针扩增检测印记缺陷（ID）。

鉴别诊断　PWS 与新生儿败血症、安格尔曼综合征和脆性 X 综合征等临床表型相似，可通过 DNA 甲基化分析进行鉴别。

治疗原则　以对症治疗为主。肌张力低下伴进食困难的婴幼儿，可考虑鼻饲。婴儿期后需严格管理饮食，增加运动量来控制体重的增长，降低糖尿病及因肥胖带来的心肺衰竭风险。生长激素替代治疗可改善患者身高和促进骨骼生长。此外，对存在畸形者，可进行手术矫正。

预防　①一级预防：即婚前预防。可以通过高分辨核型分析技术明确男方有无染色体片段 15q11.2-q13 区域缺失。②二级预防：即出生前预防。当患者为印

记缺失或其父母为染色体结构重排携带者时，其父母再生育时应进行产前基因诊断，降低再生育患儿的风险，必要时还可考虑胚胎植入前诊断。③三级预防：即症状前预防。通过新生儿筛查，在患者出现症状前早期诊断和早期治疗，改善预后。

（郭玲仟　王艺璇）

* Angé'ěrmàn zōnghézhèng*

安格尔曼综合征（Angelman syndrome，AS）

因染色体 15q11.2-q13 片段缺陷而导致的严重学习障碍并伴随特殊面部表征与行为的染色体病。又称快乐木偶综合征、天使综合征。1965 年，英国儿科医师哈利·安格尔曼（Harry Angelman）首次描述了该病。

病因和发病机制　AS 是典型的非孟德尔遗传-基因组印记遗传病，与母源性基因不表达相关，发病机制主要有以下几种：①母源性染色体片段 15q11.2-q13 缺失。②15q11.2-q13 区域父源性单亲二体（UPD）：通常发生在卵细胞减数分裂 II 期或合子早期有丝分裂，大部分是由正常精子与 15 号染色体缺失的卵子受精，然后由单一父源性 15 号染色体复制而成。③印记基因。④*UBE3A* 基因突变：*UBE3A* 基因为母源性基因，在脑组织中特异性表达。15%~20% 的患者由 *UBE3A* 基因突变引起，且没有家族聚集性，临床异质性较高。

临床表现　通常为非特异性精神运动发育迟缓、癫痫、小头畸形等。患者出生时无异常，随着成长出现严重的发育迟缓。幼年多出现语言障碍，6 个月时表现出特征性共济失调等运动发育迟缓，3~6 岁时出现多种形式、不同程度的癫痫。大多数患者的

表 1　PWS 临床诊断标准

主要标准	次要标准
①新生儿及婴儿期吮吸力差、肌张力低下	①胎动少，婴儿期嗜睡且少动
②婴儿期喂养、存活困难	②脾气暴躁、强迫行为等典型行为问题
③婴儿期出现头颅长、窄脸、口角下移、小口、杏仁眼等异常面容中的 3 种及以上	③身材矮小
④食欲过度、肥胖，1~6 岁时体重快速增长	④与同龄人相比手足偏小。双侧尺骨边缘缺乏弧度，手较窄
⑤青春期性征发育延迟，性腺发育不全	⑤肤色比家庭成员白
⑥发育迟缓、轻-重度的智力障碍	⑥睡眠呼吸暂停
⑦饮食过量，强迫饮食	⑦存在内斜视、近视等眼部异常
⑧高分辨染色体（>550 条带）显示染色体 15q11.2-q13 区域缺失或其他 PWS 区域异常	⑧发音障碍
	⑨唾液黏稠，嘴角结痂
	⑩自损行为，抠、挠、抓皮肤

眼部、毛发、皮肤均色素浅淡。此外,多具有好动症,还表现出下颌前突、流涎等面容,常伴无意识发笑。

诊断 主要依靠多种分子遗传学检测技术诊断,如荧光原位杂交检测染色体 15q11.2-q13 片段缺失,单核苷酸多态性微阵列和印记中心缺失检测 UPD 和印记基因异常。同时,发作间期特征性的脑电图异常可以在典型临床症状出现之前为遗传学诊断起提示作用。

诊断鉴别 需与多种疾病鉴别,如莫厄特-威尔逊(Mowat-Wilson)综合征、皮特-霍普金斯(Pitt-Hopkins)综合征等。多数 AS 患者出现肢体抖动或运动不稳、慢峰脑电图等独特临床表型,有助于与其他疾病鉴别。

治疗原则 尚无有效治疗方法,以对症治疗为主。可服用氟西丁调整激动焦虑;服用褪黑素缓解睡眠障碍;使用抗癫痫药物控制癫痫等。同时联合应用多种语言沟通教育和相应的心理治疗。

预防 ①一级预防:即婚前预防。可利用高分辨核型分析技术明确女方有无染色体片段 15q11.2-q13 区域缺失。②二级预防:即出生前预防。当女方是 *UBE3A* 基因突变携带者时,其后代的再发风险高达 50%。建议 *UBE3A* 基因突变携带者再生育时进行产前基因诊断,必要时可进行胚胎植入前诊断。③三级预防:即症状前预防。通过新生儿筛查,在患者出现症状前早期诊断和治疗,改善预后。

(邬玲仟 王艺璇)

dānjīyīn yíchuánbìng

单基因遗传病(monogenic disease)

全部性状/疾病由单个主效基因上的致病突变导致的遗传病。简称单基因病。其传递方式符合孟德尔定律,又称孟德尔遗传病。人类在线孟德尔遗传数据库(OMIM)共登记有 16 687 个基因(截至 2022 年 3 月),其中表型和基因型明确的有 6 318 个,这些基因出现致病突变可以导致患者出现相应的临床症状与体征。

基本内容 人类受精卵继承来自双亲的 23 对染色体,一条染色体有多个基因,基因由脱氧核糖核酸(DNA)片段构成,已知控制人体生长发育和生命功能的基因有 2 万~2.5 万个。来自父母的基因携带显性或隐性致病位点,可在细胞复制时发生差错,也可因外界因素作用产生突变。突变的基因可以有害,或为中性,也可能有益。单基因遗传病基因的结构突变可通过各种基因序列分析检测发现,突变类型主要有以下几种。

点突变 基因序列中发生的单个核苷酸位点突变包括三种。①同义突变:即碱基置换后密码子虽然发生改变,但所编码的氨基酸没有改变。②错义突变:碱基置换后编码某个氨基酸的密码子变成另一种氨基酸的密码子,改变了多肽链的氨基酸序列,影响蛋白质的功能。③无义突变:碱基置换后使原本编码氨基酸的密码子变成不编码任何氨基酸的终止密码子,使得多肽链的合成提前终止,肽链长度变短而成为无活性的截短蛋白。

移码突变 由于基因编码序列中插入或缺失一个或多个碱基,使得插入或缺失点下游的三联密码子组合发生改变,造成突变点以后的全部氨基酸序列发生改变。移码突变引起蛋白质多肽链中的氨基酸组成和顺序发生多种变化,丧失生物学活性。

动态突变 DNA 分子中某些短串联重复序列,尤其是基因编码序列或侧翼序列的三核苷酸重复扩增,引起某些单基因遗传性状的异常或疾病的发生。

意义 单基因遗传病根据致病基因所在染色体和功能影响的不同,等位基因可呈显性、隐性表达。根据其传递方式分为常染色体显性遗传病、常染色体隐性遗传病、X 连锁显性遗传病、X 连锁隐性遗传病和 Y 连锁遗传病等多种类型。

不同单基因遗传病的基因突变和遗传方式不同,在疾病预防、再发风险和预后也不相同。因而在临床诊断、遗传咨询时,除了进行基因检测和数据库的信息分析外,应注意搜集完整的临床资料,进行谱系分析,结合相关的代谢、酶学、影像、病理等表型检查进行综合分析。

(顾学范)

yíchuánxìng dàixièbìng

遗传性代谢病(inherited metabolic disease,IMD)

由于基因致病性突变,使合成的酶、受体、载体等蛋白质功能缺陷,导致体内生化物质在合成、代谢、转运和储存等方面出现异常,产生一系列临床症状的一大类单基因遗传病。又称遗传性代谢缺陷。绝大多数属常染色体隐性遗传,少数为常染色体显性遗传、X 连锁遗传或线粒体遗传。种类繁多,常见病有 600~800 种,单一病种患病率较低,但总体发病率较高、危害严重,是临床的疑难杂症。

分类 根据遗传性代谢缺陷所累及的生化物质进行分类,如氨基酸、有机酸、肉碱、糖、脂肪酸和维生素等,其代谢异常分别被归类为氨基酸代谢病、有机酸代谢病、脂肪酸氧化障碍、糖代谢病和维生素缺乏症等。遗传性代谢病可在新生儿期、婴幼儿期、儿童期、青少年期，甚至成人期发病，临床表现有新生儿期代谢危象、间歇性急性发作、缓解期和缓慢进展型等，也可出现猝死。急性症状和检验异常包括急性代谢性脑病、黄疸、高氨血症、电解质紊乱、代谢性酸中毒和低血糖等，随时间的进展，全身各器官均可受累，临床可表现有智力落后、生长发育落后、肝脾大、骨骼畸形、特殊面容、皮肤病变和毛发异常等。

致病机制 新陈代谢是机体维持生命的复杂化学反应，包括能量的分解代谢与合成代谢。基因突变导致酶蛋白缺陷、膜转运异常、辅酶缺乏、引起代谢过程中底物堆积和产物缺乏，堆积的底物还可循旁路代谢途径产生大量旁路代谢产物，这些均可造成代谢紊乱，引起病理性损害，导致机体功能受损。遗传性代谢病的代谢紊乱可通过特异性的生化检测、酶学检测、基因检测以及影像学和病理学等检查确定。

意义 随着生化技术的普及以及高通量测序技术的快速发展，遗传性代谢病的诊断水平有了极大提高，治疗技术也在不断发展，苯丙酮尿症的早期治疗并获得较好预后就是一个最好的范例。遗传性代谢病总的治疗原则是针对疾病所造成的代谢异常进行调节，限制相关前体物质的摄入，减少毒性代谢物蓄积，补其所缺、排其所余、禁其所忌，并且要保证患儿热量、蛋白质、脂肪、维生素和矿物质等各种营养素的供给。根据不同的病种选择相应的方法。主要治疗方法有饮食治疗、药物治疗、酶补充治疗、细胞或器官移植治疗以及基因治疗。

由于遗传性代谢病患者出生后就有可检测的生化代谢异常，早在 20 世纪 60 年代，针对遗传性代谢病危害性、检测的可及性、治疗的有效性，就已选择部分严重致残致死的遗传性代谢病开展新生儿筛查，通过早诊断、早治疗，取得了良好效果。新生儿筛查已成为遗传性代谢病防控的一项重要措施。

（顾学范）

guāng'ānsuānniàozhèng

胱氨酸尿症（cystinuria） 胱氨酸转运蛋白缺陷导致胱氨酸重吸收障碍，以尿胱氨酸排泄量高和肾结石形成为特征的氨基酸代谢病。遗传方式可为常染色体隐性或常染色体显性（外显率降低）。胱氨酸结石占 1%～2% 的成人尿路结石病例和 4%～5% 的儿童尿路结石病例。该病的全球发病率约为 14.3/10 万，并存在种族差异。英国和西班牙的发病率高达 50/10 万，而瑞典人的发病率仅为 1/10 万。中国胱氨酸尿症报道较少，发病率不清楚。该病临床异质性较高，部分患者可不发生尿路结石，实际发病率可能更高。

病因和发病机制 胱氨酸是半胱氨酸的同型二聚体。胱氨酸被胱氨酸转运蛋白转运入胞质后，可还原为半胱氨酸。胱氨酸转运蛋白是由重链亚单位（rBAT）和轻链亚单位（$b^{0,+}$AT）通过二硫键连接形成的异源二聚体。rBAT负责将胱氨酸转运蛋白运送至细胞膜，$b^{0,+}$AT 负责转运氨基酸。编码 rBAT 的 *SLC3A1* 基因（溶质载体家族 3 成员 1，位于染色体 2p21）和编码 $b^{0,+}$AT 的 *SLC7A9* 基因（溶质载体家族 7 成员 9，位于染色体 19q13.11）发生突变分别引起胱氨酸转运蛋白的胞内转运异常和功能异常，均可导致胱氨酸尿症。

胱氨酸转运蛋白主要定位于肾近端小管的顶膜，负责重吸收尿液中的胱氨酸和二碱基氨基酸（鸟氨酸、赖氨酸和精氨酸）。这 4 种氨基酸中，胱氨酸溶解度最低且唯一会形成结石。正常的尿胱氨酸排泄量 <30mg/d，胱氨酸尿症患者的排泄量高达 400～3600mg/d。胱氨酸在生理尿液（pH 5～7）中溶解度很差，尿液 pH 7.5 时，胱氨酸溶解度是 pH 7 时的 2 倍。胱氨酸浓度达 240～300mg/L 会形成结石。

临床表现 主要症状是尿路结石，患者可出现辐射至腹股沟的胁腹痛、血尿、排尿困难，以及恶心和呕吐等全身症状。平均发病年龄为 12 岁，男孩通常比女孩早出现。胱氨酸尿症有可能在生命的后期出现，特别是杂合子只在可能出现胱氨酸结晶脱水时出现。患者每 1～2 年形成 1 颗结石，每 3 年进行 1 次结石手术。约 75% 的病例有双侧尿路结石。男性发病年龄比女性早，且男性的结石发生频率是女性的 2 倍。

常见并发症是高血压和肾功能损害。近半数病例出现高血压；76%～78% 会发展为慢性肾病，17%～26% 进展至慢性肾病 3 期 [eGFR<60ml/（min·1.73m²）]。

诊断 依靠结石成分分析、尿胱氨酸晶体或 24 小时尿胱氨酸定量可诊断。在遗传咨询和临床不确定的情况下建议进行基因检测。产前超声发现结肠高回声提示胱氨酸尿症胎儿，此类胎儿出生后应完善基因检测，因为幼儿的肾小管不成熟会干扰尿胱氨酸排泄。

结石成分分析 尿路结石需

要泌尿系超声或腹部 CT 扫描发现，不推荐使用腹部 X 线平片。通过红外光谱和 X 线衍射进行的结石成分分析是诊断的金标准，因为胱氨酸尿症患者可能形成除胱氨酸以外成分的结石，故应尽量进行结石成分分析。

尿液显微镜检查 20%~25% 的患者尿液可见典型的胱氨酸晶体：大六角形晶体，片层状，相互平行堆叠。

24 小时尿胱氨酸定量 成人 24 小时尿胱氨酸排泄量大于 400mg/d（1.7mmol/d），可以诊断胱氨酸尿症。年龄较大儿童的诊断标准为尿胱氨酸浓度大于 $150\mu mol/mmol$ 肌酐（>315mg/g 肌酐）。无法收集 24 小时尿液的幼儿可参考各年龄段相对应的每克或每毫摩尔肌酐的晨尿胱氨酸浓度标准（表 1）。尿胱氨酸定量检测方法包括离子交换色谱法和液相色谱-串联质谱法。

胱氨酸尿症基因型 胱氨酸尿症分 3 种亚型：A 型（SLC3A1 基因突变）、B 型（SLC7A9 基因突变）和 AB 型（同时携带 2 种基因突变）。A 型是常染色体隐性遗传，B 型是常染色体隐性或常染色体不完全外显性遗传。SLC3A1 基因杂合子的胱氨酸排泄正常，SLC7A9 基因杂合子的胱氨酸排泄增加（86%~90%），其中 2%~18% 发生结石。国际胱氨酸尿症协会记录的患者中，38% 为 A 型，47% 为 B 型，14% 为 AB 型。各基因型的临床症状相似，基因型和表现型之间无明显相关性。约 5% 胱氨酸尿症患者尚未发现突变或仅发现了 1 个突变等位基因。截至 2018 年，已发现 241 种 SLC3A1 基因和 159 种 SLC7A9 基因突变。胱氨酸尿症还和 2p21 微缺失综合征、肌张力减退胱氨酸尿症综合征有关。这些患者的 SLC3A1 基因及其相邻基因都有缺失。

鉴别诊断 结石发作的腹痛需和肾盂肾炎、胰腺炎等相鉴别；结石引起的血尿需和急性肾小球肾炎、胡桃夹综合征和泌尿系肿瘤等相鉴别。明确尿路结石诊断后，需对结石病因进行鉴别，尤其是儿童病例。应及时考虑遗传性结石病的可能，早期诊断和治疗可减少甚至预防这些罕见结石病的严重并发症。遗传性尿路结石疾病包括胱氨酸尿症、原发性高草酸尿症、腺嘌呤磷酸核糖基转移酶缺乏症和登特（Dent）病等。

治疗 在急性期，胱氨酸结石的治疗与其他结石的治疗类似，水化和镇痛是常用方法。治疗目标是将尿胱氨酸浓度降至溶解度限值以下（<250mg/L）或增加胱氨酸溶解度，预防尿路结石复发。该病首选保守治疗，包括水化疗法、饮食管理和碱化尿液。保守治疗 3~6 个月需复查 24 小时尿胱氨酸定量检测。24 小时尿胱氨酸排泄量≥500mg/d，保守治疗后尿胱氨酸浓度仍>250mg/L 或仍有反复结石者可加用硫醇类药物。保守治疗的失败率可高达 55%。

水化疗法 即增加液体摄入量，治疗目标是将尿胱氨酸浓度降至≤250mg/L，尿比重维持在≤1.010。患者每日尿量应达到 3L，故液体摄入量每天应达到 3.5~4L。难治病例可使用鼻胃管或胃造口管补充夜间液体。约 1/3 患者可仅通过水化疗法控制结石复发。

饮食管理 因为低钠饮食可减少尿胱氨酸排泄，患者的推荐钠摄入量为≤2g/d。低蛋白饮食或素食也可减少尿胱氨酸排泄，因为动物源性食物富含胱氨酸和甲硫氨酸，甲硫氨酸可代谢为胱氨酸。推荐的蛋甲硫氨酸摄入量为每天 1200~1400mg。儿童不宜严格限制蛋白质摄入，但应避免摄入高甲硫氨酸食物；青少年和成人推荐的蛋白质摄入量应低于 $1g/(kg \cdot d)$。

尿液碱化 可以预防胱氨酸结石形成，并溶解已有结石。理想的尿液 pH 值为 7.5，柠檬酸钾是尿液碱化的首选药物（60~90mEq/d，分 3~4 次服用），教育患者在家中使用 pH 测试条将碱化疗法滴定到 pH 7.5~8 的目标。服用高剂量柠檬酸钾或有肾衰竭的患者应定期检查血钾。如果高钾血症限制了柠檬酸钾的给药，可以使用钾含量较低的药物，如柠檬酸钠、碳酸氢钠、乙酰唑胺等。柠檬酸钠和碳酸氢钠增加尿胱氨酸的排泄。乙酰唑胺是碳酸酐酶抑制剂，可增加尿液碳酸氢盐的排泄，有利于维持夜尿 pH 值，但可能导致代谢性酸中毒。中性和碱性饮料（矿泉水、柠檬水和橙

表 1 正常人群和胱氨酸尿症患者的尿胱氨酸值

群体类型	24 小时尿胱氨酸排泄量	尿胱氨酸浓度
正常人群	<30mg/d (0.13mmol/d)	<1 个月：$<39\mu mol/mmol$ 肌酐（<80mg/g 肌酐）；1 个月至 1 岁：$<25\mu mol/mmol$ 肌酐（<52mg/g 肌酐）；>1 岁：$<17\mu mol/mmol$ 肌酐（<35mg/g 肌酐）
胱氨酸尿症患者	>400mg/d (1.7mmol/d)	$>150\mu mol/mmol$ 肌酐（>315mg/g 肌酐）

汁等）可以辅助碱化尿液。尿液 pH>7.5 时，可出现磷酸钙结石。通过低钙饮食、水化治疗和噻嗪类利尿剂可以降低磷酸钙结石的发生率。

硫醇类药物 保守治疗不能减少或预防结石事件时，可使用硫醇类药物。硫醇类药物可减少结石发作，并让结石更易碎，提升结石手术的成功率。服用硫醇类药物的患者应监测血常规、肝功能、24 小时尿胱氨酸和 24 小时尿蛋白。最常用的是青霉胺和硫普罗宁。

青霉胺 青霉素衍生物。青霉胺-半胱氨酸二硫化物在尿液中的溶解度是胱氨酸的 50 倍。青霉胺不良反应发生率为 50%～85%，包括发热、皮疹、味觉丧失、关节炎、白细胞减少、再生障碍性贫血、胃肠道紊乱、膜性肾病和维生素 B_6 缺乏等。长期依从性较差。青霉胺只适用于长期依从性较好的患者和服用硫普罗宁发生不良反应的患者。

硫普罗宁 为首选药物，作用与青霉胺类似，但疗效可以提高约 30%，不良反应发生率为 20%～50%。

卡托普利 血管紧张素转换酶抑制剂，常用于治疗高血压。它可以形成高溶解度的卡托普利-半胱氨酸混合二硫化物。卡托普利治疗胱氨酸尿症的临床获益尚不明确。

肾移植 治愈性的手段，但仅用于终末期肾衰竭。

手术治疗 预防性治疗可减少结石复发，但部分患者仍需多次手术。常见的术式包括：体外冲击波碎石术（ESWL）、输尿管镜检查（URS）和经皮肾镜取石术（PCNL）。

ESWL 适用于直径≤1.5cm

的结石。CT 成像均匀的胱氨酸结石对冲击波具有抗性，CT 成像不均匀的结石（结石内部有空隙）更容易在冲击波中碎裂。故术前 CT 可提示适合选择 ESWL 的患者。复发早期的胱氨酸结石内部常有空隙区域，适合采用 ESWL。

URS 无创内镜手术，适用于直径≤2cm 的结石。逆行 URS 联合钬激光是碎石的首选方法。术后尽量将双 J 管留置时间限制在 1～3 天。

PCNL 微创手术，适用于直径 1.5～2cm 的结石，尤其是鹿角结石。PCNL 后残留的结石可通过 ESWL 和/或化学溶解，预防早期复发，保留肾功能。

尿路结石有一定自发排出率，直径小于 5mm 结石的自发排出率高达 89%。建议最多保守治疗 30 天，如果结石未自发排出，应及时手术干预。

预防 ①一级预防：即婚前预防。该病部分属于常染色体隐性遗传，应避免近亲结婚。②二级预防：即出生前预防。产前超声结果异常的家庭建议完善基因检测。③三级预防：即症状前预防。患者的同胞应检测 24 小时尿胱氨酸定量。建议使用 pH 试纸或电子仪表监测尿液 pH 值；有活动性结石的患者需每 6～12 个月复查肾超声，结石形成频繁患者（每年>1 颗结石）应增加复查频率，尽早发现并去除新发结石，避免肾功能损害。

（邱文娟）

běnbǐngtóngniàozhèng
苯丙酮尿症 （phenylketonuria, PKU）
苯丙氨酸（Phe）代谢途径中酶缺陷使其不能转变为酪氨酸，导致苯丙氨酸及其酮酸蓄积并从尿中大量排出的先天性氨基酸代谢病。患者血苯丙氨酸浓

度>120mol/L、其与酪氨酸的比值（Phe/Tyr）>2.0 称为高苯丙氨酸血症（HPA）。HPA 患者由于苯丙氨酸羟化酶（PAH）缺乏而称为 PKU 或轻度 HPA；PAH 辅酶四氢生物蝶呤（BH4）缺乏称为四氢生物蝶呤缺乏症（BH4D）。两类疾病均为常染色体隐性遗传病。HPA 的发病率存在种族和地区差异，中国新生儿发病率约 0.1‰，北方高于南方。BH4D 在 HPA 中占 10%～15%，南方高于北方。

病因和发病机制 Phe 是人体必需氨基酸，其中 1/3 供机体合成组织蛋白，2/3 通过肝细胞中 PAH 的作用转化为酪氨酸，供机体合成甲状腺素、多巴胺、肾上腺素和黑色素等。Phe 的羟化反应，除 PAH 之外，还必须有辅酶 BH4 的参与。BH4 来源于鸟苷三磷酸（GTP），其转化和再生过程需要一系列酶的参与：鸟苷三磷酸环化水合酶（GTP-CH）、6-丙酮酰四氢生物蝶呤合成酶（6-PTPS）、二氢蝶啶还原酶（DH-PR）和甲醇氨脱水酶（PCD）等（图 1）。编码 PAH、GTP-CH、6-PTPS、DHPR 和 PCD 等的基因 *PAH*、*GCH1*、*PTS*、*QDPR* 和 *PCBD* 分别定位在 12q23.2、14q22.2、11q23.1、4p15.32 和 10q22.1。任何一种酶的编码基因发生突变都可导致相关酶活性缺失或不足，使体内 Phe 代谢紊乱。

PKU *PAH* 基因突变导致肝 PAH 活性降低或丧失，Phe 不能转化成酪氨酸，旁路代谢增强，大量苯丙酮酸、苯乙酸和苯乳酸从尿中排出。高浓度的 Phe 与中性氨基酸竞争性通过血脑屏障，使脑内 Phe 增高、脑细胞代谢所需的酪氨酸、色氨酸和支链氨基酸减少，神经递质多巴胺及 5-羟

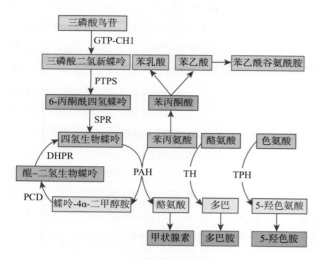

图1 苯丙氨酸代谢途径

色胺合成减少，引发脑髓鞘发育不良或脱髓鞘等脑白质异常，导致患者智力发育障碍。酪氨酸生成不足，继而影响甲状腺素、肾上腺素和黑色素的合成，使患者皮肤和毛发的色素变浅。Phe增高继而刺激转氨作用，旁路代谢增强，其代谢产物苯丙酮酸、苯乙酸和苯乳酸生成增高，并从尿液和汗液中排出，导致产生鼠尿味的体臭。

BH4D BH4是Phe、酪氨酸、色氨酸等芳香族氨基酸羟化反应中的辅酶，BH4合成或再生途径中任何一种酶缺乏均可导致BH4合成障碍。BH4缺乏不仅影响Phe羟化为酪氨酸，还会影响脑内多巴胺、5-羟色胺的合成。因而，未治疗的BH4D患者神经系统损害症状比PKU更严重。

临床表现 如下。

PKU 在新生儿期多无临床表现，部分患儿出现喂养困难、湿疹、呕吐、易激惹等非特异性症状。未经治疗者出生3~4个月逐渐表现出PKU的临床特点：头发由黑变黄、皮肤颜色相比父母浅淡，尿液、汗液中散发出鼠臭味。随着年龄的增长，智力发育落后明显，癫痫发作，部分表现为小头畸形等。

治疗晚于生后1个月或从未治疗的个体有可能发生行为或精神问题，如多动、自残、攻击、自闭、抑郁和焦虑等。早期获得治疗的儿童或青少年终止治疗后会出现注意力下降、社会交往能力降低等问题。

BH4D 在新生儿期可无临床表现，出生3个月后除表现类似PKU的症状外，出现神经递质缺乏症状，如反应迟钝、小头畸形、眼睑下垂、表情呆滞、吞咽困难及口水增多、嗜睡、躯干肌张力低下、四肢肌张力增高、抽搐和智力发育障碍。

诊断和鉴别诊断 新生儿期的PKU或BH4D因无临床表现通常依靠新生儿筛查进行早期诊断。未经治疗已出现临床症状的PKU或BH4D患者，依据临床表现以及下列生化检查和基因检测进行诊断和鉴别诊断。

血Phe浓度测定 HPA的主要诊断方法和新生儿筛查指标。血Phe浓度持续大于120μmol/L为HPA。HPA排除BH4缺乏症后，Phe浓度大于360μmol/L为PKU，血Phe≤360μmol/L为轻度HPA。BH4D患者血Phe浓度变异较大，从稍高于正常值（>120μmol/L）到高达1200μmol/L，但常较经典型PKU浓度低。中国新生儿筛查方法有荧光分析法和串联质谱法。

BH4D的鉴别诊断 PKU或BH4D的治疗方法不同，所有诊断为HPA的患者，在治疗前均需进行BH4D的鉴别诊断。中国BH4D中最常见为PTPS缺乏症，其次为DHPR缺乏症，其他类型较少见。BH4D的诊断方法有尿蝶呤谱分析、血DHPR活性测定和BH4负荷试验。

头颅影像学检查 评价PKU脑损伤的方法。头颅磁共振成像和CT有助于判断患者脑白质异常、脑发育不良、脑萎缩和基底神经节钙化灶等。

基因诊断 PKU、HPA和BH4D的确诊方法。已报道了近1000种PAH基因突变类型，具有高度遗传异质性，存在显著的地区和人种差异。中国HPA人群的PAH、PTPS等基因突变热点区域以及常见突变已经明确，选择不同的实验方案进行序列分析可以直接诊断PKU和BH4D。桑格（Sanger）测序是基因诊断的金标准技术，但相对耗时。多重连接依赖性探针扩增技术可检出PAH基因的大片段缺失。全外显子测序可将Phe代谢通路中的所有相关基因一次性检测分析，能够大大提高检测效率。三代测序技术可检出5'和3'非翻译区及内含子区的突变，从基因水平进行不同型别的诊断和鉴别诊断。

治疗原则 该病是可以治疗的遗传代谢病。一旦确诊应立即治疗，治疗至少持续到青春期，提倡终生治疗。治疗期间应维持血Phe浓度在正常范围，避免反复波动升高。及时正确的治疗可以有效防止或减轻脑损伤，以及青少年时期的学习、心理和精神等问题。

PKU 低苯丙氨酸饮食治疗是主要方法。在正常蛋白质摄入情况下，血Phe浓度连续两次大于360μmol/L应立即治疗。血Phe浓度 ≤ 360μmol/L（轻度HPA）者定期随访，如大于360μmol/L仍需要治疗。PKU患者对Phe的耐受量有个体差异，需个体化治疗。在饮食治疗中，根据相应年龄段儿童每日蛋白质需要量、血Phe浓度、Phe的耐受量和饮食嗜好等调整治疗方法。饮食治疗的同时应定期监测血Phe浓度，进行体格发育评估和智力发育评估。既要满足患者生长发育需要，又要防止因Phe摄入不足造成Phe缺乏。

女性PKU患者若妊娠期未能将血Phe控制在理想范围，升高的血Phe可通过胎盘影响胎儿发育，即使出生的子女正常，也会出现智力落后、小头畸形、先天性心脏病等畸形，称为母源性PKU综合征。因此，对成年PKU女性患者需给予产前遗传咨询，在妊娠前3~6个月就需严格控制血Phe浓度在120~360μmol/L，直至分娩。

BH4D 给予BH4、神经递质前体（左旋多巴、5-羟色氨酸）等联合治疗。DHPR缺乏症及因各种原因不能接受BH4治疗者，可用低Phe奶粉等饮食治疗，方法同PKU。此外，DHPR缺乏症患儿易合并继发性脑叶酸缺乏症，需补充四氢叶酸（亚叶酸钙）。

BH4反应型PKU 可给予患者BH4治疗提高对天然食物中Phe的耐受量。部分患者对BH4治疗产生良好的反应，部分放宽天然蛋白质的限制，有效改善生活质量及天然营养。该型患者尿蝶呤谱及DHPR活性均正常，主要依靠BH4负荷试验进行评估。

预防 ①一级预防：即婚前预防。PKU属于常染色体隐性遗传病，应避免近亲结婚。②二级预防：即出生前预防。对已生育患儿的家庭实施产前基因诊断，降低患者出生的再发风险。③三级预防：即症状前预防。通过新生儿筛查，在患者出现症状前早期诊断和早期治疗，避免发生智力残疾。

（邱文娟）

zǔ'ānsuānxuèzhèng
组氨酸血症（histidinemia）

组氨酸酶缺陷导致的以血液和脑脊液中组氨酸浓度升高、尿中组氨酸及组氨酸的转氨产物排出增加、血和尿及皮肤细胞中尿刊酸浓度降低为特征的常染色体隐性遗传病。于1961年由加迪米（Ghadimi）首次报道。该病属于良性代谢紊乱，大部分患者无症状，少数表现为不同程度的智力低下和言语障碍。日本发病率最高，为11.9/10万，瑞典发病率较低，为2.7/10万。

病因和发病机制 组氨酸是一种必需氨基酸，肝、皮肤等组织中的组氨酸在组氨酸酶（又称组氨酸脱氨酶，HAL）催化下，非氧化脱氨生成尿刊酸，进一步分解生成谷氨酸。组氨酸血症由于组织中的组氨酸酶缺陷而导致使组氨酸脱氨生成尿刊酸的代谢途径受阻，引起血和脑脊液中组氨酸积聚以及尿组氨酸排出增加，血、尿及皮肤细胞中尿刊酸浓度降低；另一方面使组氨酸的代谢旁路途径激活，大量积聚的组氨酸通过旁路代谢产生咪唑丙酮酸、咪唑乳酸和咪唑乙酸等，这些组氨酸的转氨产物从尿中排出增加（图1）。

编码组氨酸酶的基因 HAL 定位于染色体12q22-q24.1，长度约25kb，有21个外显子。已发现6种组氨酸血症相关的 HAL 突变：4种错义突变（p. R322P、p. P259L、p. R206T和 p. R208L），1种无义突变（p. S193*）和1种移码突变（p. Y104Tfs*13）。

临床表现 多无临床表现，不到1%的患儿有不同程度的智力低下、言语障碍，少数有行为异常，故多认为组氨酸血症是一种良性代谢紊乱。

诊断 该病大多在新生儿筛查中发现，根据血组氨酸浓度升高、组氨酸尿及尿中咪唑丙酮酸排出增加可初步诊断为组氨酸血症，肝或皮肤组织的组氨酸酶活性明显降低或缺乏可明确诊断。

组氨酸检测 正常人血组氨酸浓度不超过120μmol/L，患者通常可达正常值的4~10倍。正常人尿中排出的组氨酸浓度不超过2mmol/g肌酐，而患者尿中排出组氨酸浓度增加，可高达27mmol/g肌酐。血组氨酸浓度的检测最常用的是串联质谱法。此外，尿组氨酸浓度升高能使双环己酮草酰二腙试验反应阳性（双环己酮草酰二腙能与铜缓冲液中铜离子反应生成蓝色复合物，组氨酸能抑制此反应，故当组氨酸增多达一定程度时，不能出现蓝色反应物）。

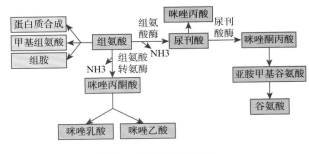

图1 组氨酸代谢途径

组氨酸代谢产物检测 患者尿中咪唑丙酮酸、咪唑乳酸和咪唑乙酸等组氨酸转氨产物排出增加，与血组氨酸水平高低相关。咪唑丙酮酸可使尿 $FeCl_3$ 试验及尿 2,4-二硝基苯肼试验呈阳性，但无特异性。此外，患者血、尿及汗液中的尿刊酸浓度降低至几乎检测不到；正常人尿刊酸/组氨酸的比值在 1 左右，患者该比值明显降低。

组氨酸酶活性检测 可采用同位素标记法检测肝或皮肤角质层的组氨酸酶活性，患者组氨酸酶活性明显降低或消失。

鉴别诊断 需与以下疾病相鉴别。

苯丙酮尿症 由于肝苯丙氨酸羟化酶缺乏导致的以血液及体液中苯丙氨酸及其旁路代谢物（苯丙酮酸、苯乙酸、苯乳酸）浓度升高为特征的常染色体隐性遗传病。患者在新生儿期多无临床表现，随着年龄的增长出现智力发育明显落后、皮肤白、头发黄、尿液及汗液有鼠尿臭味等表现。该病同样能使尿 $FeCl_3$ 试验及尿 2,4-二硝基苯肼试验呈现阳性，血苯丙氨酸浓度测定及基因检测可明确诊断。

尿刊酸酶缺乏症 由于肝尿刊酸酶缺乏导致尿刊酸转化生成咪唑酮丙酸的途径受阻的罕见的常染色体隐性遗传病，以血、尿中尿刊酸浓度升高、组氨酸浓度亦可升高、尿中咪唑丙酮酸排出增多为特征。患者也可能表现为智力低下和言语障碍，通过血、尿中尿刊酸浓度测定可鉴别。

治疗原则 一般无须治疗。患者可采用低组氨酸饮食治疗，即在满足生长发育需要的前提下给予最低限度的组氨酸饮食，该方法可以降低血组氨酸水平，但

有研究表明，多数患者在没有接受任何治疗的情况下仍可正常发育，故大多认为饮食治疗不必要。

预防 该病多属于良性代谢紊乱，很多国家已经取消了新生儿组氨酸血症的筛查。

（邱文娟）

gāo gān'ānsuānniàozhèng

高甘氨酸尿症（hyperglycinuria，HG） 甘氨酸转运蛋白缺陷导致甘氨酸在肾小管重吸收障碍引起的以尿中甘氨酸排出量增多、其他氨基酸排出正常为特征的一组代谢病。常染色体隐性遗传或共显性遗传。通常认为该病是一种良性的先天性氨基酸转运异常，新生儿及 6 月龄以下婴儿在生理情况下可出现。大部分患者无症状，高甘氨酸尿常偶然发现，少数可合并草酸盐肾结石。该病全球发病率约 5/10 万。

病因和发病机制 正常情况下，肾小球过滤的氨基酸在肾小管主动重吸收，尿液中氨基酸浓度少于 5%，其中甘氨酸浓度最高，儿童尿中甘氨酸可能占总氨基酸浓度的 25%。新生儿及 6 月龄以下婴儿由于肾小管甘氨酸转运系统发育不成熟可出现暂时性高甘氨酸尿。

该病是肾小管中甘氨酸转运蛋白缺陷所致。甘氨酸在肾小管的重吸收机制中至少有以下转运蛋白参与，包括甘氨酸和亚氨基酸（脯氨酸、羟脯氨酸）共同转运蛋白 PAT2、甘氨酸特异性转运蛋白 XT2、中性氨基酸转运蛋白 B^0AT1 等，分别由基因 SLC36A2（溶质载体家族 36 成员 2，位于染色体 5q33.1）、SLC6A18（溶质载体家族 6 成员 18，位于染色体 5p15.33）和 SLC6A19（溶质载体家族 6 成员 19，位于染色体 5p15.33）编码。其中 PAT2 在肾

近端小管起始部 S1 段内表达，对甘氨酸和亚氨基酸的转运起最主要的作用；XT2 在肾近端小管 S2 段和 S3 段内表达，参与转运残留的甘氨酸；B^0AT1 对肾和肠道中的甘氨酸和亚氨基酸转运有重要作用。布勒尔（Bröer）在 2008 年发现 SLC36A2 缺陷是导致高甘氨酸尿症的主要原因，其中 1 个等位基因突变发展为该病，表现为孤立性高甘氨酸尿；而 2 个等位基因突变发展为亚氨基甘氨酸尿症（IG），表现为尿中甘氨酸和亚氨基酸排出量增多。另外，在 SLC36A2 突变导致的高甘氨酸尿症患者中观察到 SLC6A18 和 SLC6A19 基因的其他突变或单核苷酸多态性改变，发现仅携带 SLC6A18 或 SLC6A19 突变而 SLC36A2 无突变时并不足以导致高甘氨酸尿症，故有学者认为 SLC6A18 和 SLC6A19 可能作为 SLC36A2 的修饰基因共同导致高甘氨酸尿症。

已发现 7 种与高甘氨酸尿症相关的突变或单核苷酸多态性改变：2 种 SLC36A2 突变，分别为 1 种错义突变 c.260G>T（p.G87V）和 1 种剪接突变 c.IVS1+1G>A；2 种 SLC6A18 的错义突变 c.235G>A（p.G79S）、c.1486G>A（p.G496R）和 2 种单核苷酸多态性改变 c.957C>G（p.Y319X）、c.1433T>C（p.L478P）；1 种 SLC6A19 单核苷酸多态性改变 c.IVS7-4G>A。

少数患者合并草酸盐肾结石，草酸盐肾结石和高甘氨酸尿症存在一定联系但具体机制不明确，而已明确甘氨酸在草酸代谢中有重要作用，甘氨酸可直接通过氧化脱氨或间接通过丝氨酸-乙醇酸途径转化生成乙醛酸，乙醛酸进一步分解代谢产生草酸（图 1）。

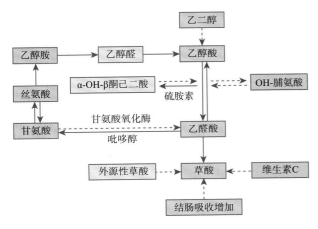

图1　甘氨酸和草酸代谢途径

也有学者认为高甘氨酸尿症合并草酸盐肾结石只是偶然现象。

临床表现　大多无临床症状，仅表现为尿中甘氨酸含量增加且常为偶然发现。6月龄以下儿童出现高甘氨酸尿可能为生理现象。患者可同时表现有草酸盐肾结石、高血压、糖尿、智力障碍、脑皮质萎缩、耳聋、失明和骨质疏松等，但尚未明确与该病有相关性，故通常认为该病为良性先天性氨基酸转运异常。

诊断　尿甘氨酸排出量大于150mg/24h或大于160μmol/g尿总氮，其他氨基酸排出量正常可诊断，需排除6月龄以下儿童的生理性高甘氨酸尿症，一般血甘氨酸水平可正常或减低。尿液甘氨酸浓度检测可采用氨基酸分析仪测定，血液甘氨酸浓度检测可采用串联质谱法。*SLC36A2*基因检测有助于诊断。

鉴别诊断　需与以下疾病相鉴别。

亚氨基甘氨酸尿症　由于甘氨酸和亚氨基酸共同转运蛋白PAT2缺陷导致甘氨酸和亚氨基酸在肾小管重吸收障碍引起的以尿中甘氨酸和亚氨基酸排出量增多为特征的一种遗传病。患者大多

无症状，可通过尿氨基酸定量检测鉴别，高甘氨酸尿症仅有尿甘氨酸含量增多。

非酮性高甘氨酸血症　由于甘氨酸裂解酶系统缺陷导致甘氨酸降解障碍，甘氨酸在血、尿及体内各器官组织尤其是脑脊液中异常蓄积，引起脑病症状。通过神经系统症状、甘氨酸裂解酶活性检测等可鉴别。

治疗原则　尚无有效的治疗方法且大多无须治疗。

预防　该病属于良性氨基酸转运异常，预后良好。

（邱文娟）

gāo pǔ'ānsuān xuèzhèng

高脯氨酸血症（hyperprolinemia，HP）
脯氨酸代谢途径中缺乏分解脯氨酸特定酶所致的脯氨酸异常升高的先天性氨基酸代谢障碍疾病。又称脯氨酸血症、脯氨酸尿症。常染色体隐性遗传，根据代谢途径的相关酶缺陷分为Ⅰ型高脯氨酸血症（HPⅠ）和Ⅱ型高脯氨酸血症（HPⅡ）。该病

罕见，发病率尚不清楚。

病因和发病机制　脯氨酸存在于天然食物中，人体通过饮食摄入外源性脯氨酸。同时，脯氨酸通过谷氨酸或鸟氨酸途径进行代谢转换，合成内源性脯氨酸。机体通过高效率的调节机制控制着脯氨酸的来源和去路，使之达到动态平衡，以保持脯氨酸在较低的浓度范围。脯氨酸的代谢主要与6种酶有关，分别为吡咯啉-5-羧酸（P5C）还原酶、脯氨酸氧化酶（POX）、P5C脱氢酶、P5C合成酶、鸟氨酸氨基转移酶和脯氨酸肽酶（图1）。任一酶的编码基因发生突变都可导致相关酶活性缺失或不足，使体内脯氨酸代谢紊乱。高脯氨酸血症只见于POX缺陷所致的HPⅠ和P5CDH缺陷所致的HPⅡ，这两种是中国首要筛查的遗传代谢病。

Ⅰ型高脯氨酸血症　由于*PRODH*基因编码的POX活性降低或丢失导致脯氨酸不能降解为P5C，故血液中脯氨酸浓度增高，但尿液中无P5C。该基因位于22q11.21，其突变和缺失可导致不同的疾病。*PRODH*基因突变和精神分裂症4（SCZD4）相关，其所在的染色体片段缺失与22q11微缺失综合征和迪格奥尔格（Di-

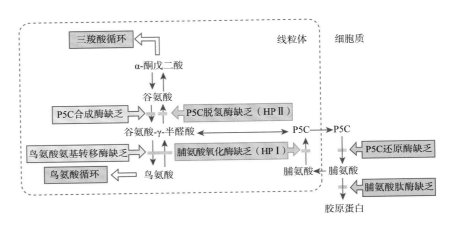

图1　脯氨酸代谢及相关酶缺乏

George）综合征的临床表现相关。

Ⅱ型高脯氨酸血症 与 1p36 上 *ALDH4A1* 基因突变有关，该基因编码 P5C 脱氢酶。P5C 脱氢酶催化 P5C 转化为谷氨酸，该基因突变导致 P5C 脱氢酶活性降低或丢失，使脯氨酸降解反应中间产物 P5C 无法降解，并可从尿中检测到 P5C。此外，P5C 脱氢酶缺陷导致鸟氨酸降解产物谷氨酸-γ-半醛酸蓄积，影响鸟氨酸降解。因此 HPⅡ患者常表现为血脯氨酸合并鸟氨酸增高。

高浓度脯氨酸会降低突触前神经元对谷氨酸的摄取，过度刺激 N-甲基-D-天冬氨酸谷氨酸受体，并诱导兴奋毒性神经元死亡。

临床表现 如下。

Ⅰ型高脯氨酸血症 确切临床特征尚不清楚，与肾病、癫痫发作、精神发育迟滞或精神分裂症相关，但也有许多患者无神经系统异常表现。神经系统异常包括癫痫发作、精神发育迟滞、精神运动障碍和语言障碍等以及自闭症、刻板行为、多动和精神分裂症易感性增加等精神病学表现。22q11 微缺失综合征患者中报道了高脯氨酸血症。此外，部分 HPⅠ患者会出现肾小管损伤、肾炎以及遗传性肾病等泌尿系统异常表现。

Ⅱ型高脯氨酸血症 有明显异常的代谢表型，并且常与神经系统受累有关，可导致继发性维生素 B_6 缺乏症。HPⅡ在儿童晚期和成人中经常观察到癫痫、智力残疾、行为和精神问题。也常伴有低维生素 B_6，可能与儿童时期的癫痫发作密切相关，常由儿童时期的感染诱发，如果其急性表现（如惊厥）得到安全控制，则预后良好，大多数 HPⅡ成人患者都享有正常的健康状况。

诊断和鉴别诊断 新生儿期的 HPⅠ或 HPⅡ可依靠串联质谱新生儿遗传代谢病筛查进行早期诊断。高脯氨酸血症临床表现多样，不能用来诊断 HPⅠ或 HPⅡ。但当患者出现癫痫发作、发育迟缓、不明原因的脑病时，可采用以下生化实验和基因分析进行诊断和鉴别诊断。

血脯氨酸浓度测定 HPA 的主要诊断方法和新生儿筛查的主要指标。血浆脯氨酸水平高于正常值即可考虑高脯氨酸血症，正常值为 51~271μmol/L，不同种族、人群、地区和实验室检测方法，使脯氨酸浓度范围存在着一定的地区性差异。HPⅠ患者中，血脯氨酸水平通常比正常范围高 5~10 倍，HPⅡ患者血脯氨酸水平比 HPⅠ更高，通常超过 1500μmol/L。高脯氨酸血症可继发于其他疾病，如营养不良和肝病等，尤其多见于高乳酸血症，因为乳酸可抑制脯氨酸分解，高乳酸血症患者多合并高脯氨酸血症，因此对 HPⅠ或 HPⅡ的诊断还必须排除乳酸性酸中毒。

尿液有机酸分析 用于鉴别 HPⅠ和 HPⅡ，使用气相色谱-质谱法分析尿中的有机酸，如果在尿液样本中检测到 P5C，则可诊断为 HPⅡ。如果未检测到 P5C，则诊断为 HPⅠ。

基因分析 用于鉴别 HPⅠ和 HPⅡ、22q11.2 染色体微缺失。*PRODH* 或 *ALDH4A1* 基因突变均可导致该病。下一代测序技术（NGS）具备同时分析多个基因的能力，对于疑似有遗传病因的癫痫、智力障碍或发育迟缓的儿童应该接受 NGS 检测。鉴于基因检测费用较高，数据分析烦琐且该病的遗传模式复杂，建议选择性进行基因检测，当血脯氨酸低于 1000μmol/L 时，暂时性脯氨酸升高可能性较大，可以先行密切随访；若患儿 6 月龄时血脯氨酸仍持续偏高，或初筛时血脯氨酸 ≥1000μmol/L 应尽快完善基因检测。

治疗原则 尚无针对性的治疗方法，以对症治疗为主。

抗癫痫治疗 对于伴有癫痫发作的患者，口服抗癫痫药物，如左乙拉西坦、丙戊酸钠等控制癫痫发作。

抗氧化剂 由于脯氨酸可增加脂质过氧化物，降低抗氧化防御机制，造成细胞神经毒性损伤。故给予适当抗氧化剂，如维生素 E、维生素 C 和谷胱甘肽等可调节氧化防御之间的平衡，改善脑功能。这些药物应用于尽可能年轻的高脯氨酸血症患者。

维生素 B_6 P5C 是内源性维生素 B_6 拮抗剂，对维生素 B_6 的灭活是导致高脯胺酸血症患者癫痫发作的原因之一，部分患儿服用维生素 B_6 可改善癫痫症状，长期补充维生素 B_6 对预防癫痫发作可能有效。

饮食治疗 通过限制脯氨酸摄入，如少食含有胶原蛋白的食物，减少体内脯氨酸含量，以降低脯氨酸过高所致的神经系统表现，但尚无临床症状改善相关报道，饮食治疗的必要性不清楚。

预防 ①一级预防：即婚前预防。该病属于常染色体隐性遗传病，应避免近亲结婚。②二级预防：即出生前预防。对已生育患儿的家庭实施产前基因诊断，指导妊娠，降低患者出生的再发风险。③三级预防：即症状前预防。通过新生儿筛查，在患者出现症状前早期诊断和早期治疗。

（邱文娟）

jīng'ānsuānxuèzhèng

精氨酸血症（argininemia）

编码精氨酸酶1的 *ARG1* 基因突变导致的常染色体隐性遗传病。又称精氨酸酶缺乏症。于1969年由泰尔根（Terheggen HG）首次报道，为尿素循环障碍性疾病中的少见类型，其发病率存在种族和地区的差异，国外为 0.1/10 万 ~ 0.3/10 万。2018 年，顾学范等对全国进行了串联质谱法新生儿多种遗传代谢病筛查的调查，对筛查量大于 3 万例的 32 家新生儿筛查中心的 781.96 万例新生儿结果汇总分析发现，精氨酸血症的新生儿患病率为 0.18/10 万。

病因 该病属常染色体隐性遗传病，致病基因 *ARG1* 位于染色体 6q23.2，全长约 11.1kb，共有 8 个外显子和 7 个内含子，编码含 322 个氨基酸残基的 ARG1 蛋白，主要在肝和红细胞中表达。已发现 100 余种 *ARG1* 基因变异类型，包括错义突变、无义突变、缺失、插入和剪接位点突变等，其中以错义突变为主。人类精氨酸酶是一种同源三聚体金属蛋白，需要结合两分子 Mn^{2+} 以实现三聚体的最大催化活性和结构稳定性。*ARG1* 基因变异主要通过引起酶活性关键部位氨基酸残基的缺失或经嵌合侧链的缺陷影响蛋白稳定性，以及使酶的多肽链提前终止等方式影响 ARG1 的结构或催化活性。尚未发现该病基因型和表型之间的相关性。

发病机制 ARG1 催化尿素循环的最后一步反应，将精氨酸水解为鸟氨酸和尿素（图 1），其缺乏可导致精氨酸不能水解为鸟氨酸和尿素，尿素循环中断，氨不能形成尿素排出体外。

精氨酸及其代谢产物在体内堆积可对神经系统产生毒性作用，而血氨增高则会引起肝损害，但该病患者中高氨血症较少见，且程度更轻，可能与其同分异构体 ARG2 的代偿作用相关。患者在无明显高氨血症情况下常出现独特的进行性脑和运动神经元退化表现，提示其发病机制与其他尿素循环障碍不同，可能与血和脑脊液中精氨酸水平升高及其代谢产物胍基化合物（GC）相关。精氨酸不仅是尿素循环的中间体，而且还是蛋白质合成的底物和一氧化氮（NO）、脯氨酸、多胺、谷氨酸、肌酸和胍丁胺的前体。

精氨酸血症中精氨酸的蓄积会激活其降解的替代途径，使 NO 和 GC 代谢异常，导致患者出现相应的神经系统症状：①NO 是神经元功能的重要调节剂，可通过诱导氧化应激对大脑功能产生不利影响并促进神经退行性疾病的发展。在 ARG1 缺乏的情况下，中枢神经系统的精氨酸升高，其在一氧化氮合酶的催化下合成瓜氨酸并产生 NO。增多的 NO 可诱导氧化应激并降低大脑中的能量代谢，且精氨酸诱导的氧化应激可抑制对维持神经元兴奋性至关重要的转运蛋白 Na^+-K^+-ATP 酶的活性，引起脑损伤。②精氨酸可通过转氨基、脱羧基、乙酰化等生成一系列 GC：α-酮基-δ-胍戊酸等可抑制神经递质 γ-氨基丁胺的作用，N-乙酰精氨酸、高精氨酸等可抑制小鼠神经元细胞膜的 Na^+-K^+-ATP 酶，均有可能诱导癫痫发作；部分 GC 可抑制转酮醇酶活性，这导致脱

髓鞘和上运动神经元体征；精氨酸、高精氨酸、N-乙酰精氨酸等通过诱导自由基的生成以及抑制过氧化氢酶、超氧化物歧化酶等活性使神经元的抗氧化能力下降。

临床表现 主要为高精氨酸血症伴痉挛性截瘫、进行性神经发育和智力障碍、持续性生长迟缓和罕见的高氨血症发作。与其他尿素循环障碍性疾病不同，精氨酸血症很少导致新生儿期血浆氨浓度升高，只有在急性疾病期间检测血氨或血浆氨基酸浓度时，才能识别出高氨血症，但很少严重到危及生命或导致死亡的程度。精氨酸血症患儿在新生儿期通常正常，未经治疗的个体在婴儿后期或学龄前出现线性生长迟缓、轻度痉挛和认知障碍。如果仍未能及时诊断和治疗，常会发展为严重痉挛性截瘫和继发性关节挛缩、行走障碍、完全性肠道和膀胱失控，以及严重的智力障碍。超过一半的患者会出现癫痫发作，最常见的发作类型为全身性强直-阵挛发作，但较易经抗癫痫药物治疗控制，约 40% 患儿可出现小头畸形。

该病的神经外症状主要影响肝，表现为轻度肝细胞损伤伴肝转氨酶短暂升高，至轻度功能障

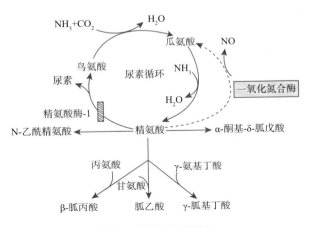

图 1 精氨酸代谢途径

碍伴凝血异常，以及急性肝衰竭，部分患者发展为肝纤维化和肝细胞癌。严重者可于新生儿早期发病，出现角弓反张、呼吸困难、胆汁淤积性黄疸、高氨血症和肝大等症状，病死率高。

体格检查发现患者身材矮小、小头畸形，以及腱反射亢进、足尖步态、剪刀步态等双侧痉挛性截瘫的表现，也会伴有锥体束征如共济失调等，较少见且多为间歇性。

诊断 主要依靠临床表现和实验室检查，无明显症状的新生儿通过新生儿筛查识别。依据临床表现以及下列生化检查和基因检测进行诊断。

支持性检查 ①血氨基酸分析：血精氨酸水平升高，达到正常上限的 3～4 倍（>300μmol/L）。②肝功能损害和血氨：血转氨酶增高以及凝血时间延长，血氨轻到中度升高。③尿有机酸分析：体内蓄积的精氨酸激活 N-乙酰谷氨酸合成酶，导致氨甲酰基磷酸合成酶 I 活化，从而使氨基甲酰磷酸和乳清酸生成增多，尿乳清酸水平升高。④脑电图：非特异性，可能出现局灶性、多病灶性以及弥漫性的尖峰及不正常的慢波。约 50% 以上患者脑电图显示背景活动的减慢以及致癫痫样波的活动。⑤头颅磁共振成像：评价患者脑损伤的方法，可显示大脑萎缩（范围从轻度皮质下萎缩至重度皮质和皮质下萎缩）和少见的小脑萎缩，也可表现为缺血性变化和水肿、后壳和岛叶皮质的信号变化以及髓鞘形成异常等。

确诊性检查 有以下两种。

酶活性检测 红细胞中精氨酸酶活性明显降低，一般小于正常人的 1%。

分子遗传学检测 包括单基因检测或多基因组检测。①单基因检测：对 *ARG1* 基因序列分析以检测小的基因内缺失/插入和错义、无义和剪接位点突变；该法无法检测外显子或全基因缺失/重复。如果仅发现一个或未发现致病变异，则进行基因靶向缺失/重复分析，以检测基因内缺失或重复。②多基因组检测：对包含 *ARG1* 基因和其他感兴趣基因的检测，方法包括基因序列分析、缺失/重复分析等。在诊断或鉴别诊断困难时可进行全面的基因组检测（全外显子组测序或全基因组测序）。

鉴别诊断 需与以下疾病相鉴别。

尿素循环障碍 尿素循环障碍性疾病均可表现出高氨血症和神经系统异常，需要鉴别。精氨酸血症中急性高氨血症少见，且神经系统异常表现为双侧痉挛性截瘫，与其他尿素循环障碍性疾病不同。此外，精氨酸血症患者血精氨酸水平明显升高，而其他尿素循环障碍患者血精氨酸正常或低于正常水平，结合精氨酸酶活性和基因检测可鉴别。

静态痉挛性麻痹（脑瘫） 精氨酸血症常有双侧痉挛性截瘫的表现，易被误诊为静态痉挛性麻痹，但精氨酸血症患儿血精氨酸水平有显著升高，结合精氨酸酶活性和基因检测可鉴别。

治疗原则 精氨酸血症一经诊断，应立即治疗，主要目的在于降低血精氨酸水平并预防高氨血症，包括饮食疗法、促进氮的旁路代谢和对症治疗三方面。

饮食疗法 为治疗的关键。患者应限制蛋白质的摄入，同时适当补充不含精氨酸但富含支链氨基酸的特殊氨基酸粉（25%～50%）和天然蛋白质（50%～70%）。通过饮食疗法，使血中精氨酸水平尽可能接近在正常水平，以减缓和阻止疾病发展，改善患儿的神经系统症状，避免或缓解高氨血症。

促进氮的旁路代谢 血氨较高时，应用苯甲酸钠和苯丁酸钠促进氮以马尿酸和苯乙酰谷氨酰胺的形式从尿中排泄，从而促进氮的排泄。

对症治疗 如出现由禁食、感染、蛋白质负荷、麻醉或手术等因素引起的急性高氨血症时，应迅速降低血氨浓度，使用药物（苯甲酸钠和/或苯丁酸钠/苯乙酸钠）通过替代途径促进过量氮的排泄；引入糖和脂肪提供热量，以减少分解代谢和饮食中过量氮的含量，同时避免过度水合和导致脑水肿。糖的供给可通过葡萄糖静脉注射，也可以无蛋白质形式的医学配方食品口服；限制蛋白质摄入应控制在起病 24～48 小时，防止必需氨基酸的消耗导致内源性蛋白质分解代谢和氮释放。为促进合成代谢抑制分解代谢，急性期治疗可静脉输注高浓度葡萄糖，待病情好转应尽快从肠外营养转变为肠内营养。血氨浓度达到 500μmol/L，采取上述治疗措施后血氨无下降者则进行血液透析。

给予抗癫痫药物（禁用丙戊酸类药物）控制抽搐，物理治疗帮助身体恢复功能，患儿可按常规时间表进行免疫接种；少数发展为严重的肝纤维化和肝硬化者可考虑行肝移植。

预后 与开始治疗的时间、患者的依从性及神经系统症状轻重等有关。研究发现，经治疗 50% 的患者可临床改善，25% 接受治疗后病情稳定，25% 接受治疗后仍出现疾病进展。故应根据患者的年龄和代谢稳定程度定期观察。在生后第 1 年至少每月评估一次代谢控制（血浆氨、氨基酸谱、生长和神经系统功能），并由该专家确定后续随访方案；每 6~12 个月进行一次胍基乙酸盐和肝功能检查；每次随访时监测生长和发育进展。如果治疗未能阻止神经功能恶化或出现有症状的痉挛，需要骨科和物理治疗干预。

预防 ①一级预防：即婚前预防。该病为常染色体隐性遗传病，应避免近亲结婚。②二级预防：即出生前预防。对有先证者病史的家庭进行产前咨询及产前诊断，对有家族史的夫妇及先证者进行 DNA 分析，家族成员 DNA 分析也可检出杂合子携带者，进行遗传咨询。再次妊娠可进行产前诊断。③三级预防：即症状前预防。开展和普及新生儿疾病筛查，经血串联质谱筛查血精氨酸水平，早诊断、早治疗，改善患儿预后。

（邱文娟）

jīng'ānxiānhǔpòsuānniàozhèng
精氨酰琥珀酸尿症（arginyl-succinic aciduria，ASA）

ASL 基因突变导致精氨酰琥珀酸裂解酶（ASL）缺陷、以高氨血症为主要表现的常染色体隐性遗传病。又称精氨酰琥珀酸裂解酶缺乏症。发病率约 1.4/10 万，是第二常见的尿素循环障碍（UCD）。

病因 该病属常染色体隐性遗传，致病基因 *ASL* 位于染色体 7q11.21，全长约 17kb，有 17 个外显子（其中外显子 1 仅包括 5′端调控及 UTR 非编码区），编码 464 个氨基酸残基，合成一个完整的酶单体，由 4 个单体聚合形成具有功能的 ASL。*ASL* 基因相关假基因定位于染色体 22q11.2，与 *ASL* 基因存在 10 多个同源序列片段，同源性约 88%，涉及多个外显子、内含子及 5′UTR 和 3′UTR 区域。相对于其他类型的 UCD，*ASL* 基因突变类型较少，已经发现了 160 余种突变类型，突变热点呈现明显地区差异性，共有 3 个奠基者突变：c.1060C > T 和 c.346C>T 在阿拉伯人群常见，芬兰人以 c.1153C>T 最常见。

尚未发现该病存在基因型和表型的明显相关性，即使携带同样突变位点的患儿也会有轻重不同的表型。

发病机制 人体内的氨基酸在分解代谢过程中会产生氨，氨主要通过尿素循环转化为尿素，经肾排出。尿素循环的正常运转必须有辅助因子、酶或转运蛋白的参与：N-乙酰基谷氨酸合成酶（NAGS）、氨甲酰磷酸合成酶 1（CPS1）、鸟氨酸氨甲酰基转移酶（OTC）、线粒体鸟氨酸转运蛋白 1（ORNT1）、精氨酰琥珀酸合成酶（ASS）、ASL、天冬氨酸/谷氨酸载体蛋白和精氨酸酶。以上任何一种酶、辅助因子或转运蛋白的缺陷均可造成尿素循环障碍。ASL 是催化尿素循环第四步的酶，其中精氨酰琥珀酸被裂解产生精氨酸和富马酸。*ASL* 基因突变导致 ASL 活性降低或丧失时，精氨琥珀酸不能裂解，氨不能转化为尿素，而精氨酰琥珀酸及氨蓄积，二者对神经系统和肝均有很强的毒性。氨在细胞内与谷氨酸结合生成谷氨酰胺，后者在细胞内累积，使其渗透压增高，导致细胞水肿，并且这一过程消耗 α 酮戊二酸，出现能量代谢障碍，进一步加重病情。同时 ASL 缺乏使精氨酸的合成减少，精氨酸不仅作为尿素和鸟氨酸合成的前驱体参与尿素循环，而且精氨酸是合成许多重要生物化合物的前体，包括尿素、一氧化氮（NO）、多胺、脯氨酸、谷氨酸、肌酸和胍丁胺，至少有 4 种酶的合成以精氨酸为底物：脱羧酶、精氨酸酶、一氧化氮合成酶和精氨酸/甘氨酸转氨酶。由于 ASL 缺乏和由此产生的精氨酸缺乏，因此导致 NO 和其他代谢物也缺乏，NO 缺乏可能和高血压有关。

临床表现 多变，两种最常见的形式是严重的新生儿发病型或迟发型。严重的新生儿发病型是出生后几天内即出现高氨血症，新生儿通常在最初 24 小时内看起来正常，但随后数日出现呕吐、嗜睡、体温过低和拒乳、呼吸急促和呼吸性碱中毒等高氨血症的早期表现。若未能识别和及时治疗，患儿会出现嗜睡、癫痫发作、昏迷和死亡恶化。肝大和结节性脆发（粗而易碎的头发）是唯一提示诊断该病的临床表现。迟发型的表现从急性感染或压力引发的发作性高氨血症到无既往高氨血症发作的认知障碍、行为异常和/或学习障碍。

该病表型较其他 UCD 更复杂，可有中枢神经系统、肝、肾及心血管等多系统长期并发症存在，这些表现与高氨血症发作的严重程度或持续时间无关。神经认知缺陷主要包括注意力缺陷/多动障碍、发育迟缓、癫痫发作和学习障碍等。肝病也与尿素生成缺陷无关，肝受累范围从肝大到肝酶升高到严重的肝纤维化，甚至在接受饮食和补充精氨酸剂治疗且未经历过明显高氨血症的个体中也观察到肝受累。患者发生高血压的比例较高。部分患者出现电解质紊乱，如低钾血症。约半数患者出现暗淡、脆弱头发，被部分脱发区域包围。正常头发含有 10.5% 的精氨酸；该病导致头发脆弱并且容易折断，类似结节性脆发症，是该病的独特表现，脆发表现与高血氨症的严重程度和病程无关。

诊断 实验室检查发现血氨升高（>100μmol/L）、血瓜氨酸升高（100~300μmol/L）以及血或尿中的精氨酰琥珀酸升高可诊断。通过分子遗传学检测或皮肤成纤维细胞、红细胞或肝活检的 ASL 酶活性来鉴定 *ASL* 双等位基因致病突变可明确诊断。

新生儿疾病筛查 通过串联质谱分析血瓜氨酸水平，患者血浆瓜氨酸水平升高。由于体内氮处理能力缺乏，同时可有丙氨酸、谷氨酸、甘氨酸升高。

血氨测定 血氨升高，常超过正常值 2 倍以上。血氨升高伴有呼吸性碱中毒的是代谢失代偿期间典型表现。

血和尿精氨酰琥珀酸分析 血和尿液中精氨酰琥珀酸升高是诊断该病的特异性指标。在正常人的体液中无精氨酰琥珀酸，患者血浆精氨酰琥珀酸的浓度范围在 50~120μmmol/L，尿液 >10 000 μmmol/L·cr。

尿有机酸分析 尿嘧啶和乳清酸排泄量明显增多。

肝功能 相对其他类型的 UCD，天冬氨酸转移酶及丙氨酸转移酶升高在 ASA 患者中更普遍，但胆红素、碱性磷酸酶、总蛋白和前蛋白水平改变与其他类型 UCD 一致。

酶学检测 采集肝活检组织、皮肤成纤维细胞或红细胞进行 ASL 酶活性检测。残留酶活性与临床表型严重程度之间的相关性较差。

基因检测 采集外周血 DNA，进行 *ASL* 基因分析。

鉴别诊断 血液或尿液中精氨酰琥珀酸增加是该病与其他类型 UCD 的鉴别要点，各型尿素循环障碍在氨基酸、有机酸方面可鉴别（表1）。还需与其他原因所致的高氨血症相鉴别，如高氨血症-高鸟氨酸血症-高瓜氨酸血症综合征、有机酸尿症、高胰岛素血症-高氨血症综合征、脂肪酸氧化代谢障碍和瑞氏综合征等。

治疗原则 包括代谢失代偿期间快速控制高氨血症和为预防高氨血症发作以及长期并发症的管理。

急性代谢失代偿高氨血症发作期治疗 高氨血症处理方案同其他 UCD，主要停止蛋白质摄入 24~48 小时，口服摄入及补充静脉内葡萄糖和脂肪乳，并使用静脉内氮清除剂治疗，以及必要时的血液透析治疗等。

维持期治疗 饮食中限制蛋白质和补充精氨酸是长期管理的主要方法；若血氨仍控制不佳，可口服氮清除剂。①常有代谢紊乱发作或高氨血症发作者：需给予口服精氨酸及氮清除剂（苯甲酸钠、苯丁酸钠和苯丁酸甘油酯）。②饮食治疗：仍是治疗的主要手段，蛋白质摄入量常高于维持正常生长所需的安全摄入量。大部分患儿蛋白质供给量未达到推荐的摄入量也能维持正常的生长所需。同时给予饮食治疗及精氨酸治疗能使异常头发恢复正常，并能改善认知。但饮食治疗不能改善肝预后。

原位肝移植 可使生化指标恢复正常，但不能纠正以下生化缺陷：组织精氨酸的缺乏及精氨酰琥珀酸血症，因此，其仅适用于常有高氨血症并且用传统治疗无效者或有失代偿性肝硬化者。因该病促进精氨酸的合成主要发生在肾，故即使肝移植，外源性补充精氨酸仍是必不可少的。

预防 ①一级预防：即婚前预防。该病属于常染色体隐性遗传病，应避免近亲结婚。②二级预防：即出生前预防。对已生育患儿的家庭如果已经确认家族中的致病性突变，可对高危家庭成员进行携带者检测，并对高危妊娠进行产前检测和植入前诊断。③三级预防：即症状前预防。开展和普及新生儿疾病筛查，早诊断、早治疗，防止并发症发生。

（邱文娟）

bǐngsuānxuèzhèng

丙酸血症（propionic acidemia，PA） 丙酰 CoA 羧化酶（PCC）活性缺乏引起的常染色体隐性遗

表1 各型尿素循环障碍的氨基酸和有机酸鉴别

酶缺陷	CPS	OTC	AS	AL	ARG	NAGS
血浆						
谷氨酸	↑~↑↑	↑~↑↑	↑~↑↑	↑~↑↑	↑~↑↑	↑~↑↑
丙氨酸	↑~↑↑	↑~↑↑	↑~↑↑	↑~↑↑	↑~↑↑	↑~↑↑
瓜氨酸	↓	↓	↑↑↑	↑↑	N	↓~N
精氨酰琥珀酸				↑↑↑		
精氨酸	↓~N	↓~N	↓~N	↓~N	↑↑↑	↓~N
尿液						
精氨酸	N	N	N	N	↑↑	N
精氨酰琥珀酸				↑↑↑		
乳清酸	N	↑↑↑	↑	↑	N	N

注：↑. 轻度升高；↑↑. 中度升高；↑↑↑. 显著升高；N. 正常；↓. 轻度降低。

传有机酸血症。特征是丙酸及丙酰 CoA 代谢产物前体在血液和尿液中累积。该病已被多个国家纳为新生儿筛查的常规病种，使其患病率逐渐明确，德国患病率约为 0.28/10 万，美国为 0.32/10 万，澳大利亚为 0.71/10 万，日本为 2.22/10 万，韩国为 5.05/10 万。中国浙江省为 0.36/10 万，河南省为 0.35/10 万，山东省为 1.17/10 万，江苏省南京市为 0.57/10 万，广东省 0.37/10 万，福建省 0.55/10 万。患者临床表现个体差异较大且缺乏特异性，治疗方面无特异性药物，导致部分患者预后欠佳。

病因和发病机制 PA 属常染色体隐性遗传病。编码 PCC 的 α、β 亚基的基因分别为 *PCCA* 和 *PC-CB*，基因突变可导致 PCC 活性缺乏，二者所致病例各占 50%。*PC-CA* 基因位于染色体 13q32，包含 24 个外显子，cDNA 含 2112 个核苷酸，终产物有 703 个氨基酸残基。*PCCB* 基因位于染色体 13q13.3-q22，包含 15 个外显子，cDNA 含 1620 个核苷酸，终产物有 539 个氨基酸残基。

PCC 是位于线粒体内的生物素依赖的羧化酶，负责催化丙酰 CoA 转化为甲基丙二酰 CoA，甲基丙二酰 CoA 通过琥珀酰 CoA 进入三羧酸循环，故 PCC 缺乏会引起线粒体能量障碍，干扰正常酮体的利用，引起酮症和代谢性酸中毒。丙酰 CoA 是支链氨基酸（缬氨酸、异亮氨酸、苏氨酸和甲硫氨酸）、奇数链脂肪酸、胆固醇侧链经氧化降解或糖类经肠道细菌厌氧发酵形成的产物，可抑制 N-乙酰谷氨酸合成，N-乙酰谷氨酸是氨甲酰磷酸合成酶-1 激动剂，该酶受抑制导致尿素循环障碍，血氨增高。PCC 活性缺乏引起丙酰 CoA 代谢受阻，丙酸、丙酰 CoA 及其代谢产物（甲基枸橼酸、3-羟基丙酸、丙酰肉碱等）在体内蓄积，表现出一系列临床症状。此外，丙酸会和大量的内源性游离肉碱结合形成丙酰肉碱（C3），引起患者血、尿中继发性肉碱缺乏。PA 神经病理学变化与有毒代谢物（甲基枸橼酸、氨等）的积累、细胞能量储存减少、细胞骨架改变等有关。

临床表现 无特异性，主要表现为急性期的酸中毒及稳定慢性期的发育落后。PA 发作时的症状取决于多种因素，包括残余酶活性、蛋白质摄入量、是否存在代谢应激物等。依据 PA 的起病时间分为新生儿期发病型和迟发型。

新生儿期发病型 新生儿筛查确诊的患者可无临床表现。患者可在数小时至 1 周发病，出现喂养困难、呕吐及神经系统症状，包括异常姿态、肌无力和惊厥，如不及时治疗，可发展为进行性脑病，出现嗜睡、昏迷及低体温等，可在几天内死亡或出现永久性脑损伤。

迟发型 患者多在应激条件下（如感染、手术、疫苗接种及禁食等）诱发代谢危象，可发展为多系统损伤表现，又分为慢性进展型及间断发作型。慢性进展型表现为发育迟缓、慢性呕吐、蛋白质不耐受、运动障碍及肌张力障碍等。间断发作型常由代谢应激诱发，发作时常表现为急性或间歇发作的脑病、昏迷或惊厥，发作时常伴有代谢性酸中毒、酮尿及高氨血症及贫血。稳定期表现为生长障碍、运动、语言及智力发育落后、精神发育迟滞、癫痫发作、胰腺炎、心肌病等。受累系统临床表现如下。

神经系统 包括发育迟缓、智力障碍、癫痫发作、肌张力减退、肌肉强直、运动障碍及精神症状等。患者易发生基底节损伤，尤其是急性脑病或代谢失代偿发作所致急性脑病后。基底节损伤表现为精神状态改变、肌张力障碍、锥体外系运动障碍（舞蹈症）及偏瘫等。癫痫发作的发生率 13%～53%，发作形式包括婴儿痉挛发作、强直、肌阵挛、失神发作和局灶性发作。患者智力发育程度从正常到严重低下不等；所有患者运动功能损伤均比认知功能更加严重。精神症状包括注意力缺陷、孤独症、焦虑症和急性精神病等，孤独症以社交障碍、沟通困难、重复和刻板为主要表现。其他少见表现还有小脑出血、听力丧失、视神经病变等。

心血管系统 常见并发症包括心肌病和心律失常。心肌病是 PA 晚期的临床表现之一，扩张型和肥厚型心肌病均有报道，扩张型更加常见，多发生于学龄儿童和成人，占死亡原因的 70%。心肌病伴随的其他表现包括呼吸急促、肝大、低血压、心动过速或心动过缓，后期可进展为心力衰竭，为患者猝死原因之一。心律失常的主要类型为 QT 间期延长，其他为室性异位搏动、二联律、窦性心动过缓或停滞。QT 间期延长可能与尖端扭转、晕厥、心脏停搏相关。心脏超声检查左心室射血分数降低及左心室整体纵向顺应性应变下降，是早期发现心脏异常的重要依据。

消化系统 最常见的表现为拒食、喂养困难，发生率约为 76%；呕吐及腹泻常见。胰腺炎发生率为 3%～18%，表现为腹痛、食欲减退及呕吐等，可反复发作，还可导致胰岛素依赖性糖尿病。肝异常包括肝大、低蛋白血症及肝衰竭等。

血液系统 包括贫血、白细胞减少、血小板减少等，易被误诊为再生障碍性贫血，不建议做骨髓活检检测。

免疫系统 可见 B、T 淋巴细胞减少，但 IgM、IgG 正常，CD4 和 CD8 计数下降及 CD4/CD8 比值异常。PA 患者细菌和病毒感染的风险提高。

其他 视神经病变的发生率为 11%~25%，在应激状态引起的代谢失代偿期间可能会进一步恶化。眼部异常平均诊断年龄约为 13 岁。视神经病变的临床表现各异，包括视神经萎缩、色觉障碍、进行性视力下降、视野缺损、视网膜电图异常及视觉诱发电位缺失等，此外，偶有视路和皮质异常发生。其他少见并发症包括骨质疏松、卵巢早衰、剥脱性皮疹等。

诊断 根据临床表现，结合实验室检查、血浆酰基肉碱谱和尿有机酸谱检查可诊断，*PCCA* 和 *PCCB* 基因检测可确诊。

急性期常规实验室检查可有高阴离子间隙代谢性酸中毒；乳酸性酸中毒；血酮和尿酮升高；部分病例的血糖降低；高血氨；中性粒细胞减少、贫血和血小板减少。血串联质谱检测 C3 水平及 C3 与乙酰肉碱（C2）比值升高，部分患者血甘氨酸水平升高，游离肉碱（C0）水平正常或降低。尿气相质谱检测 3-羟基丙酸、丙酰甘氨酸及甲基枸橼酸升高，可伴有甲基巴豆酰甘氨酸升高。急性期乳酸、丙酮酸、3-羟基丁酸及乙酰乙酸增高。PA 属于新生儿筛查疾病，利用串联质谱技术检测干血滤纸片中 C3 水平及 C3/C2 比值，进行 PA 筛查。将筛查阳性者召回复查血串联质谱，测尿气相色谱质谱及基因检测，确诊或排除 PA。

鉴别诊断 需与其他引起血 C3 升高或尿 3-羟基丙酸升高的有机酸血症相鉴别。

甲基丙二酸血症 血 C3 及 C3/C2 比值增高，与 PA 相似，但尿甲基丙二酸增高，伴 3-羟基丙酸及甲基枸橼酸增高或正常。

多种羧化酶缺乏症 包括生物素酶缺乏症及全羧化酶合成酶缺乏症两种疾病，患者血 3-羟基异戊酰肉碱水平显著增高，伴或不伴 C3 及 C3/C2 比值增高，尿中 3-羟基丙酸、丙酮酸、3-羟基丁酸、3-羟基戊酸、甲基巴豆酰甘氨酸、丙酰甘氨酸及甲基枸橼酸升高。PA 患者的 3-羟基异戊酰肉碱水平正常，可以鉴别。

碳酸酐酶 VA 缺乏症 尿 3-羟基丙酸、丙酰甘氨酸、甲基柠檬酸、3-甲基巴豆酰甘氨酸、3-羟基丁酸、α-酮戊二酸和 3-羟基异戊酸升高，但血 C3 正常。PA 患者的血 C3 升高。

其他疾病引起的代谢性酸中毒（糖尿病酮症酸中毒、乳酸性酸中毒等）、高甘氨酸血症（尿素循环障碍、丙酮酸羧化酶缺乏症等）可通过血、尿代谢物的质谱分析进行鉴别。

治疗原则 一旦诊断明确，应尽快治疗。

新生儿期发病型和急性失代偿期的治疗 急性管理的目标是促进合成代谢和去除有毒代谢物，纠正失代偿状态。应以补液、纠正酸中毒及电解质紊乱为主，限制天然蛋白质摄入，补充热量，抑制分解代谢，促进合成代谢。急性期静脉输注高糖（≥10%），同时给予胰岛素，不足能量部分以脂肪乳补充。尽快开始肠内营养。在开始治疗的 24~36 小时重新引入蛋白质，喂养特殊配方奶粉或蛋白粉（不含异亮氨酸、苏氨酸、甲硫氨酸及缬氨酸）。静滴或口服左旋肉碱。高血氨者需要降血氨：静滴或口服精氨酸，口服卡谷氨酸。

长期饮食管理 调整饮食以控制丙酸前体（异亮氨酸、缬氨酸、甲硫氨酸和苏氨酸）的摄入，同时确保正常的蛋白质合成并防止蛋白质分解代谢、氨基酸缺乏和生长受限。蛋白质的总摄入量在婴幼儿期应保证 2.5~3.0g/（kg·d），儿童每天 30~40g，成人每天 50~65g。天然蛋白质的摄入量：6 个月内为 1.2~1.8g/（kg·d），6 个月至 7 岁为 0.6~1.2g/（kg·d），7~18 岁为 0.5~1.0g/（kg·d），大于 18 岁为 0.4~0.8g/（kg·d），其余给予不含异亮氨酸、缬氨酸、苏氨酸和甲硫氨酸的特殊配方奶粉或蛋白粉。

药物治疗 ①左旋肉碱：急性期静滴或口服；稳定期口服。②抗生素：口服甲硝唑可抑制肠道细菌的繁殖，减少肠道细菌代谢产生的丙酸。可在急性期或采用服药 1 周、停药 3 周的方法。

肝移植 适用于充分药物治疗后仍有频繁的代谢失代偿、高氨血症和生长不良患者。优点在于减少代谢失代偿的频率、延长预期寿命、节省终生成本和逆转扩张型心肌病，但不能完全预防代谢性卒中、高氨血症或代谢失代偿。故建议移植后继续限制蛋白质和补充左旋肉碱。

预防 ①一级预防：即婚前预防。该病属常染色体隐性遗传病，应避免近亲结婚。②二级预防：即出生前预防。有 PA 家族史的夫妇及先证者建议进行基因检测，并对其胎儿进行产前诊断。③三级预防：即症状前预防。新生儿筛查及早发现 PA 患儿，尽早开始治疗，减少并发症和不良预后。

（邱文娟）

fēngtángniàobìng
枫糖尿病（maple syrup urine disease，MSUD） 支链酮酸脱氢酶（BCKAD）复合体缺陷导致的先天性氨基酸代谢病。患者体内各种支链氨基酸的酮酸衍生物氧化脱羧反应受阻，大量支链氨基酸及其相应酮酸衍生物在体内蓄积，对脑组织产生神经毒性作用，干扰脑内正常氨基酸转运，使谷氨酸、谷氨酰胺及 γ-氨基丁酸（GABA）降低；脑苷脂等合成不足，抑制髓鞘形成，导致严重的脑发育障碍等一系列神经系统损害。该病为常染色体隐性遗传病，发病率存在种族和地区差异。2018 年，顾学范等对全国进行了串联质谱法新生儿多种遗传代谢病筛查的调查，对筛查量大于 3 万例的 32 家新生儿筛查中心的 781.96 万例新生儿结果汇总分析发现，枫糖尿病的新生儿患病率为 0.43/10 万。

病因和发病机制 BCKAD 复合体由支链 α-酮酸脱羧酶（E1，包括 E1α 和 E1β）、双氢脂酰转环酶（E2）、脱氢酶（E3）及两个特异性调节蛋白（激酶及磷酸酶）等组成。任一蛋白异常可导致 BCKAD 复合体功能障碍。已发现 3 个与 MSUD 相关的基因：编码 E1α 的 *BCKDHA* 基因、编码 E1β 的 *BCKDHB* 基因和编码 E2 的 *DBT* 基因，分别定位于染色体 19q13.2、6q14.1、1p21.2。

由于 BCKAD 复合体缺陷导致支链氨基酸（亮氨酸、异亮氨酸、缬氨酸）代谢受阻，其相应酮酸衍生物在体内蓄积，可对脑组织产生神经毒性作用（图 1）。患者在生理应激如感染、创伤等情况下，肌肉蛋白质分解增加，产生支链氨基酸及其酮酸产物，肌肉中高浓度 α-酮异己酸（αKIC）经细胞基质转氨酶逆反应产生亮氨酸，同时消耗大量丙氨酸和其他氨基酸。亮氨酸通过大分子氨基酸转运体 2（LAT2）与其他氨基酸竞争，干扰其他中性氨基酸通过血脑屏障，使脑中色氨酸、甲硫氨酸、酪氨酸、苯丙氨酸、组氨酸、缬氨酸和苏氨酸减少，影响脑的生长、神经递质（多巴胺、去甲肾上腺素、5-羟色胺）和脑中主要的甲基供体 S-腺苷甲硫氨酸的合成。αKIC 通过一元羧酸转运体（MCT）进入脑，它经大脑转氨酶（TA）反应产生亮氨酸 α-酮戊二酸（αKG），同时消耗脑中主要的神经兴奋性和抑制性的递质谷氨酸、GABA 和谷氨酰胺。还原型烟酰胺腺嘌呤二核苷酸/烟酰胺腺嘌呤二核苷酸（NADH/NAD）比值增高，导致脑乳酸浓度增高。另外，患者尿中排出大量的支链 α-酮酸，具有特殊的枫糖气味。

临床表现 根据临床症状出现时间和进程、BCKAD 酶活性、对蛋白质的耐受性及对维生素 B₁ 的反应性，将枫糖尿病分为以下五型。

经典型 最常见，占 75%，由于 *E1α*、*E1β* 或 *E2* 基因突变导致酶活性仅为正常人的 0~2%。发病早，往往在新生儿筛查结果出来之前已发病，病情严重，发展迅速。患儿多于生后 4~7 天出现哺乳困难、拒食、阵发性呕吐、嗜睡、昏迷、惊厥发作、肌张力增高、酮症酸中毒、低血糖等症状，生后 12~24 小时尿液或汗液有特殊气味（枫糖浆味），若不及时治疗多数在生后数天死于严重的代谢紊乱。

轻型（中间型） 酶活性为正常人的 3%~30%，任何年龄均可发病，表现生长、智力发育落后，可无神经系统的体征，应激情况下也可表现为严重的代谢紊乱和脑损伤，甚至致死。

间歇型 酶活性为正常人的 5%~20%，呈间歇发作，间歇期无症状，生长发育正常；多在感染、手术等应急情况下诱发，表现为发作性共济失调和酮症酸中毒，严重者可引起死亡；少数出现智力低下。

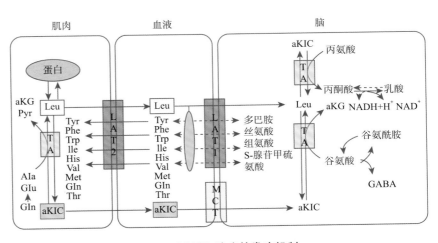

图 1 MUSD 脑病的发病机制

维生素 B$_1$（硫胺素）有效型 临床表现与轻型类似，酶活性为正常人的 2% ~ 40%，除智力发育轻度落后外，无明显神经系统症状。大剂量维生素 B$_1$ 治疗可使临床及生化指标得到明显改善。

脂酰胺脱氢酶缺陷型 罕见，类似轻型，酶活性为正常人的 0 ~ 25%，往往伴有严重的乳酸血症，也可有神经系统受损，如生长发育延迟、肌张力低下等。

此外，患儿还可表现为认知与精神发育迟缓，语言记忆和学习功能一般都低于正常儿童。低血糖及高氨血症在各型患者中并不常见。其他非中枢神经系统症状有贫血、四肢皮炎、脱发、生长障碍、头颅生长停滞、食欲减退、骨质疏松和念珠菌病等。

诊断 采用串联质谱技术进行新生儿筛查可早期诊断。依据临床表现以及生化指标检查、基因检测可确诊。

血浆氨基酸检测 采用氨基酸分析仪可检测血中亮氨酸、异亮氨酸、别异亮氨酸及缬氨酸浓度。串联质谱技术只能检测血中亮氨酸（包括异亮氨酸）及缬氨酸浓度。经典型患儿血浆中亮氨酸水平增高，伴异亮氨酸及缬氨酸水平增高。异亮氨酸及别异亮氨酸增高是诊断的金标准，有报道血浆中别异亮氨酸>5μmol/L 对该病诊断具有特异性。

尿支链 α-酮酸测定 采用气相色谱-质谱测定发现患者尿中亮氨酸、异亮氨酸和缬氨酸的代谢产物 2-酮异己酸、2-酮-3-甲基戊酸（产生气味）和 2-酮异戊酸排出增多。

三氯化铁试验和 2,4-二硝基苯肼试验 非特异性，当生后 48 ~ 72 小时患儿的血浆亮氨酸浓度达到 1000μmol/L，两种试验可阳性。

生化指标检测 血糖可降低或正常，尿酮体阳性，血氨增高，代谢性酸中毒，阴离子间隙增加。

BCKAD 复合体酶活性及基因突变分析 采集外周白细胞、皮肤成纤维细胞、淋巴母细胞、肝组织、羊水细胞和绒毛膜细胞等测定 BCKAD 复合体酶活性。外周血白细胞提取 DNA 进行相关基因分析，以明确诊断。

头颅磁共振成像 亮氨酸毒性作用可导致患者脑髓鞘发育异常和脑水肿。严重的脑水肿和神经系统损伤与血浆增高的亮氨酸及血浆渗透压下降有关。肾排出支链氨基酸及其分解产物支链 α-酮酸可伴随钠盐丢失，摄入低渗甚至等渗液体也是导致低钠血症和严重的脑水肿的原因之一。

临床上对所有患儿都应该做维生素 B$_1$ 负荷试验以进行有效性判断：给予大剂量维生素 B$_1$ 200 ~ 300mg，同时低蛋白饮食治疗至少 3 周，血亮氨酸及缬氨酸水平下降大于 30%，临床症状改善，判断为维生素 B$_1$ 有效型。

鉴别诊断 需与以下疾病相鉴别。

新生儿脑病 如窒息、低血糖、癫痫持续状态、胆红素脑病、脑膜炎和脑炎等。

新生儿败血症 新生儿患 MSUD 发病初期临床常表现精神萎靡、拒食、呕吐等非特异性症状，极易误诊为败血症。败血症患儿 C 反应蛋白和血常规有异常、尿液无焦糖味，串联质谱分析有助鉴别。此外，遗传代谢病可继发败血症，需要排除遗传代谢病的可能。

其他 导致新生儿脑病的遗传代谢性疾病，如 β-酮硫解酶缺陷病、尿素循环缺陷、甘氨酸脑病及丙酸血症或甲基丙二酸血症。

治疗原则 入院 24 小时内血浆亮氨酸浓度降低大于 750μmol/L；给予充足的异亮氨酸、缬氨酸，急性发作期其浓度保持在 400 ~ 600μmol/L；尽量减少低张液体的摄入，保持血清钠离子浓度 138 ~ 145mmol/L；保持尿量 2 ~ 4ml/（kg·h），尿渗透压 300 ~ 400mmol/L。

一般治疗 去除诱发因素如感染、发热；足够能量供给；给予不含支链氨基酸（亮氨酸、异亮氨酸、缬氨酸）的必需和非必需氨基酸；代谢危象时提供其他特殊氨基酸，可根据年龄和临床表现做调整。

急性期治疗 目的是排除积存在组织及体液中的支链氨基酸及其代谢产物，改善代谢环境，并促进蛋白质合成、抑制蛋白质分解。腹膜透析是急性期治疗的最佳方法。在急性失代偿期可行持续血液透析，24 小时血亮氨酸清除率应大于 750μmol/L，在确诊后 2 ~ 4 天将血亮氨酸水平降至 400μmol/L 以下。同时补充必需与非必需氨基酸，蛋白质 3 ~ 4g/（kg·d），异亮氨酸和缬氨酸分别 80 ~ 120mg/（kg·d），谷氨酰胺和丙氨酸分别 250mg/（kg·d）；静脉给予 10% 及 25% 葡萄糖，注意检测血糖，必要时补充胰岛素；保证患儿足够热量 [120 ~ 140kcal/（kg·d）]，脂肪摄入占总热量的 40% ~ 50%；血钠维持在 140 ~ 145mmol/L，异亮氨酸和缬氨酸水平维持在 400 ~ 600μmol/L，避免缺乏。试用最大剂量维生素 B$_1$ 治疗。

脑水肿预防及处理：每天血浆渗透压降低超过 8mmol/L 可导致致命性脑疝。需要加强监测，注意监测头围、囟门大小、有无颅内压增高的迹象（如视盘水肿、定向障碍、意识减低、难治性呕吐、反射亢进和心动过缓性高血压）及脑疝迹象（如瞳孔不对称、眼肌麻痹等）。为预防脑水肿，可抬高头部，监测体重或尿量、适时调整电解质和水的摄入，保持血液渗透压 290~300mmol/L，尿液渗透压 300~400mmol/L，尿比重<1.010。已发生脑水肿的患者应及时使用呋塞米、甘露醇和 3% 高渗盐水，血钠维持在 140~145mmol/L。

慢性期治疗 目的是供给足够的热能和营养以满足其生长发育所需，给予无支链氨基酸特殊奶粉喂养，必要时适当补充亮氨、异亮氨酸和缬氨酸，以及其他必需氨基酸，控制血亮氨酸浓度在 100~300μmol/L。患儿需定期检测发育商、智商等。青少年和成人 MSUD 出现注意缺陷多动障碍、抑郁、焦虑的风险增加，给予精神兴奋药和抗抑郁药有效。维生素 B_1 有效者，可长期治疗。

患者在诊断和治疗过程中存在氧化应激，L-肉碱能提高抗氧化酶活性、降低脂质和蛋白质的氧化，从而抵抗支链氨基酸蓄积所致的氧化应激，故 L-肉碱可作为保护神经系统的辅助治疗。

预后 治疗时间的早晚影响预后。经典型的最佳治疗时机是 7 天以内，早期治疗者 1/3 智力评分可达正常。出生 14 天后开始治疗者预后较差，生后数周内死于代谢紊乱和神经功能障碍，存活者存在智力低下、痉挛性瘫痪等神经系统后遗症。故早期诊治十分重要。

预防 ①一级预防：即婚前预防。该病属于常染色体隐性遗传病，应避免近亲结婚。②二级预防：即出生前预防。枫糖尿病患者家庭再次生育时建议完善产前基因检测。③三级预防：即症状前预防。新生儿筛查异常者及时明确诊断，并立即开始针对该病的饮食管理和干预措施，以预防应激事件和严重的代谢紊乱。

（邱文娟）

guā'ānsuānxuèzhèng

瓜氨酸血症（citrullinemia，CTLN）

一组常染色体隐性遗传的尿素循环障碍疾病。分为两型：由精氨酸代琥珀酸合成酶（ASS）缺陷所致的瓜氨酸血症Ⅰ型（CTLN1）和柠檬素/希特林蛋白（Citrin）缺乏症表型之一的瓜氨酸血症Ⅱ型，二者的共同特点是血氨和血浆瓜氨酸浓度升高，伴有神经精神症状。CTLN1 在不同人群有不同的发病率，美国为 1.75/10 万，韩国为 4.51/10 万。瓜氨酸血症Ⅱ型主要发生在日本，发病率为 0.4/10 万~1.0/10 万；2018 年，顾学范等对全国进行了串联质谱法新生儿多种遗传代谢病筛查的调查，对筛查量大于 3 万例的 32 家新生儿筛查中心的 781.96 万例新生儿结果汇总分析发现，中国瓜氨酸血症Ⅰ型患病率为 0.34/10 万，希特林蛋白缺乏症为 1.46/10 万。

病因和发病机制 如下。

瓜氨酸血症Ⅰ型 定位于染色体 9p34.11 编码 ASS 的 *ASS1* 基因变异所致。ASS 是尿素循环的第 3 个酶，其作用是催化瓜氨酸及天冬氨酸合成精氨酸代琥珀酸。*ASS1* 基因变异导致 ASS 酶缺陷，使尿素循环受阻，引起瓜氨酸与氨在体内蓄积，出现高氨血症。此外，瓜氨酸及其他尿素循环中的旁路代谢物在血液、尿液及脑脊液中蓄积，引发毒性作用，严重者可导致脑水肿而危及生命。

瓜氨酸血症Ⅱ型 定位于染色体 7q21.3、编码希特林蛋白的 *SLC25A13* 基因变异所致。希特林蛋白是在肝细胞线粒体内膜表达的一种钙调节蛋白，作为天冬氨酸/谷氨酸的转运载体，将线粒体内合成的天冬氨酸转运到胞质，同时将胞质中的谷氨酸转运至线粒体内。由于线粒体内的天冬氨酸不能转运至胞质参与尿素循环，机体通过旁路途径在胞质中产生天冬氨酸以维持尿素循环的正常进行。此旁路途径为苹果酸脱氢产生草酰乙酸，草酰乙酸接受谷氨酸的氨基而生成天冬氨酸。该过程伴随着还原型烟酰胺腺嘌呤二核苷酸（NADH）的产生。随着尿素循环的不断进行，肝细胞胞质内堆积的 NADH 也越来越多，影响苹果酸产生草酰乙酸反应的顺利进行，并最终限制天冬氨酸产生，影响尿素循环。

临床表现 如下。

瓜氨酸血症Ⅰ型 有 4 种临床类型。①经典型：又称为新生儿急性型，患儿出生时表现正常，但在生后 1 周内出现高氨血症引起的一系列毒性表现（反应差、喂养困难、反复呕吐等），严重者迅速进展为脑水肿，并出现颅内压升高的表现（角弓反张、痉挛抽搐、意识丧失和中枢性呼吸衰竭等），危及生命。②迟发型：发病较晚，临床表现较轻，表现为慢性高氨血症或高氨血症的急性发作，如周期性呕吐、惊厥、嗜睡等，在急性发作期与经典型相似，部分患者亦有肝酶升高和肝大等表现和智力、运动发育的落后。③妊娠相关型：在妊娠期或产后出现严重的高氨血症发作，部分患者可因此昏迷，甚至死亡。④无症状型：缺乏明显的临床症状和体征，仅存在血瓜氨酸升高等生化检查的异常。

瓜氨酸血症Ⅱ型 包括3种类型。①希特林缺陷所致新生儿肝内胆汁淤积症（NICCD）：多在1岁以内发病，通常以迟发、复发或迁延性黄疸就诊，查体可见全身皮肤轻中度黄染，部分患者可伴有肝脾大、腹泻、生长发育迟缓、低血糖和凝血时间延长等表现，在给予无乳糖或强化中链甘油三酯的配方奶喂养、补充脂溶性维生素等适当的饮食治疗后，症状和体征可在1岁内消失，严重者饮食治疗效果不佳，可进展为肝硬化或因能量代谢障碍而死亡。②成年发作的瓜氨酸血症Ⅱ型（CTLN2）：起病年龄为11~79岁，患者大多偏瘦，喜食高蛋白和/或高脂食物（如大豆、花生、牛奶等），通常因饮酒、摄入糖类、服用药物或感染等诱发，表现为高氨血症所致的谵妄、定向力障碍、记忆障碍和意识障碍等神经系统异常症状，10%以上的患者可伴发胰腺炎、高脂血症、脂肪肝和肝癌等。③希特林缺陷所致生长发育落后和血脂异常（FTTDCD）：为介于NICCD和CTLN2之间的新表型，患儿可出现易疲劳、生长发育迟缓、低血糖和胰腺炎等症状，但相关研究有限。

诊断和鉴别诊断 两型诊断都依靠临床表现和实验室检查。

瓜氨酸血症Ⅰ型 出现不明原因的头痛、呕吐、意识障碍、惊厥甚至昏迷、死亡等严重中枢神经系统表现；血氨明显升高（>150μmol/L），同时血浆氨基酸分析示血瓜氨酸水平增高（>1000μmol/L）；尿有机酸检测提示乳清酸及尿嘧啶升高；临床表现不显著或实验室检查异常不明显的患者可通过分析ASS1基因变异确诊。需与瓜氨酸血症Ⅱ型以及其他原发或继发的高氨酸血症相鉴别。

瓜氨酸血症Ⅱ型 年长儿童或成人发病，以反复发作的高氨血症和相关神经精神症状为主要临床表现，实验室检查有血瓜氨酸、精氨酸升高，苏氨酸/丝氨酸比值升高和Fischer比值（血浆游离支链氨基酸/芳香族氨基酸）低下等特征性血浆氨基酸变化，血浆胰分泌性胰蛋白酶抑制因子（PSTI）水平上升，以及肝特异性ASS活性下降。需与瓜氨酸血症Ⅰ型、肝外胆道闭锁、阿拉日耶（Alagille）综合征和进行性家族性肝内胆汁淤积相鉴别。

NICCD 尚无公认的诊断标准。诊断需要综合分析临床、实验室检查、影像和病理等结果，血瓜氨酸等多种氨基酸升高结合SLC25A13双等位基因变异检测是确诊的可靠手段。

CTLN2 诊断可参考以下几方面：①喜食富含豆类、高蛋白和高脂食物，厌食富含糖类食物。②一般营养状况差，体重指数明显偏低，体形消瘦。③临床表现为发作性神经精神系统症状。④实验室检查提示高瓜氨酸血症和高氨血症。⑤肝影像学或病理学检查常提示脂肪肝。⑥基因检测SLC25A13位点突变。

FTTDCD 介于NICCD之后和CTLN2发病之前，主要表现为生长发育落后和血脂异常（甘油三酯和总胆固醇水平升高，伴高密度脂蛋白胆固醇降低）。

治疗原则 同其他尿素循环障碍疾病一致，以降血氨为主。

CTLN1 急性期应立即停止蛋白质的摄入、静脉补充营养和精氨酸、尽快降低血氨浓度，如给予苯甲酸钠/苯乙酸钠等药物治疗，严重者可进行血液透析。缓解期的治疗：终生低蛋白饮食，适当提供蛋白质和热量，将血氨水平控制在100μmol/L以下。饮食控制不佳者，给予精氨酸、苯甲酸钠和苯乙酸钠等药物治疗，可同时口服苯基丁酸钠或甘油苯基丁酸钠，预防降血氨药物引起的全身性低肉碱血症。病情重，药物治疗效果不佳者可选择肝移植。

瓜氨酸血症Ⅱ型 ①NICCD：包括饮食调整和对症治疗，大部分患者通过补充脂溶性维生素和改用无乳糖配方奶和/或强化中链甘油三酯的配方奶粉，症状可在1岁内缓解。部分患者无需特别治疗症状也能消失，但个别患者预后不良。②CTLN2：最有效的治疗措施为肝移植。肝移植可以有效预防高氨血症引起的相关脑病，纠正代谢紊乱，改善嗜好高蛋白饮食习惯。日本的相关研究表明，口服精氨酸和调整饮食比例（提高蛋白质、降低糖类摄入），能有效降低血氨水平，改善高甘油三酯血症。口服丙酮酸钠可减少高氨血症发作，部分患者甚至不再需要肝移植。③FTTDCD：暂无有效的治疗方法。

预防 ①一级预防：即婚前预防。开展相关科普教育，避免近亲结婚。②二级预防：即出生前预防。应用基因检测技术对高危胎儿进行产前诊断。③三级预防：即症状前预防。新生儿筛查有助于在出现症状前尽早干预，避免出现严重临床表现；此外，要避免摄入过量的蛋白质，注意避免感染性疾病诱发的严重高氨血症。

（邱文娟）

lào'ānsuānxuèzhèng

酪氨酸血症（tyrosinemia） 酪氨酸代谢途径中的酶缺陷引起血

浆中酪氨酸浓度增高的遗传病。2018 年，顾学范等对全国进行了串联质谱法新生儿多种遗传代谢病筛查的调查，对筛查量大于 3 万例的 32 家新生儿筛查中心中的 781.96 万例新生儿结果汇总分析发现，酪氨酸血症的新生儿患病率为 0.18/10 万。

分类　根据缺陷酶的不同，酪氨酸血症分为 3 种类型。

酪氨酸血症 Ⅰ 型（HT1）　又称肝肾酪氨酸血症，是最严重的酪氨酸代谢障碍，为延胡索酰乙酰乙酸水解酶（FAH）缺陷所致，以肝、肾和周围神经病变为特征。该型为常染色体隐性遗传，发病率为 0.8/10 万 ~1/10 万。美国人群携带者频率为 0.01% ~ 0.67%。由于奠基者效应，斯堪的纳维亚半岛 HT1 的活产新生儿发病率约为 1.4/10 万，芬兰约为 1.7/10 万。

酪氨酸血症 Ⅱ 型（HT2）　又称为眼-皮肤型酪氨酸血症或里希纳-汉哈特（Richner-Hanhart）综合征，为酪氨酸氨基转移酶（TAT）缺陷所致，以角膜增厚、掌跖角化和发育落后为特征。

酪氨酸血症 Ⅲ 型（HT3）　最罕见，由 4-羟基苯丙酮酸双加氧酶（4-HPPD）缺陷引起，以神经精神症状为主要表现。

病因和发病机制　人体所需的酪氨酸来源于饮食或苯丙氨酸氧化，除供体内合成蛋白质外，还是多巴胺、肾上腺素和黑色素等多种物质的前体，剩余的酪氨酸通过其降解途径分解为 CO_2 和水（图 1）。

HT1　致病基因 *FAH* 位于染色体 15q23-q25，长 30~35kb，包含 14 个外显子。已报道有 130 余种变异类型。FAH 是酪氨酸降解途径最末端的酶，可将延胡索酰乙酰乙酸（FAA）分解为延胡索酸和乙酰乙酸。FAH 基因变异导致 FAH 合成障碍或功能缺陷，使 FAA 及其衍生物琥珀酰丙酮的堆积。FAA 是酪氨酸代谢途径中 FAH 的底物，可在 HT1 患者的肝细胞和近端肾小管细胞中蓄积，导致肝肾损害。酪氨酸本身对肝、肾没有毒性，但能影响皮肤、眼，甚至危害神经发育。此外，琥珀酰丙酮还可抑制胆色素合成，使 δ-氨基乙酰丙酸堆积，引起卟啉症样改变。

HT2　由 TAT 缺陷引起，这是酪氨酸降解途径中的第 1 种酶，导致血浆酪氨酸及其代谢产物水平升高，从而引起该病的临床表现。

HT3　由 4-HPPD 缺陷引起，该酶催化酪氨酸分解代谢途径的第 2 步。

临床表现　如下。

HT1　按照发病年龄可分为急性型、亚急性型和慢性型，各型临床表现差异较大，以肝、肾及神经系统受累为主要表现。

急性型　多在生后数周内发病，未经治疗者多在 1 岁内死亡。主要表现为急性肝衰竭，其他还有肝大、黄疸、呕吐、腹胀、食欲减退、嗜睡、贫血、出血倾向及生长迟缓。患儿可能有"煮白菜"或"烂蘑菇"的特征性气味。肝功能不全导致低血糖和凝血异常，血清转氨酶水平一般仅轻微升高。肝衰竭可继发腹水、黄疸和消化道出血等并发症。

亚急性和慢性型　6 月龄至 2 岁起病，2 年生存率可达 74% ~ 96%；未得到合理治疗或出现急性肝衰竭的患者可逐步进展为肝细胞癌。未被发现或未治疗的慢性型大多在 10 岁以前死亡，死因通常是肝衰竭、神经系统受累或肝细胞癌。除肝功能损害外，还表现为肾小管和神经系统功能损害，常伴有生长发育迟缓。临床可见肝硬化、范科尼综合征肾性糖尿、氨基酸尿和低磷酸盐血症性佝偻病等。在病程中会出现急

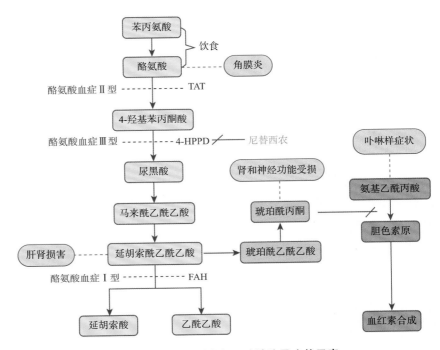

图 1　酪氨酸代谢途径、酶缺陷及症状示意

性末梢神经受累危象,其表现类似于急性间歇性卟啉病,并伴有轻微感染、食欲减退和呕吐等前驱症状。患者起初表现为活动减少,易激惹,但神志清楚;随即出现严重的疼痛性感觉异常,以双下肢为主,伴有腹痛,为减轻疼痛常过度伸展躯干与颈部如角弓反张状;约 1/3 患者在危象发作时可出现肌张力降低甚至瘫痪,少数发生呼吸衰竭而需要呼吸机支持。危象发作一般持续 1~7 天,严重者可危及生命。

HT2 以眼部和皮肤病变为主,通常发生在 1 岁以前,部分到成人期才出现。眼部特征为角膜溃疡或树枝状角膜炎、畏光、疼痛、过度流泪和发红。皮肤病变包括伴疼痛的角化过度斑块,主要分布在手掌和足底,肘部、膝部和踝部也可能出现,还有红斑状丘疹病变。肝肾功能正常,约半数患者有智力障碍。

HT3 多数有共济失调、癫痫发作和轻度精神运动性迟滞等神经功能障碍,但没有其他系统受累。

诊断 如下。

HT1 临床表现不具有特异性,确诊需要通过临床表现结合特殊的实验室检查。诊断标准:肝大,伴或不伴有黄疸,甲胎蛋白显著增高,发病较晚者可见范科尼贫血、低磷酸盐血症性佝偻病;血酪氨酸增高,尿多种氨基酸排出增高,4-羟基苯复合物(4-羟基苯丙酮酸、4-羟基苯乳酸及 4-羟基苯乙酸)增高;血或尿琥珀酰丙酮增高;基因检测到 *FAH* 双等位基因变异。

质谱检测 诊断 HT1 最重要的检查是测定尿液或血液琥珀酰丙酮。采用串联质谱法进行血氨基酸、琥珀酰丙酮检测以及气相色谱-质谱法进行尿有机酸分析和琥珀酰丙酮检测。血酪氨酸浓度增高,也可出现苯丙氨酸、脯氨酸、苏氨酸、鸟氨酸、精氨酸、赖氨酸和丙氨酸水平增高。尿氨基酸排出量增高,以酪氨酸、苯丙氨酸、甘氨酸和组氨酸等为主。尿有机酸分析可检测到 4-羟基苯复合物水平升高。

基因检测 检测 *FAH* 双等位基因变异是诊断的金标准。先行基因测序,致病突变包括错义突变、无义突变、剪接位点突变等。

其他 血常规可见贫血、血小板减少、白细胞减少。尿常规可出现糖尿、蛋白尿。生化检查血浆转氨酶正常或轻度升高,胆红素升高,白蛋白降低,碱性磷酸酶增高,低血磷以及凝血功能异常、甲胎蛋白水平显著升高较常见。对淋巴细胞、红细胞或皮肤成纤维细胞中 FAH 活性进行测定,其明显下降或缺失可以确诊。B 超可见肝大、肝内密度不均或局灶损害,脾大、肾增大或回声增强也很常见。慢性型患者长骨 X 线片有典型佝偻病样改变。

HT2 如果出现以皮肤、角膜病变为主或新生儿代谢筛查见酪氨酸水平升高,应考虑 HT2。患者的血浆酪氨酸浓度通常大于 $1000\mu mol/L$,而其他氨基酸的水平正常。尿有机酸分析发现酪氨酸代谢产物 4-羟基苯复合物的排泄增加以及存在少量的 N-乙酰酪氨酸和 4-酪胺。通过检测尿液有机酸和血清甲胎蛋白以排除轻型 HT1,检测 *TAT* 基因以确诊。

HT3 确诊需检测 *4-HPPD* 基因变异,该型血浆酪氨酸水平偏高,但仍低于 $500\mu mol/L$。

鉴别诊断 HT1 型需与其他类型酪氨酸血症、代谢性肝病、细菌或病毒感染、肾小管酸中毒和维生素 D 缺乏性佝偻病等相鉴别。急性神经系统危象需与脑出血、脑水肿、中枢神经系统感染和急性间歇性卟啉症相鉴别。其他代谢性肝病包括半乳糖血症、遗传性果糖不耐受、果糖-1,6-双磷酸酶缺乏症、C 型尼曼-皮克病和肝豆状核变性等。这些疾病在临床上都有急性或慢性肝损伤,甚至肝衰竭的表现,通过血氨基酸、肉碱谱及尿氨基酸、有机酸分析,特别是血、尿琥珀酰丙酮水平检测可鉴别。

治疗原则 如下。

HT1 治疗 ①尼替西农联合低苯丙氨酸和酪氨酸饮食:尼替西农可通过抑制酪氨酸降解途径中的 4-HPPD,减少马来酰乙酰乙酸、延胡索酰乙酰乙酸及其旁路代谢产物琥珀酰丙酮的蓄积,从而减轻肝肾功能损伤,使症状得到缓解,降低肝细胞癌的发生率。因尼替西农会增加血浆酪氨酸水平,故患者应采用低苯丙氨酸和酪氨酸饮食。HT1 患儿需限制天然蛋白质的摄入,同时补充无酪氨酸和无苯丙氨酸特殊医学用途配方食品以满足生长发育和机体代谢需要,并将血浆酪氨酸水平维持在 $200~600\mu mol/L$。②肝移植:严重肝衰竭且尼替西农治疗无效或疑有肝细胞癌的 HT1 患者建议进行肝移植。肝移植后需长期服用免疫抑制剂,同时监测肾功能以早期发现肾损伤。③对症支持治疗:发生肝衰竭时需使用血液制品纠正出血倾向,急性神经系统危象时可能需要呼吸支持。

HT2 治疗 患者需采取低酪氨酸和低苯丙氨酸饮食,将血浆酪氨酸水平维持在 $500\mu mol/L$ 以下,以缓解皮肤和眼部病变。早期饮食干预可预防认知功能损害。

HT3 治疗 尚不清楚能否通

过低酪氨酸和低苯丙氨酸饮食预防或逆转神经系统症状。

预防　①一级预防：即婚前预防。该病属于常染色体隐性遗传病，通常患者双亲均为致病变异携带者，应避免近亲结婚。②二级预防：即出生前预防。对已生育该病患者的家庭实施产前基因诊断，指导妊娠，降低患者出生的再发风险。产前诊断包括致病基因检测和羊水检测，优先基因检测。③三级预防：即症状前预防。通过新生儿筛查，在出现症状前早诊断和早治疗。

（邱文娟）

niàosù xúnhuán zhàng'ài

尿素循环障碍（urea cycle disorder，UCD）　由于参与尿素循环的酶和转运蛋白缺陷，导致氨基酸分解代谢产生的氨不能通过尿素循环形成尿素而排出体外，引起以血氨升高为特征的一组遗传代谢病。包括鸟氨酸氨甲酰转移酶缺乏症（OTCD）、N-乙酰谷氨酸合成酶缺乏症（NAGSD）、氨甲酰磷酸合成酶1缺乏症（CPS1D）、精氨酸代琥珀酸合成酶缺乏症（ASSD）、精氨酸代琥珀酸裂解酶缺乏症（ASLD）、精氨酸酶1缺乏症（ARG1D）、高鸟氨酸血症-高氨血症-同型瓜氨酸尿症综合征（HHHS）和希特林蛋白缺乏症（Citrin D）。根据酶缺乏所参与尿素循环的位置又可分为近端尿素循环障碍（NAGSD、CPS1D、OTCD）和远端尿素循环障碍（ASSD、ASLD、ARG1D）。除OTCD为X连锁显性遗传外，其他亚型均为常染色体隐性遗传。国外大型流行病学研究预估的尿素循环障碍疾病的总体发病率为2.86/10万，且不同亚型的发病率存在差异。约2/3的UCD患者为 *OTC* 基因突变，

1/5为 *ASS1* 基因缺陷，1/10是由于 *ASL* 基因缺陷导致的疾病。OTCD是UCD中最常见的类型，发病率为1.25/10万～1.77/10万。国外针对其他亚型预估的发病率分别为：CPS1D发病率为0.77/10万，NAGSD的发病率低于0.05/10万，ASSD的发病率为0.40/10万，ASLD的发病率为0.46/10万，ARG1D的发病率为1.05/10万，HHHS的发病率低于0.05/10万。2018年，顾学范等对全国进行了串联质谱法新生儿多种遗传代谢病筛查的调查，对筛查量大于3万例的32家新生儿筛查中心的781.96万例新生儿结果汇总分析发现中国UCD主要以Citrin D亚型为主，各UCD亚型的患病率由高到低分别为：Citrin D为1.46/10万，AASD为0.34/10万，ARG1D为0.18/10万，OTCD为0.15/10万，精氨酰琥珀酸尿症为0.10/10万，CPS1D为0.05/10万。

病因和发病机制　氨是蛋白质分解代谢产物，人体清除氨的最主要途径是通过尿素循环，将氨合成尿素而排出体外。尿素循环全过程包括5步反应（图1），正常运转必须有6种酶参与：N-乙酰谷氨酸合成酶（NAGS）、氨甲酰磷酸合成酶1（CPS1）、鸟氨酸氨甲酰基转移酶（OTC）、精氨酸代琥珀酸合成酶（ASS）、精氨

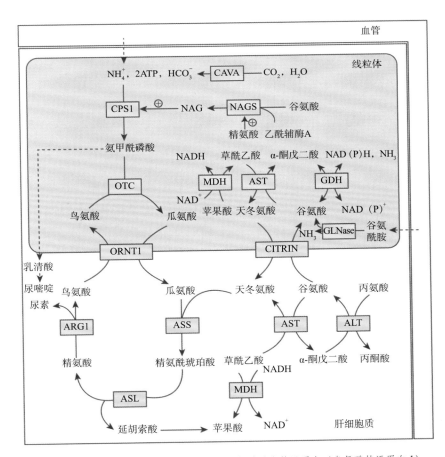

CAVA. 碳酸酐酶Va；ORNT1. 鸟氨酸/瓜氨酸逆向转运蛋白（鸟氨酸转运蛋白1）；CITRIN. 线粒体天冬氨酸/谷氨酸转运蛋白（希特林蛋白）；GDH. 谷氨酸脱氢酶；MDH. 苹果酸脱氢酶；GLNase. 谷氨酰胺酶；NAG. N-乙酰谷氨酸；AST. 天冬氨酸氨基转移酶；ALT. 丙氨酸氨基转移酶；⊕. 激活相关酶。

图1　尿素循环和相关路径

酸代琥珀酸裂解酶（ASL）、精氨酸酶 1（ARG1）。由于尿素循环的不同阶段分别位于胞质和线粒体，为维持其正常进行，线粒体膜内的转运载体将反应产物在胞质和线粒体之间转运。转运载体负责将胞质内合成的鸟氨酸运至线粒体内并将线粒体合成的瓜氨酸运至胞内，而希特林蛋白负责将线粒体内产生的天冬氨酸运至胞质内。故上述 6 种酶的缺乏和两种跨膜转运体缺陷均会导致尿素循环障碍。

HHHS 由转运载体缺陷所致，为常染色体隐性遗传病。由于胞质内产生的鸟氨酸不能转运至线粒体内，使胞质内鸟氨酸堆积而线粒体内鸟氨酸不足，影响尿素循环，引起高鸟氨酸血症和高氨血症。而线粒体内堆积的氨基甲酰磷酸一方面与赖氨酸缩合生成同型瓜氨酸，另一方面进入胞质通过嘧啶合成途径产生大量的乳清酸和尿嘧啶，患者尿液中可有大量的同型瓜氨酸、乳清酸和尿嘧啶排出。

Citrin D 由 *SLC25A13* 基因突变导致转运载体希特林蛋白功能缺陷所致。由于线粒体内的天冬氨酸不能转运至胞质参与尿素循环，机体通过旁路途径在胞质中产生天冬氨酸以维持尿素循环的正常进行。此旁路途径为苹果酸脱氢产生草酰乙酸，草酰乙酸接受谷氨酸的氨基而生成天冬氨酸。该过程伴随着还原型烟酰胺腺嘌呤二核苷酸（NADH）的产生。随着尿素循环的不断进行，肝细胞胞质内堆积的 NADH 也越来越多，从而影响苹果酸产生草酰乙酸反应的顺利进行，并最终限制天冬氨酸产生，影响尿素循环。

临床表现 临床症状从轻到重变化不一。轻症患者间歇期肝功能、血氨可正常，重症可发生急性肝衰竭、肝性脑病，引起脑疝、多脏器衰竭，少数患者表型正常。由于尿素循环障碍，氨排出受阻，所有患者都有高氨血症的风险。急性高氨血症的表现包括精神状态异常、嗜睡、昏迷、呕吐、抽搐、外周循环不良和脑水肿，新生儿可出现类似休克和呼吸衰竭的症状。慢性高氨血症的表现包括厌食蛋白质饮食而选择素食，头痛、头晕、震颤、共济失调、乏力、攻击性或自伤行为、认知障碍、学习能力缺失、生长发育停滞、肝酶升高和精神症状，可呈间歇性发作。

临床症状的轻重与酶缺陷程度和血氨水平存在一定相关性。血氨低于 100μmol/L 时，患者表现多为正常。血氨在 100~200μmol/L 时，可表现为兴奋、行为性格异常、呕吐、厌食蛋白质倾向；血氨在 200μmol/L 以上时，出现意识障碍、惊厥；血氨在 400μmol/L 以上，可出现昏迷、呼吸困难甚至猝死。

诊断和鉴别诊断 根据病史、生长发育史、家族史，并结合临床表现以及实验室检查、基因检测和影像学检查进行诊断和鉴别诊断。

血氨检测 诊断 UCD 的关键，且贯穿整个疾病管理过程。早发型患者新生儿期血氨常明显升高，若血氨正常，几乎可排除早发型；部分迟发型患者血氨水平可正常。任何年龄的患者不明原因出现以下情况，应进行血氨检测：意识变化；神经系统症状；精神行为异常；肝功能异常；疑似中毒；新生儿呼吸性碱中毒、败血症样症状。一旦确诊为高氨血症，应紧急进行血氨基酸谱、酰基肉碱谱及尿有机酸分析，初步区分 UCD 不同亚型，鉴别其他氨基酸、有机酸及脂肪酸代谢障碍引起的高氨血症。在等待结果的同时进行治疗。对于不明原因死亡患者，建议冻存血液和尿液等样本以备病因诊断。

血氨检测注意事项：尽可能空腹取样；避免在剧烈运动后取样；血样采集后密封冰上转运，应尽快（30 分钟内）完成检测。不同年龄血氨正常参考范围存在差异，早产儿为 <150μmol/L；足月新生儿为 <100μmol/L；婴儿和儿童为 <40μmol/L；青少年和成人为 11~32μmol/L。

血液氨基酸、游离肉碱及酰基肉碱谱分析 部分 UCD 患者血液氨基酸谱有特异改变，OTCD、CPS1D 血瓜氨酸水平降低，而 ARG1D 精氨酸明显增高，ASSD 瓜氨酸明显增高，ASLD 瓜氨酸及精氨酰琥珀酸明显增高。HHHS 的氨基酸特异性变化则为血鸟氨酸水平和尿同型半胱氨酸水平升高，Citrin D 婴儿期可检查 4-羟基苯乳酸和 4-羟基苯丙酮酸。

尿有机酸分析 OTCD 患者的尿乳清酸、尿嘧啶水平升高，CPS1D 或 NAGSD 则尿乳清酸和尿嘧啶水平正常。ASSD、ASLD 和 ARG1D 等尿清酸和尿嘧啶均可升高。

基因检测 确诊的重要依据，也是产前诊断和遗传咨询的关键。若基因测序未检测出致病突变，可通过多重连接依赖性探针扩增等技术检测。

影像学检查 磁共振成像有助于评估 UCD 患者的脑发育及脑损伤情况。急性期常见弥漫性脑水肿、基底节损害，严重时有脑疝及脑梗死。慢性高氨血症常有脱髓鞘病变和脑萎缩。ARG1D、HHHS 可有进行性小脑萎缩。有

条件时，可进行脑磁共振波谱分析，谷氨酰胺水平升高有助于发现轻型患者的脑损害。该病无特征性影像学改变，影像学检查阴性时不能排除 UCD。

常规实验室检查包括肝功能、凝血功能、血电解质、肝超声、脑电图等，有助于评估患者的营养状况、肝及脑损害情况。严重高氨血症脑病患者脑电图多显示低电压慢波及暴发抑制现象。

治疗原则　治疗的关键在于降低血氨浓度，减少氨生成，增加氨的排泄，缩短意识障碍时间。

急性期治疗　如下。

急性期营养管理　目的是暂时减少蛋白质的摄入，提供足够的能量促进合成代谢，避免内源性蛋白质分解代谢，保证每日营养物质的安全摄入量。避免使用白蛋白增加蛋白负荷，并尽量通过肠内途径补充营养物。①蛋白质：立即停止蛋白质摄入，不应超过 48 小时，之后开始补充必需氨基酸，可根据血氨变化每天增加剂量至慢性期推荐量。②葡萄糖：排除 Citrin D 后，立即给予高浓度葡萄糖及适当补充电解质以促进合成代谢，血糖目标范围为 6.6~11mmol/L，若血糖过高可以给予胰岛素。③脂肪：排除线粒体脂肪酸氧化障碍后，可以给予脂肪乳剂；保证总热量为 60 ~ 100kcal/（kg·d）。

降氨药物治疗　①通过补充底物或激活尿素循环代谢中的酶使氨通过尿素循环排泄：如精氨酸、瓜氨酸、N-氨甲酰谷氨酸。N-氨甲酰谷氨酸的机制为替代 N-乙酰谷氨酸激活 CPS1，从而促进尿素循环的"正常"进行，仅适用于 NAGSD。②通过旁路代谢清除氨：如氨清除剂苯甲酸钠、苯丁酸甘油酯、苯丁酸钠等。苯甲

酸钠与甘氨酸结合形成马尿酸盐，从尿液中排出。苯丁酸甘油酯和苯丁酸钠代谢为苯乙酸，并与谷氨酰胺结合产生苯乙酰谷氨酰胺，从尿液中排出。昂丹司琼可用于疾病和治疗引起的呕吐处理与预防。需注意过高剂量氮清除剂使用会增加药物蓄积风险。

高血氨危象　应立即转诊至专科进行治疗（对于血氨水平超过 250μmol/L 的患者评估是否先进行透析治疗再转诊）。

慢性期治疗　除 ARG1D 禁用精氨酸，ASSD、ASLD 禁用瓜氨酸外，所有 UCD 应补充精氨酸和/或瓜氨酸，并监测血精氨酸水平；低蛋白质饮食及补充精氨酸和/或瓜氨酸后仍无法将血氨水平控制在理想范围的患者，建议选择氮清除剂（苯丁酸甘油酯、苯丁酸钠、苯甲酸钠等）治疗；稳定期的 NAGSD 患者选择 N-氨甲酰谷氨酸单药治疗。

预防　①一级预防：即婚前预防。应避免近亲结婚。②二级预防：即出生前预防。首选基因检测作为所有 UCD 的产前诊断方法。③三级预防：即症状前预防。UCD 新生儿筛查方法是基于串联质谱法进行血氨基酸谱分析，主要筛查远端 UCD，对近端 UCD 敏感性不足。

（邱文娟）

xiāntiānxìng gāo'ānxuèzhèng

先天性高氨血症（congenital hyperammonemia）

一组由于体内尿素循环障碍或相关代谢特异性酶缺陷而导致血氨升高的遗传性代谢性疾病。临床分为两型：高氨血症 I 型为氨甲酰磷酸合成酶（CPS）或 N-乙酰谷氨酸合成酶（NAGS）缺陷，均为常染色体隐性遗传，基因位点在第 2 对染色体短臂；高氨血症 II 型为鸟氨

酸氨甲酰转移酶（OTC）缺陷，是最常见的类型，新生儿发病率为 3.3/10 万，为 X 连锁遗传，基因位点在 XP21.1，有 20 多个等位基因。

病因和发病机制　作为合成氨基酸的原料，氨在维持机体内环境稳态中具有重要意义，但过多的氨堆积在体内会对人体产生毒性作用。人体清除氨的最主要途径是通过尿素循环将有毒的氨在肝内代谢为无毒的尿素随尿排出体外。

尿素循环有 6 个主要代谢步骤，依次合成氨甲酰磷酸、瓜氨酸、精氨酸琥珀酸、精氨酸、鸟氨酸和尿素，鸟氨酸又参与合成氨甲酰磷酸。共有 CPS、NAGS、OTC、精氨酸代琥珀酸合成酶（ASS）、精氨酸代琥珀酸裂解酶（ASL）和精氨酸酶（ARG）6 种酶参与和催化尿素循环。此外，由于尿素循环的不同阶段分别位于胞质和线粒体，为维持尿素循环的正常进行，需要转运载体 ORNT1 和希特林蛋白（Citrin）进行产物的跨膜转运。以上 6 种酶和两种转运载体中任一出现结构或功能缺陷都会影响尿素合成而形成高氨血症。

氨对神经系统与肝均有强毒性。大脑中的氨被合成为谷氨酰胺以达到解毒目的。谷氨酰胺由 1 分子的 α-酮戊二酸结合 2 分子的氨而形成。当血氨浓度明显增高时，谷氨酰胺大量合成，导致大脑中的 α-酮戊二酸被大量消耗。作为三羧酸循环的重要中间产物，α-酮戊二酸缺乏会造成三羧酸循环障碍，从而使神经系统能量代谢出现障碍。同时，谷氨酰胺在细胞内累积，使其渗透浓度增高，导致细胞水肿，出现脑水肿，严重时引发抽搐、颅内压升高、脑

症，甚至死亡。此外，血氨水平的升高会抑制新生儿脑内相关神经递质水平，同时影响神经细胞电信号的传递，破坏机体内环境的平衡状态。

临床表现 引起先天性高氨血症的疾病较多，每种疾病都有其临床特点。有些可能在出生后数天内发病，有些可能到儿童或成人才发病。高氨血症可在轻微呼吸道感染、腹泻、饥饿、高蛋白质饮食及疲劳后出现急性发作。

急性高氨血症表现为精神状态异常、嗜睡、昏迷、呕吐、抽搐、外周循环不良和脑水肿，新生儿可出现类似休克和呼吸衰竭的症状。慢性高氨血症表现为厌食蛋白质饮食而选择素食、头痛、头晕、震颤、共济失调、乏力、攻击性或自伤行为、认知障碍、学习能力缺失、生长发育停滞以及肝酶升高和精神症状，且可呈间歇性发作。

由于氨的毒性主要影响脑功能，因此，高氨血症的临床表现主要为神经系统异常。临床症状的轻重与血氨升高程度、速度、持续时间密切相关。血氨低于$100\mu mol/L$时患者表现多为正常；血氨在$100\sim200\mu mol/L$时，表现为兴奋，行为、性格异常，呕吐，有厌食蛋白质倾向；血氨在$200\mu mol/L$以上时，出现意识障碍、惊厥；血氨在$400\mu mol/L$以上，将出现昏迷、呼吸困难，甚至猝死。

此外，参与尿素循环酶的缺陷程度也决定其伴发的高氨血症临床症状：完全性酶缺陷的症状严重，起病早，新生儿期即出现暴发性高氨血症表现，多在新生儿期或婴儿期死亡；部分酶缺陷时，多生后数月或更晚起病，儿童期起病的高氨血症状一般较轻，多表现为间歇性呕吐、嗜睡、昏迷。病程转为慢性可有发育不良、智力落后。

诊断 一旦怀疑有高氨血症可能时，应及时进行血氨测定。如果血氨增高，应进一步查血气分析、血糖、乳酸、电解质和肝肾功能，进行血尿氨基酸和有机酸分析。疾病确诊常需依赖基因和酶学分析。

血氨检测 是发现高氨血症的关键。早发型尿素循环障碍及有机酸代谢病患者血氨升高明显，新生儿发病时可高达$500\mu mol/L$及以上。如果血氨浓度正常，几乎可以排除早发型尿素循环障碍。但晚发型尿素循环障碍及有机酸代谢病急性期血氨升高，无症状期血氨可能正常，因此需动态监测血氨。

血气分析 有机酸代谢病及线粒体脂肪酸代谢病患者急性期常合并代谢性酸中毒，半数尿素循环障碍患者急性期发生呼吸性碱中毒。

血液氨基酸、游离肉碱及酰基肉碱谱分析 部分遗传代谢病的筛查及诊断方法，枫糖尿病患者血液亮氨酸、缬氨酸、别异亮氨酸升高。部分尿素循环障碍患者血液氨基酸谱有特异改变，精氨酸血症患者精氨酸明显升高，瓜氨酸血症Ⅰ型患者瓜氨酸明显升高，精氨酰琥珀酸尿症患者瓜氨酸及精氨酰琥珀酸明显升高。原发性肉碱缺乏症患者游离肉碱明显降低，有机酸代谢病及线粒体脂肪酸代谢病患者特异性酰基肉碱升高。长期服用丙戊酸等药物可导致继发性肉碱缺乏，常合并肝损害。

尿有机酸分析 甲基丙二酸血症、丙酸血症、异戊酸血症等有机酸代谢病患者尿液特异性有机酸升高是确诊的关键。OTC缺乏症、瓜氨酸血症Ⅰ型、高鸟氨酸血症-高氨血症-同型瓜氨酸尿症综合征患者尿液乳清酸、尿嘧啶升高，精氨酰琥珀酸尿症患者尿液精氨酰琥珀酸明显升高，有助于疾病诊断与病情监测。

基因检测 通过患者及其家系成员的基因分析，在疾病相关基因中检出致病突变，是确诊遗传病、指导家族成员的遗传咨询及再生育时产前诊断的关键，也是基因治疗的基础。

酶活性分析 如果不能通过生化代谢或基因分析获得诊断，需检测肝、肠黏膜或皮肤成纤维细胞等组织酶活性。对于精氨酸血症或精氨酰琥珀酸尿症，可采用红细胞进行酶学诊断。

治疗原则 急性期的血氨浓度和降氨治疗效果一定程度决定了患者的生活质量和长期预后。因此，在发现血氨升高时，针对病因治疗的同时应积极降氨治疗、监测病情及血氨动态。

血液净化治疗 对于血氨持续大于$400\mu mol/L$的重症患者，需及早考虑血液净化，连续静脉-静脉血液透析或连续静脉-静脉血液透析滤过是有效的快速降血氨方法。昏迷超过3天，颅内压明显增高和/或血氨浓度大于$400\mu mol/L$，常提示预后不良。

急性期营养管理 对于尿素循环障碍、氨基酸代谢病、有机酸代谢病患者，急性期暂停外源性蛋白摄入，一般不超过48小时，24小时后小剂量补充氨基酸及蛋白质，以避免机体自身蛋白分解。为补充热量，阻止内源性蛋白质分解，静脉补充10%～12.5%的葡萄糖溶液及脂肪乳。对于线粒体脂肪酸代谢病患者，则需限制脂肪，给予高糖饮食。

降氨药物治疗 氨清剂是主要的降氨药物，包括苯丁酸、苯甲酸盐、苯乙酸盐。苯丁酸钠可代谢成苯乙酸盐，苯甲酸盐与甘氨酸结合形成马尿酸盐，促进排氨。精氨酸有助于瓜氨酸血症Ⅰ型、希特林蛋白缺乏症、有机酸代谢病及线粒体病的降氨治疗；瓜氨酸对 OTC 缺乏有辅助疗效；卡谷氨酸（N-氨甲酰谷氨酸盐）可激活 CPS1，对治疗 N-AGS 缺乏症有明显效果。

对症治疗 对于病因诊断明确的患者，给予针对性的药物、饮食及对症治疗。

肝移植 上述治疗可有效控制遗传代谢病所导致的高氨血症，但高氨血症极易复发。因此，在病情稳定后也可考虑肝移植以达到根治的目的。肝移植是尿素循环障碍、肝豆状核变性、肝糖原累积病的根治方法，亦可有效改善有机酸代谢病患者的生存质量。

预防 措施如下。

新生儿筛查 采用液相串联质谱法检测血液氨基酸、游离肉碱及酰基肉碱谱，可在无症状期或疾病早期发现部分氨基酸、有机酸及线粒体脂肪酸代谢病患儿，及早干预，避免或减轻高氨血症引起的脏器损害。

高危筛查 对于任何年龄不明原因的智力运动障碍、精神行为异常、偏食、呕吐、急性或慢性脑病、急性或慢性肝病患者，均应检测血氨，并进行血液氨基酸、游离肉碱、酰基肉碱谱分析及尿有机酸分析，及早明确病因。

饮食及生活管理 饮食不当、饥饿、感染、疲劳、饮酒、药物、应激状态（如外伤、妊娠、分娩、手术等）是引起遗传代谢病、内分泌疾病高氨血症危象的常见诱发因素，对已确诊的患者需指导饮食，避免危险因素，避免疲劳及长时间空腹，监测血氨及原发性控制情况。

遗传咨询及产前诊断 对于先证者基因诊断明确的遗传病家庭，需对患者同胞及父母进行代谢及基因分析，发现携带者及无症状患者，及早干预。母亲再生育时，可在孕 9～14 周采集胎盘绒毛或在孕 16～22 周抽取羊水，通过胎儿基因分析进行产前诊断。胚胎植入前遗传学诊断是可选择的预防措施。

（邱文娟）

yìwùsuānxuèzhèng

异戊酸血症（isovaleric acidemia，IVA）

异戊酰辅酶 A 脱氢酶（IVD）缺陷所致的常染色体隐性遗传性有机酸血症。IVD 缺陷导致亮氨酸分解障碍，异戊酰辅酶 A 的衍生物（异戊酸、3-羟基异戊酸、异戊酰甘氨酸和异戊酰肉碱）在体内蓄积。大部分 IVA 患者在新生儿期发生急性脑病，婴儿和儿童期可表现为反复呕吐、昏睡或昏迷及智力发育落后等。2018 年，顾学范等对全国进行了串联质谱法新生儿多种遗传代谢病筛查的调查，对筛查量大于 3 万例的 32 家新生儿筛查中心的 781.96 万例新生儿结果汇总分析发现，中国 IVA 的患病率为 0.51/10 万。

病因和发病机制 致病基因 _IVD_ 位于染色体 15q14-15，含 12 个外显子，编码蛋白含 394 个氨基酸残基。其变异导致 IVD 酶缺陷，进而引起异戊酰辅酶 A 旁路代谢物聚集。

IVD 是线粒体中的一种四聚体黄素蛋白酶，属于乙酰辅酶 A 脱氢酶家族，在亮氨酸代谢的第三步异戊酰辅酶 A 被氧化生成 3-甲基巴豆酰辅酶 A 步骤中发挥关键作用，并将脱氢产生的还原当量传递给电子转运黄素蛋白（ETF）。在催化反应时，IVD 首先与异戊酰基辅酶 A 底物结合，在还原反应中，酰基氧分子和黄素腺嘌呤二核苷酸（FAD）的 2-羟基中氢原子形成的氢键对酰基活化至关重要。这一过程使酰基的 α 和 β 碳上的氢原子被移除，从而形成稳定的电荷转运复合物。ETF 从电荷转运复合物中抽提出还原当量并释放出烯酰辅酶 A 产物（图 1）。

因 IVD 缺陷而蓄积的主要产物是异戊酰甘氨酸，它是异戊酰辅酶 A 与甘氨酸氨基由线粒体酶 N-酰化酶催化反应的产物，无毒且很容易从尿中排出，IVA 患者尿中异戊酰甘氨酸的排泄量可达 2 000～15 000μmol/d，而正常排泄量少于 15μmol/d。在疾病急性期排泄量达到最高，缓解期也可持续保持在较高水平。在疾病急性期，异戊酰辅酶 A 的产生量超过了甘氨酸 N-酰化酶的最大负荷

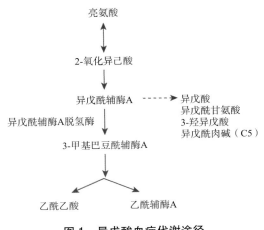

图 1 异戊酸血症代谢途径

量，导致游离异戊酸水平升高。游离异戊酸经 ω 氧化生成 3-羟异戊酸并经尿液排泄，有时可以高达 3000μmol/d，约为异戊酰甘氨酸的 40%。在血浆和干血滤纸片中，升高的异戊酰肉碱（C5）也具有重要的诊断意义。

临床表现 该病分为急性新生儿型和慢性间歇型。

急性新生儿型 起病急骤，病情进展迅速，严重者可威及生命。出生后 1~2 周表现为喂养困难、呕吐、肌无力、肌张力减退、嗜睡或加重进展至昏迷。在急性发作期有特殊的"汗脚气味"，这种特殊气味是由于未结合异戊酸所致，在汗液和耳耵聍中较明显。由于骨髓抑制可有全血细胞、中性粒细胞和血小板减少。若未及时处理，可因脑水肿和出血导致昏迷或死亡。如果患者能够度过新生儿期的急性发作，将进展为慢性间歇型。

慢性间歇型 起病隐匿，仅表现为非特异性发育落后。发作常因上呼吸道感染或高蛋白质饮食诱发，反复发生呕吐、嗜睡、昏迷、酸中毒伴酮尿，异戊酸水平过高时也会出现"汗脚气味"，限制蛋白质饮食并输注葡萄糖可缓解发作。绝大多数慢性间歇型患者精神运动发育正常，但部分患者表现为发育延迟和不同程度的智力低下。

随着新生儿筛查广泛开展，国外报道多例新生儿筛查阳性异戊酸血症病例，其 *IVD* 基因检出常见变异，但并无临床症状。这类患儿的预后及是否需要治疗尚有待于长期随诊评估。

诊断 急性发作期血生化检查发现代谢性酸中毒、酮症、高血氨、低血糖和电解质紊乱等提示有机酸血症的可能。尿有机酸

分析异戊酰甘氨酸水平显著升高，血氨基酸和肉碱谱分析见血异戊酰肉碱（C5），异戊酰肉碱/乙酰基肉碱（C5/C2）比值明显升高时，即可临床诊断异戊酸血症。确诊有赖于 *IVD* 基因检测。

血生化检查 急性发作期可出现严重的代谢紊乱，包括阴离子间隙升高的代谢性酸中毒、尿酮水平升高、低血糖（抑制糖异生通路）、高血氨（抑制尿素循环）、高甘氨酸血症（甘氨酸代谢受阻）、中性粒细胞水平降低或全血细胞减少（抑制骨髓造血细胞）等。

尿有机酸分析 异戊酸、3-羟基异戊酸、异戊酰甘氨酸及其代谢产物水平升高，急性发作时可显著升高。

血氨基酸和肉碱谱分析 C5 和 C5/C2 比值明显升高。血片串联质谱分析可应用于新生儿异戊酸血症筛查。

IVD 酶活性分析 通过检测成纤维细胞、淋巴细胞、羊水细胞的 IVD 活性进行辅助诊断。

影像学检查 与疾病的严重程度有关。患者的头颅磁共振成像可无异常，也可有不同程度的脑发育不良和苍白球受损等表现。

基因检测 *IVD* 基因检出两个等位基因致病变异可确诊。

鉴别诊断 该病的临床表现容易与其他有机酸血症和尿素循环障碍相混淆，需进行血串联质谱和尿气相色谱质谱分析进行鉴别。异戊酰辅酶 A 的中间代谢物也可见于 2-甲基丁酰辅酶 A 脱氢酶缺乏症，需鉴别。急性发作时由于伴有高血糖和酮症可被误诊为酮症酸中毒。

治疗原则 预防疾病急性发作和维持间歇期治疗。

急性期治疗 在应激状态下，

机体蛋白质分解增强会导致内源性亮氨酸升高及异戊酰辅酶 A 代谢物增加。因此，急性期的治疗原则是抑制机体分解代谢、促进合成代谢。IVA 患者在合并其他疾病时，可摄入糖和无亮氨酸的氨基酸粉，从而提高热量、减少亮氨酸摄入。如患儿不能口服，则需静脉补充葡萄糖。亮氨酸摄入应减少至日常摄入量的 50%，但在起病 24 小时内应恢复日常量以促进蛋白质的合成代谢。此外，应同时给予左旋肉碱和甘氨酸补充，必要时需进行血液或腹膜透析。如果血氨显著升高，可给予苯甲酸钠或苯丁酸钠降低血氨。

缓解期治疗 ①饮食疗法：通过饮食控制亮氨酸水平及其分解产生的异戊酰辅酶 A 代谢物，但总蛋白和热量必须保证正常的生长发育，因此日常生活中需注意监测身高/长、体重等发育指标。大部分患者轻度限制天然蛋白质摄入，反复发作者必须限制天然蛋白质摄入，并同时补充无亮氨酸的氨基酸粉。由于亮氨酸在促进蛋白质合成中的特殊作用，过度限制亮氨酸摄入可导致肌萎缩等副作用。②药物治疗：可补充左旋肉碱和甘氨酸。

预防 ①一级预防：即婚前预防。IVA 属常染色体隐性遗传病，应避免近亲结婚。②二级预防：即出生前预防。对 IVA 患者的家庭实施产前基因或羊水检测，指导妊娠。③三级预防：即症状前预防。新生儿筛查可以使患者得以早期诊断、早期治疗，避免智力落后的发生。

(邱文娟)

yuánfāxìng ròujiǎn quēfázhèng

原发性肉碱缺乏症 （primary carnitine deficiency，PCD） 由细胞膜上编码肉碱转运蛋白 2 型

（OCTN2）的基因（*SLC22A5*）突变所致的常染色体隐性遗传的脂肪酸 β 氧化障碍疾病。又称肉碱转运障碍或肉碱摄取障碍。由于血浆肉碱水平明显降低及细胞和组织中肉碱缺乏，引起心脏、骨骼肌、肝等多系统受损的临床表现，可于任何年龄发病，多见于 1 月龄至 7 岁，平均 2 岁。患儿可因急性能量代谢障碍危象或急性心力衰竭而猝死。PCD 的发病率为 0.8/10 万 ~ 2.5/10 万，存在种族和地区差异，国外报道新生儿的发病率为 0.8/10 万；2018 年，顾学范等对全国进行了串联质谱法新生儿多种遗传代谢病筛查的调查，对筛查量大于 3 万例的 32 家新生儿筛查中心的 781.96 万例新生儿结果汇总分析发现，PCD 新生儿患病率为 4.17/10 万，因此 PCD 是中国人最常见的脂肪酸氧化障碍疾病。

病因和发病机制　该病的致病基因 *SLC22A5* 定位于染色体 5q23.3，包含 10 个外显子，其编码的 OCTN2 位于心肌、骨骼肌、小肠、肾小管、皮肤成纤维细胞及胎盘等组织细胞膜上，以 Na⁺ 依赖性方式可以将肉碱跨膜转运至细胞内。OCTN2 功能缺陷可引起肉碱转移障碍，导致尿液中肉碱丢失，血肉碱水平降低和细胞内肉碱积累减少。根据人类基因突变数据库（HGMD）显示，已有超过 150 种突变，多数为错义突变，其他包括无义突变、移码突变缺失/插入突变和剪接位点突变等，突变导致 OCTN2 功能障碍和各种组织中的肉碱转运减少。

肉碱是亲水性氨基酸衍生物（3-羟基-4-三甲氨基丁酸），人体内的肉碱 75% 来源于膳食摄入，25% 在肝和肾中由赖氨酸和甲硫氨酸合成。正常情况下，肉碱的摄入、合成、重吸收与排泄维持动态平衡；摄取不足、合成减少或肾重吸收障碍时，均可引起肉碱缺乏。肉碱是长链脂肪酸从细胞质转移到线粒体进行脂肪酸 β 氧化所必需，长时间禁食后脂肪动员和脂肪酸 β 氧化是机体主要能量来源。如果肉碱缺乏，将导致脂肪酸 β 氧化缺陷。当脂肪不能被利用时，葡萄糖在不能通过糖异生再生的情况下被消耗后引发低血糖，同时脂肪组织动员释放的脂肪在肝、骨骼肌和心脏中积聚，导致脂质沉积性肌病、肝病或心肌病。

临床表现　异质性高，与发病年龄、器官受损和病情轻重有关。最常见的是婴幼儿期和儿童期的急性代谢失代偿导致疾病代谢危象或心肌和骨骼肌受损。成年期症状较轻或无症状，多为运动耐力降低或易疲劳。妊娠期由于能量消耗和血浆生理性的肉碱水平降低，孕妇可有疲劳和心律失常等不典型表现。

急性能量代谢障碍危象　表现为低酮型低血糖、高血氨及代谢性酸中毒等。

肌肉型肉碱缺乏症　多于青少年起病，临床出现疲劳、近端肌肉进行性无力、肌张力减退、肌痛、运动不耐受，部分患者血清肌酸激酶升高，少数合并肌红蛋白尿。肌肉病理可见脂质沉积、横纹肌溶解等。

全身型肉碱缺乏症　多自婴幼儿期发病，临床常见肌无力、肌张力低下、喂养困难及运动发育落后，血清肌酸激酶升高，部分患儿存在肝大、脂肪肝、肝功能异常、代谢性酸中毒、高氨血症和二羧酸尿症等表现。部分肝功能损害患儿急性起病，表现为低血糖抽搐及意识障碍等。

心肌病　常表现为扩张型心肌病、心内膜弹力纤维增生症，也可有心律失常、心室壁肥厚及心功能降低等，实验室检查提示肌酸激酶升高。

其他　反复呕吐、腹痛、胃食管反流等消化道症状，也可有贫血以及反复感染。

诊断　依据临床表现、生化检查、基因检测等进行诊断。诊断指标为：肌病、肝大或心肌病临床表现，新生儿筛查可无临床表现；血中游离肉碱<10μmol/L，同时除外母源性肉碱缺乏；*SLC22A5* 基因双等位基因突变。

血游离肉碱浓度　正常参考值为 10 ~ 60μmol/L，患者常低于 5μmol/L，少数在 5 ~ 10μmol/L，可伴多种酰基肉碱水平降低。串联质谱新生儿遗传代谢病筛查可发现新生儿血浆肉碱水平降低时应怀疑该病。由于肉碱在宫内可通过胎盘转移到胎儿体内，因此在出生后不久，婴儿的肉碱水平与母亲的肉碱水平相关，因此当母亲患有 PCD 时，可能导致 PCD 新生儿筛查假阳性的发生，称为母源性 PCD。这些母源性 PCD 新生儿的肉碱水平常在出生后 2 周内恢复正常。如果最初的新生儿筛查提示肉碱缺乏，则应重复进行血肉碱水平分析，同时对其母亲的肉碱水平进行分析。

基因检测　对 *SLC22A5* 基因进行检测可确诊。约 70% 的患者可检测到至少一种突变。如果测序结果为阴性，或仅在强烈怀疑患 PCD 的个体中检测到一个突变，则应使用全外显子组测序或多重连接依赖性探针扩增检测确认有大片段缺失和重复变异的发生。

成纤维细胞肉碱转运　如果分子遗传学检测和其他技术未能

检测到基因的突变或缺失，则可进行皮肤活检及培养的成纤维细胞以评估其肉碱转运能力。患者皮肤成纤维细胞中的肉碱转运通常降低到10%以下。

其他 常规实验室检查可有低酮性低血糖、肌酸激酶增高、高血氨、代谢性酸中毒、肝转氨酶升高及游离脂肪酸升高。尿气相质谱有机酸分析多正常。

鉴别诊断 需与其他导致继发性肉碱缺乏的疾病相鉴别，包括母源性肉碱缺乏症、其他脂肪酸氧化代谢病、有机酸血症、线粒体病、摄入不足（如素食者）、合成低下（如肝病）、丢失过多（如范科尼综合征、血液透析）、吸收异常（如短肠综合征）、应用某些药物（如环孢素、丙戊酸）、早产等。根据病史、用药史和生化检查结果可以鉴别。如果血浆肉碱水平极低，并且肉碱水平对去除有害物质后没有反应，可通过*SLC22A5*基因测序和/或成纤维细胞肉碱转运测定进行诊断。

治疗原则 避免长时间饥饿及长时间高强度运动。需终生应用肉碱替代治疗，维持血浆游离肉碱水平正常。

急症处理 当出现急性代谢危象时，立即静脉输注足量葡萄糖以维持血糖水平大于5mmol/L，同时调整左旋肉碱剂量为每天100~400mg/kg，可静脉或口服给药。当出现急性心力衰竭时，静脉输注左旋肉碱的同时，联合洋地黄、利尿剂等对症治疗，并限制钠盐摄入，对有心律失常者，给予抗心律失常药物治疗。

长期治疗 临床上根据随访患者血浆游离肉碱和酰基肉碱水平、结合具体病情变化，进行个体化左旋肉碱治疗，需终生补充。左旋肉碱不良反应较少，大剂量可能引起腹泻、恶心等胃肠道不适，通常减少剂量待症状改善后再逐步增至治疗剂量。若伴有乙酰肉碱降低，可同时补充乙酰肉碱治疗。

营养支持和饮食治疗 饮食上补充食物来源的左旋肉碱（牛羊肉）；补充维生素B₂、B₆、C及铁剂等，保证自身肉碱合成。

监测与评估 定期检测血游离肉碱及酰基肉碱水平，根据血游离肉碱及酰基肉碱水平变化调整左旋肉碱剂量。伴有心肌病患者定期进行超声心动图和心电图检查，出现心肌损伤时应及时给予治疗。

预防 ①一级预防：即婚前预防。该病属于常染色体隐性遗传病，应避免近亲结婚。②二级预防：即出生前预防。如果先证者家庭明确了基因致病性突变，建议可能受累的家庭成员进行携带者筛查及产前诊断。高危妊娠产妇可以通过羊水细胞或胎盘绒毛膜细胞进行胎儿的*SLC22A5*基因检测。③三级预防：即症状前预防。通过新生儿筛查，在患者出现症状前早诊断和早治疗。

(邱文娟)

quánsuōhuàméi héchéngméi quēfá-zhèng

全羧化酶合成酶缺乏症（holocarboxylase synthetase deficiency，HLCS） 因生物素利用障碍，不能催化生物素与生物素依赖的羧化酶结合而产生的罕见常染色体隐性遗传有机酸代谢病。是导致多种羧化酶缺乏的病因之一。全羧化酶合成酶将生物素与其他生物素依赖性羧化酶共价连接发挥生物活性。该病患者在新生儿期或婴儿早期可出现代谢性酸中毒、高氨血症、发育迟缓、脱发和昏迷。

病因和发病机制 致病基因*HLCS*定位于染色体21q22.1，全长约250kb，由14个外显子组成，其中6~14外显子（9个外显子）包含所有的编码序列，共编码726个氨基酸，主要分3个结构区，即N段（166~290氨基酸区）和2个C段（460~669及670~726氨基酸区）。功能蛋白主要由C段的349个氨基酸残基组成，在所有物种中具有高度保守性。

*HLCS*基因突变导致HLCS活性下降，不能催化生物素与生物素依赖的羧化酶（乙酰CoA羧化酶、丙酰CoA羧化酶、丙酮酸羧化酶及3-甲基巴豆酰CoA羧化酶）结合，从而影响上述生物素依赖的羧化酶活性，使脂肪酸合成、糖原异生及氨基酸的分解代谢发生障碍。

临床表现 多在新生儿、婴儿早期发病，也有晚发型。新生儿、婴儿早期发病较危重，出现喂养困难、呕吐、腹泻、肌张力低下、精神萎靡、嗜睡、惊厥、呼吸困难和发育落后等表现，严重者有酮症、代谢性酸中毒和高乳酸血症等。

顽固性皮疹、脱皮是主要特征，皮肤损害大部分发生于头面部、颈部、躯干和臀部等处，皮肤红疹或红斑、溃烂或水疱、糠状或片状鳞屑，或皮肤干糙、脱皮等，少数仅在口周、眼周、肛周局部出现皮疹，不伴听力或视力障碍。

诊断和鉴别诊断 根据临床表现，特别是顽固性皮疹、脱皮表现可诊断，需要注意排除生物素酶缺乏症，并选择相应实验室检查。①血酰基肉碱谱分析：显示3-羟基异戊酰肉碱（C5-OH）增高，可以伴有丙酰肉碱（C3）或C3与乙酰肉碱（C2）比值增高。②尿气相色谱质谱分析：与生物素酶缺乏症相似，尿中遗传代谢产物包括3-甲基巴豆酰甘氨酸、3-羟基异戊酸、3-羟基丙酸、甲基枸橼酸和甲基巴豆酰甘氨酸增高，可伴有乳酸、丙酮酸、3-羟基丁酸、乙酰乙酸和丙酰甘氨酸等代谢产物明显增高。③生物素酶活性正常。④基因突变分析：可明确诊断。多数基因突变发生在蛋白质的生物素结合区。

该病还需与导致C5-OH增高的疾病相鉴别。①3-羟基-3-甲基戊二酸尿症：气相色谱质谱检测的尿代谢标记物3-羟基-3-甲基戊二酸升高。②3-甲基巴豆酰辅酶羧化酶缺乏症：气相色谱质谱检测中有3-甲基巴豆酰甘氨酸、3-OH-异戊酸升高，可以鉴别，相应的致病基因检测可确诊。

治疗原则　一经确诊应立即补充生物素，重症患儿如合并代谢性酸中毒或高氨血症，需限制蛋白质摄入并补充葡萄糖，纠正酸中毒。在急性期可补充肉碱作为辅助治疗。多数患儿经生物素治疗数日至2周后，临床症状改善，皮疹、皮肤糜烂等明显好转或消失，尿异常代谢产物一般在治疗后1～4周下降至正常，但血C5-OH浓度下降较缓慢，多在治疗后3～6个月降至正常。患者需终生治疗。

预防　对于有再生育意愿的家庭，可以进行产前基因诊断，在妊娠10～11周取绒毛膜或妊娠18～20周取羊水细胞进行*HLCS*基因分析。

（顾学范）

shēngwùsùméi quēfázhèng

生物素酶缺乏症（biotinidase deficiency，BTD）

因生物素缺乏使依赖生物素的多种羧化酶活性下降的常染色体隐性遗传病。

可导致线粒体能量合成障碍，出现代谢性酸中毒、有机酸尿症及一系列神经与皮肤损害。致病基因为生物素酶基因*BTD*。

病因和发病机制　生物素是维生素B族水溶性维生素，进入体内后经代谢进入游离生物素池。游离生物素是线粒体丙酰辅酶A羧化酶、丙酮酰羧化酶、乙酰辅酶A羧化酶和甲基巴豆酰辅酶A羧化酶的辅酶，参与糖、蛋白质和脂肪的代谢。

致病基因*BTD*定位于染色体3p25，全长约23kb，包含4个外显子，编码543个氨基酸残基组成的蛋白质。该基因缺陷使生物素酶活性下降，影响生物素的体内再循环及肠道吸收，导致内源性生物素不足而致病。生物素生成不足或生物素与多种羧化酶结合障碍均可影响生物素依赖的辅酶活性，使支链氨基酸的分解代谢、脂肪酸合成、糖原异生障碍，乳酸、3-羟基异戊酸、3-甲基巴豆酰甘氨酸、甲基枸橼酸及3-羟基丙酸等异常代谢产物在血、尿中蓄积，引发临床症状。

临床表现　涉及神经、皮肤、呼吸、消化和免疫等多系统。新生儿、婴儿早期发病较危重，表现为喂养困难、呼吸困难、呕吐、腹泻、难治性皮疹或蜕皮、脱发、肌张力低下、惊厥、痉挛性瘫痪、协调功能障碍、智力和运动发育落后等，急性发作期可合并酮症、代谢性酸中毒、高乳酸血症、高氨血症和低血糖等代谢紊乱。迟发型可在幼儿至成人各年龄段发病，常因发热、疲劳、饮食不当等诱发急性发作；还可表现肌萎缩或肌无力、外周神经病变，磁共振成像（MRI）发现脑、脊髓异常。约半数患者有视神经萎缩、视网膜色素变等，也可有不同程度的听力障碍。

诊断　依据临床表现、实验室检查和影像学检查可诊断。实验室检查包括：血酰基肉碱谱分析有3-羟基异戊酰肉碱（C5-OH）增高，尿液气相色谱质谱分析有3-甲基巴豆酰甘氨酸、3-羟基异戊酸、3-羟基丙酸、甲基枸橼酸和甲基巴豆酰甘氨酸增高；生物素酶活性明显低于正常人。*BTD*基因检测可发现致病突变。

头颅MRI或CT检查有脑萎缩、皮质萎缩、脑白质减少和脑室扩大等。

鉴别诊断　需与全羧化酶合成酶缺乏症相鉴别，二者临床表现及尿液有机酸谱、血酰基肉碱谱与生物素酶缺乏症患者类似，需通过生物素酶活性测定进行鉴别，基因突变分析可明确诊断。

其他导致C5-OH增高的代谢病有3-羟基-3-甲基戊二酸尿症，3-甲基巴豆酰辅酶羧化酶缺乏症等，可通过基因分析鉴别。

后天因素导致的生物素缺乏，如肠病性肢端皮炎、肠道外营养、长期食用生蛋清及长时间服用抗癫痫药物等可导致生物素缺乏。

治疗原则　一经诊断立即补充生物素，治疗数日至2周后临床症状可好转。生物素缺乏症需终身治疗。重症患儿如合并代谢性酸中毒或高氨血症，需限制蛋白质摄入并补充葡萄糖供能，纠正酸中毒。

预防　通过干血滤纸片生物素酶活性测定进行新生儿筛查，早诊断、早治疗，预防效果好。在明确基因型的基础上，对有再生育意愿的家庭，可进行产前基因诊断，在妊娠10～11周取绒毛膜或妊娠18～20周取羊水细胞进行*BTD*基因分析。

（顾学范）

戈谢病 (Gaucher disease, GD)

编码溶酶体酶葡萄糖脑苷脂酶 (GBA) 的基因突变所致的常染色体隐性遗传性溶酶体贮积病。又称家族性脾性贫血症。

分型 根据临床表现分为三型：Ⅰ型为非神经病变型，占 90% 以上，多见于成人发病；Ⅱ型为急性神经病变型；Ⅲ型为慢性或亚急性神经病变型，占 2%~3%，又根据临床症状分为 a、b 和 c 三个亚型。戈谢病也有一些少见亚型，如围生期致死型。中国人中已经明确的戈谢病基因突变与日本、韩国等亚洲群体相似，而与高加索人、犹太人不同。

病因和发病机制 该病由 *GBA* 基因突变所致。GBA 是一种可溶性的糖蛋白酶，生理情况下来源于衰老死亡的组织细胞的葡萄糖脑苷脂被单核巨噬细胞吞噬后，在溶酶体内经 GBA 作用而水解。由于 *GBA* 基因突变导致体内无 GBA 生成或活性下降，使细胞内葡萄糖脑苷脂不能被水解，大量的葡萄糖脑苷脂在肝、脾、骨骼、骨髓、肺和脑组织的单核巨噬细胞中蓄积，形成典型的戈谢细胞，导致戈谢病。

临床表现 戈谢病影响患者的内脏器官、骨髓和骨骼。其严重程度可以从围产期致死到无症状。

Ⅰ型戈谢病 非神经病变型，最常见，患者无原发性神经病变，残存酶活性为正常值的 18%~40%。特征是临床表现、严重程度和进展情况差异较大。各年龄段均可发病。可在出生后 12~24 个月出现症状，也可直到成年晚期才出现症状，还有部分患者可终生无症状。患者以肝脾和骨骼损害为主。脾大可至正常大小的 5~75 倍（中位数为 15.2 倍）。肝大很普遍，但少于脾大，肝体积可增加 2~3 倍。通常会发生肝纤维化，但肝衰竭、肝硬化或门静脉高压不常见。

患者常有贫血、血小板减少或白细胞减少，可能同时或独立存在。多数患者有骨病症状。特点是弥漫性骨痛，不时出现疼痛，常导致骨坏死（缺血性坏死），随后关节塌陷，影响股骨近端和远端、胫骨近端和肱骨近端。溶骨性病变、病理性骨折、椎体压缩性骨折和其他与低骨密度相关的脆性骨折也会发生。儿童患者可有生长发育迟缓。患者还有肺部病变，发生在戈谢细胞浸润肺泡腔和间质时。异常细胞阻塞肺毛细血管，导致肺动脉高压。肝肺综合征是由肺血管异常分流导致的特征性站立时低氧血症，是罕见的戈谢病并发症，通常发生于有严重疾病的脾切除患者。

Ⅱ型戈谢病 急性神经病变型，婴儿型。发病早，通常在出生后的第 1 年有迅速进展的神经系统受损表现，如癫痫、角弓反张等。此外，Ⅱ型可有与Ⅰ型相似的症状、体征和实验室检查。患儿通常于 2~4 岁死亡。

Ⅲ型戈谢病 慢性或亚急性神经病变型，幼年型。发病时间比Ⅱ型晚。但也可能在 2 岁之前发病，进展非常缓慢。早期表现与Ⅰ型相似，进展缓慢，寿命有时较长。患者的神经系统疾病逐渐随病情出现，常有动眼神经受限、眼球运动障碍的症状。并有共济失调、头后仰、癫痫、肌阵挛、发育迟缓和智力落后等症状。Ⅲ型在中国较为常见。

诊断 依据临床表现及各种辅助检查可诊断。

血常规 轻症血常规可能正常，脾功能亢进者可见三系或二系减少，也可能仅表现在单纯血小板减少、血红蛋白降低。

骨髓涂片 患者骨髓涂片中可见戈谢细胞。

酶活性检测 外周血白细胞中 GBA 活性降低可确诊。每种白细胞类型的酶活性各不相同，从单核细胞到淋巴细胞再到粒细胞减少。也可通过测量培养的皮肤成纤维细胞或其他有核细胞中的 GBA 活性来进行诊断。

基因检测 基因分析是戈谢病诊断的有效方法。可用于胎儿产前诊断、杂合子的检测。

脑电图 Ⅱ型和Ⅲ型患者的神经系统症状可以通过脑电图波形提供参考依据。

分子标志物检测 患者血浆中多种分子标志物浓度变化对诊断有帮助。

影像学检测 对于早期戈谢病诊断、疾病严重程度和并发症评估以及治疗检测可采取包括超声、X 线、CT 和磁共振成像等方法检测。CT 对患儿有辐射，不推荐常规用于测量肝脾体积。

鉴别诊断 该病需与肝脾大疾病如尼曼－皮克 (Niemann-Pick) 病，炎症性疾病如类风湿关节炎，血液系统恶性疾病如白血病、淋巴瘤，骨病表现需与佝偻病等相鉴别。

治疗原则 根据临床症状选择相应的治疗措施。

对症治疗 针对有贫血症状的患者采取补充维生素、铁剂等方法，也可输注红细胞、血小板改善贫血和血小板减少的症状。针对腹部负担，可切除部分或全部脾，但这种方法也有加速葡萄糖脑苷脂在肝、肺等器官的蓄积，增加严重感染的概率。针对骨病，可采取镇痛、理疗、人工关节置换等方法，治疗骨质疏松。针对惊厥，采用抗癫痫药物治疗。

特异性治疗 主要包括骨髓移植、底物减少疗法和酶替代治疗。

骨髓移植 能纠正患者的酶缺陷，改善脾大、贫血、血小板减少等症状。部分患者在骨髓移植后神经系统症状和骨病症状有改善。骨髓移植在Ⅰ型、Ⅱ型的应用受限，风险较大。

底物减少疗法 通过减少酶所分解的底物生成，减少底物在细胞内的大量聚集，从而稳定病情。底物疗法可能有体重下降、腹胀、腹泻等副作用。

酶替代疗法 将外源性酶输入患者体内，分解葡萄糖脑苷脂以缓解病情。中国所用药品是注射用伊米苷酶，主要用于Ⅰ型的治疗，可有效改善患者临床症状，提高生活质量，但需终生规律用药。治疗越早，疗效越好。该疗法对Ⅱ型无效，对Ⅲ型中的非神经系统病变有效、神经系统病变无效。

预防 ①一级预防：即婚前预防。戈谢病属于常染色体隐性遗传病，应避免近亲结婚。②二级预防：即出生前预防。对已生育患儿且病因诊断明确的家庭实施产前基因诊断，降低患者出生的再发风险。③三级预防：即症状前预防。通过新生儿筛查，在患者出现症状前早期诊断和早期治疗，预防不可逆并发症的发展。

（巩纯秀 李晓侨）

Fǎbùlǐbìng

法布里病（Fabry disease）

GLA 基因突变导致的 X 连锁遗传的溶酶体贮积病。有多种不同表型，多在儿童至青少年时期出现症状，未经治疗的大多数男性患者常在中青年时死于严重的肾衰竭或心脑血管并发症，平均寿命缩短 20 年；女性平均寿命缩短 10 年。该病罕见，男性发病率为 1.7/10 万~2.5/10 万，无明显种族和地域差异。

病因和发病机制 *GLA* 基因位于染色体 Xq22.1，其突变导致 α-半乳糖苷酶 A（α-Gal A）活性部分或完全丧失，造成代谢底物三聚己糖神经酰胺（GL3）及其衍生物脱乙酰基 GL3 在体液、内皮、上皮细胞、血管平滑肌细胞、神经节细胞及心脏、肾、眼等组织细胞的溶酶体中蓄积，引起组织和器官的缺血和梗死，导致皮肤、神经、眼、肾、心脏、脑、肺和胰腺等受损。神经鞘脂类化合物（绝大部分为 GL3）的正常降解受阻。病理改变出现早，自出生或之前就开始了，随年龄增长逐渐加重。

临床表现 表现为多脏器、多系统受累，男性临床表型多重于女性。根据发病时间和临床表型分为经典型和迟发型，迟发型又分为肾变异型和心脏变异型。

经典型 多于儿童或青少年期起病，男孩多见，受累器官广泛，包括以下几方面：

面容 男性患者多在 12~14 岁出现特征性面容，如眶上嵴外凸，额部隆起，嘴唇增厚。

神经系统 小神经纤维进行性丢失，继而导致周围神经性疼痛是经典型最突出的症状，称为法布里病危象。男性一般 9 岁、女性携带者 16 岁出现疼痛。表现为肢体远端持续或间断灼痛、刺痛或发麻（肢体感觉异常），进展至全手掌、足掌。疼痛程度因人而异，可伴发热、关节痛，由体温升高或外界温度变化诱发。随着神经纤维进行性丢失，疼痛次数逐渐减少，但每次发作强度增加。严重的神经痛可持续数分钟至数周。可有出汗障碍，多表现为少汗或无汗，进而导致的体温调节失控，或成人因压力、饮酒均可引发法布里病危象。常用镇痛药对这种疼痛无效。患者还可出现脑神经损害，如感音神经性聋。中枢神经系统症状可有短暂脑缺血发作（后循环受累多见）或缺血性卒中。

胃肠道 发作性腹泻、恶心、呕吐、腹胀、胃肠道吸收不良和便秘等。

肾 早期出现尿蛋白、管型尿、尿红细胞，之后逐渐出现尿浓缩功能障碍，疾病进展出现进行性肾功能损害，血尿、蛋白尿逐渐加重，肾小球滤过率进行性下降，40%男性患者进展至终末期肾病。

心脏 左心室肥厚、传导异常、心律不齐、心脏瓣膜病、心衰以及心肌缺血或梗死等，多为疾病的晚期和主要的死亡原因。

皮肤 主要为皮肤血管胶质瘤。常见于经典型，多见于外生殖器、阴囊、臀部和大腿内侧，凸出皮肤表面的红色斑点。

其他系统 眼部病变表现为角膜浑浊、晶状体混浊，严重时可致失明。呼吸系统可出现通气障碍、哮喘、呼吸困难和慢性支气管炎等。

迟发型 多见于女性，多在 40~70 岁发病，分为心脏和肾变异型。心脏变异型表现为 60~80 岁才出现的心肌病或心脏瓣膜病，常伴有轻中度蛋白尿，但肾功能正常且一般不发生肾衰竭。肾变异型会出现与经典型肾损害相似的表现，且有中重度左心室肥大，但不具备经典型其他系统的异常，残余 α-Gal A 酶活性极低，容易进展为终末期肾病。

诊断 综合临床表现和各种辅助检查进行诊断，尤其是在女性患者中需结合基因检测、底物及衍生物水平。

酶学检测 α-Gal A 活性检测简单快捷，样本多为外周血白细胞、血浆或干血纸片等，但有一定局限性——男性患者血浆、白细胞和成纤维细胞中 α-Gal A 活性显著降低，因受 X 染色体随机失活的影响，30% 女性患者酶活性可正常，因此女性不可只依靠酶活性检测。

血、尿 GL3 和血浆脱乙酰基 GL3 男性和部分女性血、尿 GL3 均高，血浆脱乙酰基 GL3 敏感性更高，且与临床表型有良好的相关性，适用于女性患者。

病理学检查 肾、皮肤、心肌、神经等受累组织细胞中 GL3 蓄积可造成特征性病理改变：细胞内出现糖原染色强阳性的沉积物，超微结构检查见典型的嗜锇性同心圆板层包涵体。

基因检测 通过外周血 DNA 或 RNA 进行 GLA 基因检测是诊断该病的金标准。

鉴别诊断 仅有肢体末梢疼痛的儿童或青少年需与生长痛、炎症、风湿病、血管炎鉴别；蛋白尿、肾功能不全需与原发性肾小球肾炎或继发性肾小球病鉴别；皮肤血管胶质瘤需与过敏性紫癜或其他皮疹进行鉴别；心脏受累患者需与其他肥厚型心肌病、心律失常、心功能不全鉴别；脑部受累者需与早发性脑卒中和白质脑病进行鉴别。

治疗原则 有以下方式。

非特异性治疗 针对脏器受累情况对症治疗。患者需避免或加重诱发性肢体疼痛，注意避免过冷、过热，注意运动量控制，避免过劳。针对疼痛危象可使用卡马西平、托吡酯、苯妥英钠等药物缓解症状。针对肾损伤，可应用血管紧张素转换酶抑制剂/血管紧张素 II 受体阻滞剂类药物，终末期肾病患者可采用血液或腹膜透析、肾移植缓解症状。心律失常者可安装心脏起搏器。

特异性治疗 为酶替代疗法。通过给患者提供所缺乏的酶，改善代谢、逆转病理异常。酶替代治疗方案分为两种形式：一种是 α-半乳糖苷酶 A，另一种是 β-半乳糖苷酶 A。酶替代疗法可减轻疼痛，清除重要器官中内皮细胞内的 GL3，提高肌酐清除率，逆转异常脑血管反应。通过特异性治疗可以提高患者生活质量、缓解症状、延长寿命，但不良反应可能有输注反应等。

探索性治疗 如分子伴侣类药物，主要用于治疗错义突变导致的蛋白质折叠错误，增加残余酶活性。其他还包括底物降解治疗、蛋白稳定性调节治疗和基因治疗等方法。

预防 ①一级预防：即婚前预防。应进行详细的家系调查，对成年的高风险女性进行杂合子检测以先明确是否为该病携带者。②二级预防：即出生前预防。对有需要生育的女性患者进行产前诊断，可在妊娠 11 周左右取胎儿绒毛或在妊娠 16~20 周取羊水进行 GLA 基因检测或 α-GalA 酶活性检测以明确胚胎是否受累。③三级预防：即症状前预防。通过新生儿酶活性筛查，在患者出现症状前早期诊断，早期治疗，延缓疾病进展。

（巩纯秀 李晓侨）

Shēndélèbìng

申德勒病（Schindler disease）

因 α-N-乙酰半乳糖胺酶（α-NAGA）缺乏造成溶酶体糖蛋白过量积累所导致的常染色体隐性遗传的先天性代谢障碍。广泛累及全身多组织器官，以神经系统相关症状为主要临床表现。该病罕见，已报道病例不多。

病因和发病机制 该病致病基因是 NAGA 基因，位于 22 号染色体，发生致病突变导致 α-NAGA 缺陷，阻断了 α-半乳糖苷中非还原的 α-D-半乳糖残基的末端水解，造成大分子如半乳糖寡糖、半乳糖甘露糖和半乳糖脂在细胞内积累，引起广泛的临床表型谱。

临床表现 主要有白内障、眼球震颤、视神经萎缩、孤独症、骨质疏松、角化过度、淋巴水肿、肌无力、肥厚型心肌病、肝大、感觉异常、尿液唾液酸肽增加和偏瘫/轻偏瘫。临床主要有 3 种表型：I 型（婴儿期发病）、II 型（成人）和 III 型（中间表型）。

I 型 出生后 2 岁左右发病，临床主要表现为张力减退、反射僵直、痉挛、耳聋、致盲、发育倒退。这通常可导致患者在 6 岁之前死亡。

II 型 又称坎扎基（Kanzaki）病，通常成年期发病，症状较轻。受累者有轻度认知障碍和由内耳异常（感音神经性听力损失）引起的听力损失。周围神经系统表现为无力和感觉丧失。增大的血管簇在皮肤上形成小的深红色斑点（血管瘤）是其特征。

III 型 介于 I 型和 II 型之间的中间表型。受累者可在婴儿期开始出现体征和症状，包括发育迟缓、癫痫发作、心肌病和肝大。与其他类型相比，该型患者在儿童早期就表现出行为问题，具有自闭症谱系障碍的特征。

诊断 较困难，确诊通常比起病时间延迟数年。酶学分析显示 α-NAGA 活性降低。基因检测是诊断的金标准。

鉴别诊断 需与 GM1 神经节苷脂贮积症、GM2 神经节苷脂贮积症、法布里病和岩藻糖苷病等溶酶体贮积病相鉴别，基因及酶学检测即可鉴别。

治疗原则 尚无有效治疗方法，仅能对症支持治疗。

预防 ①一级预防：即婚前预防。该病为常染色体隐性遗传病，应避免近亲结婚，或在生育前进行携带者筛查。②二级预防：即出生前预防。对已生育患儿的家庭实施产前基因诊断，即在先证者酶学及基因诊断明确的基础上，通过胎盘绒毛细胞、羊水细胞基因诊断或酶学分析，可进行胎儿产前诊断，降低患者出生的再发风险。③三级预防：即症状前预防。通过新生儿筛查，在出现症状前早期诊断和早期治疗，延缓疾病进展。

（巩纯秀 李晓侨）

zhīfáng ròuyázhǒngbìng

脂肪肉芽肿病（lipogranulomatosis）

ASAH1 基因突变致酸性神经酰胺酶缺乏而导致的常染色隐性遗传的溶酶体储存障碍性疾病。又称法伯病（Farber disease）。罕见，大部分为散发病例，发病率不足 0.1/10 万。

病因和发病机制 定位于染色体 8p22 的 *ASAH1* 基因编码酸性神经酰胺酶，该酶参与神经酰胺的降解，其缺乏可导致神经酰胺在溶酶体内广泛储积而影响多器官组织。已发现 120 余种突变，以错义突变为主，且主要集中在 8 号和 13 号外显子。

临床表现 关节附近皮下结节（指间、腕、肘及踝关节最多见）、痛性关节痉挛和进行性声音嘶哑是该病最主要的三联征，关节症状可导致活动受限，病程后

期可有关节变形，因此可被误诊为幼年特发性关节炎。

由于神经酰胺可沉积于全身组织或器官，根据附加组织或器官受累的不同表型，该病分为七型。①1 型：可见典型三联征，如脑萎缩、癫痫发作等神经系统症状呈进行性加重，部分可能会出现精神分裂症；肺部受累在 1 型中较多见，支气管灌洗可见大量泡沫细胞。②2 和 3 型：三联征亦较明显，但与 1 型不同的是神经系统受累症状不重，且肺部受累少见。③4 型：新生儿期起病，有严重神经系统受累表现，肝脾进行性增大，病理活检可见肉芽肿性浸润，部分病例可出现肝衰竭，眼底可见樱桃红斑，病程后期可出现关节受累，多于起病 1 年后死亡。④5 型：亦有较严重的神经系统受累表现，但起病较 4 型晚，多于 1~3 岁起病，且关节受累较轻，多于起病 2~3 年死亡。⑤6 型：在出现典型三联征同时合并桑德霍夫（Sandhoff）病。⑥7 型：典型三联征合并葡萄糖苷脂酶、半乳糖苷脂酶缺乏。

其他临床表型多为非特异性，如进行性骨质疏松、迁延性腹泻和胃肠道黏膜病变等。

诊断 出现典型三联征可高度疑诊该病，对于典型症状不明确或需进一步诊断时可进行皮肤成纤维细胞、外周血白细胞的酸性神经酰胺酶活性测定，一般活性低于 60% 则考虑该病，和/或通过鉴定 ASAH1 中的双等位基因致病性，即可对该病进行诊断。病理学检查亦可诊断，即皮下结节或受累组织提示肉芽肿性浸润，或巨噬细胞内脂质含量高。

鉴别诊断 需与青少年特发性关节炎、类风湿关节炎、幼年透明纤维瘤病和多中心组织细胞

增多症相鉴别。

治疗原则 尚无根治方法。除对症支持治疗外，酶替代疗法和基因疗法尚在研究中。造血干细胞移植可导致关节症状和皮下结节完全消失，改善关节活动度，但难以逆转神经系统症状进行性恶化。

预防 ①一级预防：即婚前预防。该病为常染色体隐性遗传病，应避免近亲结婚，或在生育前进行携带者筛查。②二级预防：即出生前预防。对已生育患儿的家庭实施产前基因诊断，即在先证者明确的基础上，需对父母双方进行突变基因验证联合羊水细胞或绒毛膜细胞中神经酰胺酶活性检测的产前诊断可降低患者出生的再发风险。③三级预防：即症状前预防。通过新生儿筛查，在出现症状前早期诊断和早期治疗，延缓疾病进展。

（巩纯秀 李晓侨）

ròujiǎn zōnglǜxiān zhuǎnyíméi quēfá-zhèng

肉碱棕榈酰转移酶缺乏症（carnitine palmitoyltransferase deficiency）

CPT1A、*CPT2* 基因突变导致的常染色体隐性遗传病。机体不能使用某些脂肪作为能量来源，尤其在禁食的时候。临床表现为肌无力和其他症状。

病因和发病机制 肉碱棕榈酰转移酶（CPT）有两种亚型：位于线粒体外膜的 CPT I 和位于线粒体内的 CPT II。CPT I 是脂肪酸 β 氧化通路中的限速酶，催化长链酰基辅酶 A 向肉碱转移生成相应的酰基肉碱，从而将长链脂肪酸从细胞质运输到线粒体基质中用于脂肪酸 β 氧化，为细胞提供能量。CPT II 与 CPT I 一起氧化线粒体中的长链脂肪酸。

CPT I 缺乏症 该型又分为

三型：肝型（CPT1A）、肌肉型（CPT1B）和脑型（CPT1C）。分型与基因在组织表达的特异性有关。*CPT I*基因突变导致酶活性降低，肉碱与中长链酰基辅酶A合成酰基肉碱的过程异常，中长链脂肪酸不能进入线粒体进行β氧化。导致乙酰辅酶A生成减少，影响肝的生酮作用。当葡萄糖摄入不足或感染应激等原因导致的能量需求增高时，肝损害严重，且出现脑功能障碍。

CPT Ⅱ缺乏症 该型又分为三型：新生儿致死型、婴儿型和迟发型。当CPT Ⅱ活性降低时，脂酰基肉碱不能分解为脂酰辅酶A和肉碱，中长链脂肪酸不能进入线粒体进行β氧化，大量酰基肉碱蓄积在线粒体基质中不能被氧化利用，导致能量缺乏，中间代谢产物的毒性作用引起一系列生化异常和脏器损害。

临床表现 如下。

CPT Ⅰ缺乏症 表现为低酮性低血糖症、肝大，骨骼肌和心脏一般不受累。通常在生后到幼儿期发病，感染和饥饿是主要诱因。起病急，临床表现为瑞氏综合征，如抽搐、意识状态改变、转氨酶升高、凝血功能障碍、血氨增高、代谢性酸中毒、肾小管酸中毒和急性脂肪肝等。

CPT Ⅱ缺乏症 临床表现与发病早晚和分型有关，包括新生儿致死型、婴儿型和迟发型。患者表现为感染、应激、空腹状态下发生的低酮性低血糖、肌痛、横纹肌溶解和心脏损害。严重者表现为低体温、呼吸窘迫、抽搐、昏迷、肝大、肝衰竭、心肌肥厚、肌张力低下以及病毒感染诱发的急性脑病。

诊断 依据临床表现、血串联质谱检测游离肉碱（C0）升

高，C0/（C16＋C18）比值增高，需考虑CPT Ⅰ缺乏症，基因检测可确诊；依据临床表现和血串联质谱C12～C18：1升高需考虑CPT Ⅱ缺乏症，基因检测可确诊。

鉴别诊断 需与其他脂肪酸代谢障碍相关疾病如原发肉碱缺乏症，多种酰基辅酶A脱氢酶缺乏症等相鉴别。

治疗原则 包括避免饥饿，预防感染，高糖低脂肪饮食。减少低血糖发作。急性期治疗应包括补液，纠正电解质和酸碱平衡紊乱，纠正低血糖。CPT Ⅱ缺乏症患者可给予左旋肉碱补充。苯扎贝特可能对CPT Ⅱ缺乏症有一定疗效。

预防 新生儿筛查，开展产前诊断和遗传咨询。对于确诊患儿应避免饥饿，预防感染，避免低血糖发作。坚持高糖低脂肪饮食管理。

（巩纯秀 苏畅）

yánzǎotánggān zhùjīzhèng

岩藻糖苷贮积症（fucosidosis） *FUCA1*基因缺陷使溶酶体中α-岩藻糖苷酶缺乏所导致的常染色体隐性遗传病。临床表现为进行性神经功能恶化、面容粗糙、听力丧失、生长发育迟缓、脏器肿大、多发性骨发育障碍、全身性血管角质瘤、反复发作性感染以及癫痫等。1966年，由杜兰德（Durand）首次描述。全球报道的病例约100例，在意大利、古巴和美国西南部相对常见，因罕见，尚无发病率统计。

病因和发病机制 α-L-岩藻糖苷酶是一种溶酶体水解酶，不仅能将岩藻糖从各种寡糖、糖蛋白或糖脂类上解离，还能水解半乳糖或乙酰氨基葡萄糖上的岩藻糖。由于*FUCA1*基因缺陷使糖蛋白、糖脂和低聚糖的岩藻糖不能

完全降解，在脑、肾、皮肤和骨骼等器官内储积导致功能受损。

临床表现 根据病情严重程度分为严重型和温和型。

严重型 一般6个月开始发病，病情较重，常表现为反复发作性感染，全身肌张力低下，汗液中NaCl含量高，身材矮小。进行性智力发育和运动发育迟缓可以是最早表现。自2岁开始，神经症状进行性加重，伴有频发的癫痫症状。有些患儿可有类似黏多糖贮积症Ⅰ型的特殊面容，伴肝脾大、心脏扩大、皮肤增厚，以及骨骼发育障碍。患儿多于10岁内死亡。

温和型 智力发育和运动发育障碍较轻，汗液中矿物质含量正常，最具特征性的是皮肤弥漫性血管角质瘤，表现为针尖大小蓝褐色隆起的皮损。患者可有较长的生存期。

诊断 根据临床表现，结合辅助检查以及*FUCA1*基因致病突变可诊断。应用薄层色谱、高效液相色谱法检测患者尿液中存在大量岩藻糖肽类和含有岩藻糖的寡糖。测定外周血白细胞、培养的成纤维细胞中α-L-岩藻糖苷酶活性是诊断该病的金标准方法。

鉴别诊断 需与黏多糖贮积症、黏脂贮积症等溶酶体贮积症相鉴别。

治疗原则 多以支持治疗为主，如手术矫正骨骼畸形和使用抗生素控制感染；严重型预后不良，多在10岁前死亡。

预防 ①一级预防：即婚前预防。该病为常染色体隐性遗传病，应避免近亲结婚，或在生育前进行携带者筛查。②二级预防：即出生前预防。对已生育患儿的家庭实施产前基因诊断，即在先证者明确的基础上，需对父母双

方进行突变基因验证联合羊水细胞或绒毛膜细胞中 α-L-岩藻糖苷酶活性检测的产前诊断可降低患者出生的再发风险。③三级预防：即症状前预防。通过新生儿筛查，在出现症状前早期诊断和早期治疗，延缓疾病进展。

（巩纯秀　李晓侨）

alpha gānlùtánggān zhùjīzhèng

α-甘露糖苷贮积症（alpha-mannosidosis）

MAN2B1 基因突变导致溶酶体 α-甘露糖苷酶（MAN2B1）缺乏或活性降低而引起的常染色体隐性遗传溶酶体贮积症。又称溶酶体 α-D-甘露糖苷酶（LAMAN）缺乏症、α-甘露糖苷酶 B 缺乏症。临床以智力低下、免疫缺陷，面部骨骼畸形，听力障碍和精神发育迟滞为特征。发病率很低，挪威报道发病率为 0.13/10 万，澳大利亚报道为 0.2/10 万，中国国内尚无统计数据，可见零星病例报道。

病因和发病机制　致病基因 MAN2B1 又称 Laman 基因或 MANB 基因，定位于 19 号染色体 19p13.2-p13.11，编码 α-甘露糖苷酶。α-甘露糖苷酶主要参与蛋白质糖基化的修饰和糖蛋白聚糖水解的修饰。在人体正常代谢过程中，糖蛋白在溶酶体中会被蛋白酶和糖苷酶逐步消化、分解成小分子成分，然后分泌、运送到胞质中以被重新利用。MAN2B1 出现异常时，低聚糖代谢出现功能紊乱，糖蛋白水解无法进行，导致低聚糖蓄积于溶酶体中，病理组织学变化主要表现为细胞广泛空泡变性。

临床表现　症状多样化且缺乏特异性。可出现进行性面容丑陋、巨舌、扁鼻、大耳、牙缝宽、头大、手足大，以及四肢肌张力低下并运动迟钝等表现。根据临床症状轻重，分为三种类型。①Ⅰ型：轻型，无骨骼异常，病情进展非常缓慢，通常在 10 岁后才被识别。②Ⅱ型：中间型，在 10 岁左右可看出骨骼异常并缓慢恶化，在 20～30 岁渐渐发展为进行性的共济失调。③Ⅲ型：重型，出生不久即可发现骨骼异常，病情进展迅速，通常早期即因中枢神经系统功能紊乱或神经性肌病而死亡。临床常见的大多属于Ⅱ型，Ⅲ型极罕见。

诊断　根据临床症状、外周血检查和尿液中的低聚糖测定、X 线表现、肝及其他组织活检等结果，即可诊断该病。酶活性测定和基因检测可确诊。

治疗原则　主要采用对症治疗，必要时可手术矫正骨骼畸形和用抗生素控制感染。正在研究和应用的治疗方式有三种：造血干细胞移植，酶替代疗法和基因治疗。

预防　按常染色体隐性遗传病的遗产模式做好婚前检查、遗传咨询、产前检查和遗传病的早期治疗。

（巩纯秀　陈佳佳）

tuòyèsuān zhùjīzhèng

唾液酸贮积症（sialidosis）

神经氨酸酶缺乏导致体内有毒物质的异常积累的常染色体隐性遗传疾病。又称神经氨酸酶缺乏或黏脂贮积症Ⅰ型。特征在于神经氨酸酶（又称唾液酸酶）缺乏导致体内有毒物质的异常积累。该病属于溶酶体贮积障碍疾病，罕见，中国人发病率尚无报道。

病因和发病机制　该病由染色体 6p21.3 上 NEU1 基因突变引发。该基因编码溶酶体神经氨酸酶，该酶在清除寡糖和糖蛋白中的末端唾液酸分子中具有核心作用，其缺乏导致富含唾液酸的大分子储存和尿唾液酸寡糖排泄。缺乏神经氨酸酶，低聚糖会异常积聚并损害各组织和器官。NEU1 基因突变导致神经氨酸酶的产生不足或产生有缺陷无活性的酶形式。

临床表现　该病有以下两种临床亚型。

唾液酸贮积症Ⅰ型　特征为迟发的肌阵挛和双眼黄斑樱桃红斑，有时还有其他神经系统症状，通常在生命的第 2 个 10 年中变得明显。

唾液酸贮积症Ⅱ型　婴儿期或儿童期晚期开始，有樱桃红色斑疹、轻度粗糙的面部特征、骨骼发育不良、智力障碍（精神发育迟滞）和肝脾大。通常比Ⅰ型更严重。

诊断　依据尿结合唾液酸排泄增加可诊断，基因检测或培养的成纤维细胞中唾液酸酶缺乏可确诊。

鉴别诊断　唾液酸贮积症Ⅱ型的异形特征和骨骼异常，应与其他具有相似特征的贮积性疾病相鉴别。唾液酸贮积症Ⅰ型应与其他形式的进行性肌阵挛癫痫相鉴别。

治疗原则　尚无特异性治疗。主要为对症治疗，抗癫痫药物（抗惊厥药）治疗肌阵挛性癫痫发作，但并不总是有效。一线药物为丙戊酸盐，治疗重度肌阵挛常需另外两种或三种药物，包括苯二氮䓬类、左乙拉西坦、唑尼沙胺或托吡酯。

预防　①一级预防：即婚前预防。该病属于常染色体隐性遗传病，应避免近亲结婚。②二级预防：即出生前预防。实施产前基因诊断，降低患者出生的再发风险。③三级预防：即症状前预防。对已诊患者采取及时，有效治疗。防止病情恶化，预防并发症和伤残等。

（巩纯秀　陈佳佳）

bànrǔtáng tuòyèsuān zhùjīzhèng

半乳糖唾液酸贮积症 （galactosialidosis）

与组织蛋白酶 A 相关的常染色体隐性遗传的溶酶体贮积病。因保护性蛋白/组织蛋白酶 A （PPCA/CTSA）的缺乏引发，其可防止 β-半乳糖苷酶和唾液酸酶在溶酶体内降解，导致这两种酶的联合缺乏。

病因和发病机制：PPCA/CTSA 是多功能溶酶体酶，能保护 β-半乳糖苷酶和 α-神经氨酸酶免受溶酶体内的蛋白水解作用。位于 20q13.1 染色体的 CTSA 基因突变是该病的病因。PPCA/CTSA 的功能丧失由此引起黏多糖在溶酶体内贮积。

临床表现：根据发病年龄及其症状的严重程度分为早期婴儿型、晚期婴儿型和青少年/成人型。早期婴儿型是该病最严重的一型，表现为胎儿水肿、视网膜樱桃红斑、内脏器官肿大、精神运动发育迟滞、面容粗糙和骨骼发育不良，早期死亡。晚期婴儿型表现为角膜混浊、心脏受累、内脏器官肿大，精神运动发育迟滞罕见。轻度青少年/成人型多数表现为肌阵挛、共济失调、神经功能恶化和血管角化瘤，无内脏器官肿大。

诊断：根据临床表现、辅助检查和基因检测可诊断该病。分型取决于症状开始的年龄。需与 α-甘露糖苷贮积症、唾液酸贮积症、肌原纤维肌病和线粒体病相鉴别。治疗重点是控制症状。

预防：该病采取三级预防策略。①一级预防：即婚前预防。按照常染色体隐性遗传疾病的遗传模式进行医院咨询和预防。避免近亲结婚。②二级预防：即出生前预防。实施产前基因诊断，降低患者出生的再发风险。③三级预防：即对已诊患者采取及时、有效治疗。防止病情恶化，预防并发症和伤残等。

（巩纯秀　陈佳佳）

Dánóngbìng

达农病 （Danon disease）

LAMP2 基因致病突变使 2 型溶酶体相关膜蛋白（LAMP2）缺陷，导致糖原在肌肉和溶酶体内蓄积的 X 连锁显性遗传病。主要表现为心肌病、骨骼肌病和智力障碍三联征。男性发病早、进展快。女性发病晚，主要表现为扩张型心肌病。平均死亡年龄为 40 岁，主要死因是心肌衰竭和心律失常。该病于 1981 年被首次报道。

病因和发病机制　LAMP2 蛋白是高度糖基化的溶酶体膜蛋白，参与维持溶酶体膜的完整性，作为转运协助受体蛋白进入溶酶体。LAMP2 基因突变导致该病，该基因位于性染色体 Xq24-q25，由 9 个外显子组成，包含 1233 个核苷酸，编码蛋白含 410 个氨基酸残基。LAMP2 蛋白有 3 个亚型：LAMP2A、LAMP2B 和 LAMP2C。LAMP2 突变导致自噬小体的自体吞噬功能缺陷，也可导致溶酶体与靶细胞器融合过程障碍。

病理特征　该病主要病理改变为非梗阻性肥厚型心肌病样心肌病变和骨骼肌病变。心肌细胞异常肥大，肥大细胞的胞质空泡内含大量自噬小体，糖原颗粒在心肌、骨骼肌细胞中贮积，而酸性麦芽糖酶正常。这些特征性空泡是由含有细胞膜蛋白、基底膜和乙酰胆碱酯酶活性二次生成的膜所包围的溶酶体，空泡数量随年龄和症状的增加逐渐增多。

免疫组织化学显示，自噬小体膜蛋白抗肌营养不良蛋白抗体染色阳性，而 LAMP2 表达缺失。电镜检查显示胞质内存有许多膜性自噬小体，含有糖原颗粒和胞质降解后的碎片。补体 C5b9 蛋白（攻膜复合体）主要沉积在部分空泡边缘，伴随肌膜上的 C5b9 缺失。

临床表现　以心肌病为主，非梗阻性肥厚型心肌病可以是该病临床表现之一，也可以是唯一表现。部分患者可无任何临床症状，也可突发心源性猝死，症状累及全身多系统，可出现眼底色素视网膜病。病情轻重及预后存在性别差异，男性较女性严重，男性发病早、进展快、预后差。女性发病晚，常表现为孤立心肌病，仅超声心动图检查时发现，无症状，病程进展慢。

心肌肥厚是该病的最初表现，特别是左心室肥厚多见，此外还伴有骨骼肌肌病和预激综合征。骨骼肌病通常在男性患者中表现较轻，仅表现为高肌酸激酶或肌电图显示肌病改变。有症状的患者典型表现为近端四肢和颈部的骨骼肌无力，进展缓慢或表现稳定，重者表现为肌萎缩和运动功能丧失。智力障碍多表现为注意力分散、语言功能差、情绪障碍等。

患者心电图早期可能正常，随着疾病进展出现异常。最常见的异常为预激综合征，还可能有左室高电压、异常 Q 波、传导阻滞和心房扑动等。预激综合征与心肌肥厚有关，而不是因为存在房室旁道。

诊断　该病症状复杂，临床诊断困难，对于疑似先天性代谢缺陷心肌病的患儿可选择相关实验室检查并咨询代谢专业医师。无论是否有异常家族史，对于所有散发性非梗阻性肥厚性心肌病患者均应进行肌功能、血肌酸激酶、心电图、超声心动图和神经系统检查等，如果患儿母亲也有相似临床症状，则高度怀疑该病。确诊依据肌细胞内 LAMP2 蛋白的表达缺失或 *LAMP2* 突变分析。

鉴别诊断　需与糖原贮积症Ⅱ型、X 连锁肌病伴过度自噬、肌原纤维肌病和线粒体病相鉴别。

治疗原则　尚无有效治疗方法，基本采取对症治疗。对症状较轻的患者，左卡尼汀、辅酶 Q10、维生素等营养干预可增加心脏能量代谢速率，提高患者生活质量。患者常快速进展为左室功能不全和房室传导阻滞，因此在选择负性肌力药物时应谨慎。对于恶性心律失常和心肌衰竭患者，最有效的方法是心脏移植术，能显著提高生存率。

预防　产前诊断是预防遗传病再发的重要措施，在先证者病因诊断、基因型明确的基础上，在母亲下一次妊娠时可通过胎盘绒毛或羊水细胞的酶学或 *LAMP2* 基因分析进行达农病的产前诊断。

（巩纯秀　丁圆）

Láishī-Nài'ēn zōnghézhēng

莱施-奈恩综合征（Lesch-Nyhan syndrome）

由次黄嘌呤-鸟嘌呤核糖磷酸转移酶（*HGPRT1*）基因突变导致的 X 连锁遗传病。又称自毁容貌综合征。HPRT1 缺失导致嘌呤代谢障碍，引起严重的高尿酸血症、智力运动障碍、自残症。患者几乎都是男性（女孩可作为基因携带者而无症状），3~4 月龄时发病，主要表现为智力低下，有特征性的强迫性自身毁伤行为。生存期为 10~30 岁。发病率约 0.26/10 万。

病因和发病机制　生理状态时 HPRT1 存在于人体各种组织中，在大脑的基底节内活性较高。酶的功能是使磷酸核糖基转移到次黄嘌呤和鸟嘌呤，分别形成次黄嘌呤苷酸（IMP）和鸟苷酸（GMP）。IMP 和 GMP 对于嘌呤的合成有反馈抑制作用。患者由于 HPRT1 缺陷，IMP 和 GMP 合成减少，对嘌呤合成的抑制作用降低，嘌呤合成增多，致使其终末产物尿酸大量蓄积体内，出现高尿酸血症。HPRT1 的部分缺陷表现为痛风，完全缺失则表现为莱施-奈恩综合征。由于脑组织中不存在自 5-磷酸核糖至尿酸的从头合成嘌呤核苷酸的路径，嘌呤核苷酸只能通过 HPRT1 作用的补救路径合成，因此 HPRT1 酶缺乏影响神经系统的生长发育。该病发病机制尚未明确。但患者中枢神经系统多巴胺能神经元几乎完全丧失，推测 D_1-多巴胺拮抗因子与该病的神经系统表现，尤其是自残行为有关。

临床表现　如下。

神经功能　肌张力障碍、运动延迟、舞蹈手足徐动、角弓反张、痉挛、反射亢进、构音障碍和吞咽困难。出生时可完全正常。早发型患儿于新生儿期出现哭闹不安、抽搐、睡眠障碍等神经系统异常，多数于婴儿期发病，表现为精神运动发育迟滞，肌张力异常，手足徐动，角弓反张等症状。有时可伴有颤动、惊厥。患儿常因运动发育落后而就诊，症状及体征与不随意运动型脑型瘫痪相似，易被误诊为脑性瘫痪。

认知能力　智力残疾、注意力缺乏。

情绪行为　易怒、情绪波动大，有自残侵袭行为。自残行为是最具特征性的症状，多于 1 岁牙齿发育后出现咬唇、面颊、舌和手指，撞击头部、戳眼，精神行为异常。

高尿酸血症　该病的生化特征，可导致肾结石、梗阻性肾病、痛风性关节炎等，痛风性关节痛是常见症状之一，较大的儿童可有痛风结节。

诊断　结合临床表现、生化指标、超声检查、酶活性检测及基因检测结果进行诊断。

辅助检查包括：①尿中尿酸增高，尿酸/肌酐比值>1；高尿酸，通常大于 599μmol/L，儿童期可正常。②红细胞或皮肤成纤维细胞 HGPT1 活性检测，剩余活性低于 1%（0.1%~1%），有助于疾病诊断和判断病情轻重，但由于酶活性检测取材准确性等限制，临床应用困难。③*HPRT1* 基因致病突变检测是诊断该病的可靠方法。

鉴别诊断　高尿酸血症是该病特征性的生化异常，应与其他遗传代谢病相鉴别。对于发生于儿童期的高尿酸血症需注意继发于其他疾病，如糖原贮积症Ⅰ型、骨髓增生性疾病、药物如水杨酸盐、唐氏综合征等，应注意鉴别。

治疗原则　尚无特效治疗方法，以对症治疗为主。患儿应避免摄入嘌呤含量高的食物。别嘌呤醇和碳酸氢钠有助于控制高尿酸血症。为防止自残行为对患儿的伤害，应注意肢体防护。肢体约束是防治自残行为的唯一有效方式，必要时采取强制措施，如拔除牙齿、佩戴头套、头盔，防止进一步的组织损伤。对于该病相关的神经系统症状，如智力运动发育落后、自我伤害行为等，尚无统一疗法。有文献报道干细胞移植可改善患儿神经系统症状，但缺乏长期随访数据。

预后　患者大多在 20~30 岁死亡，部分死于肾衰竭，部分因免疫功能低下死于严重感染。

预防 ①一级预防：即婚前预防。生育过患者的家庭及亲属在婚前，妊娠前应筛查是否携带 *HPRT1* 基因的致病突变。若携带，须到有资质的医疗机构接受遗传咨询。②二级预防：即出生前预防。对已生育患儿的家庭实施产前基因诊断，即在先证者明确的基础上对胎儿进行产前诊断可降低患者出生的再发风险。③三级预防：即症状前预防。通过新生儿筛查，在出现症状前早期诊断和早期治疗，延缓疾病的进展。

（巩纯秀　李晓侨）

Kǎilì-Xígémǐlè zōnghézhēng

凯利-席格米勒综合征 （Kelley-Seegmiller syndrome，KSS）

因次黄嘌呤鸟嘌呤磷酸核糖转移酶（HPRT）部分缺乏导致的 X 连锁隐性遗传病。临床表现为慢性痛风、精神运动发育迟缓、尿石症和慢性肾病，生化标志是尿酸生成过多。1967 年，凯利（Kelley）和席格米勒（Seegmiller）首次描述了 HPRT 酶活性的部分缺陷。该病的确切患病率尚不清楚，常被误诊为莱施-奈恩（Lesch-Ny-han）综合征，在加拿大活产婴儿中患病率为 0.26/10 万。

病因和发病机制　HPRT 是一种胞质酶，催化次黄嘌呤和鸟嘌呤转化为肌苷 5'-单磷酸和鸟苷 5'-单磷酸。磷酸核糖-1-焦磷酸酯通过肌苷 5'-单磷酸或鸟苷 5'-单磷酸在嘌呤补救途径中作为供体，减少嘌呤碱的再利用，HPRT 部分缺乏导致次黄嘌呤和鸟嘌呤的蓄积，增强尿酸从头合成从而导致高尿酸血症和高尿酸尿症。

临床表现　首发表现为尿液橙色结晶或血尿。临床表现受残留的 HPRT 活性影响，所有患者均有痛风性关节炎、精神运动发育迟缓、尿酸结石等。75% 的患者在 20 岁之前被诊断为尿石症。还可发生慢性肾病和继发于间质沉积或肾小管尿酸结晶沉淀的急性肾损伤。

诊断　初始评估必须包括血清和 24 小时尿液、尿酸水平、尿酸/肌酐比值、嘌呤（尿酸、次黄嘌呤、黄嘌呤、腺嘌呤和鸟苷）和高效液相色谱法。通过测定红细胞或成纤维细胞 HPRT 活性确诊，酶活性为 0~10%，大多数病例腺嘌呤磷酸核糖转移酶活性增高。基因检测证实突变可确诊。

鉴别诊断　需与 6-磷酸葡萄糖酸脱氢酶缺乏症、磷酸核糖-1-焦磷酸酯合成酶超活性和莱施-奈恩综合征相鉴别。

治疗原则　使用黄嘌呤氧化酶抑制剂（如别嘌呤醇或非布索坦）减少尿酸生成；使用枸橼酸钾碱化尿液，可将尿液 pH 值从 5.5 升至 7.0，并改善尿液枸橼酸盐的生物利用度。还应增加液体摄入量，使每日尿量至少达到 2 升，减少尿石症的复发，改善患者的生活质量。

预防　①一级预防：即婚前预防。按 X 连锁隐性遗传病的遗传模式进行遗传咨询和预防。②二级预防：即出生前预防。实施产前基因诊断，降低患者出生的再发风险。③三级预防：即对已诊患者采取及时，有效治疗。防止病情恶化，预防并发症和伤残等。

（巩纯秀　陈佳佳）

nǎo-gān-shèn zōnghézhēng

脑肝肾综合征 （cerebrohepa-torenal syndrome）

过氧化物酶功能降低或缺失引起的多器官功能异常的临床综合征。又称泽尔韦格谱系障碍（ZSD）。属于过氧化物酶体疾病的一种，为常染色体隐性遗传。临床特征为新生儿期肌张力减退、严重的神经发育迟滞、肝大、肾囊肿、视网膜功能障碍和颅面畸形等。临床较罕见。

病因和发病机制　该病由于编码过氧化酶体的基因 PEX 发生致病突变引发，包括 PEX1、PEX2、PEX3、PEX5、PEX6、PEX10、PEX11B、PEX12、PEX13、PEX14、PEX16、PEX19 和 PEX26 等基因，临床以 PEX1 基因突变最常见，占 60%~70%，其次为 PEX6、PEX12 等。PEX 基因致病突变导致过氧化酶体功能丧失、极长链脂肪酸等代谢障碍，影响多器官功能。

临床表现　①特殊面容：典型面部特征包括高前额、前囟大、宽眼位、鼻梁低平、高腭弓和小颌等。②神经系统异常：新生儿反应低下，吸吮和吞咽困难，癫痫样惊厥，精神运动发育明显迟缓。③眼部异常：白内障、青光眼、角膜混浊、虹膜布鲁什费尔德（Brushfield）斑、色素沉着性视网膜病和视神经发育不良等。④其他：多数伴有肾囊肿，半数有髌骨和髋臼点状钙化、点状软骨发育不良等。

诊断　根据典型临床表现、生化异常以及基因检测可诊断。在生化水平血浆极长链脂肪酸增高，过氧化物酶体胆汁酸中间体二羟基和三羟基胆甾烷酸（DHCA、THCA）、支链脂肪酸植烷酸，以及血浆中的哌可酸等水平升高。基因检测到 PEX 基因的致病突变可确诊。

鉴别诊断　取决于最突出的临床症状，如与色素性视网膜炎、小脑共济失调或肾上腺功能不全鉴别。其他单一过氧化物酶缺乏症，如经典雷夫叙姆（Refsum）病、α-甲基酰基辅酶 A 消旋酶缺乏症或 X 连锁肾上腺脑白质营养不良，可通过生化和基因检测进行鉴别诊断。

治疗原则 严重病例无有效治疗措施，适当的支持治疗、对症治疗可改善患者的生活质量。吸吮和吞咽困难者可鼻饲提供营养，抽搐者给予抗惊厥治疗，口服二十二碳六烯酸（DHA）、洛伦佐（Lorenzo's）油，胆酸等的临床疗效尚不肯定。

预防 该病为常染色体隐性遗传病，应避免近亲结婚。患者家庭再次生育有 25% 可能性患病，应向患者父母提供遗传咨询和产前诊断服务。

（顾学范）

xiāntiānxìng xīnzàng jīxíng

先天性心脏畸形（congenital heart defect，CHD）

胚胎时期心脏及大血管发育异常所形成的一大类疾病。心脏或胸腔内大血管结构畸形可导致个体心脏功能异常。中国 CHD 发病率较高，每年约有 30 多万 CHD 患儿出生，为出生缺陷首位，是 5 岁以下儿童死亡最主要原因之一。CHD 包括房间隔缺损、室间隔缺损、动脉导管未闭、大动脉转位、法洛四联症和左心室发育不良等。

病因和发病机制 包括遗传因素和母体因素。

遗传因素 分为染色体异常、单基因遗传和多基因遗传。约 15% 的先天性心脏畸形婴儿存在染色体异常，如 21 三体综合征、22q11.2 缺失综合征、威廉姆斯综合征等。单基因遗传病综合征也可以导致心脏畸形，如努南（Noonan）综合征、霍尔特-奥拉姆（Holt-Oram）综合征等。有 40 余种不同的基因与非综合征性心

脏畸形的发生相关，如 *GATA4* 和 *NKX2-5* 等编码心脏发育过程所需的转录因子。

母体因素 孕产妇糖尿病和苯丙酮尿症是 CHD 的危险因素，母亲的营养状况可影响后代基因遗传。其他包括产妇肥胖、饮酒、风疹感染、发热性疾病、药物暴露（如抗惊厥药、血管紧张素酶抑制剂、非甾体抗炎药等）、接触有机溶剂以及父母高龄也是 CHD 的潜在危险因素。

临床表现 轻者无明显症状，有症状者表现为患儿发育迟缓，喂养困难，活动后胸闷、气短、心悸甚至晕倒。大部分法洛四联症患者出生后即有呼吸困难，常有蹲踞动作，可减轻发绀和呼吸困难症状。体格检查发现心前区的异常隆起和心脏杂音，动脉导管未闭听到胸骨左缘第 2 肋间粗糙的连续性机器样杂音。室间隔缺损可闻及胸骨左缘第 3~4 肋间粗糙响亮的全收缩期杂音。

诊断 如下。

产前诊断 超声检查是妊娠期诊断和评估心血管病理学的主要工具，应从妊娠早期（<18 周）开始检查。产前筛查测试（如血清筛查）风险水平超过 3% 者，应接受超声检查。此外，3D 成像通过心脏磁共振或计算机断层血管造影生成 3D 心脏模型，可以定量测量胎儿心室容积和射血分数。宫内诊断，有助于早期制订治疗计划，改善胎儿预后。

产后诊断 X 线检查可以观察心影及毗邻器官的形状、位置及大小及轮廓，梨形心表现为左心房、右心室扩大伴肺动脉段突出，主要见于二尖瓣病变、房间隔缺损；心尖向左下延伸，肺动脉段凹陷，主动脉结增宽，心影增大呈靴形心，常见于主动脉瓣

狭窄和法洛四联症等。心脏超声是确诊的主要无创检查方法，显示缺损位置、大小和分流信号，测量心房、心室和大血管的直径，有无瓣膜狭窄和反流，还可以评估肺动脉高压的程度。

基因检测 应优先考虑患者、父母或监护人的个人期望与选择，需要在检测前进行遗传咨询，并由具有 CHD 遗传学专业知识的多学科团队进行协调。对 CHD 患儿进行染色体核型分析、染色体微阵列分析（CMA）或拷贝数变异分析，以检测较大片段的基因组异常。基于候选基因的高通量测序与全外显子组测序可以检出点突变与微小插入缺失突变，作为 CHD 的可选检测。当产前宫内超声检查发现胎儿 CHD 时，可提供羊水或绒毛膜样本的 CMA 或拷贝数变异分析。在有综合征和/或复杂 CHD 的产前诊断病例中，可以对羊水或绒毛膜样本进行家系的全外显子组测序检查。与先天性心脏缺陷相关的基因，可以查询 http：//www.genetests.org 获取基因测试最新信息（表 1）。

治疗原则 包括两阶段。

宫内治疗 仅针对少数宫内病死率高或出生后治疗效果差的复杂心脏畸形，干预策略包括母体给药、微创胎儿镜引导的介入技术、胎儿镜下心脏干预，以及开放性胎儿心脏手术治疗。胎儿心脏介入技术已成为胎儿宫内治疗的重要手段，主要针对严重主动脉瓣狭窄伴进行性左心发育不良、左心发育不良伴限制性卵圆孔、肺动脉闭锁伴室间隔完整等心脏畸形。

出生后治疗 介入治疗因损伤小、恢复快已成为主要的治疗手段。瓣膜成形术主要用于治疗肺动脉或主动脉瓣狭窄，封堵术

表 1　部分与先天性心脏畸形相关的基因

心脏畸形类型	基因	基因定位
家族性先天性心脏病	NKX2-5	5q34-q35
D 型大动脉转位，右心室双出口	CFC1	2q21
D 型大动脉转位	PROSIT240	12q24
法洛四联症	ZFPM2/FOG2	8q23
	NKX2-5	5q34-q35
	JAG1	20p12
房室隔缺损	CRELD1	3p21
房间隔缺损/室间隔缺损	GATA4	8p23
异质性	ZIC3	Xq26
	CFC1	2q21
	ACVR2B	3p21. 3-p22
	LEFTYA	1q42. 1
主动脉瓣上狭窄	ELN	7q11

主要用于房间隔、室间隔缺损和动脉导管未闭。不适合介入手术的复杂心脏畸形也可以通过外科手术治疗。

预防　专业的产前咨询有助于评估后代出现先天性心脏缺陷的风险。对于辅助生殖家庭，植入前基因诊断预测发病风险。高危家庭（如孕妇产前冠心病）在受孕前进行咨询与持续风险评估，结合胎儿超声进行孕期随访，有利于早诊断和早治疗。

（洪 葵）

jiāzúxìng féihòuxíng xīnjībìng

家族性肥厚型心肌病 （familial hypertrophic cardiomyopathy）

以心脏负荷增加不能解释的左心室肥厚为病理特征的遗传性心肌病。肥厚型心肌病为常染色体显性遗传，外显率 40%~100%，美国成年人发病率为 200/10 万，中国为 80/10 万，是青少年和运动员猝死的主要原因之一。

病因和发病机制　该病是典型的单基因遗传病，主要为常染色体显性遗传，约 60% 的患者可以检测到致病基因突变，已经明确的相关致病基因有 MYH7、MYBPC3、TNNT2、TNNI3、TPM1、MYL2、 MYL3、 ACTC1、 PLN、FLNC、GLA、LAMP2、PRKAG2、TTR 和 GAA，其中非综合征型以肌小节蛋白基因突变为主，包括粗肌丝、细肌丝、Z 盘结构蛋白或钙调控相关蛋白等。肥厚型心肌病也可作为表型之一见于其他遗传性综合征，如糖原贮积症（致病基因 LAMP2、PRKAG2、GAA）、法布里（Fabry）病（致病基因 GLA）等。MYH7 和 MYB-PC3 基因突变是最常见的两个基因，占比 50%。TNNT2 和 TPM1 基因突变则相对少见，占比不到 10%。MYL2、MYL3、FLNC 和 PRKAG2 基因突变也较少见。基因突变引起心室肥厚的具体机制尚未完全明确，有人认为基因突变导致肌纤维收缩功能受损，从而出现代偿性心肌肥厚和舒张功能障碍；也有观点认为，基因突变导致钙循环或钙敏感性受扰，能量代谢受到影响，从而出现心肌肥厚、纤维化、肌纤维排列紊乱及舒张功能改变。

MYH7 基因　编码 β 肌球蛋白重链，是首个发现的致病基因，占 15%~30%。肌球蛋白是心肌中主要的收缩蛋白。而 MYH7 突变导致肌丝滑行速度减慢、心肌收缩力减小，肌小节间产生抑制作用，影响 ATP 分解位点和肌动蛋白结合位点，降低粗肌丝和细肌丝的亲和力，使心肌收缩功能下降，导致代偿性肥大。

MYBPC3 基因　编码心脏特异性肌球蛋白结合蛋白 C，突变占已报道病例的 15%~30%。其有助于肌小节的稳定性，同时具有调节活性，影响肌丝运动。肌球蛋白结合位点主要位于 C 末端，突变可降低 MYBPC3 与肌球蛋白的结合力，造成肌小节结构和功能损害，无序肌原纤维积累、心肌肥厚。

TNNT2 基因　编码肌钙蛋白 T，该基因突变使肌原纤维的钙敏感性降低并增加了肌肉收缩时 ATP 的消耗，从而影响心肌细胞的舒缩运动。

TPM1 基因　该基因突变导致原肌球蛋白在细肌丝上的位置改变，影响原肌球蛋白与肌动蛋白的结合，影响肌动蛋白与肌球蛋白之间的作用。除了影响心肌收缩性之外，该基因突变还可以改变肌丝的钙敏感性，使细胞内钙离子调控和信号通路发生改变，引起心肌肥厚。

PRKAG2 基因　编码 AMP 激活蛋白激酶（AMPK）γ2 亚单位，一种调节葡萄糖摄取和糖酵解的酶。PRKAG2 突变导致心脏糖原贮积，临床发病通常在青春期晚期或 30 岁左右，心室预激易导致室上性心动过速，轻度至重度心脏肥大，心脏猝死风险增加。

分类　根据肥厚的心肌是否造成左心室流出道梗阻，将肥厚型心肌病分为梗阻性和非梗阻性两类。梗阻性肥厚型心肌病的室间隔明显肥厚可造成左心室流出道狭窄，心室收缩时血液快速经过流出道产生负压，可使二尖瓣前叶移动并加重流出道梗阻。心肌肥厚时需氧量明显增加，而冠状动脉的血供相对不足，心室壁内的小动脉常受到心肌收缩压迫引起管壁增厚，使患者出现心肌缺血和劳力性胸痛。舒张功能不全使心室充盈压明显升高，压力传递至左心房，可引起左心房扩大及肺静脉淤血，导致舒张性心力衰竭表现。心房和心室的纤维化和重塑可引起心房颤动、室性心动过速等失常，造成血栓栓塞、心脏猝死等并发症。

临床表现　心室舒张功能不全引起的劳力性呼吸困难和乏力是最主要的临床表现。少数患者伴有劳力性胸痛，与心室肥厚、收缩力增强导致的相对性心肌缺血有关。心悸常由心房颤动、室性早搏和室性心动过速等心律失常引起。肥厚型心肌病可在运动时出现晕厥，一方面运动使流出道梗阻加重使左心室射血减少，另一方面恶性心律失常也可由运动诱发导致晕厥，是患者运动猝死的主要原因。

非梗阻性患者可无明显的阳性体征。伴有梗阻的患者心脏听诊可闻及胸骨左缘第3~4肋间的收缩期杂音，出现收缩期二尖瓣前移时在心尖部也可闻及二尖瓣反流的收缩期杂音，闭气动作或使用硝酸甘油后杂音可增强。

诊断　根据临床症状、家族史、典型心脏杂音、心脏超声或磁共振成像（MRI）发现左心室肥厚可初步诊断。

心脏超声和MRI　诊断标准是左室心肌某节段或多个节段室壁厚度≥15mm。临界性厚度（13~14mm）的患者，需评估家族史、心电图和基因检测结果以明确诊断。影像学检查还可以测量流出道宽度和血流速度以及是否存在二尖瓣反流，间接评估左心室和主动脉之间的压力差，判断是否存在流出道梗阻。

心电图　左心室高电压是最常见的表现，V_5导联R波明显增高伴有ST段异常，显示为左心室肥大的表现。下壁导联（Ⅱ、Ⅲ、aVF）和侧壁导联（Ⅰ、aVL或$V_4 \sim V_6$）可出现病理性Q波，反映心肌的纤维化和室间隔肥厚导致的除极向量异常。侧壁导联R波振幅增高伴有$V_2 \sim V_4$导联T波深倒置常是心尖部肥厚型心肌病的特征性心电图。

左心导管检查　通过直接测量左心室腔和主动脉的压力计算压力差，是诊断流出道梗阻及其严重程度最有价值的方法，部分患者静息状态下无流出道梗阻，可通过瓦尔萨尔瓦（Valsalva）动作和药物激发来明确是否存在隐匿性梗阻。有胸痛的患者可同时进行冠状动脉造影以排除冠状动脉阻塞引起的心肌缺血。

基因检测　对所有肥厚型心肌病患者及其亲属进行遗传咨询，包括讨论检测风险、获益和可提供遗传检测的选项。检测基因至少包括 *MYH7*、*MYBPC3*、*TNNT2*、*TNNI3*、*TPM1*、*MYL2*、*MYL3*、*ACTC1*、*PLN*、*FLNC*、*GLA*、*LAMP2*、*PRKAG2*、*TTR* 和 *GAA*。如果先证者检测出明确的致病突变，应行基于家系的级联遗传检测。携带致病突变的家庭成员应行详细的临床评估来确定是否为肥厚型心肌病患者，由于心肌肥厚的程度会在生长发育过程中不断加重，建议长期随访监测心电图和心脏超声。

鉴别诊断　需鉴别的主要疾病是高血压性心肌肥厚，患者长期高血压病史，心肌肥厚通常呈对称性，室壁厚度很少超过15mm。此外，主动脉瓣狭窄和先天性主动脉瓣下隔膜和冠心病也可引起左心室肥厚，心脏超声和冠脉造影可以排除。尤其还要注意药物导致的心肌肥厚，长期使用某些药物，包括促代谢合成的类固醇、他克莫司和羟氯喹，可导致左心室肥厚，需详细询问疾病和用药史。

治疗原则　治疗的主要目的是改善症状、减少脑卒中等并发症和预防心脏猝死。

一般治疗　包括避免劳累和竞技性运动，预防呼吸道感染，避免使用加强心肌收缩力和减少血容量的药物。β受体拮抗剂是主要的治疗药物，可以减慢心率、改善舒张功能和减轻流出道梗阻，也具有一定的抗心律失常作用，应当根据心率、血压情况逐步增加至最大可耐受或者目标剂量。

外科治疗　室间隔部分切除术主要用于严重流出道梗阻（压力差50mmHg以上）导致反复晕厥的患者，可使流出道变宽、血流动力学改善。高龄或其他手术风险高的患者可考虑室间隔酒精消融使部分室间隔发生坏死和萎缩来达到与外科手术同样的效果，外科和介入手术都需要转诊至有经验的医疗中心进行。

合并心房颤动的患者需要长期口服抗凝药物预防脑卒中。恶性心律失常引起的心搏骤停是该病常见的死亡原因，有持续性室性心动过速或心室颤动导致晕厥、心搏骤停的高危患者可植入复律除颤装置预防心脏猝死。

预后　该病进展较缓慢，多

数患者可存活数十年而没有临床症状。有心搏骤停病史、猝死家族史、心室厚度超过 30mm、室性心律失常和运动时晕厥是预后不良的高危因素。

(洪葵 中阳)

kuòzhāngxíng xīnjībìng

扩张型心肌病 (dilated cardiomyopathy, DCM)

以心脏扩大和心脏收缩功能不全为特征的原发性心肌病。是引起心力衰竭的重要原因之一，由遗传因素和非遗传因素作用引起，发病率为 19/10 万 ~ 36.5/10 万。该病以左心室扩大和收缩功能降低为病理特征，心室壁变薄、收缩动度减低，心室充盈压升高引起肺淤血、呼吸困难等左心衰竭表现，晚期进展为肺动脉高压出现全心衰。心室重塑和心肌纤维化可激发传导阻滞、心房颤动和室性心动过速等心律失常，严重者可出现心脏猝死。

病因和发病机制　多数病因不清，可能的原因包括基因突变和感染、免疫炎症和内分泌代谢等非遗传因素。致病基因突变导致的家族性扩张型心肌病，占所有病例的 35%，多数是由于编码细胞骨架、肌小节和核膜蛋白等基因发生突变导致的，为常染色体显性遗传，少数为 X 连锁遗传。已明确的相关致病基因有 MYH7、MYBPC3、TNNT2、DSP、TTN、LMNA、MYH6、MYPN、RBM20、SCN5A、ANKRD1、RAF1、DES 和 DMD，其中 TTN 最常见，占比 15% ~ 25%。常见的致病基因及其作用机制如下。

TTN 基因　编码人类最大的蛋白质肌联蛋白，负责调节肌小节收缩和信号转导。最常见的致病突变为截断突变（无义突变、移码突变、剪接位点突变等），

TTN 截断突变造成肌小节中的肌联蛋白组装缺陷，破坏了肌小节中肌联蛋白和其他结构之间正常相互作用，导致肌小节功能缺失，表现为心脏收缩功能受损。

LMNA 基因　其错义突变和截断突变占 5% ~ 8%，作用是调节细胞核结构，通过直接和间接调节染色质结构、DNA 复制和信号转导通路来调节基因转录。LMNA 突变可导致机械信号传导的异常，表现为心脏传导疾病、心动过速或心肌收缩力受损。该基因突变亦导致其他疾病，如 A 型核纤层蛋白前体的积累而致早衰综合征。

MYH7 基因　编码 β 肌球蛋白重链，其错义突变导致心肌收缩功能下降，进而使心肌代偿性肥大。

TNNT2 基因　编码肌钙蛋白 T，突变后使肌原纤维的钙敏感性降低、增加耗能，影响心肌细胞的舒缩。

RBM20 基因　编码的 RNA 结合模体 20 蛋白是一种在心房和心室中高度表达的 RNA 结合蛋白，可以调控肌联蛋白的剪接。

SCN5A 基因　编码心脏中表达的钠通道，最常出现在遗传性原发性心律失常综合征中，包括长 QT 间期综合征和布鲁加达综合征。其错义突变可引起钠通道功能异常、心律失常和心肌细胞收缩功能障碍。

临床表现　由心力衰竭、心律失常和血栓栓塞引起。多数早期表现劳力性呼吸困难、乏力及踝部水肿，逐渐加重引起夜间阵发性呼吸困难、全身水肿和胸腔积液，晚期出现食欲减退、消瘦等恶病质表现。猝死风险显著增加也是扩张型心肌病的主要特点，在婴儿患者中猝死可为首发表现，

心脏泵血功能衰竭和恶性心律失常是猝死的主要原因。心室壁扩张和纤维化以及心房颤动常使心室内形成血栓，血栓脱落可引发脑卒中等并发症。体格检查可有下肢水肿、颈静脉怒张、肝颈静脉回流征阳性，心脏听诊肺动脉瓣第二心音亢进、心尖左下移位、奔马律和二尖瓣反流性收缩期杂音。

诊断　根据心力衰竭的临床表现和心脏超声发现心脏扩大和心室收缩功能受损可初步诊断，再根据家族史和基因检测结果明确是否为家族性扩张型心肌病。

胸部 X 线检查　心影向左侧或双侧扩大，心胸比大于 0.5。常伴有肺淤血、肺水肿、肺动脉高压或胸腔积液等表现。

心电检查　患者很少有完全正常的心电图，常见 ST-T 改变、QRS 波低电压、R 波递增不良和病理性 Q 波，缺乏特异性。常见各种期前收缩、心房颤动、传导阻滞及室性心动过速等心律失常。

心脏超声　出现左心室或全心扩大，室壁运动弥漫性减弱，室壁相对变薄。临床以左心室舒张末期内径大于 50m（女性）和 55mm（男性）为诊断界值，还需满足左心室射血分数小于 45% 或左室短轴缩短率小于 25%。超声还可以评估二尖瓣反流和肺动脉高压的严重程度。

心脏磁共振成像　比超声更加准确地测量心脏各心腔的大小和心室壁的收缩能力，准确检测 DCM 心肌功能，通过延迟钆增强现象还可以识别心肌组织学特征，发现定量识别心肌纤维化程度和瘢痕区域的大小，对风险评估和判断预后有重要价值。

遗传学诊断　患者应进行遗传咨询与遗传检测。该病的基因

检测阳性率为 20%～50%，取决于家族史、心脏性猝死病史、心脏及心脏外表现的影响。检测至少包含 MYH7、MYBPC3、TNNT2、DSP、TTN、LMNA、MYH6、MYPN、RBM20、SCN5A、ANKRD1、RAF1、DES 和 DMD 基因。其他有心肌扩张表现的疾病，如神经肌肉疾病、线粒体遗传病、先天综合征等可选择与疾病相符的基因检测方式。

鉴别诊断　需与引起心脏扩大的常见原因相鉴别，如心脏瓣膜病、高血压性心脏病、缺血性心肌病，通过病史、心脏超声和冠脉造影结果可以排除。遗传因素导致的心肌病中，致心律失常右室心肌病可以累及左心室，但心室纤维明显更严重，且两者致病基因不同。左心室致密化不全也是与遗传相关、表现为左心室扩大和心力衰竭的心肌病，超声可见较厚的梳状隐窝样非致密化心肌，常形成心室内血栓。

治疗原则　治疗的主要目标是改善心力衰竭症状、防止左心室收缩功能持续恶化、预防脑卒中和心脏猝死。避免劳累和呼吸道感染，利尿剂和血管扩张药物能减轻心脏负荷，缓解呼吸困难和消除水肿。长期口服拮抗神经内分泌系统的药物，包括 β 受体拮抗剂（如美托洛尔）、普利和沙坦类药物和螺内酯，可以缓解症状和降低病死率，沙库巴曲和达格列净可在此基础上进一步改善患者预后。心脏猝死高危的患者需要植入复律除颤装置预防猝死，心脏移植是常规治疗无效晚期患者的唯一治疗方法。

（洪葵 中阳）

xīnjī gěngsǐ

心肌梗死 （myocardial infarction）

供应心脏血液的冠状动脉发生狭窄、阻塞引起心肌缺血缺氧并出现坏死的疾病。是可危及生命的急症、心血管病患者死亡的主要原因。

病因和发病机制　心肌梗死的危险因素包括高血压、高胆固醇血症、肥胖、吸烟和糖尿病等，也有很多证据表明其为遗传变异与环境因素共同发挥作用的疾病。年龄增长、血压升高、糖尿病、吸烟和高胆固醇血症等血管损伤因素，可以造成冠状动脉粥样硬化和斑块生成，即冠状动脉粥样硬化性心脏病（简称冠心病）。不稳定的斑块在某些诱因下出现破裂、继发血栓形成时，冠状动脉几乎或完全堵塞，使其供应的心肌缺血、缺氧而坏死，通常心肌在血管阻塞后 20～30 分钟就可坏死。

单纯的心肌梗死是多基因遗传病，冠心病患者一级亲属的患病风险是普通人群的 2～7 倍。以下基因的多态性与心肌梗死相关：PCSK9、SORT1、MIA3、WDR12、MRAS、PHACTR1、LPA、TCF21、MTHFDSL、ZC3HC1、CDKN2A、2B、ABO、PDGF0、APOA5、COL4A1、HHIPC1、SMAD3、ADAMTS7、RAS1、SMG6、SNF8、LDLR、SLC5A3、MRPS6 和 KCNE2。有些孟德尔遗传病会出现早发心肌梗死，如家族性高胆固醇血症占早发心肌梗死人群的 20% 左右。与胆固醇代谢有关的基因包括低密度脂蛋白受体基因 LDLR，以及调节 LDLR 的 APOB、PCSK9 等。

临床表现　胸痛是急性心肌梗死最主要的症状，典型描述是胸骨中下段或心前区压榨样疼痛，严重者有濒死感，但也可描述为闷痛和紧缩感，疼痛放射至左侧上肢、下颌和左肩背部，常伴有呕心、大汗等自主神经激活的表现，若梗死面积较大引起心肌收缩力明显降低可伴有胸闷、呼吸困难等急性心力衰竭症状。持续时间 20～30 分钟，硝酸甘油不能缓解。有些糖尿病患者可以没有明显症状，表现性无痛性梗死，还有一些患者在胸痛后短时间内即出现心搏骤停，出现晕厥甚至猝死。

诊断　依据胸痛症状、心电图动态改变、肌钙蛋白升高、冠状动脉造影和基因检测可诊断。

心电图　典型改变为 T 波高尖或倒置，ST 段抬高或压低，R 波振幅降低或出现病理性 Q 波，心电图随缺血时间延长出现动态改变，提示心肌缺血。

肌钙蛋白　肌钙蛋白只存在于心肌细胞中，是特异性最高的心肌损伤标志物，血液中检出肌钙蛋白提示心肌细胞出现坏死，但肌钙蛋白在发病后数小时后才能检出。

冠状动脉造影　诊断冠状动脉阻塞的金标准。当症状、心电图和肌钙蛋白中有 2 项符合时即可诊断急性心肌梗死，但少数患者的症状、心电图改变不典型，肌钙蛋白存在滞后性，需视情况行造影检查。ST 段抬高提示冠状动脉完全梗死的可能性较高，需尽快完成冠状动脉造影并及时治疗，其他类型应根据临床表现进行严重程度评分，在相应时间内完成造影检查。

遗传学诊断　心肌梗死是多基因与环境因素共同影响的疾病，除了可疑家族性高胆固醇血症的患者建议检测 APOB、LDLR 和 PCSK9 等基因外，其余患者为评估预后及再发病风险的基因检测项目还未开展。许多学者在研究中将已发现的基因纳入多基因遗传风险评分用于评估心肌梗死的预后和指导管理，是今后遗传学用于精准医疗的重要方向。

鉴别诊断 需与其他引起急性胸痛的疾病，如主动脉夹层、急性肺动脉栓塞、急性心包炎和急腹症相鉴别。

治疗原则 心肌梗死急性期的治疗目标是降低病死率、及时开通冠状动脉减轻心肌坏死程度。实行严密监护，药物治疗包括给予血管扩张药物缓解胸痛，阿司匹林联合氯吡格雷或替格瑞洛双联抗血小板聚集，肝素抗凝，他汀类药物调脂稳定斑块，减轻心脏负荷、控制心律失常和预防猝死等，根据心肌梗死类型实施再灌注和血运重建治疗，开通阻塞的冠状动脉从而挽救濒临坏死的心肌细胞，包括经皮冠状动脉介入治疗、静脉溶栓和冠状动脉旁路移植术。

预防 患者出院后的长期治疗目标是预防动脉粥样硬化病变的继续加重和再发心肌梗死，减轻心室重构的不利影响和预防心力衰竭发生，即二级预防，可概括为 ABCDE，包括阿司匹林、血管紧张素转换酶抑制剂或血管紧张素受体拮抗剂（A），控制血压和 β 受体拮抗剂（B），戒烟和降脂（C），健康饮食和控制糖尿病（D），接受健康教育和运动康复治疗（E）。

未患冠心病和心肌梗死的人群也可以通过控制饮食中的脂肪、胆固醇和盐的摄入，戒烟戒酒，加强运动，维持健康的体重、血压、血糖和血脂，以减轻焦虑或压力。

（洪葵）

xīnzàng chuándǎo jíbìng

心脏传导疾病（cardiac conduction defect） 由遗传因素引起心脏电传导缺陷的以反复晕厥和心脏猝死为临床表现的一组心律失常疾病。大部分为常染色体显性遗传，分为进行性心脏传导疾病（PCCD）和伴有结构性心脏病的心脏传导疾病两种类型，后者可合并先天性心脏病和心肌病。

病因和发病机制 早期报道该病的病理表现为累及传导系统的退行性变和纤维化，认为这种疾病属于原发性退行性病变和传导系统过早衰老，然而后来的研究证实这类疾病与遗传密切相关（表1）。1999 年，在患有这种疾病的家系中首次明确了 SCN5A 基因突变可导致 PCCD。SCN5A 基因编码钠通道 Nav1.5 的 α 亚基，其功能降低或丧失导致动作电位 0 期去极化速率和幅度降低，出现心室内传导阻滞和房室传导阻滞。

TRPM4 也是可能的致病基因，TRPM 通道可介导一种钙离子激活的非选择性内向电流，在浦肯野纤维中高度表达，该基因突变使 TRPM4 通道的内吞和降解减少，细胞膜 TRPM4 通道密度增加和内向电流增加，导致膜最大复极电位减小和浦肯野纤维去极化速率和幅度降低，造成房室结以下的束支和浦肯野纤维网传导减慢和阻滞。

合并先天性心脏病者可由 NKX2-5 基因突变引起，通常合并房间隔缺损，NKX2-5 为心脏特异性同源盒基因，定位于染色体 5q35.1，在人类心脏发育过程发挥重要作用，参与房室分隔和形成传导系统。在该基因敲除的动物模型中也出现传导系统发育不良和心脏传导阻滞。

编码核纤层蛋白 A/C 的 LAMN 基因和 SCN5A 基因突变导致的遗传性扩张型心肌病，可以合并心脏传导疾病。PRKAG2 和 LAMP2 基因突变可引起心肌细胞营养代谢障碍和异常物质堆积，出现肥厚型心肌病合并心脏传导阻滞的表型。部分病例可能存在心脏外的神经肌肉病变。

编码钠通道配体的 SCN1B 基因、编码缝隙连接蛋白 CX40 的 GJA5 基因和编码钾通道的 KNCH2、KCNJ2 基因突变也与心脏传导疾病有关。

临床表现 PCCD 表现为随年龄增长而不断加重的心脏传导阻滞，早期可无症状，当发生二度以上房室传导阻滞伴长时间心室停搏时可出现晕厥、阿-斯综合征甚至心脏猝死。部分患者可合并房间隔缺损、室间隔缺损、法洛四联症和埃布斯坦（Ebstein）

表1 遗传性心脏传导疾病的相关致病突变

表型	心脏超声	基因	基因定位	遗传方式	功能
孤立性 PCCD	正常	SCN5A	3p22.2	AD	降低
		TRPM4	19q13.3	AD	增强
		GJA5	1q21.1	AD	降低
		SCN1B	19q13.11	AD	降低
合并先天性心脏病	房间隔缺损、室间隔缺损等	NKX2-5	5q35.1	AD	降低
合并扩张型心肌病	心室扩张，收缩功能降低	LAMN	1q22	AD	降低
		SCN5A	3p22.2	AD	降低
合并肥厚型心肌病	心室肥厚，舒张功能降低	PRKAG2	7q36.1	AD	降低
		LAMP2	Xq24	XLD	降低

注：AD. 常染色体显性遗传；XLD. X 连锁显性遗传。

畸形。合并扩张型或肥厚型心肌病者存在不同程度的心力衰竭症状，部分患者出现肌炎、肌营养不良、智力异常等其他神经肌肉病变。

诊断 根据晕厥症状和家族史，以及心电图发现房室传导阻滞可以诊断。动态心电图和长程心电监测设备可以提高房室传导阻滞的检出率。心脏超声和磁共振有助于发现先天性心脏病、心肌病及心脏结节病等浸润性病变。

PCCD 多数为常染色体显性遗传，常染色体隐性遗传与 X 染色体连锁遗传罕见。排除其他原因，50 岁以下且家族史阳性的心脏传导阻滞患者应行基因检测，检测基因应至少包含 SCN5A、SCN1B、TRPM4、LMNA、NKX2-5 和 DES。致病突变的检出率约 50%，其中 SCN5A 和 LMNA 各 20%，TRPM4 占 5%~10%。检出致病突变的患者家属也应接受基因检测，携带致病突变者需长期监测心电图和心脏超声。基因型可提供部分预后信息：LMNA 突变者的心力衰竭、室性心律失常和心脏猝死风险较高，SCN5A 突变者可能合并布鲁加达（Brugada）综合征及室性心律失常。

鉴别诊断 需排除纤维变性、缺血、浸润性病变、肿瘤、瓣膜钙化和甲状腺功能减低等继发性心脏传导阻滞。

治疗原则 避免使用影响心脏传导的药物。束支阻滞或一度房室传导阻滞可暂不治疗，长期随访。二度以及完全性房室传导阻滞出现晕厥的患者，应植入起搏器治疗。携带 LAMN 基因突变的患者猝死风险较高，如果有心室收缩功能降低和猝死家族史，应当植入复律除颤装置预防猝死。

（洪葵）

cháng QT jiānqī zōnghézhēng

长 QT 间期综合征（long QT syndrome，LQTS） 心脏结构正常，心电图表现为 QT/QTc 间期延长伴有 T 波异常（如 T 波切迹和双相 T 波），临床表现为反复晕厥、心脏猝死的单基因遗传病。是最常见、认识最早的遗传性心脏离子通道病，发病率约 0.4‰，往往在儿童或青少年时期出现临床表现，在有症状的病例中，未经治疗的 10 年病死率为 50%，是无结构性心脏病猝死的主要原因之一。

病因和发病机制 心室复极过程中内向电流逐渐减弱、外向电流逐渐增强，编码这些离子通道的基因突变使钾外向电流减弱或钠、钙内向电流增强时，即导致复极延迟、动作电位时程和 QT 间期延长（表 1）。编码钾通道的基因是绝大多数 LQTS 的致病基因，KCNQ1 和 KCNH2 分别编码 I_{Ks} 和 I_{Kr} 通道的 α 亚基，占 LQTS 的 80%。钠通道基因 SCN5A 的功能获得性突变导致钠内向电流增加，是 LQTS 的第三大常见原因。编码钙通道的 CACNA1C 基因的致病性突变可导致钙内向电流增加引起罕见但恶性程度很高的 LQTS。

尖端扭转型室性心动过速（TdP）是 LQTS 患者出现症状和引发猝死的原因，因发作时 QRS 波方向和振幅周期性变化、以等电位线为中心扭转而得名。QT 间期延长引起 TdP 的机制仍未完全

阐明，一般认为可能与触发活动和折返相关，这两种机制分别参与 TdP 的形成和维持。早期后除极在动作电位时程延长时容易发生，常表现为长周期依赖，膜电位的震荡由内向钙电流介导，而延迟后除极与细胞内钙超载有关，细胞内钙离子浓度升高可激活一种瞬时内向电流，导致膜电位震荡。心动过速的维持可能依赖于功能性折返，功能性折返的条件是不同部位心室复极的不均一，即复极离散度的增加。

自主神经张力失衡是诱发 TdP 的常见原因。突然的交感神经激活容易诱发 LQTS1 型和 LQTS2 型的心脏事件，包括惊吓、运动、游泳和声音刺激等。而 LQTS3 型心律失常发生在夜间睡眠、心动过缓时，明显呈长间歇依赖。

临床表现 初次发病年龄存在差异，主要集中在儿童和青少年时期，有些在婴幼儿时期甚至子宫内发病，临床症状由 TdP 发作引起，其严重程度与 TdP 发作的频率和持续时间相关。TdP 发作通常有两种转归，大部分自行终止，表现为单次、短暂的血流动力学紊乱，可导致心悸、胸闷、黑矇、晕厥等症状，但 TdP 也可频繁、连续发作并蜕变为心室颤动而导致心脏猝死。双突变、常染色体隐性遗传者可伴有耳聋。LQTS 患者 TdP 发作常由特定的因素诱发，LQTS1 型由运动、游泳诱发，LQTS2 型由突然的声音刺

表 1 长 QT 间期综合征常见致病基因

分型	致病基因及定位	遗传方式	占比	编码蛋白	功能
LQTS1	KCNQ1 （11p15.5）	AD, AR	30%~35%	Kv7.1	降低
LQTS2	KCNH2 （7q36.1）	AD	25%~30%	Kv11.1	降低
LQTS3	SCN5A （3p22.2）	AD	5%~10%	Nav1.5	增强

注：AD. 常染色体显性遗传；AR. 常染色体隐性遗传。

激诱发，而 LQTS3 型常在夜间睡眠、心动过缓时发病。

诊断和鉴别诊断 在诊断先天性 LQTS 前，需要排除药物和电解质紊乱等其他原因引起的继发性 QT 间期延长。临床诊断需要根据 QTc 间期、心电图表现、心律失常事件和家族史等因素进行评分，排除继发性 QT 间期延长后，多次 12 导联心电图 QTc 间期 ≥ 480ms 或危险评分 >3 分可诊断为 LQTS（表 2）。

约 80% 的患者可发现基因突变，其中 KCNQ1、KCNH2、SCN5A 基因占 90%，分别为 LQTS1 型、LQTS2 型和 LQTS3 型。确定诊断应检测 KCNQ1、KCNH2、SCN5A、CALM1、CALM2 和 CALM3 基因，可以在 80% 的病例中检出致病突变。LQTS 合并其他综合征的情况下，如耶韦尔和朗格－尼尔森（Jervell and Lange-Nielsen）综合征、蒂莫西（Timothy）综合征、安德森－塔维（Andersen-Tawil）综合征和 Triadin 敲除综合征，候选检测基因可增加 CACNA1C 和 KCNE1。LQTS 中等可能性的患者（1.5~3.0 分）可行基因检测。若先证者发现致病突变，需要对其家庭成员进行级联筛查，携带同一致病突变的先证者家属即使心电图正常也应诊断为 LQTS。由于不同致病突变导致的 LQTS 有不同的临床特征，基因检测除了有助于诊断也用于指导临床管理。携带 KCNQ1 致病突变的患者在交感神经激活时（如在运动、情绪、压力）心律失常风险较高，β 受体拮抗剂和左心交感神经切除术的效果较好。在 KCNH2 突变型患者中，低血钾和突然的声音刺激可加重 QT 间期延长和诱发 TdP，需注意监测血钾，及时补充，应将电话和闹钟从卧室移开。SCN5A 突变型为功能获得性突变，可使用晚钠电流抑制剂缩短 QTc 间期。

治疗原则 应避免使用延长 QT 间期的药物、及时纠正低钾血症等电解质异常、避免已知诱发 TdP 的因素。对于已确诊的患者，β 受体拮抗剂是一线用药，有晕厥史、室性心律失常或 QTc > 470ms 的患者推荐长期口服 β 受体拮抗剂预防室性心律失常，无症状或 QT 间期 ≤470ms 的患者也可以口服 β 受体拮抗剂，药物治疗无效时可以考虑性左心交感神经去除术。LQTS3 型常于心动过缓时诱发 TdP，β 受体拮抗剂治疗效果差，对于 QTc 间期明显延长者（>500ms），可使用钠通道阻滞剂缩短 QT 间期。有心搏骤停史或 β 受体拮抗剂治疗过程中仍反复晕厥、发作 TdP 的患者使用植入式心律转复除颤器预防猝死。LQTS3 型如合并心动过缓，并且因心动过缓诱发 TdP 时，可植入起搏器提高心率。

（洪葵）

Bùlǔjiādá zōnghézhēng

布鲁加达综合征（Brugada syndrome） 编码心肌离子通道的基因发生突变引起离子通道功能异常而导致的遗传病。是一种心脏结构正常的离子通道疾病，表现为心电图布鲁加达波（$V_1 \sim V_3$ 导联抬高伴 T 波倒置）、反复晕厥和心脏猝死，为常染色体显性遗传病。该病以其发现者布鲁加达兄弟的姓氏命名，在东南亚和东亚地区多见，是 50 岁以下人群猝死最常见的原因，多形性室性心动过速（简称室速）和心室颤动是致死的原因。青中年发病多见，男女比例为 8：1。

病因和发病机制 该病由编码心脏离子通道的基因突变导致。已报道了 24 个基因的突变，主要有以下几类：①编码心脏钠通道相关基因，包括 SCN1B、SCN2B、SCN3B、SCN10A、GPDL1、HEY2、RANGRF、SLMAP、FGF12 和 PKP2）。②编码心脏钾通道相关基因，包括 ABCC9、KCNE3、KC-NJ8、KCND3、KCNE5、HCN4 和

表 2 长 QT 间期综合征危险评分

项目	指标	评分
心电图	QTc 间期	
	≥480ms	3
	460~470ms	2
	450ms	1
	TdP	2
	T 波电交替	1
	3 个以上导联 T 波切迹	1
	心动过缓	0.5
病史	晕厥	
	应激下	2
	非应激下	1
	先天性耳聋	0.5
家族史	家庭成员诊断 LQTS	1
	家庭成员 30 岁前原因不明的心脏猝死	0.5

注：QTc. Bazett 法校正 QT 间期。

SEMA3A。③编码心脏钙通道相关基因，包括 *CACNA1C*、*CNCNB2B*、*CACNA2D1* 和 *TRPM4*。1996 年发现了第一个致病基因，即编码钠通道 Nav1.5 的 *SCN5A* 基因突变，随后的 10 余年共发现了编码钠通道、钾通道、钙通道及调控离子通道的致病基因可能与该病相关。

发病机制为心肌细胞动作电位的复极化或去极化异常。复极化异常是最早提出和主流的观点，动作电位快速复极期的主要离子流是快钠电流（I_{Na}）与瞬时外向电流（I_{to}），I_{to} 表达的特点是心外膜高于心内膜，且右心高于左心，当基因突变等各种原因引起 I_{Na} 降低或 I_{to} 增加时，快速复极化期外向电流幅度增加，而心外膜更明显，整合钙电流形成跨膜电位梯度，导致 2 相折返，最终引发 ST 段抬高和室性心律失常。

去极化假说是随着心内电生理检查和射频消融治疗的发展逐渐兴起的理论，信号平均心电图发现患者右胸导联存在心室晚电位，心内电生理检查中右心室流出道可见传导缓慢和较多碎裂电位，此处消融后布鲁加达波可明显降低或消失。

临床表现 以多形性室速、心室颤动、反复晕厥和心脏猝死为特征，猝死常发生在夜间睡眠中，可伴有呻吟、濒死样呼吸。

诊断和鉴别诊断 以 1 型布鲁加达波、晕厥、猝死家族史和多形性室性心动过速/心室颤动心电图证据作为诊断依据。需要排除高热、严重低体温、电解质紊乱、药物中毒等因素引起的继发性布鲁加达波。另外，需根据心脏影像学检查、致病突变和心电图特点与致心律失常右室心肌病相鉴别。

心电图 1 型布鲁加达波表现为 $V_1 \sim V_3$ 导联 J 点抬高 0.2mV 以上，ST 段呈穹隆形抬高与倒置 T 波相连，其间无等电位线。2 型布鲁加达波 J 点抬高 0.2mV 以上，ST 段与正向 T 波相连呈马鞍形抬高。3 型布鲁加达波 J 点和 ST 段抬高小于 0.2mV。共识认为只有 1 型布鲁加达波具有诊断意义。心电图具有动态改变特点，在不同时间点和环境下可发生转变，右胸导联移上 1 个肋间可提高布鲁加达波的检出率；或平素心电图正常，在发热、饱餐、药物作用下也可出现或转变为典型 1 型布鲁加达波。

基因检测 该病为常染色体显性遗传，仅编码心脏钠通道 α 亚基的 *SCN5A* 基因为其明确致病基因。临床确诊需检测 *SCN5A* 基因，但结果阴性不能排除该病。药物诱发的 1 型布鲁加达波而无临床表现和家族史时，可行基因检测。若先证者检出 *SCN5A* 致病突变，建议其亲属行基因检测，携带致病突变的家属也需参照布鲁加达综合征患者进行管理，而无症状、不携带致病突变且心电图正常的家属可以排除诊断。若先证者 *SCN5A* 阴性，其家属应首先筛查心电图，再根据心电图、临床表现和个人意愿决定是否进一步行药物激发试验。不推荐对孤立的 2 或 3 型布鲁加达波个体进行基因检测。检测结果不影响治疗，患者无论基因检测结果如何均应给予预防性治疗，但携带 *SCN5A* 突变者更有可能合并传导异常，预后更差，因此当患者出现晕厥等事件时应采取积极治疗措施，在评估心脏植入器械的种类时，除了根据心电图记录，也需要考虑是否携带 *SCN5A* 突变及突变类型以综合判断。

治疗原则 避免饮酒、药物等诱发因素，发热及时退热和监测心电图。植入式心律转复除颤器（ICD）是患者预防心脏猝死的唯一治疗方法，无症状、药物诱发的 I 型布鲁加达波，心脏猝死风险较低，不推荐植入 ICD。奎尼丁可抑制 I_{to} 通道，可用于治疗布鲁加达综合征、预防室性心律失常。导管消融也是一种有希望的治疗方法。然而这两种方法降低心脏猝死的发生率尚缺少明确证据，可作为 ICD 治疗的补充。

（洪葵）

bìngtài dòufángjié zōnghézhēng
病态窦房结综合征（familial sick sinus syndrome） 由窦房结或其周围组织器质性病变引起窦房结冲动形成障碍，或窦房结至心房冲动传导障碍导致的多种心律失常和多种症状的综合征。典型特征是窦性心动过缓（< 50 次/分）、窦房传导阻滞和窦性停搏，可伴有心房颤动等快速性心律失常，明显的心动过缓或长时间停搏可以导致晕厥。

病因和发病机制 该病多为后天获得，少部分表现为家族遗传性。常见原因是窦房结缺血或退行性改变，老年患者多见，浸润性疾病（如心脏结节病、淀粉样变性和肿瘤）、心脏手术、感染、阻塞性睡眠呼吸暂停、药物、自主神经功能障碍和甲状腺功能减退也可以导致窦房结功能异常。

与遗传有关的窦房结功能不全大部分由心脏离子通道突变引起，这些离子通道参与形成起搏细胞的自律性及窦房结向心房的电传导。窦房结自律性的高低取决于动作电位 4 期自动去极化的速率。I_f 是窦房结细胞自动去极化过程中的重要内向电流，由超极化激活环核苷酸门控离子通道（HCN）介导，已发现编码该离子通道的基因家族包括 4 个成员，其中 *HCN4* 在窦房结中表达量最高。*HCN4* 基因突变导致窦房结 I_f 电流密度降低、窦房结自律性降低，已发现有 20 余个 *HCN4* 突变与家族性病态窦房结综合征相关。

SCN5A 基因在窦房结起搏细胞中很少表达，大量表达于窦房结外周细胞，作用是通过钠电流产生的高幅度动作电位将起搏细胞产生的电冲动向心房传导，该基因突变可降低细胞膜钠电流密度或影响钠通道的电压门控特性，使钠通道功能降低或丧失，窦房结内动作电位传导速度明显减慢，窦房传导时间延长或阻滞。

由钙通道 Cav3.1 介导的 T 型钙电流也是 4 期自动去极化的重要内向电流，而起搏细胞动作电位 0 期膜去极化则依赖于 Cav1.3 介导的 L 型钙电流，基因突变导致 Cav3.1 和 Cav1.3 通道功能降低也是家族性病态窦房结综合征的可能机制。另外，肌质网上兰尼碱受体 2 型（RYR2）及其调控蛋白锚蛋白 B（ANKB）和细胞膜钠钙交换体都是维持心肌细胞的钙稳态的重要调控蛋白，在儿茶酚胺敏感性室性心动过速患者中也伴有窦房结功能障碍，可能与细胞内钙稳态的异常有关。

GNB2 基因突变发现于家族性病态窦房结综合征和房室传导阻滞的家系中，表型显示共分离，该基因突变导致 G 蛋白激活的钾通道（Kir3.1/Kir3.4）功能增强，使细胞膜超极化、起搏细胞自律性降低，证实 *GNB2* 基因与家族性病态窦房结综合征有关。

临床表现　病情较轻者可无症状或仅出现头晕、心悸和胸闷，有些患者在活动时出现乏力。心搏骤停 3~5 秒使大脑缺血可出现黑矇、晕厥，严重者出现阿-斯综合征和心脏猝死，但猝死的风险很低。

有家族史和发病年龄很早的病例提示与遗传有关，多数为常染色体显性遗传，少数呈常染色体隐性遗传。散发病例多为老年人，确诊时平均年龄 74 岁，而家族性病态窦房结综合征常在青中年时期发病，*HCN4* 突变者确诊时平均年龄 39 岁，*SCN5A* 突变者则更早，平均年龄 20 岁。除发病年龄较早外，家庭成员的心动过缓、晕厥、起搏器植入、心脏猝死史也是鉴别窦房结功能不全是否为家族性的重要依据。*HCN4* 突变者有 43.8% 合并心房颤动、50% 合并左心室致密化不全，而 *SCN5A* 突变者可合并多种心律失常，包括心脏传导异常、布鲁加达（Brugada）综合征等。

诊断　依据心动过缓症状、家族史、心电图和基因检测结果进行诊断。

心电图　主要表现为低于 50 次/分的窦性心动过缓、超过 3 秒的窦性停搏以及不同程度的窦房传导阻滞、心房颤动。24~72 小时动态心电图监测能提高心律失常的检出率，评价症状与心动过缓之间的相关性。部分症状发作频率很低的患者，需要长程动态心电图、远程体外心电图监测仪、植入型心脏监测仪才能确诊。

无创和有创窦房结功能检查　通过食管调搏或心导管方法，使用肾上腺素受体拮抗剂（如美托洛尔）和胆碱能受体拮抗剂（如阿托品）分别拮抗交感神经和迷走神经对窦房结电生理功能的影响，用程序性刺激测定窦房结固有频率、窦房传导时间和窦房结恢复时间。

心脏影像学检查　多数患者心脏结构正常，少数可发现心室扩张、射血分数降低和左心室致密化不全。

基因检测　家族性病态窦房结综合征约占所有因窦房结功能不全植入起搏器患者的 3%，对于发病年龄较早、有家族史且排外其他疾病的患者，应行基因检测。该病基因检测的阳性率较低，估计小于 25%，多数为常染色体显性遗传，先考虑检测 *SCN5A*、*HCN4* 和 *LMNA* 基因，其他相关基因包括 *GNB2*、*KCNQ1*、*KCNJ5*、*RYR2*、*CACNA1D*、*GNBS*、*SGOL1* 和 *EMD*。如果先证者检出明确的致病突变，应行基于家系的级联遗传检测。基因检测不用于危险分层，但有些基因的致病突变可能出现多重表型，如布鲁加达综合征、扩张型心肌病等，因此应根据基因型和合并表型的情况采取针对性的监测和管理方式。

治疗原则　治疗的主要目标是改善心动过缓相关症状，无症状者可不治疗，存在心动过缓导致的晕厥等症状需要永久心脏起搏治疗。

（洪葵）

ércháfēn'àn mǐngǎnxìng duōxíngxìng shìxìng xīndòngguòsù

儿茶酚胺敏感性多形性室性心动过速（catecholaminergic polymorphic ventricular tachycardia，CPVT）

以晕厥、癫痫样发作、心搏骤停和心脏猝死为主要临床表现，且未发病时心电图和心脏结构正常的遗传性心律失常。CPVT 的心律失常由肾上腺素介导，心电图表现为双向、多形性室性心动过速（室速），故得名。该病罕见，发病率无准确报道，约为 5/10 万，占年轻人心脏猝死的 10%~15%，占特发性心室颤动（室颤）的 6%。

病因和发病机制　交感神经

兴奋是诱发该病的机制，患者常在心动过速、情绪激动、运动、注射异丙肾上腺素时出现室速，并且β受体拮抗剂治疗有效，提示儿茶酚胺和β受体激动剂在其中起重要作用。

肌质网是心肌细胞中钙离子的储存库，兰尼碱受体2型（RyR2）是内质网膜上主要的钙离子通道蛋白，收缩期细胞外少量钙离子经L型钙通道内流至胞质内使钙离子浓度轻度升高，激活RyR2通道，肌质网中钙离子释放，使胞质内钙离子浓度短时间内迅速增加，介导心肌细胞的电兴奋-收缩偶联，完成心肌细胞的收缩功能。舒张期大部分钙离子由肌质网钙泵主动转运回肌质网中，少部分钙离子经细胞膜钠钙交换体转运出细胞外，完成钙离子的稳态循环。RYR2基因突变可使通道功能异常，肌质网出现钙泄露，舒张期胞质内钙超载促使延迟后除极发生，当运动、儿茶酚胺水平升高或注射异丙肾上腺素时，钙超载加重，诱发室速。RYR2是最常见的致病基因，所致CPVT呈常染色体显性遗传，检出率约60%，为CPVT1型。

与RYR2相比，编码肌集钙蛋白的CASQ2基因突变相对少见，所致CPVT呈常染色体隐性遗传，检出率小于5%，为CPVT2型。CASQ2蛋白是肌质网内钙离子的结合蛋白，与RyR2共同组成肌质网钙离子的释放单元，是肌质网储存和释放钙离子的重要蛋白。该基因出现点突变或缺失引起CASQ2蛋白表达降低或结合钙离子功能降低，导致细胞内钙稳态异常、舒张期钙超载和延迟后除极。

除了RYR2和CASQ2外，编码Triadin衔接蛋白的TRDN、

TECRL基因和编码钙调蛋白的CALM1~CALM13基因的突变也与CPVT相关。在运动诱发双向室性心动过速的患者中发现编码心脏内向整流钾通道的KCNJ2突变，但也有观点认为这种与CPVT相似的表型是KCNJ2突变导致的安德森-塔维（Andersen-Tawil）综合征和长QT间期综合征7型的变异。

临床表现 首次发作常在儿童或青少年时期，在运动、情绪激动时发生意识丧失、晕厥，可伴有四肢抽搐，患儿常被误诊为癫痫，室速可恶化为心室颤动导致心脏猝死。

诊断 根据运动或情绪激动诱发晕厥、心搏骤停，发作时心电图表现为双向或多形性室速，以及未发作时心电图、心脏结构正常可以诊断。

心电图 使用平板运动试验或药物诱发室速以明确诊断。双向性室速是典型心电图改变，随着运动负荷和心率不断增加，逐渐出现异位室性节律，并逐渐增加，并在同一导联出现主波方向相反的两种形态宽QRS波心动过速，可进一步转变为多形性室速和室颤。

基因检测 临床确诊或疑似CPVT可进行基因检测与遗传咨询，但结果阴性不能排除该病。需要检测的基因至少包括RYR2、CASQ2、CALM1~CALM3、TRDN和TECRL。对于CPVT表型阳性但以上基因检测阴性者可将筛查基因扩展至KCNJ2、SCN5A、PKP2。对于检出致病基因突变的患者，应对其家庭成员进行级联基因筛查。若家庭成员携带RYR2突变，即使无症状也应按照CPVT进行管理。CASQ2杂合突变携带者有1/3存在CPVT表型，需要密切随

访。对于确诊患者，基因检测结果一般不影响治疗方式。

鉴别诊断 需与运动或情绪激动诱发多形性室速的长QT间期综合征相鉴别，后者静息心电图存在QTc间期延长。癫痫发作也出现突发晕倒和四肢抽搐，但发作时心电图正常且抗癫痫药物治疗无效。

治疗原则 鉴于交感神经和儿茶酚胺在该病发病中的重要机制，所有患者均应避免运动、情绪激动，长期口服β受体拮抗剂，必要时联合应用氟卡尼，若药物治疗无效可以考虑行左心交感神经切除术。患者应当避免植入心律转复除颤器（ICD），只有当生活方式干预和最佳药物治疗后仍反复出现晕厥、室速的情况下植入ICD预防心脏猝死。

（洪葵）

zhìxīnlǜshīchángxìng yòuxīnshì fāyù bùquán

致心律失常性右心室发育不全（arrhythmogenic right ventricular dysplasia，ARVD） 因右心室的部分心肌发育不良导致心力衰竭和心律失常的遗传性心脏病。又称致心律失常性右室心肌病（ARVC）。较少见，发病率为0.2‰~0.5‰，常引起心脏扩大、恶性心律失常和心脏猝死。

病因和发病机制 该病具有不完全外显和表型多样性等特征。最常见的模式为常染色体显性遗传，偶见常染色体隐性遗传家系报道。明确的致病基因有PKP2、DSP、DSG2、DSC2、JUP和TMEM43。其中PKP2最常见，占遗传突变阳性患者的20%~45%。

桥粒基因 该病主要由编码桥粒蛋白的PKP2、DSG2及DSP基因突变引起，DSC2和JUP基因突变相对少见，近50%的患者具

有一种或多种桥粒基因突变。*DSP* 突变则与严重的 ARVC/D 表型相关，室性心律失常和 SCD 的风险较高。与 *PKP2* 突变携带者相比，*DSG2* 突变携带者发展为终末期心力衰竭的风险更高，可导致心脏移植或死亡。复杂遗传状态（纯合、复合杂合或双杂合）患者的表型更严重，外显率更高，室性心律失常发病更早，心脏猝死风险更高，左室受累和心力衰竭风险更高。

非桥粒基因　其他非桥粒基因也与 ARVC/D 表型相关，*CTNNA3*、*CDH2*、*TMEM43* 突变分别在不同种族患者人群中发现，其中 *TMEM43* 突变与心脏猝死和心力衰竭密切相关，尤其是在 R 波递增不良和左室扩张的男性中。同样，*PLN* 突变导致双室或右室优势型心肌病，其特点是微电压频繁。*SCN5A* 错义突变在中国和北美的患者中发现，但表型并不显著。值得注意的是，在传统 ARVC/D 表型患者中也发现了罕见的 *RYR2* 错义突变，但 *RYR2* 变体的作用仍有待明确。类似地，患者中也可检测到很高比例的 *TTN* 错义突变，但很难确定其致病性。

发育不良的右心室肌缺失后由纤维和脂肪组织替代，病变常累及右心室漏斗部、心尖和下壁，构成发育不良三角，造成右心室明显扩大、收缩功能降低和右心衰竭。该病的心肌病变可以累及左心室，引起左心室纤维化和扩大。右心室紊乱的组织结构有利于心律失常的发生。

临床表现　通常发生于成年男性，80% 在 40 岁之前确诊。年轻患者以晕厥、室性心动过速和心搏骤停为临床表现，成年患者则常表现为呼吸困难、水肿等心力衰竭表现。患者约占 65 岁以下心脏猝死人群的 5%，青年运动员猝死的 3%~4%，常见猝死原因是室性心动过速恶化为心室颤动。

诊断　通过心力衰竭症状、家族史、心电图、影像学检查和基因检测进行诊断。

心电图　常见 V_1~V_3 导联 T 波倒置，ε 波是特征性心电图改变，是右胸导联 QRS 波群后的细小棘波。室性心动过速常为左束支阻滞形态。

心脏超声　可见不同程度的右心室扩大伴收缩功能降低，室壁变薄、运动幅度降低，肌小梁排列紊乱且形态异常。

心脏磁共振成像　评估左右心室形态、体积、厚度和质量，以及心肌纤维及脂肪含量，可以识别局限性浸润而无明显形态改变的患者，分辨率和敏感度由于心脏超声。

基因检测　应对所有的患者及亲属进行遗传咨询，内容包括讨论检测风险，获益，和可提供遗传检测的选项。检测基因至少包括 *PKP2*、*DSP*、*DSG2*、*DSC2*、*JUP* 和 *TMEM43*。有 40%~50% 的临床确诊病例未检出致病突变，因此基因检测结果阴性不能排除诊断。如果先证者检测出明确的致病突变，应进行基于家系的级联遗传检测，携带基因突变的亲属需要进一步评估和长期随访检查。

治疗原则　避免竞技运动，β 受体拮抗剂是主要的长期治疗药物。曾经发作过室性心动过速或心室颤动、反复晕厥或心搏骤停史的高危患者，应当使用植入式心律转复除颤器（ICD）预防心脏猝死。导管消融和抗心律失常药物可以减少或消除室性心动过速发作，但不能代替 ICD 的作用。

无症状者不建议预防性植入 ICD。晚期顽固性心力衰竭的患者，心脏移植作为最终治疗选择。

（洪葵　申阳）

èrjiānbàn tuōchuí

二尖瓣脱垂（mitral valve prolapse，MVP）　以收缩期二尖瓣瓣叶异常脱入左心房造成二尖瓣关闭不全为病理改变的心脏瓣膜病。以心力衰竭症状、感染性心内膜炎、心律失常和猝死为主要临床表现。分为原发性 MVP 和伴有其他临床综合征的继发性 MVP。原发性 MVP 多数为散发病例，少数为家族遗传，通常为常染色体显性遗传或 X 染色体连锁隐性遗传。国外成年人 MVP 发病率为 2.4%，女性多于男性，也是中国二尖瓣关闭不全手术的常见原因。

病因和发病机制　MVP 是一组异质性疾病，分为原发性与继发性 MVP。继发性 MVP 继发于其他临床综合征，常见的有马方综合征、洛伊-迪茨（Loeys-Dietz）综合征、埃勒斯-当洛（Ehlers-Danlos）综合征、成骨不全和弹性纤维假黄瘤。

原发性 MVP 又称非综合征性 MVP，二尖瓣叶、腱索出现黏液样变性，与遗传因素相关，分三型。①1 型 MVP：致病基因定位于染色体 16p12.1-p11.2，但具体基因未知。②2 型 MVP：为常染色显性遗传，致病基因为 *DCHS1*，编码成纤维细胞中表达的一种钙黏着蛋白，其突变会降低蛋白质的稳定性，导致瓣膜发育异常，出现二尖瓣脱垂。③3 型 MVP：为常染色显性遗传，致病基因为 *DZIP1*。全基因组关联分析发现 *TNS1* 和 *LMCD1* 基因的核苷酸多态性与 MVP 的发病有关，这两个基因与瓣膜发育过程中的细胞增殖和迁移有关。编码肌动蛋白 A 的 *FLNA* 基因可能与 X 连锁隐性遗传的原发性 MVP 有关，可导致多瓣膜的黏液样变性。

正常情况下，左心室收缩时二尖瓣瓣叶在乳头肌和腱索的牵引下对合关闭，瓣叶在二尖瓣环水平以下。存在黏液样变性的二尖瓣冗长并形成褶皱，在收缩期脱入左心房使二尖瓣关闭不全，造成不同程度的反流。二尖瓣反流使左心房和左心室的容量负荷增加，出现代偿性肥大。多数患者代偿期可以持续很长一段时间，少数进展为失代偿期，出现左心室显著扩张、收缩力降低，导致严重心力衰竭。

临床表现　症状与二尖瓣脱垂的程度和疾病进程有关，轻度脱垂以及代偿期多为非特异性症状，如胸部不适、心悸、呼吸困难、头晕和焦虑障碍等。严重脱垂或失代偿期可出现明显心力衰竭症状，表现为逐渐加重的呼吸困难和水肿。心脏结构重塑和瓣膜结构异常可导致心律失常、感染性心内膜炎等并发症，少数出现心脏猝死。体格检查发现心尖区非喷射性喀喇音和全收缩期反流性杂音。伴有左心室扩大和心力衰竭时可出现心界扩大、奔马律、P2 增强、肝颈静脉回流征阳性和下肢水肿等。继发性 MVP 有遗传综合征相关临床表现。

诊断　听诊发现典型非喷射性喀喇音和收缩期杂音是诊断的首要线索，结合心脏超声检查可以明确诊断。二维超声发现二尖瓣瓣叶位移超出瓣环水平≥2mm 是 MVP 诊断标准，其他特征包括瓣叶长度异常、瓣环直径扩大和腱索伸长。

原发性 MVP 为常染色体显性或 X 连锁隐性遗传，但基因筛查尚无明确共识。常染色体显性遗传的病例中已发现的致病基因为 *DCHS1* 和 *DZIP1*，X 连锁隐性遗传的病例中，*FLNA* 为可能的致病基因。继发性 MVP 可检测与临床综合征相关的致病基因以明确诊断。

鉴别诊断　需与其他原因引起的瓣膜病相鉴别，如风湿性心脏病、感染性心内膜炎、急性心肌缺血和外伤等。

治疗原则　MVP 大部分为良性，轻中度反流、无心脏扩大及射血分数降低的患者不需治疗，部分患者存在胸部不适、心悸等症状，可能与交感神经张力增高有关，可以口服 β 受体拮抗剂治疗。大量反流伴有左心室扩大、射血分数降低者可行二尖瓣修复手术，并给予利尿、抗心脏重构等治疗。

（洪 葵）

zuǒxīn fāyù bùliáng zōnghézhēng

左心发育不良综合征 （hypoplastic left heart syndrome, HLHS）　包括单纯主动脉发育不良、主动脉发育不良合并主动脉瓣狭窄或闭锁的一组综合征。占先天性心脏病的 1%~2%，未治疗的新生儿有 95% 在出生后数周内死亡。

病因和发病机制　病因未完全阐明。有假说认为，左心室的发育与血流量有很大的关系，"不流动，不生长"是一个广泛接受的致病机制理论。心腔内需要有足够的血液流动才能刺激心肌正常发育成型。例如，房间隔的解剖异常导致左心室收到的血流量不足，与该病的发生相关。与发病相关的遗传因素包括 *GJA1* 基因导致的常染色体隐性遗传 HLHS；*NKX2-5* 基因导致的常染色体显性遗传 HLHS。拷贝数变异涉及 *GA-TA4*、*MYH11* 和 *GJA5* 基因也可导致单心室表型。此外，也有染色体病伴发 HLHS 的现象发生，如特纳综合征、雅各布斯综合征（11q 缺失综合征）、21 三体综合征和 18 三体综合征等。

HLHS 不遵循孟德尔遗传模式，病因可能是遗传和环境刺激之间复杂的相互作用结果。

临床表现　患儿容易早产或出生时体重较低、喂养困难，后期出现脉搏减弱、血压下降、呼吸窘迫和严重发绀，随后迅速进展至呼吸衰竭和心源性休克。有些患儿出生时即有明显发绀和呼吸窘迫，很快发生心源性休克并死亡。体格检查可发现四肢冰凉、肝大，心脏听诊第二心音为响亮单音，可闻及收缩期三尖瓣反流性杂音等。

诊断　产前及产后通过超声检查可发现左心发育不良。

超声　可见左心室狭小、卵圆孔受限或左向右分流、室间隔完整。二尖瓣、主动脉瓣增厚，瓣口狭窄或闭锁，主动脉弓发育不良、细窄。右心房增大，三尖瓣口中重度反流。

基因检测　该病如果有其他综合征表现，应行染色体核型、拷贝数变异检测，并对家庭进行遗传咨询。若以孤立表型发病，在进行充分遗传咨询与知情同意的情况下，进行候选基因高通量测序或全外显子组测序，并谨慎解释测序结果。

鉴别诊断　应与右心室型单心室、卵圆孔早闭、右心发育不良综合征等先天性心脏畸形鉴别，超声检查时应细致观察心脏的结构。

治疗原则　新生儿确诊后，应持续静脉给予前列腺素 E₁ 维持动脉导管开放，利尿剂或正性肌力药物改善心力衰竭，尽早手术重建心脏结构或心脏移植。

预防 在妊娠 18~22 周行常规产科超声筛查胎儿心脏结构，及时发现左心发育不良胎儿，并进行产前咨询，根据父母的意愿决定是否终止妊娠。随着对致病基因不断深入研究，再次备孕前可行夫妻双方基因检测，选择植入前遗传学诊断等辅助生殖技术，阻断易患基因的传递。

（洪葵）

fáng-shìgé quēsǔn

房室隔缺损（atrioventricular septal defect，AVSD） 累及心脏房室瓣和间隔的多基因遗传病。又称心内膜垫缺损、房室管畸形。为先天性心脏病的表型之一，由心内膜垫发育异常导致，约占所有先天性心脏病的 5%，发病率为 2%~7%。

分类 该病分为非综合征型与综合征型。综合征型最常见于21 三体综合征（唐氏综合征）。心内膜垫可发育为房间隔、室间隔膜部和房室瓣，房室隔缺损根据其解剖特点分为部分性和完全性房室隔缺损。

病因和发病机制 心内膜垫是胚胎早期位于房室总管内的间充质结构，第 4 周时发育结束时融合形成房间隔、室间隔膜部和左右房室瓣（即二尖瓣和三尖瓣），将心脏的 4 个房室分隔开，该病由心内膜融合失败导致。完全性房室隔缺损 3 种畸形均存在，心脏中心房室连接完全缺失，左右房室瓣口融合，左右心房和左右心室间均存在分流。部分性房室隔缺损有房间隔缺失及二尖瓣瓣叶畸形，无室间隔膜部缺损，因此只存在心房水平分流。除分流外，二尖瓣/三尖瓣瓣叶的畸形和移位可分别导致二尖瓣/三尖瓣的反流以及左心室/右心室流出道的狭窄。房室间接部位是传导系统的重要通道，房室隔缺损常伴有不同程度的心脏传导阻滞。

染色体异常是导致综合征型房室隔缺损的主要原因，约 40%的患者合并 21 三体综合征，3p 缺失综合征等其他染色体疾病也可出现心内膜垫缺损表现。综合征型也见于单基因遗传病，如努南（Noonan）综合征。非综合征型房室隔缺损与 GATA4、GATA5、GATA6、NKX2-5、TBX5、CRELD1 和 GJA1/Cx43 等基因相关，这些基因均与心脏发育过程有关。

临床表现 完全性房室隔缺损在婴儿时期出现发育不良、消瘦、乏力、易疲劳、呼吸急促和反复呼吸道感染，21 三体综合征患者可伴先天愚型表现，心力衰竭和肺动脉高压发展迅速，病死率较高。部分性房室隔缺损的症状轻于完全性房室隔缺损，但心力衰竭和肺动脉高压的进展很迅速。体格检查可发现心尖部和肺动脉瓣收缩期杂音及第二心音亢进。

诊断 根据症状、心脏杂音、心脏超声表现和基因检测可诊断。

心电图 显示 PR 间期延长、V_1 和 V_5 导联 R 波增高、右束支阻滞等。

心脏超声 可确诊该病，能发现是否存在房间隔和室间隔缺损、房室瓣单一瓣口及瓣膜反流程度、左右心室流出道是否存在狭窄以及合并其他心脏畸形。

心导管检查 可以明确分流方向和分流量、体肺循环压力、阻力和流量、左右心室的压力、室间隔缺损位置和心室发育程度。

遗传学诊断 如果涉及数目异常染色体病（如 21 三体综合征）则需要通过染色体核型进行诊断；如果涉及微结构异常染色体病（如 22q11.2 缺失综合征）则需要通过荧光原位杂交或微阵列芯片杂交技术（比较基因组杂交或单核苷酸多态性）进行检测；若怀疑单基因遗传导致的房室隔缺损（如努南综合征或其他非综合征型）可通过候选基因测序或全外显子组测序进行遗传诊断，并进行家庭遗传咨询。

治疗原则 该病预后差，患儿出生后应稳定心力衰竭 4~6 个月再手术，且需终生定期随访。

预防 该病尚无有效一级预防措施。二级预防，即出生前预防，对已生育房室隔缺损患儿的家庭实施产前基因诊断，降低再次生育患病的风险。三级预防，即症状前预防，通过产前和新生儿筛查，早期干预、防止病情进一步发展和恶化。

（洪葵）

shìjiāngé quēsǔn

室间隔缺损（ventricular septal defect，VSD） 左右心室间隔发育不全形成异常交通，在心室水平产生左向右分流的常见先天性心脏病。常见的先天性心脏畸形，占先天性心脏病的 20%~30%，常引起肺动脉高压、心力衰竭和感染性心内膜炎。

病因和发病机制 在复杂的胚胎心脏形态发生过程中，室间隔的发育异常或中断，会导致室间隔缺损。室间隔缺损可以独立发生，也可与其他先天性心脏结构异常同时发生，如房间隔缺损、动脉导管未闭、肺动脉狭窄等。引起室间隔缺损的遗传因素包括染色体异常、单基因和多基因遗传，如先天性室间隔缺损见于 21 三体综合征、22q11.2 缺失综合征、努南（Noonan）综合征和心-面-皮肤综合征等遗传病。GA-

TA4、*CITED2*、*NKX2.5* 基因是导致单纯性室间隔缺损的致病基因，均为常染色体显性遗传。此外，*TBX5* 基因致病突变可导致霍尔特-奥拉姆（Holt-Oram）综合征患者出现室间隔缺损。

室间隔缺损可分为膜部缺损、漏斗部缺损和肌部缺损。室间隔缺损导致左右心室之间存在异常通道，早期左心室压力高于右心室产生左向右分流，使肺循环血量和左心室容量负荷增加，引起心脏扩大和肺动脉高压，严重者因右心系统压力超过左心导致右向左分流。

临床表现　小型室间隔缺损可无明显症状，一般活动不受限，生长发育不受影响。体格检查可听到胸骨左缘收缩期杂音伴震颤。缺损较大时左向右分流量多，患儿多生长迟缓，体重不增、消瘦、喂养困难、活动后乏力、气短、多汗以及易反复呼吸道感染，易导致充血性心力衰竭。体格检查见心界扩大，胸骨左缘第 3~4 肋间可闻及 Ⅲ~Ⅳ 级粗糙的全收缩期杂音，向四周广泛传导，可扪及收缩期震颤。分流量大时在心尖区可闻及二尖瓣相对狭窄的较柔和舒张中期杂音。大型缺损伴有明显肺动脉高压和右向左分流时，可出现发绀，此时杂音较弱。

诊断　根据临床症状、典型心脏杂音、心脏超声检查和基因检测可确诊。

心脏超声　常发现左心房和左、右心室增大，室间隔连续性中断，由缺损右室面向缺孔和左室面追踪可深测到最大湍流。

心导管　测量分流量的大小和肺循环阻力。

遗传学诊断　综合考虑临床表现、家族史、患者和父母的个人意愿进行，包括染色体核型分析、拷贝数变异检测、候选基因测序及全外显子测序等方法进行遗传学诊断。

鉴别诊断　肺动脉瓣狭窄、二尖瓣关闭不全和肥厚型心肌病等也可出现心脏收缩期杂音，心脏超声检查可鉴别。

治疗原则　小缺损或有闭合倾向的幼儿可暂不手术，持续观察并注意预防感染性心内膜炎。有症状和血流动力学紊乱的较大缺损，应在发展为严重肺动脉高压之前，根据情况行介入封堵或外科手术修补缺损。

预防　对已生育室间隔缺损患者的家庭实施产前基因诊断，妇女妊娠时避免服用药物、感染病毒、环境污染、射线辐射等。

（洪葵 申阳）

Āibùsītǎn zōnghézhēng

埃布斯坦综合征（Ebstein anomaly）

三尖瓣未附着于正常的瓣环位置，而是下移附着于右心室壁上导致右心功能受损的先天性心脏病。又称埃布斯坦畸形、三尖瓣下移畸形。以发绀、心动过速和右心衰竭为主要临床表现。该病罕见，约占先天性心脏病的 1%。

病因和发病机制　三尖瓣是血液从右心房流至右心室的单向阀门，并将二者分隔开来。心脏发育过程中，若三尖瓣的部分或全部瓣叶及瓣下结构移位、发育畸形，未附着于正常瓣环位置而与心室肌异常粘连即导致该病。下移的三尖瓣将右心室分为两部分，瓣上部分的右心室与右心房直接相连，称为房化右心室，而瓣下的右心室为功能右心室。埃布斯坦综合征的严重程度取决于三尖瓣下移的程度，下移越明显，功能右心室的容积越小、收缩力越差，三尖瓣反流和房化右心室

的矛盾运动也进一步降低了功能右心室的心输出量，造成严重的血流动力学紊乱。右心房扩大后易出现房性心动过速和心房颤动等心律失常，三尖瓣的畸形使右心房和右心室之间存在异常电传导旁路，心电图可出现显性预激波，可以引起阵发性室上性心动过速。

埃布斯坦在一些家庭中发生的比率更高，表明在少数病例中有遗传病因，但其遗传学机制暂未阐明。已发现编码 β 肌球蛋白重链的 *MYH7* 基因突变与该病有关。少数埃布斯坦综合征还合并左室致密化不全、肺动脉狭窄/闭锁、室间隔缺损、大动脉转位和法洛四联征等先天心脏畸形。

临床表现　因三尖瓣下移程度不同存在较大差异，严重者在新生儿期便出现明显发绀、肝脾大、腹水、呼吸困难，病死率较高。存活至幼年和成年时期的患者也会随着年龄增长，逐渐出现发绀、心悸、活动后气短等症状。体格检查发现心前区膨隆、第一心音分裂、和三尖瓣区收缩期杂音及短促的舒张中期杂音，发绀、杵状指/趾等缺氧体征，及肝颈静脉回流征阳性等右心衰表现。

诊断　依据临床症状、体征、心电图、心脏超声检查和基因检测可诊断。

心电图　绝大部分患者存在心电图异常，包括 P 波振幅增高、PR 间期延长、右束支阻滞、肢体导联及右胸导联低电压，部分病例出现心室预激、房性心动过速、心房扑动、阵发性室上性心动过速和心房颤动等心律失常。

X 线检查　典型表现为右房扩大，肺血减少或正常，心影可呈漏斗形，少数病变呈球形。

心脏超声　诊断该病的主要

依据，可见三尖瓣的隔瓣和后瓣畸形并下移至右心室。四腔心切面三尖瓣隔瓣附着点相对二尖瓣环下移≥8mm/m²。

心脏磁共振成像 可准确测量各心腔大小和功能，以舒张末期右心/左心容量比对病情严重程度进行评估。

遗传学诊断 该病合并心脏外综合征表型和家族史阳性的患者遗传诊断的阳性率较高，可进行染色体核型检测、拷贝数变异分析。已经发现的染色体异常为10p13-p14 和 1p34.3-p36.11 缺失，1p36 和 8p23.1 微缺失以及15q24-qter 三体。该病单基因遗传并不明确，若染色体结构无异常，在遗传咨询与知情同意的前提下，尊重患者与家属意愿，可进行先天性心脏病相关候选基因测序或全外显子组测序，并谨慎解释检测结果。

治疗原则 无症状者可长期随访观察，评估心律失常、右心室进行性扩大或右心室收缩功能恶化情况。当患者出现症状或运动耐力减退、发绀、反常栓塞、进行性右室扩张或功能障碍及心律失常发作时，应手术干预，并辅以相关的对症药物治疗。手术方式分为姑息性手术（右心旁路术）和根治性手术（三尖瓣换置术或同时关闭房间隔缺损、未闭卵圆孔），一般多倾向于根治性手术。

（洪葵）

yuánfāxìng gāoxuèyā

原发性高血压（essential hypertension，EH） 遗传和环境因素相互作用引发的高血压。以体循环动脉压升高为主要表现，是心脑血管疾病最主要的危险因素。据统计，全世界有超过30%的成年人患有高血压，而原发性高血压占所有高血压90%~95%。

病因和发病机制 高血压是由多种因素导致的疾病，EH 没有明确病因，而与之相对的是继发性高血压，由慢性肾病、原发性醛固酮增多症、嗜铬细胞瘤和动脉炎等导致。EH 有 30%~70% 的个体受遗传因素影响，流行病学调查和相关研究发现高血压有明显的遗传倾向，主要是多基因遗传。其他环境因素，如高钠、低钾、低叶酸饮食，吸烟、饮酒、睡眠质量差等不良生活习惯，超重和肥胖、胰岛素抵抗等亚健康状况，以及精神紧张等社会心理因素也是高血压的危险因素。

遗传机制 涉及多个基因和基因-环境相互作用。通过全基因组关联分析（GWAS）与家系关联分析，已鉴定出多个与 EH 相关的候选基因：*ECE1*、*RGS5*、*ATP1B1*、*AGT*、*HYT3*、*AGTR1*、*ADD1*、*HYT6*、*CYP3A5*、*NOS3*、*GNB3*、*HYT4*、*HYT2*、*HYT1*、*HYT5* 和 *PTGIS*。研究发现，单个基因的突变常与机体的钠盐处理相关，这为理解高血压的发病机制提供了分子基础。大多数孟德尔型高血压的致病基因都与肾素-血管紧张素系统或其组成部分有关，这些发现支持了肾素-血管紧张素系统在高血压中的病因学意义。单基因型血压调节障碍很少见，不能解释一般人群中血压变异的原因，尽管如此，这些罕见的单基因突变仍有重要意义。

GWAS 及相关研究发现有107个染色体位点与高血压易感性相关，这些位点的变异对人体血压有轻到中度的影响。在 107 个位点中，有 24 个位点变异主要影响收缩压，41 个位点变异主要影响舒张压，42 个位点变异主要影响脉压，还有一些高血压易感性位点的变异同时与收缩压、舒张压或脉压相关，其中发现 *NADK-CPSF3L*、*GTF2B*、*METTL21A-AC079767.3* 和 *PAX2* 的突变与收缩压、舒张压和脉压都有相关性。*ADAMTS7*、*THBS2* 和 *CFDP1* 在动脉粥样硬化或血管重构中发挥作用。其中，*ADAMTS7* 和 *THBS2* 在内皮细胞中表达，*ADAMTS7* 和 *THBS2* 突变可影响内皮细胞的迁移，导致血管重构从而引起血压升高。*NOX4* 突变也是通过影响血管重构导致高血压发生。一些基因突变还可通过影响心肌收缩力而导致血压升高，如 *SLC8A1* 突变通过影响钠钙交换器功能来影响心肌收缩力和心肌肥厚程度，引起血压升高。研究表明，*STK39* 突变是中国汉族男性高血压的易感基因位点，但发生机制尚不明确，可能 *STK39* 突变导致表达异常，也可能是其突变影响了其他功能基因的表达。

神经机制 各种原因使得大脑皮质神经中枢功能发生变化，各种神经递质浓度与活性异常，最终使交感神经系统活性亢进，血浆儿茶酚胺浓度升高，阻力小动脉收缩增强而导致血压升高。

肾脏机制 各种原因引起的肾性水钠潴留，使外周血管阻力和血压升高。高盐饮食和遗传性或获得性肾排钠能力的下降是多数高血压的基本病理生理过程。

激素机制 肾素-血管紧张素-醛固酮系统（RAAS）的激活。血管紧张素Ⅱ是 RAAS 的主要效应物质，作用于血管紧张素Ⅱ受体，使小动脉平滑肌收缩，刺激肾上腺皮质球状带分泌醛固酮引起水钠潴留，同时通过交感神经末梢突触前膜的正反馈使去甲肾上腺素分泌增加，均可使血压升高。血管壁、心脏、中枢神经、肾及肾上腺等组织均有 RAAS 的组成成分。RAAS 对心脏、血管的功能和结构的作用，在高血压的发生和维持中有重要作用。

血管机制 大动脉及小动脉结构和功能的变化在高血压发病中有重要作用。血管内皮细胞能生成、激活和释放各种血管活性物质，调节心血管功能。各种心血管危险因素导致血管内皮细胞功能异常，影响动脉弹性功能和结构，引起高血压。

胰岛素抵抗 胰岛素抵抗指必须以高于正常的血胰岛素释放水平来维持正常糖耐量，表示机体组织对胰岛素处理葡萄糖的能力减退。约50%的高血压患者存在不同程度的胰岛素抵抗，胰岛素抵抗造成的继发性高胰岛素血症使肾对水钠的重吸收增强，交感神经系统活性亢进，动脉弹性减退，从而使血压升高。

临床表现 多数高血压患者起病缓慢，长期无症状的，通过偶然测量血压诊断出来，部分患者有头晕、头痛和乏力等不适。少数患者可出现血压明显升高伴有靶器官受损的高血压急症，如高血压脑病、胸痛、气短、急性肺水肿和肾功能异常等。

诊断 高血压根据血压测量值进行诊断，测量安静休息状态下的坐位上臂血压，间隔1分钟测量3次取平均值，共测量3天，如果3天测量的收缩压均 ≥ 140mmHg 和/或舒张压均 ≥ 90mmHg 可诊断为高血压。24小时动态血压收缩压平均值 ≥ 130mmHg 和/或舒张压平均值 ≥ 80mmHg，白天收缩压平均值 ≥ 135mmHg 和/或舒张压平均值 ≥ 85mmHg，夜间收缩压平均值 ≥ 120mmHg 和/或舒张压平均值 ≥ 70mmHg。

鉴别诊断 主要与继发性高血压相鉴别。

肾实质性高血压 包括急慢性肾小球肾炎、糖尿病性肾病、慢性肾盂肾炎、多囊肾和肾移植后等引起的高血压。临床上有时很难将肾实质性高血压与 EH 伴肾损害完全区分。一般肾实质性高血压往往在发现血压升高时已有肾小球滤过功能减退、肌酐清除率下降，而 EH 患者肾小球滤过功能可长期保持正常或增强，直到最后阶段才有肾小球滤过率降低、血肌酐升高。

肾血管性高血压 单侧或双侧肾动脉主干或分支狭窄引起的高血压。进展迅速或突然加重的高血压应怀疑该病。肾动脉彩超、CT、磁共振成像及肾动脉造影提示肾动脉狭窄可用于鉴别。

原发性醛固酮增多症 肾上腺皮质增生或肿瘤分泌过多醛固酮所致。临床上以长期血压升高合并血钾低为特征，亦有部分患者血钾正常。测量血浆醛固酮/血浆肾素活性比值可用于鉴别。

嗜铬细胞瘤 起源于肾上腺髓质、交感神经节和体内其他部位嗜铬组织、肿瘤间歇或持续释放过多肾上腺素、去甲肾上腺素与多巴胺导致血压升高。临床表现多为阵发性血压升高伴心动过速、头痛、出汗、面色苍白等交感神经兴奋症状。发作期间，患者血或尿儿茶酚胺或其代谢产物可显著升高，以此鉴别。

皮质醇增多症 由于促肾上腺皮质激素分泌过多导致肾上腺皮质增生或肾上腺皮质腺瘤，引起糖皮质激素过多所致。临床表现为高血压的同时有向心性肥胖、满月脸、水牛背、毛发增多和血糖增高等表现。

主动脉缩窄 临床表现为上臂血压增高，而下肢血压不高或降低。

治疗原则 高血压无法根治，长期降压治疗是为了减少心、脑血管病的发生率和病死率，即使无高血压的人群也需将血压控制在健康范围。所有诊断为高血压的患者都应该调整为健康的生活方式，包括低盐、低脂饮食，戒烟戒酒，加强运动和减轻体重，避免精神压力和保持良好心态。

血压超过 160/100mmHg 或已有靶器官受累、心血管并发症的患者应在生活方式改善的基础上尽早口服降压药物治疗，2 周左右达到目标血压。轻度高血压的患者可以尝试 4 周左右的生活方式干预降压，如果没有达到目标也需启动降压药物。

传统观点认为大多数患者的目标血压是 140/100mmHg，但新的研究发现血压降至（120 ~ 130）/80mmHg 以下更好，需要根据年龄、合并疾病以及对药物的耐受情况制定个体化的目标血压。

预防 可以采用精准医学方法，运用遗传风险评分来评估高血压的潜在风险人群。良好的生活方式可抵消遗传背景带来的心血管疾病，因此通过早期生活方式干预来避免高血压的发生或延迟患高血压的年龄。

（洪 葵）

gāoxuèyā bàn duǎnzhǐ-zhǐ jīxíng zōnghézhēng

高血压伴短指/趾畸形综合征

（hypertension with brachydactyly syndrome） 高血压合并短指/趾畸形，伴有身材矮小以及脑血管畸形的常染色体显性遗传病。较为罕见，发病率不详。

病因和发病机制 该病是少数由单基因突变导致的遗传性高血压，致病基因为编码磷酸二酯酶3A 的 *PDE3A*，在血小板、心脏和血管平滑肌细胞中表达丰富，作用是水解细胞内的环磷酸腺苷（cAMP），调控机体多种生理病理过程，如介导血小板聚集，调节血管平滑肌收缩、四肢发育和软骨形成等。

PDE3A 基因突变可通过外周血管和中枢机制引起血压调节功能受损，导致高血压发生。其突变使 cAMP 水解增多而降低，增加血管平滑肌细胞内的肌球蛋白，引起血管收缩。低水平的 cAMP 也能促进细胞增殖，导致血管内膜增生和重构，造成外周血管阻力升高。该病常伴有小脑后下动脉和椎动脉异常，导致颈动脉和肾压力感受器敏感性上升，使中枢交感神经兴奋性增加。正常情况下，cAMP 降低使甲状旁腺相关蛋白水平失调，软骨发育障碍，最终导致掌骨、跖骨、手指、足趾的短小及身材矮小等软骨发育不全表现。

临床表现　血压升高是最主要的临床表现，可在幼儿时期出现，多数患儿没有症状，但血压也随着年龄增长不断升高，长期高血压导致心脏和脑血管等靶器官损害，最终出现心力衰竭或脑卒中。患者随着年龄增长逐渐显现软骨发育不良，体格检查发现短指/趾畸形、身材矮小、上下肢比例失调，并伴有轻度的脊柱侧凸、腰椎间隙狭窄，胸廓、骨盆畸形等。

诊断　根据早发的高血压伴有短指/趾畸形可以诊断。儿童高血压以相应性别、年龄和身高对应的血压参考范围的第95百分位为诊断界值。

X 线检查　可用于评估短指/趾畸形的类型和程度。

头颅磁共振血管成像　可出现小脑后下动脉及椎动脉等颅内血管畸形。

基因检测　仅确定 *PDE3A* 为致病基因，检出率不明确。可通过桑格（Sanger）测序对 *PDE3A* 基因进行序列分析，或通过下一代测序进行该基因的候选基因测序以辅助诊断。

鉴别诊断　需与继发性高血压相鉴别。该病的软骨发育畸形类似于假性甲状旁腺功能减退症和21三体综合征，假性甲状旁腺功能减退症常有明显钙磷代谢紊乱，而21三体综合征可根据染色体核型分析鉴别。

治疗原则　主要治疗目标是控制血压，常用的降压药物都可使用，降压效果与 EH 相似，尽量在儿童期尚未出现靶器官损害时开始治疗，以降低心力衰竭和脑卒中的风险。

预防　对已生育该病患者的家庭实施产前诊断，降低患者出生的再发风险。通过新生儿筛查和生长发育阶段评估血压和软骨发育状况，早发现、早诊断和早治疗。

（洪葵）

hūxīxìtǒng yíchuánbìng

呼吸系统遗传病（respiratory genetic disorder）

基因异常导致的呼吸系统遗传病。已知40多种，常见于儿童。成年患者的呼吸系统遗传病多被其他非特异性肺部疾病掩盖，不易发现。呼吸系统遗传病的病因复杂，其遗传基础可为单基因或多基因。典型的呼吸系统单基因遗传病有囊性纤维化、原发性纤毛运动障碍、α_1 抗胰蛋白酶缺乏症等；典型的呼吸系统多基因遗传病有哮喘、过敏性疾病、间质性肺疾病、慢性阻塞性肺疾病（COPD）等。

囊性纤维化　欧美常见的致死性常染色体隐性遗传病之一，欧美白种人群发病率约为 0.5‰，非洲人和亚洲人少见。经典临床表现为以下三联征：慢性阻塞性肺疾病、胰腺外分泌功能不全、汗液氯离子浓度升高。致病基因为编码上皮细胞跨膜传导调节通道基因 *CFTR*。该离子通道为氯离子通道，其功能异常引发的氯离子、钠离子和水在呼吸道上皮细胞内外的不平衡致使黏液黏稠，破坏了清理和防卫功能进而导致肺部炎症，破坏肺部、胰腺功能和男性输精管发育。

哮喘和过敏性疾病　受遗传因素和环境因素的双重影响，其发病率在全球范围内不断增长。已有数百个基因通过候选基因研究或全基因组关联研究证实与哮喘相关，但只有少数基因可在不同的研究中得到重复。2007年以来，全基因组连锁分析和全基因组关联分析都鉴定出一些与哮喘、过敏等数量性状连锁或关联的易感基因。表明皮肤屏障、与感知环境相关的分子、Th2 介导的免疫应答以及组织对炎症应答相关的基因，都在哮喘的生物学和致病机制中发挥作用。对于哮喘遗传学的研究仍有许多工作要做，如相关的重复性研究，开发研究基因-基因、基因-环境相互作用的方法和工具等。高通量下一代测序技术可使哮喘相关基因鉴定的步伐加快。

肺气肿　COPD 综合征的一种。α_1 抗胰蛋白酶（AAT）缺乏是 COPD 的遗传决定因素。但仅少部分 COPD 患者可用 AAT 缺乏来解释。更多其他的遗传因素对 COPD 的发生产生影响。连锁分析、关联分析以及模式动物的研究都有助于鉴定出更多的遗传易感基因。COPD 相关遗传易感基因的鉴定，以及遗传因素与环境因素之间的相互作用的研究都对新的治疗干预策略有指导作用。

间质性肺疾病 一组异质性很强的肺部疾病，炎症和/或肺间质肺泡间的囊变导致限制性肺生理变化、低血氧和呼吸衰竭。可能是由于系统性病变或环境暴露，也可能是一种遗传性综合征的表现。但有相当一部分间质性肺疾病没有明显的原因，因此这组疾病又被称为特发性间质性肺病。家族性间质性肺病定义为家族中有2个或多个人患特发性间质性肺病。分析家族性间质性肺病家系可以鉴定出成人型特发性间质性肺病的致病基因：表面蛋白C、表面蛋白A2、端粒反转录酶以及端粒酶RNA的编码基因。间质性肺疾病儿科病例的致病基因有表面蛋白C和ATP结合转运蛋白A3的编码基因。除了特发性间质性肺病外，系统性疾病如系统性硬化和结节病可能都有遗传因素。另外，先天性角化不良和赫尔曼斯基-普德拉克（Hermansky-Pudlak）综合征都有典型的间质性肺疾病症状。

（刘雅萍　田欣伦）

yuánfāxìng xiānmáo yùndòng zhàng'ài

原发性纤毛运动障碍（primary ciliary dyskinesia，PCD）

由纤毛细胞骨架蛋白缺少导致纤毛功能障碍，使气道黏液滞留和清除病原微生物失效，产生慢性或反复呼吸道感染的遗传病。又称纤毛不动综合征。少见，多为常染色体隐性遗传，也有X连锁隐性遗传的报道。卡塔格内（Kartagener）综合征是其中一种特殊类型。

病因和发病机制 正常的运动纤毛电镜下可见横截面"9+2"结构，即由9对外周微管（MTD）围绕1对中央微管（CP）组成。MTD与CP之间由辐射臂相连并固定。MTD之间通过微管连接蛋白连接，MTD的内、外分别连接了内动力臂和外动力臂（图1）。

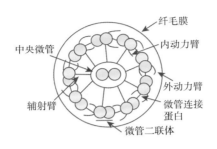

图1　正常纤毛结构

纤毛运动是通过动力蛋白重链水解ATP，致两根成对的微管产生相对滑动，从而使纤毛在变形的微管上弯曲。纤毛的弯曲由内动力臂产生，外动力臂加速外部二联体主动滑动，但未产生弯曲。以上运动导致纤毛向反方向运动，向前滑动并向后回复性滑动，从而产生有效推动力。适当的流变学特性和功能正常的纤毛是保持黏液纤毛清除作用的基本要素，黏液纤毛清除作用正是呼吸道保持清洁抵御病原体的重要机制。

PCD是因导致纤毛结构和/或功能异常的基因发生突变，造成带有纤毛上皮的器官出现功能障碍。已发现了超过50种不同的基因与该病相关。绝大多数（85%）的基因突变类型为无义突变、移码突变或缺失，少数为错义突变（约15%）。

多数已知致病基因编码的蛋白质位于外动力臂、内动力臂或辐射臂，这些基因（如 DNAH5、DNAH11、RSPH4A、RSPH9）突变导致纤毛超微结构改变。少数情况下，这些基因突变而电镜检查正常者，其纤毛功能，如摆动频率或摆动波形扫描可出现缺陷。如果纤毛超微结构正常且功能仅有轻度缺陷，这些患者比经典PCD患者的表型轻。

PCD的常见致病基因包括 DNAH5、DNAH11、CCDC39、DNAI1、CCDC40、CCDC103、SPAG1、ZMYND10、ARMC4、CCDC151、DNAI2、RSPH1、CCDC114、RSPH4A、DNAAF1、DNAAF2 和 LRRC6。中国PCD常见致病基因为 DNAH11、DNAH5、CCDC39、CCDC40、DNAH1、DNAAF3 和 CCNO。

临床表现 多样，上、下呼吸道、输精管、输卵管、室管膜和胆道等多处器官组织上均有纤毛存在，纤毛运动异常时可以导致多种多样的临床表现。

呼吸系统 最常见、最主要的受累系统。患者在出生后即可出现呼吸窘迫或低氧。鼻炎或鼻窦炎是PCD的主要特征。几乎所有患者都会出现鼻或鼻旁窦的受累，常于婴儿起病。鼻息肉常见。鼻旁窦的受累以上颌窦和筛窦常见，额窦和蝶窦由于发育不良较少受累。慢性鼻窦炎常引起乏力和头痛，随着年龄增长，逐渐出现咳嗽、咳痰等症状。影像学上50%~75%的儿童以及几乎全部成年患者均有不同程度的支气管扩张，多数为双侧弥漫的支气管扩张，最常见的受累部位是右中叶、左舌叶和基底段。另外，由于气道阻力增加，可有肺内充气不均导致的气体陷闭表现。少数由于黏液栓导致气道梗阻，出现肺不张，甚至被怀疑为肺癌。患者的肺功能表现为阻塞性通气功能障碍和/或限制性通气功能障碍。呼吸道常见的病原体包括流感嗜血杆菌、肺炎链球菌、金黄色葡萄球菌、铜绿假单胞菌或非结核分枝杆菌等。

由于咽鼓管及中耳的纤毛功能缺陷，导致黏液清除能力下降，从而出现慢性分泌性中耳炎伴急性中耳炎反复发作，但成年之后常减轻；还可以导致传导性听力下降。

内脏转位 纤毛在胚胎发育期的定向运动变成随机运动，导致半数患者的内脏不能发生正常的转位。当慢性鼻窦炎、支气管扩张和内脏转位同时存在时，称为卡塔格内综合征，是 PCD 的一个亚型，发病率为 2.5/10 万 ~ 5.0/10 万。中国国内对于没有内脏转位的 PCD 认识严重不足，文献中仅有 4.5% ~ 6% 的患者没有内脏转位。

生殖系统 多数原发性纤毛运动障碍男性患者的精子运动能力下降，是由于精子鞭毛的运动异常，还有少数患者无精子产生，可以导致不育。女性患者由于输卵管纤毛运动障碍致卵子运输异常，导致生育力下降或异位妊娠。

其他 人体内很多器官也有纤毛结构存在，如脑室室管膜细胞、肾小管、胆管、胰管上皮等，因此，原发性纤毛运动障碍还可以表现为上述各个器官的异常。脑积水、胆道疾病、幽门狭窄、尿道上裂也有报道。此外，该病患者先天性心脏病的发病率显著高于一般人群。

诊断 依据临床表现、辅助检查以及基因检测进行诊断。

鼻部呼出气一氧化氮含量（nNO） 在 PCD 患者中明显降低，其灵敏度为 97%，特异度为 90%。但由于囊性纤维化、急性和慢性鼻窦炎、鼻息肉和上呼吸道感染时也会出现 nNO 的降低，需要进行鉴别。一般用于 5 岁以上患者的筛查。化学发光法检测，<77nl/min 为阳性。

纤毛形态和功能检测 包括透射电子显微镜（TEM）检查和高速视频显微成像分析（HSVA）以及免疫荧光等方法。通过鼻刷、鼻黏膜取样钳在下鼻甲、中鼻甲或上颌窦处取材，也可通过支气管镜取支气管黏膜活检。取材后直接进行 HSVA，对细胞进行处理后进行 TEM 或免疫荧光检查。TEM 可发现纤毛的横断面内、外动力臂缺失或减少、辐射臂异常、微管的数量异常及排列的紊乱等（图 2）。

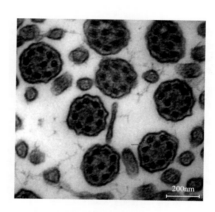

图 2　PCD 患者支气管上皮细胞纤毛 TEM 检查

注：中央微管移位，9+2 的结构被 8+2 所取代（箭头所示）。

鼻窦和胸部高分辨率 CT 可发现鼻窦炎和支气管扩张，卡塔格内综合征可见右位心和内脏转位。支气管扩张是常见的影像学表现，最常受累是肺中叶和舌叶，其次为下叶。

基因检测 由于 PCD 的致病基因较多，从临床症状上无法进行准确的分子分型。因此基因检测方法是通过靶向基因包或全外显子组下一代测序技术对所有已知致病基因或全外显子组进行测序以寻找致病突变。

基因检测可用于有病理、电镜或免疫学检查确证的 PCD 患者，也可用于临床高度可疑患者（临床表现典型、nNO 降低），以及没有其他检测手段时。但基因检测阴性不能排除 PCD。如果检测到双等位基因致病突变，则可确诊。如果仅发现一条等位基因突变，则需进一步鉴定。基因诊断应该与临床表型一致，如果不一致需重新考虑诊断。家系中确定父母双方的变异情况对于证实先证者的基因型非常重要。先证者及其亲属的基因检测结果对于再生育的遗传咨询有帮助。

诊断标准 PCD 诊断尚无统一标准。参考 2018 年美国胸科学会（ATS）的诊断指南，2020 年《原发性纤毛运动障碍中国专家共识》推荐采用以下标准：①符合 PCD 临床特征中至少 2 项：足月儿发生不明原因的新生儿呼吸窘迫综合征；半岁之前开始常年持续咳嗽；半岁之前开始常年持续鼻塞；内脏异位。②TEM 发现典型的纤毛超微结构缺陷：外动力臂缺失，外动力臂和内动力臂联合缺失，内动力臂缺失合并微管排列紊乱，以及中央微管缺失。③基因检测发现 PCD 相关基因中双等位基因致病性突变。同时符合 ① + ② 或 ① + ③，即可确诊 PCD。

鉴别诊断 需与以下疾病相鉴别。

囊性纤维化 PCD 常出现鼻窦炎，但支气管扩张常在中叶和舌段最明显，其次为双下肺。而囊性纤维化以上肺病变为著，而且常合并胰腺外分泌功能不全，可有脂肪泻、皮肤汗渍是囊性纤维化的特点。

非囊性纤维化支气管扩张 ①非结核分枝杆菌导致的支气管扩张：也以右中叶和左舌段为最

常见的受累区域，但很少出现鼻窦炎和不育等表现，呼吸道病原学检查有助于明确。②弥漫性泛细支气管炎：常合并鼻窦炎，双肺弥漫性支气管扩张与 PCD 类似，但常成年起病，且阻塞性通气功能障碍进展快，大环内酯类药物治疗有效为其鉴别要点。此外，免疫球蛋白缺乏、风湿免疫病导致的支气管扩张，通过血清学检查有助于鉴别。因此，建议对所有支气管扩张患者进行常规的实验室检查以筛查常见病因。

治疗原则 尚无针对性治疗手段，但及时正确的诊断后，患者可以得到专门的看护和随访，避免不必要的手术，可改善预后。

稳定期治疗 与非囊性纤维化支气管扩张相似，包括体位引流、物理治疗、适当吸入支气管扩张剂、雾化、使用祛痰药及增强免疫力。应进行麻疹、百日咳、流感和肺炎等疫苗的接种。由于吸烟将加速患者肺功能的恶化，应戒烟。

研究发现，雾化吸入抗生素能减少急性加重的次数，降低细菌负荷，并减少肺部和全身的炎症指标水平，可采用的药物包括氨曲南、阿米卡星、环丙沙星和妥布霉素等。

雾化吸入高渗盐水也可用于长期治疗，可能是因高渗液体刺激气道分泌，从而改善了气管、支气管的清除能力。此外，N-乙酰半胱氨酸、福多司坦、桃金娘油和桉柠蒎等化痰药的使用也能改善黏液排出。

口服大环内酯类药物能减少非囊性纤维化支气管扩张患者的急性加重次数，但长期使用有导致抗生素耐药的可能，建议仅在没有非结核分枝杆菌感染的情况下长期口服大环内酯类药物。

除非病变局限，支气管扩张不行外科切除。双肺移植可用于终末期呼吸衰竭患者。

急性感染期治疗 全身抗生素治疗对患者肺部症状急性加重期有效。应根据患者稳定期呼吸道的病原菌培养结果选用抗生素，并在获得新的药敏结果后根据临床症状缓解的情况适当调整。由于成人易合并铜绿假单胞菌感染，因此经验性治疗建议使用能覆盖抗铜绿假单胞菌活性的抗生素，疗程一般为 2 周。

鼻窦炎治疗 部分患者可采用外科手段干预中耳炎、鼻旁窦炎和鼻息肉。息肉切除术和咽鼓管成形术的效果较好，而鼓膜造孔术的效果不肯定。

中耳炎治疗 反复发生分泌性中耳炎，可考虑鼓膜切开置管术，听力障碍者还可进行构音训练和助听。

不孕或不育治疗 通过适当的辅助生殖技术解决不孕或不育。

尚无针对 PCD 的有效基因治疗手段。

预防 ①一级预防：即婚前预防。绝大多数 PCD 为常染色体隐性遗传，仅有少数报道为 X 连锁隐性遗传，应避免近亲结婚。②二级预防：即出生前预防。对已生育 PCD 患者的家庭实施产前基因诊断，降低患者出生的再发风险。③三级预防：即症状前预防。通过新生儿筛查，在出现症状前早期诊断和早期治疗，延缓呼吸系统疾病的进展。

（田欣伦　刘雅萍）

fèipàowēishízhèng
肺泡微石症（pulmonary alveolar microlithiasis，PAM）
以肺内磷酸钙盐在肺部广泛沉积为特征的常染色体隐性遗传病。起病隐匿，慢性病程，部分患者出现

活动后气短，也有虽然肺内病变广泛存在却无症状。该病罕见，全球均有，亚洲较欧洲常见。发病率小于 0.1/10 万。1/3 以上病例为家族性且患者父母有很高的亲缘关系。

病因和发病机制 该病的致病基因是位于染色体 $4p15.2$ 的溶质载体蛋白 34（*SLC34A2*），编码钠依赖型Ⅱb 磷转运蛋白 NPT2b，用于维持机体无机盐平衡。该基因突变可导致磷转运功能障碍。NPT2b 蛋白是肺内唯一高表达磷转运蛋白，见于产生和降解表面活性物质的肺泡Ⅱ型上皮细胞（ATⅡ），而表面活性物质的主要成分是磷脂。该蛋白的功能是将肺泡内降解磷脂中的磷离子转运至 ATⅡ。NPT2b 功能失调时，ATⅡ无法清除来自肺泡腔的磷离子而导致微结石形成。

虽然机体其他器官也表达 SLC34A2，但由于存在其他离子转运蛋白，通常不会形成微结石，故 PAM 很少有肺外表现，也不伴钙代谢疾病。

临床表现 多数患者年龄在 50 岁以下，约 35% 诊断时小于 20 岁。虽然 PAM 影像学表现明显，但多数患者诊断时无症状；通常在因其他原因行影像学检查时偶然发现，或在对发病患者家庭成员进行筛查时发现。一般在 20~30 岁出现症状，但也有 60 岁以上发病的报道。发病时 ≤5 岁的儿童通常有症状，表现为咳嗽和重度急性呼吸衰竭。研究发现，1/3 的患者有家族史。常见症状包括呼吸困难、干咳、胸痛和乏力。但症状往往比胸部影像学轻微，称为临床-影像分离。实验室检查一般正常。

诊断 胸部影像学的典型表现基本可以诊断该病，表现为典

型的"沙尘暴"样表现使心脏轮廓模糊，以及沿支气管血管束、胸膜下区和小叶周围区分布的微结节钙化灶。但是确诊仍需至少以下一条：痰或支气管肺泡灌洗液中可见微石结构；组织病理的典型改变；阳性家族史；基因检测发现 SLC34A2 异常突变。

影像学检查 是诊断的关键；胸部 CT 可见肺内沙砾样弥漫的钙化微结节，主要分布于肺的基底部。高分辨率 CT 表现为微结节钙化灶，主要沿支气管血管束、胸膜下区和小叶周围区分布支气管肺泡灌洗中板层样的微石。胸片示"沙尘暴"样弥漫性散在微结节，多发于肺底，常阻挡心脏与膈膜轮廓。可见小叶间隔钙化增厚、胸膜下囊性改变（图1）。在儿童中，虽然钙化较少、较小，且主要局限于下叶，但磨玻璃影常见。可通过定量 CT 评估疾病的进展。

支气管镜检查 通常无需行支气管镜检查，但诊断不明确时，支气管肺泡灌洗、经支气管肺活检和冷冻活检能帮助诊断。灌洗液和经支气管活检可见薄片状微结石。

病理学检查 肺泡腔含有向心排列的钙结石，肺泡壁较薄，有时可见轻度的巨噬性肺泡炎。

肺功能检查 最初可能正常，后期出现限制性功能障碍伴弥散量减少。

基因检测 对 SLC34A2 进行一代测序或下一代测序。

鉴别诊断 ①弥漫性肺骨化：肺部结节较大，并有典型基础病程，如慢性肺静脉淤血、特发性肺纤维化等。②转移性钙化：好发于上肺区，常见于终末期肾病。③结节病：偶可表现为弥漫性微结节钙化。需组织病理学鉴别，结节病的钙化局限于上皮样肉芽肿内，而 PAM 可见明显的肺泡内微结石。④粟粒性肺结核：很少见 PAM 这样遮挡心脏轮廓的多发钙化结节。但需警惕二者合并存在。⑤其他：如肺结核、特发性肺含铁血黄素沉着症、肺尘埃沉着病（如硅沉着病）和结节状淀粉样变性等。

治疗原则 除肺移植外，现有治疗手段包括皮质激素、全肺灌洗术以及螯合剂（如羟乙膦酸钠）等对该病都没有确切疗效。预后不明，30%~40%的患者死于诊断后 10~49 年。尚无肺移植后 PAM 复发的报道。

考虑到潜在磷转运异常，已在试用双磷酸盐（可抑制羟基磷灰石微晶沉淀）和伊替磷酸钠，部分患者长期预后有所改善，还需更大范围的研究证实。

预后 该病进展缓慢，患者往往数十年后才会出现症状或肺功能减退。但长期预后差，平均寿命为 46 岁，大多数患者最终进展为呼吸衰竭。

预防 ①一级预防：即婚前预防。该病为常染色体隐性遗传病，应避免近亲结婚。②二级预防：即出生前预防。对已生育过 PAM 患者的家庭实施产前基因诊断，降低患者出生的再发风险。③三级预防：即症状前预防。通过新生儿筛查，在出现症状前早期诊断，做好随诊和监测。

（田欣伦 刘雅萍）

jiāzúxìng fèiqiànwéihuà

家族性肺纤维化（familial pulmonary fibrosis，FPF）

影响同一家系的两个或多个成员的弥漫性实质性肺疾病。是肺纤维化的一个独特疾病亚组。肺纤维化包括多种病因不明、预后不良的纤维化性肺部疾病。肺纤维化可以由多种遗传性疾病继发，如赫尔曼斯基-普德拉克（Hermansky-Pudlak）综合征、神经纤维瘤病、结节性硬化症、尼曼-皮克（Niemann-Pick）综合征、戈谢病、家族性高钙血症和低钙尿症。临床 FPF 患者表现出广泛的肺纤维化表型，其中特发性肺纤维化（IPF）是最常见的亚型。尽管疾病表现多样，但患者的生存率比散发性疾病差。IPF 的发病率为 13.4/10万~18.5/10万，明显高于 FPF 的 1.3/10万~5.9/10万。

病因和发病机制 该病为不完全外显的常染色体显性遗传，遗传基础不清。FPF、IPF 和结缔组织病相关间质性肺病（CTD-ILD）都存在类似的基因突变，表明这类疾病有相似的遗传背景。特别是端粒酶复合物的 TERT 和 TERC 基因、表面活性蛋白 C 和 A 基因（SFTPC 和 SFTPA）、编码

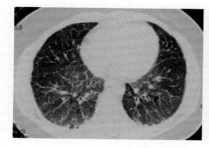
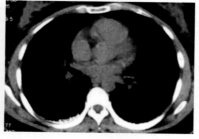

图1 肺泡微石症的高分辨率 CT 表现

细胞内 SFTPC 载体的 *ABCA3* 基因和 *MUC5B* 多态性约占所有 FPF 病例的 20%。以下基因突变可增加疾病易感性：*SFTPC*、*SFTPA2*、*ABCA3*、*HPS1*、*TERT*、*TERC*、*RTEL1*、*PARN*、*TINF2*、*ACD*、*DKC1*、*NAF1*、*ZCCHC8*、*NOP10*、*NFKX21*、*COPA*、*TMEM173*、*HPS 18*、*NF1*、*FAM111B*、*NDUFAF6* 和 *GATA2* 等。这些基因参与了肺泡 II 型上皮细胞的坏死、凋亡等，导致肺纤维化发生。但多数 FPF 患者采用现有的基因检测未能明确致病基因。

临床表现 临床症状与其他类型的间质性肺炎类似，有咳嗽、咳痰、活动后气短和胸闷等。体征可见杵状指，严重者出现发绀。此外，双下肺可听到爆裂音。如果同时合并肺外表现，可有相应临床表现，如贫血貌等。

诊断和鉴别诊断 需详细评估每位亲属的病史，以确定是否为 FPF。年龄依赖性发病和外显率降低有时会掩盖 FPF。家系图是评估 FPF 简单而有效的方法。还需关注 FPF 相关的肺部和肺外表现。有以下情况存在时提示 FPF：①家庭成员中 2 人以上出现肺纤维化，无论病因。②家族中有儿童起病的肺纤维化（年龄<18 岁），或每一代的家庭成员的肺纤维化起病年龄更早。③肺癌和肺纤维化出现家系共分离现象。④肺外表现：如骨髓衰竭（如再生障碍性贫血、骨髓增生异常综合征）、巨噬细胞减少伴或不伴有贫血、隐源性肝硬化或肺动脉高压，以及少白头（30～40 岁出现）。此外，3%～8% 的 CTD-ILD 患者也可有家族史，需通过检测血清免疫学指标鉴别。

影像学检查 一般无典型的影像学特点，诊断分类较困难。FPF 可以表现为普通型间质性肺炎，胸部高分辨率 CT 可见胸膜下、双下肺为主的蜂窝网格影，伴有牵张性支气管扩张。其他亚型的间质性肺炎也常见。研究表明，20%～25% 的 IPF 患者、14%～17% 的慢性过敏性肺炎（CHP）和 15% 的不可分类间质性肺病患者有肺纤维化家族史。同一家系中也可以有不同的肺纤维化类型。因此可在影像学上出现相应的磨玻璃影、网格影，CHP 可见肺部气体分布不均等。

病理学检查 患者肺活检并无特异性改变，病理可见不同类型的肺间质改变，最常见的为普通型间质性肺炎改变，如可见成纤维细胞灶、纤维化和肺泡上皮细胞增生。其他类型的间质性肺炎，如 CHP 可见气道周围的纤维化、淋巴细胞浸润和肉芽肿等。

基因检测 包括基因测序和端粒长度测量。基因测序旨在识别风险基因中的特定突变，可以通过全基因组、全外显子组或靶向测序来完成，在测序中只评估已知的疾病易感基因。在临床背景提示时（如有综合征表现的家族史倾向），已知风险易感基因中致病性或可能致病性突变的识别率可能相对较高。还可以在外周血白细胞内测量端粒长度。端粒长度检测不能提供有关特定基因或突变的信息，因为端粒长度短独立于端粒相关基因中的罕见突变而发生。对于有端粒病变表现者，端粒长度测量或基因测序可同时或分步进行。具有表面活性剂相关变体临床特征的患者应仅进行基因测序。

在基因检测之前，应考虑检测的风险和益处。首先，测序通常不能提供明确的结果，而是意义未明（VUS）的变异。如果可疑的 VUS 与疾病共分离，则在亲属中扩大基因检测可提供一些信息。此外，基因检测结果阴性患者可能有尚未确定的易感基因突变。第二，基因检测的成本可能很高，往往由患者承担。第三，基因检测本身会对患者及其亲属产生心理影响。考虑到基因检测的细微差别和潜在缺陷，建议将 FPF 患者转诊给经过认证的基因咨询师，他们可以提供检测前咨询、选择合适的基因检测、解释结果及检测后咨询。

治疗原则 与进展性纤维化性肺病类似，抗纤维化药是主要治疗药物。使用的药物为尼达尼布和吡非尼酮，但疗效有限。研究认为，无论何种病因的 FPF 患者，预后均差于散发患者，特别是进展缓慢的 CTD-ILD，预后也与 IPF 患者相似，确诊后的中位生存期仅约 3 年。进展期患者可以肺移植，与非家族性肺纤维化患者的肺移植后生存期相近。但也有研究发现，存在端粒酶基因异常的 IPF 患者肺移植术后并发症的风险增高，如骨髓移植和肝功能异常等，需要密切检测。

预防 ①一级预防：即婚前预防。该病多属于常染色体显性遗传，患者后代有 50% 的可能罹患该病，由于不完全外显，实际情况低于此比例。且患者很少出现智力低下和先天畸形，因此不作为婚前常规筛查。②二级预防：即出生前预防。对已生育 FPF 患者的家庭实施产前基因诊断，降低患者出生的再发风险。③三级预防：即症状前预防。存在肺间质病变的家庭成员，应避免粉尘暴露，减少致病风险，必要时权衡利弊进行基因诊断，以确认罹患风险。

（刘雅萍）

nángxìng xiānwéihuà

囊性纤维化 (cystic fibrosis, CF)

囊性纤维化传导调节基因 *CFTR* 突变导致的常染色体隐性遗传病。不仅影响胰腺外分泌功能，还影响肠腺、胆管树、支气管腺体和汗腺等。发病率存在明显的种族和地区差异，西方国家的发病率约为 33.3/10 万，中国明显低于西方国家，约为 6.3/10 万，但由于样本量小，尚待证实，国内已报道病例不足 300 例，无性别差异。

病因和发病机制 CF 的致病基因为 *CFTR*，位于染色体 7q31.2，已发现有超过 2000 种突变，表达的 CFTR 蛋白含 1480 个氨基酸残基，是上皮细胞表面的一种氯离子通道蛋白，当 *CFTR* 基因突变时，CFTR 蛋白所在的上皮细胞分泌氯离子和水分减少，钠离子重吸收增加，导致细胞内高渗环境及分泌物黏稠，造成管腔阻塞而致病。*CFTR* 基因突变对 CFTR 功能产生的影响有 6 种类型（图 1）：CFTR 蛋白合成缺陷（Ⅰ类突变）；CFTR 蛋白加工和转运缺陷（Ⅱ类突变）；门控缺陷，又称调节缺陷（Ⅲ类突变）；离子传导缺陷（Ⅳ类突变）；合成 CFTR 减少（Ⅴ类突变）；膜定位稳定性下降（Ⅵ类突变）。Ⅰ～Ⅲ类突变使 CFTR 功能完全丧失，产生严重的表型，如欧美最常见的突变 c.1521_1523delCTT（p.Phe508del）（简称△F508），属于Ⅱ类突变；Ⅳ～Ⅵ类突变使 CFTR 功能部分残留，产生较轻的表型。常见的受累器官包括：上、下呼吸道，胰腺和输精管。中国最常见的基因变异为 c.2909G＞A（p.G970D），约占 CF 患者的 10%，推测为Ⅲ类突变。

临床表现 囊性纤维化是全身受累疾病，常见呼吸系统、消化系统和生殖系统受累，此外代谢和内分泌等系统也可受累。

呼吸系统 肺部出现反复细菌和真菌感染，支气管扩张、气胸、咯血，长期的呼吸道病原体（如铜绿假单胞菌或葡萄球菌）定植，严重者出现呼吸衰竭，危及生命，部分患者还合并变态反应性支气管肺曲菌病，造成诊断困难。鼻窦炎和鼻息肉也是常见的呼吸道表现。

消化系统 西方人中胰腺外分泌功能不全很常见，中国患者相对少见。胰腺炎、新生儿黄疸、肝病、脂肪肝、肝硬化和胆石症均可见于 CF。患者还可出现胎粪梗阻、远端肠梗阻综合征，以及包括脂溶性维生素缺乏和血脂异常等营养问题。

泌尿生殖系统 男性患者普遍存在先天性输精管缺失、无精症和不育。女性患者由于宫颈黏液异常可不孕。部分患者出现泌尿系结石。

皮肤 由于汗液氯离子增加，表现为出汗后留有汗渍。

内分泌和代谢系统 CF 相关糖尿病；由于盐流失，幼儿可以出现低钾血症、脱水、低氯性碱中毒。常由于维生素 D 吸收不良及运动减少导致骨质疏松。

诊断 2017 年，囊性纤维化基金会（CFF）更新了诊断指南。在没有新生儿筛查计划的地区，诊断标准是 CF 的提示性临床特征，或 CFTR 功能障碍的家族史和证据，或致病性 *CFTR* 双等位基因突变。对于具有不同临床结局的基因型，则需诊断性汗液氯化物或先进的电生理测试才能确诊。

汗液测试 在经认证的临床实验室进行的汗液测试是 CFTR 功能的金标准：氯离子浓度超过 60mmol/L 可确诊；30～59mmol/L 为临界范围；浓度小于 30mol/L 为正常。

影像学检查 患者在幼年时可能胸部 CT 并不出现支气管扩张，但可有反复肺部感染，或气体分布不均。成年患者可见上叶为著的支气管扩张，常为双侧对称分布。鼻窦 CT 常见鼻窦炎。腹部影像学检查可见肝大、胆道纤维化、脂肪肝、胆管异常、门静脉血流异常、胰腺被脂肪替代、胰腺炎症和胰腺囊肿等表现。

基因检测 桑格（Sanger）测序辅以多重连接依赖性探针扩

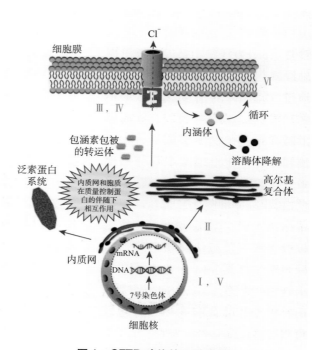

图 1 CFTR 功能的 6 种类型

增技术检测 *CFTR* 基因全部 27 个外显子及包含剪接位点的侧翼序列是最常用的基因检测方法。中国 CF 患者由于常见新发突变和少见突变，不宜使用国际的商业 CF 筛查包（Panel）进行检测。

鉴别诊断 ①特发或感染后支气管扩张：支气管扩张以下肺为著，与 CF 的双肺上叶分布为主不同。②原发性纤毛运动障碍（PCD）：半数存在内脏转位，且支气管扩张以中叶和舌段最明显，而非 CF 的双肺上叶为主。此外，CF 常合并胰腺外分泌功能不全导致的脂肪泻，PCD 几乎不会出现。③变应性支气管肺曲菌病（AB-PA）：上肺病变更显著，且可与 CF 合并存在，造成诊断困难，但单纯的 APBA 全身症状较少，也不出现肺外表现，黏液栓被清除后，支气管周围的炎症较轻微。

治疗原则 不同年龄阶段需要不同的治疗，但尚无治愈方法。患者之间病原体的传播可导致疾病恶化，因此，患者隔离、手卫生和医疗器械消毒对于控制病原体传播非常重要。

传统的抗微生物治疗策略：预防病原体产生，清除早期的感染以延缓或避免慢性感染出现，通过口服或吸入抗生素来阻止恶化并治疗急性加重。抗生素使用方案为：反复出现感染的患者采用针对铜绿假单胞菌的雾化抗生素（妥布霉素等）长期治疗；大环内酯类药物虽不能杀灭铜绿假单胞菌，但可以通过免疫调节、抗炎作用和抑制生物膜形成达到控制铜绿假单胞菌的作用，能改善呼吸功能并减少肺部疾病加重的发生率，应长期使用口服阿奇霉素。肺部感染的急性加重时建议经验性抗感染治疗，需要覆盖金黄色葡萄球菌、流感嗜血杆菌和铜绿假单胞菌等常见病原体，疗程至少 10~14 天。

此外，促进气道分泌物清除是基础治疗：吸入 DNase Ⅰ（α-链道酶）、高渗盐水、N-乙酰半胱氨酸，体位引流和叩击形式的胸部理疗等。

患者普遍存在消化和吸收的障碍，可补充胰酶、微量元素和脂溶性维生素等，并加强营养。终末期 CF 需要考虑肺移植。为减少感染，患者应每年接种流感疫苗，定期接种肺炎球菌疫苗。

随着对 *CFTR* 基因的深入研究，治疗开始针对解决 *CFTR* 基因缺陷的源头问题。CFTR 调节剂通过改善缺陷的 CFTR 蛋白功能而发挥作用，代表性药物为依伐卡托，它是一种门控通道的增强剂，能够修复突变 CF 蛋白的功能，从而达到增加第 1 秒用力呼气容积（FEV_1）的效果（约 10%），减少急性加重，增加体重，并改善生活质量，幼童还能改善胰腺功能。依法卡托适用的突变靶点包括主要是门控变异。对于 *ΔF508* 纯合突变患者，校正剂鲁玛卡托联合依伐卡托（联用名 Orkambi）能够轻度改善肺功能，降低肺部疾病恶化的风险。此后研发的替扎卡托联合依伐卡托（联用名 Symdeko）比起 Orkambi 疗效相似而副作用小。三联制剂 Elexacaftor 和替扎卡托联合依伐卡托（联用名 Trikafta）显示出更强大的临床疗效。

预防 ①一级预防：即婚前预防。CF 为常染色体隐性遗传病，应避免近亲结婚。②二级预防：即出生前预防。对已生育患儿的家庭实施产前基因诊断，降低患者出生的再发风险。③三级预防：即症状前预防。通过新生儿筛查，在出现症状前早期诊断和早期治疗，延缓严重肺部疾病的发生，提前干预胰腺外分泌功能不全，减少营养不良。

（田欣伦　刘雅萍）

Alpha1 kàngyídànbáiméi quēfázhèng
α₁ 抗胰蛋白酶缺乏症（α₁-antitrypsin deficiency，A1ATD）

由于 α₁ 抗胰蛋白酶（AAT）减少，蛋白酶抑制系统功能低下，门静脉周围肝细胞内出现耐淀粉酶的嗜酸颗粒和玻璃样变性，肺正常蛋白组织被消化，从而出现弥漫性肺气肿为特征的常染色体隐性遗传病。于 1963 年被首次报道。其发病率存在种族和地区差异，西方报道重型 A1ATD 的发病率为 0.2‰~0.6‰，而慢性阻塞性肺疾病患者严重 A1ATD 的发病率约 3.6%。中国的发病率很低，尚无明确数据。

病因和发病机制 该病的致病基因 *SERPINA1* 定位于染色体 14q32.13，长约 12 000bp，含有 5 个外显子，编码的 AAT 分子量为 52kD，包含 418 氨基酸残基。用区带电泳技术发现人类血清中有 70 余种泳动速度不同的 AAT 带，等位基因按电泳迁移速度的快慢用 A~Z 的英文字母排列。最常见的亚型以 M 命名，以此蛋白电泳速度为依据，将快慢不同的蛋白进行标记。其他常见的类型为 MS、MZ、SS、SZ 和 ZZ 蛋白亚型，加上最常见的 MM 型，在人群中占比 99% 以上。已发现至少 150 种 AAT 等位基因，分为 4 个基本组。①正常型：即正常等位基因，即血浆 AAT 水平及功能正常。正常等位基因家族被称为 M，正常表型为 MM。②缺陷型：即缺陷型等位基因，血浆 AAT 水平通常低于正常平均水平的 35%。与肺气肿相关最常见的缺陷型等位基因为 Z 等位基因。Z 变异，即 AAT 分子中第 342 位的赖氨酸被谷氨酸替代，纯合表型为 ZZ。美国高加索人种中有 2%~3% 携带该等位基因。③无效型：即无效等位基因，可导致血浆完全检测不到的 AAT 蛋白。无效表型的个体最少见，有罹患最重型肺病的风险，但肝病并不常见。④功能失调型：即功能失调型等位基因，会产生正常数量的 AAT 蛋白，但无正常功能。

AAT 是丝氨酸蛋白酶抑制剂，主要由肝细胞产生，也可由中性粒细胞、单核细胞、肺和肠道上皮细胞产生。其关键功能是调节肺部中性粒细胞弹性蛋白酶的蛋白水解作用，通过对炎症和细胞外基质的影响以抵抗感染。此外，AAT 作为急性期蛋白，具有抗炎和免疫调节特性。

SERPINA1 基因突变后导致血液中 AAT 浓度下降或功能异常。A1ATD 相关肺病是由于循环中 AAT 水平低下降，引起蛋白酶抑制不足，从而导致肺保护层受损。此外，错误折叠的 AAT（尤其是循环和肺组织中的 Z 型 AAT）和内质网应激的聚合物导致的炎症也在发病中起作用。A1ATD 可导致肺气肿，也会增加慢性阻塞性肺疾病的风险。A1ATD 相关肝病是 AAT 错误折叠并在肝细胞内质网中累积，导致内质网应激而引发。

临床表现 正常人血浆 AAT 的浓度为 120~200mg/dl，低于 50mg/dl（11μmol/L）则不足以保护肺，导致发生肺气肿的风险增加。

肺部最常见的表现是呼吸困难及与吸烟程度不相符的肺气肿，起病年龄通常较早。典型的影像学表现为下肺为主的肺气肿，过度充气、肺纹理减少及肺大疱形成。患者可以出现哮鸣音、阻塞性通气功能障碍，部分患者对支气管扩张剂有效，因此被诊为哮喘。此外，还可出现慢性支气管炎和支气管扩张等表现。

少数患者患有影响健康的肝病。一般认为患者肝病的病理生理学机制为肝细胞内质网内 AAT 的病理性聚集。患者表现为新生儿黄疸及肝功能异常，Z、S 和 M 型等位基因可以出现成年起病的慢性肝炎，部分出现肝硬化及肝细胞癌。A1ATD 是新生儿胆汁淤积的原因之一，也是需要接受肝移植的儿童终末期肝病的代谢性疾病。

其他肺外表现还包括脂膜炎、血管炎、炎性肠病、颅内及腹腔内的血管瘤、肌纤维发育不良和肾小球肾炎等。

诊断 依据临床表现以及生化检查、基因检测进行诊断。血清蛋白电泳提示 α_1 球蛋白条带减少或缺失；血清 α_1 球蛋白水平降低；肺功能下降，第 1 秒用力呼气容积（FEV$_1$）下降伴或不伴有用力肺活量（FVC）下降，FEV$_1$/FVC 下降，残气量及肺总量增加，弥散功能下降；胸部 X 线或 CT 显示肺底为主的肺气肿表现，部分可有支气管扩张；等电聚焦检测 AAT 蛋白异常或聚合酶链反应（PCR）检测缺陷型等位基因；基因测序。

诊断标准：①肺功能测试发现有持续气流阻塞以及以下其他重度 A1ATD 的特征，包括：年轻患者出现（如年龄≤45 岁）肺气肿；吸烟者或极少吸烟者的肺气肿；胸片检查显示以明显的基底部改变为特征的肺气肿；肺气肿和/或肝脏疾病家族史；脂膜炎史；无法解释的慢性肝病史。②血清 AAT 水平低于 11μmol/L（比浊法低于 57mg/dl）。③有重度缺乏的表型：一般通过等电聚焦检测常见的 AAT 蛋白异常或 PCR 检测常见的缺陷型等位基因（即 S 和 Z）。

同时满足以上 3 条可确定重度 A1ATD 的诊断。

鉴别诊断 肺部受累的 A1ATD 需与肺气肿、慢性支气管炎、支气管扩张症等相鉴别。肝受累的 A1ATD 需与慢性病毒性肝炎、遗传性血色病、威尔逊（Wilson）病、非酒精性脂肪肝和原发性胆汁性肝硬化相鉴别。

治疗原则 FEV$_1$ 为患有肺气肿的 A1ATD 患者最重要的生存预测指标。FEV$_1$>35% 预计期值的患者 2 年生存率与正常患者无差别，而 FEV$_1$<35% 预计值的患者 2 年生存率明显下降。吸烟患者在诊断 A1ATD 后如不戒烟，预期生存时间小于 20 年。在 40 岁以前，肝功能障碍是影响患者健康的主要问题，而非肺功能障碍。在 40 岁以后，最主要的死亡原因是呼吸衰竭，其次是肝硬化。针对 A1ATD 的基因治疗还在研究中。

预防 ①一级预防：即婚前预防。该病为常染色体隐性遗传病，应避免近亲结婚。②二级预防：即出生前预防。对已生育患儿的家庭实施产前基因诊断，降低患者出生的再发风险。③三级预防：即症状前预防。尽早确定 A1ATD 患者，避免肺部疾病环境诱因，如避免个人和被动吸烟、职业粉尘接触等。A1ATD 患者吸烟可明显缩短寿命，且少量吸烟就可能导致患者发生慢性阻塞性肺疾病。因此，任何年龄的 A1ATD 患者在确诊后，均应建议患者戒烟。为了减少肺部感染风险，推荐注射流感疫苗和肺炎疫苗。建议对 A1ATD 患者接种甲型肝炎和乙型肝炎病毒疫苗，减少饮酒，避免体重超重。

（田欣伦　刘雅萍）

fèibiǎomiàn huóxìng wùzhì dàixiè zhàng'ài

肺表面活性物质代谢障碍

（pulmonary surfactant metabolism dysfunction）　各种原因导致肺泡表面活性物质（SP）异常产生的疾病。是一组疾病症状群，其中相对常见的为肺泡蛋白沉积症（PAP），超过90%的患者为自身免疫性肺泡蛋白沉积症，即血清中出现粒细胞巨噬细胞集落刺激因子（GM-CSF）抗体，干扰了肺泡巨噬细胞正常清除SP，肺泡腔内大量堆积影响了呼吸功能，并非遗传性疾病，曾称为获得性肺泡蛋白沉积症和特发性肺泡蛋白沉积症。但在肺表面活性物质代谢障碍中，还有部分是由于基因异常导致的肺泡表面活性物质功能异常。此类疾病罕见，遗传方式相同，且临床表现多样。流行病学数据匮乏。此处所述为与遗传相关的肺泡表面活性物质代谢障碍。

病因和发病机制　肺泡壁被SP液膜覆盖，它是一种脂蛋白，主要成分为磷脂，由肺泡Ⅱ型上皮细胞产生并分泌至肺泡腔内，分为SP-A、SP-B、SP-C和SP-D。功能是降低表面张力，防止呼吸时肺泡塌陷；SP对宿主防御微生物病原体也很重要。肺泡Ⅱ型上皮细胞通过循环或分解代谢，肺泡巨噬细胞通过摄取和清除，严密调节着肺泡表面薄层的SP的平衡（即SP内环境稳定）。GM-CSF与细胞表面受体结合，通过多种途径激活JAK2并启动信号传导，包括激活信号转导子和转录激活子5（STAT5）、转录因子PU.1（由SPI1编码）以及过氧化物酶

体增殖物激活受体γ（PPARγ）等。通过PU.1和PPARγ发出信号，GM-CSF参与胆固醇输出、表面活性剂清除、宿主防御等肺泡巨噬细胞的多种独特功能。此外，ATP结合元件蛋白家族成员A3（ABCA3）和NKX2-1等其他蛋白质对SP的功能也产生重要影响。

因此，参与上述通路的各种编码基因突变均可导致SP代谢障碍。这些疾病可以是家族性，也可以是散发性肺疾病，临床表现多样，可出现新生儿致命性的呼吸衰竭，也可表现为儿童或成人起病的间质性肺疾病，病理学上可表现为脱屑性间质性肺炎（DIP）、肺泡蛋白沉积症、非特异性间质性肺炎（NSIP）和婴儿期慢性肺炎（CPI）等。按照基因异常导致的肺泡表面活性物质代谢障碍原因不同来分类，更符合疾病本质。

SP-B由人类2号染色体上的SFTPB基因编码，是由前体蛋白（proSP-B）产生的由381个氨基酸残基组成的成熟蛋白，存在于肺泡腔内。

SP-C是人类蛋白组中最具疏水性的蛋白之一，由人类8号染色体上的SFTPC基因编码，是由SP-C前体蛋白（proSP-C）产生的由197个氨基酸残基组成的成熟蛋白。

ABCA3是由人类16号染色体上的ABCA3基因所编码，由1704个氨基酸残基组成，包括2个跨膜结构域和2个核苷酸结合结构域。

NKX2-1是人类14号染色体上一个相对较小的基因，编码TTF-1，又称甲状腺转录因子1，由371个氨基酸残基组成。

SP-B和SP-C是疏水小分子蛋白质，与脂质相互作用后能降

低肺泡表面张力。SP-A和SP-D是亲水性糖蛋白，其分子量较大，在肺的固有免疫中发挥重要作用。ABCA3是在板层小体界膜上的跨膜蛋白，板层小体是用来储存组装前的表面活性物质的细胞器。NKX2-1与ABCA3、SP-B和SP-C的编码基因特定序列结合，调节这些蛋白质的表达。

临床表现　由于表面活性物质缺乏导致的疾病其临床表现各有不同（表1）。

诊断　主要依据病史、病理学检查、影像学检查和基因检测进行诊断。

病理学检查　需要外科肺活检或尸检方能明确病理分型。部分患者通过支气管肺泡灌洗液检查能获得肺泡蛋白沉积症的临床诊断。

影像学检查　不同类型的遗传性表面活性物质功能障碍可引起不同的影像学改变，如果以PAP为表现者，胸部高分辨率CT可见双肺弥漫的磨玻璃影和小叶间隔增厚，甚至出现铺路石征。如果以其他类型的间质性肺病为表现，胸部CT可见磨玻璃影、网格影，甚至蜂窝肺，并无特异性改变。

基因检测　为诊断的首选方案，可以通过全外显子测序的方法获得。如果分子诊断结果为阳性，可避免进行肺活检。当基因检测的结果不确定时，需进行组织检查。

识别致病基因可以为预后提供重要信息。如SFTPB突变患者在不进行肺移植的情况下病死率接近100%，但ABCA3和SFTPC突变患者可能病情较轻，生存期较长。

诊断标准　尚无统一的诊断标准。一般认为幼年或婴儿期出

表 1　遗传性表面活性物质功能障碍所致疾病的遗传方式及临床特点

项目	肺表面活性物质功能障碍 1 型	肺表面活性物质功能障碍 2 型	肺表面活性物质功能障碍 3 型	肺表面活性物质功能障碍 4 型	肺表面活性物质功能障碍 5 型	脑-肺-甲状腺综合征	MonoMAC综合征
致病基因	*SFTPB*	*SFTPC*	*ABCA3*	*CSF2RA*	*CSF2RB*	*NKX2-1*	*GATA2*
MIM		610913	610921	300770	614370	600635	614038, 614172, 601626, 614286
遗传方式	常染色体隐性	常染色体显性	常染色体隐性	X 连锁隐性	常染色体隐性	常染色体显性	常染色体显性
基因定位	2p11.2	8p21.3	16p13.3	Xp22.33	22q12.3	14q13.3	3q21.3
编码蛋白	SP-B	SP-C	ABCA3	CSF2RA	CSF2RB	TTF1	GATA2
发病率	活产儿中预计小于 1/100 万	不详	不详	不详	不详	不详	不详
肺部表现	新生儿呼吸窘迫综合征（NRDS），PAP, DIP, NSIP	儿童间质性肺炎NSIP成人间质性肺炎DIPNRDS	NRDS儿童间质性肺炎DIPPAP	PAP	PAP	NRDS 最多见儿童间质性肺炎反复感染肺部可以无受累	PAP非结核分枝杆菌感染
其他系统表现	不出现	不出现	不出现	不出现	急性髓细胞性白血病	表现为神经系统异常，如肌张力减退、发育迟滞、舞蹈症或癫痫发作等。半数以上表现为肺、神经系统和甲状腺疾病三联征	骨髓衰竭免疫缺陷病21 型淋巴瘤髓细胞性白血病骨髓增生异常综合征早发冠心病
病程	多数新生儿致死	差异很大，有存活至 60 多岁的报道	新生儿致死，儿童期差异很大	幼年起病，儿童期死亡	差异很大，可以儿童或成年起病	新生儿致死儿童期差异很大	呼吸系统可以成年起病，但差异很大
治疗	支持肺移植	支持糖皮质激素羟氯喹阿奇霉素肺移植	支持	支持骨髓移植	支持	支持	支持骨髓移植

现呼吸窘迫综合征以及间质性肺炎，需考虑此类疾病的可能。病理学如果提示 PAP、NSIP 或 DIP 等类型，可进行基因检测以确诊。

鉴别诊断　需与心源性肺水肿、病毒性肺炎、耶氏肺孢子菌肺炎以及其他类型的间质性肺炎等相鉴别。由于 SP 参与肺泡巨噬细胞的宿主防御功能，患者容易合并感染，需鉴别继发感染，或合并存在，或感染继发的表面活性物质功能障碍。

治疗原则　现有治疗均为个案报道，没有可靠研究得出确切

的结论。

支持治疗　为主要治疗方式。重症患者因呼吸衰竭需要呼吸机辅助呼吸。由于呼吸功能增加而消耗过多的热量，需要长期的营养支持。

药物治疗　外源性 SP 的补充可暂时改善肺功能，然而效果不持久，且并未纠正这些疾病中存在的细胞内缺陷，对于较年长儿童不能作为长期治疗的选择。给 SP-C 功能障碍患者使用皮质激素、羟氯喹、阿奇霉素及其他免疫抑制剂也可有效，但疗效并不

确切。

全肺灌洗　用于治疗较年长儿童和成人肺泡蛋白沉积症。但并不能纠正基因缺陷，因此遗传性表面活性物质功能障碍患儿并不能获得持久疗效。

肺移植　*SFTPB* 突变导致严重疾病患者的唯一确定性治疗。对于因 SP-B 缺乏进行肺移植的婴儿，其长期结局与因其他适应证进行肺移植的婴儿相当；但接受肺移植的婴儿数太少，无法准确估计成功率。婴儿肺移植相关的死亡率和并发症发病率相当高，5

年生存率约为50%。虽然某些患者因进行肺移植产生了SP-B抗体，但抗体与结局较差无关。

预防 ①一级预防：即婚前预防。遗传性表面活性物质功能障碍所致疾病的遗传方式不同，识别致病突变及遗传方式可为患者及家庭中高危成员提供疾病再发风险及妊娠前咨询。应避免近亲结婚。②二级预防：即出生前预防。对已生育患儿的家庭实施产前基因诊断，降低患者出生的再发风险。应对先证者及其父母进行基因检测以明确致病基因及相应的遗传方式。③三级预防：即症状前预防。避免粉尘吸入和吸烟也许能延缓疾病进展，可以注射疫苗等预防感染。

（田欣伦 刘雅萍）

fèidòngmàigāoyā

肺动脉高压（pulmonary arterial hypertension，PAH）

一类以肺血管阻力逐渐增加，肺动脉压进行性升高为特征的肺血管病。患者可以因右心衰竭而死亡。人群发病率为每年每百万人口5~10人，患病率为每百万人口15~60人。不明原因的肺动脉高压称为特发性肺动脉高压（IPAH），占35%~46%。有明确家族史的肺动脉高压称为遗传性肺动脉高压（HPAH），占1.6%~3.9%。

病因和发病机制 病因未明，药物、毒素、多种疾病（先天性心脏病、结缔组织病、HIV感染等）都可引起肺动脉高压。一般认为IPAH和HPAH是常染色体显性遗传病，已确定了7个致病基因，分别是骨形成蛋白受体2（*BMPR2*，位于染色体2q33.1-q33.2）、骨形成蛋白9（*BMP9*，位于染色体10q11.22）、激活素受体样激酶1（*ACVRL1*，位于染色体12q13.13）、内皮联蛋白（*ENG*，位于染色体9q34.11）、SMAD蛋白9（*SMAD9*，位于染色体13q13.3）、小窝蛋白1（*CAV1*，位于染色体7q31.2）以及钾离子通道蛋白3（*KCNK3*，位于染色体2p23.3）。

*BMPR2*基因 为最主要的IPAH和HPAH致病基因。西方人群中，70%~80%的HPAH患者和20%~40%的IPAH患者携带*BMPR2*基因突变。中国人群中，*BMPR2*突变比例在HPAH和IPAH分别为53%和15%。已发现*BMPR2*的致病突变超过400种，类型多样，包括错义突变、无义突变、剪接位点突变、移码突变、大片段缺失或重排。*BMPR2*基因突变的外显率约为20%，男性明显低于女性，分别为14%和42%。

*BMP9*基因 基因突变可解释6.7%中国IPAH的遗传病因，使IPAH发病风险上升22倍。*BMPR2*基因编码骨形成蛋白Ⅱ型受体，在肺血管内皮细胞高表达。BMP9是BMPR2的主要配体。当其发生变异，BMPR2通路功能下降，可引起肺血管内皮细胞凋亡，平滑肌细胞无序增殖，炎症反应激活，进而导致肺动脉壁中层增厚、肺毛细管动脉异常肌化、肺血管内膜新生等一系列病理改变，最终导致肺动脉高压。

*ENG*和*ACVRL1*基因 分别为TGF-βⅢ型受体和Ⅰ型受体，是遗传性出血性毛细血管扩张症（HHT）最主要的致病基因。肺动脉高压是HHT常见的并发症，发病率为13%~45%。西方人群中，16%~24%的HHT肺动脉高压患者携带*ACVRL1*突变，中国相同疾病患者中，*ACVRL1*和*ENG*的突变率分别为57.1%和14.3%。*ACVRL1*突变不仅导致HHT或HHT的肺动脉高压表型，也引起单纯的IPAH表型。

*SMAD9*基因 BMPR2下游信号通路蛋白。BMPR2与配体结合后，磷酸化胞质内SMAD9蛋白，使其活化。活化的SMAD9与SMAD4形成复合物，进入细胞核调控靶基因的表达。SMAD9有助于维持肺血管生理状态，其基因缺失小鼠可出现肺动脉高压表型。

*CAV1*基因 蛋白质转运和信号转导的关键分子，在调节内皮细胞功能和血管重构中发挥重要作用并可导致肺动脉高压。

*KCNK3*基因 编码电压非依赖钾离子通道蛋白，在肺组织表达丰富，参与调控肺动脉平滑肌细胞的静息电位以及肺动脉血管张力，其基因突变时，细胞内K$^+$外流减少，肺动脉平滑肌细胞L型钙离子通道被激活，导致平滑肌细胞收缩以及肺血管重构。约1.3%的HPAH和3.2%的IPAH患者携带该基因突变。

临床表现 无特异性临床表现，主要与右心衰竭相关。最初症状为活动后呼吸短促、疲劳、虚弱、胸痛和晕厥，少数表现为干咳或运动后恶心、呕吐。晚期患者在静息状态下亦有上述表现。严重心力衰竭患者出现腹胀和踝关节水肿。

肺动脉高压可导致肺动脉明显扩张，如肺动脉扩张压迫左侧喉返神经可致声音嘶哑；主气道受压引起喘息；左主冠状动脉受压引起心肌缺血甚至心绞痛发作。其他常见症状还包括动脉破裂引起咯血等。

肺动脉高压的体征包括心前区隆起、肺动脉瓣区第二心音亢进、右心室第三心音、三尖瓣反流的收缩期杂音及肺动脉瓣反流的舒张期杂音。晚期患者可出现颈静脉充盈甚至怒张、肝大、腹水和外周水肿等。肺部听诊通常无特殊。

诊断 按照标准的肺动脉高压诊断流程进行诊断。首先完善超声心动图检查明确是否合并左心疾病和先天性心脏病；呼吸功能检查及睡眠监测排除呼吸系统疾病；CT肺动脉造影或肺通气灌注显像排除慢性血栓栓塞性肺高血压，然后完善血清学检测以排查同型半胱氨酸血症、结缔组织疾病、肝炎、艾滋病和甲状腺疾病等；如当前所有检查手段均未明确肺动脉高压病因，应完善右心导管检查，排除所有已知病因后方可诊断为特发性肺动脉高压。生化标志物〔如脑钠肽（BNP）或N末端脑钠肽前体（NT-proBNP）〕是评估肺动脉高压疾病严重程度、判断疗效及预后的重要手段。

诊断标准 诊断肺动脉高压的金标准是右心导管检查，标准如下：静息时，海平面状态下右心导管测量平均肺动脉压≥25mmHg，同时肺毛细血管楔压≤15mmHg。

家系中有≥2个肺动脉高压患者，或者散发肺动脉高压患者发现携带上述已知7个致病基因之一的致病变异时可以诊断遗传性肺动脉高压。

影像学检查 少数患者的胸片可能正常，但常见中央肺动脉扩张伴外周血管变细，导致肺野缺血，或出现鼠尾征，肺动脉段膨出等改变。随着PAH进展，还可能出现右心室扩大（胸骨后间隙变小）、右心房扩张（右心界明显）和胸腔积液。还可能存在CLD或心力衰竭的证据。

胸部CT表现可能与胸片相似，可见主肺动脉增宽，即主肺动脉/升主动脉的直径比≥1。

基因检测 采用一代测序或下一代测序检测上述7个致病基因的外显子区以及内含子-外显子剪接区，对于BMPR2基因还应使用多重连接依赖性探针扩增检测大片段重排。

基因筛查适用人群：①有明确家族史的HPAH患者。②IPAH患者。③HHT合并肺动脉高压患者。④儿童肺动脉高压患者。⑤携带相关基因变异的IPAH和HPAH患者的直系亲属。

对于HPAH和IPAH患者，优先检测BMPR2基因。如果未检出且发病年龄小于40岁，则检测BMP9、ACVRL1和ENG基因。如果仍未发现异常，且发病年龄小于40岁，应继续检测KCNK3/CAV1/SMAD9基因。

对于有HHT临床表型或家族史的肺动脉高压，优先检测ACVRL1和ENG。

未检出上述任何致病突变的先证者也不能排除遗传致病，必要时可应用高通量测序技术发现潜在的新的致病基因。

鉴别诊断 该病需与其他原因导致的PAH相鉴别。临床表型对于确定PAH病因有重要提示作用。例如，毛细血管扩张、趾关节溃疡及趾端硬化通常在硬皮病相关肺动脉高压中出现；吸气性爆裂音提示患者可能存在间质性肺疾病；蜘蛛痣、睾丸萎缩和手掌红斑提示存在肝病。杵状指偶可出现在周围血管闭塞性疾病、发绀型心脏病、间质性肺疾病或肝病中。

病史的询问以及必要的辅助检查也有助于PAH的鉴别。药物诱发的PAH患者常有服药史，结缔组织病、艾滋病、门静脉高压性肺动脉高压、血吸虫所致的肺动脉高压均可通过实验室检查来

确认。此外，还需排除肺静脉闭塞症，肺血管扩张剂对该病为禁忌，会加重肺水肿。影像学常表现为双肺弥漫的磨玻璃影和小叶间隔增厚，与IPAH和HPAH的单纯肺血管增粗不同。

治疗原则 在传统治疗时代（西方1992年前，中国2006年前），IPAH和HPAH只能采用钙通道阻滞剂和肺移植等手段治疗，预后极差，患者的中位生存期仅2.8年，5年生存率21%~34%，绝大多数死于右心衰竭。

随着肺动脉高压病理机制研究取得显著进展，各种靶向药物陆续上市，包括内皮素受体拮抗剂、前列环素通路激动剂、一氧化氮-环磷酸鸟苷增强剂以及钙通道阻滞剂。

2015欧洲肺动脉高压指南建议，临床中心应充分评估治疗前患者状态，根据不同的心功能分级及危险分级给予相应的治疗方案。对IPAH和HPAH应进行急性血管反应性试验，以识别少数能从钙通道阻滞剂治疗获益的患者。对于心功能分级Ⅰ级的患者，可采用单药治疗如波生坦、安立生坦、西地那非、他达拉非、马西替坦、利奥西呱、伊洛前列腺素吸入和曲前列尼尔皮下注射或吸入等。对于心功能分级Ⅱ~Ⅲ级或低中危的患者可选择联合治疗，如内皮素受体拮抗剂联合PDE5I，但不应联用相同类别的两种药物（如PDE5I和利奥西呱）。对于心功能Ⅳ级或高危的患者，推荐以肠外或皮下注射前列环素类似物为基础的起始联合治疗策略。若治疗反应欠佳则应继续优化治疗方案。终末期患者需行肺移植手术，也可以考虑房间隔造口术。

新型靶向药物的规范化使用

可显著改善肺动脉高压患者预后，三联治疗的效果由于单药和双联治疗，10年存活率能达到85%。

预防 采取三级预防策略。

一级预防 即婚前预防。IPAH和HPAH均为常染色体显性遗传病，大多数*BMPR2*致病突变由父母遗传而来。因外显率较低，患者父母之一仅有20%的概率为HPAH患者。约15%的HPAH散发患者为*BMPR2*致病突变，可能为新生突变或父母携带但不外显。一般先证者的父母都应做全面的临床表型评估，如果先证者找到致病突变，则其父母也应做基因检测。

HPAH先证者的同胞患病风险取决于其父母是否为致病突变携带者。如果父母携带有致病突变，则先证者同胞有50%的概率为致病突变携带者。如果致病基因为*BMPR2*，则同胞的一般患病风险为10%（50%×20%外显率），还需考虑性别。HPAH先证者的子代有50%的概率为致病突变携带者。同样地，如果致病基因为*BMPR2*，则子代的一般患病风险为10%（50%×20%外显率），还需考虑性别。

HPAH先证者其他家系成员根据常染色体显性遗传的传递规律也存在相应的患病风险。而且如果致病基因为*BMPR2*，患病风险受外显率和性别的影响。

二级预防 即出生前预防。由于IPAH和HPAH并不影响智力且有有效的治疗方案，产前诊断的要求并不常见。但如果已知先证者携带明确的致病基因突变，则家系中高危个体生育时，理论上是可以做产前诊断或胚胎植入前遗传学诊断。对于携带致病突变女性患者，由于妊娠本身就是肺动脉高压的危险因素之一，有关生育方面的建议尚无专业共识。

（田欣伦 刘雅萍）

xuèyè yíchuánbìng

血液遗传病（genetic hematological disorder） 种系突变导致的血细胞功能缺陷，涉及红细胞、白细胞、血小板和凝血功能异常等的先天性疾病。包括遗传性贫血、出血、血栓形成、造血异常、血液肿瘤及免疫缺陷症等疾病类型。其中血红蛋白病和葡萄糖-6-磷酸脱氢酶（G6PD）缺乏症为地域性高发疾病，1型血管性血友病和遗传性血色病常见，绝大多数血液遗传病属于罕见病。以白血病为代表的血液肿瘤，其病因学虽然也涉及人类基因突变，但大多数血液肿瘤的主要病因与获得性体细胞突变有关，与上述种系突变导致的遗传性血液病不同，这类疾病的遗传突变是不可遗传的。随着基因组测序技术的引入，更多具有家族性遗传特征的血液肿瘤被发现，这类由种系遗传突变引起的遗传性血液肿瘤的占比可达10%。

研究历史 历史上最先被认识的血液遗传病为血友病，犹太教古籍中记录了公元2世纪血友病发生在欧洲皇室家族中，19世纪初的文献首次阐述了该病的临床特征和性连锁遗传方式。20世纪中叶开始的疾病生化特征分析、70年代中期以来的基因定位和致病基因突变的人类遗传病病因学研究，推动了包括血友病在内的血液遗传病的鉴定和临床诊疗进步，其中包括分子医学领域的奠基性事件——1949年镰状细胞贫血被定义为世界上第一个分子病，以及1976年采用核酸分子杂交技术在世界上首先实现了单基因遗传病——α地中海贫血的产前遗传诊断。多年来基于全外显子组、全基因组和RNA转录组的高通量测序技术的应用，为血液遗传病疾病谱的扩展和将遗传变异数据整合到血液遗传病的精准诊疗中开辟了新局面。

疾病谱及遗传病理学 遗传性贫血是该组疾病的主要类型，其病理机制主要涉及溶血和红系发育异常，包括血红蛋白合成障碍、酶缺陷（如G6PD或丙酮酸激酶缺乏症）和红细胞膜缺陷相关的各种异形红细胞增多症引起的溶血，以及红系发育不全导致的红细胞数目减少或无效造血。其他遗传性血液病包括：铁代谢异常导致的原发性血色病；各种凝血因子和血小板先天性缺乏导致的遗传性出血、血栓形成和血小板疾病；免疫基因突变导致的各种遗传性性粒细胞减少症，如周期性中性粒细胞减少症和婴儿遗传性粒细胞减少症；种系基因突变导致的遗传性血液肿瘤主要是一些罕见的遗传性白血病，如非综合征性家族性急性髓细胞白血病，家族性骨髓增生异常综合征和家族性急性淋巴细胞白血病。

临床意义 血液遗传病的研究助推了分子医学的起步和发展，并对引导临床开展血液病的精准诊疗实践做出了重要贡献。

（徐湘民）

wéishēngsù B12 xuǎnzéxìng xīshōu bùliáng zōnghézhēng

维生素B$_{12}$选择性吸收不良综合征（Imerslund-Gräsbeck syndrome，IGS） 由于先天性内因子缺乏等多种病因（除营养性病因外）维生素B$_{12}$吸收不良，引起维生素B$_{12}$缺乏所致的遗传性大细胞性贫血。又称艾默斯隆德-格雷斯贝克综合征、幼年型恶性贫血综合征。一种常染色体隐性遗传病，由艾默斯隆德（Imerslund O）和格雷斯贝克（Gräs-beck R）首先提出，为芬兰型巨幼细胞贫血。

病因和发病机制 维生素 B_{12} 是 DNA 合成中重要的辅酶，若缺乏可导致 DNA 合成障碍，引起细胞核和细胞质发育不同步，出现大细胞性贫血。该病由编码肠道内因子-维生素 B_{12} 受体复合物的 *CUBN* 基因（10p13）的纯合或复合杂合突变导致，引起肠道维生素 B_{12} 选择性吸收不良。

临床表现 婴幼儿期起病，一般表现为贫血、胃肠道症状、神经系统症状等巨幼细胞贫血症状。贫血出现较慢，表现为苍白、乏力、头晕、倦息，皮肤可出现黄染，常需数月出现症状。严重者可伴白细胞和血小板减少，偶有感染及出血倾向。常伴有低分子蛋白尿，生长发育迟缓。胃肠道症状为舌痛、色红、舌乳头消失、表面光滑，食欲减退。可在童年后期出现与 B_{12} 缺乏相关的神经系统症状，如感觉运动神经病变，表现为下肢对称性深部感觉及振动感消失，严重者可有平衡失调及步行障碍。亦可同时出现周围神经病变及精神抑郁。

诊断 依据临床表现和实验室检查进行诊断。

临床表现 ①贫血。②消化道症状伴有舌痛、色红、舌乳头消失、表面光滑。③神经系统症状主要表现为下肢对称性深部感觉及振动感消失，严重者可有平衡失调及步行障碍。亦可同时出现周围神经病变及精神抑郁。

实验室检查 ①大细胞性贫血：平均红细胞体积（MCV）> 100fl，红细胞呈大卵圆形。网织红细胞常降低或正常。②白细胞和血小板常减少：中性粒细胞核分叶过多（5 叶 >5% 或 6 叶 >

1%）。③骨髓增生明显活跃：红系呈典型巨幼红细胞生成，巨幼红细胞>10%，粒系及巨核细胞系亦有巨幼变。④生化检查：放射免疫法测定血清维生素 B_{12} < 103pmol/L（< 140ng/ml）、测定红细胞叶酸 < 227nmol/L（< 100ng/ml）；血清甲基丙二酸升高。⑤基因检测：存在 *CUBN* 基因突变。

具备上述实验室检查中生化检查两项者，诊断为维生素 B_{12} 缺乏。这类患者可能同时伴临床表现①②③，或仅有③，若加上实验室检查①和③或②项、存在 *CUBN* 基因突变，则可确诊。

鉴别诊断 ①骨髓增生异常综合征：可有大细胞性贫血的表现，骨髓中可见红系有巨幼变。鉴别主要靠叶酸、维生素 B_{12} 检测，部分有遗传学改变有助于鉴别。鉴别困难时可用叶酸、维生素 B_{12} 试验性治疗的方法，该病对治疗无反应，而巨幼细胞贫血则显效。②溶血性贫血：叶酸缺乏性巨幼细胞贫血出现黄疸及网织红细胞增多需与某些溶血性贫血鉴别。溶血性贫血的骨髓中不出现典型的巨幼变，黄疸及网织红细胞显著增多。

治疗原则 补充维生素 B_{12}，临床症状明显改善，肌内注射或鞘内注射疗效较好。严重者在补充治疗后应警惕低钾血症，注意及时补钾。

预防 ①一级预防：即婚前预防。该病为常染色体隐性遗传病，应避免近亲结婚。②二级预防：即出生前预防。对有家族史的孕妇进行产前基因诊断。③三级预防：症状前预防。在患者出现贫血、神经系统症状的早期及时补充维生素 B_{12}。

（陈 萍 朱恒莹）

yíchuánxìng tiěliyòuxìbāo pínxuè

遗传性铁粒幼细胞贫血（hereditary sideroblastic anemia, HSA） 遗传因素引起的铁利用障碍，导致铁在体内蓄积、血红素合成障碍的小细胞低色素性贫血。包括 X 连锁铁粒幼红细胞贫血、X 连锁铁粒幼红细胞贫血伴共济失调、骨髓-胰腺综合征［又称皮尔逊（Pearson）综合征］。最常见的是 X 连锁隐性遗传，也有常染色体隐性或显性遗传病例。

病因和发病机制 HSA 是由先天性基因异常导致红系前体细胞中铁代谢异常，过多的铁沉积于线粒体，经普鲁士蓝染色可见骨髓中红系前体细胞核周蓝色的铁颗粒，有 5 颗以上且环核周 1/3 以上者称为环形铁粒幼红细胞。铁是合成血红素的重要原料，当铁代谢紊乱造成铁利用障碍时可形成铁粒幼红细胞贫血。

HSA 是一组异质性疾病，特征为骨髓中出现大量的环形铁粒幼细胞，比例超过骨髓有核红细胞的 10%。线粒体上不规则的铁蓄积是形成环形铁粒幼细胞的基础。HSA 发病率极低，其中 X 连锁铁粒幼红细胞贫血较其他类型多见，该病是由于在血红素合成过程中，主要的限速酶为 δ-氨基-γ-酮戊酸合成酶 2（ALAS2），其基因定位于 Xp11.2，该基因突变影响酶活性，使血红素合成过程中的第一步，即甘氨酸+磷酸吡哆醛+琥珀酸辅酶 A 经 ALAS2 催化合成 δ-氨基-γ-酮戊酸（ALA）受阻，导致血红素合成障碍，在线粒体内沉积，损伤线粒体。在不同人种的 103 个 X 连锁铁粒幼红细胞贫血家系中已发现 60 多种 *ALAS2* 基因突变。X 连锁铁粒幼红细胞贫血伴共济失调，则与涉及小脑共济失调的 ATP 结合亚家族

*ABCB7*基因错义突变有关，突变致 ABCB7 蛋白转运至胞质内功能受损，引起线粒体铁负荷过载。骨髓-胰腺综合征因线粒体 DNA 缺失或重排所致，多为红细胞成熟障碍的正细胞或大细胞贫血，伴不成熟幼红细胞和髓细胞增多，环形铁粒幼细胞>50%。

临床表现 如下。

X 连锁铁粒幼红细胞贫血 大多于青少年期发病，少数出现于出生时或婴儿期，偶有 50 岁以上者。早期主要症状为面色苍白、软弱乏力。部分患者可有肝脾大，晚期少数可出现色素沉着、糖尿病等血色病表现。女性基因携带者一般无贫血。

X 连锁铁粒幼红细胞贫血伴共济失调 除血液系统症状外，婴儿或儿童期即可出现神经系统症状，表现为运动与认知功能障碍，主要为小脑共济失调，可发生于出生后第一年，之后不再进展，腱反射亢进，巴宾斯基征可阳性。

骨髓-胰腺综合征 除血液系统症状外，常伴代谢性酸中毒、共济失调和胰腺外分泌障碍，晚期发生肝肾衰竭，多于出生后不久即发病，且无有效治疗方法，通常早期死亡。少数幸存者进展为卡恩斯-赛尔（Kearns-Sayre）综合征，表现为神经肌肉功能障碍、心脏传导系统异常、视网膜病和铁粒幼细胞贫血，预后极凶险。

诊断 根据临床表现及实验室检查可诊断。血红蛋白明显减少，平均红细胞体积大多降低，少数正常或增高。红细胞异形和大小不均明显，可见较多椭圆形细胞、少数破碎细胞和靶形细胞等。网织红细胞不增多。可见正常和异常两种类型的红细胞。白细胞和血小板正常。骨髓中以存在大量环形铁粒幼细胞为特征。红系细胞显著增生，少数可出现类巨幼细胞贫血，含铁血黄素颗粒明显增多，铁粒幼细胞显著增多、增大，很多在晚期幼红细胞的核周围呈环状分布。血清铁和转铁蛋白饱和度大多显著增高。铁代谢动态检查显示血清铁清除率加速，铁利用率降低。

鉴别诊断 需与营养性缺铁性贫血鉴别：该病也为小细胞低色素性贫血，但血清铁降低、总铁结合力升高、铁蛋白降低、红细胞游离原卟啉增高为其典型的实验检查指标，骨髓铁染色提示细胞内外铁减少。临床上不典型或小细胞低色素性贫血患者补铁治疗无效，应注意遗传性铁粒幼细胞性贫血，需完善各项检查，必要时行基因检测进一步明确病因。

治疗原则 应用大剂量吡哆醇治疗，部分患者的贫血和临床症状可减轻。情况好转后应以小剂量吡哆醇维持治疗。停药数月后通常复发，再以吡哆醇治疗，疗效有时不如首次显著。加用 L-色氨酸有时可使吡哆醇治疗再起效。骨髓存在类巨幼细胞贫血者，应加用叶酸治疗。铁螯合剂（如去铁胺）等促进铁的排出。

预防 ①一级预防：即婚前预防。该病常见为 X 连锁隐性遗传，应进行遗传咨询。②二级预防：即出生前预防。对已生育 HSA 患者的家庭实施产前咨询和产前基因诊断，降低患者出生的再发风险。③三级预防：即症状前预防。一经确诊，在患者出现贫血、神经系统症状的早期及时治疗。

（陈 萍）

bǔlínbìng

卟啉病（porphyria） 遗传缺陷造成血红素合成途径中有关酶缺乏或酶活性降低而引起的一组卟啉代谢障碍性疾病。包括皮肤光敏型卟啉病、神经症状型卟啉病、皮肤及神经症状型卟啉病三大类。

病因和发病机制 卟啉为四吡咯环结构化合物，其还原型称为卟啉原，氧化型称为卟啉。卟啉主要在红骨髓和肝内合成，前者用于合成血红蛋白，后者主要用于细胞色素、过氧化物酶等的合成。卟啉是体内一种光敏性物质，为卟啉病出现光敏反应的原因。卟啉代谢过程需要如下一系列酶的参与：δ-氨基-γ-酮戊酸合成酶（ALAS）、δ-氨基-γ-酮戊酸脱水酶（ALAD）、卟胆原脱氨酶（PBGD）、尿卟啉原Ⅲ合成酶（UROS）、尿卟啉原脱羧酶（UROD）、粪卟啉原氧化酶（CPOX）、原卟啉原氧化酶（PPOX）、亚铁螯合酶（FECH）等（图1）。这些酶的编码基因发生突变均可使相关酶活性降低或

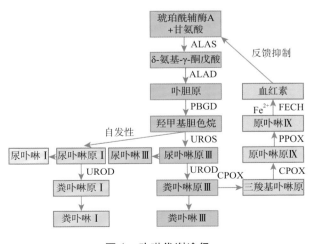

图 1 卟啉代谢途径

缺失，引起卟啉代谢途径中间产物的积累，导致卟啉病。

分型 如下（表1）。

迟发性皮肤卟啉病（PCT） 由于尿卟啉原脱羧酶缺陷主要损伤皮肤所致，分为遗传性和获得性两种。在遗传性 PCT 中，尿卟啉原脱羧酶在包括红细胞在内的所有组织中的活性均降至正常值的50%左右，该酶基因位于染色体 1p34.1，遗传方式为常染色体显性遗传。获得性 PCT 中，该酶活性降低只发生在肝，是因肝毒性因子如乙醇、雌激素、卤族元素和类化合物等激发后导致肝内卟啉代谢障碍。饮酒过多是国外最常见的发病因素，口服避孕药使女性的发病率增高。中国的获得性 PCT 发病因素以肝病居首位，因病毒性肝炎引起的肝功能损害导致肝内卟啉代谢障碍。还可继发于系统性红斑狼疮、溶血性贫血、难治性贫血、慢性髓细胞性白血病，以及服用苯巴比妥、苯妥英钠、白消安等药物后。PCT 分3种类型：PCT Ⅰ型，无家族史，仅有肝中尿卟啉原脱羧酶活性降低；PCT Ⅱ型，为常染色体显性遗传，UROD 发生突变，导致尿卟啉原脱羧酶在所有组织中的活性下降；PCT Ⅲ型，在家族发生方面与 PCT Ⅱ型相似，但无 UROD 突变。

肝性红细胞生成性卟啉病（HEP） 由于尿卟啉原脱羧酶基因纯合突变或复合杂合突变导致，遗传方式为常染色体隐性遗传。

先天性红细胞生成性卟啉病（CEP） 由于尿卟啉原Ⅲ合成酶缺陷导致。该酶缺陷引起羟甲基胆色烷（HMB）形成尿卟啉原Ⅲ的过程发生障碍，导致体内有过多的 HMB，可自发性形成尿卟啉原Ⅰ，进一步氧化成尿卟啉Ⅰ，同时尿卟啉原Ⅰ可在尿卟啉原脱羧酶的作用下产生粪卟啉原Ⅰ，再氧化成粪卟啉Ⅰ。尿卟啉Ⅰ和粪卟啉Ⅰ在体内积累可引起相应的临床症状。尿卟啉原Ⅲ合成酶基因位于染色体10q26.2，其纯合或复合杂合突变可导致 CEP，遗传方式为常染色体隐性遗传。

红细胞生成性原卟啉病（EEP） 由于亚铁螯合酶缺陷所致。该酶缺陷可引起原卟啉Ⅸ和 Fe^{2+} 结合形成血红素发生障碍，导致红细胞、血浆、皮肤、肝中原卟啉Ⅸ增多，但尿中原卟啉正常，可能是由于原卟啉不溶于水。红细胞、血浆和皮肤内游离原卟啉增多，引起皮肤对日光敏感；原卟啉为脂溶性，只能经过肝分泌至胆道进行排泄，过量的原卟啉可在毛细胆管、肝巨噬细胞和肝实质中堆积，可导致肝功能受损，严重的进展为肝硬化。部分患者可有原卟啉胆结石。部分患者血红素合成发生障碍时，胃肠组织内 5-羟色胺增加，胃肠自主神经功能紊乱，同时卟啉前体蓄积，毒性作用直接刺激胃肠道平滑肌，可引起腹痛。亚铁螯合酶基因位于染色体18q21.31，遗传方式为常染色体显性遗传。大多数呈原发性，极少数为继发性 EPP，与骨髓异常增生综合征、铁幼粒细胞性贫血、恶性肿瘤等密切相关。

急性间歇性卟啉病（AIP） 由于卟胆原脱氨酶基因缺陷导致，该基因位于染色体 11q23.3，

表1 卟啉病分型及各型特点

类型	遗传方式	酶缺陷	光敏性皮炎	神经系统表现	排泄途径	代谢异常部位
皮肤光敏型卟啉病						
迟发性皮肤卟啉病	AD	UROD	有	无	尿	肝细胞
肝性红细胞生成性卟啉病	AR	UROD	有	无	尿	红细胞和肝细胞
先天性红细胞生成性卟啉病	AR	UROS	有	无	尿	红细胞
红细胞生成性原卟啉病	AD	FECH	有	一般无	粪	红细胞和肝细胞
三羧基卟啉病	AR	CPOX	有	无	粪	肝细胞
神经症状型卟啉病						
急性间歇性卟啉病	AD	PBGD	无	有	尿	肝细胞
ALAD 缺陷型卟啉病	AR	ALAD	无	有	尿	肝细胞
皮肤及神经症状型卟啉病						
变异型卟啉病	AD	PPOX	有	有	尿和粪	肝细胞
遗传性粪卟啉病	AD/AR	CPOX	有	有	粪	肝细胞

注：AD. 常染色体显性遗传；AR. 常染色体隐性遗传。

遗传方式为常染色体显性遗传。由于卟胆原脱氨酶缺陷，卟胆原转化成羟甲基胆色烷减少，导致卟胆原增多，后续血红素合成过程发生障碍，引起血红素合成减少，并且由此产生的反馈抑制减弱，引起 δ-氨基-γ-酮戊酸合成酶作用增强，导致 δ-氨基-γ-酮戊酸和卟胆原的积累。这些代谢物的积累加上功能性因素（如月经期间的激素变化）导致癫痫、精神症状及消化道症状的急性发作。

ALAD 缺陷型卟啉病（ALADP） 由于 δ-氨基-γ-酮戊酸脱水酶（ALAD）缺陷导致。该酶基因位于染色体 9q32，杂合子突变使 ALAD 活性低于正常值的 50%，但无临床症状；纯合子突变则使 ALAD 活性可降至正常值的 2%，尿中 δ-氨基-γ-酮戊酸明显增多，导致 ALAD 缺陷型卟啉病。该病的遗传方式为常染色体隐性遗传。

变异型卟啉病（VP） 又称混合型卟啉病（MP），是由于原卟啉原氧化酶缺陷导致，该酶基因位于染色体 1q23.3，遗传方式为常染色体显性遗传。原卟啉原氧化酶缺陷可使血红素的反馈抑制减弱，引起 δ-氨基-γ-酮戊酸和卟胆原的产生增加，在发作期的尿排出量增加。

遗传性粪卟啉病（HCP） 由于粪卟啉原氧化酶缺陷导致，该酶基因位于染色体 3q11.2，通常为常染色体显性遗传，但也可能发生常染色体隐性遗传。粪卟啉原氧化酶缺陷可使血红素合成受阻，其反馈抑制减弱，加速 δ-氨基-γ-酮戊酸的合成，因此急性发作时卟啉前体即 δ-氨基-γ-酮戊酸和卟胆原增多。

三羧基卟啉病 由于粪卟啉原氧化酶缺陷导致，是遗传性粪卟啉病的纯合子变异型，遗传方式为常染色体隐性遗传，只有纯合子才发病。由于三羧基卟啉原是粪卟啉原Ⅲ两步氧化脱羧成原卟啉原Ⅸ过程中的三羧基中间体，当粪卟啉原氧化酶活性减低时可使粪卟啉原形成原卟啉原受阻，引起三羧基卟啉原的过早释放。过量的三羧基卟啉原经自氧化生成三羧基卟啉，可在红细胞中被发现并随粪便大量排出。

临床表现 如下。

迟发性皮肤卟啉病 表现为曝光部位光敏性皮炎、皮肤脆性增加，轻微外伤可引起皮肤破裂，且愈合缓慢，伴水疱、糜烂、结痂、表皮侵蚀、粟丘疹、瘢痕、多毛、色素沉着或减退等，病程长者可有硬皮病样改变。起病隐匿，进展缓慢，无急性卟啉病发作表现。

肝性红细胞生成性卟啉病 多在幼儿期发病，临床表现与 PCT 相似，但病情更严重。红细胞内尿卟啉原脱羧酶活性显著降低，仅为正常值的 5%～27%。红细胞内原卟啉增多。

先天性红细胞生成性卟啉病 多在婴儿期发病，首发临床表现是尿色改变，从粉红色至深葡萄酒色。出生后不久即出现显著的皮肤光敏性损害，且持续终身，表现为曝光部位皮肤红肿、疼痛、烧灼感、水疱、溃疡、结痂、瘢痕形成，常有多毛和色素沉着。病程长者可引起鼻、耳和指/趾畸形，甚至脱落致残。可出现畏光、角膜结膜炎，甚至失明。牙齿棕红色或褐色。

红细胞生成性原卟啉病 曝光部位对日光过敏的皮肤损害变化多样，随着发作次数增多和年龄增长呈现不同的阶段性特征。儿童期，面部常有线条状和麻点样或虫蚀状表浅性凹陷性瘢痕，掌指和近端指间关节伸侧指节皮肤变厚起褶；成人期，皮肤增厚更明显、更广泛，外观特殊，面部呈蜡样，鼻部呈橘皮样，口周呈放射状裂痕，手背呈卵石状。少数患者可有累及自主神经的症状，表现为急性剧烈腹痛发作，常伴有恶心、呕吐和便秘。

三羧基卟啉病 出生后起病，日晒后皮肤出现红斑、水疱等光敏性损害，伴有明显黄疸、溶血性贫血和肝脾大，但生长发育无障碍。粪便中卟啉增多，以三羧基卟啉为主。

急性间歇性卟啉病 最常见的症状是腹痛，部位不定，多为剧烈绞痛，不伴腹肌紧张和腹膜刺激征，腹痛发作可持续数小时至数天，可放射至背部和外生殖器。腹痛发作时常伴有恶心、呕吐和便秘等。周围神经受损时出现类似末梢神经炎的表现，如四肢疼痛、乏力、感觉减退等，严重者可出现腕下垂、足下垂、单瘫甚至截瘫。自主神经症状可有心动过速、一过性高血压等。中枢神经受损可出现吞咽困难、声音嘶哑、眼球活动障碍等，还可出现惊厥、强直性痉挛性癫痫发作，甚至昏迷等。精神症状表现为性格改变、精神错乱、抑郁、幻觉、焦虑、躁狂等。

ALAD 缺陷型卟啉病 发病时可出现剧烈腹痛、呕吐和持久性神经麻痹。临床表现同 AIP。

变异型卟啉病 很少在青春期前发病，临床常同时有卟啉病急性发作和皮肤光敏性损害的症状，且与性别有关，女性常有急性发作，可能与体内激素变化有关，男性则皮肤损害更常见。急性发作大多由于巴比妥类、磺胺类、抗惊厥药及避孕药等诱发，表现为急性脑脊髓交感神经症状，与 AIP 相似但较 AIP 少见，皮肤症状可在急性发作后持续存在。有的患者无急性发作症状，皮肤症状是唯一表现。皮肤表现为光敏性皮炎。急性发作常累及自主神经、周围神经和中枢神经。自主神经表现包括消化系统的恶心、呕吐，肠梗阻，泌尿系统的排尿困难、排尿踌躇、尿潴留、尿失禁，心血管系统的心动过速、高血压等。周围神经系统症状表现为肢端麻木，感觉异常及感觉迟钝。运动功能减退先发生在上肢，再发展至下肢至足端。病情迁延还可引起脑神经受损，表现为延髓麻痹、呼吸衰竭甚至死亡。中枢神经受累包括心神不定、震颤、失眠及焦虑、恐惧、抑郁、定向力障碍，甚至发生癫痫。同时，当累及下丘脑导致抗利尿激素不适当分泌综合征（SIADH），进而引起的低钠血症亦可诱发癫痫。

遗传性粪卟啉病　多在青春期后发病，临床表现不一，常表现为神经系统症状，皮肤光敏性损害较少见。神经系统症状急性发作可持续数天至数月，甚至引起上行性瘫痪。实验室检查可见尿和粪中含有大量的粪卟啉。

诊断　典型光过敏皮损具有早期诊断皮肤光敏型和皮肤及神经症状型卟啉病的价值。根据典型的临床表现、实验室检查和基因检测可确诊。

鉴别诊断　EPP 需与 CEP 鉴别，二者日晒后均出现光过敏皮损，但 CEP 为常染色体隐性遗传，发病年龄更早，多于 1 岁内发病，牙釉质呈棕红色或褐色，尿中卟啉检测阳性。AIP 腹部红疹不同于典型卟啉病的栗丘疹，与光照无关，而面部丘疹与 PCT 类似。AIP 的腹痛需与急腹症相鉴别，前者新鲜尿液置于阳光下可呈棕红色，尿卟胆原试验阳性。

治疗原则　去除诱发因素和对症治疗，以控制症状、改善生活质量为主，应保证能量供应尤其是糖。首先应注意避免诱发因素，如注意避光、严防日晒、暴露皮肤注意防晒保护、禁酒、避免服用对肝有损害的药物（雌激素、卤族元素和类化合物、巴比妥类等）。口服 β-胡萝卜素，提高患者对日光的耐受性。静脉放血疗法可缓解症状，一般每周或每两周放血 1 次。对有严重并发症不适用静脉放血者可应用去铁胺治疗。活性炭治疗可用于阻断卟啉肠肝循环。腹痛剧烈时可给予适量镇痛药物。交感神经精神症状及癫痫发作可用硫酸镁静脉点滴或新型抗癫痫发作药控制。高浓度葡萄糖能抑制 ALA 合成酶活性以缓解症状。有严重溶血性贫血伴脾大的可予脾切除手术治疗。静脉注射精氨酸血红素或正铁血红素是唯一有效的特异性治疗手段。

预防　①一级预防：即婚前预防。该病多为常染色体隐性遗传，部分为常染色体显性遗传，应避免近亲婚配。②二级预防：即出生前预防。对高风险的家庭实施产前咨询和产前基因诊断。③三级预防：即症状前预防。患者应注意避光、严防日晒、暴露皮肤注意防晒保护、禁酒、避免服用对肝有损害的药物。

（陈　萍　朱恒莹）

pútáotáng 6 línsuān tuōqīngméi quēfázhèng

葡萄糖-6-磷酸脱氢酶缺乏症

[glucose-6-phosphate dehydrogenase（G6PD）deficiency]　因缺乏葡萄糖-6-磷酸脱氢酶导致红细胞破裂的 X 染色体不完全显性遗传溶血性贫血症。又称 G6PD缺陷。累及全球 5 亿人。包括无临床症状的 G6PD 缺乏症和有临床症状的 G6PD 缺乏症。临床表现包括持续性慢性非球形细胞溶血性贫血、新生儿黄疸、蚕豆病、药物性溶血及某些感染性溶血。G6PD 缺陷的个体具有抗疟疾的正向选择作用。

病因和发病机制　G6PD 是磷酸戊糖途径的第一个限速酶，催化 6 磷酸葡萄糖脱氢生成 6 磷酸葡萄糖 δ 内酯，进而生成 6 磷酸葡萄糖酸及还原型烟酰胺腺嘌呤二核苷酸磷酸（NADPH）。NADPH 是维持还原型谷胱甘肽的重要还原当量。还原型谷胱甘肽又可将组织细胞生物氧化过程中生成的 H_2O_2 还原成 H_2O，从而避免了组织细胞的氧化性损伤。G6PD 缺陷时，NADPH 生成减少，还原型谷胱甘肽减少，体内 H_2O_2 堆积，活性氧增加，通过下面三个机制引起溶血：①红细胞膜骨架蛋白及红细胞膜脂受到氧化性损伤，红细胞膜骨架被破坏。②由于红细胞膜的氧化性损伤，弹性降低，红细胞变形性降低，通过毛细血管和脾窦时受阻，导致红细胞破裂。③血红蛋白被氧化，形成变形珠蛋白小体，红细胞膜的表面电荷和形态发生改变，红细胞容易破裂。

分子机制研究提示：中国人常见的 G6PD Canton、G6PD Kaiping 及 G6PD Gaohe 突变型可由于取代氨基酸的极性、所带电荷及空间构象发生变化而降低酶活性。G6PD p459 和 463 位点是锚定辅酶 $NADP^+$ 并与之结合、维持 G6PD 酶活性的重要结构域。G6PD 459 至羧基端的氨基酸是维持酶活性所必需。G6PD 基因具有遗传多态性，已发现 230 余种基因突变型。

临床表现 主要为无诱因作用的慢性非球形细胞溶血性贫血及在诱因作用下发生的急性溶血。中国绝大多数患者具有增加酶与底物亲和力及提高同类底物利用率的代偿能力。在无诱因作用下，一般不发生溶血，表现为无临床症状的携带者，但在氧化性诱因作用下发生急性溶血。

诊断 按照世界卫生组织的标准化方法测定，G6PD活性低于正常值下限的45%即可诊断。发现已知的致病性或可能致病的G6PD基因突变、结合临床及酶学检查即可诊断。

鉴别诊断 需与其他红细胞酶缺陷所引起的遗传性溶血性贫血相鉴别。

治疗原则 纠正贫血、缺氧及酸中毒；降低血中胆红素浓度，避免胆红素脑病；防止肾衰竭的发生；抗氧化及支持疗法。

预防 做好新生儿筛查及高发地区的群体筛查，发现G6PD缺陷者，必须禁其所忌，预防溶血的发生。

（蒋玮莹）

yíchuánxìng xuèsèbìng

遗传性血色病（hereditary hemochromatosis，HH）

由于调节铁代谢相关的基因突变破坏了机体对铁的调控，器官组织细胞内铁病理性沉积，导致器官纤维化、退行性改变及功能受损的常染色体隐性遗传病。是白种人最常见的遗传病。男性铁超载疾病发生率为女性的24倍。HFE基因C282Y纯合子突变占该病表型的85%～90%。

分型 根据基因突变，HH分为四型：1型（经典型）、2型（2A型、2B型）、3型和4型（4A型、4B型）。

病因和发病机制 如下。

1型HH 在高加索人中很常见，由 *HFE* 双等位基因突变引起。*HFE* 位于染色体6p21，常见C282Y、H63D、S65C、E277K、IVS5+1突变。

2型HH HFE2（HJV）的双等位基因突变引起，包括编码血幼素的 *HJV* 基因突变（2A型）或编码铁调节蛋白（hepcidin）的 *HAMP* 基因突变（2B型）。*HJV* 位于染色体1q21，在中国人群中常见的 *HJV* 基因突变是C321X、I381T、R326X、T19A突变。在国外人群中 *HJV* 基因突变还包括D249H、Q312X、G99R、P192L、L194P、A343PfsX23、C80Y、C80R、G320V、R326X突变，*HAMP* 基因突变有R75X、C78T、R42Sfs突变。

3型HH 编码转移蛋白受体2的 *TFR2* 双等位基因突变引起。*TFR2* 位于染色体7q22，突变类型包括 AVAQ621-624del、R481H、L490R、P555fsX561、AVAQ621-624del突变。

4型HH 编码铁转运蛋白（唯一的细胞铁出口）的 *SLC40A1*（*Fpn*）基因突变导致，包括4A型HH（功能缺失性突变）或4B型HH（功能获得性突变）。基因突变类型包括：D181N、G204R、G267D、G490D、G80S、R296Q、R489S、R481H、188A>G、V162del、A77D、N144D、N144T、C326Y、S338R突变。

临床表现 临床症状不明确，通常早期无症状。典型表现包括皮肤色素沉着、肝功能障碍、糖尿病和心肌病，早期可表现为虚弱、嗜睡、关节痛，逐渐发展为骨质疏松症、肝硬化、心肌病、心律失常、糖尿病和性腺功能减退，最终可引起肝细胞癌、心力衰竭而致死亡。关节病变可涉及掌指关节和近端指/趾间关节、手腕、膝关节、髋骨、双足和肩部，易误诊为类风湿关节炎。约10%的纯合子患者可最终表现为器官损害表现。

诊断 根据典型临床症状、HH家族史以及血清转铁蛋白饱和度和血清铁蛋白水平升高进行诊断。基因检测可确定HH类型。

HH存在血清铁蛋白升高，大于300ng/ml提示有全身性铁超载。血清转铁蛋白饱和度大多升高，大于50%。如大于80%则提示非转铁蛋白障碍增加，铁沉积程度可引起器官受损。4A型HH的TSAT可不升高，因此血清铁蛋白明显升高但转铁蛋白饱和度低的应考虑4A型HH。磁共振成像（MRI）检查显示在T2强化扫描中其强度减小，提示脏器铁沉积采用$T2^*$方法检测更准确。肝活检显示肝存在铁沉积，但这项检查为有创性，不作为HH诊断的常规检查。基因检测显示HH相关致病基因突变。

治疗原则 放血是HH的标准疗法，反复放血间隔时间应不少于1周，注意监测Hb水平防止出现贫血。每次放血量标准为400～500ml，并根据患者的年龄、体重、Hb水平和并发症进行调整，以血清铁蛋白水平和转铁蛋白饱和度的反复测量为指导。目标是血清铁蛋白水平降到50～100ng/ml。治疗期间避免服用含铁补充剂，避免饮酒。

铁螯合剂治疗，主要针对同时存在铁过载和贫血，此类患者不建议采用放血疗法。铁螯合剂常用去铁胺、地拉罗司和去铁酮。

早期诊断和及时治疗可防止不可逆的器官损伤。如出现糖尿病，需要采用胰岛素治疗，但因为胰岛细胞受损导致的胰岛素分泌受损很难恢复，因此预后差。血清铁蛋白是疾病严重程度最有效的预后指标，低于 1000ng/ml 提示预后不存在肝硬化。肝癌占 HH 患者死亡的 20%，因此建议存在肝硬化的 HH 患者每 6~12 个月进行一次超声筛查。如肝病变直径小于 1cm，则超声检查频率缩短为每 3~6 个月；病变直径 ≥ 1cm，建议进行 CT 和活检。

预防 ①一级预防：即婚前预防。该病为常染色体隐性遗传病，应避免近亲结婚。②二级预防：即出生前预防。不建议对遗传性血色病进行人群筛查。对于与经典 HFE 相关的 HH 患者的一级亲属，特别是有活动性肝病、铁检测结果异常者均应进行 HH 筛查。③三级预防：即症状前预防。应早期诊断、及时治疗以防止不可逆的器官损伤。

(陈　萍　朱恒莹)

jiāzúxìng hóngxìbāo zēngduōzhèng

家族性红细胞增多症 （familial erythrocytosis，FE） 红细胞生成素受体（EPOR）和氧敏感途径（OSP）异常而引起红细胞增多的家族遗传病。多呈常染色体显性遗传，罕见，发病率极低。

病因和发病机制 根据发病原因分为原发性和继发性。原发性是由于 EPOR 基因突变导致，为 FE 1 型，又称为先天性红细胞增多症（CE）或原发性先天性家族性红细胞增多症。继发性是由于 OSP 相关基因突变，导致冯·希佩尔-林道病（von Hippel-Lindau disease，VHL，FE 2 型）、脯氨酰羟化酶结构域 2（EGLN1/PHD2，FE 3 型）、低氧诱导因子 2α 亚基（EPAS1/ HIF2A，FE 4 型）功能异常，引起促红细胞生成物质（主要为 EPO）调节异常，血清 EPO 水平升高，继发红细胞增多。其中 VHL c.598C > T（p.Arg200Trp）突变是最常见的致病突变。

临床表现 红细胞增多引起血流减慢、血液瘀滞，造成组织器官缺氧，引发一系列临床症状，最常见反复头痛、头晕，其他表现包括嗜睡、乏力、疲劳、怕热、胸闷、胸痛、高血压、劳累性呼吸困难及腹痛和脾大，血栓并发症包括脑血管意外、短暂性脑缺血发作、肺栓塞、肢体血栓形成、门静脉血栓形成和深静脉血栓形成等。

患者红细胞和血红蛋白浓度增加，但血小板或白细胞没有增加，也不会发展成白血病。部分患者可出现严重并发症，包括高血压、脑出血、深静脉血栓、冠心病和心肌梗死等。

诊断 根据临床表现、实验室检查红细胞增多和阳性家族史进行诊断，致病基因突变检测有助于确诊。

鉴别诊断 FE 2 型需与 VHL 病鉴别：VHL 病为常染色体显性遗传，VHL 基因缺陷位于染色体 3p25.5，如发生体细胞突变，还可引起小脑成血管细胞瘤、肾细胞癌；临床表现有红细胞增多症、神经系统血管母细胞瘤、嗜铬细胞瘤、肾细胞癌或肾囊肿、胰腺肿瘤或胰腺囊肿、内耳淋巴囊肿和生殖系统囊肿等，其临床表型多变。FE 2 型为常染色体隐性遗传，VHL 基因缺陷位于染色体 3p25-26，临床表现有红细胞增多、血细胞比容升高、血红蛋白升高、静脉曲张和头痛等。

治疗原则 大多不需要治疗，有轻微症状者对症处理。仅当红细胞显著增多（如血细胞比容>0.60）而有可能发生血栓形成，或有其他并发症时，可考虑静脉放血治疗。

预防 ①一级预防：即婚前预防。该病多为常染色体显性遗传，应进行遗传咨询。②二级预防：即出生前预防。对有家族史的家庭实施产前咨询和产前基因诊断。③三级预防：即症状前预防。应及时对症治疗，预防血栓形成。

(陈　萍　朱恒莹)

yíchuánxìng qiúxíng hóngxìbāo zēngduōzhèng

遗传性球形红细胞增多症 （hereditary spherocytosis，HS） 一组以外周血涂片中出现球形红细胞为特征的常染色体遗传溶血性疾病。为红细胞膜缺陷导致的最常见的溶血性贫血。世界各地均有报道，是北欧人群中最常见的遗传性贫血，北欧地区发病率高达 0.5‰，也是日本最常见的先天性溶血性疾病。不同种族和地区人群的膜蛋白缺陷类型不同，中国人群以带 3 蛋白缺陷为主。

病因和发病机制 HS 具有遗传异质性，与其相关的致病基因包括锚蛋白基因（ANK1，8p11.21）、α-血影蛋白基因（SPTA1，1q23.1）、β-血影蛋白基因（SPTB，14q23.3）、带 3 蛋白基因（SLC4A1，17q21.31）和 4.2 蛋白基因（EPB42，15q15.2），其编码蛋白缺陷导致红细胞变形能力降低。大多数为常染色体显性遗传，少数为常染色体隐性遗传或为患者自身染色体突变所致。常染色体隐性遗传可见于 SPTA1 基因或 EPB42 基因缺陷。不同家系的患者，其基因突变位点散在分布，无热点突变。

ANK1 突变 典型常染色体显性遗传 HS 的最常见原因。已知的 ANK1 突变几乎都是独特的。大多数 ANK1 突变为移码突变或无义突变，导致锚蛋白分子缺陷或锚蛋白缺乏，或同时有缺陷和缺失。错义突变可破坏正常的锚蛋白-蛋白质相互作用。锚蛋白合成减少、细胞膜锚蛋白装配减少或异常，都可造成锚蛋白上血影蛋白结合位点减少、缺失或缺陷，导致细胞膜血影蛋白装配减少。

SLC4A1 突变 包括错义突变、无义突变、重复、插入、缺失和 RNA 加工突变等。突变蛋白不能适当折叠，不能进入内质网，最终不能渗入红细胞膜。带 3 蛋白缺乏仅见于典型常染色体显性遗传 HS，红细胞带 3 蛋白缺失 15%～40%，而血影蛋白含量正常。通常表现为轻至中度 HS，外周血涂片可见蘑菇状或钳状红细胞。

SPTA1 和 *SPTB* 突变 大多数 HS 的红细胞存在血影蛋白缺乏。血影蛋白缺乏的严重程度与红细胞球形变程度、耐受剪切力程度、溶血程度及脾切除后的治疗反应等密切相关。α-血影蛋白合成速率是 β-血影蛋白的 2～4 倍。*SPTA1* 单纯杂合子突变可无任何症状，只有纯合子或复合杂合子才有异常表现。*SPTB* 突变为常染色体显性遗传。

EPB42 突变 引起常染色体隐性遗传 HS。4.2 蛋白缺乏还可继发于带 3 蛋白胞质区域突变，可能是带 3 蛋白水平的改变引起 4.2 蛋白水平成比例的减少，也可能是带 3 蛋白突变发生在带 3 蛋白与 4.2 蛋白相互作用区。

HS 分子缺陷的共同特点是红细胞膜的骨架蛋白异常，这些原发缺陷可引起继发性红细胞膜改变，如红细胞膜 Na^+ 通透性增高，细胞内糖分解加速，ATP 消耗过多，细胞膜 Ca^+ 积聚，细胞内 K^+ 和水含量减少，红细胞脱水等。

可能与过多的 Na^+ 内流以及脾内低 pH 值状态下 Na^+-K^+-ATP 酶活性亢进有关。

HS 的红细胞特点是细胞膜面积较细胞体积相对减少，导致细胞球形变，即红细胞由双凹圆盘状变为球形。红细胞膜蛋白缺陷致其脆性增加，引起膜囊泡化和膜面积减少。红细胞变形能力降低主要与细胞膜面积减少及其继发的细胞脱水、内部黏度增加有关。脾环境也不利于红细胞。低 pH、低糖、低 ATP 浓度及附近巨噬细胞产生的局部高浓度有害游离氧基均可对细胞膜造成损伤。脾捕获不能变形的球形红细胞，限制、破坏这些细胞，导致 HS 出现溶血。HS 溶血主要是脾破坏缺陷的成熟红细胞所致。

临床表现 典型表现是贫血、黄疸和脾大，可单一存在或同时存在。临床表现轻重不一，从无症状至危及生命的贫血。通常在婴儿期或儿童期即出现症状，但也可在任何年龄才开始。年龄越小，出现症状越早，病情越重。患儿最常见的症状是贫血，随后是脾大和黄疸。不少患者虽有溶血，但由于骨髓红细胞造血代偿，贫血轻重不等，于再生障碍危象或溶血危象时加重，多表现为小细胞高色素性贫血。黄疸或轻或重或呈间歇性。溶血发作时可出现黄疸，但轻重不一。几乎所有患者均有脾大，多为轻至中度，肝可有轻度增大或不增大。

常见并发症有胆石症、溶血危象和再障危象。胆石症是由于慢性溶血引起胆色素性结石形成，是最常见的并发症，见于半数以上患者，可无任何症状。病程中由于感染、劳累或妊娠等可引起急性溶血，甚至溶血危象。溶血危象通常与病毒感染有关，多见

于儿童，轻者可表现为黄疸、脾大、血细胞比容下降、网织红细胞增多，严重者可出现突然高热、恶心、呕吐、黄疸、贫血、嗜睡、腹痛和脾大、脾痛等。再障危象是严重的贫血并发症，贫血进一步加重，外周血三系减少，网织红细胞几乎消失，出现充血性心力衰竭，甚至死亡。极少数患者可合并脊髓脱髓鞘病、生长发育迟缓和家族性心肌病。

诊断 大多数 HS 根据其自幼出现的慢性溶血性症状和体征、网织红细胞和平均红细胞血红蛋白浓度（MCHC）增高、红细胞渗透尤其是孵育渗透脆性增高和阳性家族史可确诊。平均网织红细胞体积（MRV 降低）、平均球形红细胞体积（MSCV）＜平均红细胞体积（MCV）球形红细胞增多患者可初步诊断 HS。

HS 诊断标准 具备①～⑤或①～⑥可确诊。①临床表现：贫血、黄疸、脾大，胆石症（并发症）。②血液参数：网织红细胞绝对值（Ret）增高，MRV 降低，MSCV＜MCV。③外周血细胞形态检查：球形红细胞增多。④其他项目：血清间接胆红素升高，红细胞渗透脆性试验（OFT）阳性，库姆斯（Coombs）试验阴性，G6PD 检测正常；家系调查：多数为常染色体显性遗传，患者的父亲或母亲具有与其相似的临床表现和检验结果。⑥基因检测（必要时）：疑难患者，HS 合并其他贫血患者。

外周血细胞分析 患者血红蛋白和红细胞正常或轻度减少，白细胞和血小板正常。Ret 正常或增高，大多数增高。若发生再障危象，外周血三系均可减少，网织红细胞计数明显降低。MCV、MCH 可以增高、正常或降低，

MCHC 正常或增高。MRV 降低，MSCV<MCV。

外周血细胞形态学检查：典型的 HS 有许多易识别的缺乏中心淡染区的小而致密的球形红细胞。红细胞形态多样，有时血涂片中仅可见少量球形红细胞，或可见大小不均和异形红细胞。血涂片检查区域内红细胞应适当分离，且最好有一些形态正常的中心淡染区细胞，有助于识别人为制片造成的球形红细胞增多，避免误诊。

实验室检查 伊红-5-马来酰亚胺结合试验、酸化甘油溶血试验和 OFT 都是 HS 的诊断方法。OFT 是诊断 HS 的标准试验，可应用流式细胞技术红细胞渗透脆性试验。OFT 阳性提示红细胞渗透脆性增高。

其他实验室检查结果大多仅表示 HS 患者存在溶血，如网织红细胞增多、血清胆红素（主要是间接胆红素）升高、乳酸脱氢酶和尿胆原增高、血清结合珠蛋白减少等，可作为辅助诊断。

鉴别诊断 对无明确阳性家族史的 HS 患者，需与以下疾病相鉴别。①自身免疫性溶血性贫血：为获得性溶血性贫血，其外周血涂片也可见球形红细胞，但较少见于儿童，贫血程度与脾大多不完全一致，可通过库姆斯试验阳性进行鉴别。②地中海贫血：为遗传性溶血性疾病，中重型患者也有明显的贫血、黄疸、脾大，外周血象呈小细胞低色素性贫血，红细胞大小不等、中央淡染、异形，可根据基因分析进行确诊。③遗传性先天性红细胞生成异常性贫血Ⅱ型：也可表现溶血和红细胞渗透脆性试验阳性，但网织红细胞不如 HS 增多明显，骨髓双核幼红细胞明显增多，透射电镜

可见双层胞膜结构等，与 HS 明显不同。④梗阻性黄疸：可改变红细胞膜的脂质构成，使 HS 的红细胞形态发生改变，并可能减轻溶血，需注意鉴别。

治疗原则 无症状患者不需治疗。大部分患者可予手术治疗，首选腹腔镜脾切除术，可明显改善贫血和高胆红素血症，将网织红细胞计数降至接近正常，对减轻溶血有效。婴幼儿期脾切除后发生败血症的风险明显增高，故应尽可能推迟到 6~9 岁进行手术，而输血依赖患者也最好延迟至 3 岁以后再手术，但不应晚于 10 岁。对有明显症状的胆结石患者，予脾切除术的同时应予胆囊切除。

预防 ①一级预防：即婚前预防。该病多为常染色体显性遗传，部分为常染色体隐性遗传，应进行遗传咨询。②二级预防：即出生前预防。对有 HS 患者的家族成员进行产前基因诊断，降低患者的再发风险。③三级预防：即症状前预防。防治感染、劳累，预防再障危象。

（陈 萍 朱恒莹）

yíchuánxìng tuǒyuánxíng hóngxìbāo zēngduōzhèng

遗传性椭圆形红细胞增多症

（hereditary ovalocytosis） 以外周血涂片椭圆形红细胞增多为特征的常染色体显性遗传溶血病。世界各地均有报道，以西部非洲疟疾流行地区更常见，患病率高达 2%。

病因和发病机制 主要是由于红细胞膜骨架蛋白异常，引起膜骨架蛋白水平方向连接减弱，可为血影蛋白二聚体-二聚体连接异常，也可为血影蛋白-肌动蛋白-蛋白 4.1R 交联复合物缺陷，导致细胞膜机械稳定性下降。涉

及红细胞膜骨架网络连接的任一蛋白缺陷均可导致遗传性椭圆形细胞增多症。

α-血影蛋白基因（*SPTA1*）突变最常见，约占 65%，其中 α-血影蛋白氨基末端错义突变最常见。β-血影蛋白基因（*SPTB*）突变约占 30%，羧基末端区域点突变和截断突变均可影响 β-血影蛋白自身连接，此区域杂合突变的临床表现明显不同，但纯合突变几乎都非常严重，常难以存活。与遗传性椭圆形细胞增多症相关的血影蛋白基因突变引起其自身连接越严重，则临床表现越严重。约 5% 病因是蛋白 4.1R（*EPB41*，1p35.3）缺失和性质改变，使血影蛋白-肌动蛋白复合物连接减弱，细胞膜不稳定性增加，为常染色体显性或隐性遗传。部分患者的红细胞膜表现为血型蛋白 C 和带 3 蛋白缺失。

遗传性热不稳定性异形红细胞增多症（HPP）是该病的一个亚型，由血影蛋白纯合突变或复合杂合突变严重影响血影蛋白自我连接所致。

临床表现 绝大多数无明显临床症状，约 10% 表现为中至重度贫血，极少数为胎儿水肿或 HPP。临床表现和血液学特征在不同类型中差异很大，临床表现与分子突变基因型之间缺乏足够的相关性，主要依据临床表现和实验室检查进行分型。根据红细胞形态学，可分为普通型、球形细胞型和口形细胞型 3 个主要临床亚型。

普通型 最常见，呈常染色体显性遗传，以红细胞呈双凹椭圆形为特征，或可表现为棒状红细胞。临床表现呈明显异质性，可完全无症状，可为表现极轻的代偿性溶血或中度溶血性贫血，也可

表现为危及生命的溶血性贫血。

球形细胞型 又称溶血性卵圆形细胞增多症，罕见。常表现为轻至中度贫血，外周血涂片可见胖圆形的卵圆细胞和球形细胞，较少有畸形红细胞和红细胞碎片，红细胞渗透脆性增加。

口形细胞型 又称东南亚红细胞增多症或卵圆形红细胞增多症，常染色体显性遗传，在东南亚发病率可高达30%，其他地区少见。红细胞呈匙状，常有一横向嵴或纵向裂，其刚性增加、渗透脆性减低、热稳定性升高。

诊断和鉴别诊断 依据溶血性贫血病史、临床表现、外周血红细胞形态学改变和阳性家族史诊断。其他遗传性和获得性疾病也可伴发椭圆形红细胞和异形红细胞增多，如缺铁性贫血、地中海贫血、巨幼细胞贫血、原发性骨髓纤维化、骨髓病性贫血、骨髓增生异常综合征、丙酮酸激酶缺乏症等疾病中，椭圆形红细胞很少超过60%，且有其他临床表现和血液学改变，较易鉴别。正常人外周血涂片也可见椭圆形红细胞，通常不超过5%，而某些遗传性椭圆形细胞增多症患者的椭圆形红细胞比例也可相对较低。因此，单纯根据椭圆形红细胞比例和红细胞轴向比值等进行诊断不可靠。最可靠的依据是阳性家族史。实验室检查，尤其是红细胞膜蛋白分析和分子生物学检查可辅助诊断和鉴别诊断。

治疗原则 无症状或轻度贫血不需治疗。中至重度溶血性贫血可行脾切除术治疗，仅能部分减轻HPP溶血，适宜在5岁以后进行手术。

预防 ①一级预防：即婚前预防。应进行遗传咨询。②二级预防：即出生前预防。对有该病家族史的成员进行产前基因诊断，降低患者的再发风险。③三级预防：即症状前预防。防治感染、劳累，预防重度贫血。

（陈 萍 朱恒莹）

yíchuánxìng kǒuxíng hóngxìbāo zēngduōzhèng

遗传性口形红细胞增多症

（hereditary stomatocytosis） 阳离子转运异常、大红细胞和红细胞过度水化的常染色体显性遗传性红细胞膜病。又称遗传性水化细胞增多症。

病因和发病机制 口形红细胞最基本的异常是 Na^+ 渗漏，引起细胞内 Na^+ 和水含量增加，但细胞内 K^+ 仅轻度降低，导致 Na^+-K^+-ATP 酶的钠和钾的主动转运代偿性增加以维持正常的细胞内低钠和高钾浓度，糖酵解活动随之活跃。而 Na^+-K^+-ATP 酶的活性增加并不能代偿大量增加的 Na^+ 渗漏。部分还发现 Rh 关联蛋白基因突变。

红细胞内钠水含量增加，细胞水化肿胀，其渗透脆性显著增加，红细胞膜脂质和膜表面面积也增加，机制不详，但增加的面积不足以纠正渗透脆性。口形红细胞变形能力明显降低，已被脾窦阻留。在脾窦的酸性环境中葡萄糖缺乏，生成 ATP 减少，导致口形红细胞对 Na^+ 的通透性进一步增加，红细胞破坏明显增加。部分患者红细胞 31kD 的带 7.2b 蛋白（又称口细胞素）缺乏，该蛋白与红细胞膜正常构成以及膜胆固醇代谢相关。大多数患者红细胞有不同程度的口细胞素缺乏，幼红细胞较少缺乏。

临床表现 溶血程度轻重不一，轻者仅口形红细胞增多而无溶血表现，仅在家系调查中发现，重者可有危及生命的溶血，常需红细胞输注治疗。中至重度溶血表现为黄疸、脾大，慢性溶血的并发症如胆石症、铁负荷过多也常见。病程中偶可见由于感染而发生一过性再障危象。新生儿可出现贫血和高胆红素血症，贫血多轻微，血红蛋白很少低于100g/L，网织红细胞中度增高，平均红细胞体积（MCV）增高，平均红细胞血红蛋白浓度（MCHC）降低。外周血涂片示口形红细胞明显增多，可高达10%～50%。血清胆红素增多。红细胞渗透脆性增加，寿命缩短。

诊断 根据临床表现、外周血涂片口形红细胞增多和阳性家族史可诊断。

鉴别诊断 ①Rh 缺乏综合征：是基因缺失或基因表达障碍导致 Rh 血型抗原完全或部分缺乏的一种遗传性溶血性疾病，常染色体隐性遗传。临床表现为轻至中度贫血，网织红细胞增多，MCV 和 MCHC 正常，外周血涂片可见口形红细胞明显增多及少量球形红细胞。红细胞渗透脆性增加，寿命缩短。②继发性口形红细胞增多：见于恶性肿瘤、心血管病、肝胆疾病和酒精中毒等，临床表现相应的基础疾病特征，无口形红细胞增多症的阳性家族史，一般无溶血。

治疗原则 轻者不需治疗或仅需对症治疗，重症需输血。多数患者病程中出现明显贫血，应监测溶血及其并发症（如胆石症、微小病毒感染等）的发生，并补充叶酸。脾切除疗效不确切，一般可使溶血性贫血改善。脾切除术后可产生高凝状态，应警惕栓塞并发症的发生。

预防 见遗传性椭圆形红细胞增多症。

（陈 萍 朱恒莹）

yíchuánxìng jíxíng hóngxìbāo zēng-
duōzhèng

遗传性棘形红细胞增多症（a-canthocytosis）

以外周血涂片出现大量细胞表面较多不规则突起的小而致密红细胞为特征的遗传异质性疾病。包括无 β-脂蛋白缺乏症（ABL）、舞蹈症-棘红细胞增多症（ChAc）和麦克劳德（McLeod）综合征。多为常染色体隐性遗传。

病因和发病机制 该病是由于染色体 17q21.31 上 *SLC4A1* 基因突变，引起红细胞异常形态的形成与膜脂质构成异常和分布改变导致。棘形红细胞几乎总伴有刺形红细胞。棘形和刺形红细胞疾病通常被归为一类。正常成人的血涂片上可见至多 3% 的棘刺形红细胞，而脾切除术后、饮酒后或药物（如吲哚美辛、水杨酸类、呋塞米）治疗者及早产儿，其外周血涂片中的棘刺形红细胞比例更高（中位值 5.5%，范围 1% ~ 25%）。

无 β-脂蛋白缺乏症 由于肝细胞合成和分泌载脂蛋白 B 障碍，导致血清中缺乏低密度脂蛋白、极低密度脂蛋白和乳糜微粒，使极低密度脂蛋白（转运内源性甘油三酯）和乳糜微粒（转运外源性甘油三酯）参与的代谢发生障碍。患者红细胞膜蛋白正常但脂质异常。胆固醇和磷脂的比例正常或轻度增加，磷脂酰胆碱浓度降低，神经鞘磷脂相对增加，过多的神经鞘磷脂优先结合于细胞膜双分子层的外层，造成细胞表面积增大和轮廓不规则。随着红细胞在血液循环中逐渐成熟，棘形逐渐明显，并随着红细胞的老化而加剧。

舞蹈症-棘红细胞增多症 发病机制尚不清楚。锚蛋白、带 3 蛋白和带 4.2 蛋白水解增加，导致红细胞形态改变。通常棘形红细胞增多比神经系统症状出现早，可同时影响纹状体和内侧颞叶，分别引起不自主运动和癫痫，导致神经退行性疾病。

麦克劳德综合征 由于 Kell 血型系统的 X 连锁异常，红细胞缺乏 Kell 血型系统中的 Kx 抗原所致。麦克劳德表型红细胞不能检出 Kx 抗原，明显缺乏 93kD 蛋白。XK 蛋白是位于红细胞膜上的 10-多通道跨膜蛋白，与单通道跨膜 Kell 糖蛋白形成异质二聚体，可维持红细胞的形状。该病多存在 *XK* 基因突变，导致膜转运蛋白 XK 合成异常，引发棘形红细胞的形成。*XK* 基因在器官形成、细胞结构、亚细胞电解质和营养交换中起关键作用，其异常可导致各种神经系统表现。

临床表现 如下。

无 β-脂蛋白缺乏症 患儿出生时外表正常，但新生儿期即可出现脂肪泻、腹部膨隆和生长发育障碍。儿童突出表现为营养不良，可合并叶酸缺乏。5 ~ 10 岁可发生不典型色素性视网膜炎，以共济失调、意向性震颤为特点的进行性神经损害，病情进展至 20 ~ 30 岁时可出现心律失常、心力衰竭而死亡。

舞蹈症-棘红细胞增多症 多于青春期或成年期开始发病。多数以舌、唇不自主运动或自龁症为初发症状，少数以癫痫样发作或四肢不自主运动起病，偶有以性格改变为首发症状。表现为进行性颌面运动障碍伴抽搐、肢体舞蹈、口唇和舌咬伤，肌张力下降和肌萎缩，神经反射减弱或消失。外周血涂片可见棘形红细胞 50% ~ 70%。

麦克劳德综合征 表现为轻度代偿性溶血，部分有迟发肌病或舞蹈病。男性患者血涂片中可见 80% ~ 85% 的棘形红细胞，女性患者仅偶见棘形红细胞。

诊断 根据外周血涂片出现大量细胞表面较多不规则突起的小而致密的异常红细胞-棘形红细胞和阳性家族史进行诊断。若临床出现严重营养不良、色素性视网膜炎或共济失调应考虑诊断 ABL；进行性神经变性症状考虑诊断 ChAc；红细胞无 Kx 抗原考虑诊断麦克劳德综合征。

血脂检测是 ABL 最主要的筛查方法。外周血涂片见棘形红细胞达 50% ~ 70%。小肠黏膜活检典型病理改变为肠黏膜细胞充满脂肪滴，而细胞间无脂肪滴。血浆 β-脂蛋白缺乏可确诊。

鉴别诊断 棘形红细胞可见于严重肝病、骨髓增生异常综合征、甲状腺功能减退症和神经性厌食，应注意鉴别。

治疗原则 尚无有效治疗方法。ABL 患者应饮食限制摄入甘油三酯，并补充维生素 A、维生素 K、维生素 D、维生素 E。氯苯氨丁酸可使舞蹈运动减轻。

预防 ①一级预防：即婚前预防。该病为常染色体隐性遗传病，应避免近亲婚配。②二级预防：即出生前预防。对有该病阳性家族史的成员进行产前基因诊断，降低患者的再发风险。③三级预防：即症状前预防。防治感染、劳累，一经诊断及时补充维生素。

（陈 萍）

bǐngtóngsuān jīméi quēfázhèng

丙酮酸激酶缺乏症（pyruvate kinase deficiency）

由于红细胞丙酮酸激酶（PK）活性缺乏导致的常染色体隐性遗传非球形红细胞性溶血性贫血。在遗传性红细胞酶缺乏症中位居第二位，仅次于葡萄糖-6-磷酸脱氢酶（G6PD）缺乏症，但在某些人群（如日本人）中发病率高于 G6PD 缺乏症。

病因和发病机制 PK 是糖酵解代谢中的限速酶，催化底物磷酸烯醇丙酮酸与腺苷二磷酸之间高能磷酸键转移反应，生成能量物质腺苷三磷酸（ATP），同时生成丙酮酸。PK 有 4 种同工酶，红细胞型（R）和肝型（L）由位于 1q21 的 *PK-LR* 基因编码，肌型 1（M1）和肌型 2（M2）由位于 15q22 的 *PK-M* 基因编码。红细胞 PK 缺乏导致溶血的机制不确切，细胞内 ATP 耗竭是主要原因之一，继而损伤红细胞的各种需能反应和相应功能。PK 两个等位基因的纯合子突变或双重杂合子突变有临床症状，杂合子突变无临床症状。*PK* 基因杂合子突变合并有其他类型的红细胞遗传缺陷，可表现出溶血性贫血症状。

临床表现 有异质性，从需要终生输血的胎儿水肿和贫血症状到完全代偿性溶血。主要表现为单核/巨噬细胞系统溶血（又称血管外溶血）为主的慢性溶血性贫血、黄疸和脾大。贫血程度不一，重者依赖输血维持生存，部分患儿伴有肝大，随着年龄的增长贫血逐步改善；轻者溶血代偿良好或完全代偿，仅轻微贫血或无贫血而仅有非结合胆红素增多、网织红细胞增高。成人患者贫血程度相对稳定，感染、妊娠、服用氧化性药物等应激状态可加重贫血。脾大程度与贫血程度不一定平行，临床症状与血红蛋白水平不平行。胆石症是最常见的并发症，10 岁以后发生率高。常见并发症还有铁超载，与原位溶血、输血等因素有关，以及胆红素胆结石、骨髓外造血、肺动脉高压

和血栓形成等。

诊断和鉴别诊断 具备先天性非球形红细胞性溶血性贫血的共有表现，即血红蛋白减少、网织红细胞增多、非结合胆红素增多、脾大等，可伴胆石症。多有新生儿黄疸病史。感染、劳累、妊娠等可加重病情。排除红细胞膜病和血红蛋白病等导致慢性溶血性贫血的疾病和继发性 PK 缺陷因素可以诊断。

部分患者外周血涂片红细胞体积偏小、深染变化，重症贫血可伴红细胞渗透脆性升高，易误诊为遗传性球形红细胞增多症，应做家系分析予以鉴别。

治疗原则 无特殊有效治疗药物，主要为对症、支持治疗，包括输血、补充叶酸、脾切除术、造血干细胞移植等。

预防 ①一级预防：即婚前预防。该病为常染色体隐性遗传病，应避免近亲婚配。②二级预防：即出生前预防。对有该病阳性家族史的成员进行产前基因诊断及家系分析。③三级预防：即症状前预防。避免感染、劳累，及时对症治疗。

（陈　萍　朱恒莹）

Fànkēní pínxuè

范科尼贫血（Fanconi anemia, FA）

一组常染色体隐性遗传、常染色体显性遗传或 X 染色遗传的先天性再生障碍性贫血。主要临床特征是骨髓衰竭、身材矮小、骨骼畸形，存在相对高风险的髓细胞性白血病和上皮恶性肿瘤。由瑞士儿科医师吉多·范科尼（Guido Fanconi）于 1927 年首次报道而命名。

病因和发病机制 已发现有 21 种 FA 蛋白编码基因类型，致病基因均以"FANC"为词根进行命名，共有 22 种（表 1）。*FAN-*

CA、*FANCC* 和 *FANCG* 突变最常见，*FANCB*、*FANCD1*、*FANCD2*、*FANCE* 及 *FANCF* 突变约占 13%。但 *FANCB* 基因突变是 X 染色体遗传，*FANCR* 基因突变是常染色体显性遗传。转化为急性髓细胞性白血病（MDS）及骨髓增生异常综合征（AML）的 FA 通常有基因或染色体异常，包括 7 号染色体单体（−7）、7 号染色体长臂缺失（7q−）、3 号染色体长臂增加（+3q）、1 号染色体长臂增加（+1q）。约 20% 的 FA 伴 MDS 患者中可见 21 号染色体异常，包括 *RUNX1* 基因突变。其中 7 号和 3q 异常的预后不好。

临床表现 为逐渐性骨髓衰竭、身材矮小、色素沉着、骨骼畸形（拇指及前臂畸形）、骨骼异常、小头或小眼、肾异常、听力缺陷、心脏疾病、消化功能异常或性腺功能减退等，可发展为再生障碍性贫血、MDS、AML 和上皮恶性肿瘤等。

诊断 依据病史、临床表现、实验室检查进行诊断。患者常有阳性家族史，当家族成员存在造血功能障碍、肢体发育畸形、实体瘤、血液系统肿瘤时，均有助于诊断。

治疗原则 异基因造血干细胞治疗，理想时间是接受 20 次红细胞和/或血小板输注之前，接受雄激素治疗之前，在转化为 MDS 或 AML 之前。对于那些没有进行造血干细胞移植的患者，需每年复查骨髓，行细胞遗传学评估，及时发现骨髓衰竭表现及时进行移植。对于体细胞嵌合体的 FA 患者，没有转化为 MDS 或 AML，血细胞计数正常或不正常，但不需要依赖输血或没有感染的风险者，不能行造血干细胞移植。

没有机会进行造血干细胞移

表1　范科尼贫血致病基因

致病基因	别名	基因定位
FANCA	FANCH, FA, FA-H, FA1, FAA, FACA, FAH	16q24.3
FANCC	FA3, FAC, FACC	9q22.32
FANCG	XRCC9, FAG	9p13.3
FANCE	FACE, FAE	6p21.31
FANCF	FAF	11p14.3
FANCL	FAAP43, PHF9, POG	2p16.1
FANCB	FA2, FAAP90, FAAP95, FAB, FACB	Xp22.2
FANCM	FAAP250, KIAA1596, POF15, SPGF28	14q21.1
FANCI	KIAA1794	15q26.1
FANCD2	FA-D2, FA4, FACD, FAD, FAD2, FANCD	3p25.3
FANCD1	BRCA2, BRCC2, BROVCA2, FACD, FAD, FAD1, FANCD, GLM3, PNCA2, XRCC11	13q13.1
FANCJ	BRIP1, BACH1, OF	17q23.2
FANCN	PALB2, PNCA3	16p12.2
FANCO	RAD51C, R51H3, BROVCA3, RAD51L2	17q22
FANCP	SLX4, BTBD12, MUS312	16p13.3
FANCQ	ERCC4, XPF, ERCC11, RAD1, XFEPS	16p13.12
FANCR	RAD51, BRCC5, HRAD51, HsRad51, HsT16930, MRMV2, RAD51A, RECA	15q15.1
FANCS	BRCA1, IRIS, PSCP, BRCC1, FANCS, PNCA4, RNF53, BROVCA1, PPP1R53	17q21.31
FANCT	UBE2T, PIG50, HSPC150	1q31.3
FANCU	XRCC2, POF17, SPGF50	7q36.1
FANCV	MAD2L2, REV7, MAD2B, POLZ2	1p36.22
FANCW	RFWD3, RNF201	16q23.1

植或等待造血干细胞移植患者，可行替代治疗。替代治疗包括：①生长因子，如粒细胞集落刺激因子治疗。②雄激素治疗相关不良反应：蛋白合成障碍、男性化等，建议用小剂量的雄激素治疗，对红系刺激造血效果确定，对粒系及巨核系有效，大幅降低男性化不良反应。

预防　①一级预防：即婚前预防。该病为常染色体隐性遗传、常染色体显性遗传或X染色体遗传，应进行遗传咨询。②二级预防：即出生前预防。对有该病阳性家族史的成员进行产前基因诊断及家系分析。③三级预防：即

症状前预防。避免感染、劳累，一经诊断应及早治疗。

（陈　萍　朱恒莹）

liánzhuàngxìbāo pínxuè
镰状细胞贫血（sickle cell anemia, SCA）　由β珠蛋白基因纯合性突变导致的常染色体隐性遗传性血红蛋白病。因患者红细胞内正常的血红蛋白（Hb A）被异常血红蛋白（Hb S）取代，导致红细胞形态发生镰刀形变化（镰变）而得名。SCA的发病率具有明显的种族和地区差异，非洲族裔高发，尚未在中国本土人种中发现病例。

病因和发病机制　正常成人

Hb A是由两条α链和两条β链相互结合形成的四聚体。如果β链基因的第6位密码子GAG突变为GTG，肽链中谷氨酸变为缬氨酸，将形成Hb S。缺氧状态下Hb S分子相互聚合形成螺旋形多聚体，使红细胞发生镰变。镰变红细胞变形性差，通过毛细血管时易被挤压破裂，导致溶血性贫血；镰变还可引起血液黏性增加，引发毛细血管栓塞，造成对应组织缺氧甚至坏死，产生肌肉骨骼疼痛、腹痛等痛性危象。该病为常染色体隐性遗传，纯合子个体临床症状显著；杂合子个体一般无临床症状，但在缺氧环境中部分细胞可发生镰变。

临床表现　新生儿期，由于胎儿血红蛋白（HbF）比例高，镰变作用不显著，多无明显症状。出生3~4个月逐渐出现SCA的典型症状：慢性溶血性贫血伴黄疸；血管阻塞引发局部疼痛并导致受累组织器官的功能障碍。还表现一系列并发症状：易发生感染，溶血合并黄疸导致肝脾大、发育迟缓，血管阻塞导致患者出现周期性疼痛并引起多发性心、肺、肾、肝、脑栓塞等严重合并症。

诊断　主要依据实验室检查和基因分析进行诊断。有贫血、黄疸、骨关节和胸腹疼痛的个体，如果红细胞镰变试验阳性，血红蛋白电泳分析显示主要成分为Hb S，结合阳性家族史和患者种族等信息，进行基因检测以确诊。

治疗原则　治疗方法如下。

输血治疗　可有效预防各类急性或慢性并发症。

药物治疗　羟基脲可通过增加HbF的产生来减少镰状细胞血红蛋白的聚合过程，L-谷氨酰胺可减少红细胞对血管内皮的黏附以降低血管阻塞程度。

造血干细胞移植　干细胞来源可为骨髓或脐血，首选 HLA 全相合的供者。

基因治疗　通过慢病毒载体将功能性 β 珠蛋白基因导入患者的造血干细胞，或采用基因编辑方法降低修饰基因 BCL11A 的表达以升高 HbF 的表达。

预防　该病为常染色体隐性遗传病，患儿预防主要通过产前诊断这种二级预防模式。通过表型或基因型筛查发现同为携带者的夫妇，并对此类高风险夫妇提供产前诊断服务，可有效避免患儿出生。

（商璇）

alpha Dìzhōnghǎi pínxuè

α 地中海贫血（α thalassemia）

α 珠蛋白链合成减少或丧失而导致的珠蛋白生成障碍性贫血。简称 α 地贫。为常染色体隐性遗传病，主要分布于撒哈拉以南非洲、地中海地区、中东、印度次大陆及东南亚等地区，中国南方各省区也是该病的高发区，尤以海南、广西和广东三省（自治区）为高。

病因和发病机制：该病的病因是人 α 珠蛋白基因（HBA）缺失或点突变，正常人体二倍体细胞中有 4 个 α 珠蛋白基因拷贝（αα/αα），HBA 的拷贝数与临床表型呈剂量效应，基因拷贝数越少，临床表型越严重。临床上分为轻型 α 地贫（--/αα，-α/αα 或-α/α^{T}α）、中间型 α 地贫（血红蛋白 H 病，--/-α 或--/α^{T}α）和重型 α 地贫（--/--）三类，括号内为其代表性基因型（-表示基因缺失，^{T}表示点突变）。轻型 α 地贫个体一般为无症状携带者；中间型 α 地贫因 α 链严重缺乏使过剩的 β 链聚合成血红蛋白 H（β4 四聚体）而称为血红蛋白 H

病，其临床表型异质性大；重型 α 地贫因细胞缺乏 α 链，胎儿期γ链聚合成不能释放氧的血红蛋白巴特（γ4 四聚体），又称血红蛋白巴特胎儿水肿综合征，为致死性疾病。

临床表现：该病基因携带者无明显的临床症状，其智力、寿命和生长发育一般不受影响。血红蛋白 H 病一般表现为中度溶血性贫血，有典型的小细胞低色素贫血特征，但其临床表型变化范围大，在一些特征性临床表型，如肝脾大、血红蛋白水平、输血史和发病年龄等指标个体差异明显。重型 α 地贫受累胎儿于孕中、晚期或出生时死亡，脐血中可检测到大量血红蛋白巴特。

诊断：依据特征性临床表型和 HBA 基因型检测结果进行诊断，遗传检测是临床确诊和分类的必要指标。轻型 α 地贫个体一般具有小细胞低色素的表型特征。

治疗原则：血红蛋白 H 病的主要治疗手段是输血和脾切除，可根据病情需要输血或制定常规输血方案，脾切除需严格掌握适应证。重型 α 地贫不能治疗。通过遗传筛查和产前诊断可预防重型 α 地贫胎儿出生。

（徐湘民）

xuèhóngdànbái H bìng

血红蛋白 H 病 [hemoglobin H (HbH) disease]

因红细胞血样中可检测出异常的快速电泳变异体 HbH（即 β 珠蛋白四聚体）而得名。又称中间型 α 地中海贫血。主要分布于东南亚、中东和地中海地区，尤其是东南亚和中国南方更常见。

病因和发病机制：正常人体二倍体细胞中有 4 个 α 珠蛋白基因拷贝（αα/αα），Hb H 病的分子基础为 4 个基因中的 3 个发生

了先天性缺失或功能缺陷，其基因型记为--/-α 或--/α^{T}α（-表示基因缺失，^{T}表示非缺失型突变）。因构成红细胞中 Hb 四聚体的 α 珠蛋白链合成严重减少，人体合成与之匹配的 β 珠蛋白链过剩而聚合成 Hb H（β4 聚体），该异常 Hb 及其解离的单体易沉积形成 H 包涵体，损伤红细胞从而导致慢性溶血性贫血。中国南方常见的非缺失突变为 Hb CS，该突变导致的 Hb H 病（基因型--/α^{CS}α）由于还附加了损伤红细胞的异常 Hb 因素（即 Hb CS），故这类非缺失型 Hb H 病的表型较单纯的缺失型更为严重。

临床表现：该病属小细胞低色素性贫血，血红蛋白分析发现 Hb H、Hb A2 水平明显降低。该病临床表型异质性大，在发病年龄、Hb 水平（60～110g/L）、输血史，肝脾大程度等临床指标上存在很大的个体差异，非缺失型的病情重于缺失型 Hb H 病，特别是中国南方常见的 Hb CS-Hb H 病的患者病情更为严重。

诊断：依据特征性临床表型和 HBA 基因型检测结果进行诊断，遗传检测是临床确诊和分类的必要指标。

治疗原则：输血和脾切除是主要治疗手段，轻症一般不需要输血，在感染、创伤、脾迅速增大或妊娠等特定情况下才需输血治疗。少数伴有并发症的重症患者需要频繁输血。显著脾大且脾功能亢进是脾切除的适应证。提倡开展以促进患儿生长发育和避免不可逆骨骼病变等为目标的输血治疗（维持 Hb>90g/L）。

预防：通过人群筛查发现 Hb H 病高风险家庭并进行受累胎儿的产前诊断预防该病发生。

（徐湘民）

血红蛋白巴特胎儿水肿综合征（hemoglobin Bart hydrops fetalis syndrome）

属于非免疫性胎儿水肿，为重型 α 地中海贫血。胎儿水肿指至少 2 个胎儿浆膜腔内有异常积液（如腹水、胸腔积液和/或心包积液）。非免疫性胎儿水肿指并非由红细胞同种异体免疫所导致的水肿，占所有胎儿水肿病例的 76%~87%。在中国南部和东南亚地区，该病是胎儿水肿的最常见原因，占当地所有病例的 60%~90%。因患者体内 4 个 α 珠蛋白基因均发生缺失所致。极少数病例体内有 1 个正常的 α 珠蛋白基因，该类病例又称为血红蛋白 H 胎儿水肿综合征。

病因和发病机制　正常情况下胎儿体内的血红蛋白主要成分是 HbF（$\alpha 2\gamma 2$）。而患儿为 α^0 地贫基因纯合子，体内 4 个 α 珠蛋白基因均发生缺失，无 α 珠蛋白肽链合成，多余的 γ 链聚合形成四聚体，即血红蛋白巴特（$\gamma 4$）。其具有很高的氧亲和性，且缺乏波尔效应，结合氧后在组织中不能释放出来，从而导致胎儿组织严重缺氧。同时血红蛋白巴特不稳定，易解离成游离的 γ 链，后者极易氧化而沉积于红细胞膜上，使红细胞寿命缩短、破坏加速，加重了胎儿组织缺氧。组织缺氧引发高输出量性心力衰竭、髓外造血和肝脾大，导致血管与组织间隙之间体液分布不平衡，胎儿出现全身水肿。此类胎儿多数于妊娠 23~28 周死亡或出生后数小时死亡。

临床表现　患病胎儿在妊娠 12~13 周就会表现出因贫血而代偿性心脏增大。从孕 16 周起，心脏增大更加明显，同时表现出腹水等征象。在没有任何干预的情况下，胎儿会出现严重贫血，平均孕中期血红蛋白为 64g/L，其中大部分是无功能的血红蛋白巴特。由于重度贫血和缺氧导致水肿发展极快，表现为严重的低白蛋白血症、肝功能异常、心脏增大、心力衰竭、腹水、胸膜和心包积液；出现生长障碍，随后不久胎儿死亡。大多数男性患儿存在泌尿生殖系统异常，最常见的是尿道下裂，其他异常包括睾丸未降、阴囊双歧、鞘膜积液和小阴茎。少数患儿也可表现轻微的肢体异常。

妊娠血红蛋白巴特水肿胎的母体产科并发症增加。巨大胎盘是产科并发症的重要因素。研究表明，90% 的孕妇有胎盘水肿；37% 出现先兆子痫、早产、弥散性血管内凝血、胎盘前置和产后出血等并发症；61% 有妊娠期高血压；25% 有贫血；52% 有羊水过多；64% 出现双下肢水肿。

诊断　超声是胎儿水肿的首选检查，超声显示胎儿出现胎盘增厚、心/胸比增大，腹水、胸腔积液、心包积液，肝大，皮下水肿等体征时，提示该胎儿出现水肿。超声诊断最早可于妊娠 11~12 周进行，主要检测指标为胎儿心胸直径比率增大。妊娠 15 周后，胎儿体积增大，各器官显像更加清晰，主要检测指标为心胸直径比率增大、胎盘增厚以及胎儿大脑中动脉血流多普勒改变。妊娠 20 周以后，除前述各指标异常外，胎儿表现水肿征象：心包积液、胸腔积液、腹水、严重者皮肤水肿。一般超声检查应在妊娠 20 周之前完成，尽早诊断出水肿胎病例，及时终止妊娠。应注意，引发胎儿水肿的原因非常复杂，常为多种因素综合作用。若在超声检查中发现水肿胎儿，应检测父母 α 珠蛋白基因型，确定其是否为高风险夫妇。该病的最终确诊应以分子诊断为准。

治疗原则　部分病例可以通过宫内输血治疗改善胎儿的生理状况并使之存活到出生，但患儿出生后仍会发生严重贫血，需依赖规律性输血结合祛铁治疗才可维持生命。

预防　该病为常染色体隐性遗传病，患儿预防主要通过产前诊断这种二级预防模式。通过表型筛查结合基因诊断发现同为 α^0 地贫基因携带者的夫妇，并对此类高风险夫妇提供产前诊断服务，可有效避免患儿出生。

（商　璐）

β 地中海贫血（β thalassemia）

β 珠蛋白链合成减少或丧失而导致的珠蛋白生成障碍性贫血。简称 β 地贫。为常染色体隐性遗传病，主要分布于撒哈拉以南非洲、地中海地区、中东、印度次大陆及东南亚等地区，中国南方各省区也是该病的高发区，尤以海南、广西和广东省（自治区）为高。

病因和发病机制：病因是人 β 珠蛋白基因（*HBB*）点突变或缺失，可导致 β 珠蛋白基因部分（β^+）或完全（β^0）受到抑制两种表型，*HBB* 纯合或双重杂合突变基因型是疾病发生的病理基础，β 珠蛋白链合成受阻使 α/β 珠蛋白链比例失衡，过剩 α 链在细胞中累积损伤红细胞导致溶血性贫血。此外，一些调节珠蛋白链平衡的修饰基因突变也可影响 β 地贫的临床表型。因此，β 地贫临床表型严重程度取决于致病基因和修饰基因突变的复合状态。

分类：临床分为轻型、中间型和重型三类。轻型为无症状携带者，其他两类又分为中间型（非输血依赖型）和重型（输血依赖型）β地贫。

临床表现：β地贫基因携带者为无症状发育正常的个体。中间型和重型患者的临床表型特征类似，前者较轻，后者较重。特征性临床表现有发育不良、面色灰暗及黄疸、特殊面容、Hb下降水平及肝脾大等，除上述程度差异的表现外，发病年龄及4岁前输血频度是临床诊断中间型和重型地贫的重要指标。中间型地贫一般2岁后发病，4岁前无输血史或偶然输血。

诊断：依据特征性临床表型、HBB和修饰基因突变基因型检测结果，遗传检测是临床确诊和分类的必要指标。

治疗原则：骨髓移植和基因治疗是治愈重型β地贫的方法，输血结合祛铁治疗是临床常规的维持疗法，必要时也可采用脾切除进行缓解治疗。

预防：在高发区开展人群筛查和高风险胎儿产前诊断可以预防该病发生。

（徐湘民）

gāotiěxuèhóngdànbáixuèzhèng

高铁血红蛋白血症（methemoglobinemia）

血中高铁血红蛋白（MetHb）水平超过血红蛋白总量1%时的临床状态。

分类 该病分为获得性和遗传性两大类。获得性高铁血红蛋白血症最常见，多为摄入某些氧化/还原性药物或毒物时的一过性表现。遗传性高铁血红蛋白血症绝大部分为还原型烟酰胺腺嘌呤二核苷酸-细胞色素b5还原酶（NADH-Cytb5R）的遗传缺陷所致，呈常染色体隐性遗传，故又称隐性先天性高铁血红蛋白血症（RCM）；少数由血红蛋白先天异常（即血红蛋白M，HbM）引起，一般呈常染色体显性遗传。

病因和发病机制 如下。

遗传性高铁血红蛋白血症 NADH-Cytb5R的遗传缺陷所致的遗传性高铁血红蛋白血症分为两型。①Ⅰ型：NADH-Cytb5R遗传缺陷只限于红细胞内，由于红细胞内血红蛋白还原能力显著减弱而引起高铁血红蛋白血症。②Ⅱ型：机体内所有细胞均有NADH-Cytb5R缺陷，以持续性进行性的神经系统损害为特征，患者多于幼年夭折。

遗传性高铁血红蛋白血症伴有异常HbM，其NADH-Cytb5R活性正常，由于珠蛋白分子结构异常导致MetHb还原障碍，形成高铁血红蛋白血症。共发现了5种，其中4种HbM（HbM-Boston、-Iwate、-Saskatoon及-HydePark）的α或β肽链中近端或远端的组氨酸被酪氨酸替代。酪氨酸的酚侧链与血红素的铁相结合，形成稳定的苯复合体，铁被氧化为三价铁。HbM的MetHb无法借助红细胞内酶的作用而还原；另有一种HbM-Milwaukee，系β肽链第67位的缬氨酸被谷氨酸替换，致使谷氨酸的γ羧基端血红素的三价铁相联结，形成HbM的MetHb。遗传性高铁血红蛋白血症多有家族史，且较罕见，仅发现杂合子，故高铁血红蛋白浓度一般不超过30%。

在红细胞无氧糖酵解过程中产生NADH，在NADH-MetHb还原酶作用下使细胞色素b5氧化型转为还原型，后者将电子传递给MetHb。这是红细胞内MetHb还原为正常Hb的最重要途径，约占总还原力的67%。其次，在磷酸戊糖旁路中所形成的NADPH与MetHb还原酶相结合，也可使MetHb还原为正常血红蛋白。但在生理情况下这不是主要的还原途径（仅占总还原力的5%），仅在外来电子传递物（如亚甲蓝）存在时才能发挥作用。此外，维生素C也有使MetHb还原的作用（占16%）。如果氧化剂类毒物使红细胞内血红蛋白的氧化作用超过细胞内抗氧化和还原能力100倍以上，血中MetHb就迅速增多，引起高铁血红蛋白血症。

获得性高铁血红蛋白血症 较先天性多见，主要由于药物或化学物接触引起。按其作用机制分为直接或间接氧化物两大类。直接氧化物大多数为药物，即使在体外实验，也能产生MetHb，主要有亚硝酸戊酯、亚硝酸钠、硝酸甘油等。硝酸盐口服后由肠道细菌还原为亚硝基盐，有强力氧化作用。间接氧化剂大多为硝基和氨基化合物，包括硝基苯、乙酰苯胺、三硝基甲苯、间苯二酚、非那西汀等。这类化合物必须在体内转化为某些代谢产物后，才对血红蛋白有强力氧化作用；如苯胺在体内氧化而硝基苯则还原，最后都成为苯基羟胺，其MetHb形成作用比苯胺本身大10倍左右。新生儿由于红细胞内抗氧化和还原力还未完善建立，对上述MetHb形成剂更为敏感。

临床表现 与血MetHb的水平相关。MetHb占Hb总量的10%～15%时，皮肤、黏膜出现发绀；占20%～30%，可出现乏力、头昏、头痛、心动过速等症状；占30%～40%则出现缺氧的表现；超过60%有明显缺氧，如全身抽搐、嗜睡、昏迷、呼吸衰竭等中枢神经症状，若抢救不及时，可发展为呼吸循环衰竭甚至死亡。

症状的严重程度取决于组织缺氧的程度，若合并降低血氧分压的疾病（贫血、先天性心脏病）可加重高铁血红蛋白血症。

正常人在接触氧化剂时，一般不至于引起高铁血红蛋白血症，而新生儿和小婴儿由于体内胎儿血红蛋白的存在及 NADH-Cytb5R 活性的暂时减少（新生儿期的 NADH-Cytb5R 活性仅为成人的 60%，4 月龄时仍明显低于成人水平），对氧化剂比较敏感，可能出现高铁血红蛋白血症。杂合子型 NADH-Cytb5R 缺陷者平时不出现发绀，服用氧化性药物后较正常人容易出现症状。

诊断 该病典型的临床表现是皮肤、黏膜出现发绀而不伴有心肺疾病和其他症状，临床易误诊为心肺疾病或神经系统的疾病。MetHb 测定和对 *NADH-Cytb5R* 基因检测可确诊。

先天性发绀，尤其是有近亲婚史的患者，可通过基因检测和测定患者红细胞溶解液中 NADH-Cytb5R 活性的方式联合验证。采用 RT-PCR 测序，分析患者 *Cytb5R* 基因是否存在致病性突变。若 MetHb 水平升高，且存在与受检者临床表型的可能致病性/致病性基因突变，应怀疑是 NADH-Cytb5 缺陷型遗传性高铁血红蛋白血症。若 MetHb 水平升高，但 *NADH-Cytb5R* 基因正常，要考虑获得性高铁血红蛋白血症。淀粉凝胶电泳分析有助于诊断 HbM，在 pH 9 的条件下或应用光谱分析检查方可得到证实。

鉴别诊断 小婴儿要除外发绀型先天性心脏病，多伴有明显的缺氧表现及有关的体征，氧分压及血氧饱和度低，血液接触空气后会转呈红色。而高铁血红蛋白血症患者氧分压及血氧饱和度

可正常。年长儿要除外硫化血红蛋白血症，指硫磺分子与血红蛋白结合，其发病率更低，但临床症状较重，可用氰化钾实验鉴别。多数可以导致高铁血红蛋白血症的药物，尤其是磺胺类药物和非那西汀也可以引起硫化血红蛋白血症，确诊要用分光光度法或气相色谱法来测定硫化血红蛋白的含量。

治疗原则 NADH-Cytb5R 缺陷及 Cytb5 缺陷所致的高铁血红蛋白血症患者除非为了改善发绀容貌，一般无须治疗。但新生儿期由于胎儿血红蛋白的存在、氧离曲线的左移及氧气离解困难等因素，可导致动脉血氧含量的减低，所以 MetHb 最好维持在小于 Hb 总量的 10%。每日口服维生素 C 或核黄素足以维持 MetHb 含量在 Hb 总量的 5% 以下。

当患者有症状且 MetHb 含量大于 Hb 总量的 20% 或 30%，推荐静脉使用亚甲蓝，可迅速降低 MetHb 的浓度至正常水平，必要时 1 小时后重复上述剂量，发绀消退后可改为口服。

亚甲蓝无效时可选用高压氧、换血疗法或血液透析。外科手术麻醉前静脉应用亚甲蓝 1mg/kg 可有效降低 MetHb 的水平，从而避免手术期间低氧血症的发生。

HbM 症所致的高铁血红蛋白血症应用维生素 C 或亚甲蓝无效，杂合子预后较好，患者对运动的耐受力接近正常。其寿命与正常人无异，无须治疗，但纯合子多不能存活。不稳定 Hb 所致的高铁血红蛋白血症患者不接触氧化剂就可避免高铁血红蛋白血症，无需特殊治疗。

预防 备孕及妊娠期父母应避免接触致突变物质，防止发生感染，注意保暖，避免食用腌制

品、不合格肉制品等。尽量避免接触能引起高铁血红蛋白血症的药物和放射性物质。

基因检测可助力早期诊断，早期介入治疗可能会有更好的预后，对下一胎的生育也有指导意义。有家族史者应定期产检，进行产前诊断，及早进行相应干预，防止有基因缺陷的胎儿降生。

（徐 鹏）

gāotiěxuèhóngdànbái huányuánméi quēfázhèng

高铁血红蛋白还原酶缺乏症
（methemoglobin reductase deficiency） 由于还原型烟酰胺腺嘌呤二核苷酸-细胞色素 b5 还原酶（NADH-Cytb5R）缺乏，导致红细胞中高铁血红蛋白（MetHb）含量增加超过正常值的代谢性疾病。属常染色体隐性遗传。1845 年，弗朗索瓦（Francois）首次报道，虽少见但全球分布，迄今世界各地已报道不下数百例，尚无流行病学数据，但有研究证实，在因纽特人和美洲印第安人中 NADH-Cytb5R 缺陷率为 0.75‰。在日本和中国也有多例报道，国内共检出 11 个患病家系，其中 6 个在福建地区（闽侯县 2 个，长乐市、三明市、宁德县、永泰县各有 1 个）。

病因和发病机制 正常红细胞具有将无用的高铁血红蛋白转化为功能性血红蛋白的能力，这种还原能力的主要依赖于胞质溶胶的可溶性 Cytb5/NADH-Cytb5R，具体反应如下：

$$2Fe^{3+}Hb+NADH \xrightarrow{\text{高铁血红蛋白还原酶}} 2Fe^{2+}Hb+NAD^{+}+H^{+}$$

编码 Cytb5/NADH-Cytb5R 的基因全长 31kb，包含 9 个外显子和 8 个内含子，定位于 22 号常染色体长臂。基因突变导致酶蛋白

一级结构的改变会造成：酶的稳定性下降、酶的催化活性丧失。Cytb5R 突变有 30 余种，临床分为Ⅰ型和Ⅱ型。Ⅰ型均为错义突变，只轻度影响 Cytb5R 催化活力，影响其稳定性；Ⅱ型主要包括无义突变，缺失突变和剪接位点突变，不仅影响 Cytb5R 的稳定性，而且使其催化活力大幅降低。引起遗传性高铁血红蛋白血症的变异都有酶的稳定性下降，表现为对热的易变性和易被胰蛋白酶降解。由于成熟红细胞无蛋白质合成能力，如果 Cytb5R 点突变所造成的分子结构改变严重影响酶的稳定性，Cytb5R 半衰期缩短，必然会使外周血中红细胞 Cytb5R 活性迅速丧失，最终导致 MetHb 含量增高。

Cytb5R 不同突变类型导致不同的高铁血红蛋白症状，可分为两型。①Ⅰ型：主要影响催化能力的成对等位基因突变，影响酶的极性可溶部分的稳定性或溶解性。它不会显著影响纯合患者的健康或预期寿命。用亚甲蓝、抗坏血酸或核黄素可以很容易地缓解发绀症状。杂合子完全无症状，但在暴露于高铁血红蛋白诱导药物或化学品时易发生高铁血红蛋白血症。②Ⅱ型：由编码 Cytb5R 的成对等位基因中的基因缺失或突变引起，这些等位基因决定了整个酶的功能、稳定性或与内质网的相互作用包括极性和疏水性片段，Ⅱ型突变被认为是导致严重致死性高铁血红蛋白血症的突变类型。与Ⅰ型一样，杂合子无症状，纯合子的高铁血红蛋白血症很容易控制。然而，包括神经功能障碍在内的全身性疾病不适合治疗。已发现的 Cytb5R 基因突变类型、生化性质及临床表现见表1。

临床表现 主要表现为全身性略带棕褐色或灰褐色发绀，在口唇、指甲、面颊、鼻、耳等处最为明显。部分患者出生后即有，部分于出生数年后才出现，一旦出现即不再消失，部分患者还伴有智力障碍、生长迟缓等症状。一般 MetHb 含量占 Hb 总量的 10%~40%，除发绀外无任何自觉症状，能从事体力劳动。MetHb 浓度在 30% 以下时，很少自觉症状，30%~45% 时，也仅有轻微症状，但超过 45% 时，常有疲乏、无力、头痛、头晕等症状，并可出现气急和心动过速。

该病分为 4 种类型，且每种类型临床症状与酶缺陷程度不同。①Ⅰ型：很少见，酶缺乏只限于红细胞内，临床仅有发绀出现。②Ⅱ型：最常见，约占遗传性高铁血红蛋白血症的 10%~15%。受累组织较广泛，除有发绀外，多在 1 岁内出现神经系统的症状，智力障碍、小头、生长缓慢、对称性手足徐动、斜视、角弓反张和肌张力增高。③Ⅲ型：在红细胞、血小板、淋巴细胞和粒细胞系均存在酶的缺陷。临床上也只表现为发绀。④Ⅳ型：发生酶缺陷的组织不明，临床表现为慢性发绀。

诊断 新生儿出生时伴有皮肤和黏膜发绀，若不伴随或轻微呼吸困难，吸氧后发绀无改善，排除心肺疾病，并且无显著的红细胞增多症，应考虑该病可能。患者静脉血呈巧克力色，在空气中振荡不能变成鲜红色，滴入少量 10% 氰化钾，即可变成鲜红色的氰化血红蛋白。

先天性发绀，尤其是有近亲婚史的患者，可通过基因检测和测定患者红细胞溶解液中 NADH-Cytb5R 活性的方式联合验证。采用反转录 PCR 测序，分析 Cytb5R 基因的 cDNA 编码区序列，也可通过限制性片段长度多态性分析，判断是否存在致病性突变。

鉴别诊断 主要与硫化血红蛋白血症以及心、肺疾病引起的发绀鉴别。硫化血红蛋白血症不是遗传病，可根据其光谱分析特点及与氰化钾的反应进行鉴别。心、肺疾病引起的发绀常有缺氧症状和明显的心血管或肺部疾病，患者的血液置于试管中振荡，接触空气后呈鲜红色，高铁血红蛋白还原酶缺乏症患者一般无心肺功能相关的基础性疾病，静脉血在空气中振荡后，颜色不变，根据这些特点可进行鉴别诊断。

治疗原则 遗传性高铁血红蛋白血症尚无根治方法，除发绀影响患者外貌和因此而引起的心理影响外，无严重后果，但如发绀较重，且伴有头晕、气急等缺氧症状，或因发绀影响容貌，则需治疗。亚甲蓝和维生素 C 均可

表 1　Cytb5R 变异型的基因突变、生化性质及临床表现

氨基酸突变	基因突变	b5R 一级结构	稳定性	kcat/km*	临床表现
R57Q	G→A 57	精氨酸→谷氨酰胺	不稳定	24.6%	Ⅰ型
V105M	G→A 105	缬氨酸→甲硫氨酸	不稳定	14.5%	Ⅰ型
L148P	T→C 148	亮氨酸→脯氨酸	不稳定	46.7%	Ⅰ型
S127P	T→C 127	丝氨酸→脯氨酸	不稳定	3.4%	Ⅱ型
F298△	-TTC 298	苯丙氨酸缺失	不稳定	0.4%	Ⅱ型

注：*. 用基因工程合成变异酶，以 NADH 为底物，催化效率以正常野生型为 100% 计算。

缓解症状。亚甲蓝作用强，疗效快而显著，但有一定毒性，不宜长期应用；维生素 C 需用较大剂量，疗效慢，但长期应用无不良反应，故最适宜于较轻病例的长期治疗或作为亚甲蓝治疗后的维持治疗。

预防　基因检测可助力早期诊断，早期介入治疗可能会有更好的预后，对下一胎的生育也有指导意义。有家族病史者应行产前诊断，及早进行干预，防止重症患儿降生。

（徐　鹏）

zhènfāxìng yèjiān xuèhóngdànbáiniào

阵发性夜间血红蛋白尿（paroxysmal nocturnal hemoglobinuria，PNH）

红细胞膜缺陷所致的慢性血管内溶血性疾病。常在睡眠后加重，可伴发作性血红蛋白尿和全血细胞减少。中国 PNH 患者北方多于南方，男性多于女性，半数以上为 20～40 岁发病，个别发病年龄为 10 岁以下或 70 岁以上，该病发病率有逐年增高趋势。

病因和发病机制　该病致病基因为 *PIG-A*，位于 X 染色体，该基因的突变影响糖基磷脂酰肌醇（GPI）的合成，导致 GPI 锚链蛋白（GPI-AP）表达减少或缺失，包括衰变加速因子（DAF，CD55）、膜攻击复合物抑制因子（MIRL，CD59）、补体 C8 结合蛋白（HRF，C8bp）、膜辅助蛋白（MCP）、单核细胞分化抗原（CD14）、淋巴细胞功能相关抗原 3（LFA-3，CD58）等。其中补体调节蛋白 CD55 和 CD59 的缺失与 PNH 的发病密切相关。CD55 可与 C3b 和 C4b 结合，调节 C3 转化酶和 C5 转化酶的形成，防止补体激活的放大；而 CD59 可阻止 C9 的聚合及膜攻击复合物（MAC）的形成（图 1）。这两种调节蛋白的缺失将导致细胞膜对补体异常敏感而破溶。

只有当血浆中的血红蛋白浓度达到一定域值时才会发生血红蛋白尿。现普遍认为，CD55 和 CD59 表达的显著减少或缺失使 PNH 克隆更容易被激活的补体系统攻击，而 PNH 红细胞对补体的溶血作用又比血小板和白细胞更敏感，促使血红蛋白尿成为 PNH 主要特征之一，同时溶血的严重程度与 PNH 红细胞表面的 GPI-AP 缺失程度密切相关。

PNH 患者溶解的红细胞释放入血液循环的血红蛋白被清除前会与珠蛋白结合。但大量溶血导致珠蛋白的结合能力被饱和，血浆中的血红蛋白迅速稳定地与 NO 结合，使得外周血中 NO 浓度快速下降，而 NO 是平滑肌舒张的重要调节因子。因此，PNH 患者往往会出现平滑肌肌张力障碍，但随着血红蛋白尿的排出，这些症状会逐步缓解或者消失。

静脉血栓是患者死亡的主要原因之一，随着病情的发展，血栓发生的概率逐渐上升。健康个体与 PNH 患者的血小板均能通过形成囊泡清除 MAC，释放到细胞外的小囊泡与凝血系统的因子 V 结合，从而为凝血酶原复合物的形成提供场所。PNH 患者血小板和红细胞表面 CD55 和 CD59 的缺失使其暴露在更高水平被激活的补体环境中，形成更多的 MAC，也就导致了释放到血小板外的小囊泡增加，提高了凝血酶原复合物的形成能力，产生的凝血酶与血小板的凝血酶受体结合，导致凝血酶的激活并形成血块。MAC 也诱导上皮细胞表面产生组织因子，刺激外部途径，为活化的血小板提供固定场所，特别是在血流较慢的区域（如静脉）。因此，起源于溶解的红细胞、凋亡细胞

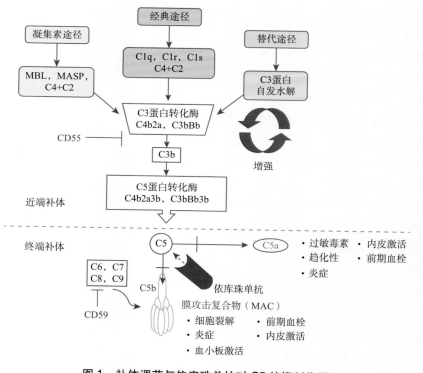

图 1　补体调节与依库珠单抗对 C5 的抑制作用

或活化血小板的高水平促凝颗粒的存在是增加 PNH 患者血栓形成的重要因素。

临床表现 如下。

贫血 绝大多数患者有不同程度的贫血，常为中、重度，可见面色苍白、口唇色淡、耳郭苍白及甲床色淡。由于贫血大都是缓慢发生的，患者常有较好的适应能力，往往血红蛋白虽低但仍能活动，甚至工作。此外，由于长期血管内溶血，皮肤有含铁血黄素沉积，因而面部及皮肤常带暗褐色。

血红蛋白尿 典型的血红蛋白尿呈酱油或浓茶色。一般持续 2~3 天，不加处理自行消退，重者 1~2 周，甚至持续更长时间。有些患者的血红蛋白尿频繁发作，也有些患者偶然发作或数月发作 1 次，另有一些患者虽然尿色不深，但尿潜血持续阳性。还有约 25% 的患者在很长的病程或观察期内从无发作。能引起血红蛋白尿发作的因素有感冒、感染、输血、服用铁剂、劳累等。血红蛋白尿发作时可有发冷发热、腰痛、腹痛等症状。

血栓 PNH 引起的血栓可发生在任何部位，静脉血栓比动脉血栓更常见。常见部位包括腹腔内（肝、门静脉、肠系膜、脾等）和大脑（矢状静脉和海绵窦）静脉，其中肝静脉血栓（巴德-基亚里综合征）最常见。深静脉血栓、肺栓塞和真皮血栓也比较常见。

平滑肌肌张力障碍 腹痛、背痛、食管痉挛、吞咽困难和勃起功能障碍是与溶血性 PNH 相关的常见表现，通常是血管内溶血和游离血红蛋白释放的直接后果。平滑肌张力障碍常见于 PNH 粒细胞克隆比例较大和乳酸脱氢酶水平显著升高的患者。

诊断和鉴别诊断 该病临床表现多样，患者常不能得到及时诊断，乃至长时间漏诊、误诊。在有血红蛋白尿或有长期慢性贫血的患者，特别是伴有白细胞和/或血小板减少而骨髓又增生活跃的患者，都应在鉴别诊断中考虑该病。确诊该病，除流式细胞分析证明外周血细胞缺乏 GPI-AP 外，还应包括全血细胞计数和网织红细胞计数，以评估疾病对白细胞、血小板和红细胞产生的影响；溶血生化标志物：血清乳酸脱氢酶、胆红素（分级）和触珠蛋白浓度，铁储量的测定，还有骨髓抽吸和活检。通过这些指标将 PNH 分为三类（表1）。

典型 PNH 特征是血中乳酸脱氢酶水平超过生理性上限（即血管内溶血）的两倍，骨髓细胞正常，网织红细胞计数增加，GPI-AP 缺失红细胞数量通常大于 50%。

PNH 伴骨髓衰竭综合征 患者严重全血细胞减少，骨髓细胞与网织红细胞计数相对较低，伴有轻微的溶血，主要症状为骨髓衰竭。GPI-AP 缺失红细胞数量通常少于 50%。

亚临床 PNH 将亚临床 PNH 与临床 PNH 区分的阈值是中性粒细胞克隆在 20%~25%，相应的 GPI-AP 缺失红细胞数量一般在 3%~5%。亚临床 PNH 通常不会发展为临床型 PNH，这些患者（指定的 PNH-sc）有非常少的 GPI-AP 缺失细胞群体，没有临床或生化证据表明有溶血，也不需要对 PNH 进行特殊治疗。

另一方面，除以上常规诊断方式外，基因检测已被纳入诊断，用来追溯病因。例如，在对 1 例患者的诊断中，应用下一代测序法检测 PNH 相关基因，结果显示患者有两处 *PIG-A* 的杂合突变，一处错义突变（R19W）来自患者母亲，另一处剪接突变（e-xon4：c.716-2A>T）是患者的自发突变，患者父亲为正常野生型。考虑其遗传自母亲的 X 染色体失活，来源于父亲的 X 染色体发生自发剪接突变引起蛋白质功能障碍从而发病。

治疗原则 对于典型 PNH，依库珠单抗终末补体抑制和异基因骨髓移植是有效的治疗方法。糖皮质激素可改善部分 PNH 患者的血红蛋白水平，减少溶血，但长期毒性和疗效有限限制了长期使用。

表 1 PNH 的分类

类型	血管内溶血速率	骨髓情况	流式检测情况	依库珠单抗治疗效果
典型 PNH	乳酸脱氢酶明显异常，常伴有偶发性宏观血红蛋白尿	红细胞增生的骨髓细胞形态正常或接近正常	50% 以上的多形白细胞缺少 GPI-AP	有效
PNH 伴骨髓衰竭综合征	通常伴有溶血生化指标的轻微异常	伴骨髓衰竭综合征现象发生	不足 50% 的多形白细胞缺少 GPI-AP	通常无效，但一些有严重溶血症状的患者可从治疗中受益
亚临床症状	无临床或生化证据表明血管内溶血	伴骨髓衰竭综合征现象发生	不足 10% 的多形白细胞缺少 GPI-AP	无效

依库珠单抗是一种人源化单克隆抗体，通过结合 C5 阻断末端补体的形成，从而抑制 MAC 的形成，达到补偿 PNH 患者 CD59 缺失的效果（图1）。该药在停止血管内溶血、消除或减少红细胞输血需求、改善生活质量、降低血栓风险方面非常有效，不良反应为头痛。另外由于依库珠单抗易引发奈瑟菌感染，因此所有接受该药治疗的患者都应该接种奈瑟菌疫苗。该药价格昂贵，且无法根除 PNH，需要终生治疗。

骨髓移植是唯一能够治愈的手段。但考虑到移植相关的发病率和病死率的风险，不应作为 PNH 患者的初始治疗方案。该法主要应用于 PNH 合并骨髓增生低下、反复发生严重血管栓塞并发症的患者以及由于 C5 发生突变而对依库珠单抗治疗无反应或由于持续炎症导致依库珠单抗不能完全阻断血管内溶血的患者。

预防 对于有家族史的家庭，应在妊娠前进行基因检测，能发现部分有基因缺陷的患者，可以通过基因治疗或避免妊娠进行预防。对于已经出生的患者，以对症治疗为主，去除诱发或加重的因素，注意预防感染，尤其是上呼吸道感染；避免过分劳累或精神紧张；避免滥用药物等。避免出现严重的并发症，延长患者的生存时间。

（徐 鹏）

bàn alpha dìzhōnghǎipínxuè X liánsuǒ zhìlì dīxià zōnghézhēng

伴 α 地中海贫血 X 连锁智力低下综合征（Alpha-thalassemia X-linked mental retardation syndrome，ATRX）

X 染色体上 ATRX 基因突变引起的罕见 X 连锁隐性遗传病。男性有临床表现，而携带杂合突变等位基因的女性通常无症状。大多数女性携带者具有明显的 X 染色体失活偏移（>90∶10），含有致病性 ATRX 突变的 X 染色体有利于失活。该病男性发病率为 1/10 万~9/10 万，其临床特征包括轻度到重度的智力障碍、面部、骨骼、泌尿生殖系统和造血功能异常，其中智力障碍是所有患者唯一共有的临床表现。此外，部分患者尚有心脏缺陷、眼部异常、肾异常和胃肠道功能障碍等。

病因和发病机制 该病由 ATRX 基因突变引起，包括点突变和拷贝数变异。ATRX 基因定位于 Xq21.1，编码产物为核蛋白，分布于着丝粒周围的异染色质区。突变区多发生在两个较为保守的区域，即 ATRX-DNMT3-DNMT3L（ADD 结构域）和解旋酶结构域。

ATRX 作为转录因子可调控基因的表达，通过与富含 G 的串联重复序列相互作用来影响靶基因的表达，其靶点之一——α 珠蛋白基因簇位于富含 GC 的亚端粒区，富含 CpG 岛和 G 的串联重复序列，而 β 珠蛋白簇无此类特征。ATRX 突变可下调 α 珠蛋白基因簇的表达，而对 β 珠蛋白基因簇表达无影响，引起 α 类珠蛋白和 β 类珠蛋白失衡，进而导致地中海贫血。此外，ATRX 与多种蛋白相互作用，如异染色质蛋白 1α（HP1α）、Zeste 同源物增强子 2（EZH2）与 ATRX 基因特异性的作用异染色质和重复序列相关；甲基 CpG 结合蛋白 2（MeCP2）与 ATRX 基因作用异常可以导致智力发育障碍。

ATRX 还可以通过包括染色质重塑和甲基化在内的表观遗传学修饰实现基因表达调控。如死亡结构域相关蛋白（DAXX）/ATRX 复合物主要与染色质重塑有关，ATRX 与 DAXX 相互作用可引起组蛋白 H3.3 聚集，从而引起染色体重塑，重新激活基因的表达。

在细胞分裂中期，ATRX 与上游结合因子（UBF）局限在人类近端着丝粒染色体的短臂，ATRX 基因突变会影响局限在此区域的核糖体 DNA（rDNA）染色质结构。ATRX 综合征患者与正常个体外周血 rDNA 甲基化模式不同：正常个体中，在富含 CpG 区域内约 20% 的 rDNA 重复序列被甲基化，而在 ATRX 患者中，rDNA 基因未被甲基化。除了 rDNA 外，ATRX 还与异染色质相关，而异染色质包含了哺乳动物基因组中大量高度重复的 DNA。Y 特异性重复序列（DYZ2）占 Y 染色体的 10%~20%（2000 个重复序列），在正常个体的外周血中，约 6% 的 DYZ2 未发生甲基化，而在 ATRX 综合征患者中全部被甲基化。ATRX 蛋白可能作用于甲基结合结构域（MBD）/组蛋白去乙酰化酶（HDAC）复合物使核小体重塑活性，而后者涉及建立和维持甲基化调节基因的沉默；当 ATRX 基因突变时，干扰 MBD/HDAC 复合物，使不同组织的基因组发生不同方式的甲基化，影响染色质的重塑活性。

临床表现 患者智力障碍较为严重，部分患者生活不能自理，理解力很差，甚至有自闭症、重复的刻板动作、舞蹈动作、攻击性行为和癫痫；造血功能异常，如轻型 α 地中海贫血；面部结构异常，如头围小、眼距过宽、内眦赘皮、鼻梁扁平、唇低、牙齿异常等；泌尿生殖器的异常，如隐睾、小睾丸、尿道下裂、甚至有男性患者外生殖器女性化。

诊断 依据临床表现以及生

化检查和基因检测进行诊断。

体格检查 检查身体发育情况，包括头围、身高、身体有无畸形、神经系统及精神状况，排查是否存在躯体或精神疾病；重点观察患者的行为动作，包括语言交流、社交技巧、眼神接触等；该病还可以出现特殊面容，眼距宽，外耳小，舌胖，常伸出口外，流涎多。

血常规检查 地中海贫血筛选的首选方法，地中海贫血的主要特征是小细胞低色素贫血。

HBH 包涵体实验 提取患者新鲜血液用于溶血性贫血诊断，正常人血红蛋白 H 包涵体阳性红细胞百分率为 0~5%。HbH 患者阳性的红细胞可以达到 50% 以上，轻型地中海贫血时，偶见 HbH 包涵体。

染色体核型检查 核型分析有助于判断患者染色体结构和数目是否存在异常。

头颅影像学检查 评价脑损伤的方法。头颅磁共振成像、CT 有助于判断患者脑室、脑沟、脑裂等部位是否存在异常。

基因检测 ATRX 综合征的确诊方法。ATRX 基因报道了上百个不同的突变，主要集中在 ADD 区域和解旋酶区。随着用于诊断的先进分子遗传技术（如基因芯片、全外显子组测序、全基因组测序）的发展，可诊断出仅有智力障碍或骨肉瘤等非典型表型的 ATRX 综合征。对于具有多个 AT-RX 综合征显著临床特征的患者，对 ATRX 基因进行靶向测序作为首选方法。在没有发现致病性突变情况下，建议使用其他技术，如多重连接依赖性探针扩增、染色体微阵列分析或光学基因组定位来检测缺失和重复。基于分子基因检测诊断的一个缺陷是无法判断突变性质。

治疗原则 智力障碍一旦发生难以逆转，只能通过物理治疗和康复训练来实现尽可能多的自主性，使患者能生活自理，学会生活技能。对于轻型 α 地中海贫血一般无需药物治疗。对于异常行为（如自闭症、攻击性行为）和癫痫发作的患者需经神经科治疗。若患者出现胃肠道问题，如呕吐、消化性溃疡，必须由专家治疗，因为误吸是一种常见的早期死亡原因。生殖器异常（如隐睾症）的患者需要进行手术治疗。ATRX 综合征患者存在骨肉瘤的遗传易感性，建议密切监测骨肉瘤指标，尤其是与骨肉瘤相关的 ATRX C 末端突变的患者。此外，对于对 ATRX 综合征患者进行全面评估，建议进行详细的放射学检查、听力和眼科评估，心脏区域听诊和超声心动图。

预防 ①一级预防：即婚前预防。该病为 X 性染色体隐性遗传病，如果母亲是 ATRX 致病性突变的携带者，需告知其妊娠的风险。②二级预防：即出生前预防。对已生育该病患者的家庭实施产前基因诊断，预防重症患儿的出生。

（徐 鹏）

jiāzúxìng mànxìng zhōngxìnglìxìbāo jiǎnshǎozhèng

家族性慢性中性粒细胞减少症（chronic familial neutropenia）

遗传等因素导致的持续性中性粒细胞计数低于 $2.0 \times 10^9/L$ 的常染色体显性或隐性遗传病。多见于非洲人、中东和近东家族、犹太人和西印度裔人群。该病包括慢性良性中性粒细胞减少症或良性民族性中性粒细胞减少症（BEN/ENP）。

病因和发病机制 中性粒细胞免疫缺陷可导致反复感染。其功能缺陷可定量（数目减少），也可定性（功能障碍）。中性粒细胞功能原发性缺陷的原因包括：黏附内皮细胞功能下降，迁移到炎症部位（趋化性）减弱，摄入并杀死细菌功能异常，杀死真菌和其他病原体的杀伤微生物化合物的产生减少，或者吞噬溶酶体产生高浓度的有毒活性氧杀伤微生物等出现异常。外周血中性粒细胞绝对计数（ANC）小于 $1.5 \times 10^9/L$ 为中性粒细胞减少症，可以分为轻度（$1.0 \times 10^9/L \sim 1.5 \times 10^9/L$）、中度（$0.5 \times 10^9/L \sim 1.0 \times 10^9/L$）和重度（$< 0.5 \times 10^9/L$）。感染发生的频率和严重程度与中性粒细胞减少的程度呈正相关，多与中性粒细胞骨髓储备的耗尽程度有关。

BEN 与编码 Duffy 抗原的趋化因子受体（DARC）的基因突变有关。DARC 位于染色体 1q22，又称为非典型趋化因子受体-1（ACKR1）基因。该基因位于密码子 42（G125A，rs12075）的单核苷酸多态性，可产生两种类型的编码蛋白质（Fya 和 Fyb）。BEN 的发病机制可能是红细胞上的趋化因子结合的缺失消除了"趋化因子清除槽"，从而对中性粒细胞的迁移和定位产生影响，中性粒细胞进入器官和组织的迁移增加，导致中性粒细胞减少。BEN 与 Duffy-null 表型（Fy^{a-b-}）正相关。Duffy-null 表型在沙特阿拉伯的发病率为 62%~78%。BEN 中性粒细胞减少，但骨髓细胞的结构、形态、粒细胞集落形成单位数量和髓系细胞成熟度保持正常。

临床表现 常见口腔溃疡、增生性牙龈炎、牙周炎，严重时有早期牙齿脱落，可有反复的呼吸道感染，少数伴有咽炎、杵状指/趾。慢性病程，持续时间超过3个月，无感染增加的风险，不会转变为骨髓增生异常综合征和急性髓细胞性白血病，无临床后遗症。实验室检查显示，ANC持续减少 [$< 1.5 \times 10^9$/L，大多数为（1.0~1.5）$\times 10^9$/L]，高球蛋白血症。部分患者中性粒细胞在成年时恢复正常。

诊断　根据临床表现、ANC低于 1.5×10^9/L持续超过3个月、阳性家族史、预后良好，排除继发性中性粒细胞减少，应考虑该病。特别是如果很多家庭成员存在无症状的中性粒细胞减少症，或终生中性粒细胞减少，更应该考虑该病。

鉴别诊断　应与药物性中性粒细胞减少症相鉴别，后者通常有服用导致白细胞减少的药物史，用药后出现高热、咽峡炎及其他部位感染症状，外周血中性粒细胞缺乏或减少，骨髓示增生低下，较成熟的粒细胞缺乏，红细胞及巨核细胞系统正常等。任何药物都可能导致轻至重度中性粒细胞减少，但有些药物反应明显，如磺胺甲噁唑-甲氧苄啶（通常为轻度中性粒细胞减少，常伴有二系或三系血细胞减少和皮肤反应）、抗甲状腺药物（如硫氧嘧啶类等，应用于中青年常引起粒细胞缺乏症）、抗精神病药物（如氯氮平）和铁螯合药物等。

治疗原则　无明显症状者无需特殊治疗。如果中性粒细胞减少不严重，即大于 0.5×10^9/L，多数无需治疗，也不用抗生素或生长因子进行预防性治疗，可长期随访观察。如果有感染倾向，应予抗生素治疗。特别是对于金黄色葡萄球菌感染和严重感染的患者，可静脉应用免疫球蛋白治疗，同时还可以应用粒细胞集落刺激因子进行治疗。

预防　①一级预防：即婚前预防。应做孕前保健及遗传咨询。②二级预防：即出生前预防。对有阳性家族史的家庭实施产前基因诊断及家系分析。③三级预防：即症状前预防。预防感染，避免使用可降低中性粒细胞的药物。

（陈　萍　朱恒莹）

zhōuqīxìng zhōngxìnglìxìbāo jiǎnshǎozhèng

周期性中性粒细胞减少症

（cyclic neutropenia，CN）以周期性发作性严重中性粒细胞减少为特征的遗传性血液病。遗传方式常为常染色体显性遗传。该病可发于任何年龄，发病率为1/100万~6/100万，多见于婴幼儿和儿童，女性多于男性。

病因和发病机制　该病与染色体19p13.3上 ELANE 基因突变有关。几乎全部患者均有该基因突变，与重型先天性中性粒细胞缺乏症（SCN）一样，ELANE 基因突变会导致未折叠蛋白反应，引起中性粒细胞凋亡，这是 CN 的主要发病机制。

临床表现　发作呈周期性，间隔为15~35天，大多为19~21天。发作前期即有粒细胞增生降低、成熟障碍，多停滞于早幼粒细胞阶段。发作期表现为发热，可伴口腔溃疡、牙龈炎、淋巴结炎，部分患者有关节痛、脾大，持续3~6天。发作期间血常规示中性粒细胞计数减少，通常小于 0.5×10^9/L；骨髓象示粒细胞增生减低，成熟障碍，伴或不伴有网织红细胞及血小板波动，并可能出现单核细胞增多。低谷期常持续4~9天，期间可伴感染，感染程度与中性粒细胞计数水平相关，主要表现为反复口腔溃疡、肺部感染等，一般无化脓灶。未见有转变为骨髓增生异常综合征和急性髓细胞性白血病的报道。恢复期一般情况良好，可无相关症状，血常规和骨髓象可恢复至正常。随着年龄的增长，发作逐渐减轻，有的可于5~10年恢复正常。

诊断　根据中性粒细胞减少和临床表现呈周期性规律发作进行诊断，基因检测出 ELANE 突变有助于确诊。若临床有原因不明的发热、感染患儿有周期性粒细胞减少的病史，应及时完善血常规及骨髓穿刺检查，并完善基因检测，明确诊断。

鉴别诊断　主要与 SCN 相鉴别，二者均为 ELANE 基因突变所致，但 CN 的突变在 ELANE 外显子4和5以及内含子4更为多见，而 SCN 的突变在该基因分布更广泛，CN 与 SCN 还有一组重叠的突变，而这些重叠突变与良性临床结果相关，可见 CN 的预后要好于 SCN，感染并发症通常是 SCN 比 CN 更严重。

治疗原则　主要是对症治疗，发热和感染时用抗生素治疗。粒细胞集落刺激因子是首选治疗药物，治疗目标是维持中性粒细胞计数 $>1 \times 10^9$/L，需规律检测血常规以评估治疗反应，如果治疗10~15天仍无反应，可增加剂量。

一旦发生感染应尽快应用广谱抗生素，如头孢菌素类，尤其是第二代和第三代头孢菌素。若中性粒细胞数低于 0.5×10^9/L，应严格隔离，病室内定期紫外线照射，注意患儿口腔清洁。中性粒细胞数低于 0.2×10^9/L，要防止肠道感染，一切食物及用具都应消毒。对发热患者，要积极寻找感染病灶，选用适当的抗生素。对于粒细胞急剧下降者，可输新鲜血或分离的白细胞，以控制感染，但效果不肯定。

预防 ①一级预防：即婚前预防。该病为常染色体显性遗传病，应做遗传咨询。②二级预防：即出生前预防。对有阳性家族史的家庭实施产前基因诊断及家系分析。③三级预防：即症状前预防。预防感染，避免使用可降低中性粒细胞的药物。

（陈　萍　朱恒莹）

zhòngxíng xiāntiānxìng zhōngxìnglìxìbāo jiǎnshǎozhèng

重型先天性中性粒细胞减少症（severe congenital neutropenia，SCN）

以骨髓和外周血中成熟中性粒细胞缺乏为特征的异质性遗传性综合征。又称婴儿遗传性粒细胞减少症。遗传方式包括常染色体显性遗传、常染色体隐性遗传、X连锁隐性遗传，另外尚有部分散发病例。发病率为3.0/10万～8.5/10万。

病因和发病机制　SCN与多个基因突变相关，已知有超过20种基因突变可导致中性粒细胞分化过程受损。约60%患者可发现基因突变。各基因突变可通过异常的编码产物阻碍中性粒细胞的生成，或加速中性粒细胞凋亡，导致中性粒细胞减少。

ELANE 基因突变　SCN最常见的基因突变类型，在近半数患者中存在，为常染色体显性遗传。该基因位于染色体19p13.3，包含5个外显子和4个内含子，编码中性粒细胞弹性蛋白酶（NE）。已发现有超过100种 *ELANE* 突变类型，包括错义突变、移码突变、终止密码子突变、缺失或插入等，其中错义突变最常见，C151Y、G214R两种错义突变极易发生急性髓细胞性白血病。移码突变与脓肿形成及骨髓增生异常综合征/急性髓细胞性白血病（MDS/AML）相关。终止密码子突变有进展为AML的风险。NE主要由早幼粒细胞和幼稚单核细胞合成，存在于成熟中性粒细胞的初级颗粒。*ELANE* 中编码甲硫氨酸的起始密码子突变，可促使蛋白质的翻译从下游内部的起始密码子开始，产生大量截断错位的氨基酸多肽积存于细胞核中，导致MDS/AML发生。*ELANE* 突变后合成大量结构、功能异常的NE积聚于中性粒细胞内质网，NE的错位分布可激活内质网的应激反应，增加分子伴侣、内质网相关的降解和促凋亡基因的转录，细胞凋亡发生，即未折叠蛋白反应（UPR），是该病的主要发病机制。

独立生长因子1（*GFI1*）基因突变　*GFI1* 是调节造血干细胞分化的转录抑制因子，位于染色体1p22，其突变失活可导致C末端的锌指结构域破坏，解除了对弹性蛋白酶的负调控作用，使ELANE表达上调，NE表达增加，经由UPR导致髓系细胞凋亡。与之相关的SCN为常染色体显性遗传或散发。

HS1相关蛋白X1（*HAX1*）基因突变　易出现在SCN家系中，为常染色体隐性遗传。*HAX1* 位于染色体1q12，编码Bcl-2家族相关的抗凋亡蛋白，其突变可导致细胞凋亡。*HAX1* 剪接突变体有两种，即亚型A和亚型B。亚型A突变仅导致先天性中性粒细胞缺乏。亚型B主要位于神经系统，突变导致中性粒细胞减少，还引起不同程度的神经系统异常症状（如发育迟缓、癫痫发作等）。腺苷酸激酶2（*AK2*）基因突变导致AK2缺乏，使线粒体能量代谢障碍，内膜电位损耗，髓系前体细胞过早凋亡。该基因突变的遗传规律同 *HAX1*，并且两种分子间存在功能联系，但具体机制以及AK2与HAX1之间的联系尚不清楚。

葡萄糖-6-磷酸酶催化亚基3（*G6PC3*）基因突变　*G6PC3* 位于染色体17q21，已发现33种突变类型，为常染色体隐性遗传。G6PC3编码葡萄糖-6-磷酸酶β（G6Pβ），其位于内质网内膜，催化葡萄糖-6-磷酸（G6P）水解为葡萄糖和磷酸。该基因突变后，细胞膜上的G6PC3表达减少，导致细胞内糖代谢紊乱，中性粒细胞功能障碍，内质网应激增加，UPR激活，中性粒细胞凋亡增加。*G6PC3* 突变患者大多合并发育异常，主要表现为泌尿生殖系统畸形和心血管系统异常，如房间隔缺损、动脉导管未闭、肺动脉高压和心脏瓣膜发育异常等。

此外，SCN还与 *WAS*、*CSF3R*、CD40配体基因等突变有关。但仍有30%～40%的患者无明确的致病基因突变。

临床表现　发病年龄早，多在婴儿期发病，主要特点为易反复发生侵袭性细菌感染，如脐炎、皮肤脓肿、肺炎等，感染程度比预期严重。还可并发骨质疏松、心脏及泌尿生殖系统畸形、神经系统损害等，进展为MDS或AML的风险增高。在新生儿中，可出现急性严重脐部感染，出生后最初几周内可出现发热及肺炎症状，出生几个月后可出现蜂窝织炎或深部组织脓肿，出生后2年内可发生严重的牙龈炎和牙周炎。

诊断和鉴别诊断　SCN的中性粒细胞长期处于缺乏状态，对于疑诊SCN患者，有必要进行多次血常规检测（每周1～2次，连续2～3周）。对于出现发热、感染和中性粒细胞减少的患儿，需同时评估免疫状态，包括反复感染病史、中性粒细胞数量评估等。

对于疑诊 SCN 患者，骨髓检查对于早期诊断十分有价值，典型病例的骨髓涂片提示成熟中性粒细胞严重缺乏，但前体髓细胞无减少，说明存在髓细胞成熟障碍。骨髓检查可帮助进行 SCN 与白血病、再生障碍性贫血或 MDS 的鉴别诊断。

基因分析在 SCN 诊断中至关重要。通过对血液、唾液或其他样本组织的 DNA 测序可发现基因突变。对严重中性粒细胞减少、骨髓检查提示髓细胞成熟障碍的患儿，需对已知的与 SCN 相关的基因进行测序，必要时可进行中性粒细胞缺乏相关基因组或全外显子组测序。

治疗原则 粒细胞集落刺激因子（G-CSF）是首选治疗。治疗目标是维持中性粒细胞计数大于 $1×10^9/L$，需规律检测血常规以评估治疗反应，如果治疗 10~15 天仍无反应，可增加剂量。对于 G-CSF 治疗无反应者需考虑尽早行造血干细胞移植（HSCT）治疗。对于已进展为 MDS 或 AML 的患者，HSCT 是唯一治愈手段。合并感染时，尽早予 G-CSF 联合抗生素治疗。

预防 见家族性慢性中性粒细胞减少症。

（陈　萍　朱恒莹）

mànxìng ròuyázhǒngbìng

慢性肉芽肿病（chronic granulomatous disease，CGD）

以皮肤、肺及淋巴结广泛肉芽肿性损害为特征的常染色体隐性/X 连锁隐性遗传性粒细胞杀菌功能缺陷病。美国的发病率约为 0.5/10 万，而在以色列的阿拉伯人群中发病率最高，约 1.5/10 万。

病因和发病机制 吞噬细胞吞入、杀死和消化微生物过程中，通过一种特殊的电子传递链即 NADPH 氧化酶来大量耗氧（呼吸暴发）。在 NADPH 氧化酶作用下，氧被还原成超氧化物。NADPH 氧化酶胞膜部分即细胞色素 b_{558} 为异二聚体，大的糖蛋白亚基分子量为 91kD，简称 gp91^{phox}，小亚基 p22^{phox} 分子量为 22kD，大小亚基均含有血红素结合位点。NADPH 氧化酶胞质部分包括 $47×10^3$ 胞质蛋白（p47^{phox}）、$67×10^3$ 胞质蛋白（p67^{phox}）、$40×10^3$ 胞质蛋白（p40^{phox}）、一种或多种低分子量胞质 G 蛋白如 Rac2 和 Rap1A。gp91^{phox} 为 FAD 依赖黄素蛋白，有 NADPH 结合位点，最终将电子传递给氧分子，形成 O^{2-}。NADPH 氧化酶胞质部分可易位至胞膜，改变细胞色素 b 结构，允许电子从 NADPH 流向 O_2。低分子量胞质 G 蛋白在稳定 NADPH 氧化酶复合物方面起重要的作用。因此，引起上述任一亚单位蛋白结构和功能异常的基因突变可使 NADPH 氧化酶复合物的结构和功能异常，导致吞噬细胞杀菌功能障碍。

CGD 最常见的类型是 X 染色体 p21.1 的 gp91^{phox} 基因（CYBB）突变所致，占 70%，属 X 连锁隐性遗传。5% 是由于 16 号染色体 q24.2 的 p22^{phox} 基因（CYBA）突变，属常染色体隐性遗传。大部分常染色体隐性遗传 CGD 是由 7 号染色体 q11.23 的 p47^{phox} 基因（NCF1）突变所致，小部分是 1 号染色体 q25.3 的 p67^{phox} 基因（NCF2）、22 号染色体 q12.3 的 p40^{phox} 基因（NCF4）、17 号染色体 q25.3 的分子伴侣 1（Eros）基因（CYBC1）突变所致。NCF4 突变可导致一种轻度的不典型的 CGD，没有侵袭性细菌或真菌感染。CYBC1 纯合突变导致 Eros 缺乏的患者，因呼吸暴发和吞噬细胞 gp91^{phox} 表达的缺失而表现出感染症状。

正常中性粒细胞在吞噬微生物后，其吞噬体内聚积 H_2O_2。通过脱颗粒作用，髓过氧化物酶（MPO）被运输到吞噬体。在 MPO 作用下，H_2O_2 氧化卤化物形成次氯酸和氯胺，进而杀死微生物。很多需氧微生物如金黄色葡萄球菌、多数革兰阴性肠道杆菌、白念珠菌和曲菌等可产生过氧化物酶以分解 H_2O_2，正常中性粒细胞能产生足量 H_2O_2，超过过氧化物酶分解 H_2O_2 的能力，因此正常中性粒细胞中存在足够的 H_2O_2 能杀死微生物。而 CGD 的中性粒细胞不能产生 H_2O_2，微生物自身产生的 H_2O_2 又被自身过氧化物酶分解破坏，过氧化物酶阳性微生物可在 CGD 中性粒细胞中繁殖且受其保护不能接触到大多数循环中的抗生素，被运送到远处再释放出来，建立新的感染灶，形成 CGD。NADPH 氧化酶的活化对吞噬泡中的 pH 值有很大影响，CGD 吞噬泡中的 pH 值较正常明显降低。"碱性状态"对于在吞噬行为中具有抗菌和消化作用的水解酶从胞质颗粒释放入吞噬泡这一过程非常重要。因此，CGD 吞噬泡呈酸性环境时细菌不能被彻底消化。由于在吞噬细胞中未被消化物质的异常积聚，在 HE 染色切片上，CGD 吞噬细胞带有金色颗粒，由其形成的肉芽肿病灶成为该病的特征。此外，CGD 中性粒细胞吞噬肺炎链球菌和链球菌时，由于细菌本身可制造足够的 H_2O_2，细菌可被杀死。

临床表现 最常见感染，包括肺炎、脓肿（皮下、肝、肺、脑、肛周）、化脓性淋巴结炎、骨髓炎、菌血症、真菌血症、蜂窝织炎等。X 连锁隐性遗传 CGD 比常染色体显性遗传 CGD 更易发生肛周脓肿、化脓性淋巴结炎、菌血症、真菌血症，发生率约是后者的 2 倍。从出生到成年早期均可发病，多数（76%）确诊年龄在 5 岁以前，10% 在 20 岁以后，30 岁以后罕见。感染病原体过去最常见为葡萄球菌，其次为克雷伯菌和大肠埃希菌，现在曲菌是导致肺炎和死亡的最常见病原。侵袭性曲菌感染可发生于任何年龄段，念珠菌和其他真菌亦可侵犯。伯克霍尔德菌是另一种常导致 CGD 死亡的病原菌。黏质沙雷菌感染占第 3 位。感染灶常形成微脓肿和肉芽肿，出现含有特征性色素的组织细胞。

还出现继发于慢性感染的其他表现，如慢性病贫血、淋巴结病、肝大、脾大、慢性化脓性皮炎、限制性肺病、牙龈炎、肾积水和胃肠道狭窄等。合并结肠炎、脉络膜视网膜炎和盘状红斑狼疮等自身免疫病的概率也增高。

诊断 根据欧洲免疫缺陷学会（ESID）关于先天免疫缺陷的临床诊断定义，有以下情况之一者需要进一步检查，应考虑 CGD 的可能性：①由细菌和/或真菌引起的深部感染（脓肿、骨髓炎、淋巴结炎）。②复发性肺炎。③淋巴结肿大，和/或肝大，和/或脾大。④胃肠道或泌尿生殖道存在梗阻/弥漫性肉芽肿。⑤慢性炎症表现（结肠炎、肝脓肿、瘘管）。⑥生长发育迟缓。⑦家庭遗传性。根据流式细胞仪检查和四唑氮蓝（NBT）试验结果，或已确定基因突变类型，可诊断 CGD。

流式细胞仪检查 CGD 的主要诊断方法。应用二氢玫瑰红 123 荧光素进行，可测定中性粒细胞氧化物生成量。大多数 CGD 适当

刺激后无法检测出超氧化物或 H_2O_2 生成，而在 CGD 变异型，生成的超氧化物量是正常的 0.5%~10%。

NBT 试验 测定呼吸暴发功能的试验，原理是正常中性粒细胞被激活时，由呼吸产生的超氧化物释放，使黄色的 NBT 染料还原成紫色的结晶。在大多数 CGD 中该试验阴性，而在一些变异型 CGD 的中性粒细胞中可能仅含有少量紫色结晶。该试验在 X 连锁 CGD 基因携带者中，也可检测出 5%~10% 的中性粒细胞 NBT 试验阴性。

基因检测 可确定 CGD 基因突变类型。免疫印迹法测定细胞色素 b 亚基及 NADPH 氧化酶的胞质成分，可用于确定 CGD 的遗传方式和基因型。通过绒毛细胞、羊水细胞、脐血中性粒细胞氧化产物的 DNA 分析可做出产前诊断。限制性片段长度多态性分析可以用于诊断 gp91^{phox} 或 p22^{phox} 缺乏。

鉴别诊断 需与葡萄糖-6-磷酸脱氢酶（G6PD）缺乏症鉴别，后者因细胞内 NADPH 缺乏而导致呼吸暴发功能进行性下降，但 G6PD 缺乏症常有溶血性贫血表现，红细胞 G6PD 活性明显降低，与 CGD 不同。

治疗原则 骨髓移植是治愈 CGD 的唯一方法。应用重组 IFN-γ 是最基本的治疗。一旦怀疑感染存在，应迅速进行细菌培养。为达到诊断和治疗目的，大多数脓肿需外科引流，且需延长抗生素用药时间。若出现发热，应行相关检查以协助诊断，包括胸部和骨骼 X 线、肝 CT 检查以确定有无肺炎、骨髓炎及肝脓肿。早期干预可使很多病灶通过保守治疗即可得到控制。病原学诊断很

重要，细针穿刺抽吸检查有助于诊断。病原体无法及时确定时，经验性应用静脉广谱抗生素很有必要。针对曲菌感染可应用两性霉素 B，难治性病例可进行粒细胞输注治疗。

为预防曲菌感染，应避免吸食大麻和接触腐烂植物根叶。长期预防性口服复方磺胺甲噁唑治疗，可对金黄色葡萄球菌感染有预防作用，且不增加真菌感染率。预防性应用伊曲康唑可降低真菌感染率。应用 IFN-γ 可降低严重感染发生率，其机制与 IFN-γ 增强中性粒细胞的吞噬功能和高亲和力 Fcγ 受体 I（FcγR I）的表达，以及增加单核细胞表达 FcγR I、FcγR II、FcγR III、CD11/CD18、HLA-DR 有关。对于罕见的可产生少量超氧化物的 X 连锁 CGD，IFN-γ 可促进粒细胞表达细胞色素 b，使超氧化物产生恢复正常。基因治疗正在探索中，已取得初步成效。

预防 ①一级预防：即婚前预防。该病为 X 连锁隐性遗传、常染色体隐性遗传，应避免近亲结婚，进行遗传咨询。②二级预防：即出生前预防。通过绒毛细胞、羊水细胞、脐血中性粒细胞氧化产物的 DNA 分析实施产前诊断。③三级预防：即症状前预防。预防感染，避免吸食大麻和接触腐烂植物根叶。

（陈 萍 朱恒莹）

baixuèbìng

白血病（leukemia） 造血干/祖细胞于发育成熟过程中的不同阶段发生分化阻滞、凋亡障碍和恶性增殖引起的一组异质性造血系统恶性肿瘤。依据受累细胞的起源和白血病细胞分化程度分为急性淋巴细胞白血病（ALL）、急性髓细胞性白血病（AML）、慢性髓

细胞性白血病（CML）、慢性淋巴细胞白血病（CLL）及其他类型如毛细胞白血病、幼淋巴细胞白血病等。中国白血病发病率为3/10万~4/10万。在恶性肿瘤所致的病死率中，白血病居第6位（男）和第7位（女），儿童及35岁以下成人中居第1位。

病因和发病机制　白血病源于单个干细胞的突变（白血病干细胞），其后代形成白血病细胞的克隆。通常是一系列的基因改变而非单一事件。导致恶性转化的遗传事件包括原癌基因的突变或失调、基因重排、癌基因和抑癌基因信号转导异常、表观遗传及代谢的调控异常、凋亡受阻及复杂的细胞周期调控网络异常。

环境因素包括大剂量辐射暴露、慢性大剂量苯暴露、长期吸烟及药物。抗肿瘤药物中烷化剂和拓扑异构酶Ⅱ抑制剂有致白血病的作用。化学物质所致的白血病以 AML 为多。获得性疾病如克隆性髓系肿瘤，其他造血性疾病、病毒感染（人类嗜 T 细胞病毒Ⅰ型，HTLV-1）、免疫病是白血病的易感因素。衰老和体细胞突变与 AML、CLL 发病密切相关。遗传性疾病是白血病发生的重要易感因素（表1）。21 三体综合征（DS）患儿在 5 岁之前有 150 倍风险发生 AML（ML-DS）和约 40 倍风险发生 ALL（DS-ALL）。ML-DS 常呈红细胞或巨核细胞表型，*GATA1* 突变是其致病的重要机制。DS-ALL 的 4 个易感性位点 *IKZF1*、*CDKN2*、*ARID5B* 和 *GATA3* 是血细胞发育的关键调节因子。62% 的 DS-ALL 发现 CRLF2 上调，是由重排（IGH-CRLF2、P2RY8-CRLF2）或 *CRLF2* 突变引起的。CRLF2 过表达导致 B 细胞异常增殖，激活 JAK-STAT 通路

从而导致 DS-ALL 发生。毛细血管扩张性共济失调综合征患儿发生白血病的风险是正常人的 70 倍，*ATM* 基因编码一种参与 DNA 修复、调节细胞增殖和凋亡的蛋白质，对体外放射性的敏感性增加，是致病基因。有 t（4；11）/KMT2A-AFF1 的同卵双生子同时发病的概率接近 100%。

临床表现　可直接或间接归因于白血病细胞的增殖及其浸润正常组织。贫血、中性粒细胞减少和血小板减少是骨髓浸润的重要后果，而骨髓浸润又会导致感染和出血。不同类型的白血病临床表现各异。急性白血病如 AML、ALL 起病急，数周到数月，贫血、出血、感染及浸润症状重，发展迅速；慢性白血病如 CML、CLL 起病缓慢、隐匿，数月到数年，相应症状不明显，发展缓慢，急性变时表现类似急性白血病。

诊断　依据病史、临床表现、体格检查及实验室检查综合决策。病史重点了解家族史及遗传性病史。婴幼儿白血病需注意早期诊断与筛查。已出现临床症状的儿童或成人白血病，依据其临床表现以及骨髓细胞形态（M）、免疫分型（I）、细胞遗传学（C）及分子生物学（M），进行诊断和 MICM 分型。

AML 和 ALL 的诊断分型主要

依据世界卫生组织（WHO）2016标准。WHO 将原始细胞≥20%作为急性白血病的诊断标准（表2，表3）。

治疗原则　不同类型有不同的治疗方式。AML、ALL 以化疗联合造血干细胞移植为基础，同时根据不同亚型联合靶向治疗及抗代谢治疗。CML 首选酪氨酸激酶抑制剂（TKI），发生加速或急变后可根据突变类型更换 TKI 或造血干细胞移植。CLL 需根据治疗指征选择布鲁顿酪氨酸激酶（BTK）抑制剂或核苷类似物。在原发病治疗基础上还需支持治疗，主要包括抗感染、输注血制品、全环境保护等。

AML　初治成人非 APL 的 AML 诱导治疗方案的组成以蒽环类药物联合阿糖胞苷为基础，常用的有去甲氧柔红霉素或柔红霉素联合阿糖胞苷（Ara-C）组成的 IA/DA（3+7）方案。同时，随着近年新药的研发，AML 的诱导治疗也可以在 3+7 方案的基础上加用其他药物，如美国已经上市的米哚妥林和靶向 CD33 的免疫毒素 GO 单抗。此外，柔红霉素和阿糖胞苷的脂质体混合物 CPX351 也可以用于 AML 的诱导治疗。按照 ELN2017 危险分层，预后良好组诱导缓解后序贯 3~4 周期大剂量阿糖胞苷巩固强化治疗，达到微

表 1　白血病易感的相关遗传性疾病

先天性缺陷	骨髓衰竭综合征
21 三体综合征	范科尼贫血
布卢姆（Bloom）综合征	先天性角化不良
单体 7 综合征	施瓦赫曼-戴蒙德（Shwachman-Diamond）综合征
克兰费尔特（Klinefelter）综合征	先天性无巨核细胞血小板减少症
特纳（Turner）综合征	戴-布（Diamond-Blackfan）贫血
先天性畸形综合征	科斯特曼（Kostmann）综合征
多发性神经纤维瘤	家族性血小板病/急性髓细胞性白血病

表2 AML 的 WHO 分型 （2016）

AML 伴重现性遗传异常

    AML 伴 t （8；21） （q22；q22.1）；RUNX1-RUNX1T1

    AML 伴 inv （16） （p13.1q22） 或 t （16；16） （p13.1；q22）；CBFB-MYH11

    APL 伴 PML-RARA

    AM 伴 t （9；11） （p21.3；q23.3）；MLLT3-KMT2A

    AML 伴 t （6；9） （p23；q34.1）；DEK-NUP214

    AML 伴 inv （3） （q21.3q26.2） 或 t （3；3） （q21.3；q26.2）；GATA2，MECOM

    AML （原始巨核细胞） 伴 t （1；22） （p13.3；q13.3）；RBM15-MKL1

    暂定型：AML 伴 BCR-ABL1

    AML 伴 NPM1 突变

    AML 伴 CEBPA 双等位基因突变

    暂定型：AML 伴 RUNX1 突变

AML 伴骨髓增生异常相关改变

治疗相关髓系肿瘤

AML 非特定型

    AML 微分化型

    AML 不成熟型

    AML 成熟型

    急性粒-单核细胞白血病

    急性原始单核细胞/单核细胞白血病

    纯红白血病

    急性巨核细胞白血病

    急性嗜碱性粒细胞白血病

    急性全髓白血病伴骨髓纤维化

髓系肉瘤

21 三体综合征相关性骨髓增殖

表3 WHO 淋巴母细胞白血病/淋巴瘤分型

ALL

B 淋巴母细胞白血病/淋巴瘤

ALL，非特指型

ALL 伴重现性遗传学异常

    ALL 伴 t （9；22） （q34.1；q11.2）；BCR-ABL1

    ALL 伴 t （v；11q23.3）；KMT2A

    ALL 伴 t （12；21） （p13.2；q22.1）；ETV6-RUNX1

    ALL 伴超二倍体核型

    ALL 伴亚二倍体核型

    ALL 伴 t （5；14） （q31.1；q32.3）；IL3-IGH

    ALL 伴 t （1；19） （q23；p13.3）；TCF3-PBX1

    暂定分型：BCR-ABL1 样 ALL[a]

    暂定分型：伴 21 号染色体内部扩增的 B-ALL[a]

    T 淋巴母细胞白血病/淋巴瘤

    暂定分型：早期前 T 细胞淋巴细胞白血病[a]

    暂定分型：NK 细胞—淋巴母细胞白血病[a]

注：a. 为新增分型；ALL. B 淋巴母细胞白血病。

小残留病阴性后可停药随访；预后中等及预后不良组诱导缓解后异基因造血干细胞移植。如不能耐受化疗及造血干细胞移植的老年患者，可选择维奈克拉联合阿扎胞苷诱导及缓解后治疗。如难治复发可以根据相应突变加用吉瑞替尼（FLT3 抑制剂），IDH1/2 抑制剂及参加临床研究。

ALL 一经确诊应尽快治疗，应根据疾病分型采用合适的治疗方案、策略。ALL 的治疗分为诱导治疗（部分病例需要预治疗）、缓解后的巩固强化治疗、维持治疗等几个阶段及髓外白血病（主要是中枢神经系统白血病）的预防和治疗。儿童 ALL 以大剂量化疗联合抗代谢治疗为主。成人 ALL 需在巩固强化后桥接异基因造血干细胞移植。不同的 ALL 类型可联合相应的靶向免疫治疗如 TKI、CD20 单抗、CD22 单抗等。难治复发 ALL 可选择不同靶点 CAR-T 治疗或 BiTE。

CML 治疗目标是阻止疾病进展，延长生存期。慢性期患者首选治疗为 TKI，如伊马替尼、尼洛替尼、氟马替尼及达沙替尼。TKI 治疗期间应定期监测血液学、细胞遗传学及分子学反应，定期评估患者 TKI 治疗耐受性，并进行治疗反应评估，结合患者耐受性，随时调整治疗方案。进展期治疗参照患者既往治疗史、基础疾病以及 BCR-ABL 激酶突变情况选择适合的 TKI，病情回复至慢性期者，可继续 TKI 治疗，如果患者有合适的造血干细胞供者来源，可考虑行异基因造血干细胞移植（allo-HSCT）。存在 T315I 突变或二代 TKI 不敏感突变的患者应尽早行 allo-HSCT。有条件进行新药临床试验的单位可行新药试验。

CLL 治疗指征包括进行性骨髓衰竭的证据、巨脾、巨块型淋巴结肿大、进行性淋巴细胞增多、外周血淋巴细胞计数 $>200\times10^9/L$，或存在白细胞淤滞症状、自身免疫性溶血性贫血和/或免疫性血小板减少症对皮质类固醇或其他标准治疗反应不佳及至少存在下列一种疾病相关症状：①在前 6 个月内无明显原因的体重下降 $\geq10\%$。②严重疲乏（如 ECOG 体能状态 ≥2 分；不能进行常规活动）。③无感染证据，体温 >38.0 ℃，≥2 周。④无感染证据，夜间盗汗 >1 个月。

一线治疗选择根据 *TP53* 缺失和/或突变、年龄及身体状态进行分层治疗。患者的体能状态和实际年龄均为重要的参考因素；治疗前评估患者的 CIRS 评分和身体适应性极其重要。年轻身体状态良好的患者建议选择一线含嘌呤类似物的化学免疫治疗；其他患者则使用以苯丁酸氮芥为基础的化学免疫治疗、BTK 抑制剂伊布替尼或支持治疗等。因 CLL 仍为不可治愈的疾病，鼓励所有患者参加临床试验。

（刘启发　张　钰）

Géláncímàn xuèxiǎobǎn gōngnéng bùquán

格兰茨曼血小板功能不全
（Glanzmann thrombasthenia）

遗传性血小板功能缺陷性疾病。患者血小板缺乏糖蛋白Ⅱb/Ⅲa，在血液凝结过程中无法与血浆纤维蛋白原、粘连蛋白和玻璃体结合蛋白等连接，致使出血时间延长。特点为自幼反复性自发性出血或创伤后出血难止，出血时间延长，血小板计数、大小、形态和寿命正常，血涂片可见血小板散在不聚，以及血小板对多种诱聚剂聚集不良。该病属常染色体隐性遗传，双亲均可以遗传，近亲婚配人群中发病者较多。1918 年，由瑞士儿科医师爱德华·格兰茨曼（Edouard Glanzmann）首次报道。

病因和发病机制　发病基础在于血小板膜 GPⅡb/Ⅲa 复合物（αⅡbβ3 或 CD41/CD61）减少、缺乏或结构异常，导致血小板聚集功能障碍和血块退缩不良。GPⅡb/Ⅲa 的缺陷还可能影响血小板的其他功能。

GPⅡb/Ⅲa 属于整合素超家族成员，和外连接蛋白受体（VnR）都属于细胞表面黏附蛋白受体。GPⅡb/Ⅲa 和 VnR 具有共同的 β 亚基，即 GPⅢa，但 α 亚基不同，VnR 的 α 亚基为 αV。GPⅡb/Ⅲa 仅存在于巨核细胞和血小板，而 VnR 在多种细胞上都有表达。VnR 可与多种黏附糖蛋白包括 GPⅡb/Ⅲa 相结合，缺乏 GPⅢa 的患者也有 VnR 的缺乏，从而影响血小板的黏附和聚集。GPⅡb/Ⅲa 是血小板膜表面最主要的受体及功能蛋白，可与二磷酸腺苷（ADP）、肾上腺素、凝血酶、胶原、血栓素 A_2、血管性血友病因子（vWF）、纤维蛋白原、纤连蛋白和外连接蛋白等黏附分子结合，介导血小板聚集。GPⅡb 或 GPⅢa 亚基都是 GPⅡb/Ⅲa 受体功能所必需，任一亚基缺乏都将造成功能障碍。此外，GPⅡb/Ⅲa 复合物可保护糖蛋白，使之免于被蛋白分解。患者的血小板因受体功能缺陷而导致血小板聚集、黏附障碍，在血管损伤处不能形成血小板血栓，从而引起异常出血。变异型 GT 的血小板，即使血小板有足量的 GPⅡb/Ⅲa，但 GPⅡb/Ⅲa 的构型异常，也不能发挥受体活性而与纤维蛋白原结合。

血小板 α 颗粒中的纤维蛋白原通过具有活性的 GPⅡb/Ⅲa 获得，因此 GPⅡb/Ⅲa 的缺陷使血小板内纤维蛋白原减少或缺乏。缺乏功能性的 GPⅡb/Ⅲa 和纤维蛋白原，导致血块退缩不良。GPⅡb/Ⅲa 还能结合于内皮下基质的 vWF 和纤连蛋白上使血小板黏附与扩展，因此 GT 患者尚存在黏附功能的缺陷。另外，GPⅡb/Ⅲa 复合物属于 Ca^{2+} 依赖性异源二聚体，GPⅡb/Ⅲa 与黏附蛋白的结合依赖于 Ca^{2+}。因此，GT 患者的血小板 Ca^{2+} 结合相应减少、也引起血小板功能缺陷。

GT 患者尚存在血小板酶的异常，如单磷酸腺苷（AMP）、葡萄糖酵解酶、丙酮酸激酶及 3-磷酸甘油醛脱氢酶等活力降低，使血小板功能异常及血块回缩不良。

编码 GPⅡb 亚基和 GPⅢa 亚基的基因位于染色体 17q21-23，二者紧密连锁。*GPⅡb* 基因长度为 18kb，包含 30 个外显子，而 *GPⅢa* 基因长度为 63kb，包含 15 个外显子。*GPⅡb* 或 *GPⅢa* 基因突变包括替代、缺失或插入均可导致血小板无力症。当 *GPⅡb* 存在基因缺陷时，血小板上 VnR 正常或增加；若基因缺陷发生于 GPⅢa，则血小板 VnR 减少。因此，检测血小板 VnR 正常与否也有助于明确基因缺陷发生于 GPⅡb 或 GPⅢa。

临床表现　该病有出血表现者多属纯合子，而杂合子多无出血表现，其血小板功能检查也多正常。患者主要表现为皮肤黏膜出血，较常见的出血形式有新生儿紫癜、幼儿期鼻出血、牙龈出血和女性患者月经过多。牙龈出血常有牙龈不洁史。月经初潮可能出血较为严重，常需输注血小板。胃肠道出血、血尿、关节出血和颅内出血较少见。自发性出血少见，多在外伤、手术及分娩后引起严重出血。出血过多时可有贫血症状。

患者出血的严重程度不可预测，轻重不一。即使基因缺陷相同的患者，出血程度也不一致。出血严重程度与 GP Ⅱb 和 GP Ⅲa 缺失的程度无明显关系。即使测不到 GP Ⅱb 和 GP Ⅲa，也可仅有轻微出血或鼻出血；有些患者尽管 GP Ⅱb 和 GP Ⅲa 达正常的 10%~15%，却有反复严重的出血。出血也可随着年龄增长程度减轻。

诊断 根据出血史、出血时间延长、血小板计数正常和血小板聚集缺如等临床表现及实验室检查可诊断。

血小板计数和血涂片 血小板数量和形态正常，血涂片可见血小板散在不聚。

凝血功能 出血时间明显延长，活化部分凝血活酶时间和凝血酶原时间正常。

血小板功能测定 血块退缩不良（不退缩或减弱）；血小板聚集 ADP、胶原、肾上腺素及凝血酶诱导的血小板聚集缺如，瑞斯托霉素及 vWF 诱导的血小板聚集反应正常；血小板释放反应凝血酶等强的诱导剂可诱导正常的血小板分泌，而 ADP 和肾上腺素等弱诱导剂下血小板无分泌。

血小板 GP Ⅱb/GP Ⅲa 和 VnR 受体测定 GP Ⅱb/GP Ⅲa 减少、缺乏或结构异常，VnR 也可异常。

血小板 GP Ⅱb/GP Ⅲa 结合纤维蛋白原等黏附糖蛋白减少或缺乏；血小板纤维蛋白原含量明显降低。该病可根据 GP Ⅱb/GP Ⅲa 表达数量、α-颗粒中有无纤维蛋白原和血块退缩等进行分型（表 1）。

鉴别诊断 需与其他血小板计数及形态正常的血小板功能缺陷性疾病相鉴别。

巨大血小板综合征 根据血小板数目、形态、凝血功能及血块回缩实验可鉴别。

继发性血小板无力症 如多发性骨髓瘤、伊文思（Evans）综合征和淋巴增殖性疾病（如霍奇金淋巴瘤）等，患者体内可出现抗 GP Ⅱb、GP Ⅲa 或 GP Ⅱb/GP Ⅲa 的抗体，急性早幼粒白血病患者由于 17 号染色体易位可能使 GP Ⅱb/GP Ⅲa 生成减少或缺如，从而引起继发性血小板无力症。

遗传性凝血因子缺乏症 如甲型或乙型血友病，与 GT 患者可具有相似的临床表现，但患者常有自发性出血，多数发生关节和肌肉出血，甚至引起关节畸形；出血严重程度与凝血因子Ⅷ或Ⅸ水平相关。

治疗原则 该病是严重的出血性疾病，应给予支持治疗。对于口腔黏膜出血和鼻出血应采取局部止血措施。口腔保健对于预防牙龈出血至关重要，牙龈出血时局部使用浸有凝血酶的明胶海绵。鼻出血有时不易控制，可予鼻腔填塞或科氏区烧灼，严重的鼻出血则可以考虑栓塞供应鼻部

的上颌内动脉。

血小板输注是控制出血的主要措施。拔牙等外科手术时，应常规输注血小板。为防止发生同种免疫反应而使血小板输注无效，最好输注去除白细胞的 ABO 血型及 HLA 配型一致的单采血小板。已发生同种免疫反应的患者，可行血浆置换或大剂量丙种球蛋白，但疗效尚不确定。

重组凝血因子Ⅶa（rh-Ⅶa）和纤溶抑制剂（如 6-氨基己酸、止血芳酸或氨甲环酸等）用于血小板无力症预防出血或止血有一定效果，尤其拔牙时应常规输注此类药物。

去氨加压素不能纠正患者的出血时间，但有一定止血功效。长期慢性失血者应适当补充铁剂。糖皮质激素、脾切除多无效。

预防 ①一级预防：即婚前预防。该病为常染色体隐性遗传病，应避免近亲结婚。②二级预防：即出生前预防。开展产前咨询和产前检查以控制该病患者的出生。③三级预防：即症状前预防。在患者出现症状前早期诊断和早期治疗，避免发生严重出血，避免使用影响血小板功能的药物。

（陈 萍 李 琦）

jùdà xuèxiǎobǎn zōnghézhēng

巨大血小板综合征（Bernard-Soulier syndrome，BSS）

血小板膜血管性血友病因子受体复合物和糖蛋白Ⅰb缺陷或不足引发的出血紊乱症。由贝尔纳（Bernard）和苏利耶（Soulier）于

表 1 格兰茨曼血小板功能不全分型

分型	占比	GP Ⅱb/GP Ⅲa 含量	血小板聚集	血块回缩	血小板纤维蛋白原	血小板纤维结合蛋白
Ⅰ型	75%	<5%	不聚	不收缩	中重度减少	缺如
Ⅱ型	15%	5%~20%	减低	部分收缩	减少	减低
变异型	10%	>20%	不聚或减低	正常或部分收缩	正常	缺如或减低

1948 年首次报道。临床特征为患者有出血倾向，出血时间延长、血小板数量减少，血涂片示血小板形态巨大。流式细胞检测显示血小板膜糖蛋白Ⅰb/Ⅸ/Ⅴ（GPⅠb/Ⅸ/Ⅴ）表达降低。该病属常染色体隐性遗传，但曾有常染色体显性遗传的报道。该病罕见，男女发病率相近，在近亲婚配家庭多见。发病率低于 1/100 万，低于血小板无力症。

病因和发病机制 出血原因有四方面：血小板减少、血小板与 vWF 的结合异常、血小板与凝血酶的作用异常和血小板凝血活性异常。

BSS 的主要致病原因为血小板膜糖蛋白Ⅰb/Ⅸ/Ⅴ（GPⅠb/Ⅸ/Ⅴ）复合物缺乏或结构异常造成。GPⅠb/Ⅸ/Ⅴ复合物是一种存在于血小板膜上的非共价异源二聚体，是血小板上主要的黏附受体。每个血小板表面大约有 25 000 个拷贝的 GPⅠb/Ⅸ/Ⅴ复合物。Ⅰb/Ⅸ/Ⅴ复合物由 GPⅨ、GPⅠbα、GPⅠbβ 和 GPⅤ 亚基按 2:2:2:1 比例组成。GPⅠb/Ⅸ/Ⅴ复合物在血小板生理功能中有两个重要的作用：①GPⅠb/Ⅸ/Ⅴ作为 vWF 的受体与血管性血友病因子（vWF）结合，使血小板黏附于血管破损处。GPⅠb/Ⅸ/Ⅴ复合物与 vWF 结合后，把信号传至血小板胞质，启动血小板栓子形成的级联放大反应。②GPⅠb/Ⅸ/Ⅴ作为凝血酶高亲和性受体，可增强低浓度凝血酶激活血小板的能力。凝血酶与 GPⅠbα 的结合促进了血小板对低浓度凝血酶的反应。BSS 患者由于 GPⅠb/Ⅸ/Ⅴ复合物缺陷，血小板不能黏附于损伤的血管壁以及对凝血酶的反应减弱而导致各种出血倾向，瑞斯托霉素诱导的血小板聚集反应也降低。

已发现了 50 多种导致 BSS 的基因缺陷，包括碱基缺失、碱基插入、误义突变、无义突变等，最常见的为 GPⅠba 基因突变。编码 GPⅠb/Ⅸ/Ⅴ各成分的基因已经被确定。GPⅠbα 基因位于 17pl2-ter、GPⅠbβ 基因位于 22q11.2、GPⅨ 基因位于 3q21，而 GPV 基因位于 3q29。每种基因都有一个完整的"无内含子"结构，GPⅠba、GPⅠbβ 和 GPⅨ 基因都包含 2 个外显子，GPV 则包含有 3 个外显子。血小板表面完整的 GPⅠb/Ⅸ/Ⅴ复合物表达必须有 GPⅠba、GPⅠbβ 和 GPⅨ 三种 cDNA 同时存在。其中任一基因异常都可能导致 BBS。GPⅠba 亚基为主要配体结合亚基，可以结合 vWF、血小板反应蛋白、内皮细胞受体（P-选择素）、白细胞受体（整合素 αMβ2）、凝血因子（凝血酶、凝血因子Ⅸ、凝血因子Ⅰ及高分子量激肽原）等，因此 GPⅠba 的结构异常或缺失通过影响血小板与 vWF 作用、血小板与凝血酶作用、P-选择素、整合素 αMβ2 等多条途径促成出血倾向。GPⅨ 基因缺陷则可造成 GPⅠb/Ⅸ/Ⅴ复合物表达减少。

临床表现 主要为出血症状，与血小板无力症相同。常见有淤斑、鼻出血、牙龈出血、胃肠道和创伤后出血。女性有月经过多、产后出血。关节出血和深部血肿少见。出血的严重程度难以预测，但患者的出血症状存在异质性，致命性出血少见。不同患者或同一患者的不同时期出血程度差异很大。出血时间从接近正常（5 或 10 分钟）到超过 20 分钟；外周血小板计数变化也很大，从低于 30×10⁹/L 到接近正常，而且同一个患者的血小板数也有相当大

的波动。对于出血严重程度的不可预测性尚无法解释，可能有赖于某些血管因素。有些患者随着病程进展其出血的严重程度常趋于下降。

该病杂合子可无任何临床症状，或仅有轻微出血。纯合子常表现为重度出血，患者出生后第 1 周或最初几个月即可有中度出血表现，以自发性皮肤黏膜出血为主。

诊断 根据出血时间延长、血小板减少、血小板巨大等临床特征并结合实验室检查，尤其是流式细胞检测显示血小板膜 GPⅠb/Ⅸ/Ⅴ复合物表达降低，一般可诊断。

纯合子患者实验室检查特点如下。

血象及骨髓象 血小板中或重度减少，重者可低于 20×10⁹/L，少数正常。血涂片可见血小板体积增大，30% 以上患者血小板直径大于 3.5μm，最大可达 20~30μm。红细胞和白细胞数量和形态正常。骨髓象正常。

凝血功能 出血时间明显延长（大于 20 分钟），延长的程度与血小板减少不平行。

血小板聚集 瑞斯托霉素和 vWF 不能使血小板聚集，加入正常人血浆亦不能被纠正，但 ADP、胶原和肾上腺素诱导的血小板聚集正常或增加；低浓度凝血酶诱导的血小板聚集降低及延迟相延长、但高浓度可纠正。

血小板功能 血小板黏附功能降低，寿命轻度缩短或正常；血小板因子 3 的活性正常或增加，凝血酶原消耗减少；血小板膜 GPⅠb、GPⅨ 及 GPV 缺乏或减少。

血块退缩、血浆 vWF 两项均正常。

基因检测 对患者及家系成

员进行血小板膜 $GP\text{I}b$ 、$GP\text{IX}$ 基因全长测序可确定基因缺陷。

杂合子患者实验室检查　血小板计数及功能正常，但血小板体积可明显增大，血小板膜 $GP\text{I}b/\text{IX}$ 复合物减少。

鉴别诊断　需与其他先天性血小板减少症及伴有巨大血小板疾病鉴别。

MYH9 基因相关疾病（MYH9-RD） 包括梅-黑（May-Hegglin）异常、塞巴斯蒂安（Sebastian）综合征、费希特纳（Fechtner）综合征、爱泼斯坦（Epstein）综合征和奥尔波特（Alport）综合征，疾病特征为血小板数量减少、体积巨大，中性粒细胞包涵体等三联征。血小板功能及血小板膜糖蛋白正常。

灰色血小板综合征 一种常染色体隐性遗传病，表现为轻度血小板减少伴巨大血小板，血涂片可见脱颗粒的血小板，膜糖蛋白正常。

其他　如血小板无力症、血小板型血管性血友病、帕里斯-陶瑟-雅各布森（Paris-Trousseau-Jacobsen）综合征、蒙特利尔（Montreal）血小板综合征、家族性地中海巨血小板减少症等。

治疗原则　尚无特效治疗，一般采用基本治疗和对症治疗。急性出血时，止血措施包括局部止血和血小板输注。由于出血危险性不可预测，在进行有创性诊断和治疗时应常规输注血小板。临绝经妇女的月经过多可以用避孕药控制，在分娩过程中的出血可以通过输血或输血小板甚至子宫切除来控制出血症状。去氨加压素对于控制出血有一定效果。输注 rh-Ⅷa 可控制出血症状，激素和抗纤溶药物的疗效不定，脾切除一般不采纳。

预防　①一级预防：即婚前预防。该病为常染色体隐性遗传病，应避免近亲结婚。②二级预防：即出生前预防。对已生育过该病患者的家庭开展产前咨询和产前检查，降低患者出生的再发风险。③三级预防：即症状前预防。在患者出现症状前早诊断和早治疗，避免患者发生严重出血，避免使用影响血小板功能的药物。

（陈萍 李琦）

xuèguǎnxìng xuèyǒubìng

血管性血友病（von Willebrand disease，vWD）

由于血管性血友病因子（vWF）基因突变导致血浆血管性血友病因子数量减少或质量异常的遗传性出血性疾病。又称血管性假血友病、遗传性假性血友病。由芬兰医师埃里克·冯·维勒布兰德（Erik von Willebrand）于 1924 年首次报道。该病的发生是由于血浆中的 vWF 缺乏或结构功能异常所致。发病率约 1%，中国国内尚缺乏流行病学资料。

病因和发病机制　多数 vWD 为不完全显性常染色体遗传，少数为常染色体隐性遗传。但其表现型还受其他因素如血型的影响，因而临床表现各异。vWD 发病机制为基因突变导致 vWF 质或量的缺陷，影响血小板黏附、聚集功能，使凝血因子Ⅷ（FⅧ）活性降低，引起临床出血表现。

vWF 由血管内皮细胞、巨核细胞合成，在内皮细胞和血小板内以分泌颗粒的形式储存。人类 vWF 基因位于染色体 12p13.3，长 178kb，包含 52 个外显子与 51 个内含子。成熟的 vWF 单体含有 2050 个氨基酸残基，分子量约 25.5kD。血浆中 vWF 是由相同亚基组成的大小不等的多聚体，多聚体之间由二硫键交联。vWF 多聚体在受到外界因素刺激时被释放到细胞外，发挥其生理功能。vWF 主要有两种生理功能：①在初期止血中，介导血管损伤部位血小板的黏附、聚集。血管受损后，暴露的血管内皮下胶原与 vWF 相互作用，导致血小板的黏附和随后的激活。另外，vWF 还可以结合于血小板上的另一个糖蛋白受体Ⅱb/Ⅲa（GPⅡb/Ⅲa），促进血小板的聚集过程。②vWF 作为 FⅧ 的载体蛋白。FⅧ 在血浆中与 vWF 多聚体结合，vWF 对 FⅧ 有保护作用，防止 FⅧ 被水解、清除，并促进 FⅧ 的生物合成和释放。vWF 基因的点突变、缺失、插入等均可影响 vWF 的合成、加工、释放，引发 vWD。已报道的 vWF 基因突变有 700 余种。

临床表现　主要为皮肤、黏膜出血。患者可自幼发病，常见鼻出血、牙龈出血、皮肤青紫、月经过多或轻微皮肤黏膜损伤后出血不止。通常有家族史。大多数属于Ⅰ型 vWD，出血症状一般较轻，出血史容易与正常人出血史混淆。胃肠道出血相对较少见，但后果十分严重。在严重 vWD，可伴有 FⅧ 的减少，因此可出现关节腔出血或肌肉血肿。

许多临床情况和药物可影响 vWD 患者临床表现的严重程度。服用阿司匹林或糖皮质激素可加重患者的出血症状，而口服避孕药可降低出血的严重程度。抗癫痫药丙戊酸钠可降低 vWF 水平而诱发出血。在妊娠期，患者出血表现的严重程度可显著减轻。肝病、尿毒症、结缔组织病、甲状腺功能减退或消化性溃疡均可加重患者出血的危险性。随年龄的增长，患者出血的严重程度可降低。

诊断　根据家族史、自发性

出血或外伤、围手术期出血增多史，并符合 vWD 临床表现特征，结合实验室检查可诊断。

分型　根据国际血栓与止血学会（ISTH）在 2006 年修订的 vWD 分型标准，vWD 分为以下几型。①1 型：vWF 数量减少。②2A 型：vWF 依赖的血小板黏附性降低，高分子量 vWF 多聚体缺乏。③2B 型：vWF 对血小板受体 GPⅠb 亲和力增加，高分子量 vWF 多聚体消耗增加。④2M 型：vWF 依赖的血小板黏附性降低，无高分子量 vWF 多聚体缺乏。⑤2N 型：vWF 对 FⅧ的亲和力显著降低。⑥3 型：vWF 数量缺乏。⑦血小板型：血小板受体 GPⅠb 变异，高分子量 vWF 多聚体缺乏。

评估　常用 ISTH 出血积分量表（ISTH-BAT）评估不同的出血症状（表1），出血评分，男性≥4 分，女性≥6 分，儿童>2 分提示存在异常出血表现。

vWD 的筛选试验　包括全血细胞计数及血小板形态、出血时间、凝血酶原时间、活化的部分凝血活酶时间（APTT）。

全血细胞计数和血小板形态可区分其他导致出血的病因，如血小板减少、血小板功能异常，以排除其他出血性疾病。绝大多数 vWD 血小板数量正常，2B 型

表 1　vWD 出血积分量表（ISTH-BAT）

出血症状	0 分	1 分	2 分	3 分	4 分
鼻出血	无或轻微	每年>5 次或每次>10 分钟	仅需要就诊	压迫、烧灼或抗纤溶治疗	输血或替代治疗
皮肤出血	无或轻微	>5 个瘀斑或暴露部位瘀斑直径>1cm	仅需要就诊	广泛性出血	自发性血肿需要输血治疗
轻微外伤出血	无或轻微	每年>5 次或每次>10 分钟	仅需要就诊	外科止血	输血、替代或 DDAVP
口腔出血	无或轻微	当下就有出血	仅需要就诊	外科止血或抗纤溶治疗	输血、替代或 DDAVP
胃肠道出血	无或轻微	当下就有出血（排除消化性溃疡、门静脉高压、痔和血管发育不良所致出血）	仅需要就诊	外科止血或抗纤溶治疗	输血、替代或 DDAVP
血尿	无或轻微	当下可见的肉眼出血	仅需要就诊	外科止血、补铁治疗	输血、替代或 DDAVP
拔牙出血	无或轻微	出血次数 ≤ 拔牙次数的 25%，不需要特殊止血	出血次数>拔牙次数的 25%，不需要特殊止血	再次缝合或压迫止血	输血、替代或 DDAVP
手术后出血	无或轻微	出血次数 ≤ 手术次数的 25%，不需要特殊止血	出血次数>手术次数的 25%，不需要特殊止血	外科止血或抗纤溶治疗	输血、替代或 DDAVP
月经增多	无或轻微	仅就诊或频繁更换卫生巾<2 小时，或有血块、月经流量大或者 PBAC 积分>100	每年超过 2 次影响正常工作或学习；或需要抗纤溶、激素或铁剂治疗	需要激素和抗纤溶联合治疗或初潮后至今 >12 个月	急性月经增多需要住院或急诊治疗；需要输血或替代或 DDAVP 治疗；需要子宫扩张和清宫术或子宫内膜消融或子宫切除术
产后出血	无或轻微	仅就诊或者使用催产素或者恶露>6 周	铁剂或抗纤溶治疗	需要输血或替代治疗或 DDAVP 或需要麻醉下检测或用 U 型气囊来填塞子宫	任何需要手术干预的治疗（如子宫切除、髂内动脉或子宫动脉栓塞术、子宫缝合止血术）
肌肉血肿	没有	创伤后，不需要治疗	自发性，不需要治疗	自发性或创伤后，需要替代治疗或 DDAVP 治疗	自发性或创伤后，需要手术干预或输血
关节出血	没有	创伤后，不需要治疗	自发性，不需要治疗	自发性或创伤后，需要替代治疗或 DDAVP 治疗	自发性或创伤后，需要手术干预或输血
中枢神经系统出血	没有	–	–	硬膜下，任何治疗	颅内，任何治疗
其他出血症状	无或轻微	当下就有出血	仅需要就诊	外科止血或抗纤溶治疗	输血、替代或 DDAVP

注：DDAVP. 去氨加压素；PBAC. 月经失血图。

vWD 患者血小板可轻度减少。

凝血功能 重型 vWD 患者出血时间多数延长，但轻型患者，出血时间可完全正常或仅轻度延长。由于血浆 FⅧ 水平的降低，vWD 患者可出现 APTT 的延长，2N 型和 3 型 vWD 患者 APTT 明显延长，1 型 vWD 患者 APTT 轻度延长或正常。延长的 APTT 可被血浆纠正。

确诊试验 包括瑞斯托霉素辅因子活性（vWF：Rco）、vWF 抗原测定（vWF：Ag）和 FⅧ 活性（FⅧ：C）测定。

瑞斯托霉素辅因子活性 使用瑞斯托霉素诱导 vWF 与血小板 GPⅠb 结合，从而检测血小板依赖的 VWF 活性。在 1 型 vWD，vWF：Rco 降低与 vWF：Ag 的降低明显相关。在其他变异型的 vWD（如 2A 型和 2M 型），vWF：Rco 的减低比 vWF：Ag 的降低更为明显。vWF：Rco 检测还可以用于 vWD 患者治疗时疗效的判断。

vWF 抗原测定 采用免疫学方法测定 vWF 含量，如免疫电泳、酶联免疫吸附试验、放射性免疫分析等。vWF：Ag > 50IU/dl 正常，vWF：Ag < 30IU/dl 诊断 vWD。3 型的 vWF：Ag<5IU/dl 甚至检测不出。健康人群的 vWF 的水平非常多变，取决于多种因素，主要是血型（O 型水平最低）和年龄（随年龄增长），还有手术、出血、月经周期、妊娠等。因此，有时需要对低水平 vWF 患者行 vWF：Ag 检查，来做出正确的诊断。

FⅧ 活性测定 该检查可反映血循环中 vWF 结合和稳定 FⅧ 的水平。1 型、2A 型、2B 型和 2M 型的 FⅧ：C 正常或减低，2N 型减低，3 型则明显减低。

分型诊断试验 包括 vWD 多聚体分析、瑞斯托霉素诱导的血小板聚集试验、低剂量瑞斯托霉素诱导血小板聚集试验、vWF 与血小板结合试验（2B 型 vWD）、vWF 与因子ⅷ结合试验（2N 型 vWD）、vWF 与胶原结合试验（2 型 vWD）、vWF 抗原Ⅰ免疫分析、血小板 vWF 抗原检测、vWF 抗体检测（排除抗体导致的获得性 vWD）、vWF 亚基和分子遗传学检查等。

分子诊断与产前诊断 通过基因测序及产前进行绒毛及羊水穿刺检查确定患者及胎儿基因携带状态。

鉴别诊断 需与其他出血性疾病进行鉴别，如血友病 A、获得性冯·维勒布兰德综合征、血小板型 vWD 以及其他获得性 vWF 减少疾病，如甲状腺功能减退可引起 vWF 减少和皮肤黏膜出血，但在甲状腺激素替代治疗后则恢复正常。充血性心脏病特别是主动脉瓣狭窄或室间隔缺损可消耗大的 vWF 多聚体，导致类似于 2A 型 vWD 的临床表现，但在原发病治疗后 vWF 异常也可得到纠正。2B 型 vWD 可伴有血小板的减少，容易误诊为自身免疫性血小板减少，应注意鉴别。

治疗原则 治疗目的是预防和控制出血，包括使用含 vWF 成分的制剂非替代治疗（DDAVP）和替代治疗。

非替代治疗 DDAVP 是血管加压素的人工合成类似物，其加压活性低于天然激素的 1%。应用 DDAVP 可促进内皮细胞释放 vWF，使正常人和 1 型 vWD 患者的血浆 FⅧ 和 vWF 水平迅速升高。女性 vWD 患者月经过多时，还可给予雌激素类药物，促进子宫内膜增生，修复出血创面，从而起止血作用。

替代治疗 包括 FⅧ-vWF 浓缩剂、重组 vWF（r-vWF）。含有 FⅧ 和 vWF 的血浆产品是 DDAVP 禁忌或无效患者的首选治疗。急性出血、复发出血和手术的患者也可以使用 FⅧ-vWF 浓缩剂。基因重组的 vWF 制剂中只含有 r-vWF，不含 FⅧ，优点为 r-vWF 没有血浆产品的缺陷，包括病原体传播、严重过敏反应等。

预防 ①一级预防：即婚前预防。做妊娠前保健及相关检查。②二级预防：即出生前预防。实施产前基因诊断，降低患者出生的再发风险。③三级预防：即症状前预防。在患者出现症状前早期诊断和早期治疗，避免发生严重出血。对于频繁出血或者有严重出血病史的 vWD 患者，推荐预防治疗。

（陈萍 李琦）

yíchuánxìng xiānwéidànbáiyuán quē-xiànzhèng

遗传性纤维蛋白原缺陷症

（hereditary disorders of fibrinogen） 因纤维蛋白原分子的数量或结构异常所致的出血性疾病。分为两种类型：Ⅰ型主要是量的异常，又分为无纤维蛋白原血症和低纤维蛋白原血症，低纤维蛋白原血症是纤维蛋白原含量部分减少，无纤维蛋白原血症则为纤维蛋白原完全缺乏；Ⅱ型主要是质的异常，为异常纤维蛋白原血症，其纤维蛋白原含量正常或轻度减少但分子结构及功能异常。

遗传性无纤维蛋白原血症和低纤维蛋白原血症 纤维蛋白原缺乏或含量降低所致，是少见的常染色体隐性遗传性疾病，发病率约为 1/100 万。

病因和发病机制 纤维蛋白原是纤维蛋白的可溶性前体蛋白，在止血与血栓形成中发挥重要作用：①在凝血过程中由可溶性纤维蛋白原转变为不溶性纤维蛋白。②局部装配纤维蛋白多聚体，并激活纤溶系统。③与血细胞相互作用，如与血小板、白细胞及内皮细胞相互作用介导炎症反应、止血凝血过程、组织修复及血管新生。

纤维蛋白原是由 FGA、FGB 及 FGG 三组基因所编码的 Aa、Bβ 和 γ 链构成的二聚体糖蛋白，由肝细胞合成。由于基因异常致产物的合成、分泌或细胞内的转运障碍造成了纤维蛋白原的缺乏或减少，已有超 100 种以上导致该病的基因突变被发现，其中大部分位于 FGA，一般为同一突变的纯合子或复合杂合突变。

临床表现　无纤维蛋白原血症出生后即可表现出血症状，常见如脐带出血等。低纤维蛋白原血症在血浆纤维蛋白水平低于 0.5g/L 时易出血，常继发于外伤或手术。泌尿道、消化道或黏膜出血也较常见，严重者出现颅内出血。女性患者常出现月经过多、早期流产、胎盘早剥、产后出血等发生率增加。

需注意在替代治疗过程中可能出现肺栓塞等严重并发症，其机制尚不明。

诊断　无纤维蛋白原血症患者常因出血症状就诊，实验室检查血小板计数通常正常，血小板黏附异常及聚集率降低。约 1/3 患者出血时间延长。活化部分凝血活酶时间（APTT）、凝血酶原时间（PT）、凝血酶时间（TT）均延长，可被正常血浆或纤维蛋白原纠正。低纤维蛋白原血症患者上述检查结果可以正常或异常。无纤维蛋白原血症的诊断依据是血浆纤维蛋白原浓度的测定，常规方法常测不到血浆纤维蛋白原，或血浆纤维蛋白原浓度低于 20mg/dl，而低纤维蛋白原血症的血浆纤维蛋白原浓度高于此值，但常低于正常人的一半。有条件时可以行基因检测，确定基因异常的类型。

鉴别诊断　需与获得性纤维蛋白原减少性疾病鉴别，后者常见于肝病、弥散性血管内凝血、L-门冬酰胺酶、丙戊酸钠、大量非甾体抗炎药、抗胸腺细胞球蛋白等治疗后。

治疗原则　主要是应用含有纤维蛋白原的制剂进行替代治疗，以达到止血或预防手术出血的目的，制剂包括冻干人纤维蛋白原、冷沉淀及新鲜冷冻血浆等。

预防　在出现症状前早期诊断和早期治疗，避免患者发生严重出血。

遗传性异常纤维蛋白原血症

由于编码纤维蛋白原的基因突变，导致纤维蛋白原结构、功能异常所引起的疾病。可无症状、出血或形成血栓，或同时存在血栓及出血。

病因和发病机制　该病由编码纤维蛋白原的基因突变所致，大多数是错义突变的杂合子，临床表现具有很大的异质性。由于纤维蛋白原六聚体结构是由两组 3 种纤维蛋白原肽链组成的对称性结构，并在激活后由单体多聚化形成不溶的纤维蛋白网络，因此某个肽链突变的杂合子状态所形成的异常肽链足以影响纤维蛋白原的组装及纤维蛋白网络的形成。该病多发生在近亲婚配家庭，为常染色体显性遗传病，多数是杂合子，仅有少数为纯合子或双重杂合子。

临床表现　通常无异常表现，仅因凝血检查异常而被发现，部分患者有出血或血栓形成倾向，出血通常较轻微，少数出血较重。

常见表现有软组织出血、黏膜出血、鼻出血、皮肤瘀斑、月经过多等，也可出现术中或术后出血。部分患者表现为反复自发流产、胎盘出血、产后异常出血或其他产科异常。

诊断和鉴别诊断　常规凝血检查均显示异常，最敏感的是 TT 延长，其次为 PT 延长，最后 APTT 延长。部分患者甚至不能形成纤维蛋白凝块。部分有血栓形成倾向的患者可表现为 TT 缩短。血浆纤维蛋白原含量可正常或降低，其降解产物可以升高。特异性诊断需要依靠化学分析、免疫学、分子生物学等方法证实纤维蛋白原分子的结构、功能或其定位的染色体异常。

该病诊断主要根据阳性家族史、出血或血栓形成的临床表现及上述异常的实验室检查结果，并排除获得性低或无纤维蛋白原血症、获得性异常纤维蛋白原血症等疾病。

治疗原则　无症状者无需治疗，有出血、需要手术的患者或反复自发流产的女性患者可以给予新鲜血浆或冷沉淀物替代治疗，可参照遗传性无纤维蛋白原血症的治疗。有血栓形成者需长期给予抗凝治疗。

预防　有病史的患者家庭成员应做产前咨询，减少患者出生，在出现症状前早期诊断和早期治疗，避免患者发生严重出血。

(陈萍 李琦)

yíchuánxìng yìcháng xiānwéidànbái róngjiěméiyuánxuèzhèng

遗传性异常纤维蛋白溶解酶原血症（inherited dysplasmino-genemia）　纤维蛋白溶解酶原（简称纤溶酶原）数量或功能异常导致反复形成静脉血栓的遗传性疾病。1978 年，日本学者 Aoki 首次报道 1 例 30 岁的男性患者，从 15 岁开始即有反复血栓形成，经证实为纤溶酶原异常所致，使纤溶酶形成减少，血栓不被溶解。以后在其他国家也相继发现该病。发病率约为 1/100 万。

病因和发病机制 纤溶酶原主要存在于血浆中，是单链糖蛋白，分子量约 92kD，含有 791 个氨基酸残基，由 24 个二硫键交联，其中 16 个构成 5 个同源性三环结构，称为 Kringle 结构。人纤溶酶原基因位于染色体 6q26-27，包含 19 个外显子，其 DNA 约为 52.5kb。在纤溶酶原活化剂作用下，在精氨酸 561-缬氨酸 562 处的键裂解形成纤溶酶。纤溶酶原结构异常时，纤溶酶原不能被激活为纤溶酶，或酶活性下降，容易引起血栓栓塞性病变。

该病是常染色体隐性遗传病。大多数患者纤溶酶原的数量并不减少，少数略有减少，而所表现的缺陷分为两种类型。①Ⅰ型：酶的活性中心缺陷。②Ⅱ型：纤溶酶原激活缓慢或障碍，如对 SK、UK 无明显激活作用。Ⅰ型异常纤溶酶原的基因缺陷可以是：①丙氨酸 601→苏氨酸（G→A），该突变靠近酶活性中心，故引起这种纤溶酶原激活后产生的纤溶酶，活性下降。②14 号外显子丝氨酸 572→脯氨酸。Ⅱ型基因的缺陷如异常纤溶酶原 Chicago Ⅱ，尚不清楚，分子结构异常可能在纤溶酶原被激活的部位。

临床表现 主要为反复发作的静脉血栓形成。多见于下肢深静脉，并发肺栓塞，也可发生在肠系膜静脉、视网膜、脑矢状窦静脉。初发年龄可在 15~68 岁。外伤、手术、妊娠及分娩等可成为发作的诱因。需注意该病与血栓形成之间并不存在一定的平行关系。在家系调查中，有的成员，尤其是杂合子，虽有异常纤溶酶原，却无血栓性病变的表现。因此，在该病发生血栓的机制中可能还有其他因素参与。

诊断 结合病史及实验室检查的结果可诊断。常见抗凝血因子：抗凝血酶（AT）、蛋白 C、蛋白 S、肝素辅因子Ⅱ（HC-Ⅱ）、活化蛋白 C 抵抗正常。纤溶酶原抗原一般正常，少数下降。纤溶酶原活性下降，杂合子纤溶酶原活性下降至正常的 40%~60%，纯合子可只有 5%。

鉴别诊断 需与其他易栓症鉴别，同时与其他原因所致纤溶酶原活性下降鉴别，如肝病所致纤溶酶原减少，肥胖、高甘油三酯血症、外伤、急性心肌梗死所致继发性纤溶酶原激活物抑制物（PAI-1）升高。

治疗原则 主要为预防血栓形成及抗血栓治疗。预防血栓形成可口服抗凝剂。此外，需预防术后血栓，术前使用抗凝剂。血栓形成后应溶栓治疗，在使用纤溶酶激活剂的同时，应输注正常血浆或纤溶酶原制剂。

预防 ①一级预防：即婚前预防。该病为常染色体隐性遗传病，应避免近亲结婚。②二级预防：即出生前预防。患者及家庭成员应做产前咨询，减少患者出生。③三级预防：即症状前预防。需手术患者应预防术前及术后血栓形成。

（陈萍 李琦）

yíchuánxìng níngxuèméiyuán quēfá-zhèng

遗传性凝血酶原缺乏症（congenital prothrombin deficiency）

凝血酶原基因异常导致血浆凝血酶原水平降低和/或功能异常，从而引起凝血障碍的常染色体隐性遗传病。近亲婚配的家族中发病率较高，男女均可发病。发病率约 0.5/100 万。

分类 根据凝血酶原缺乏形式该病分为两类。①Ⅰ型：为凝血酶原合成减少所致的遗传性低凝血酶原血症，表现为血浆中具有正常功能的凝血酶原水平降低。②Ⅱ型：为异常凝血酶原血症，因凝血酶原分子结构异常所致。二者均可引起轻度到中度的出血症状。

病因和发病机制 凝血酶原即因子Ⅱ（FⅡ），是一种依赖维生素 K 的单链糖蛋白，由肝合成，正常人血浆中浓度约 100μg/ml，半衰期 3~4 天，分子量为 72kD，由 579 个氨基酸残基组成。凝血酶原被激活成凝血酶后具有的促凝血过程包括：①将纤维蛋白原激活为纤维蛋白。②将 FⅧ从 FⅧ-vWF 复合物中分离释放。③激活 FⅤ、FⅧ、FⅩⅢ。④诱导血小板聚集。⑤激活凝血酶激活的纤溶抑制物（TAFI）抑制纤溶。引起遗传性异常凝血酶原血症的基因缺陷根据其对蛋白功能的影响，分为两类：一类导致凝血酶原活化的异常，另一类影响凝血酶结构异常及功能异常。

凝血酶原基因位于染色体 11p11-q12，全长约 24kb，含 14 个外显子和 13 个内含子。凝血酶原基因突变对其蛋白质功能的影响分为两类：一类可引起凝血酶原被激活为凝血酶过程异常，减少凝血酶的生成；另一类为影响凝血酶的功能，导致出血症状。

临床表现 患者出血倾向严重程度不一，纯合子重，杂合子轻，凝血因子的活性低于 10% 可见明显的出血倾向。大多数纯合子都有严重的出血倾向，常见如鼻出血、月经过多、产后出血过多、血尿、皮肤瘀点或瘀斑、创伤或手术后持续出血等。关节出血、脐带出血少见。杂合子一般无出血表现，偶有鼻出血或拔牙后出血。

诊断　患者常因出血症状就诊，包括自发性出血或术后过度出血。实验室检查凝血酶原时间、活化部分凝血活酶时间延长，可被血浆纠正，凝血酶时间正常。检测 FⅡ:C 及 FⅡ:Ag 可确诊。Ⅰ型的 FⅡ:C 及 FⅡ:Ag 减少，而Ⅱ型的凝血酶原含量大多正常，但凝血酶原分子结构分析异常，仅少数患者有凝血酶原含量的轻度减少，甚至明显减少。

鉴别诊断　需排除获得性凝血酶原缺乏症，如长期应用广谱抗生素或华法林等抗凝药物，狼疮抗凝物阳性的自身免疫病、重症肝病、其他依赖维生素 K 凝血因子的共同缺乏症等。

治疗原则　主要为替代治疗，临床尚无凝血酶原单一制剂，可用包含凝血酶原的制剂如新鲜血浆、新鲜冷冻血浆、凝血酶原复合物等。维生素 K 对控制该病出血无效。

预防　①一级预防：即婚前预防。该病为常染色体隐性遗传病，应避免近亲婚配。②二级预防：即出生前预防。患者成员及家庭应做产前咨询，减少患者出生。③三级预防：即症状前预防。已确诊患者应避免外伤，避免严重出血。

(陈萍 李琦)

yíchuánxìng níngxuèyīnzǐ Ⅴ quēxiànzhèng

遗传性凝血因子Ⅴ缺陷症
(inherited factor Ⅴ deficiency)

凝血因子Ⅴ（FⅤ）缺陷导致的常染色体隐性遗传性出血性疾病。由挪威学者保罗·欧伦

（Paul Owren）在 1943 年首次描述，最初因与典型血友病相似被称为副血友病。男女均可患病，少数患者双亲系近亲婚配。发病率约 0.1/10 万。

病因和发病机制　FⅤ主要由肝合成，是一种高分子量单链糖蛋白，由 2196 个氨基酸残基组成，部分与血小板结合，其余的 FⅤ存在于血浆中。FⅤ基因位于染色体 1q21-25，包含 25 个外显子及 24 个内含子，相对分子量为 330kD。正常时循环中的 FⅤ活性很低或无活性，在凝血酶或 FⅩa 的作用下活化形成因子Ⅴa，在 Ca^{2+} 离子存在的情况下，于血小板的磷脂膜表面和 FⅩa 结合形成凝血酶原酶复合物，激活凝血酶原，使之转变为凝血酶。其编码基因异常引起 FⅤ缺乏或分子结构异常大多使凝血酶生成缓慢，纤维蛋白形成延迟，从而导致出血倾向。

临床表现　出血轻到重度不等，杂合子通常无出血表现。常见临床症状有皮肤瘀斑、鼻出血、牙龈出血、小伤口出血、月经过多等。也可出现消化道出血、血尿、术后或创伤后严重出血。重型患者通常在出生时或幼儿期即出现临床症状。关节、肌肉出血较血友病患者少见，颅内出血更少见。

诊断　根据病史，出血时间延长，活化部分凝血活酶时间、凝血酶原时间延长，能被正常血浆纠正，凝血酶时间正常，FⅤ活性及抗原测定能确定诊断。FⅤ Quebec 所致的 FⅤ缺乏症主要为血小板 FⅤ降低，血浆 FⅤ可以相对正常或降低。

鉴别诊断　①遗传性联合凝血因子缺乏症：如 FⅤ和 FⅧ的联合缺陷。②获得性 FⅤ缺乏症：包

括肝病或弥散性血管内凝血等基础疾病。③获得性 FⅤ抑制物：常见原因为应用牛凝血酶后、心脏或神经外科手术后、应用氨基糖苷类等抗生素后、输血或血制品后。

治疗原则　对症治疗为主，可局部止血治疗，严重出血、因其他疾病需手术治疗者可给予新鲜冷冻血浆替代治疗，急性严重出血时也可输浓缩血小板，以补充因子Ⅴ，但要警惕产生血小板抗体的并发症。

预防　见遗传性凝血酶原缺乏症。

(陈萍 李琦)

yíchuánxìng níngxuèyīnzǐ Ⅶ quēxiànzhèng

遗传性凝血因子Ⅶ缺陷症
(inherited factor Ⅶ deficiency)

凝血因子Ⅶ（FⅦ）的合成障碍导致数量减少或缺乏而引起的出血性疾病。于 1951 年由亚历山大（Alexander）首次报道，发病和种族、性别无关。FⅦ分子结构异常而致出血者称异常因子Ⅶ血症。该病为常染色体隐性遗传病，杂合子 FⅦ:C 轻度降低，通常无出血倾向，纯合子和双重杂合子患者 FⅦ:C 显著降低，可以表现为轻至重度程度不等的出血表现。

病因和发病机制　FⅦ最初被定为血浆凝血酶原的转换加速分子或前转化素，是一条单链蛋白，肝合成，依赖维生素 K，分子量约 50kD。成熟蛋白由 406 个氨基酸残基组成，在血浆中以酶原形式存在，血浆半衰期在所有凝血因子中最短，为 6~8 小时。FⅦ能被 FⅩa、FⅨa、FⅫa 和凝血酶激活为 FⅦa。当组织损伤时，暴露的组织因子与循环中的 FⅦa 及钙离子形成复合物，激活 FⅩ和 FⅨ，从而启动凝血。

编码 FⅦ的基因位于染色体

13q34，包括一个前导序列和 8 个编码成熟蛋白的外显子。错义突变、无义突变、基因缺失等异常可导致 F Ⅶ 合成减少和/或功能异常。

临床表现 纯合子及双重杂合子患者均有出血表现，临床表现具有异质性。最常见的有鼻出血、月经过多，皮肤瘀斑、软组织出血、消化道出血、腹膜后出血和术后出血也常发生。是否出血与 F Ⅶ 促凝活性（F Ⅶ：C）相关，F Ⅶ：C 为 10%～15% 的患者很少出血，F Ⅶ：C 为 5%～10% 的患者可有轻度出血，F Ⅶ：C 低于正常 1% 的患者出血表现大多与重型血友病类似，可因反复关节出血并发慢性滑膜炎及关节畸形，也可发生致命的脑出血。

除出血现象外，个别患者可以出现血栓栓塞的表现，具体机制尚不清楚。

诊断 患者常因出血症状就诊，常为自发性出血或外伤后过度出血。该病通常无家族史。初筛试验凝血酶原时间延长，可被血浆纠正，而 APTT、凝血酶时间及纤维蛋白原正常。确诊试验 F Ⅶ：C、F Ⅶ：Ag 异常，可以诊断该病。杂合子 F Ⅶ：C 轻度降低，通常无出血倾向，纯合子和双重杂合子患者 F Ⅶ：C 显著降低。

鉴别诊断 需排除其他遗传性凝血因子缺乏性疾病、遗传性联合凝血因子缺乏症（Ⅲ型及Ⅳ型），凝血因子活性测定可以鉴别。需与少见的获得性因子亚缺乏症鉴别，其常见于肝脏疾病、维生素 K 缺乏、应用华法林等双香豆素类抗凝药物、再生障碍性贫血等。

治疗原则 对症及替代治疗为主，应用维生素 K 治疗有效，轻度出血，如月经过多、鼻出血、

牙龈出血等不必行替代治疗，抗纤溶治疗即能奏效。用于替代治疗的制剂有基因重组人活化凝血因子Ⅶa（rFⅦa）、新鲜冷冻血浆、凝血酶原复合物（PCC）。

预防 见遗传性凝血酶原缺乏症。

（陈萍 李琦）

yíchuánxìng níngxuèyīnzǐ X quēxiàn-zhèng

遗传性凝血因子 X 缺陷症
（inherited factor X deficiency）

凝血因子 X（F X）合成减少引起 F X 缺乏或合成的 F X 结构异常而致功能障碍的常染色体不完全隐性遗传的出血性疾病。实验室检查活化部分凝血活酶时间（APTT）延长、凝血酶原时间（PT）延长、凝血酶时间（TT）正常、F X 促凝活性（F X：C）降低。该病男女均可发病，部分患者的双亲为近亲婚配。于 1956 年首次报道，其临床表现和遗传规律类似于遗传性因子Ⅶ缺乏症，发病率约 0.1/10 万。

病因和发病机制 F X 是有 488 个氨基酸残基组成的单链糖蛋白，由肝合成，依赖维生素 K，在血浆中被裂解，形成双链糖蛋白，分子量为 59kD。内源性或外源性凝血途径使 F X 激活转化为 F Xa，和 F Va 结合后酶解凝血酶原，使之活化为凝血酶。F X 基因位于染色体 13q34-ter，紧邻 F Ⅶ 的编码基因，全长约 25kb，有 8 个外显子。F X 基因缺失、错义突变、无义突变或点突变等基因异常引起 F X 的合成异常，导致出血症状。

临床表现 和血浆 F X：C 水平密切相关，杂合子的血浆 F X：C 为正常的 40%～60%，通常无临床症状。F X：C 水平为 10%～15% 的轻、中型患者出血倾

向轻微，表现为皮肤瘀斑，或仅在手术后或创伤后出血。纯合子的血浆 F X：C 一般低于正常的 15%，F X：C 低于正常 1% 患者的临床表现类似于重型血友病，可有自发性严重出血。出血症状包括关节肌肉出血、腹膜后出血、软组织出血、月经过多、血尿、消化道出血及出生后脐带出血等。

诊断 患者常因出血症状就诊，根据家族史、病史及实验室检查可明确诊断。患者凝血功能表现 PT、APTT 延长，可以被正常血浆纠正，TT、出血时间及纤维蛋白原正常，极少数 APTT 正常。确诊需测定 F X：C 及抗原。由于 F X 合成减少而致病者的 F X：C 及 F X：Ag 均降低，由于合成的因子 X 结构异常致病者的 F X：C 降低而 F X：Ag 正常。

鉴别诊断 需排除能够引起 PT、APTT 延长的疾病，如遗传性 F Ⅱ 缺乏症、F Ⅴ 缺乏；获得性 F X 缺乏症，如系统性淀粉样变、肝病、各种原因引起的维生素 K 缺乏、应用双香豆素类抗凝药物、获得性 F X 抑制物等。

治疗原则 主要为替代治疗，用于替代治疗的制剂有血浆、凝血酶原复合物（PCC）。轻、中度出血时可应用新鲜冷冻血浆，F X 水平达到 10%～15% 即可达到止血目的。严重出血或手术时可应用 PCC，F X 水平应维持到 40% 以上。F X 的半衰期为 24～48 小时，每天 1 次即可维持有效血浆浓度。使用 PCC 时，为避免血栓形成及弥散性血管内凝血，F X 水平应控制在 50% 以内。

预防 患者有出血倾向，可术前预防性应用 FFP、PCC 或 F X 浓缩物治疗，有严重出血倾向的患者可从预防性治疗中获益。

（陈萍 李琦）

yíchuánxìng níngxuèyīnzǐ XII quēxiàn-zhèng

遗传性凝血因子XII缺陷症
（inherited factor XII deficiency）

凝血因子XII（*FXII*）基因突变导致FXII促凝活性（FXII：C）降低的遗传性凝血系统异常性疾病。1955年，拉特诺夫（Ratnoff）和科洛皮（Colopy）首次发现1例名为哈格曼（Hageman）的患者的活化部分凝血活酶时间（APTT）延长却没有出血倾向，以后证实为遗传性因子XII缺乏症，故曾被称为哈格曼因子缺乏症。其确切发病率不清楚，在健康献血者中的检出率为1.5%~3%。该病是常染色体隐性遗传病，也有个别显性遗传的报道。

病因和发病机制 FXII是由肝合成的一种单链糖蛋白，分子量为80kD。在正常血浆中以酶原的形式存在，当血液和带负电荷的异物表面接触后，FXII被激活成FXIIa，FXIIa激活FXI，由此启动内源性凝血途径。FXIIa还能使前激肽释放酶转变为激肽释放酶。激肽释放酶除了反馈激活FXII，加速接触系统的活化外，还参与纤溶系统的激活。一般认为FXII并非正常机体凝血过程所必需的凝血因子，而在妊娠、炎症过程或宿主防御机制中起着重要意义。编码FXII的基因位于5号染色体，其基因异常可以引起FXII合成减少或合成结构异常的蛋白。该病杂合子的血浆FXII水平通常为40%~60%。

临床表现 无明显出血表现，甚至可以在没有替代治疗的情况下安全地接受手术。女性患者易自发流产、早产。部分患者有血栓形成倾向，包括动脉、静脉血栓形成、肺栓塞、心肌梗死，年轻患者反复发作心绞痛等，可能

与FXII缺乏影响纤溶系统的活化有关。患者也有伴发血管性血友病、遗传性FXI缺乏症等。

诊断 患者的APTT明显延长，能被正常血浆纠正，其他凝血检查结果均正常。确诊需进行FXII活性和抗原的测定。仅有APTT明显延长但临床没有出血倾向的患者要考虑该病。

鉴别诊断 需与之鉴别的有：获得性FXII抑制物，患者常有应用吩噻嗪、氯丙嗪、普鲁卡因等药物史。

治疗原则 尚无特殊治疗方法，临床治疗主要依靠输注新鲜冷冻血浆。

预防 见遗传性凝血酶原缺乏症。

（陈萍 李琦）

yíchuánxìng níngxuèyīnzǐ XIII quēxiàn-zhèng

遗传性凝血因子XIII缺陷症
（inherited factor XIII deficiency）

常染色体隐性遗传性出血性疾病。根据不同的亚基基因缺陷分为遗传性因子XIII A缺乏和遗传性因子XIII B缺乏。临床特点为凝血功能检查正常而有严重的迟发性自发性出血和反复流产，FXIII活性测定降低。该病于1960年被首次报道，年发病率约为0.5/100万。约半数纯合子的父母有血缘关系。

病因和发病机制 FXIII是谷氨酰胺转移酶（TG）家族成员，曾称纤维蛋白稳定因子，分子量为340kD，它在血浆中以2个A亚基和2个B亚基组成的四聚体形式（A2B2或α2β2）存在，A亚基是FXIII催化活性的部分，B亚基则主要作为载体保护A亚基免于降解。

编码A亚基的基因位于染色体6p24-25，长度为160kb，由15

个外显子和14个内含子相间排列而成。FXIII A主要在巨核细胞（骨髓起源细胞）、树突状细胞、单核细胞以及单核细胞来源的巨噬细胞中合成。编码B亚基的基因位于染色体1q31-32.1，由12个外显子和11个内含子相间组合而成，于肝内合成。A、B亚基在血液循环中完成最后的组装。FXIII A亚基和FXIII B亚基基因缺陷是该病的分子致病基础，由于基因突变的类型不同及基因多态性的差异，共发现100余种基因突变类型，其中大部分是由于FXIII A亚基的基因突变而致病。FXIII缺乏导致纤维蛋白单体无法转化成不溶性纤维蛋白多聚体，且易被纤溶酶降解，因此具有出血倾向。

临床表现 异质性大，主要有新生儿迟发性脐带出血、血肿、习惯性流产、月经过多等。杂合子一般无出血表现，但女性杂合子较正常女性有更高的自发流产率。纯合子的血浆FXIII含量多低于正常人的1%，有中、重度的出血，尤其是外伤后迟发性出血是其特点，而FXIII含量在2%以上时则较少引起出血。

诊断 当患者自幼即有出血倾向，有阳性家族史，而常规凝血检查、血小板计数及功能均正常时需要考虑该病可能，如检测FXIII活性降低则可以诊断。

患者凝血功能检查（凝血酶原时间、活化部分凝血活酶时间、凝血酶原时间、血小板计数及其功能试验等）均正常；纤维蛋白降解产物（FDP）多升高，凝血酶时间正常或延长。怀疑此病者可行CST、FXIII促凝活性（FXIII：C）测定、FXIII抗原测定、抑制物检测和基因检测以明确诊断与分型。

鉴别诊断 ①有出血倾向的疾病，如 α_2-抗纤溶酶缺乏症，可通过凝血检查、F ⅩⅢ 筛查、α_2-抗纤溶酶测定鉴别。②获得性 F ⅩⅢ 抗体：异烟肼、苯妥英钠、青霉素等药物可诱发 F ⅩⅢ 抗体。

治疗原则 以替代治疗为主，提高自体 F ⅩⅢ：C 以减少自发性出血。国内最常用的是 FFP 和冷沉淀。血浆制品较易获得，但存在血源性病毒传播的风险。治疗该病首选经病毒灭活的 F ⅩⅢ 浓缩物，其相对较安全、效价更高，且 F ⅩⅢ A 突变、F ⅩⅢ B 突变患者均适用。

预防 ①一级预防：即婚前预防。该病为常染色体隐性遗传病，应避免近亲婚配。②二级预防：即出生前预防。高危人群需行产前诊断，由于 F ⅩⅢ 缺乏症的高流产率，需在整个妊娠期间定期进行预防。③三级预防：即症状前预防。重型患者需及早给予预防治疗以减少致命性出血事件的发生。

（陈 萍 李 琦）

xuèyǒubìng A

血友病 A（hemophilia A，HEMA）

凝血因子Ⅷ（F Ⅷ）质或量的异常所致的 X 染色体连锁隐性遗传性出血性疾病。已纳入中国《第一批罕见病目录》。发病率没有种族或地区差异。在不同国家存在差异，世界血友病联盟（WFH）估计的发病率为 5/10 万~10/10 万。血友病患者几乎都是男性，携带者为女性，女性患者极其罕见，仅女性两个 X 染色体均同时突变，或女性携带者另一条 X 染色体发生非随机失活，但少数女性携带者也有 F Ⅷ 活性部分减低而伴出血现象。

病因和发病机制 F Ⅷ 基因位于染色体 Xq28，全长共 187kb，由 26 个外显子组成。该基因突变的分子基础呈现多样性。点突变最常见，包括精氨酸（CGA）密码处的无义突变、活化剪接位点的错义突变、影响 F Ⅷ 与 vWF 结合的突变、影响 F Ⅷ 分泌的突变、影响 F Ⅷ 与 FⅨ 结合的突变等；其次，F Ⅷ 基因片段缺失；虽然插入和重排/倒位少见，却是重型血友病 A 的重要特征，F Ⅷ 内含子 22 倒位见于 45% 重型血友病 A，内含子 1 倒位见于 2% 重型血友病 A。F Ⅷ 基因突变类型与免疫相关基因是 F Ⅷ 抑制物产生的重要风险因素。

临床表现 主要为自发性关节、肌肉和深部组织出血，也可有胃肠道、泌尿道、颅内出血以及拔牙后出血不止等。反复关节出血导致关节畸形而残疾是该病主要特点，外伤或手术后延迟性出血是第二个特点，严重出血事件可危及生命。根据患者 F Ⅷ 活性水平可将血友病分为重型（<1%）、中间型（1%~5%）和轻型（>5%）。血友病 A 的因子替代治疗后可能出现 F Ⅷ 抑制物情况而导致常规 F Ⅷ 治疗无效和止血困难，重型者抑制物累积发生率约 30%。

诊断 根据出血表现和筛选试验显示单一的活化部分凝血活酶时间延长而怀疑血友病，通过检测 F Ⅷ 活性和 vWF 活性/抗原的确诊试验而明确诊断。

鉴别诊断 需与血管性血友病和获得性血友病 A 等鉴别。F Ⅷ 抑制物检测、关节影像和功能评估、生活质量评估等是长期随访所推荐。

治疗原则 最基本的治疗是 F Ⅷ 替代治疗，包含出血时按需治疗，减少出血和防止关节残疾的预防治疗。重型者推荐预防治疗。

F Ⅷ 模拟物等非因子治疗是新方法。并发症治疗包括血友病性关节病的康复理疗和矫形手术，抑制物患者的止血处置和抑制物清除的免疫耐受治疗，以及终身性疾病需要的综合关怀管理。

预防 遗传咨询有助血友病家族中女性成员的评估，女性携带者的产前基因诊断和产科咨询有助选择阻止血友病患儿的出生。

（孙 竞）

xuèyǒubìng B

血友病 B（hemophilia B，HEMB）

凝血因子Ⅸ（F Ⅸ）质或量的异常所致的 X 染色体连锁隐性遗传性出血性疾病。又称克里斯马斯病（Christmas disease）。已纳入中国《第一批罕见病目录》。发病率明显低于血友病 A，在男性中的发病率约 4/10 万，血友病中占比仅 10%~15%。遗传方式及女性携带者情况与血友病 A 相同。

病因和发病机制 F Ⅸ 基因位于染色体 Xq27，与 F Ⅷ 基因距离甚远。F Ⅸ 基因片段较小、结构简单，长约 34kb，由 8 个外显子组成。该基因突变与 F Ⅷ 基因类似，其分子基础呈现多样性。点突变是最常见，包括无义突变、错义突变、剪切位点突变和框移突变等等；其次是少见的片段缺失和插入。不同于 F Ⅷ 基因突变类型，F Ⅸ 基因突变类型中发现少数是 F Ⅸ 基因启动子突变，其中一部分启动子突变导致持续终身 F Ⅸ 活性缺乏，但部分启动子突变导致一种变异型血友病 B（血友病 B Leyden），患者出生时 F Ⅸ 活性严重缺乏，但青春期后 F Ⅸ 活性水平可以上升或正常。

临床表现 根据 F Ⅸ 活性水平分为重型（<1%）、中间型（1%~5%）和轻型（>5%）。但血友病 B 患者抑制物发生率明显低于血友病 A，仅约 5%，但血友病 B 伴抑制物患者可能伴有过敏现象或肾病综合征。

诊断　与血友病 A 类似，根据出血表现和筛选试验显示单一的活化部分凝血活酶时间延长而怀疑血友病，通过检测 FIX 活性的确诊试验而明确诊断。

鉴别诊断　需与获得性血友病 B 等鉴别。FIX 抑制物检测、关节影像和功能评估、生活质量评估等是长期随访所推荐。

治疗原则　最基本治疗是 FIX 的替代治疗，包含按需治疗和预防治疗，以及终身性疾病需要的综合关怀管理。并发症治疗包括血友病性关节病的康复理疗和矫形手术，抑制物患者的止血处置和抑制物清除的免疫耐受治疗，但血友病 B 抑制物的免疫耐受治疗成功率明显低于血友病 A 者，仅 30%，而且需要脱敏或无肾损后进行。

预防　见血友病 A。

（孙　竞）

yíchuánxìng chūxuèxìng máoxìxuèguǎn kuòzhāngzhèng

遗传性出血性毛细血管扩张症（hereditary hemorrhagic telangiectasia, HHT）

遗传性血管壁结构异常所致的出血性疾病。又称朗迪-奥斯勒-韦伯病或奥斯勒-韦伯-朗迪综合征。特征为多系统血管发育异常，常导致儿童和成人患者发生脑卒中和危及生命的出血。于 1864 年由萨顿（Sutton）首次报道；1865 年，巴宾顿（Babington）报道了家族性病例，以反复鼻出血为特征。1896 年，法国医师亨利·朗迪（Henri Rendu）对该病进行了较详细的论述。1901 年，加拿大医学家威廉·奥斯勒（William Os-

ler）对该病的病理学及临床特征进行了描述。1907 年，英国医师弗雷德里克·帕克斯·韦伯（Frederick Parkes Weber）也报道了该病。直至 1909 年，哈内斯（Hanes）以彩色图示全面地论述了该病，并将其正式命名为遗传性出血性毛细血管扩张症。临床表现为反复鼻出血，皮肤黏膜毛细血管扩张，器官尤其是肝、脑、肺、消化道等内脏血管的动静脉畸形，有明确家族遗传史。

该病为常染色体显性遗传病，男女发病概率相等。在人种与地理上具有广泛的分布，发病率约为 0.2‰，中国尚无流行病学统计资料。

病因和发病机制　该病由编码转化生长因子 TGF-β 信号通路的基因发生突变引发，患者基因型常为杂合子型。已知的 HHT 基因型有 5 种（表 1），其中 3 种与特定的基因有关，其余的两种仅与一个特定的位点相连，尚未发现特定基因。80% 以上的 HHT 是由于 *ENG* 或 *ACVRL1* 突变导致。

HHT 相关基因编码的蛋白质都是 TGF-β 信号通路蛋白，TGF-β 家族可激活细胞膜上内皮糖蛋白（ENG）和激活素受体样激酶 1（ALK-1，ACVRL1），进而 ALK-1 磷酸化激活 SMAD 1/5/8，Smad 1/5/8 家族激活后成 R-SMAD，磷酸化激活 SMAD4，并与 SMAD4 结合形成复合物，引起核内基因转录水平变化，可调节细胞增殖、分化、迁移凋亡和分泌，最终影响血管的结构和功能。

病理特征　为全身各部位血管壁结构遗传性缺陷，毛细血管、小动脉及小静脉变菲薄，尤其是皮肤、黏膜和内脏部位，有的部位缺乏正常血管壁的弹力纤维及平滑肌成分。同时血管壁失去对交感神经和血管壁活性物质调节的反应能力，缺乏正常的舒缩功能，以至于在血流冲击时，病变部位的血管发生结节状和瘤状扩张。毛细血管扩张多发生于口、鼻、胃肠道、皮肤及手指等部位，动静脉畸形多发生于胃肠道、肺、脑及肝等部位。病变引起血管脆性增加，但身体其他部位的弹性纤维似乎是正常的。尸体解剖发现几乎所有器官均可受累。

临床表现　主要为毛细血管扩张、动静脉畸形（AVM）及其他症状。

毛细血管扩张症　累及机体的部位有唇、舌、颊黏膜、面部、胸部和手指上较明显，而大的毛细血管扩张可发生在肺、肝、胃肠道或脑等。体表出现的毛细血管扩张通常不高于皮肤表面，大小从针尖到小豌豆，颜色鲜红或紫红，压之退色。

表 1　已知的 HHT 基因型

疾病	OMIM 编号	基因	基因定位	描述
HHT1	187300	*ENG*	9q34.1	编码 endoglin 蛋白，是 TGF-β 家族的辅助性受体
HHT2	600376	*ACVRL1*	12q11q14	编码 ALK-1（ACVR1），是 TGF-β 超家族 I 型细胞表面配体的受体
HHT3	601101	未知	5q31	2005 年发现基因连锁，功能未知
HHT4	610655	未知	7p14	2006 年发现基因连锁，功能未知
JPHT	175050	*MADH4*	18q21.4	MADH4 编码 SMAD4，是 TGF-β 超家族的重要细胞内信号转导的共同效应分子

出血是毛细血管扩张引起的主要症状，常见的表现是反复性自发性鼻出血，多从儿童期发病，鼻出血是严重影响患者的日常生活。皮肤损伤和口腔出血较少，约80%的HHT可出现该症状。皮肤病变的特征性改变多出现在嘴唇、鼻、手指及面部太阳能够晒到的部位，常突然出现，随着时间的推移数量增加。部分HHT患者会出现消化道损伤，表现为间歇性出血（呕血或黑便）而不容易引起注意，但长期如此最终会导致机体铁缺乏，引起缺铁性贫血。

动静脉畸形 导致的症状多为动静脉分流而引起血栓或栓子形成。发生在较大的器官，主要发生在肺、肝和脑，脊髓动静脉畸形较少见。

其他症状 少数有 *SMAD4* 突变，可以出现多发大肠良性息肉，可导致出血或发生结直肠癌转化。少数患者还可以发生肺动脉高压，右心压力增加，导致外周水肿、胸痛和晕厥等。患者发生血栓的风险增加，尤其是静脉血栓，包括深静脉血栓形成或肺栓塞。HHT可能合并轻微的免疫缺陷，因而可能增加了感染的风险。

诊断 主要依据库拉索（Curacao）标准，有4条标准，如果4条中符合3条或4条，则可以确诊为；如果符合两条，则诊断为"可能或疑似"的HHT；如果为0或1条标准符合，则认为HHT"不可能"（表2）。结合典型的皮肤或黏膜毛细血管扩张、反复皮肤和黏膜出血、阳性家族史及内脏受累的证据可诊断。需结合体格检查及一些辅助检查协助诊断。

毛细血管扩张的检查 体格检查可发现皮肤和口腔毛细管扩张，鼻腔的毛细血管扩张可通过鼻咽内镜或喉镜检查发现。鼻出血的严重程度通过使用网格问卷了解鼻出血事件的次数以及持续的时间，客观记录。消化道毛细血管扩张可以通过内镜检查发现，当患者贫血的严重程度与鼻出血失血量不相符时，或有呕血、黑便等消化道出血证据时，应当进行内镜检查。

影像学检查 CT用于肺AVM、肝AVM的检查，具有以下优势：①可以多角度观察AVM灶的供血血管引流静脉及畸形血管团，清晰显示AVM的位置、数量、大小，有助于对病灶进行更加准确的综合性判断。为临床治疗方案的选择提供充分的依据。②扫描速度快，检查时间短，检查过程患者感觉较舒适。通常应用增强CT血管造影检查来确定肺部的病变，其灵敏度超过90%，CT扫描甚至可以不用造影剂。脑AVM通过CT血管造影检查发现。由于伪影及部分容积效应，CT对发生在颅底及顶部颅板下方的病灶，其显示能力受到限制。CT显示脊髓AVM病变的能力更是非常有限。

增强MR血管成像（CE-MRA） 具有无创性、可提供关于病变数量、位置及AVM复杂程度的准确信息、无电离辐射等优点，尤其适合年轻育龄妇女的筛查，以及在较长一段时间内需定期随访的HHT患者。CE-MRA多应用于肺AVM、脑AVM、肝AVM等病灶的检查，尤其是肺AVM的检查，可以进行准确分型，并对需要栓塞治疗的病灶准确定位，协助诊疗。

CE-MRA技术应用于脑AVM病灶的检查已较成熟，所有高场MR设备均可进行，可清晰显示病灶的位置、大小、形态及信号特征，对于发生在颅底及顶部颅板下方的病灶有明显的优势，可通过横断面、冠状面及矢状面的结合，将病灶显示得更加清晰。所有疑诊或确诊HHT的儿童均需要早期行脑MRI检查，以尽早发现可能导致大出血的AVM。对于没有神经系统症状的HHT患者可以不进行脑AVM的筛查，因为筛查发现的大部分病变都不需要治疗，反而会造成不良的影响。

应用于肝AVM病灶，CE-MRA可以清晰显示肝内病灶的大小、血供及复杂程度。利用该技术对HHT患者进行肝血管性病变的筛查，协助早期发现早期诊断。

数字减影血管造影（DSA） 诊断肺AVM的金标准，而且是手术及介入治疗前判断肺内血管性病灶的位置及结构的公认标准。但肺血管造影因电离辐射及碘对比剂肾毒性，使其应用受限。因此，肺血管造影仅在CE-MRA检查阳性考虑进一步做栓塞治疗患者中进行。DSA应用于肝AVM时，能动态观察肝、肠系膜上动脉、胃左动脉等血管的受累情况。因其电离辐射及碘对比剂毒性，

表2 库拉索诊断标准

鼻出血	自发性复发性鼻出血（超过9次）
毛细血管扩张	皮肤、黏膜多部位毛细血管扩张，典型部位毛细血管扩张：唇、口腔、手指、鼻
内脏病变	伴或不伴有胃肠道出血的胃肠道毛细血管扩张、肺AVM、肝AVM、脑AVM、脊髓AVM
家族史	一级亲属患至少有一人确诊HHT

以及 CT 及 MRI 进一步应用，使得 DSA 应用受到一定限制。

基因检测 基因检测可明确 HHT 患病家系的具体突变位点，使不符合 HHT 临床诊断标准的亲属（通常是儿童和年轻人）也能够及时确诊。家庭中的先证者首先进行基因检测，检测内容包括 ENG 基因和 ACVRL1 基因编码外显子的 DNA 测序与缺失/重复分析。这两个基因的突变占 HHT 突变的大多数。ENG 和 ACVRL1 编码序列突变测试阴性的患者，考虑行 SMAD4 基因检测以查明致病突变。SMAD4 突变的患者多发生幼年性息肉，是消化道恶性肿瘤的高危人群，这些患者及家属应按国家筛选推荐行胃肠道息肉和胃肠道恶性肿瘤的筛查。

鉴别诊断 需与其他毛细血管扩张和出血疾病鉴别。

CREST 综合征 有多发性毛细血管扩张、雷诺现象、指/趾硬皮病、食管运动失调、皮下钙质沉着表现。主要累及女性，毛细血管扩张以手最常见，极少出血。内脏少有毛细血管扩张，无家族史。

全身弥漫性血管角化病 一种遗传性糖脂代谢异常性疾病，以广泛性血管肌肉层受累（包括肾血管与肺血管）为特征。

血管发育不良症 内脏（尤其是胃和结肠）血管获得性异常，病变可为孤立性片状或弥漫性，急慢性胃肠道出血多见。该病还可见于特纳（Turner）综合征和血管性血友病。

治疗 尚无根治方法，主要为支持治疗，控制症状，预防并发症。

当前 HHT 慢性反复鼻出血非侵入性护理的重点是预防鼻出血，采取各种措施以维持鼻腔黏膜的完整性，如鼻腔加湿。加湿的依据是鼻内结痂和气流损伤鼻内扩张的毛细血管，导致继发性出血，而加湿有助于防止鼻内结痂。鼻出血可采用纱条、明胶海绵或中药马勃等行局部填塞，或给以表面止血剂，如凝血酶。鼻黏膜烧灼具有应急作用，但反复使用可致黏膜萎缩和中隔穿孔。反复鼻出血可采用内镜行局部烧灼，必要时应切除病变部位。

肺部多发病变和有肺动静脉瘘时较难处理。栓塞术是治疗肺动静脉畸形有效且安全的方法，该疗法安全，可减少右向左分流，提高氧饱和度，并可降低反复血栓栓塞和其他并发症。不宜行栓塞疗法者可考虑手术切除。应尽量切除动静脉交通短路，尽可能保留肺。

胃肠道出血的治疗包括治疗铁缺乏，贫血及减少胃肠道出血。慢性胃肠道出血的手段包括激素治疗（雌激素孕酮或达那唑）、抗纤维蛋白溶解药（氨基己酸或氨甲环酸）、其他单独病例报道过的药物（他莫昔芬、干扰素、沙利度胺、西罗莫司）以及内镜治疗。

贝伐珠单抗、沙利度胺已应用于临床，黏膜下注射给药已证明具有最大疗效和最小不良反应，贝伐珠单抗可有效纠正血管生成缺陷。

预防 ①一级预防：即婚前预防。该病是常染色体显性遗传病，应避免近亲结婚，进行婚前咨询。②二级预防：即出生前预防。父母患有 HHT 的人，有必要进行产前检测，降低患者出生的再发风险。③三级预防：即症状前预防。父母患有该病，有必要对其子女进行该病检测，在患者出现症状前早期诊断和早期治疗。

（陈萍 李琦）

布卢姆综合征（Bloom syndrome，BS） 以生长迟缓、匀称性矮身材和光敏感红斑样皮肤损害为特征的单基因常染色体隐性遗传病。又称为侏儒-先天性毛细血管扩张性红斑、侏儒面部毛细血管扩张综合征。归类为染色体断裂综合征。1954 年由美国皮肤科医师戴维·布卢姆（David Bloom）首先报道，为 BLM 基因突变引起。该病多见于东欧犹太人后裔，80% 以上的患者为男性。已知的全球病例不足 300 例。

病因和发病机制 BLM 基因定位于染色体 15q26.1，包含 4437bp，编码产物是 RecQDNA 解旋酶蛋白家族的一员，在 DNA 的复制、转录过程发挥重要作用。正常的 BLM 基因可以抑制姐妹染色单体间的交叉形成，是体细胞中霍利迪连接体分解的主要机制。BLM 的活性对着丝粒、端粒和核糖体 DNA 序列的稳定和先天免疫的调节至关重要。突变的 BLM 基因导致姐妹染色单体间 DNA 交换频率增加 10 倍，并阻止霍利迪连接体的移除，导致姐妹染色单体拉长、分节和缠绕。缺乏适当的 DNA 修复会导致染色体不稳定和遗传受损细胞的繁殖，从而导致癌症。染色体不稳定性或基因组不稳定性是患者细胞遗传学的显著特征。已发现有超过 60 种 BLM 基因突变与该病有关，其中包括在德系犹太人群体中发现的最常见的突变：2281 位点的 6 个核苷酸缺失，并被另外 7 个核苷酸取代。

临床表现 患者从 2 岁开始表现出明显的光敏性，特征是面部出现红斑，皮肤出现蝴蝶斑，不同病例斑的强度不同。部分患者可出现色素沉着，表现为躯干和四肢同时出现色素过高和过低，导致咖啡牛奶斑。此外，患者通常伴有声音高、面部窄、下颌小、鼻、耳突出的外貌特征。除这些独特的临床表型外，多数患者在儿童早期还有免疫缺陷，导致对耳鼻喉和胃肠道常见感染非常敏感。但这种缺陷可以随着年龄的增长而逐渐消退。

该病最重要的特征是在早期就有发展成癌症的倾向，为正常人的150~300倍，且1/3发展为多种独立的恶性肿瘤。实体肿瘤占所有癌症的57%，白血病和淋巴瘤占34%。在实体肿瘤中，结直肠癌最常见，其次是乳腺癌，然后是皮肤癌。罕见肿瘤如肾母细胞瘤也多见。

诊断　根据典型的蝶形红斑、光过敏，同时有体格、智力发育迟缓特征，结合实验室检查可以确诊。

溴脱氧尿苷染色体分析　患者具有染色体不稳定性的细胞遗传学特征，该检查可在细胞繁殖期间观察染色体的变化，如姐妹染色单体交换、断裂和四臂染色单体的数量等。

免疫印迹分析和免疫组化　有助于诊断检测BLM蛋白，可作为一种筛查工具。

基因检测　可明确BS的具体突变位点，利用聚合酶链反应（PCR）和直接测序方法对致病基因进行突变检测，明确诊断。

产前诊断及筛查　通过羊膜腔穿刺术抽取羊水或绒毛膜穿刺术绒毛取样对胎儿进行分子遗传学检测。

鉴别诊断　需与以下疾病相鉴别。

罗特蒙德－汤姆森（Roth-mund-Thomson）综合征　突变位于染色体8q24上的解旋酶基因*RECQL4*，临床表现为青少年白内障、异形皮病、光敏和骨骼发育不良，并发症为骨肉瘤和非黑色素瘤皮肤癌。

红细胞生成性原卟啉症　铁螯合酶基因突变位于18q21.3，临床表现为皮肤光敏性和原卟啉沉积继发的肝胆疾病，并发症为肝衰竭。

科凯恩（Cockayne）综合征　突变类型为*ERCC6*突变和*ER-CC8*突变，临床表现为色素性视网膜病变、侏儒症、鸟样面容和感光性，并发症为进行性神经变性。

治疗原则　尚无特效治疗，对症治疗为主。为降低患皮肤癌和其他光敏感皮肤病的风险，患者应避免晒太阳，并使用防晒系数高的防晒霜。

BS的早期诊断及随访是治疗的关键，恶性肿瘤及其相关的病死率是首要关注的问题。若患者有直肠出血、发热、淋巴结肿大等症状出现，提示恶性肿瘤的存在。患者对放疗和烷基化药物等治疗非常敏感，需要承受更多的治疗毒性，10%的患者将发展为继发性恶性肿瘤，需要更换治疗方案及终生随访。

预防　①一级预防：即婚前预防。该病是常染色体隐性遗传病，应避免近亲结婚。②二级预防：即出生前预防。即早发现、早诊断。对有家族史的孕妇，需要进行产前检查，一经确诊，终止妊娠。对有家族史的新生儿，实施基因诊断，并及早做好防晒护理。③三级预防：即症状前预防。患者及时注意皮肤变化，尽早就诊，并且定期行肠镜检查等预防癌症发生。

（陈萍　李琦）

血栓形成倾向 V（thrombophil-ia V）

凝血因子V（FV）的莱登（Leiden）点突变所致的血液高凝状态。FV的莱登点突变是遗传病，特征是对活性蛋白C的抗凝反应较差，并增加了静脉血栓栓塞的风险。1993年，瑞典学者达尔巴克（Dahlback）首先发现一种新的人类蛋白C（PC）系统异常，是引起血栓栓塞性疾病的原因。若将外源性活化蛋白C（APC）加入正常人血浆中，则活化部分凝血活酶时间（APTT）延长，在这种患者血浆中加入APC，APTT延长不明显，说明血浆中缺乏APC的辅因子，或由于某种未知原因，对APC抗凝作用不起反应，称为活化蛋白C抵抗（APC-R）。随后，贝妮亚（Benina）等发现了APC-R的原因，即因子*FV*基因1691位碱基发生G>A突变（莱登点突变）。突变结果是FV的506位由精氨酸替换为谷氨酰胺，进而导致血液高凝，易形成血栓。该病主要特征为深静脉血栓形成和肺栓塞。

病因和发病机制　该病是常染色体不完全显性遗传病，分为纯合子和杂合子两型。主要特征是对外源性APC的抗凝反应较差。APC是天然抗凝蛋白，可裂解促凝因子FVa和FⅧa，使其失活，进而下调凝血酶的生成。APC-R的实验室特征为患者血浆能完全耐受APC的抗凝活性。正常凝血因子FV能在体外纠正患者血浆对APC的抗性，而从患者血浆中分离出来的FV能使正常血浆产生APC-R。90%~95%的APCR由凝血因子*FV*基因1691位G>A突变所致。该突变导致凝血因子FV多肽链506位精氨酸被谷氨酰胺替代，而精氨酸是APC

裂解失活活化凝血因子 F V 的限速位点。活化凝血因子 F V 突变体仍然表现正常的促凝活性，但却对 APC 裂解不敏感，导致凝血活酶复合物稳定性增加，凝血酶产生加速。该过程进一步反馈激活凝血因子 F V 及凝血因子 F Ⅷ，促凝血功能增强。此外，F V 突变体作为 APC 辅因子活性亦降低，进一步加剧凝血与抗凝血功能失衡。F V 莱登点突变个体血栓形成危险增加数十至数百倍。

临床表现　主要为静脉血栓栓塞。发病年龄较其他遗传性抗凝因子缺陷症晚。首次发病年龄多为 18~53 岁。约 40% 的患者到 45 岁至少有过一次血栓形成的发作。妊娠、手术、口服避孕药等因素可促发血栓形成。血栓发生部位最常见为腿部，肺部、上肢、深静脉血栓也常见。一些少见部位包括脑静脉、视网膜静脉、肝静脉、卵巢静脉和肾静脉。

诊断　根据病史及辅助检查协助诊断。需用抗 APC 试验予以确诊，即在患者血浆中加入 APC 测 APTT，与不加 APC 的 APTT 比较，以 APC 敏感率表示。正常人加 APC 的 APTT/不加 APC 的 APTT 比值大于 2.8，杂合子在患者小于 2.2，纯合子小于 1.7。

若患者有血液高凝状态表现，可进行血栓形成倾向检测：①50 岁前发生的自发性静脉血栓栓塞。②家族性血栓栓塞史。③非常见部位（颅内静脉、内脏器官静脉和上肢静脉）的血栓。④病理妊娠（复发性流产、死胎、新生儿畸形）。⑤不明原因的凝血功能异常（APTT 延长）。⑥起始抗维生素 K 治疗后出现皮肤坏死。

鉴别诊断　需与其他抗凝因子缺陷所致血栓性疾病鉴别，需依赖实验室检查。此外，需与继发性 APC-R 鉴别，抗 APC 可继发于抗磷脂抗体综合征。

治疗原则　对血栓栓塞患者，详尽询问病史。有选择地进行血栓形成倾向检查。判断静脉血栓栓塞的病因是特发性或继发性，是否患有血栓形成倾向，最终制定个性化治疗管理方案。主要治疗方法为抗凝治疗和下腔静脉滤器（IVCF）治疗。

抗凝治疗　分三阶段。①起始抗凝阶段：开始至治疗 10 天，目标是减少血栓量，防止血栓继续形成和栓塞。②早期抗凝阶段：治疗 10 天至 3 个月，目标是预防血栓复发、栓塞和血栓形成后综合征，以及促进血栓溶解。③长期抗凝阶段：治疗 3 个月后，目标是预防血栓复发、栓塞和血栓形成后综合征。

常用抗凝药物为肝素、低分子肝素、抗血小板药物（环氧化酶-1 抑制剂、腺苷二磷酸受体拮抗剂、凝血酶受体拮抗剂等）、纤维蛋白溶解药（尿激酶、链激酶等）。高血压、肾衰竭、糖尿病、肝病、贫血和近期消化性溃疡患者，在抗凝期间容易发生出血并发症。建议抗凝期间检测国际标准化比值。

下腔静脉滤器植入　IVCF 可有效防止致死性肺栓塞的发生。但滤器植入并同时应用低分子肝素的患者，深静脉血栓形成再发率高于单独使用抗凝治疗的患者，且存在血肿、滤器移位等并发症。因此，IVCF 置入不能作为常规治疗手段，应严格掌握适应证。

预防　①一级预防：即婚前预防。应进行婚前保健及婚前咨询。②二级预防：即出生前预防。控制血压，降低低密度脂蛋白，是血栓症二级预防的重要手段。③三级预防：即症状前预防。手术前、预防术后血栓、妊娠期等有诱发血栓形成可能时，应用口服抗凝剂预防。纯合子或已有血栓形成的患者，应予以口服抗凝剂治疗。

（陈萍 李琦）

yíchuánxìng xuèxiǎobǎn jiǎnshǎozhèng

遗传性血小板减少症（hereditary thrombocytopenia，HT）

一组以血小板计数低于正常参考值下限的遗传性出血性疾病。常伴有血小板功能异常，进而导致止血功能受损。

分类　如下。

按照遗传方式分类　可以分为常染色体隐性遗传性血小板减少症、常染色体显性遗传性血小板减少症、性连锁遗传性血小板减少和其他遗传方式未明的血小板减少症。

按照发病机制分类　可以分为巨核细胞产生障碍、巨核细胞成熟障碍、血小板结构和功能异常、血小板破坏增加。

按照血小板体积分类　可以分为三型（表 1）：小血小板型遗传性血小板减少症［平均血小板体积（MPV）<7fl］、正常体积血小板型遗传性血小板减少症（MPV7~11fl）和大血小板型遗传性血小板减少症（MPV>11fl）。

病因和发病机制　按照血小板大小分类如下。

小血小板型遗传性血小板减少症　包括两种。

威斯科特-奥尔德里奇综合征常为 X 连锁隐性遗传病。由位于染色体 Xpl1.22-23 的 WAS 基因突变所致。该基因包括 12 个外显子，编码含 502 个氨基酸残基的 WAS 蛋白（WASP）。已知 WAS 有上百种突变，错义突变仍可形成 WASP，而小片段缺失或插入

表1　遗传性血小板减少症分类

小血小板型

　X 连锁血小板减少症（性连锁遗传）

　威斯科特-奥尔德里奇（Wiskott-Aldrich）综合征（性连锁遗传）

正常体积血小板型

　先天性低巨核细胞性血小板减少症（常染色体隐性遗传）

　家族性血小板疾病/急性髓性白血病（常染色体显性遗传）

　伴有桡尺骨融合的低巨核细胞血小板减少症（常染色体显性遗传）

　血小板减少伴桡骨缺失综合征（常染色体隐性遗传）

　常染色体显性血小板减少症（常染色体显性遗传）

大血小板型

　巨大血小板综合征（常染色体隐性遗传）

　2B 型血管性血友病（vWD）/血小板型 vWD（常染色体显性遗传）

　地中海巨血小板减少症（常染色体显性遗传）

　迪格奥尔格（DiGeorge）综合征（常染色体显性遗传）

　红细胞增生不良性贫血伴血小板减少症（性连锁遗传）

　X 连锁血小板减少伴珠蛋白生成障碍性贫血（性连锁遗传）

　帕里斯-陶瑟-雅各布森（Paris-Trousseau-Jacobsen）综合征

　MYH-9 相关疾病［梅-黑（May-Haegglin）异常、费希特纳（Fechtner）综合征、Sebastian 综合征、Epstein 综合征）（常染色体显性遗传）

灰色血小板综合征

　蒙特利尔（Montreal）血小板综合征（常染色体显性遗传）

　大血小板型血小板减少伴血型糖蛋白 A 表达

则不能。患者 WASP 表达减少或不表达，导致巨核细胞与胶原蛋白的相互作用受到障碍，致使诱导巨核细胞迁移的富含肌动蛋白的伪足和基质细胞衍生因子 1 形成障碍，使血小板在骨髓原位释放。

X 连锁血小板减少症（XLT）为 WAS 的轻症变异型，也由 WASP 突变引起。

正血小板型遗传性血小板减少症　包括以下四种。

先天性低巨核细胞血小板减少症（CAMT）　常染色体隐性遗传性骨髓衰竭综合征。由 c-MPL 基因的移位、无义、错义表达及突变导致 TPO 受体的表达或功能缺陷所致。根据基因型分为三型：Ⅰ型，c-MPL 基因功能完全缺失，患者存在严重血小板减少；Ⅱ型，c-MPL 基因保留部分功能；Ⅲ型，c-MPL 基因无缺陷，但存在无功能的巨核细胞。TPO 和其受体是多种造血前体细胞存活的关键分子，在巨核细胞分化过程中起关键作用。

伴有桡尺骨融合的先天性无巨核细胞血小板减少症（RUSTA）　常染色体隐性遗传病。患者 HOX 基因家族的某些转录因子杂合性单核苷酸缺失的突变，导致基因的移位和蛋白质断裂，影响 HOXA11 转录因子的同源区-DNA 结合区的功能，该结合区的功能为调节骨骼的发生和造血细胞的分化。

血小板减少伴桡骨缺失综合征（TAR）　罕见的巨核系增生低下的常染色体隐性遗传病。其发病机制尚不清楚。患者骨髓中缺乏巨核细胞，且体外培养巨核细胞集落形成缺陷。患者血清 TPO 水平升高，体外试验中 TPO 对小班无作用，其可能机制为 TPO7/c-Mpl 信号通路的缺陷阻断巨核细胞的生成。

伴急性髓细胞性白血病倾向的家族性血小板减少症（FPD/AML）　常染色体显性遗传病。由染色体 21q22.12 上 RUNX1 基因突变所致。该基因高度表达于胸腺、骨髓及外周血细胞，属 RUNX 转录因子家族基因，含 880 个核苷酸，编码蛋白 RUNX1。RUNX1 与互作蛋白 CBFB 共同形成转录因子复合体，负责造血后期的转录调控。RUNX1 突变可直接影响与巨核细胞分化相关的下游基因表达，从而使巨核细胞数量下降，体积缩小；也可干扰造血干细胞自我更新或分化过程，导致多种造血细胞生成障碍。此外，RUNX1 是肿瘤抑制基因，通过上调细胞周期调控基因 p14ARF 的表达而增强肿瘤抑制因子 TP53 的作用。当 RUNX1 发生突变时，TP53 的作用减弱，使患者更易发生肿瘤。

大血小板型遗传性血小板减少症　包括六种。

血小板型血管性血友病（PTvWD）和 2B 型血管性血友病（vWD2B）　均为常显性遗传病。前者由 GPIBA 基因突变引起，引发糖蛋白的构像改变，诱导失活的血管性血友病因子（vWF），使血小板异常结合于 vWF，并自发聚集。当血小板被从循环中移除后，引起了血小板减少和血浆 vWF 的减少。后者由 vWF 突变引起，使 vWF 自发地结合于血小板表面的 GPIb 受体，导致血小板和 vWF 过快被清除，引起 vWF 多聚体缺乏和血小板减少。

MYH9 相关性疾病（MYH9-RD） 常染色体显性遗传病。包括四种类型［梅-黑异常、费希特纳综合征、塞巴斯蒂安（Sebastian）综合征和爱泼斯坦（Epstein）综合征］。主要表现为巨大血小板、血小板轻度至中度减少、中性粒细胞包涵体。由非肌肉肌球蛋白重链9（*MYH9*）基因异常所致，该基因位于染色体22q12-13，编码非肌性肌球蛋白重链ⅡA蛋白。*MYH9-IA* 基因杂合型突变导致的疾病称为MYH9-RD。该基因突变引起巨核细胞出芽异常，异常蛋白沉积于细胞内形成包涵体。

灰色血小板综合征（GPS） 常染色体隐性遗传病。病因是染色体 3p21.1-3p22.1 上 *NBEAL2* 基因突变，该基因编码的蛋白参与囊泡运输。GPS 的基本病理在于巨核细胞不能将这些蛋白包装运送到 α 颗粒内，导致 α 颗粒内缺乏这些蛋白，因此该病又称 α 颗粒缺失、α 储存池病或 α 血小板综合征。

巨大血小板综合征 常染色体隐性遗传病。病因为 *GPⅠbα*、*GPⅠbβ* 和 *GPⅨ* 基因缺失、插入、突变等导致血小板膜糖蛋白 Ⅰb/Ⅸ/Ⅴ（GPⅠb/Ⅸ/Ⅴ）复合物缺乏或结构异常造成。

帕里斯-陶瑟-雅各布森综合征 常染色体显性遗传病。由 11 号染色体 q23.3-q24.1 片段缺失所致。该区域包含 *Fli-1* 基因可编码 Ets 家族的两个转录因子，即 Ets-1 和 Fli-1。Fli-1 表达于巨核细胞，可促进巨核细胞的生成和分化。该病多为 Fli-1 半合子缺失，引起 Fli-1 表达产物减少，部分巨核细胞分化成熟受阻，血小板生成减少。含大 α 颗粒的血小板活性和聚集功能均正常，但不能正

常释放颗粒内容物，凝血功能减弱。

蒙特利尔血小板综合征 常染色体显性遗传病。发病机制与钙蛋白酶活性明显降低有关。钙蛋白酶通过 Ca^{2+} 激活后能水解蛋白，存在于骨骼肌，并作用于细胞骨架蛋白。患者血小板中钙蛋白酶的水解活性明显降低，使血小板膜上黏附蛋白结合位点的暴露增多，大量黏附蛋白结合到血小板表面，导致血小板自发聚集，从而使血小板数量减少，凝血功能降低。

临床表现 最常见为皮肤、黏膜出血。各型临床表现各有特点（表2）。

皮肤表现 ①瘀点（紫癜）：为皮肤上暗红色，不高出皮面，压之不退色的出血，不痛不痒。瘀点如针尖大小（直径<2mm），紫癜则稍大（直径 3~5mm），散布于全身以四肢和躯干下部多见，1~2 周逐渐自行变淡而消失。②瘀斑：为直径≥5mm 皮下片状出血，单发或多发小块瘀斑，一般不高出皮面，如血小板重度减少（<20×10⁹/L）或功能缺陷可呈大块、大片状，可有痛感，初起为暗红色、蓝紫色或紫色，以后转黄色、黄绿色或黄褐色，全身散在分布，以四肢、躯干下部及肢体易摩擦或碰撞部明显，一般 1~2 周可吸收消退。

黏膜出血 ①口腔血疱：为口腔舌黏膜下出血，大小不等水疱暗红色或紫红色，可自发出现，高出黏膜表面。②鼻出血：为反复鼻腔黏膜出血，自发或损伤发生，一般量不多，稍加填塞即可止血。③牙龈出血：可自发或刷牙后。④女性月经量多，淋漓不断超过 6 天，可无其他皮肤黏膜出血，仅表现为月经量多。

内脏出血 表现为咯血、呕血、便血（黑便）、尿血及颅内出血，一般见于重症患者，如血小板数<10×10⁹/L，易发生颅内出血危及生命。

其他 眼底视网膜出血可致视力障碍，甚至可失明，一般也见于重症血小板减少。亦可发生拔牙后出血、术中及术后出血。一般不发生深部组织出血、关节积血、浆膜腔出血。要注意血小板数和出血程度不一定相平行，有的从无出血。还可伴有发声迟缓、身材矮小、骨骼畸形、听力减退，或耳聋、肾炎、白内障，有的反复感染，如中耳炎、皮肤湿疹等。

诊断 根据临床表现、家族史以及其他先天异常，结合实验室检查以及相应的基因突变检测可诊断。

血小板体积分布曲线和 MPV 值 小血小板型，MPV<7fl；正血小板型，MPV7~11fl；大血小板型，MPV>11fl。

血细胞涂片显微镜检查 正常血小板为无核的血细胞，呈圆盘状，直径 2~3μm，大小不均匀，在 MGG 染色的血涂片上，胞质内包含紫色的颗粒（只有颗粒着色），均匀散在分布，或成群分布，位于中央形成颗粒体，即功能性的分泌体，周围可见无颗粒的亮区或晕环。小血小板：大小较均一，体积较小，呈点状。大血小板：体积较大，但直径小于红细胞（7μm），血涂片检查可观察到血小板均较正常血小板大。巨大血小板：血涂片可见体积大于红细胞的血小板，如果数量超过血小板计数的 5%，为异常，需进一步检查。发现巨大血小板时，还应在高倍镜（100 倍油镜）下查找白细胞内是否存在嗜碱性包

表 2　各型遗传性血小板减少症临床表现

小血小板型

WAS	通常为男性，以中至重度血小板减少、慢性顽固性湿疹以及反复发生细菌和病毒感染为特征。预后差，自身免疫病的发生率随年龄增长而上升，30 岁后发生恶性肿瘤的概率突增
XLT	仅有血小板减少，而无免疫缺陷

正血小板型

CAMT	典型表现是生后即出现的单纯的严重血小板少，有危及生命的出血风险，不伴有其他的先天缺陷
RUSAT	特点是双侧或者单侧的桡尺骨近端融合，导致前臂后旋不能，伴有其他的骨骼畸形和/或感音性耳聋。大多数患儿出生即有严重的血小板减少，血小板外形正常，可能进展成再生障碍性贫血，骨髓象提示巨核细胞减少
TAR	患儿出生即有血小板减少，骨髓巨核细胞少，同时有特征性的双侧桡骨缺失。约 50% 的患儿还有上下肢畸形、海豹肢症、面部畸形、大头畸等。血小板减少和出血倾向在婴儿期严重，至 2 岁时，倾向好转，成年后可能完全正常
FPD/AML	血小板大小正常，血小板中度减少，由于患儿存在血小板功能障碍，出血倾向严重。超 40% 的患儿发生血液系统恶变，如骨髓异常增生综合征或急性髓细胞性白血病

大血小板型

PTvWD 和 vWD2B	血小板减少和出血倾向轻，但在妊娠、感染或其他应激状态下，内皮细胞被刺激释放 vWF，后者黏附于血小板，导致血小板减少和出血情况恶化。vWD2B 的发病率是 vWD 的 3 倍，血浆中大的少和出血情况恶化。vWD2B 的发病率是 vWD 的 3 倍，血浆中大的 vWF 聚合体的选择性丢失可以用来鉴别 vWDW 和 vWD2B
MYH9-RD	最常见的临床表现为大血小板的血小板减少症，血涂片可见大于红细胞的巨大血小板。约半数以上患儿外周血涂片中性粒细胞内可见浅蓝色圆形、卵形或纺锤形 Döhle 样包涵体，有诊断意义。肾损害常见，常于 30 岁前出现蛋白尿，约 2/3 发展成肾衰竭。感音性耳聋是最常见的血液系统外症状，见于半数以上患者，早老性白内障见于 16% 的患者
GPS	表现为轻重不等的血小板减少和出血倾向，多数表现为骨髓纤维化、脾大和血清高维生素 B_{12}。随时间推移，血小板减少和骨髓纤维化逐渐恶化
巨大血小板综合征	双等位基因型的患儿表现为中度血小板减少，由于血小板不能黏附到受损血管的内膜，导致严重的出血倾向，外周血涂片中可见到多个巨大血小板。单等位基因型的患儿血小板常轻度减少，出血倾向轻，血小板 GPIb/IX/V 复合物减少一半以上
帕里斯-陶瑟-雅各布森综合征	几乎所有患儿出生即有血小板减少，伴骨髓巨核细胞增加。许多患儿同时还有其他缺陷，包括心脏、肾、消化道、生殖器、中枢神经系统及骨骼异常
蒙特利尔血小板综合征	血小板减少、血小板巨大化和血小板自发聚集。血小板在抗凝的全血、富血小板血浆、没有钙离子和纤维蛋白原的缓冲液都能自凝

涵体。

基因检测　应用测序方法对患者进行基因测序，明确其突变位点。有条件者进行家系分析，并完善基因检测。

鉴别诊断　除各种遗传性血小板减少症之间需相互鉴别外，还需与先天性血小板减少症、获得性血小板减少症鉴别。该病根据问诊其临床特征与特发性血小板减少性紫癜（ITP）等常见血小板减少性疾病鉴别（表 3）。

治疗原则　对症治疗为主，预防出血，避免应用损害血小板功能药物，必要时输注血小板治疗。

血小板输注　该类疾病表现为轻度至重度皮肤黏膜出血。对于巨大血小板综合征患者，常需输注血小板来控制自发性出血症状，如月经过多、鼻出血和胃肠道出血，并且在发生创伤或需要手术时始终需输注血小板。分娩也是一个高风险时期，对于轻度

表 3　HT 与 ITP 的鉴别

出血病史	ITP	HT
何时开始出现出血、瘀点、瘀斑	最近	长期存在
健康状态有无改变，是否服用新的药物	有	无改变
在小创伤、月经期、手术、分娩时有无过多出血	无	有
有无家庭成员有出血倾向或血小板减少	无	有
以前是否有过正常血小板值，何时？	有	无
对治疗（激素、静脉注射免疫球蛋白、anti-D、脾切除的反应）	血小板升高（约80%）	不定或效果甚微
输注血小板疗效	效果甚微或短暂	效果明显且持续时间正常

至中度出血，通常不需要输注血小板。血小板输注应有选择、有节制地使用，为降低风险，推荐 HLA 匹配的血小板单供者。如果无法获得此类献血者，则应使用去除白细胞的血液成分。血小板输注和血液成分治疗的额外风险是变态反应和传染源的传播。

局部止血措施 包括用浸泡了氨甲环酸的纱布、含有氨甲环酸的纤维蛋白密封剂、拔牙用的丙烯酸夹板以及鼻子出血的填塞物进行压迫。

抗纤维蛋白溶解剂 如 ε-氨基己酸或氨甲环酸类药物可用于预防小手术后出血，并可作为其他治疗方式的辅助药物，如重组因子Ⅶa（RFVIA）、去氨加压素（DDAVP）和血小板输注。一旦出现严重出血，应使用抗纤维蛋白溶解药物之一进行口服治疗，然后在必要时寻求医疗护理。抗纤维蛋白溶解药物对魁北克血小板病至关重要。

DDAVP 可增加血管性血友病因子（vWF）和Ⅷ因子的血浆浓度。作用机制可归因于血小板与内皮下基质的黏附性增加，以及高剪切率下血小板聚集增加，从而缩短出血时间。药物不良反应包括心动过速、低血压、面部潮红、头痛、严重低钠血症伴癫痫发作和动脉血栓形成。

重组凝血因子Ⅶa 机制可能与通过组织因子非依赖性过程增加凝血酶生成、增强血小板与细胞外基质的黏附以及恢复血小板聚集有关。

雌、孕激素 患者的月经初潮常与需要输血的过度出血有关。这是由于长期雌激素刺激无排卵周期，导致子宫内膜广泛增生，引起突破性出血。此时，可静脉注射高剂量结合雌激素 24~48 小时，然后口服高剂量雌/孕激素来实现止血。

使用血小板生成素模拟物 在慢性和难治性 ITP 中使用血小板生成素模拟物，如罗米司亭和艾曲波帕等提高血小板计数。

造血干细胞移植和基因治疗 患者移植 HLA 相同同胞、匹配的无关供体或匹配的家庭供体的干细胞，必须对每个人仔细评估该程序的风险效益比。

预防 ①一级预防：即婚前预防。该病有多种遗传方式，应避免近亲结婚。②二级预防：即出生前预防。即早发现、早诊断。对有家族史的孕妇，需要进行产前测试，一经确诊，终止妊娠。对有家族史的新生儿，实施基因诊断。③三级预防：即症状前预防。针对患儿的出血倾向，对症治疗。成人则要注意定期随诊自身免疫病和恶性肿瘤的发生。

（陈 萍 李 琦）

Wēisīkētè-Ao'ěrdélǐqí zōnghézhēng

威斯科特－奥尔德里奇综合征
（Wiskott-Aldrich syndrome, WAS）

以血小板减少伴小血小板、湿疹、免疫缺陷三联征以及易发自身免疫病及恶性肿瘤为特征的 X 连锁隐性遗传性免疫缺陷病。1937 年，威斯科特（Wiskott）首次报道了 3 例男婴患者，表现为血小板减少、腹泻伴血便、湿疹及外耳道感染。1954 年，奥尔德里奇（Aldrich）及同事证实此病为 X 连锁隐性遗传，因此而得名。WAS 蛋白（WASP）表达、WAS 基因突变类型与临床表现密切相关，也是患儿治疗及预后的重要因素。该病的发病率为 0.1/10 万~1/10 万，典型 WAS 患儿不经治疗的中位生存年龄仅为 15 岁。

发病机制 该病由 WAS 基因突变导致，基因定位于 X 染色体（Xp11.22-11.23），长 9kb，包含 12 个外显子，其 cDNA 由 1821 个碱基组成。基因编码由 502 个氨基酸残基组成的 WASP，其突变影响 WASP 的表达。WASP 是一种仅在造血细胞系表达，富含脯氨酸的胞质蛋白，主要参与细胞内信号转导、细胞骨架重新组合。WASP 表达与否，对患儿血小板的数量、大小及聚集有重要影响。WASP 表达异常的患儿更易发生自身免疫病，预后较差。

已发现 300 多种与 WAS 相关的基因突变，分布于整个 WAS 基因。突变种类包括错义突变、无义突变、剪接位点突变、缺失突变、插入突变和复合突变。已明确的 WAS 基因热点突变有 6 种，已报道热点突变 8 个，包括 4 个点突变（155C > T、168C > N、290C>N/291G>N 和 665C>T）、编码区内的 1 个移码突变（797 del C）和 3 个剪接位点突变（IVS1 + 1G > N、IVS3 + 1G > N、IVS7 + 2t > c），约占所有突变的 1/3 以上。国外最常见突变为错义突变，而中国最常见的突变为缺失突变。WAS 基因突变导致 WASP 表达水平降低甚至完全不表达或表达截短型蛋白，造成蛋白功能或结构异常，使造血细胞对外界刺激反应时的信号传导和细胞骨架重组障碍，影响血小板数量、大小及聚集，造成淋巴细胞迁移、信号传导及免疫突触形成异常，诱发该病。

临床表现 如下。

出血和血小板异常 出血和血小板减少是最早且最常见表现，也是该病显著持续的特点。通常出生 6 个月内出现血便、瘀点、瘀斑等出血倾向，其中以皮肤瘀斑、瘀点最为常见，严重时可出现危及生命的消化道大出血和颅内出血，原因为血小板减少伴血小板体积减小。

湿疹 患儿多数出现湿疹。湿疹范围、轻重程度差异很大。有家族湿疹等过敏史或过敏体质的患者，湿疹更为严重。发生湿疹的部位还可合并有病毒和细菌感染。发生湿疹的原因尚不清楚，可能与患儿体内 IgE 水平升高及 Th1/Th2 失衡有关。部分 WAS 患儿伴嗜酸性粒细胞增多症。

感染 由于患儿同时存在有体液免疫及细胞免疫缺陷，可出现多种类型的病原菌感染，包括细菌、病毒及真菌感染，感染可反复发生、迁延不愈。应特别注意条件致病菌感染。

自身免疫病 患儿常发生自身免疫病，最常见为自身免疫性溶血性贫血，其他包括中性粒细胞减少症、血管炎、关节炎、血管炎等自身免疫相关性疾病。若出现自身免疫病，则提示预后不良。

肿瘤 可伴发肿瘤，多见于存活期较长的患者，以青春期及成人多见，其中最常见的是 EB 病毒相关的 B 细胞淋巴瘤，其他有淋巴系统恶性肿瘤、胶质瘤、听神经瘤及睾丸癌。一但发生肿瘤，预后极差，5 年生存率极低，仅有极少数患儿生存期超过 2 年。

诊断 结合病史特点，男性患儿持续血小板减少伴小血小板，反复湿疹、感染，实验室检查示血清 IgA 和 IgE 升高、IgM 降低，对多糖蛋白的抗体反应减弱，T 细胞表达减少等特点，诊断并不困难。以下辅助检查有助于诊断。

血小板异常 血小板减少和血小板体积减小是该病的特征性表现。几乎所有的 WAS 患儿均存在血小板减少，程度可为轻度、中度及重度。重度血小板减少的

患儿可出现危及生命的消化道大出血及颅内出血。

免疫功能缺陷 患儿有体液免疫、细胞免疫缺陷。血清免疫球蛋白水平变化较大，多数患儿血清 IgG 轻度降低或正常，IgM 下降，IgA 和 IgE 升高。同族血凝素效价很低，对多糖抗原产生抗体和 Ig 的能力下降。对白喉、破伤风类毒素、流感杆菌 b 疫苗及肺炎球菌多糖疫苗反应微弱。对减毒活病毒疫苗的免疫反应正常。部分患儿存在 IgG 亚类缺陷，以 IgG$_2$ 缺乏为主。B 细胞数量明显增加，而 T 细胞数量显著减少。

基因检测 包括流式细胞术及 WAS 基因测序。流式细胞术检测外周血单个核细胞的 WAS 蛋白表达与否，可快速诊断。基因测序可以准确查出患儿 WAS 基因突变位点及类型，明确诊断并检出携带者，是诊断的金标准。此外，基因测序还可应用于产前诊断和遗传咨询。

治疗原则 患儿若不行造血干细胞移植，最终将死于出血、感染及恶性肿瘤。但其期望寿命已随着医疗技术的发展逐年增加，平均期望寿命已达到 8 岁，甚至可延长至 11 岁以上。但该病总体预后不佳。治疗方案因患儿的临床异质性而存在显著不同。一般治疗如下：

血小板减少 禁用影响血小板功能的药物（如肝素、阿司匹林、双嘧达莫等）。除非血小板减少引起严重出血不能控制危及生命，一般不主张血小板输注。输注血小板或其他新鲜血液制品时，供体必须行巨细胞病毒筛查，并先行照射以防移植物抗宿主病。大剂量激素冲击与丙种球蛋白冲击治疗对血小板减少无明显疗效。外科治疗方面，切除脾能增加血

小板的数量，减少出血。但脾切除有一定的缺陷，必须慎重。

湿疹 可局部使用激素药物外用。湿疹严重时，局部使用激素软膏，必要时可短期全身使用糖皮质激素。如合并感染，可予以静脉抗感染治疗。如果患儿出现了其他过敏反应会导致湿疹加重。因此建议在条件许可时完善食物变应原检测，以规避可能出现的过敏反应加重湿疹。

感染 合并感染时尽可能完善相关病原学检查，根据病原检查结果及药敏试验选择相对应的抗感染治疗方案。WAS 综合征的患儿应规律使用复方磺胺甲噁唑预防卡氏肺孢子菌感染，必要时输注丙种球蛋白预防及支持治疗。

其他 避免外伤。出现自身免疫病，可使用糖皮质激素治疗，控制症状后迅速减量。长期失血致贫血时，应给予补充铁剂。

造血干细胞移植 骨髓或脐血干细胞移植是根治该病的最佳方法。一旦考虑 WAS 综合征的患儿需尽快完善 WASP 检查，如有 WASP 表达缺失，有造血干细胞移植的绝对指征，应尽早移植；WASP（+）且表现为 XLT 的患儿常伴多种并发症，如条件允许，同样提倡造血干细胞移植。如发生严重感染，或出现自身免疫病及肿瘤时，在全相合或半相合的供者及经济条件许可的情况下，造血干细胞移植仍是首先考虑的根治方法。患儿 5 岁前移植成功率较高。

基因治疗 临床已开展 WAS 基因治疗，其临床应用价值获得肯定。随着基因编辑技术的进步，对于缺乏合适移植供者、有严重并发症等情况的经典 WAS 患者，基因治疗可成为重要的治疗方法。

预防 ①一级预防：即婚前

预防。该病为 X 连锁隐性遗传病，应进行婚前遗传咨询。②二级预防：即出生前预防。有 WAS 家族史的患者应进行产前诊断。③三级预防：即症状前预防。该病患者有免疫功能缺陷，应预防感染，避免外伤。

(陈萍 李琦)

Kèlìpèi'ěr-Tèléi'àonèi-Wéibó zōnghézhēng

克利佩尔-特雷奥内-韦伯综合征（Klippel-Trenaunay-Weber syndrome，KTS）

临床以深部和/或浅部静脉发育畸形、皮肤血管瘤（痣）、骨骼和软组织过度生长三联征为特征的先天性血管发育异常疾病。又称骨肥大性毛细血管瘤综合征。少数患者可伴有肢体软组织海绵状血管瘤和内脏器官的血管瘤，个别患者可并发动脉病变。

病因和发病机制　病因尚不清楚，已发现了散发性基因突变，尚不能证明有家族遗传。为不同表现型不规则显性遗传，在近亲结婚的患者中有隐性遗传。其发病起源于脊髓、交感神经、血管运动神经和胚胎发育异常等多种假说，但均未被证实。较有代表性的假说是中胚层发育异常，在胚芽的胚胎发育过程中，胚胎血管的退化推迟造成患肢血流量增加、皮温升高、浅静脉管径和数量均增加，从而引起患肢一系列临床表现。

临床表现　出生时即有不同程度的肢体畸形，但较晚出现明显的临床表现，75%的患者在 10 岁前出现症状，少数可延至中年或以后。除有典型的三联征外，常伴有多种其他症状和畸形。

血管瘤或血管畸形　最早出现的症状，在出生至幼年期，可发生紫红或深紫红、扁平的点状或片状的毛细血管畸形（鲜红斑痣或毛细血管扩张性红斑）。一些患者的血管畸形可向深层发展，侵及皮下组织、肌肉，甚至进入胸腹腔。血管畸形的数目和范围不等，一般在患肢的一部分，也可遍及整个肢体，严重时满布于患侧肢体和躯干，甚至延及对侧肢体。

组织增生　患肢的软组织和骨皮质均有增生，使患肢增粗、增长，足部尤为明显。一般患肢周长较对侧增加 4~5cm，严重者可增加 15cm 以上，患肢长度较对侧增加 3~5cm，严重时可增加 12cm 以上，并出现明显的骨盆倾斜，X 线片见长骨的骨皮质增生。肢体肥大在出生时即可发现，在婴幼儿末期和青少年期最为明显。一般认为，肢体的增长是静脉回流受阻的结果，增粗与淋巴系统病变有关。

静脉畸形　患肢多有明显的浅静脉曲张，其分布和外形没有一定模式，为原发性静脉扩张或继发于静脉高压而导致的倒流性扩张。临床上以"外侧静脉畸形"最常见，这是三联征的特征性表现，即于患侧下肢的外侧面出现由足到腰部曲张的浅静脉，是胎儿期的"背侧和坐骨静脉系统"，即腰-足静脉。正常时这支静脉在胎儿形成的第 2 个月即闭合，但在患儿该静脉却保持开放，并在出生后形成明显的曲张静脉。浅静脉曲张可特发存在，也可以是深静脉回流障碍后的代偿性通道。腘静脉病变者，膝关节周围可有侧支形成，在内侧大隐静脉曲张同时，外侧还可以有一些伸向关节表面的粗大浅静脉。当股浅静脉回流障碍时，除大隐静脉代偿性扩张外，还可能出现一支伴随坐骨神经行走的坐骨静脉，同时在内收肌的后方还有一支粗大的静脉，汇入股深静脉并使之扩张。髂静脉的畸形可单独发生，也可同时伴有股、腘静脉的病变，主要是在耻骨上可见曲张的浅静脉，将患肢的静脉血引入健侧的股静脉血中。此外，还通过外生殖器静脉流向健侧，并经腹壁静脉流入胸壁的静脉和上腔静脉。髋部表面的静脉常经臀静脉和闭孔静脉，汇入髂内静脉、骶中静脉，或直接进入下腔静脉。有部分患者的曲张静脉可自发性破裂或继发于创伤后引起出血，也可伴有血栓性浅静脉炎。

其他症状　①一般病变：包括肢体水肿、皮肤萎缩、多发性疣、皮炎、色素沉着、溃疡形成、蜂窝织炎等。②淋巴系统病变：肢体可有明显的淋巴水肿，原因有 3 种：纤维束带在压迫深静脉时压迫伴随的淋巴管；淋巴管发育畸形；合并乳糜管变异，导致异常反流，少数患者可发生乳糜胸。③其他先天性病变：包括并指/趾、多指/趾、巨指/趾、马蹄内翻足、髋内翻和脊柱裂等。

诊断　根据典型的三联征进行诊断。多数学者认为，婴幼儿若发现一侧下肢过长时，即应考虑该病可能，进行必要的检查。一些特殊检查可为诊断提供可靠的依据，特别是静脉造影对判断病变的性质、部位和严重程度。

鉴别诊断　①继发性一侧肥大，多因诸如血管、淋巴系统病变所引起。②垂体功能亢进引起的巨人症。③神经系统疾病引起的一侧萎缩，易将健侧误认为肥大。

治疗原则　尚无特效治疗方法。该病为良性疾病过程，伴有严重症状和后果的病例不多，因而主要是对症和减状治疗。对于小面积的血管瘤可采用电灼、冷冻疗法、放射治疗或激光治疗。当有动、静脉瘘时伴有肢体坏死或心力衰竭等可行截肢术。

预防　尚无系统预防措施，应重视遗传病的防治工作，产前做出诊断者应终止妊娠。

（陈萍 侯伟）

Léinuòbìng

雷诺病（Raynaud disease）

遇冷或情绪紧张时，以阵发性肢端小动脉强烈收缩引起肢端缺血改变为特征的疾病。又称肢端血管痉挛症。发作时，肢端皮肤由苍白变为青紫，而后转为潮红。该病无其他相关疾病和明确病因（原发）时称雷诺病；与某些疾病相关（继发）称雷诺现象。该病女性多见，男女比例为1∶10，发病年龄多在20~30岁。

病因和发病机制　病因仍不完全明确，与遗传及环境因素相关。寒冷刺激、情绪激动或精神紧张是主要的激发因素，其他诱因有感染、疲劳等。

免疫病及结缔组织病　几乎所有的结缔组织病都可伴发雷诺现象，并可出现在结缔组织病的其他表现之前，如硬皮病、混合性结缔组织病、系统性红斑狼疮、类风湿关节炎、皮肌炎和干燥综合征。这些疾病的血管病变在早期以痉挛为主，反复发作后则引起动脉壁炎症，进而出现血栓形成和管腔闭塞，最终导致组织坏死和溃疡。

慢性闭塞性动脉疾病　闭塞性动脉硬化、血栓闭塞性脉管炎、动脉栓塞。

神经系统疾病　包括中枢及周围神经系统疾病，如视丘下肿瘤、脊髓肿瘤、脊髓炎和神经损伤等。

药物性因素　麦角及其他抗痉挛剂、β受体阻滞剂、避孕药、环孢素、重金属盐及停用硝酸甘油等。

职业性因素　如反复振动性损害、小鱼际铁锤综合征（溃疡性动脉血栓）。常见于铸铁工、机械工、石工、打字员、钢琴家等，也有因动脉直接损害、冷损伤和工作中接触氯乙烯等而发生。

血液病　如冷凝集素血症和冷球蛋白血症等。

内分泌疾病　如甲状腺功能减退。

其他　如慢性肾衰竭、恶性肿瘤和肺源性高血压等。

临床表现　该病的典型发作过程为当寒冷刺激或情绪激动、精神紧张时，手指皮肤出现苍白和发绀，手指末梢有麻木、发凉和刺痛，经保暖后，皮色变潮红，则有温热和胀感，继而皮色恢复正常，症状也随之消失。疾病早期，上述变化在寒冷季节频繁发作，症状明显，持续时间长，而在温热季节则反之。如病情较重，则一年四季均可频繁发作。

皮色变化常有规律性，受累手指常呈对称性，皮色变化多按第4、5、3和2指顺序发展，拇指因肌肉较多、血液供应较丰富而很少受累，皮色变化先从末节开始逐渐向上发展，但很少超过腕部，都发生在双手。足趾发生雷诺病的现象较少见，耳郭、鼻尖、唇皮肤苍白或发绀者偶见。有些患者缺乏典型的间歇性皮色变化，特别在晚期，发作时仅有苍白或发绀。严重者指端皮肤出现营养障碍如皮肤干燥、肌肉萎缩、指甲脆裂、甲周易感染，当指动脉狭窄或闭塞后，指端出现浅在性溃疡和小面积坏疽，且伴剧烈疼痛，溃疡愈合后遗留点状皮肤瘢痕。

患者多有自主神经功能紊乱症状，如易兴奋、感情易冲动、多疑、郁闷、失眠多梦等。雷诺病无其他全身症状，雷诺现象可同时伴有原发病之临床表现。

该病可使小血管闭塞，导致指端缺血坏死。严重者可出现指末端指腹变平、坏疽，末节指骨可因缺血而坏死、被吸收、溶解，出现变短或截指现象。抵抗力低的患者，指端缺血而发生溃疡有可能导致骨髓炎、败血症等疾病，这也是该病最严重的并发症，正确而及时地应用抗感染药物有助于防止并发症的发生。

诊断　必须排除引起雷诺现象的相关疾病和明确病因。根据寒冷或情绪波动后临床出现阵发性肢端皮肤苍白、发绀及潮红，伴刺痛和麻木感，并在温暖后恢复正常的特点即可诊断。

诊断依据：①肢端皮肤在发作时有间歇性颜色变化。②好发于女性，年龄一般在20~40岁。③一般为双手受累，呈对称性。④寒冷刺激可诱发症状发作。⑤少数晚期病例可有指动脉闭塞和/或有手指皮肤硬化、指端浅在性溃疡或坏疽。⑥排除雷诺现象和其他类似疾病。

鉴别诊断　该病应与手足发绀症、网状青斑、红斑性肢痛症等相鉴别。

治疗原则　最重要的是针对原发病治疗，包括局部治疗、系统治疗和手术治疗。

局部治疗　外用药物可选用2%硝酸甘油软膏、1%~2%己基烟酸软膏、多磺酸黏多糖乳膏或复方肝素凝胶，每天2~3次。

系统治疗　①血管平滑肌松弛剂：能直接作用于血管平滑肌，以松弛周围血管。常用药物包括烟酸和硝苯地平。②抗高血压药及周围血管扩张剂：包括盐酸妥拉苏林、酚苄明、哌唑嗪、氢化麦角碱和利血平。③5-羟色胺拮抗剂：凯他色林可拮抗5-羟色胺的缩血管及血小板凝集作用。

手术治疗 病情严重，药物治疗无效且皮肤组织营养障碍者应实施手术治疗，如交感神经切除术。

其他 包括血浆置换、中医治疗等。

预防 应尽可能避免寒冷刺激和情绪激动；禁忌吸烟；避免应用麦角胺、β受体阻滞剂和避孕药；明显职业原因所致者（长期使用震动性工具低温下作业）尽可能改换工作状态或环境；如条件许可者可移居气候温暖和干燥地区。

(陈 萍 侯 伟)

yānwùbìng

烟雾病 (moyamoya disease)

以双侧颈内动脉末端及大脑前动脉、大脑中动脉起始部慢性进行性狭窄或闭塞为特征，并继发颅底异常血管网形成的脑血管疾病。又称脑底异常血管网病。因其颅底异常血管网在脑血管造影图像上形似烟雾，故称烟雾病。

该病在东亚国家高发，且有一定的家族聚集性，女性多发，有儿童和青壮年两个发病高峰。脑缺血和颅内出血是该病的两种主要危害，总体上儿童和成年患者均以脑缺血为主，而颅内出血多见于成年患者。烟雾病在中国的发病率和患病率有逐渐上升的趋势，但在诊断和治疗上仍存在一些争议。

病因和发病机制 病因不明，遗传因素可能参与发病。烟雾状血管是扩张的穿通动脉，起着侧支循环的代偿作用。临床表现复杂多样，包括认知功能障碍、癫痫、不随意运动或头痛，其中最常见的是脑缺血，可表现为短暂性脑缺血发作（TIA）、可逆性缺血性神经功能障碍或脑梗死，其中TIA常由情绪紧张、哭泣、剧烈运动或进食热辣食物等诱发。

自发性颅内出血多见于成年患者，主要原因是烟雾状血管或合并的微动脉瘤破裂出血，以脑室内出血或脑实质出血破入脑室最常见，也可见基底节区或脑叶血肿，单纯蛛网膜下腔出血较少见。神经功能障碍与脑缺血或颅内出血部位等相关。

临床表现 有以下类型。

TIA型 最多见，约占全部特发性烟雾病的70%。临床特点是反复发生一过性瘫痪或力弱，多为偏瘫，亦可为左右交替性偏瘫或双偏瘫。发作后运动功能完全恢复。病程多为良性，有自发缓解或发作完全停止的倾向。极少数病例伴有半身惊厥发作、头痛或偏头痛。罕见一过性感觉障碍、不自主运动或智力障碍。

梗塞型 急性卒中，导致持续性瘫痪、失语、视力障碍和智力障碍。

癫痫型 频繁的癫痫发作、部分性发作或癫痫持续状态，伴脑电图癫痫样放电。

出血型 蛛网膜下腔出血或脑实质出血，成人患者出现本型的概率大于儿童患者。

以上临床分型的后三型合称为非TIA型，病程复杂多变，预后较差，多表现为混合型，如癫痫型加梗塞型、癫痫型加TIA型等。如为单纯癫痫发作，预后不一定很差。无论何种类型，4岁以前起病者预后较差。此外，临床症状及其严重程度决定于侧支循环的代偿效果，如果能够维持足够的脑血流灌注，则可能不出现临床症状，或只有短暂的TIA型发作，或头痛。如果不能保持脑血流灌注，则症状严重，引起广泛脑损伤。

诊断 临床采用国际上普遍接受的烟雾病诊断标准，即日本烟雾病研究会1997年制定的标准：病因未明且数字减影血管造影（DSA）或磁共振血管成像（MRA）表现符合颈内动脉末端及大脑前、中动脉起始段进行性狭窄和/或闭塞；动脉期显示异常的烟雾状血管网；病变为双侧性；同时要排除以下疾病：动脉粥样硬化、自身免疫病、脑膜炎、脑肿瘤、21三体综合征、脑外伤、放射线头部照射和甲状腺功能亢进症等；可能的烟雾病，即儿童或成人的单侧病变也需排除。

影像学检查是诊断烟雾病的主要手段。中国医学科学院北京协和医院应用经颅多普勒超声筛查出不少临床可疑或不曾想到的烟雾病患者，还能发现更多缺血性和表现为非典型血管病症状的成年患者。DSA仍是最准确可靠的诊断方法，MRI/MRA可以对大部分烟雾病做出明确诊断。

治疗原则 该病病因不明确，病情发展难以预测，部分患者由于得到足够侧支供血，改善了脑缺血状态，可自发性痊愈。但另一些患者由于失代偿而造成不可逆神经功能障碍，因此，治疗中应考虑这两种情况。已知原因引起的继发性烟雾病即烟雾综合征患者，应积极治疗原发病。

内科治疗 主要是对症处理。对于缺血性起病可应用血管扩张药、抗凝药。对脑出血应用止血药物和抗纤维蛋白溶解药等。对于癫痫患者和不随意运动宜做相应的对症治疗。脑出血伴颅内压增高应适当控制颅内压。

外科治疗 颅内外血管重建手术是主要治疗方法，可有效防治缺血性卒中，其降低出血风险的疗效也得到证实。关于手术时机，较一致的观点认为，一旦确诊尽早手术，但应避开脑梗死或颅内出血的急性期，具体时间间隔尚有较大争议，应根据病变范围和严重程度等作出决策，一般为 1~3 个月。

血管重建术式主要有三类：直接血管重建手术、间接血管重建手术及联合手术。各种手术方式的疗效不一，且存在较大争议，缺乏高质量的循证医学证据。

预防 尚无特异而有效的预防方法。

（陈萍 侯伟）

Ālāriyē zōnghézhēng
阿拉日耶综合征（Alagille syndrome） GAJ1 基因突变导致的常染色体显性遗传病。源于肝内胆管发育异常，有五个主要的临床症状：胆汁淤积、心脏病、骨骼畸形、视觉畸形、典型面部特征。男女均可发病，国外报道发病率为 1.4/10 万。

病因和发病机制 病因与遗传、环境有关，好发于有家族史的儿童。定位在染色体 20p12 的基因出现异常，影响肝内动脉分支发育导致肝内动脉、胆管发育异常，胆管减少导致胆汁淤积。女性妊娠期间接触有毒化学物质、气体，受到物理射线辐射，服用药物等多种原因都能导致该病。此外，胆道感染可加重胆汁淤积，可能诱发或加重该病。

临床表现 男女均可发病，在出生后 3 个月内发生轻度黄疸，肝内胆汁淤积为该病的主要特征；严重瘙痒，前额突出，眼与鼻的距离大，下颏小而尖；肺动脉瓣可闻及收缩期杂音；脊椎前弓裂

开，不融合，无脊柱侧凸，有程度不等的智力发育迟缓；可有睾丸发育不良。

诊断 根据典型症状及肝活检能确诊。具有下列 3 项或 3 项以上者方可诊断为该病：①肝内胆管发育不全。②周围肺动脉狭窄。③典型的面部特征。④脊柱前弓分裂。⑤直系亲属中有一人以上患该病。

该病是婴儿期慢性胆汁淤积性肝病的重要原因之一。早期诊断困难，极易误诊为胆道闭锁，临床中必须提高警惕。通过肝穿刺病理检查、眼检查及脊柱摄片等有助于早期识别，正确诊断。

治疗原则 尚无特异性治疗方法，主要通过药物、手术等对症治疗，预后差异较大。给予熊脱氧胆酸或中药配合低脂饮食治疗胆汁淤积，并补充脂溶性维生素。使用他汀类、考来烯胺、熊去氧胆酸等药物缓解症状，对于肝功能失代偿者需及早进行手术治疗。

预防 该病是常染色体显性遗传病，对于有阳性家族史的人群应从婴儿时期开始筛查，孕妇在妊娠期应进行系统的出生缺陷筛查和产前诊断。确诊后尽早使用药物缓解症状。

（陈萍 侯伟）

wúbáidànbáixuèzhèng
无白蛋白血症（analbuminemia） 白蛋白（ALB）基因突变导致的常染色体隐性遗传病。又称先天性无白蛋白血症、特发性低白蛋白血症。罕见，全球仅发现约 90 例，发病率不足 1/100 万。

病因和发病机制 ALB 基因位于染色体 4q13.3，由 15 个外显子组成。ALB 以共显性的方式表达，即两个等位基因都被翻译。在肝细胞中，信使 RNA 编码一个

包含 609 个氨基酸残基的前体蛋白，通过切割 18 残基信号肽和 6 残基前肽得到成熟的 ALB，由一条 585 个氨基酸残基组成的非糖基化链组成，分子量为 66.5kD。该蛋白分泌到血液中，占血清总蛋白的 60%～65%。其主要功能是为各种内源性和外源性配体运输和储存蛋白质，以及维持血有效渗透压和血容量。

该病的遗传条件不是由 HSA 基因本身的任何总体结构重排引起的，而是可能由基因调控的先天性异常引起的。已知 28 种不同基因缺陷，分别位于 ALB 的 14 个外显子或内含子/外显子结点上。开塞利（Kayseri）变异是最常见的分子缺陷，为 c.228_229delAT。其次是吉马良斯（Guimarães）变异，为 c.1289+1G>A。

白蛋白含量的减少与合成缺陷有关，而不是过度分解代谢和/或蛋白质损失。脂质代谢紊乱是报告病例中最常见的发现，胆固醇始终升高。严重高胆固醇血症可能是白蛋白缺失的一种代偿机制的假设。而且无白蛋白血症患者可通过不同血浆蛋白的"代偿性"增加和毛细管压力的下降，从而无严重的电解质紊乱和水平衡紊乱。

临床表现 典型表现包括下肢水肿、脂肪营养不良（女性更明显）和直立性低血压。当血浆白蛋白浓度低或检测不出、无肾或胃肠道白蛋白丢失或肝病时，应怀疑无白蛋白血症。

在产前和围产期，无白蛋白血症孕妇合并生理性低白蛋白血症，可导致严重的流产和早产。

在新生儿和幼儿时期，由于液体潴留和下呼吸道感染，无白蛋白血症是一个导致死亡的危险因素。是导致 5 岁以下儿童死亡

的第二大直接原因。

在成人，无白蛋白血症被认为是一种良性疾病。除轻度水肿、低血压、疲劳外，很少有临床症状，偶尔还会出现特殊的下半身脂肪营养不良，而最常见的生化症状是明显的高脂血症。

诊断 如下。

血清学检查 血清总蛋白浓度仅略有降低，血清白蛋白降低，其他血清蛋白则有不同程度的增加（如 α_1 抗胰蛋白酶等）。总胆固醇和低密度脂蛋白浓度显著升高，而高密度脂蛋白和甘油三酯浓度正常。

免疫比浊技术结合血清蛋白电泳，可能是检测该病最准确的方法，即无白蛋白血症患者的白蛋白水平低于 1g/L。

影像学检查 静息及运动心电图、动脉血压监测、颈动脉及外周动脉单/二维超声心动图、超声彩色多普勒检查均无病理发现。

分子诊断 基于对一种可导致循环中蛋白质缺失的突变的识别。用特异的聚合酶链反应（PCR）从基因组 DNA 中扩增 ALB 的 14 个编码外显子及其内含子-外显子连接，并通过单链构象多态性和异双工分析筛选突变。另一种方法是通过变性高效液相色谱分离异双工和同双工 PCR 片段。然后用改变的色谱对样品进行 DNA 测序。

鉴别诊断 需与其他导致白蛋白浓度降低的遗传综合征相鉴别，如先天性肾病综合征、先天性蛋白质丢失导致肠病和早发性共济失调伴眼运动失用症等。白蛋白水平降低也可以由非遗传性疾病引起，如肾或肠道损失（肾小球肾炎、肾病综合征），再分布到血管外腔室（败血症和其他炎症状态）和产生率不足（严重肝硬化）。

治疗原则 尚无安全治疗该病的公认策略。治疗包括他汀类药物、定期输注白蛋白和吸脂。

一般疗法 建议患者低胆固醇、低饱和脂肪饮食，适量运动。

他汀类药物 使用辛伐他汀或阿托伐他汀，通常从小剂量开始服用，随着疗效增加。观察总胆固醇和低密度脂蛋白胆固醇（LDL-C）等变化。但由于代偿性高胆固醇血症的降低，长期治疗导致了胶体压降低，随之而来的副作用是踝关节和小腿的严重肿胀。

定期输注白蛋白 因他汀类药物严重的不良反应而停用后，可选择注射人白蛋白。每次输注前应采血，以评估血清脂质和白蛋白的长期变化。对患者输注白蛋白的疗效的临床试验已经证明胆固醇和多种血浆蛋白的短暂降低。

吸脂术 吸脂术和控制压迫疗法是一种安全有效的治疗方法，但脂肪是否会随着时间的推移重新积累还有待观察。

无白蛋白血症孕妇管理 使用舒林酸、抗宫缩剂、孕酮阴道栓剂，一个疗程的类固醇（刺激胎儿肺生长），深静脉血栓形成预防以及白蛋白注入。舒林酸是前列腺素合成酶抑制剂，通过减少胎儿尿产量来减少羊水容量，从而可能降低胎膜破裂和早产的风险。

预防 ①一级预防：即婚前预防。该病是常染色体隐性遗传病，应避免近亲结婚。②二级预防：即出生前预防。对无白蛋白血症孕妇，及时监测胎儿情况，孕妇羊水容量和白蛋白含量，预防早产和流产。③三级预防：即症状前预防。对有家族史的新生儿，实施白蛋白分子诊断，并预防新生儿期和儿童时期感染。成人患者长期服用阿托伐他汀治疗和定期输注白蛋白可能有助于降低心血管风险，严重者可进行吸脂术。

（陈 萍 吕璐玛）

yìcháng gamma qiúdànbáixuèzhèng

异常 γ 球蛋白血症（dysgammaglobulinemia） 限于 1 种或 1 种以上的免疫球蛋白缺乏，而其余免疫球蛋白正常或升高的原发性体液免疫缺陷病。又称选择性或部分性免疫球蛋白合成缺陷病。

病因和发病机制 人免疫球蛋白大多存于丙种球蛋白中，分为五类：IgG、IgA、IgM、IgD 和 IgE。正常情况下，体液免疫发生时几种抗体顺序产生，由 IgM、IgD，到 IgG、IgA，最后是 IgE。其主要作用是生成抗原-抗体复合物，阻断病原体对机体的危害。

X 连锁淋巴增生性疾病（XLP） 又称邓肯病，一种原发性免疫缺陷，特征是病毒感染后经常出现严重的免疫调节障碍，通常伴有 EB 病毒（EBV）。关键是受影响的个体对 EBV 感染后引起的疾病非常敏感。然而，患者也可能发生低丙种球蛋白血症和 B 细胞淋巴瘤，这与 EBV 暴露无关。该病由编码细胞内接头分子 SAP 的 *SH2D1A* 功能缺失突变引起。SAP 主要在 T 细胞和 NK 细胞中表达，功能是调节表面受体 SLAM 家族下游的信号转导通路，以控制 CD4$^+$ T 细胞（并通过扩展到 B 细胞）、CD8$^+$ T 细胞和 NK 细胞功能，以及 NK T 细胞的发育。

免疫球蛋白 A 缺乏症 4 岁以上患者，IgG 和 IgM 水平正常、IgA 水平降低或缺失，且排除其他导致低丙种球蛋白血症的原因。一般认为 IgA 水平低于 0.07g/L

是选择性 IgA 缺乏症（SIgAD）。遗传易感性尚不明确，常染色体隐性/显性和散发的遗传模式都有报道。发病机制尚不清楚。由于 SIgAD 具有异质性，与固有的 B 淋巴细胞缺陷、T 细胞异常和细胞因子网络受损有关。突变类型包括 4p 单体、10p 三体等共 9 种。

IgG 亚类缺乏症（IgGSD） 一种常见的或严重的呼吸道感染，一个或多个亚类水平低于正常（分别低于平均值 ≤2SD）且无法解释其他原因的疾病，以及 IgG 对肺炎球菌多糖接种反应降低的疾病。多有家族史，但遗传类型不明确，常染色体显性和常染色体隐性均有报道。发病机制不清楚，其缺陷可能在于 B 细胞亚群本身、T 细胞亚群及巨噬细胞。

选择性 IgM 缺乏症（SIgMD） 血清 IgM 水平反复低于正常的 2 个标准差，血清 IgA、IgG 和 IgG 亚类水平正常，免疫应答正常，无 T 细胞缺陷和外部致病因素。病因和遗传类型尚未明确。患者缺乏 IgM 阳性的 B 细胞，可能是由于免疫调节方面有缺陷。发病机制不清楚，辅助 T 细胞缺失、IgM 同型特异性抑制 T 细胞增多、固有 B 细胞缺陷和分泌 mRNA 转录物减少为可能致病机制。最常见的染色体异常是 22q11.2 缺失综合征。

高 IgM 综合征（HIGM） 又称免疫球蛋白类开关重组缺陷，特点是 IgG、IgA、IgE 水平低或不高，而 IgM 水平正常或升高。常染色体显性/隐性/X 连锁遗传。大多数表现为典型的体液性 PID，而 X 连锁和常染色体显性则与联合免疫缺陷病相似。病因是由于 B 细胞分化缺陷所致，最常见的基因突变是 CD40L 和 CD40 突变，

其余还有 AICDA 和 UNG 突变、PI3KR1 和 PI3KCD 突变等。

临床表现 如下。

XLP 主要有 3 种常见表型，对 EBV 感染的不适当免疫反应导致噬血细胞性淋巴组织细胞增多症或严重单核细胞增多症，丙种球蛋白血症和淋巴增生性疾病（恶性淋巴瘤）。

SIgAD 多数无症状，部分也出现肺部感染、过敏、自身免疫病、胃肠道紊乱、恶性肿瘤等多种临床表现。复发性肺部感染最常见。

IgGSD 最常见的临床表现为复发性呼吸道感染，变应性哮喘和/或变应性鼻炎是第二常见表现，其他还包括相关的自身免疫病。

SIgMD 抗感染的能力低，产生抗体反应弱。常发生临床感染，易因革兰阴性菌败血症而致死，常有脾大，可并发肿瘤及自身免疫病。

HIGM 较常见于 1~2 岁男童。反复发生化脓性感染，常合并血液系统疾病，伴有颈淋巴结和肝脾大。接种疫苗或感染后只产生 IgM 抗体。常发生 IgM 恶性浸润性病变，一般由胃肠道开始，最后累及所有内脏器官。

诊断 参照欧洲免疫缺陷协会（ESID）2019 年指南（表 1）。

鉴别诊断 主要与低丙种球蛋白血症相鉴别，后者分为原发和继发两种类型。先天性低丙种球蛋白血症可因缺少 IgG、IgA、IgM 中的一种、两种或全部型别的球蛋白而有多种病型，如 X 连锁无丙种球蛋白血症等。继发性低丙种球蛋白血症，主要是由于各种疾病使免疫球蛋白大量损失、消耗或合成不足引起。如患有免疫系统肿瘤，肾病综合征或慢性

肾炎及慢性肠道疾病等。

治疗原则 市售 γ 球蛋白只含微量的 IgA，不能选择性地替代 IgA。SIgAD 患者可产生抗 IgA 抗体，再输入 γ 球蛋白时易产生过敏反应，因此其治疗主要是对症治疗。

一般疗法 加强护理和营养，以提高患者的抵抗力和免疫力。

预防感染 应注意隔离，尽量减少与病原体的接触。

抗感染疗法 由于体液免疫能力低下，机体无法杀伤感染的病原菌，因此一旦发生感染，应选择广谱抗生素。因抑菌性抗生素不能阻止病原菌的扩散，故还应使用杀菌性抗生素进行治疗。

免疫替补疗法 ①人血清 γ 球蛋白：主要是使用 γ 球蛋白进行替代或补偿疗法，可使患儿正常地生存，甚至活到成年。长期反复注射会引起注射局部瘢痕形成，偶见发热、荨麻疹和血压下降等休克样反应，应及时按过敏性休克处理。②正常人血浆：也有替代 γ 球蛋白制剂的作用。③人血丙种球蛋白：提高血清免疫球蛋白水平。

XLP 的治疗 尚无正式的治疗原则。XLP 相关 HLH 的治疗类似于其他遗传性噬血细胞疾病，包括免疫抑制剂，如类固醇和依托泊苷或抗胸腺细胞球蛋白。当 HLH 与 EBV 感染相关时，也可考虑利妥昔单抗治疗。低丙种球蛋白血症采用静脉注射免疫球蛋白替代疗法治疗。淋巴瘤采用适合肿瘤的标准化疗。炎性肠病采用免疫抑制治疗。对于 XLP 的所有临床表型，唯一的治疗方法是异基因造血细胞移植，应尽早考虑。

预防 ①一级预防：即婚前预防。应避免近亲结婚。②二级

表1 异常 γ 球蛋白血症诊断标准

疾病	可能诊断的临床标准
XLP	男性个体（或女性严重歪斜 X 染色体失活）
	和以下两种：
	至少 1 次 HLH 发作（根据符合组织细胞学会标准）
	受影响家庭成员
	异常 EBV 反应
	低丙种球蛋白血症
	炎性肠病
	血管炎
	淋巴肿瘤，尤其是如果 EBV 相关
	和至少符合以下一项次要标准：
	流式细胞术评估 SAP（对于 XLP1）或 XIAP（对于 XLP2）表达减少或缺失 iNKT 细胞频率降低（<0.02% 的 T 细胞）
	流式细胞术中正常穿孔素表达
	正常脱颗粒（NK 或 CTL）试验或正常 NK 细胞细胞毒性试验
	和无部分白化病
	和代谢性疾病的正常检查
SIgAD	至少符合下列条件之一：
	感染易感性增加
	自身免疫表现
	受影响的家庭成员
	和 4 岁后确诊
	和血清 IgA 检测不出（比浊法检测小于 0.07g/L）
	但血清 IgG 和 IgM 正常（至少检测两次）
	和继发性低球蛋白血症已被排除
	和免疫球蛋白 g 抗体对所有疫苗均有正常反应
	和排除 T 细胞缺陷
IgGSD	感染（复发性或严重细菌性）
	和 IgG、A、M 血清/血浆水平正常
	和一个或多个 IgG 亚型的低水平（记录两次）
	和正常 IgG 抗体对某些疫苗的反应
	和排除 T 细胞缺陷
SIgMD	感染（侵袭性或复发性，通常为细菌性）
	和血清/血浆 IgM 水平低（IgG 及 IgG 亚类正常，IgA 血浆水平正常）
	和免疫球蛋白 G 对所有疫苗均有正常抗体反应
	和排除 T 细胞缺陷
CSR 缺陷和 HIGM 综合征	至少符合下列条件之一：
	增加感染易感（复发和/或机会性感染，包括隐孢子虫感染）
	免疫调节异常（自身免疫、淋巴细胞增生、硬化性胆管炎）
	细胞减少症（中性粒细胞减少症或自身免疫性疾病）
	恶性肿瘤（淋巴瘤）
	影响家族成员
	和 IgG 显著下降（至少测两次）
	和 IgM 正常或升高（至少测两次）
	和低球蛋白血症的明确原因已被排除
	和没有证据表明有严重的 T 细胞缺陷
	和无共济失调毛细血管扩张的证据

预防：即出生前预防。对已有家族史的新生儿应尽早确诊。③三级预防：即症状前预防。根据患者的临床表现，对症治疗。

（陈　萍　吕璐玛）

jiāzúxìng gāo alpha zhīdànbáixuèzhèng
家族性高 α-脂蛋白血症（familial hyperalphalipoproteinemia） 以血浆高密度脂蛋白胆固醇（HDL-C）水平升高为特征的常染色体显性遗传病。其在普通人群中的分布超过 90 个百分点，与明显的临床表现和冠状动脉粥样硬化性心脏病（CAD）的易感性相关或不相关。血浆总胆固醇

（TC）水平可能升高，而极低密度脂蛋白（VLDL）和低密度脂蛋白（LDL）通常在正常范围内。高 α-脂蛋白血症（HALP）分为中度（HDL-C 水平介于 80～100mg/dl）和重度（HDL-C 水平>100mg/dl）。

病因和发病机制 该病由胆固醇酯转移蛋白（CETP）、肝脂肪酶（HL）、载脂蛋白 C-Ⅲ（Apo C-Ⅲ）、清源受体 B 类 I 型（SR-BI）和内皮脂肪酶（EL）的编码基因突变引起。其他形式的 HALP 的病理生理学特征尚不清楚，HDL 的产生增加或分解代谢减少是否是这种脂质紊乱的原因尚不清楚。

CETP 基因包含 16 个外显子，编码一种糖基化血浆蛋白，该蛋白催化脂蛋白颗粒核之间甘油三酯（TG）和胆固醇酯（CE）的交换，介导 CE 从 HDL 到 VLDL/乳糜微粒的转运，以及 TG 从 VLDL/乳糜微粒到 HDL 和 LDL，从而调节 HDL-C 血浆水平。HALP 的遗传流行病学主要基于在日本进行的研究，日本是原发性 HALP 发病率最高的国家，1985 年首次描述了 CETP 缺乏症。日本已鉴定出 *CETP* 基因的 10 个突变，包括 3 个剪切位点、3 个无义位点、1 个启动子和 3 个错义突变（表1）。

HL 缺乏是单基因 HALP 的另一个原因。HL 是由肝细胞合成和分泌的一种与硫酸肝素蛋白多糖（HSPG）结合的脂解酶，它由 15 号染色体上的 *LIPC* 基因定位编码，并参与 HDL 和 TG 代谢。LIPC 的单核苷酸多态性可能促动脉粥样硬化，而其他的则诱导抗动脉粥样硬化表型。LIPC 单核苷酸多态性的不同作用受到环境、生活方式和激素因素等影响。HL 缺乏增加 HDL 的大小及其在胆固醇逆向转运过程中的功能，从而增加早发心血管疾病的风险。现只有少数由基因定义的 HL 缺陷引起的原发性 HALP 家族病例报道。

临床表现 1975 年，格卢克（Glueck）报道了一个有 26 名成员的家族性高 α-脂蛋白血症家系。在表现出高 α-脂蛋白血症的家系成员中，其血浆 TC 轻度升高，LDL-C 正常或减低，TG 正常，HDL-C 升高。受累成员身体健康，无黄色瘤，也无特异性体征和神经系统表现。此后，格卢克又总结了 18 个家族性高 α-脂蛋白血症

家系，认为环境因素在该病的发生中起重要作用，并且发现该病家系成员罕发早发心血管事件，高 α-脂蛋白血症可能为"长寿综合征"。但有研究报道，显著的高 α-脂蛋白血症可并发青年性角膜混浊，以及心肌梗死、心绞痛、周围血管疾病等动脉粥样硬化性心血管疾病。由于肝甘油三酯脂肪酶（HTGL）活性降低、CETP 缺损造成体内胆固醇逆转运显著障碍，因此促使动脉粥样硬化的发生。

诊断 正式的临床诊断标准尚未公布。主要依靠实验室诊断：包括胆固醇酯转移蛋白缺乏症，纯合子中 HDL 升高（2～6 倍正常），杂合子中 HDL 轻度升高，纯合子中 ApoA-I 升高（1.8 倍正常）以及纯合子中 ApoA Ⅱ 水平正常。

鉴别诊断 遗传性疾病导致低 HDL-C 血症（家族性低脂蛋白血症），包括典型的卵磷脂：胆固醇酰基转移酶（LCAT）缺乏症、鱼眼病和家族性 ApoA-I 缺乏症。角膜混浊在这些疾病中很常见，黄瘤仅在家族性 ApoA-I 缺乏时出现。应注意排除继发性低 HDL-C 血症，如严重的肝病，特别是肝

表1 *CETP* 基因突变位点

外显子/内含子	突变	位置	核苷酸改变	密码子	氨基酸改变
启动子	−69G→A	−69	gccc (g/a) gaag	NA	NA
外显子 5	L151P	8030	CTG C (T/C) C CTG	151	Leu→Pro
外显子 6	G181X	9150	AAG (G/T) GA CAG	181	Gly→Stop
	Q182X	9153	GGA (C/T) AG GTG	182	Gln→Stop
外显子 9	R282C	11528	GGC (C/T) GC CTC	282	Arg→Cys
外显子 10	Q309X	13199	TTC (C/T) AA GAG	309	G→Stop
内含子 10	Int10+2T→G	13206	GAGg (t/g) aact	NA	NA
内含子 14	Int10+2G→A	20291	CTC (g/a) aact	NA	NA
	Int14+3Tins	20293	CTCgt (−/t) aagt	NA	NA
外显子 15	D442G	21433	TTC G (A/G) C ATC	443	Asp→Gly

硬化,以及药物诱导的低 HDL-C 血症,最常见的原因是普罗布考和纤维酸盐联合使用。

治疗原则 尚无确切治疗方法。

预防 ①一级预防:即婚前预防。该病为常染色体显性遗传病,应避免近亲结婚。②二级预防:即出生前预防。对有家族史的胎儿,妊娠 4 月左右可取脐带血测定 HDL 浓度进行鉴别诊断。③三级预防:即症状前预防。根据不同患者可能出现的临床表现对症治疗。

(陈 萍 吕璐珏)

jiāzúxìng alpha zhīdànbái quēfázhèng

家族性 α-脂蛋白缺乏症(familial α-lipoprotein deficiency)

α-脂蛋白即血浆高密度脂蛋白(HDL)水平显著降低导致胆固醇酯在组织中积聚为特征的常染色体隐性遗传病。又称丹吉尔病(Tangier disease,TD)。

病因和发病机制 ABCA1 基因含 49 外显子,编码 ABCA1,其属于 ATP 结合盒转运蛋白家族的,含有 2261 个氨基酸残基,是一个大的转运蛋白群,参与不同疏水化合物跨细胞膜的转运。ABCA1 是一种翻转酶,促进脂质(主要是未酯化的胆固醇,但也有磷脂酰胆碱)从细胞膜内部向外移动。ABCA1 通过将胆固醇和磷脂转移到新生 HDL 中的载脂蛋白 A-I(ApoA-I)上,促进 HDL 颗粒的形成,并促进胆固醇从血管内皮细胞和巨噬细胞外移。含有的 ApoA-I 小颗粒在肾中容易降解。因此,ABCA1 的缺陷降低了循环 HDL-胆固醇浓度,导致胆固醇酯在全身单核吞噬细胞系统(如扁桃体、淋巴结、脾、肝和肠黏膜)的积累,并增加了冠心病的风险。轻度至中度高甘油三酯

血症的发生,是因为与 ABCA1 缺失相关的失调导致了富含甘油三酯的极低密度脂蛋白(VLDL)大量产生的增加。

该病由染色体 9q31 上的 ABCA1 基因功能失去性突变引起,导致 ABCA1 合成或活性降低。功能缺失的错义突变破坏与 ApoA-I 或 ATP 的结合,或破坏 ABCA1 蛋白向细胞膜的转运。大规模缺失很少见,但可能影响单个外显子、多个外显子或整个基因(表 1)。

临床表现 该病特征是循环中严重缺乏或缺乏 HDL,导致胆固醇酯在全身组织中积累,特别是在单核吞噬细胞系统中。主要临床症状包括扁桃体增生性黄橙色、肝脾大和周围神经病变,其性质可能是复发-缓解或慢性进展。临床表现可变,一些受影响的个体仅表现出生化紊乱。最具破坏性的是神经病变和心血管疾病。

口腔 扁桃体中的胆固醇沉积是显著特征。胆固醇沉积呈黄色/橙色,在儿童和年轻成人中显著增大,通常是首次观察到的表现。

心血管系统 过早冠状动脉粥样硬化性疾病发生在 60～70 岁(通常 40 岁前不会),有时心脏瓣膜也会受到影响。

神经系统 施万细胞内的外周神经中胆固醇的沉积导致神经纤维脱髓鞘,可出现不同表现:脊髓空洞症样神经病变(疼痛和温度感觉丧失,主要影响上肢)、多灶性感觉和运动神经病变(复

发-缓解模式)和远端对称性多神经病亚型。

角膜 角膜混浊,通常较轻,无视力丧失。

单核吞噬细胞系统 胆固醇在这些组织中的沉积导致肝脾大,脾受累也可导致血小板减少,同时胆固醇也可沉积在淋巴结内。

胰腺 糖尿病是由于胰腺的 α 细胞内沉积。

血液学表现 包括血小板减少症、网织红细胞增多症、溶血性贫血。

其他 腹痛、慢性非感染性淋巴结病、皮肤干燥、指甲营养不良、面部双瘫等。

诊断 正式的临床诊断标准尚未公布。日本 2021 年的诊断标准可作为参考(表 2)。

鉴别诊断 遗传性疾病导致低 HDL-C 血症(家族性低脂蛋白血症)包括典型的 LCAT 缺乏症、鱼眼病和家族性 ApoA-I 缺乏症。角膜混浊在这些疾病中很常见,但扁桃体肿胀和周围神经病变是 TD 病所特有的,而黄瘤仅在家族性 ApoA-I 缺乏时出现。

应注意排除继发性低 HDL-C 血症,如严重的肝病,特别是肝硬化,以及药物诱导的低 HDL-C 血症,最常见的原因是普罗布考和纤维酸盐联合使用。需注意普罗布考可能会在停药后的几个月里继续影响脂质谱。因此,在某些情况下,通过从普罗布考切换到纤酸盐或低温冻酸盐(选择性过氧化物酶体增殖物激活受体 α 调节剂,HDL-C 可能会显著降低。

表 1　家族性 α-脂蛋白缺乏症发生部位及变化

参考序列	DNA 变化	预测蛋白变化
NM_005502.3	c.1824delG	p.（Thr609ArgfsTer27）
NP_005493.2	c.1881C>G	p.Tyr627Ter

表2　家族性 α-脂蛋白缺乏症诊断标准（日本）

A. 要求的实验室检测结果

血浆（血清）高密度脂蛋白胆固醇低于 25mg/dL

血浆（血清）ApoA-I 浓度小于 20mg/dL

B. 临床症状

扁桃体肿胀呈橙色

肝和/或脾大

角膜透明度

周围神经病变

心血管病

C. 鉴别诊断

应排除下列疾病：卵磷脂胆固醇脂酰转移酶（LCAT）缺乏症，ApoA-I 缺乏和继发性低 HDL-C 血症

D. 基因检测

ABCA1 基因致病突变的鉴定（金标准）

《诊断分类》

明确：患者应满足所要求的实验室检测结果（A）和至少一种临床症状（B）和应排除疾病的鉴别诊断（C）和应阳性基因检测（D）。

可能：患者应满足所要求的实验室检测结果（A）和至少两种临床症状（B）和应排除疾病的鉴别诊断（C）。

家族性 α-脂蛋白缺乏症的诊断标准为"明确"或"可能"。

治疗原则　尚无确切的治疗方法，可通过改变生活方式来增加 HDL：定期进行有氧运动保持健康的体重，戒烟，用饱和脂肪酸代替单不饱和脂肪酸。这些干预措施可以改善症状，尤其是周围神经病变。尚无证据表明，针对低 HDL-C 并优化其 LDL 水平的药物治疗是有益的，但他汀类、烟酸和贝特类等降脂药物可以单独或联合使用。

通常是对症治疗，如扁桃体增大导致肿块症状或气道阻塞时行扁桃体切除术。角膜混浊、暂时性支撑（如踝足矫形器）和周围神经病变患者的运动可能需要角膜移植。如果脾大，应制定预防措施，如避免高强度运动或活动，以防止脾破裂。

通过靶向基因治疗实现上调肝细胞摄取胆固醇或下调高密度脂蛋白代谢，基因治疗导致 ABC1 过度表达，从而增加细胞内胆固醇的摄取。

预防　①一级预防：即婚前预防。该病是常染色体隐性遗传病，应避免近亲结婚。②二级预防：即出生前预防。对已有患者的家庭实行产前基因诊断。③三级预防：即症状前预防。根据患者的临床表现对症治疗，使用他汀类药物和低脂饮食治疗以降低心血管疾病的发生风险。

（陈　萍　吕璐玛）

yíchuánxìng dī xuèjiāng tónglándànbái-xuèzhèng

遗传性低血浆铜蓝蛋白血症

（hereditary hypoceruloplasmine-mia）　由于铜蓝蛋白基因特异性突变使铜蓝蛋白亚铁氧化酶活性完全缺乏，进而导致铁异常沉积于脑、肝等组织的常染色体隐性遗传病。又称遗传性血浆铜蓝蛋白缺乏症。特征是进行性神经退行性变并伴有脑铁蓄积。日本流行病学研究表明，在非血缘婚姻中，该病的发病率约为 0.5/100 万。

病因和发病机制　铜蓝蛋白是人血液中存在的一种含铜的具有氧化酶活性的 α_2 糖蛋白，其基因位于染色体 3q23-q24，具有铜铁氧化物酶的活性，主要由肝产生，能结合血浆中 95% 以上的铜，是重要的铜转运蛋白，可调节铜、铁离子的稳态并防止自由基的形成，在脑中表达在微血管的胶质细胞，为脑铁代谢和神经元生存所必需。铁在人体以二价亚铁离子的形式吸收，三价铁离子的形式运输并储存，亚铁离子的氧化需要在铜蓝蛋白的催化下完成。遗传性铜蓝蛋白缺乏症是由于铜蓝蛋白基因突变，造成铜蓝蛋白亚铁氧化酶丧失活性，致使二价铁无法被氧化成三价铁，进而不能与铁转运蛋白结合，转运到体内各组织中去。由于体内的二价铁无法被氧化利用，便过多沉积在肝、胰腺、肌肉、中枢神经系统等部位，从而出现相关组织中铁浓度显著增高的现象。铁沉积在中枢神经系统，会在脑内星形胶质细胞聚集，脑组织出现明显的氧化应激损伤，导致神经退行性病变；铁沉积在胰岛，会导致胰岛抵抗，调节血糖能力受损，空腹血糖居高不下；铁沉积在视网膜，导致周边视网膜变性。

临床表现　通常在青少年时无任何临床表现，在 40~50 岁则出现视网膜变性、糖尿病和神经系统症状三联征。眼科检查显示铁蓄积导致周边视网膜变性，神经系统表现对应于大脑铁累积的特定区域，症状多种多样，部分患者出现共济失调，表现为构音

障碍、步态共济失调和肢体共济失调；部分患者有不自主运动，表现为肌张力障碍（主要为眼睑痉挛、做鬼脸和颈部肌张力障碍）、舞蹈病和震颤；部分患者有帕金森病，出现强直和运动障碍；部分患者出现认知功能障碍，表现为冷漠和健忘。以上神经系统症状可单独出现，亦可组合或全部出现。

诊断 依据临床表现、生化检查、影像学检查和基因检测进行诊断。

生化检查 检测不到血清铜蓝蛋白；血清铁蛋白升高（正常值 15~200μg/L）；血清铁降低（正常成年男性为 11~30μmol/L，成年女性为 9~27μmol/L），出现铁难治性小细胞贫血；血清铜降低（正常成年男性为 11~22μmol/L，成年女性为 12.6~24.3μmol/L），但尿铜水平正常。

影像学检查 磁共振成像（MRI）显示，肝和基底节（包括尾状核、壳核和苍白球）以及丘脑的 T1 和 T2 加权像均呈低强度。大脑的 T1、T2 和 T2 加权轴向图像显示小脑齿状核、苍白球、壳核、尾状核和丘脑的信号衰减。

肝活检 肝细胞和单核吞噬细胞系统中过量铁蓄积（> 1000μg/g 干重），有正常肝结构和组织学，无肝硬化或纤维化，肝内正常铜蓄积。

基因检测 为确诊方法，人类铜蓝蛋白基因包含 20 个外显子，总长度约为 65kb，对患者的基因分析已经确定了 40 多个不同的铜蓝蛋白基因突变，大多数突变是截断突变，导致过早终止密码子的形成。可使用桑格（Sanger）测序进行基因诊断。

鉴别诊断 ①肝豆状核变性：常染色体隐性遗传病，因 *ATP7B*

基因异常，导致铜在体内蓄积。临床上以肝硬化、眼角膜 K-F 环和锥体外系三大表现为特征。②门克斯病：性连锁隐性遗传病，因铜在肠膜吸收后，从黏膜细胞向血液转动障碍，使体内铜酶活性降低，引起机体发育和功能障碍。临床特征为生长障碍、精神运动发育障碍、痉挛发作、各种毛发异常等。

治疗原则 该病发展缓慢，一旦确诊，应立即进行祛铁治疗，多使用去铁胺，它是一种具有高度亲和力的铁离子螯合剂，尽早治疗可以改善患者预后。

铁螯合剂治疗 患者血清铁蛋白达到 1000ng/ml 后，可使用甲磺酸去铁胺，应个体化用药，平均日剂量通常在 20~60mg/kg，平均日剂量可以根据铁蛋白水平调整，以维持治疗指数小于 0.025 [即平均日剂量（mg/kg）除以血清铁蛋白浓度（μg/L）的结果应小于 0.025]。如果血清铁蛋白低于 1000ng/ml，会有增加毒性的危险，因此需要密切观察患者血清铁蛋白。

硫酸锌治疗 口服硫酸锌对锥体外系和小脑症状有效，当铁螯合疗法因副作用或症状进展而停止时，锌疗法可作为替代疗法，同时铁螯合剂亦可联合硫酸锌治疗神经症状。

控制血糖 通过药物及饮食治疗控制血糖水平。

预防 ①一级预防：即婚前预防病，该病为常染色体隐性遗传，应避免近亲结婚。②二级预防：即出生前预防，对已有患者的家庭实行产前基因诊断。③三级预防：即症状前预防，对患者家系进行基因诊断，早发现早治疗，减少残疾及死亡风险。

（陈 萍 刘 艳）

先天性转铁蛋白缺乏症（congenital atransferrinemia） 因缺乏转铁蛋白（TF），不能顺利将铁转运至血液中而导致铁代谢紊乱的常染色体隐性遗传病。特点是患者的血浆中缺少或缺乏转铁蛋白，在肝、胰、心肌、脾、肾上腺、甲状腺中均有含铁血黄素沉着和纤维组织增生，而骨髓中几乎没有可利用铁以合成血红蛋白，因此产生小细胞低色素性贫血。该病好发于携带致先天性转铁蛋白缺乏症基因者的子女及存在先天性转铁蛋白缺乏症家族史者。发病基本均在学龄前，未见到成年后发病的报道，全世界仅报道了约 20 例。

病因和发病机制 TF 是单体非血红素铁转运糖蛋白，具有两个铁（Ⅲ）结合位点。能可逆地结合铁，并控制生物液体中游离铁的水平。它与多种生物活性有关，如抗氧化和抗菌保护、生长、分化和细胞保护。TF 主要在肝合成，作为一种简单的蛋白质由肝细胞分泌。它包含 679 个氨基酸残基组成的单链多肽，分子量约为 80kD，以及两个相关的同源叶：N 叶（336 个氨基酸）和 C 叶（343 个氨基酸）。该蛋白由 *TF* 基因编码，位于 3 号染色体长臂上的 q22 位置，由 17 个外显子组成。已鉴定出 10 多个点突变。报告的 *TF* 基因突变可分为 7 种错义突变、一种移码突变和一种剪接位点突变，它们位于九个不同的外显子（3、4、5、9、10、12、13、15 和 16）和内含子 13。

TF 基因突变与该病有关，导致 TF 表达缺陷，患者父母都是这种遗传缺陷的杂合子，他们的血浆 TF 浓度只有正常人的一半，但

不伴有贫血。由于遗传，患者则为这种缺陷的纯合子状态。在人体中，体内铁含量几乎完全依赖于通过肠道吸收来调节，正常人血清 TF 浓度为 200～300mg/dl，高于 20mg/dl 者可不出现临床症状及贫血，低于 10mg/dl 者则可能发生严重生长迟缓及贫血，因此正常人最低 TF 浓度为 10～20mg/dl，患者肠黏膜对铁的吸收功能是正常的，由于患者血浆中缺少 TF 来将肠道吸收的铁转移至骨髓，骨髓的幼红细胞血红蛋白合成受到严重障碍，出现显著的小细胞低色素性贫血，而大量铁以铁蛋白和含铁血黄素的形式沉积在肝、脾、胰腺等脏器中，严重者表现为相应脏器的功能异常。

临床表现 表现为自幼即有慢性贫血症状，如面色苍白、疲乏无力等，多数患者出现心脏收缩期杂音，一些患者可有肝大。患者肝、脾、胰腺、甲状腺、肾上腺、心脏等脏器有明显的铁沉积，一些脏器还可伴有纤维化，临床还可出现血色病征象，所不同的是该病患者骨髓中可染铁缺乏。个别患者因体内铁过多给细菌的繁殖提供了良好的环境而反复发生感染，患儿多有生长发育迟缓，父母为杂合子，其血浆转铁蛋白浓度是正常的一半，但无贫血，患者为纯合子，其兄弟姐妹也可患病。

当患者发生铁沉积时，可因铁沉积发生的器官不同，出现相应的症状。当铁沉积于肺时可出现呼吸困难；当铁沉积于肾时出现排尿量的减少；当铁沉积于肝时可因肝功能的下降出现全身水肿。由于铁刺激黑色素的产生，部分患者出现皮肤变黑。

常见并发症如下：心、肝、脾、胰腺、甲状腺等脏器肿大可

合并纤维化，出现功能衰竭；反复感染致发热，最常见的为慢性尿路感染；长期贫血，加之反复输血可出现血色病症状。

诊断 临床上尚缺乏指南及专家共识的诊断标准，实验室检查和基因检测可确诊。

血常规 患者血红蛋白明显低于正常水平，贫血的严重程度相差很大，可在轻度至重度之间，红细胞平均体积和平均血红蛋白浓度均小于正常值。

血清 TF 浓度 患者血清 TF 低于正常值，为 0～5mg/dl；血清铁为 1.8～6.8μmol/L（正常值 11～30μmol/L）；总铁结合力为 4.1～14.0μmol/L（正常值 55～77μmol/L）。

基因检测 检测是否存在转铁蛋白相关基因的突变。虽然先天性无铁质血症在大约半个世纪前就被描述过，但它非常罕见，只有少数患者在分子基础上有特征。因此，很难对基因型–表型相关性做出评论。

其他检查 根据病情可选择骨髓穿刺涂片及铁染色检查，腹部 B 超、肝肾功能检查和生化检查等，必要时行肝穿刺活检，可见到大量含铁血黄素沉着和轻度纤维化。

鉴别诊断 TF 缺乏还可继发于某些疾病，如肾病综合征，可见血清总铁结合力和血清 TF 浓度显著下降，肾是 TF 的重要排泄器官，大量蛋白尿导致 TF 丢失。慢性尿路感染亦可出现血清 TF 下降。还有出现 TF-IgG-TF 复合物病例的报告，临床和实验室呈血色病特征，骨髓可染铁缺乏。根据病史、体征、实验室检查和家系调查不难鉴别。

治疗原则 如下。

人转铁蛋白或血浆 输入正

常人的血浆或纯化的 TF，用纯化的 TF 可减少由输血带来的肝炎等疾病风险，应避免输红细胞以防铁在骨髓外积累过多，继发血色病的危险。输入纯化的 TF 或正常人血浆后患者体内 TF 的升高持续不超过 1 周，但在 10～14 天可见血液中网织红细胞增多，继而血红蛋白浓度上升。治疗一般每隔 2~4 个月进行一次。

铁螯合剂 用于结合患者血清中的游离铁，减少铁沉积，适合所有该病患者，推荐常规起始剂量为每天 20mg/kg，之后每隔 3~6 个月评估铁蛋白调整药物使用剂量。

患者长期补充 TF 可以达到临床治愈，预期寿命和正常人无异。

预防 ①一级预防：即婚前预防。该病为常染色体隐性遗传病，应避免近亲结婚。②二级预防：即出生前预防。对有患者的家庭，做好遗传咨询，检出致病基因携带者，降低患者出生的风险。③三级预防：即症状前预防。对有患者的家庭，需在新生儿期进行筛查，在患者出现症状前早期诊断和早期治疗。

（陈萍 刘艳）

yíchuánxìng bǔtǐ quēxiànbìng

遗传性补体缺陷病（genetic complement deficiency disease）

补体系统组成成分发生遗传缺陷而导致的疾病。又称先天性补体缺陷症。大多数补体遗传缺陷属常染色体隐性遗传，少数为常染色体显性遗传，而备解素缺陷和阵发性睡眠血红蛋白尿则属 X 连锁隐性遗传。补体缺陷的男女发病率相似，但 C2 缺陷多见于女性，备解素缺陷仅见于男性。在整个人群中，遗传性补体缺陷的发病率为万分之一。根据遗传特征，可将遗传性补体缺陷症分为

四类：纯合遗传缺陷、杂合遗传缺陷、补体蛋白功能紊乱和同种异型所致的补体缺陷。

病因和发病机制 补体是存在于人血清和组织液中的一组活化后具有酶活性的蛋白质，补体系统是由多种可溶性蛋白、膜结合蛋白和补体受体组成。补体系统激活后，可参与机体的抗感染免疫、扩大体液免疫、调节免疫应答，也可同时介导炎症反应，导致组织损伤。遗传性补体缺陷症的发病机制仍未完全清楚。

遗传性 C1 缺陷 分为两种：一种是由于不能合成 C1q（占 60%），因此血浆中检测不出 C1q 的抗原性；另一种是由于合成了无功能的 C1q（占 40%），因而血浆中虽然能检测到 C1q，但 C1q 功能紊乱。因 C1 缺陷，不能抑制免疫复合物的沉积，造成免疫复合物沉积于组织部位，导致免疫复合物病的发生。

遗传性 C2 缺陷 白种人最常见的遗传性补体缺陷，患者的主要组织相容性复合体（MHC）标志具有高度限制性，大多数 C2 无效基因 C2QO 位于 HLA-A25（A10）、B18、BFS、C2QO、C4B2 及 DR2 的单倍体上。

遗传性 C3 缺陷 主要有三种类型：第一种是 C3 基因为无效基因或 C3 基因功能低下造成 C3 功能缺失；第二种是 C3 缺陷伴有遗传性 I 因子缺陷，不能使 C3 裂解成 C3c 和 C3d 而被灭活，持续存在的 C3b 与 B 因子相互作用使旁路激活系统的正反馈调节失控，使 C3 进一步消耗，称为过度分解 I 型；第三种是血清中含有可裂解或能激活 C3 的循环因子，引起 C3 缺陷，称为过度分解 II 型.

遗传性 C4 缺陷 C4 有两种基因，即 C4A 和 C4B，C4A 或 C4B 发生突变，导致不能阻止免疫复合物的沉积，从而导致疾病。

补体终末成分缺陷 补体终末成分包括 C5～C9，它们共同形成 MAC，有溶解细胞及溶解病原体的作用，当发生缺陷时，可造成反复的全身感染。

备解素缺陷 为 X 连锁隐性缺陷，主要有三种类型：第一种为血清中检测不到备解素蛋白，第二种血清中有活性的备解素水平仅为正常的 10%，第三种血清中备解素水平正常但无功能。

I 因子缺陷 常伴有 C3 的过度消耗，故同时伴有 C3 缺陷。

H 因子缺陷 一种不完全缺陷，血清 H 因子水平仅为正常水平的 5%。

C1INH 缺陷 分为两种：一种 C1INH 仅为正常水平的 5%～31%，另一种血清中 C1INH 水平在正常范围内，但 C1INH 存在功能紊乱，大部分患者为第一种类型。患者常为遗传性血管神经性水肿（HAE），C1INH 缺陷使 C1 活化失控，导致 C4、C2 持续过度裂解产生大量 C2b，后者可进一步裂解产生大量 C2 激肽；C1INH 缺陷使血管舒缓素产生失控，后者裂解激肽源可产生大量缓激肽导致疾病。

补体的受体蛋白缺陷 位于细胞表面的补体蛋白可作为补体活化产物的受体，介导吞噬、趋化和白细胞消化。

临床表现 任何年龄段均可发生，补体激活受阻而易感染病原体；免疫复合物清除障碍而出现相关自身免疫病。少数补体成分缺陷表现特殊，如 C1INH 缺陷可引起 HAE；DAF 或 CD59 缺陷导致阵发性睡眠性血红蛋白尿（PNH）；H 因子、I 因子、B 因子或 MCP 缺陷与非典型溶血性尿毒综合征（aHUS）相关。

遗传性 C1 缺陷 几乎所有的 C1 缺陷患者都有免疫复合物性疾病，常见为系统性红斑狼疮或盘状狼疮或肾小球肾炎，少数可伴有严重的细菌感染，如肺炎、脑膜炎、金黄色葡萄球菌败血症等，部分患者可无临床表现。

遗传性 C2 缺陷 遗传性 C2 缺陷伴系统性红斑狼疮发生时，神经系统受累严重但严重肾损害少见，皮损及关节表现明显。此型常反复发生由肺炎球菌、金黄色葡萄球菌、奈瑟菌和流感杆菌所致的肺炎、脑膜炎和菌血症。部分患者可无临床表现。

遗传性 C3 缺陷 常反复发生由金黄色葡萄球菌、肺炎球菌和奈瑟菌等引起的肺炎、菌血症或腹膜炎，部分患者还可伴有膜增殖性肾小球肾炎、血尿或蛋白尿等。

遗传性 C4 缺陷 多数表现为反复发作的严重全身性化脓性感染，还可导致系统性红斑狼疮等自身免疫病。

补体终末成分缺陷 常反复发生严重的全身感染，常表现为奈瑟菌脑膜炎和菌血症，有时可发生淋球菌血症造成全身淋球菌感染，但部分患者亦可无临床表现。

备解素缺陷 患者易患感染性疾病，尤其易并发脑膜炎球菌感染。

I 因子缺陷 患者可伴有严重的免疫缺陷，反复发生脑膜炎球菌性脑膜炎，部分患者可无临床表现，也有部分患者可发生库姆斯（Coombs）阳性反应。

H 因子缺陷 多数患者表现为反复感染，H 因子缺陷可导致严重的获得性 C3 缺陷，部分患者可有溶血性尿毒症综合征，部分伴发肾小球肾炎，也有少数患者无临床表现。

C1INH 缺陷　在临床上主要引起 HAE，患者常突然出现皮下组织、胃肠道或上呼吸道限定性水肿，无红、痛、痒，呈发作性，一般持续 2~4 天。皮下水肿主要累及四肢、躯干和颈部。胃肠道受累则表现为剧烈腹痛，如同时缺乏皮下水肿常误认为是急腹症。若发生喉头水肿，可导致呼吸道梗阻，甚至危及生命。

补体的受体蛋白缺陷　易出现免疫复合物疾病和感染性疾病。

诊断　当患者发生反复的细菌感染，尤其是化脓性细菌感染或奈瑟菌感染时，应考虑补体缺陷可能，根据其临床表现和 CH50、CH100、APH50 进行诊断，如果结果显示 CH50 活性十分低下，则需进行每种补体成分的检测；如果患者有重度感染但无抗体缺陷或吞噬细胞异常时，应行 CH50 检查；若 CH50 检查结果正常，则行 APH50 检查；如果 APH50 非常低或测不出其活性，则应行 B 因子测定；但最后确诊需对每种补体成分进行定量分析。

CH50 和 CH100 检测　反映总补体的活性，测定的是经典途径成分：C1、C2、C3、C4、C5、C6、C7 及 C8 任何一种成分功能缺陷，CH50 均会降低。

APH50 检测　检测旁路途径的成分，APH50 正常提示有 B 因子、D 因子、备解素、C3 及 C5~C8 存在．

基因检测　通过桑格（Sanger）测序进行基因诊断，新一代序列分析技术可将所有相关基因一次性检测分析，大大提高了检测效率。

鉴别诊断　需与获得性补体缺陷症相鉴别，通过临床表现及实验室检查可鉴别。

治疗原则　补体缺陷并发感染时对抗生素治疗的反应良好，根本治疗在于纠正补体缺陷。可将纯化的补体成分输入患者体内以纠正缺陷。此疗法可将缺陷的补体成分水平补足至正常水平，又可改善临床症状。可输入新鲜血浆的方法治疗补体缺陷，但从理论上讲，多次输注可使患者产生免疫反应。

临床对于 HAE 的治疗较多，主要有三种措施：①促进正常染色体对人 C1INH 的表达，使用人工合成雄性激素达那唑和司坦唑醇。②通过抑制与其相互作用的酶而降低对 C1INH 的消耗，使用 6-氨基己酸的衍生物凝血酸。③上述方法都属于预防性治疗，最理想的治疗方法是静脉输液 C1INH 使其恢复正常水平，输注纯化的 C1INH 较血浆效果好。

预防　早发现、早干预和早治疗可以尽可能避免病情延误，确诊遗传性补体缺陷症后，家族中的高危女性（包括携带者）妊娠时应进行遗传咨询和相应产前检查，以明确胎儿是否可能为患者。此外，加强宣传，提高社会对遗传性补体缺陷症的认识，将其纳入新生儿筛查等将有利于其防治，减少遗传性补体缺陷症患者的出生。

（陈　萍　刘　艳）

yíchuánxìng xuèguǎnshénjīngxìng shuǐzhǒng

遗传性血管神经性水肿（hereditary angioneurotic edema, HAE）

补体 C1 酯酶抑制剂（C1INH）先天缺乏而引起的常染色体显性遗传病。患者血清中缺乏 α_2 球蛋白，表现为上呼吸道和胃肠道皮肤或黏膜组织的间歇性肿胀。该病发病率为 0.67/10 万，50 岁后渐停发作。

病因和发病机制　该病分为伴有 C1INH 缺乏的 HAE（Ⅰ型和Ⅱ型）和伴有正常 C1INH 的 HAE（Ⅲ型）。Ⅰ型最常见，发生在约 85% 的患者中，特征是 C1INH 产生减少，导致血清浓度降至正常值的 10%~40%。Ⅱ型发生在约 15% 患者中，C1INH 可检测到正常或升高的数量，但功能失调。Ⅱ型是由于抑制剂活性位点附近的突变而发生，产生无功能蛋白质。超过 450 个 SERPING1 基因突变与Ⅰ型和Ⅱ型 HAE 有关。尽管多数病例为遗传性，但约 25% 的Ⅰ型或Ⅱ型患者具有该基因的新发突变。另外，还有部分患者具有正常 C1INH，常见于女性，可能跟高雌激素水平有关。

正常情况下，α_2 球蛋白作为 C1 酯酶抑制物，能使已被激活的补体 C 灭活，当患者出现遗传性血管神经性水肿，C1INH mRNA 转录被抑制（Ⅰ型），血清 C1INH 浓度下降；另一些患者 C1INH 关键反应区的精氨酸发生突变，血浆中存在正常或增高水平的 C1INH 但无功能（Ⅱ型），血清中将会缺乏 α_2 球蛋白，此时则无法使补体 C 不断灭活，因而补体系统不受控制地被激活，造成 C2 和 C4 裂解，导致 C2 和 C4 水平降低，在疾病发作时可测不到 C2 和 C4。此时血浆血管舒缓素释放增加，使缓激肽、激肽均增加，导致血管通透性增加，引起组织水肿。还有人认为一种 C2 血浆调节片段 C2 激肽增加了 HAE 患者的血管通透性。

临床表现　患者常突然出现皮下组织、胃肠道或上呼吸道限定性水肿，受影响的部位迅速肿胀，无红、痛、痒，呈发作性，一般持续 2~4 天。皮肤水肿发作周期不定；颜面、四肢、外生殖器多发；持续 2~3 天可自行缓解；多发于单侧肢体；不痛、不痒，不伴有荨麻疹，抗组胺药或皮质激素治疗无效。胃肠道受累则表现为急性肠梗阻，出现剧烈腹痛、呕吐或腹泻，并伴有少量腹水，如同时缺乏皮下水肿常误认为是急腹症。肠壁肿胀产生肠痉挛，呕吐或腹泻。若发生喉头水肿，可导致呼吸道梗阻，甚至危及生命。轻微外伤、口腔内操作及情绪变化等常诱发水肿发作。腹痛常始发于婴儿期，10 岁以内出现较多，到青春期可进一步恶化，发作频繁而严重，到了四五十岁，病情可逐渐缓解。

诊断 大部分患者具有家族史，根据临床表现和实验室检查可确诊，C1INH 缺陷为特异性诊断指标。C4 和 C2 减少，血清补体效价明显降低。特征性检测是 C1INH 浓度降低（Ⅰ型），或正常但功能异常（Ⅱ型）。少数患者（只发生于家族女性），C1INH 浓度和功能均正常（Ⅲ型）。

C1INH 抗原水平：Ⅰ型下降，Ⅱ型正常或上升，Ⅲ型下降。C1INH 功能性活动：Ⅰ型、Ⅱ型下降，Ⅲ型正常。补体成分 C4：Ⅰ型和Ⅱ型较低或不存在，Ⅲ型正常。C1q 蛋白：三型均正常。

鉴别诊断 系统性红斑狼疮伴有遗传性血管神经性水肿，应注意鉴别；当出现喉头水肿时与急性喉炎相鉴别；出现肠痉挛时注意与急腹症相鉴别。

治疗原则 包括急性发作期的治疗和长期治疗。

急性发作期 如果出现喉头水肿，立即住院观察并给予抗生素和糖皮质激素，静脉给药，迅速缓解声带水肿，同时要给予雾化吸入治疗；严重咽喉水肿导致

气管插管不能进行，应立即气管切开；如条件不具备，也可先用粗针头行环甲膜穿刺，再行正规的气管切开术。

长期治疗 ①促进正常染色体对人 C1INH 的表达：人工合成雄性激素达那唑和司坦唑醇可刺激正常染色体合成更多的 C1INH，使其水平恢复正常，可有效控制发作。②通过抑制与其相互作用的酶而降低对 C1INH 的消耗：6-氨基己酸的衍生物凝血酸可抑制血浆素原生成血浆素，还可通过自身分解途径在一定程度上活化 C1，凝血酸对控制 HAE 发作十分有效。③上述两种方法均为预防性治疗，最理想的治疗方法是静脉输液 C1INH 使其恢复正常水平，输注纯化的 C1INH 较血浆效果好。

预防 ①一级预防：已知一些免疫缺陷病的发生与胚胎期发育不良密切相关，孕妇应避免接受放射线、慎用化学药物、注射风疹疫苗等，尽可能防止病毒感染。②二级预防：早发现、早干预和早治疗，尽可能避免病情延误，为患者争取最佳治疗时机。确诊该病后，家族成员需在妊娠期进行遗传咨询和相应产前检查，防止患儿的出生。此外，家族中一旦有人确诊，其余家族成员需进行筛查，在患者出现症状前进行早期治疗，减少发病风险。③三级预防：应做到早期准确诊断、及早给予特异性治疗和提供遗传咨询（产前诊断甚至宫内治疗），对减少发病非常重要。

(陈萍 侯伟)

jiāzúxìng gāo gānyóusānzhǐxuèzhèng
家族性高甘油三酯血症（familial hypertriglyceridemia）

血液中乳糜微粒（CM）和极低密度脂蛋白（VLDL）产生过多引起的

常染色体显性遗传病。因为 CM 和 VLDL 主要富含甘油三酯，以及脂蛋白脂酶将脂蛋白的脂酸水解后不能储存于组织内，故造成高甘油三酯血症。人群中发病率为 2.5‰~3.3‰，儿童较常见。

病因和发病机制 主要病因是遗传性的脂质代谢相关基因突变，好发于有高甘油三酯血症阳性家族史以及长期高脂、高糖饮食的人群。患者可有 CM 和 VLDL 装配基因异常，脂蛋白脂酶活性异常，$ApoC2$、$ApoE$、$ApoA5$ 和 $ApoC3$ 基因异常等，均可引发甘油三酯的水解障碍和各类载脂蛋白、脂蛋白的代谢紊乱，从而导致血中甘油三酯升高。

临床表现 主要为心肌梗死、心绞痛等症状，有些患者可见肝脾大、胆结石、腹痛、视网膜改变等。可并发胰腺炎、动脉粥样硬化、冠心病等并发症。

该病的典型症状为黄色瘤。轻到中度高甘油三酯血症常无特别的症状和体征。若血浆甘油三酯浓度达 11.3mmol/L 或更高时，常可发现脾大，伴有巨噬细胞和肝细胞中脂肪堆积。在躯干和四肢近端的皮肤出现疹状黄色瘤，也可见于四肢远端。

冠心病和外周血管疾病为主要表现和首发症状，半数以上患者重度肥胖。可有急性痛风样关节炎、黄斑瘤等。此外，一些患者可有血脂症性视网膜改变、胆结石、糖耐量异常等。

诊断 该病确诊主要依赖各项检查结果，包括血甘油三酯的明确升高，基因检测发现符合家族性高甘油三酯血症的特征等。

鉴别诊断 早发冠心病和周围血管病的发病率高，常伴肥胖和血尿酸增高。患者常在 30~40 岁时出现黄色瘤，最具有特征性

的表现是手掌块状黄瘤。血浆 VLDL、中间密度脂蛋白、胆固醇、甘油三酯均升高。VLDL 载脂蛋白 E（ApoE）含量较正常人为多，免疫法测定 ApoE 水平超过 4mg/dl 可确诊，而家族性高甘油三酯血症的患者 ApoE 水平通常正常，以此相鉴别。

治疗原则 家族性高甘油三酯血症群体应注意控制饮食，再辅以调脂药物治疗，降甘油三酯是个长期维持的过程。一般无需手术治疗。

预防 该病的家族遗传性无法预防。有阳性家族史的青少年可以通过基因检测来早期筛查。有阳性家族史的群体可以通过日常控制饮食来延后和减轻疾病的发作程度。

（陈 萍 侯 伟）

家族性复合高脂血症（familial combined hyperlipidemia，FCH）

遗传基因异常所致的血脂代谢紊乱。于 1973 年首次被认识，其最突出的特征是，在同一家族中发现有各种不同类型的高脂蛋白血症患者，并有 60 岁以下发生心肌梗死者的阳性家族史。在 60 岁以下的冠心病患者中，这种类型的血脂异常最常见，占 11.3%。一般人群中 FCH 的发生率为 1%～2%。另有研究表明，在 40 岁以上原因不明的缺血性卒中患者中，FCH 为最多见的血脂异常类型。

病因和发病机制 有关 FCH 的代谢异常和遗传缺陷的基因尚不清楚，也未发现具有诊断意义的遗传标志物，可能与以下因素有关：①FCH 患者多伴有载脂蛋白 B（ApoB）合成过多，因而体内极低密度脂蛋白（VLDL）的合成增加。②脂蛋白的结构异常，表现在低密度脂蛋白（LDL）颗粒中含 ApoB 相对较多，因而产生小颗粒致密的 LDL。③体内脂酶活性异常和脂质交换障碍。④载脂脂蛋白 AI-CIII-AIV 基因异常。⑤脂肪细胞中脂解障碍等。

临床表现 最突出的特征是：在同一家族中，发现有各种不同类型的高脂蛋白血症患者，并有 60 岁以下发生心肌梗死者的阳性家族史。

男性患者早发性冠心病者相当常见。冠心病、心肌梗死的平均年龄为 40 岁，吸烟可起显著作用。患者中肥胖和高血压较多见，一般无黄色瘤，偶可见非特异性睑黄色瘤。血脂异常特点是血浆胆固醇和甘油三酯均有升高，其生化异常类似于 Ⅱb 型高脂蛋白血症。此外，许多疾病或原因如糖尿病、肝病、甲状腺功能减退、肾病、吸收不良、肥胖、酒精中毒或某些影响因素（如糖皮质激素、雄性激素等）也可能引起该病。故在做出 FCH 的诊断时，首先要排除继发性高脂血症。

诊断 一般认为，只要存在以下①②和③就足以诊断 FCH：①第一代亲属中有多种类型高脂蛋白症患者。②早发性冠心病的阳性家族史。③血浆 ApoB 水平增高。④第一代亲属中无黄色瘤检出。⑤家族成员中 20 岁以下者无高脂血症患者。⑥表现为 Ⅱa、Ⅱb、Ⅳ 或 Ⅴ 型高脂血症。⑦LDL-C/ApoB 比例降低。⑧HDL2-C 水平降低。

治疗原则 FCH 并发冠心病的危险性明显增加，纠正高脂血症很有必要。首先采用饮食疗法。但许多患者单用饮食疗法难达到理想的降脂效果，常需要应用药物治疗：烟酸、纤维酸类、三羟基三甲戊二酰辅酶 A（HMG-CoA）还原酶抑制剂和鱼油等。

预防 尚无特效的预防办法，要加强防治人员对该病的认识，了解该病的危害和严重后果。FCH 患者要主动接受低脂肪和低糖饮食治疗。及时选用适宜的降脂药物坚持治疗。患者要定期检测血脂，使之维持在正常水平。积极预防并发症。

（陈 萍 侯 伟）

消化系统遗传病（genetic disorder in digestive system）

基因异常导致的消化系统遗传病。消化系统具有与免疫相关的其他功能，并且与消化管内数千种不同细菌（微生物组）进行个体互作。脊椎动物的消化系统由消化管和消化腺组成。许多不同的疾病可影响消化系统的正常功能。例如，消化管的形状或与其他器官连接方式的改变可导致解剖结构的缺陷；某些特定酶的缺乏可致酶蛋白病，细菌菌群的异常可致克罗恩（Crohn）病，对某些物质的不耐受可致乳糜泻；当控制消化系统的神经受损时，可致先天性巨结肠。

约 74% 人体蛋白质在消化管的至少一个部分进行表达。消化系统遗传病大多为复杂疾病（多基因遗传病），仅少数属于单基因遗传病。从发病部位进行解析，消化系统遗传病包括胃病、肠道病、肝胆病和胰腺病。从胚胎学的角度解析，消化系统遗传病分为五大类：解剖结构的严重缺陷；肠神经系统疾病；肝胆系统功能障碍或畸形引起的疾病；功能性胃肠疾病；肠道微生物组失调引起的疾病。

解剖结构的严重缺陷 ①肠道无法完全开放——消化管闭锁：包括食管闭锁、十二指肠闭锁、空肠闭锁和肛门闭锁。②腹壁和脐带结构破裂：包括腹裂和脐膨出。③肠道无法正常旋转——旋转异常：肠发育过程中以肠系膜上动脉为轴心的旋转障碍性疾病。常可导致十二指肠梗阻和小肠扭转。④部分肠道重复。⑤梅克尔（Meckel）憩室：卵黄蒂的肠端与肠相接处未闭锁，在回肠壁上遗留的指状或袋状突起。⑥胰腺部分发育不全：包括 1 型和 2 型胰腺缺如。⑦膈肌缺陷：包括 1 型、2 型和 3 型先天性膈疝。

肠神经系统疾病 包括先天性巨结肠和先天性肠无神经节症。

肝胆管系统的遗传缺陷 包括胆道闭锁和先天性肝内胆管发育不良征。

功能性胃肠疾病 包括肠易激综合征、遗传性胰腺炎、先天性肥厚性幽门狭窄、贲门失弛缓症、假性肠梗阻和肠套叠。

肠道微生物组失调引起的疾病 肠道微生物菌群的失调与炎性肠病、肥胖症、胰岛素抵抗、糖尿病、肝硬化、结直肠癌和儿童哮喘等许多疾病有关。

（张咸宁）

xiāntiānxìng féihòuxìng yōumén xiázhǎi

先天性肥厚性幽门狭窄（infantile hypertrophic pyloric stenosis，IHPS）

幽门括约肌（尤其是环行肌）肥大、增生并突入管腔所导致的幽门管腔直径显著小于正常值的疾病。又称婴儿肥厚性幽门狭窄。是 1 岁内需外科手术治疗的最常见疾病。该病好发于白种人，英国的发病率为 1‰~5‰活婴；美国活婴累计发病率：白种人 2.4‰、西班牙裔 1.8‰、黑种人 0.7‰、亚洲裔 0.6‰；中国发病率为 0.3‰~1‰。男性更易患病，男女发病比例约为 4.5：1。

病因和发病机制 尚不清楚，呈多基因遗传方式。该病的标志是幽门环肌层和纵肌层显著肥大和增生，导致胃窦腔（管腔）变窄（狭窄），幽门管变长，幽门的肌肉变得增厚，黏膜变得水肿和增厚，阻碍了食物从胃进入小肠，常引起上消化道不全梗阻。严重时，胃会因幽门梗阻而扩张。这种梗阻可立即引起餐后非胆汁性喷射状呕吐。

研究发现，使用大环内酯类抗生素治疗的婴幼儿，IHPS 的发生率增高。产后暴露于红霉素也可增高发病风险。其他风险因素包括奶瓶喂养、早产、剖宫产和头胎婴儿（30%~40% 的病例）。如果产妇在妊娠期间烟瘾很大，则生育患儿的风险可增高 1.5~2.0 倍。

有学者认为，1 型 IHPS 基因座可能改变了神经元型一氧化氮合酶基因（NOS1）的表达。NOS1 为合成一氧化氮所必需的酶，一氧化氮可对抗活动肌肉的收缩力。幽门组织中缺乏 NOS1，导致幽门狭窄患者的幽门肌痉挛（抽搐或不自觉收缩）。组织病理学可见幽门肌间神经丛、神经丛内神经节细胞［特别是卡哈尔（Cajal）细胞］减少。同时存在自主神经功能紊乱，幽门处肌层在局部神经支配紊乱的影响下，不断增生、肥厚，并且伴随多种细胞因子的异常分泌。

临床表现 患儿出生时很健康，但出生后 2~6 周出现症状，包括喂奶后喷射状呕吐、可触及的幽门肿物（大小似橄榄）和胃蠕动（胃平滑肌有节奏地收缩）。可在喂食期间或之后呕吐。最初仅为溢奶，之后呈喷射状呕吐。呕吐物多为黏液、乳汁或凝乳，不含胆汁，还可呈咖啡色。因呕吐加剧，奶和水摄取不足，体重下降迅速，尿量明显减少，数日才排便 1 次，量少质硬。随着梗阻接近完全，患儿出现体重减轻、便秘及血液中的钠和钾水平失衡。严重呕吐的患儿可出现重度低氯血症和低钾血症。IHPS 的典型生化异常是低氯、低钾代谢性碱中毒。因营养不良、脱水和消瘦，患儿皮肤松弛显皱纹，皮下脂肪减少，精神状态差。腹部检查可见胃蠕动波，波形现于左肋下缘。其他异常症状包括饥饿、易怒和嗜睡（长时间的嗜睡或行动迟缓）。个别患儿可合并多种畸形，如神经管缺陷、神经管嵴细胞疾病和肠道畸形、多趾、单侧肾发育不全或先天性耳聋等。

诊断 主要依据 3 个典型的临床表现，即喷射状呕吐、扪及可移动的坚硬而非柔软的幽门肿块和胃蠕动波。内镜下可见幽门黏膜聚集、管腔狭窄，内镜无法通过幽门。X 线或超声检查有助于确认扩大和增厚的幽门，故影像学诊断最重要。超声检查可靠，灵敏度和特异度高，易于执行，是诊断的标准影像学技术。如果幽门壁厚度≥3mm，幽门通道长度≥15mm，即可断定为异常，提示为幽门狭窄。

人类在线孟德尔遗传数据库（OMIM）在"先天性肥厚性幽门狭窄"标题下列出了 7 个条目。通过分析 5 个特定染色体区域的易感基因座，可以区分该病的 5 种亚型：IPHS1（OMIM 179010，12q）；IPHS2（OMIM 610260，16p13-p12）；IPHS3（OMIM 612017，11q11-q22）；IPHS4（OMIM 300711，Xq23）；IPHS5（OMIM 612525，16q24.3）。

鉴别诊断 需要鉴别的疾病

包括胆汁性呕吐（中肠扭转所致，出生后第一个月出现）、胃肠炎、急性肾衰竭、败血症、疝气、绞痛、便秘、坏死性小肠结肠炎、创伤、中毒性巨结肠、先天性巨结肠、睾丸扭转、阑尾炎和尿路感染等。

治疗原则 首先采取药物治疗，包括补液和纠正电解质失衡。如果患儿没有明显的脱水症状或脱水症状轻微，则每 100ml 给予 5% 葡萄糖、0.25% 氯化钠和 2mg 氯化钾。如果中度或重度脱水，则静脉滴注更高的氯化钠浓度。鉴于碳酸氢盐对潜在通气不足的影响，应纠正和监测碳酸氢盐的水平。

患儿补液后采取手术治疗。外科手术切除幽门肌，解除梗阻。术前应对患儿进行血液分析，给予静脉补液，以纠正电解质失衡；术后给予口服电解质溶液，并逐渐增加喂食量，直到患儿能耐受 60ml 的母乳或配方奶粉且不会出现并发症。通常术后 24~48 小时可出院。该病一般不会复发。尚未见在婴儿时期发生与幽门狭窄有关的术后并发症。

预后 对于早期诊断并通过手术治疗的患儿，该病的预后极好。IHPS 患儿的预期寿命与普通个体相同。

预防 按照三级预防的措施进行。IHPS 在患儿一级亲属中的发生率为 2.4%~18.9%，在二级亲属中为 0.5%~4.3%。男性先证者患儿同胞兄弟的再现风险为 6.5%，其同胞姐妹的再现风险为 2.8%。如果先证者为女性患儿，则其同胞兄弟的再现风险为 10.8%，同胞姐妹为 3.8%。研究显示，受累女性生育患病儿子的风险为 18.9%，女儿为 7%；受累男性生育患病女儿的风险为

2.4%，儿子为 5.5%。另外，同卵双生子的发病一致性为 95%，而二卵双生子的发病一致性为 69.1%。

（张咸宁）

xiāntiānxìng jùjiécháng

先天性巨结肠（congenital megacolon） 因肠神经元缺如，受累肠管无法正常蠕动，导致近端肠管扩张的结肠先天性疾病。又称希尔施普龙病（Hirschsprung disease，HSCR）、先天性无神经节性巨结肠。1888 年，由丹麦儿科医师哈拉德·希尔施普龙（Harald Hirschsprung）首次报道了该病。其发病率在各种族或民族中差异显著，美国的总发病率约为 0.2‰ 活产婴儿，西班牙裔、高加索裔、非洲裔和亚洲裔分别为 0.10‰、0.15‰、0.21‰ 和 0.28‰ 活产婴儿，而西太平洋岛国密克罗尼西亚的发病率高达 0.33‰ 活婴。男性比女性更为多见，比例约为 4:1。受累部位愈广泛者，男女发病率越接近。患儿出生后 1 周即可出现症状，新生儿因肠道梗阻致死的病例中，该病诱发者占 20%~25%。

病因和发病机制 该病由遗传因素引起，发生在胎儿发育早期，病因为神经节细胞发育失败，神经细胞迁移失败，或一段肠的神经细胞发育停滞。由于大肠（结肠）壁中的某些副交感神经节细胞在出生前未发育，结肠或直肠壁的神经节细胞缺如，受影响的结肠段无法放松和移动肠道内容物，称无神经节症，可导致肠段的缩窄，缩窄区域上方的部分扩张，产生巨结肠（结肠扩张）。该病可影响不同肠段，最常见的是直肠周围区域。10% 的患儿整个结肠和部分小肠都可受影响。根据受影响肠管长度，将 HSCR

分为两类：短节段先天性巨结肠（S-HSCR）和长节段先天性巨结肠（L-HSCR）。S-HSCR 为最常见的亚型，约占 80%，患儿的无神经节症不延伸超过乙状结肠；约 20% 为 L-HSCR，其无神经节症可进一步扩展。小肠很少受累。

先天性巨结肠具有高度的遗传异质性，至少与 8 个不同基因的突变有关。这 8 个基因对肠道的正常发育至关重要：*RET*（10q11.21）、*GDNF*（5p13.2）、*NRTN*（19p13.3）、*EDNRB*（13q22.3）、*EDN3*（20q13.32）、*ECE1*（1p36.12）、*SOX10*（22q13.1）和 *ZEB2*（2q22.3）。当其功能异常时导致该病。例如，*RET* 为酪氨酸激酶基因，编码酪氨酸激酶受体超家族的跨膜蛋白 RET，对包括肠神经的正常成熟发育、肾形态发生及精原细胞分化具有重要作用。RET 蛋白是一组跨膜受体，分为胞外区、跨膜区和胞内区。胞外部分包含 4 个类黏附素的重复片段，1 个钙结合区和 1 个富含半胱氨酸的结构区；胞内部分为 1 个含有酪氨酸激酶的结构区，其中酪氨酸残基在受体与配体结合后可自动磷酸化，激活下游信号途径。*RET* 基因发生突变，产生无功能的 RET 蛋白，无法与生长因子相互作用，或在细胞内传递信号。没有 RET 信号，则肠神经不能正常发育。由于肠神经控制粪便在肠道内的移动和收缩，其缺如将导致 HSCR 的肠道症状。L-HSCR 通常呈常染色体显性遗传，更常见的 S-HSCR 则表现为多基因遗传。

约 12% 的患儿存在染色体异常，最常见的染色体异常为唐氏综合征，发生率为 2%~10%。唐氏综合征患儿罹患先天性巨结肠的风险比普通个体高 100 倍，但

已鉴定出的先天性巨结肠易感基因却不位于第 21 号染色体上。因此，二者之间的相关性仍属未知。其他与该病相关的染色体异常则包含先天性巨结肠相关基因的缺失，如 del13q22（*EDNRB*）、del10q11.2（*RET*）和 del2q22（*ZEB2*）。

临床表现 大部分患儿在婴幼儿期发病。80% 在出生后几个月内出现排便困难、饲喂困难和渐进性腹胀。超过 90% 的患儿在出生后 24 小时内无法排出胎粪。直肠检查可发现肛门括约肌紧张、暴发性的排气及排便。随着年龄增长，患儿可表现为渐进性慢性便秘、反复粪便嵌塞和营养不良。1/3 的患儿表现为肠炎相关性腹泻。在改变喂养方式和灌肠、通便治疗后，上述症状可得到缓解，但反复发作。

先天性巨结肠因病变范围不同而有很大差异。腹胀严重者可引起内脏移位及呼吸困难，甚至四肢水肿。有时并发腹疝。亦常见腹直肌分离和腹肌菲薄等继发体征。X 线检查可见乙状结肠下段或直肠正常或狭窄，结肠近端扩张呈漏斗状。直肠肌层活检可见肌层中神经节细胞消失。

先天性巨结肠可与其他疾病合并发生，如沃登伯格（Waardenburg）综合征 Ⅳ 型、莫厄特-威尔逊（Mowat-Wilson）综合征、先天性中枢性低通气综合征。

诊断 基于临床特征、放射学检查和活检样本的组织病理学评估。直肠活检的组织病理学检查主要观察黏膜下神经丛和肌间神经丛中神经节细胞的缺失与无神经节段神经纤维肥大之间的关联。活检至少需要做 2 次，最小直径为 3mm。活组织检查应该有与黏膜下层相同多的黏膜，定向在正确的轴上，以避免不同切割水平之间的组织损失。术前活检应在齿状线以上至少 2cm 处进行。该区域在生理上无神经节细胞，可显示神经纤维的生理性增生。苏木精-伊红染色的常规组织病理学常用于该病诊断。乙酰胆碱酯酶染色是鉴定固有层和黏膜肌层中副交感神经纤维活性增加的辅助方法，因而有助于诊断，尤其对疑难病例。使用钙视网膜蛋白抗体的免疫组化已成为确认或排除先天性巨结肠的有用技术，钙视网膜蛋白表达缺失是先天性巨结肠诊断的标准之一。冷冻切片检查在该病的治疗中必不可少。对结肠壁的肌层进行环周活检可明确诊断。

鉴别诊断 该病被归类为肠神经节异常症，应与肠神经元发育异常和单发性神经节细胞过少症相鉴别。此外，还应与体征相似和症状广谱的先天性巨结肠变体相鉴别，这些"巨结肠同源病"不仅包括肠神经元发育异常，而且涵盖直肠活检中神经节细胞阳性的其他疾病，即肠神经节神经瘤病、单发性神经节细胞过少症、未成熟神经节、嗜银神经丛缺失、肛门内括约肌失弛缓症和巨囊肿-小结肠肠蠕动不足综合征。

治疗原则 轻度患儿可用生理盐水灌肠、服用缓泻剂，避免粪便在结肠内淤积。重症患儿需手术治疗，即作直肠、乙状结肠切除术。80% 患儿的疗效良好。最常见的死亡原因为肠炎和手术后感染。

预防 霉酚酸酯、他汀类药物、青蒿素、高剂量布洛芬和维生素 A 缺乏可减少肠神经系统前体的肠道定植，而生物素促进人胚胎干细胞源性肠神经系统样前体细胞的体外迁移。因此，在受孕前纠正产前微量营养素缺乏症，并在妊娠早期避免抗有丝分裂药物和高剂量布洛芬，可以减少高遗传风险家系中 HSCR 的发生。HSCR 主要为多基因遗传，发病风险的遗传学评定见表 1。

（张咸宁）

yánxìng chángbìng

炎性肠病（inflammatory bowel disease，IBD）

一组与遗传、环境、免疫相关的肠道疾病。表型可细分为克罗恩（Crohn）病和溃疡性结肠炎。在美国，克罗恩病和溃疡性结肠炎的发病率为 2‰~3‰。

分类 如下。

克罗恩病 IBD 的常见亚型，可累及胃肠道的任何部分，但最常见的是回肠末端和结肠。通常很严重，可导致肠壁发炎和增厚。肠道炎症呈透壁性和非连续性，可含有肉芽肿，或伴有肠瘘、肛周瘘。在某些情况下，患者会出现消化道疼痛性溃疡或溃疡。克罗恩病最常见的特征包括慢性腹泻、腹痛、食欲减退、体重减轻、疲劳和发热。该病在西欧和北美常见，多发生于白种人和德系犹太人的后裔，超过 100 万美国人罹患该病。

溃疡性结肠炎 炎症是持续性的且局限于直肠和结肠黏膜层。该病的特征是结肠和直肠内壁上的开放性溃疡，会出血或产生黏液、脓液，以及引起腹泻的炎症。患者疼痛感强烈，并可导致潜在的危及生命的并发症，包括营养不良。该病在北美和西欧最常见，北美某些地区的发病率甚至高达 2.38‰，可能因其嗜好的饮食（包括肉类、奶制品、糖、胆固醇和加工食品）中含有较多的饱和脂肪。虽然这些饮食因素不会导致溃疡性结肠炎，但可引发 IBD

表 1　先天性巨结肠的遗传学评定

遗传风险	相对风险	发生率	综合征型先天性巨结肠的特征和机制
男性	4 倍	80% 为 S-HSCR；65% 为 L-HSCR	SRY 竞争 SOX10 结合位点；男性肠道中 ECE1 和 EDN3 的表达较少
RET 杂合突变	3000 倍	48% 为家族性；20% 为散发性	RET 维持肠神经系统前体细胞的存活、迁移和增殖；不引发综合征型
RET 内含子区增强子 rs2435357 的 T 等位基因 rs2506004 （C>A 突变）	TT 基因型 5.3 倍，TC 基因型 3.9 倍	55% 的欧洲患儿和 88% 的中国患儿	约 25% 的欧洲健在患儿和 50% 的中国健在患儿的常见变异；改变了 SOX10 转录因子的结合位点，降低了 RET 蛋白水平；减少了 ARNT5/NXF 和 HOXB5 的结合，降低了 RET 的表达
21 三体	50~100 倍	8%	第 21 号染色体的 HSCR 风险区的许多基因三倍化；增高的胶原蛋白 VI 和 DSCAM 牵连
ZFHX1B	3000 倍	6%	莫厄特-威尔逊综合征：伴有智力障碍、癫痫发作和颅面异常的先天性巨结肠综合征
EDNRB	杂合突变：1000 倍；纯合突变：3700 倍	5%	沃登伯格综合征 4A 型：伴耳聋和色素沉着缺陷的先天性巨结肠
其他染色体异常	缺失、重复、易位	4%	至少有 30 种遗传综合征与先天性巨结肠有关
SOX10	超过 4000 倍	4%	沃登伯格综合征 4C 型：伴髓鞘发育不良、耳聋和色素沉着缺陷的重度 HSCR 综合征
RET 突变导致的多发性内分泌腺瘤 2A 型	33 倍	2%	多发性内分泌腺瘤 2A 型：激活的 RET 突变导致家族性癌症综合征
DHCR7	50 倍	1%	史密斯-莱姆利-奥皮茨（Smith-Lemli-Opitz）综合征：小头畸形、学习和行为问题、多器官畸形、且表现度变异
L1CAM	40 倍	1%	先天性中脑导水管狭窄所致脑积水
BBS1~BBS11 基因	30 倍	0.6%	巴尔得-别德尔（Bardet-Biedl）综合征：视网膜变性、肥胖、多指畸形、智力残疾、肾缺陷、性腺功能减退、运动技能延迟、嗅觉缺失等
PHOX2B	1000 倍	0.5%	先天性中枢性换气不足综合征
RMRP	25 倍	0.5%	软骨-毛发发育不良：身材矮小、四肢短小、脱发、免疫缺陷
KIAA1279	未定	未定	戈德堡-施普因岑（Goldberg-Shrintzen）综合征：智力残疾、小头畸形、特殊面容、张力减退
EDN3、ECE1、GDNF、NRTN、GFRA1	已报道 10 例	很少发现	激活 EDNRB 需要 EDN3 和 ECE1；GDNF 和 NRTN 是 RET 的配体；GFRA1 是一种结合 GDNF 的协同受体
3p21	4 倍		常见突变
19q12	5 倍		常见变突
NRG1 突变体	1.2 倍		常见突变
SEMA3C、SEMA3D 突变体	1.5 倍		常见突变
DENND3、NCLN、NUP98、TBATA			阻断斑马鱼的基因功能可导致先天性巨结肠样疾病
FAT3、AHNAK、ARID1B、COMT、ARVCF			通过全外显子组测序发现，尚未进行功能验证
9q31、16q23、4q31-32、2q22、13q 远端、10q11.2/q21.2、20p11.22-p11.23			其他已鉴定的基因座

症状。溃疡性结肠炎的发病率不断增高，与西式饮食的流行相关。发病无性别差异，可发生于任何年龄，但多为 15~30 岁。60 岁以上更有可能罹患该病。几乎各种族或民族均有报道，但白种人（特别是德系犹太人的后裔）更为常见。

克罗恩病和溃疡性结肠炎均包括皮肤、眼或关节的肠外炎症。另外，约 10% 的局限于直肠和结肠的病例中，无法对克罗恩病或溃疡性结肠炎进行明确分类，称为不确定性结肠炎。

病因和发病机制 病因仍然不清楚。通常被认为自身免疫病。其他自身免疫病，特别是强直性脊柱炎、银屑病、硬化性胆管炎和多发性硬化症患者常伴发 IBD。双生子研究、家系风险数据和分离分析等表明，IBD 呈多基因遗传方式，遗传因素和环境因素在其发病过程中均有重要作用。

克罗恩病 病因复杂多样，包括行为因素、环境因素和遗传因素。吸烟可增高发病风险，并能增高复发次数。个体免疫系统的变化和消化道中某些细菌的存在也能引发该病。克罗恩病具有高度的遗传异质性。特定的遗传因素包括第 5、10 号染色体的异常，以及 *ATG16L1*、*IL23R*、*IRGM* 和 *NOD2*（*CARD15*）基因的突变。① *ATG16L1*、*IL23R*、*IRGM* 和 *NOD2* 基因突变：这些基因均在某些蛋白的形成中发挥重要作用，而这些蛋白主导着免疫系统的发育和正常维护。*ATG16L1*、*IL23R*、*IRGM* 和 *NOD2* 的任何突变也可能导致肠道系统细胞对细菌的反应异常，从而引发炎症和克罗恩病症状。② 第 5、10 号染色体特定区域的异常：某些患者存在第 5 号染色体 *IBD5* 基因座

（5q31）的异常，特别是一段包括免疫调控细胞因子 IL-4、IL-5 和 IL-13 的长约 250kb 的节段。5q31 风险单体型的纯合子个体明显更早发病。rs2188962 SNP 与克罗恩病显著关联。5q31 基因座突变可加快该病发作，并与 *NOD2* 基因在发病中存在相互作用（上位效应）。此外，第 5、10 号染色体有大片的"基因沙漠"区域，不含单个基因。这些区域调控邻近基因表达，被高度怀疑是引发克罗恩病的重要遗传因素。

溃疡性结肠炎 基因在溃疡性结肠炎中的作用比在克罗恩病弱。已发现有 20 多个基因的突变体与该病进展有关。这些突变等位基因可影响肠壁的保护功能，或人体免疫系统对通常驻留在消化道内的细菌的反应。肠道的内表面保护深层组织不受细菌和毒素的伤害，这一屏障的失效可能触发对细菌或毒素的免疫反应，从而导致慢性炎症。除参与保护肠道内壁的基因外，还发现了某些潜在的致病相关基因，这些基因影响 T 细胞的成熟和功能。某些影响 T 细胞的基因突变可导致免疫反应过于活跃或导致慢性炎症的自身免疫反应。

临床表现 如下。

克罗恩病 最常见的症状是慢性腹泻、腹痛、食欲减退、体重减轻、疲劳和发热。患者还可因肠道内壁开放性溃疡引起的内出血而出现慢性贫血。患者也可能出现全身性炎症，导致眼、皮肤和关节异常。该病的一个严重并发症是肠梗阻。增厚的瘢痕组织层积聚在大肠和/或小肠中，会完全堵塞肠道，阻止废物排出体外。此时，需立即进行治疗。克罗恩病引起的另一种并发症是瘘管的形成。瘘管是肠壁上与其他

组织或器官相连的异常开口。这些开口连接到其他腹部器官，如膀胱或阴道。必须通过手术修复，以防止废物进入这些器官。

溃疡性结肠炎 症状取决于炎症的严重程度以及在结肠的位置，多数患者有轻度到中度的症状。约半数病例症状轻微，可能局限于直肠。约 10% 的患者症状严重，尤其是年龄较小的患者。多数患者都有缓解期，数周或数年内没有症状，但该病常随着时间的推移而恶化。其最常见的症状是腹痛和带血或脓的腹泻。其他症状包括：贫血（红细胞计数低）、严重疲劳感、恶心、体重减轻和食欲减退、急迫的排便感、直肠出血、皮肤溃疡和皮疹、关节酸痛或疼痛、儿童生长停滞、发热和眼部刺激。

诊断和鉴别诊断 诊断需结合临床表现、实验室检查、影像学和内镜活检。外周血检查有小红细胞性贫血、白细胞增多和血小板增多，炎症标志物如红细胞沉降率和超敏 C 反应蛋白增高。诊断需排除寄生虫病，如贾第鞭毛虫病、阿米巴病、粪类圆线虫病和肺结核。全血细胞计数可确定贫血、白细胞增多和白蛋白水平。粪便钙卫蛋白水平可作为肠道炎症的标志物。克罗恩病患者的核周抗中性粒细胞胞质和抗酿酒酵母抗体水平升高。另外，必须进行粪便检查以排除虫卵和寄生虫。

腹部 X 线片可以评估是否存在游离空气、肠梗阻或中毒性巨结肠。钡餐检查可确定肠道疾病的特征；铅管外观提示溃疡性结肠炎；直肠保留提示克罗恩病；拇指印提示黏膜炎症。此外，钡餐检查可以显示回肠中的跳跃性病变和狭窄形成，此为克罗恩病

的指征。超声、CT 和磁共振成像（MRI）均可用于诊断 IBD 或评估并发症。超声技术高超的医务人员可评估回肠疾病的右下腹。MRI 可评估直肠瘘。最常见为 CT 评估穿孔或肠梗阻。CT 小肠造影有助于评估狭窄或制定手术计划。无论是食管胃十二指肠镜检查、结肠镜检查，还是两者都进行内镜检查，都是获得活检以确诊 IBD 的关键。

对于新发腹泻患者，首先应排除腹泻的传染性病因，包括寄生虫、大肠埃希菌 O157：H7 和艰难梭菌。应考虑其他结肠炎病因，包括但不限于显微镜下、淋巴细胞性和胶原性。出现腹痛还必须考虑其他病因，包括但不限于阑尾炎、肠易激综合征、乳糜泻和功能性腹痛。

治疗原则　治疗的目标是诱导溃疡性结肠炎或克罗恩病的缓解。

溃疡性结肠炎的治疗　很大程度上取决于疾病的程度和是否存在肠外表现。对于限于直肠的轻度至中度疾病，氨基水杨酸盐类药物（如美沙拉嗪）是主要药物。美沙拉嗪通过直肠给药，可与口服治疗相结合以诱导或维持缓解。对于美斯卡林耐药的中度患者，可选择口服糖皮质激素或免疫调节剂（如 TNF-α 单克隆抗体、英夫利昔单抗）。

高达 25% 的溃疡性结肠炎患者需要全结肠切除术来控制病情。直肠结肠切除术和回肠贮袋-肛门吻合术是择期病例的首选手术。发作通常用皮质类固醇治疗。对于每年发作 1～2 次的患者，可使用抗 TNF 药物或其他免疫抑制剂。

克罗恩病的治疗　取决于所涉及的胃肠道、瘘管或狭窄程度以及任何肠外并发症。轻度回盲部疾病的治疗通常以美沙拉明开始，口服布地奈德可增强疗效，布地奈德是一种首过代谢显著的类固醇药物，可限制全身不良反应。对于更广泛的疾病，需要全身使用泼尼松类固醇治疗，但 6 周内需停用类固醇。对于不能断奶的患儿，可添加免疫调节剂（如 6-巯基嘌呤、硫唑嘌呤或低剂量甲氨蝶呤）。对于中重度患者，应使用抗肿瘤坏死因子药物。在开始生物治疗之前，患者应完成纯化蛋白衍生物测试以评估潜在肺结核。对于严重造瘘症可行手术（包括分流造口术）。另外，评估服用类固醇的患者的骨密度至关重要；骨质疏松症在这些患者中有显著的发病率。如果预计类固醇使用时间超过 3 个月，则应补充钙和双膦酸盐。

预防　按照三级预防的措施进行。通过结合吸烟、家族史和 *NOD2* 基因突变的信息，可以获得克罗恩病的高绝对风险。通过戒烟可以降低这些个体罹患克罗恩病的风险。急性期禁食牛奶和乳制品可减少腹泻。

（张咸宁）

Bōyīcí Yēgé zōnghézhēng

波伊茨-耶格综合征（Peutz-Jeghers syndrome，PGS）

以黏膜皮肤黑色素沉积和胃肠道息肉病为特征的常染色体显性遗传的息肉和癌易感综合征。又称色素沉着息肉综合征、黑斑息肉综合征。1921 年，荷兰内科医师詹·波伊茨（Jan Peutz）首次报道该病，1949 年美国内科医师哈罗德·约瑟夫·耶格（Harold Joseph Jeghers）又进行了详细描述，因此该病以二者的姓氏命名。该病发病率为 0.3/10 万～4/10 万。几乎各种族或民族都有报道，男女发病机会均等。特定的基因突变可在群体之间，甚至在一个群体内的不同家族之间有所不同。

病因和发病机制　最常见的病因是位于染色体 19p13.3 的丝氨酸/苏氨酸激酶 11（*STK11*）或称肝激酶 B1（*LKB1*）的等位基因发生第一次种系突变，以及体细胞中发生第二次 *STK11/LKB1* 等位基因的获得性突变。*STK11/LKB1* 属于抑癌基因，所编码的蛋白是一种广泛分布于各组织中的酶，参与调控能量代谢、细胞极性、细胞增殖、细胞迁移、DNA 损伤修复，以及促进 TP53 介导的细胞凋亡。高达 20% 的患者的家族史呈阴性，且未发现 *STK11/LKB1* 突变，可能的原因是：常发生于儿童中的新生突变、存在新的致病基因、嵌合体和 DNA 错配修复基因突变。人类基因突变数据库中已报道了 350 多种 *STK11/LKB1* 基因突变。无效突变导致 *STK11/LKB1* 表达降低，引发的表型更严重。错义突变导致的发作症状明显较晚（第一次手术、第一次息肉切除术）。与癌症进展相关的炎症因子（IL-6、IL-11 和 C-X-C 基序趋化因子 2）表达的增高起着关键作用。*STK11/LKB1* 启动子的甲基化也可能是发病的重要因素。该病的总体甲基化水平显著增高，与错构瘤的发展有关。*STK11/LKB1* 的功能失去突变之所以具有致癌作用，原因是 LKB1/AMPK 通路的紊乱，mTOR 通路的异常激活，以及通过 HIF-1-a 通路增强了葡萄糖和谷氨酰胺的利用而使得细胞代谢重编程，结果导致细胞生长失控、分裂细胞中的纺锤体畸变、有丝分裂异常和细胞增殖。由于 PLK1 的持续激活、着丝粒缺陷和基因组不稳定性，通过干扰存活蛋白的表达以及与 TP53 的相互作用，

STK11/LKB1 的功能失去性突变也与促进中心体扩增有关。

临床表现　均表现为三种症状：通常不长雀斑的部位出现雀斑；多发性胃肠道息肉；罹患某些癌症的风险高于一般人群。

诊断　以下 3 项诊断标准中至少符合 2 项，即可诊断为波伊茨-耶格综合征：家族史阳性；黏膜和皮肤上的多发性深蓝至棕色色素（斑点）病变，最常发生在口腔内的颊黏膜或牙龈、唇、口周、指尖、手掌和足掌；错构瘤性肠息肉。

皮肤黏膜的检查非特异性，必须考虑其他鉴别诊断。分子诊断和基因检测有助于确诊。

鉴别诊断　需与以下疾病相鉴别。

常染色体显性遗传的幼年性息肉病　患者由于 *BMPR1A*、*SMAD4* 或 *ENG* 基因突变而表现为小肠错构瘤性息肉。

班纳扬 - 赖利 - 鲁瓦卡巴（Bannayan-Riley-Ruvalcaba）综合征和考登（Cowden）综合征　二者均属于错构瘤性息肉病综合征家族，与波伊茨-耶格综合征具有相似的临床特征（如胃肠息肉），但班纳扬-赖利-鲁瓦卡巴综合征患者表现为大头畸形、发育迟缓、脂肪瘤和血管异常，考登综合征患者表现为毛发神经鞘瘤、面部丘疹/口腔乳头状瘤和肢端角化病。

劳吉尔 - 亨齐克尔（Laugier-Hunziker）综合征　患者无胃肠息肉，有色素性口腔黏膜皮肤斑疹（出现于儿童期之后），指/趾甲表现纵向色素沉着过度带（黑甲）。

治疗原则　对症治疗。主要包括监测、预防症状和治疗并发症。

预防　按照三级预防的措施进行。除各种非胃肠道上皮恶性肿瘤（如乳腺癌、子宫癌、宫颈癌、肺癌、卵巢和睾丸肿瘤）外，该病患者罹患结直肠、胰腺和胃等胃肠道癌的风险增高。其中，结直肠癌最常见，终生风险为 39%；其次是女性乳腺癌，终生风险为 32%～54%。女性患者还有妇科肿瘤（如良性卵巢环状小管性索肿瘤、卵巢和输卵管黏液性肿瘤）的风险，男性患者有睾丸支持细胞瘤的风险。由于各种恶性肿瘤的风险增高，故应进行严格的监测。

（张咸宁）

Jiādénà zōnghézhēng

加德纳综合征（Gardner syndrome，GS）

除胃肠道的腺瘤病外，还包括扁平骨多发性骨瘤、多发性上皮样囊肿、软组织肿瘤和腹腔内纤维瘤病的临床综合征。是家族性腺瘤性息肉病（FAP）的表型变异体，呈常染色体显性遗传，以肠黏膜表面有大量腺瘤性息肉为特征，具有很高的恶性潜能。美国遗传学家埃尔顿·约翰·加德纳（Eldon John Gardner）于 1951 年首次报道该病，故以其姓名命名。该病在美国发病率约 0.13‰。

病因和发病机制　该病发生与 *APC* 基因（5q22.2）突变有关。*APC* 是抑癌基因，编码蛋白 APC 在细胞周期的特定时段调控细胞生长。*APC* 发生突变，导致细胞生长失控。除 *APC* 基因突变外，DNA 甲基化的丢失、*K-RAS* 基因（12p12.1）突变，*DCC* 基因（18q21.2）缺失，以及 *TP53* 基因（17p13.1）突变也可能与 GS 有关。

临床表现　主要表现为表皮样囊肿。患者结肠中存在多个息肉以及结肠外的肿瘤。结肠外表现包括肠息肉病、硬纤维瘤、骨瘤和表皮样囊肿。典型的 GS 出现下颌骨和颅骨骨瘤、表皮囊肿或纤维瘤病。通常无症状，但可能出现瘙痒、炎症和破裂。该病还存在各种非皮肤表现，如双侧、多发性、色素性眼底病变，称为先天性视网膜色素上皮肥厚。肠息肉病和结直肠腺癌的发展是该病主要特征。患者也可出现其他肿瘤，如肝胰壶腹周围的十二指肠癌、肝母细胞瘤、肾上腺腺瘤、乳头状或滤泡状甲状腺癌。

诊断　通过医学检查、病史和家族史、自述症状、下消化道的内镜检查，以及通过血液分子检测筛查已知与 GS 相关的基因突变，可确诊。

鉴别诊断　GS、FAP、特科特（Turcot）综合征和衰减性家族性息肉病是与 *APC* 基因突变相关的主要表型。GS 的特征是结肠息肉、骨瘤和视网膜上皮异常。GS 和特科特综合征都可能出现皮肤症状，但前者更多表现为表皮样囊肿，后者则表现为咖啡牛奶斑。

治疗原则　治疗方案包括健康饮食、非甾体抗炎药（如舒林酸）或 COX2 抑制剂（如塞来昔布），有助于抑制结肠息肉的生长。由于患者罹患结肠癌的风险高，最好通过下消化道内镜监测息肉的生长和发展，并确定其向恶性肿瘤的转化。如果息肉超过 20 个，建议切除结肠，以降低结肠癌的发病风险。

预防　按照三级预防的措施进行。对于那些明确了各自家族遗传信息，或一旦发现家族遗传的个体，预防是最常见的治疗方法。可以进行产前基因检测。如为阳性，最早可在 10 岁时开始息肉的内镜筛查。

（张咸宁）

fūzhì mǐngǎnxìng chángbìng

麸质敏感性肠病（gluten sensitive enteropathy）

自身免疫介导的对麦胶不耐受而导致的肠源性吸收不良的肠病。又称乳糜泻、麦胶性肠病。可见于任何年龄段（从婴儿期到成年期），更常见于欧洲白种人或欧洲后裔，而非洲人和亚洲人中非常罕见。发病率为 0.2‰ ~ 3.3‰。不同欧洲国家之间，以及欧洲和美国之间有所不同，可能是由于饮食差异和对该病的诊断不足。另外，许多突变并不引发典型的症状，甚至无症状。

病因和发病机制 确切病因尚不清楚。该病属于自身免疫病，有家族聚集性，呈多基因遗传。发病要素包括：患者携带易患基因；某些环境因素刺激和触发了患者的免疫系统，导致疾病首次发作。对于多基因遗传病，没有遗传易感性的个体在暴露于相同的诱因下一般不发病；抑或与携带易感基因的个体相比，这些个体需要更多地接触环境诱因才患病。环境诱因包括手术（特别是胃肠手术）；饮食变为低脂饮食，增加小麦类食物；妊娠；分娩；严重的情绪压力；病毒感染。因此，遗传易感性和环境因素的相互作用是导致麸质敏感性肠病的病因。

临床表现 最常见的症状与胃肠道对食物的吸收不当有关。许多有胃肠道症状的患者出现腹泻，排油腻、异常恶臭的粪便。出现胀气、腹胀、体重减轻和全身无力。并非所有患者都有消化系统并发症，有些只是易怒或抑郁。易怒是患儿最常见的症状之一。如果该病未得到正确诊治，可引发多种其他疾病。吸收不良可造成缺铁，导致贫血（低红细胞计数），或因缺乏维生素 K 而容易擦伤。矿物质吸收不良导致骨质疏松症，易造成骨折。维生素 D 水平不足导致骨软化症，产生疼痛和骨骼畸形（如扁平或弯曲）。牙釉质缺陷是该病的特征。患者也可患有乳糖不耐症，因其体内不能产生足够的乳糖酶，无法将牛奶中的糖分解为身体可以吸收的形式。其他症状包括肌肉痉挛、疲劳、生长迟缓、腿部刺痛或麻木（由于神经损伤）、口腔溃疡、牙齿变色及没有月经（由于严重的体重减轻）。疱疹样皮炎可能是该病的首要症状，可见于大约 10% 的患者，但估计超过 85% 的患者有这种情况。

诊断 患者具有慢性腹泻、吸收不良、体重减轻、肠胃胀气和腹胀等明显的胃肠道症状。内镜下见小肠黏膜苍白、变薄，皱襞减少甚至消失，绒毛萎缩。某些肠易激综合征和乳糖不耐症患者需要进行检测，以找到替代或伴随诊断。某些非胃肠道疾病，如贫血、维生素缺乏、肝功能异常、生长迟缓、复发性流产、口疮性口炎、周围神经病变和共济失调，需要进行评估。患者的一级亲属也需要检测。所有测试应在患者食用富含麸质的食物时进行。IgA 抗组织谷氨酰胺转氨酶（TTG）是 2 岁后首选的血清学检测。抗利尿蛋白试验的预测值较低，不宜进行。与正常人群相比，患者更常见 IgA 缺乏症，故应检测 IgG 脱氨基醇溶蛋白肽（DPG）。在无麸质饮食中，抗体可能呈阴性，需要进行肠道活检或基因检测。阳性血清学和高度怀疑该病应进行小肠活检。病理学染色可识别绒毛萎缩的区域。视频胶囊能揭示该病的典型特征，避免活检的需要，在较远端的病例中尤其如此。当血清学和病理学相一致时，即可确诊，并可以通过无麸质饮食缓解症状和病理。如果在上述所有检测仍然无法确诊，则需进行 HLA-DQ2/DQ8 基因易感性检测。偶尔需要麸质刺激，根据麸质刺激的血清学/病理学反应可得出诊断结论。

鉴别诊断 包括肠易激综合征、乳糖不耐受、非麸质敏感性肠病、小麦过敏、克罗恩病、溃疡性结肠炎、肠道感染和细菌过度生长。

治疗原则 治疗包括无麸质饮食。患者应避免小麦、黑麦、大麦、啤酒、麦芽酒、啤酒和麦芽醋。如果同时患有乳糖不耐症，应避免乳制品。应对无麸质饮食的反应进行临床、血清学监测，偶尔进行活检。无反应者是那些有症状或血清学阳性的个体。对于严重的难治性病例，可使用泼尼松、硫唑嘌呤、6-巯基嘌呤或霉酚酸酯。治疗失败的原因之一是胃肠道肿瘤或淋巴瘤的发展。营养不足应予以补充。

预防 按照三级预防的措施进行。先证者的近亲（尤其是一级亲属）罹患麸质敏感性肠病的风险更高。一级亲属的患病风险约为 10%。

（张咸宁）

jiāzúxìng gānyìnghuà

家族性肝硬化（familial cirrhosis）

与 KRT8、KRT18 基因突变相关的遗传性肝病。属于角蛋白病。肝瘢痕不是由任何明显的疾病过程引起的，损伤持续发展，直到肝功能受损。

病因和发病机制 与家族遗传相关的肝硬化较罕见，仅与少数疾病相关。α_1 抗胰蛋白酶缺乏症、肝豆状核变性、血色素沉着病、半乳糖血症、IV 型糖原贮积症、酪氨酸血症、印度儿童期肝硬化、与 KRT8 和 KRT18 基因突变相关的隐源性肝硬化是已报道的家族性肝硬化的病因。隐源性肝硬化即无明确病因的肝硬化，临床排除了病毒性肝炎、自身免疫性肝炎，无长期大量饮酒史，无特殊药物史，无慢性胆道疾病、肝血吸虫病和先天性肝病。许多成年早期和中年患者的肝硬化属于隐源性肝硬化。非酒精性脂肪性肝炎被认为是许多隐源性肝硬化病例的可能病因。

临床表现　肝硬化的临床表现多种多样，不同阶段具有相应的临床特征。临床将肝硬化分为五个时期，包含代偿期和失代偿期两大类。代偿期包括临床1期和2期，一般表现隐匿，无症状。1期无静脉曲张及腹水；2期无腹水、出血，但内镜可查及静脉曲张。10%～20%的患者或有乏力、食欲减退、腹泻等消化系统症状。失代偿期包括临床3～5期，3期有腹水但无出血，有时伴有食管静脉曲张；4期以食管静脉曲张为主，有时伴有腹水；5期的特异性表现主要为脓毒血症、肝肾综合征。印度儿童期肝硬化可见家系中多个同胞患病，发病年龄通常为6～18个月，夭折前4～6个月出现进行性嗜睡、黄疸、腹胀和发热。

诊断和鉴别诊断　通过病史调查（肝炎史、饮酒史、用药史、输血史、遗传病家族史）、体征、肝功能相关检查、影像学检查等，可诊断家族性肝硬化。由于临床症状和实验室数据经常重叠，因而难以进行鉴别诊断。

治疗原则　治疗旨在控制并发症以及与肝损伤相关的慢性健康状况不佳。包括戒酒、补充营养、识别任何可识别的疾病过程、门静脉高压症的管理和肝移植。

预防　按照三级预防的措施进行。对所有慢性肝病患者，均应考虑是否已进展为肝硬化。由于家族性肝硬化具有高度的遗传异质性，应注意双亲虽然正常，但子女照样可能罹患家族性肝硬化。积极治疗乙型病毒性肝炎、酒精性脂肪肝等原发病，是预防家族性肝硬化的关键。

(张咸宁)

duōnáng gānbìng

多囊肝病（polycystic liver disease，PCLD）　以肝多囊病变为特征的常染色体显性遗传病。特征是编码参与肝液体运输和上皮细胞生长的蛋白质的 *PRKCSH* 基因突变。突变导致正常肝组织被充满液体的肝囊肿所替代。有两种亚型：单纯的PCLD1，即仅表现为肝囊肿症状；伴发多囊肾的PCLD1。该病发病率为 0.1/10 万～1/10 万。

病因和发病机制　多囊肝病是一组疾病，涉及多个基因的突变。单纯的PCLD1为 *PRKCSH* 发生种系突变的结果。*PRKCSH* 表达于肝细胞和胆管细胞，其参与囊肿形成的潜在机制尚不清楚。伴发多囊肾的PCLD1可有常染色体显性遗传多囊肾病（ADPKD）两个基因 *PKD1* 或 *PKD2* 的突变。

临床表现　多数患者无症状，是通过影像学检查偶然发现。但在少数患者中，肝大可导致腹痛、腹胀和邻近器官受压，影响生活质量。

诊断　通过B超、CT和磁共振成像（MRI）等影像学检查进行诊断。B超可显示肝包膜下部分的高回声区域。MRI和CT可见囊肿呈现低密度，边界清晰。典型的诊断方法是采用雷诺兹（Reynolds）标准，涵盖了家族史、年龄和肝表型。在得出单纯的多囊肝病诊断结论前应排除

ADPKD，可采用诊断ADPKD的统一拉文（Ravine）标准进行排除。当囊肿为15～20个且无家族史时，建议可诊断为多囊肝病的散发病例。尚无针对单纯的多囊肝病的实验室辅助诊断。大多数患者具有正常的合成肝功能，有时 γ-谷氨酰转移酶（GGT）和碱性磷酸酶水平轻度升高。另一方面，ADPKD患者有肾衰竭表现，肌酐、血尿素氮和/或肾小球滤过率水平也有变化。

鉴别诊断　在考虑多囊肝病时，应排除其他潜在因素，包括肿瘤、感染和创伤。影像学检查可区分肝转移灶和肝脓肿。其他需要鉴别诊断的流动性胆道疾病包括卡罗利（Caroli）病和卡罗利综合征。这两种疾病属于肝内胆管的先天性遗传病，通常见于儿童期，而单纯的多囊肝病发生在成年期。卡罗利病和卡罗利综合征也与先天性肝纤维化有关。

治疗原则　多囊肝病中只有少数患者表现为重症。故对症状轻微的患者进行支持治疗，而重症进行手术治疗。对于有症状的多囊肝病患者，治疗的主要目标是减小肝体积。临床有几种外科手术可供选择，包括囊肿开窗术、肝切除术和肝移植。

预防　按照三级预防的措施进行。发生严重多囊肝病的风险因素包括年龄、女性性别、曾使用外源性雌激素和多次妊娠。多囊肝病为常染色体显性遗传，再现风险为50%。对于重症多囊肝病影响的患者，应区分ADPKD和单纯的多囊肝病。

(张咸宁)

yíchuánxìng gāodǎnhóngsùxuèzhèng

遗传性高胆红素血症（hereditary hyperbilirubinemias）　遗传缺陷致肝细胞对胆红素摄取、转运、

结合或排泄障碍而导致血清胆红素水平升高的一系列临床综合征。胆红素（即非结合胆红素、间接胆红素）通过血液循环由生成部位转运至肝后，在肝细胞内胆红素葡糖醛酸转移酶的催化下，与葡糖醛酸结合，形成胆红素-葡糖醛酸酯，即结合胆红素、直接胆红素（图1）。

分类 根据胆红素的性质，该病分为非结合性高胆红素血症和结合性高胆红素血症。主要导致非结合性高胆红素血症的疾病包括吉尔伯特（Gilbert）综合征、Ⅰ型和Ⅱ型克里格勒-纳贾尔（Crigler-Najjar）综合征；主要导致结合性高胆红素血症的疾病包括迪宾-约翰逊（Dubin-Johnson）综合征、罗托（Rotor）综合征和几种形式的肝内胆汁淤积症。

病因和发病机制 如下。

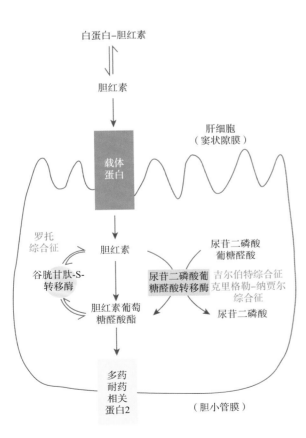

图1 血红素在肝细胞中的代谢途径

非结合性高胆红素血症 引发该型的疾病如下。

吉尔伯特综合征 常染色体隐性遗传，致病基因为定位于2q37.1的胆红素-尿苷二磷酸葡糖醛酸转移酶基因 *UGT1A1*。非结合性高胆红素血症和黄疸可由多种诱因诱发，包括禁食、溶血反应、发热性疾病、月经和体力消耗等。每天热量摄入减少至400千卡，可导致胆红素在48小时内增高2~3倍。此外，在没有补充脂肪的正常热量饮食中，胆红素也可出现类似的升高。在正常饮食的情况下，胆红素值通常在12~24小时恢复正常。

克里格勒-纳贾尔综合征 常染色体隐性遗传，致病基因为 *UGT1A1*。Ⅰ型克里格勒-纳贾尔综合征的常见突变为缺失、内含子剪接供体和受体位点的改变、错义突变、外显子跳跃、插入、终止密码子的形成，导致UDP-葡糖醛酸基转移酶的完全缺失；Ⅱ型克里格勒-纳贾尔综合征的突变为点突变，导致UDP-葡糖醛酸转移酶的生成减少。

结合性高胆红素血症 引发该型的疾病如下。

迪宾-约翰逊综合征 常染色体隐性遗传，致病基因为位于10q24.2的ATP结合盒亚家族C成员基因 *AB-CC2*，其编码转运蛋白多药耐药蛋白2（MRP2），MRP2参与物质的细胞外运输，对结合性胆红素从肝细胞分泌到胆管系统进行排泄至关重要。*AB-CC2*突变导致小管MRP2表达不足，阻碍结合性胆红素进入胆管系统的运输。结合性胆红素在肝细胞中累积，造成血液中的结合性胆红素水平升高。该病的一个典型特征是在血红素合成过程中产生的副产物的比例逆转。粪卟啉Ⅰ的水平高于粪卟啉Ⅲ。在健康个体中，粪卟啉Ⅲ与Ⅰ的比值约为3.5∶1。

罗托综合征 又称罗托型高胆红素血症，呈常染色体双基因隐性遗传，由定位于12p12.2的溶质载体有机阴离子转运蛋白家族成员 *SLCO1B3* 基因和位于12p12.1的 *SLCO1B1* 基因同时发生纯合性突变所致。SLCO1B3和SLCO1B1蛋白存在于肝细胞中，介导非钠依赖性细胞摄取胆红素葡糖醛酸、胆汁酸、类固醇、甲状腺激素，以及许多药物、毒素及其缀合物。肝的大部分胆红素与肝细胞结合并分泌回血液中，再在下游肝细胞中被SLCO1B3和SLCO1B1重吸收。该病的SL-CO1B3和SLCO1B1蛋白异常短，使胆红素被肝吸收和排出体外的效率较低，造成胆红素在血液和尿液中积聚，从而导致黄疸和深色尿液。

临床表现 如下。

非结合性高胆红素血症 表现如下。

吉尔伯特综合征 多数患者无症状，或仅有轻度消化不良、上腹胀痛和疲倦等症状。肝功能及肝组织学检查正常，无肝大、全血计数、网织红细胞计数、乳酸脱氢酶和外周血涂片正常，血清非结合性胆红素轻度升高，患者出现间歇性轻度黄疸。该病血胆红素升高的特点是禁食时升高，服用巴比妥则降低。

克里格勒-纳贾尔综合征　根据分子和功能特征、临床表现的严重程度和苯巴比妥反应等临床标准，该病有两型。Ⅰ型最严重，几乎完全没有 UDP-葡糖醛酸基转移酶活性，Ⅱ型则较不严重，酶活性水平降低。Ⅰ型主要累及中枢神经系统并伴有胆红素脑病，血清胆红素高，肝细胞结合胆红素的功能有严重缺陷，不能形成胆红素葡糖醛酸酯，故胆汁无色。有此缺陷的婴儿常在出生后第2天出现黄疸，血清胆红素均为非结合胆红素。苯巴比妥无降低血清胆红素的作用，患儿迅速出现肌肉痉挛、强直与角弓反张，多死于胆红素脑病。

结合性高胆红素血症　表现如下。

迪宾-约翰逊综合征　主要特征为长期黄疸，并可因妊娠、手术、剧烈疼痛、饮酒和感染而加剧。发病年龄多为10~25岁，男女之比约为4∶1。大部分患者有腹痛、乏力、食欲减退和恶心呕吐，50%以上有肝大。血清胆红素增高，结合性胆红素约占60%。肝功能检查可见胆红素、磺溴酞钠、吲哚花青绿和二碘曙红等排出障碍，仅胆酸盐可排出。口服胆囊对比剂后胆囊不显影。肝组织学检查可见肝细胞之间有大量大小不等的脂褐素类棕色颗粒，为肾上腺素的代谢产物——变性肾上腺素葡糖醛酸酯在肝内潴留所致。

罗托综合征　组织学检查可见肝细胞结构正常，无色素沉着，但可见溶酶体增多、肥大及酸性磷酸酶活性增加。胆囊造影可迅速显影。临床表现为慢性轻度波动性黄疸，可因疲劳、情绪忧郁与感染而加深。胆红素耐量试验，注入非结合性或结合性胆红素均有异常滞留，注入磺溴酞钠滞留更甚于迪宾-约翰逊综合征。粪卟啉排出总量增加，纯合子的粪卟啉Ⅰ的总量占64.8%，杂合子占42.9%。

诊断和鉴别诊断　如下。

非结合性高胆红素血症　分述如下。

吉尔伯特综合征　患者的胆红素通常低于 353.6μmol/L。但胆红素水平可随着恶化因素而波动。患者的全血细胞计数、网织红细胞计数、乳酸脱氢酶、外周血涂片、氨基转移酶和碱性磷酸酶均正常。除非考虑其他疾病的诊断，通常不需要肝和胆管树的诊断成像。同样，除非怀疑有其他急性或慢性肝病，一般很少进行肝活检。通常不需要48小时禁食或低热量饮食的刺激性试验。对于难以确诊的病例，应考虑进行 UG1A1 活性检测和 DNA 诊断。在诊断该病之前，应充分考虑其他可能导致高胆红素血症的肝病。

克里格勒-纳贾尔综合征　临床怀疑该病者应进行血清非结合性胆红素水平检测。Ⅱ型通常低于 1768μmol/L，Ⅰ型的非结合性胆红素水平较高，为 1768~2210μmol/L，重症病例则在 4420μmol/L 左右。使用上消化道内镜或经口放置的十二指肠导管从十二指肠收集胆汁，并通过高效液相色谱法（HPLC）分析胆红素葡糖醛酸苷。在Ⅰ型患者中，结合性胆红素要么不存在，要么痕量存在。相比之下，Ⅱ型患者存在大量的结合性胆红素。从十二指肠收集的胆汁的 HPLC 分析结果是决定性的测试。肝活检的组织酶分析可帮助测量 UGT 酶水平。Ⅰ型缺乏尿胆红素分析。肝功能检查通常显示正常的肝酶范围，但这些酶可能由于胆汁淤积而升高。服用苯巴比妥2周可降低大多数Ⅱ型的血清胆红素浓度，但对Ⅰ型无效。脑的扩散张量成像可有助于检测Ⅰ型灰质和白质的微结构变化。肝活检和组织病理学分析有助于评估已确诊肝脾大病例的肝硬化情况。分析 *UGT1A1* 基因存在的突变类型，可辅助临床诊断。

鉴别诊断时应注意以下情况。①胆红素生成增加：血管外和血管内溶血、再吸收性血肿、红细胞增多症和肝豆状核变性。②肝胆红素摄取受损：心力衰竭、门体分流、吉尔伯特综合征和药物治疗。③胆红素结合受损：吉尔伯特综合征、克里格勒-纳贾尔综合征和晚期肝病。

结合性高胆红素血症　分述如下。

迪宾-约翰逊综合征　患者血中总胆红素浓度通常为 176.8~442μmol/L，但有时甚至可高达 1768~2210μmol/L。全血细胞计数、血清白蛋白、丙氨酸氨基转移酶、天冬氨酸氨基转移酶、碱性磷酸酶、胆固醇和凝血酶原时间均正常。无溶血迹象。患者尿中粪卟啉Ⅰ和Ⅲ的异常分布具有特征性。正常尿液中约75%的粪卟啉为Ⅲ型，该病患者尿中总粪卟啉含量正常，但80%以上均为Ⅰ型。患者的肝胆亚氨基二乙酸扫描可显示胆囊和胆管延迟显影或不显影的特征性模式，存在肝强烈、均匀和延长的显影。口服胆囊造影术不显示胆囊，注意可能是提示存在胆结石的假阳性结果。CT 显示明显高于正常个体的衰减。肝活检可见肝小叶中心的肝细胞中粗颗粒黑色素样色素的聚集。分析 ABCC2 基因存在的突变，可辅助临床诊断。

罗托综合征 诊断在很大程度上属于排除性诊断。患者的血清学异常仅包括血清总胆红素升高，通常在 176.8～442μmol/L，但可能高达 1768μmol/L。大多数情况下，丙氨酸转氨酶、天冬氨酸转氨酶、γ-谷氨酰基转移酶、碱性磷酸酶水平正常，但可见轻度升高。如果上述任何一项指标显著明显升高，则需要考虑其他疾病。影像学不能诊断该病，但可帮助排除导致高胆红素血症的其他疾病。例如，肝和胆管系统的 B 超有助于厘清肝外胆道梗阻的原因。胆囊在该病的口服胆囊造影中可见。诊断罗托综合征的最佳方法是分析尿液的粪卟啉排泄。患者的总粪卟啉排泄量增高 2～5 倍，其中 65% 为粪卟啉 I 型。

鉴别诊断时应注意以下情况。①小管有机阴离子转运缺陷：迪宾-约翰逊综合征。②结合性胆红素的窦状隙再摄取缺陷：罗托综合征。③肝外胆汁淤积症：胆总管结石、胰胆管恶性肿瘤、原发性硬化性胆管炎、胰腺炎和寄生虫感染。④肝内胆汁淤积症：病毒性肝炎、酒精性肝病、非酒精性脂肪肝、原发性胆管炎、药物和毒素损害、败血症、浸润性疾病、肠外营养、镰状细胞病、妊娠和终末期肝病。

治疗原则 如下。

非结合性高胆红素血症 分述如下。

吉尔伯特综合征 不需要治疗，故应避免不必要的检测。控制潜在的触发因素有助于减少未结合性胆红素的波动。出现高胆红素血症并伴有转氨酶和碱性磷酸酶异常的患者，需要进一步检查，包括检测病毒性、代谢性、

自身免疫性或药物引起的肝病。当临床表现或肝相关酶指向不同的诊断时，应对肝和胆道进行低密度影像学检查。有肝失代偿证据的患者，包括但不限于静脉曲张出血、腹水和肝性脑病，应转诊至胃肠病科或肝病科进行额外的检查、治疗和可能的肝移植评估。

克里格勒-纳贾尔综合征 治疗的主要目标是通过光疗和血浆置换降低未结合胆红素水平。多数患者在青春期后仍有存活率，没有明显的脑损伤，但最终在晚年发展为胆红素脑病。①光疗：I 型的主要治疗方法是强化光疗，比传统疗法更有效，还能缩短治疗时间，减少晚期并发症。但年龄较大的儿童和成人的光疗效果较差，原因是皮肤较厚、皮肤色素沉着增加、体表面积与体重之比较小。②血浆置换术：在严重高胆红素血症危象期间清除血液中过量未结合性胆红素的最有效方法。但由于胆红素与白蛋白紧密结合，在血浆置换术过程中去除白蛋白可导致血液中胆红素的减少。③奥利司他：脂肪酶抑制剂奥利司他可捕获未结合的肠道胆红素，并帮助其与粪便中排泄的脂肪量成比例地排泄。奥利司他与磷酸钙联用，疗效更好。④补充磷酸钙：接受光疗并补充磷酸钙，患者血清胆红素水平可降低 18%，表明磷酸钙可捕获胆汁中排出的胆红素光产物。⑤肝移植：是 I 型唯一的治疗方法。移植肝具有正常的 UGT1A1 胆红素结合酶，可迅速降低血清胆红素水平。预防性肝移植是预防胆红素脑病的明智之举。⑥肝细胞移植：正常肝细胞被注入门静脉或腹膜腔，是替代肝移植的一种好方法，可临时降低血清胆红素。

⑦基因治疗：通过体细胞基因治疗手段，将正常的 UGT1A1 基因导入患者体内，以达到治愈的目的。正在进行人体临床试验的阶段。⑧抑制胆红素生成：单剂量的血红素加氧酶抑制剂，如锡-原卟啉、锡-中卟啉，可使新生儿胆红素水平降低 76%，无需进行光疗。然而，对成人只适用于急性紧急情况。⑨苯巴比妥：对 I 型无效，可使 II 型的血清胆红素水平降低 25%。氯贝特也有类似的疗效，但妊娠阶段禁用。

结合性高胆红素血症 ①迪宾-约翰逊综合征：是良性疾病，不发展为纤维化或肝硬化，不需要任何治疗。诊断该病的重要性在于消除其他肝胆疾病可能导致肝损伤的可能性，并诊断那些有可能治疗的疾病。苯巴比妥和熊去氧胆酸对新生儿迪宾-约翰逊综合征发生的显著胆汁淤积有治疗作用。②罗托综合征：是良性疾病，不需要治疗。黄疸终生都会发作，但与发病率和病死率无关，预期寿命不受影响。大多数罹患罗托综合征个体的双亲为近亲婚配。将该病与其他更严重的疾病区分开来，对于避免不必要的检查和干预至关重要。

预防 按照三级预防的措施进行。遗传性高胆红素血症再现风险视黄疸的病因而定。可通过 DNA 诊断以及某些生化异常进行杂合子的检测。产前诊断适用于分子诊断或生化检测已确诊了的家系。

（张咸宁）

yíchuánxìng yíxiànyán

遗传性胰腺炎（hereditary pancreatitis，PCTT） 胰蛋白酶调节物活性异常引起的胰腺反复损伤的常染色体显性遗传病。始于儿童时期，其特征是反复发作

的胰腺炎症，引起剧烈腹痛、恶心和呕吐。大多数症状自行缓解，但也会出现严重的并发症，包括糖尿病、消化不良、出血、感染和胰腺癌，并导致死亡。各种胰腺炎的年发病率约为 0.1‰，其中，PCTT 约占所有胰腺炎的 2%。

病因和发病机制　该病具高度遗传异质性。已发现 5 个基因的杂合性突变可导致该病的发生：丝氨酸蛋白酶-1 基因（*PRSS1*，7q34）、Kazal 型丝氨酸蛋白酶抑制剂-1 基因（*SPINK1*，5q32）、囊性纤维化穿膜传导调节蛋白基因（*CFTR*，7q31.2）、丝氨酸蛋白酶-2 基因（*PRSS2*，7q34）和糜蛋白酶 C 基因（*CTRC*，1p36.21）。其中，*CFTR* 突变与特发性胰腺炎有关；*PRSS2* 的一种错义突变（p.Gly191Arg）抵抗慢性胰腺炎的发生；*CTRC* 基因中降低活性或分泌的突变（如 p.Arg254Trp、p.Lys247_Arg254del）与慢性胰腺炎相关。

临床表现　该病始于儿童时期胰腺炎的反复发作。首次发作年龄可从婴儿期到 30 岁以上，但 80% 的患者可在 20 岁之前出现首次发作，一般 10~12 岁时出现首次发作。发作时腹痛严重、恶心和呕吐，进食可使病情恶化。由于胰腺和周围血管的液体漏入腹部，腹部可能发生肿胀。

诊断　临床诊断大纲如下。①胃肠道：胰腺炎、剧烈腹痛发作、胰腺功能不全、脂肪痢、胰腺钙化、胰腺假性囊肿。②门静脉或脾静脉血栓形成。③糖尿病。④肺：出血性胸腔积液。⑤其他：发热伴发作、情绪低落、酒精或高脂肪摄入引起发作。⑥实验室检查：尿液中有赖氨酸和胱氨酸排泄、发作时血清淀粉酶显著升高。相关基因突变的检测有助于

明确诊断。

鉴别诊断　①特发性胰腺炎。②酒精性胰腺炎。③患者罹患胰腺癌的风险显著高于其他胰腺炎类型。当出现肿块型慢性胰腺炎时，很难与胰腺癌鉴别，此时可考虑在超声内镜和 CT 引导下进行穿刺活检。

治疗原则　该病的治疗包括去除环境诱因、调节饮食生活方式、控制症状、改善胰腺功能、治疗并发症和胰腺癌随访监测等。应强调早期诊断、个性化和多学科联合治疗的策略。

预防　按照三级预防的措施进行。除了积极改变生活方式（如戒烟、服用抗氧化剂、平衡饮食等），尚无药物可用于预防 PCTT 患者急性胰腺炎的反复发作以及最终进展为慢性胰腺炎。因此，临床治疗策略侧重于控制患者的自然病史，而非预防或延缓疾病的进展。

（张咸宁）

shèn-gān-yí fāyùbùliáng

肾-肝-胰发育不良（renal-hepatic-pancreatic dysplasia，RHPD）

以胰腺纤维化、肝肾发育不良为特征的散发性或常染色体隐性遗传病。这种三联征构成"发育异常序列征"，伊韦马克（Ivemark BI）于 1959 年首次报道为"肾、肝和胰腺的家族性发育异常"。该病具致死性。大多数死亡发生在新生儿早期。

病因和发病机制　该病有两种亚型。①RHPD1：由位于 3q22 上的 *NPHP3* 基因纯合突变或复合杂合突变引起。但 *NPHP3* 的亚效等位基因突变也可导致表型较轻的 3 型肾消耗病，以及症状更为严重的 7 型梅克尔（Meckel）综合征。②RHPD2：由位于 17q11 上 *NEK8* 基因的纯合突变或复合

杂合突变引起。

临床表现　该病的肾发育不良在妊娠 16 周时变得明显，并在此后加重。其特点是肾小球分化障碍，肾小管分化延迟，以及肾小球和小管上皮标志物的异常表达。

诊断　如下。

RHPD1　临床诊断大纲如下。①头颈部：波特（Potter）综合征面容。②心脏：主动脉狭窄；位置异常（某些患者）；房间隔缺损。③血管：动脉导管未闭。④肺：肺发育不全（继发于羊水过少）。⑤腹部：某些患者的位置异常。⑥肝：肝囊肿；肝大；导管板畸形；肝纤维化；肝硬化；胆汁淤积。⑦胰腺：胰腺囊肿；胰腺纤维化。⑧胆道：胆管发育不良；增生或扩张增大的胆管；胆汁性肝硬化。⑨脾：无脾以及多脾症。⑩胃肠：肠旋转不良。⑪肾：肾发育不良；肾囊肿；增大的肾；肾单位数量减少；肾单位分化不足；肾小球囊肿；肾衰竭。⑫输尿管：输尿管闭锁（某些患者）。⑬中枢神经系统：丹迪-沃克（Dandy-Walker）畸形；脑囊肿。⑭产前症状：羊水过少。⑮其他：患儿多死于围产期。

RHPD2　临床诊断大纲如下。①头颈部：波特综合征面容。②心脏：心脏缺陷；动脉干；无分隔的心房和心室；肥厚型心肌病；主动脉狭窄；肺动脉狭窄；瓣膜狭窄。③呼吸系统：肺发育不全；异常肺分叶。④腹部：某些患者内翻位。⑤肝：肝大；胆汁淤积；囊性发育不全；肝纤维化；导管板畸形；胆管发育不全。⑥胰腺：囊性发育不良；胰腺增大。⑦脾：无脾（某些患者）。⑧女性内生殖器：子宫缺如。⑨肾：肾增大；肾囊性发育不良。

⑩四肢：腿短；股骨弯曲。⑪足：马蹄内翻足。⑫产前症状：羊水过少；脱水羊膜。⑬其他：在子宫内发病；宫内死亡，或儿童早期死亡；表型多变。

治疗原则 存活于新生儿期的患者进展为肝肾衰竭，可通过肝肾联合移植予以治疗。

预防 按照三级预防的措施进行。产前 DNA 诊断结合影像学检查，预防患儿的出生。

（张咸宁）

mìniào xìtǒng yíchuánbìng

泌尿系统遗传病（urinary tract genetic disorder）

单基因异常导致的泌尿系统遗传病。病种繁多，人类孟德尔遗传数据库（OMIM）及遗传性疾病频率数据库（FIDD）已收录超过 80 种可识别的病种。该类疾病可在年幼时发病导致死亡，或成人期起病引起慢性肾衰竭。国内外相继开展了多个针对泌尿系统遗传病的研究项目，如美国国立糖尿病、消化和肾脏疾病研究所（NIDDK）的肾脏疾病基因组学及蛋白组学研究，美国康奈尔大学生殖基因组学计划及中华千种单基因遗传病研究计划等，以阐明该类疾病的致病基因及其发病机制，为泌尿系统单基因遗传病提供新的诊疗策略。

分类 有以下分类方式。

根据遗传方式不同分类 ①常染色体遗传病：其中常染色体显性遗传病包括完全性膀胱外翻并尿道上裂、常染色体显性遗传多囊肾病及肾性糖尿等，常染色体隐性遗传病包括半乳糖血症、常染色体隐性遗传多囊肾病和肾病综合征等。②X 连锁遗传病：如 X 连锁显性遗传的奥尔波特综合征，X 连锁隐性遗传的肾性尿崩症和低磷酸盐血症性佝偻病等。

根据泌尿系统功能障碍分类 ①肾生理功能异常遗传病：肾小球病（肾病综合征、奥尔波特综合征与局灶节段性肾小球硬化症等）及肾小管病［登特（Dent）病、勒韦综合征与巴特综合征等］。②肾形态结构异常遗传病：常染色体显性（隐性）遗传多囊肾病及肾单位肾痨等。③免疫性肾病：如补体缺陷症和非典型溶血性尿毒症综合征等。

泌尿系统遗传病的异质性 泌尿系统遗传病存在显著的遗传异质性，根据致病基因的不同，泌尿系统遗传病被分为各种亚型。已知可导致肾病综合征的致病基因有 24 个，肾单位肾痨的致病基因有 21 个，梅克尔综合征的致病基因有 13 个，非典型溶血性尿毒症综合征的致病基因有 7 个，巴特综合征的致病基因有 6 个，最常见的常染色体显性遗传多囊肾病也已发现了 4 个致病基因。泌尿系统单基因遗传病这一特点强化了基因检测的重要性，在病因诊断的基础上明确临床分型，进而进行有针对性的治疗与预防。因此，个体化与精准医疗在泌尿系统遗传病诊疗中得到了充分体现。

泌尿系统遗传病的基因检测 肾病中有 10%～15%为遗传因素所致，约 1000 种单基因遗传病因已被确认，可解释约 30%的儿童和 5%～30%的成人病例。泌尿系统遗传病通常起病隐匿，早期症状易被忽视，且病种繁多，许多疾病的临床表现相互重叠，鉴别诊断难度较大，因此明晰致病基因对于该类疾病的早期诊断和早期干预非常重要。

基因检测适用人群 ①有泌尿系统遗传疾病相关临床表型的疑诊患者。②生育过泌尿系遗传疾病患儿的夫妇。③泌尿系统遗传疾病高发地区人群。④有泌尿系统遗传疾病家族史的人群。⑤想了解自身患泌尿系统遗传疾病携带情况的人群。对于临床诊断明确、基因型-表型相关性清晰以及有突变热点的泌尿系统遗传病，可直接对目标基因进行桑格（Sanger）测序，如勒韦综合征。对于临床诊断不明、高度遗传异质性及缺乏突变热点的疾病，可采用高通量测序技术及可疑致病性突变桑格测序验证。

基因检测技术 高通量测序技术主要包括 Panel 测序、全外显子组测序（WES）及全基因组测序（WGS）。

Panel 测序 对多种肾病都有较高的检测灵敏度和性价比，尤其对奥尔波特综合征等异质性较低及基因 GC 含量高的疾病有很好的检测效果。

WES 和 WGS 二者比 Panel覆盖了更多的目标区域，对异质性很高的泌尿系统遗传病有着更高的检测灵敏度，WES 能在 4.8%～14%的儿童先天性肾脏和尿路畸形（CAKUT）病例中检测到致病突变，在染色体核型分析及染色体微阵列分析结果正常的 CAKUT 胎儿中诊断遗传变异胎儿的总比例为 12.3%，但 WES 在基因调控区域及内含子区域有漏检的情况。WGS 则因为测序和数据管理成本远高于前两者，故在泌尿系统遗传病的应用中并非首选。

下一代测序技术不适用于泌尿系统遗传病某些致病基因的检测，如常染色体显性遗传性肾小管间质性肾病的致病基因 *MUC1*包含一段高重复和高 GC 含量的序列，只能通过长片段聚合酶链反应（PCR）和分子克隆来检测。

泌尿系统遗传病的遗传异质性决定了基因检测的重要性，泌尿系统遗传病致病基因的结构特点决定了基因检测的适用技术。基因检测是病因诊断和亚型分类的重要手段，也是进行产前诊断的必要条件。通过遗传检测明确疾病遗传病理学特征能显著提高泌尿系统遗传病临床诊疗的可及性与有效性。

（杨元）

chángrǎnsètǐ xiǎnxìng yíchuán duō-nángshènbìng

常染色体显性遗传多囊肾病

（autosomal dominant polycystic kidney disease，ADPKD） 表现为双肾多发囊肿、肝囊肿和颅内动脉瘤的常染色体显性遗传病。又称成人型多囊肾病，是泌尿系统最常见的遗传性肾病，包括Ⅰ型（PKD1）、Ⅱ型（PKD2）、Ⅲ型（PKD3）和Ⅵ型（PKD6）。发病率为1‰~2.5‰，多见于成人，30岁左右出现，偶见儿童或未成年患者，至80岁时外显率可达100%。

病因和发病机制　PKD1与PKD2基因编码的多囊蛋白1和多囊蛋白2在维持细胞内Ca^{2+}的正常浓度中有重要作用。当两个基因发生突变时，可引起囊泡上皮细胞增殖和囊肿形成等病理改变。

囊肿形成有两种机制。①纤毛病学说：认为PKD1或PKD2基因的突变导致多囊蛋白复合体及与之相关的尿流传感器功能缺失，无法感知肾小管尿流率的变化，使细胞内外Ca^{2+}平衡被破坏，引发一系列的细胞功能障碍，包括加剧肾小管上皮细胞增生与凋亡，改变细胞的极性或分泌功能等，这些异常都可能导致该病发生。②二次打击学说：用于解释胎儿期不能发现患者肾囊肿以及临床表现变异较大的现象，认为第一次打击是获得双亲源性的PKD1或PKD2基因的致病性突变，第二次打击是出生后环境因素导致肾小管上皮等的PKD基因发生突变，体细胞突变发生的时间和定位决定了肾囊肿发生的时间和部位。

该病的致病基因PKD1、PKD2、GANAB与DNAJB11分别定位于16p13.3、4q22.1、11q12.3与3q27.3。PKD1基因有46个外显子，cDNA长约13kb；PKD2基因有15个外显子，cDNA长约3kb；GANAB基因有24个外显子，cDNA长约3kb；DNAJB11基因有11个外显子，cDNA长约1kb。这些基因的突变以错义突变、无义突变及小缺失为主，均缺乏突变热点。PKD1、PKD2、GANAB与DNAJB11基因对ADPKD的贡献度分别约78%、15%、0.3%与0.1%，此外，尚有约7%的病例未检测到上述基因突变，提示存在其他显性致病基因。

临床表现　该病是晚发的多系统疾病，主要表现为双侧肾多发性囊肿且逐渐发展，肾体积进行性增大，肾小球滤过率逐步降低，常出现高血压、腹痛、血尿、蛋白尿、囊肿或尿路感染、肾结石等并发症。约45%的患者发展为终末期肾病。肝囊肿的发病率随年龄增长而增加，偶可导致严重的多囊肝。此外，患者颅内动脉瘤的发病率是普通人群的5倍，在有动脉瘤或蛛网膜下腔出血阳性家族史的人群中发病率进一步增加。

诊断　需结合起病年龄、临床表现、家族史、实验室检查、影像学检查和基因检测综合分析。最重要且便捷的是肾B超检查，通常可见肾形态失常，明显增大，双侧肾见多于3个的大小不等的无回声区，其中多见囊肿大小超过2cm×2cm。

临床诊断　有阳性家族史患者的临床诊断依据：①在检体中发现肾或肝大等高度提示患该病。②高血压、二尖瓣脱垂或腹壁疝等对诊断有提示作用。③B超等影像学检查与遗传学检查可提供确切的诊断依据（表1）。

家族史阴性患者临床诊断的主要标准为现双侧肾多发性囊肿；次要标准为多囊肝、肾衰竭、腹壁疝、心脏瓣膜病变、胰腺囊肿、动脉瘤、精囊囊肿和眼睑下垂。1项主要标准加3项次要标准可以诊断该病。遗传学检查可提供病因诊断依据。

基因诊断　病因诊断和分类的重要手段，也是进行产前诊断的必要条件。明确的遗传病理学特征是进行遗传检测的基础，能

表1　ADPKD患者一级亲属超声检查诊断标准

年龄	PKD1基因	PKD2基因	基因型未知
15~29岁	单或双侧肾囊肿数≥3；阳性预测值100%；灵敏度94.3%	单侧或双侧肾囊肿数≥3；阳性预测值100%；灵敏度69.5%	单侧或双侧肾囊肿数≥3；阳性预测值100%；灵敏度81.7%
30~39岁	单或双侧肾囊肿数≥3；阳性预测值100%；灵敏度96.6%	单侧或双侧肾囊肿数≥3；阳性预测值100%；灵敏度94.9%	单侧或双侧肾囊肿数≥3；阳性预测值100%；灵敏度95.5%
40~59岁	每侧肾囊肿数≥2；阳性预测值100%；灵敏度92.6%	每侧肾囊肿数≥2；阳性预测值100%；灵敏度88.8%	每侧肾囊肿数≥2；阳性预测值100%；灵敏度90.0%

指导临床选择合适的遗传检测技术，从而制订高效而经济的检测流程。已知的 4 个 ADPKD 致病基因均没有突变热点，且需要检测的功能区较多，可采用高通量测序技术同时对这些基因的序列进行分析，并对发现的可疑致病突变进行桑格（Sanger）测序验证。

鉴别诊断 非该病个体随年龄增长也可出现单侧或双侧的肾囊肿，其他疾病也可合并肾囊肿的表现，因此需对 ADPKD 家族史阴性和/或肾表现不典型的患者进行鉴别诊断。

肾髓质囊性病 常染色体显性遗传，MCKD1 或 MCKD2 基因杂合突变所致，肾活检可见间质纤维化，囊肿极少位于皮髓质交界处，肾大小一般无改变。

多囊肝病 常染色体显性遗传，PRKCSH/SEC63 基因杂合突变导致，少量的肾囊肿，以肝囊性病变为主。

常染色体隐性遗传多囊肾病 PKHD1 基因纯合或复合杂合突变导致，通常儿童期发病，有先天性肝纤维化，并伴有肝脾大及门静脉高压等表现。双亲无病，缺乏家族史。

结节性硬化复合症 常染色体显性遗传病，TSC1 或 TSC2 基因杂合突变导致，部分患者发生肾囊肿，但同时有皮脂腺瘤、智力低下及癫痫等特征性表现。

冯·希佩尔-林道（von Hippel-Lindau）综合征 常染色体显性遗传病，由 VHL 基因杂合突变导致，较高比例的患者会发生肾囊肿，往往还伴有中枢神经系统血管瘤及肾多发性实体瘤等。

治疗原则 尚无有效的治疗方法，应早期诊断、控制并发症与延缓疾病发展。

对症治疗 定期监测血压；饮食控制：低盐饮食，避免进食含咖啡因食物及阿司匹林；避免剧烈运动；定期随访。

并发症治疗 ①腹部疼痛：如加剧并长期存在，可采取经皮穿刺抽取囊肿液或去顶减压术。②血尿：如出现，需卧床休息。③肾感染：同时采用水溶性与脂溶性抗生素治疗。④肾结石：多饮水，如不能缓解，可采用内镜体外震波碎石术或手术治疗。⑤颅内动脉瘤：如检查阴性，5 年后复查。如阳性，且动脉瘤直径小于 6mm，2 年后复查；如直径大于 6mm，须专科治疗。⑥肾衰竭：定期检查肾功能，如出现肾功能不全或衰竭，需进行血液透析。肾移植是终末期肾病的治疗选择之一，但需保证肾源未罹患 ADPKD。

预防 ①一级预防：即婚前预防。该病属于外显率较高的显性遗传病，患者多有家族史，通过婚姻指导和生育指导使得夫妻双方明确后代遗传病发生的可能性，可提前选择适宜的方式避免患儿出生。②二级预防：即出生前预防。对已生育患儿且遗传病因明确的家庭实施产前基因诊断，可以达到预防患者出生的目的。③三级预防：即症状前预防。通过新生儿筛查，在患者出现症状前早期诊断和随访。

（杨 元）

chángrǎnsètǐ yǐnxìng yíchuán duō-
nángshènbìng

常染色体隐性遗传多囊肾病
（autosomal recessive polycystic kidney disease，ARPKD）
PKHD1 基因突变导致的以肾集合管与肝内胆管扩张、畸形及肝肾纤维化为特征的常染色体隐性遗传病。又称婴儿型多囊肾病，属于先天性肝肾纤维囊性病。发病率远低于常染色体显性遗传多囊肾病，为 0.025‰ ~ 0.05‰，不同种族间无明显差异。部分患病胎儿因羊水过少导致肺发育不全，其中约 30% 在新生儿期或出生后 1 年内死亡。50% 在 10 岁前进展到终末期肾病（ESRD）。由于所有患者均存在胆管板重塑异常导致的先天性肝纤维化（CHF），因此，该病被命名为 ARPKD/CHF。

病因和发病机制 已知的致病基因包括定位于 6p12.3-p12.2 的 PKHD1 与定位于 3q22.3 的 DZIP1L。PKHD1 基因有 67 个外显子，cDNA 长约 12kb，DZIP1L 基因有 15 个外显子，cDNA 长约 2kb。PKHD1 基因的致病性突变以小缺失/插入、错义突变、无义突变及 RNA 剪接突变为主，缺乏突变热点。DZIP1L 是新发现的致病基因。

该病的发病机制仍未阐明。在患者肾集合管上皮细胞中，PKHD1 基因功能缺失型突变导致其编码产物纤囊素（FPC）表达缺失，使细胞纤毛变短和减少，引起细胞内钙离子浓度降低，控制细胞生长和分化的基因发生表达变化，导致集合管结构异常。

临床表现 双肾囊肿增大与 CHF 是特征性表现。发病时间不定，可出现在围产期、新生儿期、婴儿期、青少年甚至成年期。50% 的患病胎儿因羊水过少导致肺发育不全而在围产期死亡，此期主要为肾损害。多数患儿在新生儿期出现临床表现，可表现为肾体积增大、高血压和不同程度的肾功能障碍；婴儿和儿童期高血压多见，常伴有心肌肥大、充血性心力衰竭；度过婴儿期的预后相对较好。肾衰竭进展相对缓慢，15 岁之前 20% ~ 45% 进展至终末期肾衰竭，25 岁以前比例达

70%；患儿常伴有生长缓慢、贫血及肾性贫血；随着年龄增长，肝症状及体征显现明显，包括肝纤维化、肝内胆管扩张以及引起的门静脉高压，可有胃肠道出血、门静脉血栓和脾大等，但肝功受累较罕见。

诊断 临床诊断标准为：①超声发现典型表现，包括肾体积增大、轮廓模糊、皮髓质回声增强、皮髓质分化差及分界模糊。②同时满足下列的一项或多项：父母双方均无肾囊肿，尤其是父母双方均 30 岁以上时；有临床、实验室或影像学证据提示肝纤维化；肝活检病理表现为特征性的胆管板异常；家系中有确诊（病理学或遗传学）为该病的兄弟姐妹；家系分析提示遗传方式为常染色体隐性遗传。

基因检测是病因诊断和分类的重要前提，也是进行产前诊断的必要条件。已知 PKHD1 基因没有突变热点，且需要检测的功能区较多，可采用高通量测序技术同时对这些基因的序列进行分析，并对发现的可疑致病性突变进行桑格（Sanger）测序验证。通过该方法可检出约 73% 的家系致病性突变。当测序结果阴性或仅发现一个致病突变时，可采用多重连接依赖性探针扩增技术检测 PKHD1 基因的缺失与重复，可检出 1%～2% 的家系致病性突变。

鉴别诊断 需与以下疾病相鉴别。

常染色体显性遗传多囊肾病（ADPKD） 多数出现在成人期，仅 1%～2% 在新生儿期出现；临床以进行性囊性病变与增大的多囊肾为主要特点，并可能在其他器官内见到囊性病变或颅内动脉瘤等非囊性异常，绝大多数由于 PKD1 或 PKD2 基因突变导致。

ARPKD 的先天性肝纤维化在 AD-PKD 患者中极罕见。

肾小球囊性肾病 组织学检查见肾小球囊扩张与发育不良，髓质分化异常，多数缺乏肝内胆管异常的表现；可以是其他疾病的合并症状，如结节性硬化、口-面-指综合征Ⅰ型、13 三体综合征、胸腺肾综合征和短肋多指综合征等。

肾囊肿与糖尿病综合征 由 HNF1β 突变所致，肾囊肿是最常见的临床表现，但肾外表型常见，其他区别于 ARPKD 的表型包括生殖器畸形、孤独症、癫痫、痛风、低镁血症、甲亢以及肝与肠道异常等。

弥漫性囊性发育不良 超声可发现肾大回声，组织学检查可见混乱且难以区分的肾单位；该病可能散发，但更常见于各种综合征，在这些综合征中肾外与肝外异常是主要表现，弥漫性囊性发育不良是次要表现。

治疗原则 取决于临床表现的严重程度和涉及器官，以对症和支持治疗为主，尚无根治疾病的有效措施或药物。

新生儿期 治疗重点在于纠正患儿呼吸窘迫，应明确呼吸窘迫的原因，包括液体负荷过重、肺发育不良或肾体积增大导致的膈肌运动受限等，根据病因进行处理，机械通气和支持治疗的应用可明显提高患儿的存活率。

婴儿期和青少年期 治疗包括以下几方面。

高血压 大部分患者都有高血压，需要多种药物联合治疗，首选血管紧张素转换酶抑制剂或血管紧张素Ⅱ受体拮抗剂类。

肾衰竭 患者发生肾衰竭的风险增加，应密切监测肾功能。在有症状的 ESRD 患者中透析是

首选方式。

门静脉高压 长期门静脉高压可导致食管-胃底静脉曲张和肝内外胆管的广泛扩张，增加出血及细菌性胆管炎的风险，应定期对患者的肝胆系统进行评估，积极防治并发症的发生；脾功能亢进时可行脾切除术。

尿路感染 患者尿路感染的风险明显增加，如果诊断为尿路感染，建议排除膀胱输尿管反流、梗阻或膀胱功能障碍。

电解质紊乱 患者尿浓缩及酸化功能减退，可导致低钠血症及酸中毒等电解质紊乱，应及时处理。

预防 ①一级预防：即婚前预防。该病为常染色体隐性遗传病，应避免近亲结婚。②二级预防：即出生前预防。该病发病早，病情严重，是典型的致死性遗传病，符合产前诊断的指征。对已生育患儿且病因诊断明确的家庭实施产前基因诊断，能有效降低患者出生率。③三级预防：即症状前预防。通过新生儿筛查，在患者出现症状前早期诊断和早期治疗，避免发生继发感染，防止发生 ESRD。

（杨 元）

chángrǎnsètǐ xiǎnxìng yíchuánxìng shènxiǎoguǎn jiānzhìxìng shènbìng

常染色体显性遗传性肾小管间质性肾病（autosomal dominant tubulointerstitial kidney disease，ADTKD） 改善全球肾脏病预后组织（KDIGO）指南规范命名的一类疾病，表现为肾小管间质纤维化和进行性肾功能不全，具有高度的遗传和临床异质性。成人起病，以肾皮髓交界处囊肿形成及慢性肾功能不全为主要特征，不伴或仅伴有轻微的蛋白尿及血尿，可逐渐进展至终末期肾

病（ESRD），预后不良。

病因和发病机制 按照致病基因的不同分 5 种亚型。

ADTKD1 曾称肾髓质囊性病 2 型（MCKD2）或家族性青少年高尿酸血症肾病 1 型（FJHN1）。致病基因为 *UMOD*，编码蛋白 UMOD（即 Tamm-Horsfall 蛋白）在髓袢升支粗段肾小管上皮细胞中特异表达，是正常尿液中含量最多的蛋白质，但其功能仍未完全阐明。突变后的 UMOD 在髓袢升支粗段（TAL）上皮细胞内质网中异常沉积，继发野生型蛋白从细胞释放减少和尿排泄减少。此外，UMOD 的生物发生和细胞内转运缺陷会抑制 $Na^+-K^+-2Cl^-$ 协同转运蛋白 NKCC2 到 TAL 上皮细胞，造成尿液浓缩缺陷并增加尿酸的重吸收，导致高尿酸血症。*UMOD* 基因的外显子 3 和外显子 4 是突变高发区域，占全部编码区突变的 93%。

ADTKD2 曾称肾髓质囊性病 1 型（MCKD1）。致病基因为 *MUC1*，编码的膜锚定黏蛋白 1（MUC1）是广泛分布于远端肾小管的跨膜糖蛋白，具有维持肾小管腔的重要作用。此外，该蛋白在多种其他组织细胞均有表达，包括皮肤、乳腺、肺、胃肠道及唾液腺等，形成细胞表面保护层并参与细胞信号传导过程。但 *MUC1* 突变引起的肾髓质囊性病并未发现有肾外器官病变，发病机制仍待阐明。*MUC1* 基因的 VNTR 域中一个胞嘧啶重复复制可引起移码突变，其突变蛋白含有大量碱性氨基酸，可导致折叠障碍，易在肾小管上皮细胞内沉积，引起肾小管细胞凋亡。

ADTKD3 又称肾囊肿和糖尿病综合征（RCAD）、青少年起病的成人型糖尿病 5 型（MODY5）、非典型家族性青少年高尿酸血症肾病或增生型肾小囊性肾病。致病基因为肝细胞核因子 1β 基因（*HNF1B*），是含有同源结构域的转录因子超家族成员，在肝、肠、胰腺、肾和泌尿生殖道等多个器官表达，患者有多系统受累表现。*HNF1B* 与 *SOCS3* 启动子结合并抑制 *SOCS3* 转录，SOCS3 水平升高可通过降低 ERK 和 STAT3 的磷酸化来抑制干细胞生长因子诱导的肾小管生成。此外，HNF1B 在控制肝胰岛素敏感性方面也发挥重要作用。HNF1B 的减少会导致葡萄糖不耐受、影响胰岛素信号传导并促进肝糖异生。*HNF1B* 的致病突变包括大片段缺失、错义突变、无义突变、小缺失和移码突变等，其中错义突变多集中在 DNA 结合域中的 POU-specific 结构域和 POU-H。

ADTKD4 曾称为家族性青少年高尿酸血症肾病 2 型（FJHN2）。致病基因为 *REN*，编码肾素，由肾小球旁细胞释放。异常肾素在细胞内的积聚可引起肾小球入球小动脉上肾素生成细胞凋亡，导致肾素 - 血管紧张素 - 醛固酮系统功能异常从而致病。*REN* 的致病突变包括错义突变、无义突变、剪接位点突变和小缺失等。

ADTKD5 曾称为家族性青少年高尿酸血症肾病 4 型（FJHN4）。致病基因为 *SEC61A1*，编码转运蛋白 SEC61 的 α 亚基，与 β（SEC61B）和 γ（SEC61G）亚基共同组成异源三聚体蛋白复合物。SEC61 复合物是哺乳动物内质网易位子的核心结构，可与核糖体或 SEC62/SEC63 复合物结合进行共翻译转运或翻译后转运。研究发现，SEC61A1 突变蛋白在内质网积聚，部分错误定位到高尔基复合体和内质网-高尔基复合体中间室，破坏易位子孔的稳定性，并通过内质网相关的蛋白质降解这一泛素蛋白酶体降解途径并增加内质网应激从而导致肾小管萎缩的表型。*SEC61A1* 突变还可导致 Ca^{2+} 稳态和能量代谢的改变。

临床表现 常染色体显性遗传；肾功能进行性损害；尿沉渣无异常；无或轻度白蛋白尿或蛋白尿；疾病早期无严重的高血压；无潜在药物或毒物暴露史；B 超显示肾体积大小正常或缩小；夜尿增多或儿童期出现遗尿。

不同亚型也可伴有其他不同症状，如 ADTKD1 可有高尿酸血症、痛风；ADTKD2 以进行性肾功能不全为唯一表现；ADTKD3 可有多种肾外表现，如肝功能异常、子宫及卵巢发育异常、胰腺畸形、高尿酸血症、低镁血症、低钾血症和糖耐量异常等；ADTKD4 可伴有轻度高钾血症、贫血和低血压；ADTKD5 可有宫内或出生后生长发育迟缓、先天性贫血以及反复皮肤感染等表现。

肾组织病理学 肾间质纤维化；肾小管萎缩；肾小管基底膜增厚或分层；肾小管扩张（微囊肿）；免疫荧光检查补体和免疫球蛋白均为阴性。

诊断 改善全球肾脏病预后组织总结了 2 条疑诊标准和 2 条确诊标准。

疑似诊断标准 ①患者具有上述典型间质性肾损害的临床表现，同时可以提供明确的常染色体显性遗传模式的家族史（至少两代直系亲属中有肾病史）。②患者无符合该病临床特征的阳性家族史，但符合以下任意一项：肾活检符合上述 ADTKD 的肾组织病理改变特点；存在 *HNF1B* 突变引起的肾外症状；具有早发型高尿酸血症和/或痛风病史。

确诊标准　①至少涉及 1 个家族成员的家族史符合 ADTKD 临床表现和组织病理特点。②证实受累个体或至少 1 个家系成员经基因测序发现存在以上致病基因中任意一个基因突变。

基因诊断　由于该病临床表现的非特异性以及基因型-表型关系的不明确性，早期诊断相对困难，导致诊断延迟，被确诊时患者往往已进展至 ESRD。分子遗传学诊断是确诊 ADTKD 及其各自亚型最重要的检测手段，但未能鉴定出相关突变并不能排除 ADTKD 的诊断。当不能完善基因检测或检测结果阴性时则要排除导致肾小管间质性疾病的其他原因，如肾小管间质性肾炎葡萄膜炎综合征、质子泵抑制剂相关的肾脏疾病和干燥综合征等。

治疗原则　尚无治疗的有效方法，仍以对症支持治疗为主。由于该病早期表现为肾萎缩和尿液浓缩障碍，因此需避免限制盐摄入和使用利尿剂以减少体液丢失和防止高尿酸血症。对于进入 ESRD 的患者可进行血液透析、腹膜透析或肾移植。

预防　①一级预防：即婚前预防。该病为常染色体显性遗传病，患者多有家族史，通过遗传咨询使夫妻双方明确后代遗传病发生的可能性，可提前选择适宜的方式避免患儿出生。②二级预防：即出生前预防。对已生育患儿的家庭实施产前基因诊断，降低患者出生的再发风险。③三级预防：即症状前预防。通过新生儿筛查，在患者出现症状前早期诊断和早期治疗，避免患者发生 ESRD。

(杨　元)

shèndānwèi shènláo

肾单位肾痨（nephronophthisis，NPHP）　表现为肾囊肿病变的常染色体隐性肾小管间质性疾病。是导致儿童和青少年终末期肾病（ESRD）最常见的遗传病因之一，根据 NPHP 进入终末期肾病的时间分为婴儿型（1~3 岁）、少年型（7~25 岁）和青年型（11~28 岁）。该病罕见，各国发病率差异较大。

病因和发病机制　纤毛是哺乳动物细胞表面突起的一种亚细胞结构，分为动纤毛和原纤毛，对调节脊椎动物的发育和器官分化至关重要。由于纤毛结构或功能异常导致的综合征统称为纤毛病，可导致人体多种器官发育畸形。NPHP 是一种纤毛病，不同基因的突变可能会通过干扰 Wnt、Hedgehog、Notch 或 JAK-STAT 信号通路等而致病。

NPHP 具有高度遗传异质性，已发现多于 90 种基因的突变可导致 NPHP 及相关综合征，其中 20 余种的表达定位于肾组织上皮细胞初级纤毛、基底体或中心体（表 1）。

NPHP1 型　最常见，占所有 NPHP 的 20%~30%。*NPHP1* 基因编码的 NPHP1 蛋白具有高度保守的 SH3 结构域，定位于肾小管上皮细胞之间和细胞与小管基底膜间的连接处，可以与细胞-细胞和细胞-基质连接处含同样结构域的蛋白如 FAK2 作用，参与细胞黏附及信号传导。*NPHP1* 功能缺失破坏了肾小管上皮细胞间及细胞与基底膜间的连接，导致肾囊肿形成。*NPHP1* 基因突变中 94% 为大片段缺失，小部分为错义突变、无义突变和小缺失等。

NPHP2 型　为婴儿型 NPHP，一般在 5 岁前进展至 ESRD。其致

病基因为 *NPHP2/INVS*，编码的 Inversin 位于肾小管上皮细胞原纤毛上，是调节经典 Wnt 和非经典 Wnt 通路平衡的交叉点。*NPHP2* 基因突变后可引起经典 Wnt 信号通路增强，上皮细胞分化异常，导致肾小管横向扩张形成囊肿。*NPHP2* 基因致病性突变主要为错义突变、无义突变和小缺失等。

临床表现　起病隐匿，早期仅有多饮多尿、低比重尿、生长发育迟缓等非特异性表现，多数可发展到 ESRD。10%~15% 的患者合并有肾外症状，主要包括视网膜色素变性、小脑蚓部发育不全、动眼神经麻痹、肝纤维化、性腺功能低下、多指/趾畸形、内脏转位以及锥形骨骺等。肾外表现多见于一系列综合征，包括西尼尔-勒肯（Senior-Loken）综合征、朱伯特（Joubert）综合征、巴尔得-别德尔（Bardet-Biedl）综合征、热纳（Jeune）综合征及梅克尔-格鲁贝尔（Meckel-Gruber）综合征等。

诊断　结合影像学检查、肾活检和基因检测进行诊断。B 超或磁共振成像检查可见，双肾外形可以正常或轻度缩小，婴儿型 NPHP 肾体积常较大，皮髓质分界不清，交界处多发小囊肿，直径多在 0.3~0.5cm，一般小于 1.0cm。NPHP 的典型组织学病理改变为肾小管间质病变的三联征：即肾小管基底膜完整性破坏、远曲小管扩张和囊性变以及肾间质炎症细胞浸润和纤维化。由于首发症状多不典型、病理无特征性表现或就诊时已处于 ESRD 无法行肾活检，基因诊断是确诊的重要手段。当临床怀疑该病时还应尽快完善下一代测序以检测致病性突变，明确诊断。

治疗原则　尚无有效的治疗

表 1　肾单位肾痨及其致病基因

亚型	基因	遗传方式	基因定位	外显子	cDNA	肾外表型	蛋白纤毛定位
NPHP1	*NPHP1*	AR	2q13	23	2690bp	视网膜色素变性、动眼神经麻痹、朱伯特综合征	转换区
NPHP2	*NPHP2/INVS*	AR	9q31	18	4897bp	视网膜色素变性、肝纤维化及内脏转位、先天性心脏病	转换区
NPHP3	*NPHP3*	AR	3q22	27	5348bp	肝纤维化、视网膜色素变性、梅克尔-格鲁贝尔综合征	转换区
NPHP4	*NPHP4*	AR	1p36	37	4955bp	视网膜色素变性、动眼神经麻痹、肝纤维化	基底体轴丝
NPHP5	*NPHP5/IQCB1*	AR	3q21	16	2577bp	早发型视网膜色素变性	转换区基底体
NPHP6	*NPHP6/CEP290*	AR	12q21	60	7824bp	朱伯特综合征、梅克尔-格鲁贝尔综合征	基底体
NPHP7	*NPHP7/GLIS2*	—	16p	9	3900bp		轴丝
NPHP8	*NPHP8/RPGRIP1L*	AR	16q	37	7935bp	朱伯特综合征、梅克尔-格鲁贝尔综合征	转换区
NPHP9	*NPHP9/NEK8*	—	17q11	15	3573bp		基底体
NPHP10	*NPHP10/SDCCAG8*	AR	1q43	21	2581bp	视网膜色素变性、巴尔得-别德尔综合征	基底体
NPHP11	*NPHP11/TMEM67*	AR	8q22.1	35	4678bp	朱伯特综合征、梅克尔-格鲁贝尔综合征、肝纤维化	转换区
NPHP12	*NPHP12/TTC21B*	AD，AR	2q24.3	33	5415bp	窒息性胸廓发育不良、朱伯特综合征、梅克尔-格鲁贝尔综合征	轴丝
NPHP13	*NPHP13/WDR19*	AR	4p14	38	4395bp	窒息性胸廓发育不良、视网膜色素变性、朱伯特综合征	轴丝
NPHP14	*NPHP14/ZNF423*	AD，AR	16q12.1	17	7659bp	朱伯特综合征、内脏转位	转换区
NPHP15	*NPHP15/CEP164*	AR	11q23.3	40	5629bp	朱伯特综合征、视网膜色素变性、肝纤维化	基底体
NPHP16	*NPHP16/ANKS6*	AR	9q22.33	19	7190bp	肝纤维化、内脏转位、心血管异常	转换区
NPHP17	*NPHP17/IFT172*	AR	2p23.3	52	5395bp	窒息性胸廓发育不良、朱伯特综合征、脑积水	轴丝
NPHP18	*NPHP18/CEP83*	AR	12q22	31	3686bp	智力障碍、脑积水、肝纤维化	基底体
NPHP19	*NPHP19/DCDC2*	AR	6p22	11	4715bp	肝纤维化	轴丝
NPHP20	*NPHP20/MAPKBP1*	AR	15q15.1	32	7200bp	肝纤维化	基底体
NPHPL1	*XPNPEP3*	AR	22q13	12	7938bp	心肌病、癫痫	—
NPHPL2	*SLC41A1*	AR	1q32.1	12	5017bp	支气管扩张	—

注：AD. 常染色体显性；AR 常染色体隐性。

方法。治疗目的是延缓 ESRD 及并发症的发生。临床指南的治疗原则为：纠正水电解质紊乱，尤其是在疾病复发期间；治疗贫血、高血压和蛋白尿；对于由于慢性肾功能不全而严重发育迟缓且符合治疗标准的儿童给予生长激素治疗；当患者达到 ESRD 时进行透析或肾移植。

预防　①一级预防：即婚前预防。该病多数亚型属于常染色体隐性遗传，应避免近亲结婚。②二级预防：即出生前预防。对已生育患儿的家庭实施产前基因诊断，降低患者出生的再发风险。

③三级预防：症状前预防。通过新生儿筛查，在患者出现症状前早期诊断和早期治疗，避免患者发生 ESRD，积极预防并发症。

（杨 元）

Ào'ěrbōtè zōnghézhēng

奥尔波特综合征（Alport syndrome，AS）

以肾表现、听力障碍和眼部异常为主要临床表现的常染色体显性/隐性/X 连锁遗传病。又称遗传性肾炎。约 20% 镜下血尿与 11%～27% 持续性血尿儿童被诊断为 AS。AS 占终末期肾病（ESRD）的 0.2%～5%，占儿童慢性肾衰竭的 1.8%～3%。该病发病率为 0.1‰～0.2‰。

病因和发病机制 IV型胶原网络是肾小球基底膜（GBM）的结构基础，IV型胶原的 6 条 α 链（α1～α6）分别由 6 种基因（COL4A1～COL4A16）编码，以异源三聚体（α1-α1-α2、α3-α4-α5 或 α5-α5-α6）的形式构成三螺旋结构。3 种三聚体在不同器官具有特异性，α1-α1-α2 在胚胎膜和成人脉管系统中占主导地位，在 GBM、耳蜗基底膜和晶状体基底中为 α3-α4-α5，在肾小囊和皮肤基底膜中为 α5-α5-α6。成熟的 GBM 中只有足细胞能合成和分泌 α3-α4-α5 三聚体，以支持人体最高毛细血管压力，即肾小球毛细血管压力。COL4A3、COL4A4 和 COL4A5 中任一基因发生突变时，GBM 中 α3-α4-α5 三螺旋结构被破坏，GBM 组成改变，胶原网络受到过滤压力的影响，造成肾小球发生过程中 α3-α4-α5 胶原网络的正确组装受损及结构异常，并产生不可逆转的损害，从而导致 AS 一系列临床症状的发生。

根据致病基因的定位与性质，AS 分为 X 连锁奥尔波特综合征（XLAS）、常染色体隐性奥尔波特综合征（ARAS）与常染色体显性奥尔波特综合征（ADAS）。致病基因是定位于 2q36.3 的 COL4A3、COL4A4 基因以及定位于 Xq22.3 的 COL4A5 基因。COL4A3 基因有 52 个外显子，cDNA 长约 5kb，编码 IV型胶原蛋白 α3 链（1670 个氨基酸）；COL4A4 基因有 47 个外显子，cDNA 长约 5kb，编码 IV型胶原蛋白 α4 链（1691 个氨基酸）；COL4A5 基因有 51 个外显子，cDNA 长约 5kb，编码 IV型胶原蛋白 α5 链（1685 个氨基酸）。COL4A3 与 COL4A4 基因的致病突变以错义突变、无义突变、小缺失及 RNA 剪接突变为主，缺乏突变热点。COL4A5 基因的致病突变以错义突变、无义突变及 RNA 剪接突变为主，其中 c.4692G>A，c.4946T>G，c.5030G>A 突变相对常见。

临床表现 血尿是 AS 的突出表现，常为首发症状，多在 10 岁之前出现，可为发作性肉眼血尿，也可表现为持续性或间断性镜下血尿，蛋白尿在疾病早期常无或只有少量，随疾病进展而增多。肾功能呈慢性进行性损害，几乎所有的男性都会进入 ESRD，而女性常无肾功能受累或出现较晚。25%～75% 的患者有听力下降，一般在幼年或青少年期出现，多累及高频区（4000～8000Hz），因尚未累及谈话频率区，早期难以察觉，需做纯音测听才能发现；多为双侧性，少数严重者可累及 2000Hz 以下范围。眼部病变发病率为 15%～30%，典型表现为前圆锥形晶体，其他有球形晶体等；眼底检查示黄斑周围区黄色或白色斑点或颗粒，亦为 AS 特征性改变。其他系统异常有巨血小板减少病及弥漫性平滑肌瘤，个别还可有神经系统改变。

诊断 结合临床表现、家系调查、电镜和 IV型胶原检测综合分析，基因诊断是最可靠的方法，也是检测携带者的唯一方法。年轻的不明原因肾衰竭者常规进行电测听、眼科检查并调查家族史，必要时行皮肤和/或肾活检。

AS 的 10 项诊断指标：①肾炎家族史或患者的一级或男性亲属中有不明原因的血尿或相关病史。②持续性血尿，无薄基膜肾病、多囊肾及 IgA 肾病等遗传性肾病的证据。③进行性双耳高频感音神经性聋（2000～8000Hz）。④遗传学检查发现，COL4A3、COL4A4 或 COL4A5 基因致病突变。⑤肾和/或皮肤组织免疫荧光检查显示肾小球或皮肤基底膜 Alport 抗原决定簇完全或部分缺失。⑥肾组织电镜检查见肾小球基底膜超微结构广泛异常。⑦眼部病变，包括前圆锥形晶状体、后囊下白内障和视网膜斑点等。⑧患者或至少两名家系成员有终末期肾病。⑨巨血小板减少症或白细胞包涵体。⑩食管和/或女性生殖道的弥漫性平滑肌瘤（对于无家族史的患者，至少应符合上述指标中 4 条；对于 AS 家系高风险个体，符合上述 2～9 条中的 2 条可确诊）。

鉴别诊断 需与其他导致儿童持续镜下血尿的疾病相鉴别。①鉴别血尿来源（肾性/肾小球性、肾性/肾小球后或肾后）：利用相差显微镜检查、尿钙测定及肾超声检查等。一旦镜下血尿被确定为肾小球源性，就需与慢性肾小球疾病相鉴别。②对于无血尿家族史的患者，需鉴别的疾病包括 IgA 肾病、薄基底膜肾病及膜增生性肾小球肾炎等。IgA 肾病有血清 IgA 纤维连接蛋白聚合物（IgA-FN）增高，肾组织病理检查以 IgA 为主的免疫球蛋白沉积为特征，加之缺乏肾外表现及家族史，可与 AS 相鉴别。薄基底膜肾病缺乏肾外表现，一般不会观察到听力及眼部疾病；蛋白尿少见，通常亦不会进展到终末期肾病；病情严重程度与性别关系不大。上述几点可以与 AS，尤其是最常见的 XLAS 相鉴别。膜增生性肾小球肾炎患者可能存在血补体降低，肾组织病理改变以系膜细胞增生、毛细血管壁增厚、基底膜双轨及电镜下电子致密物沉积未特征，加之缺乏肾外表现及家族史，可与 AS 相鉴别。③当患者有血尿家族史，则重点需要与薄基底膜肾病相鉴别。

治疗原则 尚无病因治疗手段。可使用血管紧张素转化酶抑制剂或血管紧张素受体拮抗剂治疗以抑制蛋白尿与延缓 ESRD 的发生。患儿可配戴助听器改善听力。如发展为 ESRD，则实施透析或肾移植手术，但有 3%~4% 的患者接受肾移植后，机体产生针对移植的正常基底膜的抗体，出现抗肾小球基底膜肾炎，约 75% 发生在移植后 1 年内，导致移植失败。在肾移植的近亲肾源选择上，最理想的是家系中尿检无血尿的男性，有血尿男性不能供肾。由于有 5%~10% 的 XLAS 女性携带者无症状，因此尿检阴性的女性亲属供肾有风险，但如果家系致病突变已证实，则可以通过基因检测分析无症状女性是否携带突变。只有当家系突变未知，且确无其他肾源情况下，才能考虑有血尿的女性亲属作为肾源，但应注意蛋白尿或感音神经性聋女性绝对不能供肾；其次，即便无蛋白尿或耳聋，40 岁前的女性也不应作为肾源，40 岁后如无 AS 相关临床表现可供肾，但应告知

携带突变但晚发 ATS 的风险。

预防 ①一级预防：即婚前预防。该病属于常染色体隐性遗传，应避免近亲结婚。②二级预防：即出生前预防。对已生育患儿且遗传病因明确的家庭再生育时可进行产前诊断。③三级预防：即症状前预防。通过新生儿筛查，在患者出现症状前早诊断和早治疗，保护肾功能，留意患者听力及眼部是否存在异常，便于及时采取相应干预措施及辅助手段。

（杨 元）

shènxìng tángniào

肾性糖尿（renal glucosuria）

由于近端肾小管对葡萄糖的重吸收障碍引起的遗传病。罕见。主要特征为尿糖阳性但血糖正常，无其他肾小管损害临床表现。发病率约为 0.05‰。

分类 根据葡萄糖滴定曲线，肾性糖尿分为 A 型、B 型和 O 型。A 型的特点是肾糖阈下降和肾小管对葡萄糖重吸收能力下降；B 型的特点是肾糖阈下降，而肾小管对葡萄糖重吸收能力正常；O 型的特点是肾小管对葡萄糖重吸收能力完全丧失，原尿中的葡萄糖全部从终尿排出。

病因和发病机制 生理状态下，健康个体血液中的葡萄糖通过肾小球自由滤过，肾小球滤过液和血液的葡萄糖水平几乎相同。正常葡萄糖耐量者原尿中的葡萄糖在近端肾小管几乎全部被重吸收，故健康人终尿葡萄糖检测为阴性。肾小管对葡萄糖的重吸收是一个由钠-葡萄糖转运体（SGLT）介导的 Na^+ 依赖的转运过程。

肾性糖尿由 SLC5A2 基因突变所致，该基因定位于 16p11.2，含有 14 个外显子和 13 个内含子，cDNA 长 2267bp，编码由 673 个氨基酸残基组成的 SGLT2，是低

亲和力高容量的葡萄糖转运蛋白，主要表达于近端肾小管的 S1 段，位于肾小管细胞外侧的 Na^+-K^+-ATP 酶将 Na^+ 泵出细胞外，产生电化学梯度，驱动钠和葡萄糖与 SGLT2 耦合，葡萄糖从刷状缘膜逆浓度梯度转运入肾小管细胞。人体 90% 以上的葡萄糖在近端肾小管 S1 段由 SGLT2 介导被重吸收。SLC5A2 基因突变导致 SGLT2 缺陷，进而引起近端肾小管 S1 段重吸收原尿中葡萄糖减少，致使终尿中葡萄糖增多，表现为尿检葡萄糖阳性。

该病的遗传方式为共显性遗传，且外显不完全，杂合突变是否发病取决于野生型基因对葡萄糖重吸收的代偿能力。许多携带 SLC5A2 基因杂合突变的患者表现为轻度葡萄糖尿，而纯合突变或复合杂合突变的患者则表现为中重度葡萄糖尿。SLC5A2 基因突变包括错义突变、无义突变、剪接突变、小片段缺失突变和小片段插入突变。

临床表现 主要是孤立性肾性葡萄糖尿，尿液葡萄糖的排泄范围波动大，轻者低于 1g/（1.73m² · d），重者高于 162g/（1.73m² · d），但无其他类型糖尿排出体外，血清葡萄糖水平正常，糖代谢及胰岛素的分泌水平均正常。尿糖阳性出生时便可存在，并持续终身。部分患者出现葡萄糖尿之外的表现，如严重的多尿症、钠盐丢失和轻度血容量减少等。O 型表现为持续的夜间遗尿、多尿、多食或间断性多食，患儿可出现青春期发育迟缓和生长延迟，但到成年身高依然可达正常水平。同一个家系中可以同时存在 2 种或 3 种亚型。

诊断 一般根据马布尔（Marble）制定的标准进行诊断：

①即使处于饥饿状态，依然有持续并且相对稳定的糖尿（10~100g/d）。②尿糖证实为葡萄糖。③空腹血浆血糖水平和口服葡萄糖耐量试验正常。④糖储存和利用正常，饮食中无明显糖不足。对于儿童患者，收集24小时尿液较困难，影响量化婴幼儿24小时尿中葡萄糖的准确性。对于有家族史的有潜在受累风险的新生儿尽早进行 SLC5A2 基因检测。

鉴别诊断　需与以下疾病相鉴别。

葡萄糖-半乳糖吸收不良　SLC5A1 基因突变所致，呈常染色体隐性遗传。SLC5A1 基因编码的 SGLT1 蛋白缺陷导致肠黏膜上皮细胞和肾小管吸收葡萄糖、半乳糖异常，临床表现为新生儿期发病的严重水样腹泻、脱水，轻度间歇性尿糖阳性。

范科尼-比克尔（Fanconi-Bickel）综合征　SLC2A2 基因突变所致，呈常染色体隐性遗传。SLC2A2 基因编码葡萄糖转运体 2（GLUT2）。临床特点是肝肾糖原累积、葡萄糖和半乳糖不耐受、空腹低血糖、肾小管障碍及尿糖阳性。

青少年型白内障伴小角膜　SLC6A12 基因突变所致，呈常染色体显性遗传。主要表现为年龄相关性白内障、小角膜，伴或不伴肾性糖尿。尽管葡萄糖-半乳糖吸收不良、范科尼-比克尔综合征和青少年型白内障伴小角膜可出现尿糖阳性，但通常以肾外表现为主。

糖尿病　特点为慢性高血糖伴随胰岛素分泌或作用缺陷引起的糖代谢障碍。糖尿病临床典型表现为三多一少，即多饮、多尿、多食和不明原因的体重减轻。

范科尼综合征　一种遗传性或获得性的近端肾小管广泛性功能障碍，导致营养物质和盐的大量丢失。临床表现为虚弱、多尿、烦渴、骨畸形及发育障碍；实验室检查常见肾小管酸中毒、低磷血症、高氯血症、低钙血症，蛋白尿、磷酸盐尿和尿糖阳性等。尽管糖尿病和范科尼综合征也有尿糖阳性，但其临床特点鲜明。

治疗原则　无须特殊治疗，只需适当增加糖的摄入量。在妊娠或极度饥饿时患者可出现脱水和酮症。因此，需定期随访，尤其是妊娠期患者。

预防　①一级预防：即婚前预防。该病属于共显性遗传，患者多有家族史，通过遗传咨询使得夫妻双方明确后代遗传病发生的可能性，可提前选择适宜的方式避免患儿出生。②二级预防：即出生前预防。对已生育患儿且遗传病因明确的家庭实施产前基因诊断，降低患者出生的再发风险。③三级预防：即症状前预防。通过新生儿筛查，在患者出现症状前早期诊断和随访。

（杨　元）

Bātè zōnghézhēng

巴特综合征（Bartter syndrome, BS）　一组可致髓袢增厚的常染色体隐性遗传病。又称先天性肾小球旁器细胞增生综合征。临床特点为低血钾、低血氯性代谢性碱中毒及血肾素醛固酮系统水平增高，血压正常或偏低，无水肿，伴肾小球旁器细胞增生。于1962年由巴特（Bartter FC）首先报道。该病罕见，发病率约 1.9/10 万，全球均有病例报道，黑种人发病率偏高，女性多于男性，确诊年龄最早为孕 20 周，最晚至 50 岁。此外，常染色体显性遗传的低钙血症 1 型患者也会合并有 BARTS 表型。

分型　根据致病基因分五型，I~IV 型为常染色体隐性遗传，V 型为 X 连锁隐性遗传。

病因和发病机制　巴特综合征是由髓袢升支粗段功能障碍导致的肾小管失盐性疾病。I~V 型分别由 SLC12A1、KCNJ1、CLCNKB、BSND、CLCNKA/CLCNKB 和 MAGED2 基因缺陷引起，可造成髓袢升支粗段离子转运蛋白和离子通道缺陷，引起氯化钠重吸收障碍，继发高肾素高醛固酮血症和肾小球旁器增生与肥大，导致低钾和代谢性碱中毒。

SLC12A1 和 KCNJ1　SLC12A1 基因编码 Na^+-K^+-$2Cl^-$ 共转运 2 蛋白，KCNJ1 基因编码肾外髓质钾离子通道蛋白，其发病机制与髓袢升支粗段细胞膜离子通道缺陷有关。该部位肾小管对 Na^+、K^+、Cl^- 和 Ca^{2+} 的吸收障碍，影响肾小管周围间隙的渗透压，髓袢降支的水重吸收减少，造成含大量 Na^+、K^+、Cl^- 和 Ca^{2+} 的尿液被排送到远端肾小管。在远端肾小管部分 Na^+ 以 Na^+/K^+ 交换的形式被重吸收，管腔内的尿液得到了部分但不完全的浓缩，同时浪费了更多的 K^+。由于 Ca^{2+} 主要在髓袢升支粗段以被动方式被重吸收，随着 Na^+ 和 K^+ 的转运障碍，大量 Ca^{2+} 被排出而出现高钙尿症，进而引起肾钙化及继发性肾功能损害。

CLCNKB 基因　编码的肾特异氯通道（CLC-Kb）蛋白缺陷造成 Cl^- 重吸收障碍。肾小管的管腔中每两个 Cl^- 随 Na^+ 及 K^+ 进入髓袢升支粗段上皮细胞内，部分将经基底部细胞膜 CLC-Kb 转运至血管内。由于 Cl^- 转运障碍并影响 K^+ 的再吸收，进而引发疾病。

BSND 基因　编码的 Barttin 蛋白为髓袢基底膜上 CLC-Ka 和

CLC-Kb 的 β 亚基，其障碍可影响氯离子的转运进而导致髓袢升支粗段重吸收氯化钠功能受损。

MAGED2 基因 编码的黑色素瘤相关抗原 MAGED2 可影响 NKCC2 和 NCC 的表达及功能的正常发挥，可能与腺苷酸环化酶、cAMP 信号通路和胞质热休克蛋白的作用有关，具体机制尚不清楚。

临床表现 主要以高醛固酮血症、低钾性碱中毒伴肾小球旁复合体增生为主要表现，部分患者有低钾血症、代谢性碱中毒、低钙尿合并低镁血症。患者均表现为便秘、肌痉挛、肌无力以及不明原因的头晕和乏力等症状，生化检查均表现为低钾血症、代谢性碱中毒、血浆肾素活性增高以及高醛固酮血症。根据巴特综合征分型的不同，部分患者可见面部畸形、智力发育障碍或倒退、斜视及感音神经性聋等症状。

诊断 尚无统一诊断标准。临床一般有 8 项指标：低钾性代谢性碱中毒；血肾素活性增高；继发性高醛固酮血症；血（尿）前列腺素增高；血管对血管紧张素 Ⅱ 反应低下；血压正常或偏低；无组织水肿；肾活检示肾小球旁器增生与肥大。肾小球旁器增生与肥大不作为必要条件。

鉴别诊断 需与以下疾病相鉴别。

原发性醛固酮增多症 与巴特综合征均有烦渴、多尿、血醛固酮水平升高及血钾降低等，但前者以血 Na+ 及血压升高为特征，无代谢性碱中毒。

肾小管性酸中毒 为肾小管碳酸酐酶形成障碍而致泌氢不足，从尿中丢失大量碳酸氢离子和钾离子所致，与巴特综合征均可出现多饮、多尿、脱水、食欲减退、

呕吐、生长发育不良及低钾症状，但前者有血氯升高及 pH 值降低的特点。

尿崩症 由于垂体抗利尿激素分泌减少或缺乏，使远端肾小管和集合管对水分的重吸收减少，排出大量稀释尿，临床也可表现为持续性多饮、多尿、烦渴、尿比重减低及生长发育迟缓等，但较之巴特综合征缺乏低钾血症及代谢性碱中毒表现。

原因不明性呕吐 无肾性失氯现象。

范科尼综合征 又称多发性肾近曲小管功能不全、肾性氨基酸尿症，该病为常染色体隐性遗传，由于肾近曲小管转运功能障碍所致，其高氯血症代谢性酸中毒及高氨基酸尿症是 BARTS 所不具有的实验室特征。

治疗原则 尚无病因治疗，药物的选择依其分型、发病机制、临床特征的不同而不同，以纠正低血钾和碱中毒为主。主要治疗措施包括替代疗法，如氯化钾及氯化镁；抗醛固酮类药物，如螺内酯及氨苯蝶啶；前列腺素酶抑制剂，如吲哚美辛、阿司匹林及布洛芬；血管紧张素转化酶抑制剂，如卡托普利及依那普利等。

预防 ①一级预防：即婚前预防。Ⅰ～Ⅳ型为常染色体隐性遗传，应避免近亲结婚。②二级预防：即出生前预防。对已生育患儿且遗传病因明确的家庭实施产前基因诊断，以减少患儿出生。③三级预防：即症状前预防。可通过新生儿筛查，以早期诊断和早期治疗。

（杨 元）

shènxìng niàobēngzhèng

肾性尿崩症（nephrogenic diabetes insipidus，NDI） 远端肾单位对精氨加压素（AVP）的抗

利尿作用不敏感或无反应，导致尿液浓缩功能缺陷而引起的肾病。

分类 按照病因可分为先天性和继发性两类。

继发性肾性尿崩症 较常见，常由药物、尿路梗阻或电解质紊乱等引起。

先天性肾性尿崩症 罕见，根据已证实的致病基因分为两亚型，其中 NDI1 约占 90%，由精氨加压素受体 2 基因（*AVPR2*）突变所致。NDI2 约占 10%，呈常染色体显性或隐性遗传，由水通道蛋白 2（*AQP2*）基因突变所致。

NDI 发病率极低，加拿大研究显示，在魁北克出生的男婴中 NDI1 发病率约为 0.88/10 万，约 50% 的 NDI1 家系中可发现女性携带者，另一半家系患者为新发突变。NDI2 在近亲婚配的家系中发病率明显增加。

病因和发病机制 生理状态下，当机体缺水时血容量下降，血浆渗透压升高，位于下丘脑的神经垂体分泌 AVP 增多，通过血液循环到达肾，AVP 与位于肾集合管基底膜外侧主细胞上的 AVPR 结合增加，激活 cAMP 信号通路及下游级联反应，G 蛋白偶联受体转导通路活性增强，使细胞内储存囊泡池中的 AQP2 磷酸化水平上升并易位至主细胞膜顶膜，促使形成钠渗透梯度，增强水的重吸收，实现尿液浓缩。*AVPR2* 和 *AQP2* 基因突变均可造成远端肾单位对抗利尿激素不敏感或无反应，导致尿液浓缩功能障碍进而引发 NDI。

AVPR2 基因 定位于 Xq28，有 5 个外显子，cDNA 长 1825bp，编码的 AVPR2 是 G 蛋白偶联受体，含 371 个氨基酸残基，具有 7 个特征性的跨膜结构域，仅在肾表达。*AVPR2* 基因的致病性突变

包括错义突变、无义突变、小插入/缺失、剪接位点突变和大片段缺失等。基因突变可产生截短蛋白质而被迅速降解，也可以使蛋白错误折叠而滞留在内质网内，不能在细胞膜表面正常表达，使血浆中膜表达受体与 G 蛋白结合能力的下降，弱化磷酸化途径的激活，影响与 G 蛋白的偶联。此外，AVPR2 功能获得性突变也会过度增加对 AVP 的亲和力，导致肾源性的抗利尿激素分泌紊乱。

AQP2 基因　定位于 12q13.12，有 4 个外显子，cDNA 长约 4180bp，编码的 AQP2 含 271 个氨基酸残基，由 6 个跨膜结构域、5 个环和细胞内的 N 端和 C 端连接而成。AVP2 基因的致病性突变包括错义突变、无义突变、剪接位点突变和移码突变等。多数突变呈常染色体隐性遗传，突变可通过影响 AQP2 跨膜区的氨基酸导致蛋白错误折叠，使 AQP2 蓄积在内质网内；少数突变为常染色体显性遗传，突变部位位于 AQP2 磷酸化和向顶端运输的关键区域，导致 AQP2 被滞留在高尔基体中或误入溶酶体及基底膜，丧失 AQP2 水通道的作用。

临床表现　表现为多尿、烦渴、多饮及低比重尿。尿液浓缩障碍在出生后即可出现，在生后 1 周症状逐渐明显，出现易激惹、呕吐、便秘、发热、喂养困难及生长障碍等非特异表现。泌尿道扩张是 NDI 常见并发症，持续的多尿可并发巨形膀胱、神经源性膀胱、输尿管积水及肾积水等并发症。智力减退是 NDI 严重的并发症，长期反复脱水与高血钠可能造成持久的脑器质性损害，使患者出现精神异常与发育障碍等。

诊断　依据高钠脱水和低比重尿的临床表现及实验室检查可诊断。禁水试验可初步判定患者是否是尿崩症，去氨加压素兴奋试验可帮助区分中枢性尿崩与肾性尿崩，即给予外源性 AVP 或去氨加压素后，尿渗透压变化不明显或升高不超过 50% 可诊断 NDI。由于先天性 NDI 在所有类型 NDI 中仅占 10%，诊断前应慎重排除继发性 NDI。精神性烦渴主要由精神因素引起，症状可随情绪波动，并伴有其他神经官能症状，禁水加压试验无异常。由于患者多年龄较小，禁水加压素试验配合度差，且一些不完全型 NDI 仅靠去氨加压素兴奋试验不能与中枢性尿崩区分，加之部分患者家族史不明确，因此诊断难度较大。

通过检测 AVPR2 和 AQP2 基因的突变情况可确诊并评估病情，使患者得到及时治疗，防止出现智力障碍和发育落后等严重并发症。

治疗原则　尚无特殊治疗药物，以对症支持治疗为主，治疗原则为：减少尿量，药物治疗常用利尿剂和非甾体抗炎药；补液同时联合低盐低蛋白饮食防止脱水。

预防　①一级预防：即婚前预防。先天性 NDI 分为 X 连锁隐性遗传、常染色体显性或隐性遗传，应避免近亲结婚。②二级预防：即出生前预防。对已生育先天性 NDI 患儿且遗传病因明确的家庭实施产前基因诊断，降低患者出生的再发风险。③三级预防：即症状前预防。通过检测 AVPR2 和 AQP2 基因不仅可以早期明确诊断，使患者得到及时治疗，防止出现智力障碍及生长发育迟缓等严重并发症，还可为家族性病例提供遗传学帮助及为突变基因携带者的成年女性提供产前筛查。

（杨　元）

Lèwéi zōnghézhēng

勒韦综合征（Lowe syndrome）

以先天性白内障、中枢神经系统异常和肾小管功能障碍伴进行性肾衰竭为主要特征的 X 连锁隐性遗传病。又称为眼-脑-肾综合征。由勒韦（Lowe CU）于 1952 年首次报道。该病罕见，发病率为 0.2/10 万~0.5/10 万，多见于男性，外显率为 100%。

病因和发病机制　该病由 OCRL 蛋白缺乏或磷酸酶活性丧失引起。致病基因 OCRL 位于染色体 Xq26.1，含 24 个外显子，cDNA 长 5173bp，编码的 OCRL 蛋白具有磷脂酰肌醇 4，5-二磷酸-5 磷酸酶活性，主要定位于高尔基复合体、溶酶体、核内体及网格蛋白中，参与细胞内吞转运以及肌动蛋白动力学等过程，在肾小管、晶状体、脑组织等发育中起重要作用。OCRL 蛋白包含 4 个结构域：①PH-like 结构域参与识别膜上的磷脂酰肌醇 4，5-二磷酸。②5-磷酸酶催化结构域具有催化作用，发生突变可改变其折叠、底物特异性及催化活性。③ASH 和 RhoGAP-like 结构域能够调节蛋白间的相互作用，促进其靶向不同的细胞结构，如早期内体、高尔基复合体、溶酶体和初级纤毛。ASH 结构域具有类似于 IgG 结构域的 β 折叠结构，其中的 Rab 结合位点能促使 OCRL 蛋白与 Rab GTPase 相互作用，这种相互作用是 OCRL 蛋白靶向高尔基复合体和内体膜所必需的。当 ASH 与 RhoGAP-like 结构域发生突变时，可扰乱 OCRL 蛋白与 Rab GTPase 之间的相互作用，导致膜靶向缺陷，进而降低 5-磷酸酶的活性。

已发现的 OCRL 基因突变超过 300 个，以错义突变、无义突变、小缺失/插入、RNA 剪接突变和大片段缺失为主。其中 90% 的突变位于外显子 10～18 和 19～23。几乎所有与该病相关的突变均位于编码 5-磷酸酶催化结构域、ASH 以及 RhoGAP-like 结构域的第 8～23 外显子中，而编码 PH-like 结构域的第 1～7 外显子上的突变主要导致登特（Dent）病 2 型。

临床表现 出生后数月或儿童期起病，可累及全身多个系统。典型表现如下：

眼部 白内障可在胚胎时期形成，故所有患者出生即伴有先天性双侧白内障，50% 出现婴幼型先天性青光眼。部分患者可表现为眼球震颤、眼积水、角结膜瘢痕瘤、弱视和视网膜萎缩等。

中枢神经系统 表现为精神运动发育迟缓、智力低下、四肢肌张力减退、腱反射减弱或消失和行为异常（如易激惹、偏执、刻板行为等），部分患者可有癫痫发作和热性惊厥。脑部病理改变常见脑萎缩、脑积水、脑室周围白质多发囊性病变、脑室扩张和巨脑回等。

肾 患者多于出生后数周至数月出现不同程度的肾小管功能障碍，即小分子蛋白尿、氨基酸尿、高钙尿症、高磷尿症、糖尿和肾小管酸中毒等表现，逐渐进展为慢性肾衰竭，多数在 20～30 岁进展至终末期肾病。

其他 出现表皮多发囊肿、马鞍鼻、高腭弓、脊柱侧凸、脐疝、隐睾症、肝功能异常以及骨质疏松和佝偻病等。

诊断 根据先天性白内障、精神运动发育迟缓和肾功能障碍等典型临床表现确诊。但当仅发现眼部病变而脑部及肾表现轻微或不典型时，易误诊。因此，检测 OCRL 基因突变有助于明确诊断，同时也是产前诊断的必要条件。

鉴别诊断 需与以下疾病相鉴别。

齐薇格（Zellweger）谱系障碍 常染色体隐性遗传，主要由 PXE1 基因突变所致，可根据患者独特的面容特征（眼距过宽、鼻梁塌陷和囟门增大）、感音神经性聋、肝功能障碍、骨质增生及软骨发育不良等与勒韦综合征鉴别。

南斯－霍兰（Nance-Horan）综合征 X 连锁隐性遗传，由 NHS 基因突变所致，患者表现为先天性白内障、牙齿及颅面部异常和智力发育障碍，可通过先天性小角膜及正常的肾功能与勒韦综合征鉴别。

史密斯－莱姆利－奥皮茨（Smith-Lemli-Opitz）综合征 常染色体隐性遗传，由 DHCR7 基因突变所致，可通过小头畸形、腭裂、先天性心脏病、男性外生殖器发育不全以及多指畸形等特殊表现与勒韦综合征鉴别。

治疗原则 尚无有效治疗措施，以对症支持治疗为主。对于先天性白内障应尽早行白内障囊外摘除以促进适当的视觉刺激和发育，术后配戴眼镜以改善视力；婴儿喂养困难可行胃造瘘术解决营养问题；生长激素治疗可促进生长发育；磷酸钙和骨化三醇口服治疗可纠正肾小管功能不全引起的低磷血症和肾病；发展为终末期肾病的患者可实施透析和肾移植手术；若有癫痫发作可给予合适的抗癫痫药物治疗。

预防 ①一级预防：即婚前预防。该病为 X 连锁隐性遗传病，应避免近亲结婚。②二级预防：即出生前预防。对已生育该病患儿且遗传病因明确的家庭实施产前基因诊断，以提示再发风险。③三级预防：即症状前预防。通过新生儿筛查，在患者出现症状前早期诊断和早期治疗，避免患者病情加重。

（杨 元）

肾病综合征（nephrotic syndrome，NPHS） 因肾小球基底膜通透性增加导致大量蛋白质从尿液中丢失，继发一系列病理生理学改变的临床综合征。临床特征主要有大量蛋白尿、低白蛋白症、高脂血症和水肿。遗传性肾病综合征是新生儿罕见病之一，多发于西欧国家，发病率存在种族和地区差异。该病具有显著的遗传异质性，根据致病基因的种类 NPHS 可分为 24 个亚型。

病因和发病机制 该病的致病基因包括 NPHS1、PDCN、PLCE1、WT1、LAMB2、PTPRO、DGKE、ARHGDIA、COQ8B、EMP2、NUP107、NUP93、NUP205、SGPL1、MAGI2、KANK2、NUP85、NUP133、NUP160、TBC1D8B、AVIL、NOS1AP、KIRREL1 和 DAAM2（表 1），其中 NPHS1、NPHS2、WT1、LAMB2 和 PLCE1 基因突变对 NPHS 的贡献度大于 80%。NPHS1 基因编码位于肾小球裂孔隔膜的跨膜蛋白 Nephrin，NPHS2 基因编码连接质膜和肌动蛋白细胞骨架的支架蛋白，WT1 基因编码蛋白作为转录因子及肿瘤抑制因子参与肾分化和性腺发育的调节器，LAMB2 基因编码蛋白为肾小球基底膜结构分子，PLCE1 基因编码的蛋白参与细胞信号传递及肾小球的发育。

常见的 NPHS1 突变可使 Nephrin 功能丧失，与其他足细胞素相互作用缺失致肌动蛋白聚合减少及足突间隙隔膜形态改变，

表1　肾病综合征亚型及其致病基因

亚型	OMIM 编号	遗传方式	致病基因	OMIM 编号	基因定位	外显子	cDNA
NPHS1	#256300	AR	NPHS1	*602716	19q13. 12	29	5535bp
NPHS2	#600995	AR	PDCN	*604766	1q25. 2	8	1870bp
NPHS3	#610725	AR	PLCE1	*608414	10q23. 33	39	12 481bp
NPHS4	#256370	AD	WT1	*607102	11p13	12	3031bp
NPHS5	#614199	–	LAMB2	*150325	3p21. 31	33	5692bp
NPHS6	#614196	AR	PTPRO	*600579	12p12. 3	28	6128bp
NPHS7	#615008	AR	DGKE	*601440	17q22	14	8608bp
NPHS8	#615244	AR	ARHGDIA	*601925	17q25. 3	7	2159bp
NPHS9	#615573	AR	COQ8B	*615567	19q13. 2	16	2443bp
NPHS10	#615861	AR	EMP2	*602334	16p13. 13	6	5097bp
NPHS11	#616730	AR	NUP107	*607617	12q15	28	6213bp
NPHS12	#616892	AR	NUP93	*614351	16q13	25	8234bp
NPHS13	#616893	AR	NUP205	*614352	7q33	43	6264bp
NPHS14	#617575	AR	SGPL1	*603729	10q22. 1	17	5778bp
NPHS15	#617609	AR	MAGI2	*606382	7q21. 11	29	6975bp
NPHS16	#617783	AR	KANK2	*614610	19p13. 2	15	5183bp
NPHS17	#618176	AR	NUP85	*170285	17q25. 1	23	2133bp
NPHS18	#618177	AR	NUP133	*607613	1q42. 13	26	5208bp
NPHS19	#618178	AR	NUP160	*607614	11p11. 2	36	5228bp
NPHS20	#301028	XL	TBC1D8B	*301027	Xq22. 3	22	1130bp
NPHS21	#618594	AR	AVIL	*613397	12q14. 1	21	3087bp
NPHS22	#619155	AR	NOS1AP	*605551	1q23. 3	10	5016bp
NPHS23	#619201	AR	KIRREL1	*607428	1q23. 1	15	7448bp
NPHS24	#619263	AR	DAAM2	*606627	6p21. 2	31	6185bp

注：AD. 常染色体显性；AR 常染色体隐性。

足突间隙隔膜滤过屏障作用减弱甚至消失，从而形成大量蛋白尿。Nephrin 作为信号分子与磷脂酰肌醇 3-激酶的亚单位 P85 发生作用，通过刺激蛋白激酶 B（AKT）信号转导通路控制细胞生长、转移和生存。NPHS1 基因的错义突变可导致内质网内去甲肾上腺素的异常滞留，从而无法向细胞表面输送。已发现的 NPHS1 基因突变类型近 400 种，其中大部分为截短突变和错义突变。错义突变占蛋白胞外区突变的 50% 以上，其中 66% 发生在 Ig 结构域，可视为该基因的突变热点。NPHS1 的错义突变与较轻表型相关，而无义及剪切突变可致严重的临床表现。

临床表现　特征为大量蛋白尿、低白蛋白血症、高脂血症和水肿。患儿常有阳性家族史，早产、低出生体重、胎盘增大、羊水污染及窒息等出生史。患儿在宫内即可起病，除以上典型表现外，还可见小鼻、耳位低、眼距宽、白内障、骨缝宽、腹水、性腺发育异常及肌张力低下等表现。同时可合并多种并发症，如感染、血栓和栓塞、蛋白质和脂肪代谢紊乱等（如营养不良、生长发育迟缓和低 T3 综合征等）。腹部彩超可见肾增大、肾皮质高回声与肾髓质界限分明。

诊断　包括三方面。①明确是否为肾病综合征：诊断标准为大量蛋白尿（>3.5g/d）、低白蛋白血症（血清白蛋白<30g/L）、高脂血症和水肿，其中前两项为诊断的必备条件。②确认病因：继发性肾病综合征多因宫内感染（如梅毒、巨细胞病毒、人类免疫缺陷病毒、风疹和弓形虫等）、汞中毒、婴儿系统性红斑狼疮、溶血性尿毒症综合征及其他先天异常［如德尼－德拉什（Denys-Drash）综合征及指甲－髌骨综合

征等]导致。原发性肾病综合征最好采用肾活检进行病理诊断。③根据家族史及基因检测明确致病基因：基因检测是病因诊断和分类的重要手段，也是进行产前诊断的必要条件。NPHS致病基因较多，且需检测的功能区较多，可采用高通量测序同时对这些基因的序列进行分析，并对发现的可疑致病突变进行桑格（Sanger）测序验证。判断是否合并其他并发症。

治疗原则　遗传性NPHS尚缺乏有效的治疗手段，患儿可表现为激素耐药及免疫抑制剂治疗无效。该病具有极高病死率，多数患儿发病后很快发展为终末期肾病，大多数情况下肾移植是唯一有效的方法。患儿早期生活管理的主要目标是控制水肿和可能的尿毒症，积极预防和治疗并发症，提供最佳营养以达到足够的体重及身高，并尽早行肾移植术。

预防　①一级预防：即婚前预防。大多先天性NPHS亚型属于常染色体隐性遗传，应避免近亲结婚。②二级预防：即出生前预防。对已生育患儿且遗传病因明确的家庭实施产前基因诊断，以提示再发风险。③三级预防：即症状前预防。通过新生儿筛查在患儿出现症状早期进行诊断和治疗，尽可能降低致残率与病死率。

（杨　元）

dīlínsuānyánxuèzhèngxìng gōulóubìng
低磷酸盐血症性佝偻病（hypophosphatemic rickets，HR）

以肾磷酸盐丢失及低磷血症为特征，以骨矿化障碍为主要临床表现的遗传病。又称抗维生素D佝偻病。发病率约为0.04‰。根据遗传方式分为4种类型：X连锁显性遗传低磷血症性佝偻病（XL-

HR）、X连锁隐性遗传低磷血症性佝偻病（XRHR）、常染色体显性遗传低磷血症性佝偻病（ADHR）和常染色体隐性低磷血症性佝偻病（ARHR），其中以XLHR最常见，占低磷血症佝偻病的80%以上，在活产婴儿中发病率约为0.05‰。其他类型还包括遗传性低磷性佝偻病伴高钙尿症（HHRH）等。

病因和发病机制　无机磷通过肠道被摄取，在肾代谢后大部分被肾小管重吸收，最终在骨骼进行沉积。甲状旁腺激素、成纤维细胞生长因子（FGF23）、血清中PO_4的水平、$1,25-(OH)_2D_3$和磷蛋白等，均可通过改变肠磷吸收和肾小管的重吸收来调控磷代谢。FGF23可减少钠依赖性磷酸盐的重吸收，也可降低$1,25-(OH)_2D_3$的利用率，最终限制肠道中钙的吸收和肾小管中钙的重吸收，这是已知的HR最常见的致病机制。临床通常根据是否有FGF23依赖将HR分为FGF23依赖性HR和非FGF23依赖性HR两大类，前者包括XLHR、ADHR和ARHR，后者包括HHRH、低血磷酸盐性佝偻病伴肾结石和骨质疏松症1型、2型以及登特（Dent）病1型等。

XLHR　由定位于Xp22.1的PHEX基因失活突变引起。PHEX基因编码磷酸盐调节中性内肽酶，该酶主要表达于成骨细胞、骨细胞、成牙质细胞和牙骨质细胞。PHEX失活导致FGF23合成与分泌增加，FGF23与肾小管细胞基底外侧的FGFR-Klotho复合物结合，激活促分裂原活化的蛋白激酶（MAPK），诱导ERK1/2磷酸化，使NaPi-IIa和Napi-IIc蛋白在肾组织中表达下调，减少了肾小管中磷的重吸收，增加尿液中磷

酸盐排泄，从而导致高尿磷。同时，FGF23通过抑制1-α抑羟化酶（CYP27B1）的表达从而减少$1,25(OH)_2D_3$产生，并促进CYP24产生而促进$1,25(OH)_2D_3$的降解，导致肠细胞磷酸钠协同转运蛋白NaPi-IIb介导的磷酸盐肠吸收减少。因此，PHEX基因突变最终引起低磷血症、$1,25(OH)_2D_3$缺乏和骨代谢障碍等一系列临床表现。

PHEX基因致病突变达720余种，包括无义突变、错义突变、剪接位点突变、基因编码/非编码区域的插入/缺失突变以及一些复杂结构重排等。

XRHR　由定位于Xp11.23的CLCN5基因突变引起，临床表现为生长发育受限、身材矮小、骨软化症、骨痛、下肢畸形，以及高钙尿症、低分子量蛋白尿、肾钙质沉积症、肾结石和肾功能不全等，病情严重程度不一，属于登特病的一类。

ADHR　由FGF23在176~179处精氨酸残基发生错义突变引起。FGF23基因定位于12p13.3，是FGF家族成员之一，主要由成骨细胞、骨细胞及牙本质细胞分泌。FGF23基因致病突变仅有20余种，主要为错义突变和无义突变，均位于一个蛋白水解位点（RXXR）。突变使FGF23靶向转换酶对蛋白质的切割产生抗性，不能正常降解，导致体内FGF23水平升高、尿磷排泄增加、血磷下降。与XLHR相比，ADHR的发病年龄较晚，疾病严重程度不一。

ARHR　包括两种亚型。①ARHR1：由抑制FGF23分泌的DMP1基因失活突变引起。DMP1基因定位于4q22.1，属于SIB-LING蛋白家族成员，在成骨细

胞、骨细胞和成牙细胞中表达。*DMP1* 基因突变导致 FGF23 水平升高，骨细胞成熟和矿化受损。最常见的突变类型是缺失突变和错义突变。②ARHR2：由 *ENPP1* 基因失活引起。*ENPP1* 基因位于染色体 6q23.2，参与细胞外焦磷酸盐的形成和分布，抑制羟基磷灰石晶体沉积，是重要的钙抑制因子。最常见突变类型是错义突变和无义突变，突变使 FGF23 表达水平升高，导致长骨反复骨折、佝偻病性骨骼畸形、骨痛、生长发育障碍，以及耳聋和关节周围钙化等一系列临床表现。研究发现，*FAM20C* 基因突变也会导致 ARHR，*FAM20C* 功能丧失可导致 DMP1 表达减少，引发一系列临床表型。

HHRH 属于非 FGF23 介导的低磷血症，是罕见的常染色体隐性遗传病，由 *SLC34A3* 基因功能丧失引起，患病率约 0.4/10 万。临床主要表现为尿磷增加、低磷性佝偻病、身材矮小及显著升高的 $1,25(OH)_2D_3$ 水平，约一半患者出现肾钙质沉着和/或肾结石。与疾病相关的 *SLC34A3* 突变有 40 余个，以错义突变为主，也可见缺失、移码、无义突变。低磷性佝偻病也可见于其他罕见的遗传性疾病，如表皮痣综合征、麦丘恩-奥尔布赖特（McCune-Albright）综合征及神经纤维瘤病 I 型等。

临床表现　不同遗传方式的患者有相似的佝偻病表型，女性多见，常累及多个系统。一般出生后即有低磷血症，在儿童期可有生长发育落后、行走延迟、"手镯和脚镯"样改变、肋骨串珠、鸡胸、漏斗胸、小脑扁桃体下疝畸形以及方颅等多种骨骼畸形。成人期一般在 30 岁左右出现症状，表现为身材矮小、骨质疏松、骨痛、乏力和多发骨折等。由于牙釉质矿化受损、牙组织对病原菌的通透性增加，常导致牙周脓肿形成、龋病、牙齿排列不齐、牙齿早脱等异常及口腔疾病，这是典型的低磷血症性佝偻病的临床表现。部分患者可出现听力损伤，与听骨和镫骨固定区的钙沉积以及血管钙化引起的内耳灌注障碍有关。

诊断　有以下两方面。

初步诊断　依据为：①在幼儿期或儿童期出现佝偻病表现，多有家族史，可有佝偻病或软骨病病史，或家族中有低磷血症但无临床表现。②实验室检查显示血磷明显降低，$1,25-(OH)_2D_3$ 及血钙水平正常，无抽搐病史。③肾小管最大磷酸盐重吸收率/肾小球滤过率（TMP/GFR）减小，尿磷增多。④常规治疗剂量及大剂量维生素 D 治疗无效。

基因检测　约 87% 家族性和 72% 散发病例存在 *PHEX* 基因突变，在遗传模式明确时可对有潜在受累风险的新生儿尽早进行 *PHEX* 基因检测，在缺乏遗传家族史或不能明确遗传模式情况下，可采用高通量序列技术检测该病相关致病基因。

鉴别诊断　需与其他继发性佝偻病相鉴别，如肿瘤相关性低磷性佝偻病、维生素 D 缺乏性佝偻病、肾性佝偻病和维生素 D 依赖性佝偻病等。

治疗原则　治疗目标为改善或纠正患者骨骼畸形、身材矮小症状。临床多推荐磷酸盐与活性维生素 D 联合使用，遵循个体化原则。治疗过程中应定期监测生长速度、骨骼发育情况、血生化指标及影像学表现，综合评估治疗效果，同时注意避免继发性甲状旁腺功能亢进症、高钙血症及肾结石等的发生。当疾病后期出现严重的骨骼畸形导致步态障碍、活动受限严重影响日常生活且使用药物无法改善时，可予外科手术干预治疗。

预防　①一级预防：即婚前预防。避免近亲结婚，降低疾病再发风险。②二级预防：即出生前预防。对遗传病因明确且高危胎儿进行产前诊断，以减少患儿出生。③三级预防：即症状前预防。早诊早治，减少并发症以及不良预后。

（杨　元）

niàodào xiàliè

尿道下裂（hypospadias）　生殖结节腹侧纵行的尿生殖沟自后向前闭合过程停止所致的男性生殖系统的先天性畸形。主要表现为尿道外口异位、阴茎异常弯曲及其背侧包皮堆积和尿道海绵体发育不全等轻度性别发育异常。尿道下裂可为单纯型尿道下裂，或为性发育异常或其他临床综合征表型中的组成部分。发病率存在种族和地区差异，亚洲新生儿发病率为 0.06‰~6.9‰。

病因和发病机制　尿道板两侧隆起向腹侧卷曲并在中线处融合是尿道形成的关键，尿道发育过程中尿生殖沟融合受阻，从而造成尿道开口于正常尿道口的近端是导致尿道下裂发生的重要机制。该病的病因是遗传、内分泌和环境多种因素相互作用的结果。

遗传因素　根据不同的致病基因，单纯型尿道下裂可分为 1~4 型（HYSP1~HYSP4）。HYSP1 的致病基因为定位于 Xq12 的 *AR*（雄激素受体）基因，有 11 个外显子，cDNA 长度大于 90kb，编码蛋白是类固醇激素激活的转录因子，已知的 *AR* 基因突变超过

700 个，以错义突变、无义突变、小缺失及 RNA 剪接突变为主。HYSP2 的致病基因为定位于 Xq28 的 *MAMLD1* 基因，有 12 个外显子，cDNA 长约 80kb，编码 774 个氨基酸残基，在调节性腺发育过程中的睾酮生成中起作用，已发现 30 余个致病性突变，主要为错义突变和无义突变。HYSP3 与 HYSP4 的候选基因分别定位于 7q32.2-q36.1 与 Xq11.22，具体基因及其功能尚不明确。

此外，尿道发育还受一系列基因的协同调节，这些基因的突变会影响患儿的临床表型和病情发展，主要包括影响发育早期的激素非依赖时期的基因和晚期激素依赖的性分化阶段的基因（表 1）。其中，*SRD5A2* 基因编码类固醇 5α-还原酶 2 型，催化睾酮转化为二氢睾酮从而影响尿道和外生殖器的形成，约 10% 的尿道下裂患儿存在该基因不同程度的结构异常。*SRD5A2* 基因突变已超过 100 个，第 4 外显子是热点突变区域，突变类型包括错义突变、无义突变和剪接突变等。除极少数突变使类固醇 5α-还原酶 2 型活性增加外，多数突变均引起酶活性的减弱，功能缺失突变会导致类固醇 5α-还原酶 2 缺乏症，这也是导致尿道下裂发病的重要病因。

还有一些基因的突变也会增加尿道下裂的易感性与严重程度。

尿道下裂患儿的染色体畸变率明显增高，约 7% 伴有性腺异常，异常染色体核型包括：47, XXY；45, XO/46, XY；45, XO/46, XY q-，45, XO/46, X, idc（Yp）和 45, XO/47, XXY 等。

内分泌因素 与多种内分泌途径相关，异常的内分泌系统通过降低抗雄激素活性及雄激素水平，或细胞内芳香烃受体、雌激素受体的结合力，改变体内多种激素水平导致尿道下裂的发生。睾酮缺乏、睾酮不能转化为双氢睾酮、雄激素受体与双氢睾酮结

表 1　尿道下裂的相关基因位点

基因	基因定位	突变
影响发育早期的激素非依赖时期的基因		
FGF8	10q24	590C>G，582-62G>A（rs3218238 or rs3218233a）
FGFR2	10q26	M186T，550+27C>T，727+180T>G，2454C>T
BMP4	14q22-q23	H207D：R223H H251Y
BMP7	20q13	R303C
晚期激素依赖的性分化阶段的基因		
雄激素相关基因		
AR	Xq11.2-q12	CAG/GGN 重复序列长度多态性
SRD5A2	2p23	A49T，L113V，H231R V89 allele（rs9282858，rs523349）
HSD17B3	9q22	S232L
MAMLD1/CXorf6	Xq28	E124X，Q197X，R653X，V432A，E109fsX121，CAG10>CAG13
雌激素相关基因		
ESR1	6q25.1	rs6932902m，TA repeat，rs1801132，rs2234693，rs9340799
ESR2	14q23.2	CA repeat，rs1887994，rs1256040，rs1256062，rs10483774，rs1271572，rs944050，rs2987983，rs1256049，rs4986938
ATF3	1q32.3	内含子 1 "TTC" 单倍型，c.536A > G（R90），3′-UTR 处 817C > T. L23M，C53070T，C53632A，lns53943A
其他基因		
FKBP4	12p13.33	rs1062478，rs3021522
HSD17B3	9q22	rs4743709，rs2066476，rs2066474，rs2066480，rs2066479
DGKK	Xp11.22	rs1934179，rs7063116
MID1	Xp22	rs16986145
CYP1A1	15q24.1	N/A
GSTM1	1p13.3	基因缺失
GSTT1	22q11.23	基因缺失

合障碍与尿道下裂的发生有关。此外，孕期母亲职业接触重金属、邻苯二甲酸盐及具有雌激素或抗雄激素特性的内分泌干扰物，父亲职业暴露于多氯有机化合物和双酚类化合物均可导致胎儿尿道下裂风险的增加。

临床表现 尿道下裂有 4 个特征：①尿道开口异常，位于阴茎的腹侧，靠近正常部位，并且可能通向阴囊或会阴。②阴茎向腹侧屈曲畸形，不能正常排尿和性生活。③阴茎背侧包皮正常而阴茎腹侧包皮缺乏，呈 V 形缺损，帽状包皮、包皮系带缺如。④尿道海绵体发育不全，从阴茎系带部延伸到异常尿道开口，形成一条粗的纤维带。

根据尿道开口异常分 4 种类型：阴茎头型、阴茎型、阴囊型和会阴型。后 3 种影响性功能和性行为，生活中需取坐位排尿。会阴型尿道下裂，阴部外表类似女性，应在婴儿期确定性别，以免被误认而到成年期造成更严重的心理和生理障碍。严重尿道下裂常合并隐睾、阴茎阴囊转位、鞘膜积液和重复尿道等其他畸形，部分需要进行内分泌学评估和/或染色体核型分析以排除性分化障碍。

诊断 尿道下裂是男性新生儿最常见的泌尿生殖异常之一，依据临床表现明确诊断，但在出生前易漏诊。应依据影像学及内分泌检查等进行诊断。

影像学检查 应用三维超声产前检查可以对生殖器及其解剖关系进行最佳评估。产前磁共振成像（MRI）诊断胎儿尿道下裂可提高诊断准确率，并能对畸形的分型及严重程度进行初步评估。使用实时超声和彩色多普勒（动态超声成像）观察主动排尿有助

于确定尿道的确切位置，对于后尿道下裂和至少有一个其他器官系统异常者，应考虑通过肾超声检查筛查尿路异常。

内分泌检查 包括血清电解质、17-羟孕酮、睾丸激素、黄体生成素、卵泡刺激素和性激素结合球蛋白、人绒毛膜促性腺激素刺激试验以及 *AR* 基因和 5α 还原酶基因检测等。隐睾症或生殖器不易辨别者应进行核型分析。结合细胞遗传学、荧光原位杂交和单核苷酸多态性和比较基因组杂交微阵列技术，有助于准确诊断核型预测预后，制订有效的治疗方案。

治疗原则 需整形手术，手术目的是矫正阴茎下弯，使尿道口尽量恢复到正常或接近正常阴茎头的位置，以恢复正常站位排尿和成年后能进行正常的性生活，睾丸有生精功能者还可获得生育能力。手术宜在 6～18 月龄进行，可将矫正阴茎畸形与尿道成形术一期或分期完成。在确定尿道下裂治疗方案前，应重点评估阴茎局部解剖组织学特点，评估阴茎各个部位的异常程度，对双侧睾丸（性腺）的检查评估，制订合适安全的手术方案。同时术前必须关注患者有无合并其他部位先天畸形及对手术的耐受程度，评价手术风险。

预防 ①一级预防：即婚前预防。针对该病先证者家庭成员进行携带者筛查，妊娠妇女在妊娠早期避免接触重金属、邻苯二甲酸盐及具有雌激素或抗雄激素特性的内分泌干扰物等致病因素。②二级预防：即出生前预防。产前筛查和产前诊断，尤其是在先证者临床及遗传病因明确的基础上，通过产前基因诊断对患有遗传性疾病家系中的高危胎儿进行

遗传学分析，产前筛查可采用三维超声及 MRI 对胎儿生殖器及其解剖关系进行评估，减少畸形的漏诊率、误诊率。③三级预防：即症状前预防。在患儿出生后详细了解尿道下裂的类型，对阴茎局部组织解剖学特点进行评估，制订最佳个体化的手术方式，促使功能恢复、积极预防并发症。

（杨 元）

pángguāng wàifān bìng niàodào shàngliè zōnghézhēng

膀胱外翻并尿道上裂综合征

（bladder exstrophy and epispadias complex，BEEC） 由于胚胎期泄殖腔发育障碍导致程度不等的膀胱黏膜、输尿管与尿道裸露，膀胱后壁与下腹壁皮肤融合的先天性泌尿系统畸形。临床较多见，按照严重程度由轻到重分为：尿道上裂（E）、经典型膀胱外翻（CBE）和最严重的泄殖腔外翻（CE）。多见于男性。

病因和发病机制 该病是泄殖腔膜发育障碍的结果。胚胎 4～10 周时泄殖腔膜的内外胚层之间的间充质向内生长，发育成下腹部的肌肉和耻骨，构成脐以下的腹壁。泄殖腔膜发育不正常将阻碍间充质组织的移行，影响下腹壁发育。泄殖腔膜破溃的位置和时间的异常决定了 BEEC 系列的各种类型，妊娠 4 周前泄殖腔膜破裂形成泄殖腔外翻，妊娠 6 周后直肠中隔下降后泄殖腔膜破裂形成膀胱外翻。

病因尚不明确。大多数患者无阳性家族史，多因胚胎发育期受某些因素影响所致，如辐射、吸烟、酗酒和辅助生殖等。研究发现，*SLC20A1* 基因与泌尿道、直肠的发育有关且参与了 BEEC 的发病。TP53 肿瘤抑制家族成员 P63 的表达降低也参与了 BEEC

的发病。与 BEEC 病理生理相关的基因位点包括：4q22-q31.21、19q13.31-q41、2p22.1-p21、2p25.2-p25.1、4q23-q32.3、7q21.3-q33、7q34-q36.1、14q31.1-q32.2 和 19q13.33-q13.43 等。部分膀胱外翻患者存在染色体异常（表1）。

临床表现 膀胱外翻表现为下腹壁和膀胱前壁的完全缺损，膀胱黏膜外露呈鲜红色。膀胱后壁膨出部分可见输尿管开口外露及间歇喷尿。男性患者常伴有完全性尿道上裂，女性伴阴蒂分离及阴唇远离。膀胱外翻黏膜由于长期慢性炎性和机械性刺激，易发生出血、溃烂、变性，甚至恶变。常伴上尿路感染和肾积水。患者耻骨联合分离，走路步态摇摆。腹下部、会阴和大腿内侧皮肤受尿浸渍而潮红。

诊断 胎儿出生后凭膀胱外翻外观即可诊断。产前超声是诊断胎儿 BEEC 的首选检查方法，影像学诊断线索包括盆（腹）腔内无膀胱显示、脐带位置低且前腹壁缺损伴包块突出、耻骨联合分离以及外生殖器异常。但由于 BEEC 畸形种类多且表现复杂，涉及的各系统畸形检出率有较大差别，部分组合畸形类型超声诊断缺乏统一的客观评价标准，产前超声对表现不典型的外生殖器难以诊断，存在漏诊、误诊现象，必要时可行染色体检查确定。

鉴别诊断 需与单纯性脐膨出和腹裂、脐尿管未闭伴尿囊囊肿等先天性畸形相鉴别。

治疗原则 该病是复杂的泌尿生殖器畸形，患儿出生后需多次分期手术及重建，手术效果不甚理想。治疗目的是通过手术还纳外翻的膀胱、修复腹壁缺损及外生殖器，防止上尿路反流及感染、保护肾功能，维持自主排尿，最大程度恢复控尿功能，同时需长期使用抗生素预防感染。虽然此类畸形儿的生存率得到很大的改善，但畸形带来的社会及心理问题将伴随终生，为此长期综合的管理和治疗需要骨科、泌尿外科、影像科、心理科和康复科等多学科的协作与努力。

预防 ①一级预防：即婚前预防。做好孕前保健，保持健康的生活习惯，避免接触辐射、吸烟、酗酒等。②二级预防：即出生前预防。产前超声检查对膀胱外翻的诊断具有重要的价值，规范而全面地观察膀胱与两侧脐动脉、腹壁与脐带入口、外生殖器、耻骨联合、肛门和脊柱等，有利于准确及早发现胎儿结构异常，进一步降低漏诊、误诊率。③三级预防：即症状前预防。在膀胱外翻患儿出生后及时明确诊断并行手术治疗及重建，提高生存率。

（杨 元）

liángxìng jiāzúxìng xuèniào
良性家族性血尿（benign familial hematuria，BFH） 表现为非进展性家族性孤立性镜下血尿的常染色体显性遗传肾病。又称薄基底膜肾病。病理特征为肾小球基底膜（GBM）弥散性变薄但无肾实质的异常，预后相对良好。人群中发病率为 1.0%，在活产婴儿中发病率为 5.3%～9.1%。

病因和发病机制 由 COL4A3 或 COL4A4 基因突变所致Ⅳ型胶原纤维 α3-α4-α5 三聚体形成障碍，基底膜胶原网状结构不稳定，出现基底膜病理改变而发病。COL4A3 定位于 2q36.3，含 52 个外显子，其 mRNA 有 8114bp，编码Ⅳ型胶原 α3 链（1670 个氨基酸残基）。COL4A4 定位于 2q36.3，含 48 个外显子，其 mRNA 有 6523bp，编码Ⅳ型胶原 α4 链（1691 个氨基酸残基）。两个基因的突变类型多样，大多为胶原区甘氨酸被取代，也包括无义突变和剪接位点突变等，突变位置分布于整个基因，未发现明显

表 1　BEEC 的染色体异常

核型	表型
47, XXY	E
46, XY, dup（9p）	E
47, XXX	CE
46, XY, del（4p）	E
47, XX, dup（21）	CE
45, X0/46, XX	CE
47, XXX	CE
二倍体/四倍体/t（1；6）嵌合体	CE 合并伊藤色素减少症
46, X, der（Y）t（Y；9）（q11.23；q34.1）-del（Y）（q11.2），der（9）t（Y；9）	CE
46, XY, del（3）（q12.2q13.2）	CE
46, XY, t（8；9）（p11.2；q13）	CBE
46, XY, t（2；9）（q13；q32）	CBE
22q11.21 微重复	CBE
1q43q44 微缺失	CBE 合并阴茎缺失
19p13.12 微重复	CBE

的突变热点。BFH 与奥尔波特（Alport）综合征共享致病基因而临床表型有异，是否还有其他致病基因尚不清楚。

临床表现　儿童期的典型临床特征是持续性镜下血尿，偶有肉眼血尿，无蛋白尿，血压及肾功能正常，无视力异常和听力丧失及其他肾外异常。成年期以血尿为主要表现，其中大部分表现为持续性镜下血尿，少数在上呼吸道感染或剧烈运动后可出现发作性肉眼血尿，约 30% 的患者同时伴有轻中度蛋白尿。多数患者血压正常，无耳聋和眼部病变。长期随访发现，约 30% 患者可并发高血压，少数（<10%）出现肾功能不全，并进展至慢性肾衰竭，甚至终末期肾病。

诊断和鉴别诊断　当患者出现持续性肾小球血尿，无蛋白尿，血压及肾功能正常，有/无血尿家族史，且无其他合理解释时，应怀疑该病，还需结合实验室检查。BFH 的诊断依赖于肾活检组织的电镜检查，电镜下 GBM 变薄且没有分层是该病的特征性改变，但变薄程度尚无标准定义，通常需 50% 以上的 GBM 厚度小于 250nm 或实验室特定测量值，因此实验室应根据特定的测量方法建立各自不同年龄与性别 GBM 厚度的正常范围。

Ⅳ型胶原纤维 α 链的免疫组化分析可区别 BFH 与奥尔波特综合征（表1），但免疫组化可出现假阴性。由于 *COL4A3* 和 *COL4A4* 基因所含外显子较多，无突变热点，因此 BFH 的诊断通常不对二者进行基因检测，而筛查 *COL4A5* 基因突变以排除 X 连锁遗传奥尔波特综合征更为重要。

治疗原则　大部分患者病程良性，无须特殊治疗，应注意避免感染和过度疲劳，避免不必要的治疗和肾毒性药物的应用，并长期坚持随访，每 1~2 年评估是否出现蛋白尿、高血压、肾功能不全等终末期肾衰竭的危险因素，如出现以上症状时应使用血管紧张素转换酶抑制剂治疗延缓肾衰竭的发生。

预防　①一级预防：即婚前预防。该病属于常染色体显性遗传病，患者多有家族史，通过婚姻指导和生育指导使得夫妻双方明确后代遗传病发生的可能性，可提前选择适宜的方式避免患儿出生。②二级预防：即出生前预防。对已经确诊为 BFH 的家系且致病基因突变明确者，若有生育需求可通过产前基因诊断明确是否获得了该家系的突变基因，以实现优生优育。③三级预防：即症状前预防。进行新生儿疾病筛查，使患儿在临床症状出现前得到及时诊断和治疗，监测终末期肾衰竭的危险因素，延缓肾衰竭的发生。

（杨元）

fēidiǎnxíng róngxuèxìng niàodúzhèng zōnghézhēng

非典型溶血性尿毒症综合征

（atypical hemolytic uremic syndrome，AHUS）　补体替代途径异常激活引起膜攻击复合物沉积于肾、心脏和中枢神经系统等导致内皮损伤的遗传性疾病。占溶血性尿毒症综合征（HUS）的 10%，发病隐匿，按照致病基因的不同分为 7 个亚型。预后差，约半数患者可进展至终末期肾病。

病因和发病机制　该病的发生与血管内皮损伤致肾内微血管性溶血及血管内凝血相关。由于补体调节基因的突变导致补体旁路途径过度活化，引起补体级联功能障碍，补体因子沉积于血管内皮细胞，导致内皮细胞肿胀和脱落、动脉和毛细血管管壁增厚，

表1　Ⅳ型胶原纤维 α 链在 BFH 和奥尔波特综合征中的表达

项目	正常	BFH	奥尔波特综合征		
			XL		AR
			男	女	
GBM					
α3（IV）	+	+	−	间断表达	−
α4（IV）	+	+	−	间断表达	−
α5（IV）	+	+	−	间断表达	+
TBM					
α3（IV）	−	−	−	间断表达	−
α4（IV）	−	−	−	间断表达	−
α5（IV）	−	−	−	间断表达	+
肾小囊					
α3（IV）	−	−	−	间断表达	−
α4（IV）	−	−	−	间断表达	−
α5（IV）	+	+	−	间断表达	+
表皮基底膜					
α5（IV）	+	+	−	间断表达	+

注：XL. X 连锁；AR. 常染色体隐性。

基底膜暴露、血小板黏附、聚集，形成局部血管内血栓，红细胞及血小板受机械性损伤，造成微血管病性溶血性贫血、血小板减少、肾内微血管的血栓栓塞、肾小球滤过率急剧下降。重症可发生肾皮质坏死，最终发生急性肾衰竭。

补体系统通过先天性免疫反应的经典途径、凝集素途径和替代途径帮助宿主细胞清除病原体。替代途径使 C3 在触发因素下激活成为 C3b，与补体因子 B 和 D 共同形成补体 C3 转化酶复合物，启动攻膜复合体 C5～C9 的形成，通过附着和裂解进而破坏靶细胞。有多种与 AHUS 发病相关的补体基因突变，根据致病基因不同分为 7 个类型（表 1）。

AHUS1 有 3 个亚型，致病基因有 *CFH*、*CFHR3* 和 *CFHR1*。*CFH* 基因编码的补体因子 H 在控制补体激活替代途径的时候发挥负反馈作用，与补体因子 C3b 竞争性结合，抑制 C3 转化酶的产生并加速其降解，抑制膜攻击复合物的形成，从而阻止细胞裂解。当 *CFH* 基因突变后影响其与 C3b 的结合，增加细胞裂解；*CFHR3* 基因和 *CFHR1* 基因与 *CFH* 高度同源，*CFHR1*/*CFHR3* 缺失会导致血浆对蛋白的保护活性降低，导致补体激活异常。

AHUS2 致病基因为 *MCP*（CD46），编码的膜辅蛋白属于补体活化调节蛋白因子家族，可与 *CFI* 联合裂解 C3b 和 C4b，是固有免疫系统中经典和选择性补体激活级联反应的关键调节因子，该基因突变可导致细胞表面 *MCP* 表达减少或正常表达但补体调节活性降低。

AHUS3 致病基因为 *CFI*（补体因子 I），该基因在 CFH 和 MCP 的作用下通过 C3b 和 C4b 的裂解调控补体通路，*CFI* 失功能突变可导致 C3b 沉积不受抑制，C3 转化酶生成增加。

AHUS4 致病基因为 *CFB*，该基因突变可导致 C3 转化酶生成增加，激活补体替代途径导致细胞裂解增加。

AHUS5 致病基因为 *C3*，基因突变后可抑制 C3 裂解为 *C3b*，促进 C3 转化酶生成，降低 C3b 对 CFB 的亲和力。

AHUS6 致病基因为 *THBD*，该基因编码的凝血酶调节蛋白与凝血酶结合后可降低凝血酶的凝血活性，而加强其激活蛋白 C 的活性，是重要的血管内凝血抑制因子。

AHUS7 致病基因为 *DGKE*，该基因编码细胞内脂质激酶——甘油二酯激酶-ε，将含有花生四烯酸的二酰基甘油（AA-DAG）磷酸化为磷脂酸。AA-DAG 可激活蛋白激酶 C，增加内皮细胞中各种促血栓形成因子的产生。*DGKE* 基因的丢失引起持续的 AA-DAG 信号传导，导致血栓前状态。

临床表现 主要为溶血性贫血、血小板减少和急性肾衰竭，部分患者表现为多器官受累。

溶血性贫血 短期内血红蛋白明显减少，贫血的程度与急性肾衰竭的严重程度不一致。小儿表现为面色苍白，黄疸一般不明显，或仅面部呈柠檬黄色。病初 2 周内可屡有溶血危象发作，于数小时内血红蛋白即可下降 30～50g/L。

血小板减少 持续 7～14 天。由于血小板减少而有出血倾向，表现为鼻出血、牙龈出血、皮肤瘀点或小血肿、呕血、便血、咯血、眼底出血甚至脑出血。

急性肾衰竭 肾损害导致轻重不一的急性肾衰竭，轻者仅暂时性尿量减少、轻度肾功能减退，重者呈少尿型，少尿可持续 2 天～8 周，尿检查有蛋白、红细胞、白细胞及管型。同时出现其他急性肾衰竭的症状，如氮质血症、高钾血症、代谢性酸中毒、高血容量和高血压等。由于溶血大量红细胞破坏释出尿酸，故出现高尿酸血症。

神经系统症状 累及中枢神经系统后有程度不一的神经精神症状，如头痛、嗜睡、易激惹、肌震颤、惊厥甚至昏迷。

其他 由于心肌内微血管血栓可导致心肌坏死，引起心力衰竭、心律失常，重者发生猝死。

表 1 AHUS 亚型及其致病基因

分型	OMIM 编号	遗传方式	致病基因	基因定位	外显子	cDNA
AHUS1	#235400	AD/AR	*CFH*	1q31.3	25	3962bp
		AD/AR	*CFHR3*	1q31.3	6	2934bp
		AD/AR	*CFHR1*	1q31.3	6	1297bp
AHUS2	#612922	AD/AR	*MCP*	1q32.2	14	3402bp
AHUS3	#612923	AD	*CFI*	4q25	17	1978bp
AHUS4	#612924	AD	*CFB*	6p21.33	18	2476bp
AHUS5	#612925	AD	*C3*	19p13.3	41	5231bp
AHUS6	#612926	AD	*THBD*	20p11.21	18	4040bp
AHUS7	#615008	AR	*DGKE*	17q22	14	8608bp

注：AD. 常染色体显性；AR 常染色体隐性。

呼吸系统受累可出现肺出血和低氧血症。

诊断 依据是：①严重溶血性贫血的依据。②血小板减少。③急性肾衰竭，有蛋白尿、红细胞、白细胞及管型尿等异常。④血涂片有异形红细胞及红细胞碎片，凝血异常，凝血酶原时间延长，纤维蛋白降解产物增高。⑤肾活检证实为肾微血管病、微血管栓塞。⑥血清中补体因子水平及相应基因检测异常。⑦排除志贺毒素相关 HUS、大肠埃希菌相关 HUS、继发性 HUS（如肿瘤、移植、自身免疫病、艾滋病、妊娠性溶血肝功能异常血小板减少综合征、抗磷脂综合征、药物诱导、原发性肾病和恶性高血压等疾病）。

治疗原则 尚无病因治疗方法，但加强护理，积极防治感染，补充营养，及时有效处理急性肾衰竭，积极针对血栓性微血管病的治疗，可改善预后。针对血栓性微血管病治疗包括输新鲜冷冻血浆及输血、血浆置换、应用抗凝及抗血小板凝集药物、依前列醇输注、糖皮质激素以及大剂量维生素 E 的应用等。少尿、高钾血症、容量负荷过重或严重的酸中毒患者应行透析治疗。对已进入慢性肾衰竭者，可考虑肾切除与肾移植。

预防 ①一级预防：即婚前预防。AHUS 为常染色体隐性方式遗传，应避免近亲结婚。②二级预防：即出生前预防。对已生育患儿且遗传病因明确的家庭再生育时可进行产前诊断，以达到减少患者出生的目的。③三级预防：即症状前预防。早期诊断和早期治疗，及时采取相应干预措施延缓疾病进展。

（杨 元）

shèn fāyùbùquán/bùfāyù

肾发育不全/不发育（renal hypodysplasia/aplasia，RHDA）一组围产期致死性肾病，包括双侧肾发育不全、单侧肾缺如伴对侧肾发育异常以及严重的尿路梗阻性疾病。是先天性肾和尿路畸形（CAKUT）中最严重的一种，通常导致胎儿在宫内或围产期死亡。按照致病基因的不同分为 RHDA1、RHDA2 和 RHDA3。

病因和发病机制 人类胚胎期肾发育依次经历前肾、中肾和后肾 3 个阶段。胚胎第 3 周末开始，前肾、中肾相继发生、退化，是后肾分化的基础。后肾输尿管芽和生后肾间充质组织的相互诱导分化，是肾形成的关键环节。胚胎发育前期，胚胎都有一对原始生殖嵴中肾管和中肾旁管，男性在雄激素刺激下中肾旁管退化，中肾管发育为前列腺、射精管及精囊等；女性在雌激素的刺激下，中肾管退化，两侧中肾旁管完全融合发育成输卵管、子宫、宫颈和阴道上段等。胚胎发育时输尿管芽上移受阻以及非对称性的中肾管或中肾旁管发育障碍可导致肾发育不全/不发育伴随生殖系统畸形。

RHDA1 常染色体隐性遗传，致病基因为定位于 10p13 的 *ITGA8*，含 31 个外显子，cDNA 长 6547bp，编码非共价结合的 α/β 异二聚体跨膜受体——α8 整合素，*ITGA8* 基因功能失去性突变可导致 RHDA 的表型。

RHDA2 常染色体隐性遗传，致病基因为定位于 8p22-p21.3 的 *FGF20*，含 3 个外显子，cDNA 长 1840bp，编码含有 211 个氨基酸残基的多肽，已发现 3 个该基因的致病性突变。

RHDA3 常染色体显性遗传，外显不全，表型具有异质性，致病基因为定位于 18q11.1-q11.2 的 *GREB1L*，含 34 个外显子，cDNA 长 9344bp，编码 1923 个氨基酸残基，参与视黄酸信号通路，已发现 57 个该基因的致病性突变，以错义突变和无义突变为主。

临床表现 双侧肾发育不全/不发育称波特（Potter）综合征，是罕见且致命的疾病，发生率约为 0.5‰，约 40% 死产，预后不良。子宫内胎儿双侧肾发育不全/不发育导致羊水过少使得婴儿出生时具有特征性面容，具体表现为眼距过宽、扁平鼻、耳大且耳位低、小下颌畸形、四肢挛缩和马蹄足畸形等。常合并肺发育不全。单侧肾缺如（左侧较多）常因有一侧肾代偿而无明显症状。女性常合并阴道闭锁、双角子宫等生殖器畸形，男性也可伴发单侧睾丸发育不良/缺如、精囊和输精管缺如等。部分可合并心内外畸形。

诊断 主要依靠影像学和遗传学检查进行诊断。

影像学检查 双侧肾发育不全/不发育超声可见双侧肾床区及腹腔其他部位、盆腔、胸腔内均不显示肾图像，肾上腺相对增大，呈平卧征，孕 17 周后出现羊水严重过少或无羊水。但需注意有时羊水过少时诊断困难可行羊膜腔灌注术以改善声像图效果或行磁共振成像检查，提高产前诊断的准确性。一侧肾缺如影像学检查可见空窝肾，缺肾侧的肾窝被相邻腹腔脏器如胰腺、肠管及脾占据，对侧肾代偿性增大，同时合并肾外异常，如盆腔异位、输尿管异位开口及肾盂输尿管重复畸形等。应详细询问病史排除其他原因导致的肾切除术后改变，同时评估盆腔区、胸腔区异位肾的可能。

基因诊断 产前超声是诊断的主要方式，但当临床怀疑该病时仍需通过羊膜穿刺术、胎盘绒毛活检或脐带穿刺术进行染色体核型分析、染色体微阵列分析、高通量测序、多重连接依赖式探针扩增、实时荧光定量聚合酶链反应或荧光原位杂交等遗传学检测技术以明确诊断及鉴别诊断。但在羊水较少的情况下羊膜穿刺术较困难，可采用胎盘活检。

治疗原则 双侧肾发育不全/不发育胎儿为致死性畸形，一旦确诊应及早终止妊娠。单侧肾发育不全/不发育患儿如合并双角子宫、阴道闭锁、精囊和输精管缺如，或法洛四联症、永存左上腔静脉伴房室间隔缺损等先天性心脏病可进行外科手术干预。单侧肾缺如未合并其他心内外畸形时预后较好，可正常生存，不需治疗，但在成年后如出现蛋白尿、高血压和肾功能不全等并发症需及时给予对症治疗。

预防 ①一级预防：即婚前预防。RHDA1、RHDA2属于常染色体隐性遗传，应避免近亲结婚。②二级预防：即出生前预防。对已生育患儿且病因明确的家庭实施产前基因诊断，以避免患儿出生。③三级预防：即症状前预防。通过新生儿筛查尽可能对单侧肾发育不全/不发育患儿早发现、早诊断、早干预，改善预后，提高生存质量。

（杨 元）

shènbìng-gāoxuèyā

肾病-高血压（nephropathy-hypertension）

以原发性高血压为基础病变及以肾结构与功能损伤为特点的疾病。导致终末期肾病（ESRD）的主要原因之一。青年期或成年期发病，主要表现为原发性高血压及进行性肾衰竭，肾活检提示肾间质纤维化及肾小球硬化。

病因和发病机制 尚不清楚，可能与以下因素有关。

遗传因素 定位于1q21-q22的*NPR1*是该病的候选致病基因，呈常染色体显性遗传。该基因有22个外显子，cDNA长4185bp，编码心房钠尿肽受体A（1061个氨基酸残基），是一种与质膜结合的鸟苷酸环化酶。钠尿肽与细胞表面受体特异性结合，在维持血压和心脏重构方面有重要作用。现仅发现了10余个*NPR1*致病性突变，以小缺失为主，缺乏突变热点。

肾血管动力学改变 血压持续升高超出肾对血压的调控能力，导致肾小球灌注压上升、小动脉持续性增厚及小动脉血管硬化，出现入球小动脉狭窄、肾小球缺血萎缩及残余肾组织功能代偿等，加重肾小球损害。

肾素-血管紧张素-醛固酮系统异常激活 高血压导致的肾缺血可引起血管紧张素Ⅱ分泌增多并作用于肾血管平滑肌细胞，引起入球及出球小动脉收缩，使肾小球压力升高、肾小球滤过屏障破坏、血流量减少，加速肾小球硬化。

氧化应激与炎症反应 高血压引起血管紧张素Ⅱ分泌增多可刺激线粒体 K_{ATP} 通道使线粒体膜电位去极化，使得NOX-4表达上调，活性氧增多，激活MAPK信号通路及NF-κB信号通路，发生免疫炎症反应，引起肾小球硬化。

其他 肥胖、高脂血症、高尿酸血症、糖尿病和胰岛素抵抗等代谢异常。

临床表现 患者均有明显的高血压症状，表现为舒张压异常升高，但肾功能受损症状较为隐匿，发病早期可无典型症状，后期出现夜尿增多、蛋白尿、下肢水肿时可能已发展为ESRD。早期实验室检查有尿微量白蛋白、随机尿微量白蛋白与肌酐比值升高、肾小球滤过率下降、血清肌酐升高、血清胱抑素升高、α_1 微球蛋白、尿 β_2 微球蛋白以及视黄醇结合蛋白升高等。

诊断 尚无统一诊断标准，需结合临床表现、实验室检查及影像学表现等判定。主要诊断条件包括：①符合原发性高血压诊断标准，且病程持续5年以上。②存在持续的轻中度蛋白尿，超声发现肾病变，肾动脉血流阻力指数升高，肾穿刺活检光镜下可见入球小动脉玻璃样变性、肾小球硬化、肾小管萎缩和肾间质纤维化等。③伴有高血压视网膜动脉硬化性改变。④排除原发性与继发性肾病。

治疗原则 该病早期肾损害具有可逆性，早期发现及时治疗可延缓其发展。降压且改善血流动力学异常是治疗核心。对肾有保护作用的降压药物为血管紧张素转换酶抑制剂和血管紧张素Ⅱ型受体拮抗剂，可扩张入球小动脉、改善肾血流动力学异常、降低蛋白尿、延缓肾小球硬化，从而保护肾功能。钙通道阻滞剂也可有效降低血压、改善肾血管动力学异常。临床应根据患者年龄、病因、尿白蛋白水平及心脑血管合并症等选择合适的降压方案。注意长期平稳降压，遵循个体化原则，考虑远期预后。

预防 对高血压患者应重视早期肾功能情况筛查，以尽早确诊并及时选择合适的治疗药物、平稳降压，延缓该病的发生及进展。

（杨 元）

奥皮茨综合征

Àopící zōnghézhēng

奥皮茨综合征（Opitz syndrome, OS） 早期胚胎腹侧中线器官发育障碍，以颌面部畸形为主要临床特征，常伴有先天性心脏畸形、尿道下裂和中枢神经系统损害的疾病。由德国医师约翰·奥皮茨（John M. Opitz）于 1969 年首次报道。该病罕见，具有遗传异质性，根据致病基因的不同可以分为 X 连锁遗传的奥皮茨综合征 I 型（GBBB1）和常染色体显性遗传的奥皮茨综合征 II 型（GBBB2）。

病因和发病机制 该病临床症状均与中线器官在胚胎早期发育中的组织融合障碍有关。如尿道融合障碍导致尿道下裂、侧鼻突和下颌突融合障碍导致唇腭裂、心内膜垫融合障碍导致房室间隔缺损等。

GBBB1 定位于 Xp22.3 的 *MID1* 基因突变引起，呈 X 连锁遗传。*MID1* 基因有 15 个外显子，cDNA 长约 6168bp，编码一个与微管结合的具有 E3 泛素连接酶活性的 RBCC 蛋白，属于 RBCC/TRIM 家族成员，在胚胎发育过程中高表达。MID1 与 PPP2CA 及 IGBP1（免疫球蛋白结合蛋白 1）形成复合物发挥作用。*MID1* 基因突变影响了该复合物的稳定性及其下游信号通路功能。致病性突变包括错义突变、无义突变、小缺失/插入、剪接位点突变及大片段插入/缺失/重复等。该基因有一个 Xq22.3 连锁的同源基因 *MID2*，同样编码一个与微管结合的泛素连接酶，并可与 *MID1* 形成二聚体，是其修饰基因，参与调控早期胚胎发育。

GBBB2 定位于 22q11.2 的 *SPECC1L* 基因突变引起，呈常染色体显性遗传。*SPECC1L* 基因包含 19 个外显子，cDNA 长约 6763bp，编码的细胞骨架交联蛋白与乙酰 α-微管蛋白共同定位于微管，参与微管稳定性调节，并在细胞黏附和迁移中发挥作用。此外，SPECC1L 可通过 C 端结构域与肌动蛋白相互作用，在肌动蛋白-细胞骨架重组中发挥作用。致病突变以错义突变和无义突变为主。*SPECC1L* 基因突变后蛋白表达模式异常引起稳定微管的能力急剧下降，从而参与发病。

临床表现 具有显著的异质性，I 型和 II 型有共同的临床特征。①颌面部异常：前额增宽、眼间距增宽、唇裂和/或腭裂、鼻梁宽大等。②泌尿生殖系统异常：尿道下裂、隐睾、阴囊发育不全/双裂。③喉气管食管缺损：导致吞咽困难和呼吸功能障碍。约 50%的男性患者存在发育迟缓和智力障碍。患者还有先天性心脏病、肛门闭锁或异位以及中枢神经系统发育异常，如丹迪-沃克（Dandy-Walker）畸形、胼胝体和/或小脑蚓部发育不良等。

诊断 依据临床表现、实验室检查和影像学检查等综合判定。当临床表型和实验室检查等提示该病时，可使用靶向基因检测，当个体具有非典型的表型特征而不仅考虑该病时，全外显组检测是较好的选择。

治疗原则 尚无病因治疗，一般给予对症支持治疗。针对喉气管食管畸形可行手术治疗，必要时行气管切开术；针对尿道下裂、唇腭裂、肛门闭锁和先天性心脏病行相应手术治疗；针对智力障碍可行言语治疗、神经心理治疗和教育支持。

预防 ①一级预防：即婚前预防。该病属于 X 连锁或常染色体显性遗传，患者可有家族史。②二级预防：即出生前预防。对已生育患儿且致病基因明确的高危家庭，若有再生育需求可实施产前基因诊断及植入前基因诊断，以达到避免患儿出生的目的。③三级预防：即症状前预防。早期诊断和早期治疗，积极预防并发症，改善预后。

（杨 元）

梅克尔综合征

Méikè'ěr zōnghézhēng

梅克尔综合征（Meckel syndrome, MKS） 早期胚胎发育过程中原发性纤毛功能障碍引起的常染色体隐性遗传病。又称为梅克尔-格鲁贝尔综合征（Meckel-Gruber syndrome）。1822 年，由德国解剖学家约翰·弗里德里希·梅克尔（Johann Friedrich Meckel）首次报道；1934 年，格鲁贝尔（Gruber GB）报道该病与遗传因素有关；1969 年，德国医师约翰·奥皮茨（John M. Opitz）正式将其命名为梅克尔综合征。该病以枕部脑膨出、多囊肾与多指/趾畸形三联征为主要特征，有 13 个亚型，均呈常染色体隐性遗传。预后差，胎儿常发生宫内死亡。全球新生儿的发病率为 0.71/10 万~7.55/10 万，中国仅见散发病例报道。

病因和发病机制 MKS 的发生与纤毛功能异常有关。纤毛具有高度保守性，在细胞迁移和胞内外信号转导发挥重要作用。研究发现，某些基因编码的蛋白产物主要定位于纤毛或基体部，这些基因的突变可导致纤毛的组装及功能异常，由此所致疾病称纤毛相关疾病，MKS 即为其中一种。该病具有高度的遗传异质性，根据致病基因的不同分为 13 个亚型（表 1），致病基因分别为 *MKS1*、*TMEM216*、*TMEM67*、*CEP290*、*RPGRIP1L*、*CC2D2A*、*NPHP3*、*TCTN2*、*B9D1*、*B9D2*、*TMEM231*、

表1 MKS亚型及其致病基因

亚型	OMIM编号	遗传方式	致病基因	基因定位	外显子	cDNA
MKS1	#249000	AR	*MKS1*	17q22	19	2343bp
MKS2	#603194	AR	*TMEM216*	11q12.2	5	1053bp
MKS3	#607361	AR	*TMEM67*	8q22.1	35	4678bp
MKS4	#611134	AR	*CEP290*	12q21.32	60	7824bp
MKS5	#611561	AR	*RPGRIP1L*	16q12.2	37	7935bp
MKS6	#612284	AR	*CC2D2A*	4p15.32	40	5257bp
MKS7	#267010	AR	*NPHP3*	3q22.1	27	5348bp
MKS8	#613885	AR	*TCTN2*	12q24.31	18	2908bp
MKS9	#614209	AR	*B9D1*	17p11.2	11	913bp
MKS10	#614175	AR	*B9D2*	19q13.2	5	1007bp
MKS11	#615397	AR	*TMEM231*	16q23.1	7	3018bp
MKS12	#616258	AR	*KIF14*	1q32.1	32	7291bp
MKS13	#617562	AR	*TMEM107*	17p13.1	5	2281bp

注：AR 常染色体隐性。

KIF14 和 *TMEM107*。以上基因发生突变可引起诸如微管形成、囊泡运输及信号转导等过程发生障碍，从而导致纤毛结构或功缺陷而致病。例如，MKS1 含有高度保守的 B9 结构域，定位于纤毛基底体，*MKS1* 基因突变相关细胞纤毛结构和功能缺陷表现为肾囊肿和脑积水。CC2D2A 与多种纤毛蛋白形成 MKS 复合体和 NPHP 复合体，参与初级纤毛中的信号转导，促进囊泡与纤毛膜之间的蛋白质转运，其功能的缺失可导致神经发育异常进而导致 MKS 的发生。

临床表现 ①中枢神经系统发育异常：脑膨出、无脑畸形、阿诺德-基亚里（Arnold-Chiari）畸形、脑积水和脑垂体缺如等。②泌尿系统发育异常：严重的多囊肾、肾发育不良等。③多发唇面部畸形：小眼、腭裂、小下颌、耳畸形和多指/趾畸形（多数为轴后多指/趾）等。④其他：外生殖器和/或内生殖器发育不良（如男性隐睾）、虹膜缺损、心脏畸形、肺发育不良、肝囊肿、胆小管增生与肝纤维化等。

诊断 依据实验室检查、影像学检查和基因检测诊断。

实验室检查 血清甲胎蛋白（AFP）浓度测定：妊娠 MKS 胎儿可能与母体血清 AFP 水平升高和妊娠中期血清筛查异常有关。

影像学检查 典型的枕脑膨出、轴后多指/趾和多囊肾 MKS 三联征可在妊娠第 14 周前通过超声诊断。妊娠 10 周前可见发现异常无回声囊性颅内显像，妊娠 13 周前可见枕部颅骨缺损，部分脑及脑膜暴露于羊膜腔，肾异常增大。

基因检测 对高度怀疑为 MKS 的胎儿，可采集胎儿及父母双方的样本提取 DNA，针对已知的致病基因采用桑格（Sanger）测序对外显子编码区进行突变检测，但由于该病具有高度遗传异质性，采用传统的桑格测序需要较长的检测周期且过程烦琐。另外，可采用高通量测序技术分析 MKS 相关致病基因，对可疑突变行桑格测序进行验证，同时对父母行相同位点检测进行家系验证。

治疗原则 无特殊疗法，一般为对症治疗。患病胎儿易流产和夭折，预后不良，出生的患儿仅能存活数天至数周，多死于严重中枢神经系统和肾脏病变。

预防 ①一级预防：即婚前预防。该病属于常染色体隐性遗传，应避免近亲结婚。②二级预防：即出生前预防。对已生育患儿且病因明确的家庭实施产前基因诊断，或通过第三代试管婴儿即在胚胎移植前进行遗传学检测，降低再发风险。

（杨　元）

nèifēnmì xìtǒng yíchuánbìng

内分泌系统遗传病（endocrine system genetic disorder）

基因异常导致的内分泌系统遗传病。包括染色体异常疾病、孟德尔单基因遗传病（含常染色体显性遗传、常染色体隐性遗传和 X 连锁的显性或隐性遗传病，如多发性内分泌肿瘤、先天性肾上腺皮质增生症和 X 连锁显性遗传的低磷酸盐血症性佝偻病等）及多基因遗传病（许多基因的突变影响疾病风险，如 2 型糖尿病和骨质疏松症）等。

遗传机制 不同的基因及其遗传机制可以导致不同的疾病（表1）。

致病机制 常涉及激素或激素前体编码的基因突变、激素结合蛋白基因突变、膜受体突变、受体后信号通路突变、核受体突变、受体后转录因子突变、内分泌综合征、激素合成缺陷和通道缺陷等多个环节，导致激素或其作用异常所发生的临床症状群。

基因型和临床表型的关系 内分泌系统遗传病临床表型和基因突变类型之间存在复杂的对应关系。①同一基因的不同突变会导致临床表型的变异，如编码 21-羟化酶的 *CYP21A* 基因的不同突变引起先天性肾上腺增生症的不

表 1　内分泌系统遗传病的遗传机制和代表性疾病

遗传方式	基因	疾病
染色体异常	X 染色体缺失	特纳综合征
常染色体隐性遗传	CYP21（21-羟化酶）	先天性肾上腺皮质增生症
常染色体显性遗传	FGF23（成纤维细胞生长因子 23）	低磷酸盐血症性佝偻病
X 连锁	NR0B1（核受体亚家族 0，b 组，成员 1）	先天性肾上腺发育不良
Y 连锁	SRY（睾丸决定因子）	XY 性反转
常染色体显性遗传克努森二次打击模型	MEN1（menin）	多发性内分泌肿瘤 1 型
线粒体	tRNA（Leu-UUR）	糖尿病耳聋综合征
嵌合体	GNAS（Gs 蛋白 α 亚基）	麦丘恩-奥尔布莱特综合征
体细胞突变	TSHR（促甲状腺激素受体）	自主性甲状腺结节
遗传印记	GNAS（Gs 蛋白 α 亚基）	假性甲状旁腺功能减退症
多基因	多基因	2 型糖尿病
邻近基因综合征	邻近的连续几个基因缺失	迪格奥尔格综合征

同表型：失盐型或单纯男性化型。②非等位基因或位点异质性指相似的疾病表型由不同基因的突变引起，如低磷酸盐血症性佝偻病可由 PHEX、FGF23、DMP1 和 ENPP1 等多种基因突变所致。③拟表型：非遗传因素引起的表型如果与遗传所致的表型相同或相似。④有时携带相同突变的个体存在显著的表型差异。某些携带突变的个体可以无相关表型，出现外显不全。遗传表现度取决于外显率。导致外显不全和不同表现度的原因可能与环境因素、修饰基因或性别有关。

基因突变检测　有以下几种方法。

连锁分析和关联分析　DNA 多态性的存在是连锁分析的必要条件，从最初的限制性片段长度多态性联合 DNA 印迹法（Southern 印迹法）可追踪一个家系中等位基因的传递，到之后的短串联重复序列（STR）或微卫星序列用于连锁分析。单核苷酸多态性（SNP）的基因分型已经取代了 STR 的界定方法。将定位点上的一个碱基对突变邻近的 SNP 作为单倍型的结构一起遗传，因此命名为 HapMap。等位基因关联分析有助于发现复杂疾病的易感基因。应用下一代测序将深度测序与连锁分析结合起来，可确定更多罕见的致病基因突变。

基因缺失和点突变的检测　考虑可能存在基因组的大片段突变，通常使用的检测手段包括细胞遗传学法、荧光原位杂交法、DNA 印迹法、多重连接依赖性探针扩增、高通量基因分型技术和测序技术。仅涉及单个基因的突变检测主要采用聚合酶链反应（PCR）扩增候选基因再进行桑格（Sanger）测序。

高通量测序平台的应用　高通量测序平台即下一代测序，可快速大范围地检测基因区域，包括靶向富集后的多个基因、全外显子（编码区）甚至全基因组测序。还可应用于 RNA 的表达、非编码 RNA 或微小 RNA（miRNA）的表达、蛋白-DNA 相互作用、表观遗传学改变及宏基因组学的分析。

突变激素和受体的功能研究　并非所有的突变都会引起功能改变，有的突变可能只是多态性，仅偶尔影响 mRNA 稳定性和剪接功能，称为沉默突变，即便是突变产生了氨基酸替换，仍有可能"生理上沉默"且不改变蛋白质功能。对突变的确认需在大样本正常对照人群（如 100 例）中筛选，或在有大样本全外显子测序数据的公共数据库进行查找。还可以在多个物种中查找确定是否为高度进化保守性的密码子。最后，分析是否致病突变在家系成员中与临床表型共分离。

通过功能实验进行突变效应评估，可采用 DNA 重组技术在细菌或真核细胞内表达重组的突变蛋白或野生型蛋白，后续可以开展功能实验。功能实验包括体外分析突变蛋白、体内或转基因分析突变蛋白。

临床意义　内分泌系统遗传病对机体的影响广泛，涉及生长、发育、能量和糖脂代谢、电解质和水盐平衡、生育和繁殖、应激与免疫等多个方面。其中常见的慢性代谢性疾病如肥胖、2 型糖尿病和骨质疏松症等是具有显著多基因遗传倾向的遗传-环境疾病，受累人群广泛。染色体遗传、基因大片段突变或重排、基因突变所致的遗传性内分泌疾病，通常对机体的内分泌功能造成显著影响，致残和致畸率高，给患者及其家庭乃至社会造成沉重的负担。因此，内分泌系统遗传病的预防、产前诊断、优生优育、早前诊断和及时治疗对促进人类健康有重要意义。

详细的临床评估是内分泌系统遗传病诊疗的前提，包括详细收集患者出生前的母体孕育状态、出生、喂养、生长、发育、婚育、月经和性功能、食欲、饮水、肤色、体型、步态、毛发、骨骼变形和色素斑等。根据病情选择检测不同激素的水平、激素分泌的节律或激素激发或抑制的功能试验，以及其他辅助生化和影像学检查。家族史的采集对诊疗至关重要，详细的谱系有助于准确识别遗传性状、评估遗传风险和进行遗传咨询。由于遗传性内分泌疾病可能存在年龄相关表型和外显率，故家族史和家族谱系需不断更新。

遗传性内分泌疾病的基因检测需获得患者及其家属的知情同意，对发现阳性遗传测试结果的患者或家系成员，应告知疾病可能对患者或其他家庭成员的潜在影响。对遗传测试阴性结果还需考虑存在假阴性、不确定结果及测试技术的局限性。遗传性内分泌疾病多数为胚系突变或由于生殖细胞传递，所有细胞都发生的致病突变。可以通过收集组织中DNA（如有核血细胞或颊黏膜细胞），进行细胞遗传学和突变分析。但还存在体细胞突变的情况，需要从相关的病变组织或肿瘤组织获取样本，完成突变检测和分析。

对具有生育要求的患者或基因突变携带者的家系成员，需要充分告知疾病的遗传模式、生育风险和相关责任，做好产前诊断、胚胎优选或胚胎移植等，做到优生优育。

随着对内分泌系统遗传病研究的深入，该类疾病的诊疗逐渐进入精准医学的诊疗模式，包括基于准确遗传诊断的替代治疗，如组织非特异性碱性磷酸酶缺乏引起的先天性低磷酸酶血症的早期磷酸酶（Asfotase alfa）替代治疗；甲状腺髓样癌家系成员检测到 *RET* 基因突变预防性的甲状腺切除术；磺酰脲类降糖药用于 *KCNJ11* 基因突变所致新生儿糖尿病的治疗等。

（夏维波）

Géléifūsībìng

格雷夫斯病（Graves disease）

伴甲状腺激素分泌增多的器官特异性自身免疫病。又称毒性弥漫性甲状腺肿。以弥漫性甲状腺肿合并甲状腺毒症为特征，可伴或不伴有弥漫性眼睑病变、眼病或弥漫性皮肤病变，是甲状腺功能亢进症最常见的病因。中国成年人的患病率为 0.53%，女性（0.69%）显著高于男性（0.38%）。

病因和发病机制　病因是刺激性的促甲状腺激素（TSH）受体抗体（TR-Ab）的升高。发病机制复杂，尚不完全清楚。遗传因素、表观遗传因素和环境因素共同引发该病。免疫系统将位于甲状腺的抗原误以为是外来物质，产生了刺激性的 TR-Ab（TSI），刺激甲状腺细胞表面 TSH 受体，促进甲状腺激素的合成与分泌明显增多，使血清甲状腺激素水平升高，产生高代谢的临床表现；同时通过负反馈机制抑制垂体合成 TSH，使 TSH 明显下降。恶性突眼与胫前黏液性水肿的发病机制尚未完全阐明，有研究提示与 TR-Ab 刺激受累部位细胞表面的 TSH 受体有关。感染、应激、吸烟等环境因素与格雷夫斯病的发病亦有关。

该病有一定的家族聚集性，同卵双生子发病的一致性远高于二卵双生子，但遗传外显率较低。HLA、CD40、CTLA-4、PTPN22、FCRL3、甲状腺球蛋白和 TSH-R 的编码基因均与该病有相关性；机制可能是改变抗原提呈、T 细胞和/或 B 细胞活化及免疫耐受表失等。

临床表现　包括由弥漫性甲状腺肿、甲状腺激素增多引起的各器官系统高代谢表现和甲状腺外临床表现。高代谢表现包括怕热、多汗、手颤、乏力、失眠、心悸、食欲亢进、便次增多和体重下降等。甲状腺外表现包括浸润性突眼、胫前黏液性水肿和杵状指等。

诊断　出现高代谢表现并有血清 TSH 水平下降而甲状腺激素水平明显升高者，诊断为甲状腺毒症。而弥漫性甲状腺肿、恶性突眼和以胫前黏液性水肿为代表的皮肤病变等则支持格雷夫斯病诊断。血清 TR-Ab 升高和甲状腺摄碘率增高对格雷夫斯病的诊断均有重要意义。

治疗原则　包括抗甲状腺药物治疗、手术治疗和放射性核素治疗。抗甲状腺药物包括甲巯咪唑、卡比马唑和丙硫氧嘧啶，首选甲巯咪唑。手术治疗在甲状腺功能恢复正常时方可进行，一般选择甲状腺较大且药物治疗效果不佳者，多行甲状腺次全切除术。放射性核素治疗指摄入放射性核素 ^{131}I，利用甲状腺细胞的主动摄碘功能造成放射性碘汇聚于甲状腺，使甲状腺大部分坏死而达到治愈的疗效。尚无针对该病病因的成熟治疗方法。

预防　尚无针对该病病因的成熟预防措施。

（李乃适）

xiāntiānxìng jiǎzhuàngxiàn gōngnéng jiǎntuìzhèng

先天性甲状腺功能减退症（congenital hypothyroidism, CH）

因甲状腺激素产生不足或其受体缺陷导致的先天性疾病。简称先天性甲减。全球新生儿发病率为 0.3‰~0.5‰。

病因和发病机制 分类及其发病机制如下。

根据患病人群聚集性分类 分为地方性和散发性。地方性先天性甲减见于地方性甲状腺肿流行地区，为碘摄入不足而引起。散发性先天性甲减包括多种异质性病因，如甲状腺缺如、甲状腺发育不全、异位甲状腺、母体服用有损胎儿的甲状腺药物或母体存在某些特殊抗体等。此外，甲状腺激素合成过程中任何一种重要蛋白质发生失活基因突变均可造成甲状腺激素合成不足而出现先天性甲减，多呈家族性伴甲状腺肿。

在少数甲状腺发育不全患者（2%～5%）中存在参与甲状腺形成的基因突变，包括 TSHR 或转录因子 PAX8、NKX2-1 或 FOXE1。此外，NKX2-5、JAG1 和 GLIS3 也与甲状腺发育不良有关。这些转录因子在其他器官系统的发育中也发挥作用，因此常与其他先天性缺陷有关。甲状腺激素合成障碍通常由编码甲状腺激素合成的基因突变引起，包括碘化钠同向转运体（NIS，SLC5A5）、甲状腺过氧化物酶（TPO）、甲状腺球蛋白（TG）、双氧化酶 2（DUOX2）和碘酪氨酸脱碘酶（IYD）等。

所有患先天性甲减的新生儿都应进行详细的辅助检查，评估是否存在综合征性先天性甲减的畸形以及先天性畸形（尤其是心脏畸形）。综合征性先天性甲减主要由编码转录因子或参与甲状腺早期发育的基因突变引起。班福思-拉扎勒斯（Bamforth-Lazarus）综合征由 FOXE1 双等位基因突变所致，特征为甲状腺发育不全、腭裂、双侧后鼻孔闭锁和会厌裂等；发生于新生儿期或婴儿早期的脑-肺-甲状腺综合征是由 NKX2-1 单倍体不足所致，具有婴儿呼吸窘迫综合征和良性遗传性舞蹈病等特征。综合征性先天性甲减还包括阿拉日耶（Alagille）综合征 1 型，可有肝（胆管发育不良）和心脏畸形；威廉姆斯-博伊伦（Williams-Beuren）综合征和迪格奥尔格（DiGeorge）综合征甲状腺发育不良（50%～70%）和亚临床甲状腺功能减退（25%～30%）的患病率较高；当出现先天性感音神经性聋时，应考虑 SLC26A4 基因突变引起的彭德莱（Pendred）综合征。畸形尤其是心脏畸形和肾异常在先天性甲减患者中的患病率高于普通人群，患者心脏畸形的发生率为 3%～11%，而所有活产婴儿的心脏畸形发生率仅为 0.5%～0.8%。

根据血清促甲状腺激素（TSH）水平分类 分为 TSH 水平升高的原发性甲减和 TSH 水平正常的继发性或三发性甲减（病变位于垂体或下丘脑）。散发性甲减一般多为原发性甲减；而继发性或三发性甲减的病因则包括垂体发育不良，透明隔-视神经发育不良等。

根据疾病可逆性分类 分为永久性甲减和暂时性甲减。前述情况一般均属永久性甲减。暂时性甲减相对少见，病因包括孕母服用抗甲状腺药物、胎儿受 X 线照射、孕母或婴儿生后接触含碘化合物等。

临床表现 出生时常无临床表现，如果不能及时检出并治疗，则除出现甲状腺功能减退症的经典低代谢表现外，还可出现智力发育与体格发育障碍，身高显著低于同龄儿童。

诊断 新生儿筛查对于先天性甲减的诊断至关重要。由于新生儿时期多无临床表现，足跟血查 TSH 水平可检出除继发性甲减和 TSH 延迟反应以外的几乎所有先天性甲减。中国已普遍行新生儿足跟血筛查 TSH。如有继发性甲减的迹象时需筛查血清游离甲状腺素（FT$_4$）。对早产儿、低出生体重儿和患病新生儿，需考虑 10～14 日龄时再次筛查以除外 TSH 延迟升高。如果筛查异常，则需查甲状腺功能进行确诊试验。如确定患儿是继发性甲减，需检查下丘脑-垂体-肾上腺轴功能，以确定患儿有无继发性肾上腺皮质功能减退症。甲状腺的影像学检查对诊断有一定作用。在先天性甲减确诊后，如有条件应对相关基因进行筛查。

鉴别诊断 需与 21 三体综合征、软骨营养不良、先天性巨结肠及黏多糖贮积症 I 型鉴别。部分病例与先天性甲减患儿在临床表现上有相似之处，但查甲状腺功能即可明确诊断。

治疗原则 一旦确诊需立刻治疗；首选药物为左甲状腺素，剂量常偏大，以尽快提高血中甲状腺激素浓度。先天性甲减患儿对镇静剂异常敏感，应避免使用。

预后 与治疗时间有关，越早治疗预后越好。

(李乃适 李圆梦)

jiǎzhuàngxiànsù jiéhé qiúdànbái quēfázhèng

甲状腺素结合球蛋白缺乏症

（thyroxine binding globulin deficiency） 甲状腺素结合球蛋白（TBG）水平下降，引发血清总三碘甲状腺原氨酸（TT$_3$）和总甲状腺素（TT$_4$）水平下降的甲状腺疾病。多为基因突变所致，呈 X 连锁隐性遗传。根据 TBG 缺乏程度分为部分性 TBG 缺乏症（TBG-PD）和完全性 TBG 缺乏症（TBG-CD）。后者最常见，新生儿发病率为 0.25‰，男性新生儿的发病率约为 0.07‰。

病因和发病机制 血清中的甲状腺激素包括甲状腺素（T_4）和三碘甲状腺原氨酸（T_3），在血液中的转运和储存主要通过与甲状腺激素结合蛋白结合完成，游离状态的 T_4 和 T_3 分别仅占 TT_4 的 0.03% 和 TT_3 的 0.3%。血清中的甲状腺激素结合蛋白主要包括 TBG、甲状腺素运载蛋白和血清白蛋白，其中 TBG 最重要，与甲状腺激素的亲和力最高，结合了血液中 75% 的甲状腺激素。TBG 缺乏使血清中与蛋白结合的甲状腺激素减少，导致 TT_4 和/或 TT_3 水平下降，游离 T_4、游离 T_3 浓度则不受结合蛋白影响。根据病因将该病分为遗传性 TBG 缺乏症和获得性 TBG 缺乏症。

遗传性 TBG 缺乏症 包括 TBG 合成、分泌及稳定性的改变，从而产生变异的 TBG。TBG 是一种糖多肽，属于丝氨酸蛋白酶抑制剂（SERPINA）超家族，由 395 个氨基酸残基构成，包含 4 个亚基，在肝合成入血。其编码基因为 *SERPINA7*，又称 *TBG* 基因，位于 X 染色体长臂。该基因突变引起成熟蛋白质氨基酸替代或截断，导致 TBG 缺乏和/或与 T_4 亲和力下降。TBG-CD 患者 *SERPINA7* 基因突变多样，可多达 29 个，依次为单核苷酸替换、缺失和插入等。TBG-PD 突变方式单一，均为单核苷酸替换，已知 19 个突变可引起 TBG-PD。

获得性 TBG 缺乏症 可由严重低蛋白血症、雄激素、糖皮质激素等引起。研究发现，在疾病终末期的患者中，白细胞介素 6（IL-6）可能对 TBG 的水平有影响。

临床表现 无特异性症状和体征，主要为甲状腺功能检查表现为血清 TT_4 和/或 TT_3 下降，促甲状腺激素（TSH）和游离 T_3、游离 T_4 正常，临床无甲状腺功能减低症的表现。此外，遗传性 TBG 缺乏症患者通常有很强的阳性家族史。获得性 TBG 缺乏症患者则可出现与潜在疾病相一致的症状，如严重肝肾疾病。

诊断 遗传性 TBG 缺乏症通常在新生儿筛查先天性甲状腺功能减退症时发现，如果甲状腺功能表现为 TT_4 和/或 TT_3 下降，需考虑 TBG 缺乏症。

成年男性 TBG 正常水平为 11 ~ 21mg/L。在 TBG-CD 的半合子男性患者中，TBG 水平小于 5mg/L。在 TBG-PD 的半合子女性患者中，TBG 水平接近正常。

TBG 缺乏症也可为偶然发现，如果排除 TBG 缺乏的其他原因，则高度怀疑遗传性 TBG 缺乏症，应及时进行基因检测以明确诊断。

鉴别诊断 需与甲状腺功能减退症和非甲状腺疾病综合征相鉴别。

甲状腺功能减退症 在新生儿、青少年和妊娠期等特殊人群中，TBG 缺乏症易被误诊为甲状腺功能减退症而进行不必要的左甲状腺素补充，导致医源性甲状腺毒症和一系列不良反应。因此，鉴别要点是：TBG 缺乏症 FT_3、FT_4 正常。对于 TT_3、TT_4 降低，而 FT_3、FT_4 正常患者，考虑 TBG 缺乏症的可能，不可盲目补充甲状腺激素，尤其充分补充甲状腺激素后仍无法纠正低 TT_3 和低 TT_4 血症，更应警惕该病可能。

非甲状腺疾病综合征 也可出现低 TT_4、正常或低 TSH。但患者大多反 T_3 水平升高，并且合并较严重的非甲状腺疾病。随着非甲状腺疾病缓解，甲功异常也可缓解。

此外，极少数 TBG-CD 患者同时合并甲状腺功能减退症或格雷夫斯（Graves）病，甚至特纳（Turner）综合征。复杂病情下，则需细化甲状腺功能评估，逐一加以鉴别。

治疗原则 游离 T_4、游离 T_3、TSH 水平正常，且不出现甲状腺功能减退的临床表现者，不需替代治疗。对于获得性 TBG 缺乏症，治疗继发疾病能在一定程度上提高 TBG 水平。

预防 该病良性，预后良好。临床医师应对遗传性 TBG 缺乏症的患者进行解释和宣教，使其了解该病本质。

（李乃适 李圆梦）

Kǎ'ěrmàn zōnghézhēng

卡尔曼综合征（Kallmann syndrome, KS） 由多种基因突变引起具有多种遗传方式的遗传病。又称性幼稚嗅觉丧失综合征。是先天性低促性腺激素性性腺功能减退症（CHH）的一种临床类型，占其 52% ~ 55%。由于下丘脑促性腺激素释放激素（GnRH）神经元功能先天性受损，导致 GnRH 合成、分泌不足或作用障碍，引起垂体分泌促性腺激素减少，性腺功能因此低下。通常合并嗅觉功能减退或无嗅觉。该病的中国人流行病学数据缺乏，国外数据表明，CHH 在男性中发病率为 1/10 万 ~ 10/10 万，男女比例为 4∶1。

病因和发病机制 编码 GnRH 神经元发育分化调控的因子及嗅神经迁移/轴突导向因子的基因异常是该病主要病因，已报道有 20 余种可能的致病基因（表 1），以 X 连锁隐性（XLR）、常染色体显性（AD）、常染色体隐性（AR）及寡基因（olig）遗传的方式导致

表1 卡尔曼综合征可能的致病基因

OMIM 编号	基因	基因定位	遗传方式	致病机制
*300836?	ANOS1	Xp22.31	XLR	GnRH 迁移/轴突引导
*136350	FGFR1	8p11.23	AD，AR，olig	GnRH 神经元稳态
*608137	NSMF	9q34.3	AD，olig	GnRH 迁移/轴突引导
*607123	PROKR2	20p12.3	AR，AD，olig	GnRH 迁移/轴突引导
*607002	PROK2	3p13	AR，AD，olig	GnRH 迁移/轴突引导
*608892	CHD7	8q12.2	AD，AR，olig	GnRH 神经元发生
*600483	FGF8	10q24.32	olig	GnRH 神经元发生
*606417	WDR11	10q26.12	AD，olig	GnRH 神经元发生
*604846	HS6ST1	2q14.3	Olig	GnRH 迁移/轴突引导
*603961	SEMA3A	7p12.1	AD，olig	GnRH 迁移/轴突引导
*603725	FGF17	8p21.3	olig	GnRH 神经元发生
*606807	IL17RD	3p14.3	olig	GnRH 神经元发生
*602229	SOX10	22q13.1	AD	GnRH 迁移/轴突引导
*602661	TUBB3	16q24.3	AD	GnRH 迁移/轴突引导
*613301	FEZF1	7q31.32	AR	GnRH 迁移/轴突引导
*616031	CCDC141	2q31.2	AR，olig	GnRH 迁移/轴突引导
*608166	SEMA3E	7q21.11	olig	GnRH 迁移/轴突引导
*611135	KLB	4p14	AD	GnRH 神经元发生
*614982	SMCHD1	18p11.32	AD	GnRH 迁移/轴突引导
*601055	PLXNA1	3q21.3	AR，olig	GnRH 迁移/轴突引导
*120470	DCC	18q21.2	olig	GnRH 迁移/轴突引导
*601614	NTN1	17p13.1	AD，olig	GnRH 迁移/轴突引导
*616506	NDNF	4q27	AD	GnRH 迁移/轴突引导
*600957	AMH	19p13.3	AD	GnRH 迁移/轴突引导
*600956	AMHR2	12q13.13	AD	GnRH 迁移/轴突引导
*601309	PTCH1	9q22.32	AD	GnRH 迁移/轴突引导

KS。20%～50%患者可发现明确的致病基因突变。

临床表现 主要是嗅觉降低或缺失以及性腺轴功能减退的相关临床症状，其他还有面中线发育缺陷（唇裂、腭裂、高腭弓和塌鼻梁），孤立肾，短指/趾、并指/趾畸形，骨骼畸形或牙齿发育不良，镜像（连带）运动和先天性心脏缺损等。不同年龄阶段临床表现不同。

新生儿和儿童期 由于 GnRH 神经元作用缺陷，男性患儿可出现小阴茎和隐睾，这是早期识别男性 KS 的重要表现；女性患儿在此阶段缺乏特征性的临床表现。

青春期 青春期延迟或不发育是最常见表现。男性患者常因男性化不足、性欲低和勃起功能障碍就诊。75%的患者完全无青春发育，表现为睾丸体积不长大（<4ml），缺失第二性征（体毛稀疏、声音尖锐），常伴小阴茎和/或隐睾；25%的患者有部分青春发育，表现为睾丸部分长大（>4ml），伴部分男性化，随后这些男性化特征会停滞或消退。青春期的女性患者，90%以原发性闭经就诊，10%有稀发的月经；多数无乳腺发育，阴毛、腋毛和体毛稀疏或缺失。

成年期 表现为性欲低下、不孕不育，少数患者以骨质疏松性骨折就诊。同时有长期性激素缺乏导致的血糖和血脂代谢异常。

诊断 男性骨龄>12 岁或生物年龄≥18 岁尚无第二性征发育和睾丸体积增大，睾酮水平低，且促性腺激素（卵泡刺激素和黄体生成素）水平低或"正常"；女性生物年龄>14 岁或生物年龄≥20 岁尚无第二性征发育和月经来潮，雌二醇（E_2）水平低且促性腺激素水平低或"正常"；且无其他明确病因，同时伴有嗅觉功能减退或缺失者可诊断该病。全外显子组测序或目标基因捕获联合下一代测序检测，有助于确定病因。

鉴别诊断 需与以下疾病鉴别：①下丘脑-垂体结构受损导致的获得性低促性腺激素性性腺功能减退症，原因包括肿瘤（垂体腺瘤、颅咽管瘤和其他中枢神经系统肿瘤）、放射治疗、外科手术、卒中或浸润性疾病（如血色病、结节病和组织细胞增多症等）。②体质性青春发育延迟。③功能性下丘脑性闭经等。

治疗原则 适当的激素替代治疗可使患者第二性征发育、维持正常的性激素水平和健康的性生活，并获得生育能力。

男性的治疗 主要有 3 种方案。①睾酮替代：根据下丘脑-垂体-性腺轴的功能状态以及患者的需求选择方案，并可相互切换。雄激素替代治疗可促进男性化，使患者能完成正常性生活和射精，但不能产生精子。②促性腺激素治疗：可促进睾丸产生睾酮和精子。③脉冲式 GnRH 治疗：通过促进垂体分泌促性腺激素而促进睾丸发育，产生睾酮和精子。

女性的治疗 无生育需求时，予周期性雌孕激素联合替代治疗，促进第二性征发育。有生育需求时，可行促性腺激素促排卵治疗或脉冲式 GnRH 治疗。

预防 ①一级预防：即婚前预防。该病是基因异常导致的遗传病，应避免近亲结婚。②二级预防：即出生前预防。对已生育患儿且遗传病因明确的家庭实施产前基因诊断，明确基因致病位点，通过第三代试管婴儿技术，生育健康孩子。③三级预防：即症状前预防。通过新生儿筛查，早期诊断，早期治疗。

（聂 敏 赵志远）

xiāntiānxìng shènshàngxiàn pízhì zēngshēngzhèng

先天性肾上腺皮质增生症

（congenital adrenal hyperplasia, CAH） 肾上腺皮质激素生物合成酶系中某种或数种酶的先天性缺陷，使皮质醇等激素水平改变所导致的常染色体隐性遗传病。

分类 有以下方法。

根据缺陷酶 分为 21-羟化酶缺陷症（21-OHD）、11β-羟化酶缺陷症（11β-OHD）、3β-羟类固醇脱氢酶缺陷症（3β-HSD）、17α-羟化酶缺陷症（17α-OHD）、先天性类脂样肾上腺皮质增生症（StAR 缺陷症和 CYP11A1 缺陷症）和 P450 氧化还原酶缺陷症等类型。以 21-OHD 最常见，占 CAH 的 90%~95%。

根据疾病严重程度 21-OHD 分两种类型。①经典型 21-OHD：按醛固酮缺乏程度又分为失盐型（SW，约占 75%）和单纯男性化型（SV，约占 25%）。②非经典型 21-OHD。

病因和发病机制 在肾上腺皮质激素合成通路中，21-羟化酶催化孕酮、17-羟孕酮（17-OHP）分别转化为去氧皮质酮（醛固酮的前体）和 11-去氧皮质醇（皮质醇的前体），该酶的缺陷将完全或部分阻断此生化途径，使皮质醇

和醛固酮合成减少，导致孕酮和 17-OHP 堆积，生成更多的雄烯二酮和睾酮，从而产生肾上腺皮质功能不足和女性假两性畸形、男性性早熟等高雄激素血症表现。同时，皮质醇合成减少，其对下丘脑和垂体的负反馈抑制减弱，致使下丘脑促肾上腺皮质激素释放激素和垂体促肾上腺皮质激素（ACTH）分泌增加进而导致肾上腺皮质增生（图1）。

21-OHD 由 *CYP21A2* 基因突变所致，该基因位于染色体 6p21.3，包含 10 个外显子和 9 个内含子，编码由 495 个氨基酸残基组成的蛋白质。*CYP21A1P* 假基因位于 *CYP21A2* 基因上游 30kb 处，二者核苷酸序列的同源性高达 96%，它们之间易发生非等位基因同源重组和基因转换事件，为引起 *CYP21A2* 致病突变的主要原因。在引起 21-OHD 的致病突变中，95% 以上是由功能基因和假基因间的非等位基因重组及基因转换引起的。其中约 75% 的致病突变从假基因转换而来，主要包括 9 种热点突变（参考序列 NP_000491.4），分别为 P31L、c.293-13A/C > G（i2g）、I173N、E6 cluster（I237D/V238E/M240K）、V282L、L308Ffs*6（F308 + T）、Q319*、R357W 及第 3 外显子 8 个碱基对缺失（E3Δ8bp，c.332_339del GAGACTAC，p.G111Vfs*21）；另有约 20% 的致病突变是因减数分裂过程中非同源基因间的重组，导致 *CYP21A2* 基因序列完全缺失，或部分缺失所致的假基因与功能基因形成嵌合基因。*CYP21A2* 基因的致病突变中，仅有约 5% 不是由非同源基因重组或基因转换引起，这些突变位点不存在于 *CYP21A1P* 假基因中，已有 200 余种此类 *CYP21A2* 罕见致

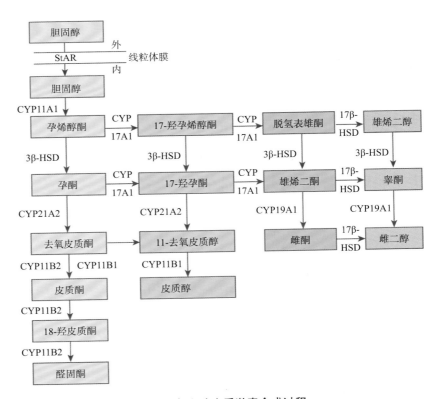

图 1　肾上腺皮质激素合成过程
注：StAR. 类固醇激素合成急性调节蛋白。

病突变。

21-OHD 的临床表型通常和 *CYP21A2* 的突变基因型以及突变所导致的酶残余活性有较好相关性。导致酶活性完全缺失（0~1%）的基因突变通常引起经典型 SW，如 30kb 缺失、L308Ffs*6、R357W、I237D/V238E/M240K、E3Δ8bp、Q319* 和 c.293-13A/C>G。导致残余酶活性在 1%~2% 的基因突变与经典型单纯男性化型 21-OHD 有关，如 I173N。残余酶活性在 20%~60% 的基因突变通常导致非经典型 21-OHD，如 P31L、V282L。大部分 21-OHD 患者的致病基因型为复合杂合突变，且临床表型常与相对轻的酶活性损害突变一致。

临床表现 有以下几方面。

失盐 约 3/4 的经典型 21-OHD 患者有醛固酮缺乏症。如果不进行新生儿筛查，21-OHD 新生儿通常在出生后出现失盐危象、低血压、低钠血症和高钾血症；延误诊断或未及时治疗的婴儿病死率很高。

生殖器模糊和产前男性化经典型 21-OHD 的女孩出生时具有不同程度的外生殖器性别模糊，是在胎儿阶段由于增高的 ACTH 促进肾上腺雄激素分泌增加，导致女性胎儿的男性化。根据严重程度不同，表现为阴蒂增大、阴唇融合和泌尿生殖窦的发育异常等，但男性患儿出生时外生殖器正常。

加速线性生长和性早熟 经典型 21-OHD 婴儿出生时身长均比平均水平长。由于雄激素水平的增加，出现幼年期性早熟、阴毛发育等，或雄激素过多引起身高增长加速。如未及时治疗，会导致骨骺过早闭合，影响终身高。

其他 非经典型 21-OHD 患者，在不同年龄表现出雄激素过多的症状，女性会出现多毛、痤疮和月经紊乱，类似多囊卵巢综合征的表现。男性由于肾上腺来源的雄激素抑制性腺轴，以及睾丸肾上腺残余瘤，表现为不育症。

诊断 依据临床表现、生化、激素水平和基因检测诊断。

临床表现 若新生儿有失盐表现、低血压或外生殖器模糊，儿童生长加速并有女性男性化或男性假性性早熟表现，以及青春期或成年女性出现男性化、多毛、痤疮、月经不规律和不育等症状时，均应警惕 21-OHD 可能。

激素水平检测 血 17-OHP 水平增高是重要诊断指标，大于 30nmol/L 可确诊 21-OHD。若 17-OHP 为 6~30nmol/L，需行 ACTH 兴奋试验确诊，非经典型患者在 ACTH 兴奋后远高于正常反应。推荐早 8 时前采血，月经规律的女性在卵泡早期采血，检测方法最好采用液相色谱-质谱联用方法。

血清各雄激素指标升高，显著程度依次为雄烯二酮、睾酮和脱氢表雄酮、硫酸脱氢表雄酮。结合其他生化检查包括血钠、血钾、血浆肾素、醛固酮及多种肾上腺类固醇激素的前体用于鉴别诊断。

基因检测 诊断 21-OHD 的金标准，但不是所有患者都进行基因检测，仅限于对生化检测无法确诊，尤其是疑似患者或不典型 21-OHD 患者。

鉴别诊断 需与先天性肾上腺发育不良、生殖细胞瘤、代谢综合征和外源性雄激素摄入等相鉴别。女性非经典型 21-OHD 需与多囊卵巢综合征鉴别。

治疗原则 贯穿整个生命周期，21-OHD 的治疗目标是：采用激素替代治疗维持正常血容量和生理状态平衡，对于 CAH 患儿还包括充分抑制肾上腺来源的雄激素产生，来保证正常的生长发育和正常的终身高。

经典型 21-OHD 患者需要长期糖皮质激素替代治疗。氢化可的松是儿童和青少年的首选。治疗中应使用尽可能低的剂量，以避免生长抑制。失盐型 21-OHD 患儿还需要盐皮质激素治疗，低钠严重的患儿另需补充氯化钠。通过测量血浆肾素活性和血压来监测盐皮质激素替代，维持血浆肾素活性接近正常范围的下限，血清钾正常即可。成年患者可根据需要，使用氢化可的松和/或长效糖皮质激素加盐皮质激素治疗。

出生时伴有阴蒂增大的女性患儿，应行外阴整形手术修复，使其恢复月经及生育能力，避免反复泌尿系感染。2~6 个月龄是手术的较佳的时期。

预防 ①一级预防：即婚前预防。CAH 是常染色体隐性遗传病，应避免近亲结婚。②二级预防：即出生前预防。对 CAH 先证者及其父母进行 21 羟化酶基因分析，降低患者出生的再发生率。③三级预防：即症状前预防。可采用干血滴纸片法，对于生后 2~5 天的婴儿采集足跟血检测 17-OHP 浓度可以进行早期诊断。

（聂 敏 张晓霞）

dǎngùchúnzhǐ chénjīzhèng

胆固醇酯沉积症（holesteryl ester storage disease） 由胆固醇和三酰甘油在血液、淋巴及淋巴组织中沉积而引起的常染色体隐性遗传性溶酶体沉积病。又称为沃尔曼病（Wolman disease, WD）。是早期发病的暴发性婴儿期疾病，因充满胆固醇和三酰甘油的巨噬细胞大量浸润肝、脾和其他器官，导致患儿在生命早期即死亡。1956 年，由以色列神经病理学家摩西·沃尔曼（Moshe Wolman）报道而得名。该病极其罕见，仅有 50 余例报道，发病无性别差异，新生儿中发生率低于 1/10 万，在伊朗犹太人群中发生率较高，约 23.8/10 万。

病因和发病机制 该病的致病基因为 *LIPA*，位于染色体 10q23.2-q23.3，全长 36kb，共包含 10 个外显子，编码由 399 个氨基酸残基组成的溶酶体酸性脂肪酶（LAL）。当 *LIPA* 两个等位基因均发生突变时，LAL 的量或生物活性下降。与正常人相比，患者体内 LAL 水平低于 1%。已发现 100 余种 *LIPA* 致病突变，包括错义突变、无义突变、插入/缺失突变等多种类型。

正常人体中，LAL 存在于除红细胞外的几乎所有细胞内，负责溶酶体内酯化胆固醇和三酰甘油的分解。酯化胆固醇和三酰甘油与低密度脂蛋白结合后，通过受体介导的内吞作用，进入细胞，这些内吞小泡随后与溶酶体融合，酯化胆固醇和三酰甘油在 LAL 的作用下被裂解，然后在两种溶酶体蛋白的作用下进入胞质。由此产生的去酯化胆固醇，可作为甾体类物质生成的原料，或通过酰基辅酶 A，进行再酯化，以用于其他生理活动。

LAL 的缺乏导致酯化胆固醇和三酰甘油无法被裂解而沉积在溶酶体中，引起体内各器官和组织的一系列病理生理改变。在肾上腺，缺乏可用于类固醇生成的游离胆固醇，导致肾上腺功能不全；此外，患者组织中存在高水平的氧化酯化胆固醇，可导致细胞内钙水平增加，随后沉积在受损或死亡的细胞中，使肾上腺发生钙化；在肠腔，未被降解的三酰甘油使肠绒毛中的巨噬细胞和库普弗（Kupffer）细胞聚集，抑制正常的营养吸收；在肝，巨噬细胞聚集会导致肝萎缩、肝硬化，严重者会发生肝衰竭而致死亡；在中枢神经系统，未被裂解的酯化胆固醇和三酰甘油可在星形胶质细胞和少突胶质细胞中累积，导致出生时的患病婴儿在发病后表现为认知能力下降。

临床表现 主要特征为胆固醇酯和三酰甘油积聚所致的肝功能障碍和血脂异常。症状在患儿出生后不久即明显，几周内出现胃胀气、肝脾大、肝纤维化和腹水等。肝脾大和腹部突出导致脐疝的发生。此外，患儿常有严重的吸收不良，表现为持续、频繁的剧烈呕吐、腹泻、脂肪泻和营养不良。由于这些消化系统并发症的存在，患儿的生长速度常落后于同年龄同性别人群，表现为生长发育迟滞。

此外，还有皮肤、黏膜和巩膜黄染、持续低烧和肌张力低下，肾上腺皮质功能减退产等。该病的症状会逐渐恶化，婴儿期即可出现危及生命的并发症，包括严重贫血、肝功能障碍或衰竭、身体消瘦和严重虚弱。

诊断 在血脂异常和/或肝功能障碍的患儿中，结合家族史情况，应考虑是否患该病。确诊则需要详细的临床评估、家族史询问、测定细胞和组织内的 LAL 酶活性。基因检测发现位于 *LIPA* 不同等位基因上的 2 个致病突变位点有助于确诊。

鉴别诊断 当表现为呕吐、腹泻和肝脾大时，应首先排除败血症、病毒感染、肠道或胆道梗阻以及创伤等情况。肾上腺钙化应排除肾上腺出血史。当同时存在其他症状，包括皮肤或毛发色素沉着异常、皮疹、面部粗糙、家族性代谢疾病病史、近亲结婚史时，应排除新生儿代谢异常性疾病。此外，还需同其他溶酶体贮积病鉴别。尼曼-皮克（Niemann-Pick）病，是一组遗传性鞘磷脂代谢障碍性疾病，特点为鞘磷脂在肝、脾和大脑堆积。尼曼-皮克病 C 型（NPC）的临床表现与该病相似，都在出生后的最初几周或几月内出现肝脾大、黄疸和腹水。但严重呕吐和腹泻在 NPC 患者中不常见，而 NPC 会导致渐进性神经系统受损恶化，严重者进展为残疾和早期死亡。其他溶酶体贮积病还有黏多糖贮积症、唾液酸沉积症、半乳糖唾液酸贮积症和戈谢病，这些疾病通常有神经系统症状，无呕吐和腹泻，且大多（戈谢病除外）表现为粗糙的面部特征。酶活性分析和基因检测有助于鉴别诊断。

治疗原则 增强体内溶酶体酸性脂肪酶活性，以避免细胞内脂质的异常积聚。

孤儿药治疗 Kanuma（sebelipase α）通过提供重组人溶酶体酸性脂肪酶蛋白，替代患者体内缺失或活性丧失的溶酶体酸性脂肪酶蛋白。对于出生后 6 个月内出现快速进展的患儿，每周 1 次静脉输注治疗，其他患者则每两周 1 次。溶酶体酸性脂肪替代治疗可增加患儿存活率，显著改善儿童和成人患者的肝功能、肝脂肪含量减少。

造血干细胞治疗 预防患者出现肝衰竭和死亡。新骨髓产生的健康细胞含有足够的溶酶体酸性脂肪酶，可分解体内积聚的胆固醇和三酰甘油。该疗法可显著改善患者症状，有助于保留肝功能、预防认知能力下降。但该疗法成本高且存在严重并发症的风险。

对症治疗 对于营养不良静脉营养输注以维持适当的营养；对于肾上腺功能异常应用药物进行激素补充。

预防 ①一级预防：即婚前预防。该病属于常染色体隐性遗传病，应避免近亲结婚。②二级预防：即出生前预防。对已生育该病患儿的家庭实施产前基因诊断，降低患者出生的再发风险。③三级预防：即症状前预防。通过新生儿筛查，在患者出现症状前早期诊断和早期治疗，避免疾病快速进展。

(聂 敏 孙 邦)

xiāntiānxìng shènshàngxiàn fāyù bùliáng
先天性肾上腺发育不良（ad-renal hypoplasia congenita, AHC）

肾上腺皮质发育不良的 X 连锁隐性遗传病。主要表现为肾上腺功能减退，合并低促性腺激素性性腺功能减退症。1948 年，由希克尔（Sikl H）首先报道。该病罕见，发病率约为 1.4/10 万，以男性发病为主，也有女性病例。

病因和发病机制 该病致病基因为 *NR0B1*（又称 *DAX-1*），位于 Xp21，包含 2 个外显子和 1 个内含子，编码 470 个氨基酸残基组成的 NR0B1 蛋白。该蛋白属于核受体家族，具有转录因子活性，参与下丘脑、垂体、肾上腺、睾丸和卵巢的正常发育。已发现超过 250 多种 *NR0B1* 基因突变与该病有关，突变类型多样，包括移码突变、无义突变、错义突变和缺失等。*NR0B1* 基因突变时，胎儿的肾上腺皮质不能进一步退化，永久皮质无法分化为类似球状带及束状带细胞。*NR0B1* 基因参与性腺发育过程，在其剂量重复为两倍的男性患者中，表现为性别反转，表明正常剂量的 NR0B1 对于睾丸的发生发育非常重要。*NR0B1* 基因对下丘脑垂体发育也有重要调控作用，其突变使产生促性腺激素的垂体细胞数量减少，导致黄体生成素（LH）和卵泡刺激素（FSH）生成减少；还可导致 NR0B1 蛋白的空间构象和功能损害，出现肾上腺功能减退合并低促性腺激素性性腺功能减退症的临床表现。

临床表现 不同年龄有不同的临床表现。

婴儿期（出生前 2 个月） 出现急性发作的肾上腺皮质功能不全，伴有呕吐、喂养困难、脱水和休克。儿童期（1~9 岁）出现原发性肾上腺皮质功能不全，伴有体重不增或下降、拒食、呕吐、腹泻、脱水、嗜睡和皮肤色素沉着等，生化检查为严重的高钾、低钠和酸中毒。

研究发现，60% 的患儿出现急性肾上腺皮质功能不全，发病平均年龄为 3 周，而 40% 患儿会出现原发性肾上腺皮质功能不全。因此，应关注儿童期和婴幼儿期的临床表现。

青春期 出现低促性腺激素性性腺功能减退症，少数患者暂时性性早熟。

成年期 患者多无生育能力，出现无精子症。

诊断 根据肾上腺皮质功能减退的临床表现，实验室检查等可初步诊断，确诊需要完善基因检测。实验室检查可见促肾上腺皮质激素升高，血或尿皮质醇降低或正常低限，肾素活性升高，醛固酮降低；还可有血钾偏高、血钠偏低、低血糖。性激素检查可见：男性患者睾酮水平低下，FSH、LH 基线水平偏低或正常，促性腺激素释放激素（GnRH）兴奋试验可呈低平曲线，也可表现为升高的曲线。影像学检查可见肾上腺体积较小。

鉴别诊断 需与先天性肾上腺皮质增生症、其他原发性肾上腺皮质功能减退症及中枢性肾上腺皮质功能减退症相鉴别。

先天性肾上腺皮质增生症 鉴别诊断中最常见的疾病，患者外生殖器出现尿道下裂或畸形外阴，17-羟孕酮等中间产物水平升高，影像学表现为肾上腺皮质增生，遗传方式为常染色体隐性遗传，基于以上特点可以鉴别。

其他原发性肾上腺皮质功能减退症 多有发病诱因及特殊临床表现（感染、出血、自身免疫损伤等），可据此鉴别，如原发性肾上腺皮质功能减退症中的 X 连锁肾上腺脑白质营养不良有神经系统症状，出现注意力缺陷障碍、认知行为和运动功能的进行性损害。

中枢性肾上腺皮质功能减退症 多伴有多种激素缺乏，通常无盐皮质激素缺乏，肾素活性和电解质通常正常。

AHC 还应与一些有 AHC 样表现的综合征进行鉴别，如 *SAMD9* 基因致病突变引起的 MIRAGE 综合征。

治疗原则 有以下几方面。

AHC 急性发作的治疗 在监测血压、葡萄糖、电解质浓度的基础上，静脉注射生理盐水、葡萄糖和氢化可的松纠正高钾血症。如果电解质情况没有改善，则加用盐皮质激素（氟氢可的松）或增加氢化可的松剂量，同时补充足够的钠，并防范低血糖的出现。

AHC 长期治疗 根据肾上腺功能评估的结果给予短效糖皮质激素和盐皮质激素替代，并定期随访。长期治疗启动的时间是在最初的急性发作得到治疗后，定期随访应注意生长发育，血压和电解质、肾素和醛固酮，皮质醇和促肾上腺皮质激素等情况。患者在应激状态（合并其他疾病、手术、创伤）时，应当增加类固醇剂量，适当补充葡萄糖和钠。

低促性腺激素性性腺功能减退症的治疗　青春期男性患者可以接受外源性睾酮替代治疗，促进第二性征发育。有生育需求的患者，可进行 GnRH 脉冲治疗或人绒毛膜促性腺激素与尿促性腺激素联合间断肌内注射治疗。

预防　①一级预防：即婚前预防。该病属于隐性遗传病，应当避免近亲结婚。②二级预防：即出生前预防。该病发病有显著的性别差异，一旦发现 AHC 患者，应对其亲属进行风险评估并提供遗传咨询。患者母亲多为 *DAX-1* 基因致病突变的杂合子，子代为男性时有 50% 概率发病，子代为女性时有 50% 概率成为携带者。③三级预防：即症状前预防。对出生时有原发性肾上腺功能减退临床表现的患儿，应行基因检测，早期诊断，早期治疗。

（聂 敏 张 伟）

xīnshēng'ér tángniàobìng

新生儿糖尿病（neonatal diabetes mellitus，NDM）

新生儿出生后 6 个月内发生的糖尿病。常以糖尿病酮症酸中毒或血糖明显升高起病。按照病程分为永久性新生儿糖尿病（PNDM）和暂时性新生儿糖尿病（TNDM）。NDM 呈常染色体显性、隐性或非孟德尔遗传，罕见，发病率为 0.20/10 万~0.25/10 万。

病因和发病机制　NDM 因胰岛 B 细胞发育、功能或胰岛素信号通路中起关键作用的单个基因突变造成胰岛 B 细胞缺失或功能丧失而致病。已发现有 23 种与 NDM 相关的基因缺陷，包括染色体 6q24 区印迹异常和 22 个基因突变：*KCNJ11*、*ABCC8*、*INS*、*GCK*、*ZFP57*、*SLC19A2*、*GATA6*、*GATA4*、*SLC2A2*、*HNF1β*、*PDX1*、*PTF1A*、*EIF2AK3*、*MNX1*、*NEUROD1*、*NKX2-2*、*IER3IP1*、*FOXP3*、*GLIS3*、*NEUROG3*、*RFX6* 和 *STAT3*。常见 NDM 基因突变如下。

6q24 印迹区异常　60% 以上的 TNDM 是由染色体 6q24 印迹区域的基因突变或甲基化异常引起的，以 *PLAGL1* 基因和葡萄胎相关的 *HYMAI* 基因突变最常见。TNDM 发病与印记基因的过度表达有关，有 3 种分子机制：6 号染色体单亲二倍体（只有 2 个 6q24 而且均来源于父亲）、6q24 等位基因重复（有 3 个 6q24，其中 2 个来源于父亲）或母源性甲基化缺失（母源性等位基因沉默缺陷，可隐性遗传）。其中父亲重复是常染色体显性遗传。

ATP 敏感性钾通道（K_{ATP}）基因突变　K_{ATP} 是由 4 个成孔 Kir6.2 亚基和 4 个 SUR1 调节亚基形成的异八聚体复合物，分别由 *KCNJ11* 和 *ABCC8* 基因编码，多为杂合突变，可阻止钾离子通道关闭、抑制胰岛素分泌，导致高血糖，是引起 PNDM 的最常见致病基因，也是导致 TNDM 的第二大原因。*KCNJ11* 突变多导致 PNDM，*ABCC8* 基因突变多导致 TNDM。家族病例中呈现常染色体显性遗传，后代发病风险为 50%。部分纯合或复合杂合突变，为隐性遗传，同胞发病风险为 25%，后代多不发病。

INS 基因突变　引发 PNDM 的第二大原因。突变导致胰岛素原分子的错误折叠并聚集于内质网，引起内质网应激和 B 细胞凋亡。多为散发，约 20% 具有常染色体显性遗传的 NDM 家族史，罕见纯合或复合杂合突变。

沃尔科特-拉利森（Wolcott-Rallison）综合征　由 *EIF2AK3* 基因纯合突变或复合杂合突变引起的罕见常染色体隐性遗传综合征。*EIF2AK3* 基因编码蛋白调节内质网应激反应，错误折叠的蛋白质在内质网中积累并最终诱导 B 细胞凋亡。常染色体隐性遗传，患儿父母为近亲结婚，应尽早进行基因检测。同胞发病风险为 25%。

IPEX 综合征　由 *FOXP3* 基因突变所致，是唯一确认与 B 细胞自身免疫和胰岛自身抗体相关的 PNDM。*FOXP3* 基因位于 Xp11.23，参与调节 T 细胞发育、抑制自身免疫，其缺陷导致 X 连锁隐性遗传的自身免疫功能缺陷性多内分泌腺体病和肠病，男性多见，女性携带者多无临床表现。

临床表现　如下。

TNDM　该型常表现为严重的胎儿生长受限，出生后很早（常在出生后 1 周）即出现严重的非酮症性高血糖，12 周后可以恢复，50%~60% 在青春期前后复发，复发后的临床表现类似于 2 型糖尿病。

PNDM　多为出生时小于胎龄儿，常以糖尿病为唯一临床表现，也有少数患者同时具有胰腺外的临床特征，如 *NEUROD1* 基因突变致 PNDM 常伴有中枢神经系统异常；*HNF1β* 基因突变致 PNDM 常伴有肾病变或生殖系统异常等。PNDM 无缓解期。

诊断　依靠临床表现、实验室检查和基因检测可诊断。出生后 6 个月内出现高血糖相关临床表现，结合实验室检查提示血糖升高的患者需进行基因检测。基因检测可明确约 80% 的 NDM。具体分型和确诊需依靠基因检测，高通量测序可同时完成多个基因检测，极大提高了临床表型类似的 NDM 的诊断效率。

鉴别诊断　需与 1 型糖尿病、早发 2 型糖尿病及其他单基因糖尿病相鉴别，如青少年发病的成人型糖尿病等，1 型糖尿病抗体检查及基因检测对于病因的鉴别具有重要意义。

治疗原则　对于 6q24 印迹区域异常导致的 TNDM，胰岛素治疗后剂量可逐渐减停。复发患儿一般不需胰岛素治疗，口服磺酰脲类药物有一定治疗效果。少数患儿在缓解后出现低血糖，严重者需长期治疗。90% 以上的 K$_{ATP}$ 基因突变患者可使用较高剂量磺酰脲类药物替代胰岛素治疗。血糖控制后磺酰脲类药物逐渐减量。应密切关注高剂量磺酰脲类药物引起的严重低血糖反应、胃肠道反应、过敏反应及肝肾功能损害，及时减量或者停药。INS 基因突变导致的 NDM、沃尔科特-拉利森综合征和 IPEX 综合征的血糖控制依赖外源性胰岛素治疗。

预防　①一级预防：即婚前预防。应避免近亲结婚。②二级预防：即出生前预防。对已生育 NDM 患儿的家庭实施产前基因诊断，降低患者出生的再发风险。③三级预防：即症状前预防。通过新生儿筛查，在患者出现症状前早期诊断和早期治疗，避免发生发育迟滞。

（张　茜）

yíxiàn B xìbāo fāyù bùquán bàn xīn-shēng'ér tángniàobìng

胰腺 B 细胞发育不全伴新生儿糖尿病（pancreatic B cell agenesis with neonatal diabetes mellitus）　新生儿糖尿病（NDM）是罕见的遗传性疾病，

在不同种族群体中发病率存在差异。NDM 可由两大类机制解释：胰腺发育不全和胰腺 B 细胞功能异常，后者又分为胰岛素细胞团发育不良及胰腺 B 细胞被破坏。胰腺发育不全是极为罕见的永久性 NDM 病因，伴有各种先天性畸形。6q24 印记异常可能与胰岛 B 细胞的发育缺陷有关。

病因和发病机制　胰腺发育不全常被界定为胰腺 B 细胞障碍和胰腺外分泌功能不足，罕见，仅有个案报道，涉及基因 PDX1、HNF1B、GATA4、GATA6、PTF1A、RFX-6 和 IPF-1 等突变。其中 GA-TA6 基因杂合性突变引起胰腺发育不全最多，呈常染色体显性遗传。RFX-6 基因呈常染色体隐性遗传，其转录因子参与了胰腺胚胎发育过程中胰腺 B 细胞的分化，同时也在成熟细胞中表达，起调节胰岛素转录和分泌的作用，既往报道的几例 NDM 患儿表现出胰腺和消化道的发育异常。

暂时性 NDM 中 100% 的家族性患者和 70% 的散发患者与 6q24 印记异常有关。正常情况下，该区域母源基因甲基化，仅父源基因正常表达。有 3 种机制可以导致 6q24 相关的暂时性 NDM，包括父源单亲二倍体，拷贝数增加和母源甲基化异常。这些都会导致位于 6q24 的印记基因过度表达，印记基因包括 PLAGL1/ZAC 和 HYMAI 等。PLAGL1 基因编码的转录因子参与调节细胞周期和凋亡的停止，并诱导人垂体腺苷酸环化酶激活多肽受体 1 基因（PACAP1），刺激胰岛素分泌。HYMAI 基因的功能尚不清楚。糖尿病的发病机制可能与 B 细胞的发育缺陷有关。

临床表现　仅有胰岛 B 细胞发育不全的患儿除高血糖外，大

多数婴儿均小于胎龄，且出现渗透性多尿、脱水和生长迟缓，伴或不伴有酮症酸中毒和酮尿症。而胰腺发育不全伴 NDM 的患儿通常存在严重的胎儿生长受限以及胰腺外分泌功能受损，且可伴有各种先天性畸形，包括胆道系统畸形、先天性心脏缺陷、多脾畸形、肾发育不良、肝结构和功能异常等。

诊断　出生后持续存在胰岛素依赖性高血糖超过 3 天且血糖 > 11.1mmol/L，同时排除其他引起血糖升高的因素，可诊断 NDM，后续可完善基因检测以识别致病基因。诊断胰腺发育不全的关键是检测 NDM 患儿的胰腺外分泌功能。胰腺发育不全还可通过超声、CT 和磁共振成像等影像学检查证实。最终需基因检测确诊。

鉴别诊断　需与以下疾病相鉴别。

IPEX 综合征　一种致命的免疫功能综合征，已被定位于 Xp11.23-Xq13.3。特点是新生儿出现胰岛素依赖性糖尿病、水样便、自身免疫性肠病所致的肠梗阻、复发性严重感染、湿疹和剥脱性皮炎、甲状腺功能减退和恶病质等。

KCNJ11 基因突变所致 NDM　部分患者除 NDM 外还会出现神经症状，如发育迟缓、癫痫和肌无力等。磺酰脲类治疗有效。

治疗原则　NDM 可出现严重的高血糖，但由于患儿血糖脆性大，胰岛素治疗可导致严重的高低血糖波动。故需密切监测血糖对充分的胰岛素治疗至关重要。胰岛素替代应谨慎，并根据喂养周期进行多次注射，可持续皮下注射胰岛素。对于合并胰腺外分泌功能受损的患儿，可启动胰腺

酶替代治疗，胰酶替代治疗后可出现追赶性生长，合并先天性心脏病者进行手术治疗后追赶性生长可进一步加快。

预防 ①一级预防：即婚前预防。该病呈常染色体隐性遗传，应避免近亲结婚。②二级预防：即出生前预防。对已生育该类患儿的家庭实施产前基因诊断，降低患者出生的再发风险。③三级预防：症状前预防。通过新生儿筛查，在患者出现症状前早期诊断和早期治疗。

（张化冰 杨 娜）

shēngzhǎngjīsù quēfázhèng

生长激素缺乏症（growth hormone deficiency，GHD） 因垂体病变使生长激素（GH）分泌过少而引起儿童生长发育缓慢、身材矮小的内分泌疾病。发病率约为 0.25‰。

病因和发病机制 包括先天性病因和获得性病因。

获得性病因 包括颅内中线部位肿瘤（如颅咽管瘤、视神经胶质瘤、生殖细胞肿瘤和垂体腺瘤）、颅脑照射、创伤性脑损伤、中枢神经系统感染和系统性疾病（如结节病、朗格汉斯细胞组织细胞增生症）等。

先天性病因 包括基因突变和结构性脑畸形。

结构性脑畸形 如前脑无裂畸形、胼胝体发育不全、垂体柄阻断综合征、拉特克（Rathke）囊肿等。

基因突变 包括 POU1F1 基因突变、PROP1 基因突变、其他转录因子基因突变、生长激素释放激素（GHRH）受体基因缺陷以及 GH1 基因缺失和突变等。①POU1F1 基因：负责生长激素、催乳素、促甲状腺素和 GHRH 受体基因的垂体特异性转录。

POU1F1 基因突变为常染色体隐性或共显性遗传，可引起多种肽类激素缺乏，伴或不伴腺垂体发育不全，称为 1 型联合性垂体激素缺乏症（CPHD1）。POU1F1 基因位点的特异性突变可导致显性遗传的单纯性 GHD。②PROP1 基因突变：导致无法激活 POU1F1 基因表达，引发垂体发育不全和/或家族性多发性垂体激素缺乏，这是 2 型 CPHD，也是已知的最常见遗传病因。③其他转录因子：也参与腺垂体细胞的分化，其突变也可导致多种垂体激素的先天性缺乏，伴有不同的表型。基因包括 LHX3（3 型 CPHD）、LHX4（4 型 CPHD）、HESX1（5 型 CPHD）、OTX2（6 型 CPHD）、SOX2 和 SOX3 等。④GHRH 受体基因：突变时，标准激发试验期间检测不到 GH 释放，但 GH 治疗有效。⑤GH1 基因：编码 GH，位于 17 号染色体，GH1 基因的缺失、移码突变和无义突变也是家族性 GHD 的原因。在 3%~30% 的 GHD 患儿中，父/母、兄弟姐妹或后代也存在生长激素缺乏。

临床表现 患儿最主要的表现是生长障碍，少数在新生儿期就可出现症状。当合并多种垂体激素缺乏时也会出现相应临床表现。①身材矮小：身高低于同年龄、同种族、同性别正常儿童 2 个标准差或位于第 3 百分位数以下。②骨龄延迟：患儿骨龄常落后于实际年龄 2 岁以上。③其他表现：肢体匀称、体型稍胖，腹部脂肪堆积，面容、声音幼稚，智力正常等。④新生儿期可出现臀先露，围生期窒息的频率更高，新生儿期还可能出现低血糖、小阴茎、黄疸延迟消退等症状。⑤当合并促性腺激素缺乏时会出现性腺不发育，缺乏第二性征；

合并促甲状腺激素缺乏时会出现甲状腺功能减退的相关症状；合并促肾上腺皮质激素缺乏时会出现低血糖、低血压和乏力，甚至晕厥。

诊断 第一步是评估引起生长障碍的其他原因，包括慢性疾病、甲状腺功能减退、特纳综合征（女孩）和骨骼疾病。这些可通过全面的病史询问和体格检查完成。需要时应进行实验室评估，包括全身性疾病、营养不良、炎症和甲状腺功能筛查，女孩还应行染色体核型分析以排除特纳综合征。若无这些疾病的证据，则应通过以下证据分析 GHD 的可能性：①身高落后于同年龄、同性别、同种族正常儿童身高 2 个标准差或位于第 3 百分位数以下。②年生长速度 3 岁以下低于 7 厘米/年；3 岁至青春期前低于 5 厘米/年；青春期低于 6 厘米/年。③匀称性矮小、面容幼稚。④智力正常。⑤骨龄落后于实际年龄。⑥2 项生长激素激发试验 GH 峰值均低于 10μg/L。⑦血清胰岛素样生长因子 1（IGF-I）水平低于正常。⑧生长激素缺乏时，鞍区磁共振成像（MRI）评估垂体和下丘脑形态，以排除钙化、肿瘤和结构异常。

治疗原则 该病是应用重组人生长激素（rhGH）治疗的绝对适应证，患者应及早诊断和治疗，以期在青春前期获得最大的身高增长。启动 rhGH 治疗前需评价甲状腺功能、糖代谢情况（包括空腹血糖、胰岛素，必要时行口服葡萄糖耐量试验）和垂体 MRI，了解有无肿瘤病史和家族史，肥胖患者需了解呼吸系统功能，有无气道阻塞。儿童患者应每 3 个月监测 1 次身高、体重和生长速度，每年需进行骨龄评估，根据生长速度、体重变化和IGF-I水平进行rhGH剂量调整。同时需考虑性别和青春发育的因素，每3~6个月监测甲状腺功能、空腹血糖及胰岛素、IGF-I水平。每年监测肝肾功能、肾上腺皮质功能和糖化血红蛋白等。

预防 多数原发性GHD病因不明，仅少数有家族史。继发性GHD较少见，任何损伤腺垂体或下丘脑的病变都有可能引起生长发育停滞。因此，预防各种感染、预防中枢神经系统损伤，以及做好遗传性疾病的咨询和防治工作非常重要。此外，做好围产期保健，避免围产期疾病，如难产、宫内窒息等，以免造成新生儿脑部受损。

（段炼 白皙）

zhīduān féidàzhèng

肢端肥大症 （acromegaly）

体内产生过量生长激素（GH）而引起的慢性进展性内分泌代谢疾病。GH刺激肝产生胰岛素样生长因子1（IGFI），长期过量分泌的GH和IGFI促进全身软组织、骨和软骨过度增生，导致患者出现面容改变、手足增大等典型体貌，并引起呼吸系统、心血管系统、消化系统和糖代谢异常等多器官系统并发症。发生在青少年骨骺闭合之前引起巨人症，发生在骨骺闭合后的成年人则表现为肢端肥大症。国外流行病学数据显示，肢端肥大症的患病率为2.8/10万~13.7/10万，年发病率为0.2/10万~1.1/10万，确诊时年龄为40.5~47.0岁，延迟诊断可长达4.5~9.0年以上。

病因和发病机制 超过95%肢端肥大症是由分泌GH的垂体腺瘤所致，其他罕见病因包括下丘脑或异位分泌生长激素释放激素或异位分泌GH的肿瘤，如胰腺神经内分泌肿瘤、支气管类癌等。

垂体GH腺瘤 通常是单克隆起源，从单个体细胞的分子遗传异常中发展而来，其发生涉及抑癌基因和致癌基因、激素和生长因子及其受体、黏附分子和miRNA的差异表达，这些可导致细胞周期停滞和各种信号传导通路的异常。随着基因检测技术的发展，发现越来越多的单基因突变与垂体GH腺瘤相关，特别是儿童青少年起病的巨人症。

家族性孤立性垂体腺瘤 常染色体显性遗传病，GH腺瘤约占30%，最常见病因是芳香烃受体相互作用蛋白（AIP）基因胚系突变，AIP是抑癌基因，编码蛋白参与细胞内cAMP的合成，AIP活性降低致cAMP水平异常，并通过多条信号通路影响细胞的增殖活性。

多发性内分泌腺瘤病1型（MEN1） 发生垂体腺瘤的外显率为30%~40%，其中GH腺瘤约占10%。MEN1是抑癌基因，编码的Menin蛋白通过与其他蛋白质相互作用，在转录及细胞周期调控、细胞凋亡、基因组稳定性和表观遗传等方面均发挥重要作用。细胞周期蛋白依赖性激酶抑制剂1B（CDKN1B）基因功能失活性突变引起的与MEN1表型相似的新亚型，称为MEN4。

卡尼综合征 导致遗传性垂体GH腺瘤的病因之一，已在超过70%的卡尼综合征病例中检测到蛋白激酶A调节亚基Iα（PRKAR1A）基因突变。Xq26.3染色体微重复及GPR101基因异常可引起X连锁肢端肥大性巨人症。琥珀酸脱氢酶复合基因的致病突变与关联性副神经节瘤/嗜铬细胞瘤-垂体腺瘤（3P综合征）的发生有关。体细胞致病性突变导致垂体GH腺瘤的研究发现，约40%的垂体GH腺瘤存在刺激性鸟嘌呤核苷酸结合蛋白α（GNAS）致病性突变，由于Gsα异常激活，进而cAMP合成增加，促进细胞异常增殖和GH分泌增加。

临床表现 包括GH和IGF-I过度分泌引起的症状、其他腺垂体功能减退、肿瘤占位效应和垂体卒中等。

GH和IGF-I过度分泌 骨骺闭合前的儿童青少年会表现为巨人症，成年起病者表现为独特的肢端肥大特殊外貌，皮肤和软组织增厚等。心血管并发症有高血压、心律失常、心脏肥大及左心室功能不全等；呼吸系统并发症多为睡眠呼吸暂停综合征。GH持续升高导致糖代谢异常，如糖耐量减低或糖尿病。发生结肠息肉、结肠癌、甲状腺结节和甲状腺癌的风险也显著增加。

腺垂体功能减退 腺瘤压迫或破坏正常腺垂体功能常引起性腺轴功能减低，如月经紊乱、闭经和性功能下降，如果累及甲状腺轴和肾上腺轴会出现相应的功能减退表现。

肿瘤占位效应 垂体大腺瘤压迫蝶鞍附近组织可引起头痛和视力障碍。

垂体卒中 部分患者可有垂体腺瘤自发的出血、坏死，即垂体卒中。急性卒中可引起剧烈头痛、恶心、呕吐和视野缺损等症状。

其他 混合瘤可同时出现催乳素和促甲状腺激素（TSH）高分泌相关症状，合并高催乳素血症患者可表现为闭经、泌乳、性功能减退和不育等。合并TSH依赖性甲亢患者可有畏热、多汗、

心悸和易饥饿等表现。遗传综合征相关的 GH 腺瘤还可出现相应的临床表现，包括麦丘恩-奥尔布莱特（McCune-Albright）综合征（多骨型骨纤维异常增殖症、皮肤咖啡牛奶斑）、MEN1（原发性甲状旁腺功能亢进症、胰腺神经内分泌肿瘤）和卡尼综合征（皮肤斑点样色素沉着、皮肤或心脏黏液瘤等）。

诊断　检测患者空腹或随机血清 GH 和 IGFI 水平，必要时行口服葡萄糖 GH 抑制试验以确诊。IGF-I 是反映疾病活动性的重要标志物，若其高于同性别、同年龄正常范围，则高度提示有高 GH 血症可能。由于正常人应激状态时 GH 分泌也会升高，故不推荐单纯依赖空腹或随机 GH 水平作为诊断指标，应采用口服葡萄糖 GH 抑制试验进行确诊，若糖负荷后 GH 谷值≥1.0ng/ml 则判断为不能被抑制，提示体内 GH 自主分泌，需进一步行定位检查。首选鞍区磁共振成像检查以了解 GH 腺瘤的位置、大小、形态及侵袭性。此外，需对患者的病情活动程度及各系统并发症进行评估。

如果考虑与遗传综合征相关，包括 MEN1、MEN4、家族性孤立性垂体腺瘤、卡尼综合征、3P 综合征、X 连锁肢端肥大性巨人症和麦丘恩-奥尔布莱特综合征，应进行相关遗传学检测，并对其合并症进行筛查和诊断。

鉴别诊断　需与出现肢端肥大症或巨人症（身材高大或身高加速增长）表现的疾病进行鉴别，这类疾病患者的 GH 和 IGF-I 水平通常在正常范围，如原发性肥厚性骨关节病、索托斯（Sotos）综合征、韦弗（Weaver）综合征和贝-维（BeckwithWiedemann）综合征等，鉴别诊断需依赖病史和特征性体征，并通过遗传学检测以协助。

治疗原则　有两方面。

垂体 GH 腺瘤的治疗目标①血清 GH 降至空腹或者随机 GH<1.0ng/ml，或糖负荷后 GH 谷值<1.0ng/mL。②IGF-I 降至与年龄和性别相匹配的正常范围。③尽可能消除或缩小垂体腺瘤，防止肿瘤复发。④消除或缓解患者临床症状及并发症，并对合并症进行有效干预。⑤尽量保留腺垂体功能，已有腺垂体功能减退的患者应给予靶腺激素替代治疗。

肢端肥大症的治疗　包括手术、药物和放射治疗。具体治疗方案应在多学科协作模式下，对患者病情进行全面评估后，充分考虑腺瘤分泌功能、腺瘤侵袭性、脑神经压迫及并发症等情况，兼顾治疗的安全性、疗效最大化、垂体功能保护及患者的治疗意愿，遵循个体化原则而制订。

预防　该病起病隐匿，临床应重视筛查高危患者，如无危险因素的新发糖尿病、高血压、多关节疼痛，或无诱因出现乏力、头痛、睡眠呼吸暂停和进展性特征性面容改变等，尽量做到早诊断、早治疗。如果诊断为遗传相关肢端肥大症，推荐对其一级亲属进行遗传筛查，若明确为突变基因携带者，即使没有临床表现，也应接受早期的生化检测和影像学评估，以早期发现异常并给予干预，改善患者远期预后。

（段　炼）

Sàikè'ěr zōnghézhēng

塞克尔综合征 （Seckel syndrome）

以宫内生长迟缓、小头畸形伴典型鸟头样面容为特征的常染色体隐性遗传病。1960 年，由塞克尔（Seckel HP）首次报道。该病罕见，已报道约 170 例，活产婴儿中发病率小于 0.1/10 万，男女比例约为 9：11。

病因和发病机制　该病通常由 ATR 基因的纯合或复合杂合突变所致，ATR 位于染色体 3q23，编码一种在 DNA 损伤反应通路中起核心作用的蛋白激酶。此外，ATRIP 基因编码 ATR 相互作用蛋白，该蛋白是 ATR 稳定性和募集至 DNA 损伤位点所必需的，该基因突变引起塞克尔综合征类似的表型。

以下基因突变也可引起该病的不同亚型：位于 18q11 上的 RBBP8、位于 13q12 上的 CENPJ、位于 15q21 上的 CEP152、位于 3q22 上的 CEP63、位于 14q22 上的 NIN、位于 10q21 上的 DNA2、位于 3p21 上的 TRAIP 和位于 8q24 上的 NSMCE2。

临床表现　多样，无种族差异，不同基因相关亚型的表型略有不同。①出生前后生长迟缓：出生前存在宫内发育迟缓，平均出生体重 1540g。出生后生长迟缓，表现为头围和身高发育迟滞，骨龄发育延迟，呈四肢比例匀称性身材矮小，同时伴智力发育迟缓。②小头畸形和鸟头样面容：是该病的特征性面容，表现为额部倾斜、睑裂下斜、鼻部突出呈鸟喙样和小下颌，还有低耳位、耳垂缺失、腭裂、牙列拥挤和牙釉质发育不全等表现。③其他：可同时存在血液系统、泌尿生殖系统、骨关节系统和神经精神系统等异常。

诊断　需结合临床表型与基因型诊断。出现胎儿生长受限、出生后生长迟缓、小头畸形和鸟头样面容等表现时需要考虑该病，应着重对头围、头形、体重和身长轨迹等进行检查，并采用分子遗传学方法进行基因诊断。存在以下基因纯合突变或复合杂合突变时应考虑该病：ATR、ATRIP、RBBP8、CENPJ、CEP152、CEP63、NIN、DNA2、TRAIP 和 NSMCE2。

鉴别诊断 需与原发性常染色体隐性小头畸形、尼梅亨（Nijmegen）断裂综合征、LIG4 综合征和范科尼贫血等相鉴别，临床表型和基因诊断有助于鉴别。

治疗原则 尚无特异性治疗方法，主要以对症治疗为主，生长激素的应用尚存争议。

预防 ①一级预防：即婚前预防。该病为常染色体隐性遗传，应避免近亲结婚。②二级预防：即出生前预防。对已生育患儿且遗传病因明确的家庭实施产前基因诊断，可以达到预防患者出生的目的。此外，孕期行二维、三维超声检查有助于该病的产前诊断。③三级预防：即症状前预防。通过新生儿筛查，在患者出现症状前早期诊断和早期治疗。

（段 炼 周智博）

jiǎxìng quángùtóng zēngduōzhèng

假性醛固酮增多症（pseudohyperaldosteronism）

因编码肾小管上皮钠通道（ENaC）的基因发生激活性突变，引起肾对钠水重吸收增强所致的常染色体显性遗传病。又称利德尔综合征。1963 年由美国学者格兰特·利德尔（Grant Liddle）首次报道。该病罕见，人群中的发病率尚无确切资料。

病因和发病机制 编码 ENaC 的基因激活性突变导致该病。ENaC 主要分布在远曲小管和集合管主细胞的管腔侧，由 α、β 和 γ 亚基组成，3 个亚基分别由 SCNN1A、SCNN1B 和 SCNN1G 基因编码。该病的基因突变均涉及 ENaC 的 β 和 γ 亚基的 PY 序列，尚未发现 α 亚基的基因突变。

ENaC 每个亚基胞质内羧基端包含了两个富含脯氨酸的高度保守区，其中一个区域为 PPPxYxxL 结构域（P：脯氨酸，Y：酪氨酸，L：亮氨酸，p. 614~621），即 PY 序列，该部位突变或其他影响该部位功能的突变可引起该病。PY 序列是泛素连接酶 Nedd4-2 的作用位点，Nedd4-2 通过识别 PY 序列使 ENaC 泛素化，泛素化后的 ENaC 才能以胞吞的形式被降解。PY 序列的基因突变导致 Nedd4-2 不能与 PY 序列结合，ENaC 正常的内吞和降解受阻，因此 ENaC 数量增加。此外，基因突变还可增加 ENaC 通道的开放频率，增加 ENaC 对醛固酮的反应等。

ENaC 激活性突变导致肾小管对 Na^+ 重吸收增多引起钠水潴留，患者血压升高，同时抑制肾素-血管紧张素-醛固酮系统。Na^+ 回吸收增多的同时促进 K^+ 排出，导致低钾血症。此外肾小管管腔 Na^+ 浓度减少，管腔呈负电荷，抑制 H^+ 重吸收的同时促进闰细胞分泌 H^+ 导致代谢性碱中毒。

临床表现 典型表现为早发的中、重度高血压及低钾血症，少数患者血钾正常。可有头晕、头痛等血压升高表现，如长期血压控制不佳可导致心血管并发症。部分患者可有肢端麻木、双下肢乏力，甚至软瘫等低钾血症的相关表现，严重者发生心律失常而出现心悸。

诊断 依据典型表现及相关家族史，结合实验室检查提示低血钾、尿钾增多、代谢性碱中毒、低肾素及低醛固酮水平，可临床疑诊，最终需基因检测确诊。

鉴别诊断 需与引起高血压和低血钾的其他疾病相鉴别，最常见的是原发性醛固酮增多症（原醛症），患者表现为高血压，

伴或不伴随低钾血症，激素检测提示高醛固酮和低肾素，盐皮质激素受体拮抗剂螺内酯/依普利酮治疗原醛症有效，而对该病无效。其他还有库欣综合征、11-β 羟化酶缺陷症和 17α-羟化酶缺陷症等。

治疗原则 患者应低盐饮食。氨苯蝶啶、阿米洛利等 ENaC 通道阻滞剂为有效的治疗措施。治疗过程中根据血压、血钾调整治疗方案，同时需监测肾功能。

预防 ①一级预防：即婚前预防。婚前需进行遗传咨询以明确后代的患病概率及后续预防措施。②二级预防：即出生前预防。对患者的后代通过产前基因诊断及其他技术以减少后代患病概率。③三级预防：即症状前预防。在出现症状前早期诊断和早期治疗，避免患者出现严重的心脑血管意外及长期高血压/低钾血症导致的慢性并发症。

（童安莉 崔云英）

yuánfāxìng jiǎzhuàngpángxiàn gōngnéng kàngjìnzhèng

原发性甲状旁腺功能亢进症（primary hyperparathyroidism, PHPT）

甲状旁腺自身病变引起的甲状旁腺素（PTH）合成分泌过多导致钙、磷和骨代谢紊乱的内分泌疾病。主要表现有骨骼、泌尿系统及消化系统病变，还可累及心血管系统、神经肌肉系统、精神心理等，以及乏力、易疲劳等非特异性症状。

病因和发病机制 在 PHPT 中，散发性 PHPT（SHPT）占 90%~95%，另外 5%~10% 为遗传性 PHPT。

散发性 PHPT 病因尚不清楚，可能与甲状旁腺细胞中原癌基因和/或抑癌基因发生改变相关，少数患者在发病前数十年有

颈部外照射史。此外，长期使用锂剂可导致甲状旁腺对血钙敏感性降低。

遗传性 PHPT 多存在家族史或作为综合征的一部分出现，包括多发性内分泌腺瘤病 1 型（MEN1）、MEN2A、MEN4、家族性低尿钙性高钙血症（FHH）、新生儿重症甲状旁腺功能亢进症（NSHPT）、常染色体显性甲状旁腺功能亢进症（ADMH）和甲状旁腺功能亢进症-颌骨肿瘤综合征（HPT-JT）；也有部分遗传性 PHPT 患者无家族遗传史，即家族性孤立性原发性甲状旁腺功能亢进症（FIHPT）（表 1）。除 NSHPT 为常染色体隐性遗传外，以上遗传性 PHPT 均为常染色体显性遗传。

临床表现 欧美国家无症状性 PHPT 常见。中国多数患者有明显临床表现，随着体检的普及、医患认知的提升，PHPT 疾病谱发生了变化，无症状 PHPT 比例较前逐渐增加。PHPT 经典临床表现主要包括骨骼病变、泌尿系统病变及高钙血症相关症状。

骨骼病变 主要有骨关节疼痛及压痛，多从下肢和腰部等承重骨开始，逐渐发展至全身，可出现活动受限等症状。骨密度减低，严重者可有骨畸形，如肩关节下垂、驼背、身高变矮、肋骨和骨盆塌陷伴"鸡胸"及骨盆三叶草畸形。

泌尿系统症状 尿钙和尿磷排出增多，患者常出现多饮、多尿。发生反复的泌尿系统结石或肾钙化，表现为肾绞痛、血尿和尿中排石等，易合并泌尿系统感染，可发生肾功能不全。

高钙血症相关症状 血钙水平增高引起的症状影响多个系统。轻度高钙血症（血清总钙低于 3mmol/L）可能无症状或存在非特异性症状，如便秘、乏力及抑郁。血清总钙超过 3mmol/L，尤其短期内明显升高时，可有神经肌肉、消化道等多系统相关症状。神经肌肉系统的表现包括淡漠、肌张力减低、易疲劳和四肢肌肉（尤其是近端肌肉）软弱等；消化系统方面，高血钙使神经肌肉兴奋性降低，胃肠道平滑肌张力减低，胃肠蠕动减慢，表现为食欲减退、恶心、呕吐、反酸、腹胀腹痛和便秘等；高血钙刺激促胃液素分泌，胃酸分泌增多，可引起消化性溃疡；高血钙可激活胰蛋白酶，引起急、慢性胰腺炎。对于重度高钙血症（血清总钙大于 3.5mmol/L），相关症状常加重，即出现高钙危象。

其他 软组织钙化影响肌腱、软骨等处，可引起非特异性关节痛，累及手指关节，有时在近端指间关节。皮肤钙盐沉积可引起皮肤瘙痒。重症可出现贫血，系骨髓组织为纤维组织充填所致。

综合征相关 PHPT 遗传性 PHPT 可作为 MEN1、MEN2A、MEN4 和 HPT-JT 的一部分出现，此类内分泌综合征除 PHPT 相关表现外，还同时存在其他腺体受累表现（表 2）。

诊断 包括定性诊断、定位诊断和基因诊断。

定性诊断 血清总钙或游离钙浓度升高的同时，PTH 未被抑制，即需考虑诊断 PHPT。具有骨骼病变、泌尿系统结石、高血钙表现，碱性磷酸酶水平升高，血磷水平降低，尿钙和尿磷排出增多，X 线片提示骨吸收增加等均

表 1　遗传性 PHPT 特征

疾病	OMIM 编号	基因	编码蛋白	特征
MEN1	#131100	*MEN1*	Menin	高外显率（约95%），多为轻型。多腺体受累，多为增生，也有腺瘤，腺癌罕见
MEN2A	#171400	*RET*	RET	低外显率（20%~30%），多为轻型或无症状型，单/多腺体受累，增生或腺瘤
MEN4	#610755	*CDKN1B*	p27Kip1	高外显率（>79%），发病年龄较晚（约56岁），单/多腺体受累，增生或腺瘤
FHH1	#145980	*CaSR*	CaSR	常无症状，伴低尿钙，轻度增生
FHH2	#145981	*GNA11*	Gα11	
FHH3	#600740	*AP2S1*	AP2σ1	
NSHPT	#239200	*CaSR*	CaSR	出生后6个月内威胁生命的高钙血症，伴显著的低尿钙，重度增生
ADMH	*601199	*CaSR*	CaSR	仅一个家系报道：血钙仅轻度升高，无低尿钙，增生或腺瘤
HPT-JT	#145001	*CDC73*（*HRPT2*）	Parafibromin	高外显率（>80%），单腺体受累多见，腺癌或不典型腺瘤风险高（15%~20%），可伴囊性变（25%）
FIHPT	#145000	*CaSR* *CDC73* *MEN1* *GCM2*	CaSR Parafibromin Menin GCM2	异质性强，单/多腺体受累，增生/腺瘤/腺癌

表2　PHPT 相关 MEN 综合征的临床特征

疾病类型	内分泌肿瘤	非内分泌肿瘤
MEN1	甲状旁腺腺瘤 垂体腺瘤 肠胰腺肿瘤 肾上腺皮质肿瘤 嗜铬细胞瘤 胸腺神经内分泌肿瘤 支气管肺神经内分泌肿瘤 胃神经内分泌肿瘤	皮肤（面部血管纤维瘤、胶原瘤、色素损伤） 脂肪瘤 软组织肿瘤 脑膜瘤 脊柱室管膜瘤
MEN2A	甲状腺髓样癌 嗜铬细胞瘤 甲状旁腺腺瘤	
MEN4	甲状旁腺腺瘤 垂体腺瘤 十二指肠/胰腺/宫颈神经内分泌肿瘤 肾上腺肿瘤 乳头状甲状腺癌 性腺肿瘤	脂肪瘤 肾肿瘤
HPT-JT	甲状旁腺腺瘤	肾（错构瘤、多囊肾、肾母细胞瘤） 胰腺癌 男性患者：睾丸混合生殖细胞瘤 女性患者：早发子宫肌瘤/腺肌瘤样息肉

支持 PHPT 的诊断。同时需除外继发性及三发性甲状旁腺亢进症。

定位诊断　定性诊断明确后，可通过甲状旁腺超声、放射性核素扫描等检查了解病变甲状旁腺的部位。

基因诊断　对疑诊遗传性 PHPT 的患者进行胚系突变筛查。①确认临床诊断：以便对综合征中其他相关肿瘤进行筛查。②在疑难和非典型情况下提供基因诊断。③基于准确的诊断给予适当的治疗，如 MEN1 患者需行开放性颈部探查及甲状旁腺次全切术；FHH 患者可避免手术治疗。④确定患者家庭成员中携带该突变的无症状者，以便及早进行筛查及治疗。⑤确定不携带相同突变的家庭成员，该类亲属不需要进一步随访，并可减轻其焦虑及负担。遗传检测可使用外周血白细胞获得基因组 DNA，行下一代或全外显子基因测序。不同类型遗传性 PHPT 的重点筛查基因不同，进行此类基因检测需通过相关伦理委员会审批，并获得患者或 18 岁以下患者监护人的知情同意。

鉴别诊断　需与多发性骨髓瘤、恶性肿瘤引起的高钙血症、结节病、维生素 A 或 D 过量、甲状腺功能亢进、原发性骨质疏松症、佝偻病和肾性骨营养不良等相鉴别。

治疗　包括手术治疗和药物治疗。

手术治疗　是 PHPT 唯一可能获得治愈的治疗手段。对于血钙水平明显升高或曾有危及生命的高钙血症病史、有症状或并发症的患者应首选手术。对于轻症或无症状 PHPT，手术指征包括：①高钙血症，血钙高于正常上限 0.25mmol/L。②肾损害，肌酐清除率（CrCl）低于 60ml/min。③任何部位骨密度值低于峰值骨量 2.5 个标准差（T 值＜-2.5）和/或出现脆性骨折。④年龄小于 50 岁。⑤患者不能接受常规随访。如无手术禁忌证且病变定位明确者，可遵从患者意愿进行手术治疗。90% 的甲旁亢患者可通过成功的手术切除病变的甲状旁腺而有效地缓解症状，降低血钙及 PTH 水平。

药物治疗　包括高钙血症的处理和非手术患者的长期治疗。

高钙血症的处理　取决于血钙水平和临床症状。轻度高血钙（血钙＜3.0 mmol/L）、无临床症状患者，无需药物控制血钙水平，仅予水化扩容、利尿促进尿钙排泄；对有症状、体征的中度高血钙（血钙 3.0～3.5mmol/L）患者，在充分水化的基础上，需立即进行降钙药物治疗。临床常用双膦酸盐、降钙素等。①双膦酸盐：为骨吸收抑制剂。静脉应用双膦酸盐已被用于 PHPT 所致高钙血症的急诊处理，起效需 2～4 天，达到最大效果需 4～7 天。若 CrCl＜35ml/min，不建议应用双膦酸盐。②降钙素：作用于破骨细胞上的降钙素受体，抑制破骨细胞骨吸收，同时能减少肾小管钙的重吸收，增加尿钙排泄。使用降钙素 2～6 小时血钙可平均下降 0.5mmol/L，但不能使大多数患者的血钙水平降至正常。

如上述药物治疗效果不佳，考虑血液透析或血液滤过治疗降低血钙水平。

非手术患者的长期治疗　对于血钙水平升高程度较轻的无症状患者或不能耐受手术的患者需进行随访，监测症状或体征、血压、血钙水平和肾功能等。非手术患者需注意保持足够的水化，避免使用噻嗪类利尿剂及长期制动，伴随明显呕吐或腹泻时进行积极的处理。饮食钙摄入量以中等度合适，应避免高钙饮食或低钙饮食。药物治疗选择需根据靶器官受累情况决定，常用药物治疗包括：静脉或口服双膦酸盐治疗 PHPT 相关骨量减少/骨质疏松；拟钙剂西那卡塞可通过激活甲状旁腺细胞表面的钙敏感受体降低 PTH 水平，从而降低血钙。

（王鸥 宋桉）

jiǎxìng jiǎzhuàngpángxiàn gōngnéng jiǎntuìzhèng

假性甲状旁腺功能减退症

（pseudohypoparathyroidism，PHP） 由于甲状旁腺素（PTH）抵抗导致的一组疾病。表现为低钙血症、高 PTH 血症及高磷血症，可伴有其他激素抵抗以及奥尔布莱特（Albright）遗传性骨营养不良症（AHO）表现，即个矮、脸圆、指/趾骨短、异位骨化等。国外流行病学调查其患病率为 0.34/10 万~1.10/10 万。

病因和发病机制 根据注射甲状旁腺素后尿中环腺苷酸（cAMP）含量是否升高，将 PHP 分为 PHP1 型（cAMP 不升高）和 PHP2 型（cAMP 升高）。分子机制研究较为明确的是 PHP1 型，主要致病基因为 GNAS 基因，其编码 G 蛋白三聚体 α 亚基（Gsα），位于 20q13.3，属于印记基因。人体大多数组织表达父源及母源双等位基因，但在近端肾小管、垂体、甲状腺和棕色脂肪组织等器官和组织中，主要表达 GNAS 母源等位基因。GNAS 有 13 个外显子，除第 1 外显子外，其上游的 4 个转录起始位点（TSS）GNAS-A/B、GNAS-AS1、GNAS-NESP 和 GNAS-XL 都可启动转录，其产物与第 2~13 外显子转录产物拼接后翻译形成具有功能的Gsα。这 4 个 TSS 位于差异性甲基化区域（DMR）内（即 GNAS A/B：TSS-DMR、GNAS-AS1：TSS-DMR、GNAS-XL：Ex1-DMR 和 GNAS-NESP：TSS-DMR），可因甲基化水平的变化影响转录水平。

PHP1 型中，母源 GNAS 失活突变或甲基化水平异常引起 Gsα 功能异常，导致 PTH 受体（G 蛋白偶联受体，GPCR）的信号转导活性降低，产生 PTH 抵抗，印记性表达母源 GNAS 的近端肾小管对钙的重吸收降低、磷重吸收增加，引起低钙血症和高磷血症；低钙血症使 PTH 反馈性升高，导致高 PTH 血症。在部分 PHP1 患者中，Gsα 表达的下降也导致 PTH 以外其他通过 GPCR 产生作用的激素的抵抗，如促甲状腺激素（TSH）、生长激素释放激素（GHRH）、黄体生成素（LH）和卵泡刺激素（FSH）等。

基于 GNAS 基因突变及表观遗传改变情况将 PHP1 分为 PHP1A 及 PHP1B 两个亚型。

PHP1A：由于母源 GNAS 失活突变，导致以母源 GNAS 拷贝表达为主的器官和组织中 Gsα 表达下降，引起激素抵抗。PHP1C 的 Gsα 体外活性检测正常，但具有与 PHP1A 相类似的 PTH 等激素抵抗和 AHO 体征，有观点认为 PHP1C 是 PHP1A 的一个亚型。

PHP1B：由于母源 GNAS 的一个或多个 TSS-DMR 的甲基化水平改变，而 GNAS 无失活突变。可进一步分为常染色体显性 PHP1B（AD-PHP1B，又称家族性 PHP1B）和散发性 PHP1B。AD-PHP1B 母源拷贝中的 GNAS A/B：TSS-DMR 低甲基化，另 3 个 TSS-DMR 的甲基化水平正常。GNAS A/B：TSS-DMR 甲基化水平下降是因其上游 220kb 处的 STX16 基因发生突变导致，最常见的为 STX16 第 3~5 外显子的

3kb 或 4.4kb 缺失，该缺陷可通过常染色体显性遗传的方式向后代传递。散发性 PHP1B 中母源拷贝的 GNAS A/B：TSS-DMR、GNAS-AS1：TSS-DMR、GNAS-XL：Ex1-DMR 低甲基化，GNAS-NESP：TSS-DMR 过甲基化，导致印记性表达的器官组织中 Gsα 的表达水平降低。

临床表现 多样，各型之间临床表现多有重叠，可出现于各年龄段。主要有低钙血症相关症状，包括神经肌肉兴奋性升高导致的手足搐搦、感觉异常、癫痫样发作和外胚层营养不良等症状；慢性高磷血症可导致基底节等部位的颅内钙化。伴有 TSH、LH/FSH 或 GHRH 等激素抵抗者可有甲状腺功能减退、性腺功能异常和生长发育迟缓等。部分患者合并 AHO 体征，也有部分患者出现肥胖（尤其早发肥胖）、认知障碍等。

诊断 根据临床表现、实验室检查可诊断。

实验室检查 PTH 抵抗是 PHP 的核心特征，特点为在肾功能、血镁正常且除外维生素 D 缺乏的状态下出现的低钙血症、高 PTH 血症和高磷血症。由于外源性 PTH 刺激试验和体外测定 Gsα 活性检测操作复杂，实用性不强，并未普遍用于临床。

主要诊断依据：①PTH 抵抗，低钙血症伴 PTH 水平升高。②和/或 2 岁前起病的早发性肥胖。③和/或 AHO 体征（可不同时出现）：矮身材，成年身高相对未患病双亲身高偏矮；E 型短指/趾骨；矮胖身材：相对家族成员，排除肥胖；脸圆：相对家族成员，排除肥胖；皮下异位骨化。④伴或不伴相关家族史。

基因诊断 为明确具体分型，

提取外周血 DNA 检测 *GNAS* 等相关基因的突变及大片段缺失情况。对于 *GNAS* 基因 TSS-DMR 的甲基化水平检测，可采用结合重亚硫酸盐的限制性内切酶法或甲基化特异性多重连接探针扩增技术。对于部分 PHP2 患者可通过提取外周血 DNA 进行 GNAS 下游通路相关基因测序了解有无突变，但也有部分患者病因未明，暂无有效基因检测手段。

由于 *GNAS* 属于印记基因，在对可疑患者进行相关遗传学检查的同时，也应详细了解家族史，对可能携带相关基因突变的亲属进行基因检测。明确家族史和致病性突变来源一方面有助于分型，另一方面也可根据具体的突变类型对有生育意愿的患者进行具体的遗传咨询。

鉴别诊断 需与严重的维生素 D 缺乏、低镁血症、毛-鼻-指综合征、皮肤肿瘤、基底细胞癌、继发性/创伤性皮肤骨瘤、贝-维（Beckwith Wiedemann）综合征、普拉德-威利（Prader-Willi）综合征、先天性甲状腺功能减退症、并趾/指、马德隆（Madelung）畸形、面部畸形和特纳（Turner）综合征等鉴别。

治疗原则 患者临床表现可首发于各年龄段，故长期规律随访十分重要。对于各型 PHP 以对症治疗为主。

PTH 抵抗的治疗 使用维生素 D 制剂联合钙剂治疗，如经济条件许可首选活性维生素 D 制剂。规律治疗可使血钙水平维持正常；为避免长期高 PTH 血症对骨骼的不良影响，至少在 PHP1B 患者中应将血 PTH 水平降至正常高限左右，同时避免过度降低 PTH 导致高尿钙和肾钙化。如出现严重的低钙血症及症状，应及时经静脉补钙，并同时补充活性维生素 D。通常每 3~6 个月复查血 PTH、血钙、血磷及 24 小时尿钙，定期行肾和白内障相关评估。

其他激素抵抗的治疗 对于经临床及生化检查确认存在 PTH 之外其他激素抵抗的患者，治疗方案及治疗目标与单纯存在该激素缺乏的患者基本相同。

患者应尽早进行甲状腺功能检查。国外指南建议，5 周岁前诊断 PHP 的患者应每半年检测一次 TSH，近青春期的儿童及成年患者可每年复查。发现甲状腺功能低减者，应予甲状腺激素替代治疗。

PHP 患儿在达到终身高前，应以不低于每半年 1 次的频率监测身高、骨龄及血生长激素水平。存在生长激素缺乏的患者可使用重组人生长激素进行替代治疗。青春期前，应定期监测青春发育状况，对于男性应关注睾丸大小及下降程度，若存在隐睾应积极干预。青春期后，随访时应关注月经史，如出现提示性腺功能减退的临床表现，则应行性激素检测；若确诊性腺功能减退，予相关激素补充治疗。有妊娠需求的患者可根据相关指南进行辅助生殖。

其他症状的管理治疗 患者应定期记录体重，出现糖脂代谢异常时应检测血脂、血糖并进行饮食调整和/或药物治疗。①对于存在异位骨化：记录异位骨化的位置、大小、对关节及活动的影响；浅表的异位骨化组织如持续增大并出现疼痛、活动受限、关节侵犯时，可行外科手术切除，手术处理前应行 CT 或磁共振成像对异位骨化组织进行评估；对较为浅表、不影响肢体活动、不引起疼痛的异位骨化不建议积极进行手术干预。②对于明显短指/趾畸形：进行运动功能评估，必要时可使用器材进行运动辅助及支持。③对于并发除短指/趾外其他骨骼异常：进行全身骨骼的系统性检查。对于存在认知行为障碍，神经内科就诊进行评估和治疗。

预防 该病发病率较低，尚无针对一般人群的有效筛查手段。对于有生育需求的患者，可在明确分子分型及致病基因后，有重点地进行遗传咨询，必要时建议患者行辅助生殖。对于明确存在 PHP 相关临床表现及基因分子水平突变的患者，早期诊断和早期治疗对于改善其预后及生活质量有较大帮助。

（王鸥 杨奕）

jiāzúxìng quángùtóng quēfázhèng

家族性醛固酮缺乏症（familial aldosterone deficiency）

醛固酮合酶基因（*CYP11B2*）突变导致的以失盐、高钾血症、低钠血症和代谢性酸中毒为典型表现的常染色体隐性遗传病。又称先天性孤立性低醛固酮症、家族性高肾素性低醛固酮血症、醛固酮合酶缺乏症、皮质酮甲基氧化酶缺乏症。缺陷通常发生在醛固酮生物合成途径的末端酶，即醛固酮合成缺陷。该病罕见，报道病例最多的是伊朗犹太人。

病因和发病机制 醛固酮的主要作用是通过控制远端肾单位的钠吸收和钾排泄来调节血管内容量和血清电解质。醛固酮合成的遗传缺陷会导致低血容量、低钠血症和高钾血症。

CYP11B2 是多功能酶，催化醛固酮生物合成的两个步骤，即皮质酮转化为 18-羟皮质酮、18-羟皮质酮转化为醛固酮（图 1）。因此，醛固酮合酶缺陷可分为两种类型：醛固酮合酶缺陷 I 型（CMO I 型）为皮质酮 18 号碳原

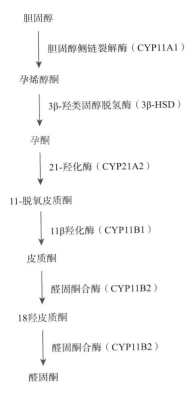

图1 醛固酮生物合成途径

胆固醇

↓ 胆固醇侧链裂解酶（CYP11A1）

孕烯醇酮

↓ 3β-羟类固醇脱氢酶（3β-HSD）

孕酮

↓ 21-羟化酶（CYP21A2）

11-脱氧皮质酮

↓ 11β羟化酶（CYP11B1）

皮质酮

↓ 醛固酮合酶（CYP11B2）

18羟皮质酮

↓ 醛固酮合酶（CYP11B2）

醛固酮

子上的羟化障碍，即 CYP11B2 的 18-羟化酶作用异常；醛固酮合酶缺陷Ⅱ型（CMOⅡ型）为18-羟基向醛基的转化过程障碍，即 CYP11B2 的 18-氧化酶作用异常。CMO Ⅰ型导致血浆中 18-羟皮质酮和醛固酮的浓度偏低，及其代谢产物的尿排泄量偏低；而 CMO Ⅱ型导致低醛固酮血症，但血浆 18-羟皮质酮的浓度较高，其主要代谢产物（四氢-18-羟基-11-脱氢皮质酮）的尿排泄量也增加。无论哪种类型，都能导致新生儿出现失盐、高钾血症、低钠血症、代谢性酸中毒、早期发育不良或发育迟缓等表现。

CYP11B2 基因位于染色体 8q24.3，其突变导致醛固酮合酶缺陷，CMO Ⅰ型的 CYP11B2 酶活性完全缺失，而 CMO Ⅱ型的 CYP11B2 酶活性部分缺失。一般酶活性降低到正常水平的 1% 以下，醛固酮生物合成才会受损。

CMO Ⅰ型相关的 *CYP11B2* 基因突变主要包括移码突变和无义突变，如第一外显子 5bp 缺失（V35Δ5nt）、E255X 突变等。也存在一些错义突变，如 R384P、L461P 突变等。CMO Ⅱ型相关的 *CYP11B2* 基因突变主要为错义突变，如 R181W、V386A 突变等 R181W 破坏了 CYP11B2 的 18-氧化酶的活性但保留了其 18-羟化酶的部分活性。

有部分醛固酮缺乏症家系中未检出该基因突变，这种情况暂被称为家族性高肾素性低醛固酮血症 2 型（FHHA2）。

临床表现 随年龄而变化。婴儿在出生后的几天到几周内出现盐皮质激素缺乏的表现，主要为呕吐和脱水导致低血容量，引起发绀、心动过速、低血压和肾前性氮质血症等。低钠血症、高钾血症和酸中毒也是醛固酮缺乏的特征。症状严重时可导致循环衰竭。该病虽偶有死亡病例，但不会像失盐型的先天性肾上腺皮质增生症那样严重，这可能是因为醛固酮合酶缺乏时去氧皮质酮、皮质酮和皮质醇的正常合成在一定程度上纠正了低钠血症和休克的发展。

一些患儿在早期即被诊断为发育不良、厌食症、轻度脱水和电解质异常等。虽然电解质异常通常在 3 ~ 4 岁时恢复正常（即使是低钠饮食），但生长迟缓会贯穿整个儿童时期。成人一般无症状，偶尔出现可耐受的失盐表现。

诊断和鉴别诊断 依据临床表现、生化、激素水平和基因检测进行诊断和鉴别诊断。

实验室检查常提示血钠低和血钾高。未经治疗的婴儿中，血钠通常为 120 ~ 130mmol/L，而血钾在 6.0 ~ 8.5mmol/L。3 ~ 4 岁以上的儿童即使未经治疗，血电解质也在正常水平。

血浆肾素活性在婴儿和幼儿中显著升高（可高达正常值的 100 倍），成人可在正常范围。醛固酮及其代谢产物在 CMO Ⅰ 型中常低于可测值，在 CMO Ⅱ 型中（尤其是年龄较大的儿童和成人），代谢产物尿排泄量仅轻度减少，醛固酮水平通常在正常范围。18-羟皮质酮代谢产物尿排泄量在 CMO Ⅰ 型中轻度减少，但在 CMO Ⅱ 型中其血清水平及尿排泄量均显著增加。前体物质 11-脱氧皮质酮水平增加，皮质酮代谢产物的尿排泄量也会增加。

CMO Ⅰ 型与 Ⅱ 型的鉴别：CMO Ⅱ 型可通过血清或尿液中 18-羟皮质酮与醛固酮比值显著升高（通常可达 100 倍）来诊断，该比值往往不随年龄改变，可能是成年人唯一的生化异常。由于醛固酮水平过低，该比值对诊断

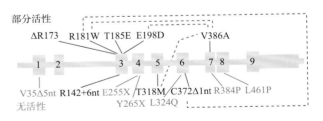

图2 *CYP11B2* 突变导致醛固酮合酶缺乏症

注：*CYP11B2* 基因用标有数字的框表示外显子 *1 ~ 9*。部分影响酶活性的突变标记于基因上方，而破坏酶活性的突变标记于基因下方。*CMO* Ⅰ 型相关的突变用灰色表示，*CMO* Ⅱ 型相关的突变用黑色表示。虚线为既往检测到的同一等位基因携带的成对突变。

CMO Ⅰ型没有明确意义。

由于患者临床表现严重程度的个体差异较大，且几乎所有患者会随着年龄增长而出现显著的改善，因此对于醛固酮合酶缺乏症的诊断及分型较困难。*CYP11B2* 基因突变的检测为该病的诊断及分型提供重要依据。

治疗原则 症状严重的婴儿需要静脉输液，但大多数婴儿和儿童接受口服钠盐（每天 2g 氯化钠或与碳酸氢钠联合使用）及氟氢可的松治疗。电解质异常可很快被纠正，但血浆肾素活性和类固醇激素前体物质的水平很难在几个月内恢复正常。在醛固酮缺乏导致生长迟缓的儿童中，有效的治疗可在很大程度上达到追赶生长。一旦血浆肾素活性下降到正常水平，可停用口服钠补充剂，但盐皮质激素替代治疗需维持到儿童时期。治疗过程中应注意评估电解质的平衡。

预防 ①一级预防：即婚前预防。该病为常染色体隐性遗传病，应避免近亲结婚。②二级预防：即出生前预防。对已生育患儿的家庭实施产前基因诊断，降低患者出生的再发风险。③三级预防：即症状前预防。通过新生儿筛查，在患者出现症状前早期诊断和早期治疗，避免患者出现失盐、电解质紊乱及生长发育障碍等表现。

（童安莉　高寅洁）

Màiqiū'ēn-Ào'ěrbùláitè zōnghézhēng

麦丘恩-奥尔布莱特综合征

（McCune-Albright syndrome, MAS） 以皮肤咖啡牛奶斑、性早熟、多发性骨纤维发育不良为临床特征的综合征。又称多发性骨纤维发育不良伴性早熟综合征。是一种罕见的先天性非遗传性疾病，属于 G 蛋白病。最初因骨纤维性结构不良（FD）、性早熟和皮肤咖啡牛奶斑的三联征而得以诊断，随后逐渐发现还有其他内分泌功能异常表现，包括甲状腺功能亢进症（简称甲亢）、肢端肥大症、库欣综合征和肾磷排泄过多等。国外报告 MAS 的患病率为 1/10 万～10/10 万，占 FD 的 2%～4%，女性多见，男女比例为 1：3～1：6，多数在 30 岁前发病。

病因和发病机制 由于编码 G 蛋白 α 亚基（Gsα）的 *GNAS* 基因发生合子后激活性突变，破坏 GTP 酶活性，GTP 无法分解为 GDP，使 α 亚基持续与 GTP 结合并激活下游的腺苷环化酶，引起环腺苷酸（cAMP）合成增多，下游效应因子持续活化，最终导致 MAS。*GNAS* 突变为发生在胚胎早期的体系突变，呈嵌合分布，临床表型取决于突变发生的部位、范围和出现在胚胎发育的时期。在骨骼中，cAMP 增加致成骨细胞过度增殖但分化障碍，形成大量不成熟的编织骨，导致 FD。FD 病变组织可过度分泌成纤维细胞生长因子 23（FGF23），导致肾排磷增加，这是引起骨纤维性结构不良及骨矿化障碍原因之一。卵巢组织中 GNAS 激活使得卵巢持续活化，导致雌激素分泌过多及复发性卵巢囊肿而出现外周性性早熟，睾丸组织 GNAS 激活导致间质和支持细胞增生。其他受影响的内分泌组织包括甲状腺、垂体等。皮肤中 cAMP 信号传导增加导致通过 α 促黑素刺激黑色素的产生，引起咖啡牛奶斑。

临床表现 如下。

FD 多数在儿童期出现，表现为单骨型或多骨型 FD，可累及全身骨骼，受累部位常为颅骨和近端股骨。临床表现主要有骨痛、颅面骨受累时面部不对称或无痛性肿块、错殆畸形、视力受损、听力下降、脊柱侧凸和脆性骨折等，多因跛行、骨痛就诊。反复骨折和进行性骨骼畸形可致活动障碍甚至丧失活动能力。在放疗等诱因下有恶变可能，多见于多骨型 FD，表现为新发疼痛和/或既往非活动性病变快速发展。因此，当骨骼病变出现进行性疼痛、肿胀等变化时需警惕 FD 恶变可能。

内分泌系统 外周性性早熟在女性患儿中较常见，卵巢组织中的 GNAS 激活引起反复发生的卵巢囊肿，雌激素间断性分泌增多，导致乳房早发育、生长加速；当囊肿消退时，雌激素水平下降导致撤退性阴道出血。而在囊肿形成的间隔期，可无临床症状。卵巢囊肿持续到成年期，导致月经不规则，并可引起排卵障碍。男性患儿表现为生长加速、阴毛和腋毛生长、痤疮、单侧或双侧巨大睾丸。性激素的长期自主分泌导致下丘脑-垂体轴的激活，引起中枢性性早熟。其他内分泌腺体异常还包括甲状腺肿大及甲亢表现。少数表现为巨人症或肢端肥大症、库欣综合征等，也可出现佝偻病/骨软化症。

皮肤 咖啡牛奶斑在 MAS 较为常见，且常是该病的首发表现，在出生时或出生后不久即被发现。病变常位于骨骼病变同侧且多沿中线分布而不跨过中线，呈片状褐色或黄棕色斑片状色素沉着。

其他 婴儿期可出现肝炎和胆汁淤积，成人患者报道有肝细胞腺瘤、胆总管囊肿等。还可出现胃食管反流、胃肠息肉、胰腺炎和胰腺导管内乳头状黏液性肿瘤等。累及血液系统者出现全血细胞减少、髓外造血。与 MAS 相关的恶性肿瘤包括乳腺癌、甲状腺癌、肝母细胞瘤等。

诊断 依据临床表现、实验室检查、影像学和基因检测可诊断。临床诊断主要基于皮肤咖啡牛奶斑、FD、内分泌系统异常3个典型病变中的2个或2个以上病变，合并性早熟者有相应临床表现及性激素水平检测的异常。病因诊断有赖于 GNAS 基因的突变分析。

实验室检查 ①内分泌激素评估：合并性早熟者可有雌激素、孕激素、睾酮（男性）升高，外周性性早熟时促性腺激素水平降低，合并其他内分泌腺体异常者也有相应激素变化。②骨代谢评估：包括血钙、血磷、碱性磷酸酶等骨转换指标等。

影像学检查 ①性早熟方面：盆腔超声可见子宫增大伴单个或多个卵巢囊肿。睾丸超声提示散在的高低回声病变和微结石。骨龄片可见骨龄超前。骨骼方面可采用骨显像、X 线等评估受累部位和范围；视力和听力检查评估有无压迫症状。②其他：甲状腺、乳腺超声等。

基因检测 外周血基因检出率不高，当外周血 GNAS 基因检测阴性不能排除该病时，可取病变组织标本进行 GNAS 基因检测（表1）。

鉴别诊断 包括以下情况。

骨骼病变的鉴别 ①佩吉特（Paget）骨病：也有碱性磷酸酶明显升高，但除少数遗传综合征外通常发病年龄较晚，无性早熟、皮肤咖啡斑等改变。②神经纤维瘤病1型（NF1）：由 NF1 基因的杂合突变引起的，呈常染色体显性遗传，可累积骨骼，常合并皮肤咖啡斑，但 NF1 的典型特征有神经纤维瘤、视神经胶质瘤、色素巩膜错构瘤和腋窝雀斑，无性早熟表现。③皮肤-骨骼低磷血症综合征：因 H-RAS 和 N-RAS 基因的体细胞激活性突变所致，常出现严重的低磷血症和骨软化症、表皮痣、巨大先天性黑色素痣，以及眼、脑和血管系统的其他异常。④其他类型骨病：如骨-颅骨发育不良症、致密性成骨不全症等，根据临床表现、实验室检查、影像学、基因检测结果进行鉴别。

性早熟的鉴别 如下。

中枢性性早熟 性成熟过程按正常青春期顺序进行，有排卵/精子生成，有生育能力。促性腺激素、雌激素（睾酮）均升高。①特发性性早熟：有家族发病倾向，常染色体隐性遗传，4~8 岁发病。②中枢神经系统疾病所致中枢性性早熟：常有中枢神经系统疾病史，伴颅内疾病其他相应症状，如尿崩症等。③其他原因：女性还需与先天性肾上腺皮质增生症、卵巢肿瘤鉴别。

外周性性早熟 ①原发性甲状腺功能减退症：常有低代谢表现及甲状腺功能异常。②外源性性激素：有相关用药史。女性还需与波伊茨-耶格（Peutz-Jeghers）综合征、拉塞尔-西尔弗（Rus-sell-Silver）综合征鉴别。男性还需与睾丸毒症、先天性肾上腺皮质增生症、肾上腺或性腺肿瘤相鉴别。

治疗原则 包括 FD 合并性早熟的治疗主要是对症治疗，尚无根治方法。

骨纤维异常增殖症 治疗目的是保护功能、减少并发症。多数颅面部 FD 首选观察，定期评估，如视力进行性下降、严重疼痛、畸形者可考虑手术治疗。对中轴骨和四肢骨 FD 病变，可进行物理康复治疗，以优化功能、避免丧失活动能力；若出现脊柱 Cobb 角>50°、骨折、严重畸形，需进行相应处理。对于疼痛者，可考虑非甾体抗炎药或静脉双膦酸盐治疗，根据临床症状可重复用药。对 FGF23 介导的低磷血症，予中性磷、骨化三醇治疗，用药时应监测尿钙、血钙和胃肠道反应等。

内分泌系统疾病 对女性外周性性早熟，可通过药物干预减少对终身高的影响，如芳香化酶抑制剂；如出现中枢性性早熟可应用促性腺激素释放激素类似物等。对于男性患者，应监测睾丸超声，若可触及肿块或进行性增大需考虑活检明确病理。其他内分泌腺体功能亢进者，可根据具体累及的腺体予相应治疗，如甲亢者可予抗甲状腺药物、手术和 131I 治疗，伴生长激素过度分泌者可单独或联合长效生长抑素类似物及生长激素受体拮抗剂、多巴胺激动剂及手术治疗。

其他 皮肤咖啡牛奶斑无特殊治疗，其他神经压迫症状、胃食管反流、胰腺炎等均应在专科就诊予以相应治疗。

预防 该病是体细胞突变所致，不会遗传给后代，不需要进

表 1 MAS 基因诊断方案

基因	实验方案	检测的突变	突变检测率
GNAS	靶向性分析	p. Arg201His	8%~90%
		p. Arg201Cys	75%~100%
		p. Gln227Leu	5%

行产前检查。亲属患病的风险与普通人群相似。

（王 鸥 陈 蓉）

Duōnuòhuò zōnghézhēng

多诺霍综合征（Donohue syndrome） INSR（19p13.2）基因突变导致胰岛素受体功能受损的常染色体隐性遗传病。又称矮妖精貌综合征。因患儿出生时的面容像爱尔兰神话中的妖精而得名。1948 年，加拿大病理学家威廉·莱斯利·多诺霍（William Leslie Donohue）首次描述了一种以新生儿严重胰岛素抵抗、生长迟缓和多种内分泌紊乱为主要表现的常染色体隐性遗传病。该病罕见，发病率约为 0.25/100 万，女性发病是男性的两倍。

病因和发病机制 胰岛素通过与胰岛素受体（INSR）结合发挥生物学效应。INSR 由位于 19 号染色体短臂上的 22 个外显子编码，是细胞表面异四聚体糖蛋白，属于受体酪氨酸激酶超家族，由两个胞外 α 亚基和两个跨膜 β 亚基通过二硫键连接组成。胰岛素与其受体结合后致 β 亚基自身磷酸化，并进一步激活 PI3K/AKT 和 Ras/MAPK 等下游级联信号从而介导胰岛素相关功能。α 亚基区域的纯合或复合杂合突变可引起更严重的综合征（如多诺霍综合征），而 β 亚基突变则导致较轻的胰岛素抵抗。INSR 的胞外部分又分为富含亮氨酸区域（L1）、富含半胱氨酸区域（CR）、第二个富含亮氨酸重复区域（L2）及 3 个纤维连接蛋白Ⅲ型区域（FnⅢ 1~3），胰岛素结合位点位于 FnⅢ。严重影响疏水核心形成和 FnⅢ区域稳定性的错义突变均引起表型较严重的多诺霍综合征，而只引起局部不稳定、不影响 FnⅢ区域折叠的突变引起表型相对

轻的拉布森-门登霍尔（Rabson-Mendenhall）综合征。已发现了 130 个 INSR 基因突变位点与多诺霍综合征相关。由于 INSR 和胰岛素样生长因子Ⅰ（IGF-Ⅰ）受体之间的同源性很高，胰岛素和 IGF 可能结合并激活任一受体或杂合的 INSR/IGF-Ⅰ 受体，这可以解释患儿出现手足增大、高雄激素血症等表现。

临床表现 通常存在子宫内发育迟缓，并有以下特征。①面部特征：精灵样尖下巴、小头畸形、低位耳、眶距增宽和宽鼻厚唇。②皮肤特征：多毛、黑棘皮症、皮肤增厚、皮下脂肪减少和肌肉萎缩。③其他特征：手足大（相对于身体）、同龄低体重、肌张力低下、腹胀、胸径小、生殖器和其他器官增大。受影响的个体很少活过婴儿期，大多数存活不到 2 年，死因多为脓毒症。

诊断 ①高胰岛素血症：空腹血清胰岛素水平 > 70μU/ml 或口服葡萄糖耐量试验后胰岛素水平超过 350μU/ml，且排除肥胖、特殊药物应用史等可造成胰岛素抵抗的原因。②存在典型临床表现。③基因检测：INSR 基因 α 亚基区域突变。

鉴别诊断 ①拉布森-门登霍尔综合征：与多诺霍综合征的症状重叠，难以区分，一般导致新生儿死亡或儿童早期死亡的病例通常被诊断为多诺霍综合征，而大多数拉布森-门登霍尔综合征在生命早期出现症状，但能活到 20 多岁。②脂肪萎缩性糖尿病：是一组罕见的异质性疾病，表现为在不存在营养缺乏或分解代谢的情况下，有脂肪组织的选择性缺乏。

治疗原则 尚无标准化治疗方案。治疗目的为改善严重胰岛

素抵抗所造成的代谢后果，如糖尿病等，可选择的药物治疗包括：胰岛素，通常用量需较大；重组人 IGF-Ⅰ，可改善 INSR 相关严重胰岛素抵抗综合征的代谢控制，有报道该药可增加患者寿命，但使用的最佳时机、剂量、治疗时间以及相对的风险和收益均不明确；二甲双胍和噻唑烷二酮类药物可以通过提高胰岛素敏感性来改善糖耐量，但在该病中的使用还缺乏足够证据。

预防 ①一级预防：即婚前预防。该病为常染色体隐性遗传病，应避免近亲结婚。②二级预防：即出生前预防。对已生育该病患儿的家庭实施产前基因诊断，减少再次出现患者的风险。③三级预防：即出生前预防。通过新生儿筛查，在出现症状前早期诊断和早期治疗，避免进一步损害机体。

（张化冰 杨 娜）

shènshàngxiàn pízhì'ái

肾上腺皮质癌（adrenocortical carcinoma，ACC） 发生于肾上腺皮质细胞的恶性上皮性肿瘤。国外报道每年发病率为 0.5/10 万~2.0/10 万。发病年龄呈现双峰分布，常见于 5 岁以下儿童和 40~60 岁的成年人，女性是男性的 1.5~2.5 倍。5%~10% 的 ACC 为胚系基因突变导致，并与遗传性肿瘤综合征相关。常见的遗传综合征包括：利-弗劳梅尼（Li-Fraumeni）综合征（LFS），占 ACC 的 2%~4%，在儿童中占 50%~80%；林奇（Lynch）综合征（LS），占 ACC 的 3%；多发性内分泌腺瘤病 1 型（MEN1），占 ACC 的 1%~2%；其他如家族性腺瘤性息肉病（FAP）、贝-维（Beckwith-Wiedemann）综合征（BWS）等较少见。

病因和发病机制 发病机制包括抑癌基因失活性和癌基因激活性突变、染色体异常（染色体获得、染色体丢失和杂合性丢失等）、表观遗传学改变（DNA 甲基化和 miRNA 失调）等。ACC 相关遗传综合征的发病机制如下（表1）。

LFS 常染色体显性遗传病，由 TP53 基因胚系突变引起。TP53 是细胞增殖、DNA 损伤修复的关键调节因子；突变后 TP53 蛋白功能失活，不能修复 DNA 损伤，从而引发癌变。患者除 ACC 外，对乳腺癌、骨与软组织肉瘤、中枢神经系统肿瘤的易感性增加，并与白血病、胰腺癌、胃癌、黑色素瘤、前列腺癌等多种肿瘤发病风险增加相关。在 70%～80% 的 LPS 家系中可以检测到 TP53 基因胚系突变。50%～80% 的 ACC 患儿有 TP53 突变，但只有 3%～

10% 的 LFS 儿童会发展为 ACC。ACC 中 TP53 胚系突变频率随着年龄增长而降低，至成年期在 10% 以下。

LS 因 DNA 错配修复 PMS2、MSH2、MSH6、MLH1 基因或 EPCAM 基因的胚系突变导致的常染色体显性遗传病，外显率 80%～85%。70%～85% 的 LS 由 MLH1 或 MSH2 突变引起，MSH6 和 PMS2 突变各占 10%～20%。在 DNA 错配修复中，MSH2 蛋白首先与 MSH6 形成二聚体复合物 MutSα，MutSα 结合到 DNA 碱基错配区，然后与 MLH1 和 PMS2 基因形成的二聚体 MutLα 结合，激活核酸内切酶，使错配 DNA 附近单链断裂，在核酸外切酶的作用下降解包含错配的 DNA 链，去除错配基因。除了 ACC 外，LS 患者发生卵巢、胰腺、结直肠、子宫内膜、小肠和输尿管或肾盂等肿

瘤的风险明显增加。

MEN1 MEN1 基因突变导致的常染色体显性遗传疾病。MEN1 基因编码的 Menin 蛋白通过以下信号通路参与细胞生长调控：①Menin 与 Wnt 信号通路密切相关，Menin 作用于 Wnt 通路的 β 联蛋白（β-catenin），影响其在细胞内的转位进而影响其功能。②Jun 蛋白家族成员 JunD，通过自身二聚化，或与 Fos 家族成员共同形成转录因子 AP-1，促进细胞增殖。Menin 与 JunD 结合后阻止 AP-1 形成，从而阻断了 AP-1 的作用。③Menin 通过 H3K4 甲基化上调细胞周期素依赖激酶（CDK）抑制因子 p18INK4c 和 p27Kip1，从而调节细胞周期进程。MEN1 突变导致 Menin 蛋白失活，能促进细胞增殖及肿瘤发生。MEN1 患者常见临床表现包括原发性甲状旁腺功能亢进症、胰腺

表 1 肾上腺皮质癌相关综合征及其特征

综合征	基因	发病率	ACC 发生率	其他肾上腺表现	其他相关疾病
常见					
LFS	TP53	0.1/10 万～5/10 万	儿童 50%～80%，成人 3%～7%	—	脑癌、乳腺癌、肺癌、肉瘤、白血病、脉络丛肿瘤
LS	MSH2、MLH1、PMS2、MSH6、EPCAM	2.3‰	成人 3%		结直肠癌、子宫内膜癌、小肠癌、输尿管癌、胰腺癌、前列腺癌
罕见					
MEN1	MEN1	3.3/10 万	成人 1%～2%	肾上腺增生、肾上腺腺瘤	垂体腺瘤、原发性甲状旁腺功能亢进症、胰腺神经内分泌肿瘤、其他前肠神经内分泌肿瘤
FAP	APC	3.3/10 万	罕见，病例报告	肾上腺腺瘤	结肠癌、十二指肠腺瘤、甲状腺癌
BWS	11p15.5	7.7/10 万	罕见，病例报告；仅在儿童发生	良性肾上腺囊肿和腺瘤	儿童期癌症、肾母细胞瘤、肝母细胞瘤、横纹肌肉瘤、神经母细胞瘤
非常罕见/病例报告					
NF1	NF1	0.3‰	罕见，病例报告，可发生于幼儿	—	胶质瘤，恶性神经鞘瘤，良性神经肿瘤
卡尼综合征	PRKAR1A	罕见，全球>700 例	罕见，病例报告	PPNAD	垂体和甲状腺肿瘤、心脏黏液瘤、神经鞘瘤和其他肿瘤
伯特-霍格-杜布（Birt-Hogg-Dube）综合征	FLCN	1/10 万	罕见，病例报告		皮肤错构瘤、肺囊肿和气胸、肾嗜酸细胞瘤和嫌色肾细胞癌

神经内分泌肿瘤和垂体腺瘤。肾上腺增生和腺瘤在 MEN1 中很常见，MEN1 相关肾上腺肿瘤中 ACC 仅占 13.8%。

FAP 常染色体显性遗传病，致病基因是 *APC* 基因。多数 *APC* 基因突变为截短突变，导致 APC 蛋白功能障碍。APC 蛋白的主要作用是与 β 联蛋白和 E-钙黏着蛋白相互作用从而影响细胞黏附及细胞间信号传递，是 β 联蛋白的负性调节子。*APC* 突变蛋白失活，过多的 β 联蛋白在细胞核内的聚集，启动几种基因转录，其中包括 *C-MYC* 基因，C-MYC 作为转录因子，调控细胞的生长和分裂。FAP 主要表现为遗传性多发性肠息肉。7.4%~13% 的 FAP 患者有肾上腺皮质腺瘤，与其结肠癌相比，ACC 的绝对风险低很多。

BWS 染色体 11p15.5 母源或父源性印记基因表达缺陷而导致的儿童期患癌症风险增加的综合征。BWS 中良性肾上腺腺瘤很常见，仅 1% 患儿发展为 ACC。BWS 主要表现包括腹壁缺损、巨舌和巨大儿，部分患儿有耳褶皱及切迹、内脏肥大和新生儿低血糖等。

其他遗传综合征 如神经纤维瘤病 1 型（NF1）、卡尼（Carney）综合征相关的 ACC 极罕见，仅为个案报道。

除了上述遗传性基因突变之外，影响 TP53、Wnt/β 联蛋白、cAMP/PKA 等信号通路的基因突变和胰岛素样生长因子 2（IGF-Ⅱ）过表达与散发性 ACC 的发展有关，致病基因（突变、纯合缺失或扩增）包括 *ZNRF3*、*CTNNB1*、*TP53*、*CDKN2A*、*RB1*、*MEN1*、*DAXX*、*MED12* 和 *TERT* 等。

临床表现 ACC 分泌皮质醇、醛固酮或性激素，引起相应的临床表现，如库欣综合征、原发性醛固酮增多症、性早熟（儿童期）或女性男性化（成年女性雄激素分泌增多）等，也有部分 ACC 无分泌功能，患者在检查时意外发现肾上腺占位。在儿童患者中激素分泌异常升高患者的比例较高，出现库欣综合征或同性/异性性早熟，或库欣综合征和性早熟同时存在，表现为原发性醛固酮增多症的患者较少见。遗传性 ACC 患者及其家系成员会还会出现相应遗传综合征的临床表现。

诊断 影像学发现较大的肾上腺占位同时伴或不伴肾上腺皮质激素增多的临床表现或激素水平改变，需警惕 ACC 可能，确诊需要手术切除肿瘤后的病理学诊断。病理学诊断为肾上腺皮质肿瘤，且韦斯（Weiss）评分 ≥ 3 分即可诊断 ACC。

鉴别诊断 需与其他肾上腺占位相鉴别，如嗜铬细胞瘤、淋巴瘤、肾上腺转移瘤等。遗传综合征相关的 ACC 尚需进行胚系基因突变检测以明确基因诊断。

治疗原则 手术完整切除肿瘤是治愈的关键，对于Ⅰ~Ⅲ期肿瘤，尽量完整外科切除。对于Ⅳ期肿瘤，如原发灶和转移灶能完全切除可行手术，或为缓解高皮质醇血症行姑息减瘤。术后复发转移患者，如有机会再次手术切除，可延长生存期。术后对复发风险高的患者使用米托坦辅助治疗，包括高级别病变（Ki-67 > 10%，核分裂 > 20/50HPF）、术中肿瘤播散或破裂、低级别但有血管或包膜侵犯的体积较大肿瘤。高危患者需要持续米托坦治疗 5 年，低危者至少治疗 2 年。对早期复发高风险（Ki-67 > 20% 或有广泛的血管侵犯/腔静脉癌栓）或无法手术或广泛转移的患者，可以联合化疗和米托坦治疗。

预后 较差，异质性大，5 年生存率 13%~80%。

预防 ACC 相关遗传综合征均为常染色体显性遗传，患者计划妊娠时应进行产前咨询，可考虑使用第三代试管婴儿技术，避免携带致病基因患儿出生。对致病基因携带者进行定期的临床筛查，以便早期诊断和早期治疗，改善患者预后。

（童安莉）

gēwǔjì miànpǔ zōnghézhēng

歌舞伎面谱综合征 （Kabuki syndrome，KABUK）

累及多系统的先天性异常合并发育迟缓的综合征。主要表现为身体发育不良、骨骼发育障碍、特殊容貌、先天性内脏发育畸形、皮肤纹理异常及轻至中度智力障碍等多系统的形态和功类能学异常。因患者的面容特征与日本歌舞伎（Kabuki）的化装面容相似，故称歌舞伎面谱综合征。最初报道于日本，之后发现不同人种均可发病，已有超过 400 例报道，发病率为 1.2/10 万~3.1/10 万。

病因和发病机制 该病与 *KMT2D* 或 *KDM6A* 基因突变有关。55%~80% 的病例由 *KMT2D*（曾称 *MLL2*）基因突变引起。该基因的编码蛋白为赖氨酸特异性甲基转移酶 2D（KMT2D），存在于机体的许多器官和组织中，作为组蛋白甲基转移酶发挥作用。组蛋白甲基转移酶可对组蛋白进行甲基化修饰。通过这一过程，*KMT2D* 基因可在细胞分化过程中打开染色质并激活同源框和（巢蛋白）*NESTIN* 基因，从而调控生长发育。另外 2%~6% 的病例由 *KDM6A* 基因突变引起，该基因编码赖氨酸特异性脱甲基酶 6A（KDM6A）。这种酶是组蛋白去甲基化酶，可使组蛋白去甲基化从而关闭染色质，与 KMT2D 一样，KDM6A 也调节一些与生长发育相关基因的活性。

KMT2D 和 KDM6A 协同作用以控制某些发育过程。KMT2D 和 KDM6A 基因突变导致相应功能酶的缺失，可破坏正常的组蛋白甲基化并影响多种器官和组织中某些基因的正常激活，导致患者的发育和功能特征异常。

约 20% 的病例缺乏 KMT2D 和 KDM6A 的基因突变，病因尚不明确。

临床表现 根据突变基因表现为常染色体显性遗传或 X 连锁显性遗传，多数症状在出生时即存在，亦有部分症状在儿童期出现。患者具有相似的特征性面部特征，包括弓形眉、宽睑裂、下眼睑外 1/3 外翻、蓝色巩膜、外耳横突畸形、鼻尖宽且凹陷、唇裂和腭裂，以及间距大、不规则的牙齿。其他临床表现包括：轻至中度的智力障碍、矮小、骨骼畸形（第 5 指弯曲缩短、脊柱侧凸和关节脱位）、肌张力减低、内脏畸形（多为心脏畸形）、癫痫、小头畸形以及听力和视力异常等。

诊断 根据 2019 年国际专家共识，对于同时存在婴儿肌张力低下病史和生长发育延迟和/或智力障碍的患者，符合以下至少 1 条主要标准即可确诊：①KMT2D 或 KDM6A 的致病性或可能致病性突变。②典型外观特征。

鉴别诊断 需要与 CHARGE 综合征、3MC 综合征、哈迪卡（Hardikar）综合征、KAT6B 基因相关疾病以及其他影响染色质调控的疾病相鉴别。

治疗原则 尚无根治性治疗方法。一旦确诊需终生治疗，尽可能改善患者症状。预后主要取决于其心血管系统和免疫系统相关病变的严重程度和是否接受妥善治疗。

预防 尚无规范预防措施，已有明确相关致病突变的患者家庭或已生育出该病患儿的家庭可考虑实施产前诊断，降低患儿出生风险。

（李 响）

任贲宁 X 连锁智障综合征

（Renpenning X-linked intellectual disorder syndrome） 位于 X 染色体的多聚谷氨酰胺结合蛋白 1（PQBP1）基因突变所致的 X 染色体连锁发育障碍疾病。2005 年由史蒂文森（Stevenson）提出，将因 PQBP1 突变引起的各种 X 连锁智力低下综合征统称为任贲宁 X 连锁智障综合征。

病因和发病机制 如下。

病因 该病的致病基因为 PQBP1，其编码的 PQBP1 蛋白在各组织器官中普遍存在，神经组织中（大脑皮质、海马、杏仁核、小脑皮质、髓质和嗅球）的表达量相对较高。

发病机制 尚未明确，但有以下假说：①与该病相关的大多数 PQBP1 基因突变发生在 4 号外显子对应的极性氨基酸富集结构域，该区域的 DR/ER 重复区包含一段连续的 AG 二核苷酸重复序列。在患者中，AG 的缺失或增加导致了移码突变，产生 C 末端和定位信号（NLS）缺失的截短蛋白。但对于 PQBP1 基因突变后截短蛋白的相关机制解析尚无详尽报道。②在光明/黑暗探索测试、高架十字迷宫、新物体识别等动物实验中，Pqbp1 基因敲除小鼠表现出与焦虑相关的异常行为以及认知能力明显下降。同时在杏仁核等神经元中也检测到与记忆有关的 C-Fos 表达上调以及组蛋白 H3 乙酰化，并发现组蛋白去乙酰化可有效改善这些基因的表达，减缓神经退行性表型。提示认知能力异常与 PQBP1 调控紊乱有关，改善 PQBP1 基因表达可改善成人患者的智力障碍。③PQBP1 基因突变导致的智力障碍与选择性剪接改变有关：在小鼠的神经前体细胞中，神经特异性的转录因子 SOX2 与 PQBP1 共定位且调控 PQBP1 的转录。在神经干细胞敲除 PQBP1 后，小鼠呈小头畸形表型，利用电转技术外源性导入 PQBP1 后可挽救小头畸形。说明 PQBP1 在神经发育过程中发挥重要作用。还有研究发现，PQBP1 的 C 端氨基酸序列的移码突变或错义突变使 C 端结构域功能丧失，导致 PQBP1 与剪接因子 TXNL4A 的相互作用被破坏，使核内剪接因子 TXNL4A 异常定位于细胞质中，不能发挥其核转运及之后的功能。这可能是 PQBP1 基因突变导致该病的发病机制。④PQBP1 能直接和 eEF2 结合调节其磷酸化水平，在海马神经元中干扰 PQBP1 和 eEF2 的相互作用，导致突触可塑性受损以及认知功能异常，提示 PQBP1-EF2-eEF2K 调控异常与该病发病相关。

临床表现 最常见的特征为中度至重度智力障碍，小头畸形、身材矮小和小睾丸。患者面部特征明显，表现为面长而窄、上睑裂、大鼻头、短人中和杯型耳。约 20% 的患者还有眼部缺损、心脏畸形、腭裂和肛门异常等。

诊断 依据临床表现和遗传学检测进行诊断。临床疑诊该病者需行 PQBP1 基因测序确诊。

鉴别诊断 主要与脆性 X 综合征相鉴别。脆性 X 综合征是一类由位于 X 染色体的 *FMR1* 单基因突变引起的 X 染色体连锁发育障碍疾病，好发于新生儿，在新生儿中的发生率为 0.4‰ ~ 0.67‰，占 X 染色体连锁发育障碍疾病的 1/2 ~ 1/3。该病主要表现：不同程度的智力低下、发育迟缓、注意力缺陷、语言功能失调和面部结构异常等。*FMR1* 基因主要和 RNA 结合进而调控神经发育过程中的相关蛋白表达的时间和位置，最终影响神经元的正常功能。

治疗原则　尚无完全治愈的方法，主要为早期干预及对症治疗，如心脏缺陷和眼部异常等对症治疗，减轻痛苦。

预防　①一级预防：即婚前预防。该病为 X 连锁隐性遗传病，应于婚前做基因筛查，降低患儿出生率。②二级预防：即出生前预防。对已生育患儿的家庭实施产前基因诊断，降低患者出生的再发风险。③三级预防：即症状前预防。通过新生儿筛查，进行患者的早期干预和对症治疗，减少痛苦。

（庞倩倩）

Mǎxiē'ěr-Shǐmìsī zōnghézhēng

马歇尔-史密斯综合征（Marshall-Smith syndrome）

NFIX 基因突变导致的胚胎发育异常疾病。表现为骨龄提前、颅面部畸形、智力障碍和呼吸衰竭等。该病极罕见，1971 年由马歇尔（Marshall）和史密斯（Smith）首次报道，之后在世界范围内的报道仅约 40 例。

病因和发病机制　*NFIX* 基因突变与该病发病相关。核因子 I（NF I）家族是一类 DNA 结合蛋白，是重要的 CCAAT-结合型转录因子，参与多种脊柱动物和病毒基因转录的启动。在脊椎动物中，

NF I 蛋白包括 NFIA、NFIB、NFIC 和 NFIX。*NFIX* 突变位点分布于 *NFIX* 基因的第 6 ~ 10 外显子上，突变类型包括外显子缺失、插入和剪接突变。患者多为家系中的首位发病者，即所携带的突变为新生突变。研究提示，突变的 NFIX mRNA 可逃脱无义突变介导的 mRNA 降解过程，使突变的 NFIX 蛋白持续保留着与 DNA 的结合和二聚化的区域，因此表现为显性失活。动物实验显示，*NFIX* 基因敲除小鼠具有颅骨畸形、脊柱畸形和共济失调步态等表型，多在生后 1 个月内死亡。中枢神经系统出现胼胝体发育不良、海马体发育异常和脑积水。提示 *NFIX* 基因在胚胎发育中有重要作用。

临床表现　患者的骨骼成熟过快。其中颅面骨的发育畸形表现为特殊面容，包括高额头、眼眶过浅（引起突眼）、塌鼻梁和小颌畸形；颅缝早闭、颅骨发育畸形还可引起中枢神经系统发育不良和脑神经受压，表现为胼胝体发育不良、脑室增宽、小脑发育不良、视神经萎缩、听力受损、认知障碍和运动障碍；骨龄的提前导致患者矮小；脊柱发育异常引起脊柱后凸、侧凸畸形，也可引起颈椎压缩和痉挛性截瘫。除骨骼系统受累外，还常有结缔组织异常，表现为皮肤薄、皮肤淤斑、蓝巩膜、关节活动度过大和脐疝等。

最严重的并发症为呼吸系统并发症，与上气道梗阻和脊柱后凸畸形引起胸腔狭窄、喉部和会厌发育不全引起长期误吸和慢性肺部感染有关。多数在婴儿期或幼儿期死亡。

诊断　如有典型临床表现，需考虑该病可能，但确诊依赖分

子诊断，即一代测序发现 *NFIX* 基因致病突变。

鉴别诊断　需与其他引起颅缝早闭和颅面骨畸形的遗传综合征相鉴别，这些遗传综合征患者的颅面部表型可能类似，但其他系统表现不同，确诊有赖基因诊断。

阿佩尔（Apert）综合征　*FGFR2* 基因突变引起，除颅面部畸形和特殊面容外，患者有并指/趾畸形。

克鲁宗（Crouzon）综合征　*FGFR2* 基因突变引起，面部畸形比阿佩尔综合征轻，手足结构正常，且智力正常。

普法伊非尔（Pfeiffer）综合征　常与 *FGFR1* 和 *FGFR2* 基因突变相关，除颅面部畸形、并指/趾畸形外，常有长骨畸形（如肘部的桡肱骨结合）、脑积水和肛门闭锁等。

卡彭特（Carpenter）综合征　*RAB23* 基因突变引起，除颅面部畸形外，常有多指畸形、先天性心脏病、性腺功能减退和脐疝。

赛思里-乔茨岑（Saethre-Chotzen）综合征　与 *TWIST*、*FGFR2* 或 *FGFR3* 基因突变相关，除颅面部畸形、特殊面容外，常有皮肤性并指/趾，通常智力正常。

治疗原则　尚无特效药物，但一些治疗方法有助于改善患者生活质量、延长生命。呼吸系统并发症是患者的主要死因。积极的呼吸支持和科学喂养有助于延长生命。经鼻胃管鼻饲营养、胃造瘘术、扁桃体切除术和腺样体切除术，均可改善预后。将营养液持续缓慢鼻饲泵入，与单次大剂量泵入相比，可减少误吸风险，减少肺部感染的发生。

骨骼发育畸形也是治疗的重

点，可采取椎体减压术治疗有颈神经压迫症状的脊柱畸形患者；上下颌牵拉成骨术有助于改善面部畸形，加深眼眶可纠正突眼，后移中面部可增大口腔体积、改善舌体突出和流涎的症状，从而显著改善患者的生活质量。

预防 ①一级预防：即婚前预防。实施婚前检查、产前基因诊断，降低该病患者出生的风险。②二级预防：即出生前预防。通过新生儿筛查，进行患者的早期诊断和早期治疗。③三级预防：即症状前预防。对已诊断该病的患者，积极处理并发症，改善患者生活质量。

（崔丽嘉）

X 连锁重症联合免疫缺陷病

（X-linked severe combined immunodeficiency，X-SCID） 编码 IL-2、IL-4、IL-7、IL-9、IL-15 和 IL-21 共同受体 IL-2Rγ 的基因 *IL2RG* 突变导致的 X 连锁隐性遗传病。IL-2Rγ 功能缺陷导致该受体对信号分子的响应缺失，引起 T 细胞、自然杀伤（NK）细胞发育障碍而缺失或减少，B 细胞正常或轻度增多，但抗体生成功能受损的表型。X-SCID 是最常见的重症联合免疫缺陷病（SCID）亚型，约占 SCID 患者的 50%。多于婴儿时期发病，发病率为 1/10 万~2/10 万，但由于新生儿筛查的缺失，发病率或许更高。

病因和发病机制 通过流式细胞术，可检测出患儿体内 T 细胞、B 细胞、NK 细胞数量异常，根据不同的淋巴细胞免疫表型，可将 X-SCID 分为 T⁻、B⁺/⁻ 和 NK⁺/⁻ 几类。*IL2RG* 基因编码蛋白 IL-2Rγ 参与下游信号通路的传导。IL-2 是 T 细胞生长因子，功能是调节 T 细胞的生存、凋亡和免疫应答。IL-4 功能是刺激 T 细胞增殖、促进 B 细胞激活及抑制激活后 B 细胞的免疫球蛋白分泌。IL-7 可诱导 B 细胞增殖，与受体结合后，诱导下游 Janus、Src 和 PI3 激酶的激活，从而引起 STAT、C-myc、NFAT 和 AP-1 等转录因子的转录。IL-9 功能为促进 T 细胞增殖发育；IL-15 结构与功能都与 IL-2 非常相似，可以诱导 B 细胞增殖分化、刺激 T 细胞及 NK 细胞增殖。IL-21 功能为促进 B 细胞增殖，协同 IL-15 调节 NK 细胞增殖。

IL2RG 基因突变导致其编码的蛋白 IL-2Rγ 功能丧失，引起细胞因子 IL-4、IL-7、IL-9、IL-15 和 IL-21 的信号传导受阻，导致祖 T 细胞在胸腺中的增殖分化异常，B 细胞发育、分化异常及免疫球蛋白表达异常，NK 细胞功能缺失表型。

临床表现 患者多在出生后 3~6 个月发病，主要表现为：喂养困难、淋巴细胞减少症、IgG 降低、咳嗽、发热、寒战、呼吸困难、吞咽困难、胸腺萎缩，以及出生即伴有严重的持续性或反复性病毒、真菌及其他致病菌感染。其感染源众多，包括弓形虫、沙门菌、分枝杆菌、腺病毒、巨细胞病毒、李斯特菌、曲菌、单纯疱疹病毒、劳斯肉瘤病毒和 EB 病毒等，此外，卡介苗等疫苗接种也可引起发病。患儿被感染后，常表现肺炎、念珠菌病、反复发作的皮肤红疹和支气管炎。若没有得到及时有效的治疗和防护，患儿一般在出生后 2 年内死亡。

诊断 方法如下。

淋巴细胞计数和功能检测 患儿的 T 细胞、NK 细胞数量明显低于同龄健康人，B 细胞数量正常或略有增多，但其产生免疫球蛋白的功能明显受损。患儿的淋巴细胞功能受损，在外来病原体或疫苗刺激下，其响应能力及免疫球蛋白的分泌水平明显降低。

影像学检查 胸部 X 线检测可见患儿胸腺体积与健康同龄人相比明显偏小。

基因检测 确诊的必要步骤，通过特异性检测患儿及其家系的 *IL2RG* 基因遗传谱进行诊断。对于有免疫缺陷家族史的孕妇，羊膜穿刺等产前筛查手段是尽早诊断 X-SCID 患儿的最好方法。

治疗原则 治疗策略有预防性治疗和免疫重塑治疗两种。预防性治疗的原则是防止患儿被病原感染，可以注射抗病毒药物和抗体制剂，如氟康唑、阿昔洛韦及免疫球蛋白。免疫重塑治疗旨在重新建立免疫能力，使患儿有望彻底治愈，治疗方法包括造血干细胞移植、基因治疗和慢病毒治疗。

预防 ①一级预防：即婚前预防。该病为 X 连锁隐性遗传病，对有家族史的女性，应进行完整的遗传学标准家系检测，尽早发现携带者。②二级预防：即出生前预防。对于有免疫缺陷家族史的家庭，在产前进行基因检测及遗传咨询是预防患儿出生的有效方法。③三级预防：即症状前预防。该病致病基因明确，检测手段成熟，美国在 2006 年已将其列入新生儿常规筛查，若能尽早筛查，尽早治疗和预防，能大幅提高预后质量，避免患儿由于不当疫苗接种而患病。

（周 青）

甲羟戊酸激酶缺乏症

（mevalonate kinase deficiency，MKD）编码甲羟戊酸激酶的基因 *MVK*

功能失去性突变导致的常染色体隐性遗传病。甲羟戊酸激酶降低或缺失影响甲羟戊酸合成途径，使异戊二烯产物合成受阻，胞内信号通路调节紊乱，促使 1L-1β 等炎症因子过度表达，引起自身炎症性表型。根据体内甲羟戊酸激酶活性分为两类表型：症状较轻的高 IgD 伴周期性发热综合征（HIDS）和症状较重的甲羟戊酸尿症。MKD 患儿血浆中甲羟戊酸激酶活性低于正常值，IgD 水平显著高于正常值。

病因和发病机制 甲羟戊酸合成途径是哺乳动物体内唯一的胆固醇及类异戊二烯合成途径。其主要代谢过程为：HMG-CoA 还原酶将羟甲基戊二酰辅酶还原为甲羟戊酸（MVA），MVA 经由甲羟戊酸激酶磷酸化后，生成 5-磷酸甲羟戊酸，进而产生下游的类固醇和香叶酰焦磷酸酯、法尼基焦磷酸等类异戊二烯等产物。而这些类异戊二烯产物参与了蛋白翻译后修饰中的异戊二烯化修饰过程，如法尼基化和香叶酰化，这类翻译后修饰可以增强蛋白质C 端的疏水性，促进蛋白的膜定位和激活，如小 GTP 蛋白（RHO、RAS、RAC）。

甲羟戊酸激酶是甲羟戊酸代谢途径中的关键作用酶，活性降低或缺失可引起代谢中间产物或终产物的堆积：细胞内 MVA 堆积及类异戊二烯和胆固醇等下游代谢产物减少。过多的 MVA 通过尿液排出，导致甲羟戊酸尿症表型；当患者体内缺乏异戊二烯时，体内需要被异戊二烯化修饰激活的蛋白就会缺失。

MKD 发病机制尚不完全清楚，有几种假说可以解释其自身炎症表型：①异戊二烯焦磷酸下游的合成产物牻牛儿基牻牛儿基焦磷酸不足。②MVA 下游合成产物香叶酰焦磷酸酯缺乏，导致小 GTP 蛋白 RhoA 的香叶酰化受到抑制，影响了 RhoA 的膜定位和激活，导致 PKN 对 Pyrin 的磷酸化减弱，与抑制蛋白 14-3-3 的结合减弱，引发 Pyrin 炎症小体的自发激活而致 IL-1β 的表达升高，引起自身炎症性表型。③异戊二烯代谢受阻后，影响小 GTP 酶 K-RAS 的异戊二烯化，从而激活了 PI3K-AKT 介导的核因子 NF-κB 通路。此外，类异戊二烯产物缺乏还会影响线粒体功能，使线粒体自噬功能受阻，使 IL-1β、IL-18 前体降解受阻，活性氧及线粒体 DNA 释放增加，引发 NLRP3 炎症小体过度活化，引起 IL-1β、IL-18 表达上调，从而导致炎症表型。④由于 MVA 代谢途径受阻，单核/巨噬细胞中 MVA 过量堆积也能导致炎症表型。但患者血清中高 IgD 产生原因及其与炎症表型的关系尚不明确。

临床表现 92% 的患者在 5 岁前起病，诱因主要为感染、疫苗接种，表现为反复发热、淋巴结肿大、腹痛腹泻、呕吐、关节痛、肌痛、头痛、皮疹和口腔溃疡等。

高 IgD 伴周期性发热综合征临床症状多样，累及多个系统，主要表现为反复发热、腹痛、关节痛/关节炎、红斑疹样皮、紫癜、冻疮样皮疹、肝或伴有口腔及生殖器溃疡和脾大，每 4~8 周发作一次，每次发作 4~6 天。HIDS 发作时，多数患者出现发热症状，并伴头痛、鼻塞、乏力、咽痛、眩晕、关节痛和皮肤红疹等症状，还可伴有中耳炎、鼻窦炎和肺炎等，早期症状较难与感染性疾病区分。80% 以上患儿在发病时出现皮肤累及，表现为单独或成片的红斑皮疹、红斑结节、丘疹和荨麻疹，半数患儿伴有口腔及生殖器溃疡，皮肤表型往往随着发热的减轻而逐渐消退。大部分患儿在发病时会出现腹痛症状，常伴随腹泻、呕吐，部分合并消化道溃疡、无菌性腹膜炎，因此常被误诊为其他疾病。多数患者发病时会表现出淋巴结肿大，部分患儿还伴有肝脾大，淋巴活检可见淋巴结增生和浆细胞浸润。发热时，大部分伴有关节痛、关节炎、肌炎表型，以踝关节、腕关节、膝关节对称性受累最多见，且恢复较慢。发病时常伴神经系统表型，如头痛、共济失调，部分出现癫痫和神经发育迟滞。还可伴眼部受累，如结膜炎、色素性视网膜炎，少数有葡萄膜炎、白内障。极少数在发病多年后会出现继发性淀粉样变性，主要受累部位为肝、肾、脾，伴发终末期肾病。

甲羟戊酸尿症 比 HIDS 严重，往往在婴儿时期起病，也会出现先天畸形和早夭。患儿体内的 MVA 含量升高显著，血浆胆固醇含量正常或略降低。神经系统表型较 HIDS 更严重，表现出神经运动迟缓、进行性共济失调、构音困难、癫痫、小脑萎缩、肌张力失调和喂养困难。患儿常伴有特殊面容，如长头、前额凸起、眼距增宽、眼下斜、耳位低下和三角面容等。还常伴有肝脾大、淋巴结肿大、肝功能异常、腹泻、吸收不良、贫血、血小板减少、葡萄膜炎、结膜炎和白内障等表型，起病时更为明显。

诊断 根据国际儿童风湿病试验组织（PRINTO and Eurofever Project）在 2015 年制定的 MKD 临床诊断标准：排除外源感染的典型反复发热且发病年龄小于 2

岁（10 分）、口疮性口腔炎（11 分）、淋巴结肿大或脾大（8 分）、淋巴结疼痛（13 分）、阵发性腹泻（20 分）、持续性腹泻（37 分）和排除胸痛症状（11 分），分值≥42 分即可确诊。诊断灵敏度为 93%，特异度为 89%。

应严格询问患儿家族病史，检测患儿的甲羟戊酸激酶活性，并通过测序鉴定到该基因存在两个或以上的致病突变。现有两种检测甲羟戊酸激酶活性的方法：检测尿液中的 MVA 含量，需采用气相质谱等；通过患者来源的细胞在体外直接检测甲羟戊酸激酶活性。

鉴别诊断 需与其他感染性疾病及引起反复发热的疾病，如阑尾炎、复发性胰腺炎、消化道溃疡、肠套叠、急性间歇性卟啉病和遗传性血管性水肿等相鉴别。还应排除其他自身炎症性疾病，如冷热素相关周期热综合征、肿瘤坏死因子受体相关周期性发热综合征和家族性地中海热等。

治疗原则 尚无治愈方法，治疗原则是减轻症状，改善生活质量，主要有 3 种治疗策略。①控制炎症进程：使用非甾体抗炎药、短期服用糖皮质激素、使用 IL-1 抑制剂、肿瘤坏死因子（TNF-α）抑制剂和 IL-6 抑制剂等生物制剂治疗。②症状严重且抗炎治疗效果不佳者可选择造血干细胞移植。③对于神经系统受累，可补充甲羟戊酸代谢终产物或副产物进行治疗，如胆固醇、辅酶 Q10、熊去氧胆酸和维生素 E。

预防 ①一级预防：即婚前预防。该病为常染色体隐性遗传病，应避免近亲结婚。②二级预防：即出生前预防。对于有自身炎症家族病史的夫妇，在生育前应进行基因检测及产前咨询，尽量降低患儿的出生概率。③三级预防：即症状前预防。提高新生儿筛查范围，对于确诊新生儿，应及时进行防护性治疗，避免感染及不当疫苗接种引起发病。

（周 青）

yīng'érqī fābìng de gānrǎosù jīhuó jīyīn
xiāngguānxìng xuèguǎn bìngbiàn
婴儿期发病的干扰素激活基因相关性血管病变（STING-associated vasculopathy with on-set in infancy，SAVI） 编码 STING 的基因 TMEM173 的功能获得性突变导致的常染色体显性遗传病。STING 是一种受体蛋白，在固有免疫系统中承担传递外源 DNA 入侵信号并促进 I 型干扰素（IFN）释放的功能。SAVI 多为婴儿期发病，表现为系统性炎症伴有严重的皮肤血管病变、皮肤受损和间质性肺病。已报道的 SAVI 多为散发病例，尚无明确的发病率。

病因和发病机制 识别并清除入侵的外源 DNA，或监测体内 DNA 的错误累积是固有免疫系统的重要功能，而 cGAS-STING 通路便是细胞内识别外源 DNA 的通路之一。cGAS 作为受体与双链 DNA 识别后，由第二信使 cGAMP 将信号传递给下游受体 STING。静息状态下，STING 锚定在内质网上，当 STING 识别 cGAMP 后，以二聚体或多聚体形式从内质网转移到高尔基复合体，同时激活下游蛋白 TBK1、IKK，引起 IRF3 和 NF-κB 的入核，激活 IFN 和 NF-κB 信号通路。在没有外源 DNA 和自身 DNA 异常累积时，带有功能获得性突变的 STING 蛋白在没有结合 cGAMP 信号分子的情况下，仍能持续地自激活并引起下游 IFNβ 的持续性高表达。高表达的 IFN 释放后，与其他组织细胞的表面 IFN 受体结合，引起下游蛋白 JAK 的磷酸化激活，从而磷酸化激活 STAT 蛋白，STAT 二聚化入核后、引起一系列炎症因子的表达和释放，导致患者出现自身炎症性疾病表型。和其他 IFN 疾病不同的是，SAVI 没有脑部表型，但常伴有肺部累及，这或许和 STING 蛋白在肺泡巨噬细胞、支气管上皮细胞和肺部组织细胞中广泛表达有关。

STING 的致病突变分三类：第一类分布在二聚体的连接点螺旋环上；第二类分布在其与 cGAMP 的结合口袋区；第三类分布在二聚体外侧表面区域。其中携带 V155M 突变的患者临床表型异质性较大，而携带 V147L 突变者，其在不同细胞类型中的突变率也各有不同，提示和其他显性遗传的自身炎症性疾病一样，SAVI 也可以由体细胞嵌合突变引起。

临床表现 如下。

婴儿期始发的系统性炎症 红细胞沉降率和 C 反应蛋白升高、反复低热、淋巴结肿大、肌炎、多发性关节炎和坏死性筋膜炎。

周围皮肤血管炎 肢端紫罗兰斑、面部、耳、鼻、指/趾和足底出现红疹、起疱型皮疹，随后发展为溃疡性病变和皮肤组织坏死。

血管和组织受损 指甲营养不良或缺失、鼻中隔穿孔。

间质性肺病 气管旁淋巴结肿大、肺功能异常、呼吸困难，CT 检查显示间质性肺病及肺部纤维化。

低效价自身抗体 自身抗核抗体、抗磷脂抗体。皮肤表型在冬天或受冷后会更严重，部分患者表现出耳部瘢痕状边缘、组织穿孔，在受到低温刺激或其他压力刺激时，指/趾呈现紫色或白色，这是由于小血管病变引起的。

诊断　主要的诊断依据为患者表现出早发性持续发热，系统性自身炎症、脸颊、鼻、耳朵、指/趾部位的皮肤血管炎（冻疮样皮疹），皮肤组织切片观察到血管壁上的中性粒细胞浸润，CT 结果显示进行性间质性肺病、肺部纤维化，肺组织活检可见淋巴细胞浸润。

基因鉴定是最直接有效的诊断方法。已报道的 SAVI 致病突变共有 14 个，分别为 V155M、N154S、V147L、V147M、C206Y、R281Q、R284G、R284S、S102P、P279L、H72N、F153V、G158A 和 R281W，其中 R281W 为隐性遗传，纯合突变致病。

鉴别诊断　需与以下疾病相鉴别：慢性非典型中性粒细胞性皮炎伴脂营养不良和发热（CANDLE 综合征）、蛋白酶体相关自身炎症综合征、AGS、ISG15 缺陷、USP18 缺陷、视网膜血管病变伴脑白质脑病、脊柱软骨发育不良、辛格尔顿－梅尔滕（Singleton-Merten）综合征和发－肝－肠综合征。同时也要避免误诊为 COPA 综合征、系统性红斑狼疮及其他单基因狼疮，如 C1q 缺陷。

治疗原则　SAVI 发病年龄早，表型多样，对儿童的生长发育、正常生活、心理健康都有很大影响，一旦确诊，应尽早治疗。治疗策略主要有两种：使用甾体激素或其他抗风湿类药物；使用 JAK1/2 抑制剂鲁索利替尼或巴瑞替尼阻断干扰素下游信号通路，而非直接抑制 STING 的激活。使用 JAK 抑制剂治疗后患者皮肤及肺部表型可缓解。甾体激素的治疗只有部分 SAVI 患者有效，因此最好的治疗方案是使用 JAK 抑制

剂联合其他治疗方案。

预防　①一级预防：即婚前预防。该病呈常染色体显性遗传，患者多有家族史，通过遗传咨询使夫妻双方明确后代遗传病发生的可能性，可提前选择适宜的方式避免患儿出生。②二级预防：即出生前预防。该病的 R281W 突变为隐性遗传，V147L 存在体细胞嵌合突变，对于父母已确诊携带致病突变的家庭，应实施产前基因诊断，降低患儿的出生风险。③三级预防：即症状前预防。通过提高新生儿筛查范围，在出现症状前及症状早期进行治疗，提高患儿生活质量。对于患者，在 JAK 抑制剂治疗期间，应严格预防感染，防止由于用药造成的免疫力受损而导致的反复感染。

（周　青）

X liánsuǒ mànxìng ròuyázhǒngbìng

X 连锁慢性肉芽肿病 （X-linked chronic granulomatous disease, X-CGD）

X 染色体上编码 p91-phox 蛋白的基因 CYBB 发生突变导致的原发性免疫缺陷疾病。是慢性肉芽肿病中一种最大的亚型，占其 60%~65%。CYBB 基因突变引起中性粒细胞及吞噬细胞中 NAPDH 氧化酶复合体活性丧失，呼吸暴发功能缺陷，导致患儿清除过氧化物酶阳性细菌及真菌的能力缺失，引起反复细菌、真菌感染，并且生成由于持续炎症反应而引起的慢性肉芽肿。该病在欧洲的发病率为 0.4/10 万~2/10 万。

病因和发病机制　NADPH 氧化酶（NOX）最先发现于中性粒细胞及巨噬细胞的胞膜，根据不同分布位置分为 7 个亚型。在细胞受到外来病原体刺激时，中性粒细胞和吞噬细胞会发生呼吸暴发，即通过质膜上的 NOX 产生大

量活性氧分子：超氧自由基、过氧化氢、羟自由基和次氯酸，这些活性氧分子作为机体抵抗病原体的第一道防线以抵抗外来病原体入侵。

NOX 复合体由 gp91-phox、p22-phox、p47-phox、p67-phox、p40-phox 和 Rac 6 种亚基组成，gp91-phox、p22-phox 亚基位于膜上。gp91-phox 是复合体中主要的功能性基团。NADPH 氧化酶复合体上已鉴定出一系列致病突变，其中 2/3 都集中于编码 gp91-phox 的 CYBB 基因。当 CYBB 基因突变致 NOX 功能异常时，患者呼吸暴发现象明显减弱，受感染时产生活性氧的能力明显下降，中性粒细胞及吞噬细胞吞噬病原体后清除病原体的能力也下降，表现出反复感染的症状。

CYBB 的编码蛋白 gp91-phox 由 4 个结构域组成，分别为 N 端（结合血红蛋白和 p22-phox）、FAD 结合域、NADPH 结合域和一个环状结构域，已鉴定出 300 多个 CYBB 突变位点，分布于蛋白的 4 个结构域中：N 端占 61%，FAD 结合域占 20%，NADPH 结合域占 17%，环状结构域占 2%。

临床表现　患儿多于出生后 1 年内发病，症状较轻者也可于青少年或成年后发病。临床表现主要为反复的慢性非特异性感染，典型的感染原为产生过氧化氢酶的微生物，如金黄色葡萄球菌、大肠埃希菌、沙雷菌、克雷伯菌、假单胞菌和曲菌等。

在中国，结核分枝杆菌、非结核分枝杆菌及卡介苗也是主要的感染源，临床症状主要有化脓性淋巴结炎、骨髓炎、肝脾大、肺部炎症细胞浸润、口腔炎、湿疹样皮炎、皮下脓疱、皮肤活检可见肉芽肿、C 反应蛋白升高和

贫血。患者肺部、肝、淋巴结、消化道和泌尿生殖系统等多个器官系统由于长时间过度的炎症反应和伤口不愈出现肉芽肿、脓肿。部分患者伴有高丙种球蛋白血症、脉络膜视网膜炎和肠炎，中性粒细胞在佛波脂（PMA）刺激下产生活性氧的能力明显下降。患者家系成员中表现 X 连锁遗传的特性。部分患者伴有肺部纤维化多发性关节炎、血小球性肾炎等后遗症。患儿出现发育延迟，一条染色体携带致病突变的女性可能表现出轻症或无症状表型，部分携带者会伴有关节痛、口腔溃疡、脉络膜视网膜病变等较轻的感染表型。

诊断　主要依靠临床表现、中性粒细胞功能检测和基因检测诊断。该病多于婴幼儿期发病，表现出严重的反复性细菌或真菌感染、皮肤及各个器官出现肉芽肿及脓疮。中性粒细胞功能检测方法包括氮蓝四唑试验（NBT）、二氢罗丹明 123 试验（DHR）及蛋白质印迹法。NBT 是慢性肉芽肿病最常见的检测方法，通过观察其蓝色深浅程度来判断细胞产生活性氧的能力强弱。DHR 通过流式细胞术检测受 PMA 刺激后的中性粒细胞对二氢罗丹明 123 的氧化能力来判断其产生活性氧的能力，该方法灵敏度及特异度较高。基因检测可确诊。

治疗原则　遵循两个原则：①尽早诊断并对患者使用抗感染药物以预防感染并降低对患儿的损伤，包括抗感染治疗、抗炎治疗和造血干细胞移植、基因治疗。②告知患儿家属病情，并为日常生活中的预防和治疗提供针对性建议。

针对可能发生的感染进行预防性治疗，采用复方磺胺甲噁唑、伊曲康唑口服溶液及皮下注射干扰素的三联疗法。针对炎性肉芽肿，可采用糖皮质激素、英夫利昔单抗等缓解炎症。造血干细胞移植是最好的疗法，但由于受到供体不足、免疫排斥等限制，治疗范围有限。

预防　①一级预防：即婚前预防。该病是 X 连锁隐性遗传病，且有 1/3 的病例为新发突变。对有 X-CGD 家族史的女性，应进行完整的遗传学标准家系检测，尽早发现携带者。②二级预防：即出生前预防。对于有遗传缺陷家族史的夫妇，生育前应做好遗传咨询及产前基因诊断。③三级预防：即症状前预防。提高产前诊断及新生儿筛查范围和精度，患儿的尽早确诊对于其预防性治疗十分重要，也能预防新生患儿因接种卡介苗而引发的感染。

（周　青）

xiàngān tuō'ānméi quēfázhèng

腺苷脱氨酶缺乏症（adeno-sine deaminase deficiency）

腺苷脱氨酶（ADA）缺乏导致的常染色体隐性遗传病。临床表现为严重联合免疫缺陷。ADA 缺乏可导致细胞中腺苷酸、脱氧腺苷酸、脱氧腺苷三磷酸和 S-腺苷同型半胱氨酸浓度增加。临床约 15% 的重症联合免疫缺陷病（SCID）以及 1/3 的常染色体隐性遗传的严重联合免疫缺陷是由 ADA 缺陷所致。

病因和发病机制　腺苷是人体内重要的内源分子，能够结合 4 种 G 蛋白偶联受体：A_1、A_{2A}、A_{2B} 和 A_3。而在核酸合成中，腺苷是重要的底物之一。在正常的合成代谢过程中，嘌呤核苷磷酸酶、ADA 等酶的调控能够将腺苷等核苷转化为核苷酸，维持底物数量平衡，保证正常核酸代谢的进行。当 ADA 失活时，腺苷或脱氧腺苷无法正常被转化为肌苷或脱氧肌苷，从而导致腺苷或脱氧腺苷合成积累，影响其他核酸的合成。此外，胞内核酸降解时同样会形成腺苷。这些腺苷对于淋巴细胞毒性强。

患者两条等位基因上的 ADA 基因均有致病性突变，导致 ADA 酶活性丧失。ADA 缺陷造成体内脱氧腺苷三磷酸（dATP）累积，抑制核酸还原酶的活性从而阻断 DNA 的复制并激活 TP53；还会使由细胞色素 C、凋亡蛋白酶激活因子 1（APAF1）和胱天蛋白酶 9（caspase-9）组成的凋亡复合体稳定。因此，dATP 累积促进凋亡，引起 ADA 缺陷患者的淋巴细胞减少表型。此外，ADA 缺陷还造成细胞膜上 ADA 缺失，引起功能性 T 细胞与 B 细胞缺乏而导致 SCID。部分携带 ADA 杂合突变的患者也会表现出 ADA 缺陷的表型。

临床表现　主要表现为 SCID。患者发病时间不确定，会延迟发病乃至晚发或成年后才起病。此外，也有一些具有正常的免疫功能的局部 ADA 缺陷患者。SCID 表型的患者血液红细胞中 dATP 水平比正常人高 300～1500 倍；迟发或晚发病患者比正常人高 30～300 倍；局部 ADA 缺陷患者比正常人高 0～30 倍。ADA 缺陷的临床表型在患者与其患病的同胞兄弟姐妹中基本相近。此外，还表现出非免疫学表型，如在近半数 SCID 的 ADA 缺陷患者中有肋骨软骨异常、不同程度的转氨酶升高、肝功能异常以及不同的神经系统异常，包括运动障碍、眼球震颤和感音神经性聋等。

诊断　主要依赖于基因诊断。通过下一代测序，对照 ADA 缺陷的致病突变，结合临床 SCID 的表型能够诊断。此外，患者红细胞中 dATP 水平也可作为诊断的参考。

鉴别诊断 临床对于排除了感染、发育异常及用药等因素但表现出 SCID 和其他非免疫表型的患者，可对其进行下一代测序来鉴别诊断。

治疗原则 确诊后应立即治疗，且需要终生治疗，停药可能造成病情反复。治疗方式以恢复体内 ADA 酶功能为目的，治疗方案有以下 3 种。

酶替换性疗法 直接向患者注射外源 ADA，以达到恢复体内 ADA 功能的目的。该方案比另外两种更安全、更方便，患者能够自行操作。注射周期 2~4 个月，其间需要持续监控免疫指标状况。使用时也需注意患者可能会对外源 ADA 产生抗体，导致疗效下降。

造血干细胞移植 向患者移植造血干细胞，引入能够表达正常 ADA 的正常细胞，达到恢复体内 ADA 功能的目的。该方法能够从根本上解决患者的 ADA 缺陷，预后良好，但在细胞供体获得、治疗效果等方面有困难。此外，患者已表现的不可逆的非免疫表型无法治愈。

基因疗法 通过向患者自体的造血干细胞转入正常的 ADA 基因，再将治疗后的自体造血干细胞回输至患者体内，达到恢复ADA 功能的目的。自体干细胞在移植的过程中，无须大剂量化疗，且疗效尚佳。作为新兴的技术，对于细胞的转基因操作、脱靶等隐患也不可忽视。

预防 ①一级预防：即婚前预防。该病为常染色体隐性遗传病，应避免近亲结婚。②二级预防：即出生前预防。对已生育患

儿的家庭实施产前基因诊断，降低患者出生的再发风险。③三级预防：即症状前预防。通过新生儿筛查，在患者出现症状前早期诊断和早期治疗，避免病情恶化。

（周 青）

xiàngān tuō'ānméi 2 quēfázhèng

腺苷脱氨酶 2 缺乏症（deficiency of adenosine deaminase 2，DADA2） 腺苷脱氨酶 2 缺乏导致的常染色体隐性遗传病。患者血液内的腺苷脱氨酶 2（ADA2）水平与正常人相比几乎为 0，且在临床上表现为血管炎、自身炎症、免疫缺陷和血液系统缺陷。

病因和发病机制 ADA2 在体内会形成二聚化，被分泌至胞外发挥功能。ADA2 在结构上与腺苷脱氨酶 1（ADA1）有部分同源性。其能将腺苷与 2′-脱氧腺苷分别转化为肌苷与 2′-脱氧肌苷，通过调节腺苷，参与调控腺苷的功能。ADA2 相较于 ADA，与腺苷的亲和性较弱一些，具有特异的催化结构域、保守的二硫键、更多的糖基化修饰位点和独有的信号肽，且需要自身二聚化来完全发挥自身功能。ADA2 主要由单核细胞和巨噬细胞表达并分泌至胞外，能够调节单核细胞稳态。ADA2 缺陷会影响单核细胞向 M2 巨噬细胞的分化，而使血液单核细胞向 M1 巨噬细胞分化，造成炎症水平升高，损伤内皮细胞；还会引起肿瘤坏死因子（TNF）、IL-6 等炎症因子的异常产生从而引发自身炎症。DADA2 患者无法及时清除的腺苷会诱发中性粒细胞胞外诱捕网的生成，激活炎症反应。研究发现，ADA2 缺陷导致的胞外脱氧腺苷累积会使转运进入胞内的脱氧腺苷增加。经胞内 ADA1 转化后，造成胞内脱氧

肌苷水平的上升。胞内脱氧肌苷的累积会抑制胞内的甲基转移，导致胞内核酸甲基化水平下降，使内源反转录病毒元件序列的表达被激活，最终活化胞内双链核酸识别通路，造成先天免疫信号通路的异常上调，引发自身炎症。

临床表现 最初表现有结节性多动脉炎或为反复发热、血管病变及早发性卒中。随着病例的增加，临床表型不断扩展。多表现有周期性发热、乏力、体重减轻和发育迟缓等，可累及全身多处组织。

眼部 表现为视觉丧失、复视、视神经炎、视网膜动脉阻塞、视神经萎缩、葡萄膜炎和巩膜炎等；

心血管和肺 表现为心肌炎、胸膜炎、肺出血等。

皮肤 表现为网状青斑、皮肤结节性动脉炎、指端溃疡、皮下结节、皮肤坏死、雷诺病、口疮溃疡和荨麻疹等。

肌肉与骨骼 表现为肌痛、关节痛、关节炎和肌炎等。

血液系统 表现为淋巴细胞、中性粒细胞、血小板和白细胞减少、骨髓衰竭、红细胞不全和自身免疫溶血性贫血等。

消化系统 表现为腹痛、转氨酶升高、肠系膜缺血、肠炎、腹泻、消化道出血、肠组织坏死、肠穿孔和肠梗死等。

神经系统 表现为缺血性脑卒中、出血性脑卒中、脑神经麻痹、中枢及外周神经病变、头痛、脑出血和听觉丧失等。

泌尿系统 表现为高血压、动脉瘤、肾动脉狭窄、肾梗死和肾淀粉样病变、睾丸梗阻。

免疫系统 淋巴组织表现为肝脾大、淋巴结肿大、淋巴组织增生；免疫球蛋白水平低、反复

感染、体液免疫缺陷和抗核抗体阳性等。

与大部分自身炎症性疾病一样，DADA2 可导致先天免疫关键通路的激活从而引起 IL-1、IL-6、TNF 及 Ⅰ 型干扰素的上调。

诊断　通过检测血清或血浆中 ADA2 酶活性，并结合下一代测序诊断。

ADA2 酶活性测定　该病的确诊方法。ADA2 酶活性若完全丧失，则可诊断。而 ADA2 突变的携带者通常酶活性介于正常人与 DADA2 之间。

基因检测　已知数十个导致 ADA2 失活的突变。因其附近有较多的 Alu 元件，ADA2 基因也常发生拷贝数变异。下一代测序能够高效地检出 ADA2 基因的所有突变，辅以金标准的桑格（Sanger）测序进行验证。而对于检出的未知 ADA2 突变，可同时检测患者血清或血浆中的酶活性来判断致病性。

治疗原则　一旦确诊，应立即治疗，提倡终生治疗。中断用药会导致病情反复，治疗期间应坚持用药。此外，也可以通过恢复体内 ADA2 功能进行治疗。

TNF 抑制剂治疗　对于确诊 DADA2，临床采用肿瘤坏死因子（TNF）抑制剂治疗。TNF 抑制剂对血管炎、脑卒中及系统性炎症等都有很好的疗效。然而在使用过程中，患者对药物可能产生抗体，疗效可随时间而下降。对于严重血液系统异常者疗效不佳。

造血干细胞移植　向患者移植引入了表达正常 ADA2 的健康细胞，恢复体内 ADA2 的酶活性，达到治疗目的。该疗法理论上可以彻底治愈患者，对所有表型均能有效治疗，但受限于细胞供体。

预防　①一级预防：即婚前预防。该病为常染色体隐性遗传病，应避免近亲结婚。②二级预防：即出生前预防。对已生育患儿的家庭实施产前基因诊断，降低患者出生的再发风险。③三级预防：即症状前预防。通过新生儿筛查，在患者出现症状前早期诊断和早期治疗，避免发生智力残疾。

（周　青）

miǎnyì quēxiàn 14A

免疫缺陷 14A（immunodeficiency 14A，IMD14A）　磷酸肌醇 3 激酶催化亚基 D（PIK3CD）的编码基因出现杂合功能获得性突变，使 PIK3CD 活性异常激活，导致 T 细胞衰老以及抗体应答失调的常染色体显性遗传病。

病因和发病机制　磷酸肌醇作为重要的信号分子，是 PI3K 通过向肌醇的 3 个不同自由羟基上进行磷酸化而形成的，共有 7 种，起信号转导、膜泡运输等作用。Ⅰ 型 PI3K 由 p110α（PIK3CA）、p110β（PIK3CB）以及 p110δ（PIK3CD）3 个催化亚基及一个 P85（PIK3R1）调节亚基共同组成。其中 p110δ 主要在淋巴细胞及髓系细胞中高表达，受抗原受体、细胞因子受体、生长因子受体的激活，受癌基因与生长因子受体的共同调控。磷酸肌醇作为细胞膜上信号分子蛋白的锚点，调控多种信号分子，如激活 AKT 丝苏氨酸激酶、mTOR 通路或抑制 FOXO 转录因子的活性。PIK3CD 基因杂合功能获得性突变使 PIK3CD 活性升高，引起 mTOR 通路异常激活，导致 T 细胞向终末效应细胞分化增强。这会造成 T 细胞的早衰及细胞因子分泌的失调。此外，在 B 细胞中，PIK3CD 的异常激活还导致 B 细胞数量与功能异常，表现为血液循环中迁移 B 细胞增加，记忆 B 细胞减少，使 B 细胞过早衰亡，整体数量减少。B 细胞数量减少会导致体内免疫球蛋白水平发生不同程度的降低。B、T 细胞共同的功能异常最终导致 IMD14A。

临床表现　主要有免疫缺陷与免疫系统功能失调，有时也会表现出淋巴细胞瘤的表型。

患者呼吸道与耳部被流感嗜血杆菌、肺炎链球菌等覆有荚膜的细菌反复感染，并伴随听力受损、支气管炎等损伤。EB 病毒、巨细胞病毒、单纯疱疹病毒和水痘-带状疱疹病毒等反复或持续性感染。患者可有由革兰阳性菌（主要为金黄色葡萄球菌）引起的脓肿、淋巴结炎和蜂窝织炎。淋巴结病、肝脾大和局灶性结节淋巴组织增生十分常见。

组织病理学显示，患者的淋巴组织中滤泡增生伴套细胞减少，以及 T 细胞浸润导致生发中心损坏等表型十分明显。此外，血小板减少、溶血性贫血、中性粒细胞减少和类自身免疫的实体器官疾病，如幼年关节炎、肾小球肾炎、甲状腺炎和硬化性胆管炎等表型也较常见。

诊断　结合临床表型和基因检测进行诊断。

治疗原则　一经诊断，应立即治疗。尚无完全治愈方法，需要坚持给药，终生治疗。

免疫球蛋白替代疗法　使用免疫球蛋白替代疗法，辅以预防性抗生素治疗感染并协助患者抵御后续可能的感染。但需要长期反复注射，且治疗后部分患者产生轻微流感、头痛等不良反应。还有部分患者对治疗不敏感。

造血干细胞移植　可帮助患者恢复体内淋巴细胞数量和功能，对早发的患者尤其有意义。但受造血干细胞供体的限制，无法广泛应用。此外，部分患者在短期响应治疗后，出现病情反复的情况。

哺乳动物雷帕霉素靶蛋白抑制剂　可使用雷帕霉素恢复患者的免疫功能。雷帕霉素能有效地缓解患者淋巴结肿大、肝脾大等表型，并能恢复 T 细胞的数量与功能。但这种治疗也需要长期给药。

PIK3CD 抑制剂　艾代拉里斯用于慢性淋巴细胞白血病和非霍奇金淋巴瘤。不良反应有较严重的肺炎、转氨酶升高和结肠炎等。患者可通过减少 PIK3CD 抑制剂使用剂量来规避不良反应风险。此外，局部给药的 PIK3CD 抑制剂也同样可减少不良反应。

预防　①一级预防：即婚前预防。该病为常染色体显性遗传病，患者多有家族史，通过遗传咨询使夫妻双方明确后代遗传病发生的可能性，可提前选择适宜的方式避免患儿出生。②二级预防：即出生前预防。对已生育患儿的家庭实施产前基因诊断，降低患者出生的再发风险。③三级预防：即症状前预防。通过新生儿筛查，在患者出现症状前早期诊断和早期治疗，避免病情恶化。

(周　青)

miǎnyì quēxiàn 14B

免疫缺陷 14B（immunodeficiency 14B，IMD14B）　磷酸肌醇 3 激酶催化亚基 D（PIK3CD）的编码基因出现纯合功能失去性突变，使 PIK3CD 活性丧失，导致免疫细胞数量减少的常染色体隐性遗传病。临床主要表现为免疫缺陷与免疫系统功能失调，有时也会表现出淋巴细胞瘤的表型，如严重的 B 细胞淋巴细胞减少，并伴有呼吸道感染、脓毒性关节炎、炎症性肠病、自身免疫性肝炎和低丙种球蛋白血症等。

诊断和治疗见免疫缺陷 14A。该病属于常染色体隐性遗传，应避免近亲结婚。对已生育患儿的家庭实施产前基因诊断，降低患者出生的再发风险。

(周　青)

gāo miǎnyìqiúdànbái E fǎnfùxìng gǎnrǎn zōnghézhēng

高免疫球蛋白 E 反复性感染综合征（hyper-IgE recurrent infection syndrome，HIES）　信号转导与转录激活因子 3（STAT3）的编码基因发生功能失去性突变引起 STAT3 功能异常，从而导致患者体内免疫系统功能失调的常染色体显性遗传病。该病发病率为 0.1/10 万～1/10 万。携带突变的患者通常出生时便发病。

病因和发病机制　JAK/STAT 通路主要介导 Ⅰ 型、Ⅱ 型干扰素和 Ⅰ 型细胞因子相关的信号转导。STAT3 在 JAK 家族蛋白接收信号后，与其相互作用而磷酸化，随后形成同源或异源二聚体，转运至细胞核后，调控目标基因表达。此外，STAT3 也能通过招募其他激酶，如肌醇 3 激酶，调控细胞内通路功能。在免疫系统中，STAT3 能在白细胞介素 6（IL-6）的刺激下，促进幼稚 T 细胞向辅助 T 细胞分化，从而促进 B 细胞激活与抗体分泌。杂合的 STAT3 基因突变导致 STAT3 功能丧失引发 HIES。T 辅助细胞功能及幼稚 T 细胞向 T 辅助细胞的分化均出现异常，患者的固有免疫功能失调，表现出反复感染、免疫缺陷。

临床表现　通常在出生时便出现如葡萄球菌脓肿、湿疹和呼吸道感染等免疫缺陷症状，且血 IgE 水平升高。对细菌呈现易感，出现由金黄色葡萄球菌、流感嗜血杆菌及肺炎链球菌感染导致的肺炎与肺气肿。此外，还有嗜酸性粒细胞增多、感染期间炎症因子水平低下、慢性皮肤黏膜念珠菌病和全身型过敏及血液系统外表现，包括面部畸形、乳牙滞留、骨质减少、脊柱侧凸、病理性骨折、肺气肿及血管形态异常等。不同患者的表型表现度也不同。

诊断　该病通常在新生儿期出现相应表型。临床可以通过新生儿筛查进行早期诊断，也可以根据患者的生化指标，使用基因诊断的方式，对比已知的突变数据库进行诊断。

治疗原则　一经确诊应立即治疗，且需要长期用药，终生治疗。该病尚无模式化的治疗方案。可使用广谱抗生素，进行预防性治疗。用药后需要坚持给药，否则病情会反复。此外，某些免疫抑制剂如环孢素 A、重组人粒细胞集落刺激因子、静脉注射免疫球蛋白、皮下注射干扰素等有较好疗效，能够改善患者症状，使血清 IgE 水平趋近正常。

预防　①一级预防：即婚前预防。应做婚前筛查、避免近亲结婚等。②二级预防：即出生前预防。对已生育患儿的家庭实施产前基因诊断，降低患者出生的再发风险。③三级预防：即症状前预防。通过新生儿筛查，在患者出现症状前早期诊断和早期治疗，避免病情恶化。

(周　青)

zǎofā duōxìtǒng zìshēn miǎnyìbìng

早发多系统自身免疫病（infantile-onset multisystem autoimmune disease，ADMIO）　信号转导与转录激活因子 3（STAT3）的编码基因发生功能获得性突变导致 STAT3 功能异常，从而引起患者体内免疫系统功能失调的常染色体显性遗传病。携带突变的患者通常出生时便发病。

病因和发病机制 杂合的 *STAT3* 突变使 STAT3 转录活性增强，导致 STAT3 调控通路被异常激活，进而形成自身免疫表型。

临床表现 多样，主要有早发的多重自身免疫病，包括 1 型糖尿病、自身免疫性甲状腺功能减退、乳糜泻以及肺、胃肠道、肝和内分泌障碍等。此外，还有淋巴细胞增生、淋巴结病、自身免疫性血细胞减少以及身材短小等表型。少数会出现反复的不同程度的感染。携带 *ADMIO* 基因致病突变者，临床表型的外显率在个体间存在差别，且有外显不全的情况。

诊断 该病通常在新生儿期出现相应表型。临床可通过新生儿筛查进行早期诊断，也可根据患者的生化指标，使用基因诊断的方式，对比已知的突变数据库进行诊断。

治疗原则 一经确诊应立即治疗，且需要长期用药，终生治疗。

免疫抑制剂 由于普遍存在自身免疫病表型，可使用抗肿瘤坏死因子、抗 IL-1 以及抗 B 细胞等免疫治疗。此外，对其他通路抑制剂效果不佳者，可使用抗 IL-6 受体的单克隆抗体托珠单抗进行治疗。该疗法的缺陷在于，需长期注射抗免疫药物，应注意抗免疫药物的不良反应以及长期用药可能对相应抑制剂产生的抗性。

造血干细胞移植 通过接受造血干细胞移植，获得表达正常 STAT3 的血细胞，可缓解自身免疫的表型。但存在供体不好匹配、费用高昂等缺点。移植后产生的排异反应也是风险因素。

预防 ①一级预防：即婚前预防。应做好婚前筛查、避免近亲结婚等措施。②二级预防：即出生前预防。对已生育患儿的家庭实施产前基因诊断，降低患者出生的再发风险。③三级预防：即症状前预防。通过新生儿筛查，在患者出现症状前早期诊断和早期治疗，避免病情恶化。

（周　青）

tiělìyòuxìbāo pínxuè bàn B xìbāo miǎnyì quēxiàn zhōuqīxìng fārè hé fāyù chíhuǎn zōnghézhēng

铁粒幼细胞贫血伴 B 细胞免疫缺陷周期性发热和发育迟缓综合征（sideroblastic anemia with B-cell immunodeficiency, periodic fevers and developmental delay, SIFD）

编码转运 RNA 核苷酸转移酶 1（TRNT1）的两条等位基因均发生功能失去性突变，导致 TRNT1 功能丧失而使体内蛋白翻译功能失调的常染色体隐性遗传病。部分患者的 *TRNT1* 基因突变并未使 TRNT1 完全失活，体内 TRNT1 保留了部分活性，因此呈现出较 SIFD 更轻的表型，表现为视网膜色素变性和红细胞性小红细胞增多症，其表型主要集中在眼部。

病因和发病机制 转运 RNA（tRNA）是体内生物合成的重要分子。TRNT1 是核苷酸转移酶，能够催化前体 tRNA 3′端 CCA 尾的添加进程，为 tRNA 的氨酰化和成熟做好准备。TRNT1 对胞质内和线粒体 tRNA 均能发挥作用。因此，TRNT1 作为胞内 tRNA 成熟的必需分子，其功能对蛋白质合成非常重要。此外，TRNT1 同样能够通过标记结构不稳定的 t-RNA，起到监控 tRNA 质量的功能。TRNT1 在人体中没有冗余的基因。因此，TRNT1 的缺陷对几乎所有通路均有影响，故患者的临床表型较复杂。

临床表现 表现为铁粒幼细胞贫血、不同程度的免疫缺陷、周期性发热以及发育迟缓。部分 TRNT1 不完全缺陷患者会呈现较轻的临床表型，如色素性视网膜炎、小细胞性贫血、视觉损伤、感音神经性听力损失等。其中，部分表型主要集中在眼部。此外，也会出现皮肤与骨骼肌肉损伤，如口腔溃疡、皮肤蜂窝织炎、趾端炎、关节痛或关节炎等。血液中Ⅰ型干扰素、细胞因子等炎症指标均有升高。

诊断 结合临床表现，以基因检测为主进行诊断，还可以辅以 CCA 添加酶效率的检测，以进一步确认。

治疗原则 一旦确诊应立即治疗，且需要终生治疗。及时正确的治疗可防止器质性损伤。

注射免疫球蛋白 通过注射免疫球蛋白治疗的免疫缺陷。但有部分 TRNT1 缺陷无须此类治疗。缺点在于需要长期注射。

肿瘤坏死因子抑制剂 由于患者血液内炎症因子偏高，可使用肿瘤坏死因子抑制剂进行治疗。该疗法在治疗过程中也需要频繁注射。

输血 输血可有效改善患者的贫血等症状。该疗法需要较频繁的输血，应考虑血液供体和输血的风险。

基因疗法 由于 TRNT1 的编码序列足够小，可以使用腺病毒载体，将正常 *TRNT1* 基因导入患者体内，恢复 TRNT1 的功能。此外，也可通过对患者的造血干细胞或诱导多能干细胞进行基因编辑后回输患者的方式，恢复 TRNT1 功能。然而这些方法都有费用高昂、供体限制等缺陷。

预防 ①一级预防：即婚前

预防。该病为常染色体隐性遗传病，应避免近亲结婚。②二级预防：即出生前预防。对已生育患儿的家庭实施产前基因诊断，降低患者出生的再发风险。③三级预防：即症状前预防。通过新生儿筛查，在患者出现症状前早期诊断和早期治疗，避免发生不可逆的病理损伤。

（周 青）

dànbáiméitǐ xiāngguān zìshēn yánzhèng zōnghézhēng

蛋白酶体相关自身炎症综合征（proteasome associated autoinflammatory syndrome, PRAAS）

编码蛋白酶体亚基 PSMA3、PSMB4、PSMB8、PSMB9 和 PSMB10 或调节蛋白酶体组装的 POMP 和 PSMG2 的基因发生突变，导致泛素化-蛋白酶体系统异常，错误折叠的蛋白质异常累积，引起 I 型干扰素的产生增多而致全身炎症反应的常染色体隐性遗传病。包括 3 种疾病：中条-西村综合征（NNS）、关节挛缩-肌萎缩-小细胞贫血-脂膜炎相关脂营养不良（JMP）综合征和慢性非典型中性粒细胞性皮炎伴脂营养不良和发热（CANDLE）综合征。这类疾病有发热、皮疹、进行性脂肪萎缩以及关节畸形等临床特点。

病因和发病机制 蛋白酶体是细胞内水解衰老和外源性蛋白质的细胞器，由中间发挥酶活功能的核心组分（20S）和两端的调节组分（19S）组成。核心组分由 2 个 α 环和 2 个 β 环构成，每个环有 7 个亚基，即 α1 ~ α7 和 β1 ~ β7。调节组分和核心组分分别执行底物蛋白的识别与水解功能。除 19S 外，其他蛋白酶体调节蛋白，如 PA28α/β（PSME1/2）、PA28γ（PSME3）和 PA200

（PSME4）也能与 20S 结合，使入口打开并激活 20S。与 19S 不同的是，由于 PA28α/β、PA28γ 和 PA200 不结合 ATP 和泛素，其所识别及降解的底物通常是结构松散的蛋白质或多肽。此外，在哺乳动物细胞中，β1、β2 和 β5 可以被免疫型亚基 β1i、β2i、β5i 或 β5t 替换，形成组织特异性蛋白酶体，即免疫蛋白酶体或胸腺蛋白酶体。

编码 20S 核心组分蛋白酶体亚基的基因（PSMA3、PSMB4、PSMB8、PSMB9 和 PSMB10）或蛋白酶体伴侣因子（如蛋白酶体成熟蛋白 POMP 和蛋白酶体组装伴侣 PSMG2）的遗传或新生功能失去突变，导致泛素化-蛋白酶体系统异常，错误折叠的蛋白异常累积、I 型干扰素的产生增多，引起全身炎症反应。

PRAAS 遵循常染色体隐性遗传模式，部分患者在蛋白酶体不同亚基的编码基因均为杂合突变，遵循二基因遗传模式。

临床表现 如下。

NNS 反复发热、冻疮样皮疹或结节性红斑、长的杵状指及以上半身为主的局部脂肪进行性萎缩。部分患者有向阳性皮疹、关节挛缩畸形、肝脾大、淋巴结肿大、智力低下和身材矮小等。实验室检查可有贫血、炎症指标升高、高丙种球蛋白血症、轻度脂代谢异常和肌酶升高等异常。

CANDLE 综合征 出生后数月起病，表现为反复发热、全身散在红斑或向阳性皮疹及以上半身为主的进行性脂肪萎缩，同时伴有全身多系统炎症，包括软骨炎、脑膜炎、肌炎、结节性巩膜炎、结膜炎和附睾炎等，另有生长发育迟缓、肝脾大和淋巴结肿大等，患者智力均正常。实验室

检查显示贫血、炎症指标升高和轻度肌酶升高。头颅 CT 显示基底节钙化。

JMP 综合征 较 NNS 和 CANDLE 综合征起病晚，表现为严重的多关节挛缩畸形、不同程度的脂肪萎缩与肌萎缩、皮肤红斑，还伴有肝脾大、身材矮小和第二性征异常。实验室检查有小细胞性贫血和高丙种球蛋白血症，轻度脂代谢异常和肌酶升高。头颅 CT 显示基底节钙化。

诊断 主要依赖临床特征并辅以基因筛查。

NNS 初步诊断标准为：①父母近亲结婚或有家族史。②手足冻疮样皮疹。③结节性红斑。④反复发热。⑤长的杵状指、足趾挛缩畸形。⑥进行性局部脂肪肌肉萎缩与消瘦。⑦肝脾大。⑧基底节钙化。满足其中 5 条即可诊断。

CANDLE 综合征和 JMP 综合征 尚缺乏相应的诊断标准。JMP 有明显的关节挛缩和肌肉萎缩，癫痫发作常见，但无冻疮样皮疹及反复发热，炎症指标不高，CANDLE 综合征和 NNS 反之。CANDLE 综合征和 NNS 临床表现类似，但前者的组织学特征是活化的中性粒细胞在真皮大量浸润。

鉴别诊断 需与自身免疫性淋巴细胞增生综合征、慢性炎症性神经/皮肤/关节综合征、家族性脂肪萎缩、幼年特发性皮肌炎或结节性红斑等相鉴别。

治疗原则 尚无有效治疗方法。Janus 激酶抑制剂可有效抑制干扰素信号；IL-6 受体抑制剂能缓解发热等症状，且能降低炎症指标。

预防 ①一级预防：即婚前预防。该病为常染色体隐性遗传病，应避免近亲结婚。②二级预

防：即出生前预防。对已生育患儿的家庭实施产前基因诊断，降低患者出生的再发风险。③三级预防：即症状前预防。通过新生儿筛查，在患者出现症状前早期诊断和早期治疗，避免发生不可逆的病理损伤。

（周 青）

xiànxìng fànsùliàn zǔzhuāng fùhéwù quēxiàn

线性泛素链组装复合物缺陷

（deficiency of linear ubiquitin chain assembly complex） 编码 HOIL-1 或 HOIP 的基因发生突变导致的常染色体隐性遗传病。线性泛素链组装复合物（LUBAC）是由 HOIL-1 和 HOIP 以及线性泛素链相关蛋白 SHARPIN 组成的三元复合物，是先天免疫和炎症信号通路中重要的调控因子。编码 HOIL-1 的基因 RBCK1 发生功能失去性突变，导致慢性自身炎症、侵袭性细菌感染和肌肉支链淀粉病，可有肝脾大和淋巴结肿大、心肌病，以及宿主抗病毒和抗细菌反应降低。编码 HOIP 的基因 RNF31 突变可导致类似的疾病，表现为多器官炎症、联合免疫缺陷、亚临床支链淀粉样病变和系统性淋巴管扩张。

病因和发病机制 线性泛素化是一种泛素化类型，由远端泛素分子 C 端甘氨酸与近端泛素分子 N 端甲硫氨酸相连，使泛素蛋白首尾直接相连。LUBAC 是已鉴定的唯一的特异性合成线性泛素链的 E3 连接酶。

最早发现的由线性泛素化调控的是肿瘤坏死因子（TNF）通路。在静息细胞中，核因子 NF-κB 被 IκB 隔离在细胞质中。TNF 受体 1（TNFR1）被激活后，三聚化并招募多种信号分子包括 TRADD、TRAF2、RIPK1、cIAP1/2

和 TAK1 复合物。TAK1 复合物结合 K63 连接的泛素链并促进激活 IKK 蛋白激酶复合体。IKK 通过自身的 NEMO 亚基结合线性连接的泛素链，促进磷酸化 IκB，使 IκB 被 K48 连接的多聚泛素链泛素化，继而被蛋白酶体降解。被释放的 NF-κB 转入核中，起始大量促炎基因的转录。此外，LUBAC 介导形成的线性泛素化还可以通过 IL-1、CD40、TRAIL、NOD1、NOD2 和 NLRP3 等通路参与对固有免疫、适应性免疫和炎症反应的调控。

LUBAC 缺陷是由于编码 HOIL-1 或 HOIP 的基因发生突变所致。HOIL-1 突变产生了截短的 HOIL-1，HOIP 突变影响了介导 HOIP 与 OTULIN 相互作用的 PUB 结构域。另外，HOIL-1 或 HOIP 的致病突变引起 LUBAC 复合体其他亚基的不稳定。患者成纤维细胞和 B 细胞中存在 NF-κB 信号通路缺陷，引起反复的细菌感染。但单核细胞却对 IL-1β 和 TNF 的刺激表现出高敏感性，炎症因子 IL-6 和 MIP-1α 水平显著升高。

临床表现 患儿出生后数月内起病，出现反复发热、肝脾大和淋巴结肿大等症状，部分出现肠道炎症，有嗜酸性粒细胞浸润。通常有严重的联合免疫缺陷，可有危及生命的化脓性感染和异常的抗病毒反应，心脏平滑肌和骨骼肌细胞中出现不溶性支链多糖类沉积，导致肌肉支链淀粉病和心肌病。此外，还可出现系统性淋巴管扩张。

诊断 该病临床表现复杂，与多种免疫缺陷疾病或自身炎症性疾病症状相似，缺乏明确的诊断标准，通过基因诊断，检测患者是否携带纯合或复合杂合的 RBCK1 或 RNF31 功能失去性突变

可确诊。

治疗原则 尚无有效治疗方法。治疗主要侧重于增强宿主免疫力，预防感染，以抑制炎症。针对免疫缺陷的症状，可以通过静脉输注或皮下注射的免疫球蛋白替代疗法或使用抗生素；糖皮质激素可较好地控制炎症；生物制剂如 IL-1 受体拮抗剂阿那白滞素和 TNF 抑制剂也有一定效果。

预防 ①一级预防：即婚前预防。该病为常染色体隐性遗传病，应避免近亲结婚。②二级预防：即出生前预防。对已生育患儿的家庭实施产前基因诊断，降低患者出生的再发风险。③三级预防：即症状前预防。通过新生儿筛查，在患者出现症状前早期诊断和早期治疗，避免发生不可逆的病理损伤。

（周 青）

héyīnzǐ kappa B guānjiàn tiáojié yīnzǐ quēxiàn zōnghézhēng

核因子 κB 关键调节因子缺陷综合征

（nuclear factor-kappa B essential modulator deficiency syndrome） X 染色体上 NEMO 基因突变引起的原发性免疫缺陷病。简称 NEMO 综合征。罕见，常出现于婴儿早期。其表型谱广泛，从低丙种球蛋白血症、轻度外胚层体征和自身炎症，到最严重的骨质硬化和淋巴水肿-无汗外胚层发育不良伴免疫缺陷综合征，临床与炎性肠病、重症感染等较难鉴别。

病因和发病机制 NEMO 基因突变是 NF-κB 通路中发现的第一个基因缺陷。细胞在静息状态下，NF-κB 与其抑制蛋白结合，以非活性复合物形式保留在细胞质中。在适应性免疫中的 T 细胞受体（TCR）、炎症中的肿瘤坏死因子受体（TNFR）、白细胞介素-

1 受体（IL-1R）或者固有免疫应答中 Toll 样受体激活后，IKKβ 通过 IκBα 的磷酸化激活 NF-κB 通路。NF-κB 二聚体可以转位到细胞核中，结合目标基因的启动子或者增强子区域的特异序列，参与外异蛋白 A（EDA）、CD40、IL-1、TNF-α 和 TCR 等上游信号的转导。

该病遗传机制较复杂。对 NEMO 突变个体进行表型分析发现了 32 个不同的突变，错义突变、剪接位点突变、移码突变和无义突变分别占 40%、21%、25% 和 14%；53% 的突变影响锌指结构域，3% 位于氨基酸 50～120 区域，15% 位于帮助 NEMO 寡聚的区域，7% 的突变影响 NEMO 泛素结合域，这对于结合 K63 连接的泛素链很重要；77% 与外胚层发育不良有关，86% 与严重化脓性感染有关，39% 与分枝杆菌感染有关，19% 与严重病毒感染有关，23% 与炎性疾病有关。94% 的亚等位 NEMO 基因突变有 CD40 信号通路的损伤，主要影响 CD40 介导的 B 细胞的增殖分化和免疫球蛋白的转化重组，以及 CD40-NEMO-NF-κB 信号通路介导的 IL-12 的产生，后者主要调节 T 细胞和单核/树突状细胞对分枝杆菌的免疫应答。而 EDA 属于 TNF 超家族，是膜结合蛋白，通过连接 EDA 受体，在外胚层与中胚层之间的信号传导中起重要作用，该通路的损伤可引起外胚层发育不良。

临床表现 如下。

色素失禁症（IP） 一种罕见的 X 连锁显性遗传性皮肤病。2000 年，NEMO 被确认为 IP 的致病基因。NEMO 基因功能完全缺失在女性中引起 IP，而在男性中多于其母亲妊娠期即流产或死胎。

患者出生后 1 周左右起病，于躯干两侧发生荨麻疹样、水疱样、疣状皮炎病变。继发色素性斑疹好发于躯干、上臂和大腿。色素沉着期皮损为广泛播散的不规则撒胡椒面样或喷泉状的色素沉着，颜色从蓝灰色到棕色。色素可持续数年，消退后不留痕迹，或稍留淡的色素脱失斑。患者通常伴有毛发、指甲、牙、视网膜血管化和中枢神经系统异常，炎性肠病是最常见的并发症，约 20% 患儿可出现，多在婴儿期或儿童早期发病。癫痫发作、婴儿脑病和急性播散性脑脊髓炎等中枢神经系统异常是其最严重的后果。

外胚叶发育不良 NEMO 基因的亚等位基因突变引起的另一种皮肤病，即男性的无汗型外胚层发育不良伴免疫缺陷（EDAID），是 190 多种外胚叶发育不良相关疾病中最常见的。患病男性出现皮肤色素减少，眶周皱纹及色素沉着，头发稀疏，汗腺缺失或发育不全，体温调节异常，无牙、萌出延迟或锥形牙，额头突出和塌鼻梁等表型。由于对多糖抗原的抗体反应受损和化脓性细菌感染的易感性，在接种肺炎球菌结合疫苗或多糖肺炎疫苗后，明显缺乏抗肺炎链球菌反应的发展过程，并通常在儿童早期出现严重的化脓性细菌、真菌、病毒和分枝杆菌感染。

部分 NEMO 综合征患者表现出自身炎症性疾病表型，如反复发热等。

诊断 家系中存在母系遗传的 IP 病史，结合皮肤等外胚层的特异性表现，免疫功能缺陷等，需考虑该病，确诊需基因检测。

鉴别诊断 EDAID 不是 NEMO 综合征独有的特征，需与编码 IκBα 的 NFKBIA 基因突变进行鉴别，后者为常染色体显性遗传。当伴有非进行性肌病及 Ca²⁺ 通道缺陷时，应注意与 ORAI-1（钙释放激活钙调节剂 1）缺陷、STIM-1（基质相互作用分子 1）缺陷相鉴别。在 NEMO 基因微小突变中，40% 为错义突变，大多位于第 10 外显子，尤其是锌指结构域，该区域含有 NEMO 泛素化结合位点，主要调节与 NF-κB 上游刺激信号因子的连接。IK-BKG 的 5′ UTR 突变常无明显的 NEMO 综合征体征，但可导致成人起病、播散性分枝杆菌感染，甚至死亡。

治疗原则 主要包括免疫球蛋白替代治疗、并发症治疗、造血干细胞移植以及预防和控制感染等。

免疫球蛋白替代治疗 每 3～4 周静脉注射免疫球蛋白。对 NEMO 综合征相关 IBD 的治疗主要是缓解症状，防止疾病进展，保证生长发育和生活质量。糖皮质激素为主要治疗药物。联合类固醇与美沙拉嗪或环孢素，用或不用甲氨蝶呤都能够成功控制症状。

造血干细胞移植 造血干细胞移植治疗经验有限，对尚未经历分枝杆菌感染的幼儿有利，但不能改善外胚叶发育不良等表现。

预防和控制感染 要避免接触易感病原，皮肤隔离霜可阻止疾病进展，虽常规静脉注射免疫球蛋白，仍应考虑针对细菌、病毒和真菌的预防治疗。当疑似感染时，应尽早经验性抗感染治疗。急性感染期，在经验性治疗同时，尽早明确病原及药敏结果，联合用药，并坚持足量足疗程，密切关注药物不良反应，同时警惕真菌、分枝杆菌等感染。

预防 ①一级预防：即婚前

预防。该病属于 X 连锁遗传病，婚前应进行全面的健康检查。②二级预防：即出生前预防。男女双方或一方，如果亲属中有该病患者，应进行遗传咨询。对已生育患儿的家庭实施产前基因诊断，降低患者出生的再发风险。③三级预防：即症状前预防。通过新生儿筛查，在出现症状前早期诊断和早期治疗，避免发生不可逆的病理损伤。

（周　青）

OTULIN xiāngguān zìshēn yánzhèng zōnghézhēng

OTULIN 相关自身炎症综合征（OTULIN-related autoinflammatory syndrome，ORAS）

编码去线性泛素化酶 OTULIN 的基因发生突变导致的常染色体隐性遗传病。又称 OTULIN 缺陷。患者携带 OTULIN 基因的纯合功能失去性突变或复合杂合的功能失去性突变。

病因和发病机制　线性泛素化为一种泛素化类型，由远端泛素分子 C 端甘氨酸与近端泛素分子 N 端甲硫氨酸相连，使泛素蛋白首尾直接相连。OTULIN 是已鉴定的细胞内能够特异性水解线性泛素链的去泛素化酶。

最早发现的由线性泛素化调控的是肿瘤坏死因子（TNF）通路。在静息细胞中，NF-κB 被 κB 抑制因子（IκB）隔离在细胞质中。TNF 受体 1（TNFR1）被激活后，三聚化并招募多种信号分子包括 TRADD、TRAF2、RIPK1、cIAP1/2 和 TAK1 复合物。TAK1 复合物结合 K63 连接的泛素链并促进激活 IKK 蛋白激酶复合体。IKK 通过自身的 NEMO 亚基结合线性连接的泛素链，促进磷酸化 IκB，使得 IκB 被 K48 连接的多聚泛素链泛素化，继而被蛋白酶体降解。被释放的 NF-κB 转入核中，起始大量促炎基因的转录。此外，线性泛素化还可以通过 IL-1、CD40、TRAIL、NOD1、NOD2 和 NLRP3 等通路参与对固有免疫、适应性免疫和炎症反应的调控。

OTULIN 致病基因突变位点主要位于 OTULIN 发挥去泛素化酶活性的 OTU 结构域和与泛素链结合的结构域。研究发现，在患者外周血单个核细胞和皮肤成纤维细胞中，TNF 通路中的信号分子 NEMO 和 RIPK1 蛋白出现增多的多聚线性泛素链累积，促进 NF-κB 信号通路激活，导致炎症因子的释放和患者出现炎症表型。另外，TNF 诱导的程序性细胞死亡也参与了炎症的产生。此外，在 OTULIN 缺陷患者的细胞中，蛋白酶体的过度线性泛素链累积导致其组装和功能异常，而泛素化-蛋白酶体系统失调导致的细胞内泛素化蛋白积累导致患者细胞中 I 型干扰素信号通路的过度激活。

临床表现　携带纯合 OTULIN 功能失去性突变的患者通常出生后数周甚至数天后即发病，临床表现复杂，包括反复发热、脂膜炎、肝脾大、腹泻、关节炎和发育迟缓等。皮肤症状多样，有红斑皮疹、皮肤结节、脂肪代谢障碍和脓疱样皮疹。血 C 反应蛋白升高、白细胞增多和中性粒细胞增多。

携带复合杂合的 OTULIN 功能失去性突变的患者表现出晚发的自身炎症性疾病，同样有反复发热、脂膜炎和脂肪肝等症状，C 反应蛋白升高，白细胞增多和中性粒细胞增多。同时，可表现出肥胖。

诊断　根据临床表现和实验室检查可初步诊断，确诊需通过基因检测和 OTULIN 功能分析。

治疗原则　TNF 抑制剂如英夫利昔单抗和依那西普能有效缓解自身炎症症状。JAK 抑制剂可用于抑制细胞中激活的 I 型干扰素及其引发的炎症症状。此外，可采用造血干细胞移植。

预防　①一级预防：即婚前预防。该病为常染色体隐性遗传病，应避免近亲结婚。②二级预防：即出生前预防。对已生育患儿的家庭实施产前基因诊断，降低患者出生的再发风险。③三级预防：即症状前预防。通过新生儿筛查，在患者出现症状前早期诊断和早期治疗，避免患者发生不可逆的表型，影响生活质量。

（周　青）

shòutǐ xiānghù zuòyòng dànbái jīméi 1 quēxiàn

受体相互作用蛋白激酶 1 缺陷〔receptor-interacting protein kinase 1（RIPK1）deficiency〕

受体相互作用蛋白激酶 1（RIPK1）基因功能失去性突变导致的常染色体隐性遗传病。RIPK1 在死亡受体（TNFR1、TRAILR）或模式识别受体（TLR3、TLR4）介导的细胞凋亡、程序性坏死和炎症信号通路的激活与转换中发挥关键作用。

病因和发病机制：RIPK1 属 RIP 激酶家族，有 N 端激酶结构域、RHIM 结构域和 C 端死亡结构域，在炎症、细胞凋亡和坏死的信号通路中都发挥重要作用，RIPK1 激活的失调与多种炎性疾病和神经退行性疾病相关。已发现了 10 个位点的基因突变，均匀分布于 RIPK1 的 N 端激酶结构域、RHIM 结构域和 C 端死亡结构域，导致 RIPK1 蛋白部分或全部的表达缺陷。免疫缺陷主要由 T 细胞和 B 细胞的分化受损和细胞因子 IL-6、TNF 和 IL-12 分泌的减少所致。炎症反应源于 NLRP3

炎症小体的过度激活和细胞因子 IL-1β 的大量产生。

临床表现：反复感染、早发型炎性肠病、进行性的多发性关节炎和淋巴细胞减少等。

诊断：根据临床表现和实验室检查可初步诊断，确诊需要基因检测。

治疗原则：针对反复感染，使用抗生素或抗真菌药物治疗，对于严重免疫缺陷患者，可考虑造血干细胞移植，但风险较高。IL-1 抑制剂类药物可以用于缓解 IL-1β 水平升高引起的炎症反应。

预防：该病为常染色体隐性遗传病，应避免近亲结婚。对已生育患儿的家庭实施产前基因诊断，降低患者出生的再发风险。通过新生儿筛查，在患者出现症状前早期诊断和早期治疗，避免发生不可逆的病理损伤。

（周　青）

CRIA zōnghézhēng

CRIA 综合征（cleavage-resistant RIPK1-induced autoinflammatory） 受体相互作用蛋白激酶 1（RIPK1）第 324 位天冬氨酸杂合错义突变导致的自身炎症性疾病。为常染色体显性遗传，临床表现为周期性发热和淋巴结肿大。

RIPK1 属 RIP 激酶家族，有 N 端激酶结构域、RHIM 结构域和 C 端死亡结构域。RIPK1 激活的失调与多种炎症性疾病和神经退行性疾病相关。对于 CRIA 综合征，发现患者均携带 RIPK1 第 324 位天冬氨酸杂合错义突变，包括 D324H、D324N、D324V 和 D324Y。该位点在物种间高度保守，是潜在的可被胱天蛋白酶 8（caspase-8）识别切割的位点，突变导致 RIPK1 不能被胱天蛋白酶 8 切割。在细胞死亡实验中，切割位点突变导致患者外周血单个

核细胞对肿瘤坏死因子（TNF）和 SM-164 诱导的细胞凋亡、SM-164 和 Z-VAD-FMK 诱导的细胞坏死更敏感，并且可通过 RIPK1 抑制剂 Nec-1s 的共处理来挽救。另外，患者尿液中检测到细胞坏死的标志物亲环蛋白 A，表明患者体内存在过度激活的细胞坏死。

临床表现主要有周期性发热和淋巴结肿大，通常出生后数周甚至数天后即发病。根据临床表现和实验室检查可初步诊断，确诊需要通过基因检测。该病治疗采用 IL-6 受体抑制剂托珠单抗治疗。TNF 抑制剂和 IL-1R 抑制剂疗效不佳。

对已生育患儿或亲属中有患者的家庭实施产前基因诊断，降低患者出生的再发风险。通过新生儿筛查，在患者出现症状前早期诊断和早期治疗，避免患者发生不可逆的表型，影响生活质量。

（周　青）

ROSAH zōnghézhēng

ROSAH 综合征（retinal dystrophy, optic nerve edema, splenomegaly, anhidrosis, and migraine headache syndrome） 携带杂合的 ALPK1 T237M 突变的常染色体显性遗传病。表现为视网膜营养不良、视盘水肿、脾大、无汗和偏头痛。患者在儿童时期视力下降，并伴有视盘水肿和低级别眼部炎症，视力逐渐恶化并在青年期丧失视觉，还表现出无汗、脾大和轻度全血细胞减少，大部分患者存在偏头痛。

病因和发病机制 ALPK1 是由 ALPK1 基因编码的蛋白激酶，在各组织广泛表达。ALPK1 可作为模式识别受体，识别存在于所有革兰阴性菌和部分革兰阳性菌中的代谢产物 ADP-Hep，诱导细胞因子的产生，启动免疫应答。

ROSAH 综合征由 ALPK1 功能获得性突变所致，该突变使其表现出一种自发的激活状态，进而激活下游的炎症信号通路，表现出典型炎症表型。此外，ALPK1 突变还有可能与纤毛中心体功能异常有关。

临床表现 最常见的早期特征是视力下降，在眼科检查中伴有视盘水肿。视力下降最早出现的年龄为 4 岁，最晚为 12 岁，这种视力下降和颅内压升高没有直接关系。随着年龄的增长，视力障碍日益严重，大多数视锥功能异常，随后视杆功能丧失。到 30 岁左右，视觉功能障碍严重，丧失光知觉。轻度眼部炎症常见，这种炎症无法通过类固醇或免疫抑制缓解。脾大开始于儿童或 20 岁。患者也有无汗症。头痛和偏头痛常见，常伴阵发性发热和背痛。轻度肾损害也可出现，但并非所有患者的一致特征。

血液学检查显示慢性轻度全血细胞减少，在病毒或其他感染期间可加重。外周血涂片常见白细胞减少和反应性淋巴细胞增多。骨髓检查为正常细胞。

对 PFAPA 综合征（周期性发热、阿弗他口炎、咽炎、颈淋巴结炎）患儿进行高通量靶向测序发现有 ALPK1 基因突变，部分患者携带的热点突变为 ALPK1: p. T237M，均有发热表型。患者是否有视力的障碍并未确认。

诊断 确定诊断需基因检测，桑格（Sanger）测序是诊断的金标准。

治疗原则 尚无有效治疗方法，可使用阿达木单抗和英夫利昔单抗。

预防 ①一级预防：即婚前预防。该病为常染色体显性遗传病，患者多有家族史，通过遗传

咨询使夫妻双方明确后代遗传病发生的可能性，可提前选择适宜的方式避免患儿出生。②二级预防：即出生前预防。对已生育患儿的家庭实施产前基因诊断，降低患者出生的再发风险。③三级预防：即症状前预防。通过新生儿筛查，在患者出现症状前早期诊断和早期治疗，避免病情恶化。

（周青）

báijièsù shòutǐ 1 jiékàngjì quēfá zōnghézhēng

白介素受体 1 拮抗剂缺乏综合征（deficiency of the interleukin-1 receptor antagonist, DIRA）

编码 IL-1RA 蛋白的 *IL1RN* 基因的双等位基因缺失突变导致的常染色体隐性遗传的自身炎症疾病。典型特征为骨髓炎、脓疱性银屑病并伴有溶骨性病变。最早在 2010 年被两个研究组报道，他们分别发现 *IL1RN* 的纯合缺失突变会导致疾病表型。

病因和发病机制：该病由 *IL1RN* 基因的双等位基因缺失突变所致。突变导致 IL-1RA 缺失生物学功能或呈现出不稳定状态被降解掉。与很多自身炎症疾病由于体内成熟的 IL-1β 升高所致不同，DIRA 是由 IL-1β 信号通路的负调控因子 IL-1RA 的缺失而使正常生理水平的 IL-1β 引起持续增强的炎症信号。IL-1α、1β 在皮肤和骨中的表达不同，提示 IL-1β 可能在 DIRA 的骨髓炎中发挥作用。IL-1RA 缺失还会增加其他炎症因子的产生，如 IL-6、IL-8、TNF-α 和 MIP-1α。

临床表现：绝大多数在出生后的 8 周内出现症状。30% 是早产儿，胎儿窒息证据表明胎儿期已存在疾病表型。病灶主要集中在皮肤、口腔黏膜、关节和骨骼。患儿生长迟缓，发育不良。通常

无周期性发热。如果不治疗，可发展为全身炎症反应综合征并导致死亡。该病的皮肤特征是脓疱性皮炎，可从块状演变为全身脓疱病或鱼鳞病样病变。但也可仅表现出慢性复发性多病灶性骨髓炎而缺乏皮肤表型。

诊断：确诊需基因检测，确定在 *IL1RN* 基因存在双等位基因突变。

治疗原则：一经确诊，应尽早治疗。采用重组人 IL-1RA（阿那白滞素）治疗，可改善脓疱病、关节炎和肌肉骨骼疼痛情况；也可使用 IL-1β 单克隆抗体（卡那单抗）治疗。未治疗的患者均未能存活到成年。

预防：①一级预防，即婚前预防。该病为常染色体隐性遗传病，应避免近亲结婚。②二级预防，即出生前预防。对已生育患儿的家庭实施产前基因诊断，降低患者出生的再发风险。③三级预防，即症状前预防。通过新生儿筛查，在患者出现症状前早期诊断和早期治疗，避免病情恶化。

（周青）

NOD yàng shòutǐ 4 xiāngguān de zìshēn yánzhèng jíbìng

NOD 样受体 4 相关的自身炎症疾病（NLRC4-associated autoinflammatory disease, NLRC4AD）

因 NOD 样受体 4（*NLRC4*）基因功能获得性突变引起的单基因遗传病。2014 年，有 3 个研究组报道了与 *NLRC4* 功能获得性突变相关的单基因疾病，疾病的发生是因 *NLRC4* 突变而导致自发的 NLRC4 炎症小体激活。与 NLRC4 相关的疾病具有极高的表型异质性，其中一种特别严重而且独特的表型，即婴儿巨噬细胞活化综合征（MAS）与小肠结肠炎。绝大多数的 NLRC4AD 为

常染色体显性遗传，但也有隐性遗传病例。该病罕见，是因为相对较少的突变是功能获得性突变，而严重的突变能导致围产期死亡。

病因和发病机制　正常情况下，NLRC4 处于由核苷酸结合稳定的自抑制构象中。NLRC4 本身不是一个传感器。相反，NLRC4 依赖于同源的 NAIP 蛋白激活。NAIP 蛋白与某些细菌蛋白，即鞭毛蛋白单体或细菌类型的针/棒蛋白Ⅲ型分泌系统、配体结合后，NAIP 改变了 NLRC4 的构象，从而诱导 NLRC4 的构象改变，使 NLRC4 激活并招募其他 NLRC4 分子。NAIP 诱导的 NLRC4 寡聚为凋亡相关斑点样蛋白（ASC）纤维的形成和最终胱天蛋白酶 1（caspase-1）形成以及自蛋白水解提供了支架。NLRC4 炎症小体的激活导致 IL-1、IL-18 和 GSDMD 及其引起的细胞因子信号转导和细胞焦亡。NLRC4 也有独特的特性，与胱天蛋白酶 1 直接作用而不需要 ASC，但 ASC 是细胞因子产生所必需。

临床表现　最初的报道中患儿出现全身性的高铁血症性炎症，类似于 MAS，并存在严重小肠结肠炎。MAS 是以发热、高铁血症、凝血功能障碍为特征的极端炎症状态（表现为血小板计数低，纤维蛋白原和/或红细胞沉降率下降），肝胆功能障碍、肝脾大，常伴有噬血细胞症，通常在疾病发作时出现，可持续数周。MAS 常与复杂的自身炎症性疾病、系统性幼年特发性关节炎和成人发病的斯蒂尔（Still）病相关。泛小肠、结肠的症状与严重 NLRC4-MAS 相关。部分患者有非致命性的自体炎症症状，冷诱导的荨麻疹、红斑性结节、关节炎、炎性肠病或无菌性脑膜炎。相较于其

他自身炎症性疾病，患者体内的 IL-18 水平一般很高，这是 NLRC4AD 的一个典型特征。此外，还有 NLRC4 H443Q 体细胞的突变，可导致反复发热、皮疹、关节炎和肌肉痛症状。

诊断　可采用桑格（Sanger）测序或全外显子组测序确诊。

治疗原则　部分可使用间歇性的非甾体抗炎药。在有较严重荨麻疹或其他类似冷热素相关周期热综合征的症状时，可使用阿那白滞素。对于出现较轻 NLRC4-MAS 时，阿那白滞素亦有效。在出现较严重的 MAS 时，可使用 IL-1 抑制剂联合高剂量的皮质类固醇、环孢素和/或依托泊苷。治疗效果好的患者有正常的寿命，生育能力不受影响，淀粉样变性、恶性肿瘤产生的风险无变化。

预防　①一级预防：即婚前预防。该病为常染色体显性遗传病，患者多有家族史，通过遗传咨询使夫妻双方明确后代遗传病发生的可能性，可提前选择适宜的方式避免患儿出生。②二级预防：即出生前预防。对已生育患儿的家庭实施产前基因诊断，降低患者出生的再发风险。③三级预防：即症状前预防。通过新生儿筛查，在患者出现症状前早期诊断和早期治疗，避免病情恶化。

（周　青）

A20 dānbèi jìliàng bùzú

A20 单倍剂量不足 （haploin-sufficiency of A20，HA20）

基因 *TNFAIP3* 杂合突变导致的常染色体显性遗传的自身炎症疾病。该突变致 A20 单倍剂量不足，无法行使对炎症信号通路的负调控作用，使炎症发生。HA20 的临床表型具有较高的异质性，在完成基因诊断前，常被误诊为白塞病、克罗恩病、系统性红斑狼疮等。

病因和发病机制　A20 由 6 号染色体上的基因 *TNFAIP3* 编码，在炎症发生和固有免疫的负向调节中起关键作用。在 NF-κB 信号通路中，关键的信号分子如 NEMO、RIP1、TRAF6 的 K63 泛素化修饰对于该通路的激活有重要作用；相反，A20 作为重要的去泛素化酶，其对 NF-κB 信号通路有重要的负调控作用。*TNFAIP3* 杂合性功能失去性突变致 A20 单倍剂量不足。在肿瘤坏死因子（TNF）的刺激下，患者来源的外周血单个核细胞和成纤维细胞内 IKK 的磷酸化明显增强，IKKβ 的降解增加，P38 和 JNK 的磷酸化增强，P65 的入核也明显增加。同时，NEMO、RIP1 和 TRAF6 的 K63 泛素积累更明显。研究发现，突变的 A20 不存在显性抑制现象，因此 A20 的单倍剂量不足导致了 NF-κB 通路的持续激活进而导致炎症表型。此外，在患者来源的细胞里存在着明显的 NLRP3 炎症小体激活，这也促进了体内 IL-1 等炎症因子水平的升高。

临床表现　早期报道该病的表现类似于白塞病。主要有早发的系统性炎症、关节炎、口腔及生殖器溃疡及葡萄膜炎综合征。随着病例的增多，发现 HA20 的临床表型具有极高的异质性，在接受基因诊断前，易被误诊为白塞病、幼年特发性关节炎、PFA-PA 综合征（周期性发热、阿弗他口炎、咽炎、颈淋巴结炎）、自身免疫性甲状腺炎、克罗恩病、系统性红斑狼疮和成人斯蒂尔（Still）病。

诊断　HA20 的表型具有极高的异质性，对于怀疑白塞病，特别是有常染色体显性遗传模式和发病年龄较早的患者，应考虑该病。确诊需基因检测，必要时通过细胞实验进行验证。需注意部分患者由于临床表型较轻，容易被忽视。

治疗原则　所有患者都需要治疗。秋水仙碱单药治疗反应良好。也可接受单药治疗或免疫抑制药物联合治疗，包括全身皮质类固醇、疾病修饰药物和细胞因子抑制剂（抗 TNF、抗 IL-1、抗 IL-6）。还可使用英夫利昔单抗、阿那白滞素、托法替尼、秋水仙碱或甲氨蝶呤联合沙利度胺治疗，疗效显著。

预防　①一级预防：即婚前预防。该病呈常染色体显性遗传，患者多有家族史，通过遗传咨询使夫妻双方明确后代遗传病发生的可能性，可提前选择适宜的方式避免患儿出生。②二级预防：即出生前预防。对已生育患儿的家庭实施产前基因诊断，降低患者出生的再发风险。③三级预防：即症状前预防。通过新生儿筛查，在患者出现症状前早期诊断和早期治疗，避免病情恶化。

（周　青）

VEXAS zōnghézhēng

VEXAS 综合征 （vacuoles，E1 enzyme，X-linked，autoinflammatory，somatic）

造血干细胞的 *UBA1* 基因（而非生殖系）突变引起的自身炎症性疾病。通常表现出自身炎症的症状并有造血系统受累。骨髓驱动的自身炎症和进行性骨髓衰竭可导致高的发病率和病死率。该病较罕见，自 2020 年起，共有百余例报道，发病年龄在 68 岁左右。在较早的报道中这种疾病只在男性中出现，且因为 *UBA1* 位于 X 染色体，故认为只在男性中发病，然而亦有女性病例的报道。

病因和发病机制　泛素化过

程对于维持细胞稳态有极为重要的作用，这种翻译后修饰广泛参与细胞内的各种生物学进程，如错误折叠蛋白的降解、信号级联网络的激活等。泛素化修饰涉及泛素激活酶 E1、泛素结合酶 E2 和泛素连接酶 E3 的一系列反应。已知的泛素激活酶 E1 有两种，泛素结合酶 E2 约有 40 种，泛素连接酶 E3 有 600 多种。UBA1 是重要的泛素激活酶 E1，细胞中 UBA1 有两种异构体，一种为全长的 UBA1a，另一种为从第 41 个氨基酸起始的 UBA1b。存在于 UBA1 上第 41 位氨基酸的突变，使原本可作为翻译起始位点位置的甲硫氨酸后移至第 67 个氨基酸，即突变的 UBA1 基因使细胞内翻译出了一种截短新异构体 UBA1c。截短的异构体在催化泛素化级联反应上存在着明显的缺失，使细胞内本该被正常降解的蛋白质无法正常通过泛素蛋白酶体系统进行降解进而导致炎症。

临床表现 发病较晚，特点包括反复发热、肺部和皮肤炎症表现、血管炎、深静脉血栓形成、关节痛和耳鼻喉软骨炎。血液系统表现有大细胞性贫血，以及急性期反应物水平升高。部分患者自身抗体呈阳性。骨髓活检显示骨髓和红细胞前体细胞的退行性空泡化，以及可变的造血功能不良和发育不良，可能导致过早死亡。

诊断 确诊需基因诊断。对患者不同细胞来源的 DNA 进行桑格（Sanger）测序或利用数字聚合酶链反应（PCR）均能做到快速诊断。

治疗原则 该病尚无有效治疗方式。

预防 该病为后天体细胞的 UBA1 基因突变所致，无法预防。

（周 青）

báixìbāojièsù 1 shòutǐ xiāngguān jīméi 4 quēxiàn

白细胞介素 1 受体相关激酶 4 缺陷（interleukin-1 receptor associated kinase 4 deficiency）

白细胞介素 1 受体相关激酶 4（IRAK4）基因突变导致的常染色体隐性遗传的原发性免疫缺陷病。罕见，发病率尚无估计，其特征是从婴儿期或儿童早期开始反复出现严重的全身性和侵袭性细菌感染。2003 年首次发现，此后报道的患者多达 49 例，来自 14 个国家的 32 个家系。

病因和发病机制 致病基因 IRAK4 位于染色体 12p11.22，编码蛋白是苏氨酸/丝氨酸蛋白激酶，由 460 个氨基酸残基组成，包含 N 端死亡结构域、中间激酶区和 C 端。

IRAK4 在 TLR/IL-1R 介导的炎症通路中起重要作用。Toll 样受体（TLR）受病原体相关分子模式的刺激，而 IL-1R 家族的成员则受到细胞因子的刺激。配体结合导致细胞内结构域的构象变化，从而募集支架蛋白。其中 MyD88 使用其死亡结构域来招募、定向和激活 IRAK4。然后 IRAK2 可被磷酸化并与 IRAK4 和 MyD88 结合形成复合物，该复合物进一步磷酸化并募集 IRAK1。通过磷酸化作用而激活的 IRAK 进一步可以募集肿瘤坏死因子相关因子 6（TRAF6），TRAF6 可以多聚泛素化 IKKγ 以及自身，且可以通过募集 TGF-β 活化激酶 1（TAK1）以激活其磷酸化 IKK-β 的能力。这些途径都可以降解 IKKγ，IKKγ 会释放 NF-κB 并将其释放以转移到细胞核中。此外，TAK1 可以激活 JNK 以诱导 MAP 激酶途径，从而导致 AP-1 诱导的基因表达。AP-1 和 NF-κB 引起细胞因子转

录、黏附分子产生和感染第二信使的释放增加，最终募集大量的 IL-1 及 TNF-α 等炎症因子。

IRAK4 连接了细胞内各种炎症因子，当这些通路成分被刺激时，触发细胞释放促炎信号及固有免疫反应。IRAK4 功能的丧失可完全终止炎症通路的信号转导，使机体缺乏识别病毒和细菌的能力，产生炎症因子的能力严重受损。

临床表现 主要为复发侵袭性的细菌感染，最常见的微生物是肺炎链球菌和金黄色葡萄球菌，也可有假单胞菌和非典型分枝杆菌，在婴儿期和儿童早期会危及生命。第一次侵袭性感染发生在 2 岁之前，脑膜炎占细菌感染的 41%。儿童早期的病死率很高，大多数发生在 8 岁之前。患者对感染的炎症反应受损，包括不发热和中性粒细胞减少，红细胞沉降率和 C 反应蛋白可能升高。一般免疫检查正常，B 细胞、T 细胞和 NK 细胞水平正常。研究表明细胞因子对脂多糖和 IL-1β 刺激的反应受损；对肿瘤坏死因子（TNF）的反应正常。患者对大多数疫苗都有良好的抗体反应，肺炎球菌疫苗除外。通常无病毒、真菌和寄生虫感染。

原发性免疫缺陷病不仅易患感染性疾病，还易罹患自身炎症和自身免疫病，而且免疫缺陷和自身免疫紊乱之间可以发生重叠。IRAK4 缺陷时自身抗体的产生被抑制，IRAK4 过度激活时易发生自身免疫炎症性疾病。但在现有病例中，少数表现为感染合并自身免疫病，但其分子机制的研究很少。

诊断 新生儿期没有临床表现，通常依靠新生儿筛查进行早期诊断。未经治疗已出现临床症

状的患者则主要通过生化实验和基因检测进行诊断。

免疫检测 通过对患者的外周血单个核细胞分别施加 TLR 和 IL-1R 激动剂，包括 Pam3CSK4（TLR1/2）、Pam2CSK4（TLR2/6）、poly（I：C）（TLR3）、LPS（TLR4）、flagellin（TLR5）、3M-13（TLR7）、3M-2（TLR8）、R-848（TLR7 和 8）、CpG（TLR9）以及 IL-1R 的配体 IL-1β，采用酶联免疫吸附试验或细胞因子微球检测技术测定响应刺激后产生 TNF、IL-6、IL-12、粒细胞集落刺激因子、粒细胞-巨噬细胞集落刺激因子和 γ 干扰素等炎症因子水平的变化，通过衡量外周血单个核细胞响应 TLR 和 IL-1R 刺激的能力是否受损来诊断。

基因检测 可确诊。

治疗原则 早期确诊并治疗可避免重症或死亡。主要治疗手段包括静脉注射免疫球蛋白以及针对性地在感染发生前使用抗生素和疫苗。尽管感染可能会危及生命，但随着年龄的增长易感性逐年降低，14 岁可接近正常儿童。

预防 ①一级预防：即婚前预防。该病为常染色体隐性遗传病，应避免近亲结婚。②二级预防：即出生前预防。对已生育患儿的家庭实施产前基因诊断，降低患者出生的再发风险。③三级预防：即症状前预防。通过新生儿筛查，在患者出现症状前早期诊断和早期治疗，以降低感染风险和病死率。

（周 青）

héyīnzǐ kappa B yàjī 1 quēxiàn

核因子 κB 亚基 1 缺陷（nuclear factor-kappa B1 deficiency）核因子 κB 亚基 1（*NFKB1*）基因功能失去性突变导致的累及

多系统的常染色体显性遗传免疫病。又称伴有自身免疫的普通变异型免疫缺陷病 12（CVID12），为原发性免疫缺陷，特征是反复感染并伴有低丙种球蛋白血症。是欧洲人群中发病率最高的单基因常见变异型免疫缺陷病，中国人群的发病率未有报道。

病因和发病机制 该病由 *NFKB1* 基因突变导致单倍剂量不足而引发。*NFKB1* 编码转录因子 P105/P50，该因子调控免疫系统相关靶基因的表达，其缺陷将导致免疫失调疾病的表型。在炎症反应中，NF-κB 是连接变应原与炎症效应性反应的桥梁，炎症因子（TNF-α、IL-1）、细菌和细菌的代谢产物、病毒、生长因子，以及各种各样的应激如紫外线照射、氧化损伤与环境因素可以活化 NF-κB。活化的 NF-κB 可直接与 150 余种基因的启动子或增强子内的 κB 基序结合，调节这些基因的转录如细胞因子（TNF-α、IL-1、IL-6、IL-8 和 IL-12）、单核细胞趋化蛋白 1、细胞黏附分子、生长因子和蛋白酶等。

人类 NF-κB 家族包括 5 个成员：P50、P52、P65（Rel A）、Rel B 和 c-Rel，分别由 *NFKB1*、*NFKB2*、*RELA*、*RELB* 和 *REL* 基因编码。其所有成员在 N 端均有一个 300 个氨基酸组成的 Rel 同源结构域，具有二聚化和与 DNA 的 κB 序列结合的功能。根据结构功能不同，5 个家族成员分为两类：一类是无前体的 P65（Rel A）、Rel（c-Rel）和 Rel B，其 C 端有一个或多个转录活性区，能直接与转录元件结合促进基因转录；另一类是无转录活性区的 P50（NFKB1）和 P52（NFKB2），不能独立激活基因转录，分别由含 C 端锚蛋白重复序列的前体蛋

白 P105 和 P100 通过 ATP 依赖蛋白水解过程裂解而形成。由于缺少转录激活区，P50 和 P52 通过与 P65、c-Rel、Rel B 或其他包含转录激活区的蛋白构成异源二聚体从而激活基因转录过程。

NF-κB 亚基组成各种同源或异源二聚体，其中 NFKB1（P50）/RelA（P65）形成的异源二聚体是最常见的 NFKB/Rel 复合体，几乎存在于体内所有细胞，且含量常最高。人类 *NFKB1* 基因位于染色体 4q24，编码两个蛋白，一个是不与 DNA 结合的细胞质分子 P105，另一个是 DNA 结合蛋白，命名为 P50。在细胞质中，NF-κB 蛋白与抑制性分子 IκB 结合，使 NF-κB 处于无活性状态。当细胞受到外界刺激时，IκB 的激酶 IKK 使 IκB 发生磷酸化，主要磷酸化 IκB 保守序列中的两个丝氨酸残基。磷酸化的 IκB 被泛素修饰，发生泛素化，最后泛素化的 IκB 在 26S 蛋白酶体的作用下发生降解。IκB 的降解使 NF-κB 变成游离状态，从胞质转位到胞核，结合到特异的 DNA 基序，发挥转录因子的功能，活化或抑制靶基因的表达。最常见的异二聚体 P65/P50 在活化的 NF-κB 中起重要的传递作用，而 P50/P50 同型二聚体可通过与靶向因子竞争结合位点起转录抑制因子的作用。

NFKB1 的功能失去性突变导致体内 P50 蛋白水平或功能降低，损伤 P65/P50 异二聚体激活 NF-κB 信号通路的能力，导致以原发性免疫缺陷为主的免疫失调疾病。

临床表现 累及多系统的反复感染，细菌、真菌和病毒感染都很常见，以及 B 淋巴细胞发育损伤导致的低丙种球蛋白血症。约半数患者出现自身免疫病的特征，包括血细胞减少，全身炎症

和淋巴组织增生，表现为淋巴结病或肝脾大。少于 20% 的患者会罹患癌症，最常见的是实体瘤。即使在同一个家庭中，发病年龄和疾病严重程度也存在很大差异。还有不完全外显的情况，突变携带者即便患有低丙种球蛋白血症也可能没有症状。此外，*NFKB1* 突变可导致坏疽性脓皮病。

诊断 诊断标准为反复感染和低丙种球蛋白血症。确诊需基因诊断，最常用的技术是下一代测序和桑格（Sanger）测序。而基因诊断获得的 *NFKB1* 突变还需进一步的功能实验以确定其对 NFKB1/P50 的影响，最终确定是否为致病基因。

治疗原则 主要治疗方法有静脉注射免疫球蛋白以及针对性地在感染发生前使用抗生素，还需配合使用免疫抑制剂。在可行的情况下，可考虑造血干细胞移植和 NFKB1 通路靶向治疗的策略。

预防 ①一级预防：即婚前预防。该病为常染色体显性遗传病，患者多有家族史，通过遗传咨询使夫妻双方明确后代遗传病发生的可能性，可提前选择适宜的方式避免患儿出生。②二级预防：即出生前预防。对已生育患儿的家庭实施产前基因诊断，降低患者出生的再发风险。③三级预防：即症状前预防。通过新生儿筛查，在患者出现症状前早期诊断和早期治疗，避免病情恶化。

（周 青）

PLCG2 xiāngguān kàngtǐ quēfá hé miǎnyìshītiáozhèng

PLCG2 相关抗体缺乏和免疫失调症（PLCG2-associated antibody deficiency and immune dysregulation，PLAID）

PLCG2 基因发生功能获得性突变导致的染色体显性遗传的自身炎症性疾病。罕见。临床以冷荨麻疹、反复呼吸道感染、抗体缺陷与自身免疫为主要表现。

病因和发病机制 致病基因 *PLCG2* 位于 16 号染色体 q24.1，大小为 179kb，编码磷脂酶 Cγ2，该酶为磷脂酶 C 的一个亚型。磷脂酶 C 分为 6 大类，均含有 PH 结构域、X/Y 结构域、EF 手型结构域和 C2 结构域等同源结构，同时 PLCG2 具有其特殊的结构域：PH 区和 Z 区。PLCG2 通过这些结构域被激活而参与信号转导，不仅调控 PLCG2 在细胞膜的定位和活化，而且参与组成蛋白水解和磷脂酶等多种酶的催化核心，并调控 Ca^{2+} 和 Mg^{2+} 等的变化。

PLCG2 调控基因表达 主要通过 NF-κB、活化 T 细胞核因子（NFAT）以及丝裂原活化蛋白激酶（MAPK）信号通路调控基因表达。首先，PLCG2 通过 3 种方式活化：酪氨酸磷酸化、SH2 区域介导的构象改变以及与 RacGTP 酶直接作用的蛋白质相互作用。随后，活化的 PLCG2 水解磷脂酰肌醇二磷酸，产生二酰基甘油（DAG）和肌醇三磷酸（IP3）。DAG 激活蛋白激酶 C（PKC），IP3 调控 Ca^{2+} 的释放，进而激活下游的信号通路。

NF-κB 信号通路 活化的 PKC 通过由含胱天蛋白酶（caspase）募集结构域的膜相关鸟苷酸激酶蛋白 1、B 细胞淋巴瘤因子 10 和黏膜相关淋巴样组织淋巴瘤易位蛋白 1 组成的复合物，激活 IκB 激酶（IKK）。活化的 IKK 磷酸化、泛素化并蛋白水解 NF-κB 抑制蛋白（IκB），使 NF-κB 从 NF-κB/IκB 复合物中释放而从胞质转移到胞核内，启动转录过程。

NFAT 信号通路 细胞内增多的 Ca^{2+} 与钙调蛋白结合，随后激活钙调神经磷酸酶，进而导致 NFAT 脱磷酸化，从胞质移动到胞核中，激活相关的靶基因。

MAPK 信号通路 PLCG/Ca^{2+}/PKC 途径参与所有类型 MAPK 的激活。PKC 参与 ERK-1、ERK-2 和 P38 的活化，而 Ca^{2+} 和 PKC 共同参与 JNK 的活化。最终，活化的 3 种 MAPK 导致 AP-1 活化，促进转录过程。

PLCG2 与免疫 PLCG2 可调控 B 细胞、T 细胞和 NK 细胞的发育及其功能。在 B 细胞中，通过 B 细胞受体和前 B 细胞受体激活 PLCG2，活化的 PLCG2 调控 B 细胞的增殖、分化及存活，参与细胞骨架重组、细胞黏附及细胞迁移，同时促进亲和力成熟、自身免疫的形成和易感性的转换。在 T 细胞中，PLCG2 通过 T 细胞受体参与胸腺阳性和阴性选择作用，促进双阳性细胞向单阳性细胞的转换，参与 T 细胞的发育和成熟。在 NK 细胞中，PLCG2 通过 NKG2D 和 Fc 受体介导的信号通路参与细胞因子分泌以及细胞毒性作用。

在 PLAID 中，PLCG2 发生外显子 19 缺失或外显子 20～22 缺失，影响了 cSH2 结构域的功能，该结构域具有自身抑制性，会阻止 PLCG2 的持续激活，而突变造成了 PLCG2 的自发激活，使 PLCG2 信号通路超活化，导致免疫细胞的异常以及相应的临床表现。

临床表现 主要特征是冷暴露诱导的皮肤荨麻疹、红斑和瘙痒。患者在暴露于寒冷后 5 分钟内出现瘙痒性红斑和荨麻疹，有时还出现血管性水肿。多数在出生后 6 个月内发病，且所有症状都持续终生。此外，患者还有不同程度的其他免疫缺陷，如抗体缺乏、B细胞减少、B细胞缺陷、感染易感性的增加和自身免疫病风险增加。

诊断 主要依据其特征性的临床表现，最终确诊需基因诊断。基因诊断最常用的技术是下一代测序和桑格（Sanger）测序。而基因诊断获得的 *PLCG2* 基因突变还需进一步的功能实验以确定其对 *PLCG2* 功能的影响，最终确定是否为致病基因。

治疗原则 尚无特殊治疗，以对症治疗为主，且治疗效果欠佳。因此，针对 *PLCG2* 基因突变作用靶点的研究对临床有重大意义。

预防 ①一级预防：即婚前预防。该病为常染色体显性遗传病，患者多有家族史，通过遗传咨询使夫妻双方明确后代遗传病发生的可能性，可提前选择适宜的方式避免患儿出生。②二级预防：即出生前预防。对已生育患儿的家庭实施产前基因诊断，降低患者出生的再发风险。③三级预防：即症状前预防。通过新生儿筛查，在患者出现症状前早期诊断和早期治疗，避免病情恶化。

(周 青)

PLCG2 xiāngguān zìshēn yánzhèng hé kàngtǐ quēfá yǔ miǎnyìshītiáozhèng

PLCG2 相关自身炎症和抗体缺乏与免疫失调症（autoinflammation and PLCG2-associated antibody deficiency and immune dysregulation，APLAID）

PLCG2 基因发生功能获得性突变导致的染色体显性遗传的自身炎症性疾病。罕见。以早期起疱性皮损、眼部炎症、炎性肠病、反复呼吸道感染与缺乏循环自身抗体为主要表现。

病因和发病机制： 见 PLCG2 相关抗体缺乏和免疫失调症。*PLCG2* 基因 S707Y 和 L848P 突变使 PLCG2 的活化增强，免疫细胞功能异常，促进 IL-1 等因子的分泌，导致该病的特异性表型。*PLCG2* 基因的突变不会造成自发激活，仍需要上游信号分子的参与。

临床表现： 主要特征为反复出现水疱性皮肤病变，多在婴儿期出现全身性大疱性表皮松解样皮疹，后演变为复发性红斑和水疱脓疱病变，随着热和阳光的照射而恶化，且伴有炎症浸润和其他组织（包括关节、眼和胃肠道）的不同受累。患者还常伴有与复发性窦性肺炎相关的轻度体液免疫缺陷。

诊断和治疗： 主要依据其特征性的临床表现诊断，而最终确诊需依靠基因诊断。该病尚无特殊治疗，以对症治疗为主，且治疗效果欠佳。部分患者对 IL-1 抑制剂或大剂量皮质类固醇有部分反应。因此，针对 *PLCG2* 基因突变作用靶点的研究对临床有重大意义。

预防： 见 PLCG2 相关抗体缺乏和免疫失调症。

(周 青)

X liánsuǒ wú bǐngzhǒngqiúdànbáixuèzhèng

X 连锁无丙种球蛋白血症（X-linked agammaglobulinemia，XLA）

因布鲁顿酪氨酸激酶（*BTK*）基因突变导致的 X 连锁隐性遗传病。又称布鲁顿无丙种球蛋白血症。是人类原发型免疫缺陷病（PID）中发现较早且发病率较高的类型之一，发病率约为 0.5/10 万。多数为女性携带，男性发病，但也有不发病的男性携带者。患者外周血完全缺乏或极少有成熟的淋巴细胞，血清各种免疫球蛋白（Ig）水平显著低下。XLA 属于抗体缺陷为主 PID 的典型代表，占先天性无丙种球蛋白血症的 80%～90%。

病因和发病机制 *BTK* 基因位于染色体 Xq22，全长 37.5kb，由 19 个外显子组成，编码全长为 659 个氨基酸残基的 BTK 蛋白。

BTK 结构 BTK 属于胞质酪氨酸激酶家族，包括 5 个结构域。①PH：能识别并结合膜磷脂的代谢产物磷脂肌醇三磷酸，继而将 BTK 招募至细胞膜，对细胞外刺激引发的信号进行转导，约 120 个氨基酸残基。②TH：由可结合 Zn^{2+} 的 BTK 结构域和富含脯氨酸区域组成，60～80 个氨基酸残基。③SH3：对 TH 结构域的富含脯氨酸区域可特异识别，还可与 Syk/ZAP70 等分子发生相互作用，帮助激活下游的蛋白激酶 C，约 60 个氨基酸残基。④SH2：约 100 个氨基酸残基。⑤SH1（激酶区）：含保守的 ATP 结合位点，约 280 个氨基酸残基。

BTK 表达 BTK 表达于除浆细胞以外各个时期的 B 细胞、中性粒细胞、单核细胞等，也表达于血小板，但不表达于 T 细胞和 NK 细胞，是 B 细胞发育成熟的关键因素。B 细胞通过 B 细胞受体和其他共刺激分子（如 IL-5、IL-10、IL-6 受体，CD38，CD40 等）接受抗原信息后，BTK 经两步活化，首先 BTK 激酶段 Y551 位磷酸化（与 Lyn 作用），接着是 SH3 段 Y223 位的自身磷酸化。BTK 磷酸化活化后，与 B 细胞衔接蛋白结合并激活 PLC-γ，导致 Ca^{2+} 通道打开，胞外 Ca^{2+} 内流。该信号传导通路最终导致细胞增殖加强和转录的变化。

BTK 基因突变导致 BTK 蛋白结构功能缺陷使 B 细胞的分化停

留在前 B 细胞阶段。因此，外周血中几乎没有成熟的 B 细胞，100%的前 B 细胞产生的均是缺乏重链可变区 V（H）的不完整的胞质 μ 链，提示 B 细胞分化障碍是由于继发于 V（H）区基因表达缺陷，不能发生免疫球蛋白基因重排，推测 BTK 是参与调节基因 IgV（H）表达或是其表达信号通路中的一个成分。

临床表现 XLA 仅见于男孩，约半数患儿有家族史。患儿出生时来自母体的 IgG 在血液循环中仍有一定浓度，早期可无明显症状，数月后母体提供的 IgG 消耗殆尽开始出现症状，多于生后 4~12 个月发病，也可到成年甚至更晚发病。严重的反复的细菌性感染是最突出的临床表现，常导致咽炎、中耳炎、鼻窦炎、肺炎、脑膜炎和败血症等。常见病原有肺炎链球菌、流感嗜血杆菌、肺炎支原体、脑膜炎球菌、革兰阴性菌（铜绿假单胞菌）、兰氏贾第鞭毛虫和柯萨奇病毒等。

XLA 感染可累及多个系统，其中呼吸系统最常见。约 90%的患儿出现反复的呼吸道感染，多见于上呼吸道，但下呼吸道感染则比较严重。消化道感染仅次于呼吸道感染，以腹泻最常见，其次为腹痛、胃肠炎、胃食管反流、胰腺功能不足以及慢性腹泻伴有内分泌腺疾病等。常见的感染性腹泻病原有蓝氏贾第鞭毛虫、沙门菌、空肠弯曲菌、革兰阴性菌、艰难梭菌、隐孢子虫和肠道病毒等。

除了相应部位的感染表现外，患儿易出现营养不良、生长发育落后、贫血、粒细胞减少、血小板减少、皮疹、哮喘、化脓性关节炎、生长激素及甲状腺激素紊乱等症状。

诊断 新生儿期没有临床表现，通常依靠新生儿筛查进行早期诊断。未经治疗已出现临床症状者则主要通过生化实验和基因检测进行诊断。

临床拟诊依据 ①男性。②反复感染（包括呼吸道、消化道、皮肤、中耳炎及其他部位深部感染），抗生素治疗效果欠佳。③伴或不伴自身免疫病。④伴或不伴母系家族中有类似疾病表现的男性患者。对于符合临床拟诊依据的患儿，进行常规免疫功能评估，若外周血 IgG<2g/L 以及外周血成熟 B 细胞缺失或其比例明显降至 2%以下，需进行 BTK 基因检测以确诊。

实验室诊断标准 符合至少 1 项可诊断：① BTK 基因突变。②检测中性粒细胞或单核细胞发现缺乏 BTK mRNA。③单核细胞或血小板缺乏 BTK 蛋白表达。④母系的表兄、舅或侄子 CD19$^+$ B 细胞计数比例<2%。因②③临床检测存在一定难度，④在临床实际中难以实现，故采用 BTK 基因突变为确诊 XLA 的依据。

基因检测 为确诊手段。发生于 BTK 蛋白任何区域的突变均可导致其功能异常。已报道的 BTK 基因突变类型有 760 多种，包括错义突变、无义突变、插入突变、缺失突变和剪接位点突变等，其中以错义突变最多，且突变高度易感，没有突变热点。

治疗原则 静脉注射免疫球蛋白（IVIG）是首选治疗方案。患儿行 IVIG 替代治疗后，可迅速提高体内 IgG 水平，减轻症状。IVIG 在体内的半衰期为 23~25 天，1 个月左右多数患儿 IgG 水平降至 6g/L 以下，故需每 1~2 个月输注 IVIG 400~500mg/kg，以保证血清 IgG 水平维持在 6~8g/L。

IVIG 替代治疗及远期随访提倡个体化治疗，以能控制症状、获得较高质量的生长发育为尺度。

IVIG 只能补充免疫球蛋白而不能使患儿建立主动免疫。通过异基因骨髓移植可重建正常的免疫系统，是根治 XLA 的唯一方法，但仍处于研究阶段。

预防 ①一级预防：即婚前预防。该病为 X 连锁隐性遗传病，对有家族史的女性，应进行完整的遗传学标准家系检测，尽早发现携带者。女性携带者的检测主要依靠流式细胞技术检测单核细胞 BTK 蛋白的表达以及基因组 DNA 突变外显子直接测序的方法。②二级预防：即出生前预防。对已生育患儿的家庭实施产前基因诊断，降低患者出生的再发风险。③三级预防：即症状前预防。通过新生儿筛查，在患者出现症状前早期诊断和早期治疗，以降低感染风险和病死率。

（周 青）

lěngrèsù xiāngguān zhōuqīrè zōnghézhēng

冷热素相关周期热综合征

（cryopyrin-associated periodic syndrome，CAPS） 一组由于 NLRP3 基因突变导致 IL-1β 调节功能缺陷引起的常染色体显性遗传自身炎症性疾病。包括家族性寒冷性自身炎症综合征（FCAS）、穆克勒-韦尔斯（Muckle-Wells）综合征（MWS）和新生儿期发病的多系统炎性疾病（NOMID，又称慢性婴儿神经系统皮肤和关节综合征），既有相似的临床表型，也各有特征。NLRP3 基因突变导致炎症小体过度激活，产生过量的 IL-1β 和较强的炎症症状。

病因和发病机制 NLRP3 基因位于染色体 1q44，编码的 Cryopyrin 蛋白属于 NOD 样受体

（NLR）蛋白家族。该蛋白包含一个 Pyrin 结构域，一个核苷酸结合结构域和一个富亮氨酸重复序列结构域。该蛋白是胞内与凋亡相关斑点样蛋白及其他分子一起组成 NLRP3 炎症小体复合物。该复合物能激活胱天蛋白酶 1（caspase-1），调节细胞焦亡。Caspase-1 可以裂解前体的 IL-1β 和 IL-18，使其成为具有生物活性和促炎作用的成熟形式。

CAPS 患者的 *NLRP3* 基因发生功能获得性突变，导致 NLRP3 炎症小体持续性激活，有活性的 IL-1β 过度产生。IL-1β 的产生过程受到至少 3 个步骤的严格控制。第一步涉及 IL-1β 前体（P35）的产生；随后裂解 IL-1β 前体以产生有活性的 IL-1β 蛋白（P17），最后 IL-1β 被释放到胞外环境中。IL-1β 前体的加工这一中间步骤，涉及激活 caspase-1 激活复合物，其特征是炎症小体。NLRP3 炎症小体将无活性的 caspase-1 前体加工成有活性的 caspase-1，并将 IL-1β 前体裂解为成熟的 IL-1β，导致炎症发生和细胞死亡。

临床表现　三者的共同特点是在新生儿或幼儿期出现荨麻疹样皮疹。

FCAS　临床症状相对较轻，约 90% 的患儿在出生 1 年内起病。主要特点为反复发作的短期发热，接触寒冷后出现的皮疹和关节痛，症状的严重程度及持续时间与患者在冷环境中暴露的时间有关，其他常见的症状包括结膜炎和肌肉疼痛。接触寒冷后症状出现的时间为 1~2 小时，外界温度显著变化也可导致疾病发作，发作持续时间较短，通常少于 24 小时。这些症状为自限性，不治疗即可好转。

MWS　症状稍严重，临床特点为反复发热、皮疹以及关节、眼部炎症。没有明确的诱发因素，寒冷刺激不明显。病程根据患者表现为炎症的典型发作或长期症状的不同而不同，一般儿童早期起病，出现渐进性的感音神经性听力损失，常在夜间症状加重。首发症状常出现在生后早期，但到儿童引起重视。约 70% 的患者在儿童期或成人早期发生耳聋，淀粉样变是最严重的并发症，约有 25% 的患者在成人期出现。淀粉样物质在肾、肠道、皮肤、心脏等器官沉积，导致器官功能障碍。肾损害尤为突出，随着肾功能的下降，可出现蛋白尿。淀粉样变并不是 CAPS 所特有的表现，其他慢性炎症性疾病也可出现。

NOMID　CAPS 中最严重的类型，呈进行性发展，表现为发热、出疹、关节受累、慢性脑膜炎、视神经受损、神经发育迟缓以及听力丧失等。皮疹常出现在出生后或婴儿早期，通常是首发症状，表现为游走性斑丘疹（类似于荨麻疹），通常不伴有痒感，严重程度因人而异，与疾病严重程度有关。骨关节有不同程度的受累，表现为关节疼痛或肿胀，软骨过度增生，严重的关节变形、疼痛和活动受限。几乎所有患者均出现由慢性无菌性脑膜炎引起的中枢神经系统症状，慢性炎症导致颅内压升高，表现为慢性头痛、呕吐、视盘水肿等，病情严重者出现癫痫或认知损害。

还有一类 CAPS 患者携带体细胞 *NLRP3* 功能获得性突变，表现为 *NLRP3* 突变嵌合体。与携带胚系突变的 CAPS 患者相比，携带体细胞突变的患者有较轻的疾病表型，且发病时间比胚系突变患者稍晚。此外，还有局限于髓系（中性粒细胞和单核细胞）细胞的体细胞 *NLRP3* 嵌合体患者，使用下一代测序方法从分离的白细胞亚群（中性粒细胞、单核细胞、T 细胞和 B 细胞）中提取 DNA，并能分析不同细胞亚群中的 *NLRP3* 基因突变。

诊断和鉴别诊断　主要依靠临床症状和病史诊断。但由于临床表型的相似性，FCAS 与 MWS，或 MWS 与 NOMID 之间可能很难区分，结合眼科检查、脑脊液检查和影像学检查可帮助鉴别。确诊需基因检测，可进行基因 Panel 检测和目的基因靶区域测序，检测患者 *NLRP3* 基因是否有致病突变。

治疗原则　治疗药物是体外重组人 IL-1 受体拮抗剂阿那白滞素，可有效控制炎症反应，如皮疹、发热、疼痛和疲乏等，也可有效改善神经症状，甚至改善耳聋、控制淀粉样变性等，药物剂量需根据病情严重程度进行调整。药物治疗必须尽早开始，以防慢性炎症反应引起不可逆的器官损伤，如耳聋或淀粉样变性。患者需每天皮下注射阿那白滞素，注射部位的局部反应较常见，但随用药时间延长可缓解。由于该病为遗传病，因此抗 IL-1 药物需长期应用，不排除长期使用后的抗药性。

预防　①一级预防：即婚前预防。该病为常染色体显性遗传病，妊娠前应调查夫妻双方家族遗传史，降低或排除生育患儿的概率。②二级预防：即出生前预防。对已生育患儿的家庭实施产前基因诊断，降低患者出生的再发风险。③三级预防：即症状前预防。通过新生儿筛查，在患者出现症状前早期诊断和早期治疗，提高生活质量，避免病情恶化。

（周　青）

jiāzúxìng dìzhōnghǎirè

家族性地中海热（familial mediterranean fever，FMF）

以反复发热和腹膜炎为特征的常染色体隐性遗传自身炎症性疾病。是第一个被报道的自身炎症性疾病，患者除有反复发热和腹膜炎外，有时还伴有胸膜炎、皮肤病变、关节炎，罕见有心包炎，有的可发展至肾淀粉样病变，最终导致肾衰竭。主要发生于有地中海地区血统的人群，如西班牙犹太人、北非阿拉伯人、亚美尼亚人、土耳其人、希腊人和意大利人，其他人群（如北欧犹太人、古巴人、比利时人）中也有发现。通常5~15岁发病，受突变和环境影响可能提前或延迟。

病因和发病机制 该病由 MEFV 基因突变导致，并具有基因剂量效应。该基因位于 16 号染色体短臂，编码蛋白 Pyrin，在中性粒细胞、单核细胞和树突状细胞中表达，也在腹膜、胸膜、滑膜和真皮成纤维细胞中表达。Pyrin 的突变导致 IL-1β 不受控增多，引起严重的炎症反应。Pyrin 的氨基端约 90 个氨基酸构成了 PYD 结构域，负责调控蛋白间相互作用。许多和 FMF 相关的致病突变都位于 Pyrin 羧基端结构域 B30.2。已发现的 FMF 相关致病突变中绝大部分是错义突变。多数 FMF 都是由 4 个位于 MEFV 10 号外显子的突变之一引起的：p. M694V、p. V726A、p. M680I 和 p. M694I，突变频率取决于人群种族，提示这些突变的发生有着很强的"奠基者效应"。

FMF 的特点是急性炎症反应，影响浆膜组织，如胸膜、腹膜和/或滑膜，并伴有发热。中性粒细胞对 FMF 的发病进程起关键作用，在急性发作的患者中可以观察到浆膜和滑膜表面的中性粒细胞活化，且 Pyrin 在中性粒细胞中显著表达。

研究发现，约有 30% 的患者只携带一个杂合的 MEFV 致病突变，可能是外显率不全和可变蛋白表达。FMF 也可由 MEFV 发生功能获得性突变引发，如 p. T577 位点发生突变引起显性遗传的 FMF，表现出晚发的表型。

临床表现 反复的炎症发作，没有固定规律，通常持续 24~72 小时。发作频率为 2 次/周到 1 次/年，最常见的是每 2~6 周 1 次。表现为高达 40℃ 的发热，常伴有腹膜炎。绝大多数患者有腹痛，每次发作的严重程度不同，发作高峰期可有肠鸣音减少、腹膨隆以及消化道穿孔，有些患者在确诊前就进行了剖腹手术。若炎症波及膈肌，可出现胸部夹紧感，一侧或双侧肩痛。

其他表现包括急性胸膜炎、关节炎（膝关节、踝关节和髋关节）、小腿丹毒样皮疹，以及阴囊肿胀和由睾丸鞘膜炎症引起的疼痛，心包炎罕见。胸膜、滑液和皮肤症状出现的频率在不同的人群中有很大区别，美国比其他地区要低很多。尽管急性发作期症状严重，但大多数患者都能迅速恢复并且保持无病，直到下次发作。

FMF 最显著的长期并发症是由淀粉样蛋白在肾沉积导致的慢性肾衰竭。淀粉样沉淀也可出现在消化道、肝、脾、心脏、睾丸和甲状腺，可造成约 1/3 的女性不育和自然流产，因为腹腔盆腔粘连形成，干扰受孕。

诊断 诊断体系复杂，从 1967 年的特哈休莫（Tel Hashomer）标准到 2009 年的土耳其 FMF 儿科标准，仍在不断更新，但这些标准对其他种族和遗传异质性更强的人群作用有限。

对于具有以下特征的个体，应怀疑 FMF：①反复性发热伴腹膜炎、滑膜炎或胸膜炎。②反复性丹毒样红斑。③重复剖腹术治疗"急腹症"，未发现病因。④AA 类型的淀粉样变性，在未经治疗的个体中，即使在那些没有复发性炎症发作史的患者中，在 15 岁以后发生特征性发展。⑤对连续秋水仙素治疗具有有利反应。⑥FMF 的一级亲属。⑦高危种族成员。

治疗原则 预防性秋水仙碱口服，每天 2 次（某些患者需要每天 4 次）。若疾病发作或亚临床炎症持续存在，应增加秋水仙碱使用剂量。对潜伏发病、发作较慢患者，可到开始症状发作时再应用秋水仙碱。但在发作高峰时使用秋水仙碱的效果有限。儿童常需服用成人剂量以达到有效的预防效果。预防性秋水仙碱的广泛性应用使得淀粉样变性和随后肾衰竭的发病率大幅度降低，但会增加患病女性的不孕和流产风险。

对于无反应者的替代疗法包括每天一次的阿那白滞素皮下注射，每周一次列洛西普皮下注射，或每月一次卡那单抗皮下注射。有时可以给予罂粟碱缓解疼痛，应注意避免成瘾。

预防 ①一级预防：即婚前预防。该病为常染色体隐性遗传病，应避免近亲结婚。②二级预防：即出生前预防。对已生育患儿的家庭实施产前基因诊断，降低患者出生的再发风险。③三级预防：即症状前预防。通过新生儿筛查，在患者出现症状前早期诊断和早期治疗，以降低感染风险和病死率。

（周 青）

zhǒngliú huàisǐ yīnzǐ shòutǐ xiāngguān
zhōuqīxìng fārè zōnghézhēng

肿瘤坏死因子受体相关周期性发热综合征（tumor necrosis factor receptor-associated periodic fever syndrome，TRAPS）

肿瘤坏死因子受体超家族 1A（*TNFRSF1A*）基因发生杂合突变导致的常染色体显性遗传自身炎症性疾病。曾称家族性爱尔兰热。最初在爱尔兰和苏格兰的家族中发现，之后在许多不同的人群中也有报道。

病因和发病机制 该病由 *TNFRSF1A* 基因杂合突变导致，大多数突变属于受体细胞外富含半胱氨酸结构域的单核苷酸错义突变。TRAPS 的发病机制复杂，涉及多种分子机制：①TNFR1 异常切割。②核因子 NF-κB/MAPK 活化增加。③突变体 TNFR1 的非配体激活。④活性氧的异常产生导致 NLRP3 炎症小体的激活增强。⑤TNFR1 在内质网内的错误折叠和滞留导致内质网相关核酸内切酶、肌醇酶 1 的激活，并通过 miRNA 的选择性降解导致对脂多糖刺激的强烈反应性等。

TRAPS 的致病原因部分是由于 TNF 通路的复杂性，有多个蛋白参与调控，能同时调控细胞存活与死亡。TNF 及其受体都需要经金属蛋白酶 TACE（TACE/ADAM17）切割形成可溶的形式，TNFR 的可溶性形式对循环中的 TNF 有中和作用。早期机制研究认为，可溶性 TNFR1 的缺乏可导致过度的炎症反应。*TNFRSF1A* 的突变导致 TACE/ADAM17 对 TNFR 的蛋白质切割功能丧失，但该切割缺陷仅存在于少数患者中。此外，利用依那西普（TNFR2/FcIg 融合蛋白）中和 TNF 的治疗效果不如 IL-1β 抑制剂，说明

TRAPS 的致病机制涉及 TNFR 蛋白切割缺陷以外的分子功能。

突变的受体需要在野生型受体结合 TNF 信号的情况下，才能引起失调的炎症反应和疾病表型。在小鼠模型中，突变体和野生型基因位点同时表达才能导致炎症表型。携带纯合 TRAPS 致病突变的小鼠对脂多糖诱导的中毒性休克具有抗性，并无自身炎症倾向。突变的 TNFR 停留在胞质内，无法正常上膜，可能保留部分功能，并发挥独立于受体-配体结合激活的作用。TNFR 滞留胞内还能引起内质网应激和未折叠蛋白反应。

细胞代谢状态的转变也是调节炎症反应的重要生理机制。例如，巨噬细胞表现出糖酵解代谢增强和线粒体氧化磷酸化受损，类似于激活的树突状细胞。在该病患者细胞和转染 TRAPS 相关突变的细胞中观察到活性氧增加。此外，在患者的单核细胞中也观察到细胞自噬的缺失，主要影响了突变受体的清除和野生型 TNFR1 对细胞膜的修复。表明抑制细胞自噬途径可能导致细胞内突变和野生型受体的累积。

临床表现 多数患者从童年开始就有症状，主要包括阵发性发热，伴有浆膜炎、腹部和/或胸痛、肌痛，伴或不伴典型的迁徙皮疹、关节痛和关节炎（表 1）。少数出现持续的症状，许多患者即使在无症状的情况下也会出现全身炎症反应的生化证据。在有效治疗之前，高达 15% 的患者出现全身性淀粉样变性。其他症状包括头痛、腹痛、腹泻或便秘、恶心、疼痛性结膜炎、眶周水肿、关节痛、皮疹和睾丸痛。男性容易发展腹股沟疝。

诊断 尚无公认诊断标准，主要依据病史，临床检查和基因检测。非特异性症状包括中性粒细胞增多、急性相反应物升高、发作期多细胞系丙种球蛋白病。应常规筛查蛋白尿。基因检测确认携带 *TNFRSF1A* 致病突变即可确诊。一些致病性未知的突变（如 R92Q 等），或已被证明低外显率的突变，则不能被认为是 TRAPS 的病因。

TRAPS 的临床表型有相应的评分，综合评分达到 43 分及以上的可高度怀疑为该病。分数项主

表 1　TRAPS 的临床特征

受累系统/器官	TRAPS 表型
家族史	散发性或常染色体显性遗传
发热频率/时长	1~3 周，连续性
皮肤	离心性移行性红斑、水肿斑块、环状和蛇形斑块、荨麻疹样病变
肌肉与骨骼	肌痉挛、移行性肌痛、筋膜炎、关节痛、少关节炎或单关节炎、骶髂关节炎
消化系统	腹痛、腹膜炎样压痛、呕吐
眼部	眼眶水肿、结膜炎、眼痛、葡萄膜炎
呼吸系统	胸痛、胸膜炎
中枢神经系统	头痛、无菌性脑膜炎、视神经炎、行为异常
泌尿生殖系统	尿道狭窄、阴囊疼痛、淀粉样变性相关肾病综合征
心血管系统	心包炎、心肌炎、室性心动过速、限制性心肌病、心肌梗死和动脉血栓形成高危
淋巴系统	淋巴结肿大、疼痛

要包括：①家族史，7分。②发热持续时间大于6天，7分。③典型的迁徙型皮疹，18分。④肌痛，6分。⑤眶周水肿，21分。

治疗原则 治疗目标包括早期和快速控制疾病活动，预防疾病和治疗相关的损害，改善与健康有关的生活质量。糖皮质激素治疗非常有效，但长期使用会降低疗效，可与非甾体抗炎药合用，以减轻症状并终止急性发作。

预防 ①一级预防：即婚前预防。该病为常染色体显性遗传病，妊娠前应调查夫妻双方家族遗传史，降低或排除生育患儿的概率。②二级预防：即出生前预防。对已生育患儿的家庭实施产前基因诊断，降低患者出生的再发风险。③三级预防：即症状前预防。通过新生儿筛查，在患者出现症状前早期诊断和早期治疗，提高生活质量，避免病情恶化。

（周　青）

Bùláo zōnghézhēng

布劳综合征（Blau syndrome, BS） NOD2基因突变导致的常染色体显性遗传病。一种自然免疫被无限激活所致的自身免疫病，罕见，于儿童时期发病。由美国儿科医师爱德华·布劳（Edward Blau）于1985年首次描述而得名。

病因和发病机制 NOD2（又称CARD15）基因位于16号染色体长臂上，编码由1040个氨基酸残基组成的NOD2蛋白，该蛋白属于NLRC亚家族，行使模式识别受体功能，主要表达于髓样细胞、角质细胞，肠、肺和口腔上皮细胞，在固有免疫的病原体识别中发挥重要作用。NOD2含有3个重要的结构域：与胱天蛋白酶（caspase）蛋白结合和激活的CARD结构域、核苷酸结合寡聚结构域（NOD/NACHT）和富含亮氨酸重复结构域（LRR）结构域。NOD2的表达受多种分子调控，包括细菌脂多糖、短链氨基酸、激素维生素D及炎症因子等。在NOD2中已发现多个致病突变，可导致布劳综合征、克罗恩病和早发性结节。导致布劳综合征的突变多数分布在NOD/NACHT区域或邻近区域，造成NF-κB通路过度激活，NOD2蛋白功能获得。另有一些突变，与NOD2功能获得性突变的位置十分接近，但却造成NOD2蛋白功能失去，可引发克罗恩病。尽管NOD2蛋白高表达，但NOD2突变继发疾病表现出明显的外显不全，表明NOD2突变是必要但并不充分的。NOD2通过NACHT识别细菌胞壁酰二肽，与RIPK2形成淋巴结样小体，导致NF-κB和AP-1信号通路活化，诱导炎症因子合成和分泌。除NF-κB通路外，NOD2下游还可以通过TRAF6依赖的方式激活MAPK通路，如p38和ERK，导致一系列细胞因子和趋化因子产生，如肿瘤坏死因子（TNF-α）、IL-6、IFN-γ、IL-1β、IL-10、IL-8/CXCL8以及α-抑制素等。

对于克罗恩病，除NOD2基因外，ATG16L1基因突变也是致病原因，其编码蛋白是细胞自噬所必需的大型蛋白复合物的组成部分。由于NOD2能将ATG16L1招募到细菌进入位点的质膜上，NOD2突变体失去对ATG16L1的招募功能，阻碍了入侵细菌在树突状细胞中的自噬体包裹。因此，ATGL16和NOD2基因在调节微生物入侵方面具有相互关联的作用。

临床表现 主要为皮疹、关节炎和葡萄膜炎三联征，可伴有其他临床表型。①皮疹：是典型表现，在患者出生后即可发病，包括躯干和四肢的良性红斑、斑丘疹、鳞屑性皮疹等。②关节炎：仅次于皮疹的发生，在2~4岁时出现，易累及周围关节，尤其是腕、膝、踝关节和近端指间关节，还可导致滑膜炎和腱鞘炎。关节炎导致关节变形，但很少对关节造成侵蚀性破坏。关节挛缩是常见的后遗症。此外，还有异常骨改变。③葡萄膜炎：最后出现，在4~5岁时发生。约80%的患者出现葡萄膜炎表型，其中75%发展为全葡萄膜炎，并伴有后葡萄膜炎和多灶性脉络膜炎。葡萄膜炎往往在双眼同时发生，且潜伏发病，失明率很高。

除上述3种典型症状外，还有其他临床表型：发热、淋巴结肿大、脾大、结节性红斑和神经病变等。极少数患者有更罕见的表型，如白细胞破碎性血管炎和动脉炎、肉芽肿性肾炎、心包炎、肉芽肿性肝炎、高血压和肺动脉高压等。

布劳综合征的特点是发展为非干酪样肉芽肿。肉芽肿很明显，特征是大的多环肉芽肿伴密集的淋巴细胞冠状或环状。这些冠状淋巴细胞主要是Th17，反映了与该病存在的NOD2基因功能获得性突变相关的强烈炎症反应。

诊断 根据病史，特别是家族史和临床表现，以及体格检查可初步诊断。确诊需皮肤组织活检（发现肉芽肿性炎症）和基因检测。

鉴别诊断 需与特应性皮炎相鉴别。发病早期的皮疹主要为良性红斑、斑丘疹和鳞屑性皮疹等，易误诊为特应性皮炎，随着患者年龄增长，皮疹颜色趋于棕黄色，有助于鉴别。

治疗原则 尚无有效方法，

主要治疗目标是预防眼病的发展及视力下降和失明，次要治疗目标是避免关节变形和骨发育异常。治疗可有效缓解症状，但通常是暂时的，不能延迟疾病进展。皮质类固醇类药物主要用于炎症发病期的治疗，但可能引起不利的后遗症。治疗药物包括甲氨蝶呤、硫唑嘌呤和沙利度胺。TNF 抑制剂对眼部并发症有一定疗效。

预防 ①一级预防：即婚前预防。该病为常染色体显性遗传病，妊娠前应调查夫妻双方家族遗传史，降低或排除生育患儿的概率。②二级预防：即出生前预防。对已生育患儿的家庭实施产前基因诊断，降低患者出生的再发风险。③三级预防：即症状前预防。通过新生儿筛查，在患者出现症状前早期诊断和早期治疗，提高生活质量，避免病情恶化。

（周　青）

pú'ānsuān-sī'ānsuān-sū'ānsuān línsuānméi xiānghù zuòyòng dànbái 1 xiāngguān yánzhèngxìng jíbìng

脯氨酸–丝氨酸–苏氨酸磷酸酶相互作用蛋白 1 相关炎症性疾病（proline-serine-threonine phosphatase interacting protein 1-associated inflammatory disease，PAID）

脯氨酸–丝氨酸–苏氨酸磷酸酶相互作用蛋白 1（*PSTPIP1*，又称 *CD2BP1*）基因突变所致的一组遗传病。包括 PAMI 综合征（PSTPIP1 相关的髓样相关蛋白血症性炎症）、PAPA 综合征（化脓性关节炎、坏疽性脓皮病和痤疮）、PAC 综合征（坏疽性脓皮病、痤疮和溃疡性结肠炎）、PAPASH 综合征（化脓性关节炎、坏疽性脓皮病、痤疮和化脓性汗腺炎）和 PAPA 样综合征。临床主要表现为化脓性坏疽、囊性痤疮和化脓性无菌性关节炎等。

病因和发病机制 PSTPIP1 蛋白是髓样细胞中表达的细胞骨架衔接蛋白，通过其卷曲螺旋结构域与 PTPN12、WASP、c-Abl 和 FasL 相互作用；还可以结合同源三聚体 Pyrin（*MEFV* 编码），募集凋亡相关斑点样蛋白单体，形成活化焦磷酸酶，促进 IL-1β 前体转化为 IL-1β。

PAID 炎症进程的发病机制尚不明确。已证明突变的 PSTPIP1 与下游蛋白 PEST（又称 PTPN12）的相互作用水平下降，导致 PSTPIP1 蛋白自身磷酸化水平升高。此外，PSTPIP1 可直接与 Pyrin 蛋白相互作用，Pyrin 突变导致家族性地中海热（FMF）。FMF 与 PAID 临床表现有相似之处，如关节中富含中性粒细胞的无菌浸润和中性粒细胞性皮肤病。PSTPIP1 中 PAPA 相关的突变 p. A230T 和 p. E250Q 突变显著增加了 PSTPIP1 与 Pyrin 的结合。与 Pyrin 的相互作用增加是因为 PSTPIP 突变蛋白与 PTP-PEST 的结合能力下降，被过度磷酸化，并且 PSTPIP1 对 Pyrin 的结合能力随 PSTPIP1 磷酸化状态的变化而变化。这种 PSTPIP1-Pyrin 相互作用对先天免疫反应有显著影响。Pyrin 可以形成另一种炎症小体，其突变导致该途径不受控制的激活而大量产生活性 IL-1β。

临床表现 如下。

PAPA 综合征 常染色体显性遗传，早期发病，特点是破坏性反复发作的关节、皮肤和肌肉炎症。通常表现为儿童时期反复发生的无菌性、腐蚀性关节炎，自发或在轻微创伤后发生。3 种症状很少同一时间出现于同一个患者。在儿童期，关节炎是最早出现的症状（首次出现的时间为 1~10 岁），在疾病的某一阶段累及 1~3 个关节。受累关节肿胀、疼痛、发红，类似于化脓性关节炎，可引起关节软骨和关节周围骨质的破坏，最终导致明显的滑膜和软骨破坏。大面积皮肤溃疡（坏疽性脓皮病）的症状出现稍晚，大腿皮肤最常被累及。囊肿性痤疮出现于青春期，持续至成年，多累及面部及躯干。皮肤症状也有发作性和复发性，通常在生命的第二个 10 年发病，以衰弱、侵袭性和溃疡性皮肤病变为特征，通常发生在下肢。皮肤表现包括注射部位出现脓肿、严重的囊性痤疮、复发性不能愈合的无菌溃疡，常诊断为坏疽性脓皮病。这些皮肤和关节的培养物是无菌的。滑膜组织活检显示大量多形核浸润，无免疫球蛋白或补体沉积。

PAMI 综合征 特征是严重的慢性全身炎症、肝脾大、全血细胞减少和发育不良。除出现严重的病程和早发性疾病外，肝脾大、发育不良、血细胞减少、高锌血症和极高水平的 MRP8/MRP14 也是其有别于 PAPA 综合征的表型。导致该病的 *PSTPIP1* 突变为 p. E250K 和 p. E257K。

PAC 综合征 最早报道的患者是 1 名 33 岁男性，有长期溃疡性结肠炎病史、严重痤疮和复发性皮肤溃疡病史、顽固性脓疱疹病史，携带 PSTPIP1 蛋白 p. G403R 突变。

PAPASH 综合征 最早在 1 名 16 岁患者中发现，携带 *PSTPIP1* 的 p. E277D 突变，该表型被定义为一个区别于 PAPA 的新实体。

PAPA 样综合征 最早在 1 名 22 岁男性患者中发现，自 14 岁起出现皮肤溃疡和痤疮病变，反复发作的关节痛和发热，从儿童早期开始使用大剂量抗生素，但无效。该患者携带 *PSTPIP1* 纯合 p. G258A 突变，且皮肤病变对 IL-1β 抑制剂卡那单抗的治疗反应良好。携带突变等位基因杂合子的 9 名家族成员中，有两名表现出活跃的痤疮样病变。PAPA 样综合征是 PAID 中唯一常染色体隐性遗传病。

诊断 依据临床表现、家族史和基因检测可诊断。早期临床表现破坏性、反复发作的关节、皮肤和肌肉炎症，且对抗生素治疗无效，需考虑该病。关节炎和皮肤表现不会在同一时间出现，且不是所有患者均出现这两种症状。需询问家族史，其他家族成员可能也表现出一些症状。基因检测分析确定 *PSTPIP1* 基因致病突变，可确诊。

治疗原则 PAID 难以有效治疗。临床不仅要考虑不同的疾病表型，也要考虑同一种疾病在不同个体间的差异，此外，临床症状可能会随年龄的变化而改变。类固醇、抗 TNF-α 和抗 IL-1β 药物已用于治疗。重组 IL-1β 受体拮抗剂阿那白滞素可有效控制症状发作和缓解关节炎症。另一方面，英夫利昔单抗可缓解严重坏疽性脓皮病。

预防 ①一级预防：即婚前预防。妊娠前应调查夫妻双方家族遗传史，降低或排除生育患儿的概率；同时，要避免近亲结婚。②二级预防：即出生前预防。对已生育患儿的家庭实施产前基因诊断，降低患者出生的再发风险。③三级预防：即症状前预防。通过新生儿筛查，在患者出现症状前早期诊断和早期治疗，提高生活质量，避免病情恶化。

（周 青）

女性生殖内分泌系统 (female reproductive endocrine system)

nǚxìng shēngzhí nèifēnmì xìtǒng

以下丘脑-垂体-卵巢（HPO）轴为核心，维持和调控女性正常生长发育、适当生殖功能以及生殖激素稳态等的完整而协调的系统。该系统任何环节调节失控，都可能导致女性配子发生或激素产生、分泌异常，造成女性生殖障碍以及生殖内分泌疾病的发生。

基本组成与功能 女性生殖内分泌系统主要由下丘脑、垂体和卵巢组成，它们构成了下丘脑-垂体-卵巢（HPO）轴，通过正（负）反馈系统共同调节整个女性生殖内分泌系统。下丘脑是 HPO 轴的启动中心，其弓状核神经元分泌的促性腺激素释放激素（GnRH）直接通过垂体门脉系统输送到腺垂体，调节卵泡刺激素（FSH）和黄体生成素（LH）的分泌。GnRH 呈脉冲式释放，其频率与月经周期时相有关。腺垂体 FSH 和 LH 的分泌依赖于 GnRH 的脉冲式释放，自身亦呈脉冲式分泌。FSH 是卵泡发育必需的激素，并诱导颗粒细胞 LH 受体的生成，为排卵和黄素化做准备。LH 则促进了卵母细胞的最终成熟和排卵。卵巢是女性产生和排出卵子并分泌类固醇激素的性腺，同时具有生殖和内分泌功能。卵巢的周期性排卵依赖于下丘脑和垂体的调节，同时还是雌激素和孕激素的主要分泌腺体，并分泌少量雄激素、多肽激素、细胞因子和生长因子。

女性青春期发育 生殖内分泌系统在青春期逐渐发育成熟。青春期发动伴随着中枢负反馈抑制状态的解除，下丘脑脉冲式释放的 GnRH 通过垂体门脉系统，引发腺垂体 LH 与 FSH 的脉冲分泌，进一步引起卵巢性激素水平的升高。青春期女性先后经历乳房萌发、肾上腺功能初现、生长加速和月经初潮等发育阶段。月经初潮由卵巢分泌的雌激素发生波动，使增殖的子宫内膜发生剥落而引发。此时，下丘脑、垂体对雌激素的正反馈机制尚未成熟，不能正常排卵，尚无成熟的生育能力。至性成熟期，随着 HPO 轴反馈机制的健全，卵巢功能成熟并分泌性激素，建立规律的周期性排卵，月经逐渐正常，生殖内分泌系统功能才趋于成熟。

卵巢和子宫内膜的周期性变化 卵巢在形态和功能上发生的周期性变化称为卵巢周期，从青春期开始持续到绝经前。在此期间，受 HPO 轴的调控，卵巢周期性发生卵泡发育、成熟及排卵，并伴随着卵巢性激素的合成及分泌。始基卵泡经历窦前卵泡、窦卵泡、排卵前卵泡等阶段最终发育成熟并排卵。排卵即卵细胞及周围的卵冠丘复合体一起从卵巢中排出的过程，依赖于成熟卵泡分泌的雌二醇对下丘脑的正反馈调节。排卵后卵泡液流出，卵泡壁的颗粒细胞和膜细胞侵入，由结缔组织和卵泡外膜包绕形成黄体，参与妊娠的维持或逐步退化。卵巢周期使女性生殖器发生一系列周期性变化，以子宫内膜为著，经历增殖期、分泌期、月经期等过程，伴随着卵巢周期性变化而出现的子宫内膜的周期性脱落即为月经。正常月经具有周期性，出血第 1 天为开始，两次月经第 1 天的间隔即为一个月经周期，月经周期频率、规律性、经期长度及出血量是否正常，主要受 HPO 轴的神经内分泌调节。

生理意义 生殖与发育始终

贯穿于女性整个生命过程中，正是由于存在以 HPO 轴为核心的女性生殖内分泌系统，机体才能精密调节各个生理时期的出现与结束，维持女性生长发育和生育功能。女性生殖内分泌系统调控异常导致的生殖障碍以及相关生殖内分泌疾病发生率占妇科疾病的半数以上。随着生化、生理、神经内分泌和免疫学等学科的发展，性激素受体和催乳素、前列腺素等的发现以及基因组学、蛋白组学和代谢组学等新技术的广泛应用，对女性生殖内分泌系统的生理机制以及相关的生殖障碍和生殖内分泌疾病的认识更为深入准确。从 20 世纪 70 年代以来，生殖内分泌学已成为国际认可的一门相对独立的学科，该学科的发展对女性生殖健康和人类繁衍具有重要作用。

（赵 涵）

nánxìng shēngzhí nèifēnmì xìtǒng

男性生殖内分泌系统（male reproductive endocrine system）

以下丘脑-垂体-睾丸轴为核心，对男性的发育、生长、成熟、男性性行为、生育力和衰老等过程进行复杂而精密维持与调控的系统。男性生殖生理活动是一个规律且协调的生理过程，阻碍或干扰下丘脑-垂体-睾丸轴的任何一个环节，都可能引起精子发生异常或男性性腺功能紊乱，从而导致男性不育和生殖内分泌相关疾病的发生。

基本组成与调控 男性生殖内分泌系统主要包括下丘脑、垂体以及睾丸，它们共同构成了下丘脑-垂体-睾丸轴，维持并调控正常雄性特征、男性性行为和生育力。即下丘脑合成并脉冲式分泌促性腺激素释放激素（GnRH），通过垂体门脉系统运输到达垂体，与 GnRH 受体结合，刺激腺垂体合成与分泌黄体生成素（LH）和卵泡刺激素（FSH），通过循环系统作用于睾丸。FSH 作用于睾丸支持细胞，主要调控精子发生，而 LH 作用于睾丸间质细胞，调控雄激素的合成，调节精子发生和男性化表现。睾丸是男性精子生成和雄性激素产生的重要器官，在男性性分化、青春期发育、维持生育和性功能方面发挥重要作用，具有生殖和内分泌双重功能。睾丸既接受下丘脑和垂体的正反馈调节，又通过其分泌的生殖激素对下丘脑和垂体产生负反馈调节，以此来保证正常的生殖周期和功能（图 1）。

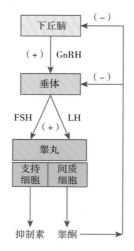

图 1 男性生殖内分泌系统

男性性分化及青春期发育

雄激素主要包括睾酮和双氢睾酮，在男性生殖系统的发育和分化的不同阶段发挥着重要的生理作用。在胚胎发育期，睾酮主要诱导中肾管（Wolffian 管）分化为男性生殖管道，包括附睾、输精管、射精管和精囊，而双氢睾酮主要促进男性外生殖器的分化。如果在雄激素合成、分泌或与雄激素受体结合等方面发生缺陷，胎儿会出现不同程度的生殖管道及外生殖器分化异常等性发育障碍表现。在青春期，雄激素主要促进第二性征发育和精子发生过程，主要表现为睾丸增大、阴毛出现、阴茎变长、声音低沉和骨骼生长加速等，逐渐形成男性化体征和毛发分布。同时出现精囊和前列腺增大，精子发生并开始分泌精液和前列腺液，直至生育力达到成年男性水平。

调控精子发生 FSH 和雄激素是男性获得生殖潜力的必要条件。FSH 在精子发生过程中的调控作用主要通过支持细胞介导。FSH 一方面可以刺激支持细胞分泌多种物质，直接或间接参与精子发生过程，如分泌雄激素结合蛋白维持生精小管腔内高水平的睾酮浓度；促进支持细胞分泌雌激素和抑制素，参与性腺轴的负反馈调节。另一方面也促进生精上皮增殖分化，并在雄激素的协同作用下促进精子形成。睾酮通过调控减数分裂以及精子的成熟过程参与调控精子发生过程，也是参与性腺轴负反馈调节最重要的因子之一，它是调控 LH 分泌的最主要激素，也能改变垂体对 GnRH 的反应性。

男性特征和性功能的维持 雄激素在男性性功能的维持方面同样具有重要的作用。下丘脑-垂体-睾丸轴疾病引起的性腺功能不全或者年龄增长都可以导致雄激素缺乏，雄激素缺乏会导致男性多方面的功能下降，包括性功能减退、骨密度骨骼质量降低、肌肉质量和强度下降等，性功能下降包括性欲、性幻想以及勃起功能出现障碍。然而睾酮在性心理和阴茎勃起中的确切机制尚不清楚。

（曹云霞 贺小进）

精子发生（spermatogenesis）

jīngzǐ fāshēng

由原始生殖细胞发育成精原细胞、精母细胞，再发育为成熟精子的过程。精子发生有丝分裂期、减数分裂期和精子形成期。精子发生是一个特殊的细胞分化过程，在这一过程中发生了许多特殊的事件，如减数分裂、形态变化等。

解剖结构　睾丸是精子发生的场所，附睾为精子成熟的器官。睾丸外由一层囊膜包裹，囊膜为致密坚硬的结缔组织，囊膜向内延伸把睾丸分割为多个分隔间，分隔间充满了弯曲的上皮性管道，称为生精小管。生精细胞根据发育阶段有规律地排列成多层，称为生精上皮。生精细胞包括精原细胞、初级精母细胞、次级精母细胞、精子细胞和精子，依序由生精小管的基底部向管腔排列。生精小管被特殊的固有层包绕，其中包括胶原层构成的基底膜和管周细胞。支持细胞是位于生精上皮的壁细胞，位于管壁基底膜并延伸至生精小管管腔，是生精上皮的支持结构。支持细胞延伸到生精上皮全层，沿着支持细胞胞体，精原细胞发育至成熟精子的所有形态、生理变化过程都在此发生。支持细胞影响精子发生的过程，生精细胞可以调控支持细胞的功能。支持细胞可决定睾丸的最终体积和成人的精子生成数量。

精子发生过程　一个复杂而有规律的细胞分化过程。从精原细胞的分裂增殖、精母细胞的减数分裂到精子细胞变态分化和运行至附睾的成熟过程中，都受到众多基因和激素的协同调控。一般包括三个主要阶段。

精原细胞的有丝分裂期　精原细胞由原始生殖细胞分化而来，位于生精上皮的基底部，其增殖能力增强，为进入减数分裂做准备。它通过有丝分裂产生两类细胞，一类不进入精子发生周期，继续保持有丝分裂的能力，在下一个周期前一直处于静止状态，称为储存的生殖干细胞；另一类进入精子发生周期，通过分化途径形成精子，称更新的生殖干细胞，该精原细胞分裂增殖为初级精母细胞，随后，初级精母细胞开始 DNA 合成过程。

精母细胞的减数分裂　精母细胞经历了减数分裂的不同阶段。粗线期时 RNA 的合成十分活跃。减数分裂的结果产生单倍体生精细胞，又称精子细胞。在精子生发过程中，减数分裂非常关键，在这个阶段遗传物质相互重组、遗传物质只复制一次，细胞连续分裂两次，最终形成染色体数目减少一半的精子细胞。次级精母细胞产生于第一次分裂后，含有双份单倍体染色体。在第二次分裂精母细胞完成减数分裂演变为单倍体的精子细胞。第一次分裂前期大概持续 1~3 周，而除此之外，第一次分裂的其他阶段和第二次分裂在 1~2 天完成。

精子形成期　精子细胞的分化变形过程，这是精子分化的重要环节。第二次分裂后形成精子细胞，是没有分裂活性的圆形细胞。圆形的精子细胞经过复杂的显著变化转变为不同长度的精子细胞和精子。在第二次分裂中，细胞核发生聚缩和塑形，同时鞭毛形成和胞质明显扩张。全部精子细胞变形的过程称为精子形成。

临床意义　育龄男性中有 10%~15% 不育，除输精管道梗阻、感染外，遗传性状改变也是一个重要原因。临床不育的男性中约 20% 由遗传性、非梗阻性的无精症或少精症引起，即原发性无精少弱精症。无精子因子的缺失与严重的精子发生障碍密切相关，是最常见的导致严重的少弱精症和无精子症的分子遗传学因素。

（邬玲仟　魏贤达）

卵子发生（oogenesis）

luǎnzǐ fāshēng

由原始生殖细胞（PGC）发育成卵原细胞，再由卵原细胞发育为成熟卵子的过程。包括卵原细胞的形成、增殖，卵母细胞的生长、发育和成熟等。

卵原细胞的形成和增殖分化　卵原细胞来源于胚胎发育过程中的 PGC。在胚胎发育的早期阶段，含有生殖质的细胞逐渐分化成 PGC，随着细胞迁移，含有生殖质的细胞迁移到发育中的生殖腺原基中。在雌性哺乳动物的早期发育中，由于缺少 Y 染色体，生殖腺原基将发育成雌性的卵巢，而迁入其中的 PGC 将分化成卵原细胞。在人类女性胎儿中，中胚层尿囊的一些细胞发育和分化成 PGC。在胎儿的第 1 个月时，约 1700 个 PGC 迁移至生殖腺分化成卵原细胞，当胎儿发育至第 5 个月时，通过有丝分裂卵原细胞增殖至几百万，此后，卵原细胞不再进行有丝分裂，数量不再增加，其中部分卵原细胞将退化消失，部分卵原细胞进入第一次减数分裂，在完成 DNA 合成后，卵原细胞停滞在减数分裂 I 前期，成为初级卵母细胞。

卵泡的发育　指原始卵泡经过生长发育，依次通过初级卵泡、次级卵泡、三级卵泡直至成熟卵泡的整个生理过程。

原始卵泡　在卵巢中，初级卵母细胞被卵巢中的许多原始颗粒细胞包被形成原始卵泡。原始卵泡形成后，逐渐向卵巢的皮质部分聚集，形成原始卵泡库。卵泡库中的原始卵泡处于休眠和储备状态，数量不再增加。此后，将有一些卵泡陆续离开卵泡库，摆脱休眠状态而开始继续生长，此过程被称为卵泡的募集。

初级卵泡　被募集的原始卵泡启动生长，随着卵泡的继续生长，卵母细胞和颗粒细胞都将出现一系列变化：初级卵母细胞体积显著增大；颗粒细胞开始表达卵泡刺激素受体；颗粒细胞间及颗粒细胞与初级卵母细胞间建立缝隙连接等。

次级卵泡　随着卵泡的发育，颗粒细胞不断增殖并在卵母细胞外形成第二层细胞，此为次级卵泡阶段开始的表现，当次级卵泡阶段结束时，卵泡中已经形成有多层颗粒细胞。除了颗粒细胞的变化外，次级卵泡还会发生膜细胞的变化，形成卵泡膜。

三级卵泡　次级卵泡发育到一定程度后，颗粒细胞在卵泡刺激素的作用下，合成和分泌黏多糖，使血浆的渗出液浸入到卵泡中，形成一个充满液体成分的腔室，称为卵泡腔，其中的液体称为卵泡液。当卵泡液增多，卵母细胞和颗粒细胞被挤到卵泡腔一侧，形成一个凸向卵泡腔的卵丘，此时的颗粒细胞被称为卵丘细胞，和卵母细胞一起被称为卵丘复合物。

成熟卵泡　卵泡经过充分生长后，体积和卵泡液的量达到最大，并向卵巢的表面隆起，此时的卵泡称为成熟卵泡或排卵前卵泡。

成熟卵泡中的初级卵母细胞，在黄体生成素的作用下恢复减数分裂，排除第一极体，形成次级卵母细胞，同时进入第二次减数分裂，并停滞于减数分裂Ⅱ中期。

排卵　是成熟的卵泡发生破裂，卵泡内的次级卵母细胞连同卵丘细胞和卵泡液一起排出卵巢的过程。

临床意义　在辅助生殖技术助孕的患者中有 8.6%～15.2% 会产生至少一种类型的不成熟卵母细胞。重复多周期产生较多未成熟卵母细胞，意味着卵母细胞的成熟受到了阻滞。该类患者通常在体外受精技术的促排卵过程中，反复发生卵母细胞不成熟，且不能通过卵子体外成熟培养来解决，临床称为卵子成熟障碍综合征，又称卵子发育阻滞。其特点包括原发性不孕、重复产生大多数未成熟卵母细胞、卵胞质内单精子注射受精失败。该病的发病率约为 1%，病因尚未明确，可能的原因有缺乏或不完全黄体生成素（LH）峰、周围卵丘细胞的信号传导机制的紊乱以及卵母细胞内在因子变化等。

（郐玲仟　魏贤达）

luǎnmǔxìbāo

卵母细胞（oocyte）　在卵子发生过程中，卵原细胞通过减数分裂而产生的女性生殖细胞。分为初级卵母细胞、次级卵母细胞和成熟的卵母细胞。原始生殖细胞分化而成的卵原细胞通过有丝分裂形成初级卵母细胞。初级卵母细胞经过减数第一次分裂（不均等分裂）后产生次级卵母细胞和第一极体，次级卵母细胞几乎包含全部的初级卵母细胞细胞质。次级卵母细胞通过减数第二次分裂（不均等分裂）形成成熟的卵母细胞和第二极体。极体是卵母细胞经减数分裂产生的无分裂和受精能力的单倍体小细胞，通常依附于卵母细胞的动物极。成熟的卵母细胞称为卵子，是终末成熟状态的女性生殖细胞。

结构和功能　卵母细胞是人体内最大的细胞，呈圆球形，直径约为 0.1mm，外部包裹着一层被称为透明带的细胞外基质（图 1A）。透明带是由生长中的初级卵母细胞分泌的糖蛋白 ZP1、ZP2、ZP3 和 ZP4 相互交联形成的精细网络，作用是协助卵母细胞生长和卵泡发育、辅助精卵相互识别和特异性结合、限制异种受精和多精受精、保护早期胚胎。卵母细胞与透明带之间留有狭窄的空隙，即卵周间隙。透明带之外围绕着若干层卵丘颗粒细胞，最靠近透明带的一层称为放射冠，具有保护卵母细胞和提供营养物质的作用。

卵子发生过程　卵巢是卵子发生的场所，其皮质内含有不同发育阶段的卵泡。初级卵母细胞与外面包裹的单层扁平颗粒细胞共同组成卵巢的基本单位——原始卵泡。女性胚胎时期的卵原细胞数量高达 700 万个，并陆续分裂分化而产生初级卵母细胞，但胎儿出生后只有 100 万～200 万个原始卵泡。此时，原始卵泡内的初级卵母细胞处于减数第一次分裂前期的双线期，因细胞核膨大而被称为生发泡卵母细胞，其后进入漫长的静息阶段，直到青春期来临才恢复减数分裂（图 1B）。

女性青春期后，卵巢由于卵泡闭锁只剩下约 50 万个卵泡，部分原始卵泡通过 PI3K/Akt 信号通路的激活和抗米勒管激素（AMH）的抑制而脱离静息状态，开始生长发育并依次形成初级和次级卵泡。在此期间，颗粒细胞快速分裂，形成多层颗粒细胞层，为卵母细胞提供多种生长必需的物质；初级卵母细胞的生发泡（GV）增大，进入转录活跃的网

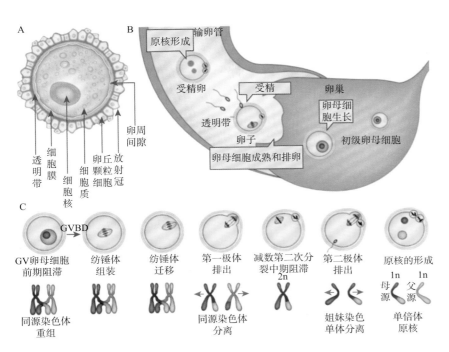

图1 卵子发生过程

状期，逐渐积累 mRNA 和蛋白质等物质，导致卵母细胞直径增大且卵外周出现透明带。每个月经周期中，在垂体分泌的卵泡刺激素（FSH）和黄体生成素（LH）的作用下，次级卵泡发育为窦状卵泡，最终形成一个最大的优势卵泡并排卵。卵泡生长基本完成到排卵之间仅有数天时间：首先，初级卵母细胞恢复减数分裂，染色质浓缩、细胞核膜溶解，该过程称为生发泡破裂（GVBD）；随后，初级卵母细胞的纺锤体组装，使染色体整齐排列在细胞中央，进入减数第一次分裂中期（MⅠ），排出第一极体，完成减数第一次分裂；最后，次级卵母细胞的纺锤体在极短的时间内迅速解聚并再次聚合，引导剩余染色体发生赤道板集合，进入减数第二次分裂中期（MⅡ）并再次静止，该时期的 MⅡ卵母细胞通常称为卵子（图1C）。女性排卵时，卵泡破裂，卵丘-卵母细胞复合体

（COC）随卵泡液一起从卵巢排出，被输卵管伞端所拾取并运送至输卵管壶腹部，等待精子受精。COC 的中心是 MⅡ卵母细胞和第一极体，MⅡ卵母细胞在受精之后完成减数第二次分裂，通过不均等分裂排出第二极体；若未受精，该次级卵母细胞将在排卵后的 12~24 小时退化。因此，哺乳动物不存在真正意义上的单倍体卵子。

人类卵巢的卵母细胞储备数量十分有限。从女性青春期开始，每个月经周期，即 28 天左右，有一个或两个（发生率极低）初级卵母细胞继续发育。假设女性从 15 岁开始排卵，持续 35 年，至 50 岁绝经，50 万个初级卵母细胞中只有 420 个能发育成卵子，其余不能继续发育的初级卵母细胞则逐渐退化死亡。

减数分裂和同源重组 减数分裂是卵子发生的关键环节，分为前期、中期、后期、末期 4 个

阶段，减数第一次分裂前期根据染色体形态分为细线期、偶线期、粗线期、双线期和终变期。同源染色体在偶线期联会配对并在粗线期重组。同源重组是减数分裂所特有的核心步骤，保证了后代遗传物质的重新分配、同源染色体的精确分离及遗传多样性。每对同源染色体由两个通过黏附蛋白连接的姐妹染色单体组成，程序化的 DNA 双链断裂（DSB）诱导同源重组过程，产生姐妹染色单体交换重组、交叉重组或非交叉重组，交叉及非交叉重组都会导致同源染色体之间片段发生交换。

拓扑异构酶 SPO11 驱动程序化 DSB 的发生。减数分裂特异的甲基转移酶 PRDM9 通过锌指结构域结合 DNA 并进行 H3K4me3 和 H3K36me3 修饰，从而招募 SPO11 进入正确位置发挥作用。HORMAD1 蛋白优先结合未联会的染色体轴，通过招募 IHO1 实现 DSBs 促进蛋白复合物 IHO1-REC114-MEI4 三聚体在染色轴上的组装，将 SPO11 与染色体轴联系起来。在 PRDM9 甲基化作用和 IHO-REC114-MEI4 的帮助下，SPO11 被募集到染色体轴处共价结合 DNA 并发挥作用。此后核酸内切酶 MRE11 将 SPO11-寡核苷酸复合物从染色质上切除并导致 DSBs 位点暴露短的单链 DNA 尾巴。这些单链尾巴通过核酸酶进一步延伸，最终结合重组酶 DMC1 和 RAD51 完成同源重组。

卵母细胞发育的调控 GV 卵母细胞的减数分裂静止过程需要数个信号通路参与维持，其核心在于保持卵母细胞内高水平的环腺苷酸（cAMP），涉及卵泡内细胞间复杂的相互作用（图2）。在卵母细胞发育早期，高水平的

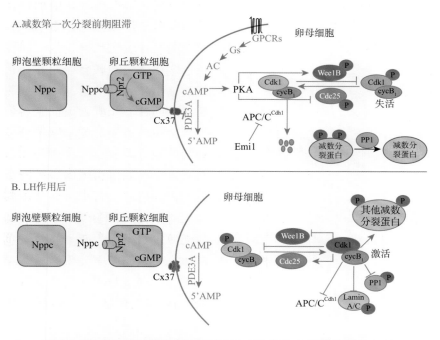

图 2　减数第一次分裂前期阻滞期间和 LH 激增后 MPF 的调控机制

cAMP 通过活化蛋白激酶 A（PKA）而激活蛋白激酶 WEE2。激活的 WEE2 蛋白，一方面可抑制磷酸酶 CDC25，而 CDC25 是 CDC2 的激活剂；另一方面，其将 CDC2 的 Thr14 和 Tyr15 磷酸化而抑制其活性；此时，身为泛素连接酶的后期促进复合体（APC/C）持续降解 Cyclin B$_1$ 蛋白。CDC2 与 Cyclin B$_1$ 组成促成熟因子（MPF），低活性的 MPF 有利于维持磷酸酶 PP1 对减数分裂蛋白的去磷酸化作用，进而使卵母细胞停滞在 GV 时期。

在优势卵泡的颗粒细胞中，LH 结合相应受体 LHCGR，产生 cAMP 并激活 PKA，促进表皮生长因子（EGF）相关多肽的释放，这些因子结合 EGF 受体，从而激活 RAS 和 ERK1/2 信号通路，ERK1/2 一方面减弱环鸟苷酸（cGMP）介导的减数分裂抑制信号，另一方面磷酸化缝隙连接蛋白 CX37，阻碍 cAMP 和 cGMP 在颗粒细胞和卵母细胞之间的传递。

当卵母细胞中 cAMP 水平降低，WEE2 被从核中运出，激活的 CDC25 将 CDC2 去磷酸化；EMI1 表达升高并抑制 APC/C 的活性以积累 Cyclin B$_1$；导致 MPF 恢复活性，调节下游多种信号通路，进而促使卵母细胞 GVBD。当卵母细胞完成减数第一次分裂后，立即开始减数第二次分裂，并停滞在 M Ⅱ，等待与精子结合受精。卵母细胞 M Ⅱ 阻滞需要通过 EMI2 信号通路维持 MPF 的活性。EMI2 与 APC/C 的效应器 CDC20 形成复合物，而抑制 APC/C 的活性，有利于 Cyclin B$_1$ 和分离酶抑制剂 Securin 的积累，并维持 MPF 的活性。

精子进入卵子后，释放一系列信号，引发 Ca^{2+} 震荡，震荡信号激活蛋白激酶 CAMKII，CAMKII 活化 WEE2，WEE2 磷酸化 CDC2，使 MPF 活性降低；同时，CAMKII 导致 EMI2 磷酸化失活和降解，激活 APC/C，无法维持 MPF 的稳定；最终促使卵子完成减数第二次分裂，排出第二极体，同时细胞进入有丝分裂间期，形成原核。

卵母细胞缺陷的遗传学因素　在卵母细胞成熟过程中发生的任何缺陷和错误都可能引发卵母细胞成熟障碍、受精失败或早期胚胎停滞，最终导致女性原发性不孕症。临床采用的辅助生殖技术，如体外受精和卵质内单精子注射，通常以排出第一极体的卵子作为判断指标、用于受精。然而，许多患者无法通过促排卵手段得到成熟的卵子；即使获得排出第一极体的卵子也并不意味着该卵母细胞功能正常，这类卵子可能弱化或失去发育潜能而无法顺利完成受精及早期胚胎发育过程。

临床上有女性在反复促排过程中始终无法获得卵子，或只能获得少量无透明带的卵子，被诊断为空卵泡综合征。ZP1 隐性突变及 ZP3 显性突变会导致卵子透明带形成异常，造成透明带缺失，使卵子退化；另外，ZP2 隐性突变会导致卵子透明带变薄，进而影响胚胎质量。卵子发生过程中初级卵母细胞始终无法排出第一极体，被称为卵母细胞成熟障碍，根据卵母细胞发育停滞的不同时期，分为 GV 阻滞和 M Ⅰ 阻滞。至今为止，TUBB8 突变以及 TRIP13 和 CDC20 隐性突变被发现会导致卵母细胞 M Ⅰ 阻滞；PATL2 隐性突变则导致卵母细胞 GV 阻滞。此外，PANX1 显性突变会导致卵子本身或者受精后皱缩、发黑和死亡。

生理意义　正常的卵子成熟、受精以及胚胎发育是人类成功繁育后代的关键步骤。卵子是人体最大的细胞，也是女性独有的细胞，对于人类的繁衍至关重要。

由于未知的遗传学因素，许多女性不孕患者具有卵母细胞成熟缺陷而表现为卵子死亡、透明带异常、卵母细胞成熟障碍、受精失败和早期胚胎停滞等。现有的辅助生殖技术并不能让不孕症患者走出生育困境，但相关遗传学研究将为女性不孕的遗传咨询、精确诊断和个体化治疗提供理论参考。

（王 磊）

shòujīngluǎn

受精卵（zygote） 精子穿过卵子的透明带，其外膜与卵子质膜接触并融合，精子核和其他细胞器被吸入卵胞质后形成新的细胞。精子和卵子结合形成受精卵的过程被称为受精，约需 24 小时。当第一个获能的精子进入卵子的透明带时，受精过程即开始；直到卵原核和精原核的染色体融合在一起时，才标志着受精过程的完成。

受精过程 人类受精过程由一系列有序而复杂的分子事件组成，包括精子趋向卵子、精子获能、精子识别卵子的透明带、精子与透明带结合后发生顶体反应、完成顶体反应后的精子与卵子的质膜融合、融合后精子对卵子的激活、雌雄原核形成和融合以及母本和父本染色体的配对（图1）。成熟的精子和卵子为单倍体，只有通过受精形成二倍体受精卵后，才能开始后续的胚胎发育。

卵子和精子的运行 女性排卵时，处于减数第二次分裂中期（MⅡ）的次级卵母细胞连同周围的透明带和放射冠，由于输卵管上皮细胞纤毛的摆动和肌层的收缩，进入输卵管壶腹部，等待精子受精。如果卵子未能与精子相遇，一般 12～24 小时退化死亡。成熟精子从生精小管出发，进入附睾并贮存于附睾尾部，期间约有半数精子死亡，剩下的精子中只有 2% 进入输精管内，直到射精时被排出男性体外。男性精液中含 1 亿~3 亿个精子，精子凭借尾部的摆动，以每分钟 2～3mm 的速度游动，依次经过女性阴道、宫颈、宫腔后到达输卵管。期间精子数量逐渐减少并获能，仅有几十个至 200 个精子能够到达输卵管壶腹部，多数精子在宫颈、子宫峡部以及输卵管峡部等屏障被选择性淘汰。一般情况下，精子只能在性交后 20 小时内保持受精能力。

精子获能 是精子获得穿透卵子放射冠和透明带能力的生理过程，是精子在受精前必须经历的一个重要阶段。虽然精子在附睾内就已经成熟，但精子活性被附睾分泌的去能因子抑制，当精子进入女性生殖道以后，去能因子的作用被解除，精子才具有真正的受精能力。获能精子在结构和功能上都发生了一系列特异性变化，表现在：通过生殖道分泌物去除精子顶体表面的覆盖物，暴露出精子膜表面与卵子相识别的位点；精子顶体膜结构中胆固醇与卵磷脂的比率和膜电位发生变化，降低顶体膜的稳定性，以准备与卵子质膜结合；精子膜上的腺苷酸环化酶被激活，促进环磷酸腺苷（cAMP）合成，进而激活蛋白激酶 A，通过影响膜蛋白磷酸化，改变膜的通透性，有利于 Ca^{2+} 内流，增加精子活力；精子的线粒体松散化，为抛弃尾部和线粒体做准备。

顶体反应 获能精子在穿透放射冠和透明带之前或穿透这些结构期间，顶体所发生的一系列变化，称为顶体反应。精子顶体前膜与精子质膜融合，继而破裂形成许多小孔，顶体内各种酶逐渐被释放出来。其中透明质酸酶和放射冠分散酶帮助精子通过卵丘颗粒细胞和放射冠；顶体素辅助精子穿过透明带。人类卵子的透明带由 4 种糖蛋白 ZP1、ZP2、ZP3 和 ZP4 构成，ZP2 和 ZP3 交互排列成锁状的异构二聚体，ZP1 或 ZP4 在其二维结构上交叉连接，四者之间形成一种三维网状结构。ZP3 是第一精子受体，精子质膜表面的蛋白与 ZP3 的 O-连接寡糖链特异性结合，诱发顶体反应，使精子暴露顶体膜。ZP2 为第二精子受体，精子的顶体膜与 ZP2 通过精子蛋白酶相互作用，以维持精卵结合。只有与 ZP2 结合的已发生顶体反应的精子才能穿过透明带。

精卵质膜融合 精子和卵子

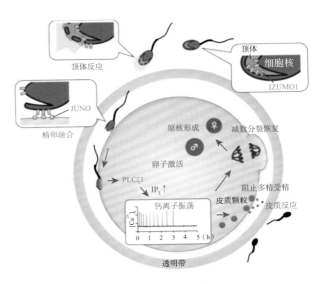

图 1 卵子受精过程

质膜融合的位置开始于精子赤道段。精子蛋白 IZUMO 属于免疫球蛋白超家族成员和 Ⅰ 型膜蛋白，结合卵子膜上的受体 JUNO 蛋白，介导精卵黏附过程。卵子质膜上的 4 次跨膜蛋白 CD9 为精卵融合过程中的必需蛋白质，且主要在精卵融合最初的黏附过程中发挥作用。精子表面具有大量去整合素金属蛋白酶（ADAM）家族成员（如 ADAM1、ADAM2 和 AD-AM3），均含有去整合素结构域，通过与卵子质膜上的整合素相互作用，介导了精卵质膜的融合过程。精子和卵子的细胞膜相互融合，精子尾部的跳动立即停止，引起卵子肌动蛋白的聚合和微绒毛延伸，精子核和其他细胞器被吸入卵子胞质。

卵子激活　受精过程中，精子不仅向卵子提供父源遗传物质，还能刺激卵子发生一系列生理生化变化，从而启动胚胎发育，该过程被称为卵子激活。卵子激活过程中主要的生理生化变化包括钙离子震荡、减数分裂恢复、皮质反应和雌雄原核形成。

钙离子震荡　精子蛋白 PL-CZ1 将卵子内的二磷酸磷脂酰肌醇催化裂解为二酰基甘油与三磷酸肌醇（IP3），IP3 与内质网表面受体相互作用，打开 IP3R 通道、促使内质网释放 Ca^{2+}。相对较低的 Ca^{2+} 水平进一步诱导 IP3R 通道的开启，释放更多的 Ca^{2+} 至胞质中，形成正反馈调节机制；当胞质内 Ca^{2+} 水平达到阈值时会导致 IP3R 通道关闭，同时钙泵将回收胞质内 Ca^{2+} 至内质网，使胞质中 Ca^{2+} 返回到基础水平；这种 Ca^{2+} 释放的交替反馈调节方式引起卵子胞质内持续数小时反复的短暂性的游离 Ca^{2+} 浓度升高的现象，称为钙离子震荡，这是卵子激活和完成受精的最重要的事件。

减数分裂恢复　卵子激活前停滞于 M Ⅱ，而 M Ⅱ 卵母细胞的减数分裂恢复则依赖于胞质内促成熟因子（MPF）的失活。MPF 由调节亚基 Cyclin B_1 和催化亚基 CDC2 组成，通过磷酸化或去磷酸化来改变活性，调节下游多种信号通路，从而调节细胞周期。卵母细胞通过细胞静止因子（CSF）保持 MPF 的活性，从而维持 M Ⅱ 阻滞。受精后，Ca^{2+} 作为第二信使与钙调蛋白结合，激活钙离子/钙调蛋白依赖性蛋白激酶 Ⅱ（CAMKII），导致 CSF 失活，使 Cyclin B_1 被降解；同时，CAMKII 激活蛋白激酶 WEE2，WEE2 磷酸化 CDC2 而抑制其活性；二者共同作用导致 MPF 活性降低，从而使卵子重新进入减数分裂，姐妹染色单体分离并排出第二极体。

皮质反应　主要作用是防止发生多精受精。阻断多精受精的方式分为两步：第一步是快阻断，精卵融合后 1~3 秒，卵子的膜电位通过大量 Na^+ 内流而去极化，立即阻止额外的精子附着在卵子表面；第二步是慢阻断（即皮质反应），主要通过卵质膜反应和透明带反应达到阻止多精受精的目的。在卵子质膜下方区域存在大量皮质颗粒，内含透明素、蛋白酶、过氧化物酶和黏多糖类等。精子蛋白通过磷脂酰肌醇信号通路激活卵子质膜上的蛋白激酶 C，进而诱导皮质颗粒内容物通过胞吐作用释放到卵周间隙。精子质膜、皮质颗粒膜均与卵子质膜融合，通过改变卵膜的性质而阻止多精受精的发生，称为卵质膜反应。皮质颗粒内容物中含有糖苷酶和蛋白酶，糖苷酶破坏了第一精子受体 ZP3 的 O-连接寡聚糖修饰，影响其识别与结合精子的活性从而阻断多精受精；金属蛋白酶 Ovastacin 则裂解第二精子受体 ZP2，导致透明带对顶体蛋白酶的敏感性减弱，同时透明带中肽链间的交联增加、即透明带发生硬化，阻止已结合甚至部分穿入透明带的精子穿过透明带；该过程称为透明带反应。

雌雄原核形成　在精卵质膜融合后开始形成雄原核和雌原核。卵子激活后首先发生的是精核的去致密过程，卵子胞质中的还原型谷胱甘肽将鱼精蛋白的二硫键还原成巯基，自身被氧化为 GSSG，卵子中依赖 NADP 的谷胱甘肽还原酶使 GSSG 被还原，从而不断打开二硫键，当二硫键打开到一定数量时，卵子中的精核去致密因子才会移动到精核染色质周围，进而实现组蛋白的替换。卵子在完成雌原核形成后，便失去了使精核去致密的能力。精卵质膜融合后，还有一个重要事件是启动 DNA 复制。DNA 复制发生在雄雌原核彼此靠近的过程中，并且在雌雄原核中同时发生。精卵质膜融合前，卵子具备 DNA 复制所需的酶和四种脱氧核糖核苷酸；精卵质膜融合后，卵子的 DNA 聚合酶逐渐从胞质向核内转移，使得酶与底物接触，启动 DNA 复制。精子的线粒体中含有 DNA 聚合酶，故不依赖卵子的 DNA 聚合酶。雄原核和雌原核形成后，雄原核在微管的牵引下接近雌原核，各自的核膜消失、联合，来自父本和母本的染色体融合形成一个具有双倍染色体的合子。

受精失败的遗传学因素　受精是有性生殖过程中最重要的事件。受精失败是常见的不孕不育的原因之一，根据临床特征划分为精卵结合异常、无法形成原核、原核数目异常。受精失败的原因分为卵子源性与精子源性。WEE2隐性突变导致受精后无法形成雌雄原核；REC114隐性突变则导致多原核。另外，部分携带PATL2、TUBB8、TLE6、CDC20和NLRP5突变的女性表现为受精失败表型，即受精后无法形成雌雄原核。此外，PANX1突变会导致卵子本身或者受精后皱缩、发黑和死亡，受精过程促进了PANX1突变卵子的死亡。ASTL纯合突变影响卵母细胞的胞质成熟和卵子受精过程，进而导致受精差和早期胚胎停滞表型。以上基因突变是导致卵子源性受精失败的遗传原因。此外，携带PLCZ1和ACTL9隐性突变的患者在卵质内单精子注射周期中，均表现为无原核形成。使用人工辅助卵母细胞激活（AOA）治疗，即钙离子载体处理卵子，对于受精率有明显改善，说明PLCZ1和ACTL9隐性突变造成卵子激活缺陷，为精子源性因素导致的受精失败。

生理意义 正常的卵子成熟、受精以及胚胎发育是人类成功繁育后代的关键步骤。其中，受精是生命的开端，单倍体的配子融合为二倍体的受精卵，同时开启了胚胎的分裂和分化。然而，由于未知的遗传学因素，许多不孕不育患者由于卵母细胞成熟缺陷或生精障碍而表现为受精失败。现有的辅助生殖技术并不能让这些不孕不育患者走出生育困境，但相关遗传学研究将为受精失败患者的遗传咨询、精确诊断和个体化治疗提供理论参考。

（王 磊）

zǎoqī pēitāi

早期胚胎（early embryo） 由受精卵开始到没有与子宫建立组织联系的胚胎。根据形态特征可分为2细胞胚、4细胞胚、8细胞胚、桑椹胚和囊胚（图1）。在早期胚胎发育过程中，早期胚胎会经历若干个重要阶段：卵母细胞积累的母源mRNA和蛋白被消耗和降解，经过合子基因组激活（ZGA）而合成新的胚胎来源的RNA，即调控模式母源合子转换（MZT）；通过卵裂增加细胞数量，从8细胞阶段开始，卵裂球扁平化，使细胞最大限度接触，显示出内、外极性，发育到桑椹胚，即胚胎的致密化；自桑椹胚起，一部分细胞进入胚胎中心形成内细胞团（ICM），另一部分细胞位于胚胎外表面形成滋养外胚层（TE），即发生第一次细胞谱系分化，发育成囊胚；在囊胚移植到子宫壁之前，ICM进一步分化为外胚层（Epi）和原始内胚层（PE）。

分类和特征 受精卵按照一定的规律进行连续有丝分裂的过程被称为卵裂，卵裂产生的单个细胞被称为卵裂球。受精卵通过卵裂形成2至8细胞胚，卵裂所需的营养来自于卵胞质，同时卵裂发生的场所是透明带，因此早期胚胎的体积不会增大。其间胚胎DNA迅速复制，物质总量不断减少；卵裂球的数量快速增加，而体积逐渐减小，导致核质比增大；卵裂球间的联系松散。胚胎发育到一定阶段后，卵裂球间的联系增强，形态由圆形变为扁平，卵裂球间界限逐渐模糊，使细胞最大限度接触，并产生各种连接，胚胎紧缩在透明带内形成许多细胞团，形态如桑椹，故称为桑椹胚。桑椹胚分为外层和内部细胞，外层细胞中的膜蛋白和细胞器呈现不对称分布；外层细胞间为紧密连接，内部细胞、内部与外层细胞之间出现缝隙连接。桑椹胚发育所需要的营养物质主要来源于自身，部分来自于输卵管或子宫液。桑椹胚继续发育并开始分化：外层极性细胞的体积较小，只沿透明带的内壁排列扩展，逐步分化形成TE（未来发育成胎盘）；内部的非极性细胞分化形成ICM（未来发育成胎儿）；胚胎内部液体聚积逐渐形成囊胚腔。该阶段的胚胎为囊胚，囊胚的代谢速度加快，基因组的转录和表达活性显著增加。囊胚进一步扩大，逐渐从透明带中伸展出来，该过程称为孵化。胚胎在孵化过程中或孵化后分泌妊娠信号，与母体子宫建立初步联系，发育所需的营养物质主要来源于子宫内膜腺体的分泌物。

早期胚胎发育过程 卵子受精后完成减数第二次分裂形成受精卵，标志着非对称减数分裂的生殖细胞转换为对称有丝分裂的胚胎。随后，合子经历一系列有

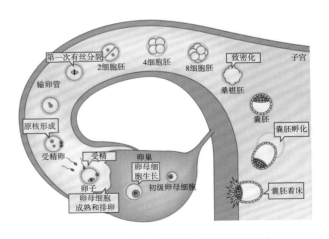

图1 卵母细胞、受精卵和早期胚胎示意

丝分裂的过程，被称为早期胚胎发育（图2）。对于人类胚胎，合子在受精后第1天分裂为2细胞胚，第2天分裂为4细胞胚，在此阶段，胚胎基本处于转录沉默状态，主要依靠卵细胞质中储存的母源mRNA或蛋白。其中，有些基因在卵子或早期胚胎中特异性表达，起重要的调控作用，被称为母源效应基因。随着合子的分裂分化，合子中的大部分母源mRNA和蛋白被逐步降解。受精后第3天，胚胎发育到8细胞，在4细胞胚到8细胞胚发育期间出现ZGA，大量mRNA急剧表达，这标志着胚胎发育由母源调控过渡到由胚胎基因组转录产物进行调控，即MZT。胚胎在8细胞阶段进入子宫腔，并逐渐发育为桑椹胚（受精后第4天），这标志着径向对称分裂的结束。即使一个或多个卵裂球碎裂，人类胚胎仍能继续发育，因此人类胚胎植入前发育过程中的形态变化，如致密化或成穴，取决于受精后的天数而不是细胞数。受精后第5天，桑椹胚继续分裂发育为囊胚。随后第6天，囊胚的ICM进一步分化为Epi和PE。在受精后第7天，囊胚从破裂的透明带中伸展出来，通过TE识别、黏附以及植入子宫内膜，与母体建立联系以继续胚胎发育。

母源效应基因 此类基因在卵母细胞及早期胚胎中特异表达，其产物对于卵母细胞成熟、早期胚胎由母源到合子转换以及早期胚胎发育具有重要调控作用。绝大部分母源效应基因涉及MZT过程中母源因子的降解、染色质重塑、ZGA、DNA从头甲基化以及DNA甲基化维持等关键事件，对于植入前早期胚胎的发育至关重要。另外，部分母源效应基因会影响更早期的卵子发生和受精过程，以及着床后胚胎的发育。例如，皮质下母源复合体（SCMC）是由多种母源效应基因编码的母源蛋白组成的复合体，对早期胚胎发育具有重要调控作用，人类SCMC的核心组分NLRP5、OO-EP、PADI6、TLE6和KHDC3L共定位于卵子和早期胚胎的皮质部分，调控胞质晶格（CPL）的形成，而CPL是母源核糖体和mR-NA储存的位置。

母源mRNA降解 随着卵泡发育，初级卵母细胞逐渐积累了大量处于翻译抑制状态的母源性mRNA。在卵子发生过程中，卵细胞质储存的母源mRNA开始有序地分批次被翻译加工，主要参与调控纺锤体组装、MⅡ阻滞的维持以及部分母源mRNA降解等过程。母源mRNA的适时降解是胚胎自身基因组转录激活的重要前提，对于卵子发生和早期胚胎发育至关重要。人类初级卵母细胞中累积的大量母源mRNA分两批次发生降解：首先，伴随着卵母细胞成熟和排卵，一些不稳定的母源mRNA被降解，该过程主要受母源性因子（CCR4-NOT复合物、衔接蛋白BTG4和ZFP36L2）的调控，与卵子受精和ZGA无关，因此称为母源性降解；另外的母源性mRNA则比较稳定，直到胚胎发育到8细胞期才发生降解，而这一时期恰好是胚胎自身基因开始表达的时间点，这部分母源mRNA的降解依赖于新合成的胚胎因子（包括YAP-TEAD4复合物和TUT4/7），称为合子性降解。母源性降解转录本具有更短的3′UTR区域，在MⅡ阶段基本完成降解；合子性降解转录本的3′UTR区域存在更多的胞质聚腺苷酸化元件和聚腺苷酸化信号，促进mRNA的加尾和翻译。早期胚胎的母源转录本逐渐降解直至16细胞胚阶段完全消失。

合子基因组激活 是早期胚胎母源合子转换的关键事件，对着床前胚胎发育以及全能性的形成具有重要的作用。ZGA一般分为两个阶段：第一个阶段为次要合子基因组激活（minor ZGA），是合子基因组最开始转录的阶段，此时会有少量合子mRNA被转录出来，但是该过程不容易被检测到；第二个阶段为主要合子基因组激活（major ZGA），此时会有大量mRNA被转录出来，参与胚胎的发育调控。人类胚胎的ZGA发生较缓慢，卵裂周期相对较长，称为慢速发育型胚胎。人类的次要ZGA发生在2细胞胚至4细胞胚阶段，激活约1000个基因；主要ZGA则发生在4细胞胚到8细胞胚卵裂的过程中，约有2500个基因被RNA聚合酶Ⅱ调控转录，

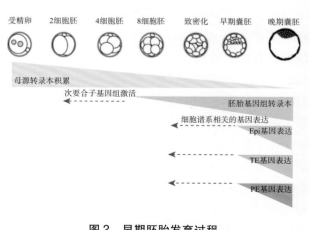

图2 早期胚胎发育过程

其产物对于胚胎后续卵裂并度过8细胞胚具有重要作用。细胞周期进程、转录因子（如 OCT4 和 DUX4）的积累、染色质的表观修饰（乙酰化或甲基化）和染色质开放性的局部变化共同启动了合子基因组的激活。在 ZGA 过程中被激活的基因内有一些是父系遗传的，但也有许多基因是母系遗传的，然后在胚胎中重新表达。此时，转录不仅加强了母系遗传基因的表达，还改变了转录的特征及其调控。

早期胚胎停滞的遗传学因素

移植前胚胎停止分裂而无法形成囊胚或者囊胚无法着床的表型被称为早期胚胎停滞。发病因素多样，卵子和精子染色体异常是一个较为典型的原因。细胞周期检查点功能缺陷或染色体重组异常，都可导致非整倍体的出现。随着年龄的增加，女性卵子染色体出现异常的风险逐渐提高。精子线粒体与核 DNA 损伤可能导致精子质量下降，影响受精和胚胎发育。ZGA 过程中转录的基因可能参与维持胚胎干细胞的全能性或多能性，或调控胚胎的定向分化。卵子或精子的染色体异常可导致上述基因编码产物的异常，进而影响胚胎的后续发育。植入前早期胚胎完全依靠母体通过卵母细胞遗传的线粒体提供能量。卵母细胞中 mtDNA 的缺失和突变可能会引起线粒体功能障碍，影响能量产生，造成卵母细胞和早期胚胎凋亡，导致胚胎发育停滞。

母源效应基因参与调控卵子发生和早期胚胎发育过程，部分基因的突变或缺失会导致卵母细胞缺陷，进而影响早期胚胎发育。ASTL 纯合突变影响了卵子受精过程，进而导致受精障碍和早期胚胎停滞表型。携带母源效应基因

TLE6、PADI6、NLRP2、NLRP5、KHDC3L、ZFP36L2、KPNA7 和 FBXO43 隐性突变的女性通常表现为早期胚胎停滞。部分携带 MEI1、MOS、REC114、CDC20 或 PATL2 隐性突变者表现出早期胚胎阻滞的表型。此外，一些携带有 TUBB8 突变的患者也表现为早期胚胎停滞。合子分裂失败是早期胚胎停滞的一种独特表型，表现为卵子受精后合子不卵裂。BTG4 纯合突变和 CHK1 杂合突变会造成患者的合子分裂失败。

生理意义 正常的卵子成熟、受精以及胚胎发育是人类成功繁育后代的关键步骤。探究人类早期胚胎发育的调控机制可以从源头上提升人口健康，提高人口素质，促进经济社会的可持续发展。辅助生殖技术的快速发展，为人类认识早期胚胎发育事件、出生缺陷以及多种发育源性疾病的发病机制与诊疗提供新的思路和手段。许多不孕不育患者通过辅助生殖技术仍然无法获得后代，具体表现为患者体外培养的大部分胚胎无法发育成囊胚或囊胚无法着床，即早期胚胎停滞。大部分早期胚胎停滞患者的发病原因以及分子机制尚不清楚，而相关遗传学研究将为这些患者的遗传咨询、精确诊断和个体化治疗提供理论参考。

（王 磊）

duōnáng luǎncháo zōnghézhēng

多囊卵巢综合征（polycystic ovary syndrome，PCOS） 生殖功能障碍与代谢异常并存的内分泌紊乱综合征。是育龄期女性最常见的生殖内分泌代谢性疾病，临床上以雄激素过高的临床或生化表现、持续性无排卵、卵巢多囊改变为特征，常伴胰岛素抵抗、肥胖和血脂异常等代谢异常表型，

是 2 型糖尿病、心脑血管疾病和子宫内膜癌的高危因素。国际报道育龄妇女发病率为 8%～13%，中国为 2.4%～8.3%。

病因和发病机制 该病是复杂的异质性疾病，病因尚不明确，遗传因素和环境因素等多种因素共同作用而致病。

遗传因素 该病有明显的家族聚集性。在 PCOS 女性的直系亲属中其母亲和姐妹的患病率远高于一般人群发病率。流行病学研究认为，PCOS 的遗传模式比常染色体为主的遗传模式更复杂，可能是多基因遗传模式。与 PCOS 发生相关的基因主要与甾体激素的合成、促性腺激素的作用和调节、胰岛素抵抗发生、慢性炎症通路和 TGF-β 等通路有关。全基因组关联分析确定了包括 LHCGR、THADA 和 DENNDIA 在内的多种与 PCOS 发生相关的神经内分泌、代谢和生殖途径的易感基因。

环境因素 环境影响成年后个体的内分泌状态，子宫内高雄激素暴露、孕期有高脂低纤维饮食、久坐、吸烟和饮酒等不良生活方式可能导致成年后发生不排卵和多囊卵巢。贪食肥胖的女性常发生 PCOS。PCOS 患者的女儿青春期前的血清抗米勒管激素（AMH）浓度升高，提示这些女孩可能在幼年和儿童期就有卵巢发育改变。AMH 影响卵巢内分泌功能，抑制芳香化酶活性，进而抑制雌激素合成，通过促进小卵泡快速生长进而加快原始卵泡的起始生长。青春期后，早期暴露于雄激素过多的环境，类固醇激素对垂体黄体生成素（LH）的负反馈减少，引起 LH 异常分泌；同时使脂肪首先堆积于腹部，加重了胰岛素抵抗，由此产生的高胰岛素血症与高 LH 分泌协同作

用，增加了卵巢类固醇激素的产生，诱导卵泡发育过早停止和停止排卵。PCOS 的发生率和病理生理表型具有明显的种族差异性，这种差异性与妇女饮食、锻炼和生活方式等环境因素相关。

临床表现 主要表现为月经失调、雄激素过量和肥胖等。

月经失调、排卵异常及不孕 月经失调与排卵异常是主要症状。异常月经以稀发月经最常见，继发闭经及功能失调性子宫出血次之，偶见原发闭经、规律的无排卵月经、月经频发及经量异常，常表现为初潮后不规则月经持续存在。PCOS 绝大多数为无排卵，少数可稀发排卵或黄体功能不足。排卵障碍可导致不孕。

高雄激素症状 多毛、痤疮是高雄激素血症最常见的表现。出现不同程度的多毛，阴毛浓密且呈男性型倾向，延及肛周、腹股沟或腹中线，也有出现上唇和/或下颌细须或乳晕周围有长毛等。油脂性皮肤以及痤疮常见，与体内双氢睾酮刺激皮脂腺分泌过盛有关。

卵巢多囊样改变 妇科检查时可摸到增大的卵巢，B 超显示双侧卵巢增大。腹腔镜或剖腹手术时可见单侧或双侧卵巢饱满，增大 2~3 倍，表面呈灰白色，平滑，有少量血管分布，可见多个凸出的囊状卵泡呈珍珠样，俗称牡蛎卵巢。

肥胖 发生率为 40%~60%（体重指数 ≥25kg/m²），且常呈腹型肥胖（腰围/臀围≥0.80）。

黑棘皮症 颈后、腋下、外阴和腹股沟等皮肤皱褶处呈灰棕色、天鹅绒样、片状及角化过度的病变，有时呈疣状，皮肤色素加深。

其他 内分泌紊乱的表现如胰岛素抵抗、血脂紊乱、糖耐量受损和 2 型糖尿病等。此外，妊娠期糖尿病、妊娠高血压疾病的发生率均显著高于正常人。由于长期无排卵和持续的雌激素作用，且缺乏足够的孕激素拮抗，子宫内膜癌的发病风险也明显增加。

诊断 因临床表型的异质性，诊断标准一直存在争议。临床多采用鹿特丹标准：①稀发排卵或无排卵。②高雄激素临床表现和/或高雄激素血症。③卵巢多囊改变：超声提示一侧或双侧卵巢内直径 2~9cm 的卵泡 ≥12 个，和/或卵巢体积≥10ml。④此 3 项中具备 2 项，并排除其他原因引起的高雄激素症。

为更符合中国的临床实际，2011 年，中华人民共和国卫生部颁布了《多囊卵巢综合征诊断》（WS 330-2011）：月经稀发、闭经或不规则子宫出血是诊断的必需条件；同时符合下列 2 项中的 1 项，并排除其他可能引起高雄激素和排卵异常的疾病即可诊断 P-COS：①高雄激素的临床表现或高雄激素血症。②超声显示卵巢多囊改变。

鉴别诊断 需与其他原因引起的排卵功能障碍、高雄激素及胰岛素抵抗疾病，如库欣综合征、下丘脑性闭经、特发性多毛症、雄激素分泌性肿瘤、早发性卵巢功能不全和服用外源性雄激素等相鉴别。

治疗原则 主要原则是调整月经周期、降低高雄激素的表现、恢复排卵解决生育问题、尽早预防远期并发病的发生发展。

调整生活方式 患者无论是否有生育要求，首先均应进行生活方式调整，特别是合并超重或肥胖的患者，生活方式干预包括饮食控制、运动和行为干预，可有效改善超重或肥胖 PCOS 患者健康相关的生命质量。

调整月经周期 适用于青春期、育龄期无生育要求和因排卵障碍引起月经紊乱的患者。常用方式包括周期性使用孕激素，短效复方口服避孕药以及雌孕激素周期序贯治疗。对于月经稀发但有规律排卵患者，如无生育或避孕要求，周期短于 2 个月，可观察随诊无须用药。

高雄激素血症的治疗 目的是缓解高雄激素的症状，各种短效口服避孕药以及螺内酯（雄激素受体拮抗剂）均可用于治疗。

代谢调整 对肥胖或有胰岛素抵抗患者除调整生活方式外，还常用胰岛素增敏剂包括二甲双胍和噻唑烷二酮类药物（吡格列酮和罗格列酮）。二甲双胍可抑制肝合成葡萄糖，增加外周组织对胰岛素的敏感性。通过降低血胰岛素水平达到纠正患者高雄激素状态，改善卵巢排卵功能，提高促排卵治疗的效果。

诱导排卵 有生育要求者在生活方式调整、抗雄激素和改善胰岛素抵抗等基础治疗后，进行促排卵治疗。促排卵药物有氯米芬、来曲唑及促性腺激素等。诱发排卵时易发生卵巢过度刺激综合征，需严密监测，加强预防措施。

手术治疗 腹腔镜下卵巢打孔术（LOD）对 LH 和游离睾酮升高者效果较好。LOD 的促排卵机制为破坏产生雄激素的卵巢间质，间接调节垂体-卵巢轴，使血清 LH 及睾酮水平下降，增加妊娠机会。LOD 可能出现的问题有治疗无效、盆腔粘连及卵巢功能低下。传统手术治疗为卵巢楔形切除术，术后卵巢周围粘连发生率较高，临床已不常用。

辅助生殖技术 对于通过促排卵治疗联合指导同房或手术治疗后仍未能受孕患者，需进行系统筛查是否合并其他影响受孕的因素，若合并输卵管疾病、严重子宫内膜异位症或存在男性不育症，可考虑施行辅助生殖技术助孕治疗。辅助生殖技术是 PCOS 合并不孕的三线治疗措施，包括宫腔内人工授精、体外受精-胚胎移植。

预防 任何 PCOS 女性都需要进行规范的检查和处理，评估代谢的发病风险，肥胖患者进行代谢筛查，预防子宫内膜病变。PCOS 具有家族聚集性，要对 P-COS 女性进行调查和远期随访，并建议进行家系筛查，通过有效措施改善预后。

（赵 涵）

luǎncháo zǎoshuāi

卵巢早衰（premature ovarian failure，POF） 女性 40 岁之前由于卵巢内卵泡耗竭或医源性损伤导致卵巢功能衰竭的现象。是早发性卵巢功能不全的终末阶段。主要特征为原发性闭经或连续 4 个月以上继发性闭经，伴促性腺激素水平升高和/或雌激素水平的降低，并伴有不同程度的围绝经期表现。发病率约 1%，是导致女性不孕的重要疾病之一。

病因和发病机制 卵泡发育各阶段发生的异常均可导致该病发生，POF 的产生是遗传、免疫、医源性及环境因素等交互作用的结果。多数 POF 病因不明，又称为特发性卵巢早衰。

遗传因素 包括 X 染色体、常染色体异常和基因缺陷。卵巢发育过程中，与 POF 有关的某些基因缺失或中断可能影响 X 染色体的失活过程，或阻碍减数分裂中染色体的配对等，导致先天性卵巢始基卵泡减少、卵泡闭锁加速和原始卵泡募集障碍最终导致 POF。X 染色体最常见的异常核型是 45，XO 及其嵌合型、X 染色体长臂或短臂缺失。X 染色体相关基因包括 *BMP15*、*PGRMC1*、*FOXO4* 和 *POF1B* 等。

患者常染色体异常相对少见。但常染色体相关基因突变可抑制原始卵泡生长，导致卵泡发育障碍、卵母细胞闭锁而引起 POF。常染色体 POF 致病相关基因包括生殖内分泌功能相关的 *FSHR*、*CYP7* 和 *ESR1* 等，卵泡发生相关基因 *NOBOX*、*FIGLA* 和 *GDF9* 等，减数分裂和 DNA 损伤修复相关基因 *MCM8*、*MCM9* 和 *CSB-PGBD3* 等。单基因突变可解释约 20% 的 POF 病因。

综合征型卵巢早衰指以 POF 为临床表型之一的遗传性综合征，如脆性 X 综合征，睑裂狭小、上睑下垂倒转型内眦赘皮综合征、脑白质发育不良、毛细血管扩张性共济失调综合征等。综合征型在中国相对罕见，相关基因包括 *FMR1*、*FOXL2*、*EIF2B* 和 *ATM* 等，但部分基因致病机制不清。

免疫学因素 自身免疫失调可能造成自我识别功能的障碍，发生自身免疫性炎症，炎症反应破坏卵巢组织，导致各级卵泡的减少而引起卵巢生殖功能的衰竭，以桥本甲状腺炎最常见，其次为艾迪生（Addison）病、类风湿关节炎、系统性红斑狼疮和重症肌无力等疾病。POF 常被认为是全身多腺体综合征的一部分，自身免疫病可发生在 POF 症状出现之前。

医源因素和环境因素 医源因素包括手术、放射治疗和化疗等。手术引起卵巢组织缺损或局部炎症，放射治疗、化疗可诱导卵母细胞凋亡或破坏颗粒细胞功能。不良环境、不良生活方式及嗜好也能损害卵巢功能。

临床表现 有以下几方面。

月经改变 主要是 40 岁之前的继发性或者原发性闭经。从卵巢储备功能下降至功能衰竭，可有数年的过渡时期，临床异质性很高。少数妇女可出现无明显诱因的月经突然终止。

雌激素水平低下表现 原发性闭经患者表现为女性第二性征不发育或发育差。继发性闭经患者可有潮热出汗、生殖道干涩灼热感、性欲减退、骨质疏松、情绪和认知功能改变以及心血管症状等。

不孕 生育力显著下降；在卵巢储备减退的初期，由于偶发排卵，仍有 5% 左右的自然妊娠可能，但自然流产和胎儿染色体异常的风险增加。

其他 因病因而异，如特纳综合征患者可发生心血管系统发育缺陷、智力障碍等。

诊断 通过详细采集病史，结合家族史、染色体以及其他辅助检查进行病因学诊断。诊断标准包括：40 岁之前至少 4 个月以上闭经；2 次以上卵泡刺激素（FSH）升高（>40IU/L）；低雌激素水平（E_2<185pmol/L，两次检查间隔 1 个月以上）。

病史与体检 通过病史与体检可以初步做出 POF 的临床诊断，并初步判断原因是医源性，自身免疫性或家族遗传性。

血清激素检测 包括基础血清促性腺激素水平（闭经患者 FSH>40IU/L）、基础血清 E_2 水平（E_2<185pmol/L）、血清抑制素 B（INHB≤45pg/ml）和抗米勒管激素（AMH）<8pmol/L，同时测定甲状腺激素和催乳素等以排除其

他内分泌疾病。

免疫指标测定 检测免疫指标，如红细胞沉降率、甲状腺过氧化酶抗体、抗核抗体和类风湿因子等，以诊断自身免疫病所致的POF。

遗传学检查 包括外周血染色体核型分析，通过比较基因组杂交（CGH）、基因芯片和DNA测序（下一代测序）等方法筛查，以确定染色体（数目或结构）异常或基因突变所致的POF。

超声检查 B超检测剩余排卵数目和测量卵巢体积大小来判断卵巢功能，若发现双侧卵巢体积缩小，未见窦卵泡，提示卵巢功能减退或衰竭。

卵巢组织活检 不常用于诊断POF，活检结果可与卵巢抵抗综合征相鉴别。

鉴别诊断 需与多囊卵巢综合征、卵巢抵抗综合征、生殖道发育异常、雄激素不敏感综合征和功能性下丘脑性闭经等相鉴别。

治疗原则 有以下几方面。

一般治疗 包括心理干预及生活方式管理。通过心理干预使患者正确认识疾病，缓解心理压力，健康饮食、规律运动、戒烟，避免生殖毒性物质的接触。适当补充钙剂及维生素D，尤其是已出现骨密度降低者。

病因治疗 对于由自身免疫病所致POF，采用免疫抑制剂治疗，减轻对卵巢的损伤。对自身免疫性甲状腺炎所致甲状腺功能减退可补充甲状腺激素，有助于恢复卵巢功能。医源性所致POF关键在于预防，合理选择手术方案以及提前进行生育力保存。

激素补充治疗（HRT） 不仅可以缓解低雌激素症状，而且对心血管疾病和骨质疏松症起到一级预防作用。尤其对青少年POF，HRT可诱导和促进外生殖器和第二性征的发育。若无禁忌证，POF女性均应给予HRT。

非激素治疗 对于部分激素敏感性恶性肿瘤（如雌激素受体阳性的乳腺癌或子宫内膜癌）治疗后及存在血栓形成高危因素的POF患者，不建议使用常规HRT。针对此类患者的非激素疗法有选择性5-羟色胺选择性重摄取抑制剂、文拉法辛及加巴喷丁等。这些药物均应谨慎使用，可缓解部分症状，但无法解决长期雌激素缺乏所带来的影响。

生育相关的管理 部分患者B超检查证实还存在窦卵泡，可尝试进行促排卵治疗。大多患者不能通过促排卵治疗得到妊娠，可考虑通过赠卵体外受精-胚胎移植。针对可预见的POF患者或接受损伤卵巢功能治疗的女性，根据患者意愿、年龄和婚姻情况，采取适当的生育力保存方法，包括胚胎冷冻、卵母细胞冷冻和卵巢组织冷冻等。

预防 根据家族史和遗传学检测结果评估遗传风险，为制订生育计划、保存生育力、预测绝经提供指导。对有POF或早绝经家族史的女性，可借助高通量基因检测技术筛查致病基因。对家系中携带遗传变异的年轻女性建议尽早生育，或在政策和相关措施允许的情况下进行生育力保存。

（赵 涵）

Pèiluó zōnghézhēng

佩罗综合征（Perrault syndrome，PRLTS） 特征为双侧轻度至重度感音神经性听力损失以及女性患者伴有卵巢功能障碍的常染色体隐性遗传病。临床表现高度异质，还包括发育迟缓、智力缺陷和其他神经功能障碍等表现，严重程度不同，部分取决于涉及基因的遗传突变。该病罕见，已报道的病例不足100例，其中男性患者的生育能力均正常。没有生育受影响姐妹的男性患者被误诊为孤立性（非综合征）听力损失，可导致其诊断不足。

病因和发病机制 病因尚未完全明确，已发现6种独特类型。除了HSD17B4基因外，另外5种基因均与线粒体功能有关。①HSD17B4基因：位于染色体5q23，编码过氧化物酶体蛋白，其突变导致PRLTS。②5q31上的HARS2基因突变：HARS2基因编码线粒体组胺基氨基酰基tRNA合成酶，其突变降低了酶促氨基酰化活性。③19p13上的CLPP基因突变：CLPP基因编码干酪蛋白溶解肽酶蛋白水解亚基。④3p21上的LARS2基因突变：LARS2编码线粒体氨基酰基tRNA合成酶。⑤10q24上的TWNK基因突变：TWNK基因编码的六聚体线粒体蛋白，具有对线粒体染色体复制至关重要的Primase和解旋酶结构域。⑥17q11上的ERAL1基因突变：ERAL1基因编码一种线粒体蛋白，对于12S核糖体RNA亚基的组装是必不可少的。另有报道，COXPD54、GGPS1和RMND1等基因突变患者也可表现佩罗综合征症状。

临床表现 特征是男性和女性的感音神经性听力损失和女性卵巢功能障碍。临床表现具有异质性，根据致病基因的不同，还伴有其他神经系统的异常表现。

非综合征性耳聋 患者为双侧感音神经性听力损失。耳聋严重程度不等，先天性或儿童早期发病。

卵巢功能障碍 女性患者伴有不同程度卵巢功能障碍，表现为无卵巢、卵巢发育不全、小卵巢和条纹性腺等。另外，致病基因不同则临床表现不同，如 HSD17B4 和 HARS2 基因突变导致外生殖器发育不成熟，CLPP、LARS2 及 ERAL1 基因突变导致卵巢早衰、子宫不发育或发育不完全。

其他 由于致病基因不同，患者还可能出现智力障碍、进行性感觉障碍或运动神经病变等神经系统表现。

诊断 尚无明确的诊断标准，基于男性和女性感音神经性听力损失的表现以及 46, XX 核型女性卵巢功能障碍，结合 6 个基因（CLPP、ERAL1、HARS2、HSD17B4、LARS2 或 TWNK）之一中存在双等位基因致病突变可确诊。已发现的致病基因并不能完全解释临床确诊佩罗综合征的所有个体，约 60% 的患者无法建立分子诊断。对于临床诊断为佩罗综合征且尚未确定分子基础的个体，做出临床诊断之前，需要排除感音神经性听力损失和卵巢功能障碍的其他原因。

治疗原则 有以下几方面。

听力损失 应由包括听力学家和耳鼻喉科医师在内的多学科团队进行评估和治疗。对听力损失者的干预措施包括特殊教育资源、助听器、振动触觉装置和人工耳蜗植入。人工耳蜗植入术适用于 12 个月以上患有严重至极重度听力损失的儿童。轻度至中度听力损失，可常规听力学评估。对于有听力障碍的儿童，监测发育状况，避免耳毒性药物（如氨基糖苷类药物）及噪声环境，以免加剧听力损失。

卵巢功能障碍 原发性闭经的女性患者，通过激素替代治疗模拟月经周期并预防骨质疏松以

及心血管疾病等并发症。对于有生育要求的患者可以考虑赠卵体外受精-胚胎移植。对于有原发性卵巢功能不全或卵巢早衰风险的女性，可进行卵母细胞冷冻保存生育力。

其他生长发育异常及神经系统症状等，应进行对症治疗。

预防 该病以常染色体隐性遗传方式遗传。当已知家族中有致病突变时，可以对高危亲属进行携带者检测，对风险增加的妊娠进行产前检测或植入前胚胎遗传学诊断。评估先证者的兄弟姐妹，以便尽早干预。

（赵　涵）

luǎncháo dǐkàng zōnghézhēng

卵巢抵抗综合征（resistant ovary syndrome，ROS）

以卵巢内含许多始基及初级卵泡、少见窦状卵泡、无成熟卵泡且对高水平的促性腺激素缺乏反应为特点的综合征。又称卵巢不敏感综合征、萨维奇综合征（Savage syndrome），是一种罕见的高促性腺激素性性腺功能低下疾病。较少见，占高促性腺激素型闭经的 11%~20%。

病因和发病机制 病因还不完全清楚，可能系卵巢缺乏促性腺激素受体或促性腺激素受体变异，或因卵巢局部调节因子异常，卵巢对内源性和外源性促性腺激素缺乏有效反应，或体内产生对抗自身卵巢颗粒细胞促性腺激素受体位点的抗体，与免疫功能异常有关。

临床表现 多表现为原发性闭经，也可见继发性闭经。原发性闭经者大多第二性征及生殖器发育不良，腋毛、阴毛稀少或缺如，外阴及乳房发育差；继发性闭经者第二性征生长发育正常，可有低雌激素症状如潮红、潮热

和阴道干燥等。患者多为无排卵性不孕。

诊断 该病是原发性和继发性闭经的罕见原因，有必要进行全面检查以排除闭经的其他原因如卵巢早衰等。

病史 详细评估个人及家族史，包括生长发育信息，青春期历史，是否有高雄激素的症状，男性化或其他下丘脑-垂体疾病，如头痛、疲劳、半乳期或视觉缺陷，最近是否有体重下降或重大压力，是否有其他系统疾病，是否使用药物或放疗化疗或卵巢手术史。

体格检查 评估青春期发育、第二性征和生长情况，包括身高和体重，还应注意特纳综合征的身体特征和皮肤的发现，如多毛症和痤疮。体格检查对于排除与原发性或继发性闭经有关的解剖学异常非常重要。

辅助检查 激素水平检测：卵泡刺激素明显升高达绝经期水平，黄体生成素升高或在正常值上限，雌激素 E_2 呈低水平或正常低值。腹腔镜下或剖腹探查见：卵巢形态及大小正常或略小于正常；活检：可见大量形态正常的始基卵泡和极小窦状卵泡，无淋巴细胞和浆细胞浸润。电镜观察：卵母细胞、透明带及卵泡膜细胞均有正常的超微结构。阴道 B 超检查：探测到卵泡可诊断，此方法对卵巢无创伤，较活检更有诊断价值。部分患者可测出卵巢封闭性抗体。

治疗原则 指导患者正确认识疾病，针对不同年龄和需求的患者制订明确的治疗方案，并取得家属的关心和对治疗的配合。补充钙剂和维生素 D，预防由于雌激素水平低下导致的骨质疏松症。

雌激素补充治疗　可纠正低雌激素状态，促进第二性征发育，防止内外生殖器萎缩，保持规则的月经及防治骨质疏松症。方法包括雌孕激素序贯疗法和雌孕激素连续联合疗法。

生育管理　对有生育要求者，在激素补充疗法基础上进行促排卵治疗。通过雌激素对内源性促性腺激素的负反馈抑制作用，解除高促性腺激素对促性腺激素受体的降调节作用，从而恢复卵泡对促性腺激素的敏感性，促使卵泡发育成熟。少数患者通过这种治疗可恢复排卵而受孕。另外，通过辅助生殖技术使用赠卵进行体外受精-胚胎移植是获得生育的有效手段。

(赵　涵)

fāngxiānghuàméi quēxiànzhèng

芳香化酶缺陷症（aromatase deficiency）

雌激素产生途径中，芳香化酶（*CYP19*）基因功能丧失所致的常染色体隐性遗传病。以雌激素水平降低和睾酮水平升高为主要特征，表现为女性生殖器畸形和青春期延迟，以及母亲在妊娠期间不适当的男性化。该病罕见。

病因和发病机制　芳香化酶是细胞色素 P450 超家族成员，主要分布在卵巢、睾丸、胎盘、下丘脑、骨骼和脂肪等器官和组织。芳香化酶催化雄烯二酮、睾酮及 16α-硫酸脱氢表雄酮转化为雌激素，是雌激素合成的关键酶。芳香化酶的编码基因是 *CYP19*，位于染色体 15q21，由 10 个外显子和 9 个内含子组成。*CYP19* 基因的插入、缺失和突变可导致芳香化酶结构异常，功能性芳香化酶的缺乏使雄激素无法转化为雌激素，导致雌激素的产生减少和雄激素水平的增加。

在妊娠期间，由于缺乏芳香化酶，胎儿肾上腺产生的雄激素前体不能通过胎盘转化为雌激素，导致雄激素积累使胎儿和母亲都严重男性化。母亲出现痤疮，多毛症等症状，在分娩后部分症状逆转。新生女婴出现假两性畸形，男婴出生时生殖器正常。男性和女性均由于缺乏芳香化酶导致体内异常的激素水平出现性发育受损、异常骨骼生长、胰岛素抵抗以及芳香酶缺乏的其他体征和症状。

临床表现　取决于性别和年龄，根据不同发育阶段而不同，并根据酶的活性水平而变化。

胎儿期　缺乏芳香化酶，造成胎盘雌激素转化障碍，雄激素积累，怀有芳香酶缺乏症胎儿的母亲经常会出现轻微症状如多毛、痤疮及声音变化。这些特征最早可在妊娠 12 周时出现，并在分娩后不久消失。

女性患者　具有典型的女性染色体模式（46, XX），新生女婴外生殖器发育异常。儿童期可有卵巢囊肿表现。青春期表现为青春期延迟、原发性闭经、多囊卵巢、骨成熟延迟和男性化表现，如痤疮和多毛等。

男性患者　具有典型的男性染色体模式（46, XY），并且出生时具有正常的男性外生殖器。青春期表现为身高线性生长持续而不表现为生长突增，有骨骺闭合不完全和骨质疏松症表现，出现骨痛和身材高大。部分患者精子产生异常、睾丸小或未降（隐睾症），生育能力部分或完全受损。

其他　代谢合并症，包括肥胖、脂肪肝、胰岛素抵抗伴黑棘皮症和血脂异常等。

诊断　依据临床表现和实验室激素水平测定以及基因检测可诊断。

血清激素测定　怀有芳香化酶缺陷胎儿的母亲妊娠后半期，血清雌二醇、雌三醇水平极低，血清睾酮水平升高；新生女婴血清卵泡刺激素（FSH）水平极高，黄体生成素（LH）正常或轻度升高，雌二醇和雌三醇水平极低；青春期女性，FSH、LH 和睾酮水平升高，无法检测雌二醇等雌激素水平。成年男性患者血清 LH、FSH 以及睾酮水平均有升高，同样无法检测雌二醇等雌激素水平。

B 超　女性患者在儿童即可有卵巢多囊表现。

X 线片　若无雌激素替代治疗，患者的身高持续线性生长至成年期，X 线片可见骨质疏松、骨骺不闭合等异常表现。

鉴别诊断　孕期母亲男性化症状需与其他导致血清睾酮水平升高或雌激素水平降低的情况如雄激素摄入、卵巢肿瘤等相鉴别；还需与先天性肾上腺增生、雌激素抵抗综合征、细胞色素 P450 氧化还原酶缺乏症和先天性低促性腺激素性腺功能减退症等相鉴别。

治疗原则　雌激素替代用于儿童早期维持骨矿物质密度并防止卵巢囊肿的形成，然后在青春期诱导生长突增，启动第二性征及月经周期的建立。女性患者可根据生殖器畸形程度选择手术矫正。男性患者应在诊断后立即接受雌激素替代治疗，密切监测骨骺闭合、骨密度、血清胆固醇和男性乳腺发育症的发展。在诊断较晚的男性患者中，即使在激素治疗成功后，骨骼缺陷仍然存在，需要手术矫正。补充钙和维生素 D 并对症治疗血脂异常、葡萄糖不耐受或胰岛素抵抗等症状。

预防　妊娠期母亲表现出严重的痤疮，多毛症以及出现声音粗大等改变，症状在产后自发消退。这种情况下，建议行基因检测。对于已有一个患儿的家庭，建议行基因检测。

（赵　涵）

fāngxiānghuàméi guòliàng zōnghé-zhēng

芳香化酶过量综合征（aromatase excess syndrome，AEXS）

以雌激素水平升高为特征的常染色体显性遗传病。罕见，患病率尚不清楚，文献报道约 30 例病例。患者通常具有正常生育能力。

病因和发病机制　见芳香化酶缺陷症。芳香化酶过量综合征由涉及 CYP19A1 基因的几种类型的遗传重排引起。这些重排改变了基因的活性，芳香化酶产生增加并促进随后雄激素向雌激素的转化，导致患者体内雌激素水平的增加。在男性和女性中，雌激素指导性发育并在调节骨骼生长方面起着重要作用，芳香酶过量综合征的男性乳腺发育并伴有骨生长受限。女性雌激素增加可引起月经不调和身材矮小等症状。

临床表现　男性患者的特征性表现为青春期前或围青春期男性乳腺发育。临床严重程度取决于基因组重排的类型。倒置者往往血液雌二醇（E_2）水平显著升高，表现为相对较早（青春期前）疾病发作、严重男性乳腺发育、骨龄明显提前和成人身材矮小。相反，重复者显示正常或仅轻度 E_2 水平升高，伴有轻度男性乳腺发育，伴有相对较晚（青春期）发病和正常成人身高。

女性患者的临床表现与男性相比相对不显著。部分表现为性早熟、月经不规则、子宫增大和/或成年后身材矮小。患有雌激素敏感型癌症的风险增加。

诊断　男性患者临床诊断的 4 个标准：双侧男性乳腺发育症（≥2 期）；男性乳腺发育症的青春期前或青春期发病（5～14 岁）；排除其他男性乳腺发育原因；具有遗传性状（常染色体显性遗传）。前 3 个标准对于临床诊断必不可少。

仅有少数女性病例报道，大多数是通过对男性患者的家族分析确定。

鉴别诊断　需与其他导致男性乳腺发育症的疾病相鉴别，如部分雄激素不敏感综合征、XXY 综合征（克兰费尔特综合征）和青春期男性乳房发育等。

治疗原则　针对男性患者乳腺发育，可采取乳腺切除术。来曲唑或阿那曲唑可改善男性患者的乳腺发育和骨龄进展。长期服用阿那曲唑等芳香化酶抑制剂可增加成人身高。然而，只有少数患者接受治疗，这种疗法的有效性和安全性尚未完全证实。

预防　遗传咨询对受影响的个人及其家庭有益。

（赵　涵）

zìfāxìng luǎncháo guòdù cìjī zōnghé-zhēng

自发性卵巢过度刺激综合征（spontaneous ovarian hyperstimulation syndrome，sOHSS）

在自发排卵周期出现的卵巢过度刺激综合征。临床表现与医源性卵巢过度刺激综合征（OHSS）相似，包括双侧卵巢多个卵泡发育、卵巢体积增大、毛细血管通透性增加、体液和蛋白异常外渗入人体第三间隙等。该病发病率极低，仍以个案报道为主。多发生于妊娠早中期，孕 6～16 周发病率最高，中位数孕周为 10 周；发病年龄在 19～38 岁，发生于自发排卵周期，尤其是伴有多胎妊娠、甲状腺功能减退和多囊卵巢综合征患者，与妊娠次数无关。

病因和发病机制　sOHSS 的发病机制多倾向于卵泡刺激素受体（FSHR）基因突变理论，该病由位于染色体 2p16.3 的 FSHR 基因杂合突变所致，呈常染色体显性遗传，具有一定的遗传异质性。突变基因编码的 FSHR 蛋白对 FSH 的亲和力异常增高，不仅增强 FSH 的生理作用，同时也激发了对卵巢的病理性过度刺激，从而导致 OHSS 的发生。

临床表现　有 OHSS 的常见症状包括腹胀、腹痛、恶心、呕吐、呼吸困难、胸腔积液和腹水等，甚至有全身水肿。超声表现为双侧卵巢明显增大，其内可见多个发育过度增大的卵泡回声，向卵巢表面突起；可探及不同程度的胸腔积液和腹水液性暗区。血液生化检查提示血液浓缩、红细胞比容增大、白蛋白浓度下降、电解质紊乱，血清激素［人绒毛膜促性腺激素（HCG）、FSH、黄体生成素（LH）等］及 CA125 水平同时有不同程度的上升。

诊断　患者无药物促发排卵史，孕前彩超提示两侧卵巢大小无明显异常，在自然受孕后超声探及两侧卵巢呈现多囊性异常。诊断需综合患者是否有停经史、促排卵药物服用史，腹水常规检查渗出液或漏出液，腹水涂片查瘤细胞，盆腔超声等非辐射性影像学检查对肿物形态的描述等进行全面分析。

鉴别诊断　需与多囊卵巢综合征、卵巢良性囊肿及卵巢恶性肿瘤相鉴别。

治疗原则　以对症治疗为主，对于出现卵巢破裂、卵巢扭转、腹腔内大出血或合并异位妊娠等应手术治疗，解除扭转的同时评估卵巢有无缺血坏死，能否保留卵巢。

sOHSS 的病程具有自限性，轻、中度患者可根据其临床表现和实验室检查进行对症和支持治疗。首先补充晶体溶液，若补充晶体液后尿量增加不明显，红细胞比容仍提示血容量不足，应换低容量、高渗液体治疗，如低分子右旋糖酐等。对于保守治疗无效和/或有明显呼吸困难、难以卧床、腹胀明显等，需在超声引导下行穿刺术放液。血液浓缩状态或凝血因子异常者可使用肝素预防性治疗，已并发血栓性疾病者应积极抗凝和溶栓治疗。

预防　尚无有效方法进行预测，早期 sOHSS 不易发现，延误诊治可能会导致肝肾损害，并发血栓性疾病及其他严重母胎并发症。因此，对有高危因素的人群孕前要进行严密监测，如多囊卵巢综合征、甲状腺功能减退和 OHSS 病史等，做到对 sOHSS 的早诊断和早治疗，早期采取正确的干预措施可改善患者预后、保留患者的生育能力，避免患者提前终止妊娠，影响妊娠结局。

（赵　涵）

xīnzàng-pífū zōnghézhēng

心脏皮肤综合征（cardiocutaneous syndrome）

PTPN11（12q24.1）或 *RAF1*（3p25）基因突变导致的常染色体显性遗传病。又称 LEOPARD 综合征、进行性心肌病性雀斑样痣病。是遗传性多系统疾病，RASopathy 相关疾病的一种，特征为多发性皮肤斑痣、心电图异常、眼距增宽、肺动脉狭窄或肥厚型心肌病、生殖器异常、生长迟缓和耳聋。该病罕见，全世界已报道约 200 例。

病因和发病机制　该病有 3 种类型，通过遗传原因区分：LPRD1 型由 *PTPN11* 基因突变引起，LPRD2 型和 LPRD3 型分别由 *RAF1* 基因和 *BRAF* 基因突变引起。*MAP2K1* 基因突变也可能导致该病。

该病属于 RASopathy 相关疾病，这类疾病有一些重叠特征，且均由破坏身体 RAS 通路的遗传变化引起的对生长和发育的损害。*PTPN11*、*RAF1*、*BRAF* 和 *MAP2K1* 基因都参与编码 RAS 通路的相关蛋白，在细胞分裂、细胞运动（迁移）和细胞分化的调节中发挥作用。*PTPN11*、*RAF1*、*BRAF* 或 *MAP2K1* 基因的突变导致功能异常蛋白质的产生，损害蛋白质对细胞信号的反应能力。控制细胞生长和分裂的系统调节的破坏导致病变出现。

临床表现　该病影响身体多个部位，归纳为七大主征。①L：皮肤多发性斑痣，为特征性改变。②E：心电图传导缺陷-心脏电活动异常。③O：眼距过宽，还可能出现宽鼻根，下颌突出以及耳朵低位等面部畸形特征。④P：肺动脉狭窄-心脏右心室正常血液流出的阻塞。⑤A：生殖器的异常，单睾丸或隐睾；卵巢发育不良及青春期延迟表现。⑥R：生长缓慢导致身材矮小。⑦D：耳聋，感音神经性。

诊断　结合临床表现以及基因检测进行诊断。在存在多发斑痣和两种主要特征的情况下，可怀疑该病；在没有斑痣的情况下，患者有 3 个基本特征且有患病的近亲也考虑该病。

鉴别诊断　需与其他 RASopathy 相关疾病，特纳综合征、沃森（Watson）综合征、科斯特洛（Costello）综合征以及其他伴有发育迟缓、身材矮小、先天性心脏缺陷和独特面形综合征相鉴别。

治疗原则　要进行完善的各系统评估，针对患者的表型，由心脏病专家、内分泌学家、皮肤科医师和其他专科医师定期随访并对症治疗。对有内分泌问题的患者，进行药物治疗；对皮肤黑痣，使用视黄酸或对苯二酚乳膏或采取冷冻手术治疗；对心脏异常患者进行药物治疗，或进行手术干预；对于听力损失的患者采用助听器或人工耳蜗等措施进行干预。

预防　建议患者生育之前寻求遗传咨询，在妊娠期间监测胎儿以进行心脏评估。

（赵　涵）

Wǔdéháosī-Sàkǎdí zōnghézhēng

伍德豪斯-萨卡迪综合征（Woodhouse-Sakati syndrome, WDSKS）

以性腺功能减退、脱发、糖尿病、智力缺陷和锥体外系体征为特征，伴有构音障碍、认知障碍和肌张力障碍等的常染色体隐性遗传的多系统疾病。罕见。1983 年，伍德豪斯（Woodhouse NJ）和萨卡迪（Sakati NA）首次描述了该病。之后，文献陆续报道了 40 多个家庭（包括 33 个分子确诊的家庭），共 88 例病例。

病因和发病机制　该病与 2q31 染色体 *DCAF17* 基因突变有关，基因编码功能未知的核仁蛋白 DCAF17，该蛋白与参与 DNA 损伤和细胞周期控制的蛋白泛素化有关。*DCAF17* 突变导致核仁破坏是该综合征发病的基础。尚不清楚 DCAF17 蛋白的缺乏如何导致激素异常以及其他症状和体征。

临床表现　有以下几方面。

脱发　从儿童期或青春期开始脱发，导致头发及眉毛等毛发不同程度的脱落。

性腺功能减退　患者均有性腺功能减退症症状，表现为青春期延迟以及缺乏第二性征。女性通常有原发性闭经和性发育障碍；男性睾酮水平降低，可见梗阻性无精子及隐睾等症状。

神经系统异常 包括感音神经性听力损失、智力障碍和锥体外系异常体征，伴有构音障碍、认知障碍和肌张力障碍等表现。

其他 可出现糖尿病以及甲状腺功能减退等内分泌紊乱表现。也有报道患者出现面部畸形，双侧圆锥角膜以及心电图异常（ST段延长和T波低平）等表现。

诊断 根据临床表现、影像学，并结合基因检测可诊断。实验室检查胰岛素样生长因子和血清胰岛素水平降低等。头颅影像学检查显示，除苍白球和黑质部位的铁沉积以外，部分患者还伴有侧脑室周围、深部脑白质病变，在T2像显示高信号。

鉴别诊断 需与其他导致性腺功能减退疾病、脑铁积累型神经变性疾病、*PNPLA6*基因相关疾病以及其他导致及张力障碍或听力损失的疾病相鉴别。

治疗原则 无特定治疗方法，采用个体化、多学科治疗模式，旨在缓解症状。对症治疗脱发症状；对性腺功能减退症需激素替代疗法诱导第二性征，促进青春期发育以及保证骨质健康；肌张力障碍的治疗包括尝试口服药物，也通过注射肉毒杆菌毒素和/或深部脑刺激等手段进行缓解；吞咽困难采取措施减少口腔分泌物，使用增稠的液体和泥状食物以避免误吸，并最终进行胃造瘘术以帮助维持热量摄入。糖尿病、甲状腺功能减退、听力损失和智力障碍及构音障碍等症状由内分泌科室及神经科室进行对应治疗。

预防 该病以常染色体隐性遗传方式遗传。一旦在受影响的家庭成员中鉴定出致病性*DCAF17*突变，就可以对高危亲属进行携带者检测，对风险增加的妊娠进行产前检测，以及植入前基因检测。

（赵 涵）

Bā'ěrdé-Biédé'ěr zōnghézhēng

巴尔得-别德尔综合征（Bardet-Biedl syndrome，BBS）

以色素性视网膜病变、多指/趾畸形、肥胖、性腺功能减退和肾衰竭为特征的遗传性多系统疾病。多种基因突变可导致该病，通常为常染色体隐性遗传。在北美和欧洲的大部分地区，新生儿患病率为0.63/10万～0.71/10万；在纽芬兰岛（加拿大东海岸附近）更为常见，新生儿患病率约5.88/10万；科威特贝都因人的新生儿患病率7.41/10万。

病因和发病机制 该病由多种基因（称为*BBS*基因）突变引起，OMIM数据库现收录21种基因。已知或怀疑这些基因在纤毛结构中起关键作用。纤毛参与细胞运动和多种化学信号通路，对于感知感觉输入（如视觉、听觉和嗅觉）是必需的。*BBS*基因编码的蛋白质参与纤毛的维持和功能。

*BBS*基因突变导致纤毛结构和功能障碍。这些细胞结构中的缺陷可能会在发育过程中破坏重要的化学信号通路，并导致感觉感知异常。有缺陷的纤毛是该病大部分特征的原因。

约1/4的患者是由*BBS1*基因突变引起。另外20%由*BBS10*基因突变引起。其他*BBS*基因仅占所有这种病例的一小部分，仍有25%的患者病因尚不清楚。

在具有该病临床表现的*BBS*突变个体中，其他基因的突变可能参与引起或改变疾病的过程。这些修饰基因可能是已知的*BBS*基因或其他基因。额外的遗传变异可能有助于解释该病的体征和症状的变异性。但这种现象并不常见，并且尚未得到一致结论。

临床表现 有以下几方面。

视网膜色素变性 几乎所有患者伴有结构或功能视网膜营养不良或典型的色素性视网膜炎，起病较早，早期出现视力减退和夜盲，病情进展迅速，部分患者20岁前就完全失明。

肥胖 中心性肥胖是最常见的特点。患儿出生时的体重正常，常从婴幼儿时期开始，体重随年龄的增长而增加。

多指/趾畸形 有价值的诊断标志之一。多趾比多指更常见。大部分表现为第5趾/指外侧多趾/指，对称或不对称，单侧或双侧，也可合并伴有短趾/指或并趾/指。但即使在同一个BBS家庭中，也并非每位患者均出现肢体缺陷。

智力发育低下 半数以上患儿存在智力发育迟缓，表现为语言、行为、智力等发育水平低于同龄儿童。

性腺功能减退 在男性多表现为小阴茎及小睾丸，女性可有子宫、附件发育不全、第二性征延迟、双子宫或阴道闭锁等生殖器畸形。该特征在婴幼儿时期判断比较困难，通常到青春期才能被发现。

肾功能异常 90%以上患者均有肾受累表现，常见表现为蛋白尿和多尿，最终导致肾衰竭而需透析或肾移植治疗。

其他 斜视/白内障/散光、短趾/并趾畸形、肝纤维化、糖尿病、神经功能损害、颅面部先天畸形、牙齿不规则、运动发育迟缓、高血压、心血管异常、听力损害及嗅觉异常等。

诊断 具有 6 项主要特征中的 4 项或 3 项主要特征加 2 项次要特征即可诊断。在纤毛疾病谱系内，临床特征有显著重叠。

鉴别诊断 需与阿尔斯特雷姆（Alström）综合征、麦库西克-考夫曼（McKusick-Kauffman）综合征、梅克尔（Meckel）综合征和朱伯特（Joubert）综合征相鉴别。

治疗原则 尚无针对 BBS 的靶向治疗，根据患者不同的临床表现采取多学科共同治疗。应进行详细的眼科评估，包括视网膜电图，以确定视杆锥营养不良的发作和程度，并筛查其他视觉缺陷，如屈光不正、糖尿病视网膜病变或白内障。视觉辅助工具和行动训练可以显著改善视障人士的生活质量。有效的体重管理对于患者避免特别易感的相关疾病（如代谢综合征）至关重要。需要定期评估，可进行垂体功能检查，并启动激素替代治疗。根据个人需要，转诊至正畸医师以评估牙齿拥挤/牙釉质发育不全。

预防 该病以常染色体隐性遗传方式遗传。根据传统的常染色体隐性复发风险为患者和家属提供咨询。在已知致病突变的家庭中，植入前遗传学诊断或产前检查是可能的。或在突变不明的高危家庭中，应用靶向妊娠中期超声检查来可视化中轴后多指和肾畸形，以提示和诊断 BBS。应告知患者和父母该病症的异质性，相当大的家族间和家庭内部差异阻碍了对视力恶化或与 BBS 相关的其他特征的预测。

（赵 涵）

Láolúnsī-Mù'ēn zōnghézhēng

劳伦斯-穆恩综合征（Laurence-Moon syndrome，LNMS）

PNPLA6 基因突变导致的常染色体隐性遗传病，表现为促性腺激素功能低下型性腺功能减退症、色素沉着性视网膜炎、肥胖、生长停滞、多指/趾畸形、记忆力减退、智力低下和痉挛性截瘫。罕见，以个案报道为主。

病因和发病机制 该病致病基因为 *PNPLA6*，编码神经病变靶酯酶（NTE），NTE 有助于调节构成细胞膜的某些脂质的量，特别是分解溶血磷脂酰胆碱的脂质。NTE 在神经系统中含量最高，有助于维持神经元膜的稳定性，也在垂体释放激素方面发挥作用，这一过程需要细胞膜的特殊变化。*PNPLA6* 基因突变损害 NTE 功能。但尚不清楚这些突变如何导致发病，可能是溶血磷脂酰胆碱代谢的损伤改变了细胞膜中脂质的平衡，这种不平衡损害神经元功能、损害参与性发育的激素释放，导致受影响个体的青春期延迟。

PNPLA6 基因的突变导致 PNPLA6 相关的连续神经系统疾病谱。该组疾病还包括鲍彻-诺伊霍伊泽（Boucher-Neuhäuser）综合征，戈登-霍姆斯（Gordon-Holmes）综合征，奥利弗-麦克法兰（Oliver-McFarlane）综合征和 39 型痉挛性截瘫（SPG39）。单个基因中的突变如何导致不同的临床特征以及广泛的疾病谱系尚不清楚。

临床表现 有以下几方面。

肢体畸形 并指/趾常见，主要在第 2~3 指/趾。较少出现短指，主要影响拇指。也可见足的长度较短、足宽且足弓扁平等异常。

小脑性共济失调 由于小脑共济失调，身体运动失去控制，并导致患者难以说话、进食、走路和保持平衡。共济失调伴有痉挛，肌肉以不自主的方式持续收缩。还有其他与大脑控制功能相关的问题。

色素性视网膜炎 始于夜盲症，并逐渐恶化。

智力障碍 轻度至中度的学习困难常见。学习障碍归因于认知能力减弱或大脑发育障碍。

垂体功能减退 垂体前部小于平均水平，因此出现一系列不同的并发症，包括身体的新陈代谢、对压力源的情绪反应、身体生长和生殖能力的减退。

性腺功能减退 生殖器官发育不全，导致生育能力下降甚至不育。男性表现为未发育的睾丸或隐睾。女性子宫、输卵管和卵巢通常发育不全，多表现为闭经、月经延迟或不规则。

其他 牙畸形、短头畸形和心脏电异常。还可出现听力丧失、糖尿病发病率增加、肝纤维化等表现。

诊断 临床表现差异很大，尚未有正式的诊断标准。结合临床表现以及 *PNPLA6* 基因突变的分子检测可诊断。

鉴别诊断 需与巴尔得-别德尔（Bardet-Biedl）综合征，戈登-霍姆斯综合征，朱伯特（Joubert）综合征，麦库西克-考夫曼（McKusick-Kauffman）综合征，梅克尔（Meckel）综合征，奥利弗-麦克法兰综合征等相鉴别。

治疗原则 旨在管理疾病的表现，采用物理治疗缓解患者的共济失调、痉挛和挛缩表现。通过踝足矫形器支架，承重步行器等工具来辅助步行。适当体育锻炼可以减轻共济失调和痉挛的症状，预防肢体挛缩。女性患者共济失调的症状可能会在妊娠期间恶化，应密切随访。

患者垂体功能减退导致新陈代谢减慢、生长不良和生育能力受损，可采用激素替代疗法。患者应定期接受眼科检查，视力问题虽无法治愈，但可通过矫正镜片减轻生活不便。

预防　遗传咨询可能对受影响的个人及其家庭有益。

（赵　涵）

Ā'ěrsītèléimǔ zōnghézhēng
阿尔斯特雷姆综合征（Alström syndrome，ALMS）

ALMS1 基因的破坏或缺陷（突变）导致的常染色体隐性遗传病。通常以视力和听力异常、儿童期肥胖、胰岛素抵抗、糖尿病、心脏病（扩张型心肌病）和缓慢进展的肾功能障碍为特征，导致肾衰竭，也可发生内分泌功能障碍。罕见，男女发病相等，确切的发病率尚不清楚。

病因和发病机制　该病致病基因为 *ALMS1* 基因，其编码蛋白广泛表达于中枢神经系统、光感受器、内分泌系统及泌尿生殖系统的纤毛中心体和基底部，在细胞内物质运输、细胞周期调控、维持纤毛功能和结构稳定、信号通路调节、能量代谢平衡及细胞分化中发挥着重要的作用，故 ALMS 被认为是人类遗传疾病中与纤毛功能障碍有关的纤毛病。因该病症状在家庭成员之间差异很大，可能有其他遗传或环境因素在该病的发展中发挥作用。

临床表现　有以下几方面。

视网膜病变　患者均有早发的严重的视网膜锥-杆细胞营养不良性萎缩，通常在出生后几周至出生后 15 个月内被发现，症状逐渐加重至丧失光感。

耳聋　进行性感音神经性聋是该病显著的临床特征，但发病年龄和听力受损的严重程度不一，一般认为视力受损先于听力受损，听力受损最早出现于儿童时期学习说话之后。

心肌病　任何时间都有可能出现扩张性心肌病和充血性心力衰竭，这是该病被诊断及其致死的主要原因。

肥胖和矮小　儿童期肥胖是一个早期临床表现，患者成年后身材较同龄人矮小。

2 型糖尿病及脂代谢异常　约 80% 的患者在 16 岁前发展为 2 型糖尿病，病因可能与患者在童年时期严重的高胰岛素血症、胰岛素抵抗和葡萄糖耐量异常等相关。糖代谢异常也伴随脂代谢异常，脂代谢异常主要表现为高甘油三酯血症，但不一定伴有高胆固醇血症。

性腺功能障碍　男性经历低促性腺激素性腺功能减退症、青春期延迟，还可出现男性乳腺发育症。女性也有性腺功能减退症，但可能直到青春期才明显，可发展为多囊卵巢综合征，导致月经周期不规则或月经稀发，出现痤疮、卵巢囊肿和轻度多毛症，某些情况下，女性出现性早熟表现。

其他　肾功能障碍很常见。此外，还存在认知障碍、甲状腺功能减退、高血压和神经系统症状等。

诊断　初步诊断大多依赖于临床表现，临床诊断标准由马歇尔（Marshal）总结：2 个主要标准（1 个 *ALMS1* 等位基因突变和 ALMS 家族史，出生后第 1 年出现眼球震颤、畏光、进行性视力衰退等视网膜病变）至少符合 1 项；7 个次要标准（肥胖、胰岛素抵抗、2 型糖尿病、感音神经性聋、扩张型心肌病或充血性心力衰竭，肺、肝、肾功能不全，性腺功能减退症）至少符合 3 项；手指数目正常没有出现并指/趾和智力低下。

其他常见表现可作为参考证据，如生长激素缺乏所致身材矮小、脊柱侧凸、甲状腺功能减退症、高血压、扁平足、复发性尿路感染和复发性肺部感染等。

鉴别诊断　需与代谢综合征以及其他纤毛病如巴尔得-别德尔（Bardet-Biedl）综合征、全色盲、莱伯（Leber）先天性黑矇、厄舍（Usher）综合征和线粒体遗传病等相鉴别。

治疗原则　无特定治疗方法。对肥胖、高胰岛素血症和 2 型糖尿病，给予严格的饮食控制，加强锻炼、减轻体重，口服盐酸二甲双胍或胰岛素增敏剂等改善胰岛素抵抗；如合并甲状腺功能减退、性腺功能低下和生长激素缺乏等内分泌异常，予补充相应激素类替代治疗；出现高甘油三酯血症时口服降血脂，但需注意是否有肝肾功能损害。由于患者常同时患有糖尿病、肝肾衰竭、充血性心力衰竭等，个体差异极大，需进行针对性治疗，制订个体化临床治疗方案。

预防　遗传咨询可能对受影响的个人及其家庭有益。

（赵　涵）

luǎnmǔxìbāo chéngshú quēxiàn 1 xíng
卵母细胞成熟缺陷 1 型（oocyte maturation defect 1，OOMD1）

ZP1 基因纯合或复合杂合突变引起的女性不孕症。遵循常染色体隐性遗传模式。

病因和发病机制　透明带是包裹在卵子周围的一层糖蛋白基质，作用是协助卵母细胞生长和卵泡发育、辅助精卵相互识别和特异性结合、限制异种受精和多精受精、保护早期胚胎。在受精过程中，精子首先结合并穿透透明带，然后与卵子结合并触发一系列胚胎发育过程。透明带是由糖蛋白 ZP1、ZP2、ZP3 和 ZP4 构成的精细网络。在人类卵泡发育过程中，透明带蛋白仅在卵母细胞内表达并分泌到胞外，*ZP1* 隐性突变会影响 ZP1 蛋白在体内的表达或分泌，从而导致透明带纤维无法相互连接，阻止透明带的形成。当透明带缺失时，卵丘颗粒细胞将完全脱离卵子，导致卵子退化消失。

临床表现 患者卵巢储备、月经周期、子宫及双侧附件均正常，基础性激素水平和其他不孕症相关的检查也未见明显异常，但在辅助生殖的促排卵过程中始终无法获得卵子，或只能获得少量无透明带的卵子，常被诊断为空卵泡综合征。

诊断和鉴别诊断 依据临床表现和基因检测进行诊断和鉴别诊断。基因检测是确诊方法：桑格（Sanger）测序是基因诊断的金标准技术，针对 *ZP1* 基因的每个外显子进行序列分析，相对耗时；高通量测序技术和基因芯片技术能一次性检测分析所有透明带基因，大大提高检测效率。对于患者携带的 *ZP1* 纯合和复合杂合突变，应参考 ACMG/AMP 序列变异解释指南（2015）而判断突变的致病性，进行鉴别诊断。

治疗原则 无透明带卵子处于"退化"形态，在阻止多精受精和维持卵裂球之间空间构象等方面具有重大缺陷。透明带缺失的卵子可通过卵质内单精子注射（ICSI）完成受精过程，但 ICSI 的难点在于：卵膜弹性很低、裸卵缺乏第一极体而难以评估卵子成熟状态和确定纺锤体位置。透明带缺失的卵子在 ICSI 受精后仍具有发育至囊胚的潜能，并可能完成妊娠和分娩过程。在无透明带卵子的受精后培养过程中，由于缺乏透明带的支持保护作用，卵裂期胚胎经常出现卵裂球分散现象，导致细胞连接减少，进而发生早期胚胎停滞。通过微孔培养体系能够提高无透明带卵子的囊胚形成率，避免卵裂球分散现象。虽然无透明带卵子已有活产报道，但尚无安全性评估报道。对于患者，卵子捐赠是唯一的生育途径。

预防 ①一级预防：即婚前预防。该病为常染色体隐性遗传病，应避免近亲结婚，并且夫妻双方筛查是否同时有 *ZP1* 杂合致病突变。②二级预防：即出生前预防。对夫妻双方均携带有 *ZP1* 基因杂合致病突变的家庭实施 PGT-M 筛查或产前基因诊断，降低患儿出生风险。③三级预防：即症状前预防。在婚前进行早期诊断，避免携带 ZP1 纯合或杂合致病突变的女性患者尝试多个试管周期失败的经济和精神压力，对于此类患者，采用供卵是唯一选择。

（王　磊）

luǎnmǔxìbāo chéngshú quēxiàn 2 xíng

卵母细胞成熟缺陷 2 型（oocyte maturation defect 2, OOMD2） *TUBB8* 基因突变引起的女性不孕症。遵循常染色体显性（可能存在不完全外显情况）、隐性或新发模式。

病因和发病机制 人类卵母细胞在胎儿时期进入并停滞在减数第一次分裂前期，称为生发泡（GV）卵母细胞，其成熟过程需经过一系列的分子和形态变化，包括核成熟和质成熟。①核成熟：主要发生在促黄体激素水平剧增之后，GV 卵母细胞重新进入减数第一次分裂，依次发生染色质浓缩、生发泡破裂、纺锤体组装、染色体整齐排列在细胞中央，进入减数第一次分裂中期，随后排出第一极体、完成减数第一次分裂。纺锤体在极短的时间内迅速解聚并再次聚合，引导剩余染色体发生赤道板集合，进入减数第二次分裂中期并再次静止，这一时期的成熟卵母细胞称为卵子。②质成熟：则提供核成熟过程所涉及的细胞关键组分并调控相应分子的合成，为受精和胚胎发育提供物质准备。只有拥有完整发育潜能的卵子才能正常受精，而在其成熟过程中出现任何异常都将引起成熟障碍、受精失败或早期胚胎停滞，导致女性原发性不孕症。辅助生殖技术，如体外受精和卵质内单精子注射，以排出第一极体的卵子作为判断指标、用于授精。然而，即使排出第一极体也并不意味着纺锤体功能正常，这类卵子可能弱化或失去发育潜能而无法顺利完成受精过程。

TUBB8 是灵长类特异性 β 微管蛋白亚型，特异性表达于卵子和早期胚胎中，是构成卵母细胞纺锤体 β 微管蛋白的最主要的形式。有丝分裂和减数分裂纺锤体都由微管组成，这些微管是由 α 微管蛋白和 β 微管蛋白组装而成的动态聚合物。*TUBB8* 基因突变遵循显性或隐性遗传模式，新发和遗传的错义杂合突变通过显性负效应影响依赖伴侣蛋白的折叠、改变微管动力学、使纺锤体形态结构紊乱；而纯合缺失和移码突变通过单倍剂量不足效应破坏微管功能，影响减数分裂纺锤体组装。基因检测发现，患者携带不同的 *TUBB8* 突变，通过显性负效应或单倍剂量不足的方式使卵子纺锤体的组装异常，而导致卵子和胚胎发育表型多样化，包括卵母细胞成熟障碍、受精失败、早期胚胎停滞及反复移植失败等，影响女性生育能力。

临床表现 患者卵巢储备、

月经周期、子宫及双侧附件均正常，基础性激素水平和其他不孕症相关的检查无明显异常。这些患者在辅助生殖治疗中的表型存在多样性，同一患者可能有多重混合表型出现，相同 TUBB8 基因突变导致的生殖表型受年龄和治疗方案等的影响。患者的生殖表型大致归为五类：①卵母细胞成熟障碍：多数卵母细胞发育停滞在减数第一次分裂中期，无法正常排出第一极体。②受精失败：部分排出第一极体的成熟卵子无法正常受精。③受精差或受精后不卵裂：多数卵母细胞可排出第一极体，但受精率很低或受精后无法完成第一次卵裂。④早期胚胎停滞：卵子基本可以成熟且正常受精，但胚胎很难发育到 8 细胞胚胎。⑤反复移植失败：上述四类患者的极少数成熟卵子在受精后能发育到可移植的 8 细胞胚胎，但移植后均不能成功受孕。

诊断和鉴别诊断　依据临床表现和基因检测进行诊断和鉴别诊断。基因检测是确诊方法，TUBB8 基因突变可以解释高达 33.7% 的卵子及胚胎问题。桑格（Sanger）测序是基因诊断的金标准技术，针对 TUBB8 基因的每个外显子进行序列分析，相对耗时；高通量测序技术和基因芯片技术能一次性检测分析 TUBB8 基因的所有外显子序列，大大提高检测效率。对于患者携带的 TUBB8 突变，应参考 ACMG/AMP 序列变异解释指南（2015）而判断突变的致病性，进行鉴别诊断。

治疗原则　患者的卵子存在先天性遗传缺陷，卵子捐赠是唯一的生育途径。

预防　①一级预防：即婚前预防。该病为常染色体显性或隐性遗传病，应避免近亲结婚，并且夫妻双方筛查是否有 TUBB8 基因致病突变。②二级预防：即出生前预防。对夫妻任一方携带有 TUBB8 基因致病突变的家庭实施遗传咨询、PGT-M 筛查或产前基因诊断，降低患儿的出生风险。③三级预防：即症状前预防。在婚前进行早期诊断，避免携带 TUBB8 致病突变的女性患者尝试多个试管周期失败的经济和精神压力，对于此类患者，采用供卵是唯一选择。

（王　磊）

luǎnmǔxìbāo chéngshú quēxiàn 3 xíng

卵母细胞成熟缺陷 3 型（oocyte maturation defect 3, OOMD3）

ZP3 基因杂合突变引起的女性不孕症。遵循常染色体显性遗传模式。

病因和发病机制　透明带是包裹在卵子周围的一层糖蛋白基质，作用是协助卵母细胞生长和卵泡发育、辅助精卵相互识别和特异性结合、限制异种受精和多精受精、保护早期胚胎。在受精过程中，精子首先结合并穿透透明带，然后与卵子结合并触发一系列胚胎发育过程。透明带是由糖蛋白 ZP1、ZP2、ZP3 和 ZP4 构成的精细网络。在人类卵泡发育过程中，ZP3 蛋白仅在卵母细胞内表达并分泌到胞外。ZP3 基因杂合突变通过显性负效应影响野生型透明带蛋白间的相互作用，从而阻碍透明带的有序组装。当透明带缺失时，卵丘颗粒细胞将完全脱离卵子，导致卵子退化消失。基因检测发现，当患者携带有 ZP3 基因杂合突变时，该突变通过显性负效应影响透明带的形成，导致卵子在排卵前退化，最终影响女性的生育能力。

临床表现　患者的卵巢储备正常、月经周期正常、子宫及双侧附件正常，基础性激素水平和其他不孕症相关的检查未见明显异常。然而，患者经历多次失败的体外受精：在患者被募集的卵泡中，大部分卵丘-卵母细胞复合体不含卵子，少数拥有退化的无透明带卵子，被诊断为空卵泡综合征。

诊断和鉴别诊断　依据临床表现和基因检测进行诊断和鉴别诊断。基因检测是确诊方法：桑格（Sanger）测序是基因诊断的金标准技术，针对 ZP3 基因的每个外显子进行序列分析，相对耗时；高通量测序技术和基因芯片技术能一次性检测分析所有透明带基因，大大提高检测效率。对于患者携带的 ZP3 杂合突变，应参考 ACMG/AMP 序列变异解释指南（2015）而判断突变的致病性，进行鉴别诊断。

治疗原则　见卵母细胞成熟缺陷 1 型。

预防　①一级预防：即婚前预防。该病为常染色体显性遗传病，男方需筛查是否有 ZP3 杂合致病突变。②二级预防：即出生前预防。对于丈夫携带有 ZP3 杂合致病突变的家庭实施 PGT-M 筛查或产前基因诊断，降低患儿出生风险。③三级预防：即症状前预防。在婚前进行早期诊断，避免携带 ZP3 杂合致病突变的女性患者尝试多个试管周期失败的经济和精神压力，对于此类患者，采用供卵是唯一选择。

（王　磊）

luǎnmǔxìbāo chéngshú quēxiàn 4 xíng

卵母细胞成熟缺陷 4 型（oocyte maturation defect 4, OOMD4）

PATL2 基因纯合或复合杂合突变引起的女性不孕症。遵循常染色体隐性遗传模式。

病因和发病机制　随着卵泡

发育，生发泡卵母细胞逐渐积累了大量处于翻译抑制状态的母源性 mRNA。在卵子发生过程中，卵胞质储存的母源 mRNA 开始有序地分批次被翻译加工，主要参与调控纺锤体组装、减数第二次分裂中期阻滞的维持以及部分母源 mRNA 降解等过程，对于卵子发生和早期胚胎发育起着关键性的作用。

PATL2 蛋白在物种间高度保守，爪蟾基因 *XPat1a* 与人类 *PATL2* 基因同源，在爪蟾卵子发生过程中高表达，且广泛分布于卵胞质中。作为 mRNA 结合蛋白（mRNP）的组分，*XPat1a* 表达蛋白 P100 与其他 mRNP 相互作用，共同参与调控卵子成熟和早期胚胎发育过程中母源性 mRNA 的翻译。P100 可抑制爪蟾卵子部分特定 mRNA 的翻译，但不影响总蛋白的表达，并且过表达 P100 会抑制 c-Mos 和 Cyclin B_1 蛋白的积累，进而抑制爪蟾卵子的成熟。在患者卵子中，*PATL2* 基因纯合或复杂合突变导致相应蛋白快速降解或破坏，PATL2 蛋白减少扰乱了正常的翻译抑制途径并激活下游的一些转录本提前进入蛋白质合成过程。因此，*PATL2* 基因突变除导致本身蛋白功能丧失外，还有一个致病机制是破坏了其他 mRNP 的总量，从而影响卵子发生和胚胎发育过程，导致患者的卵母细胞成熟障碍及早期胚胎停滞表型。另外，患者表型的多样性取决于 *PATL2* 基因突变对蛋白的破坏程度，破坏性越大，则卵子发育阻滞在更早期的阶段。

临床表现　患者卵巢储备正常、月经周期正常、子宫及双侧附件正常，基础性激素水平和其他不孕症相关的检查未见明显异常，但在辅助生殖中的表型呈现出多样性：主要表现为卵母细胞成熟障碍、受精失败或早期胚胎停滞。

诊断和鉴别诊断　依据临床表现和基因检测进行诊断和鉴别诊断。基因检测是确诊方法：桑格（Sanger）测序是基因诊断的金标准技术，针对 *PATL2* 基因的每个外显子进行序列分析，相对耗时；高通量测序技术和基因芯片技术能一次性检测 *PATL2* 基因序列，大大提高检测效率。对于患者携带的 *PATL2* 纯合和复合杂合突变，应参考 AGMG/AMP 序列变异解释指南（2015）而判断突变的致病性，进行鉴别诊断。

治疗原则　临床对携带 *PATL2* 基因突变的患者卵子注射野生型 *PATL2* cRNA，可挽救患者的生殖表型，但尚无安全性评估报道。对于患者，卵子捐赠是唯一的生育途径。

预防　①一级预防：即婚前预防。该病为常染色体隐性遗传病，应避免近亲结婚，并且夫妻双方筛查是否同时具有 *PATL2* 基因致病突变。②二级预防：即出生前预防。对夫妻双方均携带有 *PATL2* 基因致病突变的家庭实施 PGT-M 筛查或产前基因诊断，降低患儿的出生风险。③三级预防：即症状前预防。在婚前进行早期诊断，避免携带 *PATL2* 纯合或复合杂合致病突变的女性患者尝试多个试管周期失败的经济和精神压力，对于此类患者，采用供卵是唯一选择。

（王　磊）

luǎnmǔxìbāo chéngshú quēxiàn 5 xíng
卵母细胞成熟缺陷 5 型（oocyte maturation defect 5, OOMD5）　*WEE2* 基因纯合或复合杂合突变引起的女性不孕症。遵循常染色体隐性遗传模式。

病因和发病机制　受精失败是常见的不孕不育原因之一。在受精过程中，精子携带遗传物质和少量细胞器融入卵子胞质，同时释放信号，引发卵子钙离子震荡。当精子引发钙离子震荡后，卵子需要完成第二次减数分裂与合子激活。受精失败的原因分为卵子源性与精子源性。*WEE2* 基因突变是导致卵子源性受精失败的遗传原因。

WEE2 是卵母细胞特异性蛋白激酶，通过调控促成熟因子（MPF）的活性而调控细胞周期。MPF 是由 CDC2 和 CCNB1（Cyclin B_1）蛋白组成的复合体，通过磷酸化或去磷酸化来改变活性，调节下游多种信号通路，从而调节细胞周期。WEE2 在生发泡（GV）卵母细胞和减数第二次分裂中期（M II）卵母细胞中具有不同作用。在卵母细胞发育早期，WEE2 将 CDC2 的 Thr14 和 Tyr15 磷酸化，抑制 MPF 活性，使卵母细胞停滞在 GV 时期；在促黄体激素的作用下，WEE2 被从核中运出，CDC25C 被磷酸化并开始入核，将 CDC2 去磷酸化，MPF 转变为激活状态，使卵母细胞发生生发泡破裂。当卵母细胞完成第一次减数分裂后，立即开始第二次减数分裂，并停滞在减数第二次分裂中期。精子进入卵子后，释放一系列信号，引发钙离子震荡，钙离子震荡信号活化钙离子/钙调蛋白依赖性蛋白激酶 II（CAMK II）、CAMKII 活化 WEE2、WEE2 磷酸化 CDC2，使 MPF 活性降低，促使卵子完成第二次减数分裂，排出第二极体，同时细胞进入有丝分裂间期，形成原核。

在患者卵子中，*WEE2* 基因的纯合或复合杂合突变破坏了

WEE2 蛋白结构，影响蛋白的稳定性和功能，导致突变型 WEE2 蛋白自身磷酸化水平、磷酸化下游 CDC2 蛋白 Tyr15 的能力以及促进卵子生成原核的能力均有显著下降，造成卵子受精失败和女性不孕。

临床表现 患者卵巢储备正常、月经周期正常、子宫及双侧附件正常，基础性激素水平和其他不孕症相关的检查未见明显异常。但患者在辅助生殖中取到的卵子经过卵质内单精子注射受精后无法形成原核，使用辅助卵母细胞激活处理对受精没有帮助，为卵子源性因素导致的受精失败。

诊断和鉴别诊断 依据临床表现和基因检测进行诊断和鉴别诊断。基因检测是确诊方法：桑格（Sanger）测序是基因诊断的金标准技术，针对 WEE2 基因的每个外显子进行序列分析，相对耗时；高通量测序技术和基因芯片技术能一次性检测 WEE2 基因序列，大大提高检测效率。对于患者携带的 WEE2 纯合和复合杂合突变，应参考 ACMG/AMP 序列变异解释指南（2015）而判断突变的致病性，进行鉴别诊断。

治疗原则 临床已有对携带 WEE2 基因隐性突变的患者卵子外源注射 cRNA 进行干预治疗的成功案例，但尚无安全性评估报道。对于患者，卵子捐赠是唯一的生育途径。

预防 ①一级预防：即婚前预防。该病为常染色体隐性遗传病，应避免近亲结婚，并且夫妻双方筛查是否同时具有 WEE2 基因杂合致病突变。②二级预防：即出生前预防。对夫妻双方均携带有 WEE2 基因杂合致病突变的家庭实施 PGT-M 筛查或产前基因诊断，降低患儿出生风险。③三级预防：即症状前预防。在婚前进行早期诊断，避免携带 WEE2 纯合或复合杂合致病突变的女性患者尝试多个试管周期失败的经济和精神压力，对于此类患者，采用供卵是唯一选择。

（王　磊）

luǎnmǔxìbāo chéngshú quēxiàn 6 xíng

卵母细胞成熟缺陷 6 型（oocyte maturation defect 6, OOMD6）
ZP2 基因纯合突变引起的女性不孕症。遵循常染色体隐性遗传模式。

病因和发病机制 透明带是包裹在卵子周围的一层糖蛋白基质，作用是协助卵母细胞生长和卵泡发育、辅助精卵相互识别和特异性结合、限制异种受精和多精受精、保护早期胚胎，由糖蛋白 ZP1、ZP2、ZP3 和 ZP4 构成。在人类卵泡发育过程中，ZP2 蛋白仅在卵母细胞内表达并分泌到胞外。ZP2 基因纯合或复合杂合突变破坏了 ZP2 蛋白的表达和分泌，突变型 ZP2 蛋白无法分泌到卵子表面，因而患者卵子周围只能形成一层薄而有缺陷的仅由另外 3 种透明带蛋白组成的透明带。精子与患者卵子薄透明带的结合缺陷是体外受精失败的原因，最终严重影响女性的生育能力。

临床表现 患者的卵巢储备正常、月经周期正常、子宫及双侧附件正常，基础性激素水平和其他不孕症相关的检查未见明显异常。然而，患者的卵子在体外受精（IVF）中无法成功受精，去除颗粒细胞后发现，与正常卵子相比，患者卵子的透明带更薄、卵周间隙增大，透射电镜下可见透明带不规则排列的纤维和孔洞，因此 IVF 中精子与透明带表面的结合松散而无法受精。患者接受卵质内单精子注射（ICSI）周期后能够得到可移植胚胎并成功受孕。另外，部分患者展现出更严重的生殖表型：促排卵获得的卵子大部分不含透明带、少数透明带较薄。

诊断和鉴别诊断 依据临床表现和基因检测进行诊断和鉴别诊断。基因检测是确诊方法：桑格（Sanger）测序是基因诊断的金标准技术，针对 ZP2 基因的每个外显子进行序列分析，相对耗时；高通量测序技术和基因芯片技术能一次性检测分析所有透明带基因，大大提高检测效率。对于患者携带的 ZP2 纯合和复合杂合突变，应参考 ACMG/AMP 序列变异解释指南（2015）而判断突变的致病性，进行鉴别诊断。

治疗原则 由遗传因素导致的薄透明带卵子在常规 IVF 治疗过程中无法识别精子，可以通过 ICSI 完成受精过程，但 ICSI 的难点在于薄透明带极其脆弱、卵膜弹性很低。透明带过薄的人类卵子在 ICSI 受精后仍有发育至囊胚的潜能，并可能完成妊娠和分娩过程。患者需要调整促排卵方案，获取足够数量的薄透明带卵子，进行 ICSI 尝试，以求得到质量较好的可移植胚胎。

预防 ①一级预防：即婚前预防。该病为常染色体隐性遗传病，应避免近亲结婚，并且夫妻双方筛查是否同时具有 ZP2 基因杂合致病突变。②二级预防：即出生前预防。对夫妻双方均携带有 ZP2 基因杂合致病突变的家庭实施 PGT-M 筛查或产前基因诊断，降低患儿出生风险。③三级预防：即症状前预防。在婚前进行早期诊断，避免携带 ZP2 纯合或复合杂合突变的女性患者尝试多个 IVF 周期失败的经济和精神压力，直接采取 ICSI 技术获得质量较好的可移植胚胎。

（王 磊）

luǎnmǔxìbāo chéngshú quēxiàn 7 xíng

卵母细胞成熟缺陷 7 型（oocyte maturation defect 7, OOMD7）

PANX1 基因突变引起的女性不孕症。遵循常染色体显性或隐性遗传模式。

病因和发病机制　细胞间通信在生物体发育和体内稳态维持过程中发挥重要功能，主要通过连接子蛋白和泛连接蛋白两大通道蛋白家族进行。泛连接蛋白在其蛋白的胞外区域发生糖基化修饰，这种修饰对其细胞膜定位至关重要，而且可以有效阻止细胞间通道的形成并调节泛连接蛋白成员间的相互作用。PANX1 作为泛连接蛋白家族成员之一，是高度糖基化蛋白，主要以 3 种形式存在：非糖基化蛋白（GLY0）、高甘露糖型糖基化蛋白（GLY1）和完全糖基化蛋白（GLY2）。PANX1 的 GLY1 在内质网中形成，然后被运输到高尔基复合体中转化为 GLY2，最后被靶向细胞膜。PANX1 通道通过与嘌呤受体相互作用释放 ATP 到细胞外基质中，从而在生理和病理条件下发挥重要作用。突变损害了 PANX1 蛋白的正确折叠，导致 GLY2 完全缺失，而 GLY1 蛋白水平显著降低，并且改变了 PANX1 蛋白的定位。GLY1 糖基化的异常形式导致 PANX1 通道异常激活、膜电生理特性改变、ATP 外泄，这些效应单独或共同导致卵子死亡。相比单杂合突变，纯合或复合杂合突变对 PANX1 蛋白功能的损害较轻，卵子直到受精后才退化死亡。受精促进突变卵子死亡是由受精后突变 PANX1 表达升高所致。因此，患者表型的严重程度可能取决于突变造成的 PANX1 蛋白糖基化受损程度。

临床表现　患者的卵巢储备正常、月经周期正常、子宫及双侧附件正常，基础性激素水平和其他不孕症相关的检查未见明显异常。但通过辅助生殖治疗发现，这些患者的卵子在取出来后立即死亡，或在 20 小时内逐渐皱缩变黑死亡；经过卵质内单精子注射后，大部分卵子立即死亡、无法形成原核，少量卵子可以形成原核，也在受精后 30 小时内死亡。患者表型的严重程度取决于突变造成 PANX1 蛋白糖基化受损程度。

诊断和鉴别诊断　依据临床表现和基因检测进行诊断和鉴别诊断。基因检测是确诊方法：桑格（Sanger）测序是基因诊断的金标准技术，针对 *PANX1* 基因的每个外显子进行序列分析，相对耗时；高通量测序技术和基因芯片技术能一次性检测分析 *PANX1* 基因的所有外显子序列，大大提高检测效率。对于患者携带的 *PANX1* 突变，应参考 ACMG/AMP 序列变异解释指南（2015）而判断突变的致病性，进行鉴别诊断。

治疗原则　患者卵子存在先天性遗传缺陷，卵子捐赠是唯一的生育途径。

预防　①一级预防：即婚前预防。该病为常染色体显性或隐性遗传病，应避免近亲结婚，并且夫妻双方筛查是否具有 *PANX1* 基因致病突变。②二级预防：即出生前预防。对夫妻任一方携带有 *PANX1* 致病突变的家庭实施遗传咨询、PGT-M 筛查或产前基因诊断，降低患儿出生风险。③三级预防：即症状前预防。在婚前进行早期诊断，避免携带 *PANX1* 致病突变的女性患者尝试多个试管周期失败的经济和精神压力，对于此类患者，采用供卵是唯一选择。

（王 磊）

luǎnmǔxìbāo chéngshú quēxiàn 8 xíng

卵母细胞成熟缺陷 8 型（oocyte maturation defect 8, OOMD8）

BTG4 基因纯合或复合杂合突变引起的女性不孕症。遵循常染色体隐性遗传模式。

病因和发病机制　随着卵泡发育，生发泡卵母细胞逐渐积累了大量处于翻译抑制状态的母源性 mRNA。在卵子发生过程中，卵胞质储存的母源 mRNA 开始有序的分批次被翻译加工，主要参与调控纺锤体组装、减数第二次分裂中期阻滞的维持以及部分母源 mRNA 降解等过程，对于母源合子转换（MZT）有重要作用。MZT 即卵母细胞向早期胚胎的基因表达模式转换，是早期胚胎发育过程中的第一个关键事件。MZT 过程中母源 mRNA 的适时降解是胚胎自身基因组转录激活的重要前提，对于卵子发生和早期胚胎发育至关重要。因此，人类卵母细胞中 mRNA 的降解发生紊乱可能会通过影响胚胎发育导致女性不孕。

卵母细胞的大部分母源 mRNA 通过脱腺苷酸化缩短 poly（A）尾而开始 mRNA 降解过程。CCR4-NOT 复合物为主要的脱腺苷酸化酶，具有至少 6 个非催化亚基、一个具有 E3 泛素连接酶活性的亚基 CNOT4 以及具有核糖核酸酶活性的不同亚基（CNOT7、CNOT8、CNOT6 和 CNOT6L）。在人类卵子及早期胚胎中，CCR4-NOT 复合物不能直接与 RNA 相互作用，而是依靠衔接蛋白靶向母源 mRNA 的 poly（A）尾巴。

BTG4 是一种 CCR4-NOT 复合

物的衔接蛋白，通过 BTG 结构域内多个保守氨基酸残基结合催化亚基 CNOT7 或 CNOT8，触发 CCR4-NOT 复合物介导的母源 mRNA 降解途径。BTG4 本身不包含 RNA 结合结构域，但能够结合 mRNA 的 5′ 端 m7G 帽和 3′ 端 poly（A）尾巴上的结合蛋白 EIF4E、PABPN1 和 PABPC1L。当 5′ 端的翻译起始复合物与 poly（A）尾结合蛋白相互作用时，正在翻译的 mRNA 在卵胞质中形成闭环；通过结合 mRNA 两端的 RNA 结合蛋白，BTG4 将 CCR4-NOT 复合物精准招募到闭环连接处，并触发 mRNA 降解途径。已报道的 BTG4 基因突变均破坏 BTG4 蛋白的正常功能，包括蛋白缺失、截短和影响 BTG4 与 CNOT7 之间的互作，从而影响母源 mRNA 降解和 MZT，造成患者合子中母源 mRNA 非正常累积，导致合子分裂失败和女性不孕。

临床表现 患者的卵巢储备正常、月经周期正常、子宫及双侧附件正常，基础性激素水平和其他不孕症相关的检查未见明显异常。这些患者在辅助生殖中取到的卵子能够正常受精，但所有胚胎都停滞在第一次卵裂之前，表现为合子分裂失败表型。

诊断和鉴别诊断 依据临床表现和基因检测进行诊断和鉴别诊断。基因检测是确诊方法：桑格（Sanger）测序是基因诊断的金标准技术，针对 BTG4 基因的每个外显子进行序列分析，相对耗时；高通量测序技术和基因芯片技术能一次性检测 BTG4 基因序列，大大提高检测效率。对于患者携带的 BTG4 纯合和复合杂合突变，应参考 ACMG/AMP 序列变异解释指南（2015）而判断突变的致病性，进行鉴别诊断。

治疗原则 临床上对携带 BTG4 突变的患者卵子注射野生型 BTG4 cRNA，可挽救合子分裂失败表型，但尚无安全性评估报道。对于患者，卵子捐赠是唯一的生育途径。

预防 ①一级预防：即婚前预防。该病为常染色体隐性遗传病，应避免近亲结婚，并且夫妻双方筛查是否同时有 BTG4 基因致病突变。②二级预防：即出生前预防。对夫妻双方均携带有 BTG4 基因致病突变的家庭实施 PGT-M 筛查或产前基因诊断，降低患儿出生风险。③三级预防：即症状前预防。在婚前进行早期诊断，避免携带 BTG4 纯合或复合杂合突变的女性患者尝试多个试管周期失败的经济和精神压力，对此类患者，采用供卵是唯一选择。

（王磊）

luǎnmǔxìbāo chéngshú quēxiàn 9 xíng
卵母细胞成熟缺陷 9 型（oocyte maturation defect 9，OOMD9）

TRIP13 纯合或复合杂合错义突变引起的女性不孕症。遵循常染色体隐性遗传模式。

病因和发病机制 卵母细胞减数分裂成熟是人类生殖成功的基本前提，期间发生的任何缺陷和错误都可能导致卵母细胞成熟障碍。TRIP13 广泛表达于包括生殖细胞在内的各种组织中，在有丝分裂和减数分裂中均发挥重要作用。在有丝分裂过程中，TRIP13 是 ATP 酶家族中相对保守的成员，是参与特定染色体分子事件（如染色体联会、DNA 双链断裂与重组）的关键调控因子。纺锤体组装检查点（SAC）通过其效应物——有丝分裂检查点复合体（MCC）来维持细胞分裂过程中基因组的稳定性。MCC 由 MAD2L1、CDC20、BUB1B 和 BUB3 组成，是后期促进复合物（APC/C）的可溶性抑制因子。TRIP13 具有 AAA+ ATPase 催化活性，能够将 MAD2L1 从 MCC 复合体上解离。同时，TRIP13 在辅助因子 MAD2L1BP 的帮助下催化 MAD2L1 的构象转变并调控随后的纺锤体检查点沉默。APC/C 结合激活剂 CDC20 组成 APC/C-CDC20 复合体，将底物 Cyclin B_1 和 PTTG1 等进行泛素化而将其降解，从而激活 ESPL1 完成细胞有丝分裂过程。TRIP13 基因纯合或复合杂合无功能突变会导致细胞有丝分裂过程 SAC 严重受损、染色体错误分离及细胞周期滞后，最终使细胞染色体出现非整倍体而导致维尔姆斯（Wilms）瘤的发生（女性患者生育情况未知）。

在减数第一次分裂前期，来自父母双方的同源染色体之间联会并通过同源重组进行遗传信息的交换，确保了减数分裂过程中染色体的精确分离。在减数分裂过程中，TRIP13 主要在减数第一次分裂前期发挥功能，参与同源染色体联会和重组。TRIP13 是检查点蛋白 HORMAD1 和 HORMAD2 的负调控因子，通过调控 HORMAD2 从突触染色体轴上移除而打开检验点，使同源染色体得以成功分离。错义突变降低了 TRIP13 蛋白水平，并导致其下游分子 HORMAD2 的累积，阻碍了同源染色体的分离，最终造成卵母细胞发育缺陷。TRIP13 基因错义突变对有丝分裂没有明显的影响。因此，携带 TRIP13 基因纯合或复杂合错义突变的患者均表现为卵母细胞成熟障碍（M Ⅰ 阻滞）或合子分裂失败，而无维尔姆斯（Wilms）瘤或其他异常。TRIP13 在减数分裂和有丝分裂中具有关键但不同的作用，不同类型的突变会导致两种不同的人类遗传病。

临床表现 患者的卵巢储备正常、月经周期正常、子宫及双侧附件正常，基础性激素水平和其他不孕症相关的检查未见明显异常。患者在辅助生殖周期中取得的卵母细胞几乎都停滞在减数第一次分裂中期（ＭⅠ）而无法成熟，表现为卵母细胞成熟障碍（ＭⅠ阻滞）；部分患者能够取到卵子并成功受精，但大部分合子无法卵裂，少量胚胎停滞在 8 细胞期之前，主要表现为合子分裂失败表型。

诊断和鉴别诊断 依据临床表现和基因检测进行诊断和鉴别诊断。基因检测是确诊方法：桑格（Sanger）测序是基因诊断的金标准技术，针对 *TRIP13* 基因的每个外显子进行序列分析，相对耗时；高通量测序技术和基因芯片技术能一次性检测 *TRIP13* 基因序列，大大提高检测效率。对于患者携带的 *TRIP13* 纯合和复合杂合突变，应参考 ACMG／AMP 序列变异解释指南（2015）而判断突变的致病性，进行鉴别诊断。

治疗原则 临床对携带 *TRIP13* 隐性突变的患者卵子外源注射 *TRIP13* cRNA 进行干预治疗，使患者卵子成功渡过 ＭⅠ 阶段并受精发育到囊胚，但尚无安全性评估报道。对于患者，卵子捐赠是唯一的生育途径。

预防 ①一级预防：即婚前预防。该病为常染色体隐性遗传病，应避免近亲结婚，并且夫妻双方筛查是否同时有 *TRIP13* 基因致病突变。②二级预防：即出生前预防。对夫妻双方均携带 *TRIP13* 基因致病突变的家庭实施 PGT-M 筛查或产前基因诊断，降低患儿出生风险。③三级预防：症状前预防。在婚前进行早期诊

断，避免携带 *TRIP13* 纯合或复合杂合突变的女性患者尝试多个试管周期失败的经济和精神压力，对此类患者，采用供卵是唯一选择。

（王　磊）

luǎnmǔxìbāo chéngshú quēxiàn 10 xíng

卵母细胞成熟缺陷 10 型
（oocyte maturation defect 10, OOMD10）　*REC114* 基因纯合或复合杂合突变引起的女性不孕症。遵循常染色体隐性遗传模式。

病因和发病机制 减数分裂是真核生物配子形成的关键环节，同源染色体之间的联会配对、重组和分离是减数分裂的核心步骤。同源染色体重组是减数分裂所特有的，发生在减数第一次分裂前期，保证了后代遗传物质的重新分配、同源染色体的精确分离及遗传多样性。每对同源染色体由两个通过黏附蛋白连接的姐妹染色单体组成，程序化的 DNA 双链断裂（DSB）诱导同源重组过程，产生姐妹染色单体交换重组、交叉重组或非交叉重组，交叉及非交叉重组都会导致同源染色体之间片段发生交换。同源染色体重组过程中任何一步异常都会引起染色体分离异常或基因组异常重排，使子代非整倍性或遗传缺陷，最终导致不孕不育等遗传病。

拓扑异构酶 SPO11 驱动程序化 DSB 的发生。减数分裂特异的甲基转移酶 PRDM9 通过锌指结构域结合 DNA 并进行 H3K4me3 和 H3K36me3 修饰，从而招募 SPO11 进入正确位置发挥作用。HORMAD1 蛋白优先结合未联会的染色体轴，通过招募 IHO1 实现 DSB 促进蛋白复合物 IHO1-REC114-MEI4 三聚体在染色轴上的组装，将 SPO11 与染色体轴联系起来。在 PRDM9 甲基化作用和 IHO-REC114-MEI4 的帮助下，

SPO11 被募集到染色体轴处共价结合 DNA 并发挥作用。此后核酸内切酶 MRE11 将 SPO11-寡核苷酸复合物从染色质上切除并导致 DSBs 位点暴露短的单链 DNA 尾巴。这些单链尾巴通过核酸酶进一步延伸，最终结合重组酶 DMC1 和 RAD51 完成同源重组。

突变导致 REC114 蛋白水平降低，并且失去了维持 MEI4 稳定性的能力，从而导致 REC114-MEI4-IHO1 复合物功能丧失。另外，REC114 参与促进 SPO11 与染色质的结合，MEI4 的正常染色体定位受 REC114 和 MER2 影响。因此，REC114 蛋白量减少可能导致 SPO11 和 MEI4 无法正确定位，造成染色体配对过程中 DSB 发生异常。异常 DSB 所诱导的同源染色体重组进一步造成染色体排列混乱或分离异常，导致卵母细胞发育缺陷，表现为受精多原核、早期胚胎停滞、反复葡萄胎和流产，表型差异可能取决于不同突变带来的不同影响。

临床表现 患者的卵巢储备正常、月经周期正常、子宫及双侧附件正常，基础性激素水平和其他不孕症相关的检查未见明显异常。但在辅助生殖治疗中，患者的卵子在受精后形成多原核的比率上升，部分正常受精后的胚胎会在移植前停止分裂而无法形成囊胚或囊胚无法着床，表现为受精后多原核且早期胚胎停滞表型。未经过辅助生殖治疗的患者可能会表现为反复葡萄胎和流产。

诊断和鉴别诊断 依据临床表现和基因检测进行诊断和鉴别诊断。基因检测是确诊方法：桑格（Sanger）测序是基因诊断的金标准技术，针对 *REC114* 基因的每个外显子进行序列分析，相对耗时；高通量测序技术和基因

芯片技术能一次性检测 *REC114* 序列，大大提高检测效率。对于患者携带的 *REC114* 纯合和复合杂合突变，应参考 ACMG/AMP 序列变异解释指南（2015）而判断突变的致病性，进行鉴别诊断。

治疗原则 临床对携带 *REC114* 突变的患者卵子注射野生型 *REC114* cRNA，可挽救卵母细胞发育缺陷，但尚无安全性评估报道。对于患者，卵子捐赠是唯一的生育途径。

预防 ①一级预防：即婚前预防。该病为常染色体隐性遗传病，应避免近亲结婚，并且夫妻双方筛查是否同时具有 *REC114* 基因致病突变。②二级预防：即出生前预防。对夫妻双方均携带有 *REC114* 基因致病突变的家庭实施 PGT-M 筛查或产前基因诊断，降低患儿出生风险。③三级预防：即症状前预防。在婚前进行早期诊断，避免携带 *REC114* 纯合和复合杂合致病突变的女性患者尝试多个试管周期失败的经济和精神压力，对于此类患者，采用供卵是目前唯一的选择。

（王 磊）

luǎnmǔxìbāo chéngshú quēxiàn 11 xíng
卵母细胞成熟缺陷 11 型
（oocyte maturation defect 11, OOMD11）*ASTL* 基因纯合或复合杂合突变引起的女性不孕症。遵循常染色体隐性遗传模式。

病因和发病机制 受精过程包括精子趋向卵子、精子与卵子结合、雌雄原核形成和融合以及母本和父本染色体的配对，最终产生二倍体合子。人类卵子阻止多精受精的机制涉及到透明带、卵质膜和卵周隙的变化，主要发生在卵质膜和透明带水平。当精子与卵子发生质膜融合时，卵子的膜电位通过大量 Na^+ 内流而去

极化，立即阻止额外的精子附着在卵子表面；卵质膜上的精子受体蛋白 JUNO 迅速消失，使其他精子不再与卵子质膜发生融合；另一方面，皮质颗粒中的水解酶通过胞吐作用释放到卵周隙，其中 Ovastacin 蛋白（*ASTL* 基因编码）切割透明带表面结合精子的 ZP2 蛋白，导致其他精子不能识别与结合卵子，继而诱导透明带硬化，阻止其他精子穿过透明带。突变破坏了 ASTL 结构，导致 Ovastacin 蛋白完全丧失。ASTL 缺失的卵子仍然能够在一定程度上阻止多精受精，得到质量较好的 8 细胞胚。但 ASTL 缺失影响卵母细胞的胞质成熟，造成卵子受精差和早期胚胎停滞的表型，导致女性不孕。

临床表现 患者的卵巢储备正常、月经周期正常、子宫及双侧附件正常，基础性激素水平和其他不孕症相关的检查未见明显异常。患者经过促排卵获取卵子，通过卵质内单精子注射（ICSI）得到少量 8 细胞胚，但移植后未成功受孕；体外受精周期中，卵子过夜孵育精子后显示为多精受精或受精后多原核，短时间孵育精子则能得到少量正常受精的卵子和可移植胚胎，但移植后未成功受孕。在辅助生殖治疗中的表型为受精差和早期胚胎停滞。患者仍具有自然受孕的能力，但发生率显著降低。

诊断和鉴别诊断 依据临床表现和基因检测进行诊断和鉴别诊断。基因检测是确诊方法：桑格（Sanger）测序是基因诊断的金标准技术，针对 *ASTL* 基因的每个外显子进行序列分析，相对耗时；高通量测序技术和基因芯片技术能一次性检测 *ASTL* 基因序列，大大提高检测效率。对于患

者携带的 *ASTL* 纯合和复合杂合突变，应参考 ACMG/AMP 序列变异解释指南（2015）而判断突变的致病性，进行鉴别诊断。

治疗原则 临床对携带 *ASTL* 基因突变的患者卵子注射野生型 *ASTL* cRNA，可挽救患者的受精差及早期胚胎停滞表型，但尚无安全性评估报道。该病患者仍有自然受孕的能力，因此，调整促排卵方案获取更多的患者卵子，采用 ICSI 处理得到足够的可移植胚胎，可提高患者在移植后受孕的可能性。

预防 ①一级预防：即婚前预防。该病为常染色体隐性遗传病，应避免近亲结婚，并且夫妻双方筛查是否同时具有 *ASTL* 基因致病突变。②二级预防：即出生前预防。对夫妻双方均携带有 *ASTL* 基因致病突变的家庭实施 PGT-M 筛查或产前基因诊断，降低患儿出生风险。③三级预防：即症状前预防。在婚前进行早期诊断，选择 ICSI 处理获得足够的冻胚，避免携带 *ASTL* 纯合和复合杂合致病突变的女性患者尝试多个 IVF 周期失败的经济和精神压力。

（王 磊）

luǎnmǔxìbāo chéngshú quēxiàn 12 xíng
卵母细胞成熟缺陷 12 型
（oocyte maturation defect 12, OOMD12）*FBXO43* 基因纯合或复合杂合突变引起的女性不孕症，遵循常染色体隐性遗传模式。

病因和发病机制 成熟的卵子阻滞在减数第二次分裂中期（MⅡ）等待与精子结合受精。而卵子的 MⅡ 阻滞需要通过细胞静止因子（CSF）信号通路维持促成熟因子（MPF）的活性。CSF 由多个分子或蛋白组成，Emi/Erp 蛋白家族成员是其重要组分。Emi/Erp 蛋白家族仅包含两个已

知成员，即 FBXO5 和 FBXO43。FBXO5 在减数第一次分裂中期（MⅠ）纺锤体组装检查点蛋白行使功能前发挥作用。FBXO5 的同源物 FBXO43 在卵子 MⅡ 阻滞中发挥重要作用。FBXO43 信号通路最终抑制泛素连接酶后期促进复合物的活性。CDC20 作为 APC/C 的效应器在双线期卵母细胞中表达较低，而在阻滞的 MⅡ 卵子中表达升高。FBXO43 与 APC/C 效应器 CDC20 形成的复合物对抑制 APC/C 的活性而维持 MPF 的稳定性至关重要。受精或孤雌激活引起内质网中钙离子释放，激活钙离子/钙调蛋白依赖性蛋白激酶Ⅱ（CAMKII）并导致 FBXO43 磷酸化失活和降解，最终 APC/C 激活且卵子重新进入减数分裂。

FBXO43 在人的卵母细胞、睾丸和肝组织中高表达，作为 APC/C 的抑制分子在卵母细胞减数第二次分裂阻滞和早期胚胎发育中发挥重要功能。突变破坏了 FBXO43 蛋白的正常表达模式，同时降低了 FBXO43 稳定下游 MPF 组分 Cyclin B_1 的能力，造成患者卵母细胞减数分裂异常，进而影响受精后早期胚胎发育，导致女性不孕。

临床表现　患者的卵巢储备正常、月经周期正常、子宫及双侧附件正常，基础性激素水平和其他不孕症相关的检查未见明显异常。并且，这些患者在辅助生殖中取到的卵子能够正常受精，但胚胎基本停滞在 8 细胞期之前，表现为早期胚胎停滞表型。

诊断和鉴别诊断　依据临床表现和基因检测进行诊断和鉴别诊断。基因检测是确诊方法：桑格（Sanger）测序是基因诊断的金标准技术，针对 *FBXO43* 基因的每个外显子进行序列分析，相对耗时；高通量测序技术和基因芯片技术能一次性检测 *FBXO43* 序列，大大提高检测效率。对于患者携带的 *FBXO43* 纯合和复合杂合突变，应参考 ACMG/AMP 序列变异解释指南（2015）而判断突变的致病性，进行鉴别诊断。

治疗原则　临床对携带 *FBXO43* 基因突变的患者卵子注射野生型 *FBXO43* cRNA，可挽救早期胚胎停滞表型，但尚无安全性评估报道。对于患者，卵子捐赠是唯一的生育途径。

预防　①一级预防：即婚前预防。该病为常染色体隐性遗传病，应避免近亲结婚，并且夫妻双方筛查是否同时具有 *FBXO43* 基因致病突变。②二级预防：即出生前预防。对夫妻双方均携带有 *FBXO43* 基因致病突变的家庭实施 PGT-M 筛查或产前基因诊断，降低患儿出生风险。③三级预防：即症状前预防。在婚前进行早期诊断，避免携带 *FBXO43* 纯合或复合杂合致病突变的女性患者尝试多个试管周期失败的经济和精神压力，对于此类患者，采用供卵是唯一选择。

（王　磊）

zhírù qián pēitāi zhìsǐ 1 xíng

植入前胚胎致死 1 型（preimplantation embryonic lethality 1, PREMBL1）　*TLE6* 基因纯合或复合杂合突变引起的女性不孕症。遵循常染色体隐性遗传模式。

病因和发病机制　母源效应基因特异表达在卵母细胞及早期胚胎中，其产物对卵母细胞成熟、早期胚胎母源合子转换（MZT）以及早期胚胎的发育有重要调控作用。绝大部分母源效应基因涉及 MZT 过程中母源因子的降解、染色质重塑、DNA 的从头甲基化以及合子基因组激活等关键事件，对于植入前早期胚胎的发育具有重要作用。另外也有部分母源效应基因会影响更早期的卵子成熟和受精过程，以及着床后胚胎的发育。

皮质下母源复合体（SCMC）是由多种母源效应基因编码的母源蛋白组成的复合体，其核心组分 NLRP5、OOEP、PADI6、TLE6 和 KHDC3L 共定位于卵子和早期胚胎的皮质部分，调控胞质晶格（CPL）的形成，而 CPL 是母源核糖体和 mRNA 储存的位置。作为 SCMC 的成员，TLE6 参与调控纤维型微丝网络的动态变化，在卵子由受精前的不对称减数分裂转变为受精后的对称有丝分裂过程中有重要作用。基因检测发现，患者携带有 *TLE6* 纯合或复合杂合突变，破坏 TLE6 的结构，影响其表达或磷酸化水平，进而破坏 TLE6 与 SCMC 其他成员 KHDC3L 和 OOEP 的相互作用，导致卵母细胞减数分裂异常和早期胚胎发育停滞。另外，*TLE6* 是母源效应基因，只专一对女性生育造成影响。

临床表现　患者的卵巢储备正常、月经周期正常、子宫及双侧附件正常，基础性激素水平和其他不孕症相关的检查未见明显异常。在辅助生殖过程中，患者的卵子无法受精形成合子；或患者卵子能够正常受精形成合子，但胚胎发育停滞在 8 细胞期之前，表现为受精失败或早期胚胎停滞表型。

诊断和鉴别诊断　依据临床表现和基因检测进行诊断和鉴别诊断。基因检测是确诊方法：桑格（Sanger）测序是基因诊断的金标准技术，针对 *TLE6* 基因的每个外显子进行序列分析，相对耗时；高通量测序技术和基因芯片

技术能一次性检测 *TLE6* 基因序列，大大提高检测效率。对于患者携带的 *TLE6* 纯合和复合杂合突变，应参考 ACMG/AMP 序列变异解释指南（2015）而判断突变的致病性，进行鉴别诊断。

治疗原则 临床对携带 *TLE6* 基因突变的患者卵子注射野生型 *TLE6* cRNA，可挽救受精失败和早期胚胎停滞表型，但尚无安全性评估报道。对于患者，卵子捐赠是唯一的生育途径。

预防 ①一级预防：即婚前预防。该病为常染色体隐性遗传病，应避免近亲结婚，并且夫妻双方筛查是否同时有 *TLE6* 基因致病突变。②二级预防：即出生前预防。对夫妻双方均携带 *TLE6* 基因致病突变的家庭实施 PGT-M 筛查或产前基因诊断，降低患儿出生风险。③三级预防：即症状前预防。在婚前进行早期诊断，避免携带 *TLE6* 纯合或复合杂合致病突变的女性患者尝试多个试管周期失败的经济和精神压力，对此类患者，采用供卵是唯一选择。

（王 磊）

zhírù qián pēitāi zhìsǐ 2 xíng

植入前胚胎致死 2 型（preimplantation embryonic lethality 2，PREMBL2） *PADI6* 基因纯合或复合杂合突变引起的女性不孕症。遵循常染色体隐性遗传模式。

病因和发病机制 母源效应基因特异表达在卵母细胞及早期胚胎中，其产物对卵母细胞成熟、早期胚胎母源合子转换以及早期胚胎的发育有重要调控作用。已发现部分母源效应基因通过调控早期胚胎的合子基因组激活（ZGA）影响胚胎发育。ZGA 是一个多物种保守的且对于早期胚胎发育至关重要的事件。胚胎通过 ZGA 完成母源合子转换，并最终

建立多能性，为分化与发育做准备。在人类早期胚胎中，ZGA 一般发生在 4~8 细胞胚时期。在动物模型中抑制 ZGA 的发生会造成胚胎形态异常、发育阻滞，导致不育或生育力下降。

皮质下母源复合体（SCMC）是由多种母源效应基因编码的母源蛋白组成的复合体，对早期胚胎发育具有重要调控作用。*PADI6* 是其成员，专一地在不同时期卵子以及早期胚胎中表达，与卵子中特异的胞质晶格共同定位，表达水平随着卵子的成熟而显著升高，到 8 细胞胚胎时则显著降低，至囊胚时期则几乎检测不到。基因检测发现，患者携带有 *PADI6* 基因纯合或复合杂合突变，影响了 PADI6 蛋白的表达，通过剂量效应抑制早期胚胎的 ZGA，导致早期胚胎停滞和女性不孕。另外，*PADI6* 基因是母源效应基因，只专一对女性生育造成影响。

临床表现 患者的卵巢储备正常、月经周期正常、子宫及双侧附件正常，基础性激素水平和其他不孕症相关的检查未见明显异常。并且，这些患者在辅助生殖中取到的卵子能够正常受精，但胚胎基本停滞在 8 细胞时期之前，表现为早期胚胎停滞。

诊断和鉴别诊断 依据临床表现和基因检测进行诊断和鉴别诊断。基因检测是确诊方法：桑格（Sanger）测序是基因诊断的金标准技术，针对 *PADI6* 基因的每个外显子进行序列分析，相对耗时；高通量测序技术和基因芯片技术能一次性检测 *PADI6* 基因序列，大大提高检测效率。对于患者携带的 *PADI6* 纯合和复合杂合突变，应参考 ACMG/AMP 序列变异解释指南（2015）而判断突变的致病性，进行鉴别诊断。

治疗原则 临床对携带 *PADI6* 基因突变的患者卵子注射野生型 PADI6 cRNA，可挽救早期胚胎停滞表型，但尚无安全性评估报道。对于患者，卵子捐赠是唯一的生育途径。

预防 ①一级预防：即婚前预防。该病为常染色体隐性遗传病，应避免近亲结婚，并且夫妻双方筛查是否同时具有 *PADI6* 基因致病突变。②二级预防：即出生前预防。对夫妻双方均携带有 *PADI6* 基因致病突变的家庭实施 PGT-M 筛查或产前基因诊断，降低患儿出生风险。③三级预防：即症状前预防。在婚前进行早期诊断，避免携带 *PADI6* 纯合或复合杂合致病突变的女性患者尝试多个试管周期失败的经济和精神压力，对于此类患者，采用供卵是唯一选择。

（王 磊）

shēngjīng zhàng'ài 17 xíng

生精障碍 17 型（spermatogenic failure 17，SPGF17） *PLCZ1* 基因纯合或复合杂合突变引起的男性不育症。遵循常染色体隐性遗传模式。

病因和发病机制 受精是有性生殖过程中最重要的事件。当精子与卵子表面蛋白识别后，通过肌动蛋白聚合与微绒毛延伸，精子与卵子细胞膜融合，使精子细胞核与细胞器融入卵子胞质。精子释放的 PLCZ1 蛋白将卵子内磷脂酰肌醇二磷酸催化裂解为甘油二酯与三磷酸肌醇（IP3）。IP3 与内质网表面受体相互作用，使钙离子从内质网被释放，引发钙离子震荡。钙离子作为信号与钙调蛋白结合，激活钙离子/钙调蛋白依赖性蛋白激酶Ⅱ（CAMKII），CAMKII 继续激活下游 WEE2 和 FBXO43 等蛋白，使卵子完成减数

第二次分裂与合子激活。PLCZ1 是引发钙离子震荡的关键，*PLCZ1* 基因纯合或复合杂合突变影响了 PLCZ1 蛋白的表达和功能，导致 PLCZ1 的催化活性消失，无法引发卵子的钙离子震荡，造成卵子激活缺陷，最终导致受精失败和男性不育。

临床表现 患者精子各项指标正常，染色体无异常。在辅助生殖治疗中，卵子经过卵质内单精子注射（ICSI）后均表现为无原核形成，使用辅助卵母细胞激活（AOA）对于受精率有明显改善，显示为精子源性因素导致的受精失败。

诊断和鉴别诊断 依据临床表现和基因检测进行诊断和鉴别诊断。基因检测是确诊方法：桑格（Sanger）测序是基因诊断的金标准技术，针对 *PLCZ1* 基因的每个外显子进行序列分析，相对耗时；高通量测序技术和基因芯片技术能一次性检测 *PLCZ1* 基因序列，大大提高检测效率。对于患者携带的 *PLCZ1* 纯合和复杂合突变，应参考 ACMG/AMP 序列变异解释指南（2015）而判断突变的致病性，进行鉴别诊断。

治疗原则 对于患者，经过 ICSI 周期并辅助 AOA 处理后，卵子均能成功受精，得到可用胚胎，最终获得后代。

预防 ①一级预防：即婚前预防。该病为常染色体隐性遗传病，应避免近亲结婚，并且夫妻双方筛查是否同时具有 *PLCZ1* 基因致病突变。②二级预防：即出生前预防。对夫妻双方均携带有 *PLCZ1* 基因致病突变的家庭实施 PGT-M 筛查或产前基因诊断，降低患儿出生风险。③三级预防：即症状前预防。在婚前进行早期诊断，避免携带 *PLCZ1* 纯合或复

合杂合致病突变的男性患者尝试多个试管周期失败的经济和精神压力，对于此类患者，采用 ICSI-AOA 治疗是适当选择。

（曹云霞 贺小进）

shēngjīng zhàng'ài 53 xíng

生精障碍 53 型（spermatogenic failure 53，SPGF53）

ACTL9 基因纯合或复合杂合突变引起的男性不育症。遵循常染色体隐性遗传模式。

病因和发病机制 受精是有性生殖过程中最重要的事件。当精子与卵子表面蛋白识别后，通过肌动蛋白聚合与微绒毛延伸，精子与卵子细胞膜融合，使精子细胞核与细胞器融入卵子胞质。精子释放的 PLCZ1 蛋白将卵子内磷脂酰肌醇二磷酸催化裂解为甘油二酯与三磷酸肌醇（IP3）。IP3 与内质网表面受体相互作用，使钙离子从内质网被释放，引发钙离子震荡。钙离子作为信号与钙调蛋白结合，激活钙离子/钙调蛋白依赖性蛋白激酶Ⅱ（CAMKII），CAMKII 继续激活下游 WEE2 和 FBXO43 等蛋白，使卵子完成减数第二次分裂与合子激活。核周膜可将发育中的顶体固定在精子的核膜上。ACTL9 是一种睾丸特异性表达的肌动蛋白样蛋白，主要定位于精子头部赤道段和颈部区域。ACTL9 与同源蛋白 ACTL7A 相互作用，组成复合物而共同调控核周膜形成和顶体锚定过程。精子释放的 PLCZ1 是引发钙离子震荡的关键，而 PLCZ1 与 ACTL9 共定位于精子头部的赤道段。*ACTL9* 基因纯合突变影响了 ACTL9 和 ACTL7A 间的相互作用，导致复合物功能障碍，造成顶体内膜脱离核膜并形成松散的核周膜结构，随后破坏了 PLCZ1 的定位和功能，无法引发卵子的钙离

子震荡，造成卵子激活缺陷，最终导致受精失败和男性不育。

临床表现 患者的精子各项指标正常，染色体无异常。在辅助生殖治疗中，卵子经过卵质内单精子注射（ICSI）后无法排出第二极体并形成原核，表现为受精失败表型，使用辅助卵母细胞激活（AOA）对于受精率有明显改善，显示为精子源性因素导致的受精失败。扫描电镜发现，突变精子的顶体内膜与核膜分离，导致顶体皱褶，核周膜结构变得松散且厚度显著增加。

诊断和鉴别诊断 依据临床表现和基因检测进行诊断和鉴别诊断。基因检测是确诊方法：桑格（Sanger）测序是基因诊断的金标准技术，针对 *ACTL9* 基因的每个外显子进行序列分析，相对耗时；高通量测序技术和基因芯片技术能一次性检测 *ACTL9* 基因序列，大大提高检测效率。对于患者携带的 *ACTL9* 纯合和复合杂合突变，应参考 ACMG/AMP 序列变异解释指南（2015）而判断突变的致病性，进行鉴别诊断。

治疗原则 对于患者，经过 ICSI 周期并辅助 AOA 处理后，卵子均能成功受精，得到可用胚胎，最终获得后代。

预防 ①一级预防：即婚前预防。该病为常染色体隐性遗传病，应避免近亲结婚，并且夫妻双方筛查是否同时具有 *ACTL9* 基因致病突变。②二级预防：即出生前预防。对夫妻双方均携带有 *ACTL9* 基因致病突变的家庭实施 PGT-M 筛查或产前基因诊断，降低患儿出生风险。③三级预防：即症状前预防。在婚前进行早期诊断，避免携带 *ACTL9* 纯合或复合杂合致病突变的男性患者尝试多个试管周期失败的经济和精神

压力，对于此类患者，采用 ICSI-AOA 治疗是适当的选择。

（贺小进）

fēi gěngzǔxìng wújīngzǐzhèng
非梗阻性无精子症（non-obstructive azoospermia，NOA）

输精管道正常，由睾丸生精功能障碍而导致的疾病。男性不育症中最严重的一种，约占无精子症的 60%。根据睾丸组织学可以分为纯睾丸支持细胞综合征（SCOS），生精细胞成熟停滞（包括精原细胞、精母细胞和圆形精细胞停滞等）和精子发生低下 3 种类型。

病因和发病机制 病因复杂，发病机制尚不明确。已知有先天性因素（如染色体异常、Y 染色体微缺失、精子发生相关基因功能障碍和隐睾症）和继发性因素，包括放化疗、睾丸炎等。

染色体异常 XXY 综合征（克兰费尔特综合征）是最常见的染色体异常，其中 90% 以上为 47,XXY 核型。此外，与 NOA 相关的染色体异常还有 46,XX 性发育异常综合征；45,XY,rob（14;22）；45,X/46XY；Y 染色体双着丝粒、环形或易位异常等。

Y 染色体微缺失 Y 染色体的近端缺失（主要在 AZFa、AZFb 区）表现为 SCOS 为主的严重生精障碍；而远端缺失（主要在 AZFc 区）表现为从 NOA 到生育力正常的多种表型。

精子发生相关基因功能障碍 定位于 X 染色体的 *TEX11* 基因，在偶线期精母细胞中高表达。作为一种减数分裂过程中重要的调控因子，在 DNA 双链断裂修复过程中具有重要的作用，*TEX11* 基因突变会造成减数分裂过程中染色体联会和 DNA 重组异常，导致 NOA 发生。除了性染色体上携带的基因以外，常染色体上携带的基因突变同样可能导致精子发生障碍。例如，定位于 17 号染色体的 *TEX14* 基因编码一种睾丸特异性表达蛋白，在生精细胞增殖分化中发挥重要的调控作用。另外，定位于 14 号染色体的 *FANCM* 基因，在睾丸组织中高表达，在维持减数分裂和有丝分裂过程中基因组的稳定性中发挥重要作用。除了上述基因外，还在特发性非梗阻性无精子症中鉴定出了数十个与精子发生密切相关的致病基因，如 *ADAD2*、*CCDC155*、*DMRT1*、*TDRD9* 和 *SPO11* 等（表 1）。还发现许多基因的多态性与 NOA 相关：Piwi 相互作用 RNA（piRNA）在转座子沉默、

表 1 NOA 相关的致病单基因

基因	OMIM 编号	基因定位
AR	*313700	Xq12
ADAD2	*619532	16q24.1
CCDC155	*618125	19q13.3
DMC1	*602721	22q13.1
DMRT1	*602424	9p24.3
FANCA	*607139	16q24.3
FANCM	*609644	14q21.2
GTF2H3	*601750	12q24.3
HSF2	*140581	6q22.3
M1AP	*619098	2p13.1
MAGEB4	*300153	Xp21.2
MEI1	*608797	22q13.2
MEIOB	*617670	16p13.3
MSH4	*602105	1p31.1
NANOS2	*608228	19q13.3
PLK-4	*605031	4q28.1
PSMC3IP	*608665	17q21.2
RAD21L1	*619533	20p13
RNF212	*612041	4p16.3
SHOC1	*618038	9q31.3
SPINK2	*605753	4q12
SPO11	*605114	20q13.3
STAG3	*608489	7q22.1
STX2	*132350	12q24.3
SYCE1	*611486	10q26.3
SYCP2	*604105	20q13.3
SYCP3	*604759	12q23.2
TAF4B	*601689	18q11.2
TDRD9	*617963	14q32.3
TERB1	*617332	16q22.1
TEX11	*300311	Xq13.1
TEX14	*605792	17q22
TEX15	*605795	8q12
USP26	*300309	Xq26.2
XRCC2	*600375	7q36.1
ZMYND15	*614312	17p13.2

减数分裂、精子发生和生殖细胞维持发挥重要作用，*HIWI* 基因对 piRNA 生物合成和功能十分关键，其多态性与精子发生缺陷相关，可能是 NOA 的风险因子。

先天性隐睾症 先天性双侧隐睾症如未能及时手术纠正，可能会造成严重的生精功能障碍，导致非梗阻性无精子症的发生。

下丘脑-垂体-性腺轴病变 特发性低促性腺激素性性腺功能减退症，卡尔曼（Kallmann）综合征等性腺轴的病变会造成睾丸内精子发生所需的性激素水平低下，导致生精功能障碍。

获得性因素 如淋巴瘤、白血病等放化疗对于生精功能的损伤会导致 NOA；睾丸病变，如睾丸炎、睾丸扭转/外伤等破坏睾丸生精细胞导致 NOA 的发生。

诊断和鉴别诊断 射出的精液经过离心后镜检沉渣未见精子，且至少两次以上不同时间段的精液标本均未见精子即可诊断无精子症，根据睾丸内的生精功能可分为梗阻性无精子症（OA）和 NOA。OA 患者大多有较好的生育结局，而不同类型的 NOA 患者临床干预措施和生育结局有很大差别，需进一步鉴别诊断。

低促性腺激素综合征 表现为第二性征发育不良，睾丸体积小，可有勃起功能障碍或者不射精症等，可能伴有嗅觉障碍。染色体核型和 Y 染色体微缺失检查正常；性激素检查提示典型的"三低"，即促卵泡刺激素（FSH）、黄体生成素（LH）和睾酮水平低。

XXY 综合征 表现为第二性征发育不良，睾丸体积小，骨盆女性化，常见染色体核型为 47,XXY。性激素检查：FSH 显著升高，睾酮水平偏低。

隐睾 有隐睾手术史或者体检可发现未下降至阴囊的睾丸，第二性征一般正常。染色体核型分析、Y 染色体微缺失检测正常；性激素检查：FSH 显著升高，睾酮水平正常。

腮腺炎和睾丸炎 有典型的腮腺炎后短期内并发睾丸炎病史，而且大多验证消退后有睾丸萎缩的现象。染色体核型分析、Y 染色体微缺失检测正常；性激素检查：FSH 显著升高，睾酮水平正常。

特发性 NOA 一般从病史、体格检查以及常规实验室检查无法找到明确的致病因素。性激素检查：FSH 显著升高，睾酮水平正常或者偏低。可考虑行睾丸活检明确诊断以及指导后期治疗。

治疗原则 依据不同致病因素有不同的治疗方案。

内分泌治疗 对于低促性腺激素性性腺功能低下所致 NOA，可选择促性腺激素或促性腺激素释放激素泵治疗，治疗后精液中出现精子的比率约 75%。对于特发性及其他类型 NOA，内分泌治疗以经验性为主，疗效尚不确定。

手术治疗 显微镜下睾丸切开取精术是首选方法，总体取精成功率为 43%~63%，不同病因的手术取精成功率差别很大。除男性性反转综合征（46,XX）以及 AZFa/b 区缺失的患者，NOA 患者均可考虑行显微镜下睾丸切开取精术。

供精助育 对不愿意接受内分泌治疗和显微镜下睾丸切开取精术，或治疗失败的患者可以考虑供精的方式助育。

宣教指导 NOA 病因复杂，暂无有效预防措施，临床上重在早发现、早诊断、早治疗；积极寻找病因，治疗原发病，部分患者（如 XXY 综合征）早期精液可能存在精子，建议尽早行冻精生育力保存；重视 NOA 的健康管理，诊疗过程中应依据医患共同决策模式，根据患者实际情况、配偶生育力水平、手术医生和实验室多方因素考虑，制订个体化治疗方案，进行有效的管理。

（曹云霞　贺小进）

gěngzǔxìng wújīngzǐzhèng

梗阻性无精子症 （obstructive azoospermia，OA）

睾丸生精功能正常，由于输精管道梗阻或先天性输精管缺如，精子不能排出体外的疾病。是男性不育严重的临床表型之一，发病率占无精子症的 30%~40%。

病因和发病机制 病因分三类：睾丸前因素（如下丘脑-垂体-性腺轴功能异常）、睾丸因素（如睾丸内精子发生障碍）和睾丸后因素（如男性生殖道的梗阻或缺如）。OA 的发生与睾丸后因素密切相关，根据男性生殖道的解剖结构可分为附睾管梗阻、输精管梗阻和射精管梗阻。

附睾管梗阻 外伤及生殖道感染是导致获得性附睾管梗阻的重要原因；此外，附睾输出小管上皮细胞的纤毛运动功能障碍可造成管腔内精子异常凝集，导致附睾管梗阻。MCIDAS 参与呼吸道和生殖道上皮多纤毛细胞中心粒的组装。该基因突变阻碍了中心粒和基体的组装，使气管和输出小管上皮细胞纤毛发生障碍，导致原发性纤毛运动不良症（PCD）和附睾管梗阻。

输精管梗阻 医源性损伤是最主要的原因，包括幼儿时期的腹股沟斜疝修补术中损伤输精管，以及成年时期的双侧输精管结扎绝育术。此外，约 6% 的 OA 归因于先天性双侧输精管缺失

（CBAVD）。*CFTR*、*SLC9A3* 和 *ADGRG2* 基因的双等位基因突变或半合子突变是 CBAVD 发病的主要原因，可解释 60%~80% 的病例。中肾管分化异常也可导致 CBAVD。

射精管梗阻 先天性射精管梗阻往往是由于外部的米勒管源性囊肿压迫所致；而获得性射精管梗阻可继发于医源性创伤、精囊结石或感染等因素。

临床表现 患者第二性征发育正常，但射出的精液或射精后的尿液样本中未见精子。后天获得性生殖道梗阻的患者往往有泌尿生殖道的感染史、外伤史或者手术史。PCD 相关的附睾管梗阻患者还伴有支气管炎，支气管扩张等呼吸系统异常症状。

诊断 依据临床检查、实验室检查以及遗传筛查进行诊断。

体格检查 患者睾丸的位置、大小和质地正常；附睾管梗阻和部分输精管梗阻患者的附睾饱满或囊肿，可伴有触痛或压痛；输精管梗阻患者可能触及输精管离断或输精管结节；CBAVD 患者双侧输精管不可触及；射精管梗阻者直肠指诊时有可能触及肿胀的精囊腺。

实验室检查 血清性激素，包括卵泡刺激素（FSH）、黄体生成素（LH）、睾酮、雌二醇（E_2）和催乳素（PRL），一般正常。附睾管梗阻患者精液量正常，精浆 pH>7；输精管和射精管梗阻患者射精量少，精浆 pH<7；精囊缺如或输精管梗阻患者精浆果糖含量显著下降或为零，而其他类型 OA 精浆果糖含量正常或轻度下降。

生殖系统超声检查 附睾管梗阻显示附睾管扩张，呈网格状改变；CBAVD 显示输精管缺如，同时可能伴有精囊缺如；射精管梗阻经直肠超声检测可见射精管囊肿和扩张的精囊。

睾丸活检 睾丸细针穿刺或睾丸活切术后组织病理学检查提示，患者睾丸生精功能正常，约翰逊（Johnsen）评分 9~10 分。

遗传学检查 患者染色体核型往往正常；对 CBAVD 或与合并 OA 的 PCD 患者建议行男性不育基因 Panel 检测或全外显子组测序，筛查潜在的 OA 相关基因致病性突变，以明确诊断。

鉴别诊断 睾丸组织病理检查是该病与非梗阻性无精子症相鉴别的金标准。对于 CBAVD 和 PCD 相关 OA 患者需要行全外显子组测序检测筛查可能的致病性遗传缺陷。

治疗原则 需结合不同的病因、梗阻的部位和生育需求制订治疗方案，包括抗感染治疗、基于显微外科的生殖道吻合手术和基于体外受精的辅助生育治疗。

获得性生殖道梗阻 对于处于炎症急性期的睾丸炎或附睾炎 OA 在筛查病原体后予以抗感染消炎治疗，部分患者治疗后生殖道可恢复通畅。

对于医源性损伤或抗感染消炎治疗后不可逆的获得性输精道梗阻，可先通过专科体检和影像学检查确定梗阻的部位，再评估有无行显微外科吻合手术的可能。对于生殖道感染或外伤引起的附睾 OA，可行显微镜下附睾-输精管吻合术；对于输精管结扎术后、生殖道感染或医源性损伤引起的输精管 OA，可考虑行显微镜下输精管-输精管吻合术。对于精囊囊肿压迫导致的射精管梗阻可考虑行腹腔镜下精囊囊肿切除术；对于由射精管囊肿、米勒管囊肿或前列腺小囊肿以及炎症或医源性损伤导致的射精管梗阻

可考虑行经尿道射精管切开术。

对于上述手术失败或无法行吻合手术的 OA 患者应采取基于睾丸穿刺或睾丸活检取精的卵质内单精子注射（ICSI）的助孕方式。若女方生育能力显著下降或者术后评估自然生育困难者也可考虑积极 ICSI 助孕。

先天性生殖道梗阻 对于合并 OA 的 PCD 或 CBAVD 建议行男性不育基因 Panel 检测或全外显子组测序等遗传学筛查。如果鉴定出致病基因，在患者夫妇行 ICSI 助孕前需要对配偶行相应致病基因的筛查，根据夫妇双方基因检测结果和致病基因遗传模式，必要时选择植入前胚胎遗传学检测助孕，以阻断遗传缺陷的子代传递。

宣教指导 诊疗过程中应根据 OA 患者的病因制订个体化辅助生育治疗方案。完善先天性 OA 患者的遗传筛查，告知其遗传缺陷子代传递的风险。

（曹云霞 贺小进）

jīxíngjīngzǐzhèng

畸形精子症（teratozoospermia） 精液中正常形态精子百分率低于正常参考值下限的疾病。是男性不育症常见类型之一。精子形态学缺陷分为头部缺陷、颈和中段缺陷、主段缺陷及过量残留胞质等，患者常表现为多种类型畸形精子混合存在。

分类 畸形精子症包括圆头精子症、大头精子症、无头精子症、精子鞭毛多发形态异常（MMAF）和无定形头等。

病因和发病机制 病因复杂，与多种因素密切相关，精索静脉曲张、男性生殖道感染（MGTI）、环境因素等均会引起畸形精子症。另外，遗传因素也会引起多种特殊类型的畸形精子症。但仍有部

分病因不明确。

精索静脉曲张 静脉回流障碍导致的阴囊局部温度升高、炎症反应、缺氧及氧自由基损伤、毒素反流等是精索静脉曲张导致男性不育的主要病理机制。

MGTI 常见病原体有沙眼衣原体、解脲支原体、淋病奈瑟菌、人型支原体和大肠埃希菌等。这些病原微生物可引起男性泌尿生殖道无症状炎症或急性炎症，并增加活性氧的产生，导致精子质量下降。

环境因素和生活习惯 环境污染物有机物、重金属、类雌激素样物质等对男性生育力的影响，主要是通过睾丸内和附属性腺中代谢物的聚集造成氧化应激损伤和细胞凋亡，从而影响精子发生和成熟过程。吸烟、高温环境等不良生活习惯可能与畸形精子症相关。

遗传因素 在排除精索静脉曲张、MGTI和环境因素后，对形态学诊断特异性的畸形精子症可进行遗传学检测。

MMAF 因精子鞭毛结构异常而导致的严重畸形精子症，表现为缺失、缩短、卷曲、折角和不规则等多种异常，同时伴有精子活动力严重下降，药物治疗无效。精子超微结构异常表现为鞭毛外周微管和/或中央二联管排列紊乱或缺失。MMAF属于高度遗传异质性畸形精子症，由基因突变所致比例达30%~60%，甚至更高。已证实有20多个可导致MMAF的致病基因，包括DNAH家族基因、CFAP家族基因和鞭毛组装相关的调控基因等。除CFAP47等少数基因为X连锁隐性遗传模式外，其他均为常染色体隐性遗传模式。

圆头精子症 一种罕见而严重的畸形精子症，主要特征是精子头部呈圆形，顶体缺失。依据圆头精子占总精子的比例分为Ⅰ型（100%的精子顶体缺失）和Ⅱ型（少量精子有顶体存在），具有较高的遗传度。DPY19L2基因突变是导致圆头精子症的主要原因，占总病例60%以上，还发现SPATA16、PICK1、ZPBP1、CCDC62和GGN基因突变与圆头精子症相关。致病基因均呈常染色体隐性遗传模式。

无头精子症 因精子颈部异常导致的畸形精子症，精液中主要是无头如大头针样的尾部和少量无尾的头或为头颈部连接异常的畸形精子，又称断头精子症或大头针精子症。已发现的致病基因有SUN5、PMFBP1和HOOK1。致病基因除HOOK1为常染色体显性遗传模式外，其他均呈常染色体隐性遗传模式。

大头精子症 又称大头多尾精子症，精液中的精子绝大多数表现为大头、多头、多尾和/或顶体异常等，常伴有严重少弱精子症。大头精子症也具有较高遗传度，AURKC基因是其主要致病基因，该基因突变导致中期染色体错配、减数分裂失败和多倍体形成等。

其他类型 临床还可见小头精子症、锥形头精子症和细颈精子症等，但仅有少量个案报道，提示也可能与遗传因素有关，如RNF220基因纯合突变引发小头精子症，SLC26A8基因突变导致精子颈部变细。

临床表现 患者在生育前多数无明显症状或体征，主要表现为婚后不育或生育困难。部分可出现原发疾病相关症状。MGTI引起的畸形精子症常伴有尿路刺激症状、尿道烧灼感以及尿道口脓性分泌物等症状；中重度精索静脉曲张表现为阴囊局部持续性或间歇性坠胀感、隐痛和钝痛，站立及行走时明显，平卧休息后减轻，体检可发现阴囊内无痛性蚯蚓状团块；有毒有害物质接触史（重金属、化学物质、环境内分泌干扰物）、不良生活习惯（长期吸

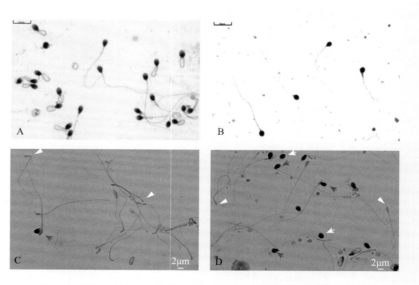

A. MMAF：精子尾部缺失、缩短、卷曲、折角和不规则等多种异常；B. 圆头精子症：精子头部呈圆形，顶体缺失；C、D. 无头精子症：精子头颈部连接异常，呈现无头的如大头针样的尾部和少量的无尾的头混合存在。

图1 常见的特殊类型畸形精子症

烟、酗酒）等也较常见。对于一些特异性畸形精子症（如 MMAF、圆头精子症、无头精子症和大头精子症等），特别是来自近亲家系，应充分考虑遗传因素。

诊断和鉴别诊断 通过精子形态学检查进行诊断，精子形态通常需在染色后利用光学显微镜进行评估和分类。按照世界卫生组织《人类精液检查与处理实验室手册（第 6 版）》有关精子形态学的评估标准，精子正常形态百分率的参考值下限是 4%。

多数畸形精子症表现为多种类型畸形精子或精子多部位形态异常合并存在，但遗传因素引起的畸形精子症往往表现为一致性较高的精子畸形。需进行详细的精子形态学评估，鉴别为 MMAF、圆头精子症或无头精子症等，有条件者可通过透射电子显微镜评估精子超微结构。对于合并严重少弱精子症需进行染色体核型分析和 Y 染色体微缺失检测；特殊类型畸形精子症也可以考虑行基因 Panel 检测或全外显子组测序等寻找致病基因。

治疗原则 一般治疗包括戒烟酒、控制体重，适度体育锻炼等，可在一定程度上改善精子形态异常。

药物治疗 抗氧化治疗对精子形态异常有一定疗效。常用的抗氧化治疗包括锌、硒、辅酶 Q10 和左旋肉碱等，口服抗氧化剂不仅可以补充精子发生所必需的重要微量元素锌和硒等，而且可以增加精浆清除活性氧的能力，缓解活性氧损伤。对于 MGTI 相关的精液参数异常的患者使用抗生素治疗非常必要，但对于非 MGTI 相关的畸形精子症，抗生素治疗效果不佳。中西医结合治疗对于男性不育症有一定疗效，部

分畸形精子症可以考虑中医中药治疗或中西医结合治疗。

手术治疗 精索静脉结扎术对于畸形精子症合并精索静脉曲张有一定疗效，其中显微精索静脉结扎术的有效性高且并发症少。

辅助生殖助孕 以上治疗无效时，结合女方情况可进行辅助生殖助孕。建议结合正常形态精子百分率、浓度及活力来选择合适的辅助生殖技术助孕；对于圆头精子症、无头精子症、大头精子症和 MMAF 等需进一步结合精子缺陷的种类选择个体化的辅助生殖技术；高遗传度病例需依据夫妻双方遗传学筛查决定是否需要行胚胎植入前遗传学检测，以阻断子代遗传缺陷发生。

（贺小进）

ruòjīngzǐzhèng

弱精子症（asthenozoospermia） 至少两次精液中前向运动精子百分率低于 32%，其他精液参数在正常值范围的疾病。是导致男性不育症的主要病因之一，占 20%~40%。临床上弱精子症常与畸形精子症伴随发生。

病因和发病机制 病因复杂，主要包括男性生殖道感染（MGTI）、精索静脉曲张、生殖道梗阻性因素、免疫因素、环境因素、生活习惯和遗传因素等。

MGTI 主要是泌尿生殖道附属性腺感染，常见病原体有大肠埃希菌、淋病奈瑟菌、沙眼衣原体和解脲支原体等。感染对精子产生氧化应激反应，损伤精子活力；还通过影响附属性腺分泌功能，进而影响精子活力。

精索静脉曲张 为常见病因，主要机制：①睾丸静脉回流受阻，血液滞留，睾丸内温度升高从而影响精子发生。②睾丸循环受损，继而使睾丸营养和供氧缺乏、代

谢产物聚集。③肾及肾上腺代谢产物如 5-羟色胺、儿茶酚胺和类固醇类激素等反流，影响精子发生。

生殖道梗阻性因素 指生殖道不全性梗阻，常见原因为射精管不全性梗阻；此外，常染色体显性遗传多囊肾病（ADPKD）常伴有生殖系统囊肿，最常见的为精囊囊肿。此外，囊肿或囊性扩张亦可发生在生殖系统其他部位（睾丸、附睾、输精管和前列腺等），导致生殖道不全性梗阻，引起弱精子症。ADPKD 致病基因有 *PKD1*、*PKD2* 和 *GANAB*。

免疫因素 机体局部免疫系统遭受破坏，机体针对精子抗原产生抗精子抗体，导致精子凝集，进入影响精子活力。

环境因素和生活习惯 环境内分泌干扰物、电离辐射、重金属等损伤睾丸功能引起精子数量和活力下降；不良生活习惯如吸烟、酗酒等也是危险因素。

遗传因素 精子尾部也称精子鞭毛，分为中段、主段和尾段，其典型的 "9+2" 轴丝结构贯穿于整个鞭毛，主要由 9 对外周双联微管和 1 对中央微管组成，每对双联微管分为 A 微管和 B 微管，每个 A 微管向下一个 B 微管伸出两个短臂，分别称内侧动力蛋白臂和外侧动力蛋白臂。放射轴辐将中央微管和外周微管连接起来。双联微管的 A 管和 B 管互相滑动引起鞭毛运动，动力蛋白水解 ATP 产生能量供鞭毛运动。轴丝附属结构包括线粒体鞘、纤维鞘和外周致密纤维。轴丝结构在运动性纤毛和精子鞭毛之间高度保守，纤毛运动功能障碍会引起原发性纤毛运动不良症（PCD），为常染色体隐性遗传病，表现为反复的呼吸道感染，支气管炎和鼻

窦炎等，同时多数患者出现精子鞭毛运动功能丧失，表现为重度弱精子症。临床还有一类重度弱精子症并不伴随明显的支气管炎、鼻窦炎等 PCD 相关症状，仅表现为严重精子活力下降伴随明显的精子鞭毛形态缺陷，包括短尾、卷尾、折尾、无尾及不规则尾部，线粒体鞘异常，头尾连接处异常，胞质残留体等，称为精子鞭毛多发形态异常（MMAF）。遗传因素是导致 PCD 和 MMAF 的主要原因。

MMAF 致病基因 ①内外动力蛋白臂及其复合体形成相关基因：*DNAH1*、*DNAH2*、*DNAH6*、*DNAH8*、*DNAH17*、*CFAP70*、*CFAP43* 和 *CFAP44* 等。②中央微管和放射轴辐形成相关基因：*CFAP251*、*CFAP65*、*CFAP58* 和 *CFAP47* 等。③纤维鞘形成相关基因：*AKAP3*、*AKAP4* 和 *FSIP2* 等。④中心体相关基因：*CEP135*、*DZIP1*。⑤鞭毛内转运相关基因：*TTC29*、*TTC21A* 和 *SPEF2* 等。⑥其他：*AK7*、*QRICH2* 和 *ARMC2* 等。除 *CFAP47* 基因为 X 染色体隐性遗传模式外，绝大多数致病基因为常染色体隐性遗传模式。

PCD 致病基因 已鉴定出 40 余个，其中约一半基因报道了男性不育症或者弱精子症表型。①内外动力蛋白臂形成相关基因：*DNAAF1*、*DNAAF2*、*DNAAF3*、*DNAAF4*、*DNAAF5*、*DNAAF6*、*LRRC6*、*TTC12*、*DNAH5*、*DNAH9*、*DNAI1*、*DNAI2*、*CCDC39*、*CCDC40* 和 *DNAJB13*。②中央微管和放射轴辐形成相关基因：*RSPH1*、*RSPH3*、*RSPH4A*、*RSPH9*、*SPAG6* 和 *HYDIN*。③其他：*TTLL5*、*ARL2BP*。

此外，精子线粒体相关基因 *GALNTL5*，双孔钾离子通道基因 *TRAAK*、钙离子通道相关基因 *CATSPER1*、*CATSPER2* 和 *CATS-PERE* 等也与弱精子症密切相关。

临床表现 多数以男性不育症为首要表现，可无明显症状或体征。部分出现原发疾病相关症状。生殖道感染引起的弱精子症常伴有尿频、尿急、尿痛和尿道烧灼感以及尿道口脓性分泌物等。中重度精索静脉曲张弱精子症表现为阴囊局部持续性或间歇性坠胀感、隐痛和钝痛，站立及行走时明显，平卧休息后减轻，体检可发现阴囊内无痛性蚯蚓状团块。生殖道不全梗阻引起的弱精子症，特别是伴随精浆生化异常者，常有附睾炎等生殖道感染史，部分患者有多囊肾病家族史。如若精液检查发现精子凝集现象，则需考虑免疫因素导致的弱精子症。

诊断 根据世界卫生组织的《人类精液检查与处理实验室手册（第 6 版）》进行检查，若至少两次新鲜精液中精子前向运动百分率低于 32%，其他精液参数正常诊断为弱精子症。由于精子活力受到众多因素影响，因此，对于首次精液分析为弱精子症时需作出鉴别诊断。如禁欲时间过短或过长的患者，需要禁欲 2～7 天内再次复查精子活力；精液量获取不完整时也会导致精子活力检测结果下降，需重复完整取样后再评估精子活力。

精液相关检查 ①精子存活率：推荐精液活力分析中不动精子百分率≥90% 时进行精子存活率检查，主要方法包括伊红-苯胺黑染色法、伊红染色法和低渗膨胀实验。②精子形态学分析：推荐进行精子形态学检查，重点评估精子尾部形态异常。怀疑 MMAF 或者 PCD 时，有条件者可通过透射电子显微镜评估精子超微结构。③抗精子抗体：对怀疑免疫因素的弱精子症，特别是精子出现凝集时，推荐进行抗精子抗体检测。④生殖道病原体：对于怀疑附属性腺感染引起的弱精子症，建议行生殖道病原体检测。

内分泌激素检查 对于合并少精子症、勃起功能障碍、性欲低下或怀疑内分泌疾病的弱精子症行内分泌激素检查。

影像学检查 ①超声：对怀疑精索静脉曲张和精道梗阻的弱精子症可进行阴囊超声检查。②磁共振成像：对于高度怀疑有精道远端不全梗阻导致的重度弱精子症，可明确梗阻因素。

遗传学检测 弱精子症合并少精子症（精子浓度 < 5×10^6 个/ml），推荐行染色体核型分析及 Y 染色体微缺失检测；对于怀疑 ADPKD 导致的弱精子症，推荐进行 *PKD1*、*PKD2* 和 *GANAB* 基因检测；对于考虑 MMAF 或者 PCD 的弱精子症，建议进行男性不育基因 Panel 检测或全外显子组测序以明确致病基因。

治疗原则 包括药物治疗和手术治疗等多种方式。

药物治疗 抗氧化治疗能改善精子参数、提高自然妊娠率和辅助生殖结局。常用药物包括：N-乙酰半胱氨酸、维生素 E、维生素 C 和辅酶 Q10 等。抗感染治疗对附属性腺感染引起的弱精子症有较好疗效。也可选择中医药或中西医治疗。其他药物：如胰激肽原酶等改善睾丸微循环药物有一定疗效。

手术治疗 ①精索静脉结扎术：对临床型精索静脉曲张且排除其他原因的弱精子症推荐进行精索静脉结扎术，可提升精子活力、降低精子 DNA 损伤。首选显微镜下精索静脉结扎术。②精道内镜探查术：对于怀疑精道不全梗阻导致的弱精子症可考虑行精道内镜探查术，解除梗阻可改善精子活力。

辅助生殖治疗 对经过上述常规治疗无效的弱精子症行辅助生殖治疗。应根据弱精子症程度分级、病因以及是否合并少精子症或畸形精子症制订治疗方案，同时考虑女方年龄和生育力情况等，选择合适的辅助生殖治疗方案。常用方案有夫精人工授精、体外受精（IVF）与卵质内单精子注射（ICSI）。

对于遗传因素引起的弱精子症，如 MMAF 和 PCD，药物治疗及常规 IVF 治疗均无效，ICSI 或 ICSI 联合卵母细胞辅助激活（AOA）是帮助患者生育后代的有效方法。但由于 ICSI 绕过精子受精中的自然选择过程，有将致病基因突变传递给下一代的潜在风险。因此，基因诊断对于阻断 MMAF 和 PCD 的致病基因传递十分重要。绝大部分 MMAF/PCD 致病基因呈常染色体隐性遗传模式，因此，推荐对 MMAF/PCD 患者及其配偶同时行遗传学筛查，根据遗传模式和配偶是否同时携带致病基因，必要时选择植入前胚胎遗传学检测（PGT）或产前诊断阻断子代遗传风险传递。对于 ADPKD 合并弱精子症，*PKD* 相关基因检测后行 PGT 助育。

宣教指导 弱精子症患者有自然受孕可能，对于轻度弱精子症且备孕时间较短夫妇，建议积极规律性生活备孕；应重视对于配偶的生育力评估，结合女方情况，积极寻找病因，并根据是否合并其他精液参数异常选择合适的助孕方案；建议避免接触有毒有害环境暴露、改变不良生活习惯等改善精子活力，提升自然妊娠率；对于怀疑遗传因素导致的弱精子症，建议进行遗传学检测和遗传咨询。

（曹云霞 贺小进）

shǎojīngzǐzhèng
少精子症（oligozoospermia）

射出体外的精液中虽然有精子，但精子总数（或精子浓度）低于正常生育力男性精液检查参考值下限的疾病。除了精子数目减少之外，多数患者可能同时存在精子前向运动比例或正常形态精子占比低于参考值下限，诊断为少弱精子症或少畸精子症。

病因和发病机制 少精子症可由单个因素或同时多个因素引起，部分病因不明确，常见病因如下。

内分泌疾病 如下丘脑、垂体疾病，原发性低促性腺激素性性腺功能减退、选择性黄体生成素/卵泡刺激素（LH/FSH）缺乏症、垂体功能减退 FSH 和 LH 分泌不足、高催乳素血症以及先天性肾上腺皮质增生导致男性下丘脑-垂体-性腺轴受损等，可引起不同程度的少精子症甚至无精子症。

生殖系统疾病 生殖系统的特异性感染和非特异性感染、单/双侧精索静脉曲张、隐睾或各种原因导致的输精管道的不全梗阻均可导致少精子症。

遗传学因素 染色体结构或数目的异常，Y 染色体 AZFc 区缺失，包括 AZFc 区域内的 *DAZ* 基因家族 *DAZ1*、*DAZ2*、*DAZ3* 和 *DAZ4* 等基因缺陷而导致不同程度少精症甚至无精子症的发生。另外，导致少精子症的致病基因及其致病机制有：*KLHL10* 基因突变导致其转录的蛋白同源二聚体受损，引起精子发生障碍；*SPINK2* 基因突变导致精子发生阻滞。

TAF4B 基因突变通过 OCBA/POU2AF1 通路影响转录激活，进而影响精子发生。

医源性损伤 肿瘤患者放化疗后会导致少精子症甚至无精子症，使用有生殖毒性药物也可能导致少精子症；另外，儿童期隐睾手术损伤输精管道，导致不完全性梗阻也可能引起少弱精子症。

免疫因素 睾丸免疫防御屏障受损，减数分裂异常，进而干扰导致精子的发生。

生活习惯与环境因素 如肥胖、久坐、蒸桑拿浴等不良生活习惯；高温、射线、溴氯丙烷和有机磷等有毒有害物质也会导致少精子症。

临床表现 患者常无明显症状或体征，多数因在育龄期不育就诊才得以发现。继发于生殖道感染者，病程中常伴有尿频、尿急和尿痛等症状。中重度的单/双侧精索静脉曲张伴少精子症查体可见阴囊可见精索增粗，严重者（Ⅲ度精索静脉曲张）在阴囊表面可见曲张无痛性蚯蚓状团块，患者平素在重体力劳动或剧烈活动时感到坠胀感或隐痛不适。输精管道不全梗阻的少精子症，精浆生化检测常提示果糖及 α 糖苷酶异常。低促性腺激素性性腺功能减退患者无明显第二性征，外阴呈幼稚型，阴毛和腋毛稀少，阴茎发育短小。此外，职业因素（如长期接触重金属、有毒有害化学物品、从事放射性工作等）、长期酗酒、吸烟等不良生活习惯也是重要影响因素。

诊断 通过精液常规检查即可做出诊断，但需在禁欲 2~7 天，至少 2 次精液常规分析，每次射精的精子浓度低于 39×10^6 个（或精子浓度 $< 15 \times 10^6$ 个/ml），而精液体积、精子活力、精子正常

形态比值等无明显异常诊断为少精子症。做出少精子症诊断后，需进一步检查以寻找少精子症的病因。

病史采集 包括不育年限、性生活情况以及既往生育史，泌尿生殖系统的创伤史、感染史和手术史，内分泌系统疾病史以及肿瘤病史等，以及是否存在影响男性生育力的用药史、毒物暴露史和不良生活习惯等。

体格检查 应注意身高、体重、第二性征、体毛分布及乳房发育等。专科检查关注阴茎是否正常，睾丸的位置、大小、质地，附睾、输精管有无结节、触痛、是否结构缺如，精索静脉曲张及其严重程度等。

精液分析 精液样本收集时间应禁欲 2~7 天，复查时每次禁欲的时间尽量恒定。应用手淫方式取精，可使用计算机辅助精子分析仪分析，每次至少检测 200 个精子。对于严重少精子症，若精子浓度低于 $2×10^6$ 个/ml 时，建议使用手工方法。

生殖内分泌性激素检查 若精子浓度低于 $10×10^6$ 个/ml 或伴发性功能障碍，或存在内分泌疾病的少精子症患者。

影像学检查 包括阴囊和精索静脉超声，以及经直肠超声，盆腔磁共振等检查。

遗传学检查 对精子浓度低于 $5×10^6$ 个/ml 的严重少精子症需进行染色体核型分析和 Y 染色体微缺失检测，必要时需行男性不育基因 Panel 检测或性全外显子组测序。

治疗原则 总体目标是提高精子数目和质量，最大可能性增加自然生育机会或提高辅助生殖助育的精子质量。一般治疗包括改善不良生活习惯，如戒烟、戒酒，增加体育锻炼，控制体重等。

药物治疗 建议至少覆盖 1~2 个生精周期，治疗时间 3~6 个月。常用药物包括维生素 E、维生素 C、辅酶 Q10 和左卡尼汀等，对于低促性腺激素性性腺功能减退症患者可内分泌治疗，包括经验性使用芳香化酶抑制剂或选择性雌二醇受体拮抗剂等。

外科干预 如伴有发存在中重度精索静脉曲张，或输精管道机械性梗阻，可行外科干预，增加自然受孕的概率。

辅助生殖治疗 对于上述方法治疗不理想，可考虑行辅助生殖，结合少精子症的严重程度，可考虑行宫腔内人工授精或体外受精、卵质内单精子注射等；对于严重少精子症，可提前冻精行生育力保存；对于遗传因素相关的少精子症，患者及其配偶同时行遗传学筛查，根据遗传模式和配偶是否同时携带致病基因，必要时选择植入前胚胎遗传学检测或产前诊断阻断子代遗传风险传递。

宣教指导 该病的诊断主要依靠多次精液分析检测，告知患者检查的注意事项，获取准确的检测结果，再进行针对性的病因检查；控制原发病，改善生活方式，有明确病因者针对病因治疗，通常疗效较明确；无明确病因者采用经验性治疗，疗效差异较大；需结合夫妻双方情况选择更合理的方案，应重视对于女性生育力的评估。

（曹云霞）

A'ěrcíhǎimòbìng

阿尔茨海默病（Alzheimer disease，AD）

原因未明的慢性进行性神经系统变性疾病。为多基因遗传病。临床以进行性加重记忆减退、认知功能障碍以及其他神经精神症状和行为障碍为特征。主要病理特征是大脑神经元 β 淀粉样蛋白沉积，Tau 蛋白过度磷酸化导致神经纤维缠结、神经元丢失、淀粉样血管改变。全球约有 5000 万痴呆患者，AD 是最常见的类型。

分类 根据发病年龄，65 岁以前发病是早发型 AD（EOAD），65 岁以后发病是晚发型 AD（LOAD），根据有无家族史分为家族型 AD（FAD）和散发性 AD（SAD）。LOAD 占全部痴呆的 90% 以上，EOAD 呈家族聚集性，LOAD 则以散发性为主。

病因和发病机制 多种环境和基因因素导致 AD 的进展。约 10% 的 EOAD 呈常染色体显性遗传，涉及 3 个基因：AD1 淀粉样前体蛋白基因（APP）、AD3 早老素 1 基因（PSEN1）和 AD4 早老素 2 基因（PSEN2）。AAP 基因致病突变可影响 APP 蛋白正常切割，影响 β 淀粉样蛋白产量，而 PSEN1 和 PSEN2 基因致病突变可改变 γ 分泌酶活性，导致 AD 的发生。LOAD 多为散发性，遗传因素在其发病过程中也有重要作用。载脂蛋白 E（APOE）与 AD2 相关，APOEε4 亚型是 LOAD 重要的遗传危险因素，纯合子可使 AD 发病风险提高 12 倍，APOEε2 亚型可降低 AD 发病风险。此外，簇集素基因、补体受体 1 基因、磷脂酰肌醇结合网格蛋白组装蛋白基因、桥联整合蛋白 1 基因、CD2 相关蛋白基因和跨膜 4 结构域亚家族 A 成员 4A/6A/4E 等众多基因同 LOAD 发病相关。除遗传因素外，AD 的发病同性别、年龄、生活方式、饮食习惯、体育锻炼、烟酒习惯及环境因素也相关。

临床表现 症状分 ABC 三大

类。A（activity）指生活功能改变，发病早期主要是近记忆力下降，对患者一般生活无明显影响，仅表现为工作能力损害，至疾病晚期患者需要完全由他人照顾。B（behavior）指精神和行为异常，疾病早期患者即可出现主动性缺乏、冷漠、孤独、自私和易激惹等，进一步加重可出现幻觉、妄想、睡眠节律紊乱、本能活动亢进及攻击行为。C（cognition）指认知损害，以遗忘为先导，渐累及所有认知领域，包括计算、定向、视空间、执行功能和理解概括等。

诊断　必须符合痴呆的诊断标准，同时具有以下特征：①隐匿起病，有明确的认知功能逐渐恶化表现。②以遗忘为主的认知损害，同时还有非遗忘领域如言语功能、视空间、执行功能等的进行性损害。③符合排除标准。

除以上症状外，可根据以下生物学标志进一步明确诊断：①携带1种AD基因突变。②脑脊液或血浆 $A\beta_{1\sim42}$ 减少和/或总Tau蛋白或磷酸化Tau蛋白增加。③正电子发射体层显像（PET）显示 $A\beta_{1\sim42}$ 和/或Tau滞留增加。④磁共振成像（MRI）显示内侧颞叶或海马萎缩，PET显示氟代脱氧葡萄糖下降。

鉴别诊断　在做出诊断前，必须同谵妄、老年期抑郁症、老年期精神病、中枢神经系统感染及炎症、血管性认知损害、路易体痴呆和额颞叶痴呆等进行鉴别。实验室检查应重点排除甲状腺功能异常、维生素 B_{12} 缺乏、贫血、梅毒等可能影响认知的病变；头颅MRI可除外脑血管病或其他造成痴呆的病因。

治疗原则　尚无方法能阻止或逆转临床期AD的进展，仅能暂时改善或减缓症状，但仍提倡尽早诊断，及时治疗，并给予综合管理，可有效提高患者的生存质量、改善认知和心理行为症状，遵循药物和非药物干预相结合的原则。对于轻中度患者，首先给予胆碱酯酶抑制剂治疗，如多奈哌齐、卡巴拉汀；中重度患者，可选择美金刚和/或胆碱酯酶抑制剂。对AD的精神症状，首选非药物治疗，若无效，可加用非典型抗精神药物治疗。针对情绪症状，可选择5-羟色胺类药物。除药物外，患者需要长期管理，包括针对语言、运动的康复，针对吞咽困难的物理治疗、营养支持等。

预防　①一级预防：提高人群对AD相关知识的认识，养成良好的生活习惯，戒烟酒，保持良好的饮食和睡眠习惯，避免接触铅、铝等重金属，同时治疗躯体肌病。②二级预防：提高早期识别老年痴呆的能力，对可疑患者及时送医，争取早期诊断，接受系统治疗。③三级预防：对痴呆患者及时治疗，改善其一般情况，预防并发症和伤残可能，提高生活质量。

（胡　静　郭　璇）

Pàjīnsēnbìng

帕金森病（Parkinson disease，PD）　缓慢进展的以运动迟缓、肌强直、震颤为特点的中枢神经系统变性疾病。又称震颤麻痹。为多基因遗传。约15%PD患者有阳性家族史，即家族性帕金森病。主要表现为运动迟缓、静止性震颤、肌强直和姿势平衡障碍等，同时伴有嗅觉障碍、便秘、睡眠障碍和焦虑抑郁等非运动症状，根据起病年龄分为早发型PD（发病年龄≤50岁）和晚发型PD（>50岁）。特征性的病理表现为黑质多巴胺能神经元进行性减少和残存神经元内路易小体形成。中国65岁以上人群PD患病率为1.7%。

病因和发病机制　各种危险因素可能通过影响线粒体功能障碍、氧化应激、谷氨酸毒性作用、免疫炎性反应、细胞凋亡、金属离子蓄积、胱天蛋白酶（caspase）激活、细胞内多种基因调节产物转运体失调等途径导致黑质多巴胺能神经元减少，脑内多巴胺能含量降低，导致黑质纹状体乙酰胆碱系统功能相对亢进，产生震颤、肌强直、运动减少症状。中脑-边缘系统和中脑-皮质系统多巴胺含量亦显著减少，可能导致认知功能减退、行为情感异常、言语错乱等高级神经活动障碍。

5%～10%患者属于单基因遗传病，可通过常染色体显性、常染色体隐性或罕见的X连锁方式遗传，先证者起病年龄早倾向于常染色体隐性遗传，如 *PRKN*、*PINK1*、*PARK7*、*ATP13A2*、*PLA2G6*、*FBXO7*、*DNAJC6*、*SYNJ1* 和 *VPS13C*；起病年龄晚倾向于常染色体显性遗传，如包括 *LRRK2*、*VPS35*，但 *SNCA* 为常染色体显性遗传，引起早发型PD。除了以上高度外显基因外，晚发型PD易感性与多个基因多态性相关，包括 *GBA*、*MAPT* 和 *MC1R* 等，这些风险基因会产生显著的累积效应，导致PD的发生。

临床表现　除经典PD症状外，不同的致病突变可有不同的临床表现。*LRRK2* 基因突变患者病程进展缓慢，非运动症状相对少见，对左旋多巴制剂反应良好；*SNCA* 基因突变患者临床异质性高，发病年龄相对早，疾病进展快，可伴有认知功能障碍、锥体束征、精神症状；携带 PRKN、PARK7 和 PINK1 基因突变的患者症状出现早，有晨轻暮重、休息后减轻等波动性症状，对左旋多巴制剂反应良好，但易出现异动症；PLA2G6 基因突变患者，进展快，可伴有症状波动性、肌张力障碍、锥体束征和神经精神症状。

诊断　家族性 PD 诊断需要参照《中国帕金森病的诊断标准（2016 版）》，结合患者阳性家族史即可得到诊断。

鉴别诊断　需与以下疾病鉴别：肝豆状核变性、肌张力障碍合并 PD 症状、亨廷顿病、脑组织铁沉积神经变性病、脊髓小脑共济失调。

治疗原则　家族性 PD 药物治疗原则主要参照《中国帕金森病治疗指南（第四版）》。考虑到家族性 PD 中有部分患者年龄较小，需注意：用药以提高患者工作能力和生活质量为目标，关注患者长期药物治疗选择；个体化用药，符合"剂量滴定，以最小剂量达到最满意效果"；关注运动并发症；关注非运动症状的预防、治疗；妇女、儿童和青少年等特殊人群的用药安全。

预防　①一级预防：减少增加 PD 发生的相关危险因素，如环境农药暴露、摄入大量牛奶或乳制品、创伤、糖尿病或某些感染性疾病；增加 PD 保护性因素包括体育锻炼、咖啡、茶和 B 族维生素的摄入；此外，对于有家族史的患者及早进行遗传咨询。②二级预防：提高早期识别 PD 的能力，对可疑患者及时送医，接受系统治疗，并且给予相关运动功能锻炼，减慢疾病的发展。③三级预防：预防运动并发症和伤残可能，提高患者生活质量。

（胡　静　郭　璇）

Hēngtíngdùnbìng

亨廷顿病（Huntington disease, HD）　以进行性加重的舞蹈样动作、认知下降和精神症状为三大主征逐渐进展的常染色体显性遗传性神经退行性疾病。发病年龄一般在 30～50 岁，病程 15～25 年。流行病学显示，亚洲人群发病率为 0.4/10 万，而欧洲、北美洲及大洋洲发病率为 4/10 万～10/10 万。HD 具有遗传早现现象，因基因组不稳定性在精子中发生比在卵子中更明显，所以父系遗传时这种现象会更加明显。50%～70% 的患者起病年龄与 CAG 重复扩增数目相关。

病因和发病机制　该病致病基因 HTT 的 1 号外显子编码多聚谷氨酸的密码子 CAG 重复数扩增可致病，当 CAG 重复次数在 36～39 之间时，携带者表现为不全外显，可不发病或较晚发病，当 CAG 重复次数 ≥40 时，携带者完全外显，虽然 27～35 重复数的携带者不发病，但会不稳定传给下一代，引起下一代 HD。

HTT 蛋白由 3144 个氨基酸残基组成，分子量很大，在各器官均广泛表达，同时包含核输出信号和核定位信号，该蛋白可通过主动转运在细胞核和细胞质之间穿梭，其功能尚未完全明确，可能与神经系统发育（包括神经管形成和神经母细胞迁移）、轴突运输、突触功能和抑制细胞凋亡相关。因涉及众多不同的机制，是野生型 HTT 功能缺失还是突变型 HTT 获得性毒性作用，尚不清楚。纹状体神经元对突变的 HTT 变化最为敏感，大脑皮质神经元也会受到影响。HTT 氨基酸末端多谷氨酰胺重复次数异常可以导致转录异常，引起免疫功能、mRNA 进程上调，代谢和突触功能下调，

导致尾状核神经元凋亡。突变 HTT 可形成寡聚体，具有毒性作用，而后形成大的包涵体，可能有毒性作用或保护性作用。突变 HTT 不能被泛素-蛋白酶体和自噬系统降解，且造成泛素-蛋白酶体和自噬系统受损。HTT 氨基酸末端多谷氨酰胺重复次数在体细胞和减数分裂是均不稳定，延长易发生在纹状体和大脑皮质，血液系统和小脑中 CAG 重复次数稳定，一般在大于 115 次重复会出现运动症状。线粒体功能失衡、突变 HTT RNA 毒性病灶、修饰基因、突变后 1 号外显子转录形成毒性作用的蛋白质、核孔复合体功能受损均在疾病发生发展中有作用。

临床表现　典型症状为运动障碍，大部分患者遵循双相模式，早期表现为运动过多，后期转换为运动减少和肌僵直。HD 的认知症状较运动障碍出现早，早期主要局限于部分脑区，患者反应速度、情节记忆、执行功能及情感认知出现障碍，后期可发展为全脑痴呆，但可保持部分认知功能。HD 的精神障碍表现多种多样，主要有抑郁、易激惹、冲动、强迫和淡漠等，患者自杀率高达 5%～10%。其他临床表现有体重下降、睡眠障碍。临床上可使用亨廷顿病评定量表来对以上特征进行评估。除经典型，还有少年型 HD 和老年型 HD。少年型 HD 起病年龄小于 21 岁，进展快，生存期短，症状重，生存期为 8～9 年，肌僵直较舞蹈样动作更常见，癫痫发病率增高。老年 HD 起病大于 60 岁，大多数是家族里第一个诊断的 HD 患者，临床表型轻，不影响寿命。

基于 HTT 基因检测确诊的患者，分为临床前期和临床期，临

床前期又分为无症状 HD 和症状前 HD（图 1）。

诊断 患者出现进行性加重舞蹈样动作，并伴有行为和认知症状，如果有家族史，诊断 HD 的可能性就非常大，如果无家族史，进行基因检测明确患者 CAG 重复次数 ≥ 36 即可诊断为该病，CAG 重复次数 ≤ 35 可排除诊断。

头颅 CT/MRI 检查可发现双侧纹状体进行性萎缩，在运动症状出现前头颅影像学就能发现异常。尾状核、壳核萎缩是 HD 特征性改变，大脑皮质（主要是额叶）、苍白球和丘脑也会受累，脑萎缩致脑室系统扩大，以侧脑室前角和三脑室扩张明显，侧脑室前脚尾状核区球形向外膨出，呈蝴蝶征。中度及以上受累的 HD 患者全脑容积减少，可减少 30%。头颅影像学检查对该病诊断具有参考价值。

鉴别诊断 对于典型 HD 表型，基因检测阴性的患者，需与类 HD 表型的其他疾病进行鉴别。HD 样疾病 1~4 型，根据遗传基因不同出现类似于 HD 经典型或青少年型表现，分别有 *PRNP*、*JPH3*、定位 4p15.3 的未知基因和 *TBP* 基因突变致病，以 HD 样疾病 4 型多见，检出相应致病基因

可资鉴别。此外，还需对棘红细胞增多症、良性遗传性舞蹈病、齿状核红核苍白球路易体萎缩症、脑组织铁沉积神经变性等疾病进行筛查。

治疗原则 尚无任何治疗措施可以缓解 HD 病程进展，治疗的主要目标是控制症状、提高生活质量，强调综合性治疗，治疗药物应与心理、社会和环境支持协同，在疾病不同的阶段各有侧重。

运动症状治疗 舞蹈样症状如果不影响生活，可暂不治疗。丁苯那嗪是经美国食品和药品管理局（FDA）批准治疗舞蹈样症状的药物，但常出现抑郁、锥体外系症状等不良反应，故该药适用于舞蹈样症状严重，且精神症状轻的患者，要注意药物应用是否加重自杀念头。当患者存在明显的情绪和精神问题时，奥氮平是一线用药，具有耐受性好、每天只需服用一次等优点，同时可改善患者体重减轻、睡眠和情绪症状。其他可以选择的药物有利培酮、氟哌啶醇、舒必利、阿立哌唑和喹硫平等，均可减轻舞蹈症状。若单一药物效果不佳，丁苯那嗪可联用精神病药物。疾病晚期以肌僵直为主，应用以上药

物会加重症状。肌僵直可选择左旋多巴或多巴胺受体激动剂，但是疗效有限。氯硝西泮作为以震颤和肌僵直为主要表现年轻患者的辅助治疗。

认知障碍治疗 无有效药物，主要借助心理治疗，患者常有"器质性否认"，导致冲动行为，护理时需要加以关注。

精神障碍治疗 可采取与普通患者相同药物治疗。西酞普兰和舍曲林等选择性 5-羟色胺选择性重摄取抑制剂（SSRI）可用于治疗抑郁和焦虑，合并幻觉、妄想、攻击行为时，联合小剂量抗精神病药物。舍曲林可减轻强迫行为。

睡眠障碍治疗 患者存在睡眠觉醒周期的紊乱。改善睡眠障碍，应保持良好的睡眠习惯，避免白天小睡、适度体育锻炼、限制酒精咖啡摄入等。避免影响睡眠药物的应用。莫达非尼可用于减轻日间嗜睡，从而改善夜间睡眠，其他药物如褪黑素、米氮平等可酌情选用。

基因治疗及其他针对疾病形成过程的药物在动物实验中取得了良好的效果，应用于临床后可从根本治疗 HD 患者。

预后 自起病后患者逐渐出现工作生活困难，身体功能逐年减弱，运动困难加重直至卧床，进食、构音、括约肌出现障碍，患者通常死于心功能不全、肺炎。此外疾病早期自杀也是患者的重要死因。

预防 ①一级预防：对确诊患者的家庭成员应给予遗传咨询和检测，必要时进行产前诊断，可以有效减少后代的再发风险。②二级预防：即产前检查和诊断，对于高风险的胚胎和胎儿在妊娠早、中期进行准确诊断，以及新

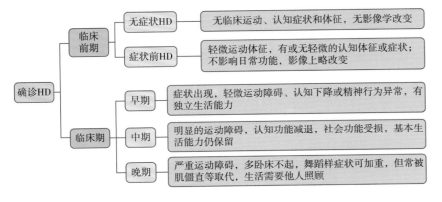

图 1 HD 临床分期

生儿疾病筛查。③三级预防：对HD临床预防和疾病管理。此外，疾病早期自杀也是患者的重要死因，应予以重视。对于确诊患者应注重相关问题的护理，并进行综合性康复治疗。

（胡 静 郭 璇）

tèfāxìng zhènchàn

特发性震颤（essential tremor, ET） 多基因遗传性/常染色体显性遗传性运动障碍疾病。又称原发性震颤。为临床中常见的运动障碍性疾病，以双上肢姿势性震颤和/或动作性震颤为特点，头面部、声带、下肢和躯干也可受累，呈轻度的不对称性。除震颤外，ET也可出现非运动症状，表现为认知、情感、精神、睡眠及自主神经功能障碍。整体患病率0.9%，随年龄增长患病率明显升高，65岁以上人群患病率为4.6%，30%~70%的患者有家族史，具有明显的家族遗传倾向。根据不同的临床特点分两型，即特发性震颤和特发性震颤叠加。

病因和发病机制 ET的发病机制不明，可能与环境及遗传因素相关。一般认为震颤产生的关键脑区是小脑，可能与小脑-丘脑-皮质环路功能异常相关。患者小脑的浦肯野细胞缺失移位、轴突肿胀并重新分布、树突肿胀及树突棘减少，研究表明，浦肯野细胞轴突肿胀可增强动作电位保真度，从而引起震颤。此外，围绕浦肯野细胞轴突起始段篮细胞的形态改变、来源于下橄榄（具有震荡特性）的攀缘纤维与多个浦肯野神经交叉支配，均可影响小脑生理功能，从而引起震颤。通过对ET患者的基因分析，震颤还可能涉及多种通路：钙信号和突触传递、轴突引导、微管运动活动、内质网到高尔基复合体的

运输。

已发现ET相关的15个基因/基因座和多种ET相关风险或保护性遗传因素。包括遗传性特发性震颤：ETM1致病基因为*DRD3*；ETM2基因座位于2p25-p22，可能的候选基因*HS1BP3*；ETM3基因座位于6p23，未发现明确致病突变；ETM4致病基因*FUS*；ETM5致病基因*TENM4*；ETM6致病基因为*NOTCH2NLC*；此外，相关的基因有*HTRA2*、*SCN4A*、*SORT1*、*SCN11A*、*NOS3*、*KCNS2*、*HAPLN4*、*USP46*和*CACNA1G*。ET的风险基因有：*LINGO1*、*LINGO2*、*SLC1A2*、*PPARGC1A*、*CTNNA3*和保护基因*STK32B*。*DRD3*、*HS1BP3*、*TENM4*、*CACNA1G*和*HAPLN4*基因在皮质-橄榄-小脑-丘脑环路高表达，可直接干预环路引起震颤；*FUS*、*USP46*和*LINGO1*基因等在神经系统广泛表达，为何单独引起震颤，尚需研究证实。

临床表现 ET发病年龄呈双峰分布，多见于青少年和40岁以上的中老年人，分为青年型ET和老年型ET。青年型ET通常有阳性家族史，老年型ET疾病进展更快。ET临床表现为不受姿势或意志控制，影响肢体各个部位4~12Hz的震颤，其中双上肢最容易受累，90%~95%患者出现双上肢震颤，30%合并头部震颤，20%合并声音震颤，10%~15%出现双下肢震颤，躯干部位较少受影响。患者常表现为双侧肢体受累，呈对称分布或轻度不对称分布，一般在活动时明显，休息时减轻。情绪紧张、焦虑状态时症状加重，超过50%的患者在饮酒后震颤减轻，并更常见于青年型ET。ET症状不会自发缓解，并且随时间推移逐渐加重。除震颤外，患者

可出现平衡困难或步态异常、高频感性耳聋、眼部反射性扫视障碍和轻微的嗅觉损害。认知、情感、精神、睡眠及自主神经功能障碍可能早于震颤发生，并可能随疾病逐渐加重，影响患者生活质量。

诊断 主要依据病史、临床表现和神经系统检查，辅助检查常用于排除其他原因引起的震颤，包括常规检查（血尿便常规、生化及甲状腺功能等）、药物和毒物检测、血清铜蓝蛋白检测、头颅MRI、肌电图（记录震颤存在及记录频率）和基因检测。

诊断标准 特发性震颤需要同时满足以下三点：双上肢动作性震颤，伴或不伴其他部位的震颤；不伴其他神经系统体征；病程超过3年。

排除标准 存在引起生理亢进性震颤的因素；孤立的局灶性震颤；孤立性任务或位置特异性震颤；震颤频率>12Hz的直立性震颤；伴明显其他体征的震颤综合征；突然起病或病情呈阶梯式进展恶化。

鉴别诊断 ①帕金森病：主要表现为静止性震颤、动作缓慢、肌强直，查体可显著的肌张力增高，多巴胺能药物治疗有效。②肝豆状核变性：表现为静止性、姿势性或动作性震颤，常累及双上肢远端和头部，还可出现舞蹈样动作、面部怪容、构音障碍、手足徐动等，眼部可见特征性角膜凯-弗环、头颅MRI可见双侧豆状核对称性异常信号。③小脑性震颤：以意向性震颤为主，伴有小脑的其他体征，头颅MRI可见小脑萎缩。④其他：功能性震颤、代谢性震颤和药源性震颤等。

治疗原则 轻度震颤无需治疗；轻至中度患者由于工作或社

交需求，可于事前半小时服药间歇性减轻症状；中至重度患者需要药物治疗；药物难治性重症患者可进行手术治疗；头部或声音震颤患者可选择 A 型肉毒毒素注射治疗。

药物治疗 一线药物有普萘洛尔、阿罗洛尔和扑米酮，是治疗 ET 的初始用药；二线药物有加巴喷丁、托吡酯、阿普唑仑、氯硝西泮、阿替洛尔和索他洛尔；三线药物有纳多洛尔、尼莫地平和 A 型肉毒毒素。

手术治疗 立体定向丘脑损毁术、深部脑刺激和 MRI 引导下的聚焦超声丘脑切开术。

除了药物和手术外，康复治疗和心理疏导对于 ET 患者非常重要，可提高患者生活质量、减轻心理负担，达到更满意的治疗效果。

预后 ET 发病年龄与预后无关，震颤的严重程度与病死率无关，但可导致部分患者生活自理困难、丧失劳动能力。

（胡静 郭璇）

jiǎféidàxìng jīyíngyǎngbùliáng

假肥大性肌营养不良（pseudohypertrophic muscular dystrophy）

抗肌萎缩蛋白（*DMD*）基因突变导致抗肌萎缩蛋白严重缺陷引起的 X 连锁隐性遗传性肌营养不良。是最常见的进行性肌营养不良，因临床特征性表现为双腓肠肌肥大而得名，包括迪谢内肌营养不良（DMD）和贝克肌营养不良（BMD）。主要表现为进行性加重的四肢近端肌、腰带肌无力、萎缩，腓肠肌肥大，严重影响患者的日常运动能力，病程晚期可累及呼吸肌、心肌致患者死亡，BMD 症状较轻。DMD 发病率在存活男婴中约为 0.2‰，中国人群发病率为 0.22‰，全球总体发病率：DMD 为 4.6/10 万，BMD 为 1.6/10 万。

病因和发病机制 *DMD* 编码抗肌萎缩蛋白，由 3685 个氨基酸残基组成，分子量为 42.7kD。其棒状分子结构全长约 150nm，由抗肌萎缩蛋白 N、R、C 端组成。抗肌萎缩蛋白为细胞骨架蛋白，主要分布在骨骼肌、心肌细胞膜下，N 端与胞质内的 F 肌动蛋白相连，C 端与 β-肌营养不良蛋白聚糖、Syntrophins 和 Dystrobrevin 等连接。抗肌萎缩蛋白与分布于肌细胞膜上的多种糖蛋白共同组成肌营养不良糖蛋白复合体（DGC），包括 α、β-肌营养不良蛋白聚糖，α、β、γ、δ、ε-肌聚糖蛋白，Sarcospan。DGC 与肌细胞膜内外的多种蛋白通过特定方式结合，抗肌萎缩蛋白缺陷的骨骼肌细胞，DGC 也相应出现继发性缺失，同样，DGC 中任何一种蛋白缺失，均可出现抗肌萎缩蛋白的继发性缺失。抗肌萎缩蛋白和各种糖蛋白相互作用，共同维持肌细胞膜结构的完整性，并且提供了协调包括活性氧/氮、脂膜和蛋白质的信号转导平台。*DMD* 突变造成抗肌萎缩蛋白功能缺陷，引起肌营养不良相关蛋白复合物的功能紊乱，导致骨骼肌细胞对机械性损害十分敏感，同时细胞信号紊乱，细胞内钙浓度升高、一氧化氮合酶功能失调、线粒体功能紊乱、抗氧化反应不足，最终导致肌细胞死亡和组织功能的丧失。

DMD 基因致病突变中有 65% 为外显子缺失，10% 为外显子重复，13% 为无义突变，其余突变形式包括：片段缺失合并点突变、插入和微缺失及内含子部分致病突变。若基因突变破坏阅读框，终止密码子提前形成，导致信使 RNA 过早停止转录，产生的截短蛋白量少，且迅速降解，因而导致发病早、症状重的 DMD；若基因突变不破坏阅读框，可产生少量低质量的抗肌萎缩蛋白，保留部分功能，则导致临床症状较轻的 BMD。

临床表现 如下。

DMD 表现为进行性加重的四肢近端肌、腰带肌无力，腓肠肌肥大、质韧，病程不同阶段的临床表现各具特色，按照年龄可以分为 5 个阶段。①临床前期（出生至 2 岁）：患儿出生时无临床症状，可出现运动发育迟缓，站立、独立行走较同龄儿晚。②独走早期（2~6 岁）：患儿肌无力进展迅速，行走易摔倒、腓肠肌假性肥大、蹲下站立均费力（Gower 征），出现不同程度的跟腱挛缩、足尖站立行走、步基增宽、腰部前凸，呈现特征性行走姿态（鸭步）。③独走晚期（6~11 岁）：患儿肌无力症状继续加重，蹲下站起、上下楼梯越发困难直至不能完成，常需要借助助行器活动。④不能独走早期（10~15 岁）：若不接受治疗，患儿在 10~15 岁丧失独立活动能力，仍可独坐或扶站，肢体多关节挛缩、活动受限，并出现呼吸功能受累。⑤不能独走晚期（＞15 岁）：患者双上肢无力进行性加重，双下肢关节挛缩，呼吸、咳痰无力，脊柱后凸畸形及心功能障碍，出现呼吸衰竭、呼吸道感染或心功能衰竭，常于青少年晚期死亡。因抗肌萎缩蛋白在心肌亦有分布，心血管系统亦可受累，并成为重要的死因。心脏受累一般出现在青少年期，DMD 最常见的心脏受累为扩张型心肌病，受累心脏并非单纯心室扩张，同时伴心室壁肌肉萎缩变薄，心脏变小。此外，中枢神经系统受累出现一定程度的认知障碍，消化系统受累出现胃肠道动力不足、胃排空延迟、胃轻瘫及假性肠梗阻，骨骼系统受累表现为骨关节、脊柱畸形等。

BMD 晚发型（青壮年）肢带综合征（上、下肢近端肌，肩胛、腰带、盆带肌无力），蹲下站立、上下楼梯费力，走路呈鸭步，大腿肌群萎缩，腓肠肌假性肥大。部分患者伴肌肉痉挛、肌肉疼痛及运动相关肌红蛋白尿。轻症患者在 30 岁后出现肌无力，独立运动能力可维持到 60 岁。部分患者仅表现为单纯高肌酸激酶血症。心肌受累多见，是导致患者死亡的重要原因，心肌病诊断的平均年龄在 14.6 岁，平均死亡年龄在 40 岁。病程晚期可出现呼吸肌受累，通常需要呼吸机进行辅助呼吸。认知障碍在 BMD 患者中较少出现。

诊断　对 DMD/BMD 进行诊断时除了依据患者的临床表现外，还需进行必要的实验室检查。

实验室检查　DMD 患者血清肌酸激酶常显著升高，肌酐水平明显降低；BMD 患者血清肌酸激酶水平较 DMD 患者低。此外，血清乳酸脱氢酶、肌酸激酶同工酶及血清脑钠肽水平在 DMD/BMD 患者中均可轻度升高。血沉、C 反应蛋白正常可助于鉴别炎性肌病。神经电生理检查提示肌源性损害，对脊肌萎缩症具有重要的鉴别价值。

骨骼肌磁共振成像（MRI）对诊断 DMD/BMD 有重要价值，并可明确骨骼肌受累情况。骨骼肌 MRI 具有高度选择的肌群受累特点，受累骨骼肌出现不同程度的脂肪浸润、间质增生及水肿。臀中肌、臀小肌、内收肌早期出现严重脂肪化，之后出现臀大肌、股四头肌受累，随疾病进展，大腿骨骼肌均出现不同程度受累，但缝匠肌、股薄肌、半腱肌及长收肌相对保留，出现三叶一果征，小腿骨骼肌受累较大腿轻。

骨骼肌活检　DMD/BMD 诊断和鉴别诊断的重要手段。显微镜下可见肌细胞大小不一、大量变性、坏死、再生肌纤维，散在不透光肌纤维，结缔组织重度增生，不同病程时期的骨骼肌活检，病理表现严重程度不同，晚期大量肌细胞脂肪变。抗肌萎缩蛋白单克隆抗体免疫组织化学染色显示，肌细胞膜抗肌萎缩蛋白不同程度缺失，DMD 呈完全缺失，BMD 呈部分缺失。

基因检测　对于确诊 DMD/BMD 很重要。首选多重连接依赖性探针扩增进行大片段缺失或重复检测，未发现此类突变的患者进行下一代测序进一步查找 DMD 点突变。经临床体检、辅助检查及骨骼肌活检免疫组织化学染色确诊 DMD，1%~2% 的患者经以上两种检测手段仍不能明确致病突变，可行肌肉 mRNA 分析进一步验证有无内含子区点突变或基因重组。

治疗原则　尚无有效治愈方法，需要多学科综合管理，制订个性化治疗和康复方案。

药物治疗　糖皮质激素是公认治疗 DMD 的有效药物，长期应用可显著延长患儿的独立活动时间 2~5 年。治疗过程中应注意合理饮食、控制体重、补充钙剂、维生素 D 和氯化钾。此外，辅酶 Q10、艾地苯醌、沙丁胺醇在改善肌细胞的氧化代谢、维护呼吸功能等方面有一定疗效。

基因治疗　外显子跳跃治疗可通过翻译寡核苷酸诱导选择性剪切前信使 RNA 跳跃特定外显子，产生截断但有功能的抗肌萎缩蛋白，促使重症 DMD 表型转化成为轻型 BMD 表型。针对 *DMD* 基因外显子 51 的替普利森，约对 14% 的 *DMD* 基因突变患儿适用，针对 53 号外显子的戈洛迪森、卡西莫森。此外还有无义突变通读治疗、腺病毒相关的基因替代治疗、细胞治疗、基因编辑水平与干细胞联合治疗等。

康复和综合管理　病程不同阶段的患者需要进行不同类型的康复，合理康复贯穿抗肌萎缩蛋白病患者的整个病程，对提高患者生活质量、延缓疾病进展具有举足轻重的作用。此外，需要根据患者不同的临床表现结合相应的辅助检查结果，给予患者呼吸系统、消化系统、心血管系统、骨骼系统及心理适当的管理。

预防　①一级预防：检出携带者人工流产患病胎儿，对确诊患者的家庭成员应给予遗传咨询和检测，必要时进行产前诊断，可有效地减少后代的再发风险。②二级预防：携带者妊娠后应行产前基因诊断，若是胎儿受累则终止妊娠。③三级预防：对患者的疾病管理，及早诊断，给予相应药物评估，进行心脏、呼吸功能评估，以减缓病情进展，减少并发症，提高患者生活质量。

(胡　静　郭　璇)

qiángzhíxìng jīyíngyǎngbùliáng

强直性肌营养不良（myotonic dystrophy，DM）　多系统受累的常染色体显性遗传骨骼肌疾病，主要表现为肌强直、肌无力、肌萎缩、白内障、心律失常、秃发、多汗、性功能障碍和内分泌异常等。根据致病基因不同分为 DM1 和 DM2。该病的发病率存在显著的种族和地域差异，有报道认为全部人群的发病率为 0.83/10 万~12.5/10 万，中国人群以 DM1 为主，仅有极少 DM2 相关报道，而欧洲人群 DM1 和 DM2 发病率无明显差异。

病因和发病机制 DM1 是由位于染色体 19q13.32 的强直性肌营养不良蛋白激酶（DMPK）3′非翻译区三核苷酸 CTG 重复次数异常扩增所致，DM2 是由位于染色体 3q21.3 的 CCHC 型锌指核酸结合蛋白 9（ZNF9），内含子 1 的 CCTG 四核苷酸重复次数异常扩增所致。

DMPK 和 ZNF9 在功能上没有联系，且两种疾病基因扩增区域均在非编码区，临床特征相似，推测二者致病机制类似，均与 RNA 毒性作用相关。比较公认的观点是，DM1 可转录产生有毒的功能效应 CUG-RNA，导致其无法转运出核，保留在细胞核内成为 RNA 毒性核聚集灶（DMPK 表达水平高、扩增片段长的组织细胞中更多），同肌细胞内盲肌样蛋白（MBNL）结合，影响细胞内数百种转录本的剪接，同时异常扩增的 RNA 可诱导 CUG 结合蛋白 1 磷酸化和稳定性增高，CUPBP1 异常聚集可以加重细胞的剪切异常。MBNL1 蛋白在骨骼肌中高度表达，MBNL2 蛋白在脑组织中高度表达，CUG-RNA 同以上蛋白功能结合，导致他们聚集在细胞中，不能被细胞所利用。细胞特异性氯离子（CLC-1）通道异常剪接，导致细胞膜 CLC-1 通道蛋白缺失，引起肌肉持续性收缩，即肌强直症状。此外，胰岛素样受体、L 型钙通道蛋白和抗肌萎缩蛋白转录本剪接受影响均会出现相应临床表现。

临床表现 该病影响骨骼肌、平滑肌、眼、心血管系统、内分泌系统和中枢神经系统。

DM1 分四型：先天型、经典型、儿童型和轻症型。

先天型 DM1 于胎儿期起病，累及到肌肉和中枢，表现为松软儿，通常见于 CTG 重复次数超过 1000 次病例，可导致新生儿死亡。

经典型 DM1 常于 20~40 岁起病，肌强直是主要的起始症状，表现为休息后加重，反复活动可减轻，往往先累及手部和前臂肌肉，导致远端肌无力，影响双手的精细运动，可引起双足下垂。继而累及头面部肌肉，如上睑、颞肌、面肌和胸锁乳突肌等。尤其颞肌及咀嚼肌萎缩最明显，患者面容瘦长，颧骨隆起，导致"斧状面容"，颈消瘦而稍前屈，而成鹅颈。

儿童型 DM1 一般于 1~10 岁起病，颜面肌受累明显。

轻症型 DM1 通常于 40 岁以后起病，可出现轻度肌无力、肌强直和白内障，寿命一般正常。

其他系统：除骨骼肌外，中枢神经系统损害可出现智力下降及脑白质病变；眼受累可出现白内障、远视和散光；心脏出现传导阻滞、心律失常、心肌病和心力衰竭；呼吸系统受累导致呼吸衰竭，继而引起肺炎；消化系统受累，可引起胆结石和胆囊炎；内分泌系统受累引起糖尿病；生殖系统受累导致男性不育，女性流产、早产和痛经等；皮肤受累可导致谢顶、基底细胞癌风险增高。

DM2 临床表现较经典型 DM1 轻。通常在成年期起病，临床表现为早发性白内障、肌强直、近端肌无力、听力下降和肌痛。DM2 近端肌无力主要影响颈肌和腰带肌，同 DM1 肌无力主要影响远端肌不同。此外，DM2 无遗传早现现象，无先天性亚型报道，

且临床表型与扩增基因片段序列数目无相关性。

诊断 诊断的金标准是基因分析明确致病突变，但在进行基因分析前，常需要进行辅助检查以与其他肌病区别。

辅助检查 DM 血清肌酸激酶正常或轻度升高，半数患者可出现碱性磷酸酶、γ-谷氨酰转移酶、谷草转氨酶和谷丙转氨酶的升高。心电图、肺功能对明确早期的心脏和呼吸受累有重要价值。

肌电图 强直电位合并肌病电位。

骨骼肌活检 可见肌纤维大小不一，肥大肌纤维（直径大于 100μm）明显增多，可见肌纤维分裂，小角化肌纤维散在，结缔组织不同程度增生；中心核、核聚集和肌浆块是本病的特征性病理改变；DM1 出现 II 型肌纤维优势及群化，I 型肌纤维萎缩；DM2 呈 I 型肌纤维优势但未见显著 II 型肌纤维萎缩。

鉴别诊断 需与其他引起肌强直症状的疾病进行鉴别，如先天性肌强直、先天性副肌强直、肌管肌病、酸性麦芽糖缺乏症和炎性肌病等。

治疗原则 尚无特效治疗方法。针对肌强直症状可选用钠通道阻滞剂（卡马西平和美西律）、钙通道阻滞剂、三环类抗抑郁药和苯二氮䓬类药物。患者除骨骼肌外其他系统受累可影响生存质量，甚至威胁生命，应根据症状不同采取相应治疗措施。

预防 ①一级预防：对确诊患者的家庭成员应给予遗传咨询和检测，必要时进行产前诊断，可有效地减少后代的再发风险。②二级预防：携带者妊娠后应行产前基因诊断，若是胎儿受累则终止妊娠。③三级预防：对患者

的疾病管理，及早诊断，关注患者的多系统损害，提高生活质量。

(胡静 郭璇)

miànjiāngōngxíng jīyíngyǎngbùliáng

面肩肱型肌营养不良 (facioscapulohumerial muscular dystrophy, FSHD)

继假肥大性肌营养不良和强直性肌营养不良后第3种常见的常染色体显性遗传骨骼肌疾病。表现为面部、肩胛及上臂肌无力、萎缩，并逐渐向上躯干肌和下肢肌进展。根据致病机制，分为 FSHD1 型和 FSHD2 型，其中 FSHD1 型占 95%。国外发病率约为 0.05‰~0.13‰，中国最新报道患病率下限为 75/100 万。20 岁时外显率达 95%，30% 为新发突变。

病因和发病机制　FSHD1 和 FSHD2 有不同致病机制（图 1），但最终都通过影响 *DUX4* 基因异常表达，导致骨骼肌细胞凋亡、氧化应激、干扰肌源性的分化，引起肌肉损害。

FSHD1 型　致病基因定位于染色体 4q35，与其亚端粒区 *D4Z4* 串联重复序列缺失相关，正常人群 4q35 区域 D4Z4 拷贝数为 11~100，而患者则减少到 1~10，Ecor1 片段缩短至 38kb 以下，4q35 区域 D4Z4 拷贝数多少与临床严重程度呈负相关，且拷贝数越少，越容易出现多系统受累，如听力障碍出现于 1~4 拷贝患者中。此外，4q35 区域 D4Z4 串联重复序列同上游特异性简单序列长度多态性（SSLP）和下游特殊等位序列 4qA/4qB 存在密切连锁关系，4qA 末端具有一段富含 AT-TAAA 的多聚腺苷酸片段，具有稳定 *UDUX4* 基因转录表达的作用。*D4Z4* 基因缺失与特异性 SS-LP-4qA 基因共同存在而致病，4qA161 是中国最常见的致病类型。*D4Z4* 串联重复序列缺失导致 DNA 甲基化水平降低，在 4qA 等位基因共同作用下，造成持续的 DUX4 基因表达，从而致病。

FSHD2 型　致病基因为 *SMCHD1*，其突变引起相应蛋白表达水平降低，导致 *D4Z4* 区域甲基化程度降低，当同时携带 4qA 等位基因时可引发该病。此外，*LRIF1*、*DNMT3B* 也可引起该病，在人类在线孟德尔遗传数据库（OMIM）中作为 FSHD3、FSHD4 进行收录。

临床表现　常于 10~20 岁起病，婴幼儿期或成年晚期起病少见，症状隐匿，临床常以面肌、肩胛带肌和上臂肌群无力和萎缩为首发症状，逐渐累及躯干肌、足背屈肌、骨盆带肌，进展缓慢。面部易累及双侧眼轮匝肌、口轮匝肌和表情肌，眼外肌不受累。眼轮匝肌受累出现眼睑闭合无力、闭合不全；口轮匝肌受累出现吹口哨、鼓腮和吮吸困难，呈现"鱼嘴"外观。表情肌受累出现表情减少，呈"猫脸"肌病面容。肩胛带肌受累呈"翼状肩胛"。选择性侵犯上臂肌群肱二头肌、肱三头肌等，三角肌和前臂肌群受累轻。下肢肌首先影响远端肌群，主要是胫骨前肌和腓肠肌，表现为双足下垂。躯干肌及椎旁肌受累，可出现明显的腰椎前凸。

诊断和鉴别诊断　致病基因的检测为诊断金标准，但辅助检查对鉴别诊断仍有重要价值。患者血清肌酸激酶轻度升高，一般不超过正常值上限的 5 倍。肌电图以低窄电位为主，但可合并神经源性损害。骨骼肌磁共振成像（MRI）呈选择性的脂肪浸润，与肌无力程度一致。活检骨骼肌病理像变化较大，可见肌纤维大小不一，出现大量萎缩、肥大肌纤维和肌纤维分裂现象，坏死和再生肌纤维散在，中心核增加，结缔组织显著增生，部分患者甚至可出现大量炎症细胞浸润，需与炎性肌病鉴别。病理表现的严重程度与临床表现的严重程度没有直接关系。还需与多种遗传性骨骼肌疾病鉴别，如肢带型肌营养不良、酸性麦芽糖酶缺乏症、强直性肌营养不良及多发性肌炎等。

治疗原则　尚无改善性治疗方法，主要依赖于康复治疗和对症处理。有氧运动结合力量训练可以改善 FSHD 患者肌无力。矫形工具和辅助设备对患者维持正确的行走姿势有重要作用。严重翼状肩胛可通过手术改善，但其治疗作用有待进一步研究。FSHD 患者可能会出现慢性疼痛和疲劳，可给与对症治疗。

预后　患者整体寿命一般不受影响，但约 20% 在 50 岁以后需要依赖轮椅。

(胡静 郭璇)

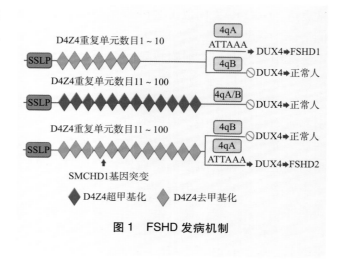

图 1　FSHD 发病机制

zhīdàixíng jīyíngyǎngbùliáng
肢带型肌营养不良（limb-girdle muscular dystrophy，LGMD）

以累及骨盆带和肩胛带肌为主要临床特点的一组遗传性神经肌肉病。主要表现为青少年或成年起病，肩胛带肌和骨盆带肌肌无力、肌萎缩，伴血清肌酸激酶不同程度升高。全球发病率为 0.8/10 万~6/10 万。

分型和命名 既往根据遗传模式分为呈常染色体显性遗传的 LGMD1 型、常染色体隐性遗传的 LGMD2 型，并按照致病基因发现的顺序依次按字母顺序进行命名。但随着越来越多新基因的发现，该命名方法已不实用，国际推荐基于遗传模式（D 显性，R 隐性）、受影响的蛋白和基因发现顺序进行重新命名，共分为 5 个显性亚型和 26 个隐性亚型，主要涉及编码细胞外基因、肌膜、细胞质和细胞核蛋白的基因（表1）。

发病机制 LGMD 不同亚型

表1 LGMD 新旧分型、基因及蛋白质功能

LGMD 新分型（OMIM）	旧分型	致病基因（OMIM）	编码蛋白	蛋白质功能
LGMD D1（#603511）	LGMD 1D	DNAJB6（*611332）	DNAJ 热休克家族成员 B6	Z 盘组织
LGMD D2（#608423）	LGMD 1F	TNPO3（*610032）	核转运蛋白 3	运输丝氨酸/精氨酸蛋白到细胞核
LGMD D3（#609115）	LGMD 1G	HNRNPD（*607137）	异质核糖蛋白 D 样蛋白	RNA 加工
LGMD D4（#618129）	LGMD 1I	CAPN3（*114240）	钙激活蛋白酶 3	半胱氨酸蛋白酶
LGMD D5	LGMD 1H	COL6A1（*120220）	胶原蛋白 6α1	肌纤维更新和再生的调控
		COL6A2（*120240）	胶原蛋白 6α2	
		COL6A3（*120250）	胶原蛋白 6α3	
LGMD R1（#253600）	LGMD 2A	CAPN3（*114240）	钙激活蛋白酶 3	半胱氨酸蛋白酶
LGMD R2（#254130）	LGMD 2B	DYSF（*603009）	质膜修复蛋白	细胞膜融合、修复
LGMD R3（#608099）	LGMD 2D	SGCA（*600119）	α-肌聚糖蛋白	机械感受器
LGMD R4（#604286）	LGMD 2E	SGCB（*600900）	β-肌聚糖蛋白	机械感受器
LGMD R5（#253700）	LGMD 2C	SGCG（*608896）	γ-肌聚糖蛋白	机械感受器
LGMD R6（#601287）	LGMD 2F	SGCD（*601411）	δ-肌聚糖蛋白	机械感受器
LGMD R7（#601954）	LGMD 2G	TCAP（*604488）	肌节蛋白	肌节的组装与维护
LGMD R8（#615988）	LGMD 2H	TRIM32（*602290）	三结构域蛋白 32	泛素连接酶
LGMD R9（#613153）	LGMD 2I	FKRP（*606596）	5-磷酸核糖醇转移酶相关蛋白	糖基化
LGMD R10（#608807）	LGMD 2J	TTN（*188840）	肌连蛋白	肌节蛋白
LGMD R11（#236670）	LGMD 2K	POMT1（*607423）	蛋白-O-甘露糖转移酶-1	糖基化
LGMD R12（#613319）	LGMD 2L	ANO5（*608662）	钙激活氯离子通道功能蛋白 5	膜重新调整
LGMD R13（#611615）	LGMD 2M	FKTN（*607440）	5-磷酸核糖醇转移酶	糖基化
LGMD R14（#613150）	LGMD 2N	POMT2（*607439）	蛋白-O-甘露糖转移酶-2	糖基化
LGMD R15（#253280）	LGMD 2O	POMGnT（*606822）	蛋白-O-甘露糖 0-1，2-N-乙酰葡萄糖-共胺基转移酶	糖基化
LGMD R16（#616538）	LGMD 2P	DAG1（*128239）	α-肌营养不良聚糖	稳定肌原纤维的细胞骨架
LGMD R17（#616487）	LGMD 2Q	PLEC（*601282）	网格蛋白 1	稳定中间纤维
LGMD R18（#615356）	LGMD 2S	TRAPPC11（*614138）	转运蛋白颗粒复合体 11	囊泡运输
LGMD R19（#615350）	LGMD 2T	GMPPB（*615320）	甘露糖焦磷酸化酶 B	糖基化
LGMD R20	LGMD 2U	ISPD（614631）	类异戊二烯合成酶含蛋白	糖基化
LGMD R21（#617232）	LGMD 2Z	POGLUT（615618）	蛋白-O-葡萄糖基转移酶-1	信号转导
LGMD R22	none	COL6A1（120220）	胶原蛋白 6α1	肌纤维更新和再生的调控
		COL6A2（120240）	胶原蛋白 6α2	
		COL6A3（120250）	胶原蛋白 6α3	
LGMD R23	none	LAMA2（156225）	层粘连蛋白 α2	调节自噬溶酶通路
LGMD R24（#614830）	none	POMGnT（614828）	O-相关联甘露糖 N-乙酰葡糖胺磷酸转移酶蛋白-2	糖基化
LGMD R25（#616812）	LGMD 2X	BVES（604577）	心外膜基质	细胞膜物质运输
LGMD R（未确定）	none	PYROXD1（617220）	含吡啶核苷酸二硫化物氧化还原酶结构域的蛋白质 1	吡啶核苷酸二硫还原酶

的突变基因不同，但所对应蛋白主要定位的细胞核、肌膜和胞质，同高尔基复合体、内质网和肌节组装和功能相关，主要与细胞活动的 3 种功能相关：糖基化修饰、线粒体功能和机械信号传导。糖基化修饰与肌营养不良聚糖复合物相关，血红蛋白涉及肌营养不良聚糖复合物的糖基化过程，主要涉及 FKRP、POMT1、FKTN、POMT2、POMGnT1、GMPPB、ISPD 和 POMGNT2 基因。LGMD 相关基因如何导致线粒体功能障碍的作用机制尚不完全清楚，可能同能量代谢、细胞 Ca^{2+} 稳态和细胞凋亡激活相关，主要有 6 个基因：CAPN3、DYSF、SGCA、SGCB、SGCG SGCD。机械信号传导涉及 CAPN3、DYSF、SCGA、SCGB、SCGC、SCGD 和 ANO5 基因。LGMD 相关蛋白功能异常，会导致肌收缩时无法维持正常的结构，最终导致肌纤维变性、坏死及肌无力。

临床表现　主要表现为骨盆带肌和肩胛带肌肌无力、肌萎缩，因个体基因突变位点和临床亚型的不同，临床严重程度不同。LGMD 主要影响骨骼肌，但也影响心肌和呼吸肌，出现心脏传导阻滞、心肌病和呼吸衰竭。大部分 LGMD 亚型在男女患者中发病率相同，从儿童期至成年期均可起病，但 LGMDR3、LGMDR5 男性患者起病年龄更早。LGMD 肌无力、肌萎缩呈现进行性加重，每种亚型进展的速度不同，但均有一定程度的一致性。通常儿童起病较青少年和成年期起病，疾病进展速度更快，致残率更高，而且更容易合并心脏和呼吸系统并发症，于青少年或成年早期死亡，晚发 LGMD 在三四十岁仍可独立活动。中国人常见分型有 LGMDR1、LGMDR2 和 LGMDR3~6。

LGMDR1　由肌特异性钙激活蛋白酶 3 的编码基因（CAPN3）突变所致。钙激活蛋白酶 3 是一种 Ca^{2+} 激活的细胞内半胱氨酸蛋白酶，定位于负责骨骼肌收缩的肌节，可能与肌节上受损蛋白的移除相关，也可能参与控制细胞信号和骨骼肌纤维结合。LGMDR1 在中国约占总 LGMD 的 24.8%，多见于儿童或成年早期起病，下肢重于上肢，伴双侧翼状肩胛和跟腱挛缩。血清肌酸激酶可明显升高。肌肉磁共振成像（MRI）以大腿后群肌、小腿腓肠肌和比目鱼肌内侧头受累为著。骨骼肌病理呈现肌营养不良改变，多数可见结缔组织增生，氧化酶染色可见分叶状肌纤维、轮状肌纤维。

LGMDR2　由 DYSF 基因突变所致。质膜修复蛋白位于肌纤维膜上，可能在细胞膜的融合和修复中发挥作用。质膜修复蛋白缺失、表达下降会影响肌肉修复过程，导致炎症反应、肌纤维变性，最终引起肌无力。典型临床表现为成人起病的近端肌无力，伴有高肌酸激酶血症，亦可表现为 Miyoshi 型远端肌病（以双小腿后群肌无力、肌萎缩起病）。心肌和呼吸肌一般不受累。骨骼肌 MRI 可以腘绳肌、比目鱼肌及腓肠肌内侧头受累为著。骨骼肌病理可见大量肌纤维变性、坏死和再生，结缔组织增生，部分患者可见明显的单核细胞浸润，主要分布于肌内膜及小血管周围，易误诊为多发性肌炎，但无典型的炎性细胞侵入非坏死肌纤维，有助于鉴别。此外，LGMD2B 可呈急性或亚急性起病，同炎性肌病起病方式类似，更易导致临床上误诊为多发性肌炎。

LGMDR3~6　依次由 α、β、γ、δ 肌聚糖蛋白（SGCD）基因突变致病。肌聚糖蛋白是位于肌细胞膜上的一种跨膜蛋白，由 α、β、γ、δ 等多个亚基组成复合体，在复合体中各亚基均以独立单位存在，无论编码哪一个亚基的基因发生突变，编码蛋白表达缺陷，均可导致整个复合体的功能低下。肌聚糖蛋白复合体与肌纤维膜上的肌营养不良蛋白聚糖相连，是肌细胞的支持结构，连接细胞内外基质。本型约占 LGMD 的 10%，多于儿童期以骨盆带肌无力起病，进展迅速，1~3 年可累及肩胛带肌，患儿在青春期即卧床，可伴有腓肠肌肥大、翼状肩胛、巨舌和脊柱过度前凸畸形。心脏和呼吸系统受累常见。血清肌酸激酶常显著升高。骨骼肌活检肌纤维大小不一，不同程度的肌纤维坏死、再生，不透光肌纤维散在，结缔组织增生，抗 α、β、γ、δ 肌聚糖蛋白单克隆抗体免疫组化染色表达减弱，易同贝克肌营养不良发生误诊。

诊断　由于 LGMD 症状的非特异性及表型间的相似性，仅依据临床表现及辅助检查结果很难诊断。下一代测序是 LGMD 诊断最准确的方法，50% 患者可明确致病突变而准确分型诊断。

鉴别诊断　需与以下疾病相鉴别：肥大性肌营养不良、面肩肱型肌营养不良、炎性肌病、脊肌萎缩症、脊髓延髓性肌萎缩（肯尼迪病）和慢性吉兰－巴雷（Guillain-Barré）综合征。

治疗原则　尚无特效治疗，以维持现有的肌肉功能及生活质量为主。可针对不同的症状采取相应措施，如进行适当的功能锻炼预防跟腱和关节挛缩，严重脊柱侧凸进行手术治疗。心脏受累着需定期随访心电图和心脏彩超。出现呼吸肌无力患者及早佩戴无创呼吸机。

预防 ①一级预防：对确诊患者的家庭成员应给予遗传咨询和检测，明确遗传方式，必要时进行产前诊断，可有效减少后代的再发风险。②二级预防：对常染色体显性遗传的 LGMD 患者，妊娠后应行产前基因诊断，若是胎儿受累则终止妊娠。③三级预防：对患者的疾病管理，及早诊断，提高患者生活质量。

（胡 静 郭 璇）

Āimòlǐ-Délàifúsī jīyíngyǎngbùliáng

埃默里－德赖弗斯肌营养不良

（Emery-Dreifuss muscular dystrophy，EDMD） 以上肢近端肌肉和胫前肌无力、萎缩为主要表现的遗传性肌病。进行性加重肌无力、肌萎缩，早期关节挛缩和伴有传导阻滞/心律失常的心脏受累的三联征为其主要临床表现。由德国学者德赖弗斯（Dreifuss）和埃默里（Emery）于 1966 年首次描述。根据遗传基因及遗传方式分为七型：EDMD1、EDMD2、EDMD3、EDMD4、EDMD5、EDMD6 和 EDMD7，分别对应的基因为 *EMD*、常染色体显性遗传 *LMNA*、常染色体隐性遗传 *LMNA*、*SYNE1*、*SYNE2*、*FHL1* 和 *TMEM43*。其他相关基因有 *SUN1*、*SUN2* 和 *TTN*。有报道 EDMD 发病率为 0.39/10 万，但不同地区差异很大，尚缺乏中国人群发病率报道。

病因和发病机制 该病通常是由一个或多个与细胞核膜相关蛋白质结构或功能异常引起的，相关蛋白质包括 Emerin、LMNA、Nesprin1、Nesprin2、LUMA、SUN1 和 SUN2，分别由 *EMD*、*LMNA*、*SYNE1*、*SYNE2*、*TMEM4*、*SUN1* 和 *SUN2* 基因编码。公认的病因

是这些蛋白异常会导致入核蛋白质的减少。核膜是由平行的内膜、外膜以及膜之间的核周隙组成。位于核膜的核骨架-细胞骨架连接复合物（LINC）由 Emerin、LMNA、Nesprin1、Nesprin2、SUN1 和 SUN2 组成。突变后的 Emerin 向核内膜运动能力下降，核内陷减少，Ca^{2+} 瞬态异常。LMNA 蛋白在成熟的肌细胞、肌干细胞和肌卫星细胞均有表达，突变后导致肌肉再生受损，引起肌无力。LUMA 突变可导致 Emerin 和 SUN2 错误定位，导致类似与 Emerin 突变的效应。类似的 Nesprin 缺乏导致 Emerin 和 LMNA 分布异常。SUN1 突变会降低 LMNA 和 Emerin 的相互作用。只有 FHL1 蛋白定位在肌节和肌膜间，并且参与肌节的组装。构成核膜蛋白质的缺失或功能异常均可以导致细胞核完整性的丧失，从而使应力组织（骨骼肌、心脏）更易受影响出现异常。

临床表现 早期出现的关节挛缩常见于 10 岁之前，青春期随着身高的迅速增长，症状明显加重，主要发生在肘部（肘部屈曲挛缩）、踝（跟腱挛缩）和颈椎后肌（颈部屈曲受限，严重时造成吞咽困难和整个脊柱活动受限），严重的脊柱活动受限和踝关节挛缩可导致患者卧床。

缓慢进展加重的肌无力、肌萎缩，主要表现为肱腓型肌无力，特别是肱二头肌、肱三头肌和下肢远端肌受累，颈肌无力、翼状肩胛较为常见，较少累及三角肌、下肢近端肌的和足部固有肌，腓肠肌无假性肥大，智力正常。

多数患者伴心脏受累，通常于 20~30 岁出现，表现为心悸、晕厥、运动不耐受及心力衰竭，症状可先于骨骼肌无力出现，可

有房性心动过速、房性停搏、室性心动过速、心动过缓和心肌病，心肌损害明显，血清肌酸激酶轻度增高。

诊断 根据患者临床表现为典型的三联症状结合患者辅助检查进行诊断。患者血肌酸激酶正常或轻中度升高，一般低于正常上限的 15 倍。肌电图可出现低窄运动单位及病理干扰相等肌源性损害表现，静息状态可有异常自发放电，个别患者可有肌强直电位。骨骼肌磁共振成像（MRI）可见选择性脂肪浸润，可作为鉴别诊断的依据。骨骼肌活检表现为肌营养不良，可有肌纤维大小不等，核内移增加，肌纤维坏死等非特征性表现。免疫组织化学染色显示：抗 Emerin 抗体缺失。

致病基因的发现是该病诊断的金标准，常用方法是针对骨骼肌疾病的靶向测序技术，并通过桑格（Sanger）测序进行验证。

鉴别诊断 需与引起关节挛缩的骨骼肌疾病鉴别，如脊柱僵直综合征、Ⅵ型胶原相关贝特莱姆（Bethlem）肌病、BAG3 相关肌原纤维病。

治疗原则 尚无特异性治疗手段，以康复和对症治疗为主。专科医师对患者进行运动指导，适度进行有氧运动，提供合适的运动辅助设施；对于严重关节挛缩患者可进行跟腱松解术；所有 EDMD 患者每年进行心脏检查、评估，对严重的心动过缓、房室传导阻滞应尽早植入起搏器；房扑、房颤患者进行抗凝治疗。

预防 ①一级预防：对确诊患者的家庭成员应给予遗传咨询和检测，必要时进行产前诊断，可有效地减少后代的再发风险。②二级预防：对常染色显性遗传的 EDMD 患者，妊娠后应行产前

基因诊断，若是胎儿受累则终止妊娠。③三级预防：对患者的疾病管理，及早诊断，关注患者的心脏损害，提高生活质量。

(胡静 郭璇)

xiāntiānxìng jīqiángzhí

先天性肌强直（myotonia congenital，MC）

位于染色体 7q35 的氯离子通道基因突变所致的常染色体显性遗传病。是非萎缩型肌强直中最为常见的类型。根据遗传方式分为常染色体显性遗传汤姆森（Thomsen）病及常染色体隐性遗传贝克（Becker）病。全球发病率为 1/10 万~10/10 万。中国国内尚无发病率统计。

该病致病基因 CLCN1，编码电压门控氯离子通道蛋白 1（CLC-1），分布在骨骼肌、心肌等部位，CLC-1 通道由两个同源亚基二聚体构成，显性突变引起显性抑制效应，影响 CLC-1 通道二聚体的形成作用，隐性突变分别引起两个亚基的功能丧失，引起肌强直症状。

MC 的典型临床特征为肌强直，患者在休息一段时间后快速自主运动时肌肉放松延迟，反复运动后肌强直缓解（"热身"现象）。诊断需要实验室检查包括心肌酶谱、肝肾功能、甲状腺功能、电解质、血糖和内分泌检查等。心电图检查：少数患者可有心律失常及传导阻滞。心脏彩超无异常。肌电图检查：针极肌电图特征性强直放电，可诊断强直性疾病。骨骼肌活检呈肌病样病理改变，缺乏特征性病理改变。致病基因筛查发现 CLCN1 基因致病突变是诊断的金标准。

临床症状轻微的患者不需要药物治疗，只需适应他们的活动和生活方式来减轻症状。去除诱因，如寒冷或钾摄入。美西律是

美国食品和药品管理局（FDA）批准的唯一用于 MC 治疗的药物。其他类型的药物，如碳酸酐酶抑制剂、抗抑郁药和钙通道阻滞剂可用于减轻肌强直。

(胡静 郭璇)

xiāntiānxìng fùjīqiángzhízhèng

先天性副肌强直症（congenital paramyotonia）

SCN4A 基因突变导致的以肌肉僵直为特征的常染色体显性遗传神经肌肉疾病。又称奥伊伦堡（Eulenburg）病。发病率低于 0.4/10 万。编码电压门控钠离子通道蛋白 4α 亚基的 SCN4A（17q23.3）基因突变引起 NaV1.4 通道功能的增强或丧失，骨骼肌兴奋性异常，兴奋性增强导致该病。

主要临床表现为婴儿期发病，寒冷诱发肌肉强直，尤其于面、舌头和手肌肉，反复运动后肌强直症状加重，即反常性肌强直，这些特征不同于其他肌强直性疾病，命名为先天性副肌强直。最常累及部位为颜面肌、眼肌、颈肌、舌肌及手肌等。但闭眼性肌强直通常是该病所独有的。其他症状还有寒冷诱发的发作性肌无力、持续性肌无力、肌肉疼痛和肥大。目标序列捕获靶向测序发现 SCN4A 基因致病突变是诊断的金标准。治疗见先天性肌强直。

(胡静 郭璇)

jiāzúxìng jīwěisuō cèsuǒ yìnghuà

家族性肌萎缩侧索硬化（familial amyotrophic lateral sclerosis，fALS）

有家族史的上、下运动神经元受损的致死性神经退行性疾病。以皮质、脑干及脊髓的运动神经元死亡为特征，占所有肌萎缩侧索硬化（ALS）的 5%~10%，临床表现为进行性加重的肌无力和肌萎缩，可累及所有肌肉，影响呼吸、言语和吞咽。

由于表型重叠，临床特征不能有效区别 fALS 和散发性 ALS，阳性家族史、是否合并额颞叶痴呆（FTD）有助于识别 fALS。

病因和发病机制 已明确可导致 fALS 的基因多达 30 余种，主要以常染色体显性遗传为主，少数致病基因呈常染色体隐性遗传或 X 连锁显性遗传。最常见的为超氧化物歧化酶（SOD1）基因、肉瘤融合（FUS）、TAR-DNA 结合蛋白（TARDBP）、9 号染色体开放阅读框 72 基因（C9ORF72）。ALS 的致病机制包括蛋白质异常聚集、谷氨酸兴奋性毒性、线粒体功能障碍、氧化应激、细胞骨架异常、神经炎症和异常的生长因子信号传导等。但不同基因突变有不同致病机制。

临床表现 基因突变类型不同可出现不同的临床表现，有以下常见类型。

ALS1 SOD1 基因突变所致，大多数呈常染色体显性遗传，但在斯堪的纳维亚人群 p.D90A 可导致常染色体隐性遗传。中国 25% 的 fALS 由 SOD1 突变所致。因突变位点不同，患者发病年龄、临床特征、疾病进展速度和生存期可不同。SOD1 蛋白是一种自由基清除酶，在神经组织、红细胞和肝高度表达，具有抗氧化作用，SOD1 基因突变后错误折叠的突变型 SOD1 蛋白会在脊髓的运动神经元中积累，产生的细胞毒性使运动神经元变性死亡。

ALS6 FUS 基因突变所致，FUS 是一种神经元普遍表达的蛋白质，主要分布在核内，但可在核质之间穿梭，与细胞增殖、DNA 修复、转录调节和 RNA 加工等相关，FUS 突变后可导致胞质内异常蛋白堆积致病，引起运动神经元死亡。约 4% 的 fALS 由该

基因引起，通常呈常染色体显性遗传，但 p. H517Q 可呈常染色体隐性遗传。*FUS* 基因突变可导致青少年/成年起病的 ALS、ALS 伴额颞叶痴呆，临床异质性大，以颈部和近端肌受累为著，很快累及呼吸肌，生存期短，少数患者可伴有智力减退和帕金森症状。

ALS10 *TARDBP* 基因突变所致，导致 4% 的 fALS，呈常染色体显性遗传，通常中年发病，亚洲患者多从延髓起病，总体生存期较长，除经典 ALS 外，可伴 FTD 或帕金森病。*TARDBP* 编码的 TDP-43 是一种高度保守的蛋白质，参与多种基因的剪接、调节 mRNA 合成和稳定性、细胞凋亡和分裂等，*TARDBP* 突变影响 TDP-43 蛋白生理功能，加快运动神经元死亡。

ALS-FTD1 *C9ORF72* 基因突变所致，导致约 6% 的 fALS。引起 *C9ORF72* 基因突变是由位于 2 个转录起始点之间的 GGGGCC 六核苷酸异常重复所致，正常个体重复数为 2～5 次，而患者的重复次数可达数百、数千次。ALS-FTD1 患者多以延髓起病，常伴有认知功能障碍，疾病进展迅速，中位生存期相对较短。*C9ORF72* 突变不仅影响正常 C9ORF72 蛋白的表达量，还产生有毒性的重复序列的 RNA 和蛋白，引起神经元损伤。

除上述致病基因外，*SETX*、*SPG11*、*VAPN*、*ANG*、*FIG4*、*OPTN*、*ATXN2*、*VCP*、*SQSMT1* 和 *MATR3* 等基因均可导致 fALS。

诊断 依据临床表现和辅助检查可诊断

诊断标准（黄金海岸标准） ①进行性运动损害，通过病史或反复临床评估加以证实，此前的运动功能正常，以及②存在上运动神经元和下运动神经元功能障碍，累及至少一个身体区域（如果累及一个身体区域，则必须特别提到是同一身体区域的上下运动神经元功能障碍）或至少两个身体区域的下运动功能障碍，以及③通过检查排除了其他疾病。

神经电生理检查 临床考虑 ALS 诊断需进行神经电生理检查，以确认临床受累区域下运动神经元病变，并发现临床未受累区域也存在下运动神经元病变，同时排除其他疾病。

影像学检查 头颅磁共振成像（MRI）可发现 ALS 患者锥体束走行区异常信号。脊髓 MRI 可帮助鉴别诊断。

鉴别诊断 由于表型重叠，临床特征不能有效区别 fALS 和散发性 ALS，阳性家族史、是否合并额颞叶痴呆（FTD）有助于识别 fALS。同时，需与多种引起肌无力、肌萎缩的疾病进行鉴别，常见的有颈椎病、腰椎病、多灶性运动神经病、青少年上肢远端肌萎缩（平山病）、脊髓性肌萎缩、脊髓延髓性肌萎缩（肯尼迪病）、痉挛性截瘫和周围神经病等。

治疗原则 该病尚无法治愈，以延长患者生存期，改善生存质量为主，包括药物治疗、营养管理、呼吸支持和心理治疗等。药物治疗包括利鲁唑和依达拉奉，可延长患者生存期，联合用药效果更好。营养管理包括合理的饮食结构及适当时机行经皮内镜胃造口术。定期检查肺功能，一旦出现呼吸肌无力的早期表现，尽早使用双水平正压通气。患者常合并不同程度的心理问题，需给予针对性的指导和治疗。

预防 ①一级预防：对确诊患者的家庭成员应给予遗传咨询和检测，必要时进行产前诊断，可有效地减少后代的再发风险。②二级预防，常染色显性遗传的 fALS 患者，妊娠后即行胎儿产前基因诊断，若是胎儿受累则终止妊娠。③三级预防：对患者的疾病管理，及早诊断，关注患者心理健康，及时评估呼吸肌功能，必要时给予无创呼吸机及胃造口术，提高患者生活质量。

（胡 静 郭 璇）

jǐsuǐxìng jīwěisuō

脊髓性肌萎缩（spinal muscular atrophy，SMA） 运动神经元变性导致肌无力和肌萎缩的常染色体隐性遗传病。又称脊肌萎缩症。由定位于染色体 5q11.2-11.3 的运动神经元存活基因 1（*SMN1*）突变所致。根据发病年龄和严重程度的不同分四型，分别是婴儿型、晚发婴儿型、幼年型和成年型。中国人群携带率为 2%，无确切发病率数据，国外报道发病率为 0.1‰。该病主要突变类型为 *SMN1* 基因 7 号或 7、8 号外显子纯合缺失突变（占 95%）。SMN 蛋白在运动神经元存活中起关键作用，突变可导致所编码的 SMN 蛋白表达水平下降或功能丧失而致病。SMA 修饰基因 *SMN2* 与 *SMN1* 高度同源，可少量表达全长且正常功能的 SMN 蛋白，故而 *SMN2* 基因拷贝数与 SMA 严重程度呈负相关。

临床表现：肢体及躯干进行性、对称性肌无力和肌萎缩，不伴感觉异常，严重者可累及呼吸肌，引起呼吸功能损害，导致患者因呼吸衰竭死亡。由于分型不同，临床表现差异较大，严重者于 1 岁内死亡，成人型一般不影响寿命。

治疗性药物有诺西那生钠注射液、利司扑兰等。对人群进行

SMA 致病基因携带者筛查，通过对高危人群进行产前筛查和咨询，是该病有效的预防手段。

（胡　静　郭　璇）

jiānjiǎ-féigǔjī wěisuō

肩胛腓骨肌萎缩（scapuloperoneal muscular atrophy，APS-MA）

瞬时受体电位阳离子通道（TRPV）基因突变所致的常染色体显性遗传性运动神经元病。从青中年起病，双侧腓骨肌先受累，出现肌无力、肌萎缩，逐渐累及大腿、骨盆带肌、肩胛带肌及上臂肌肉，可伴有肌束震颤，主要累及下运动神经元，无腱反射亢进、病理征等上运动神经元受损体征，可累及脑神经，感觉系统一般不受累。可伴有先天性肌肉减少、声带麻痹、脊柱侧凸和关节畸形。该病发病率低，中国国内仅有个别报道。

需与进行性肌营养不良、腓骨肌萎缩症、先天发育异常等相鉴别，肌电图提示神经源性损害是重要的鉴别手段。基因检测发现致病基因是诊断的金标准。该病缺乏有效的治疗手段，以延缓病情进展为主。

（胡　静　郭　璇）

jǐsuǐ-yánsuǐxìng jīwěisuō

脊髓延髓性肌萎缩（spinal and bulbar muscular atrophy，SBMA）

X 连锁隐性遗传的下运动神经元变性疾病。又称为肯尼迪病（Kennedy disease）。临床出现肌无力、肌萎缩、言语不清、吞咽困难、糖尿病和乳腺发育等表现。主要影响成年男性，发病率为 1/10 万 ~ 2/10 万，但可能远低于实际发病率，中国缺乏相关的流行病学数据。在日本和芬兰西部人群中均有建立者效应。

病因和发病机制　发病的分子基础是定位在 Xq12 的雄激素受体（AR）基因第一外显子的 CAG 重复序列数目增多，重复次数在 35 次以上即可诊断，CAG 重复次数与发病年龄相关而与疾病进展不相关，而且相关程度较其他多聚谷氨酰胺（Poly Q）疾病低。

该病发病涉及两方面的原因：突变 AR 蛋白功能缺失、谷氨酰胺聚集在运动神经元中毒性作用。正常情况下，雄激素同 AR 结合，然后核易位，与基因雄激素反应元件结合，调节转录。患者雄激素同突变 AR 结合，核易位突变体聚集，随后形成核内包涵体，引起转录失调或其他不明确的毒性作用，而雄激素受体蛋白在脊髓和脑干运动神经元、生殖器官中及骨骼肌等组织中均表达，因此可出现相应器官的功能异常。此外，AR 蛋白功能缺失可以解释患者内分泌异常、男性乳房发育和生育能力下降等症状。

临床表现　如下。

运动症状　肌无力是最主要的临床表现，以 40 岁后双下肢近端肌无力起病较为常见，表现为上下楼梯、蹲起费力，少数患者以球部无力起病，表现为舌肌纤颤、萎缩，至晚期可以引起吞咽费力、构音障碍，一般于肌无力出现 20 ~ 30 年患者卧床。手部姿势性震颤、意向性震颤可早于肌无力 10 年发生，一般不伴腱反射活跃、亢进。

非运动症状　感觉异常（远端肢体神经痛、麻木），雄激素不敏感表现（男性乳房女性化、生育能力下降、无精少精症、性欲下降、勃起障碍和睾丸萎缩）、睡眠障碍、内分泌异常（血糖、血脂升高）和中枢神经系统受损（轻度认知功能障碍、概念形成异常、记忆力下降）。此外，心脏电生理、呼吸功能也可受到影响。

诊断　基因检测是诊断的金标准，可发现 CAG 重复超过 35 次。除临床表现外，还可以通过以下检查来筛选可能的需要进行基因检测的人群。

实验室检查　肌酸激酶在 80% 患者中轻度升高（正常值上限 3 ~ 4 倍）。肌酐在症状出现前开始下降，可作为该病临床前期有用的生物标志物。

神经电生理检查　广泛的慢性神经源性损害为主，多伴有感觉神经传导异常，以波幅下降为主，传导速度一般正常，感觉神经波幅下降有助于同肌萎缩侧索硬化和脊肌萎缩症进行鉴别。

鉴别诊断　主要与肌萎缩侧索硬化相鉴别，肌萎缩侧索硬化病程短，疾病进展速度快，不伴雄激素不敏感表现，体格检查可出现上运动神经元受损的体征，如腱反射亢进，巴宾斯基征阳性、霍夫曼征阳性。

治疗原则　尚无治愈的方法，主要为康复和对症治疗。亮丙瑞林对病程小于 10 年的患者可有延缓病情进展的作用。

预防　①一级预防：对确诊患者的家庭成员应给予遗传咨询和检测，必要时进行产前诊断，可有效地减少后代的再发风险。②二级预防：对于携带致病基因的女性或 SBMA 患者，妊娠后即行胎儿产前基因诊断，若是胎儿受累则终止妊娠。③三级预防：对于确诊患者，及早进行治疗，包括药物治疗、康复训练、呼吸辅助等，提高患者生活质量和延缓疾病进展。

（胡　静　郭　璇）

xiāntiānxìng jībìng

先天性肌病（congenital myopathy，CM）

一组单基因遗传性骨骼肌疾病。临床以幼年起病缓慢进行性或非进行性肌无力为特征，可伴有面肌受累（细长面容、高腭弓等）和骨关节受累（先天性髋关节发育不良、脊柱侧凸、跟腱挛缩等）。根据骨骼肌活检肌纤维内异常结构特征进行命名，主要分 4 种亚型：杆状体肌病、中央核肌病、轴空肌病和先天性肌纤维类型不均（CFTD），呈常染色体显性（AD）、常染色体隐性（AR）或 X 连锁隐性（XLR）遗传。全球患病率为 3.8/10 万。已发现了 30 余种基因同 CM 相关（表 1）。

杆状体肌病　先天性肌病最常见的类型，因肌纤维胞质内出现大量杆状物而得名，MGT 染色呈红染容易识别。具有遗传异质性，呈常染色体显性或隐性遗传（表 1）。主要临床特征是非进行性或缓慢进行性全身肌无力，重症患儿出生后无法自主呼吸，轻症表现为成人的轻度肌无力。该病是 CM 最常见的类型，涉及 12 种不同的致病基因。发病率在活产婴儿中为 2/10 万。

病因和发病机制　12 种基因都编码骨骼肌肌节细丝蛋白结构（9 种）或调控相关蛋白（3 种 Kelch 样蛋白），最常见的是 NEB 基因突变，呈常染色体隐性遗传，编码伴肌动蛋白，其次是 ACTA1 基因突变，呈常染色体显性遗传，编码 α 肌动蛋白。ACTA1、NEB、TPM2、TPM3、TNNT1、LMOD3 是肌动蛋白细丝的成分或直接负责细丝修饰，突变后肌动蛋白可能无法正常形成，或与粗肌丝的肌凝蛋白相互作用发生异常，最终导致骨骼肌收缩功能下降。KLHL40、KLHL41 和 KBTBD13 是含有 Kelch 结构域的蛋白质，导致细丝蛋白分解的调控异常而致病。

临床表现　异质性大，基因型和肌病表型之间的相关性弱，而且同一基因相同的突变所造成的疾病严重程度也不同。典型表现为全身肌无力、肌萎缩，包括屈颈肌、面部和四肢近端肌无力，病程的晚期可出现远端肌无力。根据起病年龄和临床严重程度，分为 6 型：先天重症型，出生时有严重的肌无力、肌张力减低，无自发运动及自主呼吸，很快死亡；先天中间型，肢体肌力可达 I 级，通过呼吸支持可以维持生命，但不能行走；先天轻症型（经典型），婴儿期/儿童期起病，主要以面肌、躯干肌无力，伴肌张力减低，运动发育迟缓，病情相对稳定；儿童或青少年起病的轻症型；散发性成人型；其他类型的杆状体肌病。

诊断　该病分型较多，临床表现为肌张力减低和肌无力，但不同患者发病年龄和病情程度不同。血肌酸激酶可正常或轻度升高。肌电图呈肌源性。

骨骼肌磁共振成像（MRI）　NEB 突变最常见累及部位是小腿前群肌，尤其是胫前肌，严重者可累及股直肌、股外侧肌和股薄肌。而 ACTA1 突变常导致大腿和小腿骨骼肌弥漫性的脂肪浸润，但缝匠肌比股薄肌受累更重，比目鱼肌比腓肠肌受累更严重。TMP2 突变的患者小腿肌和大腿后群肌受累更严重。

骨骼肌活检病理　光镜下杆状体可被 MGT 染成紫红色，长 1~7μm，宽 0.3~3.0μm，随机分布于胞质内，杆状体所在区域 NADH、SDH 和 COX 染色可见酶活性紊乱，酸性磷酸酶活性增高，此外，还可见肌纤维直径大小不一、大量小径肌纤维，变性、坏死肌纤维少见，多伴有 I 型肌纤

维优势。杆状体需要通过电镜进一步同线粒体进行区分，在电镜下杆状体可与 Z 线相连，具有类似的晶格结构，大小不一，与 Z 线单子密度一致，长轴与肌原纤维的走行一致，与 Z 线垂直，结蛋白可位于其周围，杆状体的数量通常随病程进展逐渐增多，但是与患者病情的严重程度和起病年龄无关。杆状体并非杆状体肌病所特有的病理现象，也可见于炎性肌病、进行性肌营养不良、皮肌炎等。

基因检测　诊断的金标准，半数以上患者可通过基因测序得到诊断。因为涉及基因数目较多，一般采用下一代测序。

鉴别诊断　需与肌营养不良、代谢性肌病、炎性肌病、脊肌萎缩症等鉴别。

治疗原则　尚无特异性治疗方法，治疗的重点是症状管理，保持肌肉力量和关节活动性，检测呼吸功能，必要时进行干预，如佩戴无创呼吸机，尽量保持日常生活的独立性。

预防　对杆状体肌病相关家庭成员进行遗传咨询可减少患儿出生。患者可因呼吸肌无力而死亡，故需对呼吸功能进行检测，并给与呼吸机支持，防止肺心病和呼吸衰竭的发生。

中央核肌病（CNM）　先天性肌病的一种亚型，确诊患者骨骼肌病理超过 25% 的肌纤维内出现中心核现象，可呈 AD、AR、XLR 遗传（表 1）。

病因和发病机制　致病基因有 MTM1、DNM2、BIN1、RYR1、TTN、MTMR14、SPEG 和 CCDC78，以前 4 种为常见，涉及 70% 以上患者。MTMT1、DNM2、MTMR14、SPEG 和 BIN1 蛋白参与调控细胞膜运输和重塑。细胞膜运输在肌

表 1　先天性肌病分型、致病基因及编码蛋白

CM 分型（表型 OMIM）	致病基因（OMIM）	基因定位	编码蛋白	遗传方式
杆状体肌病				
NM1（609284）	*TPM3*（191030）	1q21.3	慢 α 原肌球蛋白	AD/AR
NM2（256030）	*NEB*（161650）	2q23.3	伴肌动蛋白	AD/AR
NM3（161800）	*ACTA1*（102610）	1q42.13	α 肌动蛋白	AR/AD
NM4（609285）	*TPM2*（190990）	9p13.3	β 原肌球蛋白	AD
NM5（605355）	*TNNT1*（191041）	19q13.42	慢肌肌钙蛋白 T	AR
NM6（609273）	*KBTBD13*（613727）	15q22.31	KBTBD13 蛋白	AD
NM7（610687）	*CFL2*（601443）	14q13.1	丝切蛋白 2	AR
NM8（615348）	*KLHL40*（615340）	3p22.1	KLHL40	AR
NM9（615731）	*KLHL41*（607701）	2q31.1	KLHL41	AR
NM10（616165）	*LMOD3*（616112）	3p14.1	平滑肌蛋白 3	AR
NM11（617336）	*MYPN*（608517）	10q21.3	肌钯蛋白	AD
—	*TNNT3*（600692）	11p15.5	快肌钙蛋白 T	AR
中央核肌病				
肌管肌病（310400）	*MTM1*（300415）	Xq28	肌微管蛋白	XLR
CNM1（160150）	*DNM2*（602378）	19p13.2	动力蛋白 2	AD
	MTMR14（611089）	3p25.3	肌微管相关蛋白	AD
CNM2（255200）	*BIN1*（601248）	2q14.3	双载蛋白 2	AR
CNM4（614807）	*CCDC78*（614666）	16p13.3	卷曲螺旋结构域 78	AD
CNM5（615959）	*SPEG*（615950）	2q35	SPEG 蛋白	AR
—	*RYR1*（180901）	19q13.2	兰尼碱受体 1	AR
萨利（Salih）肌病（611705）	*TTN*（188840）	2q31.2	肌联蛋白	AD/AR
轴空肌病				
CCD（117000）	*RYR1*（180901）	19q13.2	兰尼碱受体 1	AD/AR
MmD	*RYR1*（180901）	19q13.2	兰尼碱受体 1	AD/AR
	SELENON（606210）	1p36.11	硒蛋白 N1	AR
	MYH2（160740）	17p13.1	肌球蛋白重链 II a	AR
	MYH7（160760）	14q11.2	肌球蛋白重链 I	AD
	CCDC78（614666）	16p13.3	卷曲螺旋结构域 78	AD
	UNC45B（611220）	17q12	肌球蛋白伴侣	AR
	TTN（188840）	2q31.2	肌联蛋白	AR
	ACTN2（102573）	1q43	α 肌动蛋白 2	AD
	MEGF10（612453）	5q23.2	多表皮生长因子样蛋白 10	AR
砂砾轴空病	*RYR1*（180901）	19q13.2	兰尼碱受体 1	AD/AR
轴空杆状体病	*NEB*（161650）	2q23.3	伴肌动蛋白	AR
	ACTA1（102610）	1q42.13	α 肌动蛋白	AD
	KBTBD13（613727）	15q22.31	KBTBD13 蛋白	AD
	CFL2（601443）	14q13.1	丝切蛋白 2	AR
	TNNT1（191041）	19q13.42	慢肌肌钙蛋白 T	AR
	TRIP4（604501）	15q22.31	四聚体 ASC-1 转录协整复合物	AR
先天性肌纤维类型不均				
CFTD1（255310）	*ACTA1*（102610）	1q42.13	α 肌动蛋白	AR/AD
	RYR1（180901）	19q13.2	兰尼碱受体 1	AR
	TPM3（191030）	1q21.3	原肌球蛋白 3	AD/AR
	TPM2（190990）	9p13.3	β 原肌球蛋白	AD
	SELENON（606210）	1p36.11	硒蛋白 N1	AR
	MYH7（160760）	14q11.2	肌球蛋白重链 I	AD
	LMNA（150330）	1q22	层黏连蛋白 A/C	AD

肉形成中的作用还不完全清楚，可能与兴奋收缩偶联装置的形成和维持相关。这些基因的突变导致横小管和末端肌质网的结构紊乱，导致兴奋收缩偶联过程受损。此外，有研究发现 *MTM1* 突变可损害神经肌肉接头结构和功能。*RYR1* 位于末端肌质网的钙通道，是兴奋收缩偶联的核心组分，可减少兴奋收缩偶联过程中的钙释放，从而限制/减少神经兴奋引起的肌肉收缩。

临床表现　*MTM1* 是最常见的致病基因，呈 XLR 遗传，又称为肌管肌病（MTM）、X 连锁 CNM 或 X 连锁 MTM（XLMTM），男性患者临床表现显著重于女性。男性 MTM 最常见的临床表现为新生儿或婴儿严重肌无力、肌张力减低，伴上睑下垂，通常因为呼吸衰竭需要机械辅助通气。女性 MTM 一般无症状，即使出现相关表现，通常起病年龄晚而且症状轻。*DNM2* 突变是最常见的常染色体显性遗传的 CNM，起病年龄呈双峰现象，分别于婴幼儿期和成人期起病，常表现为四肢乏力、上睑下垂和面部异常。*RYR1* 是最常见的 AR 遗传 CNM，典型的突变模式为错义突变加无义突变的复合杂合突变，临床表现类似于重症的 *DNM2* 突变患者。*BIN1* 突变导致常染色体隐性遗传 CNM，临床表现介于 MTM 和 *DNM2* 型之间。非骨骼肌系统的表现可见于 MTM，出现肝紫癜症、出血倾向、面部和四肢骨骼肌畸形、脊柱侧凸、髋关节脱位和隐睾。除 *SPEG* 和 *TTN* 突变外，其他基因突变类型的 CNM 很少出现心脏受累。

诊断　除典型的临床表现外，可出现血肌酸激酶正常或轻度升高，肌电图提示肌源性损害或正常。

CNM 具有较一致的病理表现即大量中央核肌纤维，无显著的肌纤维变性、坏死，结缔组织轻度增生，Ⅰ 型肌纤维优势明显而且小径化。XLMTM 病理可见大量具有中央核肌纤维类似胎儿期肌管，在纵切面上位于中央的肌核排列成链状，横切面上细胞中央区 ATP 酶染色提示活性缺失，但 NADH 染色提示氧化酶活动增强。*DNM2* 突变导致的 CNM 活检可见呈放射状肌纤维束的肌纤维。*BIN1* 突变导致的 CNM 病理可见均质小圆形的发育不良肌纤维，在横切面上，可见到中央区域为 1~3 个肌核聚集成簇。

鉴别诊断　重症 CNM 患者常于婴儿期或出生时起病，需与多种可引起松软儿综合征的疾病鉴别。轻症患者需与其他类型的先天性肌病和肌营养不良鉴别。

治疗原则　尚无有效的药物治疗，溴吡斯的明有一定效果，尤其是在 *MTM1*、*RYR1*、*DNM2* 突变患者中。此外，XLMTM 基因治疗和 XLMTM 酶替代治疗在小鼠模型中有效。对于不能行走的患者应给予助行器辅助。此外，*RYR1* 突变应注意避免麻醉引起的恶性高热。

预防　确诊后需要对父母或者其他相关的家系成员进行相关基因的检测和遗传咨询，可有效避免 CNM 患儿的出生。

轴空肌病　轴空肌病包括中央轴空病（CCD）、多迷你轴空病（MmD）、砂砾轴空病（DuCD）和轴空-杆状体病，并且具有不同的致病基因，主要与 *RYR1* 和 *SEPN1* 两种基因突变相关，CCD 和 DuCD 的致病基因只有 *RYR1*，而 MmD 和轴空-杆状体肌病有多种致病基因（表 1）。中央轴空的形态沿肌纤维长轴纵向走行，而迷你轴空形态常沿肌纤维横向走行。

病因和发病机制　*SPEN1* 编码硒蛋白家族成员硒蛋白 N1，主要功能是调节氧化应激。在肌纤维中，SEPN1 表达于肌质网，通过 SERCA 通道调节 Ca^{2+} 再摄取或通过影响 RYR1 构型变化，调节兴奋收缩偶联。RYR1 是肌质网的钙通道，负责兴奋收缩偶联过程中的钙释放，*RYR1* 突变致病的主要机制是影响 Ca^{2+} 释放的改变。兴奋收缩偶联期间 Ca^{2+} 释放减少可导致肌无力。*RYR1* 突变导致过度活跃的 Ca^{2+} 释放反应可导致恶性高热。*MYH2* 编码肌球蛋白重链 2，*MYH7* 编码慢肌纤维肌球蛋白重链，其他相关的致病基因均有不同的致病机制。

临床表现　变化较大，病情严重程度不等。典型的轴空肌病表现为轻度对称性肌无力、肌张力减低、运动发育迟缓，患者一般可以独立行走。病程一般为非进行性或缓慢进行性加重。而临床表型严重者新生儿期出现无力、关节挛缩和呼吸衰竭，需要早期进行呼吸支持和进行脊柱侧凸手术进行矫正。可伴有骨骼畸形包括先天性髋关节脱位、脊柱侧凸、胸廓畸形等。心脏受累不是轴空肌病的典型表现，可出现二尖瓣脱垂、心律失常和无症状的右束支传导阻滞。轴空肌病临床表现在同一家庭中会出现显著的不同，一些患者出现肌无力，而另一些可表现为劳累性肌痛、反复发生的横纹肌溶解和周期性麻痹。RYR1 相关恶性高热与 CCD 是等位基因病，部分 CCD 患者存在恶性高热易感性，可由卤化吸入麻醉药、去极化神经肌肉阻滞药物琥珀酸胆碱和高强度训练诱发。

诊断 轴空肌病除了具有典型的临床表现外，可伴有血肌酸激酶轻度升高或正常，肌电图可提示肌源性损害，但在一些病人中可合并神经源性损害。

骨骼肌病理 光镜下可见，肌纤维大小不一，呈圆形化，结缔组织增生，变性、坏死肌纤维少见，可存在 I 型肌纤维优势。还原性辅酶 I-四氮唑还原酶（NADH-TR）、琥玻酸脱氢酶（SDH）和细胞色素 C 氧化酶（COX）染色显示肌纤维内局灶性酶活性缺失进行诊断，电镜发现酶活性缺失区域线粒体缺乏，但是含有排列紊乱的肌原纤维。

骨骼肌磁共振成像（MRI） 在不同的轴空肌病中可能存在不同的受累模式，并作为疾病严重程度的评价标准。MRI 显示选择性肌群受累，表现为大腿股内侧肌、股外侧肌、股中间肌、缝匠肌、大收肌受累，而股直肌、长收肌、半腱肌、股薄肌保留；小腿比目鱼肌和腓肠肌内侧头明显受累，而胫前肌和腓肠肌外侧头保留。

鉴别诊断 轴空肌病属于先天性肌病的一种，需与其他类型的先天性肌病鉴别，其他需要鉴别疾病同杆状体病。轴空现象无特异性，可见于神经源性肌病和慢性病程的肌营养不良，且中央轴空还需要同靶纤维进行鉴别。

治疗原则 尚无有效药物治疗，治疗的核心是康复治疗、骨科干预、呼吸并发症预防和解决应婴幼儿起病患儿的喂养为题。呼吸肌无力可能是亚临床表现，一旦诊断应及时检查肺功能，明确患者是否需要佩戴无创呼吸机。

预防 一旦有家系成员确诊轴空肌病，需要进行家系遗传咨询，可减少重症患者的出生。

（胡　静　郭　璐）

xiāntiānxìng jīwúlì zōnghézhēng

先天性肌无力综合征（congenital myasthenic syndrome, CMS）

一组遗传性神经肌肉接头疾病。主要表现为早发性（通常从出生或婴儿期开始的）疲劳性肌无力，涉及眼部、呼吸、延髓和四肢骨骼肌，肌无力的模式和所携带的不同的致病基因相关。已发现 30 多种基因突变同 CMS 相关（表1），根据突变基因编码蛋白表达的位置，分为突触前综合征、突触基底层相关综合征、突触后综合征、糖基化缺陷等亚型，呈常染色体显性（AD）或常染色体隐性（AR）遗传。确切患病率不详，18 岁以下人群患病率约 9.2/100 万。

病因和发病机制 神经肌肉接头（NMJ）是神经冲动的传递结构，根据解剖结构分为突触前膜、突触间隙和突触后膜，突触前膜的突触囊泡中有大量乙酰胆碱（ACh），当生物电冲动从神经轴突传递到末梢时，突触前膜囊泡中的 ACh 按全或无的定律进行量子释放，经突触间隙扩散，并与突触后膜的乙酰胆碱受体（AChR）结合，引起突触后膜轻微去极化，产生微终板电位，当大量 Ach 释放，众多微终板电位相互叠加最终形成终板电位（EPP），突触间隙存在丰富的乙酰胆碱酯酶，可水解 ACh，终止神经肌肉信号的传递。当 EPP 超过肌肉动作电位阈值，产生肌肉动作电位，通过兴奋收缩耦联机制产生肌肉收缩。EPP 与突触囊泡中 ACh 分子的数量、神经冲动释放的囊泡含量、突触间隙中乙酰胆碱酯酶活性、AChR 特性及终板的结构特征相关。CMS 患者由于基因突变导致突触相关蛋白结构异常，EPP 不能超过肌肉动作

电位阈值，不能诱发正常的动作电位，从而出现肌无力、易疲劳等临床表现。

临床表现 发生在新生儿的 CMS，出生时可伴有肌无力表现，最常见的症状是新生儿的呼吸功能不全伴突发性呼吸暂停和发绀，可因宫内胎动不足而出现多发性关节挛缩，其他还有喂养困难、吸吮哭泣无力、窒息、眼睑下垂及全身肌无力，并伴有细长面容、高腭弓等。儿童期起病的患者通常会表现出易疲劳、跑步或爬楼梯困难，运动里程碑可能会延迟。可有肢带肌无力表现。肌病的严重程度差异很大，可能与不同基因突变相关。

突触前综合征 突触前膜的 CMS 致病基因根据功能的不同可以分为以下几类：影响 ACh 合成（CHAT），影响 ACh 循环（SLC5A7、SLC18A3），影响突触囊泡融合、定位、胞吐和启动（SNAP25、VAMP1、SYT2、PREPL），蛋白质轴突运输缺陷（MYO9A）和线粒体柠檬酸载体缺陷（SLC25A1）。除 SLC25A1 突变外，其他突变造成的 CMS 均表现为早发型，病情重，可造成呼吸暂停，其中以 CHAT 突变最为常见，占所有 CMS 的 4%，其编码的胆碱乙酰基转移酶（ChAT）催化乙酰辅酶 A 和胆碱合成乙酰胆碱，致病突变后 ChAT 表达水平、催化效率和结构稳定性发生改变，大片段缺失可引起严重的表型。CHAT 基因相关的 CMS 的特征性临床表现是早发的发作性呼吸暂停和呼吸衰竭，可以由感染、兴奋或过度运动后诱发。发作间期症状较轻，随年龄正常发作频率下降，青春期后罕见。SLC5A7、SLC18A3、SNAP25 可引起中枢神经系统受累，出现学习

表 1　先天性肌无力综合征相关基因

亚型	分型（OMIM）	致病基因（OMIM）	基因定位	遗传方式
突触前综合征				
胆碱乙酰基转移酶缺陷	CMS6（254210）	*CHAT*（118490）	10q11.23	AR
高亲和力胆碱转运体 1（ChT）缺陷	CMS20（617143）	*SLC5A7*（608761）	2q12.3	AR
囊泡乙酰胆碱转运体（VAChT）缺陷	CMS21（617239）	*SLC18A3*（600336）	10q11.23	AR
突触小体相关蛋白 25B 缺陷	CMS18（616330）	*SNAP25B*（600322）	20p12.2	AD
囊泡相关膜蛋白 1 缺陷	CMS25（618323）	*VAMP1*（185880）	12p13.31	AR
突触结合蛋白 2 缺陷	CMS7A（616040）	*SYT2*（600104）	1q32.1	AD/AR
	CMS7B（619461）			
PREPL 缺陷	CMS22（616224）	*PREPL*（609557）	2p21	AR
非传统肌球蛋白ⅨA 缺陷	CMS24（618198）	*MYO9A*（604875）	15q23	AR
线粒体柠檬酸转运体缺陷	CMS23（618197）	*SLC25A1*（190315）	22q11.21	AR
MUNC13-1 缺陷		UNC13A（609894）	19p13.11	AR
突触基底层相关综合征				
终版胆碱酯酶缺陷	CMS5（603034）	*COLQ*（603033）	3p25.1	AR
胶原ⅩⅢα1 链缺陷	CMS19（616720）	*COL13A1*（120350）	10q22.1	AR
层粘连蛋白 β2 缺陷		*LAMB2*（150325）	3p21.31	AR
层粘连蛋白 α5 缺陷		*LAMA5*（601033）	20q13.33	AR
突触后综合征				
原发性乙酰胆碱受体缺陷	CMS1A（601462）	*CHRNA1*（100690）	2q31.1	AD
慢通道 CMS	CMS1B（608930）			AR
快通道 CMS	CMS2A（616313）	*CHRNB1*（100710）	17p13.1	AD
	CMS2C（616314）			AR
	CMS3A（616321）	*CHRND*（100720）	2q37.1	AD
	CMS3C（616323）			AR
	CMS4A（605809）	*CHRNE*（100725）	17p13.2	AD
	CMS4B（616324）			AR
	CMS4C（608931）			AR
受体相关突触蛋白（Rapsyn）缺陷	CMS11（616326）	*RAPSN*（601592）	11p11.2	AR
DOK7 缺陷	CMS10（254300）	*DOK7*（610285）	4p16.3	AR
低密度脂蛋白受体相关蛋白 4 缺陷	CMS17（616304）	*LRP4*（604270）	11p11.2	AR
MuSK 缺陷	CMS9（616325）	*MUSK*（601296）	9q31.3	AR
网蛋白缺陷	CMS17（613723）	*PLEC/PLEC1*（601282）	8q24.3	AR
钠离子通道肌无力	CMS16（614198）	SCN4A（603967）	17q23.3	AR
聚集蛋白（Agrin）缺陷	CMS8（615120）	*AGRN*（103320）	1p36.33	AR
埃斯科巴（Escobar）综合征		*CHRNG*（100730）	2q37.1	AR
糖基化缺陷先天性肌无力综合征				
GFPT1 缺陷	CMS12（610542）	*GPFT1*（138292）	2p13.3	AR
DPAGT1 缺陷	CMS13（614750）	*DPAGT1*（191350）	11q23.3	AR
ALG2 缺陷	CMS14（616228）	*ALG2*（607905）	9q22.33	AR
ALG14 缺陷	CMS15（616227）	*ALG14*（612866）	1p21.3	AR
GMPPB 缺陷	CMS14A（615350）	*GMPPB*（615320）	3p21.31	AR
	CMS14B（615351）			

困难、癫痫、脑萎缩等表现。除 SYT2 疗效不明确外，溴吡斯的明均有一定效果。SLC5A7、SLC18A3 怀孕期间会出现致命的胎儿运动障碍，出生时会出现关节炎/关节挛缩，伴有明显的上睑下垂、眼肌麻痹和易疲劳。

突触基底层相关综合征　由编码突触间隙蛋白的基因突变所致，这些蛋白质的正常功能对于维持突触前后结构和信号转导至关重要。包括 COLQ、COL13A1、LAMB2、LAMA5。COLQ 基因突变是 CMS 一个相对常见的病因，占 CMS 的 10%~15%。COLQ 编码终板 AChE 胶原锚定单位-胶原 Q，将 AChE 锚定在突触基底层，从而发挥水解乙酰胆碱的作用。COLQ 突变后可导致乙酰胆碱在突触间隙存在的时间延长，导致继发性终板肌病伴 AChR 丢失和终板 AChR 脱敏。典型临床表现是，从新生儿早期出现肌张力低、肌无力和呼吸困难，伴有眼睑下垂和眼肌麻痹，而轻症患者表现为成人起病的近端肌无力。COL13A1 编码胶原 XⅢα1 链，对突触前膜和后膜的发育和成熟至关重要。临床表现为新生儿期起病的肌张力低、呼吸困难和面部形态异常，其他可有骨骼异常、颈肌无力和轻度学习困难。症状随年龄增长减轻，可有明显的上睑下垂，但成年后易疲劳常不明显。LAMB2 和 LAMA5 分别编码层黏连蛋白 β2 和 α5，均位于突触基底层，可促进突触的相互作用和成熟。LAMB2 突变临床表现为运动发育迟缓和肢带型肌无力，其他特征包括脊柱侧凸、上睑下垂、视力受限、黄斑区域发育不良、中心凹反射差、针尖瞳孔反应性和眼外肌活动受限，认知通常正常的。LAMA5 突变临床表现

为肌无力（面肌无力，颈肌与四肢近端肌无力、部分患者可伴呼吸肌无力，易合并呼吸道感染）、肌张力降低、上睑下垂、关节挛缩、面部拉长、软腭抬高、面肌抽搐、部分女性患者伴有多毛。

突触后综合征　占 CMS 的大多数，骨骼肌 AChR 编码蛋白突变是 CMS 最常见原因，突变可损害信号传递，影响肌纤维膜离子通道的功能和 AChR 的表达水平和发育表达谱。骨骼肌 AChR 分为胎儿型和成人型。胎儿型 AChR 分布在终板区和终板区外，由 2 个 α、β、δ、γ 亚基组成，分别由 CHRNA1、CHRNB1、CHRND 和 CHRNG 基因编码；成人型 AChR 分布在终板区，结构类似于胎儿型 AChR，但由 ε 亚基（CHRNE 基因编码）取代了 γ 亚基。人类胎儿型 γ 亚基向成人型 ε 亚基的转换发生在妊娠晚期，出生前几乎所有的 γ 亚基均被取代，然而，在整个生命周期中，胎儿型 AChR 持续低水平表达。导致 CMS 发病的主要原因是原发性 AChR 缺陷或 AChR 离子通道功能的动力学缺失。

原发性 AChR 缺陷是 CMS 最常见的病因，AChR 数量可减低至正常值的 10%~30%，并有突触后褶皱完整性破坏。任何一种导致 AChR 亚基的常染色体隐性错义、无义、剪接位点或启动子区域突变均会导致原发性 AChR 缺陷，以 CHRNE 最为常见，这可能是因为胎儿型 γ 亚基对缺陷的 ε 亚基进行表型拯救，因而 CHRNE 基因突变病程相对良性。原发性 AChR 缺陷临床表现轻重不一，少数患者存在眼睑下垂、眼球活动受限，伴有肢体活动无力，携带 CHRNA1、CHRNB1、CHRND 基因纯合和复合杂合无义突变的患者

可能发生宫内死亡。AChR 离子通道功能的动力学缺失可导致快通道综合征（FCCMS）和慢通道综合征（SCCMS）。FCCMS 是因基因突变造成 AChR 通道开放时间缩短，导致突触后去极化减少，不能触发肌肉动作电位。成人型 AChR 亚单位的纯合或复合杂合突变可引发 FCCMS，并且其中一个等位基因必须为无义突变或低表达突变。临床表现轻重不一，严重程度与突变位点相关，大多表现为出生后严重的肌无力、眼睑下垂、眼肌麻痹，可因严重的呼吸衰竭致死。SCCMS 由于 AChR 通道开放时间延长，突触后膜持续去极化，导致去极化阻滞、AChR 脱敏及继发性终板肌病。由编码成人型 AChR 亚单位常染色体显性突变导致，常见于 CHRNA1、CHRNE，发病人群涉及新生儿至成人，临床表现为全身型或肢带型肌无力，最常累及颈部、肩胛和上肢远端肌肉，伴或不伴眼部症状。

SCN4A 编码骨骼肌电压门控钠通道 Nav1.4。AChR 激活产生终板电位激活电压门控钠通道 Nav1.4，从而启动动作电位在肌纤维的传导。SCN4A 基因突变是最常见的离子通道病的病因，除周期性麻痹、先天性副肌强直和钠通道肌强直外，还可导致 CMS16 型。其临床表现为易疲劳、周期性的呼吸系统受累、球麻痹等。

AChR 聚集通路或突触稳定性缺陷　AGRN-LRP4-MUSK-DOK7 聚集对于 NMJ 的形成和维持至关重要，也被称为 AChR 聚集通路。神经末梢释放 Agrin 蛋白质到突触间隙，与突触后膜上的低密度脂蛋白受体相关蛋白 4（LRP4）结合，激活肌肉特异性酪氨酸激酶

抗体（MuSK），LRP4 和 MuSK 结合导致 MuSK 自动磷酸化，结合适配蛋白 DOK7 后 MuSK 信号通路进一步被放大，并通过 Rapsyn（*RAPSN* 编码）将 AChR 聚集、锚定至突触后膜。*AGRN*、*LRP4*、*MUSK*、*DOK7* 基因突变会增加突触结构的不稳定性，其特征性的临床表现是肢带型肌无力，可伴有轻度的眼睑下垂，但是眼球活动不受累。*RAPSN* 基因突变会导致不同的临床表型，*RAPSN* 基因突变可导致松软儿、呼吸肌无力、上睑下垂和呼吸困难，危及生命的呼吸衰竭常在婴儿期和幼儿期发生，但随着年龄增长，症状会改善，晚发型疾病表型较温和。

糖基化缺陷 CMS 蛋白质糖基化对新生蛋白的折叠、稳定、溶解、组装和细胞内运输有至关重要的作用。AChR 亚单位的糖基化异常阻碍了 AChR 亚基向细胞表面的有效运输和 AChR 五聚体组装，从而导致突触后膜 AChR 减少，影响突触信号的传递，此外，其他 NMJ 蛋白如 MuSK 和 Agrin 也会出现糖基化异常。已经明确了 5 个编码糖基化的基因与 CMS 相关：*GFPT1*、*DPAGT1*、*ALG2*、*ALG14* 和 *GMPPB*。糖基化缺陷 CMS 通常表现为肢带型肌无力，通常无眼睑下垂和眼外肌麻痹，随疾病进展可出现肌病表现。*DPAGT1* 基因突变可导致不同程度智力障碍。

诊断 根据临床特征和辅助检查，可作出临床诊断，确诊需要进行基因检测。

血清学检查 血清肌酸激酶可正常或轻度升高，但 *GMPPB* 突变可导致肌酸激酶显著升高。重症肌无力相关抗体（AChR 抗体、抗 MuSK 抗体、抗 AchE 抗体、抗 LRP4 抗体等）检测均为阴性，这是诊断 CMS 的必要条件。

神经电生理检查 对于大部分 CMS 亚型，低频重复电刺激（RNS）可导致复合肌肉动作电位（CMAP）递减，*CHAT* 突变患者 RNS 无递减，但持续 5 分钟高频（10～20Hz）RNS，CMAP 可递减 50% 以上，并且在停止刺激 5 分钟后才能逐渐恢复。单纤维肌电图显示异常颤抖或阻滞。*COLQ* 基因突变和 SCCMS 患者，因突触后膜持续兴奋，给予单个电刺激，在第一个 CMAP 波后，出现一个重复的 CMAP 波，即单个神经刺激出现重复 CMAP。一些突触前综合征 CMS（*PREPL*、*SNAP25B*、*SYT2*、*UNC13A* 和 *VAMP1* 突变相关 CMS）可能随着高频 RNS 出现 CMAP 波幅增加。部分患者针极肌电图可出现肌病电位。

骨骼肌活检病理 多数患者骨骼肌活检呈非特异性损害。*GMPPB* 突变表现为肌营养不良病理改变，*GFPT1*、*DPAGT1* 突变骨骼肌病理可见管聚集，*DPAGT1* 突变骨骼肌病理还可见到自噬性空泡。

基因检测 CMS 涉及众多基因，应采用下一代测序进行基因检测。

鉴别诊断 需与多种引起肢体肌无力及易疲劳的疾病进行鉴别：重症肌无力、脊肌萎缩症、先天性肌强直、先天性肌病、先天性肌营养不良、线粒体肌病、新生儿重症肌无力、肢带型肌营养不良、先天性眼外肌麻痹等。

治疗原则 最常用的药物有胆碱酯酶抑制剂（溴吡斯的明）、钾离子通道阻滞剂（3,4-二氨基吡啶，3,4-DAP）、沙丁胺醇和麻黄碱。溴吡斯的明是治疗 CMS 的一线药物，但 SCCMS、*COLQ*、*DOK7*、*LRP4*、*LAMB2* 亚型禁用。3,4-DAP 是 CMS 二线药物，多作为溴吡斯的明的辅助用药。麻黄碱和沙丁胺醇是 *COLQ*、*DOK7*、*MUSK*、*AGRN*、*LRP4* 突变的一线治疗药物。氟西汀和奎尼丁用于慢通道 CMS。

预防 对已生育过 CMS 的患者进行遗传咨询，可减少 CMS 患儿的出生。

（胡 静 郭 璇）

yíchuánxìng yùndòng gǎnjué shén-jīngbìng

遗传性运动感觉神经病（hereditary motor and sensory neuropathies，HMSN）

具有高度的临床和遗传异质性的一组遗传性慢性运动和感觉性多发性神经病。又称沙尔科-马里-图思病（Charcot-Marie-Tooth disease，CMT）、腓骨肌萎缩症。为遗传性周围神经病最常见类型。1886 年，法国神经病学家让-马丁·沙尔科（Jean-Martin Charcot）和皮埃尔·马里（Pierre Marie）共同描述了该病，与此同时，英国神经病学家霍华德·图思（Howard Tooth）也报道了该病。典型临床表现为四肢远端进行性肌无力和肌萎缩，伴远端感觉丧失、腱反射减弱或消失及足部畸形等。发病率约为 0.4‰，存在种族差异。遗传模式分为常染色体显性（AD）、常染色体隐性（AR）和 X 连锁显性（XLD）遗传（表1）。

病因和发病机制 已明确了 100 多个基因可导致该病，包括数十种常见致病基因（表1）。周围神经的正常结构和功能依赖于施万细胞和神经轴突之间正常解剖结构和功能的相互作用。神经轴突决定了施万细胞存活、增殖和分化，反之，施万细胞在调节神经轴突的离子通道、轴突的存

表 1　HMSN 遗传方式、分型及相关基因

病理生理	分型	常见相关致病基因	遗传方式
脱髓鞘型	CMT1	*PMP22*、 *MPZ*、 *LITAF/SIMPLE*、 *EGR2*、 *NEFL*、 *FBLN5*	AD
轴索型	CMT2	*KIF1B*、 *MFN2*、 *RAB7*、 *TRPV4*、 *GARS*、 *NEFL*、 *HSPB1*、 *MPZ*、 *GDAP1*、 *HSPB8*、 *DNM2*、 *AARS*、 *DYNC1H1*、 *LRSAM1*、 *DHTKD1*、 *DNAJB2*、 *HARS*、 *MARS*、 *MT-ATP6*、 *TFG*	AD
中间型	CMTD1	*DNM2*、 *YARS*、 *MPZ*、 *IFN2*、 *GNB4*	AD
脱髓鞘型	CMT4	*GDAP1*、 *MTMR2*、 *MTMR13/SBF2*、 *SBF1*、 *SH3TC2*、 *NDRG1*、 *EGR2*、 *PRX*、 *HK1*、 *FGD4*、 *FIG4*、 *SURF1*	AR
轴索型	CMT2	*LMNA*、 *MED25*、 *GDAP1*、 *MFN2*、 *NEFL*、 *HINT1*、 *TRIM2*、 *IGHMBP2*、 *GAN*	AR
中间型	CMTR1	*GDAP1*、 *KARS*、 *PLEKHG5*、 *COX6A1*	AR
中间型或轴索型	CMTX	*GJB1*、 *AIFM1*、 *PRPS1*、 *PDK3*	XLD

在、维持和再生方面有重要作用，调节髓鞘组装和轴突运输的基因异常分别导致原发性脱髓鞘和轴突病。该病与以下分子和细胞机制相关：髓鞘组装 *MPZ*、*GJB1*、*PMP22*，细胞骨架结构 *INF2*、*PRX*、*NEFL*、*FGD4*、*DYNC1H1*，内涵体分选和细胞信号传导 *LITAF*、*MTMR2*、*SBF1*、*SBF2*、*SH3TC2*、*NDRG1*、*FIG4*、*RAB7A*、*TFG*、*DNM2*，蛋白酶体和蛋白质的聚集 *HSPB1*、*HSPB8*、*LRSAM1*、*TRIM2*，线粒体相关基因 *MFN2*、*GDAP1*、*MT-ATP6*、*PDK3* 等。周围髓鞘蛋白（*PMP22*）重复突变导致的 CMT1A 占比为 60.5%，缝隙连接蛋白基因（*GJB1*）导致 CMTX1 占比为 16.7%，线粒体融合蛋白基因（*MFN2*）导致 CMT2 占比为 9.45%，髓鞘蛋白零基因（*MPZ*）导致 CMT2A 占比为 4.4%。

临床表现　患者表现为长度依赖性多发性感觉运动周围神经病，以肢体远端运动受累为著，表现为四肢远端肌无力、肌萎缩，可伴有手套袜套样感觉障碍，通常疾病缓慢进展，常伴有高弓足畸形，少数患者伴有脊柱侧凸、髋关节发育不良、不宁腿综合征、听力受损和震颤等表现。AD 遗传的 CMT，根据脱髓鞘和轴索变性分为 CMT1（A、B、C 等）和 CMT2（A、B、C 等）型，XLD 遗传的 CMT 为 CMTX（A、B、C 等）型，AR 遗传的 CMT 以脱髓鞘为特点命名为 CMT4 型，以轴索损害为特点则为 CMT2B 型或 AR-CMT2。德热里纳-索塔斯（Dejerine-Sottas）综合征为 CMT3 型，通常症状严重，行走发育迟缓，正中神经传导速度<15m/s。

CMT1A　*PMP22* 基因 1.4Mb 重复序列和点突变所致，通过基因剂量效应导致疾病，是最常见的遗传性神经病，*PMP22* 过度表达可导致脱髓鞘型神经病。临床通常出现典型的 CMT 表型，即四肢远端肌无力/肌萎缩、感觉缺失和高弓足，伴四肢腱反射减弱或消失，肌无力的模式呈长度依赖型，75% 患者 10 岁前起病。婴儿期或幼儿期起病的患者表型更重，出现鲁西-莱维（Roussy-Lévy）综合征，即遗传性共济失调伴肌萎缩。CMT1A 上肢运动神经传导速度（MNCV）平均为 19.9m/s，波动于 5～34m/s，神经活检显示脱髓鞘和洋葱球形成。

除 CMT1A 表型外，*PMP22* 杂合缺失突变可导致遗传性压迫易感性神经病（HNPP），临床表现为间歇性、无痛性、周期性、局灶性运动和感觉周围神经异常，出现肢体麻木、肌无力和肌萎缩，多在 10～20 岁起病，出现急性局灶性单神经病。

CMTX1　第二常见的 CMT，占 CMTX 的 90%，突变基因是编码间隙连接蛋白 Cx32 的 *GJB1*，Cx32 主要分布在周围神经系统的髓鞘施万细胞的郎飞结，但在少突胶质细胞内也有表达，因此除导致周围神经受损外，还可导致中枢神经系统功能障碍。临床表现为轻度至中度 CMT 表型，男性重于女性，可伴有脑卒中发作和可逆性脑白质变性，以男性患者多见。男性运动神经传导速度为 30～40m/s，女性的则在 30m/s 至正常之间。

CMT1B　第三常见的 CMT，由 *MPZ* 突变导致，临床可表现为典型的 CMT 表型，严重的可表现为德热里纳-索塔斯综合征，而晚发型患者可于 40 岁左右出现症状，临床表型温和。

CMT2A　占所有 CMT2 型患者的 30% 以上，由 *MFN2* 基因突变导致，早发型临床表现较经典的 CMT 患者严重，晚发型临床表现轻，呈双峰分布。可以出现视神经萎缩和声带麻痹，此外 CMT2A 可能累及中枢神经系统，出现脊髓萎缩、脑白质变性和脑皮质萎缩。

诊断　依据如下检查进行诊断。

神经电生理检查　对 CMT 的诊断和分型非常重要，按上肢

MNCV 进行分类，正中神经的 38m/s 是区分脱髓鞘型和轴索型 CMT 的分界点。脱髓鞘型在 15~35m/s（严重的脱髓鞘可小于或等于 15m/s）；轴索型大于 45m/s；中间型大于 35m/s，最高可 45m/s。

神经病理学检查 在 CMT 诊断中具有一定的价值，并有助于区别 CIDP 等获得性周围神经病。CMT1 型神经活检可见"洋葱球"样改变；HNPP 单神经分离可见阶段性脱髓鞘改变和局灶性髓鞘增厚形成的腊肠样改变；CMT2 可见显著的轴索变性，而髓鞘相对完好；显性中间型 CMT（DI-CMT）和 CMT4 周围神经病理可见脱髓鞘和轴索损害并存；CMT3 可见神经束肥大，典型的病理表现为严重的脱髓鞘、髓鞘生成减少和基底膜"洋葱球"样改变。

基因检测 致病突变的发现是 CMT 诊断金标准。因下一代测序技术可对所有 CMT 基因同时检测，已成为首选诊断策略。MPZ 突变患者伴有强直性瞳孔，GJB1 突变患者伴有脑白质变性、中风样发作和分裂手，MFN2 突变患者伴有视神经萎缩，TRPV4 突变患者伴有声带和膈肌麻痹，这些特殊临床表现有助于致病基因分析。

鉴别诊断 需与累及周围神经的其他遗传病鉴别，如家族性淀粉样变性、雷夫叙姆病、线粒体病、遗传性痉挛性截瘫、遗传性共济失调等。还需同累及远端肌无力的遗传性疾病进行鉴别，如远端型肌病/肌营养不良、遗传性感觉和自主神经病等。此外，还需同获得性周围神经病鉴别，如慢性脱髓鞘型多发性神经根神经病、副蛋白血症相关中枢神经、糖尿病性周围神经病等。

治疗原则 尚无有效治疗药物，以支持治疗为主。足部矫形器可以改善患者的平衡和步态，减轻足下垂症状。康复治疗和适度的有氧运动对 CMT 患者非常有益。

预防 CMT 类型众多，建议确诊患者进行遗传咨询，明确病因和家系成员风险，对其中严重致残的类型进行产前诊断，可减少患者的出生。

（胡静 郭璇）

yíchuánxìng gǎnjué hé zìzhǔ shénjīngbìng

遗传性感觉和自主神经病

（hereditary sensory and autonomic neuropathy，HSAN） 以感觉神经和自主神经功能进行性受损为主要临床表现的一组异质性遗传性周围神经病。曾称遗传性感觉神经病。临床表现为进行性感觉丧失，常累及远端，呈手套、袜套样感觉减弱。由于长期感觉受累，后期易出现感觉并发症，如无痛性足部溃疡、坏疽、骨与关节病变、截肢等。可发生肌肉远端失用性萎缩，腱反射消失，累及自主神经时出现与心血管相关的症状，胃肠功能紊乱等。可伴智力下降及听觉障碍，指甲营养不良等改变。因周围神经无髓纤维和小的有髓纤维受损所致，而大的有髓纤维相对不受累，可伴有背根神经节变性。基于不同的基因突变、遗传模式和主要的临床特征，HSAN 被分为 8 种类型（表 1）。

病因和发病机制 不同的致病基因有不同的致病机制，主要涉及介导自主神经和感觉神经发育、增殖、通讯等功能的基因和其相关信号通路。根据遗传方式分为两大组包括常染色体显性遗传（AD）的 SPTLC1、SPTLC2、

RAB7A、ATL1、DNMT1、ATL3 和 SCN11A 和常染色体隐性（AR）遗传的 HSN2/WNK1、FAM134B、KIF1A、SCN9A、IKBKAP/ELP1、NTRK1、NGFB、DST 和 PRDM12。最常见的突变类型是编码丝氨酸棕榈酰转移酶（SPT）亚基的 SPTLC1 和 SPTLC2 突变，突变后可导致神经毒性鞘脂代谢产物形成从而致病。

临床表现 如下。

HSAN Ⅰ型 最常见，呈 AD 遗传。起病年龄多为 20~40 岁，临床表现为无痛性对称性手足溃疡，由于痛温觉丧失导致关节畸形，伴有刺痛和烧灼样疼痛。远端的运动、振动觉和本体感觉可轻度受损。可伴随多种症状，包括远端肌肉失用性萎缩、瞳孔异常、角膜反射丧失、耳聋、不宁腿综合征、四肢腱反射消失、夏科关节等。严重的并发症有骨髓炎及感染造成的截肢和死亡。

HSAN Ⅱ型 一般于出生和儿童早期起病，呈 AR 遗传。患者可有触觉、本体感觉和振动觉消失，通常累及肢体远端，呈手套、袜套样感觉减退，出现与之相关的夏科关节、脊柱侧凸、骨发育不良、角膜溃疡、运动发育迟缓、骨髓炎和截肢。可伴角膜反射减弱和肌张力减低。新生儿通常出现吞咽和喂养困难、呕吐反射减弱和频繁呼吸暂停。自主神经功能障碍出现偶发性斑片性多汗症、延迟性溢泪和副交感神经过度兴奋。此外，还可出现不同程度的智力障碍、失语症和感音神经性耳聋，肌力正常。

HSAN Ⅲ型 又称家族性自主神经障碍或赖利-戴（Riley-Day）综合征，由 ELP1 基因突变致病，呈 AR 遗传。通常于出生后起病，婴幼儿期即出现进行性

表 1 HSAN 分型、致病基因、遗传方式、基因定位和临床表现

HSAN 分型（OMIM）	致病基因（OMIM）	遗传方式	基因定位	主要临床表现
HSAN-ⅠA（162400）	*SPTLC1*（605712）	AD	9q22.31	痛温觉丧失，刺痛，自残，远端力弱
HSAN-ⅠB	—	AD	3p22-24	HSAN-ⅠA+胃食管反流，咳嗽
HSAN-ⅠC（613640）	*SPTLC2*（605713）	AD	14q24.3	类似 HSAN-ⅠA
HSAN-ⅠD（613708）	*ATL1*（606439）	AD	14q22.1	HSAN-ⅠA+皮肤、指甲营养不良，上运动神经症状
HSAN-ⅠE（614116）	*DNMT*（126375）	AD	19p13.2	HSAN-ⅠA+感音性聋，早发型痴呆
HSAN-ⅠF（615632）	*ATL3*（609369）	AD	11q13.1	类似 HSAN-ⅠA
HSAN-ⅡA（201300）	*WNK1*（605232）	AR	12p13	触觉和震动觉缺失较痛温觉缺失严重，腱反射消失，膀胱功能损害
HSAN-ⅡB（613115）	*FAM134B*（613114）	AR	5p15.1	类似 HSAN-ⅡA
HSAN-ⅡC（614213）	*KIF1A*（601255）	AR	2q37	类似 HSAN-ⅡA
HSAN-ⅡD/CIP1（243000）	*SCN9A*（603415）	AR	2q24.3	类似 HSAN-ⅡA
HSAN-Ⅲ（223900）	*ELP1*（603722）	AR	9q31.3	痛温觉缺失重于触觉、震动觉缺失，自主神经功能危象，血压不稳，舌菌状乳头消失
HSAN-Ⅳ/CIPA（256800）	*NTRK1*（191315）	AR	1q23.1	无汗症，痛觉减退，自残，高热，智力减退
HSAN-Ⅴ（608654）	*NGFB*（162030）	AR	1p13.2	痛温觉缺失重于震动觉、触觉
HSAN-Ⅵ（614653）	*DST*（113810）	AR	6p12.1	严重的自主神经功能紊乱，痛温觉受损重于震动觉和触觉，自残，远端关节挛缩
HSAN-Ⅶ，CIP2（615548）	*SCN11A*（604385）	AD	3p22.2	多汗，瘙痒，自残，胃肠道功能下降
HSAN-Ⅷ，CIP3（616488）	*PRDM12*（616458）	AR	9q34.12	痛温觉丧失，少汗，高热，自残

加重的感觉、交感神经和副交感神经退行性改变，主要临床表现有胃肠道功能障碍、自主神经危象（高血压性呕吐发作）、体温调节异常、反复发生肺炎、痛温觉下降和血压不稳。舌苔菌状乳头消失。肌张力减低可引起运动发育迟缓。视神经退化导致进行性视力丧失。老年人通常有共济失调步态，并进行性加重。大约21%出现智力减退。半数患者40岁前死亡。

HSANⅣ型　又称先天性无痛无汗症，由 *NTRK1* 基因突变导致，呈 AR 遗传。以对疼痛刺激不敏感和无汗为基本特征，临床表现为婴幼儿起病，常以不明原因的反复发热为首发症状。因对痛觉不敏感，可导致舌咬伤、手烧伤、脚踝摔伤等症状，可伴有自残、智力发育障碍、伤口不愈合、多动症、情绪不稳定、指甲

和头发营养不良等，肌力和四肢腱反射一般正常。严重者因败血症导致死亡。

HSANⅤ型　呈 AR 遗传。同 HSAN Ⅳ 型相似，表现为四肢痛温觉丧失、夏科关节、无痛性骨折等，但是很少因无痛造成截肢，可有不同程度的多汗症和少汗症，轻度多动和认知功能障碍，肌力、腱反射一般正常。

HSANⅥ型　呈 AR 遗传。早期出现严重的自主神经功能障碍、精神运动发育迟缓，远端关节挛缩，可导致死亡。临床可出现舌菌状乳头消失、角膜反射和四肢腱反射消失、痛温觉消失而触觉振动觉相对保留、自残、截肢、肌张力减低和足固有肌无力。

HSANⅦ型　一种先天性疼痛不敏感症（CIP2），呈 AD 遗传。婴幼儿起病，临床表现可有痛温觉减低、多汗、显著的瘙痒、

自残、伤口愈合延迟、夏科式关节、脊柱侧凸、肌张力减低、运动发育迟缓和胃肠道功能障碍，此外，患者排尿、排便时可伴有腹部、肛周和直肠阵发性剧痛。

HSANⅧ型　一种先天性疼痛不敏感症（CIP3），呈 AR 遗传。临床表现为痛温觉丧失、自残、无痛性损伤、骨髓炎、无汗症、角膜反射缺失和无泪症。振动觉、本体感觉和认知正常。自主神经受损较轻。

诊断　虽然各型临床表现不同，但一些关键症状有助于 HSAN 同其他疾病的诊断：疾病早期痛温觉减退或消失，通过定量感官测试（QST）可发现痛温觉异常比振动觉、触觉异常更为严重。神经传导检测是一种长度依赖型轴索性感觉运动周围神经病，远端波幅下降明显，感觉神经波幅减低重于运动神经波幅。

各个类型有其相似性，但各型之间又略有不同。HSAN Ⅰ、HSAN Ⅲ、HSAN Ⅳ、HSAN Ⅵ型自主神经受损严重，需评估自主神经受损，如皮肤、黏膜、毛发、指甲营养状况，汗液分泌，瞳孔，自主神经反射主要包括：眼心反射、颈动脉窦反射、竖毛实验、皮肤划痕试验、体温调节发汗试验、卧立位试验、膀胱功能等。呼吸时心率的变异性、瓦尔萨尔瓦（Valsalva）率、倾斜试验、定量催汗轴索反射试验、体温调节出汗试验和皮肤交感反应。

活检 皮肤活检提示小纤维神经病，踝关节表皮神经纤维密度减低，而大腿的神经纤维相对保留，HSAN Ⅵ型可见麦斯纳小体减少、汗腺组织周围缺少神经纤维。腓肠神经活检可见无髓和小的有髓纤维减少，伴有轴索变性和再生神经纤维簇。

基因检测 发现致病突变是诊断的金标准，虽然 HSAN 各型在临床表现不同，但仅根据临床和辅助检查常无法准确进行分型。HSAN 涉及多种基因，下一代测序是首选的检测方法。

鉴别诊断 引起严重感觉神经病变的其他病因，尤其是引起手足溃疡的病因，包括糖尿病性周围神经病、麻风、脊髓结核、法布里病、脊髓空洞症、血管炎性周围神经病和遗传性转甲状腺素蛋白淀粉样变性周围神经病。

治疗原则 尚无特异性治疗方案，以对症治疗和保护患者免受外伤为主。出现感染时进行抗感染治疗，降低因感染导致的致残率和病死率；发生外伤、骨折时积极诊断，并根据病情进行药物治疗或手术治疗；HSAN Ⅳ型、HSAN Ⅴ型、HSAN Ⅷ型患者出现发热时，采取物理降温和改变外界环境温度促使患者体温下降。

预防 对患者的家系成员进行遗传咨询，可有效减少患儿的出生。此外，对于已经明确诊断的 HSAN 患者注意保护，防止外伤和致残。

（胡　静　郭　璇）

jīzhānglì zhàng'ài
肌张力障碍（dystonia，DYT）

一组由身体骨骼肌的主动肌和拮抗肌不协调，并且间歇持续收缩造成重复的不自主动作和异常扭转姿势的综合征。1911 年首次以变形性肌张力障碍被报道。根据有无遗传学病因，分为原发性和获得性；根据伴随症状分为单纯型、复合型和复杂型。全球总体发病率约为 16.43/10 万，中国国内未见相关发病率报道。

病因和发病机制 肌张力障碍可能是原发性单纯型 DYT 唯一的运动症状，运动呈模式化、扭曲性，随意运动可诱发或加重，并且伴有泛化的肌肉激活，可伴有震颤。已经较明确的相关基因包括呈常染色体显性遗传 TOR1A、THAP1、ANO3、GNAL、TUBB4A，常染色体隐性遗传 HPCA、COL6A3，此外 KMT2B 和 PRKRA 基因突变也可出现单纯型肌张力障碍。

肌张力障碍涉及基底节-小脑-丘脑-皮质环路功能障碍、多巴胺信号通路异常、小脑功能缺陷、突触可塑性改变等，研究多主要集中在皮质抑制不足、感觉运动整合异常以及不当适应的可塑性改变。神经网络功能障碍可以解释肌张力障碍难以确定单一致病靶点的原因。

临床表现 根据分型的不同，临床表现可有部分不同。

DYT1 最常见的遗传性单纯性肌张力障碍，致病基因 TOR1A 通过影响细胞脂质代谢、小脑突触连接的成熟及内质网应激致病。基因突变形式较单一，主要是（c. 904_906GAG；p. 302delGlu），外显率约 30%，其他类型突变的致病性不确切。典型表现为早发全身性肌张力障碍，大部分儿童期起病，少数在青少年时期或成年期起病，通常从单一肢体发病（多为下肢），数年内逐渐累及躯干及其他肢体，面部或颈部受累少见。

DYT6 致病基因 THAP1，突变形式多样，包括错义突变、无义突变、移码突变和剪接突变，外显率为 60%。THAP1 基因可以调节自身表达，同时抑制 TOR1A 基因的表达，突变后通过改变这种抑制从而致病。临床上，DYT6 型主要表现为颈颅段受累，特征性表现是痉挛性构音障碍。儿童到成年各时期均可发病，以儿童和青少年起病多见，首发症状多为上肢肌张力障碍，逐渐进展至其他肢体，也可长期稳定不发展。

DYT24 致病基因 ANO3，编码一种钙活化氯离子通道蛋白，在壳核高度表达，ANO3 基因突变导致相应神经元兴奋性异常，引起肌张力障碍。DYT24 又称成人起病的颈颅段肌张力障碍，儿童起病少见，最常见临床表现为斜颈伴肌张力障碍性震颤，其他可痉挛性构音障碍、上肢肌张力障碍。大多数患者可由局灶性肌张力障碍缓慢进展为节段性肌张力障碍，一般无下肢受累，也不会导致全身性肌张力障碍。

DYT25 致病基因 GNAL，编码鸟嘌呤核苷酸结合蛋白兴奋性 α 亚单位，突变导致 α 亚单位合成受阻和功能障碍，影响纹状体多巴胺能和/或胆碱能信号传导通路，引起肌张力障碍。平均起病年龄 31 岁，大部分患者以颈部肌张力障碍发病，表现为局灶性肌张力障碍、节段性肌张力障碍和痉挛性构音障碍，未见上肢起病。

DYT4A　致病基因 *TUBB4A*，属于脑特异性 β 微管家族，主要表达于小脑、壳核和大脑白质，突变可导致微管网络紊乱、神经元及少突胶质细胞发育停滞，引发肌张力障碍。起病年龄为儿童至成年早期，以低语性发声困难起病，逐渐进展至以颈颅段受累为主的节段性和全身性肌张力障碍。

DYT2　致病基因 *HPCA*，编码海马钙结合蛋白，在纹状体中高度表达，突变导致相应的蛋白缺失，抑制神经元电压门控钙通道致病。常见于儿童和青年早期起病，可进行性加重，但病程相对良性，不会导致行走受限和发育畸形。

DYT27　致病基因 *COL6A3*，编码Ⅵ型胶原 α3 链，该蛋白对维持细胞外基质的结构功能有重要作用，突变可导致异常的小脑-丘脑-皮质神经环路。临床表现为早发起病的全身或局灶性肌张力障碍。

诊断　诊断流程：①明确不自主运动是否为肌张力障碍；明确肌张力障碍是否为获得性；明确肌张力障碍是遗传性还是特发性。②行电生理和头颅磁共振成像（MRI）辅助诊断。③采用量表和问卷对肌张力障碍进行评价。④基因诊断是确诊的标准，根据主要症状、起病年龄和遗传方式筛选可能的致病基因，因涉及基因多，可选用高通量测序进行检测。

鉴别诊断　需与器质性假性肌张力障碍、获得性肌张力障碍和功能性肌张力障碍进行鉴别诊断。

治疗原则　尚缺乏有效根治手段，以对症治疗为主要目标，包括减少痉挛发作次数、缓解疼痛、减轻异常运动和姿势障碍、预防关节挛缩。

一般治疗　主要是心理治疗、家庭社会支持、康复锻炼和生活技能训练等，可佩戴矫形器械减轻致残程度。

药物治疗　抗胆碱能药物、苯二氮䓬类、多巴胺能药物、多巴胺受体拮抗剂、多巴胺耗竭剂及 γ-氨基丁酸受体激动剂均有应用，但通常效果不好。

肉毒毒素　局灶性肌张力障碍的一线药物，不良反应轻微。

手术治疗　脑深部电刺激术主要用于保守治疗无法充分缓解的原发性全身性或阶段性肌张力障碍、复杂性颈部肌张力障碍和迟发性肌张力障碍的治疗。

预后　对生存期影响不大，但致残率高，如不能得到及时治疗，大多数患者发病后逐渐丧失独立生活的能力，但早期合理诊治常取得良好的效果。

（胡　静　郭　璇）

jīzhènluánxìng jīzhānglì zhàng'ài

肌阵挛性肌张力障碍（myoclonic dystonia）

位于染色体 7q21 的 *SGCE* 基因突变所致的常染色体显性遗传病。又称为肌张力不全 11 型（DYT11）或 SGCE 肌阵挛性肌张力障碍（SGCE-MD）。临床表现为肌阵挛伴肌张力障碍，肌阵挛以肢体近端为主，可为局灶性、节段性、多灶性或全身性，各种刺激或疲劳状态下加重，无其他神经系统体征。症状常在 10 岁前出现，绝大部分在 20 岁前出现，发病年龄为 6 个月至 80 岁

病因和发病机制　该病以常染色体显性的方式遗传，但其外显率由突变的 *SGCE* 等位基因的亲本来源决定。母源的 *SGCE* 基因由于印记效应转录沉默，因此父源的 *SGCE* 基因致病突变通常致病，而母源的通常不致病（仅 5% 出现症状，原因尚不清楚）。*SGCE* 编码 ε-肌多糖，其在身体的许多组织中广泛表达，为抗肌萎缩蛋白-糖蛋白复合物的跨膜成分，该复合物连接细胞骨架与细胞外基质。*SGCE* 编码蛋白功能的丧失导致该病，但发病机制尚不清楚，一般认为是小脑-丘脑-皮质或纹状体-苍白球-丘脑-皮质通路功能障碍。

临床表现　特征为快速、短暂的肌肉收缩（肌阵挛）和异常姿势的持续扭转和重复运动（肌张力障碍）。典型的肌阵挛最常累及颈部、躯干和上肢。下肢受累较少见，仅在婴儿期起病的个体中有报道。约 50% 的受累个体有其他局灶性或节段性肌张力障碍，表现为颈部肌张力障碍和书写痉挛。肌张力障碍的症状在病程中可能有自发缓解的趋势，但也可逐渐进展。非运动特征可能包括酗酒、强迫症和焦虑症。还有一些罕见症状，包括癫痫发作、痴呆和共济失调。该病通常不影响寿命。

诊断　遗传学检测可发现 *SGCE* 基因的父源性等位基因的杂合致病突变。

治疗原则　药物治疗方面，可使用唑尼沙胺改善肌阵挛和肌张力障碍。苯二氮䓬类药物（氯硝西泮）和抗癫痫发作药物（丙戊酸盐和左乙拉西坦）也可改善肌阵挛。使用抗胆碱能药物可改善肌张力障碍。注射肉毒毒素可帮助改善额颈部肌张力障碍。其他药物，如 L-5-羟基色氨酸、左

旋多巴和羟丁酸钠盐可改善症状。

外科治疗方面，脑深部电刺激可改善肌阵挛和肌张力障碍。此外，摄入酒精后症状通常短期改善，但因有成瘾风险，不建议长期使用。

（姜玉武）

jǐsuǐ-xiǎonǎoxìng gòngjìshītiáo
脊髓小脑性共济失调 （spino-cerebellar ataxia，SCA）
累及小脑、脑干、脊髓、基底神经节的常染色体显性遗传性共济失调。

病因和发病机制　已确定了近50种具有特征性临床及基因异常的SCA。其中一部分是由于致病基因内的三核苷酸（或SCA10、31、37为五核苷酸，SCA36为六核苷酸）重复扩增所致。病理改变累及小脑及其传入和传出径路，除有小脑神经元脱失外，也可见脊髓、脑桥、橄榄核、基底节、视神经、视网膜及周围神经病变。

临床表现　包括进行性共济失调、运动障碍、周围神经病、锥体外系症候、眼肌瘫痪、脊髓后索异常、耳聋和视网膜变性。不同家系之间及同一家系的不同个体之间的临床表现可有很大差异，不同类型之间症候也略有不同。常见类型如下。

脊髓小脑性共济失调1型（SCA 1）　发病年龄为6~60岁，多数发生于30~40岁。早期有步态异常、语言障碍、眼震和腱反射亢进。随病程进展，共济失调进一步加重，躯干症状常重于肢体。常发生眼球运动障碍，如注视麻痹和快速扫视速度减慢。部分家系可见视神经萎缩、上睑下垂或瞳孔反射迟钝。晚期可出现吞咽困难（可致噎塞和吸入性肺炎），远端腱反射消失。部分病例伴本体感觉消失或轻度肌张力不全。儿童发病者可伴智力低下或癫痫发作。神经影像学检查常提示小脑和脑桥臂萎缩以及第四脑室扩大。SCA 1的致病基因为*ATXN1*，在介于DNA标志物D6S274和D6S89位点之间存在一个异常的高度多态性的三核苷酸（CAG）重复数异常增多，在正常人群中该重复性三核苷酸的拷贝数为6~39个，而在SCA 1患者为40~81个。少年发病者重复性拷贝数较多，其病程进展更为迅速。

脊髓小脑性共济失调2型（SCA 2）　发病年龄为2~65岁，25%发生于25岁以前。临床特点是共济失调、构音障碍、震颤和快速扫视速度的极度减慢。半数可见上肢腱反射减弱和眼外肌瘫痪，未发现视网膜病、视神经萎缩和痉挛。有些家系可有骨骼肌纤颤。病理特点是小脑的浦肯野细胞、颗粒细胞、橄榄核神经元、黑质和前角细胞等丢失，可见桥小脑纤维变性。SCA2的致病基因为*ATXN2*。

脊髓小脑性共济失调3型（SCA 3）　又称马查多-约瑟夫病，临床表现与SCA 1相似，致病基因为*ATXN3*。

诊断　SCA的遗传异质性和表型异质性都非常明显。主要以基因型进行分类，而临床症状则放在次要地位，因而确诊常需根据DNA分析的结果。最常见的是在编码区的CAG重复（编码蛋白产物中多聚谷氨酰胺链）异常增加，CAG重复扩增产生一种有害的"功能获得"蛋白（即疾病的发生是由于突变蛋白功能增强，而并非丧失其正常功能）。这种异常序列重复在体细胞和生殖细胞均不稳定。因此，受累家族中的连续后代会出现遗传早现，即以在后代出现发病更早、逐渐加重的表型为特征的现象。

治疗原则　尚无特异性治疗，主要为对症处理，预防跌倒，康复治疗等。

（姜玉武）

Mǎcháduō-Yuēsèfūbìng
马查多-约瑟夫病 （Machado-Joseph disease，MJD）
以进行性小脑性共济失调为主要表现的常染色体显性遗传性共济失调。又称脊髓小脑性共济失调3型（SCA 3）。好发于青春期，子代发病年龄常早于父代。1972年，根据首例患者的家系成员马查多（Machado）和约瑟夫（Joseph）命名。

该病致病基因*ATXN3*定位于染色体14q32.12。该区CAG的异常重复扩增是MJD的病因。在正常人群该基因包含13~36个CAG重复，而MJD患者则具有一个正常的等位基因和一个带有52~86个CAG重复异常扩增的等位基因。

临床以所有运动系统变性为特征：进行性发展的小脑、锥体外系、锥体系和运动神经元受累表现。首发症状通常是共济失调，表现为步态不稳，继以双手辨距不良。常出现眼震。腱反射可以减弱或活跃，与锥体束是否受累有关。在同一家系，有些成员以肌张力不全为主要表现，有些表现为共济失调和锥体束征，另有一些出现肌萎缩。在儿童患者，首发症状为肌张力不全者更为多见。眼球突出是该病另一早期特征，但发生率不高。所有病例最终均发展至多运动神经系统变性，中年前后死亡。病理改变包括黑质和纹状体神经元严重脱失，伴齿状核和红核的异常。与SCA 1和SCA 2不同，MJD的小脑皮质和下橄榄核正常。

该病尚无特异性治疗，主要治疗为减轻症状，预防并发症。

（姜玉武）

máoxìxuèguǎn kuòzhāngxìng gòngjìshītiáo zōnghézhēng

毛细血管扩张性共济失调综合征（ataxia telangiectasia，A-T）

累及神经、血管、皮肤、网状内皮系统、内分泌系统等的常染色体隐性遗传病。神经系统主要表现为共济失调。发病率为 1/8 万~1/10 万。

病因和发病机制 致病基因 ATM 位于染色体 11q22.3，包含 66 个外显子，编码 ATM 蛋白。ATM 蛋白是 DNA 损伤应答的早期反应蛋白，促进 DNA 双链断裂的修复，在细胞衰老与凋亡中起重要作用。

临床表现 主要为进行性小脑性共济失调、眼球运动失用、舞蹈手足徐动、结膜毛细血管扩张、免疫缺陷，易反复感染及恶性肿瘤高发，尤其是白血病和淋巴瘤。共济失调一般发生于生后 1~4 岁，典型表现为学步困难和躯干不稳，至 6 岁以后症状已十分明显，至 10~11 岁时常只能借助轮椅活动。其他神经症候包括舞蹈、手足徐动、肌阵挛、腱反射消失和眼球运动异常。

毛细血管扩张起始于 2~7 岁。球结膜首先受累，逐渐波及暴露部位皮肤，如鼻翼、耳朵（尤其上半部）、颈部和肢体屈侧，日光照射、辐射和摩擦后加重。皮肤的其他异常包括白斑、咖啡斑和皮下脂肪消失。半数患者有糖耐受不良，女性患者常见性腺功能减退。

由于免疫功能异常，患者易发生各种感染，特别是鼻窦炎和呼吸道感染。恶性增生性疾病的发生率也明显高于正常人群，

15% 的病例死于恶性疾病，特别是非霍奇金淋巴瘤和 T 细胞白血病。该病预后不良，2/3 死于 20 岁以前，主要死亡原因是感染和恶性疾病。

诊断 主要依靠临床表现、免疫学检查、神经系统检查及遗传学检查进行诊断。患者存在不同程度的体液和细胞免疫功能异常。70%~80% 的病例血清和唾液中 IgA 消失，80%~90% 的 IgE 消失或减少，IgM 水平可以代偿性增高。此外可见 IgG_2 和 IgG_4 缺乏，胸腺可呈胚胎样表现。绝大多数患者甲胎蛋白升高，可作为该病的诊断依据之一。染色体核型分析可见 5%~15% 的外周血细胞内存在 7；14 号染色体易位，断点大多集中于染色体 14q11、7p15-7p13 和 7q32-q35。神经电生理检查可见感觉神经动作电位异常。影像学检查见小脑萎缩。遗传学检查可发现 ATM 基因致病突变。

治疗原则 金刚烷胺和 4-氨基吡啶对部分患者神经系统症状有效果。对于合并肿瘤者，因为 A-T 细胞对辐射的敏感性增加，所以放化疗药物需谨慎选择。对症治疗方法主要包括康复治疗、免疫支持治疗。

预防 需注意肺部感染、营养不良等并发症的预防。

（姜玉武）

chǐzhuànghé-hónghé-cāngbáiqiú qiūnǎo xiàbù wěisuō

齿状核红核-苍白球丘脑下部萎缩（dentatorubral-pallidoluysian atrophy，DRPLA）

以进行性的共济失调、肌阵挛、癫痫和进行性智力恶化为主要表现的常染色体显性神经变性病。儿童及成人均可发病。

病因和发病机制：致病基因

ATN1 位于染色体 12p13.31。在该位点存在异常数量的三核苷酸（CAG）序列重复。在正常人群，该位点的（CAG）n 重复数为 8~25，而 DRPLA 患者存在两个等位基因，一个（CAG）$_n$ 重复数在正常范围，另一个重复数则为 54~68。重复数量与发病年龄呈负相关，少年期起病者重复数为 62~68，而成年期起病者重复数为 54~62。分析 ATN1 上 CAG 重复数可用于鉴定 DRPLA 患者及家系。DRPLA 是一种多聚谷氨酰胺疾病，DRPLA 的致病 CAG 扩增导致在受累个体的大脑中出现神经元核内蛋白聚集体或核内包涵体，引起异常 DRPLA 蛋白在神经元细胞核中蓄积。

临床表现：因发病年龄而异。儿童的主要特征是共济失调、智力残疾、行为改变、肌阵挛和癫痫；成人的主要特征是共济失调、舞蹈手足徐动症和痴呆。在 20~40 岁发病的个体中，癫痫发作频率较低。在 40 岁以后发病且 CAG 重复序列小于 65 的个体中，惊厥发作罕见。

诊断和鉴别诊断：依靠临床表现和影像学检查。头颅磁共振成像（MRI）提示小脑和脑干萎缩以及 DRPLA 的家族史，或通过分子遗传学检测鉴定 ATN1 基因致病性的 CAG 扩增。DRPLA 个体 CAG 重复长度为 48~93。

治疗原则：对症治疗，包括使用抗癫痫药物治疗癫痫发作，使用精神药物治疗精神病表现，使用利鲁唑对症治疗共济失调，以及康复治疗。应为儿童制订适当的教育计划。另外需要注意避免对患者使用全身麻醉，因为全身麻醉可增加术中和术后癫痫发作的风险。

（姜玉武）

shénjīngxiānwéiliúbìng
神经纤维瘤病（neurofibromatosis）

由基因缺陷导致神经嵴细胞发育异常而引起的多系统损害的常染色体显性遗传病。包括以下3种不同的疾病。

神经纤维瘤病1型（NF1）

主要表现为多发性神经系统肿瘤、皮肤色素斑，还涉及皮肤，骨骼，内分泌，胃肠和血管系统。发病率为0.25‰。儿童期所见的多为1型。

病因和发病机制 致病基因为 NF1 基因，其编码神经纤维瘤蛋白。该蛋白包含功能性 GTP 酶活化蛋白（GAP）结构域，其调节 RAS-鸟苷三磷酸转化为 RAS-鸟苷二磷酸，在神经纤维瘤形成中起肿瘤抑制作用。

病理特征 为沿着粗大的末梢神经生长的肿瘤，常见肿瘤为神经纤维瘤及神经鞘瘤。一般中枢神经或是末梢神经的神经纤维瘤多为良性，但也可恶性变，转变为神经纤维肉瘤，危险率约为5%。

临床表现 如下。

皮肤表现 包括咖啡牛奶斑，皮肤神经纤维瘤、贫血痣、斑片和弥漫性色素沉着区域以及幼年黄色肉芽肿。咖啡牛奶斑是重要体征，出生时即可发现，为浅棕色斑，大小不等，形状不一，与周围皮肤界限清楚，不隆起于皮肤，不脱屑，感觉无异常。除手掌、足底和头皮外，躯体其他部位皮肤均可波及，在10岁以内可逐渐长大、增多。第二个标志是皮褶雀斑，始于3~4岁儿童的腹股沟区域，最终出现在腋窝，颈部基部和女性乳房下区。直径1~3mm，似面部雀斑的浅棕色斑，成簇出现，数目较多。具有诊断意义。皮肤神经纤维瘤是 NF1 的重要表现，它们位于真皮或真皮附近，呈离散或软或硬的丘疹，从数毫米到数厘米大小不等，可以是平的，无蒂或有蒂，很容易地压到皮肤下面。在婴幼儿时期往往不明显，青春期后增多。多见于躯干，四肢及头部较少。丛状神经纤维瘤常波及面部，儿童时期也可见到，常破坏面容及影响视力。

眼部症状 虹膜利施（Lisch）结节是 NF1 高度特异的黑色素细胞错构瘤。约1/2的5~6岁患儿有此体征，随年龄增长而逐渐增多，到21岁时，几乎全部患者均有此体征。视网膜星形细胞瘤不常见，但其他视网膜错构瘤有时可见到。先天性青光眼也可见到，眼睑部位可有神经纤维瘤。视神经胶质瘤是毛细胞星形细胞瘤，通常生长缓慢，大多数无症状，但可表现为视力下降，视野缺损或性早熟。视神经胶质瘤可单侧或双侧生长。

神经症状 神经纤维瘤可以影响周围神经系统的任何组成部分。丛状神经纤维瘤可以是先天的，通常在生命早期迅速发展，可长时间保持静止状态。这些肿瘤很容易通过磁共振成像（MRI）看到，并表现为靶征。起源于背根的神经纤维瘤可生长成哑铃状并侵入椎管，会导致脊髓压迫。当神经纤维瘤压迫周围神经时引起疼痛或肢体活动障碍。除视神经胶质瘤外，大脑、脑干和小脑的星形细胞瘤也常发生。8%~13%的患者发生恶性周围神经鞘瘤，表现为疼痛或突然生长，通常在已存在的丛状神经纤维瘤内。NF1患儿偏头痛的频率增加，可能表现为腹痛，恶心和呕吐有关。约50%的患者有学习障碍，表现为语言或非语言障碍、注意力缺陷障碍、紧张以及表达和语言问题。运动协调和平衡障碍也很常见，并且与其他神经认知功能障碍相关。也可有睡眠问题。6%~10%的患者出现癫痫，常为局灶性，并且可能与大脑的结构性改变有关。

其他系统 巨头和身材矮小在 NF1 中很常见。10%~40%患者存在脊柱侧凸。先天性骨发育不良，骨皮质变薄、钙化不全及病理性骨折等常见。NF1 患者发生其他肿瘤性疾病的概率高于普通人群。颈部或纵隔的丛状神经纤维瘤可引起气道受阻。NF1 中的血管异常发生在外周或脑血管中，包括小动脉中的内膜增殖和纤维肌肉改变。肾动脉狭窄可导致儿童高血压，其他血管受累可导致动脉壁夹层，进而引起血管功能不全或出血。颈内动脉狭窄可导致烟雾病和卒中。胃肠道也可受神经纤维瘤或神经节细胞瘤生长的影响，导致肠梗阻或出血。

诊断 需满足以下至少2条临床特征才能做出 NF1 诊断：①6个及以上咖啡牛奶斑（青春期前儿童直径大于5mm；青春期后儿童直径大于15mm）。②两个或多个任何类型的神经纤维瘤或一个丛状神经瘤。③腋窝或腹股沟区域的雀斑。④视神经胶质瘤。⑤两个或多个利施结节（虹膜错构瘤）。⑥一个特异性的骨性病变，如蝶窦发育不良或长骨皮质变薄，伴有或不伴有假关节。⑦一级亲属中根据前述标准诊断 NF1（父母，同胞，后代）。

治疗原则 主要是对症治疗。除非周围神经的神经纤维瘤经反复刺激和创伤或有恶变的迹象，一般不需切除。恶性肿瘤可以手术，并进行放疗和化疗。视神经胶质瘤多无进展，因此无症状时不需要治疗。对于不明原因疼痛或神经纤维瘤生长的患者应活检。尚未有明确的用于治疗特定并发症的药物。

神经纤维瘤病 2 型（NF2）

NF2 较 NF1 少见，发病率约为 1.7/10 万，出生发病率为 3.3/10 万。有明显的遗传倾向，但在一个家系中每个个体的轻重程度有差异。轻型在 25 岁后发病。

病因和发病机制 约半数 NF2 患者为新生突变所致的散发病例。致病基因为 *NF1* 基因，其编码蛋白为施万膜蛋白（Merlin），是一种细胞骨架蛋白，可控制细胞生长。*NF2* 基因在这些肿瘤以及其他 NF2 相关肿瘤的形成中发挥肿瘤抑制作用。

临床表现 特征是双侧前庭神经鞘瘤。肿瘤症状在青春期或青春期以后出现，表现为听力丧失、耳鸣、眩晕及面肌无力。听力丧失开始时往往是单侧，并可导致平衡问题。肿瘤可沿着任何脑神经发生，也可沿着脊神经或周围神经发生。皮肤神经鞘瘤表现为斑块状病变，常伴有毛发生长。NF2 也有咖啡牛奶斑，但不是 NF2 的诊断指标。与 NF2 相关的其他中枢神经系统肿瘤是脑膜瘤和室管膜瘤。

诊断 如下。

确诊 NF2 ①双侧前庭神经鞘瘤，或②一级亲属有 NF2 同时 30 岁以前患单侧前庭神经鞘瘤或有脑膜瘤，神经鞘瘤，室管膜瘤，青少年晶状体浑浊中任何两种。

怀疑 NF2 ①30 岁以前的单侧前庭神经鞘瘤和脑膜瘤，同时有神经鞘瘤，室管膜瘤，青少年晶状体混浊中的至少一种；或②30 岁以前两个或多个脑膜瘤和单侧前庭神经鞘瘤或脑膜瘤，神经鞘瘤，室管膜瘤，青少年晶状体混浊中的至少一种。

曼彻斯特标准 ①双侧前庭神经鞘瘤；或②一级亲属有 NF2 同时单侧前庭神经鞘瘤，或者脑膜瘤、神经鞘瘤、室管膜瘤、神经纤维瘤、后囊下晶状体混浊中的任意两种，或单侧前庭神经鞘瘤以及脑膜瘤、神经鞘瘤、室管膜瘤、神经纤维瘤，后囊下晶状体混浊中的任意两种或两个或多个脑膜瘤和单侧前庭神经鞘瘤或脑膜瘤、神经鞘瘤、室管膜瘤、神经纤维瘤、后囊下晶状体混浊中的任意两种。

治疗原则 与 NF2 相关的肿瘤的管理主要是外科手术。使用听觉脑干植入物可以帮助一些患者恢复由于肿瘤进展或手术引起的听力损失。用血管内皮生长因子（VEGF）抑制剂贝伐单抗治疗已显示出减少前庭神经鞘瘤大小和改善听力的效果。拉帕替尼治疗也观察到一些患者的肿瘤有所减小和听力改善。

神经鞘瘤病 特征是仅在前庭神经以外的脑神经和脊神经上出现神经鞘瘤，常出现疼痛或神经受压症状。

病因和发病机制 首先被发现导致该病的基因是 *SMARCB1*，它编码染色质重塑复合物的蛋白质组分。*SMARCB1* 突变不能解释所有的神经鞘瘤病。另一个基因 *LZTR1* 可解释一些没有生殖细胞 *SMARCB1* 突变的神经鞘瘤病。具有 *SMARCB1* 或 *LZTR1* 生殖细胞突变的神经鞘瘤病患者中的神经鞘瘤中还具有在 22 号染色体的同一拷贝上的 *NF2* 基因突变以及另一染色体上的 *NF2* 和 *SMARCB1* 或 *LZTR1* 之一的缺失。

临床表现 常表现为疼痛及神经压迫症状。

诊断 如下。

分子诊断 两种或多种病理证实的神经鞘瘤或脑膜瘤以及至少两个肿瘤具有 22 号染色体杂合性缺失和两种不同 *NF2* 基因突变；如果存在共同的 *SMARCB1* 突变，则确定为 SMARCB1 相关的神经鞘瘤病。或一种病理证实的神经鞘瘤或脑膜瘤以及生殖细胞 *SMARCB1* 致病突变。

临床诊断 两个或多个非皮肤神经鞘瘤，一个具有病理学证实，高清晰度 MRI 没有发现双侧前庭神经鞘瘤（内听道薄扫，切片厚度不超过 3mm）。同时要注意一些嵌合型 NF2 将在以后符合该诊断，以及一些神经鞘瘤病患者具有单侧前庭神经鞘瘤或多发性脑膜瘤。①一个病理证实为神经鞘瘤或颅内脑膜瘤，以及一级亲属患病。②有可能考虑该诊断：如果有两个或更多的非皮内肿瘤，但没有病理证实是神经鞘瘤；与肿瘤相关的慢性疼痛增加了神经鞘瘤病的可能性。

具有以下特征的患者不能诊断神经鞘瘤病 NF2 基因突变；满足 NF2 的诊断标准；有 NF2 的一级亲属；以前的放疗区域的神经鞘瘤。

治疗原则 主要是外科手术治疗。

（姜玉武）

jiéjiéxìng yìnghuà fùhézhèng

结节性硬化复合症（tuberous sclerosis complex，TSC） *TSC1* 和 *TSC2* 基因突变导致的常染色体显性遗传病。表现为智力障碍、癫痫、皮肤改变及不同部位（包括脑部）的肿瘤，累及多系统。

病因和发病机制 已明确两个致病基因 *TSC1*（9q34）和 *TSC2*（16p13.3）。*TSC1* 编码错构瘤蛋白。*TSC2* 编码结节蛋白。错构瘤蛋白和结节蛋白相互作用，起肿瘤抑制分子的作用。结节蛋白具有 GTP 酶活化特性，类似于神经纤维瘤蛋白。错构瘤蛋白和结节蛋白是哺乳动物雷帕霉素靶蛋白（mTOR）通路组分，涉及多种功能，包括细胞大小的调节。在体内，结节蛋白可以被 AKT 磷酸化，部分调节其活性。在正常细胞中，结节蛋白/错构瘤蛋白复合物充当 mTOR 活性的抑制剂。在生长因子刺激或其他刺激中，结节蛋白可被 AKT 磷酸化，使 TSC1/TSC2 的抑制活性失活，从而导致细胞生长。

临床表现　取决于患者的年龄、所涉及的器官和受累的严重程度。

皮肤表现　绝大多数患者有皮肤表现，包括色素脱失斑、面部血管纤维瘤、指/趾甲纤维瘤及鲨鱼皮样斑。

色素脱失斑　90%患儿在出生时即可发现皮肤色素脱失斑，白色，与周围皮肤界限清楚，呈椭圆形、树叶状或不规则形，有时为一些成簇多发的小纸屑状斑点。色素脱失斑大小不等，长径从数毫米至数厘米。可见于躯干及四肢，分布不对称，面部很少见到。头皮部位有时也可见到，该处头发亦发白。色素脱失斑的数目不等，少时可无，多时达十几块。正常人有时也可见 1 ~ 2 块色素脱失斑，无诊断意义。0.8% 正常新生儿中也可见到色素脱失斑。生后数年内色素脱失斑可逐渐增多，面积也随体表面积增长而加大。

面部血管纤维瘤　该病特有的皮肤改变，颜色呈红褐色或与皮肤色泽一致，隆起于皮肤，呈丘疹状或融合成小斑块状，表面光滑无渗出或分泌物。散布在鼻的两旁及鼻唇沟部位面颊部的皮肤，呈现斑块或蝴蝶样分布，数目多时可延及下颏部位，有时额部也可见到。面部血管纤维瘤出生时见不到，1 ~ 5 岁时出现，以后逐渐增多，少数 1 岁时可见血管纤维瘤。

指/趾甲纤维瘤　20%的患者存在甲下或甲周纤维瘤，通常青春期才开始出现。足趾比手指更易受累。部分患者在躯干两侧或背部腰骶处皮肤可见到斑块状的结缔组织错构瘤，称鲨鱼皮样斑，大小从几毫米到 1 厘米不等，微隆起于皮肤，边界不规则，表面粗糙。鲨鱼皮样斑从出生开始出现，随着孩子的成长，更容易被识别。有些在出生时即可见到前额部皮肤有微隆起的斑块，20% ~ 30%青春期后患者，可见到这种皮肤改变。7% ~ 16%的病例可见到咖啡牛奶斑，但不具诊断价值。

眼部变化　50%患者的视网膜可发现肿瘤。眼底检查可见在视盘或周围有桑椹状星形细胞瘤或斑块状错构瘤和无色素区域。视网膜错构瘤是该病重要体征之一。完全视力丧失不多见。偶尔视力丧失是由于视网膜剥离、玻璃体出血或巨大的病变引起。

神经系统症状　最常见的症状是癫痫、智力障碍，偶可见偏瘫或其他限局性神经系统症状或体征。

癫痫　是最常见的症状，80% ~ 90%的患者有癫痫发作，并且在儿童时期最常见。大多数患儿在出生后的第 1 年内有癫痫发作，并且约 1/3 为婴儿痉挛症。TSC 是婴儿痉挛最常见的病因，25%的症状性婴儿痉挛继发于 TSC。约 1/3 患婴儿痉挛症的患者在婴儿痉挛前发生局灶性发作。结节性硬化症中婴儿痉挛症与随后的发育迟缓之间具有密切关联。与 TSC 相关的婴儿痉挛症中的脑电图可表现出高度失律或变异型高度失律。然而脑电图在很多患儿虽然异常，但不一定高度失律。

智力障碍　半数患者有一定程度的认知障碍，从轻度学习障碍到严重智力障碍。智力障碍常与癫痫同时存在，也有部分只有癫痫。认知障碍的危险因素包括婴儿痉挛病史、难治性癫痫和 *TSC2* 基因突变。有认知障碍的患者更易患发育性疾病。50%的患者有自闭症谱系障碍，注意力缺陷多动和相关的疾病也很常见。在青春期和成年期，患者更容易出现焦虑、抑郁或情绪障碍。

神经系统结节　数目不定，常位于侧脑室室管膜下，X 线平片可有钙化影，婴儿不常见。病理组织学属错构瘤，磁共振成像（MRI）可显示肿瘤与脑室关系。脑皮质也可见有结节，直径 1 ~ 2cm，数目不等。部分患者可见脑室内室管膜下巨细胞型星形细胞瘤，肿瘤如果堵塞室间孔可引起颅内压升高、脑室扩张。

其他系统　肾常受累，是致死致残的常见原因。病变的两种主要类型是血管平滑肌脂肪瘤（AML）和肾囊肿。80%的患者有 AML，并且可以在儿童期或成年期进展。AML 可以在整个肾表面有一个或多个较大的病变。AML 中发育异常的动脉瘤破裂出血可导致生命危险。多囊肾病在 3% ~ 5%的患者中发生，并且一旦发生，通常反映出连续的基因综合征，因为多囊肾病基因与 16 号染色体上的 *TSC2* 基因相邻。

错构瘤也可以在其他器官系统中发现，包括胃、肠、结肠、胰腺和肝。50% ~ 60%的患者出现心脏横纹肌瘤。产前常可检测到横纹肌瘤，在出生和儿童早期最大，并且在出生后的几年内自行消退。可导致流出道阻塞或瓣膜功能障碍。如果病变涉及心脏传导系统，可使患者不仅在婴儿期和儿童期，而且在整个生命中易于发生心律失常。肺部受累包括淋巴管平滑肌瘤病，多灶性小结节性肺细胞增生和肺囊肿。多发性结节性肺细胞增生在患者中无明显性别差异，但肺淋巴管平滑肌瘤病几乎仅在女性中发生。

诊断　主要依据临床表现和影像学检查进行诊断（表1）。MRI 和 CT 对于确诊 TSC 非常重要。头颅 MRI 是首选。在新生儿中，结节在 T1 序列上显示高信号，在 T2 上显示低信号。随着年龄的增长，结节在 T1 上出现等信号，在 T2 上出现高信号。除 T1 加权和 T2 加权 MRI 序列外，液体衰减反转恢复（FLAIR）序列对识别结节和其他皮质和皮质下异常更敏感。在 CT 扫描中，结节的钙化是明显的。

治疗原则　对于神经系统表现，治疗侧重于治疗癫痫和行为障碍以及识别学习障碍。TSC 中癫痫的治疗类似于其他原因导致的癫痫，包括皮质激素、抗癫痫发作药物、迷走神经刺激和生酮饮食。氨己烯酸在治疗结节性硬化症患者的婴儿痉挛特别有效，但此药可能出现视野缩小的不良反应。癫痫手术在 TSC 药物难治性癫痫的患者中具有重要的作用。雷帕霉素是一种 mTOR 拮抗剂，可以减少 TSC 中室管膜下巨细胞型星形细胞瘤和肾 AML 的大小，并且还可以减少肺淋巴管平滑肌瘤病的进展。

（姜玉武）

fāzuòxìng shuìbìng

发作性睡病（narcolepsy）　不可克制的以发作性短暂性睡眠为主要表现的疾病。通常表现在青春期和成年早期，特征是日间过度嗜睡并导致显著的器官功能损害。其他症状包括猝倒、睡眠幻觉、睡眠瘫痪、自动行为和夜间睡眠紊乱。该病的发病率为 30/10 万~160/10 万，猝倒型发作性睡病的年发生率约为 0.74/10 万，非猝倒型发作性睡病的年发病率为 1.37/10 万。

病因和发病机制　病因尚不明确，考虑是环境因素与遗传因素相互作用的结果。该病的病理生理改变主要位于中枢神经系统，尤其是调节睡眠-觉醒的区域功能受到损害。参与食欲调节的神经递质促食欲素（Hcrt/Orexin）系统与发作性睡病的发生密切相关。部分发作性睡病可继发于其他疾病，如头颅外伤后导致中枢神经系统损伤、脑肿瘤（尤其是第三脑室、后部丘脑以及脑干区域的肿瘤）及脱髓鞘病变［如 C 型尼曼-皮克（Niemann-Pick）病］。也有在抽动症、特纳（Turner）综合征、多发性硬化和性早熟患儿中出现发作性睡病症状。

发作性睡病的致病基因和位点包括：1 型（NRCLP1），*HCRT* 基因，17q21；2 型（NRCLP2），4p13-q21，基因未确定；3 型（NRCLP3），21q11.2，基因未确定；4 型（NRCLP4），22q13，基

表1　结节性硬化复合症诊断标准

主要特征	次要特征	确定的 TSC	可疑 TSC
色素脱失斑（≥3，直径至少 5 mm）	"五彩纸屑（斑斓皮损）"皮肤病变	2 个主要特征	1 个主要特征
面部血管纤维瘤（≥3）	牙釉质凹陷（>3）	1 个主要功能+ 2 个或更多次要特征	2 个或更多次要特征
指甲纤维瘤（≥2）	口内纤维瘤（≥2）	检查出 *TSC1* 或 *TSC2* 基因致病性突变	
鲨鱼皮样斑	视网膜无色性斑块		
多个视网膜错构瘤	多发性肾囊肿		
皮质发育不良（包括结节和脑白质径向迁移线）	非肾部错构瘤		
室管膜下结节			
室管膜下巨细胞型星形细胞瘤			
心脏横纹肌瘤			
淋巴管平滑肌瘤病			
血管平滑肌脂肪瘤（≥2）			

因未确定；5型（NRCLP5），14q11.2，基因未确定；6型（NRCLP6），19p13.2，基因未确定；7型（NRCLP7），*MOG*基因，6p22。发作性睡病抗性与染色体21q22上*NLC1A*基因的次要等位基因的一个单核苷酸多态性（SNP）和一个标志物有关。

临床表现 典型的发作性睡病为四联征。①白天嗜睡：白天睡眠时间较多，并且会在清醒状态下突然发生快速眼动（REM）睡眠，白天困倦加重。②猝倒：强烈情绪如大笑、生气等诱导下出现骨骼肌的肌张力消失，可有眼睑下垂、下颚下垂、视物模糊及膝关节突然屈曲，甚至全身肌张力消失导致摔倒。③睡眠幻觉：幻觉最多发生在觉醒-睡眠交替阶段，包括视、听和触觉的成分，常类似于梦境中古怪的画面，但对外界环境的感知意识通常存在。④睡眠瘫痪：在睡眠开始或结束时突然出现的持续几秒或几分钟肢体无法活动或无法说话的情况，常可自发结束，也会于感觉外界刺激后终止。但大部分患儿并非同时存在上述4项症状。⑤其他伴随症状：睡眠紊乱、白天小睡、无意识行为和学习成绩下降。

诊断 应结合临床表现、实验室检查和客观量表进行评价，主要包括日间多次睡眠潜伏期试验（MSLT）、夜间多导睡眠图（PSG）监测、血清人类白细胞抗原分型和脑脊液促食欲素测定。2014年国际睡眠障碍分类（第三版）列出发作性睡病1型及2型的诊断标准如下。

发作性睡病1型 须同时满足以下2项条件：①患者存在白天难以遏制的困倦和睡眠发作，症状持续至少3个月以上。②满足以下1项或2项条件：有猝倒

发作（符合定义的基本特征），经过标准的MSLT检查平均睡眠潜伏期≤8分钟，且出现≥2次睡眠起始快速眼动期（SOREMP），推荐MSLT检查前进行夜间多导睡眠监测（nPSG）检查，nPSG出现SOREMP可以替代1次白天MSLT中的SOREMP；免疫反应法检测脑脊液中下丘脑分泌素1（Hcrt-1）浓度≤110pg/ml或低于正常参考值的1/3。

备注：①幼儿期的发作性睡病可能表现为夜晚睡眠时间过长或白天打盹时间延长。②如果临床强烈怀疑发作性睡病1型，但MSLT的诊断标准不能满足，推荐重复MSLT检查。

发作性睡病2型 须同时满足以下5项条件：①患者存在白天难以遏制的困倦和睡眠发作，症状持续至少3个月以上。②标准MSLT检查平均睡眠潜伏期≤8分钟，且出现≥2次SOREMP，推荐MSLT检查前进行nPSG检查，nPSG出现SOREMP可以替代1次白天MSLT中的SOREMP。③无猝倒发作。④脑脊液中Hcrt-1浓度没有进行检测，或免疫反应法测量值>110pg/ml或>正常参考值的1/3。⑤嗜睡症状和/或MSLT结果无法用其他睡眠障碍如睡眠不足、阻塞型睡眠呼吸暂停综合征、睡眠时相延迟障碍、药物使用或撤药所解释。

备注：①如果患者随后出现猝倒发作，应重新诊断为发作性睡病1型。②如果诊断后，检测脑脊液中Hcrt-1浓度≤110pg/ml或<正常参考值的1/3，应重新诊断为发作性睡病1型。

鉴别诊断 需与慢性睡眠剥夺及睡眠无规律者、长睡眠者、潜在的导致睡眠紊乱的疾病（包括阻塞性睡眠呼吸暂停、不宁腿

综合征、周期性腿动等）、特发性嗜睡症、克莱恩-莱文（Kleine-Levin）综合征、精神疾病、其他神经系统疾病（创伤和嗜睡症、药物及物质滥用所致嗜睡）进行鉴别诊断。可做上述相关基因的突变检测。

治疗原则 尚无治愈方法，但通常可以控制症状，使患儿可以过正常的生活。个性化治疗方案通常涉及教育、行为改变和药物治疗。

教育和行为改变 ①患者和家庭教育：教育不仅应包括所有的家庭成员，还应包括教师、辅导员和朋友。尤其是应该通知学校领导为学生提供宿舍可能是必要的（如安排小睡、减少家庭作业以确保足够的睡眠时间）。②健康的睡眠习惯。③每天一次或两次短时间的小睡（15分钟）可以帮助控制日间嗜睡。④行为改变：严格遵循睡眠-觉醒时间表确保充足的睡眠是必不可少的。增加体育活动可能会有帮助。⑤密切监督可能有危险性的活动。⑥体重管理：对体重指数升高的儿童很重要。⑦合并睡眠障碍的治疗：特别是阻塞型睡眠呼吸暂停综合征治疗（如腺样体扁桃体切除术）和周期性腿动治疗（如补充铁剂）的适应性干预可能有助于减轻嗜睡症症状，并且改善发作性睡病患者的日间功能。

药物治疗 针对白天过度嗜睡的药物主要是神经系统兴奋药，包括传统的中枢兴奋药如盐酸哌甲酯、安非他命，新型中枢兴奋药如莫达非尼、γ-羟丁酸钠，此外，单胺氧化酶抑制剂司来吉兰对白天过度嗜睡和猝倒也有效。

γ-羟丁酸钠、司来吉兰同时具有抗猝倒作用。此外，三环类抗抑郁药如丙咪嗪、氯丙咪嗪、

普罗替林也是常用的抗猝倒药且对睡眠瘫痪和睡眠幻觉有效。新型选择性5-羟色胺选择性重摄取抑制剂如氟西汀、帕罗西汀以及5-羟色胺和去甲肾上腺素再摄取抑制剂如文拉法辛对猝倒发作也有效，抗猝倒剂量高于抗抑郁剂量，不良反应较少，但疗效弱于三环类抗抑郁药。对于猝倒严重的患儿，应首选γ-羟丁酸钠。

(姜玉武)

Fúlǐdélàixī yùndòng shītiáo

弗里德赖希运动失调（Friedreich ataxia，FRDA） 常染色体隐性遗传的共济失调综合征。是遗传性共济失调最常见的类型之一，由德国病理学家、神经科医师尼古劳斯·弗里德赖希（Nikolaus Friedreich）于1863年首先报告。估测发病率为12/10万。大多于20岁以前发病，以2~16岁最多，10岁以前起病者约占半数，但发病可早至婴儿期。

病因和发病机制 该病致病基因为*FXN*，定位于染色体9q21.11，96%的患者为*FXN*两个等位基因均存在第一内含子的三核苷酸GAA重复的异常扩增，余4%为此GAA致病性异常扩增与另一点突变的复合杂合突变。正常GAA重复序列为GAA的5~33次重复，前突变为34~65次重复，≥66次重复为致病性突变。此异常重复扩增导致*FXN*基因转录减少，编码产物共济蛋白缺乏，线粒体内铁异常蓄积致线粒体功能异常。

临床表现 首发症状95%为共济失调，5%为脊柱侧凸。病程缓慢进展，发病后20年多数不能行走，需轮椅帮助。随疾病进展，言语障碍常十分明显。32%的患者出现眼球活动障碍，8%出现耳聋，4%出现头部晃动。上肢共济失调与下肢相比更常见，程度也更严重。几乎所有患者均出现指鼻试验不稳伴意向性震颤，以及轮替动作不能。下肢共济失调仅见于28%的病例。少数有视网膜病或眼肌麻痹。反射异常是本症的另一主要特征。75%的患儿肌腱反射全部消失。下肢腱反射消失是诊断的基本特征之一。巴宾斯基（Babinski）征见于约90%的患者。深感觉异常也较为多见，足部关节位置和振动觉消失的发生率约90%；手部上述深感觉异常发生率较低，为27%。少数患者（<10%）出现触觉和痛觉障碍。半数以上出现骨骼关节畸形。79%患者发生脊柱侧凸，55%出现弓形足。心肌病的发生率为40%~70%，表现为活动时气促、心悸或心绞痛，心前区收缩期喷射性杂音也较常见，1/3~1/2患者出现心律失常或充血性心力衰竭。50%左右有眼震，少数可发生视神经萎缩和视力丧失。晚期可出现痉挛或强直状态。糖尿病发生率约为10%，多见于20~30岁，程度一般较为严重，胰岛素治疗也多难以控制，是该病死亡的原因之一。

晚发型FRDA发病年龄为20岁以后，甚至30岁以上，与典型FRDA的主要区别在于晚发型FRDA的骨骼畸形发生率较低及无明显视觉诱发电位异常。

FRDA的一个变异型，称弗里德赖希共济失调伴腱反射保留（FARR），临床特点包括共济失调、构音障碍、痉挛、本体感觉丧失以及腱反射正常或增强等。与典型FRDA相比，FARR发病较晚，症状较轻，病程进展缓慢，下肢的腱反射保留，振动觉降低及心脏受累等发生率更低，影像学检查显示小脑萎缩而脊髓正常。

诊断 依据临床表现与相关检查进行诊断。典型患者25岁前起病；神经系统病变；肥厚性非梗阻性心肌病；糖耐量异常，糖尿病以及视神经萎缩和/或耳聋。心电图检查常见ST-T改变、T波低平或倒置，个别甚至先于神经系统症状而出现。左、右心室肥厚或高电压也较常见。可发生心律失常和传导障碍。肌电图和神经传导速度检查的典型表现包括感觉神经动作电位波幅明显降低，传导速度轻度减慢。神经影像学检查可见多数患者脊髓萎缩，或小脑、脑干萎缩。典型病理改变包括：脊髓萎缩；后根神经节减小；后索、锥体束和脊髓小脑束变性。其他病理改变有第Ⅷ、Ⅹ、Ⅻ对脑神经核细胞脱失，以及小脑齿状核神经元和上方蚓部浦肯野细胞脱失。遗传学检查可发现*FRDA*基因致病突变。

治疗原则 主要是支持对症治疗，抗氧化应激，清除氧自由基（辅酶Q10、维生素E、艾地苯醌）有一定疗效。

(姜玉武)

piánzhītǐ fāyùbùquán

胼胝体发育不全（agenesis of corpus callosum，ACC） 脑发育障碍导致的胼胝体缺如或部分缺如。是除脊柱裂外最常见的中枢神经系统出生缺陷，约70%合并脑发育的其他畸形，包括白质发育不良、皮质畸形、囊肿及颅后窝异常，也可伴有其他器官系统的缺陷。ACC和相关脑异常的儿童可表现为癫痫发作、智力障碍和脑瘫。在一些由于染色体、代谢或单基因疾病导致ACC的个体中，预期寿命显著缩短。

病因和发病机制 遗传和环境因素共同作用而致病。许多单基因隐性遗传病与胼胝体发育不全有关，包括 *EPG5* 基因相关的维西（Vici）综合征、*C12orf57* 相关的泰姆塔米（Temtamy）综合征、*GPSM2* 相关的查德利-麦卡洛（Chudley-McCullough）综合征等。还有与该病相关的常染色体显性遗传病，如 *DDX3X* 基因突变。染色体拷贝数变异（CNV）也起重要作用，包括 1p36、1q4、6p25、6q2、8p、13q 和 14q 中的区域。超过 15% 的 ACC 患者有较大的新发 CNV，可能是致病原因。

此外，非遗传因素也有重要作用，典型例子是胎儿酒精综合征，重金属毒性和 ACC 也有关。但仍很难确定它们在胼胝体发育的哪个阶段发挥了作用。

临床表现 表现为多种临床缺陷，包括孤独症、智力障碍、癫痫和脑瘫，常有明显的认知和神经运动功能障碍。癫痫发作很普遍，尤其合并其他相关脑畸形时。大约 40% 智商正常的患者有孤独症表现，在社会认知、肢体语言交流和执行技能等方面存在问题。因此，即使智商正常，也很难正常工作、找到伴侣和独立生活。

诊断 主要依靠病史、临床症状、神经影像学检查和遗传学检查进行诊断。弥散张量成像（DTI）等发现 ACC 患者腹侧扣带束较小，各向异性分数较低。

治疗原则 主要是对症治疗，包括使用抗癫痫发作药物治疗癫痫，以及肌张力减退和脑瘫的康复治疗。ACC 患者往往难以完成复杂的认知和行为任务，需要明确的行为训练和教育。治疗中可帮助患者简化任务、提供重复，以及帮助患者较慢的学习。尽管许多患者存在社会缺陷，但他们通常希望进行社会互动。虽然有使用鼻内催产素治疗伴有社会缺陷的孤独症的报道，但仍有待临床试验。

（姜玉武）

duōfāxìng yìnghuà

多发性硬化（multiple sclerosis，MS）

以中枢神经系统原发性髓鞘脱失为主要病理特征的自身免疫病。临床以病变部位和时间的多发性为特点，病程中常有缓解复发的神经系统损害症状。儿童期起病者（18 岁以前）仅占约 3%~4%，且多数为 11 岁以上起病，低龄儿童非好发人群。

病因和发病机制 病因尚未阐明，一般认为是遗传因素与环境因素共同作用诱发的以中枢神经系统白质受累为主的免疫反应，病变包括髓鞘脱失、轴索损伤及炎症细胞浸润。多种炎症细胞参与介导发病，包括 T 淋巴细胞（CD4$^+$ T 细胞及 CD8$^+$ T 细胞）、B 淋巴细胞（抗原提呈及产生细胞因子）、巨噬细胞及小胶质细胞等。另外，星形胶质细胞及少突胶质前体细胞均在该病的炎症反应及髓鞘修复中发挥作用。

临床表现 首次发病多呈急性或亚急性，根据受累部位不同可表现不同症状，包括肢体无力、麻木感、感觉异常、视力下降、复视、共济失调或横贯性脊髓炎症状等。一次发病可表现为单一病灶的相应症状，也可表现为多灶性症状。少数儿童患者首次发病可以表现为急性播散性脑脊髓炎。该病多呈复发缓解性病程特点。于首次发病 2 年内再次发病的风险较高，年复发率（ARR）为 1.2~1.9，比成人 MS 年复发率更高。再次发病可与前次发病的部位不同，即空间多发性。

诊断 尚缺乏特异性诊断标志物，需结合临床表现、影像学、脑脊液寡克隆区带等指标，排除其他可能的诊断。诊断的三要素为：时间多发性、空间多发性及排除其他疾病。

临床 MS 的诊断标准为 2017 年新修订的麦克唐纳（McDonald）诊断标准（表 1），主要针对成人 MS。国际儿童多发性硬化研究组（IPMSSG）在 2013 年根据 2010 年修订的麦克唐纳标准提出了儿童 MS 的诊断标准。但尚未有针对 2017 年麦克唐纳诊断标准进行儿童 MS 诊断的修订。

空间多发性（DIS）的 MRI 诊断标准：在以下 4 个部位中的至少 2 个部位存在 ≥1 个具有 MS 特征的 T2WI 高信号病灶：脑室旁、皮质或皮质下、幕下和脊髓。时间多发性（DIT）的 MRI 诊断标准：任何时候同时存在钆非增强病灶及增强病灶；或在随访中，与基线相比，出现新的 T2WI 和/或钆增强病灶（对间隔时间无要求）。

鉴别诊断 需与视神经脊髓炎谱系疾病（NMOSD）、MOG-IgG 相关脑脊髓炎及其他自身免疫病引起的神经系统受累等鉴别。

治疗原则 急性发病期的治疗主要是应用大剂量糖皮质激素。效果不佳也可以考虑血浆置换或 IVIG。应用疾病修正药物可以预防或减轻 MS 的复发，对于成人患者，美国食品和药品管理局（FDA）批准的一线药物包括干扰素 β-1b、干扰素 β-1a 及醋酸格拉替雷；二线药物包括富马酸二甲酯、特立氟胺；芬戈莫德、利妥昔单抗和那他珠单抗等；其他治疗药物还包括米托蒽醌、环磷酰胺、阿仑单抗和克拉屈滨等。对于儿童 MS 患者，因多数药物尚未获批儿童适应证，因此多为超说明书应用。

（姜玉武）

表 1　2017 年多发性硬化麦克唐纳诊断标准

临床发作次数	具有客观临床证据的病灶数	诊断 MS 所需其他证据
≥2 次临床发作	≥2	无需其他检查
≥2 次临床发作	1 个客观病灶，加明确病史证实既往发作累及另一个解剖部位	无需其他检查
≥2 次临床发作	1	需证实空间多发性：再次发作累及不同的部位；或 MRI 证实空间多发
1 次临床发作	≥2	需证实时间多发性：再次发作；或 MRI 证实时间多发性；或脑脊液特异性寡克隆区带阳性
1 次临床发作	1	需证实空间多发性：再次发作累及不同的部位；或 MRI 证实空间多发 同时，需证实时间多发性：再次发作；或 MRI 证实时间多发性；或脑脊液特异性寡克隆区带阳性
原发进展型 MS		持续进展>1 年，并满足以下至少 2 条： （1）在以下至少 2 个部位存在 ≥1 个具有 MS 特征的 T2WI 高信号病灶：脑室旁、皮质或皮质下、幕下； （2）MRI 证实 ≥2 个 T2WI 高信号脊髓病灶； （3）脑脊液特异性寡克隆区带阳性

注：如满足上述标准且无其他病因可解释上述临床表现，诊断为 "MS"；如临床怀疑但证据不完全满足，诊断 "可能 MS"；如果在诊断评估中发现其他病因可以解释临床表现，则诊断 "非 MS"。一次发作定义为患者报告的或客观检查发现的急性炎症性中枢神经系统脱髓鞘事件，可以是现在或既往，持续时间至少 24 小时。

临床孤立综合征：一次单相性临床发病，患者主诉症状及客观证据证实存在局灶或多灶性中枢神经系统炎症性脱髓鞘，通常急性或亚急性出现，持续至少 24 小时，可恢复或不恢复，不伴发热及感染。如果为第一次发病，即为临床孤立综合征。临床孤立综合征可以为单一病灶性或多灶性。

客观临床或辅助检查证据：神经系统体征异常、影像学（MRI 或光学相干断层扫描）或神经电生理检查（视觉诱发电位）结果与临床发作症状的解剖学定位一致。如果仅有患者主诉症状时需要非常谨慎。

shénjīngyuán làyàngzhì zhīhèzhì chénjīzhèng

神经元蜡样质脂褐质沉积症

（neuronal ceroid lipofuscinosis, NCL）　一组涉及溶酶体蛋白分解代谢的酶或跨膜蛋白缺陷所致的遗传性、进行性神经变性疾病。多在婴儿期和儿童期发病，也可在成年发病。NCL 具有表型与基因型异质性。根据基因型的不同分为 13 种亚型，其致病基因分别为 CLN1（PPT1）、CLN2（TPP1）、CLN3、CLN4（DNAJC5）、CLN5、CLN6、CLN7（MFSD8）、CLN8、CLN10（CTSD）、CLN11（GRN）、CLN12（ATP13A2）、CLN13（CTSF）、CLN14（KCTD7）。其中以 CLN1、CLN2 和 CLN3 突变最常见，引发神经元蜡样质脂褐质沉积症 1~3 型（CLN1~CLN3）。

神经元蜡样质脂褐质沉积症 1 型（CLN1）　CLN1（PPT1）基因纯合突变或复合杂合突变引起，常染色体隐性遗传。

病因和发病机制　CLN1（PPT1）基因定位在染色体

1p34.2，全长 27kb，包含 9 个外显子，编码由 306 个氨基酸残基组成的肽链，其中包含 25 个氨基酸的信号肽，3 个 N 连接的糖基化位点以及硫酯酶的保守结构域，称为棕榈酰蛋白硫酯酶 1（PPT1），分子量为 35~37kD。该酶是一种小分子的糖蛋白，可以将棕榈酰从脂修饰的蛋白半胱氨酸残基上去除。由于在大脑皮质发育过程中，从神经发生开始，CLN1（PPT1）基因在胚胎脑组织中的表达就不断升高，提示其对神经发育很重要。PPT1 参与神经元的凋亡信号通路。PPT1 缺乏会损害溶酶体降解功能，导致 S-酰化蛋白在细胞内积聚，由 CLN1（PPT1）基因突变导致的 CLN1 表现出溶酶体内大量颗粒状的沉积物。

临床表现　根据发病年龄的不同，表现为婴儿型、晚婴型、少年型和成年型，其中婴儿型最常见，通常在 6~24 个月发病，表现为快速发育倒退，惊厥发作，肌阵挛癫痫，共济失调，视觉丧失等临床症状。症状和体征逐渐进展至严重痉挛状态，意识水平降低，导致早期死亡。晚发者可在 3~38 岁发病，除了上述症状之外还表现为行为异常。其他临床表现类似，主要是发病年龄更晚以及临床症状更轻。

诊断　如下。

病理学诊断　电镜特征是溶酶体内出现颗粒样嗜锇沉积物（GROD）。能否发现病理性包涵体依赖于检查的组织来源。生化分析沉积物主要成分是 Saposins A 和 D，又称神经鞘磷脂激活蛋白（SAP），具有此类沉积物的 NCL 类型还有 CLN10。

酶学分析　需检测患者的白细胞、成纤维细胞、淋巴母细胞、羊水或绒毛膜细胞中 PPT1 酶的活性。

基因检测与产前诊断 进行靶基因突变分析，*CLN1*（*PPT1*）常见突变是 c.364A>T；p.R122W 和 c.451C>T；p.R151X。c.364A>T 突变在芬兰患者的检出率为 98%，其他国家患者的检出率为 10%。c.451C>T 检出率为 60%。常用下一代测序技术进行 *CLN1* 基因突变的检测。该病为常染色体隐性遗传，患儿父母再生下一胎，需进行产前诊断。

治疗原则 以对症治疗为主，治疗相关研究多处于临床前试验与临床试验阶段。动物试验中，鞘内注射或静脉注射重组 PPT1 酶原可改善 CLN1 小鼠模型。芬戈莫德和特立氟胺可以减少 CLN1 小鼠模型的小胶质细胞增生、神经元丢失与脑萎缩；抗炎小分子 MW151 腹膜内注射，可以降低 CLN1 小鼠模型的癫痫发生率。干细胞疗法和基因疗法也在研究中。

神经元蜡样质脂褐质沉积症 2 型（CLN2） 最常见类型之一，由 *CLN2*（*TPP1*）基因突变引起，常染色体隐性遗传。表现为晚婴型和少年型（变异型），晚婴型 CLN2 为詹斯基-比尔朔夫斯基（Jansky-Bielschowsky）型，2~4 岁发病；少年型（变异型）CLN2 占 13%，4~8 岁发病。CLN2 型的发病率为（0.36~0.46）/10 万新生儿。

病因和发病机制 致病基因 *CLN2*（*TPP1*）定位于染色体 11p15.4，包括 13 个外显子，全长 6.65kb。cDNA 全长 14.863kb，其编码蛋白为 563 个氨基酸残基组成的溶酶体蛋白水解酶 TPP1 蛋白。TPP1 先合成前体，在溶酶体中加工成为成熟的 TPP1，并进行糖基化修饰。其表观分子量为

46kD，N 端从 L196 开始。TPP1 属于丝氨酸羧基蛋白酶家族中的一员，可以将三肽从多肽的游离 N 末端去除，如可以将线粒体 ATP 合成酶 C 亚基 N 端的三肽水解掉。TPP1 也可降解一定的神经递质和激素。TPP1 还可与 CLN5 相互作用。假单胞菌属丝氨酸羧基蛋白酶（PSCP）的晶体结构已经被解出，使 TPP1 的结构得以解析。

TPP1 蛋白在全身组织广泛表达，没有组织特异性，人脑中 2 岁以后开始高表达。TPP1 活性的丧失导致神经肽降解障碍和 ATP 合成酶 C 亚基的大量累积。TPP1 缺乏与氧化应激、线粒体形态改变等有关。TPP1 活性可通过酶学方法测得，从而可使 *CLN2* 基因突变导致的 NCL 通过酶活性检查得到确诊。

CLN2（*TPP1*）基因的突变包括微小缺失、微小插入突变、错义突变和无义突变，影响剪切位点或内含子序列的突变等。最常见的两个突变是 IVS5-1G>C（影响第 5 内含子的剪切位点）和 R208X（无义突变），此两种突变见于 60% 的 CLN2 中，占疾病相关等位基因的 50%。至少 86 种（66%）突变发生在单个家庭。45% CLN2 的基因突变为纯合突变。

临床表现 多于幼儿期起病，临床上以癫痫、肌阵挛发作以及早期发育迟缓三联征为特征。视觉受损出现的较晚。少数基因突变可引起变异型（少年型），发病年龄更晚，症状进展较慢。

晚婴型 CLN2 约占 87%，是欧洲最常见的遗传性神经系统变性病之一。患儿 2 岁前发育正常，发病年龄为 2~4 岁，常以语言发育迟缓、癫痫发作为首发症状，肌阵挛发作为典型症状，但也可

见到全面强直-阵挛发作、局灶性发作、失张力发作或失神发作等。之后出现发育迟缓、倒退，共济失调、锥体外系和锥体系症状，语言和运动迅速倒退，视力障碍在 4~6 岁时出现，并且很快发展为失明。疾病后期，患者往往卧床不起，没有语言，需要精心护理。该类型患者能活至 6~40 岁，但多数在 6~15 岁死亡。

脑电图显示枕区在 1~2Hz 光刺激下，出现巨大电位，脑电图光敏感是晚婴型 CLN2 的早期标志。视网膜电图（ERG）病初检查即可出现异常，疾病晚期则检测不到波形。视觉诱发电位在很长一段时期潜伏期延长，在疾病晚期则会消失。头颅磁共振成像（MRI）显示大脑和小脑的进行性萎缩，严重的小脑萎缩是其特征性改变，但基底节和丘脑无异常。

变异型 CLN2 占 13%，与晚婴型 CLN2 相比，表现为发病年龄较晚、疾病进展延缓，偶有发病年龄小于 2 岁的病例报道。

诊断 在发病早期，神经电生理的改变非常特异，以此能做出迅速诊断。在出现癫痫发作之前，可出现 1~2Hz 低频光刺激诱发的枕部巨大电位，随着症状的加重，该现象更加明显，但在家长注意到患儿视力损伤时 ERG 改变已经消失了。脑影像学检查可见小脑和大脑的萎缩，且小脑萎缩严重。外周血淋巴细胞不发生空泡样变。

电镜下特征性超微结构为以膜结合形式聚集在溶酶体的曲线状沉积物。单纯的曲线状包涵体没有明显的脂滴，是该型的特征性改变，也是一个可靠的诊断指标。曲线状沉积物不仅可见于神经元中，还可在神经外组织如淋

巴细胞中见到。对携带有突变基因的胎儿进行体细胞如淋巴细胞、皮肤成纤维细胞的检查也能发现曲线状沉积物。羊水细胞中可见曲线状沉积物，但绒毛组织中未显示有特征性沉积物。

确诊依赖于对 TPP1 的酶学分析和 CLN2 基因突变分析。酶学分析：TPP1 酶活性缺陷，通常带有 TPP1 基因突变的淋巴细胞、皮肤成纤维细胞和羊水细胞或绒毛膜细胞内检测不到 TPP1 活性。而携带者通常会有 50% 的相应酶活性。如果酶活性缺陷则不需要再做活检。CLN2 基因突变分析：常见突变为 c.622C>T；R208X 和 IVS5-1G>C；g.3556G>C。该病的临床诊断明确，可以采用测序技术对 CLN2（TPP1）进行基因突变检测。

治疗原则 α蜡样质脂褐质酶（Cerliponase alfa）是一种重组人 TPP1 酶原，临床批准用于治疗 CLN2，2017 年开始在全球范围内用于治疗 CLN2，每隔 1 周进行脑室内注射。该药物通过甘露糖 6-磷酸受体介导的内吞作用进入神经元，靶向溶酶体酶原激活发挥作用，减少溶酶体内的沉积物。在 Ⅰ/Ⅱ 期临床试验中，脑室内注射该药可明显延缓 CLN2 患儿的运动功能与语言等障碍进展，与治疗相关的不良反应（发热、呕吐、过敏和操作相关感染等）轻微，癫痫发作仍有，可能与疾病本身相关。全反式视黄酸和吉非罗齐（PLX-200）组合药 PLX-100，已获美国食品和药品管理局（FDA）批准成为治疗 NCL 的孤儿药，PLX-100 可与视黄酸 X 受体-α（RXRα）结合，然后再与 PPARα 结合，从而通过 PPARα/RXRα 异二聚体形成上调脑细胞中 TPP1 mRNA 的表达；PLX-100 还

通过 PPARα/RXRα 异二聚体途径增强脑细胞中转录因子 EB（TFEB）的产生，TFEB 与参与溶酶体生物发生的基因的启动子结合并激活它们的产生；PLX-100 还可以减少炎症并防止细胞死亡。

神经元蜡样质脂褐质沉积症 3 型（CLN3） 最常见类型之一，又称巴腾（Batten）病或福格特－施皮尔梅耶（Vogt-Spielmeyer）型，临床表现为少年型（JNCL），为常染色体隐性遗传，由 CLN3 基因突变引起。该型多在 5～10 岁发病，通常 10 岁内死亡。1995 年 CLN3 基因被克隆。CLN3 发病率在不同国家有很大差异，大多数为北欧人群或带有纯合 1.02kb 缺失突变的人群。

病因和发病机制 CLN3 基因定位于染色体 16p12.1，全长 15kb，包含 15 个外显子，编码蛋白 CLN3 由 438 个氨基酸残基组成，未经修饰的分子量为 43kD，经翻译后修饰分子量可达 55kD。其突变包括较大片段缺失、错义突变、无义突变、微小缺失、插入或重复导致移码突变、影响剪切位点突变和内含子改变。这些突变可以出现在整个基因序列范围。最常见的突变类型是基因组 1.02kb 的缺失，占所有 JNCL 突变类型的 85%。该突变导致第 7、8 外显子缺失，产生移码，提前终止蛋白合成，产生截短的蛋白。有一些影响 mRNA 剪接位点的突变会产生错误剪接的转录本，编码出只具有部分功能的蛋白。所有的错义突变都影响种属保守的氨基酸残基。

病理特征 ①严重广泛的神经元变性导致视神经萎缩和脑组织丢失，平均脑重量只有 600mg。②在神经元以及其他细胞溶酶体内含有蜡样质脂褐质沉积物。生

化分析显示沉积物的主要成分是线粒体 ATP 合成酶 C 亚基。淋巴细胞空泡样变是纯合子的一个特征改变。

电镜检查显示，CLN3 的特征性超微结构为指纹样包涵体，可以表现为 3 种形式：纯的溶酶体残小体，在大脑与大脑外的神经元中并不能经常见到；与曲线状或杆状包涵体混合存在；只是存在于大量膜结合的溶酶体中的很小一部分。在血管的壁细胞、内皮细胞和平滑肌细胞中会见到混合的指纹样包涵体。溶酶体空泡内复合型指纹样包涵体是血淋巴细胞的一个普遍特征，偶尔也会出现在神经浦肯野细胞和内分泌汗腺上皮细胞中。这种电子密度图形或空泡样结构是 CLN3 的特征性变化。

临床表现 复合杂合突变与纯合缺失患者相比，临床表现有很大差异。

典型巴腾病 多为 1.02kb 缺失突变的纯合子。发病年龄 4～10 岁（平均 5 岁）。首发症状为快速进展的视力恶化，2～4 年完全失明。2～5 岁视力丧失常是唯一的临床症状。在疾病早期进行眼底检查可能只有斑点改变，眼底视网膜色素变性的典型改变逐步出现：视网膜周边出现色素改变，视网膜血管变薄，视盘苍白。疾病早期视网膜电图显示，光受体功能丧失。通常 5～18 岁时出现癫痫，表现为全面强直－阵挛发作、局灶性发作或肌阵挛发作。脑电图异常，棘波和慢波混杂。不同患者在视觉症状和癫痫发作上很少有差异，但运动障碍和智力倒退会有不同程度的表现。8～14 岁常出现语言障碍（口吃等）和认知水平的缓慢下降。行为异常、锥体外系症状和睡眠紊

乱等通常在 20 岁后出现。通常在发病后 20~30 年死亡。头颅 CT 与磁共振成像（MRI）显示疾病后期为大脑萎缩和一定程度的小脑萎缩。

不典型巴滕病　通常为 *CLN3* 基因复合杂合突变，其中一个等位基因有 1.02kb 缺失，另一个等位基因存在其他突变，如点突变 E295K、外显子缺失等。患有 1.02kb 缺失/E295K 复合杂合突变的所有患者存在视力损害，但癫痫及其他神经系统症状的严重程度存在差异。有报道来自一个家庭的 2 例患儿，1 例在 5 岁左右视力丧失，到 12 岁时失明，40 岁后表现有进行性认知/运动障碍和癫痫；1 例表现为 6 岁视力丧失，19 岁时出现癫痫，20 多岁时患有多种神经系统功能障碍。出现这些临床表型差异的原因尚不清楚。

诊断　依据临床表现和各项辅助检查进行诊断。

临床诊断　出现视觉丧失、认知/运动障碍、癫痫的三联征表现。马歇尔（Marshall）于 2005 年发展了多级临床评定量表，统一巴滕病评定量表（UBDRS），以评估患者的运动能力、行为以及功能性活动。

辅助检查和分子诊断　电镜下显示指纹样的超微结构，伴有或不伴有曲线状结构，淋巴细胞空泡样变。头颅 CT 与磁共振成像（MRI）显示疾病后期大脑萎缩和一定程度的小脑萎缩（15 岁之后）。检测 *CLN3* 基因突变。采用绒毛取样或羊水细胞进行产前诊断。

治疗原则　左旋多巴对治疗锥体外系症状有效。骨髓移植无效，基因治疗正在研究。

（姜玉武）

史-莱-奥综合征（Smith-Lemli-Opitz syndrome，SLOS）　7-脱氢胆固醇还原酶（*DHCR7*）基因突变导致胆固醇合成障碍而引起的先天性多发畸形综合征。主要临床特征包括发育迟缓、小头畸形、智力障碍、特殊面容、腭裂、心脏发育缺陷、多指/趾畸形、2~3 趾并趾、外生殖器发育异常（常见于男性）等，呈常染色体隐性遗传。1964 年，由美国儿科医师史密斯（Smith）、比利时医师莱姆利（Lemli）和德国医师奥皮茨（Opitz）报道。该病发病率为 1.7/10 万~5/10 万，在欧洲人群中较多，在亚洲和非洲人群中较罕见。

病因和发病机制　人体中胆固醇是细胞膜结构的重要成分之一，参与神经细胞髓鞘的组成，在部分激素和消化液的合成中发挥关键作用。此外，胆固醇也是胚胎正常发育所必需的物质，在人体出生前和出生后的生长发育过程中均发挥重要功能。

SLOS 唯一的致病基因 *DHCR7* 位于染色体 11q13.4，全长 14 100bp，包含 9 个外显子，编码产物为 DHCR7 蛋白，由 475 个氨基酸残基组成。DHCR7 是胆固醇合成过程中最后一步的限速酶，定位于内质网膜，可催化胆固醇前体 7-脱氢胆固醇（7-DHC）转化为胆固醇。一般认为，*DHCR7* 基因突变是以功能缺失为机制导致疾病发生。*DHCR7* 基因突变一方面可导致酶活性降低或缺失，阻止 7-DHC 转化为胆固醇，造成细胞内胆固醇水平的不足，另一方面，可引起胆固醇合成过程中毒性副产物在血液、神经系统和其他组织中积聚，从而影响机体多个系统的生长和发育。但 *DHCR7* 基因突变导致 SLOS 临床特征的分子机制尚不清楚。

临床表现　临床表型具有高度异质性，病情严重程度不等，轻型仅有轻度的面部异常、肌张力减退、第 2~3 趾并趾以及轻度或无智力障碍，通常发现于儿童期后期或成年期；重型表现为出生前和出生后的生长受限、中度至重度的智力障碍以及多发畸形及器官功能衰竭，多于新生儿期发病，甚至胎儿期流产。

SLOS 具有广泛的临床表型谱。多数患者可有不同程度的发育迟缓和智力障碍。行为方面，可有多种自闭症特征、多动症、自残行为和睡眠障碍。脑结构异常包括胼胝体发育不全或缺失，以及前脑无裂畸形。常见颅面部特征包括小头畸形（80%）、上睑下垂、宽鼻桥、短鼻根、鼻孔前倾（90%）和小颌畸形。患者眼科检查偶尔可见白内障、斜视和眼球震颤。生殖器异常多见于男性患者（70%），包括小阴茎、尿道下裂、外生殖器性别不明。心血管异常包括房间隔缺损和室间隔缺损、动脉导管未闭和房室通道等。常见的胃肠异常包括营养不良、胃食管反流病、幽门狭窄、肠旋转不良和结肠无神经节细胞症。其他特征包括腭裂、悬雍垂裂（33%）、光过敏、多指/趾畸形和 2~3 趾并趾（95%）等。

诊断　尚未建立临床诊断标准。对于具有典型临床表现的患者需考虑 SLOS 的可能，临床诊断需根据实验室检查及分子遗传学检测结果。

实验室检查　通常患者血清 7-DHC 浓度升高，但仍有极少数的情况下，血清 7-DHC 浓度在正常范围内，对于高度怀疑 SLOS 可对培养的成纤维细胞进行甾醇分析或基因检测。

基因检测 临床疑诊为 SL-OS，建议通过分子遗传学检测技术鉴定 *DHCR7* 基因是否存在双等位致病突变以明确诊断。已报道的 *DHCR7* 基因突变约 218 种，以错义突变为主，其次为移码突变、无义突变和剪接突变。60% 的患者为 *DHCR7* 错义突变和无义突变的复合杂合突变，30% 的患者为 2 个错义突变的复合杂合突变。

基因检测方法包括单基因检测（*DHCR7* 基因测序）、Panel 测序、多重连接依赖性探针扩增（MLPA）和全外显子组测序等。经基因检测明确诊断的患者中，约 96% 可通过单基因测序、全外显子组测序等方法检出致病突变，低于 4% 的患者可通过 MLPA 等方法检出突变。

治疗原则 尚无临床治疗指南，以对症治疗为主，应对患儿的营养状况、胃肠道系统、发育、行为、神经系统、泌尿生殖系统和心血管系统等进行综合评估，给予个体化治疗。对多数 SLOS 患者，每日膳食中应补充胆固醇，可一定程度上减轻临床症状。另外，其他治疗方案如胆固醇-辛伐他汀（HMG CoA 还原酶抑制剂）联合治疗方案尚在研究中。

（王 剑）

Shǐmìsī-Fǎ'ēnmàn-Mài'ěrsī zōnghé-zhēng

史密斯-法恩曼-迈尔斯综合征（Smith-Fineman-Myers syndrome，SFMS）

特征为身材矮小、癫痫、肌张力低下、颅面异常、智力低下和发育迟缓的 X 连锁智力低下综合征。又称为智力低下-面肌低张力综合征（MRXFH）。发病率未知，自 1980 年史密斯（Smith）首次报道 2 例以来，全球共报道约 12 例，均为男性。

病因和发病机制 该病由 *ATRX* 基因突变导致，呈 X 连锁隐性遗传。*ATRX* 基因定位于染色体 Xq21.1，又称 *XH2* 或 *XNP*，可导致多种智力低下相关疾病，包括 SFMS、伴 α 地中海贫血 X 连锁智力低下综合征（ATR-X）、霍姆斯-甘（Holmes-Gang）综合征、查德利-劳里（Chudley-Lowry）综合征、卡彭特-瓦奇里（Carpenter-Waziri）综合征、尤贝里-马尔西迪（Juberg-Marsidi）综合征等。大部分 *ATRX* 基因突变导致 ATR-X 综合征，仅有少数突变导致 SFMS。此外，*ATRX* 基因与肿瘤发生也密切相关，如胰腺神经内分泌肿瘤、低级别胶质瘤、多形性胶质母细胞瘤、骨肉瘤和肾上腺皮质肿瘤。

ATRX 基因由 37 个外显子组成，全长 288 392bp，编码由 2492 个氨基酸残基组成的 ATRX 蛋白，包含 C2-C2 锌指结构、PHD 样锌指结构域、ATP 酶/解旋酶结构域，属于染色质重塑蛋白 SWI/SNF 家族。ATRX 蛋白的磷酸化呈细胞周期依赖性，可调节核基质和染色质的联合，提示该蛋白参与细胞分裂间期的基因调控和有丝分裂过程中的染色体分离。此外，ATRX 蛋白也参与 DNA 重组和修复。

ATRX 蛋白在体内发育过程中的生物学功能知之甚少。动物研究发现，Atrx 定位于小鼠大脑细胞核中，与异染色质共定位，表达的时间与神经祖细胞分化的过程一致。在 *Atrx* 基因过表达转基因小鼠中，可见发育迟缓、神经管缺陷、胚胎致死现象。并且，部分严重的胚胎在胎龄 10.5 天时可见脑组织的异常生长和脑室区组织的高度卷曲；存活的胚胎可见围产期死亡、癫痫发作、轻度颅面畸形和行为异常。因此推断，ATRX 的剂量正常对大脑皮质的正常发育至关重要。在条件性敲除前脑 *Atrx* 基因的小鼠中，可见前脑体积显著缩小，大脑新皮质和海马中细胞减少。提示 Atrx 是早期神经元分化过程中细胞存活的关键调节因子，神经元丢失可能是出现智力低下的原因。另外，还发现 ATRX 与 MECP2 存在相互作用。MECP2 是一种甲基化 CpG 结合蛋白，可导致雷特（Rett）综合征等智力低下相关疾病；*Mecp2* 敲除可干扰小鼠神经元中 Atrx 的定位，提示 MECP2-ATRX 相互作用的异常也是导致智力低下的机制之一，但尚不清楚 *ATRX* 基因突变导致 SFMS 的具体分子机制。

临床表现 病例不多，主要为男性，女性杂合子携带者通常无明显症状。已报道的病例具有广泛的表型谱，涉及多个系统，包括泌尿生殖系统、骨骼系统和神经系统等。临床症状有身材矮小及发育迟缓，偶见轻度肥胖。患者颅面部表现为小头畸形、长头畸形、面中部发育不全和小颌畸形等。患者五官可表现为小耳、耳外翻、眼内眦赘皮、眼睑裂上斜、上睑下垂、视神经萎缩、鼻梁塌陷、鼻孔前倾、下唇突出、高腭弓和牙齿间距增宽等，偶见感音神经性聋、外斜视等。胃肠道系统异常包括胃食管反流、呕吐、便秘等。泌尿生殖系统异常包括性腺功能减退、阴囊发育不全、尿道下裂和隐睾等，偶见肾发育不全、膀胱输尿管反流等。骨骼系统可见骨龄延迟、脊柱后凸（30%）、膝外翻、马蹄内翻足、短指和扁平足等。神经系统异常包括智力低下、肌张力低下和癫痫发作（35%）等。

此外，*ATRX* 基因中大部分突变与 ATR-X 综合征相关。SFMS 与 ATR-X 在表型有部分重叠。但 ATR-X 综合征红细胞中常见 HbH 包涵体，而 SFMS 并无此现象。

诊断 主要基于家族史、临床表现和基因检测。已报道的导致 SFMS 的 *ATRX* 基因包括 p. Arg1272Gln、p. Prp852Ser、c. 7087-2A > G、p. Arg37Ter、p. Leu409Ser、p. Ile2052Thr、p. Cys220Tyr 和 p. Arg 2271Gly。基因检测有利于 SFMS 的确诊、遗传咨询和疾病随访等，可根据具体情况选择单基因测序、Panel 测序、全外显子组测序和全基因组测序等。

治疗原则 尚无有效的治疗方案，以对症治疗为主。

（王 剑）

tèfāxìng jīdǐjié gàihuà

特发性基底节钙化（idiopathic basal ganglia calcification，IBGC）

以双侧基底节钙化为特征，可伴有小脑齿状核、脑干、大脑和小脑的灰白质交界处广泛钙化的疾病。又称法尔病（Fahr disease）。该病多为家族性遗传，*SLC20A2*、*PDGFRB*、*PDGFB* 和 *XPR1* 基因突变导致的 IBGC 呈常染色体显性遗传；*JAM2* 和 *MYORG* 基因突变导致的 IBGC 呈常染色体隐性遗传。该病罕见，发病率不清楚，已报告 100 多个家族性和散发病例，男女比例约为 2:1。

病因和发病机制 该病具有高度的遗传异质性，40% 由 *SLC20A2* 基因突变导致；约 11% 由 *PDGFB* 基因突变导致；少数由 *PDGFRB*、*JAM2*、*XPR1* 和 *MYORG* 基因突变导致；46% 的患者致病基因尚不明确。

SLC20A2 基因 最常见的致病基因，也是首个被发现的 IBGC 相关致病基因。该基因定位于染色体 8p11.21，共有 11 个外显子，编码产物为Ⅲ型钠-磷协同转运体 2（PiT2），由 652 个氨基酸残基组成，是一种与磷酸盐稳态调节相关的跨膜蛋白，在神经元、苍白球和其他脑区的星形胶质细胞和内皮细胞高表达。已知有 60 种不同 *SLC20A2* 基因突变可导致 IBGC，突变类型包括错义突变、无义突变、移码突变、剪接突变以及基因内缺失。其中，多数错义突变位于 PiT2 蛋白 N 端和 C 端的 ProDom 结构域。*SLC20A2* 基因突变可严重影响 PiT2 蛋白的磷酸盐摄取功能，造成胞外的磷酸盐的积聚，进而导致磷酸钙的沉积，并且突变的 PiT2 蛋白对正常的 PiT2 蛋白可产生显性负效应。*SLC20A2* 基因敲除小鼠模型发现，纯合子小鼠的丘脑、基底神经节和皮质中具有广泛的双侧钙化。

PDGFRB 基因 位于染色体 5q32，共有 23 个外显子，编码产物为血小板衍生生长因子 β 受体，由 1106 个氨基酸残基组成，是一种细胞表面酪氨酸激酶受体。在人脑中，PDGFRB 蛋白表达于神经元、脉络丛、血管平滑肌和周细胞，在血管生成和维持血脑屏障完整性方面发挥作用。目前为止，已报道 5 个 *PDGFRB* 基因错义突变体和 1 个起始密码子突变与 IBGC 相关。基因突变导致 PDGFRB 的功能缺失，损害血脑屏障的完整性，导致血管和血管周围钙沉积。

PDGFB 基因 位于染色体 22q13.1，含 6 个编码外显子和 1 个位于 3′端的非编码外显子，编码产物为血小板衍生生长因子 B 亚基，由 241 个氨基酸残基组成，

是 PDGFRB 的主要配体，通过与 PDGFRB 结合激活下游的信号通路，参与血管生成、周细胞的存活和血脑屏障维持。已知有 14 种 *PDGFB* 基因突变可导致 IBGC，包括错义突变、功能丧失突变及多个外显子的缺失突变。突变可导致血管内皮中 PDGFB 的合成减少，造成 PDGFB/PDGFRB 信号缺失，促使血脑屏障功能障碍和血管周围钙沉积，导致疾病发生。

除上述 3 种致病基因外，与 IBGC 相关的致病基因还包括 *XPR1*、*JAM2* 和 *MYORG*。*XPR1* 和 *MYORG* 基因突变以磷酸盐稳态失衡为机制导致 IBGC；*JAM2* 基因突变则造成脑内免疫功能障碍进而导致疾病发生。

临床表现 病变主要累及神经系统。大多数患者在童年期和青少年期健康状况良好，通常于 30 ~ 60 岁发病，主要表现为运动障碍和神经精神症状。

运动障碍相关症状 首先体现为易疲劳、笨拙、步态不稳、吞咽困难、语言缓慢或含糊不清、不自主运动及肌肉痉挛。神经功能评估可显示与帕金森病相似的特征，包括发音不全、面具脸、眨眼次数减少、动作迟缓、肌张力障碍、震颤、肌强直、步态慌张、手足舞蹈症和运动障碍。也可出现额叶释放症状，部分患者可见锥体束或小脑症状。

神经精神症状 通常是首发症状或最突出的表现，包括注意力和记忆缺陷、个性或行为的改变、精神病和痴呆。成年早期出现症状的人更易罹患精神病。痴呆形式包括额叶执行功能障碍，以及类似于亨廷顿舞蹈症和肝豆状核变性等影响皮质下结构的疾病。大部分患者发病前精神运动发育正常，但部分患者学龄前可

表现出智商低、轻度的运动和智力发育迟缓。

此外，还可见各种类型的癫痫发作、慢性头痛、眩晕、尿急、尿失禁和阳痿。

IBGC 呈年龄相关的外显率不全，外显程度可能取决于疾病诊断是从解剖水平（是否存在脑钙化）的角度考虑还是从临床水平（是否存在临床症状）的角度考虑。对已报告的家系进行分析表明，根据是否存在脑钙化，50 岁或 50 岁以上的人群中外显率约为 95%；根据是否存在临床表现，IBGC 呈外显率不完全。

诊断 根据临床表现，结合影像学检查、神经病理学检查、实验室检查和基因检测可诊断。临床诊断标准最先由莫斯科维茨（Moskowitz MA）于 1971 年提出，之后经埃利（Ellie E，1989 年）和曼亚姆（Manyam BV，2005 年）修改，该病的诊断标准为：进行性神经功能受损包括运动障碍和精神症状；影像学显示双侧基底神经节钙化；无生化检查异常；无外伤、中毒、感染等。

影像学检查 头颅 CT 检测钙化有较高的灵敏度，是定位和评估脑钙化程度的首选方法。最常见的受累部位是豆状核；也可见于壳核、丘脑、尾状核和齿状核中；少数情况下，钙化始于或主要发生于基底神经节以外的区域。磁共振成像（MRI）虽在检测钙化方面敏感性较低，但可提供比 CT 更清晰的解剖学细节。

神经病理学检查 大体检查可见纹状体、内囊、白质和小脑中颗粒物质和结节的积聚；丘脑和大脑皮质也可见局限性钙盐沉积；常见轻度的脑叶萎缩。组织学检查可见呈同心圆样的钙盐沉积，多位于小和中型的动脉壁中，

偶见于静脉中；也可见点状钙盐沉积，位于毛细血管周围。在大的沉积物周围可见弥漫性胶质增生，但明显的神经细胞缺失较为罕见。基底神经节、皮质和皮质下区域可见缺血性改变。

实验室检查 常规血液学和生化检查以及代谢、感染相关的检查无异常。血清钙、磷、镁、碱性磷酸酶、降钙素和甲状旁腺激素的浓度均正常。

基因检测 在 *SLC20A2*、*PDGFB*、*PDGFRB*、*JAM2*、*XPR1* 及 *MYORG* 基因中发现致病突变可确诊。基因检测的方法有多种，包括桑格（Sanger）测序、Panel 测序、多重连接依赖性探针扩增（MLPA）和全外显子组测序等，建议根据具体情况选择合适的方法。桑格测序首选 *SLC20A2* 基因靶向测序，若未发现致病突变，次选 *PDGFB* 基因。Panel 测序应注意检测范围是否涵盖了 IBGC 相关致病基因。全外显子组测序最全面，有助于表型相似的不同疾病之间的鉴别诊断，并有利于发现新的致病基因。

治疗原则 尚无有效的治疗方法，以对症治疗为主。药物治疗可用于改善焦虑、抑郁和强迫行为；用于治疗运动障碍的药物可缓解患者的肌张力障碍及其他不自主运动。奥昔布宁或其他抗胆碱药物可用于治疗尿急和尿失禁；对于癫痫患者应给予抗癫痫发作治疗。患者应该谨慎使用抗精神病药物，因为这些药物可能加重患者的锥体外系症状。

（王 剑）

jiāzúxìng zìzhǔshénjīng gōngnéng yìcháng

家族性自主神经功能异常

（familial dysautonomia，FD）

ELP1 基因突变导致的常染色体隐

性遗传的自主神经功能障碍。又称赖利-戴（Riley-Day）综合征、遗传性感觉和自主神经病 III 型（HSAN3）。患者可因感觉神经元和自主神经元的退化出现一系列进行性的症状，主要表现为疼痛和温度知觉减退、深部肌腱反射减弱、胃肠道功能障碍、进行性视神经病变、共济失调、步态异常等，可减少患者预期寿命，仅 50% 的患者可存活至 40 岁。主要发生于德系犹太人（中欧或东欧），该人群发病率约为 0.27‰，其他人群 FD 极为罕见。

病因和发病机制 FD 的唯一一致病基因为 *ELP1*，又称为 *IKBKAP*，定位于染色体 9q31.1，全长 87.43kb，共包含 37 个外显子，编码产物由 1332 个氨基酸残基构成，为转录延伸因子复合体的亚基之一，可促进转录延伸，是蛋白质翻译所必需。ELP1 缺失可改变多个基因的表达，与组蛋白 H3 乙酰化和转录延长相关。细胞中 *ELP1* 基因水平的减少可见运动能力降低的现象，提示 ELP1 可影响细胞运动相关基因的表达。在胚胎发生过程中，ELP1 最先表达于中枢和外周神经系统以及肠黏膜中，随后在分泌组织和软骨中表达，最后在肌肉中表达。当器官形成后，ELP1 开始表达于皮肤和黏膜组织。总体上，ELP1 在神经系统和视网膜中表达最丰富，在其他组织和器官中表达较少。

2001 年，斯劳根豪普特（Slaugenhaupt SA）和安德森（Anderson SL）在 FD 患者中发现位于 *ELP1* 基因第 20 号外显子的始祖突变 c.2204+6T>C，该突变的增加发生于犹太人定居区人口快速扩张时期。在德系犹太人中，99.5% 以上 FD 患者均由 *ELP1*：c.2204+6T>C 突变导致，几乎所

有 FD 患者均为纯合子突变。*ELP1*：c.2204+6T>C 突变可影响外显子 20 的内含子剪接供体位点，发生第 20 外显子跳跃，导致 *ELP1* 基因第 21 外显子移码产生提前终止密码子。除始祖突变外，在少数罕见的复合杂合突变的 FD 患者中也报道了 *ELP1* 基因第 19 号外显子的错义突变 p. R969P，该突变可能破坏丝氨酸/苏氨酸磷酸激酶的磷酸化位点。

研究发现，*ELP1*：c.2204+6T>C 并没有导致 *ELP1* 基因完全失活，而是以组织特异性的方式发生 20 号外显子的异常跳跃。由于未知的原因，在某些类型的细胞如淋巴母细胞和成纤维细胞，主要产生正常的 ELP1 mRNA 且表达水平接近正常。然而，在神经元中，ELP1 大部分转录本中第 20 号外显子跳跃，突变导致功能性蛋白产物表达水平极低。诱导多能干细胞（iPSC）研究发现，ELP1 在体外存在组织特异性错误剪切。*ELP1*：c.2204+6T>C 突变并不影响 iPSC 分化为不同的细胞谱系，但在患者特异性神经嵴前体细胞中，ELP1 正常转录本的表达水平极低。而神经嵴前体细胞后续可分化为呼吸道与消化道，均为 FD 患者中受到严重影响的系统。转录组分析及基于细胞的分析均提示，*ELP1*：c.2204+6T>C 突变影响神经元分化和迁移行为。*Elp1* 基因缺失小鼠研究发现，*Elp1* 基因的完全缺失可引起严重的神经元和血管发育缺陷，导致小鼠胚胎 10.5 天死亡。而 FD 相关的转基因小鼠模型则可重现人类 FD 的许多表现特征，包括生长速度缓慢、脊柱异常、感觉和交感神经受损等。并且，在 FD 转基因小鼠中，也发现 *Elp1* 突变导致的第 20 外显子的异常跳跃呈组织特异性，主要发生在神经组织中，而心脏和肾中的 Elp1 剪切正常。

临床表现　FD 主要累及感觉神经元、交感神经元和副交感神经元的发育和存活，为先天性疾病，神经退行性变贯穿患者整个生命周期。患者可有胃肠功能障碍、自主神经紊乱、反复发作的肺炎、疼痛敏感性改变、体温感知改变、心血管不稳定、肌张力减退、共济失调和发育迟缓等。

自主神经紊乱　新生儿通常伴有口咽不协调障碍（即神经源性吞咽困难），表现为吮吸和吞咽不良。患儿保护性气道反射（包括咳嗽）减少或缺乏，出生后不久发生吸入性肺炎的风险极高。患儿可能难以维持正常体温，对疼痛刺激无反应。青少年和成年女性常见压力性尿失禁。40% 的患者可出现自主神经危象，即高血压性呕吐发作。

感觉障碍　患者常有严重的感觉障碍，对温度和疼痛的感觉阈值非常高。

运动发育　婴儿和年幼的儿童均有不同程度的肌张力低下导致运动发育延迟。老年患者可出现共济失调的症状，并随着年龄增长逐渐恶化。

眼　出现无泪症和角膜感觉减退，导致角膜复发性溃疡和浑浊。另外，常见眼球运动障碍如斜视。

呼吸系统　常见呼吸系统疾病，包括上呼吸道阻塞（83%）、下呼吸道疾病（85%），限制性肺部疾病（94%）。多数 FD 患儿和成人均有不同程度的睡眠呼吸障碍，儿童中常见中枢性呼吸暂停，成年人中常见阻塞性呼吸暂停。

脊柱后凸　常见。

肾　常见慢性肾病。并且随着年龄的增长，肾功能逐渐恶化，可出现肾小管性酸中毒、高钾血症等症状。此外，FD 患者中可见先天性肾缺陷包括单肾、马蹄肾以及交叉性肾异位。

认知　不同患者中认知功能的差异性较大，常见学习困难和注意力不集中。

诊断　主要依据临床表型、特殊检查和分子遗传学检查进行诊断。

特殊检查　①针对 6 个月以上患儿需进行希尔默（Schirmer）试验，以检测是否存在反射性泪液分泌减少。②患者皮内注射组胺后轴突反应消失。③在瞳孔对于副交感神经药物的敏感性的测试中，患者局部使用 2.5% 的乙酰胆碱或 0.0625% 的毛果芸香碱约 20 分钟后，可出现瞳孔缩小的现象，但对正常人群的瞳孔无明显作用。

基因检测　通过分子遗传学技术检出 *ELP1* 基因突变可确诊。几乎全部 FD 患者可通过桑格（Sanger）测序、全外显子组测序等技术检出致病突变。实际工作中，可根据患者的具体情况选择合适的检测方法，对于德系犹太人群，建议首选 *ELP1*：c.2204+6T>C 位点测序。对于表型不典型、种族不明确的患者，建议首选全外显子组测序。

治疗原则　FD 尚无根治性的治疗方法，以支持性治疗为主，主要包括保护角膜，治疗胃肠功能障碍，呼吸功能障碍和血压不稳等。2018 年，米哈伊尔·卡扎奇科夫（Mikhail Kazachkov）发布了 FD 临床实践指南。不同 FD 患者之间临床表型具有明显的差异性，应对患者的发育、神经系统、认知、行为、呼吸道等进行详细评估后给予个体化多学科治疗。

（王　剑）

Àopící-Kǎwéijíyà zōnghézhēng

奥皮茨-卡维吉亚综合征（O-pitz-Kaveggia syndrome）

致病基因定位于 Xq12-q21.31 的 X 连锁遗传病。又称 FG 综合征（FG syndrome，FGS）。患者以男性为主，累及多种器官和组织。主要表现为轻度至重度的智力低下、肌张力低下、特殊面容、便秘、肛门闭锁、相对性大头畸形和心脏缺陷等。发病率尚不清楚，全球已报道数百例患者。

病因和发病机制 该病具有遗传异质性，分五个亚型，分别由不同的遗传因素导致。已明确 X 染色体中多个区域的突变与 FGS 相关。其中，位于染色体 Xq13.1 的 MED12 基因是 FGS 最常见的致病基因，与 FGS 1 型相关。其他区域导致的 FGS 较罕见，包括位于 Xq28 的 FLNA 基因突变导致的 FGS 2 型；位于 Xp11.4 的 CASK 基因突变导致的 FGS 4 型；Xp22.3 与 FGS 3 型和 FGS 5 型相关，但致病基因尚不明确。

MED12 基因 全长 15kb，包含 45 个外显子，编码产物为中介体复合物的一个亚基。中介体复合物由多个亚基组成头部、中部、尾部 3 个模块，可传递转录因子与 RNA 聚合酶 II 之间的信息，从而辅助 RNA 聚合酶 II 的转录。中介体复合物也可包含第 4 个模块，即 Cdk8 模块，含 MED12 蛋白。当中介体复合物中存在 Cdk8 模块时，可以通过 MED12 蛋白的特异性作用激活或抑制转录。MED12 蛋白几乎表达于所有组织中，在肺、肌肉、胸腺高表达，在脊柱和脑组织中表达水平较低。该蛋白 N 端还有 MED12 结构域，参与 Cdk8 的激活；C 端含有 PQL（Pro-，Gln-和 Leu-rich）结构域，可以与 Wnt、SHH、REST 和 SOX9 信号通路相互作用，在基因调控中发挥重要作用。此外，MED12 中还含有 LCEWAV、LS 和 OPA 结构域，具体功能尚不清楚，已报道的 MED12 突变多位于 LS 结构域。ClinVar 数据库已收录至少 36 个不同的 MED12 基因致病突变或可能致病突变可导致 FGS1，突变类型以错义突变为主，也包括无义突变、移码突变和剪切突变。虽然这些突变改变了 MED12 蛋白的结构，但突变的 MED12 蛋白如何导致智力低下、行为变化等 FGS1 相关的病理特征尚不清楚。

CASK 基因 共由 27 个外显子组成，编码产物为钙/钙调蛋白依赖性丝氨酸蛋白激酶，广泛表达于全身，在大脑中呈高表达，分布于神经元胞体、树突、轴突和突触中，在维持神经系统正常功能中发挥关键作用。CASK 蛋白可通过调节离子通道和神经递质的释放参与调控突触功能；可与 FRMD7 蛋白相互作用，在神经发育过程中，参与调控基因表达、蛋白转运、突触功能。ClinVar 数据库中已收录至少 9 个 CASK 基因致病突变或可能致病突变与 FGS4 相关，包含 7 个错义突变为主，1 个无义突变以及 1 个剪切突变。

FLNA 基因 由 48 个外显子组成，编码产物为细丝蛋白 A，相对分子量约 280kD，是一种广泛表达的肌动蛋白结合蛋白，通过与整合素、细胞表面受体复合物和第二信使相互作用，调节肌动蛋白细胞骨架的重组。而细胞骨架是维持细胞形状和细胞迁移的关键，也是细胞内蛋白质运动和分解的重要因素。同时，细丝蛋白 A 还与细胞内的其他蛋白质相互作用，执行多种功能，包括细胞内信号的传递、细胞存活等，在骨骼和大脑发育、心脏和血管的形成、血液凝固、皮肤弹性、维持肺组织和消化系统功能行使方面发挥重要作用。FLNA 基因可导致多种疾病，其中，FLNA：p. P1291L 突变导致 FGS 2 型。

临床表现 FGS 1 型有广泛的临床表型谱，但多为非特异性表型，易致过度诊断。最典型的颅面特征为小耳，其他还有长头畸形、小颌畸形、睑裂向下倾斜、眼距增宽、高腭弓和颅缝早闭等。患者中常见绝对或相对性大头畸形，即头围百分比高于身高百分比。多数身高正常，但也常见身材矮小。大多数患者表现出轻度至重度的认知障碍。常见的行为问题包括攻击性、注意力不集中和焦虑。神经系统方面，多数表现出肌张力低下，常见部分或完全胼胝体发育不良，也可见癫痫和脑电图异常。眼部异常有斜视，也可见视神经萎缩、眼球震颤、白内障、肺结核、视网膜脱落和视力下降等。胃肠道异常包括便秘、胃食管反流、肛门闭锁、肛门狭窄和肛瘘等。骨骼系统异常包括并指、关节过度活动、漏斗胸和髋关节发育不良等。泌尿生殖系统常表现隐睾和腹股沟疝，偶见肾囊肿和肾结石。心血管方面，约 60% 的患者伴有先天性心脏病，常见室间隔缺损，也可见房室管缺损、肺动脉高压等。

FGS 其他亚型的病例较少，主要临床表型与 FGS 1 型类似，包括轻度至重度的智力低下、行为异常、肌张力低下、特殊面容、便秘、肛门闭锁、相对性大头畸形和心脏缺陷等。

诊断 尚未建立 FGS 的临床诊断标准，诊断主要依据临床表型、家族史及分子遗传学检测。对于具有神经发育迟缓、典型的面部特征、肌张力低下等临床表型，且家族史符合 X 染色体连锁遗传的患者需考虑 FGS 可能。基因检测方法包括单基因检测、Panel 测序（涵盖 FGS 相关致病基因）、多重连接依赖性探针扩增（MLPA）和全外显子组测序等，可根据具体情况选择合适的检测方法。

治疗原则 尚无有效的 FGS 治疗手段，以对症治疗为主。治疗过程中建议首先从发育、行为、神经、眼、胃肠道系统、心血管系统、泌尿生殖系统和眼等方面对患者进行详细评估，根据具体情况予以多学科个体化治疗。

（王 剑）

kē'ēn zōnghézhēng

科恩综合征（Cohen syndrome）

VPS13B 基因突变导致的常染色体隐性遗传病。临床表现复杂多样，可累及全身多个器官和系统，主要临床表现为小头畸形、典型的面部特征、肌张力减退、发育迟缓、近视和视网膜营养不良、中性粒细胞减少和躯干性肥胖。自 1973 年科恩（Cohen）首次报道该病以来，全球报道的病例约 1000 例，多见于芬兰人、阿米什人、希腊/地中海地区人群和爱尔兰人，但发病率尚不清楚。

病因和发病机制 致病基因 VPS13B 定位于染色体 8q22.2，又称 COH1 基因，编码产物 VPS13B 蛋白由 4022 个氨基酸残基组成。VPS13B 蛋白是高尔基复合体的组成成分，对于维持其结构和功能完整性至关重要。而高尔基复合体是新合成的蛋白质翻译后修饰的重要场所，VPS13B 蛋白参与了蛋白质糖基化的过程。VPS13B 蛋白也是一种跨膜蛋白，参与细胞内囊泡介导的蛋白质的分类和运输，在眼、血液系统、中枢神经系统的发育中发挥重要作用，并可能参与调节脂肪在人体内的储存和分布。

已发现 200 多种不同 VPS13B 基因突变可导致该病。突变类型主要为无义突变、移码突变和基因内的重复/缺失，阻止了功能性 VPS13B 蛋白的产生。VPS13B 蛋白的减少可改变高尔基复合体的结构，导致蛋白质糖基化异常。但尚不清楚 VPS13B 基因功能缺失是如何引起该病的症状和体征。推测神经元发育异常是导致小头畸形、智力障碍和视网膜营养不良的原因，脂肪储存的异常可能是导致患者躯干性肥胖的原因。

临床表现 差异性较大。新生儿期，刚出生时表型正常，尚未出现典型的面部特征，可能有中性粒细胞减少的现象。最早出现的症状包括喂养困难、肌张力减退、小头畸形、发育迟缓和关节活动过度。青少年期，大部分患者表现为身材矮小、手足窄和躯干性肥胖。典型面部特征包括眼睑下裂、毛发浓密、低发际、短人中、长睫毛和上中切牙突出等，通常在 5 岁左右出现，于 7~14 岁至成年期逐渐显著。部分患者由于中性粒细胞减少可出现上呼吸道反复感染。所有患者可有不同程度的运动及语言发育落后，还可见非进行性智力障碍。大部分患者善于交际，性格开朗。患者均有视力异常，青春期常见近视、斜视和视网膜脉络膜营养不良；随着年龄增长，可出现夜盲症和视野收缩；30 岁以后视力开始逐渐恶化；45 岁可出现严重的视网膜脉络膜萎缩和囊下白内障。虽然患者视力损伤严重，但极少发生失明。

诊断 主要依据临床表型和分子遗传学检查进行诊断。2004 年，科莱赫迈宁（Kolehmainen J）提出了该病的诊断标准，包括 8 项诊断条件：视网膜营养不良和高度近视、小头畸形、发育迟缓、关节活动过度、典型的面部特征、躯干肥胖伴四肢细长、过度的社交行为以及中性粒细胞减少症。符合 6 项以上者可诊断为科恩综合征。此外，通过分子遗传学技术检出 VPS13B 基因突变可以确诊，约 70% 的患者可通过单基因测序、全外显子组测序等序列分析的方法检出致病突变，约 30% 的患者可以通过多重连接依赖性探针扩增（MLPA）和染色体微阵列等基因重复/缺失分析的方法检测出突变。

治疗原则 尚无有效治疗手段，以对症治疗为主。语言和运动发育迟缓、肌张力低下和行动笨拙的患者可进行康复训练；反复呼吸道感染者给予抗生素治疗；中性粒细胞减少可采用粒细胞集落刺激因子治疗。建议监测患者的生长发育和体重增长情况，定期进行眼科和血液学评估。

（王 剑）

yuǎnduān guānjié wānqū zōnghézhēng

远端关节弯曲综合征（distal arthrogryposis syndrome，DA）

一类罕见的累及两个或多个远端肢体的多发性关节挛缩疾病。主要因关节周围结缔组织形成增加，阻碍肌肉运动而导致关节畸形，但不伴有原发性神经或肌肉疾病。1996 年，巴姆沙德（Bamshad）根据表型的异同，将 DA 分为 10 大类，分别为 DA1、DA2A、DA2B、DA3~10，多呈常染色体显性遗传，少数为常染色体隐性遗传。全球发病率约为 0.33‰，其中以 DA1、DA2A 和 DA2B 最为常见。

病因和发病机制 已发现 10 种 DA 致病基因，多数为肌纤维收缩相关基因，可导致各种类型的 DA：DA1A 由位于 9p13.3 的 *TPM2* 基因突变导致；DA1B 由位于 12q23.2 的 *MYBPC1* 基因突变导致；DA1C 由位于 16p11.2 的 *MYL11* 基因突变导致；DA2A 由位于 17p13.1 的 *MYH3* 基因突变导致；DA2B1 由位于 11p15.5 的 *TNNI2* 基因突变导致；DA2B2 由位于 11p15.5 的 *TNNT3* 基因突变导致；DA2B3 由 *MYH3* 突变导致；DA2B4 由 *TPM2* 基因突变导致；DA3 由位于 18p11.22-p11.21 的 *PIEZO2* 基因突变导致；DA4 尚未定位；DA5 由 *PIEZO2* 基因突变导致、DA5D 由位于 2q37.1 的 *ECEL1* 基因突变导致；DA6 尚未定位、DA7 由位于 17p13.1 的 *MYH8* 基因突变导致、DA9 由位于 5q23.3 的 *FBN2* 基因突变导致、DA10 定位于 2q31.3-q32.1。

TPM2 基因 编码产物为 β-原肌球蛋白，主要表达于骨骼肌中，通过与肌动蛋白（由 *ACTA1* 基因编码）和肌钙蛋白（由 *TNNT1* 基因编码）相互作用，参与肌节结构和钙调节机制的形成，进而调节肌肉收缩。*TPM2*：p.R91G 突变导致 ATP 酶活性增加及钙敏感性增加，与肌肉收缩性增加相一致；*TPM2* 基因突变会导致发育中的肌肉张力增加，从而引起关节挛缩和肢体畸形。因此，肌肉功能紊乱是 *TPM2* 基因突变导致 DA1A 的机制。

MYBPC1 基因 编码产物为肌球蛋白结合蛋白 C（MYBPC），是肌节中的一种辅助蛋白，主要表达于慢缩型骨骼肌纤维中。MYBPC1 通过与肌球蛋白和肌动蛋白头部区域的动态相互作用，参与稳定粗肌丝的结构和调节肌肉的收缩。然而，*MYBPC1* 基因突变如何导致 DA1 关节异常未完全清楚，一般认为肌肉收缩的功能异常导致的出生前关节活动受限是潜在的致病机制。

MYH3 基因 编码产物分别为胚胎型肌球蛋白重链，是肌球蛋白重链家族成员之一，为肌球蛋白的关键亚基，通过水解 ATP，将化学能转化为机械能，在肌肉收缩、物质运输和胞质流动等多种生理活动中发挥重要作用。MYH3 主要表达于胚胎发育期和成年再生的肌组织中，参与肌丝的正确组装，在肌肉收缩中发挥重要作用。*MYH3* 基因突变导致 DA2A 和 DA2B 的机制尚不完全清楚。有研究认为，出生前受限的肌肉运动可损害身体手、足等部位的正常发育；但也有研究发现成年远端肌组织中也表达 MYH3，提示突变也可能影响出生后的肌肉功能。

MYH8 基因 编码产物为新生型肌球蛋白重链，在人体中所发挥生物学功能与其他肌球蛋白重链家族成员类似，同样主要表达于胚胎发育期和成年再生的肌组织中。*MYH8* 基因突变导致 DA7 的发病机制尚不清楚。

其他 *TNNI2* 基因编码的肌钙蛋白 I、*TNNT3* 基因编码的肌钙蛋白 T3 以及 *MYL11* 基因编码的肌球蛋白轻链均参与调节肌肉收缩；*PIEZO2* 基因编码蛋白含 30 多个跨膜结构域，参与机械激活阳离子通道的组成，在机械力转化为生物信号中发挥作用；*ECEL1* 基因的编码产物为 M13 家族成员之一，是含锌 II 型整合膜蛋白，调节神经肽和肽激素活性；*FBN2* 基因编码肌原纤维 2，参与维持结缔组织的强度与弹性。然而，各个基因导致的 DA 发生的发病机制还有待研究。

临床表现 主要累及四肢远端。各型主要特征为手指中间重叠、拳头紧握、手指尺侧偏离、屈曲指畸形和足部畸形。其他关节的挛缩在不同患者之间具有多样性。患者一般智力正常且无相关的内脏异常。

DA1 主要特征为屈曲指畸形和马蹄足内翻，常见指节间的皱褶缺失或发育不良，较少累及肩部和臀部。关节受影响的程度在不同患者之间呈高度多变，手部病变程度的范围包括五指末节指间褶皱的孤立性发育不全及严重的紧握拳头和腕部尺侧弯曲；马蹄足内翻可呈轻度至重度不等。其他临床表型有：身材矮小；肌张力减退；头面部的异常如三角脸、鼻唇沟突出、睑裂向下倾斜、耳朵下垂、小嘴、蹼颈等；骨骼系统的异常如先天性髋关节脱位、髋关节屈曲挛缩、膝关节挛缩和脊柱侧凸等。

DA2 分为 DA2A 和 DA2B。DA2A 又称弗里曼-谢尔登（Freeman-Sheldon）综合征，肢体表型与 DA1 相似，同样表现为手和足的关节挛缩。但 DA2A 的主要特征还包括口咽异常、脊柱侧凸以及特殊面容。典型的 DA2A 的面部异常表现为口腔孔小（出生时通常直径仅有数毫米）、嘴唇撅起以及下巴 H 型凹陷，因此 DA2A 又称吹哨样面容综合征。DA2B 又称谢尔登-霍尔（Sheldon-Hall）综合征，表型介于 DA1 与 DA2A 之间，主要特征为先天性远端关节挛缩和特殊面容。DA2B 的面容往往表现为更突出的鼻唇沟、睑裂向下倾斜以及小口。

DA3 又称戈登（Gordon）综合征，主要影响上下肢关节的运动。患者先天性关节僵硬，表现为关节功能异常且难以活动，也可见屈曲指畸形和足畸形。与其他类型 DA 不同的是，DA3 的主要特征还包括身材矮小和腭裂，严重程度因人而异。其他临床特征包括手指僵硬、马蹄足内翻、眼肌麻痹和漏斗胸等。多数患者智力正常。

DA4　较少见，患者可见脊柱侧凸、屈曲指畸形和斜颈。其中，脊柱侧凸是其标志性特征，可与其他 DA 类型相区别。

DA5　患者除关节挛缩的症状外，还有眼部异常，如上睑下垂、眼外肌麻痹和斜视，可与其他类型的 DA 相区别。部分患者可见因限制性肺部疾病而导致的肺动脉高压。

DA6　较罕见，具有独特的临床特征，可与其他 DA 类型相区别，主要为手畸形和感音神经性聋，疾病严重程度为中度至重度不等。

DA7　又称牙关紧闭假屈曲指综合征。临床特征为牙关紧闭（张口受限）和假屈曲指（手腕背屈而不是掌屈，导致远端和近端指间关节不自主地屈曲挛缩）。牙关紧闭造成牙齿护理、婴儿期喂养和麻醉插管困难；而假性指节则损害了手的灵活度，造成职业和社会功能障碍。

DA8　又称挛缩-翼状胬肉-脊椎关节融合综合征。临床特征：近端和远端关节的挛缩；颈部、腋窝、肘部和膝关节的翼状胬肉；脊椎、腕骨、跗骨融合；身材矮小。

DA9　又称比尔斯（Beals）综合征、先天性挛缩性蜘蛛样指，临床特征：蜘蛛样指/趾、关节挛缩、耳朵皱缩、脊柱后凸或脊柱侧凸、肌肉发育不全、肢体细长、胸骨畸形和颅面畸形等。DA9 的临床表型与马方（Marfan）综合征有部分重叠，但 DA9 可见特征性的耳郭异常，可与马方综合征区别。

DA10　罕见，主要特点为足关节屈曲挛缩，表现为婴儿期足趾行走，并伴有髋关节、肘关节、腕关节和手指关节的轻度挛缩，无眼或神经的异常。

诊断　依据临床表型及基因检测进行诊断。对于具有远端肢体多发性关节挛缩等体征的患者，可考虑该病，但疾病的确诊需基因检测，基因检测还有助于疾病分型和鉴别诊断。检测方法包括单基因测序、Panel 测序、多重连依赖性接探针扩增（MLPA）、全外显子组测序等，建议根据具体情况选择合适的检测方法。全外显子组测序最为全面，有助于表型相似的不同疾病之间的鉴别诊断，并有利于发现新的致病基因。

治疗原则　治疗的最终目标为提高患者的生活质量，尽可能使患者拥有独立生活的能力，需帮助患者改善病变关节的运动功能，加强肌肉功能，矫正影响日常活动的肌肉骨骼畸形。治疗方法包括康复治疗、物理治疗、作业治疗和矫正治疗等。最佳的治疗方法为手术矫正肌肉骨骼畸形，可防止畸形复发。根据挛缩的严重程度和患者的年龄，矫正畸形的手术方法各不相同，包括软组织松解术、股骨缩短延长术和股骨前骨干固定术等。

（王　剑）

qūqǔzhǐ-guānjiébìng-kuānnèifān-xīnbāoyán zōnghézhēng

屈曲指-关节病-髋内翻-心包炎综合征［camptodactyly-arthropathy-coxa vara-pericardi-tis（CACP）syndrome］

蛋白聚糖 4（PRG4）基因突变导致的常染色体隐性遗传病。主要表现包括先天性或早发性屈曲指、非炎症性关节炎、进行性髋内翻畸形，部分患者可见非炎症性心包炎。罕见，发病率尚不清楚，在以近亲结婚率较高的人群如沙特阿拉伯、阿拉伯联合酋长国、埃及等国家中较多见，在中国及欧洲、美国等人群中也有报道。

病因和发病机制　PRG4 定位于染色体 1q31.1，长约 18kb，包含 12 个外显子。编码产物为分泌性糖蛋白润滑素，又称为巨核细胞刺激因子（MSF）或表层蛋白（SZP），由 1404 个氨基酸残基组成，分子量约 345kD，含有硫酸软骨素和硫酸角蛋白糖胺聚糖，可被木瓜蛋白酶、胰蛋白酶和链霉蛋白酶降解。PRG4 蛋白由位关节软骨表面的软骨细胞和一些滑膜内层细胞合成，在软骨和滑膜中高表达，也表达于肝、心脏、肺和脑等组织中。PRG4 蛋白在软骨表面发挥润滑剂的功能，并可通过控制滑膜的生成以及抑制滑膜细胞与软骨表面的黏附，阻止蛋白质在软骨上沉积，且有助于滑液的弹性吸收和能量耗散；同时，PRG4 作为生长因子，作用于造血和内皮细胞系。

已发现约 38 种不同 PRG4 基因致病性突变，突变类型主要为无义突变、移码突变、剪接突变以及外显子缺失，约 70% 的突变位于第 6 外显子中，其余突变分布在第 9、10、11 和 12 外显子中，提示 PRG4 以功能缺失为机制导致疾病发生。PRG4 基因突变导致 CACP 综合征发生的分子机制研究较少。$Prg4^{-/-}$ 小鼠模型研究发现，小鼠关节在出生时无明显异常；随着年龄增长，软骨表面出现异常蛋白质沉积，下面浅表区软骨细胞消失，滑膜内膜细胞增生。在 CACP 综合征患者的滑液中发现透明质酸分子构象异常，滑液无法消散运动时产生能量冲击。还有研究发现，细胞表面润滑不足可导致滑膜细胞和心包细胞增生，提示，细胞过度生长可能是 CACP 发病的机制之一。

临床表现　病变主要累及骨骼系统和心血管系统。约 70% 的患者可见屈曲指，是最早可观察到的症状，多为先天性，通常呈双侧手指对称性进行性受累，也可表现为足趾屈曲。关节病主要累及大关节，包括膝关节、肘关节、腕关节、踝关节和髋关节，呈对称性，表现为关节肿胀和关节腔积液，部分患者可伴有膝关节或髋关节疼痛，但无炎症性损害的表现。另外，可有脊柱病变，主要表现为脊柱后凸和脊柱侧凸。50%~90% 的患者可见髋内翻，即股骨颈与股骨干之间的夹角缩小。6%~30% 的患者伴有心包炎，通常为轻型和自限性，仅存在中少量心包积液；重者可表现为心力衰竭和劳累性呼吸困难；少数患者可进展为缩窄性心包炎，出现体循环受阻的症状如肝脾大、颈静脉曲张、腹腔积液等。

诊断　主要依据临床表现、影像学检查及分子遗传学检查进行诊断。X 线检查可见长骨和/或指骨端方形改变、关节间隙增宽、关节周围骨质疏松、髋内翻畸形、股骨头发育不良、股骨颈缩短、髋骨或耻骨内骨质缺损等。磁共振成像（MRI）检查可见典型的关节囊边缘性强化。

分子遗传学检测有助于明确诊断，检测方法包括单基因检测（PRG4 测序）、Panel 测序、多重连接依赖性探针扩增（MLPA）、全外显子组测序等，可根据具体情况选择合适的检测方法。

鉴别诊断　需与反应性关节炎、幼年特发性关节炎、结核性感染等疾病的鉴别，以避免无效治疗。

治疗原则　尚无特异性治疗方案，以对症治疗为主。物理治疗如夹板固定或被动按摩可缓解早期的屈曲指。极少数的情况下，需行通过手术如腱鞘切除术或肌腱松解术矫正重型屈曲指畸形。对于发生心包炎的患者，危及生命时可进行心包穿刺术或心包剥脱术改善心功能和体循环。

（王　剑）

Pèilìcuòyīsī-Méicíbāhèbìng

佩利措伊斯-梅茨巴赫病（Pelizaeus-Merzbacher disease，PMD）

弥漫性脑白质髓鞘形成障碍的 X 连锁隐性遗传病。简称佩-梅病。是最早报道的髓鞘低下性脑白质营养不良（HLD），属于蛋白脂蛋白 1（PLP1）相关的遗传性髓鞘形成障碍疾病谱，特征性病理改变为神经髓鞘不能正常形成。典型临床表现为婴幼儿期发病的眼球震颤、肌张力低下、共济失调及进行性运动功能障碍，常伴有认知功能的损害。1885 年，德国医师弗雷德里克·克里斯托夫·佩利措伊斯（Friedrich Christoph Pelizaeus）率先报道了有 5 例男性患儿的家系，主要表现为眼球震颤、四肢麻痹、共济失调以及发育迟缓等。1910 年，德国病理学家路德维希·梅茨巴赫（Ludwig Merzbacher）再次对佩利措伊斯所报道家系中的 14 例患者（包括 2 例女性）进行了研究，发现 PMD 具有 X 连锁隐性遗传的特征，并且在脑组织活检中发现白质的髓鞘严重缺失。该病罕见，新生儿的发病率为 0.20/10 万~0.33/10 万。

病因和发病机制　PLP1 基因致病突变导致编码的 PLP1 及 DM20 蛋白功能障碍，该基因定位于染色体 Xq22.2，全长约 17kb，包含 7 个外显子，编码含有 276 个氨基酸残基的 PLP1 及含有 241 个氨基酸残基的剪切异构体 DM20，PLP/DM20 为 4 次跨膜糖蛋白，PLP1 主要表达于中枢神经系统的少突胶质细胞，是中枢神经系统髓鞘的主要成分，约占整个中枢神经系统髓鞘蛋白的 50% 以上。DM20 剪接发生在 PLP1 基因第 3 外显子区域的第 116 和第 140 个氨基酸之间，即 PLP1-specific 区域，功能包括维持并稳定髓鞘以及髓鞘化的轴索，并对少突胶质细胞前体细胞的发育成熟起一定作用。与 PMD 相关的 PLP1 基因致病突变包括多种类型：基因重复（多为全基因重复）、点突变以及基因缺失（PLP1 null），其中以重复变异最为常见，占 70% 以上，致病性点突变占患者总数的 10%~25%。

PLP1 基因突变的致病机制尚不完全清楚，PLP1 及 DM20 蛋白在髓鞘蛋白中占比超过 50%，PLP1 基因突变后可导致髓鞘形成障碍。不同致病突变致病机制不同：①PLP1 基因重复，导致 PLP1 过表达，可能由于高水平的 PLP1 的神经毒性作用引起少突胶质细胞凋亡增加，导致髓鞘合成结构与稳定性异常，最终影响了髓鞘-轴突的相互作用。②PLP1 基因致病性点突变，由于致病突变基因编码的异常蛋白不能在内质网内正常折叠，导致其错误折叠或未折叠的蛋白潴积于少突胶质细胞内质网中，产生内质网应激，进而启动未折叠蛋白反应，从而诱导少突胶质细胞凋亡。③PLP1 缺失致病突变（无 PLP1 综合征），引起疾病的确切机制还不清楚，但研究认为 *PLP1* 缺失致病突变可能导致了轴突转运障碍而致病。

临床表现 绝大多数为男性发病。女性携带者无症状或症状很轻。患者于出生后 1 年内起病，最初可表现为眼震，伴全身或中轴肌张力低下。运动发育严重落后。部分患者一直抬头不稳、无法获得独坐、独站或独走能力等。认知障碍相对较轻。随病情进展，患者可能出现发育倒退，并有痉挛性截瘫、锥体外系症状、小脑受损及脑干功能不全等。该病根据临床严重程度可分为先天型、中间型及经典型（表1），其中先天型最重，经典型最轻，中间型介于二者之间。

头颅磁共振成像（MRI）表现为弥漫性 T2WI 及 T2 Flair 像白质表现均一高信号，T1WI 呈等信号或稍高信号，胼胝体萎缩，小脑萎缩，以及基底节、红核、黑质异常低信号等。

诊断 主要依靠典型的临床表现、X 隐性遗传特征以及 MRI 检查特征性的髓鞘化发育落后综合判断，确诊需基因检测。

鉴别诊断 需排除脱髓鞘、中毒、孕期感染及围产期异常导致的脑白质 T2WI 高信号的白质脑病，以及因其他基因致病性突变所致髓鞘低下性脑白质营养不良和髓鞘化延迟等。

治疗原则 尚无确切治疗方法，一般采取对症治疗、康复训练等。患儿多逐渐出现运动倒退及严重的神经系统症状，部分患儿表现较轻，并可获得生活自理。患者寿命可接近正常，严重者可能在婴幼儿期死亡。

预防 ①一级预防：即婚前预防。该病为 X 染色体隐性遗传病，应避免近亲结婚。②二级预防：即出生前预防。对已生育患者的家庭实施产前基因诊断，降低患者出生的再发风险。③三级预防：即症状前预防。在患者出现症状前早期诊断和早期干预。

（王静敏）

Pèilìcuòyīsī-Méicíbāhèyàngbìng

佩利措伊斯-梅茨巴赫样病

（Pelizaeus-Merzbacher-like disease，PMLD） 弥漫性脑白质髓鞘形成障碍的常染色体隐性遗传病。简称佩-梅样病。临床表现与佩-梅病（PMD）相似，因此最初被命名为 PMLD。2004 年发现其致病基因为定位于 1 号染色体的 *GJC2*。现将 PMD、PMLD 统一归入髓鞘低下性脑白质营养不良（HLD）范畴，其中 *GJC2* 突变所致为 HLD2。该病罕见，尚无发病率报道。男女均可患病。

病因和发病机制：致病基因 *GJC2* 位于染色体 1q42，长约 10kb，编码 439 个氨基酸残基组成的缝隙蛋白 Cx47。突变形式包括错义突变、小片段插入/缺失突变、无义突变、剪接位点突变和非编码区突变等。

临床表现：与 PMD 相似。除发育落后、眼震等典型 PMD 症状外，还有癫痫、发育倒退、肌张力增高等皮质受损表现。磁共振成像可有脑桥被盖及小脑中脚 T2WI 异常高信号。

诊断：参照 PMD。患者有癫痫、发育倒退、肌张力增高等皮质受损表现，且脑桥被盖及小脑中脚可发现 T2WI 异常高信号。*GJC2* 基因纯合或复合杂合突变可明确分子诊断。

治疗原则：尚无确切治疗方法，可采取对症治疗、康复训练等。

预防：一级预防，即婚前预防。该病为常染色体隐性遗传病，应避免近亲结婚。二级预防，即出生前预防。对已生育患者的家庭实施产前基因诊断，降低患者出生的再发风险。三级预防，即症状前预防。在患者出现症状前早期诊断和早期干预。

（王静敏）

yìrǎnxìng nǎobáizhì yíngyǎngbùliáng

异染性脑白质营养不良（metachromatic leukodystrophy，MLD）

芳基硫酸酯酶 A（*ARSA*）基因突变导致的常染色体隐性遗传病。临床表现为进行性神经功能倒退。1933 年，格林菲尔德（Greenfield JG）首次报道该病，因此又称格林菲尔德病。罕见，在活产婴儿中的发病率为 1.0/10 万 ~ 2.5/10 万。

病因和发病机制 MLD 属于溶酶体病，致病基因 *ARSA* 位于 22q13.3，包含 8 个外显子，7 个

表 1 PMD 临床分型

症状	先天型	经典型
眼震出现时	生后数天或数周	生后数月
肌张力低	有	有
吞咽困难	出现症状时伴有	晚期出现
是否有语言发育	无	有
运动发育落后程度	始终不能独走	10 岁前运动功能缓慢进展
是否可获得上肢运动功能	否	是
死亡年龄	婴儿期或儿童期	30~70 岁

内含子，长 3.2kb，编码分子量为 53kD 的多肽。*ARSA* 的致病性突变使 ARSA 合成速度、稳定性降低，进而使其催化活性减弱；AR-SA 的激活还依赖于一种激活蛋白 SAP-B，SAP-B 致病性突变导致其结构改变，使其稳定性降低、功能丧失。ARSA 是分解脑硫脂的关键酶，其缺陷可导致溶酶体内脑硫脂水解障碍，使其在脑白质、周围神经及其他内脏组织内沉积。脑硫脂引起脱髓鞘的机制尚不完全清楚，其在少突胶质细胞和施万细胞内的堆积，抑制髓鞘的形成、促进脱髓鞘，其他机制尚有髓鞘不稳定学说、神经鞘氨醇中毒学说等。

病理特征 MLD 可累及脑白质、周围神经、肾集合管、肝管、胆囊、视网膜节细胞、小脑、脑干及基底节区神经组织，以脑白质和肾集合管受累最重。大脑外观可有轻度萎缩，脑白质呈灰暗色，与灰质分界尚清，其余脏器肉眼无异常。光镜下，脑白质和周围神经有脱髓鞘现象，并见大量吞噬细胞；石蜡切片可见过碘酸席夫染色阳性物质；冷冻切片用碱性染料甲苯胺蓝染色时，可见棕红色的异染物质，此物质为脑硫脂。电镜下异染物质主要沉积在少突胶质细胞、星形细胞、施万细胞及肾集合管内皮细胞，呈人字形或蜂窝状板层结构。

临床表现 MLD 的临床表现及疾病进展速度存在个体差异，但几乎所有患者最终均会出现运动或认知功能倒退。MLD 根据发病年龄可分为三型：晚婴型，青少年型及成人型。其中晚婴型最常见，占 50%～60%，其次为青少年型，占 20%～30%，成人型最少见，占 15%～20%。

晚婴型 发病年龄多为 1~2 岁，患儿一般有一段时间的正常发育，继而出现运动及认知方面的倒退，如走路和语言等倒退。最典型的临床表现有动作笨拙、经常摔倒、足尖走路和口齿不清。疾病初期患儿出现肌张力减低，继而不能站立，口齿不清以及智力倒退，四肢出现肌张力增高及疼痛。患儿寿命多数为出现症状后的 3.5 年左右。而随着护理技术的提高，部分患儿寿命可超过 10 岁。

青少年型 发病年龄为 4~14 岁。患者最初常因学习成绩下降和行为问题而引起家长的注意。发病早和发病晚的临床表现不同。前者多数以神经肌肉疾病起病，而后者多以行为问题起病，最终出现笨拙、步态异常、口齿不清和行为怪癖。在疾病的任何时期都可能出现癫痫。患者多数可生存 10~20 年或更长时间。

成人型 发病年龄为 14 岁以上，少数直至 40 岁或 50 岁才发病。临床症状存在较大差异。患者最初表现为性格改变。因酗酒、吸毒或情绪不稳常被诊断为精神分裂症或抑郁症。患者可出现困惑，情感异常甚至幻听，部分患者最初以神经系统症状（如强直痉挛）起病而被诊断为多发性硬化或神经退行性疾病。癫痫也常出现。患者的病程变异较大。随着疾病的进展，患者出现肌张力异常性运动、痉挛性四肢瘫痪或去皮质体位，进而出现严重的挛缩和癫痫发作。最终丧失语言能力。在该病的终末期，患者可出现失明、卧床不起以及对外界无反应。肺炎或其他感染常是此型患者的死因。患者在确诊后多数可生存 20 年以上。

诊断 需结合临床表现、实验室检查、家族史综合判断，确诊需酶学检查和基因检测。MLD 诊断流程与标准：对于表现 MLD 症状的患者进行头颅磁共振成像检查，符合 MLD 影像学表现者，测定白细胞中 ARSA 酶活性，提示 ARSA 酶缺乏者，仍需满足以下几项中的 1 项或多项者，可确诊 MLD：①*ARSA* 基因检测存在致病突变。②24 小时尿中脑硫酯含量为正常对照的 10~100 倍。③神经或脑组织活检，检测到异染性的脂质沉积。

鉴别诊断 需与 ARSA 酶假性缺乏、多种硫酸酯酶缺乏症、SAP-B 缺乏、其他白质脑病和溶酶体贮积病相鉴别。

治疗原则 一般为对症治疗，若有癫痫发作，可用抗癫痫药，若出现痉挛，可用肌肉松弛剂，若出现感染，进行抗感染治疗。造血干细胞移植可能治疗或改善该病，最好在患者临床症状出现前，移植的细胞就已进入中枢神经系统。由于其存在一定的风险且长期疗效不明确，尚存争议。酶替代治疗效果也需进一步评估。基因治疗将是未来 MLD 的有效治疗方法。

预防 ①一级预防：即婚前预防。该病为常染色体隐性遗传病，应避免近亲结婚。②二级预防：即出生前预防。对已生育患者的家庭实施产前基因诊断，降低患者出生的再发风险。③三级预防：即症状前预防。在患者出现症状前早期诊断和早期干预。

(王静敏)

hǎimiánzhuàng báizhì nǎobìng

海绵状白质脑病（spongiform leucoencephalopathy） 天冬氨酸酰基转移酶（ASPA）缺陷导致的常染色体隐性遗传的神经系统退行性的白质脑病。又称卡纳万病（Canavan disease）。1931 年，该病由美国神经病理学家默蒂拉·梅·卡纳万（Myrtelle May Canavan）首次报道。

病因和发病机制　该病属于溶酶体病，致病基因 *ASPA* 位于染色体 17p13，包含 6 个外显子，编码含 313 个氨基酸残基的 ASPA 蛋白，*ASPA* 的致病突变使 ASPA 活性下降或失活，将 N-乙酰天冬氨酸（NAA）水解为乙酸和天冬氨酸障碍，使具有神经毒性的 NAA 在脑内聚集，导致中枢神经系统功能障碍。

病理特征　病变主要位于脑皮质深层与白质浅层，包括弓状纤维，呈海绵状退行性变。病理检查可见有严重脑水肿，体积增大，变软，脑皮质原浆性星形细胞高度水肿，并有空泡形成，脑白质、基底节和小脑多发性小囊腔，晚期有严重的脱髓鞘及胶质增生。

临床表现　生后 3~6 个月出现发育迟缓、大头和肌张力低下，尿代谢筛查 NAA 增高，头颅磁共振成像（MRI）显示弥漫性大脑白质异常信号，头颅磁共振波谱（MRS）显示 NAA 峰增高。该病分三型：先天型、婴儿型和青少年型。

先天型　又称新生儿型，少见，出生不久即有肌张力低、吸吮和吞咽困难，多于数周内死亡。

婴儿型　最常见，一般生后 3~6 个月出现发育迟缓，以肌张力低下、不能竖头和巨颅为主要临床表现。6 个月后，发育迟缓现象更显著，以运动发育落后为主；6~18 月龄患儿常出现视神经萎缩，肌张力减低愈发严重，最终演变为痉挛性去大脑强直状态，可出现睡眠障碍、癫痫发作。终末期出现假性球麻痹、喂养困难和胃食管反流，需要鼻饲。大多数患儿在青春期之前死亡。

青少年型　轻型，5 岁后起病，早期发育正常或以语言、运动轻度发育落后为主要临床表现，头围可正常，患者可活至 20 岁。

诊断　需结合临床表现、实验室检查、家族史综合判断，确诊需酶学检查和基因检测。诊断标准如下：典型临床特征；头颅 MRI 呈弥漫性大脑皮质下及中央区白质病变，可累及小脑、脑干和基底节。青少年型影像学表现不典型；新生儿型和婴儿型患者尿液中 NAA 浓度为正常人的 200 倍，青少年型仅数倍（4~6 倍）升高；*ASPA* 基因有致病突变。

鉴别诊断　需与其他伴有大头表现的脑白质病相鉴别，如伴皮质下囊肿的巨脑性白质脑病、亚历山大病。

治疗原则　尚无有效治疗方法，预后与酶缺陷程度有关，主要为支持、对症治疗和康复治疗。

预防　①一级预防：即婚前预防。该病为常染色体隐性遗传病，应避免近亲结婚。②二级预防：即出生前预防。对已生育患者的家庭实施产前基因诊断，降低患者出生的再发风险。③三级预防：即症状前预防。在患者出现症状前早期诊断和早期干预。

（王静敏）

qiúxíngxìbāo nǎobáizhì yíngyǎng bùliáng

球形细胞脑白质营养不良

（ globoid cell leukodystrophy, GLD）　溶酶体内半乳糖脑苷酯酶（GALC）缺陷引起的常染色体隐性遗传性白质脑病。又称克拉伯病（Krabbe disease）、半乳糖神经酰胺脂质贮积症。1916 年，由丹麦神经科医师努德·克拉伯（Knud Krabbe）首次描述。美国发病率约为 1/10 万。

病因和发病机制　该病属于溶酶体病。致病基因 *GALC* 位于染色体 14q31，包含 17 个外显子，编码 GLAC。*GALC* 致病突变造成 GLAC 活性下降或失活，使半乳糖脑苷酯在脑内聚集，半乳糖脑苷脂是髓鞘的重要成分，由于酶的缺乏而髓鞘不能代谢更新，因而神经系统出现广泛的脱髓鞘，脑白质出现大量含有沉积物的球形细胞，最终导致中枢神经系统功能障碍。

病理特征　病理改变主要在脑白质，可见异常贮积的多核巨噬细胞（球形细胞）。

临床表现　根据发病年龄，GLD 分四型：婴儿型（0~6 个月起病）、晚发婴儿型（6 个月至 3 岁起病）、少年型（3~8 岁起病）和成年型（8 岁以后起病），后三型统称晚发型。

婴儿型　是最常见的类型，占总 GLD 的 85%~95%，病程一般分 3 个阶段。①阶段 I：表现为烦躁易激惹、不明原因哭闹、肌张力增高、反复发热和发育迟缓。②阶段 II：发病后 2~4 个月时出现角弓反张、腱反射亢进、阵发性抽搐发作、视力减退和视神经萎缩以及脑脊液蛋白增高。③阶段 III：为耗竭期，患儿逐渐进入植物人状态，失明、对周围失去反应，并多在 2 岁前死亡。

晚发型　仅占全部 GLD 的 10%。症状较轻，进展较慢，发病前可表现正常，起病症状可为肌无力、视力下降、智力倒退等，症状逐渐加重。最常见的头颅磁共振成像（MRI）特点为锥体束一致性受累，在 T2 像和 FLAIR 像呈高信号。脑白质受累明显，脑室周围和半卵圆中心区白质及深部灰质核团异常信号，晚期皮质下 U 型纤维可受累，并出现进行性、弥漫性、对称性脑萎缩。头颅CT可见对称性的双侧丘脑、小脑、内囊后肢和脑干的高信号，严重时可累及半卵圆中心，随疾病进展逐渐加重。

诊断 需结合临床表现、实验室检查、家族史综合判断，确诊需酶学检查和基因检测。诊断标准如下：典型的临床表现；典型头颅影像学改变；GALC酶活性缺陷；常染色体隐性遗传：GALC基因有致病突变。

鉴别诊断 需与其他溶酶体酶缺陷导致的脑白质病相鉴别。

治疗原则 尚无有效治疗方法，预后与酶缺陷程度有关。主要为支持、对症治疗和康复治疗。

预防 ①一级预防：即婚前预防。该病为常染色体隐性遗传病，应避免近亲结婚。②二级预防：即出生前预防。对已生育患者的家庭实施产前基因诊断，降低患者出生的再发风险。③三级预防：即症状前预防。在患者出现症状前早期诊断和早期干预。

(王静敏)

bàn pízhì xià nángzhǒng de jùnǎoxìng báizhì nǎobìng

伴皮质下囊肿的巨脑性白质脑病 （megalencephalic leuko-encephalopathy with subcortical cyst，MLC） MLC1或胶质细胞黏附分子（GlialCAM）基因致病突变导致的常染色体隐性和显性遗传性白质脑病。临床以婴儿期起病的巨颅、运动发育迟缓、大脑白质肿胀伴异常信号及皮质下囊肿为特点。根据临床表现及病情转归，该病可分为经典型和改善型。

病因和发病机制 MLC的发生与MLC1/GlialCAM致病性突变后胶质细胞功能障碍引起脑组织水与离子稳态失衡相关，导致中枢神经系统功能障碍。MLC1基因位于染色体22q13.33，长约24kb，含有12个外显子，cDNA长1134bp，起始密码子位于第2个外显子。主要在脑组织中表达，在外周白细胞和脾中也有表达。GlialCAM位于染色体11q24，含有7个外显子，cDNA长1125bp。起始密码子位于第1个外显子。高表达于脑组织中，在肝中也有表达。约75%为MLC1致病突变所致，约20%为GlialCAM致病突变所致。剩余约5%尚不能基因确诊，不排除存在其他导致MLC发生的致病基因。

病理特征 表现为白质肿胀以及髓鞘内大量大小不等的液泡，液泡的膜具有髓鞘的特性，星形胶质细胞肿胀伴或不伴星形胶质细胞内液泡形成，星形胶质细胞增生，皮质不受累，脑水含量增加。

临床表现 经典型和改善型MLC均在胎儿期、出生时或生后1年内起病，症状常为头围增大和运动发育落后，部分患儿为癫痫发作。两型早期都有典型的头颅磁共振成像（MRI）表现，即双侧大脑白质弥漫性肿胀伴异常信号，颞叶、额-顶叶出现皮质下囊肿。两型表现在1岁以内相似，需要遗传学辅助检查以及长时间的随访区分。

经典型MLC 胎儿期出现双顶径增大或婴儿期出现巨颅，1岁以内头围增长快速，1岁以后头围增长速度与正常人一致，但头围值始终大于同年龄同性别婴幼儿头围值第98百分位。早期发育正常或轻度落后，大多数可获得独立行走能力。运动功能缓慢进行性倒退，儿童早期后开始出现小脑共济失调和轻度痉挛，多数在十几岁丧失独立行走能力。

早期智力发育大多数正常，随着患儿年龄增大，智力落后开始明显。在国外有极少数患者可完成大学学业，并在毕业后正常参加工作。智力倒退出现比运动倒退晚，并且较运动倒退轻。大多数患儿在病程早期出现癫痫发作，但易被抗癫痫发作药物控制，部分可出现癫痫持续状态。轻微的头部外伤、发热等诱发发作性加重，表现为抽搐、长时间意识丧失和急性运动功能倒退，大多数可以缓慢恢复。部分患儿在疾病晚期出现锥体外系异常运动，包括肌张力障碍、手足徐动和抽动。部分患儿可伴有精神、情绪或行为异常。其他症状包括语言能力缓慢倒退，出现构音障碍、吞咽困难等。头颅MRI表现为大脑白质弥漫性肿胀伴异常信号，中央白质结构如胼胝体、内囊和脑干一般不受累或者轻度局部受累；小脑白质轻度信号异常，无肿胀；前颞叶、额顶叶出现皮质下囊肿；随着病程进展，白质肿胀消失，开始出现大脑萎缩，皮质下囊肿数量和体积增加；始终不出现对比增强。

改善型MLC 少数在1岁以后头围正常；所有患儿均能获得独立行走的能力，1岁以后，运动功能开始改善，部分患儿遗留运动笨拙及肌张力减低；智力水平一般稳定，部分可伴有孤独症样改变；不出现运动或智力的倒退。该型MRI表现在1岁内与经典型相似，但囊肿一般只局限于颞叶，并且小脑一般不受累，随着年龄的增大，MRI开始改善，部分遗留轻度额颞叶皮质下白质异常信号或前颞叶皮质下囊肿，部分患儿完全恢复至正常。

诊断 尚无统一诊断标准，需结合临床表现、实验室检查尤其是头颅 MRI、家族史综合判断，确诊需依靠基因检测。

鉴别诊断 需与其他具有类似特点的疾病相鉴别，如海绵状白质脑病（卡纳万病）和亚历山大病。

治疗原则 尚无有效的治疗方法，以对症处理为主，行抗癫痫发作治疗和康复训练。由于患儿在头部外伤后可出现暂时性倒退，因此还应做好患儿的陪护，尽量避免头颅损伤。在疾病晚期，当患者丧失独立行走能力时，可通过肌肉按摩等方法来避免肌肉萎缩。当患儿出现吞咽困难时，可给予胃管进行营养支持。

预防 ①一级预防：即婚前预防。该病为常染色体隐性遗传病，应避免近亲结婚。②二级预防：即出生前预防。对已生育患者的家庭实施产前基因诊断，降低患者出生的再发风险。③三级预防：即症状前预防。在患者出现症状前早期诊断和早期干预。

（王静敏）

X liánsuǒ shènshàngxiàn nǎobáizhì yíngyǎngbùliáng

X 连锁肾上腺脑白质营养不良（X-linked adrenoleukodystrophy，X-ALD）

溶酶体膜蛋白缺陷导致长链脂肪酸 β 氧化障碍引起的过氧化物酶体病。主要累及肾上腺与脑蛋白病变，呈 X 连锁隐性遗传，男性受累，发病率约为 4.76/10 万；女性携带率约为 7.14/10 万。

病因和发病机制 致病基因 *ABCD1* 位于染色体 Xq28，编码 ALD 蛋白。基因突变种类繁多，突变大多遗传自携带者母亲，自发突变仅占 4%～5%。*ABCD1* 基因突变导致极长链脂肪酸不能正常进入过氧化物酶体进行代谢，堆积在血、脑白质和肾上腺中。

临床表现 临床表型多样，大部分以神经系统症状为主，呈进行性智力、运动倒退，视、听功能障碍，癫痫发作，痉挛性瘫痪等。约 2/3 患者伴有肾上腺皮质功能不全，少数仅表现为肾上腺皮质功能不全，而无神经系统症状。根据发病年龄、受累部位、进展速度等分为七型：儿童脑型、青少年脑型、肾上腺脊髓神经病型、成人脑型、橄榄-脑桥-小脑型、单纯艾迪生病与无症状型。

特征性磁共振成像（MRI）表现为：①脑白质呈对称性长 T1、长 T2 信号，并可累及胼胝体压部及脑干。②病变由后向前发展，逐一累及枕、顶、颞和额叶。③增强后病灶的周边区强化，呈蝴蝶状。此外，另一个特征改变为脑干皮质脊髓束受累。15% 的脑型 X-ALD 具有不典型头颅 MRI 表现，以额叶或其他部位最先受累。肾上腺脊髓神经病型脊髓 MRI 可见脊髓萎缩，也可以正常。

诊断 典型的临床表现，血浆 VLCFA 显著增高，头颅 MRI 特征性改变，可伴肾上腺皮质功能减退。检测到 *ABCD1* 基因突变。

鉴别诊断 需与其他过氧化物酶体病相鉴别。艾迪生病型需与其他可导致肾上腺皮质功能减退的疾病鉴别。主要通过基因检测鉴别。

治疗原则 肾上腺皮质激素替代治疗；洛伦佐（Lorenzo）油与低脂饮食；造血干细胞移植治疗；基因治疗；对症与支持治疗。

预防 ①一级预防：即婚前预防。该病为 X 染色体隐性遗传病，应避免近亲结婚。②二级预防：即出生前预防。对已生育患者的家庭实施产前基因诊断，降低患者出生的再发风险。③三级预防：即症状前预防。在患者出现症状前早期诊断和早期干预。

（顾学范）

Yàlìshāndàbìng

亚历山大病（Alexander disease，AxD）

编码星形胶质细胞的胶质纤维酸性蛋白（GFAP）的基因突变所致的常染色体显性遗传性白质脑病。是第一个被发现的遗传性星形胶质细胞病。1949 年，由澳大利亚医师斯图尔特·亚历山大（Stewart Alexander）首次进行描述。该病的确切发病率尚不清楚，日本的发病率约为 0.37/100 万。

病因和发病机制 致病基因 *GFAP* 位于染色体 17q21，有 9 个外显子，编码蛋白含 432 个氨基酸残基。*GFAP* 是 AxD 唯一的致病基因，外显率几乎为 100%。基因突变多在基因的编码区，少数突变也可发生在启动子区域。超过 95% 的患者可通过基因测序方法检测到 *GFAP* 基因突变。绝大多数突变为错义突变，少数为小的缺失和插入突变。

临床表现 根据临床表现及头颅磁共振成像（MRI）特点分为两型。①Ⅰ型：发病相对早（<4 岁），发育迟缓、头围大、癫痫发作，发作性加重多见，主要表现为在感染或外伤后突然不能行走或肢体运动障碍，之后可缓慢好转，头颅 MRI 有典型改变。②Ⅱ型：发病晚，临床特点为自主功能异常、眼球运动障碍、腭肌肌阵挛及延髓症状等，头颅 MRI 常不典型。Ⅰ型病情进展比Ⅱ型更迅速，Ⅰ型患者的平均存活时间少于Ⅱ型。

头颅 MRI 特征：以额叶为主的广泛对称性的脑白质异常，脑室周围白质、基底节、丘脑和脑干异常，一个或多个结构（包括脑室周围、额叶白质、视交叉、穹隆、基底节、丘脑、齿状核和脑干）可被强化。

诊断 尚无统一诊断标准，需结合临床表现、实验室检查尤其是头颅 MRI、家族史综合判断，确诊需依靠基因检测。

鉴别诊断 该病是以巨颅、发育迟缓及白质异常信号伴皮质下囊肿为特点的婴儿期起病的白质脑病，需与其他具有类似特点的疾病相鉴别，如海绵状白质脑病（卡纳万病）和伴皮质下囊肿的巨脑性白质脑病。

治疗原则 尚无有效的治疗手段，主要是对症治疗，如控制癫痫发作、功能锻炼以及避免感染、头部外伤及惊吓等发作性加重的诱因。适当的康复治疗及有效的护理可有效延长患儿生存年限。

预防 ①一级预防：即婚前预防。该病为常染色体显性遗传病，应避免近亲结婚。②二级预防：即出生前预防。对已生育患者的家庭实施产前基因诊断，降低患者出生的再发风险。③三级预防：即症状前预防。在患者出现症状前早期诊断和早期干预。

（王静敏）

báizhì xiāoróngxìng báizhì nǎobìng

白质消融性白质脑病（vanishing white matter disease, VWM）

第一个已知的由于真核细胞蛋白质翻译启动异常所导致的常染色体隐性遗传病。

病因和发病机制 该病的致病基因为 *EIF2B1 ~ EIF2B5*，分别编码真核细胞翻译启动因子 2B（eIF2B）的 5 个亚单位 α、β、γ、δ 和 ε，任一基因突变均可导致该病。国外报道的突变多位于 *EIF2B5* 和 *EIF2B2*。中国最常见的突变为 *EIF2B3* 和 *EIF2B5*，其中 *EIF2B3*：c.1037T > C；p.

Ile346Thr 为中国患儿的始祖突变。约 90% 突变类型为错义突变，移码突变和无义突变很少见，且仅见于复合杂合突变。

临床表现 根据起病年龄，VWM 分为五型：先天型、婴儿型（< 2 岁）、早期儿童型（2 ~ 6 岁）、青少年型（6 ~ 18 岁）和成人型，其中早期儿童型又称经典型，是最常见的临床表型。VWM 的临床表现主要是运动倒退为主，而认知倒退相对较轻。部分患者在病程中可出现癫痫发作和视神经萎缩合并视力倒退，极少数出现周围神经系统受累。发作性加重是该病的显著临床特点，诱因包括发热、感染、头部外伤或受到惊吓等。VWM 临床起病越早，病情越重，进展越快，存活时间越短。

头颅磁共振成像（MRI）主要表现为 T1WI 低信号、T2WI 高信号和 T2 FLAIR 高信号伴部分低信号。大脑白质弥漫对称性受累，可累及小脑和脑干，部分出现丘脑和苍白球受累，而皮质下 U 形纤维、胼胝体外缘、内囊和前联合相对保持完好，在晚期可出现大脑和小脑的萎缩。随着病程进展，大脑白质可出现进行性液化，最终甚至完全被液体所替代，部分可出现弥散加权成像（DWI）高信号。婴儿型和成人型的头颅 MRI 表现不如早期儿童型典型。

诊断 1998 年，范·德·克纳普（van der Knaap）提出了该病的临床诊断依据：①既往智力运动发育正常或轻度落后。②神经系统症状慢性进行性及发作性加重。③神经系统症状体征主要包括小脑共济失调及痉挛性瘫，可伴视神经萎缩。可伴癫痫但非突出症状，认知功能也可受累但较运动受累轻。④MRI 显示对称

性大脑白质受累，质子像、T1 加权像、T2 加权像及 FLAIR 像中部分或全部脑白质接近或等于脑脊液信号。可有轻至重度小脑萎缩，主要累及小脑蚓部。磁共振波谱（MRS）可作为支持依据，典型表现为白质正常波谱明显减低或消失，代之以乳酸及葡萄糖峰。该病致病基因确定之后，需进行基因诊断以确诊。

鉴别诊断 需与其他导致髓鞘囊性化的脑白质病相鉴别。

治疗原则 尚无有效的治疗手段，主要是对症治疗以及避免感染、头部外伤及惊吓。

预防 ①一级预防：即婚前预防。该病为常染色体隐性遗传病，应避免近亲结婚。②二级预防：即出生前预防。对已生育患者的家庭实施产前基因诊断，降低患者出生的再发风险。③三级预防：即症状前预防。在患者出现症状前早期诊断和早期干预。

（王静敏）

Kēkǎi'ēn zōnghézhēng

科凯恩综合征（Cockayne syndrome, CS）

以生长发育迟缓伴小头畸形为基本特征的多系统受累的常染色体隐性遗传退行性疾病。1936 年，由英国儿科医师爱德华·阿尔弗雷德·科凯恩（Edward Alfred Cockayne）首次报道，发病率为 0.4/100 万。

病因和发病机制 该病的致病基因为 *ERCC8* 和 *ERCC6*，分别位于染色体 10q11.23 和 5q12.1。二者均与核苷酸切除修复中的转录偶联修复有关，基因突变引起的 CS 分别称为 CSB 型和 CSA 型，CSB 约占 CS 的 80%。

临床表现 多样，涉及中枢神经、皮肤毛发、听觉、视觉、牙、骨骼肌肉、心血管、消化、肾、生殖和分泌腺等，其中发育

迟缓、进行性体格生长迟滞、进行性小头是该病基本特征，也是诊断的主要标准；皮肤光敏感、色素性视网膜病变和/或白内障、进行性感音神经性聋、牙釉质发育不良和眼窝凹陷是诊断的次要标准。

根据发病年龄及表型严重程度分为三型。①CS Ⅰ型：又称经典型 CS 或中度 CS。患儿产前生长发育正常，多在 1 岁以后出现生长发育迟缓，在病程的晚期，身高、体重、头围均远低于第五百分位，并出现进行性的视力、听力、中枢和周围神经损害，从而导致严重的残疾，平均死亡年龄为 16 岁。②CS Ⅱ型：又称重度 CS 或早发型 CS。出生时即有发育迟滞，生后神经系统不发育或发育不明显，可伴有先天性白内障或其他眼部的结构畸形，患儿生后早期即出现脊柱（脊柱后凸、脊柱侧凸）和关节的挛缩，通常在 7 岁前死亡。③CS Ⅲ型：又称轻度 CS 或晚发型 CS。3 ~ 4 岁以身材矮小、学习困难、共济失调等起病，逐渐出现认知下降、小脑症状、听力丧失等，平均死亡年龄为 30 岁。随着病程进展，部分患儿可出现典型的鸟脸样面容，即面部皮下脂肪减少、鼻头突出、眼窝下陷、大耳和小下颌。

诊断 依据典型的临床表现，以及 DNA 修复试验阳性或 *ERCC6* 或 *ERCC8* 存在双等位基因突变可诊断。

鉴别诊断 需与早老症与沃纳（Werner）综合征进行鉴别，前者以儿童早期出现衰老为其特征，典型病例身材矮小、秃发、皮肤变薄、皮下组织萎缩、指甲短而萎缩、肌肉瘦削及普遍性骨质疏松等，智力大多正常。后者为儿童后期或青年期发生过衰老，

50% 有精神发育迟滞，45% 发生糖尿病，10% 发生肿瘤。

治疗原则 尚无可以缓解或停止疾病进展的方法，主要是对症支持治疗。确诊 CS 后需常规进行视觉（眼底检查、视觉诱发电位）、听力（纯音和行为听力测试、脑干诱发电位）以及肝肾功能检测，并定期进行血压、血糖评估。耳聋患儿可进行耳蜗植入，白内障患儿可进行白内障手术，因皮肤对光敏感应避免过度的阳光暴露、外出使用防晒剂，喂养困难患儿可进行鼻饲管喂养等。患者发病后症状进行性恶化，最后多死于呼吸或肾衰竭，平均死亡年龄为 12 岁。

预防 ①一级预防：即婚前预防。该病为常染色体隐性遗传病，应避免近亲结婚。②二级预防：即出生前预防。对已生育患者的家庭实施产前基因诊断，降低患者出生的再发风险。③三级预防：即症状前预防。在患者出现症状前早期诊断和早期干预。

（王静敏）

yīng'ér shénjīng zhóusuǒ yíngyǎng bùliáng

婴儿神经轴索营养不良（infantile neuroaxonal dystrophy, INAD）

常染色体隐性遗传的进展性神经变性疾病。多数的致病基因为磷脂酶 A2 的编码基因 *PLA2G6*，是其相关神经退行性疾病（PLAN）中最主要的一类，神经病理学特征为神经轴索球样改变。

病因和发病机制 致病基因 *PLA2G6* 发现于 2006 年，位于染色体 22q13.1，大小为 6.0Mb，包含 17 个外显子。该基因编码胞质非钙离子依赖性的磷脂酶 A2 第 Ⅵ 组（iPLA2-VIA），由 806 个氨基酸残基组成，具有 5 种剪接变

体，其 N 端带有 7 ~ 8 个锚蛋白重复序列。iPLA2 的生理功能为催化甘油磷脂的水解，产生游离脂肪酸，通常为花生四烯酸等。iPLA2-VIA 蛋白为四聚体，在磷脂重塑、花生四烯酸的释放、白三烯和前列腺素合成以及细胞凋亡中均起作用，从而对于细胞膜的稳态维持也起重要作用。基因突变导致 iPLA2-VIA 蛋白功能障碍，引起细胞膜不能维持稳态，从而导致结构改变而发病，但该病确切的致病机制尚不清楚。

临床表现 经典型的 INAD 多于 6 个月至 3 岁发病，病初多表现为运动智力发育速度减慢，继而出现倒退，倒退速度有个体差异，且智力及运动倒退可不同步。病初患儿肌张力减低，可逐渐转为痉挛性瘫，出现双侧锥体束征。患儿可出现斜视、眼震、眼球运动障碍、视神经萎缩甚至视力丧失等眼部症状，少数可伴听力受累。常无癫痫发作及锥体外系症状，晚期少数患儿可有癫痫发作。自主神经系统受累时可出现哭时泪少及体温调节障碍。体征可有腱反射减弱或消失，病理反射阳性。同时可合并外貌异常。

晚发型 PLAN 包括不典型神经轴索营养不良、青少年型神经轴索营养不良、成年型神经轴索营养不良和晚发型 *PLA2G6* 相关神经退行性疾病，多以步态不稳、精神行为改变、构音障碍、认知倒退等症状起病，较经典型 INAD 起病年龄晚，病程进展缓慢。

诊断 依赖于典型临床特点及 *PLA2G6* 基因突变检测。

鉴别诊断 需与神经元蜡样质脂褐素沉积症及线粒体病等进行鉴别。

治疗原则 尚无特效治疗，主要是对症治疗，包括改善肌张

力、止惊、支持和康复治疗等。

预防 ①一级预防：即婚前预防。该病为常染色体隐性遗传病，应避免近亲结婚。②二级预防：即出生前预防。对已生育患者的家庭实施产前基因诊断，降低患者出生的再发风险。③三级预防：即症状前预防。在患者出现症状前早期诊断和早期干预。

(王静敏)

Àikǎ'ěrdí-Gǔdì'āisī zōnghézhēng

艾卡尔迪-古蒂埃斯综合征

（Aicardi-Goutières syndrome，AGS） 一种异质性遗传性白质脑病。由法国神经科医师让·艾卡尔迪（Jean Aicardi）和弗朗索瓦丝·古蒂埃斯（Françoise Goutières）于1984年首次报道，发病率尚不清楚。

病因和发病机制 已发现7个AGS致病基因，人类在线孟德尔遗传病数据库（OMIM）根据致病基因将AGS分为7个亚型：AGS1~AGS7，其中AGS2~AGS5为常染色体隐性遗传，致病基因分别为 *RNASEH2B*、*RNASEH2C*、*RNASEH2A* 和 *SAMHD1*。AGS1和AGS6有常染色体隐性和显性两种遗传方式，致病基因分别为 *TREX1* 和 *ADAR*。AGS7为常染色体显性遗传，致病基因为 *IFIH1*，有外显不全。*RNASEH2A*、*RNASEH2C*、*TREX1* 双等位基因突变与新生儿型AGS有关，*RNASEH2B*、*SAMHD1* 或 *ADAR* 双等位基因突变以及 *ADAR* 或 *IFIH1* 杂合突变与晚发型AGS相关。

临床表现 AGS常见的临床表现包括智力运动发育落后、肌张力不全、小头畸形、冻疮、基底节钙化、脑萎缩及脑白质病变。根据起病年龄及临床表现，可分为新生儿型和晚发型。新生儿型：新生儿期发病，表现为易激惹、

喂养困难、新生儿惊厥、肝脾大、转氨酶升高、一过性血小板减少、贫血等，常被误诊为宫内感染；晚发型：多数患者在生后4个月内发育正常，之后出现亚急性脑病表现，包括极度烦躁、睡眠障碍、喂养困难、无原因间歇性发热等，因此常被误诊为脑炎或脑膜炎，并逐渐出现智力运动发育落后或倒退，头围增长减慢，以及四肢瘫痪、肌张力不全等锥体束和锥体外系受累的表现，约50%会出现癫痫，脑病症状持续数月后患者病程将长期处于稳定状态，无进行性加重。40%基因诊断明确的AGS患者四肢末端、耳等部位可见冻疮，是提示AGS诊断的特征性体征。

诊断 依据以下条件进行诊断：典型的临床表现；特征性的头颅CT和磁共振成像（MRI）表现；脑脊液内α干扰素浓度增高、淋巴细胞增多或外周血干扰素标记阳性；常染色体隐性遗传：*ADAR*、*RNASEH2A*、*RNASEH2B*、*RNASEH2C*、*SAMHD1* 或 *TREX1* 双等位基因突变；常染色体显性遗传：*TREX1*、*ADAR* 或 *IFIH1* 基因杂合突变。

鉴别诊断 需与先天宫内感染及其他脑白质病进行鉴别。

治疗原则 尚无特异性治疗方法，主要为对症支持治疗，包括药物治疗癫痫、积极预防并发症及姿势异常、胸部理疗治疗肺部感染等，同时需注意患者饮食和喂养方法，以确保摄入足够的热量。应用免疫抑制剂治疗AGS仍在研究阶段。

预防 ①一级预防：即婚前预防。该病为常染色体隐性遗传病，应避免近亲结婚。②二级预防：即出生前预防。对已生育患者的家庭实施产前基因诊断，降

低患者出生的再发风险。③三级预防：即症状前预防。在患者出现症状前早期诊断和早期干预。

(王静敏)

Suǒtuōsī zōnghézhēng

索托斯综合征（Sotos syndrome）

儿童期过度生长特别是骨骼生长发育过快、头颅巨大伴智力障碍的常染色体显性遗传病。发病率约为7.1/10万。

病因和发病机制：该病的致病基因为 *NSD1*，位于染色体5q35.3，长166 382bp，包含23个外显子，编码一种组蛋白甲基化酶，在大脑、骨骼肌、肾、脾、胸腺与肺表达。90%的索托斯综合征因 *NSD1* 单倍体剂量不足包括 *NSD1* 基因内突变（80%）和5q35微缺失（10%）所致。95%的基因致病性突变是新生突变，为散发病例，剩余5%为遗传性病例，尚无外显不全及生殖细胞嵌合的报道。

临床表现：90%患者表现智力障碍/发育迟缓、过度生长与特殊面容三个基本临床特征，智力障碍/发育迟缓程度自轻度至重度不等，5岁以前表现为发育迟缓，以后表现为智力障碍。过度生长是指身高和/或头围大于等于平均值的2个标准差，患者出生时身高与头围即明显大于均值，出生体重多数正常，在青春期以前身高和头围会持续在平均值的2个标准差以上，青春期以后身高会逐渐趋于平均值，成年后在正常范围的上限，头围仍较大。特殊面容表现为额头宽而突出，前额头发稀疏，睑裂下斜，颧部潮红，细长脸和长下巴，1~6岁易识别，持续至成年，成年后下颌更宽。

除上述特征外，还表现有行为问题、骨龄提前、心脏畸形、

头颅影像学异常信号、关节过度伸张、扁平足、母孕期先兆子痫、新生儿黄疸、新生儿低血压、肾畸形、脊柱侧凸和惊厥发作等。

诊断：依据典型的临床表现和基因检测，NSD1基因内杂合突变或5q35微缺失。

鉴别诊断：需与其他生长过度伴智力障碍疾病进行鉴别。

治疗原则：尚无特异性治疗方法，主要为对症治疗，包括特殊教育，针对心脏、肾畸形、脊柱侧凸等对症治疗。在患者出生后第一年内儿科随访对于该病临床并发症的治疗和预防监测具有重要意义。

预防：一级预防，即婚前预防。该病为常染色体显性遗传病，应避免近亲结婚。二级预防，即出生前预防。对已生育患者的家庭实施产前基因诊断，降低患者出生的再发风险。三级预防，症状前预防，在患者出现症状前早期诊断和早期干预。

（王静敏）

Zhūbótè zōnghézhēng
朱伯特综合征（Joubert syndrome，JBTS）

以发育迟缓/多种先天畸形为主要临床表现的颅脑先天性发育畸形。头颅影像表现"磨牙征"是其特征性标志。1969年，由法国神经病学家玛丽·朱伯特（Marie Joubert）首次描述。该病发病率为1/10万～12.5/10万。

病因和发病机制：已发现35个致病基因，除OFD1位于X染色体外，其余34个基因均位于常染色体，除TTC21B、ZNF423呈常染色体显性和隐性两种遗传方式外，余32个基因均为常染色体隐性遗传。人类在线孟德尔遗传病数据库（OMIM）已对其中30个致病基因对应的表型进行了编号（JBTS1～JBTS30）。

临床表现：经典JBTS表现为智力障碍/发育迟缓、磨牙征与肌张力降低/共济失调三个基本临床特征，婴幼儿期表现发育里程碑落后，年长后表现为不同程度智力障碍，以语言发育落后明显。患者小脑蚓部发育不良伴脑干畸形，头颅磁共振成像显示大脑脚之间凹陷加深，小脑上脚增粗、拉长并呈垂直前后走行，共同形成明显的"磨牙征"，这是临床识别JBTS的特征性表现。患儿新生儿期呈肌张力降低，后期逐渐发展为躯干共济失调。

诊断：依据典型的临床表现，特别是磨牙征。基因检测JBTS致病突变可确诊。

鉴别诊断：需与其他小脑发育不良疾病相鉴别。

治疗原则：尚无确切有效的治疗方法，主要为对症支持治疗，包括：对症状严重呼吸模式异常的患者需进行呼吸暂停监测，并给予药物刺激、补充氧气等支持性治疗，必要时可进行机械通气或气管切开术。对于吞咽困难的患儿可留置鼻饲管或胃管进行喂养。肾功能不全的患者应避免使用非甾体抗炎药等肾毒性药物。肝损害患者应避免使用肝毒性药物治疗。

预防：一级预防，即婚前预防。应避免近亲结婚。二级预防，即出生前预防。对已生育患者的家庭实施产前基因诊断，降低患者出生的再发风险。三级预防，即症状前预防。在患者出现症状前早期诊断和早期干预。

（王静敏）

cuìxìng X zōnghézhēng
脆性X综合征（fragile X syndrome，FXS）

多数由FMR1基因启动子的（CGG）不稳定扩增和甲基化异常导致的X染色体遗传病。男性发病率约0.25‰，女性为0.13‰～0.16‰。

病因和发病机制：该病95%以上是由于FMR1的1号外显子上5'非翻译区（UTR）（CGG）n三核苷酸重复扩增的动态变异和超甲基化所致，不到5%的患者因FMR1基因点突变或缺失突变而致病。FMR1位于Xq27.3，全长约38kb，由17个外显子组成，编码FMRP蛋白，是一种RNA结合蛋白，在大脑与睾丸组织中表达最高，对转录体的剪切、RNA转运、mRNA稳定性及翻译水平有重要调节作用，可通过抑制特定mRNA翻译和蛋白质合成参与神经细胞突触形成和可塑性调节，从而影响依赖于皮质和边缘系统功能的意向、学习和记忆行为。

临床表现：多见于男性，临床表现有很大的个体差异，主要表现为不同程度的智力障碍、特殊面容和结缔组织功能异常，男性在青春期后常见巨睾。患者面部特征包括有长脸、大耳、突出的下颌和额头、高腭弓。结缔组织异常包括皮肤松软、扁平足、关节高度松弛、二尖瓣脱垂等。部分患者可有近视或斜视的眼部异常。大部分男性患者睾丸在青春期后异常增大，可达正常成年男性的2～3倍。近50%携带有全突变的女性表现出学习困难和行为异常，与男性患者表现类似，但程度较轻。

诊断：尚无明确的临床诊断标准，分子遗传学检测是该病确诊的唯一手段。

鉴别诊断：需与其他智力障碍/发育迟缓相鉴别。

治疗原则：尚无有效治疗方法，主要是支持对症治疗。在行为干预、语言训练、职业培训及个性化教育等综合措施的基础上，对有需要的患者应用精神药物作为辅助治疗。对于有斜视、中耳炎、二尖瓣脱垂、胃食管反流和癫痫等症状的患者给予相应的专科治疗。

预防：一级预防，即婚前预防。应避免近亲结婚。二级预防，即出生前预防。对已生育患者的家庭实施产前基因诊断，降低患者出生的再发风险。三级预防，即症状前预防。在患者出现症状前早期诊断和早期干预。

（王静敏）

Léitè zōnghézhēng

雷特综合征 （Rett syndrome）

严重影响儿童精神运动发育的 X 连锁显性遗传病。由奥地利医师安德烈亚斯·雷特（Andreas Rett）于 1966 年首先报道。该病包括典型雷特综合征和不典型雷特综合征。不典型雷特综合征又包括哈内费尔德（Hanefeld）型雷特综合征和综合征罗兰多变异型（Rolando variant）。该病在全球均有报道，中国首例于 1987 年由北京大学第一医院儿科报道，之后诊断并随访患儿近千例。

病因和发病机制：MECP2 为典型雷特综合征的主要致病基因，哈内费尔德型雷特综合征的主要致病基因为 MECP2 和细胞周期蛋白依赖性激酶样 5（CDKL5）基因，先天型雷特综合征的主要致病基因为 MECP2 及 FOXG1。MECP2 及 CDKL5 基因位于 X 染色体，FOXG1 基因位于 14 号染色体，均为显性遗传。雷特综合征常见的遗传方式为 X 连锁显性遗传，具有特殊遗传现象：女性受累为主，男性少见；散发病例为主，家族性病例罕见，且以母系遗传为主；具有 MECP2 基因突变的家庭成员间存在临床表型的

差异。

临床表现：典型雷特综合征表现为出生后 6~18 个月生长发育正常或已出现发育迟滞，随后出现发育停滞或倒退，丧失已获得的技能，如手功能及语言等，出现手刻板动作，包括搓手、绞手、吮指及揪头发或衣物等；多伴有孤独症样行为及痛觉异常。此外，还可有呼吸节律异常及惊厥发作，疾病后期可出现骨骼改变，如指关节畸形及脊柱侧凸。60%~95% 的患者有癫痫发作。根据年龄与临床表现将其分四期：早期停滞期、快速发育倒退期、假性稳定期和晚期运动恶化期。

诊断和鉴别诊断：主要根据临床表现以及 MECP2、CDKL5 和 FOXG1 基因突变检测。需与其他智力障碍/发育迟缓进行鉴别。

治疗原则：尚无特异性的治疗方法，主要以对症支持治疗为主，如抗癫痫发作治疗、康复训练、音乐治疗等。

预防：一级预防，即婚前预防。应避免近亲结婚。二级预防，即出生前预防。对已生育患者的家庭实施产前基因诊断，降低患者出生的再发风险。三级预防，即症状前预防。在患者出现症状前早期诊断和早期干预。

（王静敏）

Ménkèsī bìng

门克斯病 （Menkes disease, MD）

ATP7A 基因突变导致铜代谢障碍的 X 连锁隐性遗传病。又称卷毛综合征。是一种罕见的累及多系统的致死性疾病。全球发病率约 1/10 万，尚无中国人群发病率数据。主要表现为卷发、神经系统退行性变及结缔组织异常，多于 3 岁内死亡。

病因和发病机制 ATP7A 是唯一确定的致病基因，位于染色

体 Xq21.1，含 23 个外显子，长 150kb，其编码 1501 个氨基酸残基组成的 P 型铜转运 ATP 酶（ATP7A）。ATP7A 是一种能量依赖的跨膜蛋白，广泛分布在除肝以外的器官，是维持体内铜离子水平的重要分子。铜离子是体内维持多种重要代谢途径上酶活性的重要离子，包括细胞呼吸链上的细胞色素 C 氧化酶、神经递质生物合成的多巴胺-β-氧化酶、氧自由基清除的超氧化物歧化酶、链接弹性蛋白及胶原的赖氨酰基氧化酶、色素生成的络氨酸酶等。ATP7A 基因突变后，机体小肠上皮细胞铜离子吸收及肾铜离子重吸收减少，机体内重要脏器铜离子不足，致多种铜依赖酶活性障碍，最终导致神经系统及结缔组织等的异常。也有报道 ATP7A 基因突变后可导致远端型遗传性运动神经病

临床表现 主要为进展性神经系统退行性变、结缔组织及毛发异常。根据患儿临床表现、表型及进展情况，MD 从重到轻可分为经典型、轻型和极轻型。

经典型 表型最重，病情进展快，多数于 3~5 岁死亡，占 90%~95%。患儿头发稀疏、卷曲头发，且常仅分布在头顶。皮肤苍白。最初发育无明显异常，2~4 月龄后出现发育停滞及发育倒退。2~3 月龄出现难以控制的癫痫。早期肌张力减低，随后可有痉挛、自主运动减少及昏迷。孕期常无特殊表现，但可有早产、头颅血肿及自发性骨折。新生儿早期常有黄疸长期不退、低体温、低血糖和喂养困难。血管、泌尿生殖系统、疝和骨骼异常较为常见。随着病程进展，出现失明、硬膜下出血及呼吸衰竭。大多数患儿于 3 岁内因感染、血管畸形

并发症或神经系统退行性变而去世。

极轻型 又称枕角综合征（OHS），表型最轻，常表现为结缔组织异常。最典型的特点为 X 线检查可见特征性枕骨外生骨疣。体格生长不协调，躯干长，胸部及肩膀窄，并可有驼背及脊柱侧凸。患儿常伴有运动发育迟缓，智力常为正常下限。孕期常正常。可有皮肤松弛褶皱、疝、黄疸、低体温、肌张力减低和喂养困难、反复腹泻及泌尿系感染、直立性低血压。毛发可正常。患儿寿命长短不一，但比经典型长。

轻型 又称中间型，表型轻重介于经典型和极轻型之间。

诊断 MD 具有典型的临床表现，包括进行性神经系统退行性变、结缔组织异常及卷曲毛发；血清铜及铜蓝蛋白降低，头颅磁共振成像及磁共振血管成像有特异性改变：颅内血管迂曲、脑白质发育落后、脑白质异常、硬膜下积液；*ATP7A* 基因突变分析可明确诊断。

鉴别诊断 需与肝豆状核变性相鉴别。肝豆状核变性是因 *ATP7B* 基因突变所致的常染色体隐性遗传性病，临床起病较 MD 晚，多数在儿童期起病，男女皆可患病。起病年龄较小者，常以肝病为主诉，较大年龄者常以肝病或神经系统症状开始。遗传学分析有助于鉴别。

治疗原则 根据发病机制，早期使用组胺铜或组胺铜联合双硫仑可缓解症状。对患儿进行对症支持治疗，包括抗癫痫发作治疗及胃管营养支持治疗。

预防 ①一级预防：即婚前预防。该病为 X 连锁隐性遗传病，应避免近亲结婚。②二级预防：即出生前预防。对已生育患者的家庭实施产前基因诊断，降低患者出生的再发风险。③三级预防：即症状前预防。在患者出现症状前早期诊断和早期干预。

（王静敏）

gān dòuzhuànghébiànxìng
肝豆状核变性（hepatolenticular degeneration，HLD） 基因 *ATP7B* 突变导致的常染色体隐性遗传的铜代谢缺陷病。又称威尔逊病（Wilson disease）。以铜代谢障碍引起的肝硬化、基底节损害为主的脑变性疾病为特点。通常发生于儿童和青少年期，少数成年期发病。发病年龄多在 5~35 岁，男性稍多于女性。

病因和发病机制 致病基因 *ATP7B* 定位于染色体 13q14.3，编码 1411 个氨基酸残基组成的铜转运 P 型 ATP 酶。*ATP7B* 突变导致 ATP 酶功能减弱或消失，引致血清铜蓝蛋白合成减少以及胆道排铜障碍，蓄积在体内的铜离子在肝、脑、肾和角膜等处沉积，引起进行性加重的肝硬化、锥体外系症状、精神症状、肾损害和角膜色素环等。

临床表现 病情缓慢发展，可有阶段性缓解或加重，亦有进展迅速者。神经症状以锥体外系损害为突出表现，以舞蹈样动作、手足徐动和肌张力障碍为主，并有面部怪容、张口流涎、吞咽困难、构音障碍、运动迟缓、震颤和肌强直等。震颤可以表现为静止或姿势性的，但不像帕金森病的震颤那样缓慢而有节律性。疾病进展还可有广泛的神经系统损害，出现小脑性共济失调、病理征、腱反射亢进、假性球麻痹、癫痫发作，以及大脑皮质、下丘脑损害体征。精神症状表现为注意力和记忆力减退、智力障碍、反应迟钝、情绪不稳，常伴有强笑、傻笑，也可伴有冲动行为或人格改变。肝受累时可发生急性、亚急性或慢性肝炎，大部分病例肝损害症状隐匿、进展缓慢，就诊时才发现肝硬化、脾大甚至腹水。角膜凯－弗环是该病的重要体征，出现率达 95% 以上，位于巩膜与角膜交界处，呈绿褐色或暗棕色，宽约 1.3mm，是铜在后弹力膜沉积而成。

诊断 根据青少年起病、典型的锥体外系症状、肝病体征、角膜凯－弗环和阳性家族史等诊断。如果 CT 及磁共振成像有双侧豆状核区对称性影像改变，血清铜蓝蛋白显著降低和尿铜排出量增高则更支持该病。对于诊断困难者，应肝穿刺做肝铜检测。

鉴别诊断 需与小舞蹈症、青少年性亨廷顿病、肌张力障碍、原发性震荡、帕金森病和精神病等相鉴别；此外，还应与急、慢性肝炎和肝硬化、血小板减少性紫癜、溶血性贫血、类风湿关节炎、肾炎及甲状腺功能亢进等相鉴别。

治疗原则 饮食治疗通过避免进食含铜高的食物如坚果类、贝类与动物的肝和血等。药物治疗以驱铜药物为主，驱铜及阻止铜吸收的药物主要有两大类药物，一是络合剂，能强力促进体内铜离子排出，如青霉胺、二巯丙磺酸钠、三乙烯-羟化四甲胺和二巯丁二酸等；二是阻止肠道对外源性铜的吸收，如锌剂、四硫钼酸盐。对症治疗如震颤和肌强直等，护肝治疗药物也应长期应用。其他如严重肝功能障碍时也可以考虑肝移植治疗等。

预防 ①一级预防：即婚前预防。该病为常染色体隐性遗传病，应避免近亲结婚。②二级预防：即出生前预防。对已生育患者的家庭实施产前基因诊断，降低患者出生的再发风险。③三级预防：即症状前预防。在患者出现症状前早期诊断和早期干预。

(王静敏)

fāshēng hé duōzhǒng yùndòng liánhé chōudòng zhàng'ài

发声和多种运动联合抽动障碍（combined vocal and multiple motor tic disorder）

有或曾经有多种运动抽动，以及一种或多种发声抽动。又称图雷特综合征（Tourette syndrome）、抽动秽语综合征。是抽动障碍的一种形式。1885 年，由法国医师乔治·吉勒·德·拉·图雷特（Georges Gilles de la Tourette）首次描述该病。发病率为 5/10 万～10/10 万，美国学龄儿童患病率为 28.7‰。发病年龄通常为 3～8 岁，男性发病率约为女性的 3 倍。

病因和发病机制　发病机制尚不清楚，遗传因素涉及 HDC、SLITRK1、PVRL3、MRPL3 与 OFCC1 基因突变，呈常染色体显性遗传方式，此外，TS 还与 2～7、11、13 与 17 号染色体相关联。发病机制可能与纹状体系统中多巴胺传导过度或多巴胺受体超敏，影响神经信号传递而出现神经功能紊乱有关。

临床表现　该病是神经行为障碍疾病，尤其表现为运动和声音抽搐，并与行为异常有关。抽搐是指突然、短暂、间歇、非自愿或半自愿的运动（运动抽搐）或声音（声音或声音抽搐）。它们通常由简单、协调、重复的动作、手势或模仿正常行为片段的话语组成。运动抽搐可能包括简单的眨眼、鼻子抽搐和头部抽搐，也可能是更复杂的投掷、打击或做出粗鲁的手势。声音抽搐包括抽鼻子、清喉咙、吹气和咳嗽等。

诊断　可以参照美国《精神障碍诊断与统计手册》第 4 版（DSM-4）的诊断标准：①在疾病期间有时存在多种运动抽动和一或多种发声抽动，但不一定必须同时发生（抽动是突发、迅速、反复发作、无节律性和刻板的运动或发声）。②抽动一天发生多次，在长于 1 年的时间内几乎每日都有发作或间歇出现，在此期间从未有连续超过 3 个月的无抽动发作。③18 岁前发病。④疾病不是由于药物或常见疾病的直接生理学作用所致。

鉴别诊断　需与习惯性痉挛、癫痫和注意缺陷多动障碍等疾病相鉴别。

治疗原则　药物治疗联合心理疏导是治疗该病的有效措施。主要药物有氟哌啶醇、舒必利、硫必利和利培酮等，应从小剂量开始，逐渐增加至有效剂量，症状控制后，应逐渐减量，并维持一段时间（3 个月或更长），可使许多患儿恢复正常。其他药物有哌咪清、可乐定、丁苯那嗪、丙戊酸钠、氯硝西泮及三环类抗抑郁药或 5-羟色胺选择性重摄取抑制剂等。

预防　①一级预防：即婚前预防。该病为常染色体显性遗传病，应避免近亲结婚。②二级预防：即出生前预防。对已生育患者的家庭实施产前基因诊断，降低患者出生的再发风险。③三级预防：即症状前预防。在患者出现症状前早期诊断和早期干预。

(王静敏)

shénjīngjiégānzhī zhùjīzhèng

神经节苷脂贮积症（gangliosidosis）

因神经节糖苷等脂类积聚导致的常染色体隐性遗传性脂类贮积病。

分类　分为 GM1 神经节苷脂贮积症和 GM2 神经节苷脂贮积症两类。

GM1 神经节苷脂贮积症　由 β-半乳糖苷酶缺乏而引起的常染色体隐性遗传性溶酶体病，表现为 β-半乳糖苷酶缺陷伴有中枢及外周神经系统细胞（尤其是神经元）内酸性脂类物质的异常贮积。

病因和发病机制　该病是由于缺乏 β-半乳糖苷酶（GLB1），阻断了 GM1 降解过程导致。该酶的作用是使 GM1 和其他含半乳糖的低聚糖分子所结合的半乳糖基水解脱离，GLB1 基因位于染色体 3p21.33，包含 16 个外显子，编码 677 与 546 个氨基酸残基。

临床表现　根据起病年龄不同分为以下三型。

Ⅰ 型（婴儿型）：最严重的一型，多在 3～6 月龄发病，少数于新生儿期起病。初起表现为全身肌张力低下、吸吮力差、喂养困难和对外界反应差。出生数月内即可见肝脾大，常伴丑陋面容，如前额凸出、大耳、鼻梁低平、齿龈增生和巨舌。患儿精神、动作发育迟缓，至 7～8 个月尚不能独坐；对声音敏感，稍加刺激即可使惊跳；动作失定向并逐渐出现眼震颤、阵发性痉挛、惊厥、腱反射亢进、腰部脊柱后凸和关节强直等症状。如能存活至 1 岁以上，常呈去大脑状态，且易反复罹患呼吸道感染，多在 2 岁左右死于支气管肺炎。患儿的骨髓、肝、脾、淋巴结中可找到特殊的泡沫细胞。骨骼 X 线片常显示多发性骨发育不良、骨质疏松、椎体前缘尖突和畸形等现象。约 50% 患儿眼底检查可发现樱红色斑，部分有角膜云翳。

Ⅱ 型（晚期婴儿型）：发病年龄稍晚，多在 12～18 月龄发病。首发症状是步态异常、易摔跌等，继而上肢运动不稳，不能独坐、独站和失语，逐渐发展至痉挛性四肢瘫痪，常见癫痫发作。患儿通常无外周神经受累和肝脾大，视网膜和角膜无病变，视力正常，面容正常。骨骼 X 线片可见轻度髋臼和胸、腰椎椎体发育不良，近端掌骨畸形。患儿常因肺部感染在 3~10 岁内死亡。

Ⅲ型（成年型）：4 岁以后发病，多数在儿童期和青春期，亦可迟至三四十岁。常以构音障碍和肌张力改变为初始症状，病情进展缓慢，可长达数 10 年，智力可能轻度受损，通常无共济失调、肌阵挛、癫痫等症状，无面容异常，肝脾大，无视网膜、角膜病变。骨骼 X 线片可能见到脊椎椎体轻度扁平。

GM2 神经节苷脂贮积症 由于缺乏 β-氨基己糖胺酶（Hex）A、B 或激活蛋白（GM2A）导致，过量 GM2 神经节苷脂沉积于脑及周围脏器而发病。

病因和发病机制 由于 HexA 与 HexB 酶缺乏，GM2 分子所结合的 N-乙酰半乳糖（NANA）不能被水解脱离，造成 GM2 降解障碍，沉积在体内而发病。HexA 和 HexB 均能水解糖蛋白和糖脂，但仅 HexA 能水解 GM2 神经节苷脂，且须依赖 GM2A，故 *HexA*、*HexB* 或 *GM2A* 任一基因突变均可能引起 HexA、HexB 或 GM2 激活蛋白的缺陷，从而使 GM2 神经节苷脂降解障碍而在细胞内堆积。编码基因分别位于 15q23-q24、5q13 和 5q33.1。HexA 活性丧失临床表现为泰-萨克斯（Tay-Sachs）病，HexA 和 HexB 两酶活性均丧失，临床表现为 O 变异型；*GM2A* 基因突变时，GM2 激活蛋白缺陷，表现为 AB 变异型。

临床表现 异质性强，患儿出生时多无明显异常，随沉积物逐渐增多而逐渐发病。根据起病年龄不同，该病可分为以下三型。

泰-萨克斯病：由于己糖胺酶 α 链（基因定位 15q23-q24）缺陷，GM2 在神经元贮积所导致，发病率约为 0.9/10 万。根据起病年龄和临床表现可分为婴儿型、晚发婴儿型和晚发型（儿童、青春期、成人）。

O 变异型：由于己糖胺酶 β 肽链的编码基因（位于 5q13）突变所致。由于 β 肽链的缺陷，患儿己糖胺酶 A 和 B 的活力均缺如。HexA 缺乏导致了 GM2 累积，部分累积的 GM2 也可通过代谢旁路脱去 N-乙酰神经氨酸，衍生为无涎酰神经节苷脂（GA2）；但由于 GA2 的进一步降解仍需在 HexB 的参与下进行，故该病患儿同时有 GM2 和 GA2 的累积。此外，因为红细胞糖苷脂的降解过程亦必须依靠 HexB 的水解作用，红细胞糖苷脂也贮积在内脏中。患儿脑组织中 GM2 含量超出正常 100~200 倍，GA2 亦达正常的 50~100 倍。肝、肾、脾中则以红细胞糖苷脂沉积为主。该型表现与泰-萨克斯病极相似，患儿在出生后数月内大多正常，仅惊跳现象较多，至 6 个月左右逐渐出现肌张力降低、不能坐与站、失明、惊厥及轻度肝脾大等症状。病情进展迅速，常在 2 岁内死亡。

AB 变异型：少见，临床表现类似泰-萨克斯病，但小脑症状相对明显。

诊断 特殊外貌和临床症状可为诊断提供参考。眼底黄斑区樱桃红斑点为常见体征，但亦可见于尼曼-皮克（Niemann-Pick）病和戈谢（Gaucher）病而无特征意义。

X 线显示椎骨发育不良，长骨中骨皮质厚薄分布异常，掌骨楔形、蝶鞍鞋形、肋骨薄片状、髂骨外张等可为诊断提供证据。约 50% 的周围血淋巴细胞中有空泡，骨髓组织细胞中空泡形成等均可支持诊断。

血清和皮肤成纤维细胞中相关的 β-半乳糖苷酶及氨基己糖酶的酶活力是诊断该病和进一步分型的唯一方法。

治疗原则 无特殊治疗方法，临床可对症处理以延长患儿存活时间。

预防 ①一级预防：即婚前预防。该病为常染色体隐性遗传病，应避免近亲结婚。②二级预防：即出生前预防。对已生育患者的家庭实施产前基因诊断，降低患者出生的再发风险。③三级预防：即症状前预防。在患者出现症状前早期诊断和早期干预。

（王静敏）

yíchuánxìng jìngluánxìng jiétān
遗传性痉挛性截瘫（hereditary spastic paraplegia，HSP）

一组具有明显临床和遗传异质性的神经系统遗传病（表1）。呈常染色体显性（AD）遗传、常染色体隐性（AR）遗传及 X 连锁隐性（XLR）遗传方式。表现为进行性双下肢肌张力增高和无力，病理改变主要是脊髓中双侧皮质脊髓束的轴索变性和/或脱髓鞘。发病年龄多见于儿童期或青春期，但也可见于其他年龄段，男女依据不同遗传方式而不同。

病因和发病机制 HSP 致病基因分布于几乎所有的染色体上，发病机制依据致病基因的不同而不同。

临床表现 表现为缓慢进展的双下肢痉挛性肌无力，肌张力增高，腱反射活跃亢进，膝、踝阵挛，病理征阳性，呈剪刀样步

表1　HSP 临床分型、遗传方式和致病基因

OMIM 编号	临床分型	遗传方式	基因定位	致病基因
617225	痉挛性截瘫 78	AR	1p36.13	ATP13A2
619027	痉挛性截瘫 83	AR	1p34.1	HPDL
609727	痉挛性截瘫 29	AD	1p31.1-p21.1	SPG29
615686	痉挛性截瘫 63	AR	1p13.3	AMPD2
614066	痉挛性截瘫 47	AR	1p13.2	AP4B1
270750	痉挛性截瘫 23	AR	1q32.1	DSTYK
613206	痉挛性截瘫 44	AR	1q42.13	GJC2
616451	痉挛性截瘫 74	AR	1q42.13	IBA57
618768	痉挛性截瘫 81	AR	2p23.3	SELENOI
182601	痉挛性截瘫 4	AD	2p22.3	SPAST
610250	痉挛性截瘫 31	AD	2p11.2	REEP1
605280	痉挛性截瘫 13	AD	2q33.1	HSPD1
610357	痉挛性截瘫 30	AD AR	2q37.3	KIF1A
615658	痉挛性截瘫 57	AR	3q12.1	TFG
612539	痉挛性截瘫 42	AD	3q25.31	SLC33A1
605229	痉挛性截瘫 14	AR	3q27-q28	SPG14
612335	痉挛性截瘫 38	AD	4p16-p15	SPG38
615491	痉挛性截瘫 79	AR	4p13	UCHL1
615030	痉挛性截瘫 56	AR	4q25	CYP2U1
615625	痉挛性截瘫 72?	AD, AR	5q31.2	REEP2
617046	痉挛性截瘫 77	AR	6p25.1	FARS2
619735	痉挛性截瘫 86	AR	6p21.33	ABHD16A
608220	痉挛性截瘫 25	AR	6q23-q24.1	SPG25
613647	痉挛性截瘫 48	AR	7p22.1	AP5Z1
612936	痉挛性截瘫 50	AR	7q22.1	AP4M1
614898	痉挛性截瘫 53	AR	8p22	VPS37A
611945	痉挛性截瘫 37	AD	8p21.1-q13.3	SPG37
611225	痉挛性截瘫 18	AR	8p11.23	ERLIN2
615033	痉挛性截瘫 54	AR	8p11.23	DDHD2
619686	痉挛性截瘫 85	AR	8p11.21	RNF170
270800	痉挛性截瘫 5A	AR	8q12.3	CYP7B1
603563	痉挛性截瘫 8	AD	8q24.13	WASHC5
614409	痉挛性截瘫 46	AR	9p13.3	GBA2
607152	痉挛性截瘫 19	AD	9q	SPG19
609041	痉挛性截瘫 27	AR	10q22.1-q24.1	SPG27
616586	痉挛性截瘫 9B	AR	10q24.1	ALDH18A1
601162	痉挛性截瘫 9A	AD	10q24.1	ALDH18A1
615683	痉挛性截瘫 64	AR	10q24.1	ENTPD1
610244	痉挛性截瘫 33	AD	10q24.2	ZFYVE27
615681	痉挛性截瘫 62	AR	10q24.31	ERLIN1
613162	痉挛性截瘫 45	AR	10q24.32-q24.33	NT5C2
613364	痉挛性截瘫 41?	AD	11p14.1-p11.2	SPG41
616907	痉挛性截瘫 76	AR	11q13.1	CAPN1
604187	痉挛性截瘫 10	AD	12q13.3	KIF5A
609195	痉挛性截瘫 26	AR	12q13.3	B4GALNT1
613096	痉挛性截瘫 36	AD	12q23-q24	SPG36
615035	痉挛性截瘫 55	AR	12q24.31	MTRFR
607584	痉挛性截瘫 24	AR	13q14	SPG24
611252	痉挛性截瘫 32	AR	14q12-q21	SPG32
614067	痉挛性截瘫 52	AR	14q12	AP4S1
182600	痉挛性截瘫 3A	AD	14q22.1	ATL1
609340	痉挛性截瘫 28	AR	14q22.1	DDHD1
270700	痉挛性截瘫 15	AR	14q24.1	ZFYVE26
600363	痉挛性截瘫 6	AD	15q11.2	NIPA1
604360	痉挛性截瘫 11	AR	15q21.1	SPG11
613744	痉挛性截瘫 51	AR	15q21.2	AP4E1
615685	痉挛性截瘫 61?	AR	16p12.3	ARL6IP1
612319	痉挛性截瘫 35	AR	16q23.1	FA2H
607259	痉挛性截瘫 7	AD, AR	16q24.3	PGN
618770	痉挛性截瘫 82	AR	17q25.3	PCYT2
612020	痉挛性截瘫 39	AR	19p13.2	PNPLA6
615043	痉挛性截瘫 43?	AR	19q12	C19orf12
616680	痉挛性截瘫 75	AR	19q13.12	MAG
604805	痉挛性截瘫 12	AD	19q13.32	RTN2
616282	痉挛性截瘫 73?	AD	19q13.33	CPT1C
619621	痉挛性截瘫 84	AR	22q11.21	PI4KA
300266	痉挛性截瘫 16	XLR	Xq11.2	SPG16
312920	痉挛性截瘫 2	XLR	Xq22.2	PLP1
300750	痉挛性截瘫 34	XLR	Xq24-q25	SPG34

态等。可伴有视神经萎缩、视网膜色素变性、锥体外系症状、小脑性共济失调、感觉障碍、痴呆、精神发育迟滞、耳聋、肌萎缩和自主神经功能障碍等，还可有弓形足畸形。

诊断　根据典型的临床表现与相关致病基因检测进行诊断。

鉴别诊断　需与脊髓小脑型共济失调、多发性硬化、脑性瘫痪和遗传运动神经元病等相鉴别。

治疗原则　尚无特异性治疗可以预防、延缓、逆转 HSP 患者的进行性功能障碍。对症治疗与康复训练有一定效果。

预防　①一级预防：即婚前预防。该病为遗传病，应避免近亲结婚。②二级预防：即出生前预防。对已生育患者的家庭实施产前基因诊断，降低患者出生的再发风险。③三级预防：即症状前预防。在患者出现症状前早期诊断和早期干预。

（王静敏）

yíchuánxìng jīngshénbìng

遗传性精神病（hereditary insanity）　个体遗传发育中存在异常引起的以精神症状为主的疾病。主要由生物学、心理学和环境因素共同作用引发大脑发生病理学改变所致，包括精神分裂症、重度抑郁症、双向情感障碍、孤独症谱系障碍和创伤后应激障碍等。世界卫生组织（WHO）数据显示，全球近 10 亿人受精神疾病困扰。基于中国人群的最新流调显示，以伤残损失健康生命年（YLD）为指标，精神疾病排名第二，除痴呆外的精神疾病 12 个月患病率为 9.32%，终生患病率为 16.57%，儿童青少年精神障碍流行率为 17.5%。

病因和发病机制　遗传性精神病一般是由多个基因协同并于

环境因素共同作用导致，致病机制尚未明确。

遗传与环境 精神疾病遗传模式不符合孟德尔遗传定律，表现为多个基因的相互作用及累加作用增加疾病的危险性，但每个基因的作用有限。这是无法明确精神疾病致病基因的主要原因。精神疾病的另一个特点是受环境因素影响较大，在易感遗传因素的基础上，环境因素通常是触发疾病的直接诱因。环境因素参与疾病发生的另一途径是表观遗传，如通过影响 DNA 甲基化和染色质构象变化等，产生非基因序列改变所致的基因表达变化，增强个体患病易感性。因此，改变与疾病发生关系最密切的环境因素是预防精神疾病的重点。

神经发育异常 神经发育异常假说是精神疾病发病机制的主要研究领域，假说认为遗传因素与发育早期环境因素（感染、营养缺乏等）相互作用干扰神经系统的正常发育，导致特定脑区或环路的发育异常，表现为脑结构及功能的改变，包括额叶、颞叶、边缘脑区等白质/灰质变化及体积减小等，这些最终成为精神疾病临床特征的基础。

诊断 由于缺乏客观的生物学指标和病理学手段，精神疾病的诊断主要依据患者病史、主观的症状描述以及相关问卷调查结果。临床对精神疾病的诊断和分类标准主要采用 WHO 的《国际疾病分类》第 11 版（ICD-11）和美国精神医学学会（APA）的《精神障碍诊断与统计手册》第 5 版（DSM-5）。然而，不断更新的分类诊断系统依然无法消除因缺乏病因学基础所导致的固有局限性：多数症状并不具有诊断的特异性，疾病与健康之间及诊断类别之间的界限不明确；诊断类别内部异质性较高；个体的主要临床症状可能随着病情的发展而变化。这些因素导致精神疾病较高的误诊率和较低的检出率，如精神分裂症和双相情感障碍的误诊率分别高达 23.7% 和 17.8%，抑郁症的检出率只有 42.4%。

缺乏病因学分类的弊端也体现在遗传学研究中。来自精神病基因组学联盟（PGC）的大规模遗传研究发现，5 种精神疾病之间共享的基因突变占疾病风险的 17%~28%，包括精神分裂症、重度抑郁症、双向情感障碍、孤独症谱系障碍和注意缺陷多动障碍。其中，以单核苷酸多态性为遗传基础，精神分裂症和双相情感障碍的相关性最高（0.68），并且这与双向情感障碍疾病内分组的相关性程度相当（0.63），即疾病本身的异质性与疾病间异质性相当。

治疗原则 主要包括药物治疗、物理治疗和心理治疗等。

药物治疗 是改善精神疾病症状的主要措施。抗精神疾病药物主要作用于中枢神经系统，包括氯丙嗪、氯氮平和利培酮等。利培酮是治疗精神分裂症的一线药物，对疾病阳性症状和阴性症状都有很好的疗效，且锥体外系不良反应的发生率较低。另一方面，抗精神病药物研发也推动了精神疾病发病机制的研究。精神分裂症多巴胺假说和心境障碍的单胺假说都受到精神类药物作用机制的启示。作为第一个非典型抗精神病药物，氯氮平的受体结合特征与典型抗精神病药有很大不同，其对多巴胺 D_4 受体的亲和力要远高于多巴胺 D_2 受体，这一发现促进了其他第二代抗精神病药物的研发，也为精神疾病的病理机制研究带来了新的线索。

药物基因组学 体现了遗传基础与治疗效果的紧密联系。个体化用药是精神疾病治疗的发展方向。药物基因组学研究遗传多态性对药物代谢及治疗效果的影响，其进展为制订个体化用药提供了必要前体和可行性。导致精神病患者药物应答差异性的遗传因素包括：抗精神病药物受体多态性（5-羟色胺受体、多巴胺受体），主要代谢酶多肽性（细胞色素 P450）和药物转运蛋白多态性（5-羟色胺转运体），如 5-HT2A 受体的两个多态性位点 rs6313 和 rs6314 与氯氮平的疗效相关；利培酮主要通过 CYP2D6 代谢为 9-羟基利培酮，CYP2D6 弱代谢型和中间代谢型的利培酮活性浓度大约是正常代谢型的 1.6 倍；*SLC6A4* 基因第 2 个内含子区内可变数目串联重复序列多态性与西酞普兰疗效相关。

物理治疗 精神疾病的物理治疗是另一种广泛使用的躯体治疗方法，包括各种形式的脑刺激技术：电痉挛治疗、经颅磁刺激、深度脑刺激、迷走神经刺激和磁痉挛刺激等。而曾经的胰岛素休克治疗、发热疗法和神经外科疗法已很少使用或限制使用。临床上一般主张物理治疗与药物治疗或心理治疗联合使用。

遗传咨询 最常见的遗传咨询问题是罹患某种精神疾病的患者能否结婚以及将疾病遗传给下一代的概率有多大。由于精神疾病具有多基因效应，同时不同环境相互作用影响，遗传因素在发病过程中所起的作用非常复杂，对精神疾病的风险评估不能一概而论。况且即使是遗传度较高的精神分裂症和双相情感障碍，其遗传效应和遗传方式也尚未明确。

就精神分裂症而言，正常人

群发病率为 1%，同卵双生子的风险率为 50%，二卵双生子的风险率为 17%，一级亲属的风险率为 6%~17%，二级亲属的风险率为 2%~6%，三级亲属的风险率为 2%。因此，遗传咨询师应引导避免同病婚配，鉴于不同精神疾病之间遗传基础具有重叠性，也应避免不同精神疾病患者相互通婚、生育。以上仅是基于遗传层面推算出来的患病风险，遗传咨询师或临床医师并不能作出任何肯定或否定的回答。

对于有家族史的遗传咨询对象，遗传咨询可以帮助他们更好地了解精神疾病、减少不必要的心理压力，以及提供一定的预防性建议，包括避免一些危险环境因素等。对于需要治疗的患者遗传咨询也有助于改善患者治疗的依从性。

预防　随着对遗传性精神疾病的深入了解与研究，疾病的预防也成为解决问题的新途径。WHO 在 2004 年的《心理障碍的预防》报告中提出，对疾病的预防才是减少疾病发生最为有效的手段。面向全体社会的普遍预防（如学校项目或大众传媒活动），需要大量的样本量才能显示效果。因此需要关注高发病率群体，有针对性地进行预防。并且使用多种干预措施，进行多项和大量试验以达到有效效果。

（贺　光）

jīngshénfēnlièzhèng
精神分裂症（schizophrenia）

以基本个性改变，思维、情感以及行为的分裂，精神活动与环境的不协调为主要特征的一类精神疾病。多在青壮年起病，病程迁延，进展缓慢，有衰退的可能，一般无意识障碍和智力障碍。1911 年，瑞士精神病学家欧根·布洛伊勒（Eugen Bleuler）认为该病的主要特征是在思维、感受、意志以及人格的主观感觉上表现出不一致和不完整，从而提出了精神分裂症这个新名称，一直沿用至今。

流行病学　精神分裂症是最具代表性的常见重性精神神经疾病之一，在全世界范围的发病率约为 1%。发病高峰为青春期晚期至成年人早期（20~25 岁），男性一般早于女性且发病率比女性高 1.5 倍。在所有患者中，约 40% 的男性和 23% 的女性在 19 岁之前就可出现该病症状。根据 2019 年中国精神卫生调查，中国精神分裂症终身患病率为 7.5‰，时点患病率则为 6.1‰。

病因和发病机制　精神分裂症的遗传学基础极为复杂，存在较强的遗传异质性。其发生是遗传因素与环境因素共同作用的结果，涉及多个易感基因的共同作用，而表观遗传学机制和环境因素都发挥了不同作用。家系和双生子的研究证明，当同卵双生子中其中一方是精神分裂症患者，另一方也受影响的概率超过 40%；当双亲中一位患有精神分裂症，其子女的患病风险约为 13%；而当双亲都患有精神分裂症时，子女的患病风险可达 50%。流行病学、发育遗传学和神经影像学研究提出了精神分裂症的神经发育模型：精神疾病的症状是发病多年历程的最终结果；而精神分裂症的神经递质紊乱模型主要包括多巴胺和谷氨酸相关的信号通路紊乱等。

对精神分裂症患者脑部结构和功能神经的研究主要集中于中脑腹侧被盖部、边缘系统、前额叶皮质三个部位，涉及的神经回路中有多巴胺、γ-氨基丁酸（GA-BA）、5-羟色胺（5-HT）及谷氨酸（Glu）类神经递质。精神分裂症发病机制的假说大多基于这些神经回路，包括多巴胺假说、GABA 假说、5-羟色胺假说和谷氨酸假说，此外还有神经发育假说和免疫学假说，其中多巴胺假说最经典。GABA 通过抑制多巴胺的释放而调节其功能，当其功能缺陷时，会引起回路中多巴胺浓度增高，从而诱发精神分裂症，这是 GABA 假说的理论基础。5-羟色胺假说认为 5-HT 受体可以诱发精神分裂症。5-HT 受体抑制剂氯氮平作为非典型性精神病药物，既可以缓解精神分裂症的阴性症状，又可以抑制多巴胺 D_2 受体，治疗精神分裂症的阳性症状。每种假说都有一定的证据支持，但又都存在局限性，不能对精神病的发病进行全面解释，因此，精神分裂症的致病机制仍无定论。

易感基因鉴定　自 2002 年以来，若干重要的候选基因与精神分裂症的关联被陆续发现，如 *DTNBP1*、*NRG1* 和 *DISC1* 等基因。全基因组关联分析（GWAS）已发现多个精神分裂症的易感基因，如主要组织相容性复合体（MHC）区域、*CACNA1C* 等，单个基因突变对疾病的发生有一定贡献，而个体患病是多基因共同作用的结果。2022 年，两项分别由精神病基因组学联盟（PGC）和精神分裂症外显子组荟萃分析联盟（SCHEMA）开展的大规模遗传研究同时在《自然》杂志发表，共同指出突触功能在精神分裂症发生中的重要作用。SCHEMA 对超过 12.1 万例样本，在 10 个基因中发现了多个罕见功能性突变导致罹患精神分裂症的风险上升；PGC 的研究涵盖近 8 万例精神分裂症患者和超过 24 万例对照样本，是迄今规模最大的精神分裂症基因研究。PGC 的研究是对 SCHEMA 结果的有益补充，将与精神分裂症风险相关的基因组位点增加到 287 个。

微缺失和拷贝数变异 22q11.2 是唯一被证实的可引起散发性精神分裂症的遗传性结构变异，携带 22q11.2 微缺失的个体中约 30% 罹患精神分裂症，其发病风险为正常人群的 12～80 倍。此外，在散发性精神病人群中，新生拷贝数变异（de novo CNV）的发生频率（10%）是普通人（1.3%）的 8 倍，已发现的精神分裂症风险性较高的 CNV 区域除 22q11.2 外，还包括 2p16.3、1q21.1、15q13.1-q13.3 和 16p11.2。

临床表现 常见症状分为阳性和阴性症状：阳性症状是正常人不会遇到，但存在于精神分裂症患者中的症状，包括妄想（通常是不合理的，如被迫害）和幻觉（主要形式为幻听）；阴性症状指正常情绪反应或思维过程中存在的一些缺陷，如思维和言语混乱、情绪表达障碍、认知功能障碍、社会活动参与度降低，以及失去动力等。患者通常还伴随有其他的精神问题，如焦虑症、重性抑郁或药物滥用。

精神分裂症一旦发病往往伴随患者一生，通常是突发性和不定期的，症状最早出现在青少年的晚期和成年的早期，并在发病间歇期会表现出令人较为满意的恢复状态。但往往以隐匿的形式发生，在发病后只有部分恢复或恢复很差。多数患者在疾病发生的前几年会有显著的社会心理功能退化；在最初退化的几年之后，疾病的发展进入平台期，部分患者病情在 50 岁后得到改善。

诊断 几乎全部依赖于医师的主观判断，很难找到一种能客观评价疾病的器质性指标。辅助性神经生化学、神经电生理学、功能影像学等检查手段，主要用于鉴别诊断，以排除其他疾病引起的类似于精神分裂症的症状。常用的精神分裂症诊断标准包括：世界卫生组织《国际疾病分类》第 11 版（ICD-11）、美国精神医学学会（APA）《精神障碍诊断与统计手册》第 5 版（DSM-5），以及中国医学会精神科分会 2001 年出版的《中国精神障碍诊断与分类标准》第 3 版（CCMD-3）。

鉴别诊断 器质性疾病所致精神障碍、药物或精神活性物质所致精神障碍、心境障碍、偏执性精神障碍和强迫性神经症等。

22q11.2 区域微缺失可导致不同表型，如迪格奥尔格（Digeorge）综合征和腭心面综合征（VCFS），二者症状有重叠，且临床表现有差异。其中 VCFS 主要表现为腭裂、面容畸形、心脏畸形，伴有学习障碍、认知异常等。精神分裂症发病风险增高是 VCFS 患者的常见伴随症状，其中 20%～30% 发展为精神分裂症。

易感基因检测 精神分裂症症状出现较早且更严重的家系可能携带更多的精神分裂症致病基因，因此这类家系中亲属的再发风险相对较高（表 1）。不同家系的精神分裂症再发风险会因其他因素不同而改变。

在美国国家生物技术信息中心（NCBI）网站基因检测登记处（GTR）登记的精神分裂症相关检测涵盖了来自 23 个独立实验室的 87 种产品，共涉及 56 个基因/染色体区段的异常，如序列改变（变异和/或突变）、染色体微缺失等，其中与精神分裂症直接相关的检测有 41 项（包括两种抗精神分裂症药物基因检测），涵盖精神分裂症的易感基因常见突变、罕见突变检测以及染色体微缺失/重复检测。还有两种抗精神病药物氯氮平和甲硫达嗪（甲硫哌啶/硫利达嗪）的基因检测。

治疗原则 精神分裂症需长期治疗，包括药物治疗、物理治疗和心理治疗等。

药物治疗 治疗精神分裂症最有效和最基本的手段。一旦确诊，就应尽早实施有效的足剂量、足疗程的全程抗精神病药治疗。第一代抗精神病药有氯丙嗪、氟哌啶醇、奋乃静等，主要是 D_2 受体拮抗剂，药物不良反应多见锥

表 1 精神分裂症家系发病风险

与患者的亲属关系	发病风险（%）
一般人群	1
一级堂/表兄弟姐妹	2
叔姑姨舅	2
侄子（女）/外甥（女）	4
孙子（女）/外孙（女）	5
父母	6
同胞	9
子女	13
二卵双生子	17
同卵双生子	48

体外系以及过渡镇静、直立性低血压和心动过速等。第二代抗精神病药又包括：5-HT$_{2A}$/D$_2$ 受体拮抗剂，如利培酮、帕利哌酮和齐拉西酮；多受体拮抗剂，如氯氮平、奥氮平和喹硫平；多巴胺受体部分激动剂，如阿立哌唑；选择性多巴胺 D$_2$/D$_3$ 受体拮抗剂，如氨磺必利。第二代抗精神病药耐受性好，安全性高，锥体外系不良反应轻，但对患者的代谢影响不容忽视，需监测和及时处理。

首发精神分裂症治疗 及早接受药物治疗，疗效较好。药物以第二代抗精神病药为主，如利培酮、帕利哌酮、奥氮平、喹硫平、齐拉西酮、阿立哌唑和氨磺必利等，是一线药物。青少年患者可首先选择阿立哌唑、氨磺必利、利培酮和齐拉西酮，对阳性和阴性症状都有效，不良反应较轻，耐受性好。第一代抗精神病药氯丙嗪、氟哌啶醇、奋乃静等不良反应较多，应慎用。

药物难治性患者的治疗 经过两种抗精神病药足剂量、足疗程治疗，临床症状仍缓解不明显，考虑属于药物难治性患者。此时，可选择氯氮平治疗、电休克治疗或合并第一代抗精神病药物等。氯氮平是二线药物，应用时必须监测外周血白细胞减少、心血管反应等严重不良反应。

慢性精神分裂症治疗 该型病程迁延、症状未能完全控制，常残留阳性症状、情感症状包含抑郁、自杀等。阴性症状和认知功能受损可能是主要临床表现，多伴有社会功能缺陷。治疗中应注意：进一步控制症状，提高疗效，可以换药、加量、合并治疗；加强随访，随时掌握病情变化，以调整治疗；进行家庭教育，强化患者及家属对治疗的信心；加强社会功能训练。

急性期治疗持续 2~3 个月，治疗目标是尽快缓解的主要症状，包含阳性症状、阴性症状、激越兴奋、抑郁焦虑和认知功能减退，争取最佳预后，同时预防自杀及防止伤害自身、或伤害他人的冲动行为。在急性期精神症状有效控制之后，进入相对稳定期，这时患者如果过早停药或遭遇应激，临床症状可复燃或波动。因此，该期治疗对患者预后非常重要，治疗剂量应和急性期相同，持续 3~6 个月。在疾病相对缓解后进入维持期，治疗目的是预防和延缓精神症状复发，帮助患者改善其社会功能状态。此期可适当调整药物剂量，减量要慢，最低可以调整至急性期剂量的 1/3 到 1/2。维持期治疗能显著降低复发率，有利于患者社会功能的维持。首次发作患者，维持期 1~2 年；复发患者，维持期不应少于 5 年；特殊患者，如严重自杀企图、自伤和冲动伤人行为明显者，维持期应适当延长。

物理治疗 包括电休克治疗和重复经颅磁刺激。

电休克治疗 20 世纪 30 年代引入临床，实践证明有效。随后进行了改进，使用短暂麻醉和肌肉松弛剂，使其更加安全和易于接受，称为改良电休克治疗。对伴有明显抑郁自杀企图或兴奋躁动、拒食、木僵或幻觉妄想的患者，或药物治疗效果不明显者，如果心肺功能健全，可应用改良电休克治疗。

重复经颅磁刺激（rTMS）基于电磁转换物理学现象，将电刺激脉冲引导至大脑皮质，以固定频率反复刺激从而影响患者的大脑皮质兴奋性。可应用高频 rTMS 刺激前额叶辅助治疗精神分裂症的阴性症状，低频 rTMS 刺激颞顶皮质辅助治疗精神分裂症的幻听症状。

心理治疗 能够减少精神病性症状引起的不良后果，减少负性情绪的发生，促进患者积极主动地预防复发和提高社会功能。常用的心理治疗技术有：一般性集体与个别心理干预、认知行为治疗、家庭治疗、社会技能训练、职业康复训练、认知康复治疗、积极性社区治疗和多元化干预等。在药物治疗的基础上进行心理干预，可进一步改善精神分裂症的不良结局。

预后 精神分裂症在首次发病缓解后有不同病程变化，约 15% 的患者可获得临床痊愈和良好预后。大部分患者病程渐进发展，精神病性症状反复发作，逐渐出现人格改变，社会功能下降显著，临床呈现不同程度的精神残疾状态。有利于预后的因素是：起病年龄较晚，急性起病，伴有情感症状，病前人格正常，病前社交与适应能力良好，病情发作与社会心理应激关系密切，社会支持良好。女性预后一般好于男性。对预后不利的因素是：起病早，首次治疗前精神病发作持续时间长，阴性症状或认知缺陷明显，阳性家族遗传史。早发现、早诊断和全程治疗，是改善患者长期预后的最关键措施。

预防 精神分裂症的发病基础极为复杂，无法实现精准预防，但社会支持、心理干预和避免药物滥用等，有助于降低疾病的发病风险。

（贺 光）

guǎngfànxìng fāyù zhàng'ài

广泛性发育障碍（pervasive developmental disorder，PDD）

一类以社会交往、沟通障碍和

兴趣受限并具有刻板行为为特征的精神障碍。美国《精神障碍诊断与统计手册》第4版（DSM-4）将PDD分为5种亚型：孤独症障碍（AD）、阿斯佩格（Asperger）障碍（AspD）、未特定的广泛性发育障碍（PDD-NOS）、童年瓦解性障碍（CDD）和雷特（Rett）综合征。由于区分5种亚型所依赖标准的可靠性和有效性都较低，要找到DSM-4所规定的5种亚型的遗传基础和治疗方法极为困难。在《精神障碍诊断与统计手册》第5版（DSM-5）中已经将这些发育障碍归为孤独症谱系障碍（ASD）。

病因和发病机制 该病的发病机制复杂，遗传因素和环境因素都发挥了重要作用。

遗传因素 PDD是多基因遗传病，但具体遗传机制仍未知。双生子研究显示其具有较高遗传度。当一个同卵双生子患有孤独症时，另一个也有约80%的概率患病。在二卵双生子中这个比例约为40%。与PDD相关的一些候选基因和染色体区域，其中涉及的染色体包括2q、7q、15q、17q等。与PDD密切相关的基因可能多达上百个。

环境因素 其与遗传因素协同增加PDD的发病率。常见的环境风险因素涉及产前风险因素、围产期风险因素和出生后风险因素。孕妇的职业压力和心理压力将对新生儿PDD的发病有负面影响；孕妇接触农药、空气或水污染物、重金属等有害化学物质可能对胎儿的神经发育产生负面影响，增加PDD的风险；孕妇吸烟和酗酒对胎儿发育不利，可导致胎儿缺氧或影响大脑发育，增加PDD易感性；缺乏或不适当的饮食导致胚胎异常发育，因此适量

的不饱和脂肪酸、叶酸、氨基酸和维生素非常重要。

临床表现 涉及多方面，不同亚型的表现不同。

孤独症障碍 孤独症的症状在3岁之前就已出现，大多数父母会在孩子出生的第一年注意到异常。患儿表现出严重且持续的社交问题，部分儿童从不说话，部分虽会说话，但会在重复语言（模仿语言）上表现异常，在代词和社会语言使用、词语的特殊使用以及韵律和语音语调方面存在明显问题。患儿通常存在一些刻板行为，并时常对环境产生非正常的反应。在该群体中，约10%的个体展现出特殊的能力或技巧，包括音乐才能、绘画才能和非凡的记忆力等。

阿斯佩格障碍 该群体在社交和交流层面存在障碍，但语言技能仍保持。他们常展现出刻板的语言风格并具有对所感兴趣话题高度专注的倾向。与孤独症相比，其语言认知技能通常是强项，并且个体会表现出非语言学习障碍的特征。

雷特综合征 心理发育迟滞，在人际交往，交流和语言表达上有明显缺陷。患者意识活动迟缓，移动问题较严重，且癫痫时有发作。这些发育性的临床症状通常发生在刚出生的几年内。

童年瓦解性障碍 具有与孤独症类似的临床表现，当见到儿童具有非特异性躁动或者焦虑预示着病情发作。

未特定的广泛性发育障碍 一种严重和普遍的社会交互障碍症状，临床表现常与语言或非语言沟通技能障碍，以及存在刻板行为、兴趣和活动相关。该群体的临床表现并不与其他类别明确区分，当其他PDD诊断标准不满

足时，诊断为PDD-NOS。

诊断 世界卫生组织《国际疾病分类》第11版（ICD-11）中定义了孤独症障碍标准。诊断标准所关注的问题主要集中在传统的社交发展障碍上，包括了交流、受限制的兴趣和重复的行为，其中社交属性是比重最大的部分。

没有显著的语言迟滞，符合诊断的社交标准及非典型性的行为标准可判断为AspD。社交标准基础上，在交流和重复行为方面有额外的症状（或二者有其一）可被判断为PDD-NOS。CDD开始时具有正常发育期，随后伴有临床显著的多领域技能丧失，如社交、沟通、玩耍、运动和如厕技能。雷特综合征早期发育正常，在随后的5~48个月会伴有头部生长减速、缺乏有目的的手部运动、躯干稳定性降低、步态异常、语言和意识活动迟缓等问题。

鉴于5种亚型的区分难度和易混淆情况，在DSM-5中PDD的亚型不再区分，转而评定为ASD。

治疗原则 目标是尽可能减少该类疾病对患者学习和生活产生的负面影响，并在可能的范围内建立和支持规范的个人发展过程和技能学习途径。早期持续的干预是治疗PDD最有效的手段。

心理治疗和行为干预 高度结构化的课堂环境以及更高的个人关注对于患有PDD的儿童具有重要意义。在PDD患者成长过程中，特殊的教育者、心理学家、语言治疗师等职业将提供巨大帮助。通过外部强化进行社交相关技能的教育对患者有明显效果。从认知行为的角度对患者进行咨询和以问题为中心的治疗有助于缓解症状。在早期进行心理教育和行为干预有助于患者提高认知、语言能力和适应技能。

药物治疗 更多针对患者表现出的严重行为，如自残、攻击以及易怒等。只有两种药物被美国食品和药品管理局（FDA）批准用于治疗PDD/ASD相关的过敏性：利培酮和阿立哌唑。这些抗精神病药物可以帮助减少易怒情绪，间接缓解核心症状。健康的饮食和维生素疗法可替代有严重不良反应的药物干预。

预后 患儿应早期干预，包括专门的教育计划和社会支持等，在改善患者的预后方面发挥关键作用。PDD不影响正常预期寿命。

预防 由于PDD的发病机制尚不清楚，发病难以预防。

（贺 光）

értóng gūdúzhèng

儿童孤独症（childhood autism）

起病于婴幼儿期（3岁前），以不同程度的社会交往障碍、交流障碍、局限的兴趣及刻板与重复行为方式为主要临床特征的广泛性发育障碍。中国的患病率约1%。2013年5月，在美国精神医学学会《精神障碍诊断与统计手册》第5版（DSM-5）中将儿童孤独症、阿斯佩格（Asperger）综合征、雷特（Rett）综合征、童年瓦解性障碍和未特定的广泛性发育障碍（PDD-NOS）合并在一起，称孤独症谱系障碍（ASD）。除阿斯佩格综合征没有明显的精神发育迟滞外，约2/3的ASD患者同时存在精神发育迟滞。此外，还有部分具有广泛ASD表型的患者，虽然出现部分孤独症症状，但不符合ASD或其他某一精神类疾病全部标准。

病因和发病机制 ASD的病因和发病机制复杂，通常由遗传、环境和认知因素的单独或共同作用引发疾病。

病因 ASD有强且复杂的遗传基础，双生子研究显示，ASD的遗传度为0.7~0.9，ASD患者的同胞罹患ASD的风险比一般人高约25倍。具有重大影响的罕见变异、多个常见基因突变的叠加以及表观遗传学的改变均会导致ASD或增加患病风险。虽然已有大量ASD候选基因被发现，但这些基因的影响都很小，且不能追溯到孟德尔突变或单染色体异常；另外，大量ASD患者的发病可能是由新发遗传变异引起的，如单基因的突变、拷贝数变异、染色体重排等。

妊娠前和妊娠期母体营养和炎症都会影响胎儿的神经发育，无论是足月儿还是早产儿，胎儿生长受限都会影响ASD的发病，并且母体的炎症和自身免疫病还可损害胎儿组织，加重遗传问题或损害神经系统。妊娠期间接触污染性气体，尤其是含有重金属和颗粒物，会增加患ASD的风险。某些食品、传染病、溶剂、多氯联苯、邻苯二甲酸盐和塑料制品中使用的苯酚、杀虫剂、溴化阻燃剂、酒精、吸烟、非法药物，以及疫苗和产前压力都可导致或加剧患ASD的风险。

发病机制 尚不明确，神经发育异常是ASD的一个重要发病原因。所有已知的与ASD风险有关的致畸因子似乎都在妊娠后的前8周内起作用，神经祖细胞的增殖、神经元的分化和增殖异常是ASD的发病机制之一。一些罕见的基因突变会破坏突触发育和连接，导致ASD；在胚胎发育后期，突触发育和可塑性变化异常是ASD的另一个发病机制。

有证据表明ASD的发生可能与肠-脑轴异常有关。免疫失调、胃肠道炎症、自主神经系统功能失调、肠道菌群改变和食物代谢产物均会导致大脑神经炎症和功能障碍。新生儿肠道微生物的紊乱可能是ASD发病的另一重要机制。

临床表现 ASD的症状最初出现在婴儿期或儿童期，一般病程稳定，不会自行缓解。患者可能在某些方面受到严重损害，但在其他方面则与常人无异，甚至更优秀。症状会在6个月后逐渐出现，在2岁或3岁时明显，并持续到成年。以3种典型症状为特征：社交障碍、沟通障碍和重复刻板行为。其他方面，如异食症也很常见，但不是诊断的关键。

社交障碍 社会交往缺陷将ASD与其他发育障碍区分开来。患者在儿童早期就已有明显症状。婴儿对社会刺激的关注度、微笑和注视他人的频率较低，对自己名字的反应也较低。幼儿与社会规范的差异更为显著，如他们的眼神交流和话语转换较少，并且没有能力使用简单的动作来表达自己。3~5岁的ASD儿童不太可能表现出社会理解、自发接近他人、模仿和回应情绪、非语言交流以及与他人轮流交流。但他们确实与主要照顾者形成了依恋关系。大多数ASD儿童的依恋安全感略低于神经型儿童，尽管这种差异在智力发育较高或ASD特征不明显的儿童中已消失。年龄较大的ASD儿童和成人在面部和情绪识别测试中表现较差。

患者喜欢独处，但与一般的同龄人相比，高功能ASD患者的孤独感更强烈和频繁。对于ASD患者，很难建立和维持友谊。相对于朋友的数量而言，友谊的质量更可以预测他们的孤独感。功能性的友谊，如那些被邀请参加聚会的友谊，可能对生活质量的影响更深。

在有智力障碍的儿童中，ASD患者也会有攻击性、财产破坏和情绪失控等症状。

沟通障碍　1/3~1/5的患者无法发展出足够的语言来满足日常交流。从出生的第一年起沟通就存在差异，包括说话延迟、不寻常的手势、反应能力减弱，以及与护理者不同步的声音模式。在第2~3年，ASD儿童的学语、辅音、单词和单词组合的频率和多样性较低，他们的手势很少与语言结合在一起。ASD儿童不太可能提出要求或分享经验，更可能只是重复别人的话或相反的代词，难以进行想象游戏，也难以将符号发展成语言。

重复刻板行为　患者可有多种形式的重复刻板行为，重复行为量表修订版（RBS-R）将其分类如下：①严格守旧性动作、自我刺激的行为不愿意改掉，如用手拍打物体、摇头或身体摆动。②强迫行为，如安排物体呈现堆叠或线条状或逼人迁就等。③雷同，是对行为改变的抵制，如坚持不愿意移动家具或拒绝行为被打断。④仪式行为，涉及不愿改掉的习惯，尤其是喜欢的东西，如不愿意改口或不愿意转学校等。这与雷同密切相关，现已建议合并这两项。⑤限制行为，包括兴趣、专注或活动的局限和狭隘，持续专注于物件某些部分如车轮等，对感兴趣物件的注意力异于常人，主要表现为过度沉迷，把它们变成单一的兴趣，导致荒废自己在其他方面（如学业或工作）的表现，甚至影响自己与家人或非相同兴趣人士的关系。⑥自我伤害，包括伤害自己或可能伤害他人的动作，如戳眼睛、掐皮肤、咬手或撞头。

其他　0.5%~10%的患者表现出不同寻常的能力，从记住琐事等碎片化技能到超常天赋。相对于普通人群，许多患者在感知和注意力方面表现出卓越的技能。90%以上的患者都有感觉异常，有些人认为这是核心特征，但没有很好的证据表明感官症状能将ASD与其他发育障碍区分开来。反应不足的差异比反应过度或寻求感觉的差异更大。60%~80%的患者有运动症状，包括肌肉张力差、运动计划差和踮足行走；运动协调缺陷普遍存在，且更严重。约3/4的ASD儿童会出现异常饮食行为，可成为一种诊断指标。性别焦虑在ASD患者中更常见。

胃肠道问题也是ASD最常见的相关症状，这些都与更严重的社交障碍、易怒、行为和睡眠问题、语言障碍和情绪变化有关。

诊断　根据DSM-5，儿童孤独症的诊断着重于对患者的社交、沟通和重复刻板行为进行评估。测评量表主要有ASD诊断访谈量表-修订版（ADI-R）、ASD诊断观察量表（ADOS）和儿童ASD评定量表（CARS）等。

社交、沟通障碍评估　在排除已知发育障碍疾病的情况下，出现持续性的社交障碍，同时符合下列3种情况。

社会情绪互动缺陷　社交方式异常（侵入性触摸、舔对方等），互动式交流缺陷（不主动开始对话、自言自语、被叫名字后无反应等），兴趣分享减少（不分享个人兴趣、不向其他人展示自己的兴趣、共同注意障碍），情感分享减少（对微笑无回应、不会分享喜悦/成就等），社会模仿性差（不能参与简单的社交游戏）。

社交过程中非言语交流缺陷　缺乏眼神交流，不能使用或理解对方的肢体语言（目光不在交流对象身上），不能使用或理解对方的指示性动作（指示、挥手和握手等），异常的声音/语速/声韵，对情感的理解异常（缺少或夸张的面部表情、缺少愉快的表达、不能理解对方表现出的非言语情感），缺少语言和非语言表达的协作。

发展和维持社会关系缺陷　心智与年龄不相配（不能换位思考），难以调整行为以适应社会环境（不能察觉其他人对活动缺乏兴趣、不合时宜地表达情绪、不合时宜的肢体表达、不能察觉到不被欢迎等），难以参与富有想象力的游戏（大于4岁时的角色扮演演戏等），交友困难（不尝试建立友谊、没有喜欢的朋友、不能察觉被嘲笑、不合群等），对他人不感兴趣（对同龄人无兴趣、不会吸引其他人的注意、喜欢单独活动）。

重复刻板行为　符合下列4种情况中的至少2种。

重复刻板的言语和动作或使用物体　重复刻板的言语（异常正式的讲话、模仿说话、胡言乱语、用自己的名字指代自己等），重复刻板的动作（重复的手部动作、重复的身体动作、异常的指示动作、强烈的身体紧张、异常的面部表情、过度磨牙、反复将手放在耳上等），重复使用物体（排列玩具或物品、反复开关门/灯等）。

过度遵守常规、仪式化的语言或非语言行为模式，或过度抵抗改变　过度遵守常规（重复仪式等），语言和非语言的仪式化行为（对于特定主题的重复提问、强迫症等），过度抵抗改变（对微小的改变反应剧烈等），思维僵化（不能理解幽默、不能理解非字面意义如隐喻和反讽等）。

偏执痴迷，兴趣过度强烈，兴趣范围狭隘，专注于数字、字母、符号、过度完美主义，过度关注对象的不相关或无功能部分，对不寻常的无生命物体的依恋（绳子、皮筋等），不寻常的恐惧（害怕戴耳环或染发的人等）。

对感官刺激的反应异常　对痛觉不敏感，戳自己的眼睛，对质地或触觉反应异常（不喜欢被特定物体触碰、异常抗拒理发和剪指/趾甲等），异常的视觉活动（无目的地近距离审视物体或自己、用眼角看东西、不寻常的眯眼等），统感异常（听、嗅、味、平衡、视觉异常等），对物体进行不寻常的感官探索（舔物体、食土等）。

鉴别诊断　DSM-5 制定之前，在 5 种 PDD 形式中，阿斯佩格综合征在症状和可能的病因上与 ASD 最接近，但与 ASD 不同，阿斯佩格综合征的语言发育没有实质性的延迟。雷特综合征和童年瓦解性障碍与 ASD 有几个共同的症状，但可能有不相关的原因。在 2013 年 5 月，DSM-5 中将儿童孤独症、阿斯佩格综合征、雷特综合征、童年瓦解性障碍和 PDD-NOS 合并，称孤独症谱系障碍，彼此之间不再做区分。

治疗原则　尚无痊愈的治疗方案，治疗目标主要是减少相关缺陷和家庭痛苦、提高生活质量和功能独立性。智商越高，对治疗的反应性越强，治疗效果越好。治疗方法通常根据患儿的需要量身定制。家庭和教育系统是治疗的主要资源，服务应由行为分析师、特殊教育教师、言语病理学家和持证心理学家提供。对于预防措施的研究存在方法学问题，无法对疗效得出明确结论。强化、持续的特殊教育项目和早期行为治疗可以帮助儿童获得自我照顾、沟通和工作技能，并降低症状严重程度和适应不良行为；虽然尚未发现药物对核心症状有帮助，但可用于相关症状的控制，如易怒、注意力不集中或重复性行为模式。

预后　ASD 患者技能的丧失通常会在 10 岁左右达到稳定水平，极少数情况下会有改善。患者的行为和认知功能会长期受损，对智力和自理能力影响深远，大多数会退化为严重的智力障碍，而且会有一定比例患者伴发癫痫。癫痫发作的风险在童年时期都会增加，在青春期达到顶峰，抗惊厥药物对于癫痫的发作可能具有一定的控制能力。虽然患儿的前景不佳，需要终生照顾，但那些高智商（如阿斯佩格综合征）或有一定语言交流能力的 ASD 患者预后会更好。除了癫痫发作使这类患者的病死率提升到普通人的两倍之外，其他患者的预期寿命与普通人无明显差异。

预防　由于 ASD 的发病机制尚不清楚，发病难以预防。对于有明确遗传病因或高风险的胎儿，可以通过产前诊断或植入前诊断进行预防；对于新生儿，应注意营养均衡和预防感染，保持良好的生活习惯等。

（夏　昆）

tóngnián wǎjiěxìng zhàng'ài

童年瓦解性障碍（childhood disintegrative disorder，CDD）

在正常发育 3~4 年起病的广泛性发育障碍。又称婴儿痴呆、黑勒综合征。特征是在得病数月内出现严重的退化和行为瓦解，伴有言语和语言退化、社交技能和人际关系损害、刻板和作态。2013 年 5 月，在美国《精神障碍诊断与统计手册》第 5 版（DSM-5）中将儿童孤独症、阿斯佩格（Asperger）综合征、雷特（Rett）综合征、童年瓦解性障碍和未特定的广泛性发育障碍（PDD-NOS）合并在一起，称为孤独症谱系障碍（ASD）。

病因和发病机制　仍未知。对于发病年龄较晚的患者，病因也与某些其他疾病有关。①脂质贮积病：大脑和神经系统中发生过量脂肪（脂质）的毒性累积。②亚急性硬化性全脑炎：由麻疹病毒引起的慢性脑部感染，可引起亚急性硬化性全脑炎。导致脑部炎症和神经元死亡。③结节性硬化症：是遗传性疾病。在这种疾病中，肿瘤可能在大脑和其他重要器官（如肾、心脏、眼、肺和皮肤）中生长。非癌性（良性）肿瘤，错构瘤会在大脑中生长。④脑白质营养不良：髓鞘不能正常发育，导致白质最终衰竭和破坏。

临床表现　一般 2~10 岁发病，除 ASD 的核心症状之外，还可能出现肠道和膀胱的控制和运动能力的异常。

诊断　见儿童孤独症。

鉴别诊断　该病与 ASD 具有相同的核心症状，DSM-5 中将儿童孤独症、阿斯佩格综合征、雷特综合征、童年瓦解性障碍和 PDD-NOS 合并，彼此之间不再区分。但其他需要排除的情况有：汞中毒、铅中毒、氨基酸尿、甲状腺功能减退、脑肿瘤、有机磷暴露、典型的癫痫发作、人类免疫缺陷病毒感染、克雅病/新型变异性克雅病、其他罕见的代谢/神经退行性疾病、儿童精神分裂症、亚急性硬化全脑炎和结节性硬化症等。

治疗原则　主要包括行为疗法、环境疗法和药物治疗。

行为疗法 应用行为分析被美国儿科学会认为是治疗 ASD 的最有效方法。主要目标是通过教导自闭症儿童适应性行为来改善生活质量，并减少问题行为，如离家出走或自我伤害。使用积极或消极的强化来鼓励或阻止患者的行为。

环境疗法 感官富集疗法，使用丰富的感官体验来改善自闭症的症状。

药物治疗 尚无直接治疗药物。抗精神病药用于治疗例如攻击性行为和重复行为等严重的行为问题，抗惊厥药物用于控制癫痫发作。

预后和预防 见儿童孤独症。

（夏 昆）

阿斯佩格综合征（Asperger syndrome，AS）

出现在儿童期，表现为兴趣与活动内容的局限、刻板和重复行为，但有更高的认知能力、无明显语言和交流短语的滞后或障碍的广泛性发育障碍。

1944 年，奥地利心理学家汉斯·阿斯佩格（Hans Asperger）首次描述了一种儿童智力和语言发育正常，而缺乏非语言沟通技巧、在同辈间表露低度同理心、举止笨拙等语言和社交存在缺陷的精神疾病，阿斯佩格建议命名为 Autistischen Psychopathen（孤独症样精神障碍）。同时，另一位精神病学家莱奥·坎纳（Leo Kanner）也做了相似工作，他描述的"孤独症"指那些表现为语言、社交和认知上的极度缺陷还有智力障碍的孩子。因为第二次世界大战，阿斯佩格发表的关于该病的论文直到 1991 年才被翻译成英文，至此，坎纳关于孤独症的描述在往后 40 多年里统治了英语系国家有关孤独症的所有研究。直到 1981 年，英国心理学家洛娜·温（Lorna Wing）发现越来越多的孤独症孩子并不完全符合坎纳关于孤独症的描述，第一次提出用"阿斯佩格综合征"作为孤独症谱系中的一个新标准。2013 年，美国《精神障碍诊断与统计手册》第 5 版（DSM-5）移除了该病的诊断分类，重新将其归类为孤独症谱系障碍（ASD），其中包含孤独症与其他待分类的广泛性发育障碍。

临床表现、诊断、治疗原则、预后和预防见儿童孤独症。

（夏 昆）

奥斯科格-斯科特综合征（Aarskog-Scott syndrome）

FGD1 基因突变导致的 X 染色体隐性遗传病。主要临床特征是身材矮小和面部、四肢和生殖器异常，有些患者会出现一定程度的认知障碍。发病率等于或略低于 4/10 万。

病因和发病机制 该病有 20% 是由 *FGD1*（Xp11.22）基因突变所致，其余部分则病因不明。*FGD1* 的编码蛋白是一个可特异性激活 CDC42 的鸟嘌呤核苷酸交换因子。CDC42 属于 p21 GTP 酶 Rho 家族。FGD1 激活 CDC42 可以刺激成纤维细胞形成丝状伪足，影响细胞的信号转导、黏附和迁移。*FGD1* 基因突变通过 CDC42 影响胚胎发育，从而引发该病。

临床表现 该病有较高的临床异质性，多为男性，常有面部、骨骼和生殖器异常。

面部 表现为圆脸和宽前额，其他有眼距过远、眼睑下垂、睑裂、鼻孔前倾和上颌骨发育不全等。也可伴耳和牙发育异常，耳异常包括低位耳朵和增厚的"肉质"耳垂；牙异常包括先天性缺牙、牙发育延迟和牙釉质发育不全。

骨骼 出现骨骼系统畸形，包括脊柱、骨骼的不完全闭合，身材矮小，四肢宽短，短斜指等。

生殖器异常 阴茎根部的异常皮肤皱襞或隐睾，尿道下裂，阴囊可出现裂开或分裂。部分患者还存在智力障碍或程度较轻的学习困难和行为障碍，患儿可能在婴儿期表现出发育迟缓、多动、注意力缺陷和冲动等。

其他 发生频率较低，包括腹股沟疝、先天性心脏缺陷、脊柱侧凸、上腭闭合不全（腭裂）和唇裂、轻微的手指蹼和短颈。还有眼部异常：斜视、远视和眼肌麻痹。个别有体重超重。

诊断 基于全面的临床评估、详细的病史和家族史以及特征性临床表现。此外，*FGD1* 基因检测可确诊。如果未鉴定出 *FGD1* 突变，则建议对与类似情况相关的基因进行分子遗传学检测，如与罗比诺（Robinow）综合征相关的 *ROR2* 和 *WNT5A* 基因。

鉴别诊断 需与以下疾病相鉴别。

努南（Noonan）综合征 以身材矮小、五官畸形和先天性心脏病为特征。该病的范围和严重程度差异很大。许多患者常有鼻根凹陷，鼻短、基部宽。通常还存在明显的骨骼畸形，如胸骨异常、脊柱侧凸和肘外翻。多数有心脏缺陷，如肺动脉瓣狭窄。其他异常包括血液和淋巴管的畸形、凝血功能障碍和血小板缺乏、学习困难或轻度智力障碍。努南综合征由多种基因突变引起，包括 *PTPN11*、*K-RAS*、*SOS1*、*RAF1*、*N-RAS*、*RIT1* 和 *SOS2* 基因。

胎儿面容综合征 又称罗比诺综合征，以显性或隐性模式遗传，罕见。其特征是出生后生长迟缓导致的轻度至中度身材矮小；头部和颅面区域明显异常；骨骼畸形或生殖器异常。婴儿的面部特征类似于 8 周大的胎儿，称为胎儿脸。颅面特征可能包括大头畸形和前额凸起；眼距过远或鼻孔前倾。与该病相关的生殖器异常包括阴茎异常小、隐睾以及阴蒂和外层发育不全。症状范围和严重程度因人而异。该病由不同基因的突变引起，如 WNT5A、ROR2、DVL3 和 DVL1 基因。

努南多发性痣综合征（NSML） 一种罕见的常染色体显性遗传病，特征是皮肤、心脏、内耳、头部和颅面区域和/或生殖器的结构和功能异常。症状和身体特征的范围和严重程度因人而异，主要表现为皮肤上出现多个黑色或深褐色斑点；心电图传导缺陷；眼距宽；肺动脉狭窄；生殖器异常；生长迟缓导致身材矮小；由于内耳功能障碍（感音神经性聋）导致的耳聋或听力损失。一些受影响的个体还可能表现出轻度智力障碍、言语困难，在某些情况下还有其他身体异常。该病由 PTPN11 和 RAF1 基因突变引起。

治疗原则 该病具有高度的临床异质性，治疗因人而异。需要多学科协作综合治疗。可采用手术治疗相关的先天性或结构性畸形（尿道下裂、腹股沟或脐疝、隐睾和异常严重的颅面特征）。患者个人及其家庭应进行遗传咨询，以明确其家庭中该病的遗传和临床特征、遗传和复发风险。

预后 伴有智力迟钝的患儿通常具有良好的社交能力，有些男性患者可能有生育问题。

预防 对于有家族史或高风险的夫妇，在明确 FGD1 基因突变的情况下，经产前或胚胎植入前诊断，可以预防患儿的出生。

（夏 昆）

jiǔjīng yīlàizhèng

酒精依赖症（alcohol dependence）

长期大量饮酒而产生的对酒的强烈渴望和嗜好，导致饮酒不能自制以及出现生理和精神问题的疾病。又称酒精瘾。

病因和发病机制 环境和遗传因素是导致酒精依赖症的两个主要因素。

环境因素 包括社会、文化和行为的影响。压力和包括焦虑在内的相关障碍是导致酒精依赖症的关键因素，因为饮酒可以暂时减少烦躁。严重的童年创伤、缺乏同龄人和家人的支持会增加酒精依赖的风险。青春期的慢性酒精滥用与神经毒性的敏感性增加有关，神经毒性导致皮质退化会增加冲动行为，可导致酒精的依赖增加。大麻的使用与其后的酒精滥用有关，饮酒同样会导致其后的烟草和大麻等非法药物使用的可能性增加。此外，酒精容易获得以及成本廉价也增加了酒精滥用和依赖的可能。

遗传因素 部分人具有对酒精依赖的先天遗传倾向，如父母或兄弟姐妹患有酒精依赖症的人患病可能性是正常人的 3～4 倍。影响酒精代谢的基因也会对酒精依赖症所导致的伤害产生影响。研究表明，早期饮酒会影响基因表达，增加酒精依赖的风险，开始饮酒的年龄越小，终生酒精依赖的患病率越高。

遗传突变会影响酒精依赖的风险。一些突变在具有特定祖先的后代中更加常见，如非洲、东亚、中东和欧洲。主要的酒精代谢酶 ADH1B 和 ALDH2 的突变影响最大，这些突变影响酒精及其初始代谢产物乙醛的代谢率。它们在不同地区具有不同的突变频率，如东亚和中东最常见的酒精脱氢酶等位基因 ADH1B*2 会使酒精更快地代谢为乙醛，从而降低酒精依赖产生的中毒风险。在一些非洲裔和某些美洲原住民部落中发现的酒精脱氢酶等位基因 ADH1B*3 也会导致酒精代谢更快，具有该等位基因的非洲裔美国人和美洲原住民患酒精中毒的风险更低。乙醛脱氢酶等位基因 ALDH2*2 能大幅降低乙醇代谢的初始产物乙醛转化为醋酸盐的速率，也降低了酒精中毒的风险。

酒精诱导的 DNA 损伤如果修复不当，可在酒精诱导的神经毒性中起关键作用。乙醇在大脑中代谢转化为乙醛，乙醇的神经毒性作用与乙醛诱导的 DNA 损伤有关（包括 DNA 加合物和 DNA 交联等）。除乙醛外，酒精代谢还会产生潜在的具有遗传毒性的活性氧物质，这些活性氧会导致 DNA 的氧化损伤。

临床表现 过量饮酒会伤害人体，对大脑、心脏、肝、胰腺和免疫系统的影响尤其严重。长期严重的酒精滥用可导致认知障碍和痴呆症。而酒精中毒可以导致精神疾病、震颤性谵妄、韦尼克-科尔萨科夫（Wernicke-Korsakoff）综合征、心律不齐、免疫受损、肝硬化以及患癌风险的增加等。妊娠期间饮酒导致胎儿酒精谱系障碍。此外，由于女性的体重较轻、酒量小以及体脂率更高，女性对酒精所致的不良影响更加敏感。

酒精依赖者停止酒精摄入会产生戒断反应。当突然停止饮酒时，会产生急性戒断反应，主要表现为焦虑、危及生命的癫痫发作、震颤谵妄、幻觉和颤抖等。

一些人由于难以忍受戒断反应而继续饮酒，以防止或改善戒断症状。

诊断 主要采用酒精使用障碍（DSM-5）或酒精依赖（ICD-11）标准（表1）。美国《精神障碍诊断与统计手册》（DSM）是最常见的诊断指南，而大多数国家使用国际疾病分类（ICD）进行诊断。这两本手册使用相似但不完全相同的术语对酒精作用问题进行了分类。

治疗原则 方法较多，对饮酒行为有不同看法的人建议采取不同的治疗方法，如将酗酒视为一种社会选择的人认为治疗的重点是帮助人们戒酒，然后进行生活训练和/或社会支持，以帮助他们不再重新饮酒。其他治疗方案有心理干预、适度饮酒和药物治疗等。

戒酒治疗 会产生明显的戒断反应，可服用苯二氮䓬类药物以减轻酒精戒断综合征的不良影响。如果疗效不佳，单独或联合使用苯巴比妥。对苯二氮䓬类药物不敏感的患者也可使用异丙酚进行干预。对于只有轻度至中度戒断症状风险的个体可门诊治疗，有严重戒断综合征风险的个人以及患有严重或急性共病的个人则应住院治疗。治疗后为降低复饮风险，可以针对酒精依赖或酒精使用障碍的程度制订相应的治疗计划。戒酒后的症状如抑郁情绪和焦虑，可能需要数周或数月才能缓解，而其他症状由于持续的神经适应可能会持续更长时间。

心理干预 互助团体咨询是预防复发的方法，酒精匿名组织是最早成立的提供相互支持的组织之一，也是最大的组织。还有其他包括终生康复、智力康复和女性戒酒等组织。与其他临床干预措施相比，TSF干预（即鼓励积极、长期酗酒的匿名参与的治疗）具有更高的戒断率。

适度饮酒 指定量配给和制订节制计划，并不要求完全戒酒。美国有研究显示，17.7%的人在被诊断为酒精依赖后至少1年开始低风险饮酒，这些人会表现出更少的酒精依赖症状。

药物治疗 在美国有以下经批准的酒精依赖治疗药物。①阿坎酸：通过拮抗谷氨酸的作用来稳定由于酒精依赖而产生的大脑化学改变，可降低酒精依赖者复发的风险。②纳曲酮和缓释纳曲酮：是阿片受体的竞争性拮抗剂，可有效阻断内啡肽和阿片类药物的作用，可用于减少对酒精的渴望并鼓励戒酒。③双硫仑：可抑制乙醇分解产生的乙醛的清除，使宿醉症状持续更长时间从而对酒精产生厌恶感。

此外，碳化钙以及托吡酯等也是有效但尚未批准上市的潜在治疗药物。

预后 由于酒精对心血管系统的损伤，酒精依赖症患者的预期寿命比普通人少10年。此外，由于社会关系的改变和对大脑的损伤，酒精依赖症患者的高自杀比例（3%～15%）也是值得关注的问题。

预防 酒精依赖症的治疗和监管是一个长期的过程，制定酒精摄入政策，减少酒精依赖的危害；提高酒精类饮品的购买年龄，禁止或限制酒精饮料广告的投放和传播；监管和限制酒精类饮品的销售，对酒精征税以增加其成本；在大众媒体上开展可信的以证据为基础的关于酗酒后果的教育活动；此外，加强家长的教育和培训，以防止青少年滥用酒精，并帮助有心理健康问题的年轻人。

（夏 昆）

zhùyì quēxiàn duōdòng zhàng'ài
注意缺陷多动障碍（attention deficit-hyperactivity disorder，ADHD） 与同龄儿童相比，以同时有明显的注意力集中困难、注

表1 DSM和ICD诊断标准

手册	命名	定义
DSM-4	酒精滥用或酒精依赖	酒精滥用：尽管出现不良后果，但仍反复使用 酒精依赖：酒精滥用与容忍、戒断和无法控制的饮酒欲望并存
DSM-5	酒精使用障碍	异常的饮酒习惯导致临床上产生显著的损害或痛苦，表现为12个月内出现12种症状中的两种或以上
ICD-10	酒精有害使用或酒精依赖综合征	定义与DSM-4相似。世界卫生组织使用"酒精依赖综合征"一词，而不是酒精中毒。1992年的ICD-10引入了"有害使用"（与"滥用"相对）的概念，目的是在缺乏依赖性的情况下尽量减少对损害的漏报。ICD-8/ICDA-8和ICD-9之间的ICD中删除了"酒精中毒"一词
ICD-11	单次有害使用酒精事件、有害的饮酒方式，或酒精依赖	单次有害使用酒精事件：单一地使用酒精事件对一个人的身体或精神健康造成损害，或行为导致他人健康受损 有害的饮酒方式：对一个人的身体或精神健康造成损害或行为导致他人健康受损的饮酒方式 酒精依赖：酒精依赖是一种由于反复或持续使用酒精而导致的酒精使用障碍。其特征是强烈的内在饮酒驱动力……依赖性通常是指在至少12个月的时间内表现明显，但如果连续（每天或几乎每天）使用酒精至少1个月，也可以做出此诊断

意持续时间短暂及活动过度或冲动为主要特征的一种精神障碍。又称儿童多动症。在儿童和青少年精神病中最常见，发病率超过5%，在学龄儿童精神障碍中居首位。70%患儿的症状可持续至青少年，30%持续终生，在成年后发展为反社会人格障碍、犯罪行为和酒药滥用的风险是正常儿童的5~10倍。该病在儿童的发育中表现为认知、执行和感知运动功能、情绪调节和社会适应方面的缺陷。

病因和发病机制　该病是大脑各结构中多巴胺和去甲肾上腺素的产生或使用过程中神经功能障碍的结果。确切病因不明，但疾病的发展受遗传和环境的共同影响。

遗传因素　双生子研究表明，遗传因素决定了约75%的儿童病例及35%~75%的成人病例。患儿兄弟姐妹的患病率是正常儿童兄弟姐妹的3~4倍。ADHD的发病与多巴胺能的功能有关，患者多巴胺能的功能减退。导致ADHD的多种致病基因直接影响多巴胺的神经传递。与多巴胺相关的基因有 *DAT*、*DRD4*、*DRD5*、*TAAR1*、*MAOA*、*COMT* 和 *DBH*。其他与 ADHD 相关的基因有 *SERT*、*HTR1B*、*SNAP25*、*GRIN2A*、*ADRA2A*、*TPH2* 和 *BDNF*。

LPHN3 基因的一个常见突变与9%的病例有关，患者对兴奋性药物敏感。*DRD4-7R* 的突变导致多巴胺相关的抑制效应增强，与 ADHD 相关。DRD4 受体是 G 蛋白偶联受体，对腺苷酸环化酶起抑制作用。*DRD4-7R* 突变导致一系列行为异常，包括注意力分散等 ADHD 相关症状。*DRD4* 基因既与追求新奇感有关，也与 ADHD 有关。*GFOD1* 和 *CDH13* 也

与 ADHD 有很强的遗传关系。*CHD13* 与孤独症、精神分裂、双相情感障碍和抑郁症都有关联。*ADGRL3* 是另一个候选致病基因。敲除斑马鱼的 *Adgrl3* 基因会导致其间脑腹侧的多巴胺神经元功能丧失，表现出多动和冲动的表型。

环境因素　导致 ADHD 的原因之一。孕妇饮酒导致胎儿酒谱系障碍，可引发包括 ADHD 或类似的症状。儿童接触有毒物质，如铅或多氯联苯，也出现类似于该病的症状。孕妇吸入二手烟可导致胎儿中枢神经系统发育异常，并可能增加患 ADHD 的风险。极度早产、极低出生体重以及极端忽视、虐待或社会剥夺增加了患病风险，妊娠、出生和幼儿时期的某些病毒感染也会增加患病风险。同时，至少有30%的创伤性脑损伤儿童会患上 ADHD，约5%的病例是由脑损伤引起。

临床表现　儿童患者常影响其家庭关系、伙伴关系及学业成绩，成年患者常致社交孤立、交通事故、反社会行为以及其他精神疾病表现。美国《精神障碍诊断与统计手册》第5版（DSM-5）通过症状将 ADHD 分为三种类型：第一种是以注意力不集中为主要表现（ADHD-PI 或 ADHD-I），第二种以多动和冲动为主要表现（ADHD-PH 或 ADHD-HI），第三种是混合表现。

女性患者往往有较少的多动冲动症状，但表现出更多的注意力不集中和分心症状。尽管 ADHD 的某些症状可随年龄增长而消失，但能演变成患者内在的不安。虽然这种情况没有在官方所列出的症状当中，但情绪失调被认为是 ADHD 的常见症状。

ADHD 患者更容易出现社交技能问题，如社交互动以及建立

和维持友谊。同正常儿童和青少年相比，约半数 ADHD 儿童或青少年会遭到同龄人的排斥。有注意力缺陷的人往往难以很好地进行语言和非语言的交流，对社交互动产生负面影响。他们可能在谈话中似听非听，错过社交提示，并且难以学习社交技能。同时，患有 ADHD 的儿童比一般儿童更难以控制自己愤怒的情绪，并且更容易出现书写不佳以及语言和运动发育迟缓等问题。

诊断　需详细评估患者当下和之前的症状以及功能障碍，诊断时应采集完整的家庭信息、妊娠和发育史。DSM-5 将儿童（17岁以下）的 ADHD 定义为在注意力缺陷、多动冲动或混合表现中存在6种及以上症状，此外症状还需满足以下要求：持续至少6个月；达到与发育水平不相称的不良程度；对社交、学业和职业造成损害；部分症状在12岁以前就已存在；存在于2个及以上的场所（如家庭和学校）。满足成人诊断标准所需症状较少，即在任一表现中有5个及以上的症状（表1）。

鉴别诊断　需与以下疾病相鉴别：癫痫（尤其是失神性癫痫和罗兰多癫痫）、甲状腺疾病、睡眠障碍、药物相互作用、贫血和脑白质营养不良。同时，需着重排除的精神疾病包括学习障碍、焦虑障碍和情感障碍，并且也需要排除家庭环境的负面影响。

治疗原则　该病影响患者的健康、学业、社交和工作等。患者通常在儿童时期发病，且其症状经常持续到青春期及以后。因此，治疗应遵守长期、系统、个体化和综合性的原则。随着年龄增长，治疗方法也应有变化。例如，父母行为的影响在6~12岁

表1　ADHD 的 DSM-5 诊断标准

表现	具体症状
注意力不集中 （ADHD-PI 或 ADHD-I）	在学习、工作或其他活动中经常无法关注细节或常犯粗心的错误
	在工作或游戏中难以保持注意力的集中
	在与他人谈话时心不在焉、似听非听
	经常不能按要求完成作业、家务及工作任务
	经常会丢失活动或学习所需物品
	经常回避、不喜欢或不愿做长时间需要脑力劳动的任务（如功课或家庭作业）
	注意力持续时间较短，较容易分心
	在日常活动中比较健忘
	经常难以有条理的安排任务和活动
多动和冲动 （ADHD-PH 或 ADHD-HI）	经常坐立不安、拍打手足或在座位上扭动
	经常在需要保持就座的情况下离开座位
	经常在不合适的情况下四处奔跑或攀爬（青少年或成年人可能仅限于感到不安）
	经常无法安静地玩耍或参加课余活动
	时常处于活跃状态、精力充沛、停不下来
	说话的频率及时间会比其他人要多
	时常问题未说完就抢着说答案
	经常难以等待轮到他们
	经常打断或打扰他人（如在谈话或游戏时）

患儿的治疗中发挥重要作用，而当患者进入青春期时，关于药物滥用和机动车事故风险的心理教育就变得尤为重要。

关于 ADHD 的治疗，美国、加拿大、拉丁美洲和欧洲等国家都支持使用精神兴奋药物，但大多数都建治疗应从心理教育和行为管理开始，特别是对于有轻微症状和障碍的患者。对于 6 岁以下的儿童，治疗应从家长培训形式的行为管理开始，药物应保留用于更严重或初始治疗无效的病例。药物包括中枢兴奋剂、托莫西汀和 α_2 肾上腺素受体激动剂，有时也可用抗抑郁药物。

预后　有 30% ~ 70% 的患者症状会持续到成年期，这些患者在成年过程中会发展出一些内在的应对方式从而抑制以前出现的症状。此外，ADHD 患者发生意外伤害和吸烟的可能性都高于一般人群。

预防　减少孕妇孕期酒精和香烟的摄入量、减少儿童对有毒物质的接触，同时家长应创造温馨和谐的生活环境，使孩子在轻松愉快的环境中成长。

（夏　昆）

shuāngxiāng qínggǎn zhàng'ài

双相情感障碍（bipolar affective disorder）

以出现两次或多次的心境和活动水平明显紊乱发作为特点的一种精神障碍。简称双相障碍。在躁狂期，患者常表现出异常兴奋、易怒的情绪特征，且睡眠减少；而在抑郁期，则表现出悲观、低落的情绪，且伴有一系列神经功能紊乱症状，严重者有自杀可能。该病遗传度高达 85% ~ 89%，中国双相情感障碍发病率为 1% ~ 1.5%，略低于全球平均发病率。男女差异不大，一般发病年龄在 25 ~ 30 岁，25 岁之前发病的首发抑郁是双相抑郁的重要预测因素。

双相情感障碍是针对单相情感障碍而区分开来。单相、双相的区别最早由德国医师莱昂哈德（Leonhard）提出，他认为情感具有两极性，抑郁和躁狂是两个极端表现，患者情绪在两极波动，并首先于 1962 年提出单、双相情感障碍的新概念，进一步完善和发展后，构成当今情感障碍分类和诊断的基础。

分型　美国《精神障碍诊断与统计手册》第 5 版（DSM-5）中分为两个主要亚型：① I 型：表现为重躁狂，轻抑郁。至少经历过一次为期 1 周的躁狂充分发作，并在一生中可能体验到重症抑郁或轻躁狂的发作。② II 型：正好相反，即抑郁重，躁狂轻。至少体验过一次为期 4 天的轻躁狂和一次为期 2 周的重症抑郁的发作。

I 型和 II 型是双相情感障碍最普遍的形式。研究表明，I 型在同卵双生子中发病一致率为 43%，在二卵双生子中则为 6%。I 型和 II 型总体发病一致率在同卵双生子中为 42%，在二卵双生子为 11%。

病因和发病机制　遗传因素、社会-心理因素（社会文化，家庭环境、应激事件等）、环境因素（气候条件，环境污染）等与双相情感障碍的发生密切相关，表观遗传学机制也在该病的发生发展中发挥作用，如双相情感障碍患者外周血单个核细胞的 DNA 甲基化水平上升，且升高程度与双相情感障碍严重程度正相关。

双相情感障碍的影像学研究提示，患者大脑内侧和腹侧前额叶、前扣带回、岛叶等区域的体积减小以及前额叶-边缘系统连接减少，且Ⅰ型和Ⅱ型存在前额叶调控功能存在差异。此外，生理生化因素也是双相情感障碍发展进程中的重要因素，因为双相情感障碍发作过程中，患者大脑内单胺类神经递质，如5-羟色胺、去甲肾上腺素等有一定程度的紊乱，但任何单一神经递质的功能异常均无法导致双相情感障碍的发生。

全基因组关联分析和连锁分析已发现导致双相情感障碍发生的一些易感基因和染色体区域。大样本关联分析发现 ANK3、CAC-NA1C 基因与双相障碍关联，提示发病可能涉及离子通道的病变。此外，其他可能性较高的易感基因和位点还包括涉及 γ-氨基丁酸神经传递的 GABRB1 基因，涉及谷氨酸神经传递的 GRM7 基因，以及关乎突触功能的 SYN3 基因。此外，还发现双相情感障碍和精神分裂症之间存在遗传易感性的重叠，如 COMT、DAOA、DISC1 和 DTNBP1 等基因在这两种疾病的关联分析中都被报道过。

临床表现 躁狂发作时，表现为情感高涨、言语增多、活动增多；而抑郁发作时则出现情绪低落、思维缓慢、活动减少等症状。病情严重者在发作高峰期还可出现幻觉、妄想或紧张性症状等精神病性症状。与单相抑郁相比，双相情感障碍的临床表现更为复杂、治疗更为困难、预后更差、患者自杀的风险更大，并且35%抑郁症患者在接受抗抑郁药治疗过程中转发躁狂或轻躁狂而成为双相情感障碍。

Ⅰ型指躁狂发作前后紧接着抑郁发作，而Ⅱ型以重抑郁和轻躁狂为主，表现出更明显的精神运动性迟滞、更强烈的罪恶感和自杀意念。双向情感障碍的一次发病可表现为单相性或双相性，但整个病程中必须两种症状都至少发作一次才可以称为双相障碍，否则为单相情感障碍。

诊断 尚无可靠的实验室诊断指标，临床诊断主要根据纵向病史和横断的症状。单双相障碍诊断要点是有或无躁狂，轻躁狂发作，双相障碍至少有1次躁狂，轻躁狂或混合发作，单相障碍仅有重性抑郁发作而无躁狂、轻躁狂或混合发作。几种通用的诊断分类系统都列出了躁狂和抑郁诊断标准。

《中国精神障碍分类与诊断标准（第三版）》（CCMD-3）对双相障碍的诊断标准是：目前发作符合某一型躁狂或抑郁标准，以前有相反的临床相差悬殊或混合性发作，如在躁狂发作后又有抑郁发作或混合性发作。根据 DSM 的诊断标准重度抑郁症（MDD）和双相情感障碍的分界点是有无躁狂发作或轻躁狂发作，分为双相情感障碍Ⅰ型和Ⅱ型。

Ⅰ型的诊断标准 至少有一次躁狂发作或躁狂发作不能用分裂情感障碍解释，也不能叠加叠加在精神分裂症、分裂样障碍、妄想障碍或精神病性障碍之上。可分为轻躁狂发作、躁狂发作、混合发作或 MDD 发作。

Ⅱ型的诊断标准 至少一次 MDD 发作或一次轻躁狂发作，无躁狂发作。可见 Ⅰ型和Ⅱ型均有 MDD 发作，但前提是有无躁狂发作，躁狂和轻躁狂症状标准相同，但时间标准（躁狂为1周，轻躁狂为4天）和严重程度标准不同，轻躁狂严重程度不是以引起明显社交、认知功能障碍或达到必须住院程度，一般也不伴有精神病性症状。诊断标准：目前发作符

合某一型躁狂或抑郁标准，以前有相反的临床相或混合性发作，如在躁狂发作后又有抑郁发作或混合性发作。

排除标准：①心境变化并非躯体病或精神活性物质的直接后果，也非分裂症及其他精神病性障碍的附加症状。②排除躁狂或抑郁发作，一旦符合相应标准即诊断为其他类型情感障碍。

治疗原则 主要目标是保证安全、改善症状和预防复发。Ⅰ型和Ⅱ型的临床管理方式相似，但二者对于药物和非药物治疗的反应不同，需根据亚型进行区别治疗，综合运用药物治疗、物理治疗、心理治疗和危机干预等措施，改善社会功能、提高生活质量，促进患者康复。

对Ⅰ型多采用心境稳定剂和抗精神病药物进行治疗，而Ⅱ型多采用抗抑郁药和碳酸锂进行治疗。处在快速循环状态时，使用拉莫三嗪等进行干预，实现轻躁狂和抑郁的预防。此外，心理治疗、行为认知治疗及家庭治疗等支持疗法能够辅助提高患者情绪控制的能力。

预后 若能早期明确诊断并经过有效治疗后，一般预后较好。该病通常具有较高的复发性或倾向于慢性化，因此需要长时间服用药物维持治疗。患者合并焦虑症、抑郁症、人格障碍等，则预后较差。

预防 该病发病基础极为复杂，无法实现精准预防，但社会支持、心理干预和避免药物滥用等，有助于降低发病风险。

（贺　光）

Kēnīlìyà Dé Lǎng'è zōnghézhēng

科妮莉亚德朗厄综合征（Cornelia de Lange syndrome，CdLS）
因影响凝集素通路功能的基因

发生突变而引起的先天发育异常综合征。凝集素及其调节因子的蛋白质复合物在有丝分裂过程中对姐妹染色单体分离至关重要，可维持基因组稳定性、DNA 修复、基因表达调控等生命过程。该病在人群中多呈散发，发病率为 0.03‰~0.10‰。

病因和发病机制　该病与编码黏连蛋白复合体基因的有害突变有关，这些遗传突变使凝集素复合物无法完成其生理功能，影响生命早期发育，进而在多系统多器官都表现出不同的临床症状。突变涉及的基因包括 *NIPBL*、*ANKRD11*、*SMC3*、*RAD21*、*BRD4*、*HDAC8* 和 *SMC1A*。其中前 5 个基因为常染色体显性遗传，后两个为 X 连锁遗传。84% 的患者中存在特定的基因突变，与综合征的不同临床表现有关。

NIPBL 基因　位于染色体 5p13.2，包含 47 个外显子。其蛋白产物 Nipped-B 样蛋白属于黏连蛋白家族，可与 MAU2 染色单体内聚因子同系物形成异源二聚体复合物，将黏连蛋白加载到 DNA 上。该基因突变致使蛋白产物的表达下调，并导致 CdLS。约 70% 的患者存在 *NIPBL* 突变，而突变通常是产生经典 CdLS 的原因。此外，在部分经典病例中还发现 *NIPBL* 基因的致病性突变在患者的淋巴细胞中无法测出，而在体细胞中则可检出。

SMC1A 基因　位于染色体 Xp11.22，负责编码染色体蛋白 1A，染色体蛋白是凝聚素复合物的核心成分，*SMC1A* 基因突变会影响复合物对基因的调节。约 5% 的患者是由 *SMC1A* 基因突变致病，多数为女性。该基因突变与非典型 CdLS 有关。与 *NIPBL* 相比，*SMC1A* 基因突变个体面部更圆、眉更饱满，症状类似雷特综合征，需注意区分。*SMC1A* 的杂合突变在女性引起发育性和癫痫性脑病，具有该突变的男性患者常有更严重的临床症状。

SMC3 基因　编码凝集素复合物的一个组分，其突变主要与智力迟钝的非典型 CdLS 有关，常为错义突变，占 CDLS 的 1%~2%，属于不常见病因。*SMC3* 和 *SMC1A* 基因突变的病例表型较为温和，在某些情况下与非综合征性智力迟钝症状近似。

RAD21 基因　编码双链断裂修复蛋白 Rad21 同系物，在凝聚物复合体中连接 STAG 亚基和 SMC1/SMC3 异二聚体，是复合物组分之一。该基因突变在病因中占比很小，突变个体具有非经典的 CdLS 表型，该突变与临床症状之间的联系尚不明确。

BRD4 基因　编码含溴结构域的蛋白 4（BRD4），能与 NIPBL 相互作用，并通过与乙酰化组蛋白 H3 Lys27（H3K27ac）结合而定位到增强子簇。基于质谱分析发现，无论是否发生突变，BRD4 均可与 NIPBL 相互作用，而且 *BRD4* 基因突变的病例较少。

HDAC8 基因　位于 Xq13.1，在 SMC3 从染色体上分离的过程中起到重要作用，能促进黏连蛋白复合体的更新。该基因突变的表型较为广泛，约 5% 的 CdLS 与其有关，突变体常为非经典表型，但有些也表现出经典 CdLS 的特征。*HDAC8* 基因突变个体往往出现前囟闭合延迟、眼距过宽、鼻梁更宽、人中更浅长、上唇和牙齿畸形等特征。女性携带者是否受到影响可能取决于 X 染色体的失活，遗传模式为 X 连锁显性遗传。

ANKRD11 基因　与非经典 CdLS 表型有关，其与内聚素的功能相互作用仍在研究中。临床病例中发现，*ANKRD11* 基因突变的患者具有 CdLS 特征。此外，外显子组测序也发现其他基因的突变个体表现出与 CdLS 相似的特征。

此外，15%~20% 的经典 CdLS 存在嵌合的情况，这些患者的淋巴细胞中无法检测到 *NIPBL* 变体，但在体细胞中能检出。为提高嵌合体变异的检测率，采样应选择未培养的成纤维细胞来进行 DNA 检测。

临床表现　表现为多器官多系统的发育障碍，身体、认知和行为方面的都可能表现出不同临床特征，不同患者之间还存在一定的差异。经典 CdLS 具有独特的面部特征与身体差异，生长模式也与其他疾病有很大的差异。在未出生前就可能出现生长受限。出生体重通常小于 2.2kg，并随着年龄增长出现生长迟缓。

面部畸形　表现为多毛、低发际线、拱形眉、长睫毛、腭裂、宽齿或小颌畸形、短鼻且鼻孔前倾、鼻梁塌陷、人中长而凸出、口唇薄且口角下垂、低耳位、外耳道畸形、颅骨较短和小头畸形等。患者易出现听力问题，也易患中耳炎。约 50% 的患者有眼部异常，包括上睑下垂、斜视、眼球震颤、近视、散光、弱视、白内障和青光眼等。

骨骼肌肉发育不良　主要表现为双手短小、桡骨发育不良、尺桡骨融合及屈肘畸形、脊柱侧凸、胸骨缩短、漏斗胸、部分足趾融合等。约 85% 的患者表现出胃食管反流，并具有巴雷特（Barrett）食管。胃肠道其他症状还有恶心、呕吐、腹泻、便秘、喂养困难、幽门狭窄、胃肠旋转和膈疝等。其中幽门梗阻会导致

CdLS 新生儿出现持续性的呕吐。

其他症状　患儿心脏易出现以下症状：杂音、主动脉缩窄、肺狭窄、法洛四联症及心房或室间隔缺损。由于存在免疫缺陷，患儿易出现复发性感染。CdLS 还会导致生殖器发育不全，出现隐睾症、尿道下裂、肾囊肿或肾发育不全等泌尿生殖系统的症状。此外，高达 25%的患者会出现癫痫等神经系统疾病。

经典 CdLS 患儿可能出现行为困难，并且可能伴随有智力残疾。患儿语言发育较迟或能力受限，仅有 3%~4%的患儿可接近正常水平。患儿的典型行为异常包括多动症、注意力不集中、强迫症、攻击性、过度羞怯、抑郁、焦虑及睡眠障碍，还可以表现出自残行为。

诊断　产前诊断适用于存在家族史或超声检查中表现 CdLS 特征的早期诊断。妊娠期的 CdLS 特征包括宫内生长受限、肢体异常、面部轮廓异常、颈椎厚度增加、膈肌疝和心脏畸形等。可借助绒毛膜绒毛取样和羊膜穿刺术，或直接对体外受精获得的胚胎细胞进行产前分子检测。对存在家族史且已发现基因突变的家庭，应对父母进行基因诊断，以排除嵌合的风险。

临床诊断　采用体征和症状的评分系统，依据表型特征对疾病的程度进行分级评估。表型特征分为基本特征和提示性特征，基本特征包括浓眉、鼻短鼻梁凹陷或鼻尖上翘、人中长且凸、口唇薄或嘴角下垂、手少指或无指及先天性膈疝，每个特征记 2 分。提示性特征包括整体发育迟缓或智力障碍、产前生长迟缓、产后生长迟缓、小头畸形（产前或产后）、手或足小、第 5 指短和多毛

症，每个特征记 1 分。总分≥11 分（基本特征得分至少 3 分）提示经典的 CdLS；9~10 分（基本特征得分至少 2 分）提示非经典 CdLS；4~8 分（基本特征得分至少 2 分）需分子测试以进一步评估；低于 4 分提示不足以进行下一步的检查。

基因检测　对经典 CdLS 可采用基因检测进行鉴定，Panel 测序是最有效的检测方式，可同时分析多个基因，检测时至少需要包括 7 个已知的 CdLS 基因（NIPBL、SMC1A、SMC3、RAD21、BRD4、HDAC8 和 ANKRD11），基因检测应该从 NIPBL 开始。在无法进行 Panel 测序的情况下也可使用桑格（Sanger）测序法。对于非经典 CdLS，允许有经验的临床医师确定基因检测顺序。如果基因检测的结果均为阴性，则可使用血液以外的组织进行检测以排除嵌合的情况，如结缔组织、脸颊/口腔拭子等体细胞均可用于嵌合的检测。对嵌合的情况，还可以采用多重连接依赖性探针扩增或染色体微阵列进行检测。

治疗原则　需跨专业的医护团队对患者进行终生有效管理与治疗。主要是对症处理，尽量早期干预。

对于患儿　确诊后应评估其心肾功能，并密切关注生长发育情况。对出现喂养困难、胃肠道并发症、膀胱输尿管反流、隐睾症或骨骼异常等并发症的患儿，需及时转诊并进行相应的专科评估，必要时采取手术治疗。患儿应按照国家指南接种疫苗，并进行定期随访。对出现生长迟缓和智力残疾的患儿还可提供物理治疗、言语治疗、职业治疗和特殊教育等辅助服务，以提高其生活质量。

对于成年患者　应注意饮食以避免肥胖所带来的并发症。患者出现泌尿生殖系统疾病时可依据国家一般人群指南进行筛查与治疗。对于出现癫痫或存在精神疾病的患者可采取药物治疗或其他治疗手段等。建议对患者设置紧急医疗卡，以记录其临床并发症数据并采取对应的治疗措施。

预后　患儿较健康儿童寿命缩短 10~20 年。常见死因包括癫痫、肺炎、消化道梗阻及肠扭转、先天性膈疝和先天性心脏病等。成年病例极少，预期寿命相对不受影响。

预防　由于该病的发病机制尚不清楚，难以预防。对于有明确遗传病因的家庭，可以通过产前诊断或植入前诊断预防患儿的孕育。

（贺　光）

Lùyìtǐ chīdāi

路易体痴呆（dementia with Lewy body，DLB）　以波动性认知功能障碍、反复发生的视幻觉和帕金森综合征为主要特征的进行性神经系统变性疾病。是继阿尔茨海默病（AD）后第二常见神经退行性疾病。病理特征为大脑多个区域出现路易体（LB），主要由 α-突触核蛋白沉积物构成，这些沉积物引发患者思维、运动、行为和情绪方面的表型。DLB 占所有类型痴呆病例的 4%~8%，神经病理学研究显示该比例为 15%~20%。在中国乡村地区人群中发病率为 1.05%，占痴呆比例的 10.1%。

病因和发病机制　痴呆类疾病的最大易感因素是年龄。临床上最初将该病与其他痴呆类疾病区分的依据是神经病理学研究发现，尸检患者的大脑皮质中存在路易体。现普遍认为，大多数路

易体痴呆病例同时具有 α-突触核蛋白阳性的路易体及路易神经突（LN）。

α-突触核蛋白的错误折叠及细胞内聚集被认为是路易体疾病发病的关键因素。α-突触核蛋白由 *SNCA* 基因编码，分子量 14kD，广泛存在于各脑区中。患者脑中异常聚集的 α-突触核蛋白逐渐向纤维原和不溶性纤维的形态发展，最终沉积在路易体中。除 α-突触核蛋白外，路易体中还有泛素、神经纤维和 α-晶体蛋白 B，但这些成分与疾病的相关性尚不确定。研究表明，细胞外的 α-突触核蛋白，特别是寡聚型，也能导致 DLB 的发生。

不同脑区的路易体组织病理学特征存在一定的差异性。与脑皮质的路易体结构相比，脑干路易体具有嗜酸性核、同心板层带和苍白晕。在不同的突触核蛋白相关疾病中，路易体、淀粉样 β 蛋白和 Tau 蛋白在中枢神经系统的分布也不相同，如在帕金森病（PD），导致运动障碍的神经元丢失发生在黑质中，而在 DLB，路易体主要存在于皮质中。因此，DLB 的潜在病理原因可能是多因素的。

DLB 也与其他神经退行性疾病存在病理相似性。其中最相关的是 AD 的淀粉样斑块。此外，10%~25% 的 DLB 存在的皮质神经原纤维缠结和 Tau 蛋白包含物，可以达到伴随 AD 的诊断标准。在其他神经退行性疾病中发现的一些蛋白也与 DLB 有关。这些蛋白或存在于路易体中，如 TAR-DNA 结合蛋白 43，或与路易体无关，如含缬酪肽蛋白（VCP）。另外，在 DLB 中，脑血管相关的病理特征经常与 AD 的病理症状相伴，但脑血管相关症状对 DLB 发病的影响还有待证实。

与组织病理和临床特征相一致，DLB 的遗传学基础与 PD 及其他类型痴呆也具有重叠性。如 *SNCA* 基因突变（E46K，A53T，duplication）同时存在于 DLB 和 PD 家系中。与 *SNCA* 同家族的编码 β-突触核蛋白的基因 *SNCB*（V70M，P123H）也参与 DLB 家系/散发病例的发病过程。关联分析发现，与 AD 相似，DLB 患者中载脂蛋白 E 等位基因 ε4 频率显著升高。与 DLB 疾病风险相关的还包括 CYP2D6B 等位基因、*PRNP*（M232R）、*GBA*（L444P，N370S）、*PSEN1*（p. ΔT440）和 *PSEN2*（R71W，A85V）基因。

临床表现　主要是伴有明显视觉、知觉、注意力和执行功能障碍的进行性痴呆，这些特征反映了患者大脑皮质和皮质下的联合损伤。患者警觉性和注意力水平的紊乱通常较明显，早期认知缺陷可不包括严重的记忆丧失。认知功能波动、反复出现视幻觉和帕金森病的锥体外系运动症状（肌肉僵硬、行动缓慢、行走困难和颤抖）是 DLB 的关键特征。此外，患者还伴有焦虑、抑郁、冷漠的情感特征以及对抗精神病药物敏感的特征。

诊断和鉴别诊断　DLB 临床诊断的准确度仍有待提高，约 20% 的患者被误诊为其他类型的痴呆。DLB 诊断的最大问题是早期诊断及其与 AD 的鉴别诊断。有助于同 AD 区分的表型是皮质和皮质下相关的神经心理障碍，伴有严重的注意力缺陷和显著额叶皮质下的视觉空间功能障碍。此外，与 AD 相比，DLB 患者在非文字记忆测试上表现更好，但在视觉空间测试任务上表现更差，但这些通常在疾病后期较难区分。

2017 年，国际路易体痴呆联盟第 4 次更新了 DLB 的诊断标准。诊断 DLB 的必要特征是痴呆症状，具体表现为：足以影响正常工作和社会功能的渐进性认知衰退，随病情进展出现显著或持续的记忆损伤以及注意力、执行力和视觉感知功能的缺陷较早突显。核心特征有 4 项：注意力和警觉性上的波动性认知缺陷；复发性的视觉幻觉；快速眼动睡眠行为障碍（RBD）；自发性帕金森运动特征（运动迟缓、静止性震颤和肌肉僵直）。前 3 个症状发生于疾病早期，并在整个病程中持续存在。支持性临床特征包括：对抗精神病药物敏感、体位不稳、反复跌倒、晕厥或其他短暂的无反应性状态、严重的自主神经功能障碍、嗜睡、嗅觉减退、其他形式的幻觉、妄想、情感淡漠、焦虑和抑郁。

提示性生物标志物有三项：基底神经节区多巴胺转运体摄取减少；^{123}I-异碘苄基胍（MIBG）的心肌扫描成像异常（摄取降低）；快速眼动睡眠期张力缺乏。支持性生物标志物有三项：内侧颞叶结构相对保留；低灌注或低代谢、枕叶活性下降及可能伴有扣带回岛征；脑电图有明显的后慢波活动及前 α 波和 θ 波之间的周期性波动。

两种情况可以被诊断为"很可能是 DLB（probable DLB）"：①必要特征和至少两项核心特征。②必要特征，一项核心特征和至少一项提示性生物标志物。两种情况可以被诊断为"可能是 DLB（possible DLB）"：①必要特征和一项核心特征。②必要特征和至少一项提示性生物标记物。

治疗原则　尚无针对 DLB 的特异性疗法，主要是缓解症状。

认知症状 乙酰胆碱转移酶活性降低是 DLB 的一个病理特征，且相比于 AD，这一特征开始得更早。胆碱酯酶抑制剂（CHEI），特别是多奈哌齐和卡巴拉汀，在治疗认知和神经精神症状方面有效且相对安全，包括改善注意力、视幻觉、错觉、情感冷漠、焦虑和睡眠障碍等方面。而且即使服用 CHEI 后症状没有明显改善，病情恶化的可能性也非常小。NMDA 受体拮抗剂对该病的疗效尚不明确，但具有良好的耐受性，当患者出现 CHEI 不耐受时可以考虑使用。

帕金森运动症状 多巴胺能药物对患者运动症状的疗效不如对 PD 明显，而且存在增加精神症状的风险，联合使用 CHEI 可以改善这一风险。在部分患者中，适当的低剂量左旋多巴可以有效减轻运动障碍而不加重精神症状。对于有跌倒风险的患者，可结合安全性评估、骨密度筛查和维生素 D 状况评估以预防创伤性骨折。

视觉幻觉 CHEI 可以帮助缓解视幻觉，机制与改善枕叶皮质的葡萄糖代谢有关。抗精神病药物，包括低剂量喹硫平尽管常被试图用于改善视幻觉，但缺乏有力证据。

抑郁症状 抑郁是 DLB 的常见症状，出现率几乎是 AD 的两倍，但仍缺乏有关抑郁症状治疗的高质量临床试验。对于难治性抑郁症，可考虑电休克治疗或经颅磁刺激治疗。

其他症状 包括自主神经障碍和睡眠/觉醒障碍，应根据临床经验、专家意见或其他疾病的循证建议做出治疗决定。对于伴有 RBD 的 DLB，睡前谨慎服用氯硝西泮可能会降低睡眠相关症状，但也存在认知和步态异常恶化的

风险，而褪黑激素可能是更安全的选择。

非药物治疗 对改善患者和护理者的生活质量非常重要。干预措施包括尽量减少液体吸入、低强度锻炼、理疗及步态干预、音乐治疗、社会护理和心理支持等方面。

预后 较差，生存期 1.8 ～ 9.5 年，诊断后平均生存期为 6.1 年。与 AD 相比，DLB 患者认知能力下降速度更快，寿命更短，住院治疗的次数也更多。

预防 由于 DLB 的发病机制尚不清楚，难以预防。对于有明确遗传病因或风险的家庭，可以通过产前诊断或植入前诊断预防患儿的孕育。

（贺 光）

é-nièyè chīdāi

额颞叶痴呆（frontotemporal dementia，FTD）

一组以额叶或颞叶萎缩为主要病理表现的临床综合征。又称额颞叶变性。患者存在人格障碍、行为异常和认知障碍。一般痴呆症患者的中位年龄在 65 周岁，大部分确诊患者的年龄为 45 ～ 65 岁。FTD 病程漫长，并且随着时间的推移病情可加重。FTD 的年发病率为 3/10 万～4/10 万，中国尚无流行病学数据。FTD 是神经退行性痴呆的第三大常见病因，在所有确诊患者中占 5% ～ 10%，仅次于阿尔茨海默病和路易体痴呆。此外，该病也是 65 岁以下早老性痴呆的第二大常见病因，仅次于阿尔茨海默病。捷克精神病学家阿诺德·皮克（Arnold Pick）在 1892 年首次描述了一些具有早老性痴呆、失语以及脑叶萎缩等特征的患者，故 FTD 曾称皮克病。

分类 分 3 种亚型。①行为变异性额颞叶痴呆（bvFTD）：以

人格、社会行为和认知功能的进行性恶化为特征，患者表现为进行性加重的行为异常以及人际沟通能力的下降。②语义性痴呆（scFTD）：以进行性加重的语义记忆和理解障碍为特征，患者表现为对物体、人物等名词命名和理解障碍。③进行性非流利性失语（nfv-PPA）：患者主要表现为进行性的非流畅性的语言障碍。这 3 种亚型表现出的症状与大脑不同区域的脑萎缩相关：①bvFTD，前额叶和颞叶前部皮质萎缩。②scFTD，颞下和梭状回萎缩。③nfv-PPA，额下皮质、前额皮质和颞叶皮质萎缩。

病因和发病机制 尚不完全清楚，但发现该病有一定的遗传性，10%～20% 的患者具有家族聚集性，常表现为常染色体显性遗传。FTD 也可能是由于大脑前部和额叶、颞叶的细胞中存在错误折叠的蛋白质聚集体（蛋白质病变）而引发。在患者中已发现 4 种主要的蛋白质病变：微管相关蛋白（Tau）、TAR-DNA 结合蛋白 43（TDP-43）、融合肉瘤（FUS）和泛素阳性包涵体（UPS）。其中最主要的是 Tau 蛋白。

Tau 蛋白病变 正常情况下 Tau 蛋白以磷酸化和去磷酸化两种形式存在，且处于动态平衡。当去磷酸化后，Tau 蛋白在脑组织中产生沉淀物。如果平衡被打破，沉淀物持续性产生，损害神经元。在所有 FTD 病例中 Tau 蛋白病变占 40%，其通过促进微管蛋白聚合来调节微管的稳定性。截至 2018 年，已鉴定出 50 多个微管相关蛋白 Tau（MAPT）突变。很大一部分致病性 MAPT 突变位于第 10 号内含子内，这些突变会干扰 mRNA 合成从而导致 Tau-4R 亚型增加。另一些则会损

害 Tau 与蛋白磷酸酶 2A 的相互作用，从而阻止其去磷酸化。然而，FTD-Tau 的分子病理生理学仍然未知。

TDP-43 是异质核核糖核蛋白（hnRNP），由 *TARDP* 基因编码，能在细胞核和细胞质之间来回穿梭，主要定位于细胞核，以序列特异性方式结合 RNA 并调节 mRNA 代谢。动物研究证明，*TDP-43* 基因敲除具有胚胎致死性，且条件性敲除该基因会导致小鼠运动神经元缺陷。神经母细胞瘤细胞在过表达 TDP-43 后的存活率显著降低，并且在细胞和动物模型中过表达 TDP-43 会导致与患者相似的表型。

融合肉瘤 作用与 TDP-43 类似，病理生理学机制尚不清楚。尽管 FUS 突变在家族性肌萎缩性脊髓侧索硬化症中常见，在 FTD-FUS 中却很少见。

泛素阳性包涵体 FTD-UPS 包含一种未知蛋白聚集，病理生理学机制尚不清楚。

临床表现 ①性格与行为改变：具有不恰当或冲动的行为，表现出自私或者没有同情心、不注重个人卫生、过度饮食以及口语亢进。②语言障碍：语速慢、非流利性失语、说话时语序错乱或者语义错乱。③心理问题：容易心烦意乱，与人沟通时无法正确理解他人的意思。④记忆力问题：与 AD 等其他痴呆症不同的是，记忆力问题往往在病程后期出现。⑤身体功能障碍：如动作缓慢或僵硬，膀胱或肠道无法自我控制（通常出现在病程后期），肌无力或吞咽困难。

诊断 依据临床表现、生化实验和基因检测进行诊断。

血液检测 检测患者是否存在 FTD 相关基因的缺陷。神经丝轻链（NfL）是该病的重要生物标志物。血浆中的 NfL 浓度与脑脊液中的 NfL 浓度密切相关。与 NfL 浓度增加导致的其他疾病相比，FTD 患者的 NfL 浓度相对较高，在进展缓慢或轻度患者中脑脊液可能会和健康人一致。此外，也可测量血浆磷酸化 Tau 蛋白。

脑脊液检测 检测患者脑脊液中 AD 相关蛋白是否异常。FTD 患者脑脊液中 NfL 升高，但浓度不能区分 FTD 和非 FTD，也不能区分 FTD 中不同的蛋白质病变。根据对脑组织的尸检分析，截短的 STMN2 被确定为 FTD 中 TDP-43 功能障碍的潜在标志物。同时，Tau 的 RT-QuIC（实时震动诱导蛋白扩增）也具有应用前景。

影像学检查 通过磁共振成像（MRI）检查，观察患者的额叶和前颞叶是否萎缩。萎缩可以是双侧的，也可以是不对称的。MRI 扫描通常显示额叶和/或前颞叶萎缩，但在早期病例中，影像学图像可能看起来正常。

还可使用磁共振波谱、功能成像和皮质厚度测量等技术，为 FTD 提供早期诊断。

基因检测 对 FTD 患者以及有痴呆症、帕金森病或肌萎缩侧索硬化症阳性家族史的个体进行已知基因突变的基因检测。可以检测的基因包括 *C9orf72*、*MAPT* 和 *GRN*。然而，*C9orf72* 基因突变携带者可能没有家族史或家族史不明确，因为临床表型的巨大差异，包括精神病和其他非典型表现。

治疗原则 尚无治愈方法，一般采取对症治疗。

药物治疗 抗抑郁药物有助于治疗焦虑和控制强迫行为；安眠药可以帮助缓解失眠和其他睡眠障碍；抗精神病药物可以减少非理性和强迫行为。

言语和认知疗法 在改善语言障碍方面具有良好的效果。也有研究尝试将语言训练与非侵入性脑刺激（如经颅直流电刺激）相结合，但很少。

行为干预 积极的行为干预可以改善神经精神和行为障碍，如对于那些出现行为异常的患者，进行激励和利用日常活动可缓解症状。对于有强迫行为的患者，应分散其注意力。

此外，可开发针对遗传性和散发性 FTD 的靶向治疗．

预后 不良。寻找能够预测潜在的 FTD 病理学的生物标志物有助于疾病，尤其是散发性病例的早期诊断。

预防 由于 FTD 的发病机制尚不清楚，难以预防。对于有明确遗传病因的家庭，可以通过产前诊断或植入前诊断预防患儿的孕育。

（贺 光）

dānxiāng yìyùzhèng

单相抑郁症（unipolar depression）

发生一次或多次重度抑郁而无躁狂等情绪的精神类疾病。又称为重度抑郁症。通常具有可重复性并可能是致命的，全世界有 3 亿多人发病。中国大学生单相抑郁症的发病率约为 28.9%，老年人发病率约为 20%。

病因和发病机制 该病发病机制的研究主要有以下四方面。

遗传学 该病为多基因遗传病，对家系和双生子研究发现，抑郁症的遗传度约 35%。其中，通过全基因组关联分析发现了多个与该病相关的易感基因，如 *TMEM161B*、*MEF2C* 和 *SORCS3* 等。

神经递质 生物活性胺类递质如 5-羟色胺、去甲肾上腺素和多巴胺以及氨基酸类递质如 γ-氨基丁酸等的释放与该病的发生密切相关。

神经结构和功能 通过脑象图技术对抑郁症患者的脑功能检查发现，患者双侧额极区和双侧额区的频率、功率、抑郁值和焦虑值均显著区别于正常对照，提示单相抑郁症的发生发展可能与脑区功能异常有关。

神经电生理 与抑郁症相关的研究多集中在多导睡眠图和认知神经功能方面。相较于正常健康人，患者的睡眠潜伏期更长，而总的睡眠时间却缩减。认知功能障碍是抑郁症症状的一部分，由于对负面信息和认知缺陷的反应增加，抑郁症患者的杏仁核活动也增加，而杏仁核活动的增加与去甲肾上腺素和皮质醇的浓度增加相结合，后者负责增强记忆，这也可解释抑郁症患者为何会持续和过度关注负面记忆。

临床表现 主要包括：快速眼球运动睡眠、脑结构功能异常、5-羟色胺异常、去甲肾上腺素异常、多巴胺异常和下丘脑-垂体-肾上腺轴异常等。根据美国《精神障碍诊断与统计手册》第5版（DSM-5），单相抑郁症的特征是至少在2周内产生除抑郁情绪或对几乎所有活动失去兴趣或愉悦感新发或明显恶化外，还必须存在4种其他症状：食欲、体重、睡眠和精神运动活动的变化；缺乏正能量，产生无价值感或内疚感；难以思考、集中注意力或做出决定；或反复出现死亡或自杀念头。

脑成像发现，高风险抑郁症个体的右大脑半球侧面发生大面积的皮质变薄。该区域的皮质包括额下回和中额回、体感和运动皮质、背侧和顶下区域、枕下回和颞后皮质的厚度减少了约28%。

虽然皮质厚度与终生抑郁症无关，但皮质变薄与抑郁症的严重程度、注意力不集中以及对社交和情感刺激的视觉记忆的测量相关。单相抑郁症患者与精神分裂症患者以及健康对照组相比，脑脊液中降钙素基因相关肽（CGRP）浓度显著升高，可能是单相抑郁症的标志性特征。

诊断 依据临床表现以及对抑郁症状的检查和主观评价进行诊断。抑郁症状的诊断标准：每天大部分时间均表现出情绪低落；对所有或几乎所有活动的兴趣显著降低；体重显著减轻或增加（1个月体重变化超过5%）；几乎每天失眠或嗜睡；几乎每天发生精神运动性激越或迟滞；几乎每天感到疲劳或失去能量；产生无价值感或过度不适当的内疚感；思考或集中注意力的能力下降；反复出现死亡和自杀的念头。

治疗原则 采用药物治疗、心理干预和改变生活方式等综合治疗方法。

药物治疗 主要治疗措施。根据作用机制将药物分为6种。①单胺氧化酶抑制剂：苯乙肼。②三环类抗抑郁药：米帕明。③5-羟色胺选择性重摄取抑制剂：帕罗西汀。④去甲肾上腺素选择性重摄取抑制剂：阿托西汀。⑤5-羟色胺/去甲肾上腺素双重再摄取抑制剂：文拉法辛。⑥去甲肾上腺素/多巴胺双重再摄取抑制剂：安非他酮。

心理干预 包括认知行为疗法、行为激活疗法、人际心理疗法、问题解决疗法和非指导性咨询。①认知行为疗法：旨在评估、挑战和修正患者功能失调的信念，即认知重构，心理治疗师通过互动和讨论以发挥积极影响，使用心理教育方法教导患者应对压力，

是可用的最好的心理治疗类型。②行为激活疗法：通过记录患者的日常活动和基本活动，培训其社交技能，刺激患者增加与其环境的积极互动，经常与认知行为疗法联合使用。③人际心理疗法：由美国心理学家杰拉尔德·克勒曼（Gerald L. Klerman）和米尔娜·韦斯曼（Myrna Weissman）在1980年代开发，是一种高度结构化的基于手动的心理治疗，旨在解决抑郁症中的人际关系问题。④问题解决疗法：引导患者按照步骤解决问题，即定义问题-生成尽可能多的解决方案-选择最好的解决方案-制订实际执行计划-执行计划并最终评估问题是否得到解决。如果没有，患者回到第一步重新开始，旨在解决问题以及改变阻碍有效解决问题的态度和信念从而达到治疗效果。⑤非指导性咨询：目的不是提供解决方案，而是引导患者发挥主观能动性以缓解个人问题。

改变生活方式 包括调整饮食、增加体育活动或锻炼、保持充分的放松或睡眠以及减少娱乐性物质，如尼古丁、毒品和酒精的使用。其中，改变饮食模式可能会影响抑郁症的发展，相比于没有改变饮食习惯的人群，坚持10天营养丰富饮食的人群的活力、警觉性和满足感均显著改善。饮食中添加Omega-3多不饱和脂肪酸的抑郁症人群情绪有明显改善。此外，素食者的抑郁评分高于非素食者。此外，体力活动不足可能是抑郁症状发展的危险因素。这种风险因素能够在早期发育中得到改变，因为儿童时期保持一定的体力活动与成年期患抑郁症的风险降低有关。运动作为一种有效且安全的治疗干预措施，除了可以通过增加社交参与度和

增强身体形象以改善单相抑郁症的抑郁症状外，还能增加患者的自我效能感和自尊心。

预后 大部分患者预后良好，少数病程迁延，反复发作，因此首次发作应及时、彻底治疗。第1次抑郁发作且经药物治疗临床缓解的患者，药物的维持治疗时间需6个月至1年；若为第2次发作，建议维持治疗3~5年；若为第3次发作，应长期维持治疗。

预防 该病的发病机制尚不清楚，难以预防。面向全体社会的普遍宣传（如学校或大众传媒渠道）、关注高发病率群体，有针对性地进行预防，有助于达到有效效果。

（贺　光）

Pèilǐ zōnghézhēng
佩里综合征（Perry syndrome，PS）
主要包括帕金森综合征、抑郁/冷漠、体重减轻和呼吸系统症状的常染色体显性神经退行性疾病。于1975年被佩里（Perry TL）首次报道。PS进展迅速，预后不良，患者在出现症状和体征后，通常生存期5.5年左右。该病以抑郁/冷漠开始，随后是体重减轻和帕金森综合征，最后是晚期的呼吸系统症状。PS的发病率很低，截至2021年6月，通过系统文献回顾和检索，共报道了31个家庭的160例。一般在四五十岁开始出现症状，死亡年龄平均55岁，平均病程为5.5年。

病因和发病机制 患者脑黑质中均有神经元丢失和神经胶质增生，且纹状体和蓝斑在大多数病例中有异常。神经病理学检查未见路易体病理或神经纤维缠结，而有TAR DNA结合蛋白43（TDP-43）在大脑中异常沉积。根据TDP-43包涵体的病理学表现，佩里综合征被归类为TDP-43蛋白病。TDP-43病理学类型包括神经元细胞质包涵体（NCI）、神经元核内包涵体、营养不良性神经突（DN）、胶质细胞质包涵体、轴突球体和血管周围星形细胞包涵体（PVI）。患者中无神经原纤维缠结、β-淀粉样蛋白斑块或α-突触核蛋白路易体，但有TDP-43，并以NCI、DN、PVI和球体出现为特征。上述发现支持PS发生髓质和下丘脑神经元功能障碍假说，分别与佩里综合征中通气不足和体重减轻的临床症状相关。

通过全基因组关联分析，*DCTN1*基因突变于2009年被确定为该病的病因。患者中所有*DCTN1*基因突变都位于2号外显子，该区域是突变热点（表1）。该基因编码动力蛋白激活蛋白复合物的最大亚基p150^{Glued}，与动力蛋白一起形成运动蛋白复合物，沿微管逆行运输细胞内的货物。2号外显子编码了在进化上保守的富含甘氨酸的细胞骨架相关蛋白（CAP-Gly），同时有一个GKNDG基序定位在p150^{Glued}的N段。而CAP-Gly结构域和GKNDG结合基序的突变会损害逆行轴突运输和微管结合，并导致胞质内包涵体。突变都聚集在CAP-Gly结构域和GKNDG基序内或附近，该突变使蛋白不能结合到微管来运输物质，导致神经元损伤以致死亡。

PS中TDP-43蛋白病的发展以及基因型-表型相关性的潜在机制尚不清楚。研究发现，TDP-43

表1　佩里综合征中 *DCTN1* 基因突变信息

命名	基因组定位（GRCh38）	氨基酸变化	DNA序列变化	突变位点	结果
p. G71R	Chr2：74378068	Gly->Arg	c. 211G>A	外显子2	错义
p. G71E	Chr2：74378067	Gly->Glu	c. 212G>A	外显子2	错义
p. G71A	Chr2：74378067	Gly->Ala	c. 212G>C	外显子2	错义
p. Y78C	Chr2：74378046	Tyr->Cys	c. 233A>G	外显子2	错义
p. K56R	Chr2：74378112	Lys->Arg	c. 167A>G	外显子2	错义
p. G67D	Chr2：74378079	Gly->Asp	c. 200G>A	外显子2	错义
p. F52L	Chr2：74378123	Phe->Leu	c. 156T>G	外显子2	错义
p. T72P	Chr2：74378065	Thr->Pro	c. 214A>C	外显子2	错义
p. Q74P	Chr2：74378058	Glu->Pro	c. 221A>C	外显子2	错义
p. Y78H	Chr2：74378047	Tyr->His	c. 232T>C	外显子2	错义
p. K68E	Chr2：74378077	Lys->Glu	c. 202A>G	外显子2	无数据
p. G71V	Chr2：74378067	Gly->Val	c. 212G>T	外显子2	无数据
p. Q93H	Chr2：74378000	Glu->His	c. 279G>C	外显子2	错义

的积累和聚集会导致其功能丧失。由于正常的自噬过程会阻止 TDP-43 的结合，因此防止 TDP-43 相关神经退行性变的发展至关重要。另一方面，TDP-43 聚集体的积累通过破坏分子伴侣介导的自噬进一步削弱其降解。因此，形成恶性循环，自噬损伤导致 TDP-43 积累和功能丧失，并进一步恶化自噬清除。这些现象或许可以解释 PS 的病理生理机制。

临床表现 如下。

帕金森综合征 最常见，几乎所有患者都出现，包括运动迟缓、强直、震颤和姿势不稳。但 PS 中的帕金森综合征与帕金森病（PD）症状不同。PD 的不对称性在 PS 患者的早期和晚期并不突出，在 PS 中往往是对称的，进展更快。

抑郁/冷漠 最常见的初始特征是抑郁/冷漠，但 PS 中的抑郁症比 PD 中的抑郁症更严重，并且会出现自杀企图。

呼吸系统症状 约 87.1% 的患者出现。呼吸衰竭是死亡的主要原因。呼吸系统症状通常出现在病程的后期，最初表现为夜间呼吸困难、呼吸急促和伴有不安和觉醒的呼吸急促发作。呼吸系统症状是较严重的体征，会逐渐恶化为呼吸衰竭直至死亡。部分患者会在无先前症状的情况下突发呼吸衰竭。因中枢性通气不足主要发生于夜间，可导致猝死。

体重减轻 超过半数的患者出现，并以平均每月 1.2kg 的速度进展。但少数患者体重增加。体重减轻的幅度不一致，有 15 年内只减轻一点，也有 2 个月内就减轻了 10kg。吞咽困难是 PS 体重减轻的原因，由特定咽部肌肉的无力引起的，而不是在 PD 中观察到的吞咽运动协调障碍。在 PS 的治疗中，抗抑郁药、高热量食物摄入和肠内营养治疗方式可导致患者体重增加。

其他 伴有认知障碍的 PS 患者会出现前纹状体衰退，其执行功能、工作记忆和注意力受到极大的影响。多数患者表现出缺乏自我激励，对外界失去兴趣，这被认定为冷漠或嗜睡。部分患者还会遭受冲动控制障碍、口水过多、刻板印象和原始反射等折磨。冷漠和冲动在额颞叶变性中也很常见。该特征是除共同的神经病理学特征外，存在于这两种综合征之间的又一个共同桥梁。

精神疾病症状在 PS 并不常见，其中最常见的是以视觉幻觉的形式发作。一些患者也存在动眼神经障碍，如垂直扫视和核上性凝视麻痹，这是进行性核上性麻痹的特征。还有部分患者出现言语障碍，可预示着呼吸衰竭，因呼吸系统症状通常在言语障碍之后出现。

诊断 临床只在 39% 的患者发现 4 个主要特征，因此诊断不需要所有 4 个体征都存在。由于和其他常见的神经退行性疾病有重叠的运动和非运动特征，PS 的早期诊断十分重要。在许多情况下，原始诊断为 PD 或非典型帕金森病直到出现显著的体重减轻或呼吸道症状时才受到质疑。而在 PS 中发现致病基因突变可早期诊断。如果存在其他突变或神经退行性疾病病理时，则必须存在两个主要特征（DCTN1 基因突变，伴有脑干和基底节中的黑质神经元丢失的 TDP-43 病理）才能诊断。然而，DCTN1 基因的相同突变也会出现在额颞叶痴呆、PD、PS 和 PSP 的临床形式中。

治疗原则 临床多选择对症治疗，如针对不同 PS 患者帕金森综合征症状、抑郁症状、体重减轻症状、严重肺通气不足等症状分别采用对应性疗法，以改善生存质量并延长存活时间。基因治疗的研发和推广有助彻底改变 PS 等遗传性神经退行性疾病的治疗现状。

预后 早期诊断、仔细监测和适当干预可提高生活质量和生存率。需要进一步研究以了解基因型-表型关系、分子发病机制并开发 DCTN1 相关神经退行性疾病的治疗方法。

预防 PS 的发病机制尚不清楚，难以预防。对于有明确遗传病因的家庭，可以通过产前诊断或植入前诊断预防患儿的孕育。

(贺 光)

jīngkǒng zhàng'ài

惊恐障碍（panic disorder） 以反复出现严重惊恐发作为基本特征的精神障碍。又称间歇性阵发焦虑、发作性阵发焦虑。发作并不限于任何特殊场合或环境，不可预测。主要症状包括突然发生心悸、胸痛、哽噎感、头晕和感到不真实（人格解体和现实解体）。经常还有继发的对濒死、失控或发疯的害怕。有伴随或不伴随广场恐惧症两种，广场恐惧症患者往往对可能难以逃脱或可能无法获得帮助的情况（如在人群中、在封闭空间中、在户外独处）充满焦虑和恐惧。惊恐障碍在全球的发病率为 1.6‰~2.2‰，2000~2015 年中国的汇总患病率和终生患病率分别为 1.08‰ 和 3.44‰，女性比男性高。

病因和发病机制 多数理论认为患者体内 γ-氨基丁酸、皮质醇和 5-羟色胺等的分子含量失衡为主要病因。脑成像表明患者大脑中一些特定区域，如边缘和额叶区域，会发生诸如受体活性增强等变化，其中杏仁核是发生功能障碍的主要区域。对于发病机制，有两种主流理论：第一种认为，患者由于抑制 5-羟色胺的神经化学机制存在缺陷导致体内 5-羟色胺水平过高，进而导致自身神经系统中的恐惧网络模型变化最终引发惊恐症；第二种认为，患者体内内源性阿片类物质的缺乏导致了患者对焦虑、恐惧敏感，从而诱发惊恐症。

环境和遗传因素也可能引起惊恐症。童年的痛苦经历可能会在成年时期引发惊恐症；神经回路异常导致个体大脑局部过度兴奋，从而发展为惊恐症。另外，患者的亲属往往具有更高的患病风险（40%），证明遗传因素不可忽视，遗传因素也包含了多个基因位点。惊恐症符合常染色体显性遗传模式，基因组与惊恐症相关的片段包括 13q22-q32、9q31、4q31-q34 上的基因 NPY1R、7p15 及 22q11 上的基因 COMT，其中 NPY1R 基因在功能上与焦虑相关的神经信号传导相关。此外，蛋白编码基因 HCRT 在小鼠模型中也被证明与惊恐症的发病有关。

临床表现 患者时常遭受强烈的焦虑或惊恐，又称惊恐发作（表 1），发病时通常伴随着其中 4 种及以上症状。患者通常担心惊恐反复发作，或是惊恐发作的后果，或是惊恐发作改变他们的行为。发病往往十分突然并且在短时间内（10 分钟内）惊恐达到顶峰，并且在数小时内可有不同程度的多次发病。随着病情加重，患者会害怕某些引发病症的场景而患上广场恐惧症。每位患者的发病频率各不相同，严重者每天都发作，这导致了患者社交困难或被社会孤立，但也有长期患者能抑制惊恐发作的外在反应。对于一些轻度患者，惊恐发作可能只有 3 种或更少的症状，称为局限的惊恐症发作。

诊断 典型临床表现可作为诊断标准，另一个诊断标准是患者出于担心未来的惊恐发作而改变自己的行为，因此虽然需要惊恐发作才能诊断惊恐症，但许多患者也会对一些已知因素产生惊恐发作。还可以利用量表补充对患者的评估（表 2），完成量表后计算平均得分（即总得分/10），若量表中有 ≥3 个问题未完成则为无效量表，若 1~2 个问题未完成，则根据公式：总得分×10/实际作答问题数，计算平均得分。量表完成后，根据均分将患者分为 4 级：健康（0 分）、轻度（1 分）、中度（2 分）、重度（3 分）和极其严重（4 分）。

鉴别诊断 需与甲状腺功能亢进、心律失常或阻塞性肺病、颞叶癫痫或短暂性脑缺血等相鉴别。多种精神疾病或食用某些药

表 1　惊恐发作的 13 种症状

第一组症状	第二组症状	第三组症状	第四组症状
呼吸急促	出汗	颤抖	不真实的或脱离自己的感觉
心跳加快	发冷或发热	恶心	
头晕	失控或精神错乱	窒息感	
胸痛	麻木或刺痛感	害怕死亡	

表 2　成人惊恐症的严重性评价量表

	在过去 7 天内，你曾…	从不	偶尔	经常	总是	一直	得分
1	感到突然的恐惧、恐慌或惊吓（即惊恐发作）	0	1	2	3	4	
2	对惊恐发作感到焦虑、担忧或紧张	0	1	2	3	4	
3	感到会因为惊恐发作而发生失控、死亡或其他可怕的事情	0	1	2	3	4	
4	感觉心跳加速、出汗、呼吸困难、虚弱或出汗	0	1	2	3	4	
5	感到肌肉紧张、坐立不安、无法放松或难以入睡	0	1	2	3	4	
6	避免进入或接近惊恐发作的场景	0	1	2	3	4	
7	因为害怕惊恐发作而提前离开或避免参与某些场合	0	1	2	3	4	
8	花大量时间来推迟可能导致惊恐发作的情形	0	1	2	3	4	
9	通过分散注意力来避免惊恐发作	0	1	2	3	4	
10	需要外力帮助来应对惊恐发作（如酒精、药物、迷信物品或他人帮助）	0	1	2	3	4	

总分/部分分数：

按比例总分：（若 1~2 问未答）

平均分：

注：量表中问题主要关于惊恐发作的个人感受、想法或行为。惊恐发作是一种突然发作（无具体原因）的强烈恐惧，其症状包括并不限于心跳加速、呼吸急促、头晕、出汗及害怕失控或死亡等。请在表内每行的一个方框内打勾选择符合自身的选项。

物、戒断反应也必须排除在外。临床证明惊恐症往往和焦虑症等其他精神疾病并发，在诊断过程中参考患者的过往病史有助于病情判断。

治疗原则 包括心理治疗和药物治疗，都有助于减少惊恐发作的频率和强度。可根据患者的病情、病史及个人偏好选择一种或两种治疗方案。

心理治疗 又称为谈话疗法，是治疗惊恐症、惊恐发作的首选疗法。患者在心理疗法中能正确认识惊恐发作和自身病情，并学习应对方法。心理疗法中，行为认知疗法可以让患者认识到惊恐症并不可怕，医师可以在安全的环境下逐步重现患者的惊恐发作症状，一旦患者不再害怕惊恐发作带来的后果，病情将得到极大缓解。心理疗法需要患者和医师投入时间和精力，一般病情会在数周内缓解，并在持续治疗数月后显著减轻或消失，在此之后患者依然需要接受不定期回访以巩固治疗效果避免复发。

药物治疗 不仅能缓解惊恐发作，对于一些存在并发精神疾病的惊恐症患者，药物还能同时治疗并发症。有多种药物对惊恐症的疗效良好，如5-羟色胺选择性重摄取抑制剂（SSRI）、5-羟色胺和去甲肾上腺素重摄取抑制剂（SNRI）及苯二氮䓬类药物。SSRI包括氟西汀、帕罗西汀和舍曲林；SNRI中的文拉法辛是惊恐症的推荐药物；苯二氮䓬类药物作为镇静剂对中枢神经系统有抑制作用，其中阿普唑仑和氯硝西泮可用于治疗惊恐症。苯二氮䓬类药物仅在短期内使用，长期使用会产生生理或精神依赖，不建议接受其他药物治疗或酗酒、吸毒的患者使用该类药物。孕妇等特

殊群体应在医师指导下进行，在药物治疗过程中应监控患者的病情发展，若药物效果不佳应考虑改用其他药物，患者接受药物治疗后数周内症状可改善。

预防 对于惊恐症高风险人群或轻度患者，可有一些做法能防止惊恐发作。日常生活中，高风险人群应该避免食用含咖啡因的食物或饮料，如能量饮料、茶、咖啡和巧克力等；在使用任何非处方药物或中草药，特别是用于缓解焦虑情绪的药物时，应充分咨询医师；定期体育锻炼，均衡饮食；学习一些呼吸和放松技巧。轻度患者则应该及时就医，保持良好的生活习惯，在医师的监督指导下面对和习惯惊恐发作和触发因素。

（贺 光）

gǔ hé jiédìzǔzhī yíchuánbìng

骨和结缔组织遗传病（heritable disorder of bone and connective tissue） 基因突变导致的骨骼、肌肉及软组织受累的遗传性疾病。常导致颅面部、四肢或躯干的形态异常，可严重影响患者的运动能力和生活质量。

骨骼系统遗传病 骨骼系统是孟德尔遗传病最常受累的系统之一，有超过500种单基因疾病会影响骨骼系统。其中部分疾病同时还会影响全身其他系统，典型疾病包括神经纤维瘤病、戈谢病及黑尿症。更常见的情况是疾病仅影响骨骼系统，常表现为骨骼形态或骨质的异常。其中骨骼形态异常的典型疾病包括马蹄内翻足、短肋骨多指畸形及先天性脊柱侧凸等；骨质的发育异常主要包括成骨不全症、软骨发育不全和骨硬化症等。临床常使用放射学、临床和分子数据进行分类。分子遗传学方面，导致骨骼系统

遗传病的基因涉及多种发育生物学过程，包括体节发育、肢芽发育、软骨生成及骨骼生成等。不同发育过程中关键基因及信号通路的受累可导致不同部位骨骼的受累，如体节发育的重要基因*TBX6*的复合杂合突变可导致先天性脊柱侧凸；肢芽发育的重要基因*HOXD13*的突变可导致并指畸形；软骨发育的重要调控基因*SOX9*的突变可导致弯肢发育异常；成骨过程的重要调节基因*SERPINH1*的致病突变可导致成骨不全症。

结缔组织遗传病 一大类遗传性疾病，具有显著的临床和遗传多样性，通常由编码结缔组织主要成分的基因缺陷引起，如胶原蛋白和弹性蛋白。这些疾病有些影响细胞外基质的形态，有些影响这种基质的功能，或两者都有。已发现了超过200种疾病属于结缔组织遗传病的范畴，如马方综合征、埃勒斯-当洛（Ehlers-Danlos）综合征和洛伊-迪茨（Loeys-Dietz）综合征。这些综合征中的每一种都有不同的类型以及亚群。这些疾病通常有重叠的症状，比较典型的表现为关节的过度活动、皮肤松弛以及心血管系统的受累等。随着遗传技术的进步，越来越多的结缔组织遗传病相关的基因被发现。

（吴 南 李国壮）

ruǎngǔ fāyùbùquán

软骨发育不全（achondroplasia，ACH） 一组以身材矮小为特征的常染色体显性遗传病。发病率为 3.8/10 万 ~ 6.3/10 万，80%的患者无家族史。

病因和发病机制 该病的致病基因为*FGFR3*，约97%的患者携带 c.1138G>A 或 c.1138G>C 的杂合突变，这两种错义突变使

FGFR3 第 380 位的甘氨酸被精氨酸取代。Gly380Arg 是公认的 FGFR3 的热点致病突变，外显率为100%。FGFR3 编码成纤维细胞生长因子受体 3（FGFR3），该蛋白属于跨膜受体 FGFR 超家族（FGFR）的一员。FGFR3 由 1 个胞外配体结合结构域（Ig Ⅰ-Ⅲ），1 个疏水跨膜（TM）结构域和 2 个具有催化活性的酪氨酸激酶结构域（TK1 和 TK2）组成。FGFR3 作为受体，能够与其配体 FGF 结合，引起 FGFR3 受体二聚化和酪氨酸激酶磷酸化，从而对下游的软骨生长板进行负反馈调节。Gly380Arg 突变位于跨膜结构域，是一种功能获得性突变，通过在两个精氨酸残基的侧链之间形成氢键，使 FGFR3 持续二聚体化，但该机制有争议；另一种机制认为突变的 Gly380Arg 延迟了受体向细胞内信号转导，导致整体的信号输出增强。

临床表现　包括典型的侏儒表现，四肢粗短、头大颈粗、下肢呈 O 形等。具有进行性特征，其严重程度与年龄相关，部分表型严重的患者甚至伴有发育迟缓、黑棘皮症和致死性发育不良。

诊断　依据临床表现和辅助检查可诊断。ACH 在致病基因 FGFR3 存在热点突变 Gly380Arg，因此，在对临床疑似 ACH 的患者进行基因诊断时，优先针对热点突变位点进行桑格（Sanger）测序检测，若未在热点突变位点检出致病突变，则应针对 FGFR3 基因全部外显子进行候选突变的检测。

鉴别诊断　需与软骨发育不良（HCH）相鉴别。ACH 的临床表现与软骨发育不良（HCH）相似，但表型较 HCH 更重，ACH 患者通常表现出更明显的三叉戟手和面中部发育不全，以此与 HCH 患者区分。

治疗原则　尚无根治 ACH 的有效方法，主要以护理为主。对于 ACH 患者，结合定期健康监督，在儿童期通过对身高、体重、头围等进行检测，对 ACH 患儿进行护理，减缓疾病的进程。

预防　对于有 ACH 家族史的家庭，可以通过产前诊断的方式对胎儿的 FGFR3 基因进行检测，以有效预防 ACH 患儿的出生。

（赵秀丽　管　鑫　曹一璇）

ruǎngǔ fāyùbùliáng

软骨发育不良（hypochondroplasia，HCH）

一组以身材矮小、骨骼发育异常为特征的常染色体显性遗传病。发病率约为 2/10 万。

病因和发病机制　该病的致病基因为 FGFR3，已在该基因上发现 30 余种与 HCH 有关的致病突变，这些突变分布在 FGFR3 的整个编码区，其中 70% 的 HCH 患者为 c.1620C>A 和 c.1620C>G 的杂合错义突变，这两种错义突变均使得 FGFR3 蛋白的第 540 位的天冬酰胺被赖氨酸取代。有报道称，Asn540Lys 突变的患者与 FGFR3 上其他杂合突变类型的 HCH 患者相比，表现出更严重的前额突起和肢端短小，部分患者甚至出现轻微的智力发育障碍。Asn540Lys 是 FGFR3 的热点致病突变，外显率为 100%。

FGFR3 编码成纤维细胞生长因子受体 3（FGFR3），该蛋白属于跨膜受体 FGFR 超家族的一员。FGFR 在介导与 FGF 结合时产生的细胞内信号传递中发挥重要作用。FGFR3 由 1 个胞外配体结合结构域（Ig Ⅰ-Ⅲ），1 个疏水跨膜（TM）结构域和 2 个具有催化活性的 TK 结构域（TK1 和 TK2）组成，作为软骨生长的负调控因子

发挥重要作用。研究表明 FGFR3 基因敲除小鼠（*fgfr3*⁻/⁻）的脊柱和长骨长度显著增加，软骨细胞增生能力变强，表明 FGFR3 与软骨发育过程有关。Asn540Lys 突变位于酪氨酸激酶区（TK 结构域），是一种功能获得性突变，使得 FGFR3 的酪氨酸激酶活性过度激活，从而导致软骨内骨化障碍的发生。

临床表现　主要包括身材矮小、四肢短小、大头畸形、腰椎前凸。影像学特征还包括干骺端扩张，腰椎间距离缩短，髂骨和管状骨缩短等。

诊断　由于 HCH 在 FGFR3 基因存在热点突变 Asn540Lys，因此，在对临床诊断疑似 HCH 的患者进行基因分子诊断时，优先针对热点突变位点进行桑格（Sanger）测序检测，若未在热点突变位点检出致病变异，则进一步针对 FGFR3 全部外显子进行候选变异的检测。另外，高分辨率熔解曲线（HRM）技术也被应用到 HCH 热点致病突变检测中，该方法能快速高效地对大量样本进行 FGFR3 基因热点突变鉴定。

鉴别诊断　需与软骨发育不全相鉴别。

治疗原则　临床上没有根治 HCH 的有效方法，一般通过手术矫正或使用生长激素的方法缓解 HCH 患者的身材矮小和骨骼异常的表型。

预防　通过新生儿筛查以及对已生育 HCH 患者的家庭实施产前基因诊断，对该病的发生进行预防。

（赵秀丽　管　鑫　曹一璇）

diǎnzhuàng ruǎngǔ fāyùbùliáng

点状软骨发育不良（chondrodysplasia punctata，CDP）

在新生儿或婴儿期以骨骺软骨的不

规则钙盐沉着为病理特征，X 线以长骨、关节内及椎体周围软组织多发点状钙化为特征的疾病。又称康拉迪病（Conradi disease）。常伴有四肢发育异常、关节畸形、皮肤损害、先天性白内障、骨骺或心血管系统的缺陷以及神经系统改变及精神、生长发育障碍。

病因和发病机制 根据遗传表现及遗传方式将该病分为三型：X 连锁隐性遗传型（CDPX1）、X 连锁显性遗传型（CDPX2）和常染色体隐性遗传型［肢根型点状软骨发育不良（RCDP）］。

CDPX1 由位于染色体 Xp22.3 的 *ARSE* 基因突变，引起该基因编码的芳香基硫酸酯酶 E（ARSE）活性改变所致，发病率约 0.2/10 万。人类基因组中有 17 个硫酸酯酶基因，均有广泛的序列同源性，并含有高度保守的半胱氨酸，该半胱氨酸经过独特的翻译后修饰，对硫酸酯酶的催化活性至关重要。ARSE 定位于高尔基复合体膜，是一种耐热的芳基硫酸酯酶，可水解 4-甲基伞形酮（4-MU）硫酸盐，因此体外利用 4-MU 硫酸盐测定 ARSE 酶活性，且酶活性在 pH 中性条件下最大。华法林胚胎病和其他维生素 K 缺乏症（包括维生素 K 环氧化物还原酶缺乏症）表型与 CDPX1 相似，伴有特别严重的点状骨骺发育不良、远端指骨缩短和鼻颌发育不全，但发现 *ARSE* 突变，推测 ARSE 可能参与维生素 K 的代谢。

CDPX2 发病率约 1/10 万。致病基因 *EBP* 位于染色体 Xp11.22-p11.23，编码 3β-羟甾-δ8, δ, 7-异构酶，该酶是内质网膜蛋白，其缺陷将导致 8-胆甾烯醇不能转化为 7-烯胆（甾）烷醇，从而影响胆固醇正常的生物合成。

RCDP 罕见的遗传性过氧化物酶体生物合成障碍，具有高度遗传异质性，临床表型变异广泛。该型发病率为 1/10 万，根据致病基因不同分为 5 个遗传亚型：RCDP1～RCDP5，分别与 *PEX7*、*GNPAT*、*AGPS*、*FAR1* 和 *PEX5* 基因相关，其中 RCDP1 占全部病例的 90% 以上。RCDP1 由 *PEX7* 编码的蛋白缺陷所引起。PEX7 蛋白是含有 PTS2 靶向序列的过氧化物酶基质酶的受体，其介导 AGPS（参与血浆蛋白合成）、PHYH（参与植烷酸氧化）、ACAA1（参与脂肪酸 β-氧化）等酶与胞质中的 PEX5 受体结合，运送复合物到过氧化物酶体膜，随后在膜内转运。随后将导入复合物分解，复合物中的 PEX7 受体等蛋白质被回收，进行下一轮的导入。这个导入过程，伴随着新的过氧化物酶体的生成和现有过氧化物酶体的分裂，被称为过氧化物酶体的生物合成。此过程需要多种 PEX 蛋白的协同作用，任一环节的缺陷都会导致过氧化物酶体生物合成紊乱。

临床表现 CDP 各型具有许多相似的临床表现。

共同表现 ①特殊面容：头小或大、前额突出、眼距增宽、鼻梁塌陷、高腭或腭裂、短颈及智力低下。②眼部异常：白内障、视神经萎缩或发育不良、斜视和眼球震颤。③皮肤异常：鱼鳞状角化症、红皮症和毛发脱落。④四肢畸形：短肢、多指、并指，髋、膝、肘关节挛缩，以及髋关节脱位等。辅助检查：X 线片显示骨骺中有点状或融合成片的致密钙化点，如长骨、肩胛骨、椎骨以及气管喉头的软骨部分，关节周围软组织内可见斑点状钙化影，这些钙化影不随年龄增长而增加。

CDPX1 典型临床特征为点状骨骺发育不良、远端指骨缩短和鼻颌发育不全。多数骨骼症状在成年后有所改善，但仍伴有严重损害，包括呼吸系统受累、颈椎节段性不稳定和椎间隙狭窄、感音神经性听力损失和混合性听力损失以及智力残疾。

CDPX2 临床表型较多，其严重程度具有较大差异，从胎儿死亡伴多发畸形到只有皮肤特征、身材矮小等微小身体缺陷。主要临床特征包括生长缺陷、发育迟缓、特殊颅面形态、点状软骨发育不良（主要见于长骨、椎骨、气管和肋骨远端骨骺）、四肢不对称缩短、脊柱侧凸、线状或斑点状鱼鳞病、硬化萎缩性斑状脱发和后天性白内障等。

RCDP 5 种亚型都有典型（严重）和非典型（轻度）两种形式。典型 RCDP 特征是肱骨和股骨近端缩短、冠状椎体裂、软骨斑点状钙化并伴有干骺端发育异常，以及通常在出生前几个月内出现白内障。患儿出生时往往体重较轻、发育迟缓并伴有智力残疾，病死率较高。非典型 RCDP 特征是先天性或儿童期白内障、CDP 或罕见的软骨发育不良，与典型 RCDP1 相比，仅表现为轻微的骨骺变化、可变根状茎、轻度的智力残疾和生长限制。

诊断和鉴别诊断 如下。

CDPX1 由于尚无对 ARSE 酶活性检测的临床依据，因此，针对 CDPX1 的诊断主要采用基因检测，主要包括以下两种。

基因靶向缺失/重复分析 染色体微阵列分析（CMA）可检测基因组范围内的大片段缺失/重复，使用的方法括实时荧光定量聚合酶链反应、多重连接依赖性探针扩增技术等。12%的患者可以采用此方法进行检测。

单基因检测 进行 ARSE 基因序列分析,以检测小缺失/插入、错义、无义和剪接位点突变。若没有检测到致病突变,则对该基因进行靶向缺失/重复分析,对全外显子或全基因组进行筛查。

CDPX2 主要依据患者血浆中 8-胆甾烯醇和 8-脱氢胆固醇浓度是否升高,同时辅以典型临床表现以及基于分子遗传学检测发现的 EBP 杂合/半合致病突变可确诊。CDPX2 患者皮肤活检的组织学检查显示,毛囊扩张性骨质增多,伴有角蛋白钙沉积,此特征具有较强特异性。因此,对于表现较轻的个体,从受累区域进行皮肤活检或许是有效的诊断辅助手段。

RCDP1 包括影像学检查、生化指标检测以及基因诊断,其中最常用且方便快捷的方法是生化指标检测。全血中缩醛磷脂缺乏、植酸浓度升高以及血浆中超长链脂肪酸浓度正常(VLCFA)能够判定为 RCDP1 中 PEX7 受体缺陷(表 1)。其中,轻型 RCDP1 的缩醛磷脂水平往往比重型 RCDP1 高 10~30 倍。该病应与母体系统性红斑狼疮(SLE)相鉴别,SLE 和其他自身免疫病可引起后代与 CDPX1 相似的临床表型,但其与 RCDP1 的区别主要在于上颌鼻发育不全、短指/趾畸形、无肢根和白内障表型。

治疗原则 如下。

CDPX1 需对症治疗。对呼吸困难治疗主要包括提供必要的鼻支架和氧气;严重的上颌发育不良或上颌后缩导致的反颌畸形需要通过手术进行恢复;脊柱不稳可能需要颈环固定或采用脊柱融合术治疗;听力损失则需要配戴助听器,根据需要配置均压器;针对发育迟缓或学习障碍患者进行辅助治疗和个性化教育等。

CDPX2 主要以定期检查为主,重点需要定期进行骨科评估以监测脊柱后凸、关节以及四肢长短差异问题;定期随访皮肤科、眼科等检查是否存在异常指标。

RCDP1 主要为症状治疗,眼科手术可减轻白内障的问题。此外,肢体和骨骼上的缺陷可进行手术进行恢复重建,并定期复查,以改善患者的生活质量和预后情况。

预防 CDPX1 呈 X 连锁隐性遗传,如果先证者的母亲发现了 ARSE 的致病突变,其每次妊娠遗传给下一代的概率为 50%,遗传该突变的男性均为患者,女性均为携带者;携带该突变的男性会将突变传给女儿,而不会传给儿子。如果在家庭中已经发现 ARSE 致病突变,则需要对高危亲属进行携带者检测以及适时对产妇进行产前诊断。

CDPX2 呈 X 连锁显性遗传,携带 EBP 致病突变的母亲有 50% 的概率将该突变遗传给后代,遗传给儿子的突变通常是胚胎致死性的,女儿则表型较轻,临床具有多种表型类型。若先证者父母任何一方的白细胞中提取的 DNA 中检测不到致病突变,则有三种可能:种系嵌合体、体细胞嵌合体或新发突变。如果家庭成员中鉴定出 EBP 致病突变,则可对高风险孕妇进行 CDPX2 产前诊断或植入前基因诊断。

RCDP1 呈常染色体隐性遗传。如果先证者的父母都是携带 PEX7 致病突变的杂合子,则其同胞患病的概率为 25%,成为无症状携带者的概率为 50%。因此,有必要对具有家族史的 RCDP1 家系成员进行产前基因诊断。还可对妊娠 10~12 周获取的绒毛或 15~18 周获取的羊水进行缩醛磷脂生物合成水平的检测,妊娠 32 周可利用超声检查双侧白内障以及四肢骨骺端点状钙化情况。

(赵秀丽 韩明辰 陈秀敏)

zhīgēnxíng diǎnzhuàng ruǎngǔ fāyù bùliáng

肢根型点状软骨发育不良

(rhizomelic chondrodysplasia punctata,RCDP) 过氧化物酶体生物发生障碍引起的遗传性多系统发育障碍性疾病。呈常染色体隐性遗传,属点状软骨发育不良,发病率约为 1/10 万。临床表现为严重的双侧股骨和肱骨短、干骺端改变、小头畸形、特殊面容、白内障以及严重的运动迟缓和痉挛等。患者多于 10 岁前死亡,严重者新生儿期死亡。已发现的致病基因有 5 个,其中过氧化物酶生物合成因子 7(PEX7)基因突变导致的 I 型 RCDP(RCDP1)是常见类型。90% 的患者都有 PEX7 基因突变。

病因和发病机制 致病基因定位于染色体 6q23.3,编码蛋白

表 1 RCDP1 生化检测指标范围

检测指标	正常值	异常值
C16 饱和缩醛磷脂/C16 饱和脂肪酸	0.051~0.090	0.001~0.025
C18 饱和缩醛磷脂/C18 饱和脂肪酸	0.137~0.255	0.001~0.050
血中植烷酸	0~2.5μg/ml	通常高达 300μg/ml

注:上述检验值适用于典型患者,症状较轻者可能无法检测出来;植烷酸通常来自饮食中的动物脂肪,因此婴幼儿患者的检测结果可能正常。

PEX7通过过氧化物酶体靶向信号2定位到过氧化物酶体，与PEX5及冯·维勒布兰德（von Willebrand）A型因子结构域8相互作用发挥信号转导功能，参与过氧化物酶体的合成、装配和成熟过程。PEX7蛋白可特异性识别并结合N端含有过氧化物酶体靶向信号2的基质蛋白，二者结合后再与膜受体PEX14结合，最终在蛋白复合物PEX10-PEX12-PEX2的帮助下完成基质蛋白的转运，使部分基质蛋白从胞质转移到过氧化物酶体基质，形成成熟的过氧化酶体而发挥功能。PEX7基因突变导致部分基质蛋白无法顺利进入过氧化物酶体，患者植酸辅酶A羟化酶缺乏，α-氧化异常，导致底物植酸累积，造成血清植酸水平升高。PEX7等位基因的活性和患者的生长发育密切相关，RCDP患儿的身高、体重和头围明显落后于同龄儿童。此外，缩醛磷脂的减少可增强神经元的兴奋性和神经的异常传导，导致癫痫发作和痉挛。

临床表现　典型临床特征是骨骼异常、白内障、生长受限和智力障碍。肱骨（根茎）近端缩短，股骨较小程度缩短，软骨点状钙化，伴有骨骺和干骺异常，椎体冠状裂。患者两侧对称性的近侧肢体（上肢的肱骨和下肢的股骨）明显较短，因肌肉挛缩、僵硬及关节疼痛，导致婴幼儿的不适及哭闹。此外，面部软骨也常受到影响，造成前额突起及短的鞍形鼻。患儿通常在出生时或在出生前几个月出现白内障并逐渐恶化。出生时体重、身长和头围通常处于正常值的较低范围；出生后表现出严重的发育迟滞，往往伴有严重的智力低下，智商通常低于30，且大多数儿童都伴

有癫痫发作。部分患者常因神经病变、异物吸入、卧床及胸廓小而限制肺部扩张等因素，出现反复的肺部感染。多数患儿在10岁前死亡，部分在新生儿期死亡。还有部分患者表型较轻，表现为先天性或儿童期白内障、点状软骨发育不良或软骨发育不良，仅表现为轻度骨骺改变、根茎变异，以及更轻微的智力残障和生长受限。

诊断　患者的临床、放射学和实验室检查结果具有提示性，最主要的是在分子遗传学检测中确定了PEX7的双等位基因致病突变。还可检测血中缩醛磷脂、植烷酸及超长链脂肪酸等浓度，以评估过氧化酶体的功能。磁共振成像（MRI）检查可见不完全髓鞘形成、幕上白质的信号异常和心室扩大。神经系统检查可表现为视觉反应缺乏，轻度到严重的肌肉张力减退，以及肌腱反射增加，这些表现与儿童时期的智力损伤相关。

鉴别诊断　需与多发性骨骺发育异常、泽尔韦格（Zellweger）综合征及CDPX2相鉴别。多发性骨骺发育异常首次发病年龄约为4～5岁，患者以膝、髋关节疼痛为主要表现，无特殊面容及白内障等伴随症状；泽尔韦格综合征又称脑肝肾综合征，除X线片提示长骨斑点状钙化外，可以发现肝大、肾小球和肾小管微小囊性变；CDPX2为X连锁显性遗传，女婴发病，男婴往往胎死宫内。由于这些疾病的临床表现相近，鉴别诊断存在困难，临床可以根据遗传特点及基因检测确诊。

治疗原则　以对症治疗为主。由于患者常并发先天性白内障、吞咽困难、癫痫发作，应早期进行眼底检查，定期进行电生理等

神经系统检查，必要时行胃造口术。

预后　不良，患儿常胎死宫内，60%存活年龄为1年，39%生存期约为2年，另有少数可生存超过10年。绝大多数患儿由于呼吸系统并发症治疗无效而死亡。

预防　基因检测是可以规避该病的有效产前诊断方式，针对育有患儿的家庭，在母亲再次妊娠10～13周时进行绒毛穿刺取样，或妊娠16周以后羊膜腔穿刺抽取羊水对胎儿进行基因检测，可以有效防止患儿出生，达到优生优育的目的。

（赵秀丽　杨玉娇　陈秀敏）

jìnxíngxìng gǔhuàxìng xiānwéi jiégòu bùliáng

进行性骨化性纤维结构不良

（fibrodysplasia ossificans progressiva，FOP）　发生于骨外肌肉、肌腱和韧带的进行性纤维化、钙化和骨化，最终导致严重功能障碍的遗传性疾病。以先天性蹬趾畸形和进行性横纹肌骨化为典型特征。发病率约为0.05/10万，无种族、性别或地理差异。

病因和发病机制　该病由位于染色体2q24.1的ACVR1基因杂合突变所致。绝大多数致病突变位点是c.617G＞A（p.R206H），极少部分是c.1124G＞A、c.982G＞A、c.1067G＞A和c.619G＞A等。ACVR1编码激活素受体1，该受体是一种跨膜丝氨酸/苏氨酸激酶。ACVR1基因突变导致其过度激活，在BMP配体存在的情况下，诱导BMP信号通路使其过度活跃，使下游Smad蛋白磷酸化及相关基因异常表达，导致异常的骨化现象发生。

临床表现　特征是先天性蹬趾外翻畸形和早发性异位骨化，多为自发或由创伤诱发。疼痛、

反复的软组织肿胀（急性发作）症状可能先于异位骨化出现。多数患者在 10 岁以内出现发作性的炎性软组织疼痛肿胀，肿胀可自行消退，随后柔软的结缔组织逐渐转变为成熟的骨组织。异位骨化首先发生在躯体的背侧、中轴、头部及肢体近端部位，逐渐发展到躯体的腹侧、尾侧和肢体远端，病变的发展过程与胚胎骨骼的发育顺序相似，临床表现具有较强的特异性。由于进行性的异位骨化，患者在 30 岁之前常因髋关节融合而不能独立行走。部分患者还会因下颌僵硬影响进食而导致严重的体重减轻，以及因胸廓运动严重受限而导致肺炎和右心衰竭。此外，患者常伴有骨折、听力下降、肾结石和淋巴水肿等并发症。

诊断　临床尚无正式的诊断标准，通常通过临床表型、影像学检查、基因检测确诊。FOP 早期通常被误诊为侵袭性纤维瘤病、淋巴水肿或软组织肉瘤，因此 90% 以上的患病人群没有得到及时治疗，进而引发了多种并发症。因此，当临床或影像学检查出现先天性双侧踇趾外翻畸形、异位骨化、软组织肿胀或肢体缩小时，应怀疑为 FOP。基因诊断是针对 FOP 较为精确的诊断方式，包括基因靶向检测（单基因检测和多基因检测）和综合基因组检测（全外显子组测序和全基因组测序），具体方式应结合患者表型来确定。

治疗原则　主要为对症治疗。①为预防软组织和肌肉损伤，尽量避免对 FOP 患者进行肌内注射和动脉穿刺，减少病理活检。②使用轮椅、拐杖等辅助行走装置的患者应预防跌倒，若跌倒需及时就医，考虑预防性使用皮质类固醇，主要用于颌下腺区或下颌骨、主要关节以及软组织严重创伤后的肿胀部位。③对于由皮质类固醇诱导的骨质减少可考虑双膦酸盐治疗。④传导性听力障碍的患者需配戴助听器。⑤适时补水，避免高蛋白和高盐摄入，以防止肾结石。⑥患者睡眠期间双腿抬高，注意预防深静脉血栓，避免淋巴水肿。

预防　该病为常染色体显性遗传，因而致病基因的遗传与性别无关，若先证者的父母为该致病变异的杂合子，则其同胞患病的概率为 50%，其后代患病的概率也为 50%。因此，如果家庭成员中鉴定出 *ACVR1* 致病突变，则可对高风险孕妇进行 FOP 产前诊断或植入前基因诊断。

（赵秀丽　韩明辰　曹一璇）

Āilìwěi zōnghézhēng

埃利伟综合征（Ellis-van Creveld syndrome）　*EVC* 和 *EVC2* 基因突变导致的常染色体隐性遗传病。又称软骨外胚层发育不良综合征。临床表现为短肢、短肋骨、轴后多指畸形，以及指甲和牙齿发育不良，患者存在先天性心脏缺陷（最常见原发性房间隔缺损）。

病因和发病机制：该病由 *EVC* 基因的纯合或复合杂合突变引起。该基因包含 chr4p16.2 上 103kb 区域，编码蛋白含 992 个氨基酸，参与外胚层和中胚层衍生物之间的调节以及骨骼形成，还参与调节心脏的正常功能。*EVC* 和 *EVC2* 突变是最常见的病因，*EVC* 和 *EVC2* 基因通过直接相互作用，形成位于纤毛基部的蛋白质复合物，*EVC/EVC2* 复合物参与 SHH 信号通路的转导。大多数 *EVC* 突变产生提前终止密码子，从而导致无义突变介导的 mRNA 降解和蛋白质截短，仅有少数框内缺失或错义突变。

临床表现：主要为四肢短小，并随年龄增长更加明显，成年患者身高在 109～152cm；上唇缺损、部分唇裂、牙槽嵴缺陷，新生儿牙体不足、延迟萌出；新生儿中有 50%～60% 有先天性心脏病，房间隔缺损，形成单心房；胸廓窄、鸡胸、肋骨短且发育不良；手指轴后多指畸形，第 2～5 指骨存在锥形骨骼、马蹄足、轴后多趾畸形和指甲发育不良；智力低下。

诊断：依据临床表现和辅助检查可诊断。患者多伴有轴后多指/趾畸形，产前诊断时需行胎儿镜和超声检查胎儿骨骼。

鉴别诊断：需与软骨发育不良、克汀病、佝偻病等相鉴别。

治疗原则：尚无特效治疗方法，可手术矫正多指/趾畸形，对心脏并发症施行心功能维护治疗。

预防：产前诊断是预防该病的有效途径，通过超声和胎儿镜检查胎儿骨骼，确诊后终止妊娠。

（赵秀丽　李　双　曹一璇）

duōfāxìng wàishēng gǔyóu

多发性外生骨疣（multiple exostoses）　累及生长板内软骨化骨，以长骨干骺端多发性外生骨疣为特征的常染色体显性遗传病。又称多发性骨软骨瘤。表现为生长在肋骨、骨盆、脊椎，尤其是长骨的生长板附近的多发性骨软骨瘤，是最常见的良性骨肿瘤之一，发病率为 1/10 万～2/10 万，多发生于 10～20 岁，男女比例为 3∶1，多数有家族史。

病因和发病机制　该病主要由 *EXT1* 和 *EXT2* 基因突变引起，还有部分病例致病基因未明。*EXT1* 突变具有更严重的临床表现，易出现更多的外生骨疣、更多的肢体排列不良、身材矮小和更多的盆腔受累。

EXT1 基因位于染色体8q24.11，编码蛋白是一种糖基转移酶；EXT2 基因位于染色体11p11.2，编码蛋白与 EXT1 为同一酶家族，共同参与体内硫酸乙酰肝素（HS）和硫酸乙酰肝素蛋白聚糖（HSPG）的合成和组装。HS 是软骨的重要组成成分，广泛分布于体细胞周围和细胞膜，不仅影响体细胞的生长及分化的调控过程，还参与其他多种细胞外基质蛋白的调节。缺乏 HS 链或截短的 HS 链可能会导致软骨细胞分化或增殖途径的严重变化，进而导致该病发生。

临床表现　有多发性骨软骨瘤，多为可触及的骨性包块，可以影响任何骨骼，多发于长骨的干骺端，最常见于股骨远端、胫骨近端、肱骨近端和骨盆，极少情况下会累及脊柱。患者通常因膝、肩、踝和腕关节附近出现可触及的肿块后就医，多数有家族史，往往在青少年时期得到确诊，平均 1 例患者有 6 处外生骨疣。

并发症：影响关节功能、压迫邻近组织以及骨疣恶变。影响关节功能主要是由于骨性包块阻碍骨生长时使骨骼短缩弯曲而造成骨骼畸形甚至骨折，可累及关节周围进而使关节活动受限。当多发的骨软骨瘤压迫到邻近的神经血管时可造成局部疼痛、滑囊炎，其中脊髓组织受压情况罕见但常可造成严重的功能性问题。最严重的并发症是外生骨疣的恶性转化（90%恶变为软骨肉瘤），恶变率为 1%～5%。患者生活质量低下，儿童和成人在工作和学校社交方面存在困难。常见慢性疼痛综合征，严重影响患者活动及生活。

诊断　根据临床表现和影像学检查，如 X 线、CT 和磁共振成像（MRI）等可诊断。常规 X 线片在检测大多数区域骨软骨瘤的形状和存在方面具有良好的准确性，也有助于检测和研究多发性外生骨疣相关的畸形。当外生骨疣累及脊柱时，由于病变与脊柱的骨性结构重叠，X 线片常难以发现，因此 X 线片常规检查确诊率较低，仅作为筛选参考。

CT 及 MRI 是诊断的首选检查方法，进一步结合患者的家族史和病理学检查可以确诊。此外，基因检测对于确诊及患者的筛查具有重要的作用。

治疗原则　尚无有效治疗方法。1/3 的患者出现外生骨疣自发消退。对于无症状的外生骨疣可以密切随访；对于有神经损害、长期疼痛保守治疗效果不佳或诊断不明确的患者，可手术治疗。多发性外生骨疣伴颈髓压迫虽罕见，但可导致严重的神经症状，确诊后，无论是否有神经症状都应尽早手术切除病变。若恶变成软骨肉瘤，由于放射疗法对软骨肉瘤无效，可用肿瘤原位分离插入式微波天线灭活术，骨缺损可用异体骨重建。

预防　多发性外生骨疣发病较晚，一般在 2～10 岁才会出现典型症状，既不利于疾病预防与治疗，又可能造成早期患儿的误诊或漏诊，因此超声检测对于胎儿疾病诊断的作用微乎其微。基因检测是可以规避多发性外生骨疣的有效产前诊断方式，在明确先证者的基因致病性变异位点后，在妊娠 10～13 周进行绒毛穿刺取样或妊娠 16 周以后羊膜腔穿刺抽取羊水对胎儿进行基因检测，可以有效防止患儿出生，达到优生优育的目的。

（赵秀丽　杨玉姣　曹一璇）

gǔ wài nián yè yàng ruǎn gǔ ròu liú

骨外黏液样软骨肉瘤（extraskeletal myxoid chondrosarcoma，EMC）　发生于深部软组织、以软骨母细胞样细胞浸埋于黏液样基质内为形态特点的低度恶性软组织肿瘤。主要发生于 40～60 岁中年人，儿童和青少年较罕见，男女比例为 2∶1，无已知的种族倾向性。

病因和发病机制　确切病因和机制尚不清楚，可能的发病机制包含：①由于某些不规则染色体交换导致的遗传缺陷，如 NR4A3 基因可以与不同的基因进行框内融合，最常见的是 EWSR1 或 TAF1 基因。②在肿瘤细胞的许多染色体上观察到易位引起的遗传缺陷，如 NR4A3 基因易位。

临床表现　与肿瘤起源部位相关。主要表现有软骨肿块特征性增大，并伴有疼痛和压痛。所有肿瘤均在骨骼周围观察到软组织肿块以中等速度生长，随后突然迅猛生长。由于肿瘤体积较大，邻近器官、神经和肌肉可能受到压迫或限制，当瘤体位于关节附近时可能造成患肢活动范围受限。通常这些体征以及疼痛和压痛是皮肤下肿瘤病变的首发症状，也可表现为炎症引发的疼痛。

EMC 并发症取决于瘤体的发病部位和严重程度。骨损伤可能导致截肢后肺部和淋巴结转移；可能通过压迫邻近组织和器官而产生肿瘤的占位效应，从而导致侵入性治疗期间的大量失血；外科手术期间存在损伤重要神经、血管和周围结构的风险；此外，还包括化疗药物的毒副作用、放疗引发的炎症。

EMC 的转移部位通常为肺，也可以发生肺外转移，其中淋巴结受累比其他软组织肉瘤更为常见。

诊断 依靠体格检查、病史、影像学和组织病理学检查以明确诊断。CT可见细胞活性较高和大量出血，常表现为低密度病变。受累区域的磁共振成像可以排除其他相似类型的肉瘤。在T2加权像中表现为高信号伴低信号内分隔病变，通常可见明显的小叶结构。EMC也可发现出血和坏死变性，T1加权信号呈现低到中、高强度信号特征变化。组织病理学上，EMC以丰富的低细胞黏液样基质和均匀的肿瘤细胞相互连接的索状物为特征，肿瘤细胞可以相互连接形成小簇和复杂的小梁或筛状结构。

治疗原则 采用化疗、放疗和外科手术相结合的治疗方式，经手术切除整个病灶是首选治疗模式。如果肿瘤未完全切除，则存在复发风险。可在手术前、后进行放疗从而达到术前尽可能减小病灶和术后清除残留肿瘤细胞的作用。可通过阻断为肿瘤供血的血管进行肿瘤血管栓塞，暂时缓解症状并减少术中失血。在手术过程中，如果肿瘤已累及淋巴结，肿瘤位于不可触及的位置，或手术干预风险较大时，手术后可进行化疗。采用非侵入性术后治疗很有必要，并且要做好定期随访、及时复查及术后护理。

预防 尚未建立完善的预防方法。对患者父母（及相关家庭成员）进行基因检测，对家庭成员患有该疾病的高危产妇进行产前诊断以及遗传咨询有助于更好地了解评估妊娠期的风险。在计划对儿童进行定期医学筛查之前，必须通过血液检查、放射扫描和体格检查。对确诊为EMC的患者进行定期筛查，考虑到EMC具有转移能力和复发风险，通常需要为期几年的主动随访复查。

（赵秀丽 周思基 曹一璇）

jiǎxìng ruǎngǔ fāyùbùquán

假性软骨发育不全（pseudo-achondroplasia，PSACH） 由于软骨寡物基质蛋白基因突变导致的软骨发育障碍性疾病。多为常染色体显性遗传，患病率约为3.3/10万，多为散发病例。

病因和发病机制 该病多数属于常染色体显性遗传，致病基因为COMP，位于19号染色体，全长约26kb，包含19个外显子，编码非胶原性细胞外基质COMP蛋白。COMP蛋白是血小板反应蛋白基因家族成员之一，由5个相同的糖蛋白亚基组成，每个亚基有一个N端结构域、4个表皮生长因子（EGF）区、7个T3重复区和1个羟基末端球状区（CTD），具有EGF样和钙结合（血小板反应蛋白样）结构域。

COMP基因突变后，COMP蛋白积聚在内质网中，引起了软骨细胞的凋亡，其他种类的细胞外基质也可以积聚在内质网中，形成的细胞内基质复合体能够抵抗正常的蛋白降解过程，或其积聚速度超过了正常的降解速度。这些无法溶解的物质激活了未折叠蛋白反应的发生，而未折叠蛋白反应是细胞内的一种应激机制，可使错误折叠的蛋白重新折叠或降解。在PSACH中虽然该反应被激活，但不足以挽救或清除这些积聚在内质网内的蛋白，反而引起了氧化应激和炎症反应等，促使软骨细胞的凋亡、抑制细胞的增殖，最终导致骨发育异常。在PSACH家系中，70%~80%以新发突变的形式出现。已发现的200多个导致PSACH的突变中，85%位于T3重复区，15%位于CTD区。CTD是一个凝集素样的β三明治结构域，由15个β链组成，包含4个钙结合位点。T3与CTD重复折叠形成的三级结构，被称作特征结构域，对促进蛋白质的正确折叠和分泌具有重要意义。

临床表现 为身材矮小、关节形态畸形、早发性骨关节炎、头面部发育正常且无智力障碍等。患者出生时常无特殊临床表现，身高体重均正常。2岁左右出现生长发育迟缓，儿童时期即可发现肢体短缩、鸭步态、指过短、关节宽大、脊柱侧凸和腰椎前凸等表现，成年后常表现轻度到重度的短肢侏儒，成年身高通常在82~130cm，并在成年早期多发生骨关节炎。

诊断 由于患者的骨骼异常在出生后才会逐渐发展，因此产前超声无法检测到PSACH。新生儿期由于没有临床表现，通常依靠新生儿筛查进行早期诊断。一般通过临床表现及影像学检查做出诊断。当临床特征不明确时，则可结合分子遗传学鉴定COMP基因是否存在致病突变。对于已出现临床症状的患者，X线改变具有特征性，可通过X线对未经治疗的患者进行诊断和鉴别。

影像学检查 特异性的影像学检查表现为四肢管状骨对称性粗短、变形，愈向远端愈严重。指骨横径几乎与长径相等，呈方形，髓腔增宽，干骺端增大，不规则，边缘唇状突出。表面呈蕈状膨隆（膝关节）、杯口状凹陷（尺骨远端）和波浪状凹凸不平（胫骨远端）；前期钙化带不规则，骺板变窄，骨骺变小、不规则、边缘不整和破碎。骨骺出现延迟但提前愈合。椎体通常变扁，间隙增宽，其前部台阶状缺如。

超微结构和组织化学检查 透明软骨、纤维软骨和骺板软骨的粗面内质网中有包涵体积累，可见蛋白多糖的聚集。

胚胎植入前遗传学检测 包括植入前非整倍体检测（PGT-A）、植入前单基因遗传病检测（PGT-M）、植入前染色体结构重排检测（PGT-SR），均对该病的预防和干预有重要意义。

基因检测 检测出 COMP 基因突变可确诊。

鉴别诊断 需与软骨发育不全和多发性骨骺发育不全相鉴别。软骨发育不全多为颅面部骨异常，腰椎椎弓根间距自上向下逐渐变窄，骨骺不受累，出生时即可诊断。多发性骨骺发育不全与假性软骨发育不全很相似，两者均为短肢性侏儒，尤其在青春期鉴别困难。多发性骨骺发育不全无脊柱病变或仅有轻度改变，干骺端不受累，而假性软骨发育不全干骺端有明显改变。

治疗原则 临床并无有效的干预手段，采取的措施为通过止痛缓解症状，外科手术矫正异常发育骨骼，提供心理及社会支持，积极预防并发症等几个方面。

患者由于伴有不同程度的骨骼畸形、骨骼小、关节畸形等，造成人工全膝关节置换手术较为困难，应用 3D 打印技术治疗可以根据需求进行个体化治疗，降低手术难度，提高手术操作准确性，减少手术副损伤，利于恢复；同时矫正畸形，获得良好的手术效果。

预防 ①一级预防：即婚前预防。该病主要为常染色体显性遗传，但也有少数为常染色体隐性遗传，应避免近亲结婚。②二级预防：即出生前预防。患病个体在每次妊娠时有 50% 的风险将突变遗传给后代。对已生育患者的家庭实施产前基因诊断，如果患者家系的突变位点已知，则可通过产前分子诊断技术及胚胎移植前基因诊断技术，降低患者出生的再发风险。③三级预防：即症状前预防。通过新生儿筛查，早诊断、早治疗，在患者出现症状前尽可能实施外科手术以矫正异常发育骨骼。

（赵秀丽 刘思邑 曹一璇）

zhìsǐxíng zhūrú

致死性侏儒 （thanatophoric dysplasia，TD）

成纤维细胞生长因子受体 3 （FGFR3）基因突变导致的常染色体显性遗传的骨骼发育障碍。是一种短肢型骨骼发育不良症，通常在围产期是致命的。

分类 根据患者股骨弯曲/笔直将该病分为两个亚型：TD1 型的特点是伴有股骨弯曲，股骨短，具有或没有颅骨畸形；TD2 型的特点是股骨笔直，相对较长，通常伴有严重的颅骨融合和三叶草颅骨畸形。两个亚型的共同特征：短肋骨、胸腔狭窄、相对巨大的头畸形、明显的面部特征、短指、低张力，以及四肢多余的皮肤褶皱。大多数患儿在出生后不久就死于呼吸功能不全。

病因和发病机制 致病基因 FGFR3 位于染色体 4p16，编码一种跨膜糖蛋白，通过 3 种异构体合成，具有不同程度的 N-糖基化。FGFR 受体酪氨酸激酶家族介导多种细胞类型的生长、分化和细胞迁移。FGFR3 是 FGFR 家族的 4 个成员之一，可作为 20 多种不同 FGF 的高亲和力受体。人类先天性骨骼疾病部分是由 FGFR3 中的点突变引起的，FGFR3 不同结构域的突变与严重程度不同的身高矮小有关，包括软骨发育不全、软骨发育不全和新生儿致死综合征致死性发育不良。

临床表现 临床和影像学特征在产前或新生儿期表现明显。呼吸功能不全通常导致新生儿早期死亡，原因是胸腔较小和/或枕大孔狭窄并伴有脑干压迫。但也可长期幸存，包括通过积极的通气支持和神经并发症的手术治疗而存活到成年。FGFR3 致病突变的表型特征如下：①呼吸功能不全，多数患儿在出生后的几个小时或几天内死于呼吸功能不全。呼吸功能不全可能继发于小胸腔，并伴有肺发育不良和/或由于枕大孔小而压迫脑干。患儿也可存活到童年，普遍需要气管切开和积极的通气支持。②枕大孔狭窄、颞叶发育不良、相对的大头畸形：几乎所有患者存在。③脑积水：约 56% 的患者存在。④三叶草颅骨（多发性颅缝融合）：100% 的 TD2 型都伴有此症状，而 TD1 型不常见。⑤特殊面容：全部患者都有额部隆起、面部平坦、鼻梁凹陷和眼球突出的特殊面容。⑥生长缺陷：出生身长小，出生体重和头围正常，但在婴儿期和儿童期出现生长受限。⑦股骨弯曲：全部 TD1 型患者都伴有此症状，而 TD2 型患者不常见。

诊断 需判断先证者具有特征性的临床特征、放射学特征、分子遗传学检测确定的 FGFR3 基因杂合致病突变。通过产前超声等影像学检查，结合分子基因诊断检测可以进行精准的产前诊断。

产前超声检查 妊娠早期：在妊娠 12~14 周时发现长骨变短，颈部半透明度增加。妊娠中期/晚期：肢体长度过短的生长缺陷可以在妊娠 20 周时发现、扁平脊椎、脑室巨大，巨头畸形、狭窄胸腔伴肋骨短小、羊水过多、股骨弯曲（TD1 型）、脑异常、三叶草型颅骨（冠状缝、板状缝和矢状缝的颅骨融合，导致三叶草形状，常见于 TD2 型，偶发在 TD1 型）。

产后体格检查 相对的大头畸形、三叶草型颅骨、前囟门较大、额部隆起、鼻梁凹陷平坦、眼球突出、躯干长度相对正常但四肢明显缩短、皮肤皱褶多、胸腔窄呈漏斗型、肋骨短、腹部突出、短指伴三叉手、股骨弯曲和泛发性低眼压。

其他影像学检查 长骨根部短；长骨干骺端不规则；扁平型；小枕骨大孔伴脑干受压；中枢神经系统异常，包括颞叶畸形、脑积水、脑干发育不全和神经元迁移异常。

基因检测 当表型结果提示该病时，应结合分子遗传学检测进行确诊，检测方法包括靶向分析、*FGFR3* 单基因检测或使用全外显子测序等高通量测序方法。

治疗原则 患者由于多系统的并发症，大多在围产期死亡，对于已经生育的 TD 患者，需要提供舒适的护理，新生儿需要长期的呼吸支持（通常是气管造口术和通气）才能存活。对于 TD 引起的其他并发症需对症治疗，包括脑积水的分流治疗，枕下减压术缓解颅颈交界处狭窄，施用抗癫痫药物控制癫痫发作，借助助听器等。对于长期幸存患者，需要神经成像来检测颅颈收缩情况，评估神经状态，检测脑电图活动，以及在患儿生长过程中对发育、骨骼、听力等方面进行长期评估。

预防 该病通常在产前即被诊断出，当产前诊断为 TD 时，应转诊至产科医学专家，以寻求妊娠评估和管理建议。TD 的长期幸存者很少，患儿出生后需要对该病的并发症进行积极干预。应根据长期幸存者的并发症报告告知家属预后。

（赵秀丽 李 双 陈秀敏）

zhǐjia-bìngǔ zōnghézhēng

指甲-髌骨综合征（nail-patella syndrome，NPS） 同源结构域蛋白基因 *LMX1B* 突变导致的常染色体显性遗传病。临床特征主要是背肢结构、肾和眼的发育缺陷，分别表现为指甲发育不良、髌骨异常、肘部发育不良、髂角、肾病和青光眼。发病率约为 2/10 万，但可能存在未确诊的具有轻度表型的个体而发病率更高。

病因和发病机制 致病基因 *LMX1B* 位于染色体 9q33，编码一种转录因子，指导肢体发育的背腹模式以及前眼和肾足细胞的形成，导致了膝关节和肘关节（下肢位于背侧的早期胚胎状态）、青光眼和与蛋白尿相关的肾病的表型特征。LMX1B 蛋白在心血管和中枢神经系统中的作用尚不清楚。已发现超过 170 种 *LMX1B* 致病突变，多数（~80%）存在于 LIM 结构域中，其余的位于同源结构域中。即使具有相同的 *LMX1B* 致病突变，家族之间和家族内部的表型也存在差异。因此，很难根据基因型预测疾病的严重程度。绝大多数突变位于 *LMX1B* 基因外显子 2~6，影响 LIM 结构域和同源结构域的功能，可能由于错义突变导致锌结合所必需的氨基酸被取代（在 LIM 结构域的情况下），也可能由于 *LMX1B* 上对锌结合所必需的氨基酸被取代后，影响其与 DNA 的结合（在同源结构域的情况下）。同源结构域内的一系列复发突变约占所有 *LMX1B* 致病突变的 30%，在该基因的末端 1/3 处未发现致病突变。

临床表现 包括指甲、膝盖和肘部的典型临床四联征，以及髂角的存在。指甲变化是该病最恒定的特征。指甲可缺失、发育不全或营养不良、纵向或横向隆起、变色、被纵向的皮肤裂口或脊分成两半、并且变薄或（较少）变厚。髌骨可能很小、形状不规则或不存在。肘部异常可能包括伸展、旋前和旋后受限、肘外翻和肘前翼状胬肉。髂角是双侧的、圆锥形的骨突，从骨盆髂骨的中央部分向后和横向突出。肾受累，首先表现为蛋白尿伴或不伴血尿，发生于 30%~50% 的患者中；高达 15% 的患者发生终末期肾病。与一般人群相比，原发性开角型青光眼和高眼压症的发生频率更高且年龄更小。临床表现的频率和严重程度都不同，具有家族间和家族内的变异性。个体可能会受 NPS 某一方面的严重影响，但在其他方面的表现较轻或没有表现。

诊断 首先是先证者具有提示性发现或通过分子遗传学检测鉴定的 *LMX1B* 杂合致病性突变。NPS 的临床诊断标准尚未公布，尽管有特征性的髂角（从骨盆髂骨中央向后外侧突出的双侧、圆锥形、骨性突起），对于具有以下临床和影像学表现的个体应怀疑 NPS。

指甲改变 缺失、发育不良或营养不良、纵向或横向隆起、凹陷、变色、被皮肤的纵裂或脊分成两半、薄或增厚（较少）的仅限于三角形月牙。

髌骨异常和不稳定 触诊或 X 线片评估出较小的不规则形状或缺失的髌骨；根据病史和/或体检发现复发性髌骨半脱位或脱位。

肘部异常 肘部伸展、旋前和旋后受限、肘外翻以及肘前翼状胬肉。

影像学检查 髌骨缺失或发育不良，可能错位（髌骨骨化中心出现于 3~6 岁 X 线片）、桡骨头发育不良、外侧上髁和小头发育不良、内侧上髁凸出、髂角（两侧、圆锥形、骨性凸起，从骨盆髂骨中央向后外侧凸出）。

基因检测 通过单基因检测或全外显子测序等高通量测序方法鉴定患者是否存在 LMX1B 基因杂合致病突变。如果靶向基因检测或外显子组测序不能诊断，但临床怀疑 NPS 并观察到显性遗传模式，则可考虑核型异常，有研究 LMX1B 的染色体易位是一种罕见的致病机制。

鉴别诊断 需与短指综合征、髌骨发育不全和 8 号染色体三体、嵌合体相鉴别。

治疗原则 对症治疗：镇痛剂、物理疗法、夹板、支具或手术可能有助于解决骨科问题；在手术前进行关节磁共振成像以识别异常解剖结构很重要，以便可以提前计划适当的手术治疗；血管紧张素转换酶（ACE）抑制剂用于控制血压并可能减缓蛋白尿的进展；根据需要进行肾移植、骨密度降低、高血压、便秘/炎性肠病、青光眼、癫痫和牙齿异常的标准治疗。

患有 NPS 的孕妇会增加患先兆子痫的风险。因此应在妊娠期间经常进行尿液分析和血压测量。对于服用 ACE 抑制剂的女性，建议在妊娠前或至少在确认妊娠后立即过渡到替代治疗，以避免 ACE 抑制剂对发育中的胎儿的潜在不良影响。

预防 该病以常染色体显性遗传方式遗传，88% 的 NPS 患者父母也患有 NPS；12% 的患者具有新发致病突变。NPS 患者后代有 50% 的风险遗传 NPS。如果家族中的致病突变已被确定，则可以进行产前检测和植入前基因检测预防 NPS 患儿出生。

（赵秀丽 李 双 陈秀敏）

ruǎngǔ ròuliú

软骨肉瘤（chondrosarcoma，CS） 起源于软骨细胞的原发性恶性骨肿瘤。以透明软骨肿瘤组织为组织学特征，属于原发性骨肿瘤的第二大类型，约占 20%。超过 90% 的 CS 为传统 CS，其中约 90% 为低至中度（1~2 级），表现为惰性，很少发生转移，只有 5%~10% 的常规 CS 为 3 级，具有高转移潜能。发病年龄主要是 20~60 岁人群，男性略多于女性。很少影响 20 岁以下的个体，发病风险随年龄增长持续升高，直至 75 岁。

病因和发病机制 病因尚不明确，可能存在遗传或染色体因素，多为常染色体显性遗传。软骨肉瘤是其他类型癌症的晚期结果。最常见的软骨肉瘤发生于正常软骨细胞，也可能源于预先存在的良性（非癌性）骨或软骨肿瘤。软骨肉瘤发生时可能存在的良性疾病包括：①软骨瘤，良性骨肿瘤，起始于软骨，通常累及手部（也可累及其他区域）。最为常见的是内生（髓腔性）软骨瘤，指发生在髓腔内的软骨瘤，而骨膜下（皮质旁）软骨瘤则较少见。②多发性外生骨疣（骨软骨瘤），多发性外生骨疣较少见，常合并骨骼发育异常，多发生于膝关节及踝关节附近，常为双侧对称性并有遗传倾向性，因此又称为遗传性多发性外生骨疣。③奥利尔（Ollier）病，多发性内生软骨瘤的一种特殊类型（通常累及手部的良性软骨肿瘤）。④马富奇（Maffucci）综合征，多发内生软骨瘤和血管瘤（由血管组成的良性肿瘤）的组合。

临床表现 症状因肿瘤的部位而异，最常见的症状：骨上大肿块；肿块周围感觉到压力性疼痛，且随着时间的推移逐渐加重；疼痛通常休息后不能缓解；疼痛通常在夜间加重，局部肿胀，服用抗炎药物可以缓解，如布洛芬等。

诊断 除需要完整的病史和体格检查外，诊断还需包括以下内容：软骨肿瘤通常在体检后通过 X 线检查发现。在 X 线检查中很难区分良性骨肿瘤和软骨肉瘤，需其他检查辅助诊断，包括骨扫描、CT、磁共振成像和正电子发射计算机体层成像（PET-CT）等。与其他肿瘤相同，肿瘤组织活检是明确诊断软骨肉瘤的金指标，在显微镜下观察肿瘤的细胞做出诊断。

治疗 需考虑以下因素：患者年龄、整体健康状况和病史；癌症的类型、分期和病灶部位；对特定药物、治疗方案的耐受性；患者自身对治疗效果的预期。治疗目标是切除肿瘤并降低其复发的可能性。

手术治疗 可行病灶全切术，同时切除较宽的健康组织边缘，是软骨肉瘤的首选治疗方法。若肿瘤位于手臂或腿部，在某些情况下可能需要截肢。保肢手术是常见的治疗策略，截肢术仅适用于晚期或复发性患者。病灶内刮除术对低度恶性软骨肉瘤有效，该手术侵入性较小，切除组织较少，低级别肿瘤对该类手术反应良好。

放射治疗和化疗 可给予高剂量放疗，但如果肿瘤已有扩散应接受化疗。但大多数（间叶性软骨肉瘤除外）对化疗或放疗无反应。

其他 康复治疗可有助于术后恢复患区的力量。

（赵秀丽 周思基 陈秀敏）

ruǎngǔ chéngzhǎngbùquán

软骨成长不全（achondrogenesis，ACG）

基因突变导致的软骨发育不良类疾病。发病率为1.7/10万~2.5/10万。于1936年由帕伦蒂（Parenti）首次提出。根据临床和影像学表现分三型：1A型［休斯顿-哈里斯（Houston-Harris）型或ACG1A］、1B型［帕伦蒂-弗拉卡罗（Parenti-Fraccaro）型或ACG1B］和2型［兰格-萨尔迪诺（Langer-Saldino）型或ACG2］。

病因和发病机制 如下。

ACG1A 致病基因是甲状腺激素受体相互作用因子11（*TRIP11*），位于染色体14q32.12，编码高尔基相关微管结合蛋白210（GMAP-210），属于Golgin蛋白家族。GMAP-210参与微管结合，并作为早期分泌途径中内质网到高尔基复合体囊泡转运所必需的因子，参与顺式高尔基复合体网络调控，在高尔基复合体结构的维护中起重要作用。*TRIP11*双等位基因功能的丧失会导致ACG1A。2021年，普里扬卡（Priyanka）报道了来自两个家族的4个胎儿，这些胎儿具有罕见的致命性骨骼发育不良，均为*TRIP11*中内含子突变的纯合体，mRNA剪接出现异常，导致其表达和活性完全丧失。提示缺乏功能性GMAP-210导致高尔基复合体分泌、运输和纤毛发生缺陷，这是发生ACG1A表型的原因。

ACG1B *SLC26A2*为致病基因，位于染色体5q32，编码硫酸盐转运蛋白，该蛋白负责将硫酸盐转运到软骨细胞中，以维持蛋白聚糖的充分硫酸化。人体中软骨的形成需要蛋白聚糖的硫化，软骨细胞和成纤维细胞中的硫酸盐转运蛋白活性与蛋白聚糖的硫化相关，对于软骨中蛋白聚糖的硫酸化和基质组织至关重要。*SLC26A2*基因突变导致硫酸盐转运蛋白活性偏低，影响蛋白聚糖的硫化，造成蛋白聚糖硫化不足，进而影响细胞外基质的组成并导致蛋白聚糖沉积受损，与人类软骨发育不良的发病机制有关。

ACG2 致病基因为*COL2A1*，位于染色体12q13.11，编码Ⅱ型前胶原的α1链，在连接和启动三螺旋形成所需的N端和C端前肽裂解后，以3个相同的α1链的螺旋构型形成均聚体，成熟的Ⅱ型胶原分子由增殖的软骨细胞合成，通过参与影响软骨细胞分化的BMP-SMAD1通路的相互作用和信号传递，提供软骨基质的结构功能和调节功能。在ACG2中，最常见的*COL2A1*突变会影响α1链Gly-X-Y重复序列中的甘氨酸残基。突变损害了同种异构体组装和稳定性，导致生长骨改变和严重的表型。

临床表现 ACG各亚型的临床表现各有不同（表1）。

诊断 依据临床表现和辅助检查可诊断。

影像学检查 以ACG1B为例：①几乎正常大小的头骨和非常短的体长之间不成比例。颅骨外观正常或轻度异常（随着年龄的增长骨化减少；眼眶的外侧或上延伸；小颌畸形）。②椎体完全没有骨化或只有中心的基本钙化。椎外侧椎弓根通常骨化。③短而略薄（但通常不会骨折）的肋骨。④髂骨骨化仅限于上部，在X射线上呈现出新月形的"滑翔伞状"外观。坐骨通常不骨化。⑤管状骨的缩短导致无法识别主轴。⑥只有轻度异常锁骨（有些缩短，但形状正常和骨化）和肩胛骨（小，轮廓不规则）。

根据临床诊断和影像学检查通常很难区分ACG1A、ACG1B和ACG2的软骨生成。故需借助软骨的组织学检查来区分。

软骨组织病理学检查 各型病理表现如下：①ACG1A，软骨基质正常，软骨细胞中存在内含物。②ACG1B，基质明显异常（存在粗糙胶原纤维，有时呈波浪状、海绵状外观），并且由于蛋白聚糖减少而具有异常染色特性。③ACG2，软骨血管亢进，细胞丰富，基质和液泡减少，但具有大

表1 ACG的临床表现

亚型	诊断特征	基因	基因定位	遗传方式
ACG1A	严重软骨营养不良，患者死产或早死，影像学表现为腰椎骨化不足，骶骨、耻骨和坐骨无骨化，软组织明显水肿，造成不成比例的大颅骨	*TRIP11*	14q32.12	AR
ACG1B	临床特征包括四肢极短、手指和足趾短、胸部发育不良、腹部直肠突起以及相对于短骨骼的软组织丰度引起的胎儿水样外观。产前或出生后不久死亡	*SLC26A2*	5q32	AR
ACG2	典型特征是四肢短、胸部小、肋骨短、肺发育不全、腹部肿大、骨盆和脊柱骨化减少，面部特征包括前额突出、小下颌、可能伴有羊水过多、水肿和腭裂	*COL2A1*	12q13.11	AD

注：AD. 常染色体显性；AR. 常染色体隐性。

致正常的染色特性。

基因检测 绝大多数病例可通过致病基因突变检测确诊；致病突变明确的风险家系成员或其妻子再次妊娠时，建议进行绒毛或羊膜穿刺获得胎儿 DNA 进行产前基因诊断。

治疗原则 由于患者往往在产前或出生后不久死亡，故无相关治疗措施，以预防为主。

预防 ①一级预防：即婚前预防，应避免近亲结婚。②二级预防：即出生前预防。对已生育患者的家庭实施产前基因诊断，降低患者出生的再发风险；一般人群通过孕期影像学检查发现患病胎儿。③三级预防：即症状前预防。通过新生儿筛查，在患者出现症状前早期诊断和早期治疗，控制和延缓病情。

(赵秀丽 刘思邑 杨涛)

ruǎngǔ xíngchéng bùzú
软骨形成不足 （hypochondrogenesis）

一组以四肢短小、大头围、胸廓狭小、特殊面容为特征的一组遗传性骨病。又称 2 型软骨成长不全 （ACG2）。大部分为散发病例，家族病例为常染色体显性遗传模式。

病因和发病机制 该病的致病基因 COL2A1 位于染色体 12q13.11，含 54 个外显子，编码 Ⅱ 型胶原。Ⅱ 型胶原是软骨细胞外基质的重要组成部分，在软骨内骨的形成、生长和调控正常的关节功能中具有重要作用，同时 Ⅱ 型胶原也是眼和内耳正常发育和发挥功能所必需的。Ⅱ 型胶原由 3 条 α1 链形成的同源三聚体组成，每条 α-1 链的氨基酸组成包含重复的 Gly-X-Y 结构。突变导致的 Gly-X-Y 结构中甘氨酸被其他氨基酸取代，此类突变导致显性负效应的发生，使 Ⅱ 型胶原

的 α1 链同源三聚体的组装受阻及稳定性下降，引起骨发育受损，患者常表现出严重的临床表型；而由无义突变或微缺失突变导致翻译提前终止、胶原合成减少、Ⅱ 型胶原单倍剂量不足所导致的临床表现更轻。COL2A1 基因突变引起的显性负效应和单倍剂量不足，是 ACG2 的两种分子致病机制。

临床表现 主要特征包括四肢短小、大头围、胸廓狭小、特殊面容，严重时可导致胎儿在婴儿期死亡；典型放射学特征还包括长骨和肋骨短小，脊柱和耻骨等不完全骨化。

诊断 该病没有明确的基因型-表型相关性，并且由 COL2A1 基因突变导致的多种骨发育不良疾病的表型之间存在一定的重叠，如先天性脊柱骨骺发育不良 （SEDC） 患儿也表现出四肢短小、特殊面容、听力受损的临床表型。因此，分子遗传学诊断在明确疾病类型方面有重要作用。错义突变导致的 Ⅱ 型胶原 Gly-X-Y 结构上的甘氨酸被其他氨基酸取代，造成 α1 链形成的同源三聚体的稳定性受损，常导致严重的临床表型，如 SEDC；剪接异常诱发的外显子跳跃，则导致 Kniest 发育不良，该突变类型增加了眼并发症发生的风险；Gly-X-Y 结构 Y 位置上的 p.Arg275Cys 变异可导致跗骨缩短型 SEDC。

分子遗传学诊断主要依靠针对 COL2A1 基因桑格 （Sanger） 测序和多重 Panel 测序。桑格测序可检测 COL2A1 基因内错义突变/无义突变及微缺失/插入，若未检出 COL2A1 基因致病突变，则结合多重 Panel 测序，扩大筛选范围。

治疗原则 对症治疗为主，多依靠外科手术矫正或改善患者

骨骼变形。

预防 通过基因诊断发现患者的 ACG2 基因突变，患者和已生育过患者的夫妇再次妊娠时针对致病突变位点实施产前基因诊断，一般人群通过新生儿查体尽早发现，以便尽早对症治疗。

(赵秀丽 管鑫 杨涛)

Láilǐ-Huái'ěr ruǎngǔ gǔshēngchéng zhàng'ài
莱里－怀尔软骨骨生成障碍 （Leri-Weill dyschondrosteosis，LWD）

一组以身材矮小、骨骼畸形为特征的遗传性骨骼发育不良疾病。具有广泛的临床异质性，遵循显性遗传模式。

病因和发病机制 该病的致病基因为 SHOX，位于 X/Y 染色体的拟常染色体区 （PAR1），距离 X/Y 染色体短臂末端约 500kb。在胚胎发育过程中，SHOX 基因能够逃避 X 染色体随机失活效应，从而表现出双等位基因特点。SHOX 基因包含 7 个外显子，其上下游包含 7 个顺式作用的保守非编码元件 （CNE），作为增强子调控 SHOX 基因的功能。SHOX 基因作为转录调控因子，能够激活利尿钠肽 B （NPPB） 或抑制成纤维细胞生长因子受体 3 （FGFR3） 等相关基因的表达，从而调节生长板处软骨细胞的增殖和分化。SHOX 蛋白过度表达可以诱导细胞生长停滞和凋亡，表明其可通过调控凋亡导致软骨细胞肥大。此外，SHOX 蛋白能够与 SOX5 和 SOX6 相互作用，对软骨基质发育关键蛋白，即聚集蛋白聚糖起调节作用。

已报道的 SHOX 基因突变形式多样，包括 SHOX 基因内及上下游调控区的杂合突变。由于长骨发育需要一对 SHOX 等位基因，因此杂合突变引起的单倍剂量不

足会导致 LWD 的发生。*SHOX* 基因上大部分的致病突变为包含编码区或 CNE 的拷贝数变异（CNV），少部分为单核苷酸变异（SNV）或微缺失，下游调控区的 CNV 发生频率高于上游调控区，重复突变频率高于缺失突变，但也可能相反。携带不同致病突变的患者在临床上表现出显著的表型异质性，也有一些患者的亲属携带有致病突变但未表现出明显的身高异常。

临床表现 主要特征有身材矮小、四肢短小和前臂马德龙（Madelung）样畸形。马德龙样畸形具体表现为桡骨弯曲、尺骨远端脱位及腕骨三角化。

诊断 依据临床表现和辅助检查可诊断。临床诊断为 LWD，分子遗传学诊断需检测 *SHOX* 基因内及其上下游调控区的 SNV 和 CNV。不同 LWD 的 CNV 差别很大，主要采用染色体微阵列分析（CMA）和基因靶向的缺失重复分析方法检测 CNV；采用桑格（Sanger）测序和多重 Panel 测序来检测 SNV 和微缺失/重复。对于临床诊断不明确的身材矮小患者，主要通过全外显子组测序或全基因组测序进行致病突变检测。

鉴别诊断 需与朗格肢中部发育不良（LMD）鉴别，LMD 亦是由 *SHOX* 或 *SHOXY* 基因纯合或杂合突变导致，但有比 LWD 更严重的表型；通过基因诊断可区别 LWD 与其他类型的身材矮小。

治疗原则 尚无根治方法，主要通过缓解临床表型减轻患者症状。对于青春期前身材矮小的患儿可采用生长激素替代疗法；腕关节的疼痛和功能障碍可采用外科手术进行治疗。

预防 通过基因诊断发现 LWD 患者的致病基因突变，对患者和已生育过患者的夫妇再次妊娠时针对致病突变位点实施产前基因诊断，预防患儿的出生。一般人群通过新生儿查体尽早发现，以便尽早对症治疗。

（赵秀丽 管鑫 杨涛）

gàn-hóuduān fāyùbùliáng

干骺端发育不良（metaphyseal dysplasia）

一组异质性的骨骼发育不良疾病。属于 2015 年修订的骨骼发育不良疾病分类第 11 组。其特征为下肢长骨的干骺端变化，导致身材矮小和内翻畸形。这类疾病常伴有下肢弓状畸形及长骨干骺端改变，因此常被误诊为佝偻病。该病有多个类型，包括施密德（Schmid）型干骺端软骨发育不良（MCDS）、斯帕尔（Spahr）型干骺端软骨发育不良（MDST）、干骺端软骨发育不良、不合并少毛症的干骺端发育不良（MDWH）、派尔（Pyle）型干骺端发育不良、布朗－廷舍特（Braun-Tinschert）型干骺端发育不良等。这些分型之间存在着较为细微的表型差异，其划分主要依赖于临床表型、遗传模式及致病基因差异。

施密德型干骺端软骨发育不良 与 MDST 出现的时间较晚，成年后可见身材矮小（轻微）。与 MDST 相比，MCDS 的内翻畸形较严重。与其他干骺端发育不良相比，MDST 的膝关节疼痛更为常见。

斯帕尔型干骺端软骨发育不良 多数病例中表现为肢体弯曲导致的不成比例的身材矮小伴干骺端异常。干骺端异常包括干骺端不规则区和硬化区。在没有脊柱变化和任何其他全身体征的情况下，这类骨骼发育不良通常类似于佝偻病，多数患儿在基因诊断前都接受了高剂量维生素 D 治疗。患者预期不会有显著的身材矮小，但常出现膝关节疼痛和步态异常。MDST 由基质金属蛋白酶 13 基因突变引起。基质金属蛋白酶是参与生长板软骨细胞外基质周转和重塑的蛋白酶家族。小鼠模型显示，*MMP13* 和 *MMP9* 的协同变化会引起这类酶的失活，从而导致软骨基质降解和软骨细胞增殖紊乱。影响 MMP13 蛋白前结构域的错义致病突变与显性的 MDST 相关，而该基因催化结构域中的无义和错义变异则与隐性的 MDST 相关。

布朗－廷舍特型干骺端发育不良 特征是干骺端变宽和管状骨发育不良，伴异常严重的桡骨内翻畸形。可通过不同的遗传方式以及典型的临床特点，将该型与派尔型区分开来。

派尔型干骺端发育不良 特征是长骨小梁干骺端的增宽与扩张，皮质骨骨质变薄，骨脆性增加。骨折很常见，骨折线通常穿过患者异常增宽的干骺端，提示该部位的脆弱性。尽管患者 X 线片存在特别变化，但除膝外翻外，PYLE 型干骺端发育不良几乎没有其他的临床表现。患者颅骨仅轻度受累，可以据此将该疾病与颅干骺端发育不良区分开来。

MDWH 一类软骨发育不良，1990 年被首次报道。相比于骨骼表型与之类似的软骨-毛发发育不良（CHH），该型患者在年幼时往往只有骨骼相关表型而缺乏其他器官系统的异常表型（如毛发异常、免疫缺陷等）。*RMRP* 基因是 MDWH 的致病基因。该基因编码 MRP RNA 酶复合物的 RNA 亚单位。MDWH 可能是 CHH 的一种变体，仅表现为身材矮小和干骺端发育不良。但有研究发现，随着年龄增长，MDWH 患者也出现一些晚发的与骨骼系统无关的临床表现。表明 MDWH 与 CHH 很可能本质上属于一类疾病。

（吴　南　李国壮）

gàn-hóuduān ruǎngǔ fāyùbùliáng

干骺端软骨发育不良（metaphyseal chondrodysplasia，MCD）

各种突变导致具有正常骨骺的管状骨干骺端发生改变的一组遗传性疾病。表现为以膝内翻、髋内翻和脊柱异常为特征的短肢侏儒症。发病率为 20/10 万～30/10 万新生儿。

病因和发病机制　根据突变基因的不同可将该病分为以下 3 种亚型。

默克·詹森型干骺端软骨发育不良（MCDJ）　罕见且最严重的亚型，由荷兰骨科医师默克·詹森（Murk Jansen）发现并命名。由位于染色体 3p21 上的甲状旁腺激素-1 受体（PTH1R）基因杂合突变所致。表达突变型 PTH1R 的 COS-7 细胞表现出不依赖配体的 cAMP 积累，大约是表达野生型 PTH1R 细胞的 4 倍。在野生型软骨细胞中，PTH/PTHrP 抑制 SIK3 磷酸化，并可作为 mTORC1/mTORC2 活性的负调控因子。在 MCDJ 中，由于 PTH/PTHrP 通路的组成性激活，SIK3 被放大和持续性抑制，导致 DEPTOR 积累及 mTOR 活性下降。动物模型研究表明：通过同源重组破坏小鼠胚胎干细胞中的甲状旁腺激素相关肽，并将空等位基因引入小鼠生殖系。纯合突变的小鼠在出生后可能由于窒息死亡，并表现出广泛的软骨内骨发育异常。组织学检查显示软骨细胞增殖减少，与软骨细胞早熟和骨形成加速有关。对早期发育阶段的分析表明，软骨生长障碍先于异常的软骨内骨形成。其他组织未见明显形态异常。

施密德型干骺端软骨发育不良（MCDS）较常见、不严重的一种亚型。1949 年，由德国学者施密德（Schmid F）描述并命名。由位于染色体 6q22 上的 COL10A1 基因杂合突变所致。突变改变了胶原 α1（X 型）链高度保守的 C 端结构域，使肽段长度减少 9 个残基。X 型胶原是一种同型三聚体分子，在肥大软骨细胞中的表达受限。研究发现，X 型胶原的显性负效应在其软骨内成骨中发挥作用。约 50% 的突变型 mRNA 被翻译成截短的 α1（X 型）链，胶原链被错误折叠，不能组装成三聚体，并干扰正常 α1（X 型）链组装成三聚体。对携带相当于人类 1859delC 移码突变的转基因小鼠研究发现，小鼠具有典型的 MCDS 特征。肥大区扩张的程度是转基因剂量依赖性的，扩张的肥大区下部的转基因软骨细胞表达了肥大软骨细胞不具有的标志物，表明分化被破坏。错误折叠的突变体 α1（X 型）链被保留在肥大软骨细胞的内质网中，激活未折叠的蛋白反应。与内质网应激反应激活和软骨细胞分化改变有关的功能获得效应可能是 MCDS 发生的分子发病机制。

斯帕尔型干骺端软骨发育不良（MDST）　极罕见的亚型，由位于染色体 11q22 的 MMP13 基因纯合突变所致。1961 年，斯帕尔（Spahr）等人报道了来自一个瑞士家系的 4 个兄弟姐妹患有一种新型的干骺端软骨发育不全，表现为矮小和腿弯曲，父母是健康的近亲结婚。

临床表现　如下。

MCDJ　特征是智力迟钝，身材严重矮小，四肢短而弯曲，斜指，上脸突出，下颌骨小。尽管没有甲状旁腺异常，高钙血症和

低磷血症仍会发生。

MCDS　以身材矮小和长骨弯曲为特征，仰卧步态，腰椎前凸增加，影像学特征包括生长板和干骺端的增宽和不规则，主要累及股骨近端。血清钙磷以及尿蛋白水平正常。常常直到老年由于明显的髋内翻和膝内翻才被诊断出来。常与佝偻病相混淆。

MDST　又称为软骨-毛发发育不全，主要表现为软骨发育不全，毛发细软。齿状突发育不全继发的寰枢椎不稳定，腓骨过度生长导致的踝关节畸形，免疫缺陷和恶性肿瘤风险增加，肠内吸收不良，巨结肠等。其特征是前臂和腿部的长骨软骨发育异常和随后的骨形成（干骺端软骨发育不全），导致严重的腿弓形和身材矮小（短肢侏儒症）。

诊断　通常发生在婴儿期或幼儿期，以症状和体征为基础，可根据家族病史及典型的影像学和临床特征作出诊断。X 线片可显示出四肢骨末端球状的异常发育。检测高钙尿和高钙血症有助于诊断和鉴别诊断。上述相应突变基因的分子遗传学检测可用于确诊。如果在该家庭中发现了特异性的基因突变，则可进行产前诊断。

鉴别诊断　需与维生素 D 缺乏性佝偻病相鉴别。

治疗原则　需多学科治疗方法来改善和维持功能，儿科医师、骨科医师、物理治疗师和其他卫生保健专业人员需要系统全面地对受影响儿童进行有计划的治疗。

手术治疗　物理治疗和/或骨科手术可帮助纠正与该病相关的特定症状。①寰枢椎后路融合：寰枢椎不稳或脊髓病；后路内固定术。②外翻转子间截骨术：髋内翻角<100°；内翻进展；有症状的髋关节炎；外翻+伸展截骨术可

能有助于减少相关的髋关节屈曲畸形；半脱位、铰链外展或骨关节炎患者可采取重建措施；股骨近端和髋臼开放性复位固定治疗髋关节脱位。③胫骨截骨或半骨骺切除术：症状严重，非手术治疗失败。④通过干骺端皮质切开术延长肢体：因并发症发生率高而有争议。

药物治疗 临床尚无针对 MCDJ 的有效治疗手段，可以使用各种类型的双膦酸盐以减轻高钙血症，不过还需对双膦酸盐的长期安全性和有效性进行评估。此外，旨在靶向恢复 MCDJ 患者 PTH/PTHrP 受体蛋白活性的药物正在研究中。

早期干预 对患儿有益的特殊服务包括语言治疗、特殊社会支持、物理治疗以及其他医疗、社会和/或职业服务。

遗传咨询 将有利于受影响的个人及其家庭。

其他 还包括对症治疗和支持治疗。

预防 MCDJ 和 MCDS 属于常染色体显性遗传，无有效的一级预防手段。二级预防：即出生前预防。对已生育患儿的家庭实施产前基因诊断，降低患儿出生的再发风险。三级预防：即症状前预防。通过新生儿筛查，在患者出现症状前早期诊断和早期治疗，避免患者发生高钙血症、低磷血症和身材矮小等严重症状。MDST 属于常染色体隐性遗传，应避免近亲结婚。

（吴 南 李国壮）

xiāntiānxìng jǐzhù gǔhóu fāyùbùliáng
先天性脊柱骨骺发育不良

（spondyloepiphyseal dysplasia congenita，SEDC） COL2A1 基因突变导致的常染色体显性遗传病。1966 年，德国儿科医师于尔根·施普兰格尔（Jürgen W. Spranger）和汉斯-鲁道夫·维德曼（Hans-Rudolf Wiedemann）首次报道该病。发病率约为 1/100 万。

病因和发病机制 致病基因 COL2A1 位于染色体 12q13.11-q13.2，长约 31510bp，含个 54 外显子，编码 II 型胶原前 α1 链。在 II 型胶原前 α-1 链中间含有约 330 个 Gly-X-Y 的重复序列，Gly 为甘氨酸，X 位置上通常是脯氨酸，Y 位置上通常是羟基脯氨酸残基，在 Gly-X-Y 重复序列的两侧则是 II 型胶原前 α1 链的 N 端和 C 端前肽。COL2A1 基因的第 1~5 外显子编码 II 型前胶原的 N 端，第 6~48 外显子编码三螺旋结构的核心区，第 49~52 外显子编码 II 型前胶原的 C 端。II 型前胶原经过进一步的加工成熟，可形成由 3 条单一的前 α1 链组成的 II 型胶原。共有 343 种 COL2A1 基因突变已得到证实，其中有 48 种突变与该病的发生相关。

临床表现 主要累及椎体和骨骺，患者自出生起即可出现骨骺系统异常，常表现为短躯干型身材矮小、颈短、桶状胸、鸡胸、脊柱侧凸、四肢短、膝外翻、跛行、面部扁平和小下颌等。智力一般正常，部分患者伴有骨骺系统以外的表现，如眼屈光不正、视网膜变性或剥离、腭裂和感音神经性聋等。

诊断 主要依赖遗传方式及影像学检查。典型影像特征包括椎体扁平、椎体呈卵圆形、脊柱侧凸、股骨头骺端骨化缺如、股骨颈发育不良且结构不规则、髋臼顶扁平以及髋、膝关节畸形等。

鉴别诊断 需与黏多糖贮积症 IV 型相鉴别。两者均为遗传性疾病，婴幼儿起病，临床均表现为短躯干型侏儒、步态异常、胸部畸形和脊柱侧凸等，骨骼系统受累的影像特征类似，如椎体扁平、骨骺端发育不良等，因而在未行基因检测前，易将二者混淆而误诊。

治疗原则 无特异治疗方式。可通过物理治疗、手术治疗缓解症状。常见的物理治疗方式有支具治疗、电体操疗法等，手术治疗常针对脊柱侧凸等行截骨矫形手术。

预防 ①一级预防：即婚前预防。针对遗传病风险提供遗传咨询和基因检测，了解患病可能性。②二级预防：即出生前预防。对已知家族中患病者进行产前诊断，以早期发现问题。③三级预防：即症状前预防。针对已确诊患者，提供早期干预、康复治疗和必要的手术，以改善症状并提高生活质量。

（吴 南 李国壮）

gǔ jīxíngxìng fāyùbùliáng
骨畸形性发育不良

（diastrophic dysplasia，DTD） SLC26A2 基因突变引起的常染色体隐性遗传病。软骨及骨骼发育障碍，累及脊柱、四肢、足部及耳。发病率约为 0.2/10 万。在芬兰该病更常见，约为 3/10 万新生儿。

病因和发病机制 病因尚不十分明确。其中 SLC26A2 基因的编码蛋白对软骨的正常发育及其向骨的转化至关重要。SLC26A2 基因突变改变了发育中的软骨结构，使骨骼不能正常形成，并且导致了 DTD 特有的骨骼问题。该病患者体内硫酸盐含量减少，从而影响软骨，导致骨骼生长受到影响。

临床表现 患者身材矮小，手臂和腿非常短。大多数也有早发的骨关节炎和关节畸形挛缩。这些关节问题往往使人难以行走，而且随着年龄的增长而恶化。其他特征包括足内翻、脊柱侧凸以及拇指过伸。约有一半 DTD 婴儿伴有腭裂。耳变厚、耳畸形在新生儿中也很常见。DTD 的体征和症状与骨髓发育不良 2 型的骨骼疾病相似。但 DTD 往往没有那么严重。多数 DTD 患者能活到成年。患者身高一般为 127～135cm，身材越高，受影响的程度就越轻。可有以下部分或全部表现：拇指过伸、脸颊突出、扁鼻梁、腭裂、耳畸形和气管软骨异常。全身骨骼均有异常，可引起更多的症状：颈椎不稳定、颈椎后凸、脊柱侧凸但大多不超过 50°、髋关节和膝关节屈曲挛缩、髋关节和膝关节退行性改变、肩部和桡骨头半脱位以及足内翻。

诊断 依赖于病史、体格检查和诊断性检查，包括脊柱和下肢的 X 线检查，如果颈椎后凸伴有神经系统症状，如无力和反射增加则行颈椎的磁共振成像扫描；关节造影，或在髋关节、膝关节和/或踝关节注射染料以评估关节内的软骨。基因检测可确诊。

治疗原则 多为对症治疗，干预措施根据症状而有所不同。①足内翻：可以通过手术矫正，使足部处于更正常的位置。②脊柱侧凸：轻度弯曲和非常年幼的儿童可以使用支具。但如果有大的弯曲（大于 50°），一般建议进行脊柱融合术。③颈椎后凸：如果是进行性的神经系统变化，可行颈椎后路融合术。④髋关节和膝关节屈曲挛缩：需通过手术矫治，以改善行走能力。⑤髋关节和膝关节炎：如果疼痛严重，需要进行全关节置换。

预防 ①一级预防：即婚前预防。该病为常染色体隐性遗传病，应避免近亲结婚。②二级预防：即出生前预防。对已经生育 DTD 患者的家庭实施产前基因诊断，降低患者出生的再发风险。③三级预防：即症状前预防。通过新生儿筛查，在患者出现症状前早期诊断和早期治疗，避免病情加重。

(吴　南　李国壮)

duōfāxìng gǔhóu fāyùbùliáng

多发性骨骺发育不良 （multiple epiphyseal dysplasia） 一组有高度遗传异质性的软骨发育不良。临床特征为身材矮小与早发性骨关节病，影像学表现包括多发关节骨骺的延迟和不规则骨化，可能有轻微的脊髓受累。发病率尚无确切数据，根据德国的研究，结合儿科诊所、风湿病诊所、遗传学诊所的病例数量，并与已知发病率更精确的疾病（如软骨发育不全症、成骨不全症）进行比较，估计总体发病率为 5/10 万。

病因和发病机制 该病分为 7 个亚型，分别对应 7 个基因（COMP、COL9A2、COL9A3、DTDST、MATN3、COL9A1 和 CANT1）的突变，但仍有部分病例未发现已知基因的突变，提示存在未知的 EDM 分子机制。

1 型多发性骨骺发育不良编码软骨寡聚基质蛋白的 COMP 基因杂合突变所致，显性遗传。COMP 的编码蛋白是分子量 550kD 的五聚体糖蛋白，属于细胞外基质蛋白，主要存在于软骨、肌腱和韧带。突变的软骨寡聚体基质蛋白编码基因产生大量的软骨寡聚体基质蛋白在细胞内滞留，刺激内质网和氧化应激和炎症，导致出生后生长板软骨细胞的丢失，从而影响骨骼生长。COMP 基因突变还可导致一种更严重的软骨发育不全（假软骨发育不全）以及另一种成年后发病症状更轻的表型（2 型腕管综合征）。

2 型、3 型和 6 型多发性骨骺发育不良 分别由编码 IXα 胶原的 COL9A2、COL9A3 和 COL9A1 基因杂合突变所致，显性遗传。IX 型胶原是一种对软骨完整性和稳定性至关重要的蛋白质，病理状态下在成人椎间盘组织发生退行性改变的区域发生沉积。在 COL9A2 敲除小鼠终板中发现了早期椎间盘退行性病变的表现，即硬化、钙化和纤维环。在携带 COL9A3 缺失突变的犬中观察到了侏儒伴视网膜发育不良 1 型（DRD1），纯合缺失犬表现为短肢侏儒症和严重的眼部缺陷，如玻璃体发育不良、视网膜脱离和白内障；杂合缺失犬眼部表型更轻。在 C57Bl/6J 小鼠分别杂交出 COL9A1 杂合缺失和纯合缺失的模型，在两种基因型的鼠中均发现了骨小梁的减少，以及骨吸收活动的增强，并且在纯合缺失的小鼠中观察到了破骨细胞的异常扁平形态，扩大了与骨表面的接触面积，提示 IX 型胶原参与了骨质疏松症的发病机制。此外在 DBA/1 和 B10.Q 两个品系小鼠中的 COL9A1 敲除模型，IX 型胶原缺乏增强了软骨特异性抗体的结合和关节炎的严重程度。

4 型多发性骨骺发育不良 DTDST 基因（即 SLC26A2）纯合突变所致，隐性遗传。DTDST 编码的硫酸基团转运体，负责软骨的细胞外基质成分中糖胺聚糖的硫酸化，在软骨形成中有重要作用。敲除了 DTDST 基因的间充质细胞的细胞外基质中纤连蛋白显著减少，间充质干细胞的聚集也显著减少，这些因素共同抑制了软骨形成。

5 型多发性骨骺发育不良 MATN3 基因杂合突变所致，显性遗传。MATN3 编码的蛋白是一种小的非胶原蛋白的细胞外基质蛋白，由一个血管性血友病因子 A 结构域（vWFA）、4 个连续的表皮生长因子重复序列和一个单螺旋结构域组成。研究发现，携带 MATN3 软骨发育不良突变的软骨祖细胞的特性发生了改变，导致软骨形成减弱和过早肥大。

7 型多发性骨骺发育不良 CANT1 基因纯合突变所致，隐性遗传。CANT1 编码内质网/高尔基复合体中的钙激活核苷酶 1，该酶在不同组织细胞中有不同功能。CANT1 突变小鼠的软骨中糖胺聚糖 GAG 与蛋白聚糖分泌均减少，且蛋白聚糖缺陷可以导致软骨生长板的软骨细胞增殖和成熟失调，从而导致骨骼生长减慢。另一种表现更严重的骨骼发育不良疾病为（Desbuquois 发育不良 1 型），典型表现为严重的产前和产后生长发育迟缓、关节松弛、四肢短小和进行性脊柱侧凸。主要影像学特征有：短长骨伴干骺端向外扩张，股骨近端"瑞典钥匙"外观（粗隆增大），以及腕骨和跗骨骨龄延长伴三角骨。

临床表现 儿童时期初次发病的平均年龄为 6 岁 4 个月，分布范围 2～13 岁。儿童临床表现有：身材矮小、髋内翻、膝外翻、膝关节疼痛、双膝早期退行性关节疾病和跛行，还有肘关节活动受限、膝关节、手指关节活动过度等。该病进展缓慢，至成人期后可能由于逐渐恶化的疼痛和关节畸形导致早发性骨关节炎，好发部位为大的负重关节，如髋关节、膝关节。

1 型通常以髋关节变化为主，且病情进展容易引发早发性髋部骨关节炎，最终导致关节置换。但常见的 COMP 的 p. Arg718Trp

致病突变可以引起一种轻度的疾病，更类似由 IX 型胶原基因突变引起的多发性骨骺发育不良。IX 型胶原缺陷导致的多发性骨骺发育不良，通常膝关节严重受累，而髋关节相对较轻。5 型的膝关节异常与携带 IX 型胶原基因的 COL9A2 致病突变的个体相似，但 5 型的髋关节病变更为严重（次于 COMP 突变导致的 1 型）。然而由 MATN3 致病突变引起的多发性骨骺发育不良表型在同一个家族内和不同家族间差异非常大，导致表型对应多发性骨骺发育不良各分子类型的关联性受到了挑战。因为一种致病突变，如 MATN3 的 p. Arg121Trp 突变，可导致一系列不同程度的临床和影像学特征，表明还有其他遗传因素和/或环境因素可改变 MATN3 突变所致的多发性骨骺发育不良的严重程度。

常染色体隐性遗传的多发性骨骺发育不良，与其他显性遗传的多发性骨骺发育不良相比，青春期前儿童通常不表现出身材矮小。

诊断 依据临床表现或基因测序结果可诊断。

影像学检查 疾病发生之初的无症状期可观察到长的管状骨骨骺的延迟骨化。影像学检查可见骨化中心较小，轮廓不规则等骨骺异常的表现；多发性骨骺发

育不良的骨骺异常通常在臀部（如髋关节、股骨头）或膝关节最为明显，臀部的病变与莱格-卡尔韦-佩尔特斯（Legg-Calvé-Perthes）病（股骨头骨骺骨软骨病）类似，应予鉴别（表 1）。

儿童患者的影像学检查可观察到管状骨轻度缩短。手上可见象牙状（非常致密的）骨骺。患者脊柱多数正常，但部分病例可见施莫尔（Schmorl）体（即椎间盘组织向椎体内移位）和不规则椎体终板。

在成年时期，临床症状进展为骨关节炎。但仅凭成人 X 线片不能诊断，还需结合病史、家族史综合判断。

基因诊断 分两种策略，包括完整的基因组筛查和基因靶向检测。对于家族史符合常染色体显性遗传、临床症状典型、影像学特点等均符合常染色体显性遗传的多发性骨骺发育不良时，可以选择基因靶向检测策略，就是采取多基因集合检测的方法。对于临床症状、家族史不能很好符合常染色体显性遗传多发性骨骺发育不良，推荐使用基因组筛查（表 2）。

治疗原则 该病多起病于儿童时期，由于症状较轻、进展缓慢，20 岁前很少需要手术治疗。LCP 病通常需要手术，建议所有

表 1　多发性骨骺发育不良与莱格-卡尔韦-佩尔特斯病鉴别诊断

项目	多发性骨骺发育不良	莱格-卡尔韦-佩尔特斯病
身高	矮小	正常
家族史	有/无表现类似症状的亲属	没有表现类似症状的亲属
臀部影像特点		
髋臼	对称、原发、早发	不对称、继发、晚发
股骨头	小且对称；不规则的局部进行性骨化	不对称的股骨头；有骨吸收和重新骨化
股骨颈	短而宽，伴内翻足；没有受损	没有受损
其他部位影像学检查	有其他干骺端受累	没有其他干骺端受累

表2　常染色体显性多发性骨骺发育不良突变谱

基因	致病基因突变在常染色体显性多发性骨骺发育不良中的占比*	实验方案致病突变检测率	
		基因测序	靶基因缺失、插入突变检测
COL9A1	编码 IX α 胶原的基因 COL9A1、COL9A2、COL9A3 共占10%	100%	未见报道
COL9A2		100%	未见报道
COL9A3		100%	未见报道
COMP	50%	100%	未见报道
MATN3	20%	100%	NA
其他基因/未知分子机制	~20%	NA	

注：*. 欧洲骨骼发育不良协作组（ESDN）2012年数据。

疑似双侧LCP病的患者都详细询问家族史，辅以膝关节和踝关节的X线片以排除该病。

多发性骨骺发育不良进展缓慢，其导致的严重残疾发生在30~40岁，主要与退行性关节炎有关，治疗手段为髋关节或膝关节的全关节置换。故对患儿及其家人进行关于该病预期病程的教育工作十分重要，这将影响其职业选择，并有所准备减轻日常活动对关节产生的压力，最大限度地保留关节。

预防　①一级预防：即婚前预防。该病可为常染色体显性遗传，也可为隐性遗传，应避免近亲结婚。②二级预防：即出生前预防。重点针对有多发性骨骺发育不良家族史的家庭，积极采取产前基因诊断、监测胎儿发育情况等干预手段，降低后代的疾病再发风险。③三级预防：即症状前预防。通过新生儿筛查，在患者出现症状前早期诊断和早期治疗，在日常生活中注意避免关节的过度使用，避免过度负重，预防疾病过快进展与恶化。

（吴　南　李国壮）

jǐzhù cètū

脊柱侧凸（scoliosis）　由于椎体发育异常，脊柱的某一段持久地偏离身体中线、向侧方凸出的畸形。脊柱侧凸研究学会（SRS）将其定义为：应用Cobb法测量，正立位X线成像的脊柱侧方弯曲角度大于10°。

病因和发病机制　SRS结合病理及病因将脊柱侧凸分为非结构性脊柱侧凸和结构性脊柱侧凸。非结构性脊柱侧凸为暂时性侧凸，长期存在可发展成结构性侧凸，包括姿势性、癔症性脊柱侧凸，神经根受刺激、炎症、下肢不等长、髋关节挛缩；结构性脊柱侧凸包括特发性、先天性、神经肌肉性脊柱侧凸，神经纤维瘤病、间叶组织异常、风湿病、创伤、脊柱外挛缩、骨软骨发育不良、骨感染、代谢性疾病、腰骶关节异常和肿瘤，其中前三种最常见。①特发性脊柱侧凸：病因不明，可能与遗传、肌肉、骨骼、神经、内分泌和生物力学等因素有关。②先天性脊柱侧凸：在胚胎发育过程中脊椎的结构形成、分节、融合等出现异常，导致脊柱畸形。③神经肌肉性脊柱侧凸：神经肌肉性疾病导致椎旁肌肌力降低或不平衡，从而导致椎骨终板应力不均及椎体畸形。

临床表现　轻度的脊柱侧凸外观上表现为胸腰背部不对称、两侧肩胛骨不等高等，严重脊柱侧凸可以影响运动能力及心肺功能。在青少年往往症状不显著，而在成人可以导致腰背部疼痛。神经肌肉性脊柱侧凸可导致骨盆倾斜。

诊断　依据临床表现和辅助检查可诊断。体格检查包括检查躯干对称性、步态是否正常等。神经系统检查用以排除可能致病的神经因素。影像学检查包括X线检查、CT、磁共振成像、云纹照相等。根据检查结果可测定侧凸角度、椎体旋转度，对脊柱侧凸类型的判断有重要意义。

鉴别诊断　需与神经肌肉疾病（如肌萎缩症、肌无力等）、结缔组织疾病（如马方综合征、埃勒斯-当洛综合征等）、先天性脊柱骨骺发育不良等疾病相鉴别。

治疗原则　治疗的首要目的是防止畸形加重，并尽可能矫正已发生的畸形。包括随访观察、非手术治疗和手术治疗。非手术治疗包括电刺激、生物反馈治疗、支具治疗等，其中支具治疗应用最为广泛。手术治疗分为后路和前路。治疗方法的选择取决于患者年龄、生长发育状态、脊柱侧弯程度、是否加重等因素。

预防　学龄儿童应保持良好的坐姿及站姿，加强肌肉锻炼，减少姿势性脊柱侧凸的发生；定期进行脊柱侧凸的筛查，及时进行矫正。

（吴　南　李国壮）

jiāzúxìng kuòzhāngxìng rónggǔzhèng

家族性扩张性溶骨症（familial expansile osteolysis，FEO）　TNFRSF11A基因突变所致的常染色体显性遗传的骨发育不良疾病。特征是局部骨重塑增加，溶骨性病变主要影响四肢骨。该病曾被诊断为多种骨发育不良和骨疾病。

没有硬化的骨有髓质和皮质扩张，有导致疼痛、致残畸形和病理性骨折的趋势。1988年，奥斯特伯格（Osterberg PH）总结了这类疾病，并第一次提出了家族性溶骨症的疾病名称。

病因和发病机制 致病基因 *TNFRSF11A* 位于染色体 18q21.33，基因突变影响 NF-κB 受体激活剂（RANK）分子的信号肽区。*TNFRSF11A* 基因的多种突变均导致体外 RANK 介导 NF-κB 信号增加，这与激活突变的存在一致。RANK 在破骨细胞形成中至关重要，因而 *TNFRSF11A* 基因突变会影响破骨细胞活性，增加信号肽的长度，减少适当的切割，从而导致功能增加、RANK 信号增加和破骨细胞活性增加。该病的溶骨性病变通常发生在成年早期的长骨中，表现为破骨细胞活性增加合并成骨不良。*TNFRSF11A* 基因的杂合突变也可导致早发性佩吉特骨病 2 型，与该病有重叠特征。

临床表现 骨骼病变主要累及肢体，以胫骨和桡骨居多，一般不侵及颅骨和骨盆。伴随着髓质扩张的进行性破骨细胞再吸收，会导致严重的疼痛和致残畸形，并具有病理性骨折的倾向。还包括儿童期出现传导性听力损失、牙齿过早脱落和血清碱性磷酸酶升高等。

X 线表现为进行性骨吸收和髓腔膨胀。常为多发病变，新病灶陆续出现，不跨越关节，不累及软组织。病理改变以破骨为主伴有成骨不良。血清碱性磷酸酶和尿羟脯氨酸不同程度升高，其他生化指标正常。由于独特的中耳和牙齿异常，大多数受影响的家庭成员都有相关的早发性耳聋和牙齿缺失。

诊断 依据家族遗传史、自然病程、X 线检查和组织学检查可诊断。

鉴别诊断 需与佩吉特病/畸形性骨炎以及其他骨发育不良疾病相鉴别。

治疗原则 应用肠胃外二氯亚甲基二膦酸盐治疗试验，该病最初可以产生快速的生化反应，但这种反应不能持续。

预防 该病属于常染色体显性遗传，尚无有效的一级预防手段。二级预防：即出生前预防。对已生育患者的家庭实施产前基因诊断，降低患者出生的再发风险。三级预防：即症状前预防。通过新生儿筛查，在患者出现症状前早期诊断和早期治疗，避免患者发生严重症状。

（吴　南　李国壮）

kuānjiù fāyùbùliáng

髋臼发育不良（acetabular dysplasia）

特发性局部的髋发育不良，特征为髋臼外上方和前方缺失，髋臼浅，髋关节中心外移，股骨头覆盖减少。其放射学标准：Wiberg 的中心边缘角、锐角和髋臼顶倾角。一般包括两种情况：出生后即存在髋臼发育不良，平时无症状，青春期开始走路疼痛或身体检查时摄片才被发现；发育性髋脱位手法复位后残余髋臼发育不良。多数患者在中年后发展成骨关节炎，即使是轻度的髋臼发育不良也会导致髋关节骨关节炎。

病因和发病机制 该病与染色体 13q22 存在关联，为常染色体显性遗传。由于患者髋臼外上方和前方缺失，髋臼变浅，髋关节中心外移。髋臼对股骨头覆盖不良，髋臼和股骨关节面对合关系不正常，关节面接触应力增高，生物力学长期异常，股骨头逐渐出现半脱位、负重区软骨退变及股骨头局灶性坏死、严重骨关节炎。

临床表现 患者在小儿时代多无临床表现，到青年或成年后开始出现髋关节疼痛。早期多表现为髋关节疲劳感，酸胀或隐痛，劳累或长距离行走后明显，休息后消失。腹股沟区或臀部深方也可出现疼痛。体检常可发现髋关节压痛，旋转痛，活动度正常或超常。中晚期髋关节疼痛加重，继发跛行，可逐渐出现静息痛，严重的关节半脱位可能导致肢体短缩畸形。初始时关节活动度可能正常甚至超常，但随着骨性关节炎逐渐加重，关节活动将不同程度的受限。

诊断 影像学检查为主要诊断方式。

X 线片 诊断成人髋臼发育不良最主要的检查方法。提示髋臼发育不良的 X 线片成像包括：头臼覆盖<80%，中心边缘角大于 20°；髋臼深度小于 9mm；髋臼指数、髋臼角、臼头指数不在正常区间；以及申顿（Shenton）线不连续。

CT 三维重建 可显示髋臼顶唇、前后唇及髋臼的全貌，能对髋臼骨进行直接测量，从而反映髋臼整体及各部分的发育情况。

超声 Graf 法 在婴儿发育性髋关节发育不良筛查中也具有重要应用价值。具体方式为在体格检查出现异常之后通过高频线阵探头为主的检查获取包括髋臼盂唇、平直的髂骨平面、髋臼窝内髂骨下缘等参考点在内的标准扫查平面图。通过 α 角、β 角等特征将髋关节进行分型，Ⅰ 型、Ⅱa、Ⅱb 型髋关节划分为正常髋关节，Ⅱc 及以上类型划分为异常髋关节（表 1）。

表 1 超声 Graf 法筛查标准

分型	骨顶	骨缘	软骨顶	α 角	β 角
Ⅰa（成熟）	清晰	锐利	长而窄，延伸至超过股骨头	≥60°	<55°
Ⅰb（成熟）	清晰	较钝	短而圆，覆盖股骨头	≥60°	>55°
Ⅱa（生理性骨化延迟<3 个月）	缺损	圆钝	覆盖股骨头	50°～59°	<77°
Ⅱb（生理性骨化延迟>3 个月）	缺损	圆钝	覆盖股骨头	50°～59°	<77°
Ⅱc	缺损	圆形或平坦	覆盖股骨头	43°～49°	<77°
D 型（脱位）	严重缺损	圆形或平坦	压缩	43°～49°	>77°
Ⅲa 型（脱位）	模糊	平坦	上移，透声差	<43°	
Ⅲb 型（脱位）	模糊	平坦	上移，回声强于股骨头	<43°	
Ⅳ型（脱位）	模糊	平坦	插入	<43°	

治疗原则 髋臼发育不良可能随发育而改善。若无早期骨性关节炎和/或半脱位的影像学改变，可密切随访观察。每半年至一年拍片，若无改善且出现早期骨性关节炎改变，应行关节囊外截骨术；若出现半脱位（申顿线中断），应加拍摄双髋外展（≥20°）正位 X 线片；若能中心复位，则行关节囊外截骨术；若不能中心复位，则应行切开复位加截骨术。截骨部位和术式的选择根据是否中心复位、头臼适应情况和发育潜力决定。头臼明显不适应，臼大头小行髋臼成形术。头臼基本适应行改变髋臼方向的手术，如索尔特（Salter）截骨术、三联截骨术、髋臼周围截骨术（PAO）、髋臼旋转截骨术（RAO）等。头臼非球形适应行髋臼扩大（延伸）术、骨盆内移截骨术。股骨近端畸形为主行股骨近端截骨术（内翻、去旋转）或联合手术。术后酌情制动或免负重关节活动训练，至截骨愈合，恢复行步。继续观察至骨成熟。

预防 ①一级预防：重点是教育和宣传，促进健康的妊娠期生活方式。②二级预防：关键是早期发现和干预。需定期检查高危儿童，及时发现问题并采取非手术干预措施。③三级预防：针对疾病，重点是治疗和管理。需要手术纠正发育不良并进行后续的随访和康复，以确保髋关节的功能和健康。

（吴 南 李国壮）

zhìmìxìng chénggǔbùquánzhèng

致密性成骨不全症（pycnodysostosis，PYCD） 以独特的面部表现和骨骼畸形为特征的常染色体隐性遗传病。又称为图卢兹-洛特雷克综合征（Toulouse-Lautrec syndrome）。属于溶酶体贮积症。患者可能患有以异常硬化和骨密度增加为特征的骨硬化疾病，其骨骼异常导致骨骼脆弱易碎，容易发生反复骨折。患者可能无法正常生长，且比正常预期身材矮小。智力不受影响，该病不会危及生命。患者个体之间疾病严重程度可能有很大差异，包括骨折的频率、最终成年身高和特定症状。

病因和发病机制 该病由组织蛋白酶 K（CTSK）基因突变引起，该基因编码的酶是一种溶酶体酶，主要存在于破骨细胞中，破骨细胞是在生长和愈合过程中吸收骨组织的骨细胞。致密性成骨不全症的破骨细胞数量、褶皱缘和亮区正常，但单个破骨细胞周围的脱矿质骨区域增加。电镜检查显示，这些破骨细胞含有大的异常的细胞质空泡，其中含有骨胶原纤维。患者的破骨细胞在使骨脱矿质方面发挥正常功能，但不能充分降解有机基质。当过多的基质积聚时，它们会对身体受影响的细胞和组织产生毒性。

临床表现 四肢短小，典型的面部特征（凸鼻梁和钝角下颌角的小下颌骨），骨硬化，骨脆性增加，远端指骨的骨溶解，颅缝延迟闭合，锁骨发育不良。在受影响的个体中，面部特征随着年龄的增长而变得更加突出，可能是由于面部骨骼的进行性骨溶解，但通常可以从儿童早期开始出现，特别是小下巴和凸鼻梁。其他特征包括牙齿和指甲异常。通常智力正常，有轻微的精神性运动障碍病例报道。

诊断 依据临床表现、病史和家族史、影像学检查可诊断。X 线可以发现与这种疾病相关的特征性骨骼变化。分子遗传学检测到 CTSK 基因突变可确诊。

鉴别诊断 需与其他以骨硬化症为特征的原发性骨硬化症相鉴别，因为早期造血干细胞移植可能是治疗某些形式的骨硬化症一种选择，而对致密性成骨不全症没有益处。

治疗 尚未有标准化治疗方案或指南,主要基于个体症状的控制治疗,包括骨科、牙科、耳鼻喉科、内分泌科相关治疗。遗传咨询和社会心理帮助对患者及其家属有益。

预后 患者有正常的预期寿命。少数出现关节松弛、胸部畸形(胸窄、后凸和脊柱前凸)和肝脾大。

(吴 南 李国壮)

窒息性胸廓发育不良(asphyxiating thoracic dysplasia,ATD)

zhìxīxìng xiōngkuò fāyùbùliáng

常染色体隐性遗传性骨软骨发育不良性疾病。又称热纳综合征(Jeune syndrome)。常见症状和体征有小而狭窄的胸腔、肋骨短,常导致危及生命的呼吸困难。其他异常包括四肢短小、骨盆形状异常、多指/趾。也发生肾、肝、胰腺和视网膜的并发症。在活产婴儿中,ATD 的发病率为 0.8/10 万~1/10 万。已报道的病例超过 120 例。中国尚无发病率统计。

病因和发病机制 多数病例的致病原因不明。已明确的致病基因有 *IFT80*、*DYNC2H1*、*WDR19* 和 *TTC21B*,这些基因都是在哺乳动物体内初级纤毛的结构和功能中起作用。已明确致病基因的病例属于常染色体隐性遗传,ATD 被认为是一种遗传异质性疾病。

初级纤毛存在于身体的许多部位。初级纤毛作为机械感受器,参与组织生长和发育的信号通路。初级纤毛在骨骼发育,肾、肝胆系统和视网膜等组织器官发育中起重要作用。因而,ATD 也被认为是纤毛异常导致的骨骼疾病。基因突变后如何影响纤毛发育和功能维持从而出现 ATD 相关表型的具体机制尚不清楚。

临床表现 该病的严重程度和相关并发症的类型存在差异。所有病例均有胸腔狭窄,胸廓可呈钟形或长而窄,呼吸窘迫通常由小而僵硬的胸腔引起。根据胸廓的类型和潜在的肺发育不良的程度,呼吸功能不全表现出不同程度和不同发病年龄。诊断 ATD 的年龄与呼吸严重程度呈负相关。在严重的胸廓限制和钟形胸部的婴儿中,严重和致命的呼吸衰竭会出现在新生儿早期。在胸腔长而窄的婴儿中,轻度 ATD 会发生轻度呼吸受累,最终导致慢性限制性肺病伴有反复呼吸道感染。患者其他骨骼异常包括肋骨短、四肢短小、骨盆形状异常、短指和多指/趾畸形等。

约 40% 的患者出现肾并发症,肾衰竭的最早表现是无法浓缩尿液,其他症状包括多尿、蛋白尿、血尿素氮和肌酐增加以及高血压。肾衰竭是 3~10 岁患儿死亡的主要原因。不到 30% 的病例有肝受累,表现为门静脉高压、肝大、胆汁淤积、结合高胆红素血症、肝硬化和转氨酶升高。ATD 偶与眼发育异常相关,包括视神经发育不全、视网膜营养不良、视网膜色素异常、眼球震颤、近视和进行性视力障碍。

诊断 产前超声检查出现特征性体征和症状,可提示胎儿患有 ATD。出生后的诊断主要基于 X 线的辅助检查,包括严重的肋骨缩短、轻度肢体缩短、椎体正常、髂骨发育不良和三叉戟形髋臼。在一些家庭中,可以通过基因检测确诊。

当家庭中出现 ATD 患儿,父母再生育时必须进行产前诊断和遗传咨询。妊娠 14 周时,产前超声检查能够识别出患有 ATD 或类似骨船发育不良的胎儿。产前超声检查显示 ATD 的胎儿股骨长度与头围的比率比平均值低 3 个标准差。妊娠中期检查可发现 ATD 胎儿颈部半透明、肺部发育不全、胸廓狭窄和胎儿呼吸运动减少。

当先证者检出相关的致病基因突变时,可对胎儿进行产前基因诊断(表 1)。

鉴别诊断 需与软骨发育不全、埃利韦综合征和短肋骨多指综合征 I 型、IV 型相鉴别。

治疗 治疗重点是维持和支持呼吸功能。压力循环通气模式在克服 ATD 中增加的气道阻力方面最有效。患有严重肺发育不全的婴儿可能需要高频通气以避免气压伤。应密切关注呼吸功能衰退的迹象。控制呼吸道感染,进行抗菌治疗。

矫正手术包括:正中胸骨切开术,改良 Nuss 手术,肋骨牵张成胸矫形术,胸外侧扩张术和垂直可扩展假体钛肋骨(VEPTR)。为早期发现和早期治疗并发症,患儿需要在出生后两年内进行常规体检。

表 1 ATD 基因与表型关系

表型	OMIM 编号	遗传模式	基因	基因定位
ATD 1	208500	常染色体隐性	未知	15q13
ATD 2	611263	常染色体隐性	*IFT80*	3q25.33
ATD 3	613091	常染色体隐性 常染色体双基因隐性	*DYNC2H1*	11q22.3
ATD 4	613819	常染色体隐性	*TTC21B*	2q24.3
ATD 5	614376	常染色体隐性	*WDR19*	4p14

预后 因人而异。多数在婴儿期死于呼吸衰竭或感染。2 岁后严重呼吸系统并发症的风险会降低。肾受累程度则是婴幼儿期以后患者存活的主要影响因素。少数患者可以活到青春期或成年期。

(吴 南 李国壮)

qūgàn fāyù yìcháng

躯干发育异常 （campomelic dysplasia）

表现为身材矮小、长骨弯曲、肩胛骨发育不全和髂翼窄等的常染色体显性遗传病。躯干发育异常的新生儿因为胸腔容积小和支气管发育不全，通常在 1 岁内因呼吸衰竭而死亡。

病因和发病机制：该病由染色体 17q24 上 SOX9 基因突变导致，突变为新生突变，尚未发现 SOX9 两个等位基因同时突变个体，因此 SOX9 突变导致躯干发育异常的机制可能为单倍体剂量不足。

临床表现：患儿先天性长管状骨弯曲，以下肢骨为著，包括股骨、胫骨等，部分患儿可以在孕期检查中发现。其他骨骼畸形包括肩胛骨小、第 12 肋缺如、腭裂、小颌畸形和椎弓根发育异常等。有部分核型为 46,XY 的患者外生殖器发育异常，具有女性外生殖器发育特征，受影响男性个体有女性的外生殖器、阴道、子宫和输卵管。

诊断：患者若有躯干发育异常的表现，结合影像学检查，可疑诊躯干发育异常，确诊需要进行基因检测，若发现 SOX9 基因突变可确诊。

治疗原则：暂无有效治疗方式，患儿通常在 1 岁内死亡，进行气道管理可能有帮助。

预防：躯干发育异常大部分为新生突变，产检可以发现，建议采取产前诊断、终止妊娠等方式预防。

(吴 南 李国壮)

lúgǔ gǔgàn fāyù yìcháng

颅骨骨干发育异常 （craniodiaphyseal dysplasia，CDD）

SOST（骨硬化蛋白）基因突变导致的常染色体显性遗传病。一种非常严重的骨发育不良，特征是全身性骨质大量增生和硬化，特别涉及颅骨和面部骨骼。颅孔的进行性骨侵蚀导致儿童期严重的神经功能障碍。1958 年，约瑟夫（Joseph）描述了 1 名患有颅骨严重硬化和面部畸形的儿童，指出其特征与哈利迪（Halliday）之前报道的一个病例相似，并将这种情况称为进行性颅骨骨干发育不良。认为它是恩格尔曼（Engelmann）综合征的变种。戈林（Gorlin）描述了该综合征并引用了以前被描述为 "leontiasis ossea"（颅面骨畸形导致狮子样外观）的病例。1974 年，麦克弗森（MacPherson）报道了 3 例颅骨骨干发育不良，指出了该病的不同表型，并强调了 CDD 与其他颅骨管发育不良和骨增生的表型重叠。他认为："也许颅骨骨干发育不良这个名字应该泛指一组疾病"。

病因和发病机制 该病由位于染色体 17q21 的 SOST 基因杂合突变引起。骨硬化蛋白在骨细胞中产生，主要功能是阻止（或抑制）骨形成。抑制骨形成对于确保骨骼具有正确的外形、大小和密度是必要的。此外，还有证据表明 CDD 存在常染色体隐性遗传的形式。

临床表现 患者在婴儿早期即出现面部异常。骨质过度生长导致鼻旁隆起、明显的眼距增宽和头围增加。复发性泪囊炎与鼻泪管进行性狭窄。这种疾病是进行性的。受影响的婴儿可在特征性面部外观出现之前因鼻塞导致的呼吸困难而就医。颅骨孔的骨侵蚀会使脑神经受压（尤其是第 II 和 VIII 对脑神经），导致进行性视觉和听觉障碍，最终失明和耳聋。其他眼部问题包括斜视、眼球突出和双眼视力丧失，这与眼距过度增宽有关。同时，还会发生癫痫发作，并有智力发育迟缓。但多数情况下，在视力和听力情况逐渐恶化前发育一般正常。

影像学检查 在影像学改变上，整个颅骨，包括面部骨骼和下颌骨，会表现出严重的硬化和骨质增生，伴有鼻塞和鼻窦闭塞。最终，正常的颅骨轮廓逐渐消失。长骨的表现因严重程度和个体差异不尽相同，但由于骨干、骨内膜、骨皮质的增厚，长骨通常呈圆柱形。手骨可能会受到类似的影响。肋骨、锁骨和骨盆通常有中度增厚和硬化。

(吴 南 李国壮)

zhīduān-zhīzhōngduàn fāyùbùquán 1

肢端肢中段发育不全 1 （acromesomelic dysplasia 1，AMD1）

一类影响四肢中段和远端骨骼的常染色体隐性遗传病。又称马罗托型肢端肢中发育不全。发病率约为 0.05/10 万。1971 年，马罗托（Maroteaux）认识到这种疾病；1977 年，朗格（Langer）总结了 19 例患者的表现。

病因和发病机制 该病由编码软骨利尿钠肽（CNP）跨膜受体的利尿钠肽受体 2（NRP2）基因纯合或复合杂合突变引起。CNP 是通过环状 GMP 信号转导的软骨内骨生长的主要调节剂。环状 GMP 抑制 MAPK 通路刺激细胞外基质在生长板中的积累。CNP 和 NPR2 均在生长板中合成；CNP 通过旁分泌调节机制发挥作用，与转基因和基因敲除小鼠骨骼生长的调节有关。NPR2 基因中有 4 个无义突变、4 个移码突变、2 个剪接位点突变和 11 个错义突变。NPR2 突变的杂合携带者的身高低于匹配对照的平均值。肢端肢中段发育不全的其他常染色体隐性遗传形式包括 AMD-2A、AMD-2B 和 AMD-2C，均由染色体 20q11 上 GDF5 基因突变引起；AMD3 由染色体 4q22 上 BMPR1B 基因突变引起；AMD4 由染色体 4q21 上 PRKG2 基因突变引起。

临床表现 ①头面部：不成比例的大头，相对的前部突出，有或没有相对较短的鼻子。②四肢：四肢短，手足短，前臂呈弓形，比上臂短，肘部伸展受限，手指和足趾短，指甲短但无发育不良，儿童时期手指上出现多余皮肤。③脊柱：下胸椎进展性后凸。④偶发的异常情况：姆趾较大，角膜混浊，脑积水，轻度智力障碍。

出生体重可能正常，在第一年生长缺陷逐渐变得更加明显。在新生儿期，X 线片通常不会显示异常的骨骼或生长板。然而，影像学检查骨骼变化在 2 岁时即可诊断。下胸椎后凸、腰椎前凸增加和臀部突出常见。大多数关节相对松弛。由于头部较大，四肢较短，粗大运动表现可能会有些滞后，但智力正常。

诊断 依据病史、临床表现、影像学检查和基因检测可诊断。

病史 怀疑患病儿童的诊断评估需要完整的病史，包括三代家族史，注意体征和症状。

体格检查 应包括临床表现以评估肢体内不成比例的迹象。整个运动范围对于评估很重要，因为灵活性的增加和减少很有可能与该病有关。

影像学检查 出生后，骨骼检查对于评估 AMD1 儿童必不可少。X 线表现：在第一年，掌骨和指骨变得越来越短；中节和近节指骨较宽；锥形骨骺发育，骨骺在婴儿期比较正常，后来变成锥形；肱骨、桡骨和尺骨缩短；桡骨弯曲，桡骨头经常半脱位；椎体在婴儿期呈椭圆形，但随着年龄的增长，腰椎变成楔形，椎体后部比前部短；双手异常下垂，指骨呈方形或糖饼形。24 个月时，骨的中央突起向前发展；锁骨上翘，看起来位置高；长管状骨的张开的干骺端；儿童期髂骨基底部分发育不全和髋臼外侧上区不规则骨化。

基因检测 评估完成后，可以做出特定诊断。如果达到特定或有限的鉴别诊断，则进行分子检测以确诊。

鉴别诊断 与 AMD1 相比患有 AMD2A 或 AMD2C 的个体具有正常的轴向骨骼，并且手、足的骨骼成分缺失或融合；而 AMD1 上述所有骨骼成分都存在，但显示出异常的线性生长率。此外，在 AMD1 患者中，轴向骨骼受累的特征是椎体楔形改变，背侧边缘短于腹侧边缘。这些是用于区分 AMD1 与 AMD2A 和 AMD2C 的临床差异。

治疗 生长激素已用于治疗骨骼发育不良的儿童使其增加身高。重组生长激素治疗用于儿童软骨发育不全的短期和中期的身高增高。

（吴　南　李国壮）

duǎnzhǐ/zhǐ jīxíng
短指/趾畸形（brachydactyly, BD）
一个或几个手指/足趾及其相应的掌骨/足骨短于正常手指/足趾的畸形。以缩短的手/足指/趾先天畸形为特征表型，由指/趾骨和/或掌/跖骨发育异常所致。多数手部畸形比足部更严重，短指/趾症状可单独出现，也可伴随其他病理体征和症状，如身材矮小、并指/趾、多指/趾、短缺指/趾畸形和指/趾骨关节融合等。最新的国际疾病分类及基因相关性骨发育不良分类标准将 BD 归于肢体骨发育障碍"组。

临床表现和致病机制 临床上依据短指/趾畸形及相关临床表现的复杂程度分为单纯型和复杂型。根据畸形发生部位和患者受累程度，将单纯型短指/趾畸形分为 A ~ E 五型（图 1），每型中又陆续细分出若干亚型（表 1）。遗传方式多为常染色体显性遗传，部分呈不完全显性。复杂型短指/趾畸形的临床表现则合并短指畸形外的其他指端畸形，如并指、多指等，以及其他伴短指/趾畸形的综合征。

A 型短指/趾畸形 主要表现为中节指/趾骨缩短、缺失或与远节指/趾骨融合，时有累及掌/跖骨，患者个别指/趾或所有指/趾受累。根据指/趾受累位置和形式的不同分 5 种亚型。

A1 型（BDA1） 常染色体显性遗传病。1908 年，由法拉比（Farabee）和德林克沃特（Drink-Water）首次报道，故又称法拉比型短指/趾。该型以中指骨短小、缺失或与末端指骨融合为特征，拇指/姆趾近端指骨短，身材较矮小。根据缩短程度可将 BDA1 分为轻度和重度：轻度患者的中节指骨发育不全较轻，第 2、5 指/趾易受累，远节骨关节融合仅限于第 5 指/趾；重度患者所有指/趾中节指骨缺失或严重发育不全，手指或足趾只有正常指/趾的一半，并可发生远节指/趾骨融合。该型为定位在 2q35 的 IHH 基

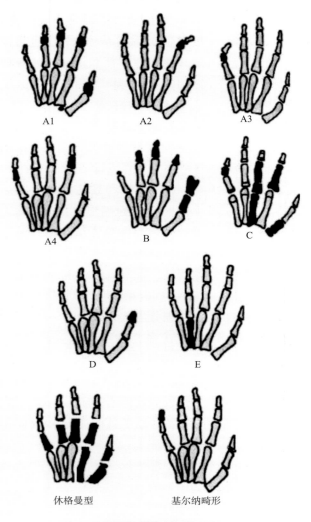

A1　A2　A3

A4　B　C

D　E

休格曼型　基尔纳畸形

图 1　主要单纯型短指/趾畸形分型

因突变所致。IHH 属 Hedgehog 基因家族，该家族基因编码一组分泌型信号分子，在脊椎动物和无脊椎动物胚胎肢体发育和生长过程中发挥着至关重要的作用。BDA1 存在一定的遗传异质性，已发现多个基因与 BDA1 发生相关，根据致病位点不同分为不同亚型，其中 BDA1B 基因定位于 5 号染色体，BDA1C 由染色体 20q11 上的 GDF5 基因突变所致，BDA1D 由染色体 4q22 区的 BMPR1B 基因突变引起。

A2 型（BDA2）　又称莫尔-弗里特型，由莫尔（Mohr）和弗里特（Wriedt）于 1919 年首次报道，

主要表现为示指及第二足趾中节指/趾骨变短，常染色体显性遗传，已发现 3 个致病基因，分别是位于 4q22.3 的骨形成蛋白受体 1B 基因（BMPR1B）、位于 20q11.22 的 GDF5 和位于 20p12.3 的骨形成蛋白 2（BMP2）。

A3 型（BDA3）表现为仅第 5 指/趾中节指/趾骨短小畸形，第 5 指中节指骨常短于第 4 指中节指骨的一半。其退化的中节指骨呈菱形或三角形，造成第 5 指向桡侧偏离。该型所致的小指弯曲需与屈曲指相鉴别，前者表现为末端指骨弯曲，而后者表现为指间关节弯曲挛缩畸形。BDA3 表现为外显率不全的常染色体显性遗传，致病基因尚未发现和定位。

A4 型（BDA4）　又称泰姆塔米型，由泰姆塔米（Temtamy）和麦库西克（McKusick）首次报道。主要表现为第 2 和第 5 指中节指/趾骨短小，个别患者第 4 指/趾受累，且由于中节指/趾骨形状异常导致远节指骨桡侧偏离。致病基因是位于染色体 2q31.1 的 HOXD13。

A5 型（BDA5）　特点为中指/趾骨短缩伴指甲发育不全，中节指/趾骨缺失，拇指远端指/趾

骨重复。在最新的人类在线孟德尔遗传数据库（OMIM）中，该型已并入 BDA4。

B 型短指/趾畸形　BD 中最严重的一类，主要特点为远节指/趾骨缩短，常伴有指/趾）甲发育不良、中节指/趾骨缩短和指/趾间关节粘连，患者多伴有并指/趾（常见第 2/3 并趾），根据其致病基因不同分为 2 种亚型。

B1 型（BDB1）　主要表现为指骨末端发育不全、指甲发育异常，临床上类似截肢的表型，严重时出现扁宽拇指，可伴有双重远节指骨和并指/趾、远节和/或中节指/趾骨末端分叉等畸形。除表现为中节指骨缩短外，还表现为远端指骨发育不全或缺如。遗传方式为常染色体显性遗传，致病基因是定位于染色体 9q22 的受体酪氨酸激酶样孤儿受体 2（ROR2），编码跨膜受体，可作为 Wnt5a 受体发挥抑制 Wnt 通路的作用。

B2 型（BDB2）　与 BDB1 有类似临床表现，以远节指骨发育不全或缺失为特征，并伴有指骨关节融合、腕/跗骨融合、局部皮肤性并指、拇指短、拇指指甲发育不全或缺失等症状，足部表型类似但略轻。致病基因是定位于染色体 17q22 的 NOG，编码产物是一种糖基化的分泌蛋白，主要表达于神经和骨骼发育阶段，在关节发育中起重要作用。NOG 基因突变可导致 NOG 蛋白与 BMP 结合能力的改变，最终影响 BMP 信号通路的平衡。

C 型短指/趾畸形　主要表现为第 2、3 和 5 指中节指骨缩短，近节指骨分节过多（每指/趾的/趾超过 3 节）和指/趾关节粘连等，第 4 指相对受累最轻而成为最长，足趾可正常或受累，部

分患者身材矮小。BDC 呈常染色体显性遗传、常染色体隐性遗传等多种遗传方式，致病基因 *GDF5* 为 TGF-β 超家族成员之一，编码可分泌至细胞外的信号分子，通过上调 Cbfal 和 X 型胶原表达，促进肢芽细胞向软骨分化和骨形成。*GDF5* 杂合移码或无义突变均可造成 BDC 表型。

D 型短指/趾畸形　较常见的类型，又称布赖滕贝克尔（Brei-tenbecher）短指，以拇指/跗趾的远节指/趾骨短宽畸形为显著特征，可单侧或双侧受累，近节指/趾骨及掌/跖骨正常，其余指/趾不受累。遗传方式为常染色体显性遗传，女性外显完全而男性外显不全，约 3/4 的患者表现为双侧短指/趾。致病基因是位于 2q31.1 区的 *HOXD13* 基因。

E 型短指/趾畸形　主要表现一个或多个缩短的掌骨和跖骨。指/趾缩短主要是由于掌/跖骨缩短所致，不同的家系间甚至家系内不同患者间被累及的指/趾具有高度可变性，表现为受累指/趾数目不同或受累指/趾的组合不同。部分患者中度矮小，可伴其他骨骼异常。分为两种亚型：BDE1 型表现为第 4 掌/跖骨的短小畸形，由 *HOXD13* 基因突变所致；BDE2 以各种形式掌骨变短伴指骨受累为特征，致病基因为位于染色体 12p11.22 的编码甲状旁腺样激素的 *PTHLH* 基因。

复杂型短指/趾畸形　除短指畸形外，还伴有其他指/趾骨畸形如并指、多指等，但一般无指/趾骨畸形外的其他症状（表2）。

BD 相关综合征　部分遗传综合征伴有短指/趾畸形表现，在鉴别诊断中要注意区别（表3）。

诊断和鉴别诊断　包括人体测量、X 线检查和基因检测等。

对于单纯型 BD，主要根据其形态学特征进行临床分型，部分临床确诊困难的病例，需结合基因检测结果进行鉴别诊断。对于单纯型 BD，产前诊断通常不作要求，但对于复杂型 BD 以及伴短指畸

表1　短指/趾畸形分型及分子遗传基础

BD 分型	OMIM 编号	致病基因	基因定位
BDA			
BDA1	112500	*IHH*	2q35-q36
BDA1B	607004	未知	5p13.3-p13.2
BDA1C	615072	*GDF5*	20q11
BDA1D	616849	*BMPR1B*	4q22
BDA2	112600	*BMPR1B*	4q21-q20
		GDF5	20q11
		BMP2	20p12
BDA3	112700	未知	未知
BDA4	112800	*HOXD13*	2q31
BDA5	112900	–	–
BDB			
BDB1	113000	*ROR2*	9q22
BDB2	611377	*NOG*	17q22
BDC	113100		
BDD	113200	*HOXD13*	2q31.1
BDE			
BDE1	113300	*HOXD13*	2q31.1
BDE2	613382	*PTHLH*	12p11.22

表2　部分复杂型短指/趾畸形

疾病	临床表现
德林克沃特短指	小指中节指骨呈 "8" 样畸形，中指中节指骨短缩
麦金德短指	远节指骨发育不良合并指甲缺失，拇指和跗趾正常，或远节指/趾骨重复，指间关节粘连、并指
皮特-威廉姆斯短指	尺侧远节指骨短缩、掌骨短缩、身材正常
休格曼短指	近节指/趾骨短缩合并指关节粘连
斯莫加斯伯德短指	同时合并有 BDA2 和 BDD 的症状的短指畸形

表3　部分伴短指畸形表型的综合征

综合征	OMIM 编号	致病基因	基因定位
奥尔布赖特遗传性骨营养不良	103580	*GNAS1*	20q13.2-20q13.3
BDE 伴高血压	112410	*PDE3A*	12p12.2-p11.2
2B 型肢端肢中发育不全	228900	*CDMP1*	20q11.2
罗比诺综合征	268310	*ROR2*	9q22
鲁宾斯坦-泰比综合征	180849	*CREBBP*	16p13.3
		EP300	22q13

形综合征中表型严重家系，需产前诊断。由于短指骨在发育早期的胎儿超声检查中可能不明显，只有在孕后期才可见，有可能错过终止妊娠的最佳时段，因此，在患者家族致病基因突变明确的情况下，产前基因诊断将是更佳的选择，通常在妊娠 11 周时行绒毛膜绒毛穿刺或妊娠 14 周后进行羊膜穿刺获取胎儿样本进行突变基因分析。

治疗原则 治疗目的为改善手足功能、改善外形。主要针对上肢进行，对于足趾畸形则仅针对部分行走不易的患者。外科手术是主要方法，用于延长严重型患者手/足骨骼，也对有显著弯指、并指或先天指骨关节强直有效。对手功能受损的患者，采用物理治疗或手部运动可改善握力和灵活性。单纯型 BD 有较好预后；如果短指/趾仅是某种综合征的特征之一，还需对症治疗，预后情况通常取决于相关畸形的性质。此外，术后的功能锻炼有助于手足功能恢复。尚无适用于所有短指/趾畸形的治疗方法，需根据临床分型和严重程度选用适当的治疗方法。

手术治疗 是短指畸形主要的治疗手段，根据临床表现的不同采用适当的手术方案：

骨延长术 又称骨牵引术，是矫正短指畸形的主要手术，包括指骨延长及掌骨延长，可平均延长 10mm，7 岁以下儿童骨延长效果较为理想，但对于年龄尚小的患者还需考虑其依从性。在患者条件不适合做骨牵引时，也可作局部软组织牵引，使局部形成足够长度的骨间隙，为后期的游离植骨提供条件。

植骨术 对于患严重短指畸形或骨延长术后软组织松弛、有骨移植需要的患者，可从部分趾骨、跖骨或者髂骨游离骨组织进行移植以补足手指的骨骼缺损。移植效果受患者年龄、手术水平及术后功能锻炼等因素影响。最适年龄不晚于 2 岁，但亦有 7 岁手术成功的报道。对于皮肤组织量不足的短指患者，可以在首次趾骨移植术后再进行二期软组织牵引，最后再进行游离骨移植。

足趾移植术 对于严重的手发育不良、手指缺失，可行足趾带血管蒂移植，进行拇指、中指或环指再造，最大限度重建指掌功能。该类手术在 3 岁后进行效果较为理想，一般情况下选择第二足趾趾骨移植。

分指术 部分合并并指畸形或手部亚单位结构不清的患者，需要优先考虑实施分指术。早期分指可能给予短缩的指体提供独立发育的基础，对促进指体长度更具意义，但对于分指术的适宜手术年龄目前尚无定论。

其他手术 针对部分患者指体因偏斜影响功能及外形者，可考虑行矫形手术或关节融合术，术后配合功能锻炼，患者关节可恢复部分活动度。但矫形手术对于骨骺的生长有很高的危险性，如果骨骺在手术中被破坏，将人为造成指骨发育停止，因此建议此类手术多在患者骨骺接近闭合时或成年后进行。

BD 治疗新技术 组织再生技术和仿生科学的发展，为 BD 治疗带来曙光。研究主要聚焦在肢体修复及肢芽生发以及仿生手指的研发。多能干细胞技术的日趋成熟，为开展通过自体组织诱导多能干细胞、再诱导分化成肢芽以实现指体修复、再生的治疗途径提供了技术的前景，但尚在研究阶段。对于症状严重病例，特别是指/趾骨或掌/跖骨发育不良甚至缺失、功能严重丧失、单纯希望恢复外形的患者，可以根据其手指正常生理长度和外形定制生物仿生手指。有关仿生机械手臂、神经控制义肢、义指等辅助治疗手段仍在研究中；新的人工智能及电子科技技术还有可能以脑电信息作为义指信息源，可望通过脑-机连接建立人与周围环境间信息交流与控制的新型通道，实现更精细的手指功能重建。

预防 ①一级预防：即婚前预防。应避免近亲结婚。②二级预防：即出生前预防。对已生育患者的家庭实施产前基因诊断，降低患者出生的再发风险；一般人群通过妊娠期影像学检查发现患病胎儿。③三级预防：即症状前预防。通过新生儿筛查，在症状出现前早期诊断和早期治疗，控制和延缓病情。

(杨　涛　赵秀丽)

bìngzhǐ/zhǐ jīxíng

并指/趾畸形 (syndactyly, SD)

相邻指/趾间软组织和/或骨骼组织不同程度的融合而形成的肢端畸形。可单独发生，也可以是多系统综合征的组成部分，如阿佩尔 (Apert) 综合征、波兰 (Poland) 综合征等，已有 300 余种伴有并指/趾畸形表型的综合征。大部分为常染色体显性遗传，表型较轻且呈现不完全外显。少数为常染色体隐性遗传或 X 连锁隐性遗传，表型较严重且不呈现表型异质性。该病在新生儿中发病率为 0.33‰ ~ 0.5‰，白种人是黑种人的 10 倍，在同一家族中可呈现表型多样化，且男女发病比率约为 2 : 1。

病因和发病机制 绝大部分患者的致病基因为 *HOXD13*，少数为 *GJA1* 或 *LMBR1* 等。

HOXD13 基因　*HOX* 基因家族的一员。*HOX* 基因全称为同源基因，是调控生物形体、调节胚胎发育的重要基因家族，在进化上高度保守。人类 *HOX* 家族包括 39 个基因，分为 4 个基因群集（*HOXA*、*HOXB*、*HOXC* 和 *HOXD*）并分别位于染色体 7p15、17q21.2、12q13 和 2q31。与并指/趾畸形相关的基因为 *HOXD* 基因群集的 *HOXD13*（图 1），该基因位于染色体 2q31，有 2 个外显子，编码蛋白含 335 个氨基酸残基。外显子 1 为位于 N 端的 757 个碱基的组成的序列，其中包含一个多聚丙氨酸链（PolyA）编码区，编码 15 个丙氨酸（A）。外显子 2 包含一段 180 个碱基的同源结构域（HD），包括 3 个 α 螺旋和一个 N 端的自由臂。其中 α 螺旋 3 高度保守，与靶 DNA 序列的特异结合有关。

HOXD13 基因突变可导致并指/趾畸形的发生，遵循以下 3 种分子机制：PolyA 区域长度的改变；HD 区域的错义或无义突变；与 *HOXD13* 相关的未明确区域的突变。

PolyA 区域长度的改变　多为多聚丙氨酸延展（PAE），即由原来的 15 个丙氨酸改变为多于 15 个丙氨酸。增加 7 个及以上的丙氨酸（PolyA 长度超过 22 个丙氨酸）时可以导致典型的并多指（SPD）表型，PolyA 越长引起 SPD 的表型越严重。这是因 PolyA 在减数分裂时具有长度上的稳定性，因此 PAE 会破坏蛋白结构的稳定。此外，PolyA 可以作用于其他结构域，通过其与蛋白相互作用发挥空间柔化剂的作用。当 PolyA 长于 22 个丙氨酸时，形成胞质聚集物从而隔离野生型 HOXD13 产物。因此，长于 7 个丙氨酸的延展为功能获得性突变产物。一般认为，长度小于 7 个丙氨酸或丙氨酸的缺失引起不典型的 SPD 表型。但 4~7 个丙氨酸的缺失也会导致 SPD 类似表型的发生。

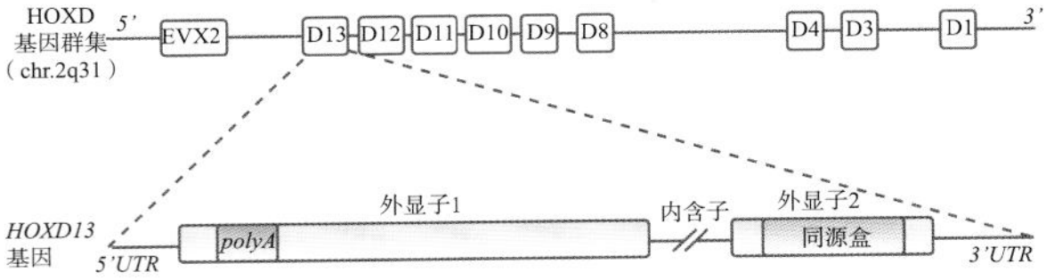

HD 区域的错义或无义突变　HD 区域的无义突变或移码突变均导致截短性蛋白产物。其致病机制为 *HOXD13* 的单倍剂量不足，即正常人为两个 *HOXD13* 等位基因发挥功能，而 *HOXD13* 的杂合突变会导致一个 *HOXD13* 等位基因的 HOXD13 产物被截短，从而使只有一个正常的 HOXD13 产物因剂量不足无法正常行使功能。另一种 HD 区域的突变为错义突变，即导致单个氨基酸的改变。由于 HD 区域高度保守，该类错义突变也会导致 SPD 的发生。

与 *HOXD13* 相关的其他区域突变　虽然多数导致 SPD 发生的突变位于 PolyA 区域和 HD 区域，也有部分突变位于这两个区域以外，如发生在外显子 1 的错义突变 G220V，由于发生单倍剂量不足从而导致疾病发生。

其他致病基因　除 *HOXD13* 外，还有一些基因的突变导致 SD 的发生。① *GJA1* 基因：属于连接蛋白基因家族，其编码的蛋白是间隙连接的重要组成部分，为低分子量的物质在细胞间的扩散与传输提供途径。*GJA1* 位于染色体 6q22.31，含 2 个外显子。该基因的突变导致指/趾发育异常、软组织粘连、颅面骨骼发育异常等疾病，包括眼齿指发育不良和 Ⅲ 型并指/趾畸形。② *LMBR1* 基因：编码 LMBR1 样膜蛋白家族的成员，该基因的突变会改变 Shh 的表达，从而影响肢体发育模式。*LMBR1* 位于染色体 7q36.3，含 25 个外显子。该基因的突变导致 Ⅳ 型并指/趾畸形、轴前多指畸形等疾病。③ *LRP4* 基因：编码低密度脂蛋白受体相关蛋白家族的一员。低密度脂蛋白受体相关蛋白家族是 Wnt 信号通路的调控因子。*LRP4* 基因的突变导致 Ⅱ 型硬化性狭窄病和切纳尼-伦斯（Cenani-Lenz）并指/趾。④ *FGF16* 基因：蛋白产物参与多种生物过程，包括胚胎发育、细胞生长、形态发生、组织修复、肿瘤生长和侵袭。基因位于 Xq21.1，含 3 个外显子。该基因突变导致掌骨 4~5 融合型并指。⑤ *BHLHA9* 基因：属于螺旋-环-螺旋（BHLH）家族，蛋白产物是参与肢体发育的转录因子。基因位于染色体 17p13.3，只有 1 个外显子。其突变导致多指畸形或并指畸形。

致病机制及相关基因调控网络　肢体发育按一定顺序发展而来。在胚胎第 4 周时，胚胎外侧体壁形成，上肢芽出现。第 4~5 周，外胚层顶嵴形成，出现远端手板。待第 5 周结束，中胚层细胞分化形成手指线，被指蹼组织间隔。第 6 周，手指尖分开直至指蹼间隙形成。第 8 周，出现掌指骨化中心。直至第 11 周，所有指骨骨化中心出现，手指完全分开。因此在胚胎发育过程中，基因缺陷会导致肢体发育的调控机

图 1　*HOXD13* 基因结构

制受到影响，造成畸形的发生。

虽然多种基因的缺陷都会导致 SD，其致病机制均遵循特定的调控网络，分三个层次：①基因突变（如 *LRP4* 和 *GJA1* 等）导致 WNT 通路或 BMP 通路受到影响。②WNT/BMP 通路的改变均导致顶端外胚层脊中 FGF8 的过表达；FGF 家族相关基因的突变同样会导致 FGF8 的过表达。③最终 FGF8 的过表达导致指/趾间视黄酸的表达受抑制，从而引发 SD；*HOXD13* 基因的突变会直接影响最后一步的视黄酸表达，从而产生 SD 表型（图 2）。

临床表现 包括手指粘连（并指）、足趾粘连（并趾）、皮肤融合及骨化并指。在非综合征型的并指中，以 3/4 指受累最常见，其次为 4/5 指并指。而在综合征性疾病中，以 1/2 指、2/3 指并指更为常见。此外，在许多综合征性疾病中，还常伴有多指畸形、屈指畸形、短指畸形及先天性关节或骨融合等表现。

早期分类系统将并指/趾畸形分为Ⅰ~Ⅴ型，均为常染色体显性遗传。国际上逐渐接受了泰姆塔米-麦库西克（Temtamy-McKu-sick）分型，即将并指/趾畸形分为 9 种亚型，除上述Ⅰ~Ⅴ型外，还包括Ⅵ型、Ⅶ型、Ⅷ和Ⅸ型（表 1）。

诊断 根据临床表现及 X 线检查可诊断。如果仅有相邻指/趾间软组织相连，X 线检查显示指/趾间骨骼界限清晰，则为软组织性并指；如果两指/趾或多指/趾间除有软组织相连外，X 线检查还显示有骨骼间的融合，则诊断为骨性并指。

产前超声诊断 SD 多发生于胚胎发育的第 4~8 周，因此产前超声检查很重要。由于超声显示

畸形手指总是同时活动，产前的二维超声对于手足畸形的诊断比较困难，但对于复杂型并指尤其是综合征型并指可以很好诊断，如阿佩尔综合征由于手的形状怪异，且手指不能单独活动，可以在产前超声过程中被诊断出来。此外，三维或四维超声图像更加清晰直观，可以用于产前胎儿手足畸形筛查。

基因诊断 多数 SD 为常染色体显性遗传，因此高风险孕妇（孕妇本人或配偶患该病）需进行产前基因诊断。对于突变未明确的先证者，首先取先证者外周血提取 gDNA，通过下一代测序技术

（全外显子测序、Panel 测序等）筛选候选致病基因，经家系验证后明确致病基因。对于突变已明确的先证者，取胎儿 gDNA 样本（绒毛、羊水或脐带血），利用桑格（Sanger）测序技术，根据先证者突变情况对致病突变区域进行分子遗传学分析。

鉴别诊断 ①阿佩尔综合征：又称尖头并指综合征，除伴有严重的并指外，还伴有明显的短头和尖头，面中部 1/3 发育不足，眼距过宽，上颌骨发育不良，发育迟缓等特征。②波兰综合征：除伴有手足畸形外，还伴有胸大肌的胸骨头缺损、肩胛骨发育不

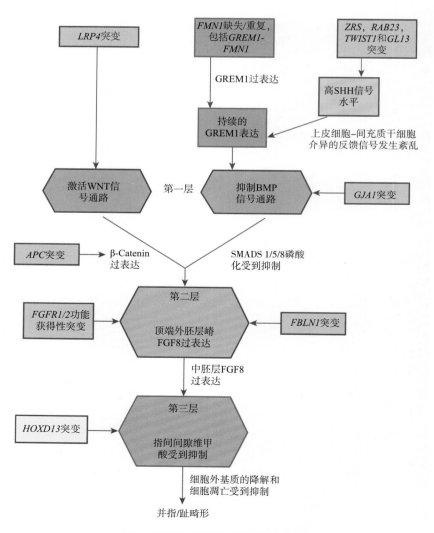

图 2 并指/趾畸形致病机制网络模式

表 1 并指/趾畸形分型及临床表现

SD 亚型	OMIM 编号	遗传方式	致病基因	临床表现	形态学图示
I 型	185900	AD	2q34-q36	多为 3/4 指并指、2/3 趾并趾、4/5 趾并趾	
II 型	186000	AD	*HOXD13* 杂合或纯合突变	3/4 指并指和 4/5 趾并趾；部分患者伴随同指/趾的轴后多指	
III 型	186100	AD	*GJA1*	双侧 4/5 指并指，多为皮肤融合并指，偶发远节指骨融合；一般无并趾	
IV 型	186200	AD	*LMBR1*	双侧软组织形成完全并指，双手为 6 指且弯曲成杯状；无并趾，无骨融合。部分患者为指/趾完全并指，多指及杯状指形态	
V 型	186300	AD	*HOXD13* 杂合突变	掌骨及跖骨融合；多为 4/5 掌骨和 3/4 跖骨融合；有的表现为 2~5 趾短趾和并趾	
VI 型	–	AD	–	2~5 指并指和 2~5 趾并趾	
VII 型	212780	AR	*LRP4*	掌骨融合，指骨发育组织紊乱；全并指/趾；拇指缺失；腕骨缺失	
VIII 型	309630	XLR	*FGF16*	第 4/5 掌骨融合和小指短指；无并趾	
IX 型	609432	AR	*BHLHA9*	第 3/4 掌骨融合，中指缺失，拇指变形，1~3 趾并趾	

注：OMIM. 人类在线孟德尔遗传数据库；AD. 常染色体显性；AR. 常染色体隐性；XLR. X 染色体连锁。

良等表现。③眼齿指发育不良：GJA1 基因的突变可导致 III 型并指/趾畸形或眼齿指发育不良。而后者多表现为除并指外的眼、鼻子和牙齿的异常，部分患者伴有神经系统症状，如构音障碍或步态异常。④菲利皮（Filippi）综合征：除并指症状外，还伴有矮小、小头畸形、智力障碍和面部畸形。

治疗原则 多采用手术治疗，即通过分离并指和指蹼重建达到手术目的。因为手指抓握功能的皮质支配区在 2 岁已形成，因此并指分指手术一般在出生后 12~24 个月完成。手术适应证为两个或多个手指相连的；禁忌证是超大手指：一种为两个掌骨支撑一个发育过大的手指，一种为单个掌骨支撑两个手指，超大手指在分指后多由于手指僵硬、萎缩而导致手术失败。

并指分指手术重要的步骤为指蹼重建，即利用并连手指背侧皮瓣重建指蹼。根据指蹼解剖形状，按照相邻或对侧相应指蹼的高低设计皮瓣，进行指蹼的重建，一般设计的皮瓣长宽比为 2:1。背侧皮瓣的种类经过多次改良，有背侧 V 形皮瓣、四边形皮瓣、掌背侧三角皮瓣等，后期随访表明背侧三角皮瓣能获得较好的效果。分离并指后，形成的指间三角皮瓣一般难以完全覆盖皮肤缺损，此时需要用皮肤移植来覆盖皮肤缺损。临床应用较多的是从腹股沟区域获得或从耳后皮肤获得，以达到更好的颜色匹配和供区隐蔽的目的。

对于复杂并指如伴有骨融合并指的患者，首先要进行分指，随后需要重建甲皱襞和覆盖暴露的骨骼和关节。分离融合指骨后，在并连指骨间移植 PAT，闭合切口。一般在术后 6~12 个月，当骨性并指转为非骨性并指时，再按一般并指的策略分离并指及重建指蹼。对于综合征型，如阿佩尔综合征，由于多为多发的双侧并指及拇指弯曲畸形和边缘指，患儿通常在 6 个月首先松解，先松解第 1 和第 3 指蹼，随后松解第 2 和第 4 指蹼，一般需要两次手术完成五指的分开。

预防 该病可按常染色体显性遗传方式进行遗传咨询。当先证者双亲之一为该病患者时，则先证者的同胞患病概率为 50%，先证者后代也会有 50% 的患病风险。如果先证者为新生突变，即父母正常，那么先证者同胞的患病概率极低。因此做好遗传咨询和明确患者致病突变对该病的预防有重要作用。对于少数常染色体隐性遗传的 SD 患者，应避免近亲结婚，对已生育患者的夫妇，再生出患儿风险为 25%，应进行遗传咨询做好预防工作。此外，为避免正常夫妇生出患儿，孕妇在妊娠期要避免接触致畸物质，如二手烟、辐射、有害化学物质等。

(曹一璇 赵秀丽 杨 涛)

Bōlán zōnghézhēng

波兰综合征（Poland anomaly）

一组以胸大肌胸骨端缺失为基本表现的上肢和躯干先天性畸形并伴有并指畸形的综合征。又称胸大肌缺损短指并指综合征。1841 年，伦敦盖伊（Guy's）医院的医学生阿尔弗雷德·波兰（Alfred Poland）在做尸体解剖时首先发现并报告，表现为：左侧胸大肌及胸骨、肋骨部分缺损、胸小肌完全缺损、前锯肌大部分缺损并半左侧手指中指以外的中节缺损。1962 年，同一医院的整形外科医师帕特里克·克拉克森（Patrick Clarkson）遇到同样的病例，并将其命名为波兰综合征。该病的发病率报道较少，多见于散发病例，来自巴西的新生儿肢体畸形的研究表明发病率约为 3.3/10 万。男性发病率较高，是女性的 2~3 倍。绝大多数好发于单侧，右胸发病占 60%~70%。男性右胸发病率比左胸高两倍，女性左胸与右胸的发病率几乎相同。

病因和发病机制 发病原因不明，多认为是胚胎时期上肢发育障碍所致。

锁骨下动脉血管中断理论 该病的发生可能与胎儿的血流受到破坏有关。最为广泛接受的理论是在妊娠第 6 周结束时，当毗邻胸腔的上肢还处于生长阶段，由于胚胎供血的干扰导致了同侧的锁骨下动脉或其中的一个分支发育不良，锁骨下动脉发育不良影响了血流速度，血流减弱的程度决定了该病的异常程度和严重性。胸部动脉发育不良引发胸部主要肌肉组织缺如，而肱动脉发育不良引发手部的畸形。另一种发育不良理论是由于中胚层侧面在受精后 16~28 天时的分裂所造成的缺陷。

遗传因素 该病绝大多数为散发，由基因突变导致，发生于没有波兰综合征病史的家系。研究表明，该病是非遗传性疾病，在同一家系中再次发生的可能性非常低，概率常小于 1%。对于极少数病例，这种畸形可通过家族遗传，可能是常染色体显性遗传模式。

中胚层外侧板破坏 中胚层外侧板（胸肌起源部位）的破坏亦可引发该病。

其他因素 如常染色体显性遗传、单个基因缺陷、外伤、病毒性感染、由于堕胎而作用于子宫的药物，另外，母亲在妊娠期间的吸烟行为会使胎儿患该病的概率为正常情况的两倍。

临床表现 如下。

胸部症状 集中于躯体及上肢，男性多见，一般为单侧，极少双侧发病。轻度者仅为胸大肌的胸骨头部缺损和第3~4指并指畸形。严重者除整块胸大肌外，还涉及其下的胸小肌、前锯肌、肋间肌，邻近的部分背阔肌、腹外斜肌，乃至前胸部的部分肋骨、肋软骨。有的还表现为胸部反常呼吸、肺疝出、肩胛骨高位、患部皮肤和皮下脂肪发育不良，以及乳头高位或女性乳房发育小或无乳房。

手部畸形 表现为不同类型的并指、短指、缺指、2~4指中节指骨缺损、手指深浅屈腱融合、腕骨融合和尺桡骨融合等。

其他部位畸形 还可伴有耳郭畸形、半椎体、脊柱侧凸、肾畸形和隐睾等。对于极少数较严重病例，还可同时伴有内脏如肺、肾的异常，以及异位心（心脏表现为右位）。

诊断 主要依据临床表现和辅助检查。体格检查可了解症状和体征，发现典型的体征，如胸廓畸形合并同侧手指畸形可初步判断病情。X线检查可明确畸形的诊断。CT和磁共振成像有助于判断缺损及畸形的程度。

鉴别诊断 需与单侧胸壁发育不全、单纯并指畸形相鉴别。

治疗原则 如下。

胸部畸形 胸部缺陷外科手术的治疗原则是恢复和改善患侧的结构，主要是胸部的重建。需要依患者的缺陷程度、年龄、性别而定。对于单侧胸腔凹陷并有进一步加重的趋势，且缺少对心肺足够保护的患者应考虑手术治疗。对于患有严重肋骨及胸腔凹陷的儿童，修复需要两个阶段：首先，需修复肋骨的缺陷，然后进行肌肉的移植，这需要在进入青春期前进行。对于症状较轻的患儿，当症状仅限于胸部肌肉缺如或胸部发育不良时，手术需延期至进入青春期后。

对于成人，需要对胸腔进行稳定和加强，以此提高病变软骨的位置。手术时胸腔的旋转移位也应同时修复。此外，女性胸部发育不良及男性胸大肌发育不良，如果无手术禁忌且有治疗愿望，也应行手术治疗。对于女性患者，可用隆胸来修复胸部的发育不良，使用修补植入手法。手术应积极地修复胸部凹陷及腋前缘，再造出自然流畅的曲线。由于女性患者在乳房再造时需同时矫正胸部凹陷，需要大量的组织，因此应选用能提供足够组织量的肌瓣或皮瓣，如背阔肌皮瓣、腹直肌肌皮瓣、腹壁下动脉穿支皮瓣和臀大肌皮瓣等。由于背阔肌皮瓣操作较简便且血供也较为可靠，故较为常用。必要时可联合应用乳房假体或扩张器的植入，要在进入成人期后完成，以此来调整两边乳房大小的一致性。

对于男性患者的胸部凹陷，一般手术时机在13岁以后，应用适量的自身软组织或植入体填充，可获得较满意的效果。对于女性患者，需等待对侧乳房发育完全后再行手术治疗。

手部畸形 对于手指并指、短指畸形，治疗原则主要是以改善手的功能为主；对于短指或手指发育短小，一般不需特殊处理。并指畸形手指的分离要尽早完成，最好在1岁时，不要等到患儿出现异常行为或缺陷已经形成再分离，但并指早期手术治疗有可能术后复发，且手术时常因手术视野小、皮瓣成形、植皮和固定困难，术后易出现手指坏死、瘢痕挛缩、指蹼狭窄等并发症。所以只要畸形不影响手部功能，手术应在学龄前（4~6岁）进行。

术后康复 术后早期正确功能锻炼极为重要，可改善手部肌肉的恢复及手部功能。由于此时术后瘢痕尚未软化，外观较丑，患儿在解除固定后常不愿使用患手，加上疼痛，常会逃避锻炼。时间稍长，分开的手指就易屈曲挛缩，指蹼也会狭窄。因此，术后应给患儿家长强调锻炼的重要性，介绍锻炼方法，鼓励患儿多用患手。对复发性并指再次手术后，除加强锻炼外，还可较长时间地使用夹板和指蹼间隔物。这些方法对防止瘢痕挛缩、促进功能恢复有一定辅助疗效。坚持术后定期随访，早期1~2周复查一次，3个月后半年随访一次，至3~5年，期间制定随访锻炼计划，指导家长加强患儿手指各项功能练习。

预防 无有效预防措施，早诊断、早治疗是该病的防治关键。

（吴 南 李国壮）

duōzhǐ/zhǐ jīxíng

多指/趾畸形（polydactyly，PD）

手指或足趾的数目超过正常数目的先天性畸形。是正常指/趾以外的赘生指/趾或指/趾的孪生畸形，分为指/趾骨赘生或单纯软组织成分赘生或伴有掌/跖骨赘生畸形，是最常见的先天性手足畸形类疾病，发病率约为1‰。

病因和发病机制 引起多指/趾畸形的原因有环境因素和遗传因素两大类。

环境因素 包括母亲孕期吸烟、服用抗惊厥药物、接触农药、妊娠合并糖尿病和放射性污染等。

遗传因素 主要指基因突变、染色体变异或基因组重排等。既可单独发生又可以是某种综合征的一部分，非综合征性多指/趾一般为常染色体显性遗传，也可为常染色体隐性遗传。多指/趾分为轴前（PPD，累及拇指或踇趾）、轴后（PAP，影响第5指）和中央型多指/趾（中间3个指/趾）三大类，轴后最为常见，轴前次之，中央型较罕见。

有两种理论解释了多指/趾畸形的形成：一种是胎儿肢体发育过程中程序性细胞死亡的紊乱，另一种是基因突变。肢体的发育和生长至少由两种信号控制，一种是极化活性区（ZPA），另一种是表达成纤维细胞生长因子的顶端外胚层脊（AER）。Hedgehog分子可以介导ZPA活性。轴前多指/趾是由于在胚胎早期（8周以前），外胚层和轴前中胚层凋亡的干扰。Hedgehog、Hox、BMP、GLI3、ZNF141、MIPOL1、IQCE和PITX1等基因在极化活性区的异常表达是导致前轴向多指/趾畸形发生的主要原因。

PPD Ⅱ和PPD Ⅲ都是由位于LMBR1基因第5内含子的SHH调控元件ZRS的突变引起，ZRS是SHH基因调控元件极化活性区的调控序列，作为顺式增强子控制SHH基因在肢芽ZPA区域的特异表达。PAPA1和PPD Ⅳ由GLI3基因突变引起，该突变会导致蛋白翻译过早终止，并表现出受mRNA降解的影响，消除了突变蛋白的毒性显性负效应。GLI3是GLI家族成员，其编码的转录因子通过SHH-PTC-GLI信号通路调控靶基因的表达，传递器官位置发育及其极化分化的相关信息并调控细胞增殖与分化，从而在早期胚胎发育过程中发挥重要作用，对维持指/趾发育的数量和形态具有重要意义，且GLI3蛋白的表达量是发挥作用的关键因素。PAPA6由ZNF141纯合突变导致。

临床表现 PAP分为A、B两亚型：A型（PAP-A）是发育完全的足趾；B型（PAP-B）型是发育不全的足趾，仅通过少量软组织相连。其他形式的轴后多指A型包括PAPA2，表现为有额外的第6指；PAPA3，手和足有额外的后轴指/趾；PAPA4，表现为后轴向多指和部分皮肤并指；PAPA5，表现为双侧手足后轴多指/趾畸形；PAPA6，表现为手、足有双侧形状良好的第5指重复，五指较宽，并向桡侧或尺侧偏移；PAPA7，以手或足的后轴多指和短指为特征。其他特征还有双足第2和第3趾并趾、学习障碍和体重增加；PAPA8，特征是手和足出现后轴向多指（六趾）；PAPA9和PAPA10的特征都是一个或多个后轴指，存在家族内和个体内的变异。

PPD相比PAP较为罕见。与PAP类似，表现为不同类型的指/趾重复，伴有不同程度的异常肌腱、骨骼、韧带和脉管系统。PPD分7种亚型：PPD Ⅰ为双重拇指/踇趾；PPD Ⅱ为2、3指拇指-多并指综合征和单独的三指拇指多指（20%）；PPD Ⅲ为近端指骨多指；PPD Ⅳ为并多指，掌指关节多指（50%），致病基因是GLI3。PPD Ⅴ为掌骨、指骨多指；PPD Ⅵ为涉及腕掌关节的多指（12%）；PPD Ⅶ三节拇指并多指，主要致病基因为SHH。

单纯型多指/趾可以分成轴后多指/趾（重复第5指）、轴前多指/趾（重复第1指）和其他罕见多指/趾（如中央型多指/趾）3种类型。第5趾重复加第4、5趾并趾，以及与重复趾相邻的其他并趾是最常见的类型。第4、5趾并趾也伴随有重复的第5指，这表明在胚胎发育的时候第6趾停止发育或被切除。除可识别的综合征外，多指很少与其他先天性异常相关。

中央型多指/趾分为四型，Ⅰ型是不累及相邻指/趾，ⅡA型是非并指/趾重复，ⅡB型是并指/趾性重复，Ⅲ型是累及指骨、掌骨，指的发育完整。中央多指畸形的特征是示指、中指和环指的手内重复，以及小指的桡侧重复。中央多指比轴后多指或轴前多指畸形少见，在某些系列中占所有多指畸形的5%~15%，并且经常与并指畸形相关。

诊断 依据临床表现和辅助检查，如人体测量、X线片检查和基因检测等可诊断。对于单纯型多指/趾畸形，主要根据其形态学特征进行临床分型，部分临床确诊困难的病例，需结合基因检测结果进行鉴别。

高风险胎儿（胎儿父母之一或同胞患多指/趾）可进行产前诊断。妊娠4~6个月进行超声检查。如果家系中先证者致病基因突变已明确，可通过绒毛膜穿刺、羊水穿刺或脐血获取胎儿基因组DNA，根据先证者致病变突情况进行特定区域分子遗传学分析，确定胎儿基因型，实现产前基因诊断。

在胚胎发育第9周，胎儿的肢芽可以通过经阴道超声检查。一旦发现多指/趾畸形，应进一步进行异常筛查。应对心脏、肾、神经系统和四肢进行全面的超声评估，以识别其他发育畸形，如13三体综合征、梅克尔-格鲁贝尔综合征、戴蒙德-布莱克范

（Diamond-Blackfan）贫血、范科尼（Fanconi）贫血等。对于孤立性多指/趾的诊断，应在妊娠17~34周进行超声随访，并做生物特征分析。出生后，一旦确认婴儿有多指/趾，应行X线检查，评估多指/趾的骨性成分。手术前，需要放射学检查，以了解额外手指的准确解剖结构和确定手术类型。

鉴别诊断　需与有多指/趾畸形表现的综合征相鉴别。①格雷格（Greig）头多指/趾畸形：特征性表现为高前额、巨头畸形、眼距过宽、鼻基底宽，常有较宽的拇指。遗传方式为常染色体隐性遗传。②埃利韦（Ellis-van-Creveld）综合征：特征性表现为手轴后多指，偶尔可累及足。肢体短缩，指甲小且深凹，多个口腔系带，常合并先天性心脏病、肋骨短缩、胸廓长窄。遗传方式为常染色体隐性遗传。③热纳（Jeune）综合征：又称窒息性胸廓营养不良，特征表现为长窄胸廓，伴短肋骨，约50%发生轴后多指。遗传方式为常染色体隐性遗传。④肢端-胼胝体综合征：智力发育障碍，胼胝体发育不全，轴后多指/趾，遗传方式为常染色体隐性遗传。⑤巴尔得-别德尔（Bardet-Biedl）综合征：色素性视网膜营养不良、轴后多指、肥胖、认知受损和肾缺陷。遗传方式为常染色体隐性遗传。⑥口面指综合征：颅面部异常包括唇裂、舌囊肿、多余口腔系带，并指、短指及轴后多指畸形，属于X连锁显性遗传病。⑦耳-腭-指/趾综合征：小颌畸形、小口伴腭裂、髋关节脱位、手指屈曲重叠、轴后多指及并指畸形，属于X连锁隐性遗传病。⑧肛-脑-指/趾综合征：肛门无孔、轴后或轴中多

指/趾、垂体功能减退及下丘脑错构母细胞瘤。⑨史密斯-莱姆利-奥皮茨（Smith-Lemli-Opitz）综合征：约50%的患者有轴后多指，其他特征性表现为生长缺陷及发育迟缓、腭裂、心脏缺陷、尿道下裂和隐睾等。⑩普法伊非尔（Pfeiffer）综合征：冠状缝早闭、宽拇指/踇趾、软组织并指和轴前多趾。⑪卡彭特（Carpenter）综合征：轴前多指与短指畸形伴发颅缝早闭。遗传方式为常染色体隐性遗传。⑫莫尔-马耶夫斯基（Mohr-Majewski）综合征：腭裂、口腔系带、舌错构瘤和手轴后多指多见，伴足轴前或轴后多趾。遗传方式为常染色体隐性遗传。⑬梅克尔-格鲁贝尔（Meckel-Gruber）综合征：枕部脑膨出，双侧肾增大伴多发囊性发育不良及肝纤维变，轴后多指/趾，为致死性常染色体隐性遗传病。

治疗原则　多采用手术切除赘生指/趾从而改善手足外观。手足矫形手术一般在1岁左右进行，主要集中在手部矫形。在切除多指的同时，有时需进行关节、骨畸形矫正，关节韧带修复及皮肤整形等。B型多指/趾表型较轻，除手术切除外，也可在赘生指根部缝合结扎终止血流，引起赘生指自动脱落。若轴前多指累及拇指，可采用示指拇指化重建保证良好的拇指功能。手术期间可能出现出血、麻醉等并发症。由于挛缩或韧带松弛，手部功能可能会下降；神经瘤是另一个手术并发症，特别是当使用缝合结扎时，神经瘤可发生在治疗部位。

预防　该病以常染色体显性遗传为主，偶见常染色体隐性遗传。遗传咨询应根据家系情况具体分析，再发风险取决于其遗传方式和父母的基因型。对于常染

色体显性遗传多指/趾，如果父母正常，那么先证者同胞患病的概率非常低，但不能排除父（母）可能为生殖腺嵌合情况，所以先证者同胞患病风险较群体发病率高；当双亲之一患病，则先证者的同胞患病概率为50%。患者后代发病风险也为50%。对于常染色体隐性遗传多指/趾，患儿父母均为致病变异携带者，患儿父母再次生育多指/趾后代的概率为25%。

（赵秀丽　陈秀敏　曹一璇）

lúféng zǎobì

颅缝早闭（craniosynostosis）

由原发性颅骨发育紊乱、颅缝过早骨性融合导致颅面部畸形的先天性多基因遗传病。又称狭颅症。发病率约为0.4‰。最常见的是非综合征型颅缝早闭，其余为综合征型颅缝早闭，该类患者会有多个颅缝受累，且颅缝早闭仅为众多相关异常中的一个表现。颅缝早闭除引起颅面骨畸形之外，更重要的是由于颅缝过早闭合，颅骨块之间以膜状连接的延展性被破坏，原本适合大脑发育的颅腔空间受限，导致受累颅骨对软性大脑组织形成挤压，严重时可伴有颅内压增高、脑积水和智力发育低下等。

颅骨解剖及发育　新生儿的头颅被4条颅缝（额缝、冠状缝、矢状缝和人字缝）分割成若干块骨板。这种解剖结构使头颅在分娩时能产生一定程度的形变，并能适应未来脑的生长发育。大脑快速增长产生的膨胀力，导致新骨质沿着颅缝沉积，并使颅盖生长。在出生后的2年内，脑容量可增长至成人的75%，剩余25%的增长将会在接下来的18年内逐渐完成。囟门和颅缝按特定的方式闭合。出生后2个月时，后囟

闭合，接下来在大约 2 岁时，前囟闭合。前外侧和后外侧囟门分别在出生后 3 个月和 1 年时闭合。虽然额缝通常在 2 岁时闭合，但余下的所有开放颅缝都要在成年期颅面生长结束后闭合。如果颅缝过早闭合则会对脑的生长发育产生不良影响。

病因和发病机制 综合征型及非综合征型颅缝早闭的发病机制有一定差异。综合征型颅缝早闭多由常染色体显性遗传突变导致，而非综合征型颅缝早闭可能与内分泌、药物不良反应、母亲子宫发育情况等多种因素有关。

综合征型颅缝早闭 相关的致病基因有成纤维细胞生长因子受体（FGFR）家族基因、TWIST、RAB23 和肝配蛋白 B1（EFNB1）基因。

FGFR 基因 FGF 家族由 18 种具有类似结构的蛋白质组成，分别为 FGF1～FGF10 和 FGF16～FGF23。而 FGFR 家族共包含 4 个可结合 FGF 的酪氨酸激酶，分别为 FGFR1～FGFR4。FGF 因子通过旁分泌发挥作用，FGF-FGFR 激酶结构域的获得性或缺失性突变与颅缝早闭症的发病及进展关系十分密切，尤其以 FGFR 的获得性突变更为常见。已知与颅缝早闭综合征相关的 FGFR 家族突变基因包括：FGFR1、FGFR2、FGFR3。而大多数突变来源于 FGFR2，这些突变通过使激酶结构域铰链区的自抑制分子解离进而组成性激活 FGFR。FGFR2 基因突变通过影响免疫球蛋白结构域的氨基酸残基，降低其结构域的稳定性，引起 FGFR2 蛋白分子不依赖配体的二硫化物介导的二聚体化，从而激活多种下游信号通路，这一病理过程与克鲁宗（Crouzon）综合征的发病有关。

此外，FGFR2 基因突变还与阿佩尔（Apert）综合征型颅缝早闭、普法伊非尔（Pfeiffer）综合征型颅缝早闭的发病有关。

TWIST 基因 编码一种碱性螺旋-环-螺旋（bHLH）转录调节因子，该基因通过促进上皮-间质转化调节胚胎发育，在细胞增殖分化、组织塑形及器官生长发育中发挥重要作用。该基因突变与赛思里-乔茨岑（Saethre-Chotzen）综合征型颅缝早闭的发病密切相关。

RAB23 基因 RAS 原癌基因的成员，是 Ras 超家族 Rab 家族成员之一。RAB23 基因突变与卡彭特（Carpenter）综合征型颅缝早闭的发病密切相关。基因突变导致卡朋特综合征的机制主要是影响 Rab 蛋白的折叠或效应蛋白与 Rab 蛋白的结合。

MSX2 基因 属于同源盒基因（Hox），其突变所致的颅颌面畸形包括颅缝早闭、顶骨裂孔、唇腭裂等。MSX2 基因是衔接生长因子以及成骨细胞之间相互作用的关键基因，与硬脑膜分泌的可溶性生长因子及其受体相互作用，影响成骨细胞的增殖和分化，进而影响颅缝的发育及闭合。MSX2 基因的错义突变或功能获得性突变与波士顿（Boston）型颅缝早闭有关。有研究表明，MSX2 基因在致病过程中可能与 TWIST 基因存在一定的关联。

非综合征型颅缝早闭 又称单纯性颅缝早闭。发病机制有以下假说：硬脑膜假说认为，异常的硬膜附着会产生限制性拉力使骨生长停滞，从而导致颅缝早闭；另有理论认为颅底的内源性异常可以导致早期融合，从颅缝早闭组织获取的成骨细胞研究证实了该理论。此外，颅缝早闭可能与

内分泌异常、双角子宫、妊娠期服用丙戊酸、巨大儿和低体重儿等多种因素相关。常见于综合征型颅缝早闭的基因突变也见于部分非综合征型颅缝早闭。

临床表现 最具特征性的临床表现是头颅畸形，具体特点取决于颅缝早闭的发生位置。颅缝早闭可能发生于任何颅缝，可以是单条或多条颅缝受累，其中以矢状缝受累最为常见。矢状缝早闭的患儿通常表现为舟状头畸形。冠状缝受累的发生率次于矢状缝受累，当单侧冠状缝早闭时，患儿主要表现为斜头畸形，特点是患侧前额扁平、眉毛抬高，因此又称前斜头畸形；而双侧冠状缝早闭的患儿主要表现为扁头畸形，特点是头颅的长度缩短、宽度和高度增加。斜头畸形也可见于人字缝早闭，表现为后斜头畸形。额缝早闭的表现是三角头畸形，三角头畸形以狭窄的三角形前额为特征，伴有正中线骨嵴像龙骨一样凸起，眼眶外侧上方凹陷，眼距过窄。而当患者存在多条颅缝受累时常表现为三叶草头畸形及塔头畸形，前者主要见于冠状缝、额缝和人字缝同时受累，后者主要见于矢状缝、冠状缝和人字缝同时受累。由于颅缝早闭常合并存在颅内压增高及大脑发育受限，患儿常有不同程度的神经功能障碍，表现为智力低下及视力障碍。眼部症状也是颅缝早闭的常见表现，主要包括眼球突出、眼球内陷、眼距异常以及斜视等。

非综合征型颅缝早闭通常仅累及一条颅缝，且不伴有面中部发育不良、躯干及四肢畸形等。而综合征型颅缝早闭可有多条颅缝受累，且常合并有其他部位的畸形，如阿佩尔综合征表现为双

侧冠状缝早闭和上颌发育不全，从而导致前额扁平后倾及面中部平坦。患者通常为高拱腭，伴有腭裂者可达1/3。患者常合并有复杂的并指畸形，称连指手套状并指畸形，第2~5指的骨骼和软组织融合，共用一个甲床；70%的患者出现重度寻常痤疮，常累及四肢，部分患者还可伴有斜视、持续性中耳积液引起的听力损失、心血管及泌尿系统异常。

普法伊非尔综合征的临床特征为不同程度的颅缝早闭及面中部发育不全，其可分为3个亚型：1型的典型表型为对称性双侧冠状缝早闭、不同程度的并指/趾、宽拇指和宽踇趾，该型相对少见，但智力发育通常接近正常，多数患者能活到成年。2型和3型的表型更严重，除常见的双侧冠状缝早闭外，还常累及其他多条颅缝。2型和3型的临床特征和结局相似，由于常存在严重的中枢神经系统异常，患者常在早期死亡。但三叶草状头颅畸形仅见于2型，此为鉴别点。普法伊非尔综合征还合并存在四肢骨骼畸形、胃肠道发育异常（肛门闭锁）。

并指畸形还可见于卡朋特综合征患者，表现为短指伴指侧弯（手指弯曲）、部分并指/趾，以及屈曲指/趾（永久屈曲的指/趾）；头颅畸形表现为短头畸形，通常由冠状缝、矢状缝和人字缝早闭导致。该类患儿常伴有心血管系统异常（室间隔/房间隔缺损、动脉导管未闭、法洛四联症等）及性腺功能减退。此外，患者往往偏肥胖，并存在一定程度的智力发育障碍。

赛思里-乔茨岑综合征通常存在冠状缝、人字缝和/或额缝早闭。典型的面部特征包括低发际线、面部不对称伴鼻中隔偏曲，

以及上睑下垂。该类患者的并指畸形通常为部分性，累及第2与第3指和/或第3与第4趾。大多数患者智力正常。

克鲁宗综合征的特征是扁平高额（继发于双侧冠状缝早闭）、突眼、喙状鼻和面中部发育不全，患者可合并有颈椎畸形，但其手足结构通常正常，智力也正常。

诊断　主要基于体格检查，首先应观察头颅畸形的类型，查体时常可在闭合的骨缝处触及隆起的骨嵴。此外还应注意观察是否存在面中部畸形、手指、足趾畸形以及其他器官、系统的畸形。

常用的影像学检查包括B超及头颅CT+三维重建。对于6个月以下的婴儿，B超可以在无辐射的情况下帮助判断颅缝及囟门是否闭合。头颅CT+三维重建是诊断颅缝早闭的金标准，可直观详细地提供关于颅骨形状、颅缝闭合程度和脑发育情况的信息。对于疑似综合征型颅缝早闭患者还应加强其他器官、系统的筛查。

基因检测同样可以辅助颅缝早闭的诊断。基因筛查的重点是*FGFR*家族成员基因、*TWIST*基因、*RAB23*基因和*EFBN1*基因。

鉴别诊断　需与体位性斜头畸形及先天性斜颈相鉴别。此外，颅面短小畸形、先天性面瘫、神经纤维瘤病等也可造成面部不对称。

治疗原则　最佳治疗方案需包含由整形外科、神经外科、口腔科、耳鼻喉科和小儿外科等跨学科团队共同制订，最核心的治疗手段是手术治疗。手术目的是切除骨化的颅缝、扩大颅腔容积、降低颅内压力及保护脑功能，在此基础上应兼顾改善头颅外观的需求。

尽早接受手术治疗可最大程

度降低颅缝早闭对颅腔容积及认知功能的影响，手术年龄越早越有利于脑的发育。但6月龄以内的患儿接受手术治疗也面临一些问题，其中最重要的是患儿骨质薄弱，厚度和硬度不够，手术难以进行有效的骨性固定，尤其是对于需要眼眶重塑固定的患儿。大于1岁的患儿虽然颅骨硬度及厚度足以提供坚强的骨性固定，但是其塑形能力随就诊年龄的增长也越来越差。因此临床主流观点倾向于开颅手术应在患儿6~9月龄时进行，而内镜手术通常在3月龄以内进行。

手术方案选择需同时考虑年龄、颅缝早闭的类型、畸形的部位与程度以及患儿的身体状况等多方面因素，同时对于需要二次手术的患儿还应考虑为下次手术预留条件。其中最为重要的是颅缝早闭的类型。①矢状缝早闭：造成舟状头畸形，可通过内镜手术或开颅手术治疗。内镜术后通常在2~3月龄时进行，方法是将闭合的颅缝切开，术后通过矫形头盔矫正头颅畸形。矫形头盔的原理是通过头盔对畸形的颅骨施加温和且持续的外力，引导头颅向正常的形态生长。采用开颅手术，则无需佩戴头盔。开颅手术在6~9月龄时进行，需要重塑颅顶中线和后部。②单侧/双侧冠状缝早闭：分别造成前斜头畸形及扁头畸形，这两类均建议采取开颅手术。单侧冠状缝早闭通常在9~12月龄时行额眶截骨术，而双侧冠状缝早闭通常行额眶前移+颅盖松解术。③人字缝早闭：造成后斜头畸形。对于在1~2月龄做出诊断的患儿，可在内镜下通过切除宽条带状颅骨联合"木桶板"式截骨术进行矫正，术后佩戴头盔治疗。该手术一般在2~3月龄

进行。如果是在此之后做出诊断，最好在6～9月龄进行手术。此时需要开颅进行颅顶后部重塑，但术后无需佩戴头盔。④额缝早闭：造成三角头畸形，可采用开颅手术或内镜手术。开颅手术在9～12月龄实施，此时颅骨已足够强壮，可接受额眶重建手术。内镜手术通常在2～3月龄进行，手术时沿着受累的颅缝切除颅骨组织并对前额区域进行截骨，以辅助术后的塑形。但术后需佩戴矫形头盔3～6个月，以帮助获得理想头形。

综合征型颅缝早闭的整体治疗原则与非综合征型颅缝早闭类似，其核心目的是扩大颅腔容积，降低颅内压，同时为畸形的头颅塑性。扩大颅腔的方法包括前颅腔扩大和后颅腔扩大。前颅腔扩大的手术方式包括额眶前移、前颅盖切开松解；后颅腔扩大手术方式包括后枕切开牵引扩张、后枕切开弹簧辅助扩张及截骨扩大手术。

对于合并存在面中部畸形的患儿可能需要联合面中部矫形手术改善畸形。面中部矫形的手术时机选择仍有争议。如果合并存在严重的上气道骨性阻塞，手术最小年龄可以提前至1～2岁；若没有严重的气道阻塞，建议6～8岁行矫形手术。也有观点认为由于早期手术会造成畸形发病率增高，因此应在患儿骨骼发育成熟后行面中部矫形手术。

预防　综合征型颅缝早闭多属于常染色体显性遗传，应避免近亲结婚，并加强遗传咨询，必要时实施产前基因诊断，降低患者出生的再发风险。此外，还可通过新生儿筛查，开展早期诊断和早期治疗，避免患者发生严重的颅骨畸形及神经功能障碍。

（吴　南　李国壮）

Shīpǔyīncén-Gē'ěrdébèigé zōnghézhēng

施普因岑-戈尔德贝格综合征

（Shprintzen-Goldberg syndrome，SGS）　包括颅缝早闭，马方体态，骨骼、神经系统、心血管系统和结缔组织异常的疾病。该病与马方综合征（MFS）及洛伊-迪茨（Loeys-Dietz）综合征（LDS）之间存在相当大的表型重叠：SGS几乎包括MFS和LDS的所有颅面、骨骼、皮肤和心血管表现，还具有智力低下和严重骨骼肌张力减退表型。

病因和发病机制　尚不清楚。由于转化生长因子（TGF）信号通路的失调在MFS、LDS和胸主动脉瘤等疾病的发病机制中起重要作用，而SGS与上述疾病存在明显的表型重叠，因此多认为TGF信号通路的失调也与SGS的发生有关。研究表明，位于常染色体1p36上的 *SKI* 外显子1的框内突变及 *SKI* 的SMAD结构域突变与SGS的发生具有一定的相关性，此外，在同时具有施普因岑-戈尔德贝格综合征特征（包括颅缝早闭和智力低下）的马方综合征患者中，鉴定了 *FBN1* 的杂合突变，且两个已鉴定的突变都存在于原纤维蛋白的相同表皮生长因子样结构域中。

临床表现　常见面部特征包括眼距过远、下斜的睑裂、高拱形的上腭、小颌和低位的后旋耳朵。颅脑异常包括颅缝早闭、颅骨不对称和脑积水等。最常见的骨骼表现是蜘蛛指、胸畸形、弯曲指、脊柱侧凸和关节过度活动。心血管系统有心脏瓣膜异常、主动脉畸形、主动脉瘤等马方综合征心血管表现。其他还有肌张力减退、智力低下、发育迟缓和腹股沟疝或脐疝。

诊断和鉴别诊断　尚无统一诊断标准，主要依据临床表现，包括马方综合征样表现，颅缝早闭、面部异形，骨骼和心血管异常，智力障碍、发育迟缓和学习障碍等进行诊断。但由于其临床表现复杂繁多，与其他疾病存在众多表型重叠，因此鉴别并不容易，影像学检查有助于区分SGS与其他具有颅缝早闭和马方体征的综合征。

治疗原则　尚无有效的治疗措施，主要是对症处理，以提高患者的生存时间及生存质量，如对于明显影响患者生存与生活的畸形进行物理或手术矫正，对于心血管异常的修复（如瓣膜缺失或功能障碍）及使用一些有助于改善患者症状的药物等。鉴于已知常染色体1p36上的 *SKI* 杂合突变与该病的相关性，基因或可成为一种有效治疗方式，如基因修正、基因置换、基因增强和基因干扰等直接策略与免疫基因、自杀基因、多抗药基因疗法，药物增敏基因治疗以及特异性细胞杀伤等间接策略。

预防　鉴于 *SKI* 与SGS的相关性，其或可作为筛查基因起到一定的预防作用。婚姻生育指导及遗传咨询。

（吴　南　李国壮）

Sàisīlǐ-Qiáocícén zōnghézhēng

赛思里-乔茨岑综合征　（Saethre-Chotzen syndrome，SCS）

TWIST1 基因突变导致的脂肪、软骨发育不全综合征。为常染色体显性遗传。颅缝早闭（主要是冠状缝）是最常见的颅面部特征。该病是颅缝早闭较常见的表现形式之一。发病率在2/10万～4/10万。一般认为该病的发病率与克鲁宗（Crouzon）综合征大致相同。

病因和发病机制 大多数引起该病的致病突变存在于基因内，并引起蛋白产物 TWIST1 的单倍体剂量不足。绝大多数具有单核苷酸变异的个体具有正常的智力。涉及 TWIST1 基因缺失的个体发育迟缓的风险约为 90%，比基因内致病性突变个体的风险高 8 倍。

随着 TWIST1 基因致病性突变检测能力的提升，SCS 的表型谱越来越广泛，存在更轻和更严重的表型。已有超过 209 个 TWIST1 基因突变可引起 SCS。大多数突变是错义、无义或移码突变，也可有大量的大片段缺失或染色体重排。所有的 TWIST1 致病突变都会引起功能性的单倍体剂量不足。

此外，像先天性家族性眼睑狭小症、上睑下垂和内眦赘皮综合征等伴有或不伴有颅缝早闭的疾病也与 TWIST1 致病突变有关。

临床表现 经典的特征是冠状缝早闭（单侧或双侧）、面部不对称（特别是单冠状缝早闭的个体）、斜视、上睑下垂和外耳的特征性外观（小耳郭、耳郭的上下角突出等）。可见第 2、3 指的并指。其他颅骨骨缝（如矢状缝、人字缝等）在患者中也可发生早期的融合。认知发育一般正常，但那些基因组片段大量缺失，尤其是 TWIST1 基因大片段缺失的患者发生智力障碍的风险增加。不常见的临床表现，如上颌骨发育不全、眼距增宽、泪道狭窄等。还有腭部异常，包括狭窄的腭部、双叉悬雍垂和腭裂，传导性、混合性和强烈的感音性听觉障碍。此外，还可出现轻度的阻塞型睡眠呼吸暂停综合征。根据患者手术后存在持续 1 年以上的视盘水肿情况，21% 的患者存在颅内压升高，出现身材矮小和先天性心脏病。还可能存在一系列骨骼表现，如顶骨孔、椎体分节缺陷、尺桡骨关节突、上颌骨发育不全、跚外翻、远端跚趾重复或弯曲等。一些更严重的伴随表型，往往与巴勒－格罗尔德（Baller-Gerold）综合征难以区分，这些表型包括严重的颅缝早闭、径向线发育不全/发育不全、椎体分节缺陷和其他异常表型。

诊断 依据临床表现和分子遗传学检测可诊断。

临床表现 具有以下特征的患者应怀疑该病：颅缝早闭（颅骨的一条或多条骨缝过早融合），尽管任何骨缝线都可能受到影响，但冠状缝最常受影响。颅缝早闭表现为颅骨形状异常（如短头畸形－短而宽的颅骨、头颅畸形－高颅骨、前斜头畸形－扁平颅骨）。前额发际线较低、上睑下垂、斜视、面部不对称、小耳、听力下降、顶骨孔、椎体异常以及肢体异常。肢体异常包括以下内容：手的第 2 和第 3 指部分并指。虽然并指表型存在异质性，但在前 3 个特征存在的情况下可有效诊断（颅缝早闭、前额发际线较低和小耳畸形）。此外，常见的骨骼表型还有尺桡骨融合、短指、跚外翻、跚趾远端指骨重复及跚趾三角骨骺等。

分子遗传学检测 诊断应建立在具有典型临床表现的先证者与分子遗传学检测证实的 TWIST1 杂合致病突变之上。检测方法包括靶向基因检测（单基因检测、同时或连续的单基因检测、多基因 Panel 检测）和综合基因组检测（染色体微阵列分析、外显子组测序、基因组测序等），所用的方法应视表型而定。由于 SCS 的表型广泛，具有"暗示性发现"中描述的独特临床表型的个体很可能通过靶向基因检测得到诊断，而那些与许多其他遗传性疾病难以区分的颅缝早闭或那些没有被诊断为 SCS 的患者更有可能通过基因组检测得到诊断。

鉴别诊断 需与以下疾病相鉴别。

明克（Muenke）综合征 常由 FGFR3 基因突变导致，与 SCS 类似，该病也会出现单侧/双侧的冠状缝融合，但该病发育迟缓，患病率较高，为 35%，SCS 仅为 5%，感音性聋的发病率也较高（明克综合征占 34%，SCS 较少）。因此，如果在初步诊断为 SCS 的患者中未发现 TWIST1 致病突变，则应考虑检测 FGFR3 基因。

单侧冠状缝融合 患者如果在治疗不及时的情况下会出现类似于 SCS 的面部症状，然而，该病患者不会除此以外的其他 SCS 临床表型，但该病比 SCS 更为常见。

巴勒－格罗尔德综合征 常染色体隐性遗传病，由 RECQL4 突变导致。由于双侧冠状缝的颅缝早闭，会出现短头畸形、眼球突出以及扁平额头。此外，该病的表型还包括缺指、拇指发育不全、桡骨发育不全、生长限制及皮肤异色病等。罗特蒙德－汤姆森（Rothmund-Thomson）综合征和拉帕迪利诺（Rapadilino）综合征也是由 RECQL4 致病突变引起，临床表现与该病有重叠。

治疗原则 手术治疗包括出生后第一年的颅骨成形术和儿童时期进行的中面部手术，用以解决牙齿咬合不正、吞咽困难和呼吸问题。如果存在腭裂，通常在颅骨成形术之后进行手术修复。应根据实际需要在面部发育完成时进行正畸治疗和/或正颌手术。存在听力损失的患者应接受相关的常规治疗。如果存在上睑下垂，则进行相关干预以预防弱视，并根据需要在儿童早期进行手术修复。

随访应该注意观察和评估以下问题：视盘的评估，当有颅内压升高的证据时进行头部的影像学检查以进行额外评估；根据需要进行面部不对称的临床检查；腭裂患者在 12 个月大时开始进行言语评估；每 6～12 个月进行一次听力评估；睡眠呼吸障碍和发育迟缓的临床评估。此外，对于存在颈椎异常且不稳定的患者，应限制高强度的活动。

预防 确定遗传风险和产前检测的最佳时间是在妊娠之前。向受影响或高危的年轻成年人提供遗传咨询十分必要（包括讨论对后代的潜在风险和生育选择）。然而，*TWIST1* 致病突变（家族内和家族间）异质性较大的表型会使遗传咨询更为复杂。SCS 以常染色体显性遗传方式遗传。许多被诊断为 SCS 的患者都存在父母患病的情况。一些被诊断为 SCS 的患者可能没有发现相关家族史，这是因为患者家属的问题没有被发现（在 SCS 患者的家系中观察到广泛的表型变异性）或外显率降低。患者的每个后代都有 50% 的机会发病。同时，应重点分析具有明显新发突变特征的家系。当先证者的父母中没有一方患有常染色体显性遗传疾病，在先证者或临床证据中发现致病突变时，致病突变很可能是新发的。但一些伦理方面的考虑也不应忽略，如采用辅助生殖技术和领养的情况。如果已在家族中鉴定出致病突变，则可以在妊娠时进行产前检测。

（吴　南　李国壮）

Āpèi'ěr zōnghézhēng

阿佩尔综合征（Apert syndrome）

以尖头、短头、面中部发育不良及并指/趾为特征的常染色体显性遗传病。又称尖头并指/趾畸形。罕见，在活产婴儿中的发病率为 1.1/10 万～1.5/10 万。大多为散发病例，也观察到少数家族聚集的现象。发病没有明显性别差异，但高龄父亲会增大后代的患病风险。

病因和发病机制 成纤维细胞生长因子（FGF）为体内重要的调节因子，在间充质细胞和神经外胚层细胞的生长分化中起重要作用，能够促进成骨细胞、抑制破骨细胞的生成。其受体 FGFR 为酪氨酸激酶受体家族，与 FGF 结合启动下游信号级联，影响有丝分裂和分化。FGFR 功能缺陷导致 FGF 相关信号通路转导障碍会引起颅骨和面中部生长停滞。FGFR 有 4 种类型，在配体亲和性和组织分布方面各不相同。其中，FGFR2 是对酸性、碱性和角化细胞高亲和力的受体，其编码基因 *FGFR2* 的突变与多种综合性颅缝早闭相关，可能的致病机制是突变增强了 FGFR2 和 FGF 之间的亲和力，使进入成骨途径的前体细胞数量增加，从而导致胎儿发育期间骨膜下骨基质形成增多和颅骨过早骨化。

几乎所有已知的阿佩尔综合征均由 *FGFR2* 的功能获得性突变导致，多为新生突变，且基本发生在父源染色体上。阿佩尔综合征相关的致病突变主要有两个，均位于 *FGFR2* 的 7 号外显子上，分别使得 252 号氨基酸从丝氨酸突变到色氨酸（ser252-to-trp, S252W）和 253 号氨基酸从脯氨酸突变为精氨酸（pro253-to-arg, P253R），两蛋白突变位点相邻，在患者中的发生频率分别为 71% 和 26%。*S252W* 突变可选择性地增强 FGFR2 与特定类型 FGF 的亲和力，而 *P253R* 突变则会增加 FGFR2 与任何 FGF 的亲和力。两种突变的携带者在临床表现上也有一定区别，携带 *S252W* 突变的患者更容易出现腭裂，而携带 *P253R* 突变的患者则会表现出更严重的并指/趾。

临床表现 如下。

颅缝早闭 经典表型为颅缝早闭（一般为冠状缝）导致的一系列特征性颅面缺陷，头颅多为尖头和短头，在婴儿时期前额部明显的扁平和后倾，前囟膨凸，可伴有中度的眶距增宽症，且眼眶水平轴线的外侧向下倾斜。同时，颅缝早闭会阻碍头部的正常生长，导致面中部严重发育不良，表现为面中部凹陷或呈新月脸，鼻梁塌陷。发育不良的面中部合并小而畸形的咽部可能导致阻塞性睡眠呼吸暂停和气道塌陷。其他常见的面部特征：眼窝浅而眼球突出，上颌发育不全，上颌牙弓常呈 V 形，高拱腭，有 1/3 的患者伴有腭裂，发育不全的上颌可能会继发牙齿发育的问题，如缺齿、牙齿拥挤和 Ⅲ 类错𬌗畸形（反𬌗）。患者还常出现斜视及持续性中耳积液引起的听力损失。

由于颅骨早闭后大脑仍在生长，可导致颅内压过高，出现脑积水、中枢神经系统发育不良和智力障碍等。

并指/趾畸形 另一典型表现，畸形可累及双侧手足，也可只发生在单侧。通常为复杂性并指/趾），称为连指手套状并指/趾畸形（图 1），第 2～5 指/趾的骨骼和软组织融合，共用一个甲床，而拇指/跗趾形状常相对良好，且可以活动。并指/趾以外，患者还常合并其他骨骼的融合如肘部、髋部和椎体的融合。

除骨骼畸形外，70% 的患者

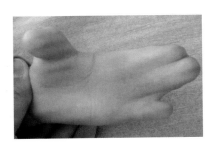

图1 阿佩尔综合征的并指畸形

还会出现中到重度寻常痤疮，常累及四肢；部分患者出现室间隔缺损、泌尿生殖系统发育异常等多系统畸形。

诊断 尚无统一的临床诊断标准，需综合系统临床评估和基因检测进行诊断。

临床评估 体格检查可以识别患者特征性的颅面部异常和并指/趾畸形；影像学检查如头颅 X 线片和 CT 可发现颅缝早闭的征象如颅骨骨缝处密度增加，或骨缝完全骨化而消失，严重者可见脑回压迹明显增多，脑裂、脑池和蛛网膜下腔缩小或消失，脑积水等颅高压表现；其他部位的骨骼融合、先天性心脏缺陷和听力障碍，也对诊断有提示意义。

基因检测 确诊的重要手段，疑似综合征型颅缝早闭的新生儿可筛查 FGFR2 基因突变，尤其是检测出 S252W 和 P253R 这两个特异性突变则基本可以确诊。

鉴别诊断 FGFR2 基因还可以引起其他类型的颅缝早闭综合征，如克鲁宗（Crouzon）综合征和普法伊非尔（Pfeiffer）综合征，重要的鉴别点是手足异常，该病最典型的是第 2~5 指/趾融合，而拇指/踇趾通常正常，形似连指手套、铲子或玫瑰花蕾。克鲁宗综合征中的面部畸形程度比该病轻，罕见腭裂。克鲁宗综合征患者的手足结构通常正常，智力也

正常；普法伊非尔综合征多出现宽拇指/踇趾，且神经系统缺陷通常较严重，部分患者会早期死亡。

治疗原则 以手术为主的综合治疗，疗效与手术时机有直接关系。在 1 岁前接受颅骨减压术的儿童中，有 50% 的儿童智商高于 70，而在 1 岁后接受手术的儿童中，智商高于 70 的儿童仅为 7.1%。若患儿畸形较严重甚至危及生命，则建议更早进行手术（出生后 2~4 个月）以纠正颅缝早闭并引流脑脊液。手术矫正主要分为 3 个阶段，与患儿面部生长发育和心理社会发展相适应。

颅缝松解术 如果颅内压正常，通常在 6~12 月龄间通过额眶前移术松解早闭的颅缝。但高达 43% 的病例可能出现颅内压增高，这种情况下需要迅速进行额眶前移术，并可能需要进行脑室腹腔分流术以引流脑脊液。术后颅内压增高、视力减弱和精神发育迟滞等均可得到不同程度的改善。临床多选择在患儿出生后第 1 年内先完成颅骨后部的牵开，可以增加颅内容积外并减少塔型头颅的出现，待患儿年龄更大后再进行额眶前移术。

面中部前移术 尽管早期已进行了颅缝松解术，但在入学之前，患儿可能需要再次接受手术，矫正短头、眼眶异位或面中部发育不全等头颅畸形。这种矫形手术称为面中部前移术，手术时机尚有争议。若在 4~8 岁进行手术，可使患儿在这一心理建立期内获得较好的外貌。然而，由于面中部的前后生长潜能有限，即使已进行前移，随着下颌骨继续正常发育，多数情况下面中部畸形会再次出现。大多数患者在青春期后期需要再次接受前移术。另一种策略是在 9~12 岁进行面

中部前移术，此时生长发育已基本完成，复发率降低。虽然早期进行的冠状缝松解和额部前移联合额部重塑可减少颅面部形态上的进一步恶化，但这些早期矫形手术对患儿心智几乎没有帮助。

其他面部畸形矫正 对于其他常出现的面部畸形，如眼距增宽、下颌骨发育不良、腭裂和牙齿异常，也可根据患者的需求择期进行手术矫正。增宽的眼距可通过楔形切除部分眶间骨来矫正，切除眶间骨后，可将眼眶向内侧聚拢，达到改善外观的目的。腭裂可通过腭裂修复术进行矫正。对于下颌发育不全的患者，必要时可在发育完成后进行下颌骨手术联合上颌前移及牙齿正畸，以进一步改善远期的外观结局。

手术也可以帮助矫正多指和并指，以及其他出生缺陷。对于那些有先天性心脏缺陷的患者，需要使用某些药物、手术干预和/或其他措施进行治疗。对于听力障碍，可使用助听器。

预防 ①一级预防：即婚前预防。该病为单基因遗传病，外显率很高，因此对于有家族史的个体考虑生育时应积极进行遗传咨询，必要时采取辅助生殖的手段进行预防。同时，由于该病的发生率与父亲年龄有密切关系，且多为新生突变，对于男方年龄较大的夫妻，在没有家族史的情况下也推荐进行遗传咨询，评估后代的发病风险。②二级预防：即出生前预防。该病特征可通过产前 2D 或 3D 超声波或磁共振成像（MRI）在出生前被发现。超声可以检测头骨形状、面部异常和并指的差异，胎儿 MRI 可以提供胎儿大脑比超声更详细的细节，必要时可实施羊水穿刺和产前基因诊断。③三级预防：即症状前

预防。对新生儿特征性颅面部和手足畸形进行识别，在患者出现神经系统症状前早期诊断和早期手术治疗，避免错过最佳手术时间，减少智力残疾的发生。

(吴 南 李国壮)

dǐgǔ quēsǔn bàn dǐqián nǎomó péngchū

骶骨缺损伴骶前脑膜膨出

(sacral defect with anterior meningocele，SDAM) 一类尾部发育不全疾病，包含尾部发育不全综合征、尾部退化综合征、骶骨发育不全和美人鱼综合征。在出生时发现，随着成长会出现部分症状，包括难产、便秘和脑膜炎等。

尾部发育不全综合征和尾部退化综合征是一组影像尾椎、脊髓、泌尿生殖系统和下肢的异质性的先天畸形，15%~25%的患者具有1型糖尿病。美人鱼综合征发病率为1.1/10万~4.2/10万新生儿，其特征是双腿融合同时伴随多器官异常，通常伴随泌尿系统、胃肠道畸形，大部分新生儿在出生后数小时死亡，少数因具有完整的神经系统、有功能的肾，同时接受盆腔和双下肢的整形手术后幸存。该病在所有人种中均有，产前超声可以发现羊水过少、肾发育不全和位于胫骨之间的腓骨。

病因和发病机制 骶骨缺损伴骶前脑膜膨出遗传模式为常染色体显性遗传，通过匹配基因组发现致病基因可能位于6号染色体长臂 *PGM3* 附近。*VANGL1* 基因可能和该病有关，其在眼、下肢等的发育过程中起着重要作用，*VANGL1* 突变可以引起神经管发育畸形。

美人鱼综合征的病因和发病机制不明。原因可能是在胚胎发育早期，中胚层和尾胚层发育缺陷。美人鱼综合征在20岁以下母亲生育的新生儿中更多，88%的该病新生儿出生时体重低于2500g，50%的合并生殖系统畸形、巨结肠和泌尿系统畸形，10%~15%合并下段脊柱畸形、脐动脉异常、上肢畸形、心脏和神经系统畸形。

临床表现 如下。

骶骨缺损伴骶前脑膜膨出 部分患者出现骶椎和尾椎的部分缺失，如单侧半椎体。泌尿系统：尿流中断，部分患者出现尿失禁和反复的尿路感染。消化系统：便秘，部分患者出现肛门闭锁，大便失禁。心血管系统：出现室间隔缺损、大动脉转位等。血液系统：部分患者出现骨髓增生异常综合征。神经系统：下肢无力，下肢远端肌和近端肌同时衰弱，可能和骨性发育不良有关，部分患者会出现截瘫。

美人鱼综合征 下肢融合：融合程度不同，根据其下肢的骨骼分为7型，其中Ⅰ型为最轻型，双下肢所有骨性结构存在，仅是软组织融合；Ⅶ型为最重型，双下肢仅存1个骨性结构。泌尿系统畸形：几乎所有患者有不同程度的肾和输尿管发育不良，通常为整个肾缺如。外生殖器畸形：外生殖器缺如或不明显，但性腺不受影响。胃肠道畸形：也非常常见，包括盲端结肠、直肠闭锁和肛门闭锁等。血管畸形：通常胎儿的脐血管是有两根脐动脉组成，负责将氧气匮乏的血液从胎儿送回母体，而患者通常只有一根脐动脉。其他畸形：可见椎体发育异常、半椎体等畸形，同时部分可见神经系统发育畸形。也有报道上胸椎、颈椎畸形、肺部发育不良和先天性心脏病等。

诊断 依据临床表现、影像学分析及基因信息进行诊断。

鉴别诊断 库拉里诺(Currarino)综合征：由染色体7q36上 *HLXB9* 基因突变引起，典型表现包括半骶骨、肛门直肠畸形及骶前囊肿三联征。库拉里诺综合征具有表型异质性，部分患者可以没有表型。和SDAM的鉴别主要依靠基因诊断。

治疗原则 进行针对性治疗是关键。针对脑膜膨出，进行手术的目的是消除前脑膜膨出和蛛网膜下腔之间的连接，通过脑膜切除解压盆腔结构，有必要时可以松解脊髓。ASM的标准入路为后路骶骨椎板切除术，同时若有脊髓栓系可处理。闭合开放性缺损可以使用补片，同时术中需要保护存在的神经根以防止术后神经并发症。同时可以使用腹腔镜手术治疗，对于可能需要缝合结扎的狭带性ASM优势巨大。女性患者分娩时应行剖宫产手术。

预防 该病为常染色体显性遗传病，可以通过产前检查及对患者进行遗传咨询来预防。

(吴 南 李国壮)

Àosè-Shǐmìsī zōnghézhēng

奥瑟-史密斯综合征 (Aase-Smith syndrome) 以先天性贫血和骨骼畸形为主要症状的常染色体显性遗传病。世界范围内仅有不到30例报道病例。分两型，Ⅰ型又称关节-脑-腭发育不良综合征，发病率小于1/100万，起病于胎儿期，主要表现为严重的关节和骨骼畸形、脑积水、腭裂等；Ⅱ型又称戴蒙德-布莱克范(Diamond-Blackfan)贫血，起病于胎儿期，主要表现为三关节拇指，伴红细胞的生成减少(即发育不良性贫血)。

病因和发病机制 45%的奥

瑟综合征与遗传相关。

Ⅰ型 病因和发病机制尚未明确。

Ⅱ型 致病机制与编码核糖体蛋白质的基因突变导致的核糖体蛋白缺乏相关，已发现的相关核糖体蛋白质基因有 RPS19、RPS7、RPS10、RPS17、RPS24、RPL5、RPL11、RPS26 和 RPL35A，呈显性或隐性遗传模式。RPS19 是最常见的突变基因，占所有Ⅱ型的 25%。但只有 50% 的Ⅱ型患者存在已知的核糖体蛋白基因突变，另一半的遗传病因仍未明确。

RPS19 其过度表达可以改善 RPS19 缺陷的Ⅱ型表型，此外，在正常细胞中使用 RNA 干扰敲低 RPS19，可诱导出系列异常表型，包括红细胞前体的凋亡和增殖减少，与在Ⅱ型患者细胞中观察到的情况相似。RP 缺陷的细胞从红细胞集落形成单位（CFU-E）进展到依赖红细胞生成素的终端红细胞分化过程都表现出不同程度的细胞凋亡和细胞周期停止。这种增殖停滞与 TP53 靶基因的上调有关，表明部分Ⅱ型由 TP53 激活引起。相应地，其他核糖体疾病如 5q 骨髓增生异常综合征（5q-）和特雷彻-科林斯（Treacher-Collins）综合征（TCS）中也显示 TP53 水平升高。并且在缺乏 5q- 和 TCS 的 RPS14 基因的动物模型中，部分或全部敲除 TP53 能极大地改善这两种疾病的表型。表明 RPS19 和 RPS14 缺陷的红细胞前体的细胞周期停滞由 TP53 上调引起。因此，TP53 的激活可以部分解释红细胞系在Ⅱ型中的异常。

TP53 的激活在Ⅱ型发病机制中起重要作用，但尚未明确核糖体蛋白的异常是如何诱导其激活的，或哪些 TP53 靶基因的改变能够解释Ⅱ型的表型。有假设提出

导致 RPS19 缺陷细胞中 TP53 激活的机制与放线菌素 D 诱导的核糖体应激相似。放线菌素 D 抑制 RNA 聚合酶 I 依赖的 rRNA 转录，导致游离的核糖体蛋白（如 RPL5 和 RPL11）从核小体中漏出，特异性地结合并抑制 TP53 的调控蛋白 MDM2/HDM2，阻止其促进 TP53 蛋白的泛素化和降解，导致 TP53 靶基因的表达、细胞周期停止和细胞凋亡。因此，核糖体蛋白通过诱导或稳定 TP53 的表达直接参与细胞周期控制。同时有研究表明，单倍体水平的 RPS19 会阻止核糖体生成，破坏核糖体 RNA 的成熟，并导致 TP53 下游基因的上调。因此，RPS19 缺陷的Ⅱ型患者的细胞具有"核糖体压力"的所有特征，这也强调了 TP53 水平升高在Ⅱ型发病机制中的重要作用。

临床表现 如下。

Ⅰ型 主要表现有重度关节挛缩、髋关节脱位、单一胸骨骨化中心、没有指节、关节处的皱褶减少、指纹减少和无法握拳；脑积水、斜视、早期神经母细胞瘤；腭裂、张嘴受限；多发室间隔缺损等。

Ⅱ型 主要表现为进行性贫血（正色素性大细胞性贫血、网织红细胞减少、骨髓中几乎没有红系祖细胞）、生长迟缓、颅骨囟门闭合延迟，30%~50% 患者伴有颅面、上肢、心脏和泌尿系统的先天性畸形，如肩部狭窄、桡骨发育不良、唇/腭裂、心室间隔缺损、法洛四联症、心室肥大和心脏瓣膜异常等。然而，有部分患者并不表现出临床症状，即使在同一个家庭中，受影响的家庭成员之间的症状也有所不同。

诊断 Ⅰ型，对手部（关节挛缩情况、关节皱纹以及指纹等）

情况的检查尤为重要；Ⅱ型，可通过体格检查确认是否出现双侧拇指三关节，通过全血细胞计数或通过骨髓活检确认贫血和白细胞计数是否减少。此外，可通过超声心动图检查心脏缺陷（室间隔缺陷）、通过 X 线检查骨骼异常等。

治疗 该病很少自发缓解，采取对症治疗，对于严重贫血患者可采取出生后第 1 年输血以治疗贫血，也可用泼尼松治疗与该病相关的贫血。其他用于治疗Ⅱ型贫血的药物有促红细胞生成素、白介素 3、环孢素 A 等。如果输血或药物治疗均失败，需要进行骨髓移植。

预防 建议具有该病类似病史或家族史的个体进行遗传咨询与产前咨询，必要时进行基因测序检测致病基因。

（吴 南 李国壮）

xiàzhī quēshī bàn pénqiāng hé fèi fāyùbùquán zōnghézhēng

下肢缺失伴盆腔和肺发育不全综合征（amelia, posterior, with pelvic and pulmonary hypoplasia syndrome，PAPPAS）

位于 17 号染色体的 TBX4 基因纯合突变引起的常染色体隐性遗传病。临床表现为下肢缺失、骨盆骨发育不全或缺失、肺发育不全伴肺分隔缺损等，部分患者有两性生殖器畸形。人群发病率不足 1/100 万。

病因和发病机制 该病有明确的遗传学病因，致病基因的纯合突变导致，TBX4 的杂合突变可引起腰椎间盘突出综合征（ICPPS）或小髌骨综合征（SPS）。

TBX4 编码 T-box 转录因子 4，在器官发育过程中广泛表达。T-box 基因家族共有一个保守的同源结构域，其编码的 DNA 结合转录

因子具有严格的时空表达模式，在胚胎发育的各个阶段的特定部位表达，在脊椎动物的四肢和其他器官的形成中发挥着重要作用。TBX4 在下肢、肛门、下颌骨间质、心脏中表达，并通过 Toll 样受体信号通路调控下肢与心脏的发育。动物模型研究表明，构建显性负性效应的 Tbx4 模型在鸡体内错误表达，导致鸡的无腿、骨盆发育不良、骨盆变形、无耻骨等表型。此外，TBX4 在肺原基的内脏中胚层中特异性表达，并在呼吸道发育过程中支配多个过程，如初始内胚层芽的发育、呼吸道内胚层的形成以及呼吸道和食管间隔形成，因此 TBX4 突变可能导致肺发育不全、肺部分段发育缺陷等肺部表型。

与 TBX4 类似，TBX5 也起调控四肢发育的作用。TBX4 主要表达于下肢，而 TBX5 主要表达于上肢、心脏和视网膜背侧。在发育中的胚胎中，视黄酸的梯度有助于 Hox 基因沿体轴表达，使轴旁中胚层的区域向侧板中胚层发出信号，激活 TBX4 和 TBX5 表达，二者的表达进一步刺激 FGF10 的分泌，FGF10 将诱导外胚层产生 FGF8。FGF10 与 FGF8 在肢体发育中起关键作用，研究发现通过向小鼠模型引入 FGF 受体的靶向突变阻碍 FGF 功能，可导致小鼠胚胎缺乏肢芽。FGF8 在鸡胚胎中与形成肢体的侧板中胚层相邻的中间中胚层中表达，而中间中胚层的信号对肢体发育是必要的。FGF10 已被发现在鸡胚胎的肢体形成区表达，同时 FGF10 功能失活的小鼠，表现出严重的肢体发育不全或完全缺乏肢体。因此，干扰 TBX4/TBX5 或 FGF8/FGF10 行使正常功能的基因突变或致畸剂将阻碍上肢和/或

下肢的形成，导致患者出生时的无肢或缺肢畸形。在 Tbx4 基因敲除的小鼠中，也观察到与人类相似的无肢表型。在小鼠前肢和后肢发育过程中，Tbx4 是矮小同源盒基因 Shox2 的转录激活剂，其本身也受 Shox2 的调节，这种调节模式可能是通过正反馈回路实现的。Shox2 是肢体发育过程中的一个关键因素，该基因在小鼠中的缺失与小鼠肌肉发育的改变和前肢近端神经发育不良有关。研究发现，Tbx4 基因完全敲除的小鼠胚胎在前肢和后肢的 Shox2 表达均减少，推测 Shox2 对 Tbx4 的调节可能有助于哺乳动物前肢肌肉和骨骼的发育。Tbx4 的失活在肢体发育不同时间有不同的影响。当在肢体芽形成前失活时，后肢完全不能发育，但如果在肢体生长过程中失活，则出现近端骨骼组分的大量丧失和远端骨骼组分的轻度丧失。

已报道了 3 例 TBX4 基因纯合突变导致该病的病例，分别为两个无义突变 NM_ 001321120.1：c. 339T > A（p. Tyr113*），NM_ 018488.2：c. 402G>A（p. Trp134*），与一个错义突变 NM_ 001321120.1：c. 379T>A（p. Tyr127 Asn）。3 例患者均表现出下肢完全缺失、骨盆缺失、骶骨发育不全的表型。从分子遗传学的角度解释，无义突变可能通过引入终止密码子，导致转录的提前终止与蛋白质产物的功能丧失，错义突变可能导致重要功能域的氨基酸替换，进而影响 TBX4 基因功能，导致疾病的发生。

临床表现　后天性骨盆和肺发育不全综合征的主要临床表现为无下肢、无盆骨或盆骨严重发育不全、骶骨发育不全；肺部分段发育缺陷；生殖器发育不全；

双侧输尿管肾积水、肾肿大、肾小球扩张；面部畸形（高额头、小下颌、白齿发育不全、外耳道闭锁、鼻翼发育不全）等。值得注意的是，产前影像学检查出胎儿运动减少也是后天性骨盆和肺发育不全综合征的一个重要特征。

诊断　可通过结合体格检查与 X 线检查，确定患者临床表型与骨骼畸形情况，如果临床表型符合后天性骨盆和肺发育不全综合征时，需结合 TBX4 基因检测诊断以进行遗传异常的全面评估。

治疗　对于表型轻的后天性骨盆和肺发育不全综合征患者，可通过外科手术进行矫正；对于先天性缺肢或无肢的患者，尚无有效治疗手段，患者可佩戴支具或义肢改善生活质量。

预防　已知 TBX4 的杂合突变可引起腰椎间盘突出综合征，纯合突变可引起后肢缺失伴盆腔和肺发育不全综合征，因此建议具有类似病史或家族史的患者进行遗传咨询与产前咨询，必要时进行基因测序检测是否携带 TBX4 致病基因。

（吴　南　李国壮）

shǒu-zú-zǐgōng zōnghézhēng

手-足-子宫综合征 [hand-foot-uterus（HFU）syndrome]

HOXA13 基因突变引起的以远端肢体和远端泌尿生殖系统畸形为特征的常染色体显性遗传病。又称手-足-生殖器综合征。极罕见，全世界只有个例报道。该病骨骼畸形的外显率为 100%，泌尿生殖系统畸形的外显率大于 50%，这个比例在女性患者中可能更高。

病因和发病机制　致病基因 HOXA13 编码同源盒转录因子家族成员，这个蛋白家族在胎儿出生前的发育过程中有重要调控作用。HOXA13 蛋白对四肢（尤其是手

和足）、泌尿生殖系统的形成和发展至关重要。在已发现的 *HOXA13* 致病突变中，有功能缺失性突变，如导致截短蛋白生成的无义突变和导致 N 端聚丙氨酸扩增的简单重复序列插入，它们均以单倍体剂量不足的机制致病；也有错义突变通过改变蛋白结构从而影响其在细胞中的正常功能而致病。改变 HOXA13 蛋白功能的错义突变可能比功能缺失性突变导致的表型更严重。此外，还有一个手-足-子宫综合征家系未检测到 *HOXA13* 突变。

临床表现 以肢体畸形和泌尿生殖系统缺陷为典型特征。肢体畸形最显著的是双侧拇指/跛趾的缩短，主要由远端指骨和/或第 1 掌骨（跖骨）缩短引起，包括短的近端贴壁拇指和发育不全的大鱼际，以及短的向内侧偏移的跛趾，可导致拇指/跛趾灵巧性受损。其他常见的肢体畸形还包括第 2 指向尺侧偏移，第 5 指斜指/短指，第 2～5 趾短，以及骨化、融合延迟，腕骨和跗骨缩短。这些骨骼异常通常为双侧对称的，且完全外显，严重程度的变异性不大。泌尿生殖系统的缺陷为不完全外显且程度不同，包括男性的尿道下裂、女性的米勒管融合缺陷导致的纵隔子宫、膀胱输尿管反流、反复尿路感染和肾盂输尿管连接梗阻。这些患者的生育能力一般正常，但有些患者子宫的发育异常可增加其在生育期时流产、早产和死产的风险。

诊断 依据体格检查和影像学的综合评估，体格检查可发现手足的畸形如短拇指/跛趾，影像学可评估肾、膀胱和女性生殖道的畸形，当存在典型表现如拇指/跛趾畸形和子宫发育异常等疑诊时，可行基因检测以确诊；若

临床表现和影像学特征不典型，而家族中有 *HOXA13* 致病突变携带者时，亦建议行基因检测，发现 *HOXA13* 致病突变则可确诊，若未发现致病突变或突变的致病性未明，则转诊至相关专科持续观察。

鉴别诊断 需与其他可引起四肢或子宫畸形的疾病相鉴别，鉴别的关键点是有无其他系统的畸形。范科尼（Fanconi）贫血、霍尔特-奥拉姆（Holt-Oram）综合征、纳赫尔（Nager）综合征等疾病均可表现类似手-足-子宫综合征的拇指发育不良，但通常都有其特征的表型可鉴别，如范科尼贫血常有骨髓造血异常，霍尔特-奥拉姆综合征常伴有心脏畸形，纳赫尔综合征则有其特征性颜面，且这些疾病不会有泌尿生殖系统畸形。泌尿生殖系统畸形疾病的鉴别方面，未在单纯尿道下裂或单纯米勒管不完全融合患者中发现 *HOXA13* 致病突变，而该病的骨骼畸形是完全外显的，因此，若患者仅有泌尿生殖系统畸形而缺少特征性的骨骼畸形，暂不考虑疑诊该病。

HOXA13 突变除了导致该病之外，还可能在特定的突变位点导致古特马赫（Guttmacher）综合征，其与手-足-子宫综合征表型相似，但还有手足轴前缺陷和手轴后多指畸形等不典型表型。但仅有一个家系报道了该现象，证据仍有待补充。

治疗原则 大多不需要特别治疗，但可根据临床和患者需求通过手术来矫正某些畸形。对膀胱流出道畸形，可通过输尿管膀胱再植术矫正。纵隔子宫患者，除非存在反复中期妊娠自发流产，一般不推荐手术切除子宫纵隔。骨骼畸形通常不需进行四肢远端

的手术矫正。

由于泌尿生殖系统畸形可继发其他疾病，还应积极进行合并症的干预，如根据需要进行预防性抗生素或手术，以预防尿路感染、膀胱输尿管反流或肾盂输尿管连接部梗阻；处女膜开口小的患者需于初潮前行妇科检查；子宫发育异常的患者需要于孕前对阴道和子宫的解剖结构进行评估以预测早产和胎儿流产的风险。

预防 ①一级预防：即婚前预防。该病属常染色体显性遗传，对于有相关家族史的个体考虑生育时应进行遗传咨询以评估后代患病的风险，必要时采取辅助生殖的手段进行预防。②二级预防：即出生前预防。对有相关家族史的孕妇可实行羊水穿刺等以进行产前基因诊断，从而降低患者出生的再发风险。③三级预防：即症状前预防。对于表现泌尿生殖系统发育异常的患者，需进行相关的检查和干预，以预防感染、尿路梗阻、胎儿流产等合并症的发生。

（吴　南　李国壮）

jìnxíngxìng gǔgàn fāyùbùquán

进行性骨干发育不全（progressive diaphyseal dysplasia, PDD）

TGFB1 基因突变导致的以长骨骨质增厚为标志的常染色体显性遗传型骨质发育不良。又称恩格尔曼综合征（Engelmann syndrome）。骨质增生是双侧和对称的，通常从股骨和胫骨的骨干开始，扩展到腓骨、肱骨、尺骨和桡骨。随着疾病的进展，干骺端也可能受到影响，但骨骺不受影响。可能存在颅底的硬化变化。该病的发病通常在儿童期，几乎都在 30 岁之前。

病因和发病机制 致病基因 *TGFB1* 的编码蛋白为 TGFβ-1，广

泛分布于全身，但在组成骨架的组织中含量最为丰富，调节骨头和软骨的生长发育。*TGFB1* 的突变产生活性过高的 TGF-β1，导致过多的骨形成，从而引起运动和神经障碍。在一些患者的 *TGFB1* 基因上未发现突变，具体病因不详。

临床表现　病变往往发生于长骨，呈双侧对称性菱形膨大和硬化，受累骨以股骨最多见，其次为胫骨、肱骨和腓骨，随病情发展也可波及颅骨、骨盆和脊柱等。症状为腿痛和头痛，有肌肉萎缩、皮下脂肪变薄、下肢弯曲、膝外翻、大头、前额突出、肌无力、跑步困难、容易疲劳，行走呈摇摆步态（鸭步步态），腰椎前凸加大，腹部隆起。发育较迟，性腺发育差，第二性征表现不显著。体检时可触及长骨骨干的菱形膨大，有些患者还伴有肝脾大。

该病起病缓慢、隐匿，因四肢长骨受累，故常表现为肢体疼痛，肌无力。因大多数于婴儿期发病，所以身体发育差，步行晚，步态不稳，呈鸭步。消瘦、矮小，患者不能跳跃、奔跑。病变部位肿痛消退后，因骨质增生出现局部膨隆，常累及双侧骨骺或先以一侧开始，继而波及对侧。

由于颅底骨硬化常致脑神经孔狭窄，产生脑神经压迫症状，加上慢性颅内压增高等原因，可产生听力减退（80%）、视力障碍、视盘水肿、突眼、复视和面神经麻痹等。偶可引起小脑性共济失调，病情轻者可无症状。

诊断　依据临床表现、体格检查、生化检查和影像学检查可诊断。

体格检查　可见下肢肌萎缩，皮下脂肪薄，下肢弯曲畸形，少数有膝外翻，头颅大，前额突出，

性发育迟缓。腰椎过度前突，杵状指/趾，贫血及智力低下等。个别患者眼底可见视盘水肿，颅内压增高。有些体格无异常，经 X 线检查才发现为该病。

生化检查　血红蛋白降低，红细胞沉降率增快，血钙、磷正常或低血钙、高血磷，血甲状旁腺激素、降钙素正常，血碱性磷酸酶增高，血清骨钙素（BGP）、Ⅰ型前胶原 C 端前肽（PICP）增高。高血磷时，尿磷低、尿羟脯氨酸正常。少数 IgA、IgG、IgM 增高，CD4$^+$ T 细胞降低。

影像学检查　主要为 X 线检查：病变以四肢长骨、颅骨多见，亦可累及掌骨、肋骨、肩胛骨、锁骨和脊柱。长骨内外膜增厚、骨皮质致密或呈层状，骨干梭形增粗，表面不平，骨髓腔变窄。但病变不累及骨骺、干骺端及关节面。颅骨内外板增厚，密度增高，有不规则硬化斑，以颅底为明显。脊椎可有灶性斑片状硬化影。

长管骨：骨内、外骨膜骨化而附加于原皮质表层，致使骨皮质增厚、硬化，以骨干中段显著，髓腔狭窄或完全消失，但可有斑片状密度减低区，可见骨周围软组织萎缩。受累骨骼的发生频率依次为胫骨、股骨、肱骨、尺骨、桡骨和腓骨。典型者为对称分布，通常干骺受累较轻，偶累及骨骺。

短管骨：跖骨常受累，病变较轻，其病变形态与长骨相似，皮质增厚，骨干增粗，双侧病变基本对称。

颅骨：颅盖骨肥厚，主要为内、外板增厚硬化或板障狭窄、消失、颅底骨硬化、颅底神经和血管通过的孔道狭窄。

其他骨骼：个别可见脊柱椎板较致密，亦可累及肋骨、锁骨

及骨盆。病变的主要表现是皮质骨增厚、硬化。

鉴别诊断　需与以下疾病相鉴别。

颅骨骨髓发育异常　常染色体隐性遗传。出生后不久即逐渐出现头大和面部畸形，同时有身材矮小和智力障碍。X 线表现为广泛和进行性的颅、面骨肥厚、硬化，管状骨除有皮质增厚、硬化，尚伴有骨膨胀和构塑障碍。

石骨症　硬化增生性骨病，主要为长骨骨骺端的软骨排列紊乱，骨基质胶原成分减少，骨髓腔被骨化，无生化异常，病变常累及脊柱，而该病虽主要为长管骨病变，但罕有骨骺端受累。骨髓腔变窄是由于骨髓纤维化所致。碱性磷酸酶增高、血沉增快。

治疗原则　包括加强营养和适当运动。因患者多处于生长发育期间，病变影响到骨髓的造血，加之骨痛影响进食，故常有不同程度的贫血。需补充蛋白、维生素 C，适当补充 B 族维生素、钙剂和铁剂。

镇痛　常用药物有以下几种：非特异性的消炎镇痛药吲哚美辛、布洛芬、吡罗昔康（炎痛喜康）等、水杨酸类（阿司匹林、索米痛片、非那西丁等）。治疗作用有两个方面：①抑制成骨细胞，减少骨髓腔的狭窄所造成的骨畸形而达到镇痛目的。②血清免疫球蛋白及 CD4$^+$ T 细胞增高，疼痛可能有免疫因素的参与。

绝大多数患者对糖皮质类固醇类有一定疗效。在使用一般药物或泼尼松治疗无效时可用地夫可特，12 个月后疼痛消失，放射学亦有改善，且无明显不良反应。

骨畸形及其他并发症的处理　骨畸形严重者或影响功能可行截骨矫形术。由于脑神经受压引

起的耳聋，可行耳蜗移植，重建听觉。由于颅内压增高引起的视盘水肿，可行颅内减压。

预后 治疗中由于糖皮质激素免疫抑制作用而镇痛，但利用放射学和闪烁扫描发现，可的松及其类似物虽能提高痛阈，减少疼痛，提高患者的生活质量，但并不能改善病变进展。

预防 因骨痛而制动造成的肌萎缩，除每天坚持按摩、揉捏、活动关节和肌肉外，还可嘱其做关节的屈曲运动和肌收缩运动，防止失用性肌萎缩和营养缺乏造成的机体抵抗力下降。

（吴 南 李国壮）

xiāntiānxìng mǎtí nèifānzú

先天性马蹄内翻足（congenital clubfoot） 相对常见的先天性足畸形。俗称马蹄足。在出生的婴儿中发病率为1‰。由足下垂、内翻、内收3种主要畸形组成，以后足马蹄、内翻、内旋，前足内收、内翻、高弓为主要表现，常伴有软组织异常。多见于男性，可为单侧发病，也可双侧。由于畸形明显，常在刚出生时就能发现。马蹄足可单独发生，也可作为综合征的一部分发生（如糖尿病性异型增生），马蹄足也可同时伴随长骨缺乏和镜像多指。

病因和发病机制 该病的病因有多种理论：一种认为距骨内的原始胚浆缺陷引起距骨持续性跖屈和内翻，并继发多个关节及肌肉肌腱等软组织改变；另一种认为是多个神经肌肉单位内的原发性软组织异常，引起继发性骨性改变。患者除小腿三头肌明显萎缩外，还有胫前动脉发育不良。马蹄足肌纤维分布异常，患足的长度及宽度比正常足要短0.75~1.5cm。

临床表现 临床一般分僵硬型（内因型）和松软型（外因型）两种。

僵硬型 畸形严重，踝与距下关节跖屈畸形明显，距骨跖屈，可从足背侧皮下摸到突出的距骨头。因跟骨后端上翘藏于胫骨下端后侧，足跟似乎变小，乍看似无足跟而呈棒形，故又称棒形足。跟腱挛缩严重。从后方看，跟骨内翻。前足也有内收内翻，舟骨位于足内侧深处，靠近距骨头，骰骨突向足外侧，足内侧凹下，踝内侧和足跟内侧皮纹增多，而足外侧及背侧皮肤拉紧变薄。当被动背伸外翻时呈僵硬固定，此种畸形不易矫正。患儿站立困难，走路推迟，跛行，扶持站立时可见足外侧或足背着地负重。随着患者年龄增长，会出现更明显的跛行，软组织与关节僵硬，足小，小腿细，肌萎缩明显，但感觉正常。长期负重后足背外侧可出现增厚的滑囊和胼胝，少数发生溃疡。患者常同时有其他畸形。

松软型 畸形较轻，足跟大小接近正常，踝及足背外侧有轻度皮肤皱褶，小腿肌萎缩变细不明显。最大的特点是在被动背伸外翻时可以矫正马蹄内翻畸形，能使患足达到或接近中立位，容易矫正，疗效易巩固，不易复发，预后好。该型属于宫内位置异常所致。

诊断 根据临床表现均能作出诊断，一般不需X线检查确诊。但对于判断畸形程度和对疗效的客观评价，X线片不可缺少。正常新生儿足部X线片可见跟、距和骰骨的化骨中心。患儿足部诸骨的骨化中心出现较晚。舟骨在3岁后方才出现。距骨干生后骨化良好。

X线正位片：正常的足距骨纵轴与跟骨纵轴之间有30°左右的夹角，若小于20°，表示足后部内翻。正常足第1跖骨与距骨纵轴、第5跖骨与跟骨纵轴平行或交叉角小于20°，大于20°时，表示足前部内收。

X线侧位片：正常足距骨纵轴与第1跖骨平行，在马蹄内翻足患者则二者相交成角。①婴儿出生后即有一侧或双侧足部跖屈内翻畸形。②足前部内收内翻，距骨跖屈，跟骨内翻跖屈，跟腱、跖筋膜挛缩。前足变宽，足跟变窄小，足弓高。外踝偏前突出，内踝偏后且不明显。③站立行走时跖外缘负重，严重时足背外缘负重，负重区产生滑囊炎和胼胝。④单侧畸形，走路跛行，双侧畸形，走路摇摆。⑤可见距骨与第1跖骨纵轴线交叉成角大于15°，跟骨跖面和距骨纵轴线夹角小于30°。

鉴别诊断 需与以下疾病相鉴别。

新生儿足内翻 新生儿足内翻与马蹄足外观相似，多数为一侧，足呈马蹄内翻但足内侧不紧，足可以背伸触及胫骨前面，经手法治疗1~2个月可完全正常。

神经源性马蹄足 神经改变引起的马蹄足，随儿童发育畸形逐渐变的明显，应注意肠道和膀胱功能有无改变，足外侧有无麻木区，特别注意腰骶部小凹或窦道及皮肤的色素改变，必要时应行磁共振成像检查确定是否存在脊髓栓系。肌电图及神经传导功能检查对了解神经损伤有帮助。

脊髓灰质炎后遗马蹄足 出生时足部外观无畸形，发病年龄多在6个月以上，有发热史，单侧多见，伴有腓骨长短肌瘫痪，早期无固定畸形，大小便正常，可有其他肌肉瘫痪。

脑瘫后马蹄足 围产期或生

后有缺氧史，大多于出生后就发现异常，马蹄足畸形随生长逐渐明显，但在睡眠中可消失或减轻，一经刺激畸形更明显。马蹄为主，内翻少，无内收，畸形多为双侧性或同侧上下肢，双下肢交叉步态，下肢肌痉挛明显，常伴有智力减退。

多关节挛缩症 马蹄足呈双侧性，足畸形为全身多个关节畸形的一部分，全身大多数肌肉萎缩、变硬，脂肪相对增加，马蹄足僵硬不易矫正，髋、膝关节常受累。

治疗原则 根据年龄与畸形程度选择合适的治疗方法。

早期非手术治疗 如下。

蓬塞蒂（Ponseti）矫形方法 ①手法按摩、石膏固定（蓬塞蒂石膏固定）：适用于1岁以内患儿，将畸形的组成部分按一定程序逐个予以矫正，然后用石膏管型固定（门诊固定4~6次）。②跟腱松解术：石膏固定达到足部外展75°以上时可进行跟腱松解手术，术后石膏固定3周，3周后拆除石膏，同时更换矫形鞋。③矫形鞋治疗：术后佩戴丹尼斯-布朗（Dennis-Brown）矫形鞋进一步治疗，通常到4岁。

手法矫形 新生儿应立即手法治疗，操作时屈膝90°，一手握住足跟，另一只手推前半足向外展，矫正前足内收，其次握住足跟进行外翻，最后以手掌拖住足底进行背伸，矫正马蹄，每日多次手法矫正直至畸形矫正。

手术治疗 对于错过非手术矫形时机或矫形后由于未按照医嘱要求佩戴矫形支具造成畸形复发的患儿，则根据其不同的情况进行相应的对症手术治疗。

广泛软组织松解术 手术包括特科（Turco）、麦凯（Mckay）、卡罗尔（Carroll）等方法，是针对足踝挛缩的软组织进行松解，恢复跗骨间正常解剖结构的方法。任何一期广泛性松解治疗马蹄内翻足的一般原则包括：①手术完成时松开止血带，并电凝止血。②必要时使足处于跖屈位，仔细缝合皮下组织和皮肤，以免皮肤张力过大。③术后2周首次更换石膏时，可以把足置于完全矫正的位置。

跟腱延长术 对于错过跟腱松解手术年龄的患儿（一般2~3岁）需要将松解跟腱，使跟骨下落要进行跟腱延长术，将跟腱行Z字切开。术后石膏固定6周。

胫前肌外移术 适用于马蹄足早期轻度复发，或治疗后残留前足内收畸形的儿童。

外固定支架 对于大龄僵硬性马蹄内翻足患儿（一般5岁以上），足部骨骼已经骨化，单纯通过软组织无法矫正畸形，可使用外固定支架技术，术后需要定期调节支架，外观基本满意，但会残留足踝关节僵硬。

足部截骨矫形术 有很多手术方式，一般患儿年龄大于5岁，根据其畸形情况选择不同部位的截骨，可与外固定支架联合矫正马蹄内翻畸形。

三关节融合术 适应证为10岁以上儿童；合并跖骨内收、后足内翻、跖屈三种畸形；可以考虑行此手术。

手术治疗应考虑到肢体的发育生长因素，手术矫正可分次进行，破坏性不宜太大。

（吴 南 李国壮）

Kèlìpèi'ěr-Fèi'ěr zōnghézhēng

克利佩尔-费尔综合征（Klippel-Feil syndrome） 以短颈、低发际和颈部的运动受限等为主要特征的先天畸形。又称颈椎融合综合征。罕见，特征是任意两块颈椎椎体发生异常融合。椎体融合通常导致患者出现颈部活动能力受限，颈部变短，并且出现枕部发际线偏低的三联征。可伴随其他多种畸形，如脊柱侧凸、脊柱裂、肾畸形、肋骨畸形和心脏畸形等。发病率约为2.5/10万，女性比男性多见。

病因和发病机制 该病大多数为散发，仅有少数存在家族聚集现象。已发现有许多拷贝数异与该病关联，如t（5；17）（q11.2；q23），inv（2）（p12q34），8号染色体的旁中心倒位等。已发现了4个致病基因：GDF6、MEXO1、GDF3和MYO18B。GDF3和GDF6在骨骼和关节的形成和发育中有重要作用。而MEXO1则调控早期胚胎发育中的椎体分节过程。MYO18B致病突变导致该病伴肌病和面部畸形。也有研究显示，影响骨骼发育、椎体分节的基因突变负荷和寡基因突变可能是该病的重要致病机制。

研究发现，在1个克利佩尔-费尔综合征家系中所有患者均携带GDF6基因的杂合错义突变p. A249E，而在散发病例中则发现2例无亲缘关系患者均携带杂合p. L289P突变。由GDF6突变所致的为克利佩尔-费尔综合征Ⅰ型，常染色体显性遗传。在1个阿拉伯裔家系中，所有患者均携带MEOX1纯合突变c.4delG，在另一个家系也发现了该基因突变。MEOX1突变所致的为克利佩尔-费尔综合征Ⅱ型，常染色体隐性遗传。在1个北美裔家系中发现，GDF3 c.796C>T（p. R226C）也可导致该病。GDF3突变导致的为克利佩尔-费尔综合征Ⅲ型，常染色体显性遗传。RIPPLY2的纯合移码突变导致常染色体隐性遗传的克利佩尔-费尔综合征伴内脏转位。

临床表现 患者存在颈椎椎体融合，表现为短颈、颈部活动受限和低后发际线三联征，其中颈部活动受限最常见。40%~50%的患者中存在此三联征。不同于分子分型，该病在临床分3种亚型：Ⅰ型为单个连续融合节段，Ⅱ型为多个不连续的融合节段，Ⅲ型则为多个连续的融合节段。女性以Ⅰ型为主，男性以Ⅲ型为主。最常见的融合是C5~C6和C2~C3。还可因骨性畸形出现神经系统症状，如Ⅱ型和Ⅲ型患者出现神经根型或脊髓型颈椎病。

该病可伴随多种畸形，较常见的有脊柱侧凸、隐性脊柱裂、肾畸形、肋骨畸形、耳聋、施普伦格尔（Sprengel）畸形和先天性心脏病。

诊断 基于临床表现和影像学检查，如果患者经影像学确认存在颈椎椎体融合，并出现该病相关临床症状，则可诊断。

鉴别诊断 需与强直性脊柱炎、幼年特发性关节炎和手术融合等相鉴别。

治疗原则 该病通常在儿童时期即能诊断，早期手术干预是治疗该病的有效手段。在确诊后，对于无症状者建议其避免或减少颈椎大幅度运动和高风险运动，防止过早发病；对于有症状者，如合并或出现颅底凹陷、神经根病或脊髓病、寰枕不稳、寰枢不稳、半椎体、颈椎体滑脱、融合节段骨折以及高风险的椎动脉变异等，必要时采取手术治疗。

手术采取的措施仍然是减压和固定融合，主要目的是缓解神经症状及重建颈椎的稳定性。方法包括后路切除减压或椎板成形术、常规后路减压钉棒内固定术、前路切开减压和植骨钢板内固定术、内镜经前方（颈、口咽、唇下）入路减压和/或内固定术、人工颈椎间盘置换术等。临床对于中和下颈椎部位出现脊髓病的患者推荐行椎板成形术，因其不仅可起到减压效果，而且能保持颈椎的活动。临床采用的椎板成形术术式包括单开门、双开门、Z字成形术和翻转成形术等。椎板成形术具有脊柱稳定性好、脊柱畸形及轴性症状发生率低、术后恢复快等特点。颈椎稳定性是决定手术方式的重要因素，对于出现神经根型颈椎病或脊髓型颈椎病的患者，其颈椎稳定性较好时建议行椎板成形术。

对于以颅底凹陷为主要表现的患者，需经外科手术前路切除C1前弓和齿状突结合后路枕颈融合。颈部畸形的患者无法实施传统的经口咽切开手术，且患者对美观要求较高，使内镜技术的优点变得更加明显。随着技术的发展，内镜经前方（颈、口咽、唇下）入路方式结合后路导航辅助置钉固定术会得到越来越多的认可和应用。此外，神经电生理检测技术可以为使用钉棒系统行颅颈区重建术提供更安全有效的支持，如果在导航辅助的同时结合神经电生理检测，能提高解剖结构复杂的患者的手术成功率。

（吴南 李国壮）

格雷格头多指/趾综合征

Géléigé tóu duōzhǐ/zhǐ zōnghézhēng

（Greig cephalopolysyndactyly syndrome，GCPS） *GLI* 家族锌指结构3（*GLI3*）基因突变导致的常染色体显性遗传病。主要表现为前额突出、舟状头畸形、轴前或轴后多指畸形相关及眼距过宽。该病外显率较高，但存在一定的可变表现度。患者的神经系统发育正常，一般不出现智力缺陷或运动功能缺陷。该病发病率尚不清楚，全球约有200例报道。

病因和发病机制 *GLI3* 编码一种锌指转录因子，是 SHH 通路的下游因子。多种 GLI 蛋白参与调节该通路下游的基因，包括 HNF3β、BMP 信号等。该病最常见的致病机制为单倍体剂量不足，任何导致 *GLI3* 缺失的拷贝数变异和功能缺失性突变均可导致该病。

临床表现 常见表型包括巨颅、宽眼距、轴前型多指、宽拇指、轴后型多指和皮肤型并指（表1）。生长发育迟缓、智力障碍、癫痫等神经系统异常表型较少见（<10%），这些表型通常伴有神经系统器质性畸形或脑积水，在携带大片段拷贝数变异（>300kb）的患者中更常见。轻型患者具有和正常人相当的寿命。由于缺乏大样本数据，该病预后无定论。

诊断 因该病和其他许多综

表1 格雷格头多指/趾综合征的常见临床表型及比例

表型	比例	特征
巨颅	50%	/
宽眼距	50%	/
轴前型多指	90%	足部更为常见
宽拇指	25%	/
轴后型多指	50%	手部更为常见
皮肤型并指	75%	/

合征的表型存在重叠，很难通过临床表型来准确诊断。因此，国际上推荐采用临床-分子结合模式诊断。如果患者具有典型的三联征，即轴前多指畸形伴至少一个肢体的皮肤并指畸形、宽眼距和巨颅畸形，则可推定诊断为该病。推定标准可用于识别可能受益于 *GLI3* 分子分析的患者。如果患者具有该病相关表型，并且携带 *GLI3* 杂合突变或杂合染色体 7p14.1 缺失（涵盖 *GLI3*），则可确诊。基因检测方法可选择单基因检测或外显子测序等。特别是当临床表型无法和其他综合征鉴别时，更推荐选择染色体微芯片分析、全外显子组测序或全基因组测序等方法。

鉴别诊断 ①颅额鼻发育不良：*EFNB1* 基因突变导致的伴 X 染色体遗传疾病，女性表型比男性更重。女性患者的颅面部畸形和该病类似，但颅额鼻发育不良综合征女性患者还会出现胸廓畸形、鼻尖裂和指甲畸形等。②肢端胼胝体综合征：*KIF7* 基因突变导致的常染色体隐性遗传病，轻型可能和重型格雷格头多指/趾综合征存在表型重叠。鉴别时需注意家系分析，关注是否存在近亲结婚等。同时，也可结合基因检测进行鉴别。③口-面-指综合征：*OFD1* 突变导致的 X 连锁遗传病，其肢体表型、颅面部表型和该病类似，但口-面-指综合征的神经系统畸形更严重，且可能伴随唇腭裂、多囊肾等畸形。

治疗原则 一般无严重并发症，患者身体健康，具有和正常人相当的寿命。对于多指畸形，可采用手术治疗，多数情况下多指畸形术后效果良好。少数患者出现神经系统发育迟缓，对于该类患者，需及时提供发育评估以判断是否需要进行早期干预。

（吴　南　李国壮）

diwǔzhǐ zōnghézhēng

第五指综合征（fifth digit syndrome）　位于染色体 6q25.3 的 *ARID1B* 基因突变导致的常染色体隐性遗传病。又称科芬-西里斯综合征（Coffin-Siris syndrome）。出生即有轻度生长发育迟缓、智力障碍及肌张力低下。第 5 指发育不良，第 5 指和第 2 趾远端指/趾骨缺如，指甲发育不良或缺如。

病因和发病机制　*ARID1B* 基因突变是该病最常见的原因。*ARID1A*、*SMARCA4*、*SMARCB1*、*SMARCE1* 或 *SOX11* 基因突变也可引起该病。许多病例的遗传原因未知。*ARID1A*、*ARID1B*、*SMARCA4*、*SMARCB1* 和 *SMARCE1* 基因调控 SWI/SNF 蛋白复合物的表达。SWI/SNF 复合物通过染色质重塑过程调节基因表达，进而参与 DNA 损伤修复，DNA 复制，细胞生长、分裂和分化等生物学过程。基因突变导致染色质重塑异常，从而改变了基因的活性，并破坏了正常的生物学过程。与该病有关的另一个基因 *SOX11* 也受 SWI/SNF 复合体调控。由该基因产生的蛋白质作为转录因子，结合到 DNA 的特定区域，协助调控特定基因的活性。SOX11 蛋白与对大脑的发育和神经细胞的分化直接相关。*SOX11* 突变破坏了 SOX11 蛋白调控基因活性的能力，从而改变了大脑、神经元和其他组织的发育，导致智力障碍和其他症状和体征。

临床表现　临床特点是头部和颅面区域有明显的异常，而且随着年龄的增长而变得更加突出。患者有小颅或大颅畸形；嘴宽大，嘴唇饱满而突出；鼻尖宽大；鼻梁低矮；鼻子和上唇之间人中异常增长。其他特征可能包括浓眉毛、长睫毛和毛发过度生长，但头皮毛发往往相对稀疏，但会随着年龄的增长而改善。患者还具有特征性的骨骼异常，末端趾骨发育不良、桡骨脱位、髋臼畸形，或髌骨发育不良。患儿出现喂养困难、呕吐和体重增加缓慢，并经常发生呼吸道感染。此外，受影响的婴儿和儿童可能有肌张力低下、关节松弛、骨龄延迟（比正常年龄晚 2~3 年），以及轻度至严重的智力障碍和语言障碍。其中表达性语言障碍比接受性语言障碍更严重。患者常伴有中度至严重的运动技能延迟，如坐和行走。受影响的儿童在 12 个月时学会坐（通常在 6~8 个月时发生），在 30 个月时学会走路（通常在 9~18 个月时发生），并在 24 个月时学会说话（通常在 12 个月左右开始）。患者还有眼部异常，包括眼睑下垂、白内障及斜视；肾或泌尿生殖系统的异常，包括马蹄形肾及尿道下裂；消化系统异常，包括肠套叠、横膈膜疝、胆道闭锁；心脏异常。此外还有丹迪-沃克畸形，特点是第四脑室扩张，脑积水，枕部异常突出，可伴胼胝体缺如、听力受损、癫痫发作和抽搐。

诊断　若新生儿的指甲发育不全，第 5 指短，面部特征明显，应怀疑该病。随着年龄增长面部特征变得更加明显。诊断的依据是临床评估和体格检查。2012 年提出的诊断标准指出，多数患者的症状包括第 5 指短，指甲缺如或不完整，发育和/或认知延迟，以及典型的面部特征。如果有必要，可行磁共振成像检查大脑结构异常；手部 X 线检查，确认第 5 指的末端骨骼发育不全或缺失；超声心动图检测可能存在的心脏异常情况。其他检查可以包括发育检查、饮食评估以及眼和听力检查。一旦确诊，患者应该每年进行一次随访。这包括儿科医师评估发育进展，并确定是否需要任何教育或治疗干预，以及与其他专家进行合作，以跟踪喂养、胃肠道、视力或听力异常等情况。

治疗原则 主要是对症治疗，需要医疗专业人员进行系统全面的病情评估，包括儿科医师、骨科医师、心血管科医师、消化科医师、物理治疗师、遗传学家和其他医疗保健专业人员。治疗包括对颅面、骨骼、心脏或其他可能与该疾病有关的异常情况进行手术修复。外科手术根据解剖学异常的严重程度、基本情况和其他因素进行选择。此外，对于伴有胆道闭锁，需通过手术或其他适当的方法来减少胆道阻塞或矫正畸形。如果有丹迪-沃克畸形，需要通过手术植入分流器，将多余的脑脊液排出。在婴儿期，治疗还包括预防或积极治疗呼吸道感染。早期干预对确保受影响儿童的正常发育至关重要。一些特殊处理包括特殊教育、物理、语言、职业治疗、其他社会和职业服务对预后都有帮助。眼镜、助听器和营养补充剂也可以帮助治疗。放置胃造口管可以治疗喂养困难。遗传咨询对患者及其家庭也会有好处。其他治疗包括对症和支持治疗。

预防 在产前可根据专门的测试（如超声）诊断。超声检查可能会发现一些特征性改变，如心脏、肾畸形和胎儿生长受限。如果在先证者的家庭中发现了致病突变，可以对胎儿进行分子检测，包括通过绒毛活检或羊水穿刺取出胎儿细胞进行遗传检测。

（吴　南　李国壮）

jiāntóu duōzhǐ/zhǐ bìngzhǐ/zhǐ jīxíng

尖头多指/趾并指/趾畸形

（acrocephalopolysyndactyly）

主要由 RAB23 基因突变导致的常染色体隐性遗传病。又称卡彭特综合征（Carpenter syndrome）。以颅缝早闭、多指/趾、并指/趾和肥胖等先天畸形为特征，常见并发症还有智力迟缓、颅内压增高等。1909年，英国医师乔治·阿尔弗雷德·卡彭特（George Alfred Carpenter）首先在一对姐妹和她们的弟弟中发现该病，1966年正式命名为卡彭特综合征，发病率约为0.1/10万，自发现后全球约有100例报道。

病因和发病机制 该病由 RAB23、MEGF8 基因突变引起。

RAB23 基因 RAS 原癌基因家族成员，定位于染色体6p11-6p12，编码蛋白为小 GTP 结合蛋白，是 Ras 超家族 Rab 家族成员，因其突变可导致小鼠开脑综合征，又被称为 opb 基因。Rab23 蛋白在脑、性腺、乳腺和胃组织中均有特异性表达，对这些器官正常功能的维持有一定作用。RAB23 突变导致 RAB23 蛋白的折叠和其效应蛋白的结合，并扰乱 HH 信号通路。HH 基因首次在果蝇中发现，哺乳动物中存在3个 HH 的同源基因：SHH、IHH 和 DHH，分别编码 Shh、Ihh 和 Dhh 蛋白。分泌蛋白 HH 家族的成员在脊椎动物和非脊椎动物的发育中起重要调控作用，包括细胞增殖、分化和组织的形成等。HH 信号异常引起先天性缺陷和癌症。RAB23 是 SHH 信号通路的负性调控因子，可作用于靶分子 Gli2 激活子，调节 Smo 蛋白下游、Gli 蛋白上游来负性调节 HH 信号通路，从而影响胚胎发育和多种器官组织的定向分化。RAB23 突变会扰乱 HH 信号通路而引发该病。

MEGF8 基因 少数由该基因突变引起。MEGF8 属于 TGF-β 超家族成员，而 TGF-β 超家族信号在颅缝发育中起重要作用。MEGF8 突变可影响 Nodal 在左侧外侧板中胚层自身驱动的表达而在胚胎左右轴建立中起到必要作用。另外，也参与 BMP 信号调节。MEGF8 是 BMP 的上游作用因子，正性作用或者介导调节 Bmp，进而调节 Bmp-Smad 信号通路，Bmp-Smad 信号通路下游基因有 Runx2、Ocn 等，Runx2 属于 Runx 家族的一员，是重要的转录因子，参与成骨细胞的分化与骨的生成。MEGF8 的突变可通过影响 Notch 信号通路和 BMP 信号通路引发该病。

临床表现 如下。

颅缝早闭 最典型的症状，最初包括形成颅骨上部和背部的骨头之间的缝合，形成人字缝和矢状缝。这种早闭随后形成前额和颅骨上部顶骨之间的冠状缝合，进而造成综合征型颅缝早闭。在许多情况下患者头部顶部成尖状长头，或头部异常短而宽成短头，并有可能由于颅骨一侧的缝合线导致头部面部一侧不一致导致头部不对称。畸形严重者会出现三叶草颅骨畸形和突出的颞突。同时，早期闭合的颅骨缝合线可能会导致颅骨内的压力异常增加。

面部异常外观 许多患儿有额外的颅骨和颅面区域畸形导致的面部外观畸形。包括眼距的增大或缩小，合并突眼，眼眶变浅，眶上嵴发育不全，下斜眼睑皱褶，垂直的皮肤皱褶，扁平鼻桥，上颌骨弓背抬高，耳部发育不全和短颈等。与一些眼部异常有关，如眼部发育不良、视盘水肿、角膜混浊、小角膜和眼睑下垂以及视神经萎缩等。

指/趾畸形 该病的典型特征。手指中短或缺失会导致短肢；在某些手指之间软组织粘连形成蹼（非骨性融合），通常发生在第3、4指/趾；也可有多指（前轴多指和轴后多指等）。还有异常的手指屈曲、畸形、小腿内翻和其他异常。

心脏结构性畸形 一些患者先天性心脏缺陷，包括室间隔或房间隔缺损、动脉导管未闭和肺动脉狭窄等外，通常还有轻度身材矮小和面部、颈部、躯干、前臂和大腿的轻度至中度肥胖等症状。部分患者还有轻度智力残疾。

诊断 如下。

产前诊断 出生前使用胎儿镜检查、超声检查或产前分子诊断。胎儿镜检查时，可通过腹壁内镜引入子宫，直接观察胎儿，还可以获得胎儿的血液或组织样本。胎儿超声检查可以获得发育中的胎儿图像。产前分子基因检测使用来自胎儿组织的样本，通过绒毛膜绒毛活检或羊膜穿刺术确诊。

临床诊断 多数在出生时或出生后不久通过完善的临床检查即可诊断。通常通过 CT 或磁共振成像检测疾病相关异常，如颅缝早闭、多指、骨骼异常和听力障碍等。也可进行彻底的心脏评估，以发现任何可能与该疾病相关的心脏异常，包括 X 线、心电图、超声心动图和心导管等。

基因检测 检测出 RAB23 和 MEGF8 的致病突变可确诊。

鉴别诊断 需与阿佩尔（Apert）综合征、赛思里－乔茨岑（Saethre-Chotzen）综合征相鉴别。

治疗原则 主要采取对症、支持治疗。由于颅缝早闭有时会导致颅骨内压力（颅内压）和大脑压力异常增加，因此可早期手术防止或纠正颅骨缝合线的过早闭合。早期的手术干预有助于预防智力残疾。另外，可使用矫正和重建手术纠正额外的颅面畸形、多指和并指以及其他骨骼缺陷，或其他可能与该病相关的身体异常。同时，对患有先天性心脏缺陷的患者，需使用药物治疗、手术干预和其他措施。手术选择将取决于解剖异常的严重程度、位置、相关症状和其他因素。对于有听力障碍的患者则需使用助听器和语言治疗等帮助解决语言问题。

对于受综合征影响的儿童，需进行包括特殊教育、物理治疗和其他医疗、社会或职业服务等特殊服务；同时，对患者家属可以进行遗传咨询，社会支持等。

预防 ①一级预防：即婚前预防。该病属于常染色体隐性遗传，应避免近亲结婚。②二级预防：即出生前预防。对已生育患者的家庭实施产前基因诊断。③三级预防：即出生前预防。通过新生儿筛查，在患者出现症状前早期诊断和早期治疗，避免患者病情加重。

（吴 南 李国壮）

Gē'ěrdēnghā'ěr zōnghézhēng

戈尔登哈尔综合征（Goldenhar syndrome，GS）

在胚胎早期以眼、耳、颜面和脊柱发育异常为主的多基因遗传性先天缺陷。又称第 1、2 鳃弓综合征、眼耳脊柱发育不良（OAVD）、眼耳脊柱谱（OAVS）。是仅次于唇、腭裂的颅颌面常见的先天性畸形，表现为眼球皮样囊肿、耳前肉赘、面部不对称和脊柱畸形。还可累及骨骼、心血管、泌尿生殖和呼吸系统等。发病率约 0.18‰，男性多见。1963 年，戈林（Gorlin）首次提出了半面短小征的概念。

病因和发病机制 该病的致病基因或遗传机制尚未明确。发病方式以散发为主。关于病因有两个假说：一是神经嵴细胞在层离、转换、迁移、互作和分化过程受到干扰；二是面部发育过程局部缺血。

神经嵴细胞干扰学说 神经嵴细胞是胚胎时期具有分化潜能的细胞，包括脑神经嵴、躯干神经嵴、迷走神经、骶神经嵴和心脏神经嵴。脑神经嵴与该病关系密切，脑神经嵴细胞（CNCC）在胚胎发育中由外胚层逐渐向内迁移，分化成神经组织、骨、软骨、皮肤和内分泌组织等。在发育过程中，不通透部位的 CNCC 沿着各自特定的迁移路径参与形成第 1、2 鳃弓。当 CNCC 迁移受到影响后，源于第 1、2 鳃弓的器官和组织就会发生异常，这些影响因素可以是视黄酸、被破坏的 Hoxal 及 Hoxb1 基因或是由于 TCOF1 基因突变造成的核糖体合成不足。

血管损伤学说 镫骨动脉在颜面部的早期发育中起重要作用，它的损伤将影响上颌动脉的发育并导致第 1 鳃弓衍生出的相应结构畸形。如果患者母亲在妊娠早期使用血管活性药物、多胎妊娠、患有糖尿病和孕中期出血等，则发病率明显增大。当患者镫骨动脉单侧血管受到损伤，就会产生颌骨发育不良、小耳等畸形。

遗传因素 该病可能与 7、9、18、22 号染色体的三体型、染色体 18p、7q21.11 的片段缺失，染色体 7q 的片段重复，9 号染色体臂间倒位，染色体 t（5；8）的不平衡异位有关。

临床表现 主要表现为患侧

下颌骨的发育不全，可伴有眼球皮样囊肿、耳前皮赘、小耳畸形和脊柱畸形等，还可累及骨骼、循环、呼吸和泌尿生殖等多个系统。合并眼部畸形（如脂肪瘤、结膜脂肪皮样囊肿、眼球皮样囊肿、眼组织缺失等）或脊椎畸形，还可合并生殖道畸形、肛门闭锁等先天畸形。但并不会引起神经发育迟缓，也不影响成年后的智力发育和学业成绩。参照常用的罗尔尼克（Rollnick）诊断标准，该病典型表现包括先天性下颌骨发育不良、眼球皮样囊肿、小耳畸形以及脊椎畸形。

下颌骨发育不良　单侧下颌骨发育不良是最基本的症状，严重程度不一，轻者仅表现为关节的轻微错位，如患侧髁突的发育不良；重者则出现单侧髁突和/或下颌支不发育，甚至同侧关节窝缺如等。其中髁突不发育的发生率为 50%～70%。下颌骨体各个方向的缩小，可引起腭部的宽度受限，进而影响上颌骨的生长发育，最终导致咬合关系紊乱。此外，下颌骨的发育不良亦累及附着于其上的肌肉，导致其发育不良，包括咬肌、颞肌、翼内肌和翼外肌等。其中，最显著的症状表现为大口畸形，即口角向患侧外延 1～2cm。

眼部畸形　常见为眼球皮样囊肿和眼睑裂，发病率分别为 35% 和 10%，偶可伴发小眼畸形或无眼畸形。

耳部畸形　主要是外耳畸形和中耳异常。对于前者，患者可出现小耳畸形以及从单纯的发育不良到完全卷曲萎缩的外耳畸形，外耳畸形中 25% 的患者伴发耳前肉赘；中耳异常常表现为传导性耳聋，发病率为 30%～50%。

脊柱畸形　主要表现为脊椎骨融合，发病率为 40%～60%，常表现为枕骨和寰椎的融合，也可表现为相邻两个或多个颈椎部分或完全的融合。脊柱畸形也可表现为脊柱裂和肋骨畸形。

鼻咽喉部　鼻翼软骨发育不良或鼻中隔软骨赘生物、悬雍垂裂、鼻咽管狭窄伴腺样组织充填、喉软骨软化伴患侧会厌肥大、患侧舌肌不发育（为健侧 1/4 长）等。

眼部　主要有兔眼、内眦赘皮、上眼睑下垂、小角膜、前极性白内障、脉络膜异常和泪管闭锁等。

耳部　外耳道胆脂瘤、持续性中耳炎、鳃裂囊肿和沿着耳前、下颌骨直至颈部皮肤的异常耳毛生长等。

骨骼系统　锥形手指、足趾畸形、脊柱侧凸、先天性斜颈和短颈等。

心血管系统　先天性心脏病可见于 5%～58% 的患者，主要有法洛四联症、室间隔缺损，也可见大血管转位和主动脉弓畸形等异常。

呼吸系统　表现为先天性肺发育不良。

泌尿生殖系统　表现为直肠-阴道-尿道瘘、双侧肾转位异常、尿道下裂、膀胱输尿管反流、多囊肾、输尿管肾盂闭锁和肛门闭锁等。

中枢神经系统　面神经和三叉神经麻痹、感音神经性聋、额叶和顶叶的脑沟变宽、大脑镰萎缩和钙化、持续性透明隔空洞伴神经运动发育迟滞等。

诊断　由于表型差异较大，临床诊断并没有明确标准，多根据临床表现进行诊断。

鉴别诊断　需与以下疾病相鉴别。

特雷彻-科林斯（Treacher-Colins）综合征　有明显遗传性，双侧病变并具有下睑内侧睫毛缺如、下颌骨舌前切迹缺如的典型特点；创伤所致小颌畸形有创伤史，并且小颌畸形的发育不全仅限于下颌骨，不伴有面瘫、耳异常或颊部软组织发育不良。

皮埃尔-罗班（Pierre-Robin）综合征　以新生婴儿先天性小颌畸形、舌下垂、腭裂以及呼吸道阻塞为特征。

治疗原则　该病严重影响外观和功能，需多学科的综合序贯治疗。临床以对症治疗为主，治疗方法包括下颌骨牵引术或自体骨移植术等骨骼手术、自体脂肪填充或真皮填充等软组织重建术和小耳再造术等。

骨骼畸形　对于伴咬合平面严重倾斜、上颌骨中线偏离，病变仅累及单侧的患者，可用上颌骨固定联合单侧下颌骨弹性牵张成骨术矫治面部不对称。对于下颌升支或髁状突缺如患者，如普鲁赞斯凯（Pruzansky）ⅡB 型及Ⅲ型，可利用自体肋软骨或个体化颞下颌关节假体进行重建治疗；也可使用腓骨复合瓣移植术治疗，由于腓骨复合瓣可携带部分皮肤及软组织，此方法可以同时矫正面部软组织缺损，减少受区伤口张力。另外，骨骼畸形治疗后的正畸治疗也很重要。

软组织的修复　除矫治骨骼畸形外，还需修复不对称的面部软组织来实现面部的整体美观，常用方法有游离组织移植术、自体脂肪移植和假体材料填充等。其中吻合血管的游离组织移植用于面部软组织填充的患者；不吻合血管的组织移植可以单独用于面部软组织畸形的矫治，也可以用于吻合血管的游离组织移植的辅助手段。

耳畸形的治疗 先天性小耳畸形较轻的患者可以利用耳郭矫正或舒展+对侧耳复合组织游离移植治疗；较重者需使用耳再造进行修复，如坦泽-布伦特（Tanzer-Brent）法、皮肤扩张法和 Nagata 二期法等。患者进行耳再造时，建议先矫治骨骼畸形，再进行耳再造。另外，普鲁赞斯凯Ⅰ型及Ⅱ型应于 11～12 岁、Ⅲ型应于 15～16 岁进行耳再造术，并在术前充分评估骨骼畸形、软组织缺陷、血管异常、发际线及残耳的位置。

预防 随着对病因研究的深入，可以针对致病因素进行预防，比如在妊娠期避免使用血管活性药物，以免增加 HFM 的发病率。另外，对于遗传因素，则可通过产前异常染色体筛查，对患者进行基因靶向治疗。

（吴　南　李国壮）

piāncè fāyù guòdù

偏侧发育过度（hemihyperplasia） 由人体细胞异常增殖进而导致骨骼或软组织不停止生长，最终导致人体一侧生长快于另一侧的疾病。可以影响人体的一个部位或多个部位，也会影响人体的多种组织器官，不同患者的临床表现不同。1998 年，霍伊姆（Hoyme）对该病进行了分类：复杂偏侧发育过度累及身体的一半，包括至少一条胳膊和一条腿，受累部位可在对侧或同侧；单纯性偏侧发育过度则累及单侧上肢或下肢；一些面部偏侧发育过度也被认为是偏侧发育过度的一种。该病发病率约为 1.2/10 万，因为与遗传因素密切相关，所以在儿童中的发病率明显升高，同时，儿童患有先天性偏侧发育过度的同时还可能患有各类胚胎性肿瘤，

尤其是先天性肾母细胞瘤的风险大幅升高。

病因和发病机制 该病与位于染色体 11p15 的 *IH*、*HHP* 基因密切相关，通常是常染色体显性遗传，但并不完全外显。机制为部分患者染色体 11p15 区的相关基因出现异常甲基化等表观遗传学调控。同时，在亲代与子代之间还存在着通过单亲二体的遗传方式对人体发育进行调控，患者表现为单亲二体的嵌合体，从而出现偏侧发育过度的表型。除作为一种单独的临床疾病种类，偏侧发育过度也可作为过度生长综合征的一种临床表型，其他可能导致发育异常的疾病都可能出现偏侧发育过度的表型，如贝-维综合征通常由染色体 11p15.5 区域的印记基因表达调控异常引起，很多患者都表现出偏侧发育过度的表型。而血管骨肥大综合征也与染色体 8q22.3 区域的遗传缺陷密切相关，也导致过度生长和两侧肢体不等长等表型。此外，1 型神经纤维瘤病和普洛透斯（Proteus）综合征等都会出现偏侧发育过度的相关表型。

临床表现 最主要的症状是身体单个部位或多个部位出现明显的不对称生长，不同的部位有不同的表现。可在面部两侧显示出细微的大小差异。而在胸部，则出现两侧胸廓的大小不对称，病情严重者甚至可能出现乳头移位。

最严重的临床表现是对骨骼肌肉发育的影响，由于身体两侧的骨骼肌发育程度存在差异，从而导致身体两侧的不对称发育，而四肢的不对称发育最显著。因为脊柱的正常发育也与骨骼肌的功能密切相关，而部分患者受影响的区域肌肉会相应地出现不对

称增生，因此病情严重者会表现出脊柱侧凸。偏侧发育过度与胚胎性肿瘤密切相关，有着更高的罹患先天性肾母细胞瘤的可能性。对于精神方面也有一定影响，约 20% 的患者表现出智力发育迟缓甚至智力障碍，原因尚不明确。因偏侧发育过度与患者的生长发育相关，因此随着发育，病情也会不断进展，各类表现变得逐渐严重。

诊断 尚无专门用于诊断该病的检测方法，因此，需依据临床表现和基因测序结果进行诊断。对于两侧身体发育有明显区别的患者应行基因检测，再结合 CT、磁共振成像等检查进行综合判断。

鉴别诊断 应与某些可能导致偏侧发育过度表型的综合征性疾病相鉴别，如贝-维综合征、血管骨肥大综合征和 1 型神经纤维瘤病等，应结合各项临床检查结果和基因测序结果综合判断。

治疗原则 该病无法完全治愈，但可通过手术改善偏侧发育过度导致的人体功能丧失以及外观问题。对于不影响正常生理功能的临床表型，多余的脂肪可以采用吸脂手术去除，多余的皮肤也可切除，骨骼的异常增生也可去除和重塑。而对于较严重的影响患者正常生理功能的临床表型，则需对症治疗，如对于较为严重的脊柱侧凸，就需手术进行矫正。

预防 ①一级预防：即婚前预防，因为偏侧发育过度虽然为常染色体显性遗传，但很多情况下会被认为是散发病例，目前无明确致病基因，因此婚前预防较为困难。②二级预防：即出生前预防。对已生育偏侧发育过度患者的家庭实施产前基因诊断，降低患者出生的再发风险。③三级预防：即症状前预防。通过新生

儿筛查，在患者出现症状前早期诊断和早期治疗，避免患者病情加重。

（吴　南　李国壮）

piāncèxìng quēxiàn
偏侧性缺陷（laterality defect）

左右不对称的身体异常。腹腔内的许多内脏器官的位置相对于中线是不对称的，如心脏通常位于左胸，其心尖指向左侧。此外，脾胃位于腹腔左侧，而小肠则逆时针方向盘曲。而偏侧性缺陷则导致内脏左右不对称性异常，可局限于单个不对称器官，导致器官位置的反转，如孤立性右位心；而比较严重的内脏左右不对称性异常也可同时影响到多个器官，导致不同器官位置的随机化（即异位或位置不清），甚至出现脾缺如、心脏畸形等异常。

病因和发病机制　多数为散发性，但由于生物左右不对称性的发育往往与基因密切相关，因此也存在一定的遗传基础。导致偏侧性缺陷的基因在家系中主要是通过常染色体显性遗传，因此很多时候都表现为散发病例，并没有被认为有遗传因素的影响。在胚胎发育过程中，纤毛通过摆动影响不同信号分子的分布，从而控制内脏形态与位置的发育，因此在人体内存在多个与偏侧性缺陷密切相关的基因。这些基因中有许多在胚胎中线中表达，如 *Nodal* 和 *Lefty1*。可能是这些基因的异常表达导致了中线异常。实验表明，在胚胎发育过程中的开放神经板阶段，切除假定的脊索和底板后，胚胎中线发育出现异常，最终导致心脏逆转和侧板中胚层双侧淋巴结的表达。因此，在胚胎发育的特定时期，中线可能作为一个物理屏障来阻止信号分子的扩散从而调节生物左右对称性，而在人类胚胎发育过程中的中线异常可能通过类似的机制导致人类出现侧性缺陷。在一些情况下，早期中线发育缺陷可能仅导致中线正常结构出现缺失，丧失完整性而使左右不对称性的发育通路容易受到干扰，导致无脑儿的出现。而其他情况下，中线异常可能是由于在中线发育和左右不对称性建立过程中发挥作用的信号分子改变而引起的，如控制器官不对称分布或控制单个器官不对称的分子发生异常可能导致单个器官出现发育缺陷，先天性心脏缺陷就是其中的一种情况。

临床表现　最主要的表现是异位症，包括心脏、肝、胃和脾等内脏器官的位置性改变，分为内脏正位、内脏反位、内脏不定位。较轻的表型有右位心、小肠旋转异常等，通常不会对患者的正常生理功能造成影响，也不需要治疗。较严重的表型，如先天性心脏畸形可导致心功能严重不全。同时，先天性心脏畸形患者的肺部发育往往有缺陷，呼吸功能出现异常，脾的正常发育也受到破坏，所以可能出现脾缺如或多脾。

诊断　因临床表型较复杂，诊断也较困难。常规产前超声心动图筛查可检出异位症。由于心耳较小，其形态学评估既困难也不可靠，而且标准超声心动图切面并不显示心耳区域。即使未检出心脏异常，发现腹腔脏器排列异常时也应立即行胎儿超声心动图，这类异常包括胃位置异常、脾缺如、多脾和中位水平肝。

临床诊断标准包括：血管结构左右定位异常、器官位置随机化、左右异构、单个器官对称性逆转、小肠旋转异常、肺反转或对称分叶。此外，还有一些评估标准，如孤立性先天性心脏缺损、神经管缺损、肛门闭锁、脐膨出和尿道下裂。

对于有明显临床症状的患者建议进行基因检测，检查与该病密切相关的6p21及其他染色体区域是否出现异常，以及患者的基因组是否与偏侧性缺陷患者的基因组存在相似突变，再结合临床表型综合判断是否患有偏侧性缺陷。

治疗原则　根据不同的表型进行对症治疗，如果表型较轻，仅仅涉及内脏位置的改变，通常不需要治疗；而如果表型较重，如出现先天性心脏畸形，则需根据畸形程度选择是否通过手术进行治疗。

预防　①一级预防：即婚前预防。该病通常为常染色体显性遗传，但很多情况下被认为是散发，无明确致病基因，因此婚前预防较困难。②二级预防：即出生前预防。对已经生育患者的家庭实施产前基因诊断，降低患者出生的再发风险。③三级预防：即症状前预防。通过新生儿筛查，在患者出现症状前早期诊断和早期治疗。

（吴　南　李国壮）

Luóbócí zōnghézhēng
罗伯茨综合征（Roberts syndrome，RBS）

表现为产后持续性发育迟缓、肢体及颅面部畸形、智力障碍以及心脏和肾异常的常染色体隐性遗传病。又称假性反应停综合征。患者发育迟缓的程度可以从轻度到重度，肢体畸形常呈双侧对称，上肢畸形程度较下肢大，严重的患儿往往在胎儿期或出生后不久死亡，只有症状轻的患者可成长发育至成年。1919年，由约翰·罗伯茨（John

B. Roberts）首次描述并命名。极罕见，仅发现百余例患者，发病率尚不清楚。

病因和发病机制 该病与 ESCO2 基因突变相关。该基因编码一种黏连蛋白乙酰基转移酶，在细胞分裂过程中，ESCO2 对于染色体的正确分离有重要作用，细胞在分裂之前须复制其染色体，完成复制后形成的姐妹染色单体会保持相互黏附状态，在此过程中 ESCO2 的编码蛋白介导固定姐妹染色单体黏连蛋白复合体中染色体结构维持蛋白 2 亚基的乙酰化，促使黏连蛋白复合体将姐妹染色单体束缚在一起，确保姐妹染色单体在后续细胞分裂过程中精准的分离。患者的 ESCO2 基因突变导致的异常姐妹染色单体使细胞分裂延迟，引起细胞的凋亡。因此，RBS 相关症状与体征可能是由于发育早期各种组织中的细胞丢失所致。

临床表现 患者均存在胎儿生长受限，出生后的发育迟缓程度可从轻度到重度。往往有上、下肢长骨短缩畸形，严重者可出现上、下肢骨缺如，导致海豹肢畸形。部分患者表现为少指、并指、关节畸形。颅面部畸形表现为唇裂和腭裂、小头畸形和眼距过宽等。心脏、肾、胃肠道和生殖器官的发育畸形也见于个别患者。患者临床表现差异较大，症状较轻者易漏诊和误诊。

诊断 产前检查，如羊膜穿刺术、绒毛膜绒毛取样或超声检查，对于诊断有一定帮助。羊膜穿刺术需要取出并分析发育中胎儿周围的液体样本，而绒毛膜绒毛取样则需要取出部分胎盘组织样本。对这些样本进行染色体检测可能发现分裂细胞中着丝粒的过早分离。在胎儿超声检查期间，反射的声波可能会显示胎儿的发育异常，提示 RBS（如肢体异常）。确诊依赖于基因检测结果。范登伯格（Van Den Berg）基于以下四点将患者分为严重、中度和轻度：生长迟缓严重程度、患儿生存时间是否超过 1 个月、四肢畸形情况、是否存在腭和眼部异常。

鉴别诊断 需与以下疾病相鉴别。

科妮莉亚德朗厄（Cornelia de Lange）综合征 以遗传为主的多系统发育障碍综合征。临床表现与 RBS 类似，表现为出生前和出生后的发育迟缓、肢体畸形以及智力障碍。患者有特征性的面部表现，如连体眉、长睫毛、鼻梁凹陷、长人中和薄上唇等，有助于鉴别。

霍尔特-奥拉姆（Holt-Oram）综合征 又称心血管-上肢畸形综合征。一种罕见的常染色体显性遗传病，外显率高，临床以上肢骨骼畸形及心脏畸形两大特征为主，其中上肢骨骼畸形以内桡侧受损最常见，多为双侧性，左侧较右侧重。此外，大部分患者可见拇指畸形，包括缺如、并指、三节指骨等。无下肢骨骼受累，有助于鉴别。

治疗原则 主要采取对症治疗。患者常有四肢畸形，接受外科手术矫正后，肢体运动功能可得到较大改善，明显提高生活质量。建议对面部畸形进行手术干预，但考虑患者身体情况差、手术风险大及手术费用高等原因，实际很少实施。患严重心脏畸形的患者健康情况较差，手术风险较高，但严重心脏畸形可导致死亡，因此患有严重心脏畸形的患者仍需接受心脏手术治疗。

预防 ①一级预防：即婚前预防。该病为常染色体显性遗传病，对于有相关家族史的个体考虑生育时应进行遗传咨询以评估后代患病风险，必要时采取辅助生殖手段进行预防。②二级预防：即出生前预防。对有相关家族史的孕妇实行羊膜穿刺术、绒毛膜绒毛取样或超声检查等进行产前诊断，降低胎儿患病风险。③三级预防：即症状前预防。对于表现发育迟缓、肢体及颅面部畸形、智力障碍的患者需进行相关的检查，实现早期诊断及早期干预。此外，提高临床医师对 RBS 的认识，加强相关的产前教育，督促孕妇完成严格的产前检查也同样极其重要。

（吴 南 李国壮）

yǎn-chǐ-zhǐ zōnghézhēng

眼齿指综合征（oculodentodigital syndrome） 影响外胚层的常染色体显性遗传病。临床特征为小眼、牙釉质发育不良及并指。该病最早于 1920 年由洛曼（Lohmann）描述，但直到 1955 年梅耶（Meyer）才提出以眼齿指综合征命名该病。该病的确切发病率尚不清楚，全世界范围内只有不到 1000 例病例。

病因和发病机制 该病发病与编码缝隙连接蛋白 43 的 GJA1 基因突变相关。缝隙连接蛋白 43 是组成间隙连接成分，并在全身多种组织内广泛表达。细胞与细胞之间利用该通道进行离子和第二信使等物质的交换。此交换过程在组织细胞发育过程中有重要作用。而 GJA1 基因突变会导致连接蛋白 43 的异常，引起间隙连接通道的永久性关闭。通道功能的受损会破坏细胞与细胞间的通信连接，进一步扰乱细胞的正常发育与分化，引发该病。

临床表现 以眼、牙齿和指

的发育不良为主。眼部表现为小眼、上睑下垂、眼距宽、小角膜、内眦赘皮和其他可能导致视力丧失的眼部异常。牙齿表现为小牙、牙齿缺失、龋齿和广泛的釉质发育异常。此外，多数患者可见双侧第 4~5 指皮肤粘连、并指畸形。不常见的特征包括头发稀疏生长缓慢、并趾、小头畸形和腭裂等。还可出现神经系统症状，运动协调困难（共济失调）、异常肌肉僵硬（痉挛）、听力丧失和语言障碍等。

诊断 基于临床表现和辅助检查，基因检测可确诊。

鉴别诊断 ①外胚层发育不良：是一组遗传性的外胚层缺损综合征，主要累及外胚层组织，如皮肤及其附属结构如牙和眼。患者表现为缺牙或牙发育不良以及毛发稀少，毳毛稀少细弱或缺如，眉毛稀少或 2/3 处无毛发。②赛思里-乔茨岑（Saethre-Chotzen）综合征：是一种罕见的常染色体显性遗传病，涉及各种颅面和骨骼畸形，以及足趾和手指皮肤异常，部分患者也可能患有轻度至中度的智力迟钝。

治疗原则 该病确诊后，可治疗已发生的症状并预防可能出现的其他症状。手指畸形患者接受手术治疗矫正相关畸形。斜视可以通过配戴眼镜来进行矫正。老年患者也可以在眼周围注射 A 型肉毒毒素矫正斜视，同时需定期接受眼部检查，预防青光眼以及视力丧失。全冠修复可以修复患者牙釉质的缺陷。患者还应定期进行神经与听力的检查，积极预防相关症状的出现。同时遗传咨询对于患者及其家属也是尤为重要的。

预防 ①一级预防：即婚前预防。对于有相关家族史的个体考虑生育时应进行遗传咨询评估后代患病的风险，必要时采取辅助生殖的手段进行预防。②二级预防：即出生前预防。对有相关家族史的孕妇可实行羊膜穿刺术、绒毛膜绒毛取样或超声检查等进行产前诊断，从而降低胎儿患病的风险。③三级预防：即症状前预防。对于表现小眼、牙釉质发育不良及并指的患者，需进行相关检查，实现对该病的早期诊断及早期干预，避免错过最佳手术时间。此外，提高临床对该病的认识，加强相关的产前教育，督促孕妇完成严格的产前检查对于预防该病也极其重要。

（吴 南 李国壮）

Lìběnbógé zōnghézhēng

利本伯格综合征（Liebenberg syndrome）

常染色体显性遗传的骨骼疾病。临床特征为肘部、前臂、腕部和手部骨性结构的发育不良。致病基因为 *PITX1*。只要两条染色体中的一条携带 *PITX1* 基因的致病突变，携带者就会表现出该病相关症状。在大部分临床案例中，患者通常遗传自父母中的一人。

病因 1973 年，利本伯格（Liebenberg F）首次报道了这种疾病。他发现南非的一个白种人家系，5 代成员中有 4 名男性与 6 名女性的上肢骨性结构存在发育不良，进而导致肢体畸形。畸形的部位包括手指、手腕和肘部。肘部主要表现为屈曲畸形，外观类似前脱位，腕部主要表现为腕骨的形态异常，手指畸形则包括短棒状远端趾骨等表型。1 名患者的双侧第 5 指弯曲畸形（链状微畸形）。由于这些患者并没有其他的骨融合、跗骨融合或畸形足，因此可将这种疾病与其他以更广泛的骨融合为特征的疾病区分开

来。此后数十年不断该有新病例出现，丰富了相应的疾病表型谱。2000 年，蒂贝里奥（Tiberio）等人发现一位母亲和两个儿子的临床和放射学特征与利本伯格的描述非常相似。3 位患者的肘关节骨性结构都有显著增大，形态不佳，且均存在腕骨畸形和手指弯曲。

在病因学机制上，施皮尔曼（Spielmann）等人采用高分辨率阵列比较基因组杂交和全基因组测序技术，在一个包含 7 代人的大型利本伯格综合征家系中发现了一个 134kb 的缺失突变。认为该突变通过影响 *PITX1* 基因的增强子，使该基因的表达受影响，进而产生相关骨骼表型。在另外一个利本伯格综合征家系中，也发现了基因组位置高度重合的缺失突变，再次证实了该基因和利本伯格综合征的关系。*PITX1* 基因属于哺乳动物同源异型框基因家族的一个扩展成员，和哺乳动物的早期胚胎发育密切相关。施皮尔曼通过对 3 个不相关的利本伯格综合征家系患者的骨骼和软组织影像特点进行分析，提出该病的发生可能与肢体的同源异型转化有关，这个转化过程受到 *PITX1* 基因的异常调控。而患者的上肢则可能因此获得了腿部的形态特征，如受累个体发生了鹰嘴的发育不良或缺失，其肱骨远端和尺骨近端的骨性结构增宽，形态上分别类似于下肢股骨远端头和胫骨近端头。此外，患者的腕骨异常，特别是腕骨的异常融合，在形态上则类似人类足踝的跟骨结构。

此外，研究者们还发现了另一个可以导致利本伯格综合征的突变，即 18 号染色体和 5 号染色体片段转位。这类易位突变可以

在染色体之间交换非同源DNA序列，将18号染色体上的两个增强子转移到5号染色体PITX1基因上游，它们可以增强PITX1的转录，进而导致利本伯格综合征。

发病机制 主要与肢体发育异常相关。已鉴定出了3个重要的基因，这些基因可以使肢体沿前肢或后肢路径发育，分别分化出前肢或后肢结构。其中包括TBX5和TBX4，二者分别是在前肢和后肢表达的T-box家族转录因子。而PITX1则是另一种转录因子，在发育中的后肢表达，而非前肢中表达。TBX5、TBX4和PITX1的时间和空间表达模式表明，它们在确定肢体的发育方向时具有重要作用。雏鸡实验为该假说提供了进一步的证据，当在后肢异位表达时，Tbx5可将发育中肢体的形态改变为翼状结构。而如果Tbx4和PITX1在前肢错误表达，则可使前肢形态改变为后肢形态。T-Box基因可通过选择性诱导或抑制前肢或后肢特异性基因或标记来改变肢体形态。例如，异位表达的TBX5可诱导前肢标志物Hoxd9的表达，并抑制后肢标志物Hoxc9表达。

诊断 主要包括3个要点：肘部骨性结构发育不良；异常腕骨形态；短指，手指和足趾相比于正常长度的缩短。在患者的肘部、前臂、腕部和手部的骨骼和其他组织具有下肢相关结构的特征，如肘部的骨骼形状异常会影响关节的活动度。僵硬的肘部功能会更接近膝关节，不能像正常的肘部那样完成自由旋转。手腕上的骨骼连接在一起会形成类似踝和足跟的结构，导致手向拇指永久弯曲（径向偏离）。患者掌骨的骨骼偏长，手指较短，与足的骨骼比例相似。此外，受影响的个体还存在关节畸形或挛缩，这会限制肘部、腕部和手部的活动。利本伯格综合征患者的临床表现通常只包括肢体畸形，没有其他健康问题，患者的预期寿命也较为正常。

治疗原则 手术是治疗方案之一，可以纠正该综合征导致的肢体形态改变。临床已有一些通过手术矫正腕部径向偏离和屈曲畸形的案例，其中包括腕骨切除术，通过切除腕骨的近端，恢复了患者的部分腕功能。

（吴 南 李国壮）

Pàlìsītè-Hālè zōnghézhēng

帕利斯特-哈勒综合征 （Pallister-Hall syndrome，PHS）

GLI3基因突变导致的多效性常染色体显性遗传病。以下丘脑错构瘤、垂体功能障碍、中央型多趾和内脏畸形为典型特征。极为罕见，患者多为新生儿且多数因严重的垂体功能低下而在出生后早期死亡。但亦有长期存活的报道。

病因和发病机制 GLI3基因突变导致功能性阻遏蛋白长度缩短。与之相对应的，GLI3基因剂量不足导致格雷格（Greig）头多指/趾（GCPS）。不同的是，GCPS由多种类型的突变导致，包括易位、较长片段的缺失、外显子缺失、重复、框内缺失、错义突变、移码突变/无义突变和剪接突变；而PHS仅由移码突变/无义突变和剪接突变导致。当移码突变/无义突变发生时，若突变位点在GLI3基因的前1/3（从开放阅读框起第1～1997个核苷酸）或后1/3（从开放阅读框起第3481个核苷酸之后）则会导致GCPS，若突变位点位于GLI3基因的中间1/3（核苷酸1998～3481）通常导致PHS。

部分患者表现为生殖器异常，均存在GLI3基因的13、14或15号外显子无义突变或移码突变，但未发现GLI3突变的热点区域。即使当基因的核苷酸改变完全相同时，患者个体之间生殖器异常的程度也有显著差别。由于生殖器异常的PHS患者中只有少数患有全垂体功能减退，泌尿生殖器官和肛门直肠的畸形很可能与SHH信号调节异常有关而非激素异常。

GLI基因胚胎期早期在咽弓表达，后期在上下颌区域表达，此基因突变造成面部畸形。

临床表现 主要表现包括下丘脑错构瘤、轴后多指、肛门闭锁、垂体功能减退、部分患者有喉部间隙、畸形肺叶、肺动脉狭窄、肾发育不全/不良、第4掌骨短、指甲发育不全、舌系带、肾上腺功能减退、肾盂或输尿管积水、尿道下裂、小阴茎、先天心脏缺陷、胎儿生长受限、青春期过早发育、畸形巨头、畸形外耳、短鼻和鼻梁扁平、鼻后孔封闭、小舌、小颌畸形、腭裂、会厌分叉、四肢短小、臀部错位和脐疝、染色体无明显异常。下丘脑错构瘤从视神经交叉延伸至足间窝，由与原始而未分化的胚细胞相似的细胞构成。多数患儿在出生数小时或数月内死亡，也有患者（可能手术纠正部分畸形后）后天生长发育正常，长期存活。也有表现温和的PHS家系，该种PHS发病率低而发病程度各异，以多指、并指为主要表现。

诊断 1966年国际制定了PHS诊断标准，典型病例必须具备以下两条：①下丘脑错构瘤，磁共振成像各扫描序列均显示为下丘脑中线处与灰质等信号，无强化的肿物，或组织学证实为下丘脑错构瘤。②中心性多指，包括常见于第 3、4 指的并指畸形。

无胆固醇代谢异常、舌系带、喉畸形、消化异常、多指、广义的指骨发育不全和指甲发育不全，有上述症状时，即使没有中枢神经系统肿瘤也可以确诊。此外，在典型病例的直系亲属中，如果具备下丘脑错构瘤或中心性多指中的任何一项，并且具有常染色体显性遗传特性，也可诊断为 PHS。手部放射线检查有助于区分 PHS 与其他下丘脑错构瘤的综合征。由于会厌裂开畸形作为单独畸形或出现于其他综合征中的情况极为罕见，故会厌裂开畸形在临床诊断 PHS 中十分重要。由于会厌分叉在 PHS 中常见，但通常无害，因此可作为筛选无症状 PHS 的依据，从而可以提供更好的定期风险评估。

鉴别诊断 ①史密斯－莱姆利－奥皮茨（Smith-Lemli-Opitz）综合征：PHS 患者无胆固醇合成障碍。②GCPS：通常为轴前多指，而 PHS 通常为轴后或中央多指。GCPS 无下丘脑错构瘤，而 PHS 也不会引起鼻翼或额头增宽或过距。。。

治疗原则 对于下丘脑错构瘤，因错构瘤是成熟的异位脑组织，不会继续生长，因此若无性早熟或痴笑样癫痫及癫痫大发作等表现，不需手术治疗。

预防 应避免近亲结婚及妊娠期间接触不良环境或使用特殊药物、毒物。对已生育 PHS 患者的家庭实施产前基因诊断及超声诊断，降低患者出生的再发风险。

（吴 南 李国壮）

Pǔfǎyīfēi'ěr zōnghézhēng
普法伊非尔综合征（Pfeiffer syndrome）
具有典型手足异常的常染色体显性颅缝早闭综合征。分 3 个临床亚型：1 型，为经典综合征，患者可以生存，症状包括颅缝早闭、面中缺失、宽拇指、宽蹈趾、短指和可变并指；2 型，表现为三叶草形头骨，普法伊非尔手、足，并伴有肘部强直；3 型，症状类似于 2 型，但没有三叶草形头骨，眼球突出严重，前颅底明显短，与各种内脏畸形有关。早期死亡是 2 型和 3 型的特征，其中 2 型最为严重，多数在出生后很快死亡。

病因和发病机制 该病由 8 号染色体上 *FGFR1* 基因或 10 号染色体上 *FGFR2* 基因突变引发。不相关联的散发病例之间基因突变的相似性很高，但表现型却不尽一致。*FGFR2* 基因的两个关键位点：色氨酸 290 和半胱氨酸 342 决定了外显子 7 和 9 免疫球蛋白样的结构域。*FGFR2* 基因外显子 Ⅲa 中 G 到 C 的替换导致密码子 290 从色氨酸替换为半胱氨酸，或密码子 342 从半胱氨酸替换为精氨酸均会导致该病。FGFR2 的色氨酸 290 是 *FGFR2* 基因突变的热点位点，在经典的克鲁宗（Crouzon）综合征中，该位点突变为精氨酸，在非典型的轻度克鲁宗综合征中该位点突变为甘氨酸。也有报道显示，由 *FGFR2* 基因的 870G-T 杂合突变，导致该基因编码的蛋白胞外结构域的 W290C 发生改变。

临床表现 最显著的特征是短而宽的拇指和蹈趾。拇指的近端指骨呈三角形（偶尔与远端指骨融合），因此拇指指向外侧（即远离其他手指）。其他表现包括尖头、并指/趾（多为 2、3 指/趾）、轴前多指、上下颌骨发育不全、小鼻子、后鼻孔闭锁或发育不全、牙拥挤、中枢神经系统发育迟滞。有的可出现气管软骨环被软骨板所取代，软骨板长度覆盖整个气管并延伸至隆突以外，导致气管狭窄。儿童期手术可以改善三叶草形头骨畸形，使生长发育正常，没有明显不良预后。绝大多数患者都存在听觉损耗，损耗程度各不相同，但大多数都是中度到重度，部分有中耳积液。

诊断 依靠临床表现或通过 *FGFR1* 和 *FGFR2* 基因测序进行诊断。

治疗原则 治疗方案与畸形程度有关，可涉及多次手术，如颅缝再造术。普法伊非尔综合征伴气管软骨袖套征的患者往往需行气管切开术。

预防 产前诊断：超声检查可见胎儿颅缝早闭、头颅三叶草样、足趾增大等特征，脐带穿刺抽胎儿血检查 *FGFR1* 和 *FGFR2* 基因突变，三维超声有助于发现面部畸形。可对夫妻双方做基因检测，若均为阴性，则患儿为新发突变，再发风险很低，夫妻可再次生育。

（吴 南 李国壮）

Shīwǎcí-Yángpèi'ěr zōnghézhēng
施瓦茨－杨佩尔综合征（Schwartz-Jampel syndrome，SJS）
以软骨发育不良和肌强直为主要表现的常染色体隐性遗传病。又称侏儒综合征、软骨营养障碍性肌强直。罕见，起病于童年早期。

分类 根据骨 X 线的不同，该病分为 1A 型、1B 型和 2 型。SJS-1 型为 *HEPG2* 基因突变所致，SJS-1A 型一般于婴儿期以后起病，存在轻中度骨发育不良；SJS-1B 型于出生后即刻发病，伴有严重的骨发育不良。SJS-2 型又称施蒂韦－维德曼（Stüve-Wiedemann）综合征，出生时伴有严重的长骨畸形，病死率较高。因其发病与位于染色体 5p13 的 *LIFR* 基因有关，与 SJS-1 型存在较大差异，不少学者认为将其归为 SJS 亚型是一种误解。

病因和发病机制 致病基因为 HSPG2 位于染色体 1p34-p36，编码串珠蛋白聚糖。该蛋白广泛存在于细胞膜表面和细胞基质中，与多种因子相互作用参与多种细胞进程，在保持软骨完整性和调节肌肉活动性方面起主要作用。依据其结构与功能，有两种假说可以解释 SJS 患者肌肉的强直性放电现象：①串珠蛋白聚糖与乙酰胆碱酯酶结合并将其定位于突触。突变致使串珠蛋白聚糖数量减少，从而导致突触处乙酰胆碱酯酶的聚集减少，乙酰胆碱水解缓慢，从而增强神经兴奋性并产生强直性放电。②串珠蛋白聚糖与电压门控离子通道相互作用，电压门控离子通道功能异常，导致肌源性肌肉兴奋性过高。

临床表现 个体差异性较大，主要为特殊面容、骨骼畸形及肌强直。特殊面容包括皱褶小嘴、表情固定及眼睑痉挛，眼部特征还包括近视和外眦内侧移位；骨骼畸形主要包括身材矮小、脊柱侧凸、鸡胸、膝关节畸形、椎骨有冠状裂隙的扁平脊柱、干骺端和骨骺发育不良以及关节挛缩。肌强直表现为电生理性肌强直、叩击性和紧握性肌强直及肌肉肥大。常见表现还包括肌酶增高、精神发育迟缓、高腭弓、耳位低、小颌畸形以及多毛症等。

诊断 2001 年荷兰第 201 届欧洲神经肌肉中心国际研讨会上提出了 SJS 的诊断标准。符合标准：出生以后出现肌强直；眼睑痉挛及面具脸；肌电图肯定的肌强直；身材矮小；X 线片提示的骨软骨发育不良。排除标准：X 线检查无骨软骨发育不良。

为确定 SJS 的诊断，肌强直和软骨发育不良都必须分别通过肌电图和 X 线检查进行证实。肌电图有助于区分 SJS 和其他软骨发育不良。X 线检查异常可以排除伴有面具状面部的严重先天性肌强直或先天性副肌强直。

肌电图检查 SJS 的肌电图特点突出，为大量肌强直电位。

影像学检查 X 线骨骼检查可帮助鉴别诊断。SJS 的 X 线检查可有骨质疏松、骨发育不良、脊柱扁平、脊柱后凸、腰椎前凸、冠状椎体裂、股骨骨骺发育异常、髋内翻或髋外翻和长骨弯曲等。

肌肉活检 SJS 的肌肉病理为慢性肌源性及神经源性损害。肌肉活检为非特异性改变，可见肌纤维大小不等，肌纤维细胞核内移，空泡变性，部分肌纤维肿大，可见群组化现象。

肌酸激酶检查 45% 的患者有肌酸轻度或中度升高的症状。实验室检查血清肌酸激酶和乳酸脱氢酶轻度增高可作为辅助检查。

基因诊断 检测出 HSPG2 基因突变可以确诊。

治疗原则 主要是对症治疗，旨在减轻症状、预防并控制并发症。治疗关节挛缩、骨骼畸形需要物理治疗、职业治疗、骨科评估及手术治疗。严重的眼睑痉挛可通过肌切除术、提肌切除术和外眦固定术等眼部外科手术缓解；局部注射肉毒毒素可作为手术的替代疗法。但患者在麻醉中可能有以下风险：小颌畸形和下颌肌肉僵硬可能在气管插管过程中造成机械困难，脊柱及胸廓畸形导致呼吸受阻、恶性高热。

药物治疗中卡马西平和苯妥英等抗惊厥药以及美西律和普鲁卡因等抗心律失常药物可缓解肌强直。其中，马卡西平效果较稳定。热身、按摩、拉伸运动可能对肌强直也有所缓解。

预防 ①一级预防：即婚前预防。该病为常染色体隐性遗传病，应避免近亲结婚。②二级预防：即出生前预防。对于已生育 SJS 患者的家庭，应做好产前基因筛查与诊断，降低出生后发病的风险。③三级预防：即症状前预防。产后新生儿检查，婴儿期使用卡马西平能持续改善肌强直、减轻胸廓变形和挛缩。因此，及时识别和治疗 SJS 能延缓骨骼畸形，防止呼吸等并发症出现。

（吴 南 李国壮）

Luóbǐnuò zōnghézhēng

罗比诺综合征（Robinow syndrome, RS） 由基因缺陷导致的先天性骨骼及外观异常疾病。又称胎儿面容综合征。于 1969 年由罗比诺（Robinow）初次描述，其特征是身材矮小、胎面畸形、头部和外生殖器异常。分为常染色体隐性 RS（RRS）和常染色体显性 RS（DRS）。显性患者通常具有中度症状，而隐性患者更常见，且表现出更加严重的骨骼畸形。该病的男女比例为 1：1，理论上发病率约为 0.2/10 万，但由于 5%～10% 在婴儿期死亡，实际患病率低于发病率。

病因和发病机制 RS 具有遗传异质性，涉及的突变基因包括 ROR2、NXN、WNT5A、DVL1 和 DVL3，对应不同的亚型（表1）。所有 RS 相关基因编码的蛋白质都在非典型的 WNT/平面细胞极性信号通路中发挥作用。WNT 信号通路在细胞命运决定中起主导作用，包括细胞增殖、迁移和细胞平面极性的维持，进而影响发育过程。WNT 信号通路中，WNT5A 充当 ROR2 和跨膜蛋白 FZD2 相互作用的介质，然后 FZD2 将信号转导至 DVL，而这过程会被 NXN 抑

表1　RS 相关突变基因与对应亚型

RS 类型	突变基因	基因定位
RRS1	ROR2	9p22
RRS2	NXN	17p13
DRS1	WNT5A	3p
DRS2	DVL1	1p36
DRS3	DVL3	3p27

制。这些基因突变阻碍了 WNT 信号通路，进而对机体生长发育产生影响。

临床表现　主要症状为胎面畸形、中胚层肢体缩短、外生殖器发育不全、肾及脊椎异常。其他特征：巨头畸形；额隆起、小颌畸形、面中份发育不全、面部平、耳后转、耳低位、眼裂长、眼距宽、眼突出、长睫毛、鼻梁低平、朝天鼻、鼻孔前倾、长人中、三角嘴、嘴角下翻和薄上唇等；牙齿延迟萌发、磨牙后嵴宽、牙列拥挤和牙缺额等；身材矮小，肢体短缩，上肢前臂尤其明显；手足短而宽，趾弯曲，部分伴有指甲发育不全；脊椎畸形、骨盆硬化、肋骨异常及关节脱位等；性腺发育不良：男性小阴茎、隐睾，女性阴蒂、小阴唇或大阴唇偏小；先天性心脏缺陷：房间隔缺损、室间隔缺损、主动脉缩窄和法洛四联症等，其中肺动脉狭窄或闭锁最为常见；肾功能异常：肾重复、肾积水；精神发育迟滞。

诊断　依据临床特征、影像学检查和基因检测进行诊断。

影像学检查　骨骼 X 线检查可以评估骨骼畸形的类型与程度，区分隐性和显性患者。同时，应通过肾和心脏超声检查，排除器官畸形的可能。

基因检测　与发育迟缓的一系列综合征相比，RS 患者（尤其是显性患者）缺乏特定的临床表现，难以准确区分。全外显子组测序技术可高效准确地测定突变基因，精确诊断。

鉴别诊断　通过特征面容和生殖器发育不全可将 RS 与椎体分节异常、肋骨发育不全和前臂发育不良相鉴别。通过上肢前臂的明显短缩，可将其与其他伴有类似面部畸形特征（尤其是眼距过宽）和生殖器发育不全的综合征相鉴别，如奥斯科格（Aarskog）综合征和奥皮茨（Opitz）综合征。相比于显性，隐性患者有更突出的临床表现，超过 75% 的隐性患者具有半椎体畸形和脊柱侧凸，但只有不到 25% 的显性患者有此症状。可通过以上差异判断隐性和显性。

治疗原则　由于有患心脏病的风险，患者易在婴儿期死亡，因此提倡及时确诊与治疗。治疗的主要原则是对症治疗。对骨骼畸形的矫正，可考虑支具以及外科矫正。脊柱侧凸可通过评估后进行手术矫正；前臂畸形可在一定程度上通过环形固定器矫正。若患者缺乏生长激素或维生素 D，可通过药物补充缓解症状，但生长激素应谨慎使用，因其具有加剧脊柱侧凸的风险。面部异常若过度影响正常生活，可考虑通过手术矫正。也可使用人绒毛膜促性腺激素来增加阴茎长度和睾丸体积，但相关风险未知。

大部分患者智力正常，少数表现出一定程度的智力迟钝，有足够的性功能进行生殖，一般预后良好。

预防　隐性患者往往症状严重，因此应避免近亲结婚。全外显子组测序和 3D 超声有助于诊断妊娠期罗比诺综合征，但大多数病例只能在产后得到准确诊断。可以对生育 RS 患者的家庭做产前检查，降低患儿再出生的风险。产后有相关症状的患儿，需要进行详细的心脏评估，尤其是父母近亲结婚的人群。

（吴　南　李国壮）

duǎnlèigǔ duōzhǐ zōnghézhēng

短肋骨多指综合征（short-rib polydactyly syndrome，SRPS）

一组致死性骨骼发育不良常染色体隐性遗传病。分五型：1 型，萨尔迪诺－努南（Saldino-Noonan）综合征；2 型，马耶夫斯基（Majewski）综合征；3 型，维尔马－瑙莫夫（Verma-Naumoff）综合征；4 型，贝默－朗格（Bemer-Langer）综合征；5 型。该病现归类于短肋骨胸廓发育不良伴或不伴多指这类疾病中。尚无发病率数据，参考短肋骨胸廓发育不良伴或不伴多指，以及纤毛软骨发育异常等其他类似疾病的发病率，估计发病率为 0.1/10 万～0.5/10 万。

病因和发病机制　该病因纤毛功能障碍，不能正常调控导致的骨骼发育畸形，统称此类疾病为纤毛软骨发育异常疾病。1～3 型大部分由 DYNC2H1、NEK1 的单基因突变导致，隐性致病，或由 DYNC2H1 与 NEK1 双等位基因的双基因突变致病。两个基因都在纤毛运动中起到重要的作用。DYNC2H1 编码蛋白是逆行鞭毛内运输动力蛋白的组成部分。NEK1

蛋白属于纤毛基部的蛋白质（基部、基部周围区域或胞外基质），是一种双特异性蛋白激酶。鞭毛内运输蛋白的突变也能导致该病，如 WDR35 基因的剪接位点纯合突变能导致 5 型短肋骨多指综合征。

临床表现 该病是纤毛病中表型最重的一种，多数情况下都能导致宫内胎儿或新生儿死亡。从临床表型来看，1~4 型十分相似。其中 1 型相对较重，可观察到多指畸形、水肿样、胸部小且水平肋骨短，这些表型可导致心肺衰竭；典型特征是极端的短肢，导致鳍状肢。骨盆、手、足骨常可见骨化缺陷的部位。其中骨盆的异常类似于埃利伟（Ellis-van Creveld）综合征和热纳（Jeune）综合征的骨盆形态，包括小髂骨、髋臼顶扁平、骨刺骨化。其他非骨骼表型有多囊肾、大血管转位以及胃肠道和泌尿生殖系统闭锁等。5 型与其他类型最显著的区别在于肢端肢中矿化不全和长骨弯曲。

诊断和鉴别诊断 该病与其他纤毛软骨发育异表型广泛重叠。骨骼的 X 线检查有重要作用。但结合病史能获得更多的临床诊断信息，如在产前超声检查中常见大脑、心脏、肾、肝和胰腺畸形等骨骼外的表型，热纳综合征通常不会在产前观察到上述骨骼外

表型，且骨骼的症状也相对更轻。但出生后头 2 年内，可以导致严重的心肺功能障碍，呼吸窘迫，致死率高达 40%。利用下一代测序可更好地提示不同的综合征，如埃利伟综合征的致病基因为 EVC、EVC2；热纳综合征的致病基因为 DYNC2H1、WDR34、WDR60、IFT80、IFT172、IFT140、WDR19、TTC21B 和 CSPP1。

治疗原则 尚无有效的治疗方法，通常是对症、短期的姑息治疗，如机械通气、持续气道正压通气或吸氧，通常在孕期产前诊断后建议终止妊娠。尚无针对病因的治疗手段。由于缺乏更大规模的长期随访研究，尚不清楚纤毛软骨发育不良类的疾病是否会在生命后期引起继发性、退行性骨骼健康问题。

预防 重点建议有家族史的家庭进行产前基因检测。

（吴 南 李国壮）

Lāsài'ěr-Xī'ěrfú zōnghézhēng

拉塞尔-西尔弗综合征（Russell-Silver syndrome，RSS）

以胎儿生长受限并伴随出生后生长缺陷为主要特点的综合征。又称原始侏儒症。发病率为 1/10 万。

病因和发病机制 该病是遗传异质性疾病，具有一致性但差异化的表型。两类导致 RSS 的病因分别为染色体 11p15.5 和 7 号

染色体的相关区域（表 1）。染色体 11p15.5 区相关的 RSS 主要由该区印记的结构域异常所致，该区的印记基因簇在胎儿和胎盘生长过程中发生重要基因组印记。与 7 号染色体相关的 RSS 主要是 7 号染色体母源单亲二体性（UPD7），占 RSS 病因的 7%~10%；但导致 UPD7 印记的特定基因位置尚未确定。

临床表现 胎儿生长受限：出生时体重低于平均值 2 个标准差（SD）或更多。出生后发育迟缓：长度或身高低于平均值 2SD 或更多。头围正常，常伴假性脑积水。小指弯曲、肢体长度不对称。其他临床特征：身材矮小，上下肢比例正常，骨骼检查正常，通常骨龄延迟；典型的面部表型：宽且突出的额头、小三角脸、窄小下颌、下翻的嘴角；低血糖症；短指，屈曲指；咖啡斑；手臂跨度低于高度。

诊断 取决于是否有胎儿生长受限并伴随出生后生长缺陷的临床表现。根据内钦（Netchine）提出的诊断标准：在进行 RSS 诊断以及进一步的实验室检测时应该选择性考虑符合 3 个主要评价指标或 2 个主要评价指标附加 2 个次要评价指标的个体（表 2）。

鉴别诊断 需与任何可能导致胎儿生长受限和身材矮小的疾

表 1　RSS 分子遗传学检验

RSS 类型	遗传学发病机制	检测方法	突变/改变的检测	由该遗传机制引起的 RSS 的比例
染色体 11p15.5 相关的 RSS	染色体 11p15.5 区 IC1 甲基化父源性缺失	甲基化分析	IC1 父源性低甲基化水平	35%~50%
	染色体 11p15.5 区母源性重复	缺失/重复分析	染色体 11p15.5 区重复	未知
7 号染色体相关的 RSS	单亲二体性 UPD（母源性）	单亲二体性 UPD 分析，如 SNP 或分子标记分析等	7 号染色体母源单亲二体性	7%~10%
	重复/缺失	缺失/重复分析，细胞遗传的分析方法	7 号染色体异常	罕见

表 2　RSS 诊断标准

主要评价标准	次要评价标准	支持性评价标准
胎儿生长受限（低于同孕周胎儿 10%）	上肢臂短与正常的上臂-前臂比例	咖啡斑或皮肤色素的变化
出生后体重和身高增长速度低于平均值 30%	小指内弯	泌尿生殖系统异常（隐睾，尿道下裂）
正常头围（30% ~ 97%）	三角形面容	运动，语言和/或认知功能障碍
四肢、身材和/或面容不对称	额头突出/突出前额	喂养困难
		低血糖

病相鉴别。要考虑的染色体异常包括 Yq 缺失、二倍体/三倍体混倍性、嵌合型特纳（Turner）综合征等；DNA 修复异常，包括范科尼（Fanconi）贫血、尼梅亨（Nijmegen）断裂综合征和布卢姆（Bloom）综合征等。

治疗　主要进行对症治疗，包括以下几点：①心理咨询，患有身体方面异常和/或身材矮小的儿童往往对自身敏感，心理咨询对患儿有帮助。②生长激素治疗，可使患儿身高显著增加，身体或肢体的不对称性没有改变。与 11p15.5 表观遗传突变的个体相比，具有 UPD7 的患儿在采用生长激素治疗时身高增幅更大。③骨骼异常，下肢长度超过 3cm 的差异可导致代偿性脊柱侧凸，因此需要干预。初步的处理是使用增高鞋垫。在大龄儿童中，可以考虑骨延长术或者骺骨干固定术。

（吴　南　李国壮）

Xīnpǔsēn-Gēlābǐ-Bèiméi'ěr zōnghézhēng

辛普森-戈拉比-贝梅尔综合征（Simpson-Golabi-Behmel syndrome，SGBS）

磷脂酰肌醇蛋白聚糖 3（*GPC3*）基因突变导致的 X 连锁隐性遗传病。又称过度生长综合征，罕见。临床分为两类：大多数属于经典 SGBS（Ⅰ型 SGBS）；极少数为Ⅱ型 SGBS，其遗传学相关位点与Ⅰ型 SGBS 不同且更致命。两种分型都是 X 连锁隐性遗传。已报道的 SGBS 患者数量有限，发病率未知。

病因和发病机制　Ⅰ型 SGBS 的致病基因是 *GPC3*，位于染色体 Xq26.2，编码 GPC3。GPC 家族与细胞外表面连接，参与调控 Wnt、Hedgehog、成纤维细胞生长因子（FGF）和骨形态发生蛋白（BMP）等信号分子，与胚胎的生长和组织重塑高度相关。正常 *GPC3* 基因在人类胚胎中通过与 Hedgehog 结合形成复合体并以内吞的方式抑制可溶性 hedgehog 的活性。*GPC3* 的重复、缺失和点突变都可引起 Hedgehog 信号的增强，进而导致过度生长和肿瘤发生率的增加。有少数Ⅰ型 SGBS 的病因是新发生的 *GPC3* 突变。所有携带 *GPC3* 失活突变的男性个体都产生Ⅰ型的表型，而女性携带者由于 X 染色体随机失活可能产生不同严重程度的表型。在部分Ⅰ型患者中同时可以检测到 *GPC4* 基因突变，可能是 *GPC3* 突变的附带后果，其致病性尚不明确。

Ⅱ型 SGBS 与位于 Xp22.2 的 *OFD1* 基因突变有关，但还需要证实。

临床表现　Ⅰ型 SGBS 男性患者主要表现为产前及产后的巨大胎儿、典型面容和多种内脏、骨骼和神经发育异常，新生儿期可能出现低血糖症。面部表现为宽眼距、内眦赘皮、宽鼻桥、巨口、巨舌和唇裂等。内脏发育异常包括先天性心脏病、心脏传导障碍、疝气等。骨骼畸形包括大手、拇指宽大、短指等，也可出现椎体融合、脊柱侧凸、坐骨切记狭窄和并指等症状。患者可能出现不同程度的智力障碍、脑积水、癫痫和多动障碍，同时表现为高于常人的胎儿肿瘤发生率，为 5% ~ 10%。携带 *GPC3* 失活突变的女性患者的表型相对更多样化，但常见的表型与男性基本一致，如产后的过度生长、粗糙的面部特征、先天性心脏病、智力障碍和疝气等。

与Ⅰ型 SGBS 相比，Ⅱ型 SGBS 具有更高的致命性，多数男性患者在出生后数年内死亡。临床表现为大头、发育迟缓、智力障碍、面部畸形、宽拇指、短指和纤毛运动紊乱引起的呼吸系统问题。

诊断　由于Ⅱ型特别罕见，并未形成系统的诊断方法，故主要是Ⅰ型的诊断。

头颅影像学检查　头颅磁共振成像和 CT 等用于检测中枢神经系统异常，如脑积水、中枢神经系统脂肪瘤和脑中线缺损等。X 线片用于检测患者的示指发育不全、近端指骨和指甲发育异常以及肋骨畸形等。

基因诊断　是确诊方法。使用比较基因组杂交（CGH）或多重连接依赖性探针扩增（MLPA）技术，针对 X 染色体进行核型分析，找到可能涉及 *GPC3* 基因及其附近区域的染色体结构变异。使用桑格（Sanger）测序对 *GPC3* 基因进行测序，找到可能的致病突变。此外，也可以利用下一代

测序技术，检测与过度生长有关的基因集合，或使用全基因组测序手段，对 SGBS 的遗传学病因进行分析。

鉴别诊断 贝-维综合征（BWS）与 I 型 SGBS 的临床表型重合度较大。不同之处在于，BWS 患者面中部扁平，无大头畸形和骨骼畸形，过度发育一般表现为单侧增生，常见脐疝，且症状随着患者年龄的增长逐渐减轻。此外，BWS 的病因为单个或多个位点的甲基化异常导致的转录异常，不同于 I 型 SGBS。

治疗原则 在新生儿期对低血糖情况进行监测和治疗，解决由各类发育畸形导致的气道阻塞、喂养困难等问题。在快速生长期监测患者的脊柱生长情况、运动能力和其他各方面，同时监测患者的智力发育水平。对于有肾发育异常的患者，应持续监测肾功能，必要时进行干预。定期检查以监测肿瘤风险，4 岁前每 3 个月检查 1 次，4~7 岁每 4 个月检查 1 次，7 岁后 1 年检查两次，主要关注的肿瘤类型为肾母细胞瘤、肝肿瘤、性腺母细胞瘤和神经母细胞瘤。

（吴南 李国壮）

zǎolǎozhèng

早老症（progeria syndrome） 身体衰老的过程较正常快数倍的常染色体显性遗传病。罕见。特征是儿童出现加速老化的外貌，因心血管疾病导致过早死亡。发病时间通常在生命的第 1 年。

病因和发病机制 该病由编码 A/C 型核纤层蛋白的 *LMNA* 基因发生点突变引起。核纤层蛋白 A 的前体是前层蛋白 A。前层蛋白 A 经过加工，变成最终形式核纤层蛋白 A。正常情况下，在细胞质中产生前层蛋白 A 后，法尼基转移酶将一个法尼基基团连接到前层蛋白 A 的 C 端。法尼基化的前层蛋白 A 经过核孔转运到细胞核内。法尼基基团的存在使前层蛋白 A 暂时附着于内层核膜内表。一旦蛋白质附着，就被蛋白酶 ZMSPTE24（FACE1）切割，从而去除 C 端的法尼基基团及邻近的几个氨基酸。在被蛋白酶切割后，前层蛋白 A 变为成熟的核纤层蛋白 A。核纤层蛋白 A、B、C 三者共同组成核纤层，为细胞核提供结构支撑，同时调节染色质的结构和基因的表达。

经典的早老症由 *LMNA* 基因发生 C1824T 杂合突变引起，即 *LMNA* 基因第 1824 位的碱基发生了由胞嘧啶变为胸腺嘧啶的点突变（C1824T）。该突变位点位于 *LMNA* 基因第 11 号外显子内，这种突变激活了 mRNA 前体的一个剪接位点，导致产生前层蛋白 A 的 mRNA 缺失了 150 个碱基。这种异常的 mRNA 翻译产生核纤层蛋白 A 蛋白的突变体，称早老素，其近 C 端发生了 50 个氨基酸的缺失，其中包含蛋白酶 ZMSPTE24 的切割位点。早老素不能被蛋白酶 ZMSPTE24 切割，从而永久保留 C 端的法尼基基团，导致它与内层核膜稳定结合而发生蓄积，进而导致各种细胞缺陷，包括核结构的异常、异染色质的丢失、DNA 修复和氧化还原稳态的失衡等。

临床表现 1 岁左右出现症状，包括脱发、皮肤变薄、头皮血管突出和血管疾病等衰老现象。可有血脂升高，基础代谢率增高。性激素极低，甚至缺如；对胰岛素有拮抗现象；生长激素、甲状腺素、肾上腺和垂体功能正常。性器官很小，发育不全。少数患者有智力缺陷，但大多数智力正常，甚至可能早熟。10 岁时，出现广泛的动脉硬化和心脏病，大多数在 30 岁前死亡；平均死亡年龄为 13 岁。

诊断 凡出生不久的小儿呈老化外观、四肢纤细、下颌短小、面色苍老和满面皱纹，即可诊断。

鉴别诊断 需与以下疾病相鉴别。

沃纳（Werner）综合征 具有老人面貌。白内障、硬皮样皮肤变化。很少完全脱发且伴有非营养性四肢溃疡、萎缩等均与早老症不同。

科凯恩（Cockayne）综合征 呈侏儒、老人面貌，但发病较晚、瞳孔缩小、远视、视网膜色素变性、视神经萎缩等，常伴有神经性耳聋。皮肤表现为苍白、厥冷，常有日光性皮炎及色素沉着。有时还伴有粗大震颤、步态不稳等。

先天性全身性脂肪营养障碍 又称塞普-劳伦斯（Seip-Lawrence）综合征，病因不明，在婴儿早期即见皮下脂肪消失，而肌肉、骨骼生长较快，其面部消瘦，胸、臂亦细小但下肢正常。往往伴有糖尿病、垂体功能异常等内分泌疾病。属于常染色体隐性遗传。

治疗原则 该病尚无特殊治疗方法。多采用降血脂疗法以减轻动脉硬化。对其并发症可做对症处理，同时加强护理，预防继发感染。

（吴南 李国壮）

Huò'ěrtè-Àolāmǔ zōnghézhèng

霍尔特-奥拉姆综合征（Holt-Oram Syndrome，HOS） 主要由 *TBX5* 基因功能缺失突变导致的常染色体显性遗传病。又称遗传性心血管上肢畸形综合征、心手综合征。主要特征是上肢畸形和先天性心脏缺陷。发病率约为1/10万。

病因和发病机制 该病主要由转录因子 *TBX5* 基因失去功能所致。*TBX5* 基因位于染色体12q24.1，是胚胎发育时影响心脏及上肢发育的重要基因。该基因某些位点的突变可导致基因功能丧失，于是形成心脏及上肢的畸形。尚未发现直接与此基因突变相关的环境因素。

临床表现 主要表现是心血管畸形合并骨骼畸形。

心血管畸形 主要为房间隔缺损（多系继发孔型），亦可有室间隔缺损、动脉导管未闭、大血管错位、冠状动脉异常和三尖瓣闭锁等，可伴有心律失常（如传导阻滞等），其中房、室间隔缺损约占70%，而单纯的房间隔缺损常因心脏杂音不明显极易被漏诊，尤其是小儿患者更难发现，因此需行心脏彩超检查。

骨骼畸形 上肢畸形以拇指畸形为主，多为双侧性，但不一定对称，左侧比右侧重，常损害拇指及桡侧骨骼，拇指可出现"指化"现象，与其他四指处于同一水平，对掌功能消失。HOS 临床分为完全型和不完全型两类。

诊断 对于有拇指畸形、腕部畸形等上肢畸形的患者需考虑HOS，尤其是伴有心脏畸形或有相关家族史时。完全型 HOS 包括心血管和上肢均有不同程度的畸形，而不完全型则仅有其中一方面的表现，家族史可协助诊断。*TBX5* 基因检测或全外显子检测可以确诊。

治疗原则 主要根据心脏缺陷的严重程度决定手术时机，肢体畸形如果影响功能则可后期行矫形手术。因此临床一旦遇到先天性上肢畸形患者，应尽早做心

脏检查，有条件者可以行基因检测，以期早期诊断并指导临床治疗。

预防 该病为常染色体显性遗传病，对于有家族史的患者可行产前基因咨询。

（吴 南 李国壮）

Shīpǔlúngé'ěr jīxíng
施普伦格尔畸形（Sprengel deformity）
以一侧或双侧肩胛骨下移失败、未能降低至其正常位置为特征的肩胛骨先天性发育异常。又称高位肩胛畸形。病情较重者，肩胛骨可因先天性骨化异常而与颈椎相连形成肩椎骨。常合并其他骨骼与神经系统发育异常，如脊柱侧凸、克利佩尔-费尔（Klippel-Feil）综合征、肋骨融合和脊髓纵裂等。

病因和发病机制：该病的发病机制尚不明确。有观点认为，神经嵴起源时的原始缺陷是导致疾病的原因。此外，有报道颅缝早闭可合并该病和克利佩尔-费尔综合征，因此成纤维细胞生长因子受体（FGFR）家族成员基因突变与该病有关联。

临床表现：通常在患儿出生时就存在，随着年龄的增长逐渐明显。肩部外形不对称及肩关节功能障碍是最为突出的特征。肩关节外展受限是肩关节功能障碍的主要表现，通常肩关节外展角度<90°。

诊断：主要依赖影像学检查。对于所有怀疑该病的患者首先应完成 X 线检查，从而确定肩胛骨的高度以及与椎体的关系。X 线片也有助于判断患者是否合并存在其他骨骼畸形。CT 检查可以进一步明确肩胛骨与周围组织的关系，如判断是否存在肩椎骨。CT三维重建是拟定手术方案的重要参考依据。

鉴别诊断：需与先天性肌性斜颈及脊柱侧凸相鉴别。

治疗原则：卡文迪什（Cavendish）分级可帮助制定治疗方案。分级包括四级：Ⅰ级，畸形很轻，双肩位于同一水平，穿衣后外观基本正常；Ⅱ级，畸形较轻，双肩接近同一水平，但穿衣后可以看出畸形；Ⅲ级，畸形较明显，患侧肩关节高出对侧2~5cm；Ⅳ级，畸形严重，肩胛上角几乎与枕骨相抵。对于症状较轻的患者，如分级Ⅰ、Ⅱ级，可采取保守治疗；而对于畸形较重、影响日常生活的患者则主要采用手术治疗。手术包括切除部分过高的肩胛骨、去除肩胛骨以及将肩胛骨适当的向尾端移动。

（吴 南 李国壮）

Huái'ěr-Mǎ'ěrkǎisàní zōnghézhēng
怀尔-马尔凯萨尼综合征（Weill-Marchesani syndrome, WMS）
罕见的伴有全身发育异常的遗传性结缔组织疾病。又称短指-球状晶体综合征、短指-晶状体半脱位综合征、眼-短肢-短身材综合征、先天性中胚层发育异常营养障碍、先天性中胚层二形性营养不良综合征和马方转化型综合征。特征为身材矮小、短指、关节僵硬和晶状体异常（包括小球形晶状体、透镜状近视、晶状体异位和青光眼等），偶伴有心脏缺陷或心率异常。发病率约1/10万，外显率为100%。在家族内和家族间存在表现度差异。

病因和发病机制 根据致病基因的不同分为四型：WMS1、WMS2、WMS3 和 WMS4（表1）。通常不能仅依据临床表现来区分各型。胚胎发育过程中，中胚叶组织过度增殖，增生部分营养障碍，导致由中胚层发育形成的骨骼、心脏、眼部分结构等的异常。

表 1　WMS 分型与表型的对应关系

分型	基因	遗传方式	临床表现				
			眼部异常	短体	短指	关节僵硬	其他
WMS1	ADAMTS10	AR	+	+	+	+	心脏缺陷，轻度智力障碍
WMS2	ADAMTS17	AD	+	+	±	+	心脏缺陷
WMS3	FBN1	AR	+	+	+	+	心脏缺陷
WMS4	LTBP2	AR	+	+	+	+	心脏缺陷

注：AD. 常染色体显性；AR. 常染色体隐性。

小球形晶状体是由于悬韧带松弛，晶状体因自身弹性向前后凸出。悬韧带松弛导致晶状体异位。晶状体向前移位，紧贴瞳孔，造成瞳孔阻滞，阻滞房水经瞳孔进入前房，导致眼压升高，可通过机械压迫、造成视神经缺血导致视神经损害，造成视神经萎缩及视野缺损。

临床表现　如下。

眼部表现　眼部异常的平均发现年龄为 7.5 岁。小球形晶状体是最明显的眼部体征，晶状体呈球形或较正常晶状体小，前后径偏大，赤道直径偏小，充分散瞳后可见晶状体赤道部边缘。晶状体近视通常是患者的就诊原因，常在 10 岁前产生 $-300 \sim -2000D$ 的屈光度。晶状体异位较常见，多在 10~20 岁发生，表现为晶状体向下移位，可出现晶状体脱位及瞳孔阻滞。相较于其他晶状体脱位综合征，视力减退发生更早且更严重。青光眼是最严重的并发症，可导致失明，常伴有中央角膜厚度增加。多发于青少年，通常为慢性。

一般表现　短指/趾、短掌骨，可伴有突出的掌指关节和指间关节。渐进式关节僵硬。身材矮壮，四肢骨骼发育迟缓。成年男性的预期身高为 142~169cm，成年女性为 130~157cm。肌肉发育良好，皮下脂肪丰富，皮肤紧绷，皮肤皱褶增厚。

心血管畸形　15% 伴有心血管畸形，多见室间隔缺损、动脉导管未闭及右位心，亦可见主动脉瓣狭窄、肺动脉狭窄、胸主动脉瘤、颈动脉夹层及二尖瓣脱垂。出现右位心时多合并其他心血管畸形，导致相应症状及体征。心电图可出现 QT 间期延长。

智力障碍　少数患者有轻微智力障碍。

诊断　尚无统一诊断标准，具有以下临床表现及影像学特征应怀疑该病：小球形晶状体、晶状体异位、身材矮小、短指、渐进式关节僵硬、皮肤变厚、假性肌肉体格和心血管缺陷。影像学检查显示，长管状骨较短、近节指骨较宽和骨龄延迟。

若无法仅凭借临床表现诊断，可行基因检测以确诊，如综合基因组检测（外显子组测序、基因组测序）和基因靶向检测（系列单基因检测、多基因检测）。

鉴别诊断　需与以下疾病相鉴别（表 2，表 3）。

治疗原则　对症治疗。

眼部并发症　及时发现并去除异位晶状体，进行周边虹膜切除术，以预防或缓解瞳孔阻滞或青光眼。部分晚期慢性闭角型青光眼患者需要进行小梁切除术和/或晶状体摘除。由于 WMS 伴发的青光眼对缩瞳剂和散瞳剂的反应与普通青光眼相反，且二者都可能引起瞳孔阻滞，应避免使用。治疗时还应注意中央角膜厚度增加造成的眼内压测量结果偏高。

关节僵硬　采用物理治疗保持关节活动度。

麻醉期间的气道管理　由于

表 2　WMS 与其他导致晶状体异位疾病的鉴别诊断

基因	疾病	遗传方式	临床特征
AASS	Ⅰ型高赖氨酸血症	AR	轻度智力障碍
ADAMTSL4	瞳孔异位	AR	瞳孔异位、虹膜扁平、白内障
CBS	高胱氨酸尿症	AR	发育迟缓/智力障碍；身材高大苗条，身体虚弱；生化特征（血浆同型半胱氨酸、总同型半胱氨酸、蛋氨酸浓度显著升高；尿同型半胱氨酸浓度升高；胱硫醚 β-合酶活性降低）；血管内血栓
FBN1	马方综合征	AD	骨骼表现：骨骼过度生长、关节松弛；四肢细长；心血管表现：主动脉瓦氏窦扩张、主动脉易撕裂/破裂、二尖瓣脱垂（可伴反流）、三尖瓣脱垂、近端肺动脉扩张
SUOX	孤立性亚硫酸盐氧化酶缺乏症	AR	严重的神经系统症状：无法治疗的癫痫发作、角弓反张、脑发育迟缓、智力障碍

表3　WMS与其他导致肢端发育不良疾病的鉴别诊断

基因	疾病	遗传方式	临床特征	
			与WMS相同	与WMS不同
ADAMTSL2 FBN1 LTBP3	Geleophysic发育不良	AD/AR	身材矮小；短指；关节僵硬；骨龄延迟；锥形指骨骨骺；皮肤增厚；心脏病	肝大；无眼部异常
FBN1 LTBP3	肢端发育不良	AD	身材矮小；短指；关节僵硬；骨龄延迟；锥形指骨骨骺；皮肤增厚；心脏病	无眼部异常
SMAD4	迈尔（Myhre）综合征	AD	胎儿生长受限；身材矮小；短指；关节僵硬；皮肤增厚；心脏病	听力减退；面部特征；不同程度的认知障碍；无眼部异常

患者可能出现关节僵硬、牙齿排列不良和上颌发育不全等症状，麻醉较为困难。麻醉前应进行仔细评估。

预防　确定致病的基因突变，对先证者存在患病风险的亲属进行分子遗传学检测，以便尽早确定潜在患者及携带者；先证者存在风险的亲属应进行产前基因检测，减少患儿的出生。

（吴　南　李国壮）

Wèisēnbāhè'ěr-Cíwéimùlè zōnghézhēng

魏森巴赫尔-茨韦穆勒综合征

（Weissenbacher-Zweymüller syndrome，WZS）以骨骼发育异常和感音神经性聋为特征的常染色体显性遗传病。又称常染色体显性遗传性耳脊椎骨垢发育不良（OSMED）。由染色体6p21上的XI型胶原α2链基因COL11A2的杂合突变引起。施普兰格尔（Spranger J）和皮赫拉亚马（Pihlajamaa T）认为WZS和非眼型斯蒂克勒（Stickler）综合征是同一种疾病，并建议将其命名为杂合型OSMED。

病因和发病机制　致病基因COL11A2位于6号染色体，其突变除与该病相关外，还与Ⅲ型斯蒂克勒综合征、OSMED综合征、常染色体显性遗传非综合征感音神经性聋13型（DFNA13）和常染色体隐性遗传非综合征感音神经性聋53型（DFNB53）相关。

1994年，在具有斯蒂克勒综合征样表型的大型荷兰家系成员中鉴定了COL11A2基因中的杂合无义突变；在非眼型斯蒂克勒综合征的家庭成员中，COL11A2基因的外显子39内发现了一个27bp的杂合缺失，还发现了COL11A2基因的杂合无义突变。

临床表现　主要特点是感音神经性聋和四肢相对较短，膝盖和肘部异常增大，但身长正常。存在先天性非进行性、非综合征性感音神经性听力损失（中频大于低频或高频损失）和语前听力丧失。扁平脸，小鼻和前倾的鼻孔，所有四肢节段明显缩短，但手足相对正常，小钟形胸腔且有隆起腹部。放射学上存在长骨头短，干骺端宽，呈哑铃形。椎体平坦，后端发育不良，前端呈圆形。肋骨通常短而宽等。耳鼻-脊柱-骨骺发育异常主要表现有感音神经性聋和相对短的肢体，膝盖和肘部异常大，身高正常。放射学诊断发现骨骺增大，伴有中等胸骨，没有眼部异常。患者具有典型的面部特征，包括中面部发育不全。一些患者有骨关节炎。

诊断　依据临床表现可初步诊断。

鉴别诊断　需与纤维软骨增生1型、马歇尔（Marshall）综合征、斯蒂克勒综合征Ⅱ型、常染色体显性耳聋37型相鉴别。马歇尔综合征的特征是面中部发育不全、腭裂、高度近视和白内障、感觉神经性听力减退、身材矮小、脊椎干骺端发育不良和关节炎。斯蒂克勒综合征的特征在于眼、听觉，骨骼和口面异常，多数有高度近视、玻璃体视网膜变性、视网膜脱离和白内障等的眼部表现。其他表现包括腭中线裂开（腭裂或双悬雍垂裂），皮埃尔·罗班序列，中面部扁平，感音神经性或传导性听力丧失，轻度脊柱发育不良和早发性骨关节炎。

治疗原则　包括药物治疗，手术治疗和基因治疗。

药物治疗　原则是"去其所余，补其所缺"，给药时间可以在出生前、症状前或症状后。

手术治疗　当患者表现出明显的器官组织损伤时，通过外科手术对病损器官进行切除、修复或移植，可以有效地减轻或改善症状。手术疗法主要包括手术矫治和组织器官移植。

基因治疗　自1990年5月美国国立卫生研究院（NIH）和重组DNA顾问委员会（RAC）批准了美国第1例基因治疗临床试验（ADA-SCID）以来，已有20种遗传病被列为基因治疗的主要对象。基因治疗是运用重组 DNA 技术，将基因材料导入靶细胞，以替代或补偿缺陷的基因功能，或抑制基因的过度表达，从而达到治疗遗传病的目的。这种基因材料可以是基因、小的基因片段、cDNA、RNA 或基因替代物等。

预防 采用遗传咨询、产前诊断和遗传筛查三结合的方法预防该病。

（吴 南 李国壮）

xuèxiǎobǎn jiǎnshǎo-ráogǔ quēshī zōnghézhēng

血小板减少-桡骨缺失综合征

[thrombocytopenia-absent radius（TAR）syndrome] 以双侧桡骨缺失和血小板数量减少为主要特征的常染色体隐性遗传病。罕见，发病率为 0.5/10 万～1/10 万。

病因和发病机制 该病由 RBM8A 基因的复合杂合性突变引起，在具有该基因的双等位基因突变的个体中完全外显。RBM8A 基因编码 Y14 蛋白，与剪接后的 mRNA 结合，参与转录产物运出细胞核、转录产物的亚细胞定位、转录增强和无义介导的 mRNA 降解等重要的生物学过程。RBM8A 基因在各物种中具有高度保守性，敲除该基因的果蝇表现为腹部形成缺陷，斑马鱼表现为严重的畸形且仅能存活两天。RBM8A 基因在 1q21.1 处长度为 200kb 的缺失突变是该病的特征性突变。该突变是 RBM8A 的无效等位基因，纯合致死，同时具有单倍剂量不足性。50%～75%的该突变遗传自未患病的父母，而 25%～50%的该突变是新发突变。此外，患者还携带一个 RBM8A 的亚效等位基因，多为 5′端非编码区或内含子区段的单核苷酸多态性。

临床表现 该病导致的肢体异常可能同时涉及上下肢，一般表现为桡骨缺失。上肢的畸形比下肢更严重，可出现尺骨、肱骨和肩带的发育不全，也常见宽大扁平、不具备正常功能的拇指或并指、第 5 指弯曲等临床表现。约半数患者的下肢发生异常，常见表现包括髋关节脱位、髋外翻、股骨和/或胫骨扭转、膝内翻和髌骨缺失。该病的另一特征为血小板减少，可能表现为先天性，也可在出生后数周或数月出现。对于大多数患者，血小板数量减少的症状随着年龄的增长逐渐减轻，但常伴发的牛乳过敏症状可能引起血小板减少的恶化。

绝大多数患者的认知发育正常。15%～22%出现心脏畸形，通常表现为室间隔缺损。还可能出现肠胃炎、肾结构和功能异常和类白血病反应。

诊断 对于已有患病同胞的胎儿，可通过超声探明对称性的上肢短小和不对称的下肢缺陷，通过脐带穿刺法检测血小板数量减少的症状。对于出生后的个体，可以通过临床表型检验和遗传检测进行诊断。

肢体异常的检查 对患者进行骨科评估，表现为双侧桡骨缺失和双侧拇指存在。

血小板检测 血小板含量小于 $50×10^9$/L 是主要诊断标准之一。患者同时表现出上述提到的肢体畸形和血小板含量减少，可初步诊断为 TAR 综合征。

基因检测 为确诊方法。最常用的是单基因检测。首先，有针对性地检测患者是否含有特征性的 1q21.1 处的 200kb 缺失突变。如未检测到，则进行 RBM8A 基因区段的测序，检验是否存在其他影响 RBM8A 基因功能的突变。如果有条件，可进行家系研究，以确定突变的来源。针对定位于 1q21.1 的缺失突变的特异性检测和 RBM8A 基因测序具有相近的致病突变检出率，约为 95%。少数患者不含有 TAR 综合征特征性的缺失突变，另有少数患者虽然含有该缺失突变，但同源染色体上不含有 RBM8A 的亚效等位基因。

为检测除 RBM8A 外与 TAR 综合征相关的基因，可使用多基因集合检测。根据集合中基因组合的不同，检测的敏感性和准确性也有所不同。如果以上方法都无法确定诊断，可以考虑采用全外显子组测序或全基因组测序获取更多潜在致病突变的信息。

其他 通过超声评估患者的心脏异常。评估肾结构和功能。

鉴别诊断 TAR 综合征患者的拇指通常存在，以此可以区别于多种综合征，如霍尔特-奥拉姆（Holt-Oram）综合征、罗伯特（Robert）综合征、拉帕迪利诺（Rapadilino）综合征、范科尼（Fanconi）贫血和联合畸形等。这些综合征虽然也包含多种发育不良和肢体畸形的症状，但表现为拇指的缺损。TAR 患者表现出血小板减少等血液异常的症状，区别于通常不出现血液异常的肛门-耳-肢体畸形综合征。

治疗原则 血小板数量减少的治疗是根据需求输血小板。频繁输血小板可能造成异体免疫并伴随感染风险，因此大龄患者在血小板含量降至 $10×10^9$/L 时才进行血小板的输入。

输血小板除了传统的静脉穿刺法之外，也可以应用中心静脉导管，以减轻反复穿刺的疼痛。由于患者血小板减少的症状会随着年龄的增长逐渐减轻，故一般不进行骨髓移植。对于部分在孕期发生血小板减少症状加剧的女性患者，皮质类固醇激素是潜在的有效治疗手段。

为了减轻患者肢体畸形带来的肢体功能障碍，可以使用假体、辅助支具和适应性用具，或通过手术进行干预。在治疗的同时，患者自身也应该避免摄入牛奶，以免引起肠胃炎和血小板减少症状的恶化。

预防 该病属于常染色隐性遗传病，应避免近亲结婚，降低子女患病风险。已经生育患者的家庭，应在产前积极对胎儿进行超声检查和基因诊断，根据诊断结果尽早干预。

（吴 南 李国壮）

wéishēngsù D yīlàixìng gōulóubìng
维生素 D 依赖性佝偻病（vitamin D-dependent rickets，VDDR）

由于无法维持足够浓度或活性的维生素 D 或未能对活性维生素 D 作出应答而引起的早发性佝偻病。

分型 根据遗传机制的不同，VDDR 分为 1A 型（VDDR1A）、1B 型（VDDR1B）、2A 型（VDDR2A）、2B 型（VDDR2B）和 3 型（VDDR3）。除 VDDR2B 的遗传机制尚不清楚外，其他亚型已被证实分别由不同的遗传机制导致：VDDR1A 由 *CYP27B1* 基因突变导致；VDDR1B 由 *CYP2R1* 基因突变导致；VDDR2A 由 *VDR* 基因突变导致；VDDR3 由 *CYP3A4* 基因突变导致。其中，VDDR1A、VDDR1B 和 VDDR2A 呈常染色体隐性遗传，VDDR3 呈常染色体显性遗传。在儿童中佝偻病的发病率约为 0.5/10 万，主要原因为饮食中缺乏维生素 D 或阳光照射不足，而不是遗传因素。不同类型佝偻病的发病率尚无流行病学数据。

病因和发病机制 维生素 D 是重要的脂溶性类固醇激素，有维生素 D_2（由植物合成）和维生素 D_3（经阳光或紫外线照射由皮肤细胞合成）两种形式。但这两种来源的维生素 D 均缺乏生物活性，需经羟化反应活化后才可发挥功能。在肝中，维生素 D 在 25-羟化酶催化下生产 25-$(OH)_2D_3$。随后，在肾中，经 1α-羟化酶的催化，25-$(OH)_2D_3$ 发生羟基化生成具有生物活性的 1,25-$(OH)_2D_3$（骨化三醇）。最后，1,25-$(OH)_2D_3$ 通过结合并激活维生素 D 受体（VDR）发挥其调节体内钙、磷酸盐等多种矿物质的稳态的功能。此外，维生素 D 也是调节肠道钙磷吸收的关键，在维持人体的钙磷代谢平衡、细胞间的信号传导、骨骼发育过程中矿物质的沉积（骨矿化）等多种生理过程中发挥重要作用。任何一个参与维生素 D 的代谢过程中的酶或受体结合的编码基因异常都可能会影响个体对维生素 D 的应答，引起钙磷代谢失衡，从而导致佝偻病的发生。

CYP27B1 和 *CYP2R1* 基因分别位于染色体 12q13.3 和 11p15.2，编码产物为肾 1α-羟化酶和肝 5-羟化酶，为维生素 D 不同羟化反应中的限速酶。两个基因的突变可导致编码产物的酶活性部分缺失或全部缺失，影响维生素 D 的合成数量和速度，引起体内活性维生素 D 水平降低以及钙磷代谢紊乱，最终导致 VDDR1A 和 VDDR1B 发生。

VDR 基因 定位于染色体 12q13.11，编码产物为 VDR 蛋白。*VDR* 基因包含 11 个外显子，第 2、3 外显子编码 DNA 结合结构域（DBD），参与 DNA 结合；第 7、8 和 9 外显子编码配体结合结构域（LBD），参与维生素 D 的结合。发生于 DBD 结构域的突变可干扰 VDR 与 DNA 的结合，发生于 LBD 结构域的突变可干扰 VDR 与维生素 D 的结合或受体复合物的形成，使机体产生维生素 D 抵抗，阻碍后续的反应，导致疾病发生。VDDR2B 的表型与 VDDR2A 类似，但不存在 VDR 受体的突变。体外研究显示，1,25-$(OH)_2D_3$ 与 VDR 结合正常，但受体复合物没有核定位。一般认为 VDDR2B 是由一种干扰 VDR 与 DNA 相互作用的核糖核蛋白引起的，具体致病基因不明。

CYP3A4 基因 定位于染色体 7q22.1，编码产物为 CYP450 酶，在肝中表达最高，参与多种物质的代谢过程。*CYP3A4* 突变可能会促进维生素 D 的代谢失活，降低体内活性维生素 D 的水平，导致 VDDR3。

临床表现 大部分患者因骨质疏松常表现为骨痛、弓形腿、骨软化、长骨干骺端增宽、易骨折以及生长发育迟缓。此外，肌张力减退和肌无力也是常见症状。部分可有癫痫发作和手足抽搐的症状。

VDDR1A 一般出生时正常，随后在生后 2~24 个月，与维生素 D 活性受损相关的症状进行性出现。早期典型的症状包括肌张力减退、易激惹、手足抽搐或癫痫等。随着疾病的进展，可出现骨折、典型的佝偻病骨骼特征（如额骨隆起、长骨畸形和胸廓异常）以及生长发育迟缓等临床表现。

VDDR1B 临床表型与 VDDR1A 非常相似，但有其显著和独特的特征。该表型随着年龄的增长而改善，是由于青春期后性激素水平促进肠道以维生素 D 非依赖的方式增加钙吸收，也可能由于其他具有 25-羟化酶活性的 CYP 酶在成熟过程中发挥更重要的作用。

VDDR2A 与其他类型的 VDDR 相似，但约 50% 的该型患者有脱发症状，甚至部分患者表现为更严重的全身毛发缺失，可能与患者的基因型相关。

VDDR2B 非常罕见，临床特征与 VDDR2A 类似。

VDDR3 病例报道较少，临床特征与 VDDR1 类似。

诊断 主要依据临床表型以及生化检查、影像学检查和基因检测进行诊断。

生化检测 在大部分患者的生化指标中，可见低钙血症、低磷血症、血清碱性磷酸酶和甲状旁腺激素水平升高。但不同亚型之间的 VDDR 也有不同特点：VDDR1A 最具典型的特征为血清中 $25\text{-}(OH)_2D_3$ 浓度正常，$1,25\text{-}(OH)_2D_3$ 浓度降低甚至无法检测到；VDDR1B 的特点为血 $25\text{-}(OH)_2D_3$ 降低，并且生化检测提示患者对常规剂量维生素 D 的反应性降低；VDDR2A 可见血清 $1,25\text{-}(OH)_2D_3$ 浓度升高、血清 $25\text{-}(OH)_2D_3$ 浓度可能正常或升高；VDDR3 的生化检测显示血清 $25\text{-}(OH)_2D_3$ 和 $1,25\text{-}(OH)_2D_3$ 浓度较低。

影像学检查 骨骼 X 线片可显示典型的佝偻病表现，包括骨骼畸形、干骺骨、骨软化、骨质疏松、长骨小梁形成和椎体异常等。

基因检测 有助于患者及其亲属的早期诊断和鉴别诊断，并且对疾病预后、治疗方案制订、追踪随访及产前遗传咨询等方面也有重要的指导作用。在对患者进行基因检测前需评估遗传病风险，以确定是否需要基因检测。基因检测的方法有多种，各有优势和局限性，需根据具体情况选择合适的检测方法。对于临床上病因诊断相对明确的佝偻病可选择桑格（Sanger）测序；对于二代测序鉴定到的突变验证以及对家族成员进行已知突变的检测也可选择桑格测序。而在诊断不明确的情况下，通常建议选择全外显子组测序等。

治疗原则 治疗目的在于促进患者的生长发育、纠正低钙血症、恢复甲状旁腺激素水平、治疗或预防骨骼畸形等。

VDDR1A 的治疗包括每日给予大剂量的维生素 D 和生理剂量的骨化三醇，具有显著疗效。治疗过程中需定期监测生化检查、肾超声等，注意肾钙质沉着症、高钙尿症和高钙血症等并发症的发生。

VDDR2A 的治疗包括每天给予高剂量的骨化三醇和钙，对于脱发的患者可能需要静脉给药。其治疗效果取决于疾病的严重程度，治疗过程中需定期监测生化参数。

其他 VDDR 类型报道较少，尚未有明确的治疗方案。VDDR1B 可给予麦角钙化醇或胆钙化醇的药理剂量或生理剂量的骨化三醇，并补充钙；VDDR2B 的疾病治疗方案可参考 VDDR2A；VDDR3 给予高剂量的维生素 D 可使临床症状得到缓解。

（王 剑）

dīlínsuānzhǐméizhèng

低磷酸酯酶症（hypophosphatasia，HPP） 以血清或骨骼中碱性磷酸酶（ALP）活性降低以及骨和/或牙齿矿化异常为主要特点的常染色体显性/隐性遗传病。罕见，由 *ALPL* 基因突变导致。临床异质性较强，可于出生前发病，也可能成年后出现症状；重者可危及生命，轻者可无骨骼异常表现。

分型 根据发病年龄和病情严重程度，HPP 分六型：围产期重型、围产期良性、婴儿型、儿童或青少年型、成年型和牙齿型。该病遗传方式较复杂，生命早期发病的重型 HPP 呈常染色体隐性遗传，轻型可呈常染色体隐性遗传或常染色体显性遗传。HPP 在不同种族中均有报道。围产期和婴儿型 HPP 在新生儿中的发病率约为 1/10 万，儿童期和成年期发病的轻型 HPP 的发病率可能更高。

病因和发病机制 人类共有 4 个基因编码 ALP。其中 *ALPL*、*ALPP* 和 *ALPPL2* 基因分别编码组织特异性的肠道、胎盘和生殖细胞碱性磷酸酶。*ALPL* 基因共有 12 个外显子，编码产物为组织非特异性碱性磷酸酶（TNSALP），由 524 个氨基酸残基组成，包括 5 个结构域，分别为 N 端螺旋区、活性区、同型二聚体结合区、冠状区和钙结合位点。人体中，细胞表面的 TNSALP 以同型二聚体的形式通过磷脂酰肌醇聚糖的极性头部固定于细胞膜，广泛分布于各种器官，尤其在骨骼、肝、肾和发育中的牙齿呈高表达。组织中，TNSALP 的释放与磷脂酰肌醇特异性磷脂的暴露有关。血液循环中，可溶的游离同型二聚体 TNSALP 可能由肝清除。在健康成年人中，血液中的 ALP 主要由等量的肝和骨骼 TNSALP 组成；而在健康婴儿、儿童和青少年中，血循环中骨骼 TNSALP 较为丰富。

ALPL 基因突变可能引起 TNSALP 蛋白质或量的改变，包

括蛋白表达、折叠、修饰和转运的异常，以功能缺失为机制导致 HPP 的发生。TNSALP 是软骨细胞和成骨细胞分泌的基质小泡的重要组成成分，在骨骼和牙齿的矿化中发挥重要作用。ALPL 突变可导致底物无机焦磷酸盐（PPi）的异常累积。而 PPi 是一种细胞外矿化抑制剂，因此，该物质的积累可导致患者骨骼和牙齿的矿化异常，引起婴儿和儿童的佝偻病以及成年人的骨软化。另外，在重型 HPP 患者中，可见 TNSALP 的另一底物吡哆醛 5′-磷酸盐的积累。该物质为维生素 B_6 的主要循环形式，这也解释了患者发生维生素 B_6 依赖性癫痫的机制。上述 TNSALP 底物的内源性水平与残余血清 ALP 活性呈负相关，并与疾病的严重程度直接相关。

临床表现　在带有杂合或纯合变异的 HPP 家系中，不同家庭成员可表现出多种类型的 HPP。最严重的 HPP 表型为出生前矿化骨缺失的死胎；典型的"反常性"佝偻病可观察到血清 ALP 未升高的情况（如营养性佝偻病或肾性佝偻病）；最轻的 HPP 表型则仅在较年长的成年人中出现病理应力性骨折的下肢（股骨头、胫骨、跖骨）。HPP 的主要特点为不同程度的佝偻病或骨软化，可见于各个年龄阶段。另外，骨骼及/或牙齿矿化不良、ALP 酶活性降低等也可见大部分患者。

围产期重型 HPP　可通过产前超声确诊，可导致死胎。活产婴儿和死产婴儿中均可见严重的骨骼畸形如胸腔狭小、四肢短而弯曲，也可存在连枷胸。此外，该型患者还可出现高钙血症，导致呼吸骤停或者癫痫发作；也可能出现肺功能不全导致患儿死亡。

围产期良性 HPP　可通过产前超声确诊，显示胎儿长骨短而弯曲，但骨骼矿化正常或矿化轻度减少。出生后，患儿 HPP 的症状较轻，骨骼系统的症状可渐渐缓解。

婴儿型 HPP　患者出生时表型可能正常，在出生至 6 个月内逐渐出现类似佝偻病的症状，还可能出现颅缝早闭、颅内压增高、高钙血症、易怒、喂养不良、发育停滞、肌张力低下以及癫痫发作等并发症。该型严重程度取决于患者肺功能不全的程度，病死率较高，约 50% 的患儿因肋骨矿化不足导致呼吸衰竭而死亡。

儿童或青少年型 HPP　临床表现具有较大的差异性，包括骨头和关节疼痛、骨密度降低、不明原因的骨折（可发生于骨干和干骺端）以及佝偻病。儿童可能于 5 岁之前出现乳牙过早脱落的症状，通常始于中切牙。较严重的患儿可表现出身材矮小和行走迟缓（最终发展为蹒跚的肌病步态）。

成年型 HPP　通常发现于中年患者，主要特征为下肢的应力性骨折和假性骨折，常见足部疼痛和缓慢愈合的应力性跖骨骨折。随着年龄的增长，软骨钙质沉着症和骨关节病逐渐进展。此外，患者儿童时期可能有短暂的佝偻病和/或乳牙过早脱落，成人阶段可见牙列提前缺失、釉质发育不良和牙齿松动。根据有无骨软化的症状可区分成年型 HPP 与牙齿型 HPP。

牙齿型 HPP　无骨骼系统异常，可见乳牙过早剥落和/或严重的龋齿，常见中切牙缺失。

诊断　结合临床表型、实验室检查、影像学检查和基因检测进行诊断。

实验室检查　①多数类型的 HPP 患者中可见血清 ALP 活性降低，且和临床症状的严重程度相关。但该指标缺乏特异性，在甲状腺功能减退、贫血时也可出现 ALP 活性降低。②尿液磷酸乙醇胺（PEA）浓度升高可辅助 HPP 的诊断。然而尿 PEA 浓度升高缺乏特异性，可见于其他代谢性骨疾病，且部分 HPP 患者尿 PEA 水平正常。③血清 5′-磷酸吡哆醛（PLP）是 HPP 最敏感的指标，在患者中浓度升高。但需注意在测定血清 PLP 浓度的 1 周内服用维生素补充剂可导致结果的假阳性。④尿 PPi 的升高可用于鉴别受影响的个体和无症状杂合子。⑤患者血清钙、离子钙、无机磷酸盐、血清维生素 D 和甲状旁腺激素等正常，可以此区分 HPP 与其他类型的佝偻病。

影像学检查　①针对围产期 HPP，通过胎儿超声，可显示胎儿骨软化、长骨弯曲等。②X 线表现根据患者的发病年龄与疾病类型有所不同。大部分患者可见骨质减少、骨质疏松以及骨矿物质含量减少。婴儿型 HPP 可见骨质疏松，短头畸形，连枷胸，脊柱肋骨异常等；儿童或青少年型 HPP 可见特有的干骺端局灶性骨缺损。成年型 HPP 可见跖骨应力性骨、骨软化等。

基因检测　对于临床疑诊为 HPP 的患者或具有 HPP 家族史的高危人群，ALPL 基因检测可提高诊断的准确性。已报道的可导致 HPP 的 ALPL 突变约 400 种，种类多样，以错义突变为主，其次为小缺失突变，分布于该基因的所有外显子区域。中国国内报道的 ALPL 突变约 40 种，常见错义突变，多分布于 5、10、12 号外显子。通过桑格（Sanger）测序和下一代测序技术检测 *ALPL* 基因的错义、无义、剪接及基因内小的缺失/插入突变，可对 95% 的病例进行分子水平的确诊。对于仍未确诊的患者，可采用长片段 PCR 及多重连接依赖性探针扩增进一步靶向检测基因的重复或缺失。

治疗原则 诊断后应评估患者的疾病严重程度和治疗需求。

治疗评估 ①通过血清尿素氮和肌酐的检测判断肾功能。②血清钙、磷、镁浓度的检测。③通过血清维生素 D 和甲状旁腺素的检测评估佝偻病的进展。④对于围产期患儿建议进行肺功能评估以区分围产期重型和围产期良性型。⑤对于婴儿型 HPP，建议通过 X 线评估颅缝早闭的情况。⑥牙齿评估。⑦骨骼评估。

治疗方法 以支持性治疗为主，以减少与疾病相关的并发症的发生，不同年龄阶段的多学科的治疗干预：①内分泌方面，优化骨内稳态，避免恶化。②肾方面，监测钙稳态及检测肾钙质沉着症。③神经方面，预防性或前瞻性治疗癫痫发作和肌病。④神经外科方面，治疗假性颅缝早闭。⑤外科学方面，处理原发和继发的骨骼异常。⑥康复学方面，优化活动性和自主性。⑦疼痛管理。⑧心理支持。⑨牙科方面，儿童及成人需治疗牙齿脱落。

除支持性治疗外，TNSALP 酶替代疗法（ERT）可有效改善重症围产期和婴儿 HPP 的病情。2015 年 10 月，美国食品和药品管理局（FDA）批准阿法酸酶（Asfotase alfa）用于治疗围产期、婴儿期和少年期 HPP。在重症的围产期或婴儿期发病的 HPP 患者中，经 ERT 治疗后，生长发育和肺功能均有所改善；在青少年起病的 HPP 中，74% 接受 ERT 治疗的患者可通过影像学观察疾病相关佝偻病症状的改变。

（王　剑）

yáběnzhì fāyù yìcháng

牙本质发育异常（dentin dysplasia，DD）

以牙本质结果和牙根发育异常为主要特征的牙本质发育缺陷性遗传病。罕见，分为两个亚型：DD-Ⅰ型，主要表现锥状短小牙根或无牙根，与牙齿过早脱落相关，呈常染色体隐性遗传，发病率约为 1/10 万；DD-Ⅱ型，临床表现包括呈琥珀色的乳牙、牙髓形状异常、多个牙髓钙化，但恒牙及牙根正常，呈常染色体显性遗传，发病率未知。

病因和发病机制 如下。

DD-Ⅰ型 主要由 *SMOC2* 基因突变引起。在两个不同家系的 DD-Ⅰ型患者中发现了 *SMOC2* 基因的纯合剪接突变（c.84 + 1G > T）和纯合无义突变（c.681T > A）。*SMOC2* 基因位于染色体 6q27，包含 14 个外显子，编码产物为富含半胱氨酸的酸性分泌蛋白（SPARC）家族成员之一，由 446 个氨基酸残基构成。在皮肤、肝、肌肉、肺、脾、结肠、胰腺和肾等多种器官组织广泛表达。SMOC2 在基质的组装、内皮细胞的增殖以及血管生成中发挥重要作用，但在牙齿发育中的具体功能尚不清楚。

2016 年和 2017 年，在中国人群的不同 DD-Ⅰ型家系中发现了 *VPS4B* 基因剪接突变（IVS7 + 46C>G）和 *SSUH2* 基因错义突变（c.353C>A）。*VPS4B* 基因位于染色体 18q21.33，编码产物属于 AAA 蛋白家族（与多种细胞活性相关的 ATP 酶），是转运必需内体分选复合物（ESCRT）组成成分之一，广泛表达于人体中多个组织，包括牙髓组织。研究发现，患者中 VPS4B mRNA 表达显著上升，并伴随 CHMP4B、Wnt5a 和 β 联蛋白 mRNA 水平的表达增加。CHMP4B 为 ESCRT-Ⅲ 的亚基，可与 Wnt5a 相互作用，共同激活 β 联蛋白非依赖的 Wnt 信号通路。而 Wnt 信号通路在牙本质和牙骨质的形成中发挥重要作用。因此推测，*VPS4B* 基因可能通过 CHMP4B 促进 Wnt5a 的表达，调节 Wnt 信号通路，从而参与牙根的形成。但 *VPS4B* 基因突变导致 DD-Ⅰ型的具体机制尚不清楚。*SSUH2* 基因，又称 SSU-2、fls485 和 C3orf32，位于染色体 3p26.1，生物学功能仍未知。其编码产物可能为一种核蛋白，参与转录调控或蛋白质之间的相互作用。其导致 DD-Ⅰ型的分子机制尚不清楚。

DD-Ⅱ型 牙本质的细胞外基质中，90% 为 Ⅰ 型胶原，10% 为非胶原及脂质。其中非胶原中，牙本质涎蛋白（DSP）、牙本质糖蛋白（DGP）和牙本质磷蛋白（DPP）在前牙本质转化为矿化牙本质中发挥关键作用。已证明三者由同一基因 *DSPP* 编码。

DSPP 基因位于染色体 4q22.1 牙本质和骨基质基因簇中，全长 8343bp，共有 5 个外显子。其中，外显子 1 为非编码区，外显子 2~4 和 5 的起始段编码 DSP，外显子 5′端序列编码 DGP 和 DPP。在人体中，*DSPP* 基因表达仅限于已分化的成牙本质细胞中，或在分泌前成釉细胞中瞬时表达。因此，DSPP 相关蛋白最初被定义为牙本质特异性蛋白。但有研究发现，*DSPP* 基因在小鼠骨骼、牙周韧带和内耳中也呈低表达。

DSPP 基因经转录翻译首先产生前体蛋白 DSPP，属于小整合素

结合配体 N 端联结糖蛋白（SIB-LING），由 1300 个氨基酸残基组成。随后在虾红素和基质金属蛋白酶（MMP）作用下，DSPP 蛋白在特定位点被切割形成 DSP、DGP 和 DPP。DSP 为磷酸化的蛋白多糖，磷酸化程度较低，调控牙本质矿化的起始。DPP 呈高度磷酸化，并且根据磷酸化的不同 DPP 可分为多个亚型。体外试验显示，低浓度的 DPP 可与胶原蛋白特异性结合，启动羟基磷灰石的形成；而高浓度的 DPP 抑制其形成，从而控制羟基磷灰石晶体的生长速度，调控牙本质的矿化成熟。因此，*DSPP* 基因突变或缺失可能影响牙本质矿化，引起牙本质发育异常，导致疾病发生。

DSPP 基因突变是多种遗传性牙本质发育异常的主要致病基因，包括 DD-Ⅱ型、牙本质发育不全（DGI）Ⅱ、Ⅲ型的致病原因。其突变主要位于第 2～5 外显子以及第 2、3 内含子处。其中，导致 DD-Ⅱ型的突变有 11 种，突变类型包括错义突变、移码突变、剪接突变和碱基缺失。这些突变产生的产物会导致信号肽的错误及蛋白加工的错误，从而对野生型的蛋白产生显性负效应。

临床表现 如下。

DD-Ⅰ型 患者的乳牙和恒牙一般无显著的临床症状，牙体形态及牙冠颜色无明显异常。但可见牙根短小、锥型或牙根缺如，可出现牙髓闭塞、牙髓腔部分或全部磨损。牙髓被具有牙本质特征的矿化组织所取代。牙根越短，牙髓闭塞越严重，牙周病变的发生率越高。牙齿松动一般是首发症状，且可表现出反复发生脓肿，最终导致乳牙和恒牙的过早脱落。早期的牙齿脱落伴牙根长度的改变是该型的病理变化标志，可以

此与低磷酸酯酶症相鉴别。

DD-Ⅱ型 临床表现与 DGI Ⅰ型相似，但只影响乳牙。临床表现包括乳牙琥珀色变色，可呈棕色、灰色或乳光色。但与 DGI Ⅰ型不同的是，患者恒牙并无显著异常，牙齿形态、颜色、高度和牙根正常，可见轻度影像学异常如蓟管状牙髓腔和多牙髓钙化。

诊断 基于病史、临床表现、影像学特征和分子遗传学检查进行诊断。

影像学检查 DD-Ⅰ型 X 线可见牙齿根尖不明原因根尖阴影、尖锥形牙根、牙髓闭塞及牙骨质与牙釉质交界处平行的牙髓残留或完全闭塞。非龋性牙齿可见根尖周放射反应。DD-Ⅱ型 X 线可见根管狭窄、球状牙冠、牙髓腔闭塞或消失、恒牙的蓟管状牙髓腔等。由于患者的牙髓腔和根管闭塞常是进行性的，建议在不同年龄进行放射学随访。

基因检测 有助于明确诊断、疾病分型和鉴别诊断。检测方法包括单基因测序、Panel 测序、全外显子组测序等，应根据具体情况选择合适的检测方法。全外显子组测序最全面，有助于表型相似的不同疾病之间的鉴别诊断，并有利于发现新的致病基因。

鉴别诊断 需与维生素 D 依赖性佝偻病和抗维生素 D 佝偻病相鉴别，二者可见与 DD 相似的临床和影像学特征。此外，DD-Ⅰ型需注意与同样具有牙齿脱落表型的疾病鉴别，包括低磷酸酯酶症及免疫缺陷性疾病如严重的先天性中性粒细胞减少症、周期性中性粒细胞减少症、白细胞异常色素减退综合征、中性粒细胞减少症、组织细胞增多症、帕皮永-勒费尔（Papillon-Lefevre）综合征和白细胞黏附缺陷综合征。

治疗原则 治疗目的为去除感染或疼痛的病因，恢复美观度和保护牙齿磨损。

治疗方法根据患者的年龄、病情严重程度而不同。乳牙期，不锈钢牙冠可以用来防止牙齿磨损和维持咬合垂直的尺寸。若脓肿发展，受影响的牙齿需移除。若儿童期晚期牙齿已经磨损到牙龈的水平，那么唯一的治疗选择是植入义齿，并随着儿童的成长，需定期检查并重新安装义齿。恒牙期，应密切监测牙齿磨损率，必要时进行干预。铸造𬌗垫覆盖第一恒磨牙和最终的前磨牙，有助于减少牙齿磨损和维持咬合垂直度。部分患者在恒牙期出现严重的牙齿磨损，也可选择植入义齿。由于暴露在外的牙本质比牙釉质更容易受到蛀牙的影响，对于所有患者而言，建议定期进行牙齿检查和预防蛀牙，包括口腔卫生指导、饮食建议和适当使用氟化物。

预后 很大程度上取决于诊断的年龄及治疗的时间。

（王　剑）

Bǐ ěr sī zōng hé zhēng

比尔斯综合征（Beals syndrome）

FBN2 基因突变导致的常染色体显性遗传的结缔组织疾病。又称先天性挛缩性蜘蛛样指（CCA）。根据临床表型分为两种：经典型与严重型。经典型表现为蜘蛛样指/趾、多关节屈曲挛缩、脊柱侧凸和耳朵皱缩等；严重型于婴儿期即有典型特征，同时还伴有严重的心血管和胃肠道异常。该病罕见，发病率仍未知，仅报道了约 70 例病例。

病因和发病机制 *FBN2* 是唯一已知的致病基因，位于染色体 5q23.3，全长 279.57kb，与 *FBN1* 基因（马方综合征致病基因）高

度同源，含 65 个外显子。编码产物为 Fibrillin-2 蛋白，分子量约 350kD，由 2912 个氨基酸残基组成，包含 47 个表皮生长因子样（EGF-like）结构域、7 个 TGF-β 结合蛋白样结构域等。47 个表皮生长因子样结构域中包括 43 个保守的钙结合序列，由 6 个保守的半胱氨酸残基形成的 3 个二硫键维持该结构域空间结构的稳定性，可以与 Ca^{2+} 特异性结合，避免 Fibrillin-2 蛋白被水解酶降解，并在其与细胞外基质其他成分的相互作用中发挥重要作用。7 个 TGF-β 结合蛋白样结构域包含 8 个半胱氨酸残基并形成 4 个二硫键，参与调节细胞外基质中 TGF-β 的生物活性。与 *FBN1* 基因编码的 Fibrillin-1 蛋白不同的是，Fibrillin-2 氨基端富含甘氨酸，而 Fibrillin-1 氨基端富含脯氨酸，这决定了两者在结构与功能上的差异。

Fibrillin-1 与 Fibrillin-2 均为细胞外基质的主要成分，但后者主要在胚胎早期形成的弹性软骨、支气管上皮和主动脉中膜中表达，通过与其他分子相互结合参与微原纤维的组装。而微原纤维是弹性和非弹性结缔组织的重要组成成分，是维持结缔组织的强度与弹性的关键，有助于维持关节和器官的稳定性和功能发挥。另外，微原纤维可通过结合 TGF-β 使其处于失活状态，并通过释放激活 TGF-β，从而影响组织和器官的生长和修复。

FBN2 基因的突变以显性负效应或功能丧失为机制导致疾病。大多数突变为错义或剪接位点突变，集中于基因的中心区域（外显子 24~35，编码表皮生长因子样结构域）。*FBN2* 基因突变可减少 Fibrillin-2 合成或导致其功能受

损致微原纤维的形成减少；突变也可能生成异常的 Fibrillin-2 蛋白在微原纤维中积聚。两种机制均可能破坏结缔组织的正常结构，扰乱 TGF-β 活性的调节，引发该病。

临床表现 即使在同一家系中，不同患者之间也可呈现不同症状。轻者表现为体型消瘦、轻度的蜘蛛样指/趾畸形、耳朵皱缩、轻度的关节挛缩但并无损伤，通常在家系出现病情较严重的患儿后对父母进行回顾性诊断时发现。严重者除具有显著的特征（严重的耳朵皱缩、蜘蛛样指/趾畸形、先天性脊柱侧凸和/或张力减退）外，同时还出现心血管和/或胃肠道异常，于婴儿期发病，较罕见。尚无证据表明 CCA 基因型与表型之间存在相关性。

经典型 CCA ①蜘蛛样指/趾：由于指/趾过度生长导致。②关节挛缩：包括掌/跗关节、近节和远节指间关节等小关节挛缩和限制臀部、膝盖、踝（畸形足）、肩膀、肘部和手腕的活动的大关节挛缩。大小关节的挛缩通常随着时间的推移而有所改善，但仍然会限制身体的活动。因此，对年龄较大的儿童或成年人仍需进行详细的评估。③耳皱缩：但患者听力正常。④脊柱后凸或侧凸：可能为先天性，也可能发生于快速生长期（6 个月至 2 岁，青春期生长猛增期）。⑤肌肉发育不全：表现为体型消瘦，与年龄、活动程度及营养状况有关。⑥肢体细长：长骨过度生长导致高瘦体型。⑦胸骨畸形：常见漏斗胸，由于肋骨过度生长导致胸骨和胸前壁凹陷形成漏斗胸或突出形成鸡胸。⑧颅面畸形：包括长头畸形（长而窄的颅骨）、眼球内陷和轻度下倾的睑裂（少见）、高弓颚

畸形以及小颌畸形

严重型 CCA 除典型的骨骼表现外，还患有多种心血管和/或胃肠道异常。最常见的心血管异常包括主动脉弓中断和房间隔或室间隔缺损。胃肠道异常包括食管或十二指肠闭锁和/或肠旋转不良。死亡年龄 8 天至 11.5 月龄，主要由于呼吸系统并发症，包括气管软化和呼吸道感染。

诊断 尚无统一的临床诊断标准。对于具有蜘蛛样指/趾、多关节屈曲挛缩、脊柱侧凸、异常耳郭等典型体征者，可考虑 CCA，但确诊需依靠基因检测。基因检测方法包括单基因测序（FBN2 测序）、Panel 测序、多重连接依赖性探针扩增技术（MLPA）、定量 PCR 和全外显子组测序等。临床诊断为 CCA 患者中有 25%~75% 可检出 *FBN2* 致病突变。经基因检测确诊的患者中，约 93% 可通过单基因测序、全外显子组测序等方法检出致病突变，约 7% 可通过 MLPA 等基因重复/缺失分析的方法检出突变。

治疗原则 以对症治疗为主，应对患儿的眼、骨骼系统、心血管系统和胃肠道等进行综合评估，根据具体情况予以合适的多学科个体化治疗。关节挛缩需手术治疗，脊柱后凸可能需要支具或手术干预。心血管方面，需要根据标准的治疗原则处理主动脉扩张。

(王 剑)

chénggǔbùquán

成骨不全（osteogenesis imperfecta, OI） 由骨胶原蛋白基因突变导致骨质脆弱的遗传病。又称脆骨病。发病率为 5.0/10 万~6.7/10 万。多数呈常染色体显性遗传，少数呈常染色体隐性遗传，罕有 X 连锁遗传。

致病机制 已报道的 OI 致病基因主要为 *COL1A1* 和 *COL1A2*，还包括 *IFITM5*、*LEPRE1* 和 *CRTAP* 等 19 种基因，这些基因编码软骨相关蛋白、羟化酶、异构酶、转录因子或蛋白酶抑制剂等，均与 COL1 分子的翻译后加工、修饰和折叠等过程相关。突变基因产物直接或间接地导致 I 型胶原出现结构和数量缺陷，三螺旋结构被破坏，引起皮质骨变薄、骨小梁纤细、骨小梁呈现不规则状、网格状或鱼鳞状，进而导致骨密度显著降低、骨微结构损害、骨生物力学性能异常，最终引发反复骨折和进行性骨骼畸形。

临床表现 由于致病基因及其突变谱复杂多样，导致疾病的临床表型轻重不一。具体表现如下：①骨脆性增加，轻微的损伤即可引起骨折，严重者表现为自发性骨折。长骨及肋骨为好发部位。青春期过后，骨折趋势逐渐减少。②蓝巩膜，约占 90% 以上。这是由于患者的巩膜变为半透明，可以看到其下方的脉络膜的颜色的缘故。巩膜的厚度及结构并无异常，其半透明是由于胶原纤维组织的性质发生改变所致。③耳聋，常在 11 ~ 40 岁出现，约占 25%，可能因耳道硬化，但亦有人认为是听神经出颅底时受压所致。④关节过度松弛，尤其是腕及踝关节。这是由于肌腱及韧带的胶原组织发育障碍。还会出现膝外翻，平足；有时有习惯性肩脱位及桡骨头脱位等。⑤肌肉薄弱。⑥头面部畸形，严重的颅骨发育不良者，在出生时头颅有皮囊感。以后头颅宽阔，顶骨及枕骨突出，两颞球状膨出，额骨前突，双耳被推向下方，脸成倒三角形。有的伴脑积水。⑦牙质不能很好发育，乳牙及恒牙均可受累。牙呈黄色或蓝灰色，易龋及早期脱落。⑧侏儒，这是由于患者骨发育异常，加上脊柱及下肢多发性骨折畸形愈合所致。⑨由于胶原组织缺陷皮肤瘢痕宽度增加。

临床分型 1979 年，西伦斯（Sillence）根据患者临床体征和影像学等特性将成骨不全分为 I ~ IV 型（表1）。I 型最轻微，无肢体变形；IV 型为围产期致死型；III 型存在严重长骨畸形；IV 型介于战斗力与 III 型之间，中等严重程度。I ~ IV 型均是由于 I 型胶原结构基因 *COL1A1* 或 *COL1A2* 突变所致。随着致病基因突变数量的增加，OI 的分子遗传学分型已经扩展到 XXI 型。即使在相同的基因突变中，也能观察到不同的表型；因此，很难将分子遗传学分类与西伦斯分类联系起来。国际骨骼发育不良学会（IS-DS）将 OI 的表型分为五型：类型 I ~ V。这个分类保留了西伦斯分类，并增加了 V 型。V 型具有独特的临床特征，包括肥厚性骨痂、桡骨头脱位、前臂骨间膜钙化和桡骨干骺端下密集骺线等表现。

基因分型 根据人类在线孟德尔遗传数据库（OMIM）的最新数据，OI 的遗传学分型共有 21 类（表2）。

表1 成骨不全的临床表型

表型分类	表型特点
I 型	症状轻，蓝巩膜，无畸形
II 型	宫内骨折或围产期死亡
III 型	正常巩膜，渐进性发展，严重畸形
IV 型	正常巩膜，中等程度畸形
V 型	骨膜间钙化，巨大骨痂，桡骨小头脱位

表2 成骨不全的遗传学分型及致病机制

OI 亚型	MIM#	致病基因	基因定位	遗传方式	致病途径或机制
I	166200	*COL1A1*	17q21.33	AD	COL1 数量减少
II	166210				COL1 的折叠、分泌和矿化
III	259420	*COL1A2*	7q21.3	AD	COL1 的折叠、分泌和矿化
IV	166220				COL1 的折叠、分泌和矿化
V	610967	*IFITM5*	11p15.5	AD	细胞外基质矿化
VI	613982	*SERPINF1*	17p13.3	AR	细胞外基质矿化
VII	610682	*CRTAP*	3p22	AR	原纤维胶原翻译后修饰及折叠
VIII	610915	*LEPRE1*	1p34.2	AR	原纤维胶原翻译后修饰及折叠
IX	259440	*PPIB*	15q22.31	AR	折叠和细胞内运输
X	613848	*SERPINH1*	11q13.5	AR	胶原的折叠和细胞内运输
XI	610968	*FKBP10*	17q21.2	AR	胶原的折叠和细胞内运输
XII	613849	*SP7*	12q13.13	AR	成骨细胞分化
XIII	614856	*BMP1*	8p21.3	AR	胶原的加工
XIV	615066	*TMEM38B*	9q31.2	AR	内质网钙稳态
XV	615220	*WNT1*	2q13.12	AR	合成代谢信号
XVI	616229	*CREB3L1*	11p11.2	AR	蛋白质质量控制与内质网应激反应
XVII	616507	*SPARC*	5q33.1	AR	细胞外基质矿化
XVIII	617952	*FAM46A*	6q14.1	AR	未知
XIX	301014	*MBTPS2*	Xp22	XLR	WNT 合成代谢信号通路
XX	618644	*MESD*	15q25.1	AR	WNT 合成代谢信号通路
XXI	619131	*KDELR2*	7p22.1	AR	胶原的折叠和细胞内运输

注：AD. 常染色体显性；AR. 常染色体隐性；XLR. X 连锁隐性。

诊断 依据临床表现和影像学特点初步诊断。完成骨代谢生化指标、骨骼 X 线及骨密度等检查，以评估疾病的严重程度。

生化和影像学检查 患者的血清钙、磷、碱性磷酸酶水平通常正常，骨转换生化指标（包括骨吸收指标和骨形成指标等）也在儿童相应的正常范围内，骨折后可有骨转换生化指标的一过性轻度升高。Ⅵ型具有独特的生化指标异常，即血清色素上皮衍生生长因子水平显著降低。

骨密度可采用双能 X 线骨密度仪（DXA）测量，绝大多数患者的腰椎、髋部及全身骨密度值显著低于同龄同性别正常人，骨密度 Z 评分往往<-2.0。然而，由 BMP1 基因突变所致的罕见类型 OI 的骨密度常升高，但骨强度下降，患者仍会在轻微外力下反复发生骨折，其机制尚不清楚，可能 DXA 主要测量的是骨矿盐含量，不能充分反映骨基质蛋白的改变。

基因诊断 由于尚未发现所有致病基因，因此基因诊断不能代替临床诊断，基因检测阴性者不能完全排除 OI 可能。

基因诊断目标人群 ①临床表现高度疑似 OI 的重型患者，建议行基因诊断，以了解致病原因，明确疾病诊断和分型，帮助判断疾病预后。②先证者的一级亲属（父母、子女和同胞）建议行基因诊断，有助于明确 OI 的遗传方式，并分析基因突变的致病性。③有生育需求的患者，或已育有 OI 患儿的夫妇拟再生育者，建议行基因诊断，为遗传咨询和产前基因诊断做准备。

常用方法 ① COL1A1 和 COL1A2 基因突变检测：针对临床表现典型或呈常染色体显性遗传的患者，可采用聚合酶链反应-桑格（PCR-Sanger）DNA 测序法直接对 COL1A1 和 COL1A2 基因的编码区进行序列分析。此方法快速、价廉。如测序未能明确致病突变，可采用其他方法检测两个基因是否有大片段缺失或重复突变，或对其他 OI 候选基因进行突变检测。②其他较常见 OI 致病基因突变分析：COL1A1 和 COL1A2 基因未发现致病突变时，可根据先证者的临床分型及其遗传方式，对重要的 OI 候选致病基因进行 PCR-桑格测序分析。如具有 V 型独特临床表现者，可对 IFITM5 基因进行突变检测。根据中国人群 OI 致病基因突变谱，可对较常见的 WNT1、SERPINF1 和 FKBP10 基因进行 PCR-桑格测序分析。③下一代测序（NGS）：包括靶向捕获高通量测序技术、全外显子组测序和全基因组测序等，具有通量高和效率高的特点。适合对大样本 OI 患者的多种致病基因突变进行检测，其筛查到的候选致病基因突变，需应用 PCR-桑格测序等方法进行突变验证和家系其他成员的突变分析。

产前诊断 有效的遗传咨询和产前诊断有益于 OI 家庭的优生优育。仅部分患儿在胎儿期有四肢短小和股骨成角等异常征象，有可能在妊娠中、晚期 B 超检查中发现。基因诊断对于患儿的孕早期检出、特别是对于胎儿期骨骼畸形不明显患儿的产前诊断具有重要价值。①建议行产前基因诊断的人群：曾经育有 OI 患儿的夫妇，或夫妻一方或双方为 OI 患者，建议行产前基因诊断。③产前基因诊断的前提：行产前诊断需先明确致病基因突变。建议对有生育 OI 胎儿的高风险孕妇，行产前诊断与遗传咨询，明确其家系的 OI 致病基因突变后再备孕为宜；对尚未明确致病基因突变且已妊娠的夫妇，紧急情况下可先对最常见的 OI 致病基因 COL1A1 和 COL1A2 进行直接测序，筛选致病突变。④产前基因诊断的时机：建议在妊娠早期对胎儿行基因鉴定。OI 的产前诊断需通过羊膜穿刺获得胎儿基因组 DNA 样本。羊膜穿刺有 3 个时机：妊娠第 11～13 周取绒毛组织；或妊娠第 16～24 周取羊水细胞；或妊娠第 23 周后取脐血。建议患者选择有条件的医院妇产科行羊膜穿刺，尽早获得胎儿基因组 DNA 样本，进行基因诊断。

鉴别诊断 需与多种遗传性及代谢性骨骼疾病相鉴别，如软骨发育不全、低磷酸盐血症性佝偻病、维生素 D 依赖性佝偻病、范科尼（Fanconi）贫血、骨纤维异样增殖症、低磷酸酶血症、肿瘤相关骨病和关节活动过度综合征等。

治疗原则 临床尚无针对致病基因突变的治疗方法，仅为对症治疗，旨在增加骨密度、降低骨折率。

药物治疗 适量的钙剂与维生素 D 是基础治疗，能够提供骨骼所需营养，但不能有效降低骨折率。较为有效的药物是双膦酸盐类，有应用前景的药物包括甲状旁腺素氨基端 1～34 片段（PTH1-34），针对 RANKL、骨硬化素和 TGF-β 的单克隆抗体等。

手术治疗 对于发生不稳定骨折、骨折延迟愈合或不愈合、出现严重骨骼畸形、严重或反复关节内骨折造成创伤性关节炎，引起活动受限，明显影响生活质量时，需手术治疗。

骨折固定手术 常见骨折部位包括四肢长骨干、椎体、髋部等，手术治疗需充分评估风险与获益。术前获取受累骨的完整影像学资料对于选择手术方式至关重要。手术常见并发症包括骨折延迟愈合或不愈合、畸形愈合、内固定松动等。OI 不影响骨折愈合时间，术后制动时间无需延长。

四肢骨折 最常见的骨折为轻微外力下四肢长骨横断性骨干骨折。稳定骨折首选非手术治疗，如骨折造成肢体力线不良或骨折端不稳定，需手术复位及固定。患者的尺骨鹰嘴骨折及髌骨骨折发生率较正常人群明显增高，这两种骨折均属于关节内骨折且不愈合可能性大，多需手术治疗，以恢复正常解剖结构及肢体功能。大多数四肢骨折手术选择内固定治疗。与接骨板相比，髓内钉可避免应力集中，内固定物周围骨折发生率更低。由于 OI 患者常有骨解剖结构异常，如非线性髓腔或髓腔闭锁、肢体超生理弯曲或短缩，骨折可能导致解剖结构变化，这些情况都会增加手术难度，导致术中置入髓内钉困难。髓内固定困难时，也可考虑选择锁定接骨板或单臂多功能外固定器行外固定。OI 患者骨折不愈合率高于正常人，骨折不愈合或延迟愈合可导致再骨折或成角畸形。如四肢骨折术后出现畸形加重、再骨折或骨折不愈合，可考虑翻修和矫形手术。

脊柱骨折 患者骨密度较低，常并发韧带松弛，发生脊柱骨折的风险较高。成年 OI 患者发生椎体压缩性骨折后，椎体成形术可明显缓解疼痛，但需注意手术并发症。后凸成形术中球囊扩张形成的腔隙有利于骨水泥稳定填充，减少渗漏。椎体爆裂性骨折、脊柱不稳定或形成严重后凸或侧凸畸形者，需在充分术前评估下，酌情采用内固定及脊柱融合术。

关节置换手术 患者发生严重或反复的关节内骨折，可能导致创伤性关节炎，骨骼疾病本身也可进一步加重创伤性关节炎。成年 OI 患者的创伤性关节炎常选择保守治疗，对于保守治疗不能缓解疼痛、日常生活明显受影响及需要用助行器辅助行走者，可考虑关节置换手术。术前须充分评估骨骼的强度、肢体的力线，选择合适的关节假体。OI 患者关节置换术后松动风险较大，翻修率较高，建议选用骨水泥假体。未见大样本 OI 患者行关节置换手术的报道，因此手术效果尚不确定，选择关节置换手术应慎重考虑。

生活方式干预 日常生活中应注意避免跌倒。患者反复骨折，活动受限，可引起肌肉萎缩，应加强功能锻炼，提高肌肉强度，改善身体协调能力，避免失用性骨质疏松的发生。进食含钙丰富的食物，加强户外阳光照射，促进皮肤合成维生素 D，也有益于患者的骨骼健康。

（赵秀丽 陈弘大 杨 涛）

pífū sōngchízhèng
皮肤松弛症（cutis laxa，CL）

因皮肤弹性纤维合成受阻或结构异常引起的以皮肤松弛、弹性下降为主要特征的结缔组织疾病。以面部最为显著，可见眼睑、颈部和脸颊的松弛和下垂，同时也累及其他富含弹性纤维的组织器官，包括心脏、血管、肠道和肺。

分类 根据发病原因，CL 分为继发性和遗传性。继发性 CL 发病原因尚不清楚，可能与皮肤感染和炎症、药物治疗的副作用等相关，通常发病年龄较晚。约 80% 的病例为遗传性，一般发病较早，在婴儿期或儿童期即可表现出明显的症状和体征，具有高度的遗传异质性，疾病遗传方式包括常染色体显性遗传、常染色体隐性遗传及 X 连锁隐性遗传。常染色体隐性遗传性 CL（ARCL）比常染色体显性遗传性 CL（ADCL）表型更严重，ARCL 可伴有发育迟缓、智力障碍、癫痫发作、运动障碍和骨骼异常等。遗传性 CL 的发病率约 1/100 万，全球已至少报道 450 个家系。

病因和发病机制 已发现了 11 种 CL 致病基因，多为弹性纤维形成和功能相关基因。与 ADCL 相关致病基因包括 *ELN*、*FBLN5* 和 *ALDH18A1*，以 *ELN* 最常见，后两者较为罕见。与 ARCL 相关的基因包括 *FBLN5*、*EFEMP2*、*LTBP4*、*ATP6V0A2*、*PYCR1* 和 *ALDH18A1*。X 连锁遗传性 CL，即枕骨角综合征，由 *ATP7A* 基因突变导致。

皮肤外基质由弹性纤维、原纤蛋白、层粘连蛋白、蛋白聚糖和胶原等多种成分共同组成。其中，弹性纤维占皮肤质量的 2%~4%，维持皮肤及其他富含弹性纤维的器官如肺、大血管等的弹性和结构，同时参与调节 TGF-β 信号通路。弹性纤维主要由微纤维和弹性蛋白组成。先由平滑肌细胞和成纤维细胞合成和分泌弹性蛋白原，随后在铜离子依赖的赖氨酸氧化酶（LOX）的介导下进行共价交联形成弹性纤维的中心核，使弹性纤维具备不溶性和弹性的特点。大部分弹性蛋白在胚胎发育过程中累积，少部分在出生后累积。微纤维被覆于弹性蛋白核心的外周，为弹性蛋白的沉淀提供支架。参与微纤维形成的分子包括纤维蛋白家族、微纤维相关蛋白（MFAP）家族、微纤维相关糖蛋白（MAGP）家族、Fibullin 家族、LOX、类赖氨酸氧化酶（LOXL）、弹性蛋白微纤维表面定位蛋白（EMILIN）等。纤维蛋白主要分布于微纤维的内表面，促进弹性蛋白沉积于微纤毛支架，并参与微纤维与细胞表面的相互作用。

弹性纤维的聚合是个复杂的过程，涉及多种分子不同时间和空间的调控。以上过程中，任何相关基因的变异，如弹性蛋白、原纤维蛋白、Fibulin 蛋白等，都可能影响细胞与弹性纤维的相互作用，引起皮肤弹性下降，导致结缔组织疾病的发生。

已报道 11 种致病基因，可导致不同类型的 CL。ADCL 分 3 个亚型：ADCL1 由位于 7q11.23 的 ELN 突变导致；ADCL2 由位于 14q32.12 的 FBLN5 突变导致；ADCL3 由位于 10q24.1 的 ALDH18A1 突变导致。ADCR 分为 11 个亚型：ARCL1A 由 FBLN5 突变导致；ARCL1B 由 EFEMP2 突变导致；ARCL1C 由位于 19q13.2 的 LTBP4 突变导致；ARCL2A 由位于 12q24.31 的 ATP6V0A2 突变导致；ARCL2B 由位于 17q25.3 的 PYCR1 突变导致；ARCL2C 由位于 22q11.21 的 ATP6V1E1 突变导致；ARCL2D 由位于 3q13.31 的 ATP6V1A 突变导致；ARCL2E 由位于 19q13.2 的 LTBP1 突变导致；ARCL3A 由 ALDH18A1 突变导致；ARCL3B 由 PYCR1 突变导致。X 连锁遗传性 CL 由位于 Xq21.1 的 ATP7A 突变导致。部分基因相关 CL 的遗传学分子机制如下。

FBLN5 基因 包含 13 个外显子，编码产物为 Fibulin 5 蛋白，由 448 个氨基酸残基组成，分子量约 55kD，包含钙结合表皮生长因子（EGF）样重复序列和 RGD 基序。Fibulin 5 蛋白属于 Fibulin 家族，在细胞外基质和弹力纤维的形成过程中发挥重要作用。FBLN5 突变造成弹性纤维中微纤维的异常，导致 ADCL 和 ARCL。FBLN5 基因 c.380-9061_873dup 突变是已知唯一引起 ADCL2 的突变位点，可造成 483 个核苷酸的串联重复，涉及外显子 5~8 及外显子 9 的部分序列，使 FBLN5 基因产生一个更大的转录本，蛋白产物中包含 4 个串联重复的钙结合 EGF 样序列。该延伸产物可稳定存在于人体中，通过显现负效应的机制致病。已发现导致 ARCL 的 FBLN5 基因突变有 p.Cys144Trp、p.Cys217Arg、 p.Gly202Arg、 p.Ser227Pro 和 p.Glu391Ter 等。FBLN5 突变主要以功能缺失机制导致疾病，突变引起蛋白质异常折叠和胞内滞留，并导致与原弹性蛋白的亲和力降低。

ATP6V0A2 基因 编码产物为 vATP 酶复合物的 α2 亚基，主要存在于高尔基复合体和相邻的内涵体囊泡中。α2 亚基可使复合物锚定于膜上，形成质子泵。失去 α2 亚基可能扰乱 pH 调节和高尔基复合体和囊泡的离子稳态，并可能影响其他囊泡功能相关蛋白质之间的相互作用，阻碍囊泡运输，导致糖基化酶的定位和功能异常，影响蛋白的翻译后修饰，同时也影响分泌、胞吞和溶酶体功能。研究发现通过血清转铁蛋白等电聚焦电泳发现患者存在糖基化缺陷，并且多个患者的细胞中可见高尔基复合体向内质网转运延迟的现象。提示分泌通路的缺陷是 ATP6V0A2 突变导致的 ARCL2A 中弹性纤维缺陷的基础。但不清楚糖基化缺陷是否损害弹性纤维形成相关蛋白质的功能以及分泌缺陷是否涉及弹性纤维成分。相关 CL 个体中有神经系统衰退症状，可为进行性神经元疾病的机制研究提供启示。

LTBP4 基因 编码产物为潜在转化生长因子 β 结合蛋白 4（LTBP4），是一种细胞外间质蛋白，有多种亚型，其中 LTBP4L 和 LTBP4S 是主要亚型。LTBP4 第 3 个 8-cys 结构域可共价结合 TGF-β_1 及其前肽，从而发挥调控 TGF-β_1 活化的功能。另有研究表明，在弹性纤维形成中，LTBP4 通过调节弹性蛋白-Fibulin5 复合物与微纤维束的整合参与调节弹性组织的生成。该机制解释了 LTBP4 和 FBLN5 相关的 CL 表型重叠的原因。此外，还发现 LTBP4 可稳定 TGF-β 受体 TGFBR1 和 TGFBR2。在皮肤成纤维细胞和小鼠组织中，LTBP4 的缺失可导致 TGFBR1/TGFBR2 受体复合物的快速降解，从而减弱了成纤维细胞和小鼠组织中 TGF-β 的信号传导。已报道的大多数 LTBP4 致病突变为无义突变或移码突变，导致出现提前终止密码子，引发无义介导的 mRNA 降解。LTBP4 基因突变导致蛋白缺失，使弹性蛋白-Fibulin5 复合物无法锚定至微纤维，致弹性纤维形成严重受损而引起 CL。LTBP4 相关的患者可伴严重的发育性肺气肿，主要由于终末气囊分隔受损所致。在 Ltbp4$^{-/-}$ 小鼠中，弹性组织的生成发生受损，TGF-β 活性增加，血管生成减少，导致气囊分隔受损。在 Ltbp4$^{-/-}$ 小鼠的胚胎期可观察到 TGF-β 信号的增强，通过 TGF-β_1 抑制剂产前预处理或去除 TGF-β_2 可以阻碍胚胎 E18.5 时终末囊分隔的发生。然而，在 Ltbp4 基因敲入小鼠模型中，肺发育正常。因此，TGF-β 活性失调和围产期弹性组织发育异常均参与了 LTBP4 相关肺气肿的病理生理过程。

EFEMP2 基因　又称 FBLN4，编码产物 Fibulin 4，与 Fibulin 5 属于同一个蛋白家族，不仅参与弹性纤维的形成，对于胶原的微纤毛形成也具有调控作用。*EFEMP2* 基因突变以功能缺失为机制导致 CL 的发生，突变可造成胶原蛋白和弹性蛋白的受损。*EFEMP2* 基因的双等位基因的变异可造成 Fibulin 4 蛋白分泌的减少或进入细胞外基质后稳定性降低，导致 LOX（参与胶原蛋白和弹性蛋白交联的酶）和其他细胞外间质成分如 Ⅳ 型胶原、纤维蛋白 1 和弹性蛋白的活性降低。另外，Fibulin 4 与 LTBP1 和 LTBP4 存在相互作用，提示 TGF-β 信号通路也可能是导致疾病发生的机制之一。

ELN 基因　全长 45kb，共含 34 个外显子，编码产物为弹性蛋白。该基因的表达调控具有高度的组织和时间特异性，经选择性剪接可产生不同的异构体，表达于不同的组织中。弹性蛋白是一种高度疏水的非糖基化蛋白，由富含脯氨酸、缬氨酸、甘氨酸等疏水性氨基酸的疏水区和交替出现的富含赖氨酸的区域形成。疏水性结构赋予蛋白的弹性特征，富含赖氨酸的结构可使弹性蛋白弹体相互共价交联生成不溶性的弹性蛋白多聚体。ClinVar 和 HG-MD 数据库已收录 100 多种致病突变或可能致病突变导致主动脉瓣上狭窄（SVAS）或 ADCL。其中，导致 ADCL 的 *ELN* 突变至少有 17 种，突变类型以移码突变为主，多位于外显子 30～34 即 ELN 蛋白的 3′端。导致 ADCL 的 *ELN* 突变转录生产稳定的 mRNA，翻译合成的突变蛋白分泌至细胞外基质并以显性负效应的机制干扰正常蛋白的功能。此外，有研究认为

ELN 突变产生的弹性蛋白单体可发生异常折叠，并诱导内质网应激和细胞凋亡。

除上述基因外，*ATP7A* 的致病突变体抑制铜转运至细胞和细胞器（包括高尔基复合体），造成铜水平的低下，影响 LOX 酶和其他酶的活性，导致神经系统特征和毛发异常。*PYCR1* 和 *ALDH18A1* 的编码产物分别为吡咯啉-5-羧酸还原酶和吡咯啉-5-羧酸合成酶，是在三羧酸循环中参与谷氨酸和脯氨酸代谢的重要线粒体酶，定位于线粒体中。而脯氨酸是胶原蛋白和弹性蛋白中含量较丰富的氨基酸之一，*PYCR1* 和 *ALDH18A1* 突变引起的脯氨酸合成不足是潜在的致病因素。

临床表现　如下。

ADCL　以 *ELN* 基因突变最常见，可累及全身皮肤，但不同患者之间皮肤受累的严重程度不一，轻者表现为皮肤弹性过度，重者可见全身松弛冗余的皮肤皱褶。可表现出典型的面部特征，包括大耳、脸颊下垂、长人中和鼻唇沟突出。此外，患者可出现肺气肿，可伴有主动脉根部扩张和夹层，部分患者中可见升主动脉扩张的双瓣膜。

ARCL1A　除典型的皮肤症状外，还表现为主动脉和肺动脉狭窄、胃肠道和泌尿道憩室。大多数患者的面部特征表现为大耳、面颊下垂、小颌畸形。

ARCL1B　临床表现有较大变异性，部分患者可于新生儿期死亡，部分可生存至 20 多岁。皮肤松弛症状不显著，主要表现为皮肤的弹性过度、腋窝和腹股沟多余的皮肤褶皱。可伴发肺气肿，但通常为轻度。此外，部分患者可见轻度的颅面畸形包括眼距增宽、小颌畸形等。

ARCL1C　又称乌尔班-里夫金-戴维斯（Urban-Rifkin-Davis）综合征，常表现为严重的泌尿生殖系和胃肠道的憩室和脆性增加。患者可见滑动型和先天性膈疝并常合并呼吸道疾病。肠黏膜发生伸长和扭曲。皮肤特征为全身性皮肤松弛。颅面部特征有双侧少毛症、面颊下垂、前倾鼻孔和小颌畸形。

ARCL2　表现为腹部和手足背部的皱纹，但随着年龄的增长，可能会出现全身性皮肤下垂。患者可见面部拉长、囟门扩大或闭合延迟、睑裂倾斜、鼻梁凸起等面部特征。患者中常见神经运动发育迟缓，可见癫痫和小脑畸形。部分患者可伴有感音神经性听力损失。骨骼系统的异常包括身材矮小、先天性髋关节脱位、关节过度活动、骨性外骨疣等。心血管的受累较少见，但可见主动脉根部扩张和主动脉缩窄。ARCL2C 和 ARCL2D 可见显著的面部异常包括眼睑外翻、凸鼻嵴等，还可表现出营养不良、不同程度的智力障碍、主动脉根部扩张、心肌病和复发性气胸。

ARCL3　又称德鲍尔希（de Barsy）综合征。临床特征包括典型的颅面特征（三角面）、骨骼系统异常（身材矮小、髋关节先天性脱位和关节过度活动）和神经运动迟缓。皮肤通常呈半透明的，可见静脉及腹部或手足背部的皮肤皱纹，还有典型眼部症状，表现为后弹力膜破裂或白内障引起的角膜混浊。

X 连锁 CL　临床特征包括皮肤松弛、泌尿生殖道憩室和骨性外生殖器。皮肤主要表现为手背、足背和腹部的皱纹，以及下垂的面部皮肤。泌尿生殖道可发生憩室，尤其是膀胱憩室，可引起尿

道狭窄（由于排尿不足）和反复的泌尿道感染。最典型的骨骼异常为斜方肌的插入处形成骨质外生骨疣，也可发生于其他肌肉插入之处，可能限制关节运动。此外，患者可见关节过度活动，尤其是小关节。

诊断　主要基于临床检查、家族史、皮肤组织病理学检查和基因检测进行诊断。皮肤组织病理学检查可见，网状真皮组织中弹性纤维稀疏、断裂或缺失。但组织学检查缺乏特异性，对各亚型的鉴别能力有限，对于轻度异常的弹性纤维敏感性较低，对于镜下未见弹性纤维异常者不能排除 CL。基因检测方法有多种，包括单基因测序、Panel 测序、多重连接依赖性探针扩增、定量 PCR 和全外显子组测序等，应根据具体情况选择合适的检测方法。当表型与许多其他遗传性疾病无法区分时，全外显子组测序是最常用的方法。

治疗原则　因尚未建立标准的 CL 指南，也缺乏有针对性的治疗方法，临床以支持性治疗为主。在确诊 CL 后，首先对患者进行全面临床检查、遗传咨询和心理咨询。建议对所有类型的 CL 患者进行超声心动图检查，对于 ARCL1B、ARCL3、老年性 ADCL 和 X 连锁 CL，建议进行头至骨盆的磁共振成像检查。其他检查包括肺功能测试、泌尿生殖道的超声检查、骨骼 X 线检查、神经发育评估和眼部检查。

治疗方面，对于 CL 所有亚型，应尽量避免正压通气（如不必要的麻醉），可进行有规律的适量运动。但疾病累及血管或伴有肺气肿的情况下，应避免做肌肉等长运动。游泳可用于治疗肌肉发育不良。对于儿童，物理治疗

有助于刺激神经运动的发展。对于可能发生憩室的 CL，充足的液体摄入、消化道纤维和足够的运动对减少顽固性便秘和憩室发生的风险至关重要。

（王　剑）

zhěngǔjiǎo zōnghézhēng

枕骨角综合征（occipital horn syndrome，OHS）　ATP7A 基因突变导致胆汁铜分泌缺陷的 X 染色体隐性遗传病。临床以骨骼和结缔组织异常为主，也可能伴随中枢神经系统的异常。该病罕见，具体发病率尚不清楚。自发现以来已报道约 35 例，多数为男性患儿。

病因和发病机制　致病基因 ATP7A 位于染色体 Xq21.1，长约 150kb，包含 23 个外显子，编码跨膜的铜转运 P 型 ATP 酶。除肝细胞外，它广泛分布于身体各种组织，在人体中参与调节铜的稳态水平。ATP7A 基因突变可导致人体中铜分布的异常。铜是多种细胞生理功能必需的微量元素，铜含量的减少可导致多种含铜酶活性的降低。而这些含铜酶在骨骼、毛发、血管及神经系统的结构和功能发挥中起着至关重要的作用。ATP7A 突变可导致含铜酶活性降低，致使患者出现 OHS 的体征和症状。

临床表现　患者可于婴儿期发病，也可至儿童期发病，一般能存活至成人。出生时可见头颅血肿（占 12%）、皮肤松弛、脐疝或腹股沟疝。约 1/3 的病例可见中枢神经系统受累表现（肌张力低下、发育迟缓和/或癫痫）。多数患者出现膀胱憩室，表现为反复泌尿道感染或尿路狭窄。6% 的患者可有典型的骨骼异常，枕角外生骨疣（在斜方肌与枕骨的附着部位），也可见胫骨和桡骨外

生骨疣。面部特征随着患者的年龄增长有所不同，包括长脸、大耳和毛发粗糙。血管扭曲也是常见现象，65% 发生于颅内动脉。绝大多数有自主神经异常（慢性腹泻、直立性低血压）。半数患者因肌张力低下和关节活动度增加导致运动发育迟缓，以及轻度的认知障碍。

诊断　依据临床表现、实验室检查和影像学检查可初步诊断，通过基因检测进行确诊：①X 线片显示患者颅骨、胸骨等骨骼异常。②患者血清铜和铜蓝蛋白浓度降低，血浆和脑脊液儿茶酚胺浓度异常。③男性先证者检出 ATP7A 半合子的致病突变，或在女性患者检出杂合突变。首先采用桑格（Sanger）测序、Panel 测序或全外显子组测序进行分子遗传学检测，若未发现致病突变，则对基因的缺失/重复进行检测。若分子遗传学检测结果不明确，需结合生化检查。

治疗原则　以对症治疗为主，诊疗过程中应对患者的膀胱憩室、腹股沟疝、血管弯曲、自主神经异常及认知障碍进行详细评估。研究发现，在起病前 3 年采用组氨酸铜治疗可改善患者的神经发育和认知能力，但对该病治疗是否有效仍缺乏相关证据。

（王　剑）

shígǔzhèng

石骨症（osteopetrosis）　一组骨密度上升、骨质脆性增加的常染色体显性/隐性遗传病。又称原发性脆骨硬化症。破骨细胞缺乏或破骨细胞功能缺失导致的一种遗传代谢性骨病。根据遗传方式分为常染色体显性石骨症（ADO）、常染色体隐性石骨症（ARO）、中间型常染色体石骨症（IAO）和 X 连锁遗传石骨症

（XLO）。其中，ADO 是最常见的类型，发病率约为 5/10 万，ARO 的发病率约为 0.4/10 万，IAO、XLO 更罕见。

病因和发病机制 已至少发现 10 种基因突变可导致该病，包括 *CLCN7*、*ITGB3*、*TCIRG1*、*TNFRSF11A*、*CA2*、*OSTM1*、*PLEKHM1*、*TNFSF11*、*LRP5* 和 *IKBKG*。75% 的 ADO、10%~15% 的 ARO 以及已知的所有 IAO 均由 *CLCN7* 基因突变导致；50% 的 ARO 由 *TCIRG1* 基因突变导致，其他基因突变导致的各种形式骨硬化症较罕见。约 30% 患者病因尚不清楚。

正常情况下，骨骼重塑的过程涉及生骨细胞的不断成骨与破骨细胞的重吸收。这一过程中，成骨细胞与破骨细胞两者协同，以维持骨骼结构的正常。因此，破骨细胞的数量或功能的改变会对骨的结构产生影响。已发现的与骨硬化症相关的基因均参与了破骨细胞的形成、发育或功能发挥的过程，这些基因的突变可能会导致破骨细胞的缺失或功能异常。

以 *CLCN7* 基因突变为例，该基因编码氯离子通道蛋白 CLC-7，表达于破骨细胞褶皱缘与溶酶体隔室内，是破骨细胞发挥骨吸收功能的关键。该基因突变直接影响破骨细胞发挥正常的骨吸收功能，造成旧骨并不随着新骨的形成而分解，导致骨密度增加以及结构异常。

临床表现 临床表型具有广泛异质性，重者可有致命的临床特征如全血细胞减少、脓毒血症等；轻者症状轻微或无症状，仅可通过骨骼影像学检查才能发现。

ADO 分 3 种类型。①ADO-Ⅰ：表型轻微，呈轻度的弥漫性全身骨硬化，具有骨密度增高、下颌骨增大等特点。②ADO-Ⅱ：表型多样，从无症状到致死性表型均有报道，外显率不全，具有典型的 ADO 影像学特征。③ADO-Ⅲ：罕见，骨硬化主要累及四肢远端骨骼和颅骨。

ARO 又称婴儿恶性骨硬化症，发病年龄早，致死率高。患者全身骨骼严重矿化，可对全身多个器官造成严重损伤。同时，患者伴有骨髓腔挤压综合征，骨髓腔受压减少，造血功能异常，最终出现严重贫血、继发性肝脾大等。另外，患者可出现全血细胞减少的症状，包括血小板减少、粒细胞减少，免疫缺陷。

XLO 又称 OL-EDA-ID 综合征。罕见。除骨密度异常的表型外，还可伴有外胚层发育不良的症状，累及皮肤、头发、牙齿和汗腺，以及免疫缺陷导致的反复感染。

诊断 依据临床表型和影像学表现，并通过基因检测进行确诊。

影像学检查 骨骼 X 线片可见两种骨硬化类型：中心性和弥散性。中心性为椎体终板、骨盆、颅底的高密度影，常见于轻型 ADO；弥散性表现为四肢骨、脊柱、骨盆和颅骨等大部分骨骼均匀一致的高密度影，可见四肢干骺端增宽、横带影以及骨中骨现象。

基因检测 有助于骨硬化症患者及其亲属的早期诊断和鉴别诊断。基因检测的方法多种多样，包括桑格（Sanger）测序、下一代测序、多重连接依赖性探针扩增技术等。需根据患者表型、基因突变谱等具体情况选择合适的检测方法。

治疗原则 对于不同类型骨硬化症，应根据患者的临床症状给予个体化治疗，尽可能早发现、早治疗。对于 ADO，应注意减少活动，避免骨折。如果发生病理性骨折，可按照骨折处理。对于 ARO，造血干细胞移植是唯一的治疗方法，经治疗大部分症状如骨硬化、骨髓衰竭等可得到逆转。但 *CLCN7* 基因突变导致的神经型 ARO 无法逆转。

（王 剑）

Mǎfāng zōnghézhēng

马方综合征（Marfan syndrome, MFS） *FBN1* 基因突变导致的累及多个器官、系统的常染色体显性遗传结缔组织疾病。又称蜘蛛指/趾综合征。发病率约为 0.2‰，男女发病率相近。

病因和发病机制 *FBN1* 基因位于染色体 15q21.1，编码 Fibrillin-1 蛋白。该蛋白包含两个关键结构域：①47 个表皮生长因子（EGF）样结构域，有利于维持蛋白质结构及功能发挥。②7 个 TGF-β 结合蛋白样结构域，维持细胞外基质中 TGF-β 的稳定。Fibrillin-1 在微原纤维的组装和稳定方面发挥重要作用，维持结缔组织的强度与弹性。因此，*FBN1* 突变可造成结缔组织结构和功能的异常，从而导致 MFS。另外，Fibrillin-1 可通过调节 TGF-β 的局部活性和生物利用度参与 TGF-β 的信号传导。*FBN1* 突变导致 TGF-β 信号的过度活化也是 MFS 发病的机制之一。

临床表现 临床表型具有高度异质性，表型谱广泛，轻者可表现为一个或多个系统的症状，重者为进展迅速的新生儿多系统疾病。典型的 MFS 主要累及眼、骨骼和心血管系统。眼部异常包括近视、晶状体异位，以及发生视网膜脱落、青光眼、早期白内障的风险增高。骨骼系统病变表现为骨骼过度生长及关节松弛包括四肢纤长、漏斗胸和脊柱畸形等。心血管系统异常是导致该病发病和早期死亡的最主要原因，包括主动脉窦部扩张、二尖瓣脱垂、三尖瓣脱垂和肺动脉近端膨大。

诊断 根据临床表现、家族史及基因检测进行诊断。

临床表现的评估如下：①主动脉根部扩张（Z 评分 ≥ 2.0）。②晶状体异位，可通过裂隙灯检查来诊断。③系统评分 ≥ 7，包括鸡胸、漏斗胸或胸廓不对称、近视和二尖瓣脱垂等。具体的评分方法可以在网站查询（http：//marfan. org/dx/score）。

基因检测可根据具体情况选择单基因测序、Panel 测序、多重链接探针扩增技术（MLPA）、全外显子组测序等。

治疗原则 以对症治疗为主，应对患儿的眼、骨骼系统、心血管系统等进行综合评估，根据具体情况予以多学科个体化治疗。治疗应尽可能减缓主动脉扩张（采用 β 受体拮抗剂并减少运动），并定期监测主动脉（每年 1 次超声心动图），以便及时在发生夹层之前置换主动脉根部。对于骨骼畸形如脊柱侧凸等可采取手术治疗。眼部异常可采用激光治疗、晶状体置换等。

（王　剑）

Āilèsī-Dāngluò zōnghézhēng

埃勒斯-当洛综合征

（Ehlers-Danlos syndrome，EDS） 由胶原蛋白合成缺陷导致的常染色体显性/隐性/X 连锁遗传的一组结缔组织疾病。可累及皮肤、骨骼、心血管和胃肠道等多种组织和器官。丹麦皮肤科医师爱德华·埃勒斯（Edvard Ehlers）和法国皮肤科医师亨利·亚历山大·当洛（Henri-Alexandre Danlos）分别在 1901 年和 1908 年报道了该病。

分类 1997 年，维尔弗朗什（Villefranche）根据临床表型、遗传方式及致病基因将 EDS 分为 6 个亚型，并根据主要临床特征进行命名；随着检测技术的发展，逐渐发现了一些罕见的 EDS 类型，至 2017 年 EDS 国际分型已增加至 13 种，分别为：经典型（cEDS）、类经典型（clEDS）、心脏瓣膜型（cvEDS）、血管型（vEDS）、过度松弛型（hEDS）、关节松弛型（aEDS）、皮肤脆裂症型（dEDS）、脊椎侧凸型（kEDS）、脆性角膜综合征型（BCS）、脊柱发育不良型（spEDS）、肌肉挛缩型（mcEDS）、肌病型（mEDS）和牙周病型（pEDS）。cEDS、vEDS、aEDS、pEDS 和 hEDS 呈常染色体显性遗传或散发；clEDS、cvEDS、kEDS、spEDS、mcEDS 和 BCS 呈常染色体隐性遗传；mEDS 可呈常染色体显性遗传或常染色体隐性遗传。

全球范围内所有类型 EDS 的发病率至少为 0.2‰，hEDS 和 cEDS 最常见。hEDS 的发病率为 0.05‰~0.2‰；cEDS 的发病率为 0.03‰~0.05‰；其他类型的 EDS 极为罕见，仅有少数病例报道。

病因和发病机制 EDS 是遗传异质性疾病，已发现至少有 20 种基因的突变，多为胶原蛋白编码基因或与胶原蛋白修饰相关的基因，这些基因突变导致各种类型的 EDS：cEDS 由位于 9q34.3 的 *COL5A1* 或位于 2q32.2 的 *COL5A2* 基因突变引起；clEDS 由位于 6p21.33-p21.32 的 *TNXB* 或 7p13 的 *AEBP1* 基因突变引起；cvEDS 由位于 7q21.3 的 *COL1A2* 突变引起；vEDS 由位于 2q32.2 的 *COL3A1* 突变引起；hEDS 致病基因尚未定位；aEDS 由位于 17q21.33 的 *COL1A1* 或 *COL1A2* 基因突变引起；dEDS 由位于 5q35.3 的 *ADAMTS2* 突变引起；kEDS 由位于 1p36.22 的 *PLOD1* 或 7p14.3 的 *KFBP14* 基因突变引起；BCS 由位于 12q24.2 的 *ZNF469* 或 4q27 的 *PRDM5* 突变引起；spEDS 由位于 5q35.3 的 *B4GALT7* 或位于 1p36.33 的 *B3GALT6* 或位于 11p11.2 的 *SLC39A13* 突变引起；mcEDS 由位于 15q15.1 的 *CHST14* 或 6q22.1 的 *DSE* 突变引起；mEDS 由位于 6q13-q14.1 的 *COL12A1* 突变引起；pEDS 由位于 12p13.31 的 *C1R* 或 *C1S* 突变引起。部分基因导致 EDS 的遗传学分子机制如下。

COL1A1 基因　由 52 个外显子组成，大小约 18kb，编码产物为 I 型胶原，由 1464 个氨基酸残基组成，由两个 α1 链和一个 α2 链组成三螺旋结构，参与原纤维的形成，广泛存在于骨骼、角膜、真皮和肌腱中。*COL1A1* 基因突变导致成骨不全症，仅有少数错义突变和剪接突变与特定的 EDS 亚型有关。有报道存在 *COL1A1* c. 934C > T（p. Arg312Cys）致病突变。可能的发病机制有：①精氨酸残基的缺失导致胶原三螺旋结构的稳定性降低。②引入半胱氨酸残基，可导致突变蛋白与其他胶原或非胶原蛋白形成二硫键，干扰细胞内或细胞外间质细胞内的正常生物学功能。③干扰 I 型前胶原蛋白氨基前肽的细胞外加工。④干扰与 I 型胶原配体的特异性相互作用。

COL5A1 基因　由 66 个外显子组成，长度大于 150kb，编码产

物为胶原 α1（V）链（V型胶原链）。V型胶原是一种小型胶原，广泛分布于各种组织，以〔α1（V）〕2α2（V）异三聚体的形式，广泛存在于皮肤、骨骼和肌腱中；也可与I型胶原形成异型纤维，并通过其巨大的氨基末端前肽调节纤维的直径。V型胶原控制几种组织中胶原纤维的组装。40%～50%的cEDS由 COL5A1 无功能突变导致，如无义突变、移码突变等，导致 COL5A1 基因单倍剂量不足。在少数个体中，COL5A1 突变可影响V型胶原的结构完整性，以显性负效应的机制生成功能缺陷的V型胶原，突变类型常见导致外显子跳跃的剪接突变或胶原三螺旋区甘氨酸置换的错义突变。

COL5A2 基因 包含 51 个外显子，长度大于 67kb，编码产物为胶原 α2（V）链（V型胶原链）。仅在少数 cEDS 个体中发现 COL5A2 致病突变，突变类型常见导致外显子跳跃的剪接突变或胶原三螺旋区甘氨酸置换的错义突变，突变以显性负效应为机制干扰正常等位基因的产物。

COL3A1 基因 包含 51 个外显子，长约 44kb，编码产物为III型前胶原的 proα1（III）链，参与形成皮肤、血管和中空器官的结构，由 1466 个氨基酸残基组成。已鉴定出 600 多种 COL3A1 突变可导致的疾病，多数为错义突变导致的甘氨酸置换，多位于III型前胶原分子 3 个螺旋区中的 Gly-x-y 重复序列；约 1/4 的致病性突变为剪接突变，导致外显子跳跃，多位于 5′供体位点，少数位于 3′剪接位点；偶见导致终止密码子提前的突变。COL3A1 突变导致III型胶原的结构改变，破坏细胞内胶原链的储存和分泌。少

数个体中，突变造成III型前胶原总量减少 50%，但部分 COL3A1 致病突变可不会产生典型的 vEDS 症状。尚不清楚存在这些突变的个体是否表现减弱或亚临床的表型，或是否存在其他致病因素。

FKBP14 基因 编码产物由 211 氨基酸残基组成，含有 18 个残基组成的信号肽，可以形成同源二聚体。该蛋白质包含 3 个结构域：PPIase 催化结构域（aa45～135）、EF-hand1 结构域（aa135～170）和 EF-hand2 结构域（aa179～211）。FKBP14 蛋白是内质网蛋白，属于免疫亲和素 FK506 结合蛋白（FKBP）家族成员，可催化肽-脯氨酰肽键顺反异构化，促进蛋白质折叠。FKBP14 催化III型胶原的折叠，可与III、VI、X型胶原相互作用，但不与I、II型和V型胶原相互作用。III型和VI型胶原的致病突变分别可引起 vEDS 和 COL6 相关性肌营养不良。因此，患者血管异常和肌病的临床特征与 FKBP14 与III型和VI型胶原的相互作用相关。多数 FKBP14 致病突变可以导致基因的功能缺失，FKBP14 c.362dupC 移码突变最常见，约 70% 的 vEDS 患者存在该突变。

PLOD1 基因 由 19 个外显子和一个异常大的第 1 内含子（约 12.5kb，具有高度同源性，在基因内产生许多潜在的重组位点）组成，长约 40kb。编码产物由 727 个氨基酸残基组成，包含一个由 18 个氨基酸残基组成的信号肽，可形成同源二聚体，构成赖氨酸羟化酶（LH1）。该酶需 Fe^{2+}、α-酮戊二酸、O_2 和抗坏血酸作为辅因子。C 端区域包含酶的活性位点，在所有物种呈高度保守。已发现至少 39 种不同的 PLOD1 致病突变与 kEDS 有关，

分布于整个基因。最常见的致病突变，8.9kb 重复（涵盖外显子 10～16），由内含子 9 和 16 中相同的 Alu 序列之间的同源重组引起。除此突变之外，无义突变 c.955C > T（p. Arg319Ter）和 c.1533C>G（p. Tyr511Ter）也较常见。PLOD1 基因突变导致 kEDS 的机制尚不清楚，已有研究证实，PLOD1 相关的 kEDS 患者中 LH1 水平下降。

TNXB 基因 由 39 个外显子组成，长约 56kb，编码产物为细胞外间质糖蛋白 tenascin-XB，由 4267 个氨基酸残基组成，含多个纤维连接蛋白 3 重复片段，主要位于基底膜的网状外板，在胚胎发育阶段组织相互作用过程中及多种肿瘤中呈高表达。TNXB 在维持弹性纤维完整性中发挥一定的作用，但具体功能尚不清楚。小鼠疾病模型发现，$Tnxb^{-/-}$ 小鼠表现出与 EDS 患者类似的进行性皮肤过度延展性。小鼠的皮肤变形能力增加，拉伸强度降低。组织学显示，$Tnxb^{-/-}$ 小鼠皮肤中胶原含量明显降低。在超微结构水平，该小鼠的胶原纤维大小和形态正常，但皮肤中的胶原纤维密度减少，与胶原含量减少相对应。对真皮成纤维细胞的研究表明，虽然 $Tnxb^{-/-}$ 和野生型细胞合成I型胶原的过程相似，但 $Tnxb^{-/-}$ 成纤维细胞未能将I型胶原沉积到细胞相关基质中。研究提示 tenascin-XB 是真皮成纤维细胞胶原沉积的重要调节因子。

C1R 和 C1S 基因 其中特定的杂合突变可引起 pEDS，这些为功能获得性突变，即使在没有微生物的刺激下，可使细胞内 C1r 和/或 C1s 活化，细胞外 C1s 活化，进而激活经典补体级联反应。pEDS 相关的 C1R 突变通常为特定

结构域的突变，可影响细胞内加工和分泌，如 C1r 片段在细胞内滞留、分泌聚合物或产生新的 C1r 裂解位点。此外，所有患者的成纤维细胞上清液中均表现出 C1s 的活化和 C4 的活化。在其他 C1S 相关 pEDS 的功能研究表明，C1S 突变可导致 C1s 蛋白 CCP1 结构域末端可被类胰蛋白酶或类 C1s 样酶切割。

临床表现 最常见的特征为皮肤弹性过度、关节活动度增大、组织脆性增加。不同类型 EDS 的临床表现不同。其中 cEDS 和 hEDS 最为常见，主要临床特征如下。

cEDS 以皮肤过度延展、萎缩性瘢痕和全身关节过度活动为主要特征。患者皮肤柔韧、伸展性强、松弛易恢复、脆弱、伤口愈合不良。在多个器官可观察到组织延展性和脆性的表现，如妊娠期宫颈功能不全、腹股沟疝和脐疝、切口疝及儿童早期复发性直肠脱垂。常见关节过度活动的并发症，如肩关节脱位、髌骨脱位、手指脱位、髋关节脱位、桡骨脱位和锁骨脱位，较易治疗，也可自行消退。其他特征包括肌张力减退、运动发育迟缓、频繁疲劳和肌肉抽筋及易瘀伤。心血管方面，可见二尖瓣脱垂，偶见三尖瓣脱垂，通常不产生明显的临床后果；也可见主动脉根部扩张，通常为非进展性，较常见于青年患者。

hEDS 属于病情最轻微的 EDS 类型，但伴有严重的并发症，多为肌肉骨骼疾病。皮肤通常柔软，可能表现为轻度过度伸展。关节常出现半脱位和脱位，可自发发生，也可伴有极小的创伤，并伴有剧烈的疼痛。即使没有明显的半脱位或脱位，常规活动时

关节松弛、不稳定和过度关节活动也是常见的。此外，常见退化性关节炎。多数患者可出现慢性疼痛，是一种严重的并发症，可导致身体和社会心理障碍，包括肌肉或肌筋膜疼痛、神经性疼痛及骨关节炎疼痛。其他临床特征包括易出现瘀伤、肠功能紊乱和心血管自主神经紊乱。11%～33% 的患者可出现主动脉根部扩张，通常程度较轻，在没有明显扩张的情况下，不会增加主动脉夹层的风险。患者可有心理功能障碍，社会心理障碍和情绪问题。

诊断 依据家族史、临床表现、病史、体格检查及心血管评估，关节脱位、半脱位、伤口愈合不良、皮肤易出血、疼痛等症状均有提示意义。体格检查包括皮肤及巩膜、脊柱侧凸和运动范围等的评估。皮肤评估包括弹性、是否有影响不良型瘢痕、重复性创伤、条纹和瘀伤部位等。关节评估主要根据贝顿（Beighton）标准，包括拇指背伸接触前臂、小指背伸、肘关节过伸、膝关节和腰前屈时手掌触底，评估结果>4 分判定为活动过度。心血管方面的检查主要为通过超声心动图评估是否存在二尖瓣脱垂、主动扩张等瓣膜和血管异常。一般根据患者的临床表现、病史、可疑阳性家族史等可初步诊断为 EDS。

明确 EDS 亚型需结合组织学检查、电镜检查及基因检测。皮肤组织病理学检查可见真皮胶原纤维数量减少、颗粒状断裂、弹性纤维数量增多、排列疏松、紊乱等。电镜检查可见胶原纤维形态异常，如大小不一的胶原纤维、不规则的结构破坏等。但电镜检查缺乏特异性，对 EDS 各亚型的鉴别具有局限性。基因检测方法包括单基因测序、Panel 测序、多

重连接依赖性探针扩增技术（MLPA）、定量 PCR 和全外显子组测序等，应根据具体情况选择合适的检测方法。当表型与其他遗传性结缔组织疾病无法区分时，全外显子组测序是最常用的方法。若全外显子组测序仍未能诊断，可考虑采用 MLPA 等检查是否存在外显子水平的缺失或重复。

鉴别诊断 cEDS 需与特纳综合征和皮肤松弛症相鉴别；hEDS 需与马方（Marfan）综合征、洛伊-迪茨（Loeys-Dietz）综合征、斯蒂克勒（Stickler）综合征、脆性 X 综合征、成骨不全症和线粒体肌病等相鉴别。

治疗原则 尚无针对性的治疗方法，早期诊断有助于疾病的监测和管理，治疗以对症治疗和防止外伤为主，需对患者的病情严重程度进行评估，根据具体情况给予多学科个体化治疗。日常生活中，患者应注意防护，尽可能避勉重体力活和剧烈运动。对于 vEDS 应禁用抗凝药物；对于伴有明显关节疼痛的患者，需进行疼痛管理、物理治疗等；对于 kEDS，若患者存在明显的侧凸并呈进行性，可考虑手术治疗。治疗过程中，对于各型 EDS 需定期进行心电图及超声检查、运动功能、凝血功能评估等。

（王 剑）

Sīdíkèlè zōnghézhēng

斯蒂克勒综合征（Stickler syndrome，SS） 在胎儿发育期由几种胶原基因突变导致的常染色体显性/隐性遗传的胶原结缔组织疾病。主要以面部、眼、关节和听力异常为特征。发病率为 0.11‰～0.13‰。

病因和发病机制 根据遗传学特点和眼部表型该病分五型：Ⅰ、Ⅱ、Ⅲ 型分别由 COL2A1、

COL11A1、COL11A2 基因突变导致，呈常染色体显性遗传；Ⅳ、Ⅴ型由 COL9A1、COL9A2 突变导致，呈常染色体隐性遗传；也有少数病例与 COL9A3 基因突变相关，呈常染色体隐性遗传。80%~90%为Ⅰ型；10%~20%为Ⅱ型；COL11A2、COL9A1、COL9A2 和 COL9A3 基因突变相关病例罕见。COL2A1 基因编码胶原 α1 链（Ⅱ型），以此类推，COL11A1、COL11A2、COL9A1、COL9A2 和 COL9A3 分别编码 α1（XI）、α2（XI）、α1（IX）、α2（IX）和 α3（IX），这些产物均为细胞外基质的胶原成分，维持人类器官和关节中结缔组织的结构和强度。因此，上述基因的突变会影响胶原蛋白的生产、加工和组装，造成胶原的缺陷或者减少，从而影响身体不同部位结缔组织的发育，导致不同类型的 SS。

临床表现 ①眼部异常：多表现为玻璃体发育异常、先天性近视和先天性白内障，视网膜脱落高风险等；成年患者可见周边部视网膜格子样变性。②面部异常：包括腭裂、小颌畸形、面中部扁平和短鼻等。③听力异常：常见先天性高频感音神经性听力损伤，也可能发生传导性听力损伤。④骨骼发育异常：包括脊柱异常、关节活动度过大、骨骺发育不良以及早发性骨关节炎。在各亚型中，Ⅰ型以眼部病变为主，Ⅲ型以系统性症状为主。

诊断 尚无统一的诊断标准，主要依据临床表现、眼科检查和分子遗传学检测。通常对具有腭裂、典型面部特征、玻璃体改变或视网膜异常、高频感音神经性听力丧失以及骨骼异常的患者应考虑 SS 的可能。对于临床表现典型和具有家族史的患者可考虑单

基因检测。诊断不明确时可考虑 Panel 测序（包含 SS 相关致病基因）、全外显子组测序和全基因组测序。

治疗原则 以对症治疗为主，应对患儿的颅面部、关节、眼、听力和心脏进行评估，根据患者的具体情况予以合适的个体化治疗。对于腭裂患者，需进行多学科综合治疗和评估，可能涉及语言障碍矫正治疗。对于Ⅰ型患者，视网膜固定术可大大降低巨大视网膜裂孔脱离的风险；可提示患者视网膜脱落的症状和体征，从而可以获得及时的专业诊疗。

（王 剑）

Shǐmìsī-Mǎgàinísī zōnghézhēng
史密斯－马盖尼斯综合征
（Smith-Magenis syndrome，SMS）

RAI1 基因突变导致的常染色体显性遗传性发育疾病。可影响身体多个部位。主要特征表现为轻至中度智力障碍、不同的面部特征、睡眠障碍及行为问题。发病率为 4.0/10 万~6.7/10 万。

病因和发病机制 90%的患者由染色体 17p11.2 区域 3.5Mb 的缺失导致，其中包括 RAI1 基因；10%的患者由 RAI1 基因杂合突变导致。RAI1 基因突变的患者症状较轻，发病年龄相对较晚。RAI1 基因单倍剂量不足是导致该病的关键原因。该基因位于 17p11.2，全长 130kb，编码产物为视黄酸诱导蛋白1，在多种生物学过程中发挥重要作用，涉及细胞生长和周期调控、胚胎神经发育和神经元分化、行为功能和昼夜节律活动、葡萄糖和脂质代谢以及多个系统和器官的发育。RAI1 在神经元中高表达，其分布与其在运动技能和认知中的功能相符。RAI1 参与调控 CLOCK 基因的转录，缺失或突变可导致褪

黑素的分泌紊乱，造成睡眠-觉醒周期的紊乱。RAI1 突变还可下调脑源性神经营养因子和阿黑皮素原，引起肥胖、脂肪分布异常等，也可影响神经嵴迁移和软骨发育，这是颅面异常的机制。

临床表现 累及多个系统和组织。超过 75%的患者可出现颅面部异常（如小头畸形、宽阔方脸、唇外翻等）、骨骼异常（如牙齿异常、手短而宽等）、发育异常（超重、腹部脂肪堆积）、神经行为学异常（婴儿肌张力低下、注意力不集中、认知障碍、睡眠障碍和语言发育落后等）以及耳鼻喉的异常（听力顺势、中耳嵴喉部异常）。此外，还可见身材矮小、脊柱侧凸、自闭症等；近半数患者有心脏缺陷、癫痫发作等；低于 25%的患者可见泌尿系统异常、视网膜脱落等。

诊断 患者具有典型的可识别的表现，包括身体、发育和行为特征。这些表型特征在患儿的婴儿期和幼儿期并不明显，至学龄期，面部和行为特征显著，可作为诊断的重要依据。当表型结果提示为 SMS 时，基因检测应首选染色体微阵列分析 17p11.2 区域是否存在包括 RAI1 基因的缺失。若患者 CMA 未能发现异常，但表型符合，建议进行单基因测序或 Panel 测序检测是否存在 RAI1 错义突变、无义突变或剪切突变。若仍未确诊，可考虑多重连接依赖性探针扩增等技术分析 RAI1 基因内的缺失或重复。对于患者表型无法与其他遗传性疾病相区分时，可首选全外显子组测序。

治疗原则 以对症治疗为主，应对患儿的认知、发育和行为异常的程度以及系统/器官的异常进行评估并予以合适的针对性的治

疗。对于注意力缺陷、多动、行为异常或睡眠障碍的患者可选择精神药物进行治疗。

（王 剑）

Pǔluòtòusī zōnghézhēng

普洛透斯综合征（Proteus syndrome）

以骨骼、皮肤、脂肪等多种组织非对称性过度生长为主要特征的复杂疾病。罕见，自发现以来共报道约 120 例病例，全球范围内活产儿中的发病率低于 1/100 万。

病因和发病机制 该病由体细胞 AKT1 基因嵌合突变引起，疾病严重程度取决于胚胎发育过程中体细胞突变出现的时间和带有突变的细胞数量。AKT1 基因位于染色体 14q32.33，编码蛋白为 AKT，是丝氨酸/苏氨酸蛋白激酶家族的成员，在多种信号通路如 PI3K/AKT、mTOR 中发挥关键作用，参与调控细胞生长、增殖、凋亡和代谢等功能。AKT1 基因的突变破坏细胞自身调节的平衡，促进细胞的生长和增值，导致多种组织和器官的异常生长。

临床表现 主要特征包括不对称的过度生长、骨发育异常、结缔组织痣、表皮组织痣、血管畸形及不规则的脂肪组织。个体差异大，可影响任何部位，最常累及骨骼、皮肤、脂肪和中枢神经系统，且对多种肿瘤、肺部疾病、深静脉血栓和肺栓塞具有易感性。大部分患者出生时症状轻微甚至无明显异常，但在儿童期迅速进展，造成严重的过度生长和畸形。

诊断 需全部符合 3 项一般标准（病变呈镶嵌式分布、散发、进展性病程），以及特殊标准中 A 类（脑回样结缔组织痣）1 项或 B 类（线性表皮疣、脊柱发育不良等）2 项或 C 类（面部异常、血管畸形等）3 项。

对于临床诊断不明确的患者，可通过基因检测是否存在 AKT1 嵌合突变。AKT1 c.49G > A（p.Glu17Lys）是唯一明确的导致 PS 的致病位点，因此，基因检测首选对患者病变组织中 AKT1 的测序。对于仍未明确诊断的患者，进一步选择下一代测序检测外周血和病变组织中其他可能的突变。

治疗原则 治疗需重视多学科综合管理，收集患者各系统的基线资料、影像学资料进行评估，注意定期随访，给予合适的治疗干预，预防并发症的发生，提高患者的生活质量。临床以对症治疗为主：骨骼的过度生长需全面和持续的物理康复治疗，对于出现骨骼畸形的患者需进行手术矫正；针对脑回状结缔组织痣，需加强护理，预防压疮；监测和治疗深静脉血栓和肺栓塞；定期监测肿瘤，及时采取手术切除或其他干预手段；心理咨询。

（王 剑）

xiāntiānxìng bílèiguǎn bìsè

先天性鼻泪管闭塞（congenital nasolacrimal duct obstruction, CNLDO）

鼻泪管的先天发育异常使泪液排出系统部分或完全阻塞所导致的眼病。临床表现为泪液无法正常流出，出现溢泪和刺激性症状。鼻泪管闭塞在新生儿中很常见，无须治疗，通常在出生后 1 年内好转。成人的鼻泪管闭塞可能由受伤、感染或肿瘤引起。

病因和发病机制 该病由染色体 1p13 上 IGSF3 基因纯合突变引起。福斯特（Foster）通过对一个患有双侧鼻泪管阻塞的印度近亲家系中 4 个患病兄弟进行全外显子组测序，确定了该病的病因是 IGSF3 基因 1bp 的纯合性缺失。

桑格（Sanger）测序证实，所有 4 名患者的缺失均为纯合，而其未患病的表亲父母和兄弟均为杂合。此外，先天性鼻泪管闭塞还可见于先天性阻塞、年龄相关性变化、感染、损伤或创伤以及肿瘤和治疗相关等情况。

临床表现 包括流泪过多，巩膜发红，反复发作的眼部感染或发炎（红眼病），内眦肿胀且疼痛，眼睑有硬皮，眼结膜表面分泌黏液或脓液，视物模糊。

诊断 依据临床表现、眼科检查及其他检查，还需检查鼻腔以便确定是否由鼻通道结构紊乱导致闭塞。如果怀疑鼻泪管闭塞，则需进行其他检查来定位闭塞的部位，如泪液排出检查、灌洗和探查、眼成像检查。

治疗原则 鼻泪管闭塞几乎都能治愈。治疗方法取决于引起鼻泪管闭塞的原因，如抗感染扩张、探查和冲洗球囊扩张术、支架植入或插管、肿瘤治疗等。0~2 月龄患儿采取泪囊按摩加局部滴抗炎眼水；2~6 月龄患儿行泪道加压冲洗加泪道探通术；6~12 月龄患儿选取泪道冲洗 1 周后，待局部炎症反应减轻再行泪道探通术治疗；12 月龄以上患儿直接行泪道探通术。

预防 ①积极锻炼身体，增强身体素质，提高机体免疫力，减少细菌入侵；注意保持眼部清洁卫生，禁用脏手揉眼；户外活动时应配戴太阳镜，避免紫外线直射眼睛；若有异物入侵或炎症性反应物存在，及时清除。②出现溢泪时应尽早到医院检查，找出病因，及时治疗；有鼻中隔偏曲、下鼻甲肥大、慢性鼻炎或鼻息肉者应尽早手术治疗，避免引发泪道阻塞；若有肿瘤压迫鼻泪管症状，应尽早治疗原发病；为了降低年龄较大时出现鼻泪管闭塞的风险，需要及时治疗眼部炎症或感染。

（杨正林）

先天性无泪症（congenital ala-crima）

无泪液分泌的先天性泪腺发育不全或未发育疾病。简称无泪。由于泪液减少，泪膜异常，使泪膜对眼表的保护作用减弱。

病因和发病机制 尚不清楚。一般认为与泪腺结构和功能异常、神经分布异常引起的综合征有关。部分病例具有常染色体显性或隐性的遗传学特征。此外，以下因素影响泪液分泌则会加重该病：听神经瘤或小脑脑桥部手术损伤了泪腺神经支配后也可以导致泪液缺乏；泪腺的炎症和肿瘤影响泪液分泌。

临床表现 通常为双侧性，也可单侧发生。婴儿出生时即无泪液分泌，即使刺激也无泪液分泌。患者早期无其他明显症状，之后可因无泪液湿润角膜而导致角结膜干燥（主要表现为眼部异物感）、畏光等。此外，还有结膜充血、眼痛、视力下降等。严重者出现角膜溃疡、穿孔等。

诊断 根据临床表现和相关检查进行诊断。

体格检查 ①视诊：观察眼部是否存在外伤、结膜是否充血等，以初步了解情况。②视力检查：用视力表检查以了解视力水平。③希尔默（Schirmer）试验：明确患者泪液的基础分泌情况和反射分泌情况。

影像学检查 眼部 CT 扫描以了解是否存在泪腺未发育或发育不全的情况。

其他检查 ①泪膜破裂时间（BUT）：了解泪液的分泌情况。②裂隙灯显微镜：可以清楚地观察角膜情况，以了解是否发生角膜溃疡、穿孔等。

治疗原则 主要是对症处理。一般采取保守治疗方法，通过局部使用药物缓解不适症状。①局部滴人工泪液以缓解眼部不适。②预防继发感染，滴抗生素眼液。③口服维生素 C、B 族类药物来进行支持治疗。必要时可能会考虑手术。

预防 ①一级预防：即婚前预防。该病为遗传病，对患者进行基因检测，明确遗传病因；并开展健康教育、普及先天性无泪症防治知识、遗传咨询等。②二级预防：即出生前预防。对致病基因明确的先天性无泪症类型，应选择产前基因诊断及胚胎植入前诊断。③三级预防：即症状前预防。该病预后与是否有相对明确的病因、是否进行及时有效的治疗等有关，应积极治疗，改善症状。

（杨正林）

三 A 综合征（achalasia-Addisonianism-alacrima syndrome，AAAS）

以肾上腺功能不全、贲门失弛缓症及无泪为临床特征的多系统疾病。罕见，约 60% 的患者伴有高度致残的自主神经功能障碍和神经退行性变。由于肾上腺功能不全导致的不明原因的儿童死亡，一些患者直到成年才显现出较轻的症状，因此该病的实际发病率难确定，已报道病例不足 100 例。

病因和发病机制 该病由染色体 12q13 上的 *AAAS* 基因纯合或复合杂合突变引起。该基因编码 546 个氨基酸残基组成的 ALADIN 蛋白，为调节蛋白，属于色氨酸-天冬氨酸重复核孔蛋白，位于核膜，参与调控分子进出细胞核。*AAAS* 基因突变导致蛋白质不能定位于细胞核膜，ALADIN 在核膜上缺失，DNA 修复蛋白无法进入细胞核。没有得到修复的 DNA 损伤会使细胞变得不稳定并死亡。*AAAS* 基因突变导致三 A 综合征的机制仍不清楚。部分患者没有确定的 *AAAS* 基因突变，其遗传原因未知。

临床表现 有贲门失弛缓症、肾上腺功能不全和无泪 3 个特征性的临床表现。贲门失弛缓症可导致严重的喂养困难和低血糖。肾上腺功能不全表现为疲劳、食欲减退、体重减轻、低血压和皮肤变黑。无泪表现为患儿在哭泣时很少或没有眼泪。多数患者都有上述 3 个特征，少数只有两个。

由于自主神经系统的功能紊乱，患者常出现异常出汗、调节血压困难、瞳孔大小不等以及其他自主神经系统功能障碍的症状和体征。还可有其他神经系统的异常，如发育迟缓、智力障碍、语言问题和小头畸形，肌无力、运动问题和四肢神经异常。有的出现视神经萎缩。许多神经系统症状随着时间的推移而恶化。成年患者表现为进行性神经退化、帕金森病和认知障碍。患者常出现手掌和足底外层皮肤角化过度，也可有其他皮肤异常。

该病通常在儿童期或青春期发展为艾迪生病和失弛缓症，大部分神经系统特征在成年后开始出现，症状和体征在受影响的人中有所不同。

诊断 主要基于临床表现和肾上腺功能检测，分子遗传学检测可确诊。该病在婴幼儿期发病与成年期发病的症状不同。婴幼儿期发病者以泪液减少、贲门失弛缓症为指示性症状；儿童期与青年期发病者以贲门失弛缓症和肾上腺功能减退为指示性症状；

成年期发病者则主要为自主神经、多神经受累的神经性病变。泪液减少症状为首发症状，发生于婴儿出生后的几个月内；患者常因导致吞咽困难的贲门失弛缓症就医，使该病得以诊断。

贲门失弛缓症的影像特征：X线下，可见没有胃底气影，纵隔变宽，纵隔内有空气液面。24小时食管测压是检测的金标准，显示下食管括约肌不放松，张力增加，食管失弛缓。吞咽钡剂时可以看到鸟嘴征和鼠尾征。

鉴别诊断 需与其他引发肾上腺功能不全、贲门失弛缓症或泪液减少的病症相鉴别，如贲门失弛缓症需排除消化道狭窄或食管机械性梗阻等病因引起的吞咽梗阻，反流性食管炎、食管环、食管蹼及食管癌等。肾上腺功能不全需与继发性肾上腺皮质功能不全相区别，后者是因促肾上腺皮质激素生成不足导致，对肾素-血管紧张素-醛固酮系统无影响。

治疗原则 尚无治愈方法。治疗的重点是控制该病的症状和体征。死亡的主要原因是肾上腺危象，如能有效管理患者，则可以正常寿命。通常通过替代糖皮质激素治疗肾上腺功能不全。应评估贲门失弛缓症是否需要手术矫正。为患者家庭提供进食和睡觉时预防反流的指导，监测患者的肺部并发症（因为反流和吸入的存在）。定期眼部局部润滑，以防止脱水引起的角膜病变和机会性眼部感染，通常使用局部润滑剂（如人工泪液或软膏）和点状闭塞术（一种用于关闭从眼排出泪水的泪道的手术）。术后泪道症状可得到改善，但只有在外用润滑剂治疗不成功的情况下才进行这种手术。泪腺炎使用人工泪液治疗。

预防 ①一级预防：即婚前预防。有该病家族史的家庭应行 AAAS 基因检测，评估后代患病风险。②二级预防：即出生前预防。对遗传病因明确家庭通过产前基因诊断或胚胎植入前诊断，降低后代患病。③三级预防：即症状前预防。对患者开展健康教育、普及防治知识。积极锻炼身体，增强身体素质，提高身体免疫力；保持眼部清洁卫生等。该病的病死率较高，适当治疗可显著改善预后。

(杨正林)

lèixiàn hé tuòyèxiàn fāyù bùquán

泪腺和唾液腺发育不全 （aplasia of the lacrimal and major salivary gland，ALSG） 以泪腺及唾液腺不发育、口腔干燥并有严重龋病为特征的眼科遗传病。又称先天性泪小点闭塞。由于泪小点的开口未能在出生时自然开放，而是被一层薄膜封闭，泪液不能自然流到鼻内，只能"汪"在眼里或流出来。

病因和发病机制 该病多为常染色体显性遗传，有不同的外显率和表现度，与染色体 5p12 上 FGF10 基因的杂合突变有关。该基因的错义突变（R80S 和 G138E）、FGF10 单倍剂量不足导致 ASLG。该基因突变在 ALSG 和泪-耳-牙-指（LADD）综合征表型之间存在重叠。

临床表现 主要为溢泪，同时伴有口腔干燥、龋病。可并发牙周病、口腔软组织炎症和嗅觉、咀嚼和吞咽障碍。

诊断 确定阻塞部位对于治疗方案的选择十分重要，常用的检查方法有以下几种：

染料试验 在双眼结膜囊内滴入 1 滴 2%荧光素钠溶液，5 分钟后观察和比较双眼泪膜中荧光素消退情况，如一眼荧光素保留较多，表明该眼有相对性泪道狭窄或阻塞。或在滴入 2%荧光素钠 2 分钟后，用湿棉棒擦拭鼻道，若棉棒带绿黄色，说明泪道通畅或没有完全性阻塞。

泪道冲洗 采用钝圆针头从泪小点注入生理盐水，根据冲洗液体的流向判断有无阻塞及其阻塞部位。通常有以下几种情况：①冲洗无阻力，液体顺利进入鼻腔或咽部，表明泪道通畅。②冲洗液完全从注入原路返回，为泪小管阻塞。③冲洗液自下泪小点注入，液体由上、下泪小点反流，为泪总管阻塞。④冲洗有阻力，部分自泪小点返回、部分流入鼻腔，为鼻泪管狭窄。⑤冲洗液自下泪小点注入，自上、下泪小点反流，同时有黏液脓性分泌物，为鼻泪管阻塞合并慢性泪囊炎。

泪道探通术 诊断性泪道探通有助于证实上泪道（泪小点、泪小管和泪囊）的阻塞部位，治疗性泪道探通主要用于婴幼儿泪道阻塞。对于成人鼻泪管阻塞，泪道探通多无根治效果。

X 线碘油造影 可显示泪囊大小及狭窄或阻塞的部位及程度。

治疗原则 可用泪小点扩张器扩张或泪道探针探通。可施行泪小点成形术，术后留置硅胶管，以对抗组织愈合过程中的瘢痕收缩，防止泪小点再闭塞。

预后和预防 该病预后与是否有相对明确的病因、是否进行及时有效的治疗等有关。一般不严重，通过治疗可恢复。预防重点在于早期的精确诊断。

(杨正林)

xiāntiānxìng lèináng lòuguǎn

先天性泪囊瘘管 （congenital larimal fistula） TFAP2A 基因杂合突变引起的常染色体显性遗传

病。又称为鳃裂-眼-面综合征（BOFS）。BOFS 中"B"指支气管皮肤缺陷，"O"指眼部异常，"F"指面部异常，包括唇裂或腭裂、异常鼻、畸形鼻和小牙齿。其他特征包括肾缺陷和先天性心脏缺陷，还有低出生体重、生长延迟、学习挑战、智力障碍和精神健康问题。其头颈部的缺陷在出生时就很明显，通常在儿童期被诊断。截至 2018 年，文献报道的病例不足 100 例。

病因和发病机制 该病由染色体 6p24 上 *TFAP2A* 基因的杂合突变引起，遗传方式为常染色体显性遗传。6p24.3 处有 3.2Mb 的缺失，保守区域中存在 4 种不同的错义突变。格斯特里（Gestri）确定了 *TFAP2A* 基因的 2 个杂合突变，泰金（Tekin）发现了该基因的杂合缺失/插入突变。

临床表现 患儿出生体重较低，并且出生后表现出异常的缓慢生长。

支气管皮肤缺陷 皮肤缺损不是真正的血管瘤，但一直被描述为血管瘤。缺损通常暗粉色或红色，可有湿润、化脓或萎缩。大小不一，小的缺陷如坑状，大的病变则需要切除和重建手术。许多缺损沿颈部两侧呈线状。发生在耳下或耳后的较少见。

眼部异常 包括小眼畸形、上睑下垂、斜视和白内障。先天性鼻泪管闭塞较常见。眼间距通常很大。

面部缺陷 这些缺陷共同形成可识别的面部外观特征。口腔裂缝可以是不完全的或部分的，即所谓假性唇裂。咽部异常宽大，且有一条脊。通常有严重的双侧唇腭裂。牙齿很小、没有或畸形。鼻畸形，有宽大的鼻梁和扁平的鼻尖。耳畸形，通常是低位和向后旋转的。头发过早变白。由于神经无力，会出现面部不对称的情况。

其他 胸腺异常，可缺失，也可位置不典型。头皮和其他部位的皮下囊肿。此外，还有视觉障碍、听力损失和语言障碍。孤独症谱系障碍、先天性心脏缺陷和多指畸形都很罕见。认知能力一般正常。

诊断 若出现支气管皮肤缺陷、眼部异常和面部异常的标志性特征可诊断该病。如果 3 个特征中存在两个，再加上胸腺组织在位置异常（异位胸腺），或父母或子女都受影响，亦可以诊断。*TFAP2A* 基因突变的分子遗传学检测可确诊。

鉴别诊断 需与后天性泪囊瘘相鉴别。先天性泪囊瘘处面裂于胚胎时与表面上皮分开，后期才闭合，如不能闭合则形成瘘。先天性泪囊瘘多见于婴幼儿，常为双侧。瘘管口成粟粒大小凹陷，隐藏于内眦皱褶中，不细心检查易被忽视。瘘管口多在内眦韧带水平之下，挤压泪囊可有泪液至管口溢出。部分患者泪道通畅而仅有少许泪液从瘘孔溢出；亦有部分患者泪道阻塞而从瘘孔溢出泪液。后天性泪囊瘘中是泪囊摘除时，遗有囊壁造成继发感染而形成。

治疗原则 对患者的护理和管理应针对具体的症状和体征，由精通颅面疾病的多专业团队联合治疗。可采取搔刮瘘道，局部烧灼封闭瘘孔或手术切除瘘管。面部畸形和阻塞的鼻导管需进行重建手术。皮肤缺陷不应采用简单的烧灼法治疗。斜视可以通过手术矫正。

预防 该病为常染色体显性遗传病，应进行遗传咨询。积极锻炼身体，增强身体素质，提高身体免疫力；需注意保持眼部清洁卫生。

（杨正林）

xiǎoyǎn jīxíng
小眼畸形（microphthalmia, MCOP）
一组以眼球前后径小于正常范围为特征的先天性发育异常。为胚胎裂闭合以后眼球发育停滞，眼球体积小，但无其他显著畸形。常为散发性，约 1/4 有家族史，具有遗传异质性。

病因和发病机制 在人眼发育过程即视泡形成、视杯和/或晶状体诱导形成、胚胎裂闭合、眼前后房形成和眼功能成熟的任一过程中发生错误，均导致眼部结构异常甚至眼球缺失，特别是视泡形成、视杯和/或晶状体诱导形成过程异常将导致严重的眼球发育不全。先天性小眼球和妊娠期母体感染风疹病毒、巨细胞病毒或弓形虫等有关。该病有一定的遗传倾向，但多数为散发病例，与某些基因突变有关（表 1）。已发现有 7 个致病基因的突变可导致单纯性小眼畸形。

临床表现 患儿出生时单侧或双侧眼球畸形，眼球直径较健眼或正常新生儿明显缩小，角膜直径变小伴混浊，前房消失，有时仅表现为结膜囊中芝麻大小的小黑点，视功能检查对光线刺激无反应。常伴有眼眶及周围骨骼和软组织的发育不全，如患侧睑裂和眉毛短小、结膜囊狭窄或闭锁、眼部软组织发育不全、眶口和眶腔狭小等。CT 显示患侧眶容积较健侧缩小，可见缩小的眼球或眼附属器。严重时合并全身性疾病或综合征。

由于眼睑、眼窝、眼眶的发育有赖于正常眼球发育的刺激，先天性小眼球或无眼球患儿如果

表1　小眼畸形致病基因

类型	OMIM 表型	表型 MIM	遗传方式	基因定位	基因
MCOP1	Microphthalmia，isolated 1	251600	AR	14q32	–
MCOP2	Microphthalmia，isolated 2	610093	–	14q24.3	CHX10
MCOP3	Microphthalmia，isolated 3	611038	AR	18q21.3	RAX
MCOP4	Microphthalmia，isolated 4	613094	–	8q22.1	GDF6
MCOP5	Microphthalmia，isolated 5	611040	AR	11q23	MFRP
MCOP6	Microphthalmia，isolated 6	613517	AR	2q37.1	PRSS56
MCOP7	Microphthalmia，isolated 7	613704	AD	12p13.1	GDF3
MCOP8	Microphthalmia，isolated 8	615113	AR	15q26	ALDH1A3

注：AD. 常染色体显性；AR. 常染色体隐性。

在生长发育期不进行治疗，随着出生后健侧眶面的继续发育和患侧眶面的发育迟滞，双侧发育不均衡持续加剧，并影响颅面的颞骨、颧骨和上颌骨发育不全。

诊断　主要依靠病史、眼球影像学检查进行诊断。眼球超声可了解眼球的大小及眼内的结构有无异常。眼眶磁共振成像或 CT 可见小眼球发育形态不同，有的眼球极小如米粒，有的隐藏在眼眶内，该检查可了解眼球和眼眶内的结构。

胎儿小眼畸形诊断标准一般通过四维彩超进行判断，若发现胎儿眼部出现畸形，就可初步诊断，但还需进一步的羊水穿刺或是唐氏综合征筛查。

治疗原则　主要针对促进眼部和眶周软组织及骨的发育不全和外观的改善，尚无法解决视功能障碍。眼眶扩张装置可持续刺激眼眶骨骼和软组织的发育，如大小不等的结膜囊形态支撑物，能够扩张眼睑和结膜囊，刺激眼眶发育。干预治疗应尽可能开始于出生后数周内，每 3~4 周增大形态支撑物，促进软组织的扩张。

对于病情严重患者或眼眶扩张装置已无法促进眶周发育时，一旦发现眼眶发育迟缓，应尽早植入足够大的眶内植入物以促进

眶骨及面中部的发育。新型的眼眶扩张器，如自膨胀水凝胶组织扩张器，可充气、注水的球形扩张器等，为患儿的手术整复治疗提供了新的选择和方式。对患者的早期干预和及时治疗，可减少甚至避免眼眶和面中部发育不良的发生。

预防　①一级预防：即婚前预防。对于所有患者进行基因检测，尽可能明确遗传病因；对患者开展健康教育，对具有遗传家族史患者进行遗传咨询等。②二级预防：即出生前预防。对致病基因明确的小眼畸形类型，应进行产前基因诊断及胚胎植入前诊断，对妊娠期间母体进行风疹病毒、巨细胞病毒或弓形虫等抗原和抗体检测。③三级预防：即症状前预防。早期精确诊断并进行治疗，提高患者生活质量。

（杨正林）

xiǎoyǎn jīxíng bàn xiànxìng pífū quēsǔn

小眼畸形伴线性皮肤缺损

（microphthalmia with linear skin defect，MLS）　以单侧或双侧小眼畸形和/或无眼以及线性皮肤缺损为主要临床特征的遗传病。又称加扎利-坦普尔综合征（Gazali-Temple syndrome）。罕见。该病线性皮肤缺损通常累及面部和颈部，

出生时即可发病，缺损部位随着年龄增长愈合。

病因和发病机制　HCCS、COX7B 和 NDUFB11 为 MLS 的致病基因。三者编码线粒体呼吸链正常运作所必需的蛋白质。典型线粒体疾病以出生后器官衰竭而非发育受损为特征，因此 MLS 可被定义为一种非典型的线粒体疾病。HCCS 的功能失去性突变造成氧化磷酸化的功能缺陷，以及细胞凋亡的严重抑制，扰乱细胞坏死和凋亡之间的平衡，促进细胞坏死，导致 MLS 发生。细胞坏死引发炎症反应，导致邻近细胞损伤，这是 MLS 特有临床表型的关键原因。NDUFB11 的功能失去性突变可引起线粒体呼吸链复合体 I 组装和活性缺陷，导致线粒体呼吸受损；此外，NDUFB11 不足也可导致细胞生长减缓和细胞凋亡增加，最终引发 MLS。

临床表现　主要有单侧或双侧小眼畸形和/或无眼以及线性皮肤缺损。线性皮肤缺损通常累及面部和颈部，出生时即可发病，缺损部位随着年龄增长愈合，且瘢痕不明显。临床症状无基因型-表型相关性。该病具有一定临床异质性，其他临床表型（发生率<70%）分为以下几大类（按照发病率的高低排序）。

眼部异常 角膜巩膜化、眼眶囊肿、小角膜、眼睑裂缝、角膜白斑、虹膜角膜粘连、伴全/周围前粘连的先天性青光眼、无虹膜、白内障、前玻璃体动脉退化不全、玻璃体混浊以及出现视网膜色素上皮细胞的色素减退区。

中枢神经系统异常 胼胝体发育不全、无脑、小头畸形、脑水肿、发育迟缓/智力障碍和小儿惊厥。

心脏异常 肥厚性或嗜酸细胞性心肌病、心房或室间隔缺损、心律失常（如室上性心动过速和室颤）。

其他 身材矮小，泌尿生殖系统畸形包括双核子宫、生殖器不明确、肛门闭锁，或男性（46, XX 核型）罕见的阴茎尿道下裂、听力障碍、指甲营养不良和膈疝。

诊断 同时患有小眼症和/或无眼症以及线性皮肤缺损是诊断 MLS 的标准。对于仅有小眼症和/或无眼症，或仅有线性皮肤缺损的女性，特别是其具有与 X 染色体连锁遗传一致的男性致死性家族史时，应怀疑 MLS。几乎所有患者均为女性，男性患者通常为 XX 核型。

诊断标准 ①小眼症和/或无眼症：在约 81% 的病例中出现，可累及单侧或双侧眼。②线性皮肤缺损：在约 75% 的病例中出现；可于出生时发病；常累及面部和颈部，可累及头部，偶发于上躯干；该表型随着年龄增长而减轻，且瘢痕不明显。

基因检测 对疑似 MLS 的患者（仅有典型皮肤缺损，或仅有眼部异常症状）进行基因检测。若其为携带 COX7B、HCCS 或 NDUFB11 基因杂合致病突变的女性患者，或为 COX7B、HCCS 或 NDUFB11 基因半合子突变的男性患者，即可辅助临床诊断为 MLS。

若患者满足两个诊断标准，可选择靶向基因测序；若患者临床症状不典型，可进行全外显子测序或全基因组测序。

鉴别诊断 需与以下疾病相鉴别（表 1）。

治疗原则 给予对症治疗。对严重的小眼症和无眼症患者进行假体修复术；对皮肤缺损进行常规护理；对并发的小头畸形、癫痫或其他神经系统症状进行治疗；对发育迟缓及智力障碍的患者进行治疗和特殊教育。若出现其他症状，则采取对症治疗措施。

预防 ①一级预防：即婚前预防。避免近亲结婚，有该病家族史的患者更应进行致病基因检测，以及遗传咨询评估生育风险。②二级预防：即出生前预防。对已生育该病患儿的家庭实施产前基因诊断，降低患儿出生的再发风险。③三级预防：即症状前预防。通过新生儿筛查，在患者出现症状前早期诊断和早期治疗，避免发生进一步损伤。

（杨正林）

nèizì zhuìpí

内眦赘皮（epicanthus） 由鼻侧向内眦部扩展的皮肤，遮蔽于内眦角前方而形成一片斜向或垂直分布的皮肤皱襞。是最常见的先天性眼睑疾病，可能是一个孤立现象，也可能是先天性上睑下垂（眼睑下垂）、唐氏综合征或睑裂缩短（水平和垂直上睑裂缩短）综合征的一个相关特征。可以是单侧或双侧，最突出的是在上眼睑。

病因和发病机制 先天性内眦赘皮又称为单纯性内眦赘皮，其发生与遗传、种族、年龄等因素有紧密联系。一般双侧发病，少数可伴有上睑下垂等其他眼部先天发育异常。后天性内眦赘皮又称外伤性内眦赘皮、瘢痕性内眦赘皮，主要由外伤、烧伤、眼部手术导致。多为单侧发病，常伴有眼部邻近组织损伤。研究发现，内眦赘皮表现为显性遗传。

临床表现 通常无自觉症状，

表 1 MLS 的鉴别诊断

疾病	基因	遗传方式	临床症状	
			与 MLS 相同	与 MLS 不同
灶性皮肤发育不全	PORCN	X 连锁	明显的皮肤表型（皮肤发育不全）；眼部异常	该病具有肢体和骨骼畸形
色素失调（IP）	IKBKG (NEMO)	X 连锁	皮肤缺损；眼部异常	IP 出现：可出现在躯干任何部位的水疱和红斑；疣状病变
眼脑皮肤综合征（OCCS）	未知	未知	局灶性皮肤缺损；无眼症/小眼症	OCCS 出现：多见于男性；脑部异常；精神运动障碍和癫痫
艾卡尔迪（Aicardi）综合征	未知	X 连锁	小眼畸形、皮肤色素病变	该病出现：胼胝体发育不全；独特的脉络膜视网膜腔隙；婴儿痉挛

因重度内眦赘皮遮盖内眼角，常使患儿看起来像是内斜，称为假性内斜。偶尔内眦赘皮会牵引上睑或下睑内翻形成倒睫。病变常为双侧。内眦赘皮主要是影响外观，出现类似内斜或使双眼距离看起来比较宽而影响美观。常合并上睑下垂、睑裂缩小、内斜视、眼球向上运动障碍及先天性睑缘内翻。部分患者可出现眼部异物感、畏光、流泪等症状。严重的内眦赘皮可遮挡水平视野，缩窄视野。

内眦赘皮的严重程度可以根据赘皮宽度和遮盖泪阜的程度分级。轻度内眦赘皮：赘皮窄，宽度为1.0~1.5mm，皱襞遮盖泪阜不足1/2。中度内眦赘皮：赘皮宽度为1.5~2.5mm，皱襞遮盖泪阜的1/2~2/3。重度内眦赘皮：赘皮宽度超过2.5mm，泪阜大部分或完全被遮盖。

内眦赘皮可能与其他各种疾病有关，如上睑肥大症、上睑下垂、唐氏综合征或单独发现。跗骨变异是亚洲眼睑的一种正常的解剖学变异。内眦倒转与上睑炎综合征有关。有明显内眦皱襞的儿童，由于鼻侧巩膜显示减少，可能出现内窥性，导致假性斜视。

诊断　取决于游离褶皱的起源和构造，以及眼部检查。

分型　根据游离褶皱的起源和构造，内眦赘皮分4种亚型。①睑板型：常见于亚洲人，褶皱起自上睑睑板区呈扇形进入内眦。②倒向型：为异常表现，属于小睑裂综合征，褶皱起于下睑板区，向上延伸至内眦。③睑型：位置更靠前，从上睑板延伸至框下内侧缘上方。④眉型：褶皱从眉毛稍下方开始向下延伸至泪囊上方。

检查　①眼部检查：观察眼部外观，判断是否有内眦赘皮和内眦赘皮的程度。②其他检查：裂隙灯显微镜检查可观察有无倒睫，有无眼睑内翻以及角膜有无损伤；眼科专用手电筒可排除共同性内斜视。

鉴别诊断　需与远眦赘皮相鉴别。远眦赘皮也由内眦发育异常导致，指眦之间的软组织距离增加，正常人的眦间距约为双侧瞳孔间距的一半。其与沃登伯格（Waardenburg）综合征有关。

治疗原则　多数无须治疗，因为随着鼻梁和面部中部的发育，内眦赘皮通常会自动消退。假性斜视也会随之解决。

手术治疗需纠正异常的皮肤褶皱，原因是内侧眼角内的皮肤分布不良，内侧眼角内眼轮匝肌纤维肥大或扭曲（眼眶部分位于内侧眼角肌腱上方，而不是在其鼻部），以及上睑提肌肌腱内侧角异常地附着在内侧眼角肌腱的前部。在患儿5岁前不考虑手术修复，应等到青春期再进行。根据患者年龄，手术可在局部或全身麻醉下进行，术式包括双Z成形术、布莱尔（Blair）矫正术、Y-V成形术和穆斯塔德（Mustardé）矫正术。

预防　该病多为先天发育异常导致，尚无有效预防手段。日常应注意保护眼部，避免受伤，对预防后天性内眦赘皮有积极意义。对先天性内眦赘皮还可进行遗传咨询。

（杨正林）

shàngjiǎn zhuìpí

上睑赘皮（epiblepharon of upper lid）

常染色体显性遗传性眼睑异常疾病。是眼睑赘皮的亚型之一，白种人常见，也多发于亚洲人群，表现为皮肤和眼睑前轮匝肌的水平褶皱遮蔽上眼睑边缘，本质上属于过度的内眦赘皮。

病因和发病机制　发病机制尚不明确。普遍认为，眼轮匝肌纤维的Z形扭结或附着于眼轮匝肌和皮肤的提肌腱膜缺失是导致上睑赘皮的主要病因。东方人群中，眶隔在提肌腱膜的插入位置较低，导致眼眶脂肪向下延伸，使提肌腱膜与皮下组织的附着力减弱；再加上大量的睑板前轮匝肌和眉毛脂肪垫向睑板前空间延伸不足，导致眼睑褶皱不佳或缺失。

临床表现　由于提肌纤维在皮肤和眼轮匝肌的插入较弱或缺失，悬垂在眼睑边缘的眼睑前板导致睫毛笔直向下（睫毛下垂）或向内转向角膜，眼睑软骨的位置一般正常。

诊断　依据临床表现和眼科检查可诊断。

鉴别诊断　上睑赘皮与上睑下垂和睑内翻易混淆。睑内翻的整个上睑边缘转向眼球，而上睑赘皮的上眼睑边缘处于正常位置，患者睫毛呈笔直向下或通过皮肤褶皱向内转向角膜，并于斜视时加重。与上睑下垂相比，上睑赘皮的上眼睑边缘处于正常高度。

治疗原则　去除悬垂的眼睑前板层并重新固定其位置可改善睫毛下垂。埋线缝合术是亚洲国家治疗上睑赘皮的技术之一，其与切口手术相比具有许多优点，如手术时间短、不形成瘢痕、易于去除或再次手术。然而，埋线缝合术也有并发症，如眼睑褶皱过宽或过窄、囊肿、包涵囊肿、感染和复发，其中眼睑折痕缺失导致的复发是主要并发症。

进行埋线缝合术时，首先在眼睑上标记3个点，使用一对镊子捏住并固定皮肤，以形成足够的眼睑折痕。使用卡斯特罗维耶霍（Castroviejo）卡尺测量缝合范围和眼睑边缘至固定点的距离；在不施压的情况下，使用游标卡尺分别在3个标记点处测量上眼睑厚度。外翻上眼睑，测量上眼睑边缘到中央睑板上缘的高度。局部或全身麻醉后，在3个标记点做3个小刺切口；外翻上眼睑，从结膜向皮肤方向缝合结扎4次。埋线缝合术复发率受手术类型、缝合次数、缝合材料类型以及眼睑厚度的影响，使用的缝合材料、患者接受手术的年龄和患者性别均与术后复发无关，而当患者的内侧上眼睑厚度大于3mm，或外侧上眼睑厚度大于3.25mm时，术后复发上睑赘皮的可能性较高。

预防 ①一级预防：即婚前预防。开展婚姻和生育指导，避免近亲结婚。②二级预防：即出生前预防。上睑赘皮作为一种遗传性眼病，暂无明确的致病相关基因，无有效的二级预防措施。③三级预防：即症状前预防。通过新生儿筛查，在患者出现症状前早期诊断和早期治疗，避免发生进一步损伤。

（杨正林）

xiàjiǎn zhuìpí

下睑赘皮（epiblepharon of lower lid）

常染色体显性遗传性眼睑异常疾病。表现为皮肤和眼睑前轮匝肌的水平褶皱遮蔽眼睑边缘，引发下眼睑睫毛向上、向内朝向角膜和结膜（倒睫）。常累及双眼，在东亚人群中的发病率较高，中国3~6岁儿童的发病率约为26.2%，中重度下睑赘皮的发病率约为11.9%。

病因和发病机制 与性别和年龄显著相关。男童比女童更易罹患下睑赘皮；3~5岁幼童比6岁幼童罹患下睑赘皮的可能性更高。

该病的发病机制尚不明确。

有研究认为，皮肤和眼睑前轮匝肌与下方睑板的附着较弱，因此抬高了眼睑边缘附近的皮肤褶皱，并将睫毛推向角膜。也有研究认为，隔膜在皮下平面中无法交叉、眼睑缩肌无法进入皮肤等都可能是下睑赘皮的原因。

临床表现 下眼睑皮肤的水平褶皱局限于下眼睑内侧，在所有病例中，褶皱均向外侧倾斜。临床常表现为无症状或轻症，且赘皮可随年龄增长自行消退，但由于其发生于视觉的关键时刻，因此若角膜和结膜长期受刺激，出现不同程度的眼部刺激症状，如流泪、瘙痒、畏光和异物感等，若未得到及时治疗，可引发屈光不正、角膜炎、角膜溃疡和视力障碍，约52.2%的患者出现1D或更高度的散光。

儿童散光风险显著增加；患有下睑赘皮的学龄前儿童的近视风险较远视风险更高。

诊断 患者尽力睁大双眼后，使用最弱光源和裂隙灯对第一眼位时的下眼睑进行观察，出现下眼睑水平皮肤褶皱，倒睫接触角膜表面，无睑板内旋，即可诊断。

疾病分级 根据皮肤褶皱的高度和第一眼位时眼睑边缘的隐藏程度，Khwarg分级将下睑赘皮分为4级：当皮肤褶皱最高线位于下眼睑边缘以下时，为Ⅰ级；当皮肤褶皱最高线位于下眼睑边缘或高于下眼睑边缘，且不遮蔽下眼睑边缘时，为Ⅱ级；当皮肤褶皱最高线位于下眼睑边缘上方，且下眼睑内侧边缘遮蔽少于1/3时，为Ⅲ级；当皮肤褶皱最高线位于下眼睑边缘上方，并且下眼睑边缘内侧遮蔽多于1/3时，为Ⅳ级。

多数情况下，倒睫接触眼表的区域主要局限在内侧球结膜，在中度至重度病例，接触面从内侧球结膜延伸至外侧角膜。因此，根据倒睫接触眼表部位到内眦的距离，Khwarg分级将倒睫的严重程度分为3级：倒睫接触角膜的部位局限在角膜内侧1/3为Ⅰ级；倒睫接触角膜的部位局限在角膜内侧2/3为Ⅱ级；倒睫接触角膜的面积大于角总面积的2/3为Ⅲ级。

下睑赘皮引发的角膜溃疡通常局限在角膜下2/3，而角膜溃疡的宽度范围可从内角膜缘至整个角膜宽度。因此，角膜溃疡的严重程度可根据溃疡面积分为3级：无角膜溃疡为Ⅰ级；当角膜溃疡局限于角膜内侧1/3时为Ⅱ级；当超过1/3的角膜出现溃疡时，为Ⅲ级。

治疗原则 下睑赘皮可随着年龄增长自发消失，只有出现严重的眼部刺激症状或出现明显的角膜炎时才需要进行手术治疗，可以采用全层眼睑缝合、埋线缝合、V-Y成形术以及皮肤和眼轮匝肌切除术。全层眼睑缝合通过在皮肤、眼轮匝肌和眼睑缩肌之间形成瘢痕，在避免牺牲正常眼睑组织的前提下纠正下睑赘皮，该手术操作简单，能在局部麻醉下进行门诊手术，然而该手术的复发率较高（29%），因此，仅推荐轻度病例采取全层眼睑缝合术。用睑板固定的皮肤和眼轮匝肌切除术［改良霍茨（Hotz）手术、霍茨-塞尔萨斯（Hotz-Celsus）手术］是最常用的手术类型；然而，如果去除过多的皮肤或眼轮匝肌，可能会导致下眼睑回缩或外翻；倘若去除的皮肤太少，也可导致下睑赘皮的复发。

预防 ①一级预防：即婚前预防。开展婚姻和生育指导，避免近亲结婚。②二级预防：即出生前预防。下睑赘皮暂无明确的致病相关基因，无有效的二级预防措施。③三级预防：即症状前预防。通过新生儿筛查，在患者出现症状前早期诊断和早期治疗，避免发生进一步损伤。

(杨正林)

yǎnliè xiáxiǎo-nèizì zhuìpí-yǎnjiǎn xiàchuí

眼裂狭小-内眦赘皮-眼睑下垂 （blepharophimosis, ptosis and epicanthus inversus syndrome, BPES）

以睑裂狭小（睑裂的宽度和高度均缩小）、上睑下垂、内眦间距增宽以及倒向型内眦赘皮为特征的先天性眼睑异常。又称睑裂狭小综合征、考姆特综合征（Komoto syndrome）。1841年，德国外科医师弗雷德里希·奥古斯特·冯·安蒙（Friedrich August von Ammon）首先报道该病并指出有遗传性。该病常有家族遗传史，偶有散发病例，为常染色体显性遗传，发病率约为2/10万。

分型　该病临床分为两型：Ⅰ型除眼睑异常外，女性患者还伴有卵巢早衰；Ⅱ型则只累及眼睑而不影响生育功能。

病因和发病机制　该病由位于染色体3p23区域的FOXL2基因突变所致。通过定位克隆，克里斯波尼（Crisponi）鉴定了导致蛋白质截短的FOXL2基因突变。贝森（Beysen）发现了FOXL2基因上游230kb有4个重叠的外源性微缺失。缺失重叠的最短区域包含几个保守的非基因序列，其中包含假定的转录因子结合位点，并代表潜在的长程顺式调节元件。他们还发现了FOXL2基因下游存在约188kb的微缺失。文森特（Vincent）发现了FOXL2基因中有10个丙氨酸残基的杂合重复。

那拉坦比（Nallathambi）发现了FOXL2基因中存在纯合重复，导致多聚丙氨酸从14个残基扩增到19个残基（Ala19），Ala19是FOXL2基因中最短的聚丙氨酸扩增（+5），可能赋予残余酶活性。在Ⅱ型BPES和E69K突变家族（BPES6家族）中，一些患者为杂合，另一些为纯合；突变纯合子的表型更严重。突变使编码的蛋白截短导致Ⅰ型BPES，而多聚丙氨酸域的延展则与Ⅱ型BPES发病有关。

临床表现　主要为睑裂宽度和高度的缩小、内眦间距增宽、倒向型内眦赘皮。睑裂高度的缩小表现为上睑下垂，常为重度，视物喜抬头抬眉；睑裂宽度的缩小表现为小睑裂，重度患儿睑裂横径仅为正常儿童的1/2。常伴有下眶缘发育不全和下睑外翻。

该病常合并其他先天异常：合并鼻梁低、鼻根部宽者较多，亦可合并小眼球、小角膜、泪小管延长及泪小点向外偏移等。Ⅰ型BPES还合并卵巢功能异常所致的不孕、原发性闭经或提前闭经、小子宫等。少数患者合并不同程度的智力缺陷。

诊断　根据典型的临床症状和辅助检查可诊断。眼科检查可观察有无睑裂狭小、上睑下垂、内眦赘皮，以及内眦间距、有无眼球活动障碍，并可检测有无视力下降等，并依据患者的眼部症状做出诊断。通过检查基因有无异常，可辅助确诊。

Ⅰ型患者在临床表现的同时还应诊断为卵巢早衰，需结合患者病史、临床表现、实验室检查等进行诊断。

鉴别诊断　需与上睑下垂、内眦赘皮等相鉴别。

治疗原则　手术治疗是矫正眼部畸形的唯一方式，需接受开大睑裂水平径和垂直径的手术。多需分期进行，先行内外眦成形手术以开大睑裂水平径，间隔6个月后再行上睑下垂矫正手术从而开大睑裂垂直径。内眦成形术的术式有Y-V成形术和穆斯塔德（Mustardé）矫正术等，外眦成形术的术式有冯·安蒙外眦成形术、Fox外眦成形术等。上睑下垂矫正需根据上睑肌肌力不同选择不同的术式，大部分睑裂狭小综合征患者的肌力较差，多数选择利用额肌的上睑下垂矫正术。

预后　良好，患儿的视力受损与眼部先天畸形严重程度与手术情况有关，轻症可手术实现临床治愈，严重者可能遗留视力受损表现。

预防　①一级预防：即婚前预防。该病是遗传眼病，所有患者应进行基因检测，明确遗传病因；开展健康教育，对具有遗传家族史患者进行遗传咨询。②二级预防：即出生前预防。应进行产前基因诊断及胚胎植入前诊断。③三级预防：即症状前预防。早期诊断，早期治疗，可提高患者的生活质量。

(杨正林)

Dāndí-Wòkè jīxíng

丹迪-沃克畸形 （Dandy-Walker malformation, DWM）

累及颅后窝和小脑的先天性畸形。又称第四脑室孔闭锁综合征。发病率为0.03‰~0.1‰。

病因和发病机制　发病机制为小脑蚓部发育不全或缺失、第四脑室闭合不全、颅后窝囊肿，最终引发第四脑室扩大、小脑蚓部向上位移、颅后窝扩大。伴随小脑幕、横窦和环窦的上移。

病因尚不完全清楚，但多数DWM由遗传和环境因素共同作用所致，包括孕期应用华法林、大量饮酒、母体糖尿病以及风疹、巨细胞病毒、弓形虫等感染。

少数 DWM 是某些遗传综合征的临床表现之一。已知 13 三体综合征、18 三体综合征和 21 三体综合征、9 号染色体短臂三体综合征、3q22-25 缺失（包含 *FOXL2* 基因的 3q22.2，*ZIC1* 和 *ZIC4* 基因的 3q24-3q25.33 缺失）与该病发生相关；位于 2q36.1 的基因座与常染色体显性 DWM 伴枕部头膨出相关。21%～81% 的 PHACE 综合征患者伴有 DWM。其他伴有 DWM 的相关遗传病包括口-面-指综合征、科芬-西里斯（Coffin-Siris）综合征、梅克尔-格鲁贝尔（Meckel-Gruber）综合征 7 型和卡尔曼（Kallmann）综合征、3C 综合征、鲁宾斯坦-泰比（Rubinstein-Taybi）综合征、马登-沃克（Marden-Walker）综合征、谢尔登-霍尔（Sheldon-Hall）综合征、沃登伯格-沙阿（Waardenburg-Shah）综合征、弗里斯（Fryns）综合征、沃克-沃伯格（Walker-Warburg）综合征、福山型（Fukuyama）先天性肌营养不良、埃利伟（Ellis-van Creveld）综合征、弗雷泽（Fraser）综合征、艾卡尔迪（Aicardi）综合征、科妮莉亚德朗厄（Cornelia de Lange）综合征、克利佩尔-费尔（Klippel-Feil）综合征和肢端胼胝体综合征等。

临床表现 具有临床异质性。脑积水是最常见的表现，约 80% 的病例在 1 岁内出现，表现为头颅进行性增大、前囟门膨隆，枕骨区突出，头痛、呕吐等；可有眼球水平震颤、共济失调等小脑功能异常表现；50% 以上患者有运动发育迟缓、智力低下以及癫痫等。

2/3 以上 DWM 常伴有其他中枢神经系统（CNS）和非 CNS 的畸形。常见的 CNS 异常有脑室扩大、胼胝体发育不全、前脑无裂畸形、脑膨出、神经元移行异常等；常见的非 CNS 异常有先天性心脏病、多囊肾和面裂。其他不常见的合并症包括多指、并指、膈疝、外生殖器模糊、胎儿生长受限等。

诊断 小脑蚓部部分或完全缺失、第四脑室扩张或颅后窝囊肿、脑积水为 DWM 3 个主要特征。因此，诊断主要依据影像学检查。出现脑积水等上述临床表现的婴幼儿，行头颅 CT 或磁共振成像（MRI）检查。有小脑蚓部发育不全、颅后窝囊肿及脑积水等可做出诊断，但脑积水不是所有患者都有。妊娠期主要通过超声检查，典型表现为两侧小脑半球分开，中间无联系，蚓部完全缺如，颅后窝池明显增大，第四脑室增大，两者相互连通。妊娠中晚期超声不能排除神经元移行异常或脑沟形成异常，应结合产前 MRI 检查进行诊断。

当影像学提示 DWM 时，建议患者行染色体核型分析。若染色体核型未见异常，可考虑行染色体微阵列分析、拷贝数变异测序或全外显子组测序。

鉴别诊断 妊娠期胎儿 DWM 主要与其他颅后窝囊性畸形相鉴别，包括布莱克囊肿、巨型脑池、蚓部和小脑发育不全以及蛛网膜囊肿。相较于其他颅后窝囊性畸形，DWM 预后较差，且合并症状较多。布莱克囊肿是颅后窝发育过程中的正常胚胎结构，约 1/3 的囊肿于妊娠期自行消退，90% 的病例神经系统发育正常。在超声影像学中，布莱克囊肿的诊断标准如下：具有正常的解剖结构和蚓部大小；蚓部轻度至中度旋转；小脑池大小正常。

婴幼儿 DWM 主要与以下疾病鉴别。①巨型枕大池：可能是解剖变异，其第四脑室及小脑蚓部发育正常。②颅后窝巨大蛛网膜囊肿：可引起第四脑室向前移位，幕上脑积水，小脑幕抬高，但不与脑室系统相通，小脑蚓部发育正常。

治疗原则 如果胎儿为典型 DWM，则产后病死率高，约为 20%。存活者一般在 1 岁内出现脑积水或其他神经系统症状，40%～70% 出现智力障碍和神经系统功能障碍。建议咨询母胎医学与儿科神经病学专业医师，必要时终止妊娠。婴幼儿患者治疗的主要目标是控制脑积水和扩大的颅后窝囊肿，降低其所导致的颅内压升高，减少脑损伤。少数患者不出现脑积水，则可根据症状进行对症治疗。

预防 ①一级预防：孕期预防风疹病毒、巨细胞病毒及弓形虫等感染。积极治疗母亲糖尿病，禁止饮酒等。对 DWM 患者进行遗传学检测，依据检测结果评估生育风险。②二级预防：妊娠期定期产检，主要运用超声及 MRI 检查胎儿，预防典型 DWM 患者出生。③三级预防：出生后定期儿童保健检查，在患者出现症状前早期诊断和早期治疗。避免发生进一步的功能损伤。

（杨正林）

yuánzhuī jiǎomó

圆锥角膜（keratoconus，KC）

一类双侧非炎症性以角膜扩张变薄并呈圆锥状凸起为特征的致盲性眼病。多发于青春期，在 30～40 岁进入病程稳定期，一般双眼发病，但两侧的严重程度不一，可有近视、不规则散光、角膜瘢痕等表现。全球发病率约为0.5‰，其中60%需要医疗手段干预，男女比例约为1.68：1。

病因和发病机制 如下。

病因 主要与遗传因素有关。根据人类在线孟德尔遗传数据库（OMIM），与圆锥角膜相关的基因有9类（表1）。其他相关因素有物理性拉扯（如经常揉眼可损坏角膜，并可加速圆锥角膜的进展）和其他疾病因素，如视网膜色素变性、先天性黑蒙症、眼睑松软综合征、21三体综合征、埃勒斯－当洛（Ehlers-Danlos）综合征或先天性结缔组织发育不全综合征、过敏性鼻炎和哮喘等。

发病机制 尚不明确，可能与导致角膜胶原蛋白破裂的酶有关，虽然其被归类于非炎症疾病，但一些蛋白水解酶、细胞因子及自由基（MMP-9、IL-6、TNF-α等）均在圆锥角膜发病中发挥重要作用，显示出类炎症疾病的特性。相关发病机制有以下几种。

炎症 患者泪液中的部分炎症因子和基质金属蛋白酶9（MMP9）水平显著上升，且上升水平与疾病严重程度相关，提示慢性炎症参与圆锥角膜的发病。

线粒体 DNA 患者角膜mtDNA与nDNA（细胞核DNA）的比例与正常角膜相比有下降的趋势，mtDNA去除增加，而角膜变薄区域的细胞色素C氧化酶亚基I（MTCO1）水平降低，提示氧化应激及mtDNA完整性的改变共同作用，参与圆锥角膜的发病。

酶改变 患者角膜中与氧化应激相关的酶表达水平与活性均有改变，如过氧化氢酶和组织蛋白酶V/L2、B、G的表达水平升高，刺激过氧化氢的产生，进而上调过氧化氢酶的表达；而基质金属蛋白酶抑制剂1（TIMP1）的表达水平降低，结合上调的组织蛋白酶V/L2，推测两者在基质降解中发挥重要作用，而角膜细胞外基质丢失或降解是该病的重要特征之一。

细胞凋亡 患者角膜前基质层与正常角膜相比有明显增多的凋亡细胞，而大部分产生TIMP1和TIMP3的基质细胞位于此处。TIMP3的过表达引起体外培养的角膜基质细胞的凋亡，而TIMP1表达的上调或外源性的TIMP1可抑制基质细胞的过度生长、改变细胞形态、降低因TIMP3引起的细胞凋亡程度。因此区域性的TIMP1/TIMP3的相对浓度可以决定细胞存活或凋亡的命运，进而与圆锥角膜的发病相关。

另外，患者角膜上皮细胞内赖氨酸氧化酶（LOX）和胶原蛋白（COL1A1、COL4A1）的转录水平降低，MMP9的转录水平上升，推测角膜结构的变化取决于胶原蛋白及LOX的表达水平的降低和MMP9表达水平的升高。

病理特点 有以下表现：角膜前弹力层破碎、角膜基质层及上皮层变薄、角膜后弹力层皱褶或破裂以及数量不等的散状角膜瘢痕。

临床表现 根据病程的发展而出现不同症状，主要包括模糊或扭曲的视觉、对强光的敏感度升高及夜视困难、近视或散光加剧且矫正效果不佳、眼部刺痛或伴眼痛的头痛以及突然变差或变模糊的视觉。

早期表现 高度或进行性的散光伴随非对称屈光不正、高度及不规则散光、视网膜检影镜下出现剪动性红光反射、角膜变薄。

晚期表现 多样。

里祖蒂（Rizutti）征 重度圆锥角膜在接收颞侧光刺激时鼻侧角膜处形成V形光反射。

弗莱舍（Fleischer）环 角膜基底部上皮细胞中因铁沉着而形成的棕色环状结构，早期环状结构模糊且较宽，随病程进展环状结构变细且更为分散。裂隙灯钴蓝色光或绿色光下更易观察。

Vogt线 角膜基质中垂直或接近垂直的平行线，按压眼球后消失，无按压后再次出现。

芒森（Munson）征 患者向下看时下眼睑缘因膨胀的角膜出现的V型变形。

前弹力层破裂 重度患者角膜前弹力层破裂后形成不规则瘢痕性浑浊，可导致明显的视力下降。

急性水肿 角膜后弹力层破

表1 圆锥角膜相关基因及其分类

表型	表型OMIM	遗传方式	基因定位	基因
KC-1型	148300	AD	20p11	VSX1
KC-2型	608392	AD	16q22.3-q23.1	–
KC-3型	608586	AD	3p14-q13	–
KC-4型	609271	–	2p24	–
KC-5型	614622	AD	5q14.1-q21.3	–
KC-6型	614623	AD	9q34	–
KC-7型	614629	AD	13q32	–
KC-8型	614628	AD	14q24.3	–
KC-9型	617928	AD	2q21.1	TUBA3D

注：AD.常染色体显性。

裂引起的急性角膜基质内水肿，可导致角膜变厚、视力下降、光敏感、流泪及疼痛，常见于重度圆锥角膜患者合并过敏或揉眼。

角膜瘢痕 由急性水肿或病程的正常进展引起，但可因配戴较硬的隐形眼镜加重。由急性水肿引起的角膜瘢痕多发生于基质，而正常进程引起的角膜瘢痕多发生于角膜顶端，随病程进展由细线状瘢痕发展为星云状瘢痕。

分期 《中国圆锥角膜诊断和治疗专家共识（2019 年）》借鉴国外圆锥角膜分级系统，并结合谢立信和史云伟对圆锥角膜的分期方法，制定了中国圆锥角膜分期方法（表2）。

诊断 需综合考虑，单纯符合某一指标不能作为诊断依据，包括以下几方面。

病史 完整病史，包括过敏史、长期揉眼、近视或散光史以及是否患有其他疾病等，另外还应包括家族史。

裂隙灯显微镜及角膜曲率计检查 裂隙灯下可见角膜中央变薄及角膜前突为锥形，角膜曲率计可测量屈光力及角膜曲率半径。

角膜地形图检测 圆锥角膜的角膜地形图检测主要表现为：角膜中央屈光力大、角膜顶部与角膜周边屈光力差距较大、同一患者双眼角膜中央曲率差别较大等。

视网膜检影镜 出现剪动性红光反射。

角膜厚度检测 发现角膜中央或旁中央变薄。

其中，不正常的角膜后表面高度、不正常的角膜厚度分布以及临床相关的非炎症角膜变薄是圆锥角膜诊断中必需的三点。

鉴别诊断 需与以下疾病相鉴别。

透明角膜边缘变性 双侧非炎症性扩张性病变，类似于圆锥角膜，通常除难矫正的缓慢进行的视觉锐度降低外无其他症状。诊断要点：角膜下缘变薄，与角膜缘呈同心圆样分布；变薄扩张的角膜透明无瘢痕、弗莱舍环及血管等。

球形角膜 以全角膜变薄、前突扩张为特征的疾病，出生时即可发病且进展缓慢。诊断要点：全角膜变薄、前突扩张；角膜周围扩张更为明显。

屈光手术后引起的角膜扩张 诊断要点：有角膜屈光手术史；存在相关风险因素：手术前角膜地形图异常、术前角膜较薄和高度近视等。

治疗原则 包括非手术治疗和手术治疗。

非手术治疗 告知患者不要揉眼的重要性，过敏患者使用抗过敏药物，使用眼部润滑剂以减少揉眼频率。配戴框架眼镜：圆锥角膜初期可使用框架眼镜，但不建议配戴隐形眼镜矫正视力，特别是对于因外观需要配戴隐形眼镜者。使用硬性透气性角膜接触镜：圆锥角膜初期在使用框架眼镜或传统软性隐形眼镜矫正视力不佳者，建议使用硬性透气性角膜接触镜。21 三体综合征患者或其他风险人群强烈建议做圆锥角膜的检查。妊娠可引起圆锥角膜的病程进展。对于急性水肿的患者，非手术治疗应先于角膜移植术。

手术治疗 非手术治疗手段效果不佳时，或患者达到令人满意的矫正视力但不能耐受长时间镜框眼镜配戴时，应该考虑手术治疗。

角膜胶原交联术 对于有明确临床进展的屈光手术后角膜突出的患者以及有临床进展风险或接受过其他角膜手术（如角膜基质环植入、准分子激光角膜切削术等）的患者十分重要。

角膜基质环植入术 适用于隐形眼镜不耐受的轻度至中度圆锥角膜完成期，通过植入角膜基质环拉平角膜中央弧度，达到改善视力的目的，但该类手术尚未得到中国临床许可。

角膜移植术 适用于有明显

表2　中国圆锥角膜分期

		分级	前表面直径 3mm 区域角膜曲率（D）	角膜最薄点厚度（μm）	BSCVA
潜伏期	·单眼确诊为圆锥角膜 ·对侧眼具有正常角膜地形图和正常视力，裸眼视力≥1.0				
初发期	·确诊为圆锥角膜 ·最佳眼镜矫正视力（BSCVA）≥0.8				
完成期	·确诊为圆锥角膜 ·BSCVA<0.8 ·伴有圆锥角膜典型临床体征	1	< 53.0	> 400	< 0.8
		2	< 55.0	> 300	< 0.3
		3	> 55.0	≤ 300	< 0.05
瘢痕期	特指急性圆锥角膜水肿消退后，角膜全层残留瘢痕				

的角膜瘢痕（如急性角膜水肿后）、框架眼镜矫正视力低于0.3、对配戴角膜接触镜不耐受或角膜接触镜矫正视力低于0.5、前表面角膜曲率大于55.0D、其他手术治疗手段失败或有禁忌证、角膜中央最薄处厚度小于400μm以及有急性水肿风险的圆锥角膜患者。主要有两种术式：①部分前板层角膜移植术或深层部分前板层角膜移植术，无须替换全部角膜组织，可以减低术后排异的风险，且术后伤口破裂风险减小，视力恢复较快，主要适用于角膜接触镜不耐受的患者。②穿透性角膜移植术，通过置换全部的角膜组织达到恢复视力的目的，主要适用于有明显角膜瘢痕的患者。术后风险有感染、角膜免疫排斥反应以及术后伤口破裂等，是一种比较安全有效的标准手术治疗手段。

术后随诊　任何角膜手术后，患者均需长期随诊以完成视力的恢复。如果有高度散光，术后仍需要配戴框架眼镜或隐形眼镜（多为硬性或硬性透气性角膜接触镜）以纠正视力。此外，患者仍需随诊以确认伤口愈合情况、感染状况、拆线及其他常规眼科检查，如青光眼、白内障及视网膜疾病的检查。接收穿透性角膜移植术的患者术后需进行移植排异的检查以确认植入物存活。

并发症　感染、伤口愈合不佳、植入角膜免疫排斥、角膜新生血管、炫光、不规则散光及高度屈光不正。

预后　在早期诊断和角膜胶原交联术的积极干预下，配戴框架眼镜或角膜接触镜的患者可保留足够的视功能。角膜基质环植入术需与框架眼镜或角膜接触镜合用才能达到有效治疗，且某些

患者仍需进行角膜移植以恢复视力。穿透性角膜移植术的预后良好，多数患者可恢复正常生活，但需要长期服用激素类药物。最后，即使在接受角膜手术后，部分患者仍会发生病程进展，但尚不清楚这种术后病程进展的概率及程度。

预防　①一级预防：即婚前预防。有家族史者应避免近亲结婚，避免揉眼，养成良好的生活习惯。②二级预防：即出生前预防。有家族史者应及早进行遗传学检测和产前基因诊断，对有家族史者的个人定期进行视光学检查，一旦发现异常，应及时处理。③三级预防：即症状前预防。进行新生儿筛查，对于已确诊为圆锥角膜的患者，应进行适时有效的处理，尽量延缓病情进展，防止并发症的发生。

（杨正林）

dàjiǎomó

大角膜（megalocornea）　以非进展性对称性双侧角膜直径增大为特征的一类先天性发育缺陷。多为X连锁隐性遗传，但也有常染色体遗传。角膜通常透明且厚度正常或稍薄，直径≥13mm。因其较少伴随其他眼部异常，故很少影响视功能。发病率未知，90%患者为男性。

病因和发病机制　该病发生与多个CHRDL1基因突变相关。CHRDL1基因位于染色体Xq23，有12个外显子，编码骨形态发生蛋白4（BMP4）的拮抗剂Ventroptin，其可抑制BMP4与受体之间的相互作用，改变神经干细胞的分化命运，抑制胶质细胞生成，促进神经元生成。CHRDL1基因可调节视网膜内皮细胞中BMP4的功能，在视网膜血管生成和眼前节的发育过程中发挥重要作用。

此外，*LTBP2*基因（14q24.3）的纯合突变可导致先天性大角膜、晶状体异位和球形晶状体。

该病的发病机制还不清楚，普遍认为视杯前部发育异常而导致角膜异常生长，也有理论认为异常的胶原蛋白合成是大角膜的发病机制。

临床表现　可单独发生为原发性大角膜，也可与其他眼科或系统性疾病同时发生。原发性大角膜预后良好，角膜内皮细胞密度正常，陡峭的角膜可导致顺规散光和近视。大角膜可以是某些发育缺陷的主要症状，如马方综合征、唐氏综合征、常染色体隐性精神发育迟滞综合征和颅缝早闭和白化病等；患者可有未成熟/早期白内障、视网膜脱落、青光眼、晶状体半脱位和原发性先天性青光眼等症状。偶见前房深度增加、玻璃体长度减小等症状。

诊断　诊断依据主要为非进展性的双侧角膜扩张，角膜直径大部分在13~16.5mm，角膜厚度一般正常。

鉴别诊断　需与先天性青光眼相鉴别。先天性青光眼一般有眼压高、视盘改变和角膜缘边界不清等特点；大角膜的角膜缘界线清楚。

治疗原则　治疗取决于角膜异常程度及伴随的其他眼科或系统性异常疾病的严重程度，一般以矫正为主。有症状的原发性大角膜通常需矫正屈光不正，多数近视或散光患者通过规律随诊和配戴矫正镜片避免视力受损。伴有其他眼部异常患者，如白内障、青光眼和视网膜脱落等，可以通过检测、监测和治疗等手段维持眼部健康。患有白内障的大角膜患者在进行白内障手术时，有更高的风险出现晶状体半脱位、后

囊膜破裂等情况。

预防 ①一级预防：即婚前预防。该病为遗传病，应避免近亲结婚，如果有大角膜家族史，备孕时应做遗传咨询。②二级预防：即出生前预防。有家族史者应及早进行遗传学检测，定期进行视光学检查，一旦发现异常及时处理。③三级预防：即症状前预防。对于已确诊为大角膜的患者，应进行适时有效的处理，尽量延缓病情进展，防止并发症的发生。

（杨正林）

xiǎojiǎomó

小角膜（microcornea）

角膜与眼前节小于正常的一类先天性发育异常。成年后角膜直径不超过 10mm，眼球大小可正常。可单独发生，但常伴有其他眼部异常，多为常染色体显性遗传，可有不规则显性遗传，少数为常染色体隐性遗传。该病主要由先天发育异常引起，发病率未知。

病因和发病机制 病因不明，多为常染色体显性遗传，可有不规则显性遗传，少数为常染色体隐性遗传。已鉴定出的与相关眼部疾病伴随小角膜的基因有 SLC16A12、ADAMTS18、PAX6 和 MITF 等，这些基因突变多导致如白内障、青光眼、无虹膜畸形等眼部疾病合并小角膜。发病机制不明，可能与发育过程中视杯过度生长引起的角膜发育阻滞有关。

临床表现 角膜直径小于 10mm，眼前节不成比例地缩小。眼球大小可正常也可伴随小眼症，伴有浅前房等眼前节异常，易发生闭角型青光眼。可因眼轴短而保持正视甚至远视，也可因角膜因素有高度屈光不正或弱视，可伴有角膜不透明或血管新生、眼前节发育不全、先天性无晶状体、永存原始玻璃体增生症、视网膜发育不良、近视、青光眼、先天性白内障、眼球震颤和虹膜脉络膜缺损等。

诊断 依据病史和眼科检查进行诊断。病史包括家族史；测量角膜直径小于 10mm；眼科检查排除其他眼部异常，如白内障、青光眼、虹膜脉络膜缺损等。

鉴别诊断 需与以下疾病相鉴别。

巩膜化角膜 因全部或部分角膜没有角巩膜缘界限，故外观显示为角膜较小。诊断要点：巩膜化角膜没有角巩膜缘界限，小角膜角膜边界明显。

小眼症 一侧或双侧眼球小于正常，通常伴有小角膜。诊断要点：小眼症伴异常变小但结构正常的眼球，而单纯小角膜异常的眼球大小正常。

先天性小眼球 或真性小眼球，伴有小眼球、小角膜、前房浅等临床特征，因其眼轴较短故患者多为远视。诊断要点：小眼球伴异常变小且结构异常的眼球，而单纯小角膜异常的眼球大小正常。

治疗原则 尚无较好的治疗手段，如果合并其他疾病，应该及时治疗。患者及时矫正屈光不正或治疗其他眼部异常后，预后较好。

预防 ①一级预防：即婚前预防。该病为遗传病，应避免近亲结婚，如果有小角膜家族史，备孕时应做遗传咨询。②二级预防：即出生前预防。有家族史者应及早进行遗传学检测及产前基因检测，定期进行视光学检查，一旦发现异常，应该及时处理。③三级预防：即症状前预防。进行新生儿基因筛查，早诊断、早治疗，对于已确诊为小角膜的患者，应进行适时有效的处理，尽量延缓病情进展，防止并发症的发生。

（杨正林）

xiāntiānxìng jiǎomó húnzhuó

先天性角膜混浊（congenital corneal opacity）

可导致严重视觉缺陷的常染色体隐性或显性遗传病。主要表现为婴儿角膜基质层出现浓厚混浊，可一侧或双侧发病，常伴有小眼球、虹膜粘连等异常。该病罕见，新生儿中发病率约为 3/10 万，而如果计入先天性青光眼，则发病率上升为 6/10 万。

病因和发病机制 原因不明，可能与妊娠早期胚胎宫内感染有关，但多认为与胚胎发育过程中外胚层和中胚层发育异常有关。先天性角膜混浊家族史为风险因素之一。根据分类不同，该病有不同的遗传因素及病理生理学特点。

彼得（Peter）异常 已知的相关基因为 PAX6，80% 为双眼患病，50%~70% 患有青光眼，中央角膜混浊、虹膜角膜粘连、角膜后变薄。

先天性遗传性角膜内皮营养不良 严重性不一的双侧对称性角膜混浊，可为 20 号染色体隐性遗传，主要表现为出生时非进展性眼球震颤；也可以是 20 号染色体显性遗传，出生后 1~2 年发病，主要表现为流泪或畏光。

先天性基质角膜营养不良 位于常染色体 12q22 位点的核心蛋白聚糖显性突变，主要表现为先天性双侧基质羽毛状混浊，可伴随眼球震颤和斜视。

后部多形性角膜营养不良 常染色体显性遗传，有不同定位，包括 20 号染色体和 1 号染色体，主要表现为双侧带状病变及角膜内皮有聚集样小泡，可伴随虹膜角膜粘连、瞳孔异位、青光眼等。

临床表现 主要表现为中央角膜或旁中央角膜区域混浊、视觉锐度较差，50%～70%患者可伴有青光眼或白内障，也可伴有小眼症、虹膜缺损、巩膜角膜症和无虹膜畸形等。

诊断 依据临床表现和眼科检查可诊断。裂隙灯下可见角膜基质层有灰白色混浊，可一侧或双侧发病。

鉴别诊断 ①代谢性疾病：角膜上皮下混浊、赫尔勒（Hurler）综合征（黏多糖贮积症 IH 型）、沙伊（Scheie）综合征（黏多糖贮积症 IS 型）和莫基奥（Morquio）病（黏多糖贮积症 IV 型）。②皮肤病：迷离瘤等。③外伤：角膜后弹力层破裂。④婴幼儿性青光眼。

治疗 根据受损部位进行手术治疗及合并疾病治疗。手术采用穿透性角膜移植术。合并眼科或其他系统性疾病的治疗，如青光眼等。

预后 不佳，因婴儿的穿透性角膜移植术难度较高，术后有移植失败、屈光不正及持续性严重弱视的风险。

预防 ①一级预防：即婚前预防。该病为遗传病，应避免近亲结婚，如果有先天性角膜混浊家族史，备孕时应做遗传咨询。②二级预防：即出生前预防。有家族史者应及早进行遗传学检测及产前基因检测，定期进行视光学检查，一旦发现异常，应及时处理。③三级预防：即症状前预防。行新生儿筛查，对于已确诊为先天性角膜混浊的患者，应进行适时有效的处理，延缓病情进展，防止并发症的发生。

（杨正林）

jiǎomó yíngyǎng bùliáng

角膜营养不良（corneal dystrophy，CD）

一组由遗传缺陷引起角膜组织结构或功能的进行性损害，并具有病理组织学特征，导致角膜失去一种或多种正常特性的角膜变性疾病。又称遗传性角膜变性。其组织病理学改变是角膜各层出现形态、性质各异的病理性沉着物，常侵及双眼。典型临床表现为双眼对称性缓慢进行的角膜透明度丧失，原发性、双侧各种形态的角膜混浊，常导致复发性角膜糜烂和视觉损伤。主要为青少年发病，病变静止或缓慢进展。不同种族或性别患病率不同。各种类型 CD 的患病率各不相同，多数小于 1/100 万，总体发病率为 0.1‰～0.9‰。

分类 国际角膜营养不良分类委员会（IC3D）结合解剖学、临床和病理学以及遗传学特征将 CD 分为四大类。

上皮和上皮下营养不良 该类包括上皮基底膜营养不良（EBMD）、梅斯曼（Meesmann）角膜营养不良（MECD）、利施（Lisch）角膜上皮营养不良（LECD）、胶滴状角膜营养不良（GDLD）、黏液性上皮下角膜营养不良（SMCD）、上皮性复发性糜烂性营养不良（ERED）。

上皮-基层 TGFBI 相关营养不良 该类包括赖斯-比克勒斯（Reis-Bücklers）角膜营养不良（RBCD）、蒂尔-本克（Thiel-Behnke）角膜营养不良（TBCD）、网格状角膜营养不良（LCD）、颗粒状角膜营养不良（GCD）。

角膜基质层营养不良 包括斑块状角膜营养不良（MCD）、施奈德（Schnyder）角膜营养不良（SCD）、先天性基质角膜营养不良（CSCD）、斑点状角膜营养

不良（FCD）、后部无定形角膜营养不良（PACD）、角膜后弹性层前营养不良（PDCD），主要为 STS 基因相关鱼鳞病合并角膜前弹性层营养不良；中央云雾状角膜营养不良（CCDF）

角膜内皮细胞营养不良 包括富克斯（Fuchs）角膜营养不良（FECD）、后部多形性角膜营养不良（PPCD）、先天性遗传性角膜内皮细胞营养不良（CHED）。

病因 人类在线孟德尔遗传数据库（OMIM）收录了 22 个 CD 致病基因（表1）。国际角膜营养不良分类委员会将 CD 按如下标准分为 4 类：第 1 类，定义明确的角膜营养不良并且致病基因明确；第 2 类，定义明确的角膜营养不良，遗传区域已经定位但尚未确定致病基因；第 3 类，定义明确的角膜营养不良，其遗传因素尚未确定；第 4 类，角膜营养不良描述不完整，尚无足够的科学证据。大部分 CD 的遗传病因已明确，属于第 1 类；LECD 和 XECD 属于第 2 类；ERED 和 PACD 属于第 3 类；SMCD 属于第 4 类，在遗传学上尚不清楚。

角膜营养不良具有高度的遗传异质性。常染色体显性遗传是其主要遗传方式，但外显率和表现度不同。少数为常染色体隐性、X 连锁显性遗传及 X 连锁隐性遗传。X 连锁 CD 主要为遗传疾病伴随症状，如鱼鳞病或导致脱发的先天性炎性丘疹。

发病机制 角膜从表层到深层，分为鳞状上皮层、前弹性层、基质层、后弹性层与内皮细胞层。角膜是眼内部成分与外部世界之间的透明屏障，为光线折射和免疫保护提供了一个光滑的表面。角膜营养不良的发病机制尚未完全明确，不同类型 CD 发病机制

表 1　角膜营养不良的致病基因

类型	表型	OMIM 编号	遗传方式	基因定位	基因	IC3D
上皮和上皮下营养不良	EBMD	121820	AD	5q31.1	TGFBI	C1
	MECD 1 型	122100	AD	17q12	KRT12	C1
	MECD 2 型	618767	AD	12q13	KRT3	C1
	LECD	300778	XLD	Xp22.3	–	C2
	GDLD	204870	AR	1p32.1	TACSTD2	C1
	SMCD	612867	–	–	–	C4
	ERED	122400	AD	10q25.1	COL17A1	C1
上皮-基层 TGFBI 相关营养不良	RBCD	608470	AD	5q31.1	TGFBI	C1
	TBCD	602082	AD	5q31.1	TGFBI	C1
	LCD 1 型	122200	AD	5q31.1	TGFBI	C1
	LCD 2 型	105120	AD	9q33.2	GSN	C1
	LCD 3A 型	608471	AD	5q31.1	TGFBI	C1
	GCD 1 型	121900	AD	5q31.1	TGFBI	C1
	GCD 2 型	607541	AD	5q31.1	TGFBI	C1
角膜基质层营养不良	MCD	217800	AR	16q23.1	CHST6	C1
	SCD	121800	AD	1p36.22	UBIAD1	C1
	CSCD	610048	AD	12q21.33	DCN	C1
	FCD	121850	AD	2q34	PIKFYVE	C1
	PACD	612868	AD	12q21.33	12q21.33 微缺失	C1
	PDCD	308100	XLR	Xp22.31	STS	C1
	CCDF	217600	–	–	–	C4
	CSD	610048	AD	12q21.33	DECORIN	C1
	点状和多色 PDCD	619871	AD	10q26.11	PRDX3	C1
角膜内皮细胞营养不良	FECD 1 型	136800	AD	1p34.3	COL8A2	C1
	FECD 2 型	610158	AD	13pter-q12.13	FECD2	C2
	FECD 3 型	613267	AD	18q21.2	TCF4	C1
	FECD 4 型	613268	–	20p13	SLC4A11	C1
	FECD 5 型	613269	–	5q33.1-q35.2	FECD5	C2
	FECD 6 型	613270	–	10p11.22	ZEB1	C1
	FECD 7 型	613271	–	9p24.1-p22.1	FECD7	C2
	FECD 8 型	615523	AD	15q25.3	AGBL1	C1
	PPCD 1 型	122000	AD	20p11.23	OVOL2	C1
	PPCD 2 型	609140	AD	1p34.3	COL8A2	C1
	PPCD 3 型	609141	AD	10p11.22	ZEB1	C1
	PPCD 4 型	618031	AD	8q22.3	GRHL2	C1
	角膜内皮细胞营养不良伴感音性聋	217400	AR	20p13	SLC4A11	C1
	常染色体隐性遗传角膜内皮细胞营养不良	217700	AR	20p13	SLC4A11	C1
	X 连锁遗传角膜内皮细胞营养不良	300779	XLD	Xq25	–	C2

注：AD. 常染色体显性；AR. 常染色体隐性；XLD. X 连锁显性；XLR. X 连锁隐性。

不同。是否发病取决于角膜的哪一层受影响。

基因突变所致的氨基酸类型和性质改变，导致蛋白结构异常和功能缺失，蛋白质的改变导致角膜细胞内异常物质沉积，视力受损。TGFBI 基因突变导致沉积物产生的机制为异常的蛋白折叠结构和异常的蛋白水解产物。此外，还有蛋白的疏水性增加、离子电荷相互作用改变等。M1S1 基因突变影响上皮细胞间连接，导致角膜上皮通透性的增加，使泪液和血浆中的成分渗透至上皮下构成淀粉样物质沉积。KRT12 和 KRT3 基因突变使氨基酸类型和性质改变，导致功能性角蛋白细胞骨架的缺乏，大幅降低了上皮细胞和组织的机械弹性，受到轻度外力即能引起上皮细胞的破裂。

基质层是角膜最厚的部分，其中的沉积物会影响透明度及干扰光折射，导致视力下降。鳞状上皮由无髓鞘神经高度支配，功能是增加泪液的生成并发出瞬目反射信号。由于没有血管穿透最外层，因此它通过眼泪获得营养和氧气。上皮型 CD 易发生角膜糜烂，尤其是在夜间缺氧时，由于上皮破裂和脱落，患者出现眼部疼痛。另一个常见并发症是角膜混浊，由炎症介质和前弹性层及其上覆基质的上皮下纤维化引起，可导致视力下降。后弹性层和内皮细胞层的主要功能是形成离子浓度梯度，以维持角膜脱水或去角质。内皮细胞之间的缝隙连接，以及附着在后基膜上的半桥粒，是阻止房水进入角膜干燥环境的屏障。在 FECD 中，内皮细胞中 Na⁺-K⁺-ATP 酶泵数量的减少导致基质水肿。淀粉样变是组织中蛋白质异常沉积的疾病。淀粉样蛋白沉积可能是全身性疾病或局部表现，CD 的一些类型属于淀粉样变性。

临床表现　各型临床表现不同。一般无症状或视物模糊。有症状者主诉眼部疼痛，夜间角膜干燥导致上皮脱落并在眼睑睁开时撕脱导致疼痛，疼痛通常发生在清晨。CD 通常表现为双侧视觉改变、畏光、干眼症、角膜水肿和复发性角膜糜烂，然而一些 CD 如 PPCD 可能单侧发病。不同类型发病年龄也有较大差异。CSCD 在出生时表现为斜视。上皮和上皮下营养不良出现复发性角膜糜烂，严重程度不同。上皮-基层 TGFBI 相关营养不良不仅有角膜糜烂，而且由于基质受累，还有视力下降和畏光。角膜基质层营养不良常见角膜混浊，影响视力。由于角膜水肿和厚度改变，角膜内皮细胞营养不良有视物模糊和视觉障碍，如光线周围的光晕。

诊断　临床表现和眼科检查，尤其是裂隙灯显微镜、组织学检查和基因检测可诊断。

家族遗传病史　该病为遗传病，家族中可有多个患者。常染色体显性遗传是其主要遗传方式，但外显率和表现度不同。少数为常染色体隐性、X 连锁显性遗传及 X 连锁隐性遗传。家系调查有助于确定其遗传方式。当角膜透明性丧失或自发发生角膜混浊时，尤其是累及两个角膜，特别是在有阳性家族史或近亲父母的后代中，都应怀疑角膜营养不良。

眼科检查　裂隙灯检查是第一步，裂隙灯显微镜对角膜进行检查确定角膜沉积物的整体分布。共聚焦显微镜和前段光学相干断层扫描可精确地定位角膜沉积物的位置。组织病理学检查有助于确定 CD 的亚型。如 EBMD 和 MECD 显示前弹性层加厚；GCD 1 型表现为颗粒状雪花状透明沉积物，而 LCD 表现为淀粉样内含物。GCD 2 型或阿韦利诺型在组织学上可表现为透明和淀粉样沉积。角膜厚度、感觉分析和眼压测量也是有效的辅助检查。

基因检测　不仅可明确诊断，还可以区别不同类型的角膜营养不良。最好进行所有已知致病基因的筛选。高通量测序技术是有效手段，可一次性完成已知 CD 致病基因检测。

鉴别诊断　主要是不同类型 CD 之间的鉴别诊断。但 CD 的症状和体征可能由其他眼科疾病引起。角膜变性是由于衰老过程或创伤所致。其他病因包括细菌性、疱疹感染性角膜炎及由于三叉神经损伤导致的神经营养性角膜炎。带状角膜病或角膜钙沉积可由慢性葡萄膜炎、高钙血症系统性疾病和结节病等引起。感染性角膜炎、结膜异物、继发于自身免疫病的干眼症等也有角膜糜烂症状。青光眼中发现的眼部疼痛和视觉障碍可在某些类型的 CD 中出现，甚至青光眼合并 CD。

治疗原则　需依据不同类型、疾病的发生和发展治疗方法进行治疗。目的是缓解症状，如复发性上皮糜烂、视力下降、畏光、水肿或疼痛等。对于无症状或轻度患者，进行定期随访。相对干预治疗，进展缓慢的 CD 进行定期随访更重要。

治疗策略需考虑以下因素：①角膜营养不良经常影响年轻、免疫力强、活跃和/或运动能力强的患者，因此，必须保留角膜生物功能，以及未来治疗的可能性。②不同类型角膜营养不良的进展速度不同。③角膜营养不良沉积物在治疗后复发，有时比治疗前更密集，颗粒更少、更分散。

④必须做充分的遗传咨询。⑤某些角膜营养不良与眼外疾病有关，如 SCD 与 LCD 2 型。因此，保守性的治疗（如愈合液、润滑剂、高渗剂及配戴隐形眼镜）优先于手术治疗。手术治疗也应从侵入性较小（光疗性角膜切除术、板层角膜切除术）到侵入性较大（角膜移植术）。根据营养不良的具体情况需要进行多学科管理。

预后　主要取决于营养不良的亚型。PACD 几乎无症状，仅表现为轻微的视觉屈光不正。PPCD、MECD 和 FCD，在生命早期发病，但进展缓慢，几乎不需治疗。FECD 进展很快，在 60 岁之前需外科治疗。MCD、GDLD 和 CSCD 可在发病早期出现严重症状，未接受角膜移植的患者可导致严重视力丧失。

预防　①一级预防：即婚前预防。该病是遗传病，所有患者均应进行基因检测，明确遗传病因；开展健康教育、普及疾病防治知识及遗传咨询等。②二级预防：即出生前预防。对遗传病因明确可致盲的类型，应进行产前基因诊断及胚胎植入前诊断。③三级预防：即症状前预防。早期精确诊断，依据不同 CD 类型采取不同的治疗方法，降低致盲率，提高患者生活质量。

（杨正林）

xiāntiānxìng qīngguāngyǎn

先天性青光眼（congenital glaucoma，CG）　由于胚胎时期发育障碍，使房角结构先天异常或残留胚胎组织，阻塞房水排出通道，导致患儿出生后不久或儿童期眼压升高的疾病。又称发育性青光眼，俗称水眼或牛眼。是儿童致盲的主要原因之一。发病率为 0.02‰~0.03‰，男孩多见，且双眼多见。

分类 根据发病时间及眼部是否合并其他先天异常，将先天性青光眼分为 3 种类型。

婴幼儿型青光眼 发生在 3 岁以前，临床表现为出生后眼球比正常眼大，颇似牛眼。

青少年型青光眼 3~30 岁发生，临床表现与开角型青光眼相似，发病隐蔽，危害性极大。约 40%在出生初期即已有青光眼表现；75%~80%在出生后 6 个月内其症状就完全显露出来；约 90%在 1 岁以内被诊断；剩余 10%在 1~6 岁出现症状；极少数在 6 岁以后发生。

青光眼合并先天异常 指青光眼伴有眼部其他发育异常，青光眼出现于多系统异常的综合征中，多系统疾病可伴有儿童时期的青光眼。

病因和发病机制 该病既可为常染色体显性遗传，也可以是常染色体隐性遗传。

病因 *CYP1B1* 或 *LTBP2* 基因致病性突变导致的先天性青光眼为常染色体隐性遗传病。由 *TEK* 基因致病性突变导致的则为常染色体显性遗传病。

CYP1B1 全长 12kb，包含 3 个外显子，编码 1631 个碱基的 mRNA。人类基因突变数据库（HGMD）列出了近 200 个致病突变，包括错义、无义突变，小的缺失/插入/重复以及外显子和全基因缺失。细胞色素 P450 1B1 是细胞色素 P450 超家族酶的成员。细胞色素 P450 蛋白是单加氧化酶，能分解许多反应涉及药物代谢、胆固醇、类固醇和其他脂质合成。细胞色素 P450 1B1 定位于内质网并代谢致癌物，包括多环芳烃和 17-β-雌二醇。*CYP1B1* 的两种错义突变（p. Gly61Glu 和 p. Arg469Trp）可对 CYP1B1 稳定

性和酶活性产生影响，与野生型相比，突变蛋白 p. Gly61Glu 失去 60%的稳定性，而 p. Arg469Trp 保留了约 80%的稳定性。酶学方法表明，与野生型蛋白质相比，所有底物的代谢活性都进一步降低。

LTBP2 其转录本包含 36 个外显子，可发生 *LTBP2* 错义突变和小缺失，以及功能失去性突变。编码蛋白由 1821 个氨基酸残基组成，属于潜在的 TGF-β 结合蛋白（LTBP）家族，该家族是一种细胞外基质蛋白，具有多种结构域。该编码蛋白是 LTBP 家族中最大的成员，有独特的区域，并与原纤维最相似。致病性突变将广泛影响蛋白质结构和功能，并干扰原纤蛋白 1 和原纤蛋白 5 的结合。

TEK 有多种转录本，最长为 4.7kb，包含 23 个外显子。HGMD 列出了 10 种致病性突变，包括错义突变、无义突变和剪接突变，小的缺失和插入导致的移码突变，第 2~4 外显子中其中一个外显子的整体缺失。*TEK* 编码一种酪氨酸蛋白激酶，该蛋白作为细胞表面受体，血管生成素-1 受体，几乎只在内皮细胞中表达。*TEK* 的功能获得性突变导致非眼组织中的静脉畸形，而功能失去性突变会影响前房血管发育并导致先天性青光眼。

发病机制 先天性青光眼主要因房角发育异常造成房水排出障碍所致。由于在胚胎发育阶段眼球内部的小梁网出现了异常增生，造成小梁网组织间隙狭窄，眼球内部的房水无法顺利通过小梁网组织间隙引流至眼外，导致大量液体淤积在眼球内部引发高眼压，进而压迫视神经，引起视神经萎缩以及视野缺损和视力下降。同时，高眼压还使眼球膨胀，导致患儿出生后出现角膜直径扩

大，畏光、流泪等症状。

临床表现 ①畏光、流泪及眼睑痉挛：是早期角膜水肿伴有角膜刺激症状所致。②角膜混浊：最初为上皮及上皮下水肿，引起轻度乳白色混浊。当实质水肿则混浊更明显。眼压降低后，角膜恢复透明，晚期呈永久性混浊。③眼底改变：婴幼儿时期视盘的结缔组织弹性比较大，对眼压力变化的影响比青少年更敏感。④眼球增大：角膜水肿后，眼压继续升高，眼球壁受压力作用而扩张，使整个眼球不断增大，呈水眼状。⑤角膜后弹性层破裂：当角膜扩张时，后弹性层发生水平弯曲线状，或树枝状破裂。⑥看书写字跳行、跳字：年龄较大的儿童读书写字特别容易疲劳，看书、写字会出现跳行、跳字等。

诊断 依据临床表现进行诊断。包括 1 岁前儿童的眼压升高、眼球扩大、角膜直径增加、角膜混浊、角膜基底膜破裂和前房深度异常。确诊依据为检测出患者的 *CYP1B1* 或 *LTBP2* 双等位基因的致病突变或 *TEK* 基因的杂合致病突变。

治疗原则 一旦诊断应尽早手术治疗。3 岁以下患儿首选小梁切开术或房角切开术，3 岁以上及所有伴角膜混浊影响房角的患者适于小梁切开术。如果手术失败，植入引流器或环状切开；术前和术后用药物有助于控制眼压；屈光不正和弱视需常规治疗。应对患者进行终生监测以确保眼压能得到控制。

预防 ①一级预防：即婚前预防。该病为遗传病，患者应进行遗传学诊断，评估后代患病风险。避免近亲结婚可降低 PCG 发病率。②二级预防：即出生前预

防。对遗传病因明确的家庭可通过产前基因诊断或胚胎植入前诊断，降低后代患病风险。③三级预防：即症状前预防。通过新生儿筛查，在患者出现视力受损前早期诊断和早期治疗，避免发生视力残疾。

（杨正林）

yuánfāxìng qīngguāngyǎn

原发性青光眼 （primary glaucoma）

以进行性视神经病变和视野缺损为主要特征的遗传异质性的综合神经退行性疾病。是最常见的青光眼类型，是全球首要的不可逆性、致盲性眼病。高发于40岁以上的中老年人，症状出现的潜伏期长，约半数患者在疾病早期无法察觉青光眼症状；如不及时治疗，视野可全部丧失甚至失明。

分类 根据眼压升高时前房角的状态，即关闭或开放，分为原发性闭角型青光眼（PACG）和原发性开角型青光眼（POAG）。

原发性闭角型青光眼 因房角关闭引起眼压升高，最终导致视神经损害及视野缺损的疾病。其发生发展与虹膜-睫状体-脉络膜的病理生理改变密切相关。虹膜-睫状体-脉络膜在生理状态下处于动态变化中，当瞳孔散大时，虹膜膨隆加重，睫状肌的舒张和收缩可造成晶状体厚度和晶状体悬韧带的改变，导致前房变浅，脉络膜厚度的增加推动晶状体-虹膜隔前移，亦可使前房变浅、房角变窄甚至关闭。因此，虹膜-睫状体-脉络膜是PACG发病的一个重要环节，也是其发生和发展的始动因素。

原发性开角型青光眼 慢性进行性伴有特征性视盘和视网膜神经纤维层形态学改变，且伴有其他眼病或先天异常的视神经病变。主要特征为视网膜神经节细胞及其轴突损失和获得性视神经萎缩。起病较隐匿，患者眼压升高时房角始终开放，随着疾病不断进展，视野逐渐缩小，最终导致不可逆性视力丧失。视野检查是诊断该病的最佳方法，但临床出现典型视野改变时，已预示POAG进入了中晚期，因此对其早诊断和早治疗，能极大地降低青光眼的致盲率。

病因和发病机制 如下。

原发性闭角型青光眼 眼压高、房角解剖结构异常与该病的发生发展密切相关。眼压的高低主要取决于房水循环中的3个因素：房水生成速率、小梁网流出阻力和上巩膜静脉压。房水循环主要包括小梁网途径和葡萄膜巩膜途径。如果房水生成量不变，则房水循环中任一环节发生阻碍，均可引起眼压升高。该病发病机制尚未阐明。研究表明，患者眼局部解剖与正常人有显著不同且呈现出多样性，短眼轴、浅前房、小角膜、晶体较厚或相对位置靠前、虹膜高褶、房角狭窄或关闭及脉络膜血管内压增高均为PACG的危险因素。

原发性开角型青光眼 发病机制多样，包括血管学说、单纯机械压力学说和免疫学说。此外，遗传因素、神经营养因子因素、高度近视和全身系统疾病等都可导致青光眼视神经的损伤，但具体机制不明。从遗传学角度看，POAG可由单基因突变（单基因型）引起，也可由遗传和环境因素共同作用（多基因型）引起。*MYOC*、*OPTN*、*WDR36*、*TBK1*和*ASB10*的突变都能导致POAG（表1）。

临床表现 如下。

原发性闭角型青光眼 视力下降，很多老年人在夜间突然出现眼部疼痛、头痛、视物模糊、视力下降伴虹视（看光源时，光源周围像出现了彩色条带一样的光晕，提示眼压升高，发生了急性闭角型青光眼），有些伴有鼻根部酸痛。还可出现血压升高。

原发性开角型青光眼 眼球功能的病理性改变-眼压升高。眼

表1 成人发生的和基因异质性有关的青光眼（部分）

表型	OMIM编号	遗传方式	基因定位	基因
GLC1A	601652	AD	1q24.3-q25.2	*MYOC*
GLC1B	606689	–	2cen-q13	
GLC1C	601682	AD	3q21-q24	–
GLC1D	602429	–	8q23	
GLC1F	603383	–	7q36	*ASB10*
GLC1H	611276	–	2p16-p15	
GLC1I	609745	–	15q11-q13	
GLC1J	608695	–	9q22	
GLC1K	608696	–	20p12	
GLC1L	137750	AD	3p22-p21	*MYOC*
GLC1E	137760	AD	10p13	*OPTN*
GLC1G	609887	–	5q22.1	*WDR36*
GLC1P	177700	AD	12q14	*GLC1P*

注：AD. 常染色体显性。

球内组织学器质性改变-视神经受压，视盘供血不足。视功能损害-慢性期视野缺损。急性期可损害中心视力。

诊断和鉴别诊断 如下。

原发性开角型青光眼 最常见，诊断范围广泛，包括白种人、黑种人和亚洲人。诊断方式归纳为以下几点：①详细询问病史，注意有无眼胀、头痛、虹视、视力减退和恶心呕吐等症状，有无诱发因素，有无家族史。②检查视力、外眼、虹膜、瞳孔、晶状体、前房轴深及周边深度、眼压、视野、前房角镜查房角，眼底注意视盘颜色、形状、杯盘比及盘缘面积、盘缘切迹和神经纤维层缺损状况。③对可疑病例查 24 小时眼压曲线、眼压描记、激发试验（慢性闭角型青光眼行暗室试验、俯卧试验、读书试验和散瞳试验等；开角型青光眼行饮水试验、妥拉苏林试验和压迫试验等）。④视觉电生理检查，如视觉诱发电位。⑤闭角型青光眼急性发作期，注意与急性虹膜睫状体炎、青光眼睫状体炎综合征及急性结膜炎等鉴别。

原发性闭角型青光眼 眼部特征为急性眼压升高，房角关闭；且单眼患者与侧眼相比也具有相同的特征。患者早期房角状态可变，当眼压正常时，房角可以开放，诊断较难确立。因此，对敏感人群应做彻底检查，必要时辅以激发实验并结合病史，可提高早期诊断率。

激发试验 由于闭角型青光眼发病机制是瞳孔阻滞和虹膜根部阻塞房角，房水不能与小梁网相接触，因此可以针对性地人为使眼压升高，对可疑青光眼提前做出诊断。对可疑青光眼（如有眼胀、虹视、视力一过性下降以

及青光眼家族史等），前房浅而眼压正常者，可做激发试验。激发试验的使用要根据青光眼的类型做选择。对于闭角型青光眼，激发试验的主要机制有两点：增大瞳孔阻滞力；虹膜根部堆积阻塞房角。

常用于闭角型青光眼的激发试验主要有暗室试验、俯卧试验和散瞳试验等。结果分析：实验前后眼压升高 ≥8mmHg 或试验后眼压 ≥30mmHg 为阳性，实验前后眼压升高 <6mmHg 为阴性。试验前后配合眼压描记及房角镜检查，如果 C 值下降 25% ~ 30%，房角关闭，即使眼压不高也是阳性。激发试验仅是人为诱发眼压升高的手段，阴性并不能除外发生闭角型青光眼的可能性，阳性也不是都会自发产生急性房角关闭，但不能否认激发试验对诊断和治疗的意义。但需结合临床及其他检查作综合考虑。

超声生物显微镜检查 超声生物显微镜是 20 世纪 90 年代初出现的一种无创伤超声诊断方法，工作原理是利用 50 ~ 100MHz 的高频超声波，通过移动换能器、水浴技术、改进的活动装置及相对短的工作距离获取清晰的眼组织影像，并通过电脑软件转换为高分辨率的 B 超图像。

其他 光学相干断层扫描检查和房角检查。B 超可测定前房深度、晶状体厚度并明确晶状体位置。

治疗原则 根据该病的发病机制进行干预及治疗，分四阶段。①临床前期（微观病理变化）：从正常到视网膜神经节细胞损害阶段。②临床功能代偿期（视野受损前青光眼）：有可检出的形态学变化，但没有功能改变。③临床症状前期：进一步检查可以发现

功能异常，但没有主观感觉症状。④临床表现期：再发展可出现视觉功能异常，形态和功能损害均明显。

对于已确诊的早期开角型青光眼，治疗目标是将眼压控制在一定范围内，使视野及视神经损害不再进一步恶化。这个范围的上限即为目标眼压，但有个体差异性，不适合所有人，其设定需考虑多方面因素：①青光眼的严重程度及分级，诊断时青光眼性损害越重，设定的目标眼压值越低。②治疗前眼内值越低，设定的目标眼压值越低。③是否存在其他危险因素，如年龄、青光眼家族史、中央角膜厚度、剥脱综合征、糖尿病、高血压、视盘出血、眼部血流状况和眼部灌注压等。④进展较快的患眼，设定的目标眼压值越低。⑤现有年龄和预期寿命：年轻患者设定的目标眼压值更低。⑥患者的视觉要求。目标眼压值对于早期青光眼为 ≤18mmHg，进展期为 ≤16mmHg，晚期为 ≤12mmHg。

原发性开角型青光眼：在发展前期一般为药物治疗。而在后期常为手术治疗。最终目的是降低眼压，减少对视神经的压迫，避免视神经节细胞死亡，控制 POAG 的发生。常用的药物为拉坦前列腺素、噻吗洛尔和布林佐胺等。

原发性闭角型青光眼：房水引流是治疗的基本原则。按照对房水引流路径的作用将手术分为外引流手术、内引流手术和非引流手术 3 种。①基于建立新引流途径的外引流手术：通过建立新的引流通道，使房水经结膜囊或筋膜囊毛细血管及淋巴管吸收，包括小梁切除术、引流装置植入术等。②基于房水生理循环的内

引流手术：与外引流相反，内引流手术不改变房水的生理性引流途径，仅通过沟通前后房或改善引流通道功能，解除因瞳孔或非瞳孔阻滞导致的眼压升高，包括周边虹膜切开或切除术、房角分离术和小梁切除术等。③非引流性手术：包括直接作用于睫状体或晶状体的手术。前者直接作用于房水生产车间，减少房水生成，如睫状体冷凝术、睫状体光凝术和高强度聚焦超声睫状体成形术；后者通过直接去除解剖危险因素，从根本上解决瞳孔阻滞、前房拥挤的病理状态，包括单纯晶状体摘除术和青光眼白内障联合手术。

预防 平时养成良好的用眼习惯；注意补充营养，多吃新鲜蔬菜和水果，忌烟酒及辛辣等刺激性食物；保持有规律的生活，心情舒畅、劳逸结合，保持眼部清洁，避免感染；有糖尿病、低血压、视网膜血管性疾病以及用糖皮质激素类滴眼后眼压升高等情况时，注意罹患开角型青光眼的可能，应定期眼科检查，以免漏诊或误诊，可通过合理慎重使用激素类眼药水加以预防。

(杨正林)

xiāntiānxìng báinèizhàng

先天性白内障 (congenital cataract，CC)

晶状体透明度先天性异常的疾病。其混浊在出生时就已经存在，或在1岁以内逐渐形成。严重混浊可以影响视力，造成形觉剥夺，若不能及时发现和治疗，能造成永久性视力损害。因此，先天性白内障是导致儿童视力障碍最常见的眼病，也是儿童可治性眼盲的首位病因，占儿童致盲眼病的第2位。全球有近4000万先天性白内障患儿，欧美儿童患病率为0.1‰~0.6‰，中国为0.4‰~0.5‰，占新生儿盲的10%~30%。

分类 如下。

囊膜性白内障 晶状体前后囊膜发生混浊。需要鉴别，伴有永久性瞳孔残膜的前囊膜混浊不是真正的白内障，而是永存原始玻璃体增生症 (PHPV) 的一种表现。裂隙灯检查发现：瞳孔正中相应部位囊膜呈灰白色混浊，与瞳孔缘的虹膜粘连，它不是晶状体本身的混浊，而是黏附于晶状体前面的一层纤维膜样结构。术中可以完整剥离。此外，还有一种可能，即白内障晶状体纤维在母体内发生退行性变，皮质逐渐被吸收而形成所谓膜性白内障。临床表现为致密的灰白色机化膜；有时还伴有睫状突发育异常，粘连于囊膜表面，或有血管长入。

极性白内障 晶状体前后极的混浊。根据混浊位置的不同，分为前极性、后极性和前后极性白内障。后极性白内障对视力的影响更大，因为混浊位于晶状体的光学节点位置，需要更早的手术治疗。但后极性白内障需与PHPV相鉴别，防止误诊、误判而错摘晶状体。

缝合性白内障 Y字缝合代表了原始晶状体纤维发育终止在不同部位的结合部，并形成了胚胎核的前后界限，缝合性白内障在这一位点上形成。

胚胎核性白内障 又称中央 (板层) 粉尘状白内障。混浊呈粉尘样外观，裂隙灯下可见混浊区内密集的细小白点，位于Y字缝合线附近。位于更浅表的混浊病变在起源上属于发育性，由于混浊区位于晶状体中轴区，称为轴性白内障。轴性白内障可表现为星形、珊瑚形和花簇形等，但通常不影响视力。

核性白内障 最常见的先天性白内障类型，约占其1/4。病变累及胚胎核和胎儿核，呈致密白色混浊。混浊直径达4~5mm，位于晶状体核心，完全遮挡瞳孔，可严重影响视力。

先天性全白内障 其发病仅次于板层白内障及核性白内障，约占总数的20%。产生整个晶状体混浊的原因与整个发育期间严重的平衡失调，或与胎生晚期遭受足以影响整个晶状体的有害因素有关。风疹是该型重要的致病因素。

板层白内障 又称绕核性白内障，是先天性白内障最常见的类型，占其40%~50%。男性多于女性，双眼发病。但对视力的影响不明显。

发育性白内障 指先天性与成人型白内障的过度类型，一般在出生后形成。混浊多为沉积物的聚集，而并非晶状体纤维本身。根据混浊的形态学特点，发育性白内障分为点状白内障和冠状白内障两种类型。

病因和发病机制 病因复杂，确切发病机制还不完全清楚，与遗传因素、环境因素、母亲孕期内感染、分娩方式和新生儿出生情况等多种因素有关。

环境因素 引起先天性白内障的重要原因。在妊娠第3周至3个月末，胎儿晶状体囊膜开始发育，蛋白合成活跃，一旦感染病毒，会导致纤维蛋白的排列紊乱，产生晶状体混浊。风疹病毒感染致胎儿先天性白内障最常见，此外，水痘-带状疱疹病毒、单纯疱疹病毒、麻疹病毒和流感等感染也可导致先天性白内障。

此外，妊娠期营养不良、盆腔受放射线照射、服用某些药物及患系统性疾病，都可导致胎儿晶状体发育不良。此外，早产儿、胎儿宫内缺氧等也可引起先天性白内障。

遗传因素 约一半先天性白内障的发生与遗传相关，有 3 种遗传方式：常染色体显性遗传（AD）、常染色体隐性遗传（AR）和 X 连锁隐性遗传（XR）。其中以 AD 型最多，这是由于遗传性先天性白内障相关基因不会致命，不影响生育，外显率很高，并可以连续传代。X 连锁显性遗传（XD）很少见，多作为多系统异常综合征的部分表现，如眼脑肾综合征等。

遗传性先天性白内障有明显的遗传异质性，即同一基因突变可有不同的临床表现，而同一临床表现可源于不同的致病基因突变。已证实至少有 13 个特定基因突变在内的近 20 个白内障基因位点（表 1）。在已知突变的家系中，有一半是晶状体蛋白的突变，1/4 是连接蛋白（Cx）的突变，其余为念珠状纤维蛋白和水通道蛋白（AQP）的突变。主要内源性蛋白（MIP、MP26）在晶状体膜内高表达，是跨膜 AQP。MIP 单体结合形成四聚体，选择性转运水分子通过细胞膜，减少了晶状体纤维细胞间的空隙维持了晶状体的透明。*MIP* 基因突变是导致先天性白内障的遗传原因。内源性膜蛋白 1（LIM2/MP19）在晶状体纤维细胞中含量仅次于 MIP，也是重要的晶状体细胞膜蛋白，具有酶活性和转运功能，主要维持晶状体纤维细胞、上皮细胞以及两者间的代谢平衡和离子交换。*LIM2* 基因突变是常染色体隐性遗传先天性白内障的重要原因。成对含同源盒基因 6（*PAX6*）对眼球的早期发育、晶状体分化以及 *CRYAA*、*CRYAB* 基因在晶状体中的表达均有重要作用。*PAX6* 基因突变可导致眼球震颤、先天性白内障、虹膜缺失等多种表型。*FOXE3* 基因是编码与晶状及其周围结构形成有关的转录因子，其突变可导致先天性白内障、小眼畸形、无虹膜等多种表现。垂体同源盒基因 3（*Pitx3*）主要参与眼组织的早期发育。

临床表现 眼部主要表现为先天性晶状体混浊或异常，其他异常有斜视、玻璃体增殖、眼球震颤等。

白瞳征 婴幼儿白内障，特别是单眼，一般并无症状，因此常被忽视。只有当瞳孔区出现白色反光，即白瞳征时方引起注意。白瞳征并非先天性白内障特有，应与其他疾病鉴别。

眼球震颤 当混浊较为致密并且位于瞳孔区时，患儿大多表现为眼球震颤，震颤多为游移性和搜寻性。这种类型的眼球震颤提示视力极为低下，一般不超过 0.1。

斜视 由于视力低下或双眼视力不平衡，阻碍融合机制的形成，可迅速造成眼位偏斜。超过半数的白内障患儿伴有斜视。

畏光 由于晶状体混浊引起光散射使患儿产生畏光症状，在板层白内障中更易出现。

合并其他眼部异常 先天性白内障可合并先天性小眼球，此类患者常伴有其他眼组织发育异常，如脉络膜缺损，因此术后视力极差。少数合并近视性视网膜脉络膜病变、视网膜变性，以及黄斑部营养不良等，还可合并晶状体脱位、晶状体缺损、虹膜和脉络膜缺损、瞳孔残膜和圆锥角膜等异常情况。

此外，还可同时发生中枢神经系统、生殖泌尿系统、骨骼系统和皮肤等全身性疾病。

诊断 根据病史及眼科检查可明确诊断。首先了解患者现病史、家族史、症状和体征，既往及目前治疗情况及疗效等。采用聚光手电从外观上检查眼睑、眼球发育、睁眼时双眼睑裂大小、对称情况，以及在裂隙灯显微镜下检查角膜、前房、虹膜、瞳孔及晶状体情况。

鉴别诊断 需与视网膜母细胞瘤、外层渗出性视网膜病变和 PHPV 相鉴别。

治疗原则 手术是治疗先天性白内障唯一有效的方法，药物治疗虽应用广泛，但效果并不确切。小儿先天性白内障的治疗与成人有很大差异，需要高年资医师全面分析病情，进行手术设计，并与患儿家属沟通，交代术后弱视和弱视训练的重要性。

手术时机 小儿白内障手术时间选择的原则是：尽早手术，可以提高预后的视力，但是并发症的发病率会增加，如继发性青光眼。如果遮盖或散瞳后视力提高到 20/60 以上，可暂时不手术。散瞳并不能去除白内障，但可减轻白内障遮挡对视觉发育的影响，改善预后；而手术时间延后，可以减少术后继发性青光眼的发病率。

手术时机的具体选择还要根据患儿年龄、单眼双眼、晶状体混浊位置和混浊程度等综合判断。双眼白内障患儿，手术时间可以略缓，单眼则要尽早。双眼全白内障患儿应在出生后 10 周内手术，最迟不晚于 6 个月。另一眼应在第 1 眼手术后 48 小时或更短的时间内手术，降低术后因双眼竞争发生形觉剥夺性弱视的可能性。单眼的全白内障，若能在出生后 6 周内手术并行光学矫正，配合严格的弱视训练，则能恢复

表1　白内障基因位点表型及遗传方式

OMIM 编号	表型	遗传方式	基因定位	基因
600897	核性、粉尘状	AD	1q21-q25	GJA8
123680	Coppock 型	AD	2q33-q35	CRYGC
3q27.3	皮刺型	AD	2q33-q35	CRYGS
123690	核性	AD	2q33-q35	CRYGD
610425	核性、板层状、前极性	AD	22q12.1	CRYBA4
611597	核性	AD	3q21-q22	CP49
107250	全白内障	AD	10q24-25	PITX3
615274	核性	AD	12q12-14.1	AQPO
121015	粉尘状	AD	13q11-q13	GJA3
116800	绕核性	AD	16q22.116p13.3	HSF4
110800	前极性	AD	6p24.3-p24.2	GCNT2
123610	核性、后极性、板层状、皮质性和粉状	AD	17q11.1-q12	CRYBA1
134790	缝合性遗传性高铁蛋白血症-白内障综合征（核性、缝合性、皮质性、粉状和向日葵状白内障）	AD	19q13.4	FTL
123580	核性、极性/囊下性、板层状、皮质性、点状和全白内障	AD	21q22.3	CRYAA
123620	包膜下、带状、核性、冠状、板层状、缝合性、蓝状、粉状、多形、皮质性	AD	22q11.2	CRYBB2
110800	中心性、核性、极性	AD	6p24.2	GCNT2
600929	Coppock 型	XL	22q12.1	CRYBB1
123630	核性	AR	22q11.23	CRYBB3
123610	带状、粉状、核状、板层状、花簇形、缝合性、核性、多形	AD	17q11.2	CRYBA1
603212	核性、囊下性、板层状、皮质性	AD	3q22.1	BFSP2
121015	前极点、薄片状、核性、缝合性、珊瑚状	AD	13q12.11	GJA3
177075	核性、极性/囊下性、皮质性、全性、蓝色和多形性	AD	16q23.2	MAF
154050	板层状、蓝状、点状、核性、粉状、蜗牛状、皮质性、缝合性	AD	12q13.3	MIP
604313	核性	AR	17q25.1	GALK1
607182	核性	AR	3p21.31	FYCO1
116300	粉末状	AD	10p13	VIM
605387	囊下性	AD	20q11.22	CHMP4B
607182	核性	AR	3p21.31	FYCO1
615277	核性、皮质性、缝合性	AR	19q13.4	LIM2
612018	核（单侧）性、幼年性、皮质性、核性	AR/AD	10q23.13	SLC16A12
611597	核性、粉末状、皮质性、缝合性、层状、乳白色、斑点状	AD/AR	3q21q22	BFSP2
614895	核性	AD	19q13.2	PRX
230200	核性	AR	17q24	GALK1
110800	中心性、核性、极性	AR	6p24.2	GCNT2
120430	N/A	AD	11p13	PAX6
614895	核性	AD	19q13.2	PRX
615277	核性、皮质性	AR	19q13.4	LIM2
611391	皮质性、核性	AR	20p12.1	BFSP1
116600	核性、后极性、皮质性、带状和全白内障	AR/AD	1p36	EPHA2
609741	-	AD，AR	22q11.23	BETA-B3

注：AD. 常染色体显性；AR. 常染色体隐性；XL.X 连锁。

很好的视功能。双眼视力≤0.1，不散瞳时不能窥见眼底者，则应争取早期手术；若能窥见眼底者，则不急于手术。发生于婴幼儿期视轴区大于3mm范围的致密白内障，应在出生后全身麻醉允许的前提下尽早手术。

手术方式 包括囊外摘除术或白内障超声乳化吸出术、人工晶状体（IOL）植入术、后囊切开和前部玻璃体切割术。依据年龄的大小，略有不同。①白内障囊外摘除术：单纯囊外摘除是将晶状体前囊环形撕开后将混浊晶状体核及皮质去除，保留晶状体后囊及赤道部囊膜的一种术式。主要用于没有超乳机的基层医院。②超声乳化白内障吸除术：术后视力恢复较满意，相比于传统囊外摘除术，该术式术中前房稳定，可最大限度地吸除残留皮质及晶状体上皮细胞，减少术后并发症的发生率。

手术切口选择 儿童白内障囊外摘除手术切口有角巩膜缘隧道切口及巩膜隧道切口两种。使用非折叠人工晶状体需扩大切口时，建议巩膜切口，由于切口靠后，术后散光较小，患儿裸眼视力较好；如果是超乳手术，建议角巩膜缘切口，既经结膜切口，这样有结膜的保护，可以降低眼内炎的风险。小儿白内障手术，由于巩膜较软，没有自闭功能，主切口建议缝合。

术后视力矫正与弱视训练 手术摘除晶状体后的无晶体眼，需进行屈光矫正和视力训练，防治弱视，促进融合功能的发育。常用的矫正方法包括以下几种：①眼镜矫正，简单易行，容易调整更换。②角膜接触镜适用于大多数单眼的无晶状体患儿，但需要家长和患儿较好的配合。③IOL

植入术，由于显微手术技术的发展和人工晶状体质量的提高，IOL植入后严重并发症已明显减少。最新的共识是大于7个月的患儿可Ⅰ期植入IOL。考虑到术后并发症（如无晶状体青光眼）的终生风险，接受先天性白内障手术的儿童必须定期随访眼压和视神经。

并发症 如下。

继发性青光眼或眼压高 先天性白内障手术后常见的并发症。小眼球症、手术过早、明显的家族史以及与之相关的眼畸形（如永存胚胎血管）等都是危险因素，可发生于初次手术后数月至数年，发生率为3%~40%。婴幼儿白内障手术后远期最常见的青光眼类型是开角型青光眼，特别是在出生9个月内手术的患儿。考虑到术后并发症（如无晶状体青光眼）的终生风险，接受先天性白内障手术的儿童必须定期随访。

后囊膜混浊 又称后发性白内障，发病率为40%~100%，比成人高。年长患儿如果能配合激光治疗，可以行YAG激光后囊切开。

虹膜睫状体炎 因风疹病毒引起的先天性白内障不宜过早手术，是因为在感染早期，风疹病毒在晶状体内还存在，手术使这些潜伏的病毒释放而引起虹膜睫状体炎，有可能因炎症而引起眼球萎缩。

IOL偏中心 发生率可高达40%。IOL不对称固定，即囊袋内-睫状沟固定、悬韧带损伤断裂和/或囊袋支持力不足都可引起IOL偏中心。将IOL固定于囊袋内和/或光学区嵌顿于后囊膜环形撕开口，其位置近于生理要求。术后IOL固定好可有效防止IOL偏中心。

预防 ①一级预防：即婚前预防。所有患者应进行遗传学诊断，评估后代患病风险，避免近亲结婚可降低常染色体隐性遗传先天性白内障发病率。孕妇应避免各种病毒感染、避免接触电离辐射等。遵医嘱使用药物。如有基础疾病，如妊娠期营养不良、糖尿病等，积极治疗。②二级预防：即出生前预防。对遗传病因明确的家庭可通过产前基因诊断或胚胎植入前诊断，降低后代患病风险。对于早产儿的吸氧措施应该规范，防止吸氧时间过长或浓度过高。③三级预防：即症状前预防。早期诊断、早期治疗，降低致盲率。日常生活管理：注意眼部卫生，合理用眼，避免强光刺激、避免污水、烟尘入眼。患儿需定期复查屈光状态、眼底、眼压。术后需定期随诊，尽早进行视功能检查和弱视训练，以达到恢复视力，减少弱视的发生，预防和控制继发性青光眼的发生和发展。

（杨正林）

yǎn quēsǔn

眼缺损（ocular coloboma） 胚胎发育早期视神经裂闭合不全引起的的先天性畸形。又称视觉缺损。具有潜在致盲性，并可能导致虹膜、睫状体、脉络膜、视网膜、脉络膜和视神经的部分缺失，甚至常伴有小眼畸形和/或无眼症等。该病的新生儿发病率为2/10万~14/10万，其中单侧病例约为50%，中国的发病率为75/10万。

病因和发病机制 该病发生与遗传和环境因素都有关。

遗传因素 在妊娠30天左右，视囊泡和视柄的腹侧表面内陷，形成双层视杯。内陷形成视裂，使血管中胚层的血管进入发育中的眼。该裂隙边缘的融合在5

周左右从中央开始，向前至视杯边缘，在第 7 周向后沿视柄进行。此时如果部分胎儿裂胚裂未能闭合，临床上就会表现为眼缺损。其中眼睑缺陷是由于中胚层皱襞在妊娠 7~8 周时未能融合所致。

环境因素 也是致病重要原因。环境暴露包括使用沙利度胺，维生素 A 和叶酸缺乏，母亲妊娠期间甲状腺功能减退、饮酒，胎儿霉酚酸酯的暴露，先天性寨卡病毒感染、弓形虫病和巨细胞病毒感染等，其他还有辐射和热疗，如果损伤发生在视神经裂闭合的特定关键时期，可导致眼缺损的发生。

临床表现 该病常与其他发育缺陷相关，如微小眼球症、无眼球症、唇裂、骨骼缺陷、拇指发育不全和马蹄肾等。在眼部，虹膜缺损最常见，通常位于鼻下象限，呈楔形透照缺陷，表现为虹膜全层或部分缺损；角膜缺陷表现为与虹膜或晶状体缺损相关的散光性屈光不正；晶状体缺损呈一种先天性的囊袋异常；脉络膜视网膜缺损表现为无脉络膜的白色象限，但缺损上覆盖着萎缩带有瘢痕的视网膜；有 8%~43% 的病例发生视网膜脱离。

由于病情程度不同，视力范围从正常到严重受损均可出现。

诊断 依据临床表现、现病史、实验室检查和眼科检查可诊断。询问病史时注意有无风湿、结核、钩端螺旋体病、性传播性疾病、外伤和手术，以及其他免疫性疾病等。实验室检查血常规、红细胞沉降率，必要时作抗链球菌溶血素 O 测定、血涂片查寄生虫、脑脊液检查及淋巴结活检等。眼科检查：裂隙灯检查虹膜是否缺损，晶状体前是否有渗出，玻璃体是否混浊；散瞳检查视网膜，脉络膜是否缺损或脱离。

治疗原则 包括局部治疗和全身治疗。

局部治疗 ①充分散瞳：用阿托品液或软膏涂眼，次数、剂量依病情而定。必要时结膜下注射散瞳合剂。②0.5% 可的松滴眼：或结膜下注射地塞米松，或泼尼松龙。滴抗生素眼药水。③湿热敷或超短波。④配戴黑色眼镜、墨镜。

全身治疗 ①治疗病因。②对化脓性虹膜睫状体炎，应全身和局部应用抗生素。③口服吲哚美辛。④重者除局部滴用及结膜下注射皮质类固醇外，宜早期足量全身应用皮质类固醇。⑤对反复发作的病情，免疫检查有阳性发现时，可行免疫疗法。

并发症的治疗 ①继发性青光眼：药物或手术治疗。②并发白内障：患眼安静 3 个月以上，可根据病因慎行白内障摘除术，术后有视网膜脱离和脉络膜脱离的风险。

多数脉络膜视网膜缺损患者无症状，通常由医师或验光师发现。斜视和屈光不正通常与眼缺损有关，因此需进行矫正评估和睫状肌麻痹性屈光检查。一些患者出现眩光症状，可采取保守治疗方法，推荐佩戴边帽、太阳镜或彩色隐形眼镜来控制症状。利用手术矫正虹膜缺损的情况罕见。如果有眼部缺陷缺损家族史或发现系统性关联的，应进行遗传学的分子评估。

后段脉络膜视网膜缺损可发生视网膜脱离的风险，视网膜脱离可通过手术修复，包括玻璃体切除术和硅油填充术塞。在缺损区边缘可出现的视网膜下新生血管也可发生，通常采用抗血管内皮生长因子类药物眼内注射。

预防 ①一级预防：有该病家族史的家庭应行基因检测，评估后代患病风险。在孕期保持各类维生素、叶酸、微量元素等营养元素的均衡摄入，孕期戒烟酒，减少糖的摄入，不滥用药物。②二级预防：在对遗传病因明确的情况下，产前基因诊断及胚胎植入前诊断可作为一种降低预防疾病发生风险的选择。降低后代患病风险。③三级预防：早期诊断和早期治疗可降低致盲率。

(杨正林)

xiāntiānxìng jīngzhuàngtǐ quēsǔn

先天性晶状体缺损 （congenital primary aphakia，CPAK）

表现为出生时晶状体缺失的常染色体显性/隐性遗传病。又称眼前段发育不良 2 型（ASGD2）。该病可单眼或双眼发生，发病率未知。

病因和发病机制 如下。

病因 该病由位于染色体 1p33 的 FOXE3 基因突变引起，该基因编码晶状体特异性的转录因子，调节晶状体上皮细胞的增殖、凋亡和细胞周期，在哺乳动物的晶状体形成过程中发挥重要作用，通过调节细胞增殖及分化控制晶状体纤维细胞与晶状体上皮细胞的比例，还可控制晶状体泡与表面外胚层的脱离与 DNAJB1 基因的表达。此基因的突变与眼前节发育不全或先天性晶状体缺损有关。

发病机制 主要为胚胎发育第 4~5 周发育失败导致眼前节发育不全。

临床表现 出生时无晶状体并伴眼前节发育不全及其他眼部异常，包括无虹膜、无睫状体、无小梁网、小眼症、巩膜角膜、虹膜角膜粘连、视神经缺失、视网膜脱落和大角膜等。眼压一般正常，但也可因伴随的先天性青光眼而引起眼压升高。

诊断 依据病史和相关检查可以诊断。病史包括家族史；检查包括基因检测：全基因组或全外显子分析；裂隙灯下检测晶状体形状；B超、超生生物显微镜或光学相干断层扫描判断是否无晶状体及眼前节发育不良。

鉴别诊断 需与无眼畸形相鉴别。无眼畸形为眼球缺失，而先天性晶状体缺损为晶状体缺失。

治疗原则 尚无有效治疗手段，不推荐手术治疗，屈光矫正可预防或减轻弱视。婴幼儿先天性原发性无晶状体眼的屈光矫正需要格外注意，因为婴儿出生后1年内，眼球持续发育，框架眼镜和隐形眼镜必须经常更换以适应快速发育的眼球，才能建立到大脑的正常视觉通路。而如果视觉输入散焦或是两眼输入不对等，则易发展为弱视。经常性的眼科检查对至关重要。

预防 ①一级预防：即婚前预防。避免近亲结婚，如果有该病家族史，备孕时应做遗传基因咨询或孕期做全基因组或全外显子基因检测；该病与风疹病毒有关，推荐有风险的孕妇做TORCH血清学检查，妊娠23周经腹超声检查可帮助诊断。②二级预防：即出生前预防。有家族史者应及早进行遗传学检测及产前基因诊断，定期进行视光学检查，一旦发现异常，应及时处理。③三级预防：即症状前预防。对于已确诊患者进行有效干预，延缓病情进展，防止并发症的发生。

（杨正林）

xiāntiānxìng wú hóngmó
先天性无虹膜（aniridia，AN）

以虹膜和中心凹不同程度发育不全为主要特征的眼部疾病。约2/3的患者有明显家族史，多为常染色体显性遗传，其余1/3为散发病例。特点是虹膜部分或完全缺失，但该病不仅限于虹膜异常，还并发其他眼部异常，如白内障、青光眼、角膜病变、中央凹发育不全和眼球震颤等。发病率为1/10万~2/10万，暂无种族或性别相关性。

病因和发病机制 约90%为PAX6基因杂合突变引起，其中部分与染色体重排所致的功能缺失有关。PAX6基因定位于常染色体11p13.3，包含14个外显子，其中第4~13号外显子编码氨基酸。CDS全长12 969bp，编码422个氨基酸。PAX6的转录激活通过一个调控元件网进行高度调控，它们位于PAX6的内含子以及PAX6之前（上游5'位置）和之后（下游3'位置）的区域，在位于该区域的调控元件中，SIMO和E180元件在不同眼部结构发育过程中调节PAX6的表达。SIMO直接参与AN，该基因的点突变影响了PAX6结合位点并因此导致其转录抑制。

PAX6基因的表达精确调控脊髓动物的眼部胚胎发育，可调节眼前段和后段的正常分化，包括晶状体和角膜上皮。出生后，仅在视网膜层、晶状体、角膜、虹膜和睫状体中表达并参与这些结构的维持。此外，PAX6在中枢神经系统、嗅觉系统和胰岛的发育和功能发挥中起重要作用。胚胎发育过程中PAX6表达失调导致各种眼部异常：虹膜、视网膜和视神经发育不全、小角膜和白内障等。AN主要因PAX6基因突变导致其单倍剂量不足，即基因剂量减少使该基因的正常功能无法维持。

临床表现 可表现为孤立的眼部异常，也可以是维尔姆斯肿瘤（肾母细胞瘤）、11p部分单体综合征（即WAGR综合征：肾母细胞瘤-无虹膜-性器官及尿道畸形-智力发育迟缓）和WAGRO综合征（肾母细胞瘤、无虹膜、性器官及尿道畸形、智力发育迟缓和肥胖），或其他相关综合征中的表现。PAX6基因突变即使在同一家系中也表现出广泛的表型变异性。

眼部症状 一些患者表现为虹膜正常，仅有核性白内障、角膜炎、中央凹发育不全；而多数表现多种虹膜异常，特别是中心凹发育不全几乎存在于所有患者，导致视力受损。AN进行性发展导致的角膜混浊、白内障和青光眼进一步加剧了视觉功能障碍，可具有眼干、畏光、视物模糊等多种症状。患者之间的视力差距较大，多数视力小于20/60，甚至小于20/200，很少有患者的视力能优于20/60。

其他系统症状 患者还具有眼外其他系统表现，如中枢神经系统发育异常、听力迟缓、味觉丧失和骨骼畸形等（表1），当存在两个或多个临床表现时应考虑WAGR综合征，其发生肾母细胞瘤肿瘤的风险为50%~70%。

诊断 主要根据患者家族史、眼部检查以及相关基因检测进行诊断。

鉴别诊断 包括前节发育不全、虹膜炎、先天性瞳孔散大和原发性无晶状体等，需通过以下检查加以鉴别：

家族史 了解患者相关眼部异常、视力异常、泌尿系统异常等家族史。

眼部检查 当考虑AN时除患者外，其父母或是其他近亲均需进行眼部检查，确定有无虹膜、角膜、晶状体、黄斑及中央凹等

表 1 先天性无虹膜相关疾病的表现

疾病	典型特征	具体表现	基因	OMIM 编号
WAGR 综合征	邻近基因缺失	WAGR；当存在两个或多个特征时诊断	*PAX6*、*WT1*	194072
WAGRO 综合征	WAGR 综合征伴肥胖	早发性肥胖、多食症	*WAGR*、*BDNF*	612469
大脑	脑畸形	大脑皮质、前/后连合或胼胝体发育不全	*PAX6*	106210
神经系统发育	认知/行为问题	智力迟钝、孤独症谱系障碍或注意力缺陷障碍	*PAX6*	106210
感觉发育	嗅觉丧失或嗅觉减退	嗅球发育不全	*PAX6*	106210
	听力困难	感音神经性聋	*PAX6*	106210
	感觉统合障碍	听觉处理障碍，回忆单个单词或理解单词含义障碍	*PAX6*	106210
内分泌系统	缺乏褪黑激素	松果体发育不全	*PAX6*	106210
代谢	糖尿病	早发型糖尿病/葡萄糖耐受不良，低胰岛素血症	*PAX6*	106210
骨骼系统	颅面畸形	上睑下垂、长窄脸、短鼻、眼距过宽、颅缝早闭	*PAX6*	106210
	髌骨缺失	髌骨发育不全	*PAX6*	106210

外观和功能异常。

全身检查 牙、全身骨骼、泌尿系统、中枢神经系统的磁共振成像有助于 WAGR 综合征、肾母细胞瘤等的诊断。

遗传学诊断 包括散发病例基因和 PAX6 基因突变的检测。

散发病例的基因诊断 肾母细胞瘤致死率较高，因此在对 8 岁以前儿童进行 AN 的临床诊断后，最重要的是评估 *WT1* 基因的完整性。多重连接依赖探针扩增（MLPA）或比较基因组杂交微阵列（aCGH）可检测出 DNA 在整个染色体组的缺失或扩增，靶向 aCGH 在检测拷贝数变异和识别突变点方面优于 MLPA。但上述技术无法检测平衡倒位、易位或重排，因此可以使用细胞遗传技术（如荧光原位杂交）作为补充。

PAX6 序列中点突变的分子诊断 使用最广泛的技术是桑格（Sanger）测序，检测率有 50% ~ 90%，具体取决于所研究的队列和分析的 *PAX6* 区域。而下一代测序可对完整的 *PAX6* 基因组进行测序，包括外显子、UTR、内含子和调节区，诊断率达 85% ~ 95%；另外，下一代测序还

能对患者的全外显子组甚至全基因组进行测序。

治疗原则 早期角膜病变可使用不含防腐剂的润滑剂；屈光不正可配戴眼镜，存在角膜病变和减少泪液产生的情况下不适用隐形眼镜；有色或光敏变色镜片有助于降低感光度；对于严重视力障碍的患者可使用光学低视力辅助器。

虹膜发育不全、晶状体混浊影响视力以及并发白内障、青光眼等可通过手术治疗改善视功能和视力，角膜严重病变无法修复可在有条件的情况下行角膜移植术。

针对无义突变引起的遗传疾病，一种抑制框内提前终止密码处翻译终止的小分子化合物阿塔鲁伦（Ataluren，前身为 PTC124）已被引入治疗 AN。

预防 ①一级预防：即婚前预防。该病为遗传病，对所有患者应进行基因检测，明确病因；开展健康教育、普及 AN 防治知识和遗传咨询等。②二级预防：即出生前预防。对遗传病因明确、已生育患儿的家庭实施产前基因诊断及胚胎植入前诊断，降低患

儿出生的再发风险。③三级预防：即症状前预防。通过新生儿基因筛查早期诊断和早期治疗，降低患者视力损害；另外，诊断 AN 的患儿还需筛查是否为 WAGR 综合征、WAGRO 综合征和肾母细胞瘤等，以降低病死率。

（杨正林）

hóngmó yìsè

虹膜异色（heterochromia iridis） 双眼虹膜颜色不同或单眼虹膜颜色各部分不同的疾病。多数情况下不会影响眼的生理功能，通常来自父母遗传，在极少数情况下由其他疾病引起。虹膜异色在某些动物中很常见，但在人类很少见。

分类 分为先天性和后天性（获得性）。

先天性虹膜异色 大部分先天性虹膜异色是由于基因突变导致的双眼黑色素含量不同，少数是霍纳综合征或沃登伯格（Waardenburg）综合征等的症状之一。

后天性虹膜异色 后天表现出的虹膜异色通常是眼部或头部创伤、黑色素瘤、神经母细胞瘤和药物（前列腺素类滴眼液增加虹膜色素沉着）等所致。

病因和发病机制 虹膜内含有决定其颜色的黑色素，黑色素的量决定虹膜颜色。虹膜颜色的决定基因为 15 号染色体上的 *OCA2* 和 *HERC2* 基因，有多达 16 个基因通过和 *OCA2* 基因或 *HERC2* 基因配对来生成不同的虹膜颜色。另外，15 号染色体上的其他部分也影响虹膜颜色。故难以根据父母虹膜颜色推测后代的虹膜颜色。

临床表现 一般无明显临床症状，若是由其他原因引起则会出现相关疾病的症状。虹膜异色有 3 种。①完全异色：双眼虹膜颜色完全不同。②节段性异色症：虹膜的不同部分有不同的颜色。③中央异色：虹膜的外环与其他部位的颜色不同。

诊断 根据患者病史、家族史以及眼外临床表现初步推测病因，随后进行相关检查，排除诊断与其相关的病因。

眼科检查 眼部和视力检查评估是否有眼外伤后遗症、视力受损等；裂隙灯观察眼球眼部情况，眼底检查了解玻璃体、眼底情况。

实验室检查 血尿儿茶酚胺代谢水平检查主要用于排查神经母细胞瘤，组织病理学检查用于排查眼部肿瘤。

影像学检查 磁共振成像等用于排查全身情况，以确定病变位置。

基因检测 相关综合征基因检测，如 *MITF* 是沃登伯格综合征主要致病基因，在黑色素细胞发育中起重要的调控作用，其突变可引起黑色素细胞发育障碍而导致沃登伯格综合征，故怀疑为该病所致的虹膜异色需完善相关基因检测。

鉴别诊断 虹膜颜色可以受到衰老、铁质沉着症、幼年黄色肉芽肿、霍纳综合征和富克斯（Fuchs）综合征的影响，需加以鉴别。

治疗 该病不引起相关症状，无须治疗；对于其他病因所致的虹膜异色需治疗原发病。

预防 在多数情况下，虹膜异色不影响眼的生理功能，故以预防原发病为主。

（杨正林）

Ādí zōnghézhēng

阿迪综合征 （Adie syndrome）

累及瞳孔调节反射和自主神经系统的临床综合征。又称为霍姆斯－阿迪综合征（Holmes-Adie syndrome）。主要表现为单侧（主要）或双侧瞳孔散大、光反射直接或间接丧失或减弱、调节反射异常、瞳孔收缩障碍并伴有腱反射减弱或消失。多见于 30 岁左右的年轻女性，可孤立性存在或作为其他疾病的并发症，发病率为 4.7/10 万，通常为散发病例。

病因和发病机制 确切病因未知。瞳孔表现与一些感染性疾病（梅毒）、自身免疫病相关，通过治疗原发病后瞳孔情况可以改善。瞳孔病变是由于睫状神经节及其副交感神经节后纤维受损引起的周围神经病变。形态学和组织学研究证明，睫状体中的神经组织退化，睫状体受损后节后纤维恢复生长导致突触结构和功能发生变化，睫状神经节的去神经支配会引发突触后乙酰胆碱受体的增加，即为该病受累眼对 0.1% 毛果芸香碱非常敏感的原因。

临床表现 单侧或双侧瞳孔散大、光反射直接或间接丧失或减弱、调节反射异常、瞳孔收缩障碍并伴有腱反射减弱或消失。该病分为以下两种类型。

完全型 强直性瞳孔（瞳孔对光没有反应）和腱反射消失。

不完全型 有 4 种情况：只有瞳孔强直；非定型的瞳孔强直（虹膜麻痹）；膝腱反射消失伴有非定型的瞳孔强直；只有膝腱反射消失。

诊断 主要依靠临床表现结合相应辅助检查进行诊断。

一般检查 瞳孔对光反射、腱反射对于判断患者瞳孔功能和腱反射情况至关重要；双眼滴毛果芸香碱稀释溶液后可观察到患侧瞳孔收缩而对侧瞳孔收缩不明显（图 1）。

实验室检查 感染性疾病、自身免疫性抗体等检查用于判断

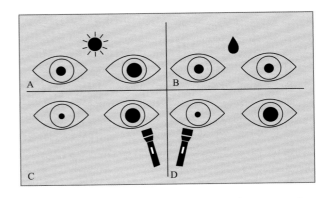

A. 自然光下，左侧瞳孔明显大于右侧瞳孔；B. 双眼滴 0.125% 毛果芸香碱后，左侧瞳孔明显收缩，右瞳孔保持不变；C. 左瞳孔在手电筒照射下保持不变，而右瞳孔明显收缩，即左瞳孔不存在直接光反射，而右瞳孔的存在间接光反射；D. 手电筒照射下，右瞳孔明显收缩而左瞳孔没有变化，即右瞳孔存在直接光反射，而左瞳孔不存在间接反射；太阳符号：代表自然光；水滴符号：代表使用毛果芸香碱；手电筒符号：代表瞳孔反射的光。

图 1 阿迪综合征眼部特点

是否由其他感染性疾病所致。

影像学检查 头颅磁共振成像等检查有助于判断是否由眼内或颅内肿瘤引起。

神经肌电图检查 用于判断患者腱反射是否消失，鉴别诊断一些仅引起瞳孔改变的疾病；

基因检测 MPZ 基因中的 thr124-to-met 突变引起遗传性运动感觉神经病［沙尔科-马里-图思（Charcot-Marie-Tooth）病］2J 型的阿迪瞳孔，故检测该基因也可诊断部分患者。

鉴别诊断 需与阿-罗（Argyll-Robertson）瞳孔、贝尔（Bell）麻痹、球后视神经炎、动眼神经麻痹或损伤等引起瞳孔对光反射异常改变的疾病相鉴别。

治疗原则 治疗手段有限，原发性阿迪综合征以缓解症状为主：定期随访、配戴墨镜减少强光对视网膜损害、心理疏导等；继发性阿迪综合征以积极寻找和治疗原发病为主。

预防 ①一级预防：即婚前预防。该病为遗传病，对于所有遗传性运动感觉神经病 2J 型患者 MPZ 基因的突变可作为的筛查靶点进行基因检测，明确病因；开展健康教育、普及阿迪综合征防治知识、遗传咨询等。②二级预防：即出生前预防。该病多为散发病例，暂无家族聚集性病例报道。③三级预防：即症状前预防。通过新生儿基因筛查早期诊断和早期治疗，降低视力损害。

（杨正林）

jīngzhuàngtǐ-tóngkǒng yìwèi

晶状体瞳孔异位（ectopia lentis et pupillae） ADAMTSL4 基因突变导致的常染色体隐性遗传病。表现为瞳孔移至非中心位置（通常是颞侧），以及晶状体向反方向移位。瞳孔可在旁中心或角膜缘附近。这种情况通常是双侧的，特点是眼部异常，但缺乏全身表现。

病因和发病机制：该病由 ADAMTSL4 基因突变所致。发病机制尚不清楚，可能与神经外胚层发育异常有关。较早的理论包括中胚层或机械因素阻止正常宫内发育，包括晶状体赤道区域胎儿血管系统的异常持续性。

临床表现：典型表现包括晶状体和瞳孔的移位，瞳孔呈椭圆形、椭圆形或狭缝状，可向任何方向异位。瞳孔常扩张不良并且反应异常。其他体征包括角膜直径增大、角膜散光增加、前房深度增加、虹膜变薄变平并伴有隐窝丢失、虹膜突增大引起的角度畸形、瞳孔膜持续存在、带状纤维丢失、倾斜圆盘和眼轴长度增加。继发表现包括屈光不正、青光眼、早期白内障发展和视网膜脱离。

诊断和鉴别诊断：根据临床表现可初步诊断。需与单纯眼部异常、全身性综合征［马方综合征、同型胱氨酸尿症、马切山尼（Marchesani）综合征和全身弹力纤维发育异常综合征］和代谢紊乱等相鉴别。

治疗原则：尚无有效的药物治疗手段。手术治疗需严格把握手术适应证及手术时机。由于患者是儿童，如产生精神异常，需要积极的心理干预。

预防：①一级预防，即婚前预防。该病属于常染色体隐性遗传，应避免近亲结婚；对患者开展健康教育、普及防治知识、遗传咨询等。②二级预防，即出生前预防。对遗传病因明确，已生育患儿的家庭实施产前基因诊断及胚胎植入前诊断，降低患儿出生的再发风险。③三级预防，即症状前预防。通过新生儿筛查，在患者出现症状前早期诊断和早期治疗，根据疾病的自然病程，指导患者提前进行相关学习和生活技能的培训，对可能的并发症采取针对性防治措施。

（杨正林）

xiāntiānxìng tóngkǒng yìwèi

先天性瞳孔异位（congenital ectopia pupillae） 瞳孔偏离正常中心位置的常染色体显性遗传病。多数异位的方向为向上和向外，且瞳孔呈卵圆形或不规则形，反射活动不灵敏。一般不影响视力，如果异位明显，则中心视力下降以致形成弱视。

病因和发病机制：该病由 SMAD4 基因突变导致。瞳孔异位通常与晶状体脱位有关，可为孤立的表现或与虹膜和前房的其他缺陷有关；也可与白化病、近视、虹膜或眼底缺损、持续性瞳孔膜、小眼球、狭缝瞳孔以及其他眼异常有关，多与前房有关。当仅出现瞳孔异位而晶状体未移位时为常染色体显性遗传。自然病程是非进行性先天性缺陷。

临床表现：因瞳孔发育异常表现为瞳孔不在虹膜中央，常为双眼对称、静止，以颞上方移位多见。瞳孔异位眼常有近视、晶体异位、白内障，还可合并瞳孔残膜、虹膜和眼底缺损、玻璃体动脉残留和小眼畸形等。

诊断和鉴别诊断：根据家族史、瞳孔异位表现以及 SMAD4 基因突变可初步诊断。该病需与先天性瞳孔-虹膜-晶状体膜与性腺发育不全、阿克森费尔德-里格尔（Axenfeld-Rieger）综合征、原发性/进行性虹膜萎缩（虹膜角膜内皮综合征的一种亚型）、类脂蛋白沉积症合并异位、炎症和外伤相鉴别。

治疗原则：该病一般不影响

视力，暂无特殊治疗，可通过手术修复（如先天性异位瞳孔激光虹膜成形术）。

预防：①一级预防，即婚前预防。该病为常染色体显性遗传病，应对所有患者进行基因检测，明确遗传病因；对患者开展健康教育、普及先天性瞳孔异位防治知识、遗传咨询等。②二级预防，即出生前预防。对遗传病因明确可致盲的先天性瞳孔异位类型，进行产前基因诊断及胚胎植入前诊断。③三级预防，即症状前预防。该病一般不影响视力，无需特殊治疗。

（杨正林）

脉络膜缺损（choroideremia，CHM）

编码 Rab 护送蛋白 1（REP1）的 CHM 基因缺失导致的 X 染色体隐性遗传的视网膜变性疾病。特点是随着视网膜光感受器、视网膜色素上皮细胞和脉络膜毛细血管层逐渐萎缩，视力逐渐丧失。该病在儿童早期出现夜盲症，发展为周边视野丧失，至中年发展为完全失明。

病因和发病机制 该病由 CHM 基因突变引起，突变包括无义突变、小片段缺失或插入、剪切位点改变。虽然 REP1 普遍表达，但发病仅限于眼，可通过 REP2 的存在来解释，REP2 可补偿除视网膜外所有组织中 REP1 的损失。

临床表现 起病较早，视野进行性向心性缩小。视野改变开始于周边部，随着年龄增长向中心扩展，最后残余中央部分，逐渐形成管状视野。10~30 岁时视力中度下降，但仍保持中央视野，40~50 岁累及黄斑后，为管视或伴有周边部小岛，最后视野完全消失。至中心视岛及颞侧残存视岛消失后患者完全失明。夜盲早发，呈杆锥型变性，暗适应视杆细胞终阈值呈进行性升高，晚期则测不出暗适应曲线。虽然脉络膜病变明显，但视网膜及视神经常保持正常。晚期视盘可萎缩，视网膜血管可稍细。眼底可表现为色素脱失及色素增生，呈椒盐状萎缩，多位于眼底赤道部。

诊断 根据典型的眼底改变、电生理改变、家族史及位于 CHM 基因突变检测，可做出诊断。

鉴别诊断 该病早期容易与非典型原发性视网膜色素变性、回旋状脉络膜萎缩相混淆。晚期脉络膜严重萎缩时，应与弥漫性脉络膜毛细血管萎缩、白化病和病理性近视相鉴别。

治疗原则 无特殊治疗方法。多食新鲜水果和多叶绿色蔬菜，适当补充抗氧化维生素和 Omega-3 长链脂肪酸。户外活动时，注意防止紫外线的照射。定期进行眼底、视力、视野等检查。部分患者可行手术治疗。有脉络膜新生血管形成时，可玻璃体腔内注射贝伐单抗治疗。

预防 ①一级预防：即婚前预防。该病为 X 染色体隐性遗传，应避免近亲结婚；对患者开展健康教育、普及防治知识、遗传咨询等。②二级预防：即出生前预防。实施产前基因诊断，降低患儿出生的风险。对遗传病因明确、已生育患儿的家庭实施产前基因诊断及胚胎植入前诊断，降低患儿出生的再发风险。③三级预防：即症状前预防。通过新生儿筛查，在患者出现症状前早期诊断和早期治疗，根据疾病的自然病程，指导患者提前进行相关学习和生活技能的培训，对可能的并发症采取针对性防治措施。

（杨正林）

视网膜色素变性（retinitis pigmentosa，RP）

以进行性感光细胞及色素上皮功能丧失为共同表现的遗传性视网膜变性疾病。表现为夜盲、进行性视野缩小、色素性视网膜病变和感光细胞功能不良等。一般 30 岁前发病，到中年或晚年常伴有严重视力障碍或失明。

病因和发病机制 RP 由单个基因突变引起，其遗传模式符合孟德尔遗传规律，包括常染色体显性遗传（adRP）、常染色体隐性遗传（arRP）、X 染色体连锁遗传（xlRP）和 Y 染色体连锁遗传（ylRP）；个别为线粒体遗传模式。已发现有 80 多个基因与 RP 相关。其中 30%~40% 属 adRP（表 1），50%~60% 属于 arRP（表 2），5%~15% 属于 X 连锁。相关基因有 RP2、RPGR 和 OFD1。RP2 和 RP23 是由 X 染色体上的 RP2 基因突变引起，而 RP3 和 RP15 与 X 染色体上 RPGR 基因突变相关。由 RPGR 基因突变引起的 RP 约占所有 xlRP 的 70%，占所有 RP 的 11%。ylRP（RPY）非常罕见，尚无相关基因的报道。

RP 为单基因遗传病，但其存在不完全外显以及两个基因同时突变致病的情况。多存在延迟发病的现象，即患者到了青少年阶段（10~20 岁）才有明显的症状。有些基因的突变会引起早发的 RP，即在儿童时期甚至刚出生就有明显的症状。

临床表现 初始症状包括夜盲症和暗适应困难。在起病初期，若病变以视杆细胞受累为主，夜盲是最早的症状，并可早于眼底出现可见改变之前数年发生。开始时夜盲较轻，随着病程进展，夜盲逐渐加重，且开始丧失周边

表1 引起 adRP 的基因

基因	OMIM	基因	OMIM	基因	OMIM	基因	OMIM
RP1	603937	CERKL	608381	RP40	613801	CNGA1	123825
RP4	613731	RP28	606068	PDE6B	180072	RP51	613464
RHO	180380	FAM161A	613596	RP41	612095	TTC8	608132
RP12	600105	RP32	609913	PROM1	604365	RP53	612712
CRB1	604210	CLCC1	617539	RP43	613810	RDH12	608830
RP14	600132	RP35	610282	PDE6A	180071	RP54	613428
TULP1	602280	SEMA4A	607292	RP44	613769	C2ORF71	613425
RP19	601718	RP36	610599	RGR	600342	RP55	613575
ABCA4	601691	PRCD	610598	RP45	613767	ARL6	608845
RP20	613794	RP37	611131	CNGB1	600724	RP56	613581
RPE65	180069	NR2E3	604485	RP46	612572	IMPG2	607056
RP25	602772	RP38	613862	IDH3B	604526	RP57	613582
EYS	612424	MERTK	604705	RP47	613758	PDE6G	180073
RP26	608380	RP39	613809	SAG	181031	RP58	613617
CERKL	608381	USH2A	608400	RP49	613756	ZNF513	613598
RP59	613861	SLC7A14	615720	RP77	617304	AHR	600253
DHDDS	608172	RP69	615780	REEP6	609346	RP86	618613
RP61	614180	KIZ	615757	RP78	617433	KIAA1549	613344
CLRN1	606397	RP71	616394	ARHGEF18	616432	RP87	618697
RP62	614181	IFT172	607386	RP79	617460	RPE65	180069
MAK	154235	RP72	616469	HK1	142600	RP88	618826
RP64	614500	ZNF408	616454	RP80	617781	RP1L1	608581
C8ORF37	614477	RP73	616544	IFT140	614620	RP90	619007
RP65	613660	HGSNAT	610453	RP81	617871	IDH3A	601149
CDHR1	609502	RP74	616562	IFT43	614068	RP92	619614
RP66	615233	BBS2	606151	RP82	615434	HKDC1	617221
RBP3	180290	RP75	617023	ARL2BP	615407	RP93	619845
RP67	615565	AGBL5	615900	RP84	612880	CC2D2A	612013
NEK2	604043	RP76	617123	DHX38	605584	RPY	400004
RP68	615725	POMGT1	606822	RP85	618345	-	-

视力，并逐渐发展为隧道视力，最终失去中央管状视力。若病变以视锥细胞受累为主，夜盲出现较晚。在大多数典型的色素性视网膜炎中，多数表现为视杆细胞最先受累，而视锥细胞最后累及。

该病一般10~20岁发病，绝大多数为双眼发病。通常为进行性发病，且发病越早，疾病发展越迅速，病情也越重。在发病早期，患者开始自觉夜盲时，眼底可完全正常，其后病情发展，眼底逐渐出现病变。典型的眼底改变为视盘颜色蜡黄、视网膜血管变细和骨细胞样色素沉着，称为视网膜色素变性三联征。早期视盘颜色正常，之后逐渐变浅；晚期出现蜡黄色，表明视神经有不等程度的萎缩。视盘边界可微显模糊。视网膜血管狭窄以动脉明显，可极细，呈一致性狭窄，狭窄程度可反映病变的严重程度。

在病情进行中，色素沉着向眼底周边及中心扩展，但周边与黄斑可长期不出现色素斑。

诊断 依赖于特异的临床表现、家族遗传史以及眼科检查等进行诊断。

视野检查 发病早期视野为环形暗点，并随病情进展逐步向中心及周边扩大，晚期仅残留中央管状视野。双眼表现对称。

电生理检查 视网膜电图（ERG）检查显示，在病变早期就有显著改变，表现为振幅进行性降低、潜伏期延长等，在病变后期甚至无波形。

荧光素眼底血管造影 约75%的患者有荧光素渗漏的表现，多见于视盘、血管弓区及黄斑区。在病变晚期，还可看到脉络膜血管萎缩与脉络膜色素细胞的萎缩。

光学相干断层扫描 可对视网膜的细微结构进行精准的扫描，准确地显示视网膜所在病变的层次，观察黄斑区的组织形态学改变。主要表现包括视网膜色素上皮层光带萎缩，视网膜外层变薄以及视网膜色素上皮层厚薄不一，并可见黄斑水肿。

鉴别诊断 需与某些继发性视网膜变性相鉴别，如外伤性脉络膜视网膜病变、梅毒性脉络膜视网膜病变、并发于恶性肿瘤的视网膜病变以及药物引起的视网膜病变等。通过病史和其他相关的临床表现，并辅以ERG检查进行鉴别。

治疗原则 尚无有效治疗方法。低视者可试戴助视器。营养素、抗氧化剂或血管扩张剂的治疗效果尚未确定。

黄斑囊肿样水肿是RP的一个重要并发症，可降低患者的中枢视力。非综合征性RP该并发症的患病率为11%~70%，多数在

表 2 引起 arRP 的基因

基因	OMIM	基因	OMIM	基因	OMIM	基因	OMIM
RP1	603937	RP40	613801	RP59	613861	RP77	617304
RP4	613731	PDE6B	180072	DHDDS	608172	REEP6	609346
RHO	180380	RP41	612095	RP61	614180	RP78	617023
RP12	600105	PROM1	604365	CLRN1	606397	ARHGEF18	616432
CRB1	604210	RP43	613810	RP62	614181	RP79	617460
RP14	600132	PDE6A	180071	MAK	154235	HK1	142600
TULP1	602280	RP44	613769	RP64	614500	RP80	617781
RP19	601718	RGR	600342	C8ORF37	614477	IFT140	614620
ABCA4	601691	RP45	613767	RP65	613660	RP81	617871
RP20	613794	CNGB1	600724	CDHR1	609502	IFT43	614068
RPE65	180069	RP46	612572	RP66	615233	RP82	615434
RP25	602772	IDH3B	604526	RBP3	180290	ARL2BP	615407
EYS	612424	RP47	613758	RP67	615565	RP84	612880
RP26	608380	SAG	181031	NEK2	604043	DHX38	605584
CERKL	608381	RP49	613756	RP68	615725	RP85	618345
RP28	606068	CNGA1	123825	SLC7A14	615720	AHR	600253
FAM161A	613596	RP51	613464	RP69	615780	RP86	618613
RP32	609913	TTC8	608132	KIZ	615757	KIAA1549	613344
CLCC1	617539	RP53	612712	RP71	616394	RP87	618697
RP35	610282	RDH12	608830	IFT172	607386	RPE65	180069
SEMA4A	607292	RP54	613428	RP72	616469	RP88	618826
RP36	610599	C2ORF71	613425	ZNF408	616454	RP1L1	608581
PRCD	610598	RP55	613575	RP73	616544	RP90	619007
RP37	611131	ARL6	608845	HGSNAT	610453	IDH3A	601149
NR2E3	604485	RP56	613581	RP74	616562	RP92	619614
RP38	613862	IMPG2	607056	BBS2	606151	HKDC1	617221
MERTK	604705	RP57	613582	RP75	617023	RP93	619845
RP39	613809	PDE6G	180073	AGBL5	615900	CC2DA	612013
USH2A	608400	RP58	613617	RP76	617123	POMGT1	606822
RP40	613801	ZNF513	613598	–	–	–	–

20% 左右。由于患者已失去了周围视力，正确处理严重的黄斑囊肿样水肿对维持其中枢视力至关重要。RP 导致黄斑囊肿样水肿的致病机制尚不明确，可能源于多种因素。低级别炎症可能引起血-视网膜屏障的损害，导致视网膜或脉络膜血管外渗出液体积累进入黄斑。视网膜色素上皮细胞泵送效率降低也是导致黄斑中液体积累以及视网膜退化物质释放的反应因素之一。常用治疗药物有碳酸酐酶抑制剂、抗炎药物和抗血管内皮生长因子抗体等。

预防 ①一级预防：即婚前预防。该病为遗传病，应避免近亲结婚。②二级预防：即出生前预防。对已生育患儿的家庭实施产前基因诊断，降低患者出生的再发风险。③三级预防：即症状前预防。通过新生儿筛查，在出现症状前早期诊断和早期治疗，避免患者发生严重的视力损害。夜盲症应早查早治；患者应注意调节情绪，精神与身体过度紧张可促使视网膜细胞变性加剧；做到饮食有度、起居有规律、增强体质提高机体抵抗力，可预防该病发生。

（杨正林）

chífāxìng shìwǎngmó biànxìng
迟发性视网膜变性（late-onset retinal degeneration，L-ORD）
病理特征为在视网膜色素上皮层（RPE）和玻璃膜堆积厚的富含脂质物质的常染色体显性遗传病。又称迟发性视网膜营养不良。该病罕见，多见于 50~60 岁人群。

病因和发病机制 该病与位于 11q23 上的 C1ATNF5 基因突变相关，其编码含 281 氨基酸残基的蛋白质，主要分布在 RPE、晶状体和纤毛上皮。C1ATNF5 是分泌糖蛋白，主要从 RPE 细胞分泌到玻璃膜并进入 RPE 并参与功能。虽然 C1ATNF5 突变与 L-ORD 有关，但不是所有 L-ORD 携带者都携带 C1ATNF5 突变。

该病的发病机制尚不清楚。研究发现，视杆细胞特有的功能首先受到损害，当疾病进展到末期时视锥细胞功能也受到影响。L-ORD 患者 RPE 和玻璃膜之间有富含脂质的胶原蛋白、弹性蛋白和脂质沉积，这些物质形成一种屏障，阻止营养物质和代谢产物在脉络膜和 RPE 之间的运输，进而导致感光细胞和 RPE 细胞功能受损。

临床表现 早期症状包括夜盲和暗适应困难；随后中枢和周边视觉丧失，脉络膜新生血管和全视网膜色素性视网膜病；最终患者出现视力下降或完全失明。

诊断 结合病史和家族史、眼科和体格检查，以及相应的基因检测可诊断。

鉴别诊断 早期阶段该病常与索斯比眼底营养不良（SFD）或年龄相关性黄斑变性（AMD）混淆。L-ORD 眼底自体荧光显示 RPE 区和脉络膜视网膜的中边缘和后极黄斑通常萎缩，但有时形成盘状瘢痕；视盘颜色苍白；前极也受影响导致虹膜透射照明缺陷。谱域光学相干断层扫描显示大量的感光细胞受损，外核层变薄。视网膜电图（ERG）检查发现，视杆和视锥均出现缺损且黄斑受累，相比于其他视网膜变性疾病该病显得更严重。在疾病后期，ERG 振幅减小，锥体信号延迟。夜盲症和具有该病家族史有助于鉴别诊断。L-ORD 患者周围视觉丧失而 AMD 患者通常为中枢视野丧失有助于二者的鉴别。

治疗 尚无有效治疗方法，补充维生素 A 可以减缓病程进展，基因治疗将是今后的治疗方向。

预防 ①一级预防：即婚前预防。该病为常染色体显性遗传，患者应进行基因检测，确定致病基因情况，以及做好病情严重程度预估。②二级预防：即出生前预防。对已生育患儿的家庭实施产前基因诊断，降低患儿出生的再发风险。③三级预防：即症状前预防。通过新生儿筛查，在出现症状前早期诊断和早期治疗，避免患者发生进一步的视力损伤。

（杨正林）

niánlíng xiāngguānxìng huángbān biànxìng

年龄相关性黄斑变性（age-related macular degeneration，AMD） 视网膜黄斑区结构的衰老性改变。又称老年性黄斑变性。发病率与年龄增长明显相关，是

全球老人失明的主要原因。

分型 临床将 AMD 分为干性或萎缩性、湿性或渗出性或新生血管型两型。

干性 AMD 有 10%~15% 的干性 AMD 最终发展成湿性或新生血管型 AMD。该型的自然史为渐进性的逐渐丧失视觉功能，可能跨越几个月至几年时间，许多干性 AMD 患者没有症状。

湿性 AMD 其自然史会进一步发展到瘢痕阶段（盘状瘢痕），通常形成直径 4~8mm 的纤维化瘢痕，黄斑伴中央暗点。一只眼患新生血管型 AMD 的患者，每年有 4%~12% 的累积风险在另一只眼，因此，新生血管型 AMD 患者双侧中央视力丧失的风险很高。

病因和发病机制 该病是一组复杂的迟发性疾病，由多种危险因素造成。①流行病学研究证明：家族史是一致的危险因素，高达 25% 的人群中存在遗传因素。②局部炎症是 AMD 的发病机制：玻璃疣（drusen）含有许多与炎症过程相关的蛋白质，特别是许多蛋白质与补体级联有关，补体因子 H 是多个独立研究中发现的第一个具有显著风险的基因。补体调节功能受损导致补体级联的持续激活，玻璃疣形成，最终发展成 AMD。③黄斑中的色素变化：可归因于高度黑化视网膜色素上皮（RPE）细胞的变性。RPE 对于离子、营养物质和蛋白质的运输以及对于正常的光感受器细胞代谢和视觉周期的功能至关重要。导致 RPE 功能障碍的因素尚未确定。

临床表现 通常在 55 岁后出现临床症状。

干性 AMD 典型症状是进行性色素上皮萎缩和玻璃疣形成。玻璃疣是细胞外沉积物，位于

RPE 基底层和玻璃膜弹性蛋白的内胶原层，可"硬"（小的，边缘不连续）或"软"（大的，边缘模糊）。干性 AMD 临床上分为早期和晚期。①早期（萎缩前期）：中心视力轻度损害，甚至在相当长时间内保持正常或接近正常，中央盘状比较暗点，偶有大视或小视症。②晚期（萎缩期）：中心视力严重损害，有虚性绝对性中央暗点，检眼镜下有密集或融合的玻璃膜疣及大片浅灰色萎缩区。萎缩区境界清楚，其内散布椒盐样斑点，亦可见金属样反光。

湿性 AMD 临床特点是 RPE 下有活跃的新生血管，引起渗出、出血和瘢痕改变，临床分 3 期。①早期（盘状变性前期）：中心视力明显下降，与病灶相应处能检出中央比较暗点。②中期（突变期）：黄斑部由于新生血管渗漏，形成色素上皮层和/或神经上皮层浆液或/和出血性脱离，视力急剧下降。③晚期（修复期）：渗出和出血逐渐吸收并为瘢痕组织所替代；或在瘢痕边缘处出现新的新生血管，再度经历渗出、出血、吸收和瘢痕的过程，如此反复，瘢痕进一步扩大。眼底检查见有略隆起的团块状或形成不规则的白色斑块（血肿吸收过程中呈红黄色），斑块位于视网膜血管下方，在斑块表面或其边缘往往可见出血斑及色素斑。

诊断 早期 AMD 的初步临床诊断是基于观察到玻璃疣和/或黄斑色素改变。当观察到 AMD 迹象时，特别是当怀疑渗出性变化时，使用荧光素钠染料进行血管造影。

鉴别诊断 如下。

干性 AMD ①老年性玻璃膜疣：在早期应与出现于视力正常的老年性玻璃膜疣鉴别。其主要

区别除视功能外，前者玻璃膜疣大小不一，相当密集，境界比较模糊，玻璃膜疣之间杂有色素斑及脱色斑等色素紊乱。后者玻璃膜疣稀疏，大小相仿，无色素紊乱。②年龄相关的眼底改变：其关键点在于患者是否出现视功能的异常，如果患者存在不能用眼底以外改变能解释的功能异常，如视力下降、视物变形、对比敏感度下降等即应诊断为 AMD。③遗传性黄斑营养不良：干性 AMD 存在黄斑区萎缩性改变时，需与之鉴别。遗传性黄斑营养不良有以下特点：视功能异常发生时间早，有可能获得相应的病史；双眼病变，且对称性更好。

湿性 AMD ①脉络膜黑色素病：在色素上皮层下发生血肿时，应与之鉴别。最可靠的方法是荧光素眼底血管造影，血肿因背景荧光被遮盖呈大片无荧光区。黑色素病因病体内新生血管渗漏而出现多湖状强荧光斑。②中心性渗出性脉络膜炎：湿性 AMD 单眼进入突变期，黄斑部有渗出及出血，特别是发病年龄较轻者，需与之鉴别。后者另一眼无玻璃膜疣，病眼后部玻璃体中可见炎症细胞性混浊，不伴广泛的视网膜色素上皮层的改变：多为单纯病灶，无视网膜色素紊乱、萎缩、玻璃疣等改变。

治疗原则 包括药物和手术等治疗方法。

抗氧化剂 口服维生素 C、维生素 E、锌剂、叶黄素、β 胡萝卜素和玉米黄质可防止自由基对细胞的损害，保护视细胞，起到视网膜组织营养剂的作用。

抗血管内皮生长因子治疗 血管内皮生长因子（VEGF）在各种眼部新生血管发生发展中起轴心作用。哌加他尼钠（聚乙二醇塔尼钠）是美国食品和药品管理局（FDA）批准的第 1 种 VEGF 抑制剂，用于湿性 AMD。雷珠单抗是人源化重组抗 VEGF 单克隆抗体片段 Fab 部分，该片段可阻断 VEGF 与其受体内皮细胞的结合，从而抑制其生物活性。使用方法为玻璃体腔注射。

激光治疗 用激光产生的热能摧毁黄斑区的异常新生血管。激光光凝并不能阻止新生血管的形成，是一种对症治疗。需注意，激光若过量亦可使脉络膜新生血管增生，且对附近的正常组织也产生损坏，视功能将受大影响。

经瞳温热疗法 采用 810nm 波长的近红外激光，在视网膜上的辐射率为 $7.5W/cm^2$，穿透力强而屈光间质吸收少，使靶组织缓慢升温 10℃ 左右。

光动力疗法 将一种特异的光敏剂注射入患者血液，当药物循环到视网膜时，用 689nm 激光照射激发光敏剂，从而破坏异常的新生血管，而对正常的视网膜组织没有损伤。

手术治疗 视网膜下新生血管膜的切除、黄斑转位术、视网膜移植等。

预防 ①一级预防：对于所有患者进行基因检测，明确遗传病因；对患者开展健康教育、普及 AMD 防治知识及遗传咨询等。②二级预防：该病是遗传因素与环境因子共同作用的眼病，由于携带的主效基因频率较高，尚无法通过产前基因诊断作为预防。③三级预防：该病预后主要取决于不同的亚型。禁止吸烟，少量饮酒，少食高脂质物质，以减少危险因素。早期口服锌剂可防止黄斑变性的进展，而抗氧化剂如维生素 C、维生素 E 可防止自由基对细胞的损害，保护视细胞，起到视网膜组织营养剂的作用。对湿性 AMD，应尽早施行激光光凝或抗新生血管治疗，以避免病情恶化，影响视力。

（杨正林）

遗传性黄斑变性（hereditary degeneration of macula） 一组由遗传基因引起的家族性脉络膜视网膜退行性病变。又称黄斑营养不良。病变主要累及双眼黄斑区，一般不向周围网膜扩散。可发生于任何年龄，但在生理变化较大的婴幼儿期、少年期、青春发育期及发育末期发生率较高。该病包括 20 多种疾病，主要有黄色斑点状视网膜变性、卵黄状黄斑变性、视锥细胞营养不良、索斯比（Sorsby）眼底营养不良、中心凹蝶形色素上皮营养不良和遗传性视网膜劈裂症等。

病因和发病机制 如下。

黄色斑点状视网膜变性 最常见的遗传性黄斑变性类型，遗传方式大部分为常染色体隐性遗传，ABCR 基因突变引发该病，其编码的 ABCR 蛋白是 ATP 结合跨膜转运蛋白超家族成员，功能涉及感光细胞能量传递和代谢物的主动运输，ABCR 蛋白的突变影响感光细胞中视黄醇类的转运和细胞内钙离子的储存与释放，并由此导致视网膜的变性。

卵黄状黄斑变性 为常染色体显性遗传病，BEST1 基因突变引发该病，该基因主要表达在视网膜色素上皮（RPE），其功能涉及视网膜不饱和脂肪酸的代谢和运转。

视锥细胞营养不良 分为静止型和进展型两类，主要以常染色体显性和 X 染色体连锁方式遗传。GCAP1（鸟苷酸环化酶激活蛋白 1）基因突变引发该病。其编码蛋白 GCAP1 是钙离子结合蛋白家族成员，表达于感光细胞外节，具有激活视锥细胞鸟苷酸环化酶的功能，该基因突变后所产生的蛋白阻碍其与钙离子的结合，破坏激活鸟苷酸环化酶的功能，导致细胞内 cGMP 降低，引起视锥细胞变性。

索斯比眼底营养不良 TIMP3 基因突变引发该病，其编码的 TIMP-3 蛋白为基质金属蛋白酶（MMP）拮抗剂家族成员，MMP 与其他酶协同降解细胞外基质。在视网膜中，TIMP-3 主要由 RPE 表达并分泌到玻璃膜中，是玻璃膜细胞外基质的主要成分和 MMP-TIMP 平衡的主要调节剂。TIMP3 基因的突变影响其与 MMP 的结合和对该酶的抑制作用，导致玻璃膜的损伤破裂，引起该病的病理改变。

中心凹蝶形色素上皮营养不良 PRPH2 基因的多种突变引发该病，其编码感光细胞特异性的跨膜糖蛋白，该蛋白在视网膜锥杆细胞中均有表达，对感光细胞外节盘膜的形成和维持膜功能的稳定性起重要作用。

遗传性视网膜劈裂症 为 X 染色体性连锁隐性遗传病，但也有常染色体显性遗传和常染色体隐性遗传。根据发病阶段的不同，分为 X 连锁青少年视网膜裂解症（XJR）和退行性（老年性）视网膜劈裂（SR）。XJR 是由 RS1 基因突变引起。SR 既不由基因突变引起，也不是通过家族遗传而来，可能是随着年龄的增长导致视网膜损伤，但尚未得到证实。

临床表现 此类病变的共同特点是：发病时间早、双眼受累、慢性进行性发展和中心视力逐渐下降。

黄色斑点状视网膜变性 以双眼后极部视网膜色素上皮层对称性萎缩，呈典型的"靶心"状外观和金箔样反光区为特征。

卵黄状黄斑变性 病变早期黄斑区出现卵黄状橘黄色囊样隆起，后期为融合性黄色类似蛋黄样团块，RPE 萎缩。

索斯比眼底营养不良 30~40 岁起病，早期黄斑区有玻璃膜的广泛增厚和黄色脂质样物质沉着，晚期黄斑下出现新生血管、盘状瘢痕，视力严重下降。

遗传性视网膜劈裂症 XJR 患者视力出现缺陷，包括斜视、远视、血管受损导致出血，眼底有透明薄纱样膜从视网膜内层隆起，有时内层有大的裂孔伴有视网膜血管，偶可发生自发玻璃体积血，极少数情况下可导致视网膜脱落。

诊断 依据临床表现和各相关检查，如眼电图检查、眼底荧光血管造影技术、视野检查等进行诊断。

治疗原则 尚无特殊治疗方法，中心视力障碍者阅读时可配戴助视器，当视网膜下新生血管形成时，可试用激光治疗。

预防 ①一级预防：即婚前预防。该类疾病是遗传病，对所有患者进行基因检测，明确遗传病因；开展健康教育、普及防治知识、遗传咨询等。②二级预防：即出生前预防。对遗传病因明确，可致盲的类型，应进行产前基因诊断及胚胎植入前诊断。③三级预防：该类疾病的预后主要取决于营养不良的亚型。因此，早诊断、早治疗，尽可能降低致盲率，提高患者的生活质量。可使用抗氧化剂、维生素类、止血剂，以及视神经营养药或细胞激活制剂治疗，也可使用激光治疗。

（杨正林）

家族性黑矇性痴呆（familial amaurotic idiocy）

HEXA 基因突变导致的常染色体隐性遗传的严重神经退行性疾病。又称泰-萨克斯病（Tay-sachs disease）、神经节苷脂沉积或脑黄斑变性。表现为患者体内无 β-己糖胺酶 A 或酶活性很低。酶活性越低，疾病越严重，症状出现时间越早。

病因和发病机制 致病基因 HEXA 定位于染色体 15q23，编码 β-己糖胺酶 A（HEX A）的一个亚基。HEXA 基因功能缺陷导致 HEX A 缺乏，阻碍 GM2 神经节苷脂降解。尤其在大脑和脊髓的神经元中，这种物质的积累会导致神经元的破坏，从而引发该病。该病是常染色体隐性遗传，HEXA 基因的两个拷贝均存在功能缺陷才会导致疾病发生，携带者通常没有明确体征和症状。

临床表现 症状可能从婴儿期到成年期出现，这取决于患者的 HEX A 酶活性。根据临床表现该病分为婴儿型、幼年型和晚发型，每型症状出现时间均不相同。临床表现有视力、运动、精神出现障碍，包括失明、进行性痉挛、骨骼肌萎缩和笨拙、反应迟钝等。

婴儿型 最常见，HEX A 在婴儿体内没有酶活性或酶活性极低（低于 0.1%）。通常在新生儿期表现健康，但在 3~6 个月时出现症状，如对噪声的过度惊吓反应，并有肌无力、反应迟钝及腱反射改变，常见痉挛性或弛缓性瘫痪。12 个月时，出现进行性视力减退甚至失明（视网膜黄斑部可见樱红色斑点为其特征）、癫痫和吞咽困难。还可出现眼球震颤等神经系统症状。这种类型的婴儿通常在 4 岁以上死亡。最常见的死亡原因是肺部炎症（支气管肺炎）的并发症。

幼年型 不太常见，其特点是 HEX A 酶活性很低，通常低于正常活性的1%。该型症状可能在儿童时期的任何时候开始，最常在 2~5 岁。该型患儿常出现频繁的呼吸道感染行为问题，并逐渐失去运动控制、言语和精神功能，也可能开始癫痫发作、失明。幼年型在童年晚期或青春期去世之前，通常会在几年内没有任何反应或意识，感染是常见的死亡原因。

晚发型 有时称成人型或慢性型，也不常见，特点是 HEX A 酶活性低于正常活性的10%。该型症状可能从儿童期到成年期开始，但通常要到青春期或成年后才被诊断。可能导致笨拙和协调能力丧失、肌肉无力、震颤、言语或吞咽困难，以及无法控制的肌肉痉挛和运动。部分患者中，第一个明显的症状是严重的精神疾病，如精神分裂症。智力受损或痴呆症。一些晚发型患者因该病而寿命缩短。

诊断 主要依据 HEXA 活性检测及 *HEXA* 基因检测。

酶活性与生化检测 可检测血清、白细胞或其他组织中 HEX A 活性。患有急性婴儿 TSD 的个体没有或极低的 HEX A 酶活性。疾病早期，患者血浆内的谷氨酸-草酰乙酸转氨酸（GOT）显著增高，可达正常值的 5 倍，用于早期诊断某些可疑病例。

基因诊测 方法包括基因靶向检测（单基因检测或多个基因）和全外显子组测序、全基因组测序。具有疾病典型临床表现的婴儿可使用基因靶向检测。而临床表现与神经退行性变或发育退化等其他疾病难以鉴别的婴儿（特别是老年人）可行全外显子组测序或全基因组测序进行诊断。

鉴别诊断 家族性黑矇性痴呆疾病过程中出现的神经系统症状不是唯一的，可由多种遗传和后天条件引起，包括毒性和传染性/感染后疾病。

治疗原则 尚无治愈方法，也无有效治疗方法可以阻止或减缓该病的进展。婴儿型以支持性治疗为主，目的是缓解症状、控制感染、控制癫痫发作、预防并发症。幼年型与晚发型治疗旨在提供康复治疗，尽可能提高患者生活质量。

预防 ①一级预防：即婚前预防。对于所有患者进行基因检测，明确遗传病因；对患者开展健康教育、普及疾病防治知识、遗传咨询等。对特定人群进行携带者筛查。②二级预防：即出生前预防。对遗传病因明确家系，应进行产前基因诊断及胚胎植入前诊断，必要时可终止妊娠。③三级预防：即症状前预防。患者在出生时多正常，生后 3~6 个月出现症状，注意出生后的检查预防。早期诊断，对症治疗，尽可能减少疾病的不良后果，提高患者的生活质量。

（杨正林）

qīngshàonián huángbān biànxìng

青少年黄斑变性（juvenile macular degeneration） 原发于视网膜上皮层的常染色体隐性遗传病。又称眼底黄色斑点症、斯塔加特病。是青少年最为普遍的遗传性黄斑萎缩性疾病，多发生于近亲婚配的子女，在散发患者中较少见。该病最早于 1909 年由德国眼科医师卡尔·斯塔加特（Karl Stargardt）报道。多发于儿童和青少年，在成人中也有报道，且发病越晚，预后越好。发病率为 10/10 万~12.5/10 万。

病因和发病机制 该病主要由 *ABCA4*、*ELOVL4* 或 *PROM1* 基因突变所致（表 1）。*ABCA4* 突变所致斯塔加特病 1 型较为常见，又称黄色斑点状视网膜变性，而 *ELOVL4* 和 *PROM1* 突变的致病机制尚不明确。*ABCA4* 基因的编码蛋白属于 ATP 转运蛋白家族，与底物（如类维生素 A）跨细胞膜的运输相关。当 *ABCA4* 基因突变后，可在视网膜色素上皮细胞/感光细胞中出现脂褐质和相关的毒性副产物视 N-视黄叉基-N-视黄基乙醇胺（A2E）等的异常堆积，进而导致细胞功能异常和死亡。该病具有遗传异质性，大量（> 900）*ABCA4* 基因突变与该病相关，该基因的失活程度与疾病的严重程度亦相关。

临床表现 该病在初期眼底完全正常，但已出现中心视力丢失的症状，荧光素眼底血管造影可见黄斑部数量较多而细小的荧光点；进行期为眼底中心窝反光消失，继而在黄斑部深层出现灰黄色小斑点，并逐渐形成一个椭圆形萎缩区，随着病情发展，萎

表 1 青少年黄斑变性基因

表型	OMIM 编号	遗传方式	基因定位	基因
斯塔加特病 1 型	248200	AR	1p22.1	*ABCA4*
斯塔加特病 3 型	600110	AD	6q14.1	*ELOVL4*
斯塔加特病 4 型	603786	AD	4p15.32	*PROM1*

注：AR. 常染色体隐性；AD. 常染色体显性。

缩区逐渐扩大；在病程晚期，黄斑部出现弥散性分布的色素斑和少量萎缩的脉络膜血管，并有形态不规则的色素斑。该病具有高度临床异质性，其发病年龄、临床表现严重程度和病情进展速度均有差异，视网膜异常不仅累及黄斑区，甚至可出现视杆/视锥细胞的损伤。

诊断　主要依据临床表现和辅助检查。①视网膜电生理检查：通过视网膜电图的指标，判断该病的发展进程。②荧光素眼底血管造影：在疾病早期即可观察到中央区色素上皮细胞的早期萎缩和斑点状病变。③谱域光学相干断层扫描：可观察脉络膜结构改变。④遗传学筛查：利用基因测序技术，寻找 ABCA4、ELOVL4 或 PROM1 基因是否存在突变。

鉴别诊断　应与显性进行性中央凹营养不良症鉴别，后者非常少见，且在中央视力开始下降的同时，黄斑部已可见到色素斑，进展迅速，患者常伴有氨基酸尿。还应与黄色斑眼底鉴别，黄色斑眼底的黄色斑点始于后极部以外的眼底，不一定都会有黄斑萎缩性改变，有夜盲及周边视野损害症状。

治疗原则　尚无有效治疗措施。但关于其治疗方法的研究已涉及胚胎干细胞来源的视网膜色素上皮细胞移植疗法、针对维生素 A 循环通路的药物治疗、针对 A2E 的药物治疗和基因疗法等。

预防　①一级预防：即婚前预防。有家族史的患者应进行致病基因检测，避免两个携带该基因的患者结婚。②二级预防：即出生前预防。对遗传病因明确的家庭实施产前基因诊断或胚胎植入前诊断，降低后代患病风险。

(杨正林)

yuánfāxìng shìwǎngmó fāyù bùliáng

原发性视网膜发育不良 （primary retinal dysplasia，PRD）

先天性视网膜组织发育和分化异常的疾病。是胚胎分化错误的结果，组织学表现为视网膜线性折叠，并在中央管腔周围形成包含不同数量神经元的视网膜细胞花环。

分类　视网膜发育不良发生在所有物种中，是非进展性的、单侧或双侧，对视力的影响取决于病情的严重程度。该病包括遗传性和非遗传性两种。

遗传性视网膜发育不良　为常染色体隐性到显性的可变遗传模式，分 3 种：局灶性或多灶性视网膜发育不良、地理性视网膜发育不良、完全性视网膜发育不良伴脱离。

非遗传性视网膜发育不良　可由母体病毒感染、创伤、宫内毒性和多发性眼部异常引起，常伴其他发育性神经系统异常，尤其是小脑发育不良。

病因和发病机制　①遗传性原发性视网膜不良：主要为 X 连锁遗传，具体基因不明。②非遗传性视网膜发育不良：主要病因有母体病毒感染，如犬腺病毒、犬疱疹病毒、犬细小病毒、猫泛白细胞减少症病毒和猫白血病病毒等；营养原因，如维生素 A 缺乏；毒素；新生儿的辐射（X 射线）损伤；宫内创伤。物理、化学或感染性因素引发的视网膜发育不良可导致视网膜再生产生胶质增生、色素细胞迁移、视网膜层组织紊乱和玫瑰花结形成。

临床表现　如下。

局灶性或多灶性视网膜发育不良　表现为由感光层、外膜层和外核层组成花环状结构。花环状结构被视为绒毡层反射率降低

的区域，绒毡层区域为灰色条纹，非绒毡层区域为灰色或白色条纹，条纹可以是线性、Y 形或 V 形，视力通常正常。

地理性视网膜发育不良　在绒毡层眼底可见不规则或 U 形区域，视网膜中央隆起，受影响的视网膜边缘有灰色或黑色深色区域，也可能存在高反射率区域。可伴有局限性视网膜变性和色素改变，严重时伴玻璃体视网膜发育不良的完全性视网膜脱离。视力依据病情严重情况而受影响。

完全性视网膜发育不良伴脱离　失明或严重视力障碍是常见的。可出现视盘完全脱离的神经视网膜、玻璃体发育不良、白眼病、旋转性眼球震颤和出血、白内障、玻璃体束、持续性玻璃体残留、视网膜皱褶、毛细血管周围高反射和孔源性视网膜脱离。

诊断　通过眼底检查（地理性视网膜发育不良可能在 10 周后才可见）进行诊断。

鉴别诊断　需与视网膜生理性皱襞相鉴别。在幼年阶段可检测到视网膜褶皱情况，这些褶皱由视网膜内外层生长的差异引起，不是真正的发育不良。可根据临床症状进行鉴别，这些褶皱随着眼增大而消失，而真正的视网膜发育不良不会随着时间的推移而消失。

治疗原则　非进展性疾病，无须治疗。如果在早期（<16 周）诊断出病因不明的视网膜皱襞，应在 1 岁时再次检查，以确定皱襞是否为真正的发育不良还是生理性皱襞。

预防　①一级预防：即婚前预防。需寻找致病基因；找到致病基因之后，对所有患者进行基因检测，明确遗传病因；对患者

开展健康教育、普及 PRD 防治知识、遗传咨询等。②二级预防：即出生前预防。对遗传病因明确的家庭进行产前基因诊断或胚胎植入前诊断，降低后代患病风险。③三级预防：即症状前预防。早期诊断对症治疗可改善患者的生活质量。

（杨正林）

shìwǎngmó tuōlí

视网膜脱离（retinal detachment）

视网膜的神经上皮层与色素上皮层分离的疾病。脱离部分的视网膜无法感知光刺激，导致大脑感知眼部来的图像不完整或全部缺失。

分类　根据发病的机制分为孔源性、牵拉性和渗出性视网膜脱离；根据视网膜脱离范围分为部分性和完全性两型；根据病因分为原发性和继发性两类。

病因和发病机制　该病无明确的遗传学病因。

原发性视网膜脱离　又称孔源性视网膜脱离，是玻璃体腔内液体通过视网膜的裂孔进入到视网膜下，引起神经上皮和色素上皮的分离。常因某种因素，如高度近视和高龄而存在视网膜变性、萎缩、变薄、玻璃体液化、脱离、浓缩以及与视网膜粘连等。

继发性视网膜脱离　由眼部其他疾病或某些全身疾病引起，如渗出性视网膜炎、急性弥漫性脉络膜炎、妊娠期高血压疾病性视网膜病变等，导致视网膜和视网膜色素上皮之间的浆液性液体或细胞浸润或肉芽肿积聚，造成视网膜脱离。另外，脉络膜肿瘤或视网膜下寄生虫可把视网膜顶起来，形成视网膜脱离。全身疾病如糖尿病玻璃体视网膜病变，由于玻璃体增殖牵引视网膜而致脱离。

临床表现　视网膜脱离有所谓光现象的症状预兆，眼前有闪烁的"苍蝇""黑点""面纱"出现，随着时间推移，可占据大部分或全部视野，视网膜失去弹性和活动性。如果没有及时治疗，视网膜的所有象限都可能发生脱离，当黄斑脱落时，会发生物体的曲率和波动，随后中心视力急剧下降，眼球运动时出现闪光。有时随着视网膜脱离，由于视力下降和潜伏斜视的发展发生复视。在某些情况下，视网膜脱离伴随缓慢的虹膜睫状体炎、眼球炎的发展。

若视网膜全脱离，视力减至光感或完全丧失。在视力减退前也常有视物变形，眼球运动时有物象震颤的感觉。由于眼内液更多地通过色素上皮进入脉络膜致使眼压偏低，脱离范围广和时间愈久，眼压愈低，偶然也有眼压偏高的病例。脱离较久的视网膜后面可见白色沉着小点。当视网膜复位，视网膜下液吸收，眼压可恢复。

诊断　采用黏度测量法、视力检查、视野检查、眼压检查、瞳孔检查、生物显微镜检查、检眼镜、眼部超声和电生理研究进行诊断。额外检查包括视野中的色觉，有时可通过眼部光学相干断层扫描或宽视野眼底摄影检查和记录黄斑状态。检查前部玻璃体有无色素或玻璃体出血至关重要，还可进行巩膜凹陷的间接检眼镜检查和锯齿状角膜的可视化检查。如果不能看到后极，如出血或中膜混浊，应使用 B 超检查评估视网膜和玻璃体状态。由于渗出性脱离可能是由于全身或眼部炎症过程，因此需要进行荧光素血管造影检查。诊断脉络膜肿块或后巩膜炎可用超声。

鉴别诊断　包括视网膜劈裂和脉络膜肿块。孔源性视网膜脱离最常与视网膜劈裂和浆液性视网膜脱离相混淆。视网膜劈裂与视网膜脱离的区别在于超声表现、视网膜劈裂的光凝吸收、视网膜劈裂的绝对暗点与视网膜脱离的相对暗点，可以通过双眼间接检眼镜检查，必要时还需加用巩膜压迫器，亦可在裂隙灯显微镜下用三面镜检查。通过观察超声成像的特点，可以将脉络膜肿块与视网膜脱离区分开。出现新发严重视光症状、持续性新漂浮物或持续固定或缓慢进行性视野丧失的患者应怀疑有视网膜撕裂，可做 B 超、CT 和磁共振成像检查予以鉴别。

治疗原则　根据视网膜脱离的类型和机制采取不同的治疗方法，以手术为主，包括巩膜填充、巩膜气囊、巩膜扣带术、玻璃体切除术、玻璃体视网膜手术和冷冻凝固等；对周边部视网膜格子样变性、囊状变形和牵拉，发现裂孔者应及时激光治疗如视网膜激光凝固；对高位严重的增生性视网膜病变可及早行玻璃体切割手术。

预防　该病不是遗传病，无法开展基因检测和产前基因诊断。对于参加接触性运动的高度近视患者，应避免长期配戴隐形眼镜，建议配戴防护眼镜，禁剧烈运动，避免眼部外伤及头颅震荡。已知有视网膜脱离危险因素的患者，应行连续的扩张眼底检查和巩膜凹陷，每年 1 次。患有近视、视网膜营养不良、糖尿病、头部和眼外伤的患者需定期进行预防性检查。眼前如出现闪光与火花应立即就医。眼底检查仅发现单纯视网膜裂孔而无视网膜脱离时，可采用激光封闭裂孔；曾经有视网膜脱落史者应避免劳累，防止旧病复发。

（杨正林）

nǎo shìwǎngmó xuèguǎnliúbìng

脑视网膜血管瘤病（cerebro-retinal angiomatosis） 由 VHL 基因突变引起的常染色体显性遗传病。又称冯希佩尔-林道综合征（von Hippel-Lindau syndrome）。该病合并肾或胰腺囊肿、嗜铬细胞瘤、肾癌以及外皮囊腺瘤等。分别于 1911 和 1926 年由冯·希佩尔（von Hippel）和林道（Lindau）报道。平均发病年龄 26 岁，多数在 70 岁之前被诊断。发病率约为 0.03‰，是常见的家族性癌症综合征之一。

病因和发病机制：该病由位于染色体 3p25-26 的 VHL 基因突变所致。该基因编码含有 854 个氨基酸残基的 pVHL 蛋白，该蛋白在细胞中主要调控氧化应激，在正常的组织氧浓度下，pVHL 与 Elongin B、Elongin C、Cullin-2 和 Rbx1 蛋白形成复合物，共同调控泛素化介导的缺氧诱导因子（HIF）降解；而在缺氧条件下，HIF 稳定存在并进入细胞核与 HIFβ 结合，促进血管生成、激活细胞增殖和促进糖酵解代谢。VHL 基因突变引起"假性缺氧"，提高细胞内 HIF 浓度，导致肿瘤形成。

临床表现：初期周边眼底出现小的毛细血管团，随后高度扩张成球状血管瘤；后期出现局限性水肿和渗出，最终导致视网膜脱离。

诊断和鉴别诊断：基于临床表现、家族史和基因检测可诊断。该病应与蔓状血管瘤鉴别，后者有粗大迂曲且形成藤蔓样纠缠在一起的血管，但无血管瘤及黄白色脂质沉着物。

治疗原则：尚无有效的药物治疗方法，多数视网膜血管瘤使用激光光凝的手术治疗。

预防：该病为遗传病，应避免近亲结婚，开展婚姻、生育指导和产前检查，降低遗传病发生率，提高人口素质。

（杨正林）

shìzhuī yíngyǎng bùliáng

视锥营养不良（cone dystrophy，COD） 累及视锥细胞功能的遗传性黄斑病变。表现为视力下降、畏光、色觉障碍等。

病因和发病机制 该病以视锥细胞受损为主，伴有不同程度视杆细胞损害，人类在线孟德尔遗传数据库（OMIM）收录了 COD 的主要致病基因（表1）。遗传方式多为常染色体显性（AD），少数为常染色体隐性（AR）和 X 连锁遗传，偶有散发病例。

临床表现 该病具有临床与遗传异质性。特征是进行性双眼视力下降和色觉障碍，视野检查有中心暗点，视力减退多发生在 10～20 岁。由于病变选择性损害视锥细胞，患者表现出畏光和昼盲症状，晚间视力较好。眼底可有视盘颞侧稍苍白，视网膜血管变细，黄斑区有色素紊乱或中心凹反光消失等。晚期黄斑区有局灶性金箔样反光。眼底荧光血管造影显示，黄斑区有靶心样脱色素改变，黄斑区或其他区域可见有弥漫性色素上皮脱失。

诊断 通过相关检查可诊断。①眼底改变：早期眼底改变轻微，常难以辨认，最常见的是后极部视网膜色素上皮的斑点状色素改变，随着病情进展，黄斑区的萎缩样改变逐渐加重。②视网膜电图（ERG）：明视 ERG 降低或熄灭，暗视 ERG 相对正常。

鉴别诊断 需与斯塔加特（Stargardt）病鉴别：二者病史及眼底表现相似，特别是有些 COD 患者在黄斑区萎缩性改变的周围也可见到散在的黄色斑点。COD 属于弥漫性杆锥细胞都受累的视网膜色素变性类疾病，而斯塔加特病则主要侵犯黄斑区的视网膜色素变性类疾病。ERG 有助于鉴别：斯塔加特病多数情况下可保持正常的 ERG，即使是在疾病的晚期，ERG 也仅有轻度的损害；而 COD 在早期 ERG 就有明显的异常。

治疗原则 尚无有效的治疗方法，基因治疗正在探索中。

预防 ①一级预防：即婚前预防。该病为染色体遗传性疾病，应避免近亲结婚。②二级预防：即出生前预防。对已生育患儿的家庭实施产前基因诊断，降低患者出生的再发风险。③三级预防：即症状前预防。通过新生儿筛查，在患者出现症状前早期诊断和早期治疗，避免发生视力损伤。

（杨正林）

Láibó xiāntiānxìng hēiméng

莱伯先天性黑矇（Leber congenital amaurosis，LCA） 发生最早最严重的遗传性视网膜病变，出生时或出生后 1 年内双眼锥杆细胞功能完全丧失，导致婴幼儿先天性盲。1869 年，德国眼科医师特奥多尔·莱伯（Theodor Le-

表 1　视锥营养不良致病基因

表型	OMIM 编号	遗传方式	基因定位	基因
COD-4	613093	AR	10q23.33	PDE6C
COD-3	602093	AD	6p21.1	GUCA1A

注：AR. 常染色体隐性；AD. 常染色体显性。

ber）首先报道了先天性黑矇。新生儿发病率为 3/10 万，是重要的致盲先天性视网膜疾病。占所有遗传性视网膜疾病的 5%，约占盲人学校儿童的 20%。

病因和发病机制 该病主要以常染色体隐性方式遗传，少数以常染色体显性方式遗传。已发现了 28 种导致 LCA 的基因。这些基因在视网膜或者视网膜色素上皮细胞的信号通路中发挥重要功能，包括鸟嘌呤合成（*IMPDH1*）、视网膜分化（*OTX2*）、感光细胞的形态发生（*CRB1*、*CRX* 和 *GDF6*）、睫状体的转运过程（*CEP290*、*CLUAPI*、*IFT140*、*IQCB1*、*LCA5*、*RPGRIP1*、*SPATA7* 和 *TUL-PI*）、光转导（*AIPLI*、*GUCY2D* 和 *RD3*）和类维生素 A 的循环（*LRAT*、*RDH12* 和 *RPE65*）和信号转导（*CABP4*、*KCNJ13*）。这些基因的突变约占 LCA 病例的 75%。OMIM 数据库已收录 19 个 LCA 致病基因（表1）。

临床表现 以出生时或出生后前几个月内出现严重的视力损害、眼球震颤、瞳孔反应迟缓和视网膜色素病变为特征。此外，还导致神经发育迟缓、智力障碍及其他相关的全身异常。患者视力通常从 20/200 到光感甚至无光感不等。*CRB1*、*LCA5* 及 *RPE65* 突变表现为视力短暂性提高，稳定一段时间后又下降。*CEP290* 和 *GUCY2D* 突变表现为视力严重下降且保持稳定。*AILP1* 和 *RP-GRIP1* 突变表现为进行性视力下降。*GUCY2D* 的编码蛋白位于视锥和视杆光感受器的细胞核和内节中，突变后导致类似光持续照射的情况，不能恢复为暗反应。*GUCY2D* 突变临床上多表现为视功能严重损害，眼底大致正常，畏光明显。

表1 莱伯先天性黑矇的致病基因

表型	OMIM 编号	遗传方式	基因定位	基因
LCA 1	204000	AR	17p13.1	*CRX*
LCA 2	204100	AR	1p31.3	*RPE65*
LCA 3	604232	–	14q31.3	*SPATA7*
LCA 4	604393	AD, AR	17p13.2	*AIPLI*
LCA 5	604537	AR	6q14.1	*LCA5*
LCA 6	613826	AR	14q11.2	*RPGRIP1*
LCA 7	613829	–	19q13.33	*CRX*
LCA 8	613835	AR	1q31.3	*CRB1*
LCA 9	608553	AR	1p36.22	*NMNAT1*
LCA 10	611755	–	12q21.32	*CEP290*
LCA 11	613837	AD	7q32.1	*IMPDH1*
LCA 12	610612	AR	1q32.3	*RD3*
LCA 13	612712	AD, AR	14q24.1	*RDH12*
LCA 14	613341	AR	4q32.1	*LRAT*
LCA 15	613843	AR	6p21.31	*TULP1*
LCA 16	614816	AR	2q37.1	*KCNJ13*
LCA 17	615360	AR	8q22.1	*GDF6*
LCA 18	608133	AD, AR, DD	6p21.1	*PRPH2*
LCA 19	618513	AR	6q16.2	*USP45*

注：AD. 常染色体显性；AR. 常染色体隐性；DD. 双基因显性。

LCA 相关表型特征 出生时或出生后不久（常 6 个月以内）有严重的视力障碍，患儿常用手指戳、按压眼球（指眼征），视觉障碍性眼球震颤，黑矇瞳孔、畏光。视网膜电图（ERG）表现为 a、b 波平坦。由于遗传异质性，还可伴有上睑下垂、斜视、高度远视（屈光度常大于 5.0D）或近视、白内障、圆锥角膜或大角膜、小眼球、黄斑缺损、色素性视网膜病变和黄斑病变、视盘水肿和视网膜血管狭窄。

视功能 患者的视功能和视敏度变化很大，从无光感到 20/200。*CRB1*、*LRAT* 和 *RPE65* 突变患者的视力范围为无光感到 20/50。多数患者的视功能稳定或相对稳定，但也有部分丧失视功能。LCA 最常见的屈光状态为高度远视，但也可为高度近视。这种屈光状态表明，严重的视力损伤会干扰正视发育的正常过程。

眼底改变 视网膜表型与各种基因型相关，可呈正常视网膜外观，也可出现异常眼底：典型的视网膜色素变性、白色视网膜斑点、黄斑缺损、黄斑病变、视盘假性毛细血管病变、大理石视网膜改变、骨针样及椒盐样色素沉着以及血管衰减和渗出性视网膜病变等。

黄斑缺损是 LCA 突出的视网膜特征，但 LCA 导致的黄斑缺损不是发育性缺损，而是中心凹视网膜组织的完全丧失。

诊断 如下。

临床诊断标准 ①出生时或出后前几个月出现失明或视力低下。②瞳孔萎缩。③感觉性眼球震颤。④指眼征。⑤ERG 上电信号消失。⑥缺失或异常的视觉诱发电位。⑦眼底改变（正常、视网膜出现大理石斑纹、黄斑病变及色素沉着等）。⑧其他相关症状包括：白内障、圆锥角膜及眼球内陷。眼球内陷在儿童中更常见，常与指眼征同时出现。该体征包括将指节或手指向眼，重复而深地推入。

基因诊断 对已知基因通常采用桑格（Sanger）测序法，筛选出拷贝数目变异和外显子区域突变，可以在家系患者和正常人之间进行验证。同时，下一代测序数据经过临床信息检测和生物信息数据处理，也可用于 LCA 临床诊断。

鉴别诊断 主要与以下疾病相鉴别。

先天性静止性夜盲（CSNB） 遗传方式多样，可为 X 连锁遗传、常染色体隐性遗传和常染色体显性遗传。临床特征为：非进行性视杆功能障碍；夜视视力下降但视力变化范围广，部分患者中心视力正常或接近正常；在婴儿期可见眼球震颤、高度近视；ERG 典型表现为视杆反应异常，视锥功能正常。其与 LCA 的主要不同在于 ERG 表现，CSNB 为视杆反应异常，视锥功能正常，而 LCA 为视锥反应和视杆反应均呈熄灭型或严重受损。

视网膜色素变性（RP） 为遗传性视网膜病变，临床特征为视网膜血管变细、视网膜内色素沉着、视盘苍白和眼底自发荧光高荧光等。其与 LCA 的鉴别基于：①ERG 表现，RP 在发病初期视锥反应异常，而 LCA 表现为视锥反应和视杆反应均呈熄灭型或严重受损。②RP 是一种进行性病变，而 LCA 在出生时或出生后 6 个月内视力严重受损或失明。③RP 的遗传方式可为常染色体显性遗传、常染色体隐性遗传、X 连锁遗传，而 LCA 几乎均为常染色体隐性遗传。

先天性全色盲 常染色体隐性遗传病，自然病史平稳。以视力下降、色觉受损、畏光和眼球震颤为特征。中心视力差，色觉检查表现为全色盲，ERG 提示视锥反应缺失或明显减少，视杆反应正常。而 LCA 的视杆和视锥反应均呈熄灭型或严重受损。

厄舍（Usher）综合征 常染色体隐性遗传病，临床表现为感音神经性听力障碍、视网膜色素变性伴或不伴前庭缺损，又称遗传性耳聋-视网膜色素变性综合征。USH1 视网膜病变被归类为视杆-视锥细胞营养不良，视杆异常首先出现并迅速恶化，然后是缓慢进展的视锥细胞功能障碍和感光细胞变性。儿童时期可能会发现夜盲，及进行性的视野变窄（隧道视觉），可迅速发展为更严重的视力损伤甚至失明。视网膜变性在疾病过程中伴随 ERG 波幅的进行性降低。而 LCA 在生命早期即出现严重的视力损伤，但视力损伤较少进展，且 LCA 的 ERG 表现为各项电信号无反应。

治疗原则 该病无特殊治疗。有研究用包含 RPE65 互补 DNA（cDNA）的重组腺病毒进行视网膜下注射，能够改善部分 LCA 患者的视功能。

预防 ①一级预防：即婚前预防。该病多呈常染色体隐性遗传，应避免近亲结婚。②二级预防：即出生前预防。对遗传病因明确的家庭实施产前基因诊断或胚胎植入前诊断，降低后代患病风险。

（杨正林）

zhuī-gǎn yíngyǎngbùliáng

锥-杆营养不良（cone-rod dystrophy，CORD） 黄斑区首先出现光感受器细胞萎缩、凋亡的遗传性眼底疾病，视锥、视杆相继受损并且以视锥细胞受损为主。发病率为 2.5/10 万。进展型病例的视网膜萎缩范围可随病程逐渐扩大至视网膜周边部。

病因和发病机制 该病是遗传性视网膜营养不良，由遗传因素导致的原发性视锥细胞萎缩、丢失为主要发病原因，特征是原发性视锥细胞受累，锥杆细胞同时出现丢失。其遗传方式包括常染色体隐性遗传、常染色体显性遗传和 X 连锁遗传（CORD3）。人类在线孟德尔遗传数据库（OMIM）中收录的定位突变基因有 30 个（表1）。

CORD 一般为单独病症，但也存在一些综合征的情况，如巴尔得-别德尔（Bardet Biedl）综合征（BBS）和 7 型脊髓小脑共济失调症（SCA7）。非综合征型 CORD 具有遗传异质性（已鉴定 10 个克隆基因和 3 个基因位点）。CORD 的 4 个致病基因是 *ABCA4*［导致斯塔加特（Stargardt）病以及 30%~60% 的常染色体隐性 CORD］、*CRX*、*GUCY2D*（常染色体显性 CORD）以及 *RPGR*（导致 2/3 的 X 连锁视网膜色素变性和 X 连锁的 CORD）。与典型的视网膜色素变性（RP）一样，非综合征型 CORD 具有遗传异质性，包括 3 种孟德尔遗传类型，有 13 个致病基因，这些基因分为以下几类。

第一类 主要引起 CORD 的基因。*CRX* 最常见，编码同源盒蛋白，该蛋白控制视杆和视锥光感受器细胞的分化和存活。大多数 *CRX* 突变引起常染色体显性 CORD，其患病率为显性遗传 CORD 的 5%~10%。该病的临床表现差异很大，有的轻微，有的非常严重。还有一些 *CRX* 突变引

表 1　锥-杆营养不良的致病基因

表型	OMIM 编号	遗传方式	基因定位	基因
CORD 3	604116	AR	1p22. 1	*ABCA4，ABCR，STGD1，FFM，RP19，CORD3，ARMD2*
CORD21	616502	AR	1p13. 3	*DRAM2，TMEM77，CORD21*
CORD8	605549	AR	1q12-q24	*CORD8*
CORD10	610283	AR	1q22	*SEMA4A，SEMB，RP35，CORD10*
CORD18	615374	AR	4p15. 33	*RAB28，CORD18*
CORD12	612657	AD，AR	4p15. 32	*PROM1，PROML1，AC133，RP41，CORD12，CD133，MCDR2，STGD4*
CORD14	602093	AD	6p21. 1	*GUCA1A，GCAP，COD3，CORD14*
COD3	602093	AD	6p21. 1	*GUCA1A，GCAP，COD3，CORD14*
CORD7	603649	AD	6q13	*RIMS1，RIM1，RIM，KIAA0340，CORD7*
CORD9	612775	AR	8p11. 22	*ADAM9，MDC9，MCMP，CORD9*
CORD16	614500	AR	8q22. 1	*CFAP418，C8orf37，CORD16，RP64，BBS21*
RP64	614500	AR	8q22. 1	*CFAP418，C8orf37，CORD16，RP64，BBS21*
CORD15	613660	AR	10q23. 1	*CDHR1，PCDH21，PRCAD，CORD15，RP65*
RP65	613660	AR	10q23. 1	*CDHR1，PCDH21，PRCAD，CORD15，RP65*
COD4	613093	AR	10q23. 33	*PDE6C，PDEA2，COD4*
CORD17	615163	AD	10q26	*CORD17*
CORD20	615973	AR	12q21. 33	*POC1B，PIX1，CORD20*
CORD13	608194	AR	14q11. 2	*RPGRIP1，LCA6，CORD13*
CORD19	615860	AR	14q24. 3	*TTLL5，STAMP，KIAA0998，CORD19*
CORD22	619531	AR	16p11. 2	*TLCD3B，FAM57B，CORD22*
CORD5	600977	AD	17p13. 2-p13. 1	*PITPNM3，NIR1，CORD5*
CORD6	601777	AD，AR	17p13. 1	*GUCY2D，GUC2D，LCA1，CORD6，RCD2，CACD1，CSNB11*
CORD1	600624	AD	18q21. 1-q21. 3	*CORD1，CRD1*
CORD11	610381	AD	19p13. 3	*RAX2，RAXL1，QRX，CORD11，ARMD6*
CORD2	120970	AD	19q13. 33	*CRX，CORD2，CRD，LCA7*
X 连锁 CORD1	304020	XLR	Xp11. 4	*RPGR，RP3，CRD，RP15，COD1，CORDX1*
X 连锁 CORD 3	300476	XLR	Xp11. 23	*CACNA1F，CSNB2，CORDX3，CSNB2A，AIED，OA2*
X 连锁进行性视锥营养不良 2	300085	XL	Xq27	*COD2*
蓝视锥全色盲	303700	XLR	Xq28	*OPN1LW，RCP，CBP，CBBM*

注：AD. 常染色体显性；AR. 常染色体隐性；XLR. X 连锁隐性。

起莱伯先天性黑蒙（LCA），通常为隐性遗传，也有一些 RP 报道。另外两个基因（*RIM1*、*HRG4*）只见于 CORD。*RIM1* 属于一个常染色体显性遗传 CORD 家系，*HRG4* 属于一个不确定遗传家系，二者的编码蛋白都参与了感光突触传递。

第二类　导致黄斑营养不良的基因。ABCA4 参与类维生素 A 代谢并导致斯塔加特病。*ABCA4* 基因突变导致 30%~60% 的常染色体隐性 CORD。某些病例开始时为淀粉样黄斑营养不良，很快扩展到周围。其他病例开始为弥漫性视网膜病变，以黄斑受累为主。与 CORD 相关的 *ABCA4* 突变是截短突变，通常发生在两个等位基因上，而氨基酸改变在斯塔加特病更常见。表明截短突变与 CORD 更严重的疾病表型相关。在 CORD 中，*GUCA1A* 突变出现在一个常染色体显性 CORD 家系中，而其他 *GUCA1A* 突变都与锥状营养不良有关。*GUCA1A* 基因编码一种激活鸟苷酸环化酶（GC）的蛋白质。GC 本身有时也与 CORD 有关。

第三类 两个主要在 RP 病例中发现的基因。①RDS 基因：编码外周蛋白，通常与常染色体显性 RP 有关。RDS 基因突变存在家系间和家系内表型变异，包括显性黄斑营养不良或显性 CORD。由该基因突变引起的 CORD 相对于常染色体隐性遗传 CORD 较为温和，因为患者的自我视力意识在早期并未出现明显感觉。②RPGR 基因：编码与视蛋白转运，尤其是锥体视蛋白转运相关的蛋白质。是 X 连锁 RP 的主要致病基因，但也与 X 连锁 CORD 有关，其位点称为 COD1 或 CORDX1 和视锥营养不良。至于 RP，由 RPGR 基因突变引起的 CORD 较为严重，在生命早期就能诊断出来。此外，CACNA1F 基因，在一个 CORD 芬兰家系中发现的 CORDX3（或 COD4）突变，导致 X 连锁先天性静止性夜盲。

第四类 LCA 中发现的基因。已发现 3 个 CORD 家系存在 RP-GRIP1 基因（常染色体隐性遗传）和 AIPL1 基因（常染色体显性遗传）。这些基因参与 LCA 的发病。还有几个 CORD 家系存在 GUCY2D 突变，它是 LCA 的主要致病基因。与 LCA 相比，具有 GUCY2D 突变的 CRD，突变主要位于编码鸟苷酸环化酶二聚结构域的 13 外显子。

临床表现 该病是具有临床与遗传异质性的遗传性视网膜疾病，分为静止性和进行性，特征是视力丧失、色觉异常、视野丧失以及不同程度的眼球震颤和畏光。视网膜电图（ERG）和心理物理测试中视锥细胞功能缺失或严重受损。患者会出现额外的视杆系统异常，在疾病过程的后期导致夜盲症。

非综合征型锥-杆营养不良最初表现为黄斑病变或弥漫性视网膜病变，以黄斑受累为主。视锥最先损伤，导致视力下降和中心视力敏感度损失。在某些病例中，弥漫性视网膜病变会同时影响视锥与视杆细胞，导致夜盲和视力丧失。这些也可被认为是 CORD。患者视力丧失的自我感知意识发生得更早，可很好地区分 CORD 病程的两个阶段。

第一阶段 主要症状是视力下降，通常在学龄时段发现，配戴眼镜没有明显改善，患者常出现明显的斜视，伴随该症状可出现强烈的畏光和不同程度的色觉障碍。在此阶段，不会出现夜盲，或夜盲的表现不如视力下降的现象明显。视野检查能显示出中心暗点，但外周视野正常，患者在日常活动中没有困难。眼底检查可显示出黄斑区有色素沉着和不同程度的视网膜萎缩。视网膜血管为正常或中度衰减，视盘在早期尤其在颞侧通常苍白，这是黄斑纤维束的组成部分。该阶段主要的问题是如何区分 CORD 与黄斑营养不良（如斯塔加特病、视锥细胞营养不良和其他罕见的黄斑疾病）。额外的检查有助于诊断。首先，荧光素血管造影和眼底自发荧光显示，外周视网膜也参与了荧光的异质性，但程度比黄斑小；其次，视网膜电图（ERG）显示锥体反应的隐式时间发生了变化，随后锥体反应和棒状反应均下降。视锥响应比视杆响应受到的影响更大。

第二阶段 夜盲更加明显，周围视野逐步丧失。患者自主活动出现困难。此外，视力持续下降到无法阅读的程度。眼球震颤经常出现。在此阶段，即使大部分周边视野仍然保留，但患者已属于法定意义上的失明（视力<0.05）。

综合征型锥-杆营养不良 包括以下 3 种疾病。

BBS 常染色体隐性遗传病，是将视网膜营养不良与轴后多指畸形、肥胖、生殖功能减退、精神发育迟缓或轻度精神运动迟缓以及肾异常联系在一起的疾病。发病率为 0.02‰～0.07‰。视网膜营养不良通常被描述为视锥营养不良，但许多变体被证明有明显的黄斑受累，表明是 CORD。BBS 患者有弥漫性 CORD。通常有黄斑受累，在荧光血管摄影上表现为视力下降、畏光和中央凹荧光增高。视网膜营养不良的诊断通常在 10 岁以前确定，法定失明年龄在 20 岁之前，但也有中度形式的疾病。当临床表现不完整时，诊断困难。在这种情况下，CORD 的存在就是一个重要的证据。已确定了 12 个 BBS 基因编码参与纤毛结构的蛋白。

7 型脊髓小脑共济失调症常染色体显性遗传的小脑脊髓变性，由于共济失调蛋白中聚谷氨酰胺的扩张。视网膜疾病开始时，颗粒状黄斑逐渐向整个视网膜扩散，同时黄斑萎缩性。最初，该病表现为孤立的视网膜营养不良；黄斑部累及的特征以及视力障碍的重要性在先前表现良好的患者中提示神经系统检查。

伴有黄斑营养不良的发育不良 罕见的常染色体隐性遗传性脱发合并黄斑营养不良。通常视网膜损害仅限于黄斑，但在少数情况下也是 CORD。

诊断 依据临床病史、眼底检查和 ERG 检查进行诊断。全视野 ERG 是关键，尤其是在患者无症状且早期眼底正常时。在确诊后 1～2 年，需通过重复检查确定诊断。多焦 ERG 有精确跟踪中央视网膜的功能。由于该病具有很大的遗传异质性，尚未有常规的分子检测系统。可检测几十个基因的突变，包括最常见的 *ABCA4*、*CRX* 和 *GUC1A* 等。

视野情况 首先出现中心暗点，无法流利阅读，然后是周围视野逐渐丧失，其视野丧失的发病时间较早。

眼底症状 早期仅有的现象是外观正常的黄斑或黄斑细小性病变以及视盘苍白。进展过程中，在黄斑区出现类似骨针状色素沉积物，视网膜血管衰减，视盘蜡质苍白，最后出现不同程度的视网膜萎缩。

ERG 30Hz 闪烁响应的隐式时间（在 a 波峰和 b 波峰之间）移动，以及延迟的 a 波和 b 波单闪光响应是振幅降低之前的早期迹象。a 波和 b 波振幅的急剧下降，视锥细胞反应比视杆细胞的反应更强烈。

预防 婚前预防：CORD 为遗传病，应避免近亲结婚。出生前预防：对已生育 CORD 患者的家庭实施产前基因诊断，降低患者出生的再发风险。症状前预防：通过新生儿筛查，在出现症状前早期诊断和早期治疗，避免患者发生视力损伤。

（杨正林）

jìngzhǐxíng báidiǎnzhuàng yǎndǐ

静止型白点状眼底（fundus albipunctatus cum nyctalopia congenita） 常染色体隐性遗传的先天性静止性夜盲。又称小口病。1907 年，由日本学者小口（Oguchi C）首次描述，其典型表现是水尾（Mizuo-Nakamura）现象，即在长时间黑暗适应后消失的眼底黄灰色变色。患者的视力、视野和色觉通常保存完好。

病因和发病机制 该病分两种形式：由 *SAG* 基因突变引起的小口病 1 型和由 *GRK1* 基因突变引起的小口病 2 型。

显微镜下，视网膜形态奇特，视锥细胞极多，而视杆细胞外节内的视紫红质蓄积非常缓慢，在视盘颞侧大片区域内几乎没有杆状细胞。在锥体细胞层与色素上皮间有一层类似变性物质的融合结构，其中含有许多色素颗粒。在视网膜色素上皮细胞的色素分布在细胞内端，细胞核染色质较浓密，这种表现类似两栖动物，因此有人认为该病是一种返祖现象。

之后的研究发现，该病存在基因突变导致的视紫红质抑制蛋白与视紫红质激酶异常。光转导作用是光感受器细胞中视色素分子捕获光子产生电反应的过程。正常情况下，视紫红质吸收光子后被活化并激活转导蛋白，后者激活磷酸二酯酶使 cGMP 水解，最终改变突触末端神经递质的释放速率。同时，活化的视紫红质在视紫红质激酶的作用下发生磷酸化并与抑制蛋白结合后失活。视紫红质激酶与抑制蛋白的异常导致患者暗适应时间异常。该病更可能发生视网膜的循环异常，一旦患者暗适应了，仅短暂的闪光也会破坏其暗适应敏感性，须等待所有视紫红质分子完全再生，视杆细胞才能恢复完全的敏感性。视紫红质激酶存在于视锥细胞和视杆细胞中，磷酸化活化的视锥细胞视蛋白。抑制蛋白和视紫红质激酶在暴露于光后共同作用以使视紫红质失活。抑制蛋白识别光活化磷酸化的视紫红质并与之形成复合物。视紫红质激酶使视紫红质磷酸化并使其脱敏，使其能接受新的光刺激。由 *SAG* 或 *GRK1* 基因突变引起的过程会延迟视杆细胞敏感性的恢复，使其在暴露于光后难以适应黑暗。

临床表现 视力多正常或稍差，但有夜盲，色觉正常，视野在明室内正常，暗室内呈向心性缩小，暗适应迟缓，在暗室中停留数小时后暗视力开始逐渐恢复。眼底表现特殊，后极部呈光亮不均匀的黄灰白色、金黄色、淡褐色或黑灰色区，其周界不清，有时整个眼底均显灰白色，偶有稍带黄色。视网膜血管非常清晰，血管一侧镶有发亮的白边，另一侧则显出暗影，颇似挂雪的树枝，视网膜周边部有杂乱散在的暗色斑点，黄斑部呈黄白色，暗黑色或鲜红色等，视网膜反光强。视盘正常或稍充血。水尾现象是该病特征，即在暗室内停留 2~3 小时后（短者 30 分钟，最长可 24 小时），眼底白色逐渐褪去，而为橘红色所代替，与正常眼底无异。回到明处后，再过 30~40 分钟，眼底又恢复原来的灰白色。该现象并非所有病例均有，一般水尾现象与光觉并行，即水尾现象出现时光觉应恢复接近至正常状态。视网膜电图（ERG）检查：长时间暗适应后第一次光刺激可见 b 波，但第二次光刺激时 b 波消失。

小口病 1 型眼底呈灰白色或黄白色，视网膜反光强，可见视网膜血管有暗影，经一段时间的暗适应后，眼底恢复正常，同时又出现第二期暗适应功能，光觉明显增进。小口病 2 型类似 1 型的眼底表现，水尾现象不明显，无第二期暗适应功能。

诊断 依据临床表现和 ERG 检查进行诊断。水尾现象为该病特征，有诊断价值。

鉴别诊断 需与暂时性夜盲、弥漫性脉络膜炎和广泛的脉络膜缺血萎缩等鉴别。

治疗原则　无特殊治疗方法，可试用维生素 A。户外活动时避免强光照射。

预防　①一级预防：即婚前预防。该病为常染色体隐性遗传病，应避免近亲结婚；对患者开展健康教育、普及防治知识并遗传咨询等。②二级预防：即出生前预防。对遗传病因明确，已生育患儿的家庭实施产前基因诊断及胚胎植入前诊断，降低患儿出生的再发风险。③三级预防：即症状前预防。通过新生儿筛查，在患者出现症状前早期诊断和早期治疗，根据疾病的自然病程，指导患者提前进行相关学习和生活技能的培训，对可能的并发症采取针对性防治措施。

（杨正林）

jiāzúxìng shènchūxìng bōlitǐ-shìwǎngmó bìngbiàn

家族性渗出性玻璃体视网膜病变（familial exudative vitreoretinopathy，FEVR）

影响视网膜血管网络发育并可引起血管渗漏出血、视网膜牵拉和脱落，导致视力严重受损甚至失明的遗传性视网膜血管发育异常疾病。具有明显的临床和遗传异质性，表现形式也各不相同。可为常染色体显性遗传、常染色体隐性遗传或 X 连锁遗传，其中以常染色体显性遗传最常见。1969 年，克里斯维克（Criswick）和舍普恩斯（Schepens）首次对该病进行了描述。FEVR 在中国新生儿中的发病率高达 6.3‰~11.9‰。病变可不断发展，患者需终身监测随访，是导致儿童和青少年视网膜脱离的主要原因之一。

病因和发病机制　通过家系研究，已发现的 FEVR 致病基因包括 *NDP*、*LRP5*、*FZD4*、*TSPAN12*、*CTNNB1*、*CTNNA1*、*ZNF408*、*KIF11*、*RCBTB1*、*ATOH7*、*JAG1* 和 *EVR3*，这些基因突变仅能解释约 50% 的临床病例，仍有近半数病例未检测到基因突变，提示存在未知的遗传因素影响。致病基因主要参与 Wnt、Norrin/β-catenin 和 Notch 等信号通路功能，部分基因的致病机制仍未阐明。在筛选出的多数突变基因为 Norrin/β-catenin 信号通路相关基因，包括 *NDP*、*LRP5*、*FZD4*、*TSPAN12*、*CTNNB1* 和 *CTNNA1*。这些基因突变使该信号通路活性受抑制或异常激活从而导致 FEVR。

临床表现　以视网膜周围血管发育异常为特征，伴有新生血管、渗漏、牵拉等表现。不同患者、家系甚至同一患者双眼之间的严重程度都不一致，轻者无明显症状，重者表现为视网膜周边无灌注区、视网膜脱离、褶皱和玻璃体积血等，给患者的视力造成严重影响。

诊断　基因筛查是早期发现 FEVR 的重要手段。荧光素眼底血管造影（FFA）检查是诊断最重要的检查，可以更准确地评估血管区、周边血管形态和血管渗漏情况等，明确病变范围并预示病情发展。随着多模式影像的应用，光学相干层析血管成像术的高分辨率成像模式使视网膜各层毛细血管网络和黄斑视网膜微血管系统更直观。宽视野荧光素血管造影术能克服常规 FFA 在小儿眼底病应用中的风险和困难，也可在 FEVR 临床前期评估外周血管的变化。

部分患者家族史隐匿，导致早期诊断困难，对无症状家庭成员的基因筛查有助于儿童的诊断和遗传咨询。

治疗原则　该病进展迅速且难以预测，尚无有效治疗手段，治疗原则是延缓病情进展、防止继发症、挽救视力。患者病变程度不同，治疗方法也各异，主要包括抗血管内皮生长因子（VEGF）治疗、视网膜激光光凝以及手术治疗（巩膜扣带术和玻璃体切割术）。

抗 VEGF 治疗有助于减少视网膜渗漏和新生血管形成，但可能促进玻璃体视网膜牵拉恶化，加重病情，有一定的局限性。激光光凝在该病早期能取得良好的效果且疗效持久，有效减轻玻璃体视网膜牵拉，但在严重视网膜出血和渗漏患者中反应不佳。对视网膜脱离的患者需进行手术以解除牵拉，根据病变程度和范围选择巩膜扣带术和/或玻璃体切割术。以渗出为主的视网膜脱离或牵拉位于极周边赤道部时，首选巩膜扣带术；以牵拉为主的视网膜脱离，纤维血管增殖附着于晶状体后囊超过两个象限时，多采用玻璃体切割术。

该病的疗效与病程及进展相关，晚期患者的治疗效果欠佳且预后较差。

预防　该病作为可致盲的遗传性眼病，与基因功能异常相关，暂无有效的预防措施。因此，早期基因诊断对该病的防治和筛查有重要作用。在做基因检测时应尽可能多收集家庭成员信息，提高基因检测结果的可靠性。

（杨正林）

Nuòlǐbìng

诺里病（Norrie disease，ND）

因 *NDP* 基因突变导致眼盲的 X 染色体隐性遗传病。罕见，以男性新生儿为主，发病率约为 1/10 万。1927 年，丹麦眼科医师戈尔丹·诺里（Gordan Norrie）首先报道了该病。

病因和发病机制 引起该病的基因 *NDP* 定位于染色体 Xp11.3，编码含有 133 个氨基酸残基的 Norrin 蛋白。该蛋白是富含半胱氨酸的生长因子，在视网膜神经保护和调控视网膜血管生成方面起重要作用。已鉴定出 160 多种 *NDP* 突变，包括错义突变（约占 50%）、缺失突变（约占 26%，包括整个基因的缺失和基因内小片段的缺失）、无效突变、剪接突变和插入突变等。Norrin 有两个主要结构域，一个是信号肽，主导分子的定位；另一个是高度保守的胱氨酸结（cystine-knot）结构域，为受体结合及信号转导通路的活化提供结构构象，形成该结构域的半胱氨酸残基位于 39、65、69、96、126 和 128 位点。Norrin 作为 FZD4 的配体，在调控视网膜血管生成中发挥核心作用。这些位点氨基酸的突变会干扰关键的二硫键形成，影响 Norrin 的折叠和稳定性，使其不能准确与受体结合，导致 Wnt/β-catenin 信号通路活化受抑制，进而引发诺里病相关症状。

临床表现 以先天性失明为主要临床特征，导致新生儿在出生时或出生后不久失明，出现视网膜血管发育不全、病理性新生血管、白细胞增多、虹膜萎缩、角膜混浊和白内障等，并伴有相关的视网膜纤维血管肿块（又称假性胶质瘤）。继发性牵拉性视网膜脱离在出生时常见，因此，随着年龄的增长发生球状疱疹的风险很高。约 30% 患者出现进行性听力损失，30%~50% 患者出现运动技能发育迟缓，如坐起和行走，偶发智力障碍及精神行为异常等。

诊断 采用影像学检查进行产前诊断。

影像学检查 妊娠 32 周后可超声检查玻璃体状态和视网膜脱离，磁共振成像亦可检查视网膜脱离情况。在妊娠后期 3 个月应有目的地进行超声检查，特别要注意眼部发育。

基因检测 该病所见的玻璃体视网膜异常是由于妊娠 5~7 周时视杯内层发育异常所致，可导致视网膜血管化不完全，与其他 *NDP* 基因相关视网膜病变中观察到的现象类似。因此，对于有家族史者，或在产前影像学检查中发现异常者，可在妊娠期行经羊膜腔穿刺术进行产前基因检测。通过全外显子测序筛查 *NDP* 基因是否携带突变，若携带致病突变，则需考虑提前终止妊娠。

鉴别诊断 ①X 连锁隐性遗传的家庭性渗出性玻璃体视网膜病变：两者症状非常相似，均表现为视网膜褶皱、视网膜脱离、视网膜牵引及晶状体后纤维的形成等。②永存原始玻璃体增生症。③早产儿视网膜病变。④视网膜母细胞瘤：在胎儿时期，易与视网膜母细胞瘤混淆，主要是因 NDP 疾病过于罕见。⑤先天性白内障。诊断方法主要包括光学相干断层扫描，荧光素眼底血管造影以及眼部 B 超。

治疗原则 尚无有效的治疗方法，多数患者在出生时视网膜就已完全脱离，不可能通过介入治疗来保护视力，而对视网膜未完全脱离者则可通过玻璃体切除手术、视网膜激光光凝和抗血管内皮因子生长因子治疗进行干预，能一定程度改善患者病程，但这些治疗都有一定的局限性和潜在的并发症风险。由于部分患者逐步丧失听力，初期可使用助听器改善听力障碍，当听觉功能严重损害以致耳聋时，可采用人工耳蜗植入提供或恢复听觉功能。

预防 该病作为可致盲的遗传性眼病，与基因功能异常相关，暂无有效的预防措施。因此，早期基因诊断对该病的防治和筛查有重要作用。在做基因检测时应尽可能多收集家庭成员信息，提高基因检测结果的可靠性。

（杨正林）

sèmáng
色盲（color blindness） 由于视锥细胞中的光敏色素异常或不全导致色觉紊乱，缺乏辨别某种或某几种颜色能力的疾病。与色弱统称色觉障碍。视锥细胞位于视网膜中，眼依靠视锥细胞中的感光色素才能识别各种色彩。先天性色盲多为遗传病，后天性色盲多是眼部疾病的一种表现，通过治疗原发病有恢复的可能。

病因和发病机制 从遗传学角度来说，多数患者从出生就患有色盲，称为先天性色盲，通常从母亲传给儿子。这是由于视网膜中部分或完全缺乏视锥细胞。色盲包括红绿色盲、蓝黄色盲和全色盲。红绿色盲的基因位于 X 染色体上，在男性中更常见。蓝黄色盲和全色盲基因位于常染色体上，对男性和女性的影响相同（表 1）。

后天性因素包括：①眼部疾病，如青光眼或黄斑变性。②大脑和神经系统疾病，如阿尔茨海默病或多发性硬化症。③某些药物，如硫酸羟氯喹（一种治疗类风湿关节炎药物）等。④眼或脑部受伤。

临床表现 如下。

红绿色盲 最常见的色盲类型，患者很难分辨红色和绿色，又分 3 种类型。①绿色盲：是最常见的红绿色盲。它使绿色看起来更偏红色。该类型较温和，不会妨碍正常活动。②红色盲：使

表1 色盲相关基因

基因	基因定位	编码蛋白	表型
ATF6	1q23.3	cAMP 依赖性转录因子 ATF-6α	完全色盲；视锥细胞和视杆细胞营养不良；黄斑营养不良
CNGA3	2q11.2	环核苷酸门控阳离子通道 α-3	完全色盲；不完全色盲
CNGB3	8q21.3	环核苷酸门控阳离子通道 β-3	完全色盲
GNAT2	1p13.3	鸟嘌呤核苷酸结合蛋白 G（t）亚基 α-2	完全色盲；不完全色盲
PDE6C	10q23.33	http://www.uniprot.org/uniprot/P51160	完全色盲
PDE6H	12p12.3	视网膜锥体视紫红质敏感 cGMP 3′,5′-环磷酸二酯酶亚基 γ	不完全色盲

红色看起来更偏绿色且不明亮。③绿色盲和红色盲都无法区分红色和绿色。

蓝黄色盲 不常见，很难区分蓝色和绿色，以及黄色和红色之间的区别，有两种类型。①蓝色盲：很难区分蓝色和绿色，以及黄色和红色之间的区别。②蓝色弱：无法区分蓝色和绿色，紫色和红色，黄色和粉红色，颜色看起来不明亮。

全色盲 完全看不到颜色，又称为单色性，罕见。根据不同类型，患者可能还难以看清物体，并对光线敏感。

诊断 采用基因检测和色觉检查进行诊断。

基因检测 根据致病基因中的双等位基因致病突变建立分子诊断方法。检测方法包括对常见的 CNGB3 变体 c.1148delC 进行靶向分析，使用多基因组合或全面的基因组检测（外显子组测序）等。

色觉检查 检查方法较多，多采用假同色表（色盲本）检查法。国外有石原忍氏、司狄林（Stilling）和拉布金（pao KNH）等检查表，中国有俞自萍检查表，采用其中一种即可，遇有疑问时可用其他表对照。检查时，将色盲本置于明亮的自然光线下（阳光不能直射色盲本），距离被检者70cm，让被检者迅速读出色盲本上的数字或图形，每图不得超过10秒钟。按色盲本所附说明判定是否正确，是哪一种色盲或色弱。

色觉检查还有彩色绒线团挑选法、FM-100色彩试验、D-15色盘试验以及色觉镜等。

治疗原则 先天性色盲无治疗方法，通常不导致严重残疾。可配戴色觉矫正镜改善辨色力。色觉矫正镜分为普通框架式和隐形眼镜式。通过在镜片上特殊的镀膜，使镜片可透射长波、反射短波，从而使患者正确辨认原本辨认不清的颜色。

后天性色盲积极治疗原发病后色觉障碍可改善或完全恢复。根据原发眼病选择手术治疗方式，如白内障引发的色盲可行白内障摘除手术。

预防 提倡优生优育，女性色盲患者与健康男性的后代若是女孩则不发生色盲；男性色盲患者与健康女性的后代不会有色盲的出现，但若是女孩则为携带者。生活中可以选择饮食预防，食用碱性食品能有效避免色盲症状出现，缓解眼疲劳；食用含铬食物能有效缓解色盲症状。牛奶、瘦肉中丰富的核黄素可有效预防色盲，保证视网膜及角膜的正常代谢发育。

（杨正林）

lǜ sèmáng

绿色盲（deutan color blindness，CBD） 由于视锥细胞中缺乏分辨绿的绿色素所致的色盲。又称乙型色盲或第二色盲。患者不能分辨淡绿色与深红色、紫色与青蓝色、紫红色与灰色，把绿色视为灰色或暗黑色。先天性绿色盲为X连锁隐性遗传，男性发病率远高于女性。

病因和发病机制 人类有3种视锥细胞，分别含有红视蛋白、蓝视蛋白和绿视蛋白。编码人类绿视蛋白的 *OPN1MW* 基因位于X染色体的Xq28区域。基因或其启动子区域异常会导致绿色盲，即对长波长和中波长敏感的感光色素无法产生相应色觉信号，不能分辨绿色。后天性绿色盲多由视网膜疾病、视神经障碍、脑损伤、全身中毒性疾病及维生素缺乏等多种因素引起。

临床表现 患者常主觉辨色无困难而多在检查时发现，双眼视功能正常而辨色力异常。

诊断 CBD的检查大多采用主觉检查，一般在较明亮的自然光线下进行，常用诊断方法如下。

假同色图 又称色盲本，是利用色调深浅程度相同而颜色不同的点组成数字或图形，在自然光线下距离0.5m处识读。检查时色盲本应放正，每图不得超过5秒。色觉障碍者辨认困难，读错或不能读出，可按照色盲表规定确认属于何种色觉异常。

基因诊断 先天性CBD的诊断方法，人类基因突变数据库（HGMD）收录的 *OPN1MW* 基因突变中，大片段缺失、复杂重排占多数，约60%，错义突变、无义突变、小片段插入/缺失和剪切位点突变占少数。从受检者外周血中提取基因组DNA，构建基因组文库，通过探针杂交捕获相关的目的基因外显子及相邻内含子部分区域，进行富集。富集的目的基因片段通过高通量测序平台测序，对明确的致病性突变，采用桑格（Sanger）测序进行验证。

治疗原则 尚无有效治疗方法。配戴色盲矫正镜为一有效途径，可使原来色盲图本辨认不清的变为能正确辨认，达到矫正色觉障碍的效果。

预防 绿色盲作为一种可致盲的遗传性眼病，与基因功能异常相关，暂无有效的预防措施。因此，早期基因诊断对该病的防治和筛查有重要作用。在做基因检测时应尽可能多收集家庭成员信息，提高基因检测结果的可靠性。

（杨正林）

lánshìzhuī quánsèmáng

蓝视锥全色盲（blue cone monochromacy，BCM）

X连锁先天性视锥功能障碍综合征。特征是视网膜视锥细胞中缺乏功能性的长波长视蛋白（红视蛋白）和中波长视蛋白（绿视蛋白），红色和绿色视锥都不能正常工作，颜色辨别能力从出生起就严重受损，视觉来自于保留的蓝视锥和视杆感光细胞。

该病以X连锁隐性方式遗传，先证者同胞的风险取决于母亲的携带者身份。该病由Xq28区域上的绿视蛋白基因*OPN1MW*或红视蛋白基因*OPN1LW*突变引发。临床表现表现为视力下降、钟摆性眼球震颤和畏光，还包括色觉受损、近视等。

依据临床表现和家族史，眼球震颤检查、视力检查、色觉测试、视野检查、光学相干断层扫描、自适应光学视网膜成像、眼底自发荧光和视网膜电图等可诊断。从患者外周血中提取基因组DNA，构建基因组文库，通过探针杂交捕获相关的目的基因外显子及相邻内含子部分区域，进行富集。富集的目的基因片段可以通过高通量测序平台测序，对*OPN1LW*、*OPN1MW*等基因致病突变进行鉴定确诊。

该病尚无特殊治疗方法。配戴色盲矫正镜为一有效途径，可使原来色盲图本辨认不清的变为能正确辨认，达到矫正色觉障碍的效果。

该病作为可致盲的遗传性眼病，与基因功能异常相关，无有效预防措施。因此，早期基因诊断对该病的防治和筛查有重要作用。在做基因检测时应尽可能多收集家庭成员信息，提高基因检测结果的可靠性。

（杨正林）

yìwéiA suān pēitāibìngyàng zōnghézhēng

异维A酸胚胎病样综合征（isotretinoin embryopathy-like syndrome）

多发畸形综合征，异维A酸胚胎病的一种表型。又称小耳-主动脉弓综合征。特征有面部畸形、心脏畸形和中枢神经系统畸形。异维A酸是一种维生素A类似物，该病不是因为使用异维A酸所致，但其临床特征与母体使用异维A酸治疗后导致的胎儿畸形特征类似，因此命名。1984年首次被报道。病因不明。仅在男性中报道，遗传方式可能为X连锁隐性遗传，但不能排除常染色体隐性遗传。

临床主要表现为头面部、心脏和中枢神经系统畸形。①头面部畸形：脸部轻度不对称，双侧小耳或无耳伴耳道狭窄。面神经麻痹导致同侧耳畸形。前额窄，颜面低斜，发型异常。眼距宽，塌鼻梁。腭裂，小下颌。②心血管畸形：包括主动脉弓异常，大血管转位，法洛四联症，心脏流出道缺陷。偶尔淋巴系统发育不全（胸腺发育不全伴异位灶、全身淋巴细胞减少）。③中枢神经系统畸形：脑积水、小脑发育不良，但智力一般正常。胸腺甲状旁腺异常。

依据临床特征和CT、X线等检查可诊断。CT显示外耳道发育不全、双侧听骨链异常、胸腺发育不良以及神经系统畸形，如颅后窝异常、脑积水等。超声心动图和心血管造影检查心脏缺陷及心血管畸形。该病需与迪格奥尔格（DiGeorge）综合征鉴别。

该病尚无有效治疗方法，采取对症支持治疗可改善患者生活质量。也无有效预防措施。孕期可通过超声检查胎儿，重点关注胎儿检查面部和心脏结构。新生儿诊断该病后，以对症支持治疗改善生活质量为目的。

（杨正林）

xiāntiānxìng jìngzhǐxìng yèmáng

先天性静止性夜盲（congenital stationary night blindness，CSNB）

视杆及视锥ON信号转导通路异常导致的高度遗传异质性和临床异质性的先天性眼病。特点是自幼发病，白昼视力正常，夜间视力受损，但夜盲无进展。常伴高度近视、眼球震颤、斜视，以视杆细胞受损为特点，其视网膜电图（ERG）及暗适应异常，眼电图及色觉正常。该病遗传方式包括常染色体显性遗传（AD）、常染色体隐性遗传（AR）和X连锁遗传（XL）。

研究历史 1838年，屈尼耶

（Cunier）首次在法国南部一个努加雷（Nougaret）家系中发现了这种疾病，将其命名为努加雷病。1952 年，舒伯特（Schubert）和伯恩斯坦（Bornschein）报道了一组 CSNB 病例，特点是暗视反应呈负相 ERG，即暗视反应的 b 波振幅小于 a 波，但 a 波正常，将其定义为舒伯特-伯恩斯坦型先天性静止性夜盲。1954 年，里格斯（Riggs）报道了另一组病例，特点是非负相 ERG，即暗视反应的 a 波，b 波振幅均下降，但 b 波振幅仍大于 a 波，将其定义为里格斯型先天性静止性夜盲。1986 年，米亚科（Miyake）根据电生理学特点将舒伯特-伯恩斯坦型 CSNB 进一步分为两型：完全型和不完全型。完全型先天性静止性夜盲暗视反应视杆细胞 b 波及振荡电位完全丧失，而视锥 a 波振幅大致正常，暗适应完全丧失。不完全型先天性静止性夜盲暗视反应视杆细胞 b 波、视锥 a 波及 30HZ 闪烁反应降低，而振荡电位完全正常，暗适应中度升高。

病因和发病机制 该病由于双极细胞的传递功能障碍所导致，人类在线孟德尔遗传数据库（OMIM）已收录 14 个致病基因（表 1）。致病基因突变使从光感受器到双极细胞的信号传递发生异常，导致眼暗适应功能异常，是该病发病的分子基础。GNAT1、PDE6B、RHO、SAG、GRK1 和 RDH5 基因的编码蛋白具有光子捕获并将这些光信号转化为电信号的功能。TRPM1、GRM6、CABP4 和 CACNA1F 基因的编码蛋白可将电信号从光感受器转导到二级神经元。其余基因的编码蛋白在光电传导通路中的功能尚不清楚。

临床表现 患者均自幼发病，白天矫正视力低或正常，非进行性夜盲，屈光不正和/或低视力为临床特点。可有弱视、眼球震颤或斜视，最佳矫正视力多数在 0.1～0.8。眼底检查可正常，也可有豹纹状眼底、视盘倾斜及视盘周萎缩。依据眼底改变，该病分为正常眼底和视网膜改变（异常眼底）两种类型。

正常眼底 CSNB 根据 ERG 结果再分为两类：里格斯型和舒伯特-伯恩斯坦型。里格斯型与光感受器功能障碍有关，表现为选择性的视杆细胞功能丧失。暗闪光 ERG 是平坦的，而强闪光暗 ERG 显示出降低的 a 波和 b 波振幅。舒伯特-伯恩斯坦型与双相细胞功能障碍有关，表现出正常的 a 波。ERG 图像正常，提示视锥细胞功能正常。

正常眼底 CSNB 还描述了两种亚型：视杆细胞无功能的完全型（cCSNB）和视杆细胞保留有一定功能的不完全型（iCSNB）。cCSNB 不能检测到视杆细胞 b 波，提示给光双极细胞功能缺陷，导致通过双极细胞的传递功能障碍。大多数 cCSNB 有夜盲症，中度至高度近视。iCSNB 可检测到 b 波，缺陷局限于光感受器突触，导致对给光和撤光双极细胞的信号传导改变。iCSNB 夜盲症较少见，屈光不正从近视到远视。

异常眼底 CSNB 包括小口病、白点状眼底和坎多里（Kandori）视网膜斑。

诊断 主要依据夜盲症和/或视力下降个人史和家族史以及电生理检查诊断。全面的眼科检查，包括眼底检查，以评估伴有眼底异常的先天性夜盲症，判断视力是否降低。此外，应进行色觉检查，因为少数 cCSNB 患者出现色觉功能障碍。ERG 是诊断 CSNB 亚型最有价值的辅助检查。CSNB 可用全场 ERG 追踪进行区分。ERG 对于区分里格斯型和舒伯特-伯恩斯坦型至关重要，并且还有助于区分 cCSNB 和 iCSNB。光

表 1　OMIM 收录的先天性静止性夜盲症致病基因

表型	表型 OMIM#	基因	基因定位	基因 OMIM#	遗传方式
小口病 1 型	258100	SAG	2q37.1	181031	AR
CSNB，1G	616389	GNAT1	3p21.31	139330	AR
CSNB，1G	610444	GNAT1	3p21.31	139330	AD
CSNB	610445	RHO	3q22.1	180380	AD
CSNB	163500	PDE6B	4p16.3	180072	AD
完全型 CSNB，1F	615058	LRIT3	4q25	615004	AR
完全型 CSNB，1B	257270	GRM6	5q35.3	604096	AR
完全型 CSNB，1H	617024	GNB3	12p13.31	139130	AR
小口病 2 型	613411	GRK1	13q34	180381	AR
完全型 CSNB，1C	613216	TRPM1	15q13.3	603576	AR
完全型 CSNB，1D	613830	SLC24A1	15q22.31	603617	AR
完全型 CSNB，1I	618555	GUCY2D	17p13.1	600179	AR
完全型 CSNB，1E	614565	GPR179	17q12	614515	AR
完全型 CSNB，1A	310500	NYX	Xp11.4	300278	XLR
不完全型 CSNB，2A	300071	CACNA1F	Xp11.23	300110	XL

学相干断层扫描有助于评估白斑眼底和小口病。在白斑眼底中，RPE 中存在超反射沉积物，这些沉积物一直延伸到外核层。

鉴别诊断 需与弱视或高度近视、婴儿眼球震颤、X 连锁视网膜劈裂和视网膜色素变性等相鉴别。

治疗原则 尚无针对性治疗方法，可通过一些方法改善。第一，食物补充。许多食物含有丰富的维生素和矿物质，可从食物中摄取维生素 A 和胡萝卜素。维生素 A 一般储存在动物肝中，鸡蛋、鱼类、乳制品中也含有比较丰富的维生素 A。胡萝卜素主要存在于胡萝卜、西兰花、芒果等蔬菜和水果中，胡萝卜素在摄入人体后可以转化为维生素 A，能起到治疗夜盲症的效果。第二，针对比较严重的夜盲症可采取药物治疗，即通过直接摄入液体类的维生素 A 或胡萝卜素补充剂，常见的维生素 A 补充药物有多维元素片、鱼肝油、维生素 A 胶囊等。这种方法摄入的维生素 A 和胡萝卜素量更大，也比较稳定。另外，如果合并高度近视或远视，可戴眼镜或隐形眼镜改善视力。每年定期眼科检查，随访近视或远视的发展。避免患者因环境视力下降和夜间视力困难从事驾驶汽车或其他职业。

预防 ①一级预防：即婚前预防。有该病家族史的家庭应行基因检测，评估后代患病风险。②二级预防：即出生前预防。对遗传病因明确的家庭可通过产前基因诊断或胚胎植入前诊断，降低后代患病风险。③三级预防：即症状前预防。早期诊断，预防弱视发生。对于病情严重的患者，限制夜间活动。

（杨正林）

Láibó yíchuánxìng shìshénjīng bìngbiàn

莱伯遗传性视神经病变（Leber hereditary optic neuropathy, LHON）

由线粒体基因组变异导致视网膜神经节细胞（RGC）变性的线粒体遗传病。又称莱伯视神经萎缩。在新英格兰人群中，其发病率为 2.2/10 万 ~ 3.7/10 万。中国尚缺乏流行病学数据。患者多为 15 ~ 35 岁的青少年，男性多见。在具有基因突变的家系中，男性患者出现视力下降的比率高达 60%，而女性约 30% 发病。部分携带线粒体 DNA（mtDNA）致病突变的患者可终身无症状。

病因和发病机制 LHON 相关的 mtDNA 致病位点有 50 余种。m.11778G>A（p.R340H，ND4）、m.3460G>A（p.A52T，ND1）和 m.14484T>C（p.M64V，ND6）为常见致病突变，m.11778G>A 在中国患者中占 90.2% ~ 92.8%，m.14484T>C 和 m.3460G>A 分别占 6.8% ~ 8.7% 和 1.1% ~ 1.7%。mtDNA 致病突变是该病的分子基础，突变位点均位于电子呼吸链酶复合体 I 亚基的编码基因上，突变使酶复合体 I 活性下降，电子传递受影响，但 ATP 合成量不一定下降。其他修饰因子（mtDNA 继发性突变、mtDNA 单体型和核修饰基因及环境因素等）与 mtDNA 致病突变协同作用，加重线粒体功能障碍，引起 RGC 内活性氧类物质大量产生，致使 RGC 功能障碍，最终导致视功能损害。LHON 的不完全外显与 mtDNA 拷贝数异常、核基因、X 染色体修饰基因等遗传因素有关。同时，吸烟、饮酒、乙胺丁醇、抗反转录病毒药物、心理应激和外伤等因素也是增加 LHON 不完全外显性的原因。

临床表现 以急性或亚急性无痛性视力下降为常见就诊主诉。双眼可同时或先后受累。两眼间隔发病时间常为数周至数月，且 97% 的患者对侧眼在 1 年内出现视力下降。急性期患眼视力持续性下降，直至 3 个月左右稳定。多数患者平均视力低于 0.1，且色觉严重缺失。

眼底表现为该病最具特征性：急性期视盘充血、色红、毛细血管扩张、迂曲，视盘边界模糊，极易误诊为急性视神经炎。典型 LHON 视盘特征为：①视盘周围毛细血管扩张样微血管病变；视盘周围神经纤维层肿胀（假性水肿）；荧光素眼底血管造影视盘无渗漏。亚急性期视盘充血逐渐消退，视盘黄斑束丢失。慢性期视盘呈现弥漫性萎缩。中心视野受累是 LHON 另一重要的临床特征。多数仅有视力受损，但部分患者可同时伴有其他神经系统损害，如运动障碍、肌张力异常、共济失调、癫痫、听力障碍和肌病等，临床称莱伯叠加综合征。

诊断 依据临床表现，无论有无母系遗传的家族史，均应考虑该病可能。眼底检查、荧光素眼底血管造影、视觉诱发电位、光学相干断层扫描和磁共振成像等辅助检查有助于诊断。检测出 mtDNA 致病性突变是确诊标准。通常采用桑格（Sanger）测序检测 3 个常见致病突变。当临床高度怀疑该病但桑格测序未发现常见致病突变时，可通过线粒体基因组全长序列测序明确是否存在其他罕见致病突变位点。

鉴别诊断 需与视神经炎、常染色体显性遗传性视神经萎缩、沃尔弗拉姆（Wolfram）综合征、营养不良性及中毒性视神经病变（维生素 B$_{12}$、叶酸缺乏及长期大量吸烟、饮酒、应用某些药物，如乙胺丁醇）等相鉴别。此外，神经系统疾病如脊髓小脑性共济失调、弗里德赖希（Friedreich）共济失调、沙尔科-马里-图思（Charcot-Marie-Tooth）病以及其他类型线粒体疾病等均有视神经萎缩的表现。

治疗原则　尚无有效治疗方法。对症治疗和支持治疗可改善患者生活质量。戒烟酒和避免应用损害视神经的药物以及心理支持。患者周边视力常保留，当视功能损害严重时可考虑应用低视力助视器改善视功能，提高生活质量。患者及其家系中的致病突变携带者应停止接触加重视功能损害的因素，尤其是处于疾病的急性期时，包括烟酒、含氰化物产品、导致线粒体损伤的药物和毒物等。基因治疗可能有助于改善部分患者的视力。

预防　①一级预防：即婚前预防。对有家族史的未婚女性进行婚前指导。②二级预防：即出生前预防。对于有家族史者可孕前进行遗传咨询，尽早检出已婚的女性患者和亚临床病例。③三级预防：即症状前预防。携带致病突变患儿出生后每年进行眼科检查。对于诊断为疾病初期的患者可调整生活习惯和饮食结构。早发现，早治疗，使用改善线粒体功能的药物，改善患者预后及延缓疾病进程。

（杨正林）

Láibó shìshénjīng wěisuō jiān jīzhānglì zhàng'ài

莱伯视神经萎缩兼肌张力障碍（Leber optic atrophy and dystonia，LDYT）　莱伯遗传性视神经病变（LHON）合并神经系统疾病症状的线粒体遗传病。又称马斯登综合征（Marsden syn-

drome）。其他系统或神经疾病症状包括：姿势性震颤、运动障碍、多发性硬化样综合征、脊髓疾病、骨骼变化、帕金森综合征伴肌张力障碍、无关节运动、运动和感觉周围神经病变、痉挛、轻度脑病和心律失常。

病因和发病机制：该病主要由线粒体基因 *MT-ND1*、*MT-ND3*、*MT-ND4* 和 *MT-ND6* 的致病突变导致。其中最重要的基因是 *MT-ND6*（线粒体编码的 NADH：泛醌氧化还原酶核心亚基6），其相关途径包括代谢和呼吸链电子传递，通过化学偶联合成 ATP，以及通过解偶联蛋白产生能量。

临床表现：为 LHON 的临床表现合并其他系统或神经疾病症状。其他系统或神经疾病症状包括：姿势性震颤、运动障碍、多发性硬化样综合征、脊髓疾病、骨骼变化、帕金森综合征伴肌张力障碍、无关节运动、运动和感觉周围神经病变、痉挛、轻度脑病和心律失常。血清和脑脊液乳酸升高，线粒体复合物Ⅰ活性降低。

诊断和鉴别诊断：根据病史尤其是家族史、临床表现以及实验室检查可诊断。眼底检查、荧光素眼底血管造影、视觉诱发电位、光学相干断层扫描和磁共振成像等辅助检查有助于诊断。检测出线粒体基因致病突变是确诊标准。需与利氏（Leigh）综合征（亚急性坏死性脑脊髓病）、乳酸性酸中毒及其他线粒体疾病想相鉴别。

治疗原则：尚无有效治疗方法，主要采取对症治疗改善患者生活质量，包括药物治疗、饮食管理、物理治疗或支持性治疗。

预防：见莱伯遗传性视神经病变。

（杨正林）

Bèi'ěr zōnghézhēng

贝尔综合征（Behr syndrome）　表现为早发性视神经萎缩伴神经系统功能障碍，包括共济失调、锥体束征、痉挛和精神发育迟缓的常染色体隐性遗传病。罕见，病程进展若干年后趋向稳定。

病因和发病机制：该病由常染色体 3q29 上 *OPA1* 基因突变引起。线粒体融合和分裂保持平衡是维持线粒体正常生理功能的关键。线粒体内膜中动力蛋白样鸟苷三磷酸酶（GTPase）OPA1 是平衡线粒体融合和分裂的关键调节因子。由于 *OPA1* 基因突变，线粒体失去融合和分裂的动态调节能力，导致疾病发生。

临床表现：一般 10 岁发病，依据临床特征分为完全型和顿挫型，完全型多于 20 岁内死亡，顿挫型仅有轻度视力下降，可有正常寿命。①眼部特征：眼球震颤约占 50%，视神经萎缩一般出现在 1～9 岁，特征为视盘颞侧苍白，乳头黄斑束纤维萎缩，常伴色盲，视野出现中心暗点，偶见周边视野缺损。双侧球后视神经炎，视力减退（取决于视神经萎缩程度，但一般不会完全失明），2/3 伴斜视。发病数年后趋于稳定静止，但完全型患者预后不佳。顿挫型患者在中晚年仅发生视神经萎缩。②全身特征：婴儿期起病，出现脑部、锥体束受损症状，如腱反射亢进，巴宾斯基征阳性；有脊髓后索及脊髓小脑束受损现象。智力减退，共济失调症状，步态不稳。常因括约肌无力而出现尿液淋漓。部分患者出现脑积水、腭裂、畸形足，肌张力增强，括约肌力减弱。

诊断：主要依据临床表现和家族史进行诊断。神经影像学和基因检测有助于确诊。

治疗原则：该病尚无有效治疗方法。

预防：①一级预防，即婚前预防。有该病家族史的家庭应行 *OPA1* 基因检测，评估后代患病风险。②二级预防，即出生前预防。对遗传病因明确家庭通过产前基因诊断或胚胎植入前诊断，降低患者出生的再发风险。③三级预防，即症状前预防。早期诊断、对症治疗对改善患者的生活质量有帮助。

（杨正林）

shìshénjīng wěisuō

视神经萎缩（optic atrophy，OPA）

视网膜神经节细胞和其轴突发生病变，致使视神经全部变细的现象。一般发生于视网膜至外侧膝状体之间的神经节细胞轴突。是视神经病损的最终结果，表现为视神经纤维的变性和消失，传导功能障碍，视野变化，视力减退并丧失。

分类 根据发生原因 OPA 可以分为原发性和继发性两类，在基因层面又可以分为显性视神经萎缩（DOA）和隐性视神经萎缩（ROA）。

病因和发病机制 DOA 和莱伯遗传性视神经病变（LHON）是临床最常见的两种遗传性视神经病变。DOA 的致病基因 *OPA1* 突变和 LHON 诱导线粒体功能障碍的 3 个主要线粒体 DNA 突变［已报道了 20 多个致病线粒体 DNA 突变位点，其中 3 个公认可单独致病的原发突变位点 11778（G→A）占 40%，3460（G→A）占 6%~25%，14484（T→C）占 10%~15%，在中国人群中主要是 11778 位点突变，占突变总体的 66%］，可导致线粒体中活性氧水平增加及 ATP 产生不足。其病理特征是视网膜神经节细胞的原发

性变性，主要发生在乳头状黄斑束中，导致颞部视盘苍白和中央视力丧失。*OPA1* 位于 3q29，突变中有 27% 错义突变、27% 剪接突变、23.5% 移码突变、16.5% 无义突变及 6% 缺失或重复。其中大多数导致单倍体剂量不足，突变的转录物被 mRNA 衰变降解，从而导致 OPA1 蛋白量减少 50%。发现 *OPA1* 基因以后，又在几个少数家系中鉴定了另外两个基因座 OPA4 和 OPA5，呈现为显性遗传 OPA。

尚未鉴定的所有 OPA 基因都编码嵌入内膜并普遍表达的线粒体蛋白，与 LHON 发生突变的蛋白质一样。*OPA1* 突变影响线粒体融合、能量代谢、细胞凋亡控制、钙清除和线粒体基因组完整性的维持。*OPA3* 突变仅影响能量代谢和细胞凋亡的控制。这些基因座和基因被确定为导致视神经萎缩的原因，其遗传模式具有异质性，OPA1、OPA3、OPA5、OPA8、OPA12 和 OPA13 为常染色体显性遗传（AD），OPA6、OPA7、OPA9、OPA10 和 OPA11 为常染色体隐性遗传（AR），OPA2 为 X 连锁遗传（XL）。OPA9 主要由 *ACO2* 基因的复合杂合突变引起蛋白表达水平降低，活性减弱而致病。OPA10 由 *RTN1IP1* 基因的纯合或复合杂合突变致病。OPA11 由定位于 10p12 的 *YME1L1* 基因的纯合突变致病。OPA12 由 *AFG3L2* 基因的杂合错义突变引起，其突变位于该基因高度保守的 AAA 结构域或蛋白水解结构域，影响蛋白质功能，导致线粒体形态和功能异常。OPA13 由 *SSBP1* 基因的杂合突变引起，其致病机制与线粒体功能紊乱、mtDNA 缺失和复制缺陷有关。*OPA1* 是导致 DOA 的主要基因，至少影响 75% 患者，而所有其他基因或基因座仅影响不到 1% 的患者。

根据遗传异质性，OPA 的 OMIM 表型分类有 13 型（表1）。

临床表现 患者有中度视力丧失，伴有中央或旁中央视野缺损和色觉缺陷。该病严重程度高度可变，视力范围从正常到法定失明。眼底镜检查显示孤立的视盘苍白或萎缩，与视网膜神经节

表1 视神经萎缩的致病基因

表型	OMIM 编号	遗传方式	基因定位	基因
OPA1	165500	AD	3q29	*OPA1*
OPA2	311050	XL	Xp11.4-p11.21	–
OPA3	165300	AD	19q13.32	*OPA3*
OPA4	605293	–	18q12.2-q12.3	–
OPA5	610708	AD	12p11.21	*DNM1L*
OPA6	258500	AR	8q21-q22	–
OPA7	612989	AR	11q14.1	*TMEM126A*
OPA8	616648	AD	16q21-q22	–
OPA9	616289	AR	22q13.2	*ACO2*
OPA10	616732	AR	6q21	*RTN4IP1*
OPA11	617302	AR	10P12.1	*YME1L1*
OPA12	618977	AD	18p11.21	*AFG3L2*
OPA13	165510	AD	7q34	*SSBP1*

注：AD. 常染色体显性；AR. 常染色体隐性；XL. X 连锁。

细胞死亡有关。约 20% 的患者具有眼外多系统特征，包括神经感觉性听力损失，或慢性进行性眼外肌麻痹、肌病、周围神经病、多发性硬化症样疾病、痉挛性截瘫或白内障。

诊断 依据病史和家族史，联合眼科检查、基因检测可诊断。

视野检查 可见向心性缩小，有时可提示病因，如双颞侧偏盲应排除颅内视交叉占位病变，巨大中心或旁中心暗点应排除 LHON。该检查能用于视功能评估，对该病的诊断、病情监测和疗效判定具有重要意义。

头颅或眼部 CT 和磁共振成像 压迫性和浸润性视神经病变患者中可见到颅内或眶内的占位性病变压迫视神经；视神经脊髓炎、多发性硬化等可见到中枢神经系统白质脱髓鞘病灶。该类检查能在病因诊断中排除或确诊压迫性和浸润性视神经病变、脱髓鞘病变等。

光学相干断层扫描（OCT） 揭示并量化了视神经边缘 4 个主要方向上的纤维层变薄。21% 的 OPA1 患者眼存在深度乳头状凹陷。视野检查通常会显示中央、中央旁的暗点。OCT 在检查神经节细胞及其轴突方面，比 MRI 更优越且更便宜。

电生理测试 包括视觉诱发电位（VEP）和视网膜电图（ERG），VEP 可发现 P100 波峰潜时延迟或/和振幅明显下降，通常不存在或延迟。在亚临床或轻度受影响患者中 VEP 无改变。图像视网膜电图显示 N95：P50 比率异常，N95 波形幅度降低表明神经节细胞层发生了变化。

基因检测 通过血液、体液或细胞对线粒体 DNA 或核基因进行检测，可见遗传性视神经病变导致的 OPA 存在相应基因位点的突变。

治疗原则 尚无有效的治疗方法。建议患者保持良好的生活习惯，避免饮酒和吸烟，使用可能干扰线粒体代谢的药物。

预防 ①一级预防：即婚前预防。该病为常染色体显性或隐性遗传病，避免近亲结婚。②二级预防：即出生前预防。对已生育患儿的家庭在妊娠计划前做好遗传咨询，实施产前基因诊断或胚胎植入前诊断，降低患者出生的再发风险。③三级预防：即症状前预防。通过新生儿筛查，在患者出现症状前早期诊断和早期治疗。

（杨正林）

shì-gé fāyùbùliáng

视隔发育不良（septo-optic dysplasia，SOD）

以视神经发育不全、垂体发育不全和脑中线异常的任意组合包括缺乏胼胝体和透明隔为主要临床表现的先天性疾病。曾称德·莫尔西尔综合征（De Morsier syndrome）。属于中线脑畸形。1941 年，由里夫斯（Reeves）首次将其描述为与视神经异常相关的透明隔膜缺失，后来发现该病也与垂体功能障碍关联。该病表型具有高度异质性，三联特征稳定，包括视神经发育不全（ONH）、透明隔和胼胝体发育不全、下丘脑-垂体轴发育不全。该病遗传方式为常染色体显性遗传（AD）和常染色体隐性遗传（AR）。

病因和发病机制 该病的致病基因为 HESX1，定位于染色体 3P14.3。遗传易感性和产前的环境因素是主要影响因素。

环境因素 包括药物消耗、病毒感染和母体糖尿病等。受孕者的生产次数、妊娠年龄也是重要的致病因素。母亲年龄（通常受孕/分娩时年龄低于 22 岁）和初次生产的胎儿更容易患病。

遗传因素 特定基因参与了该病的进展，其中最重要的是 HESX1、SOX2、SOX3 和 OTX2。这些基因充分参与胚胎眼、视神经和垂体的发育。位于 3p14.3 的 HESX1 属于同源盒基因家族，是前脑和腺垂体早期分化的重要标志，其突变可导致不同的内分泌缺陷，包括在联合垂体激素缺乏综合征和 SOD 患者中发现的内分泌缺陷。HESX1 基因中至少有 5 个突变与该病直接相关，其中一些仅涉及单个碱基对，而其他涉及遗传物质的缺失或复制，从而改变了 HESX1 蛋白并使其活性沉默。SOX2、SOX3 和 OTX2 是已知与 SOD 发展有关的基因：均作为转录因子调节其他基因活性。OTX2 和 SOX2 对视神经的胚胎发育很重要，可导致更严重的表型，包括严重的双侧眼缺陷和胼胝体和漏斗部畸形。人类在线孟德尔遗传数据库（OMIM）和 GHR 数据库记录了与 SOD 相关的基因和与其他综合征发病机制直接相关的基因的不同之处（即 PAX6 和 PROKR2 见于 ONH，TUBA8 见于 ONH 伴多小脑回等）。

临床表现 主要为视觉异常，如视觉敏锐性下降、眼球震颤甚至失明、癫痫发作、尿崩症及其他下丘脑功能障碍如生长迟缓等，视神经 80% 为单侧受累，20% 为双侧同时受累，约 2/3 患者伴有下丘脑-垂体功能低下。

视觉障碍 ONH 是最常见的症状，但仅有 23% 的患者出现视觉障碍，并且还包括非常轻微的散光病例。ONH 可双侧或单侧，后者不严重且不常见。双侧 ONH 的发病率为 55%~80%，其中 2/3

出现不对称表现。

眼球震颤 SOD 新生儿的主要表现是眼球震颤，通常在头 3 个月内就能察觉，尤其是在双侧 ONH 时。眼球震颤通常是在发病第 1 年发生斜视的临床表现。这是典型的双侧和不对称 ONH 或单侧 ONH 儿童的表现。无论是在婴儿期还是成年期，许多患者的视力都逐渐下降，80% 的双侧 SOD 病例在某个阶段会失明。

垂体功能减退 在该病的 3 个特征中，垂体功能减退最常见。除了以阿普加（Apgar）评分低、黄疸持续时间延长、隐睾、嗜睡、喂养不良、脑瘫和易怒为特征的严重病例外，神经系统体征和症状通常是 SOD 的晚期表现。结果可能差异很大，但仍可见多达 70% 的患者有此诊断；最初表现为反复发作、发育迟缓和/或四肢瘫痪。睡眠障碍也是 SOD 的少见临床特征。

诊断 具有严格的诊断标准，需要 2 个或更多经典三联征的特征，因此只有不到一半的患者能表现出所有特征。其中有两个必要条件：透明隔缺如和视路发育异常。故常采取眼科评估、光学相干断层扫描和影像学检查进行诊断。

眼科评估 评估视力受损的程度需要对 ONH 的存在和程度进行临床测试，并且必须评估相关的运动障碍，包括直接瞳孔反应和视轴测试。患者的视轴可正常，也可存在内斜视、外斜视甚至移位模式（内斜视到外斜视）。

影像学诊断 关键在于能否发现视路发育异常。影像学证据合并脑内其他畸形将 SOD 分为 3 型：第一型为透明隔部分缺如伴灰质发育畸形（如脑裂畸形、灰质异位）；第二型属于轻型前脑无裂畸形，表现为透明隔完全缺如、大脑白质发育不良、脑室扩大，部分病例有大脑镰前部和胼胝体膝部发育不良；第三型为视-隔发育不良伴神经垂体异位。以第一型最常见，约 50% 合并脑裂畸形。

影像学诊断中常见到的病变：①两侧侧脑室之间见不到透明隔影。②额角前部（轴位）和顶部（冠状位）变平坦，呈方形额角。③视交叉和视神经变细。④合并尿崩者垂体柄增大。⑤鞍上池扩大，提示下丘脑发育不良。⑥皮质萎缩可出现脑萎缩。

电生理检查 包括视觉诱发电位（VEP）和视网膜电图，异常的 VEP 可以记录双侧或单侧延迟潜伏期。鉴于可能发现的范围广泛，VEP 可作为检测和关联的补充工具，用于发现与受影响的视觉通路相关的大脑发育异常。

内分泌检查 在缺乏 SOD 特异性血液标志物的情况下，进行全面内分泌筛查对于评估垂体功能减退的程度至关重要。

治疗原则 该病无法治愈，但可通过对症治疗改善症状，如激素替代、矫正眼科手术和积极的神经心理支持法。患者在诊断、治疗和长期管理的各个阶段都需多学科方法联合应用。所需的替代治疗类型主要取决于患者所表现出的垂体功能减退类型。

ONH 尚无有效治疗办法，但相关的眼科异常（如弱视、屈光不正）应定期进行检查、治疗和随访，最好每年进行一次。斜视手术也可以改善视觉结果。针对精神运动迟缓、自闭症和注意力缺陷障碍的患者还要量身定制治疗方法，更需要言语治疗和心理支持。

预防 ①一级预防：即婚前预防。该病属于常染色体显性或隐性遗传，应避免近亲结婚。②二级预防：即出生前预防。对于已生育患儿的家庭实施产前诊断，降低患者再出生的风险。③三级预防：即症状前预防。通过新生儿筛查，在患者出现症状前早期诊断和早期治疗。

（杨正林）

é-bí fāyùbùliáng

额鼻发育不良（frontonasal dysplasia，FND）

先天性颅面部畸形综合征。又称中部面裂综合征。多数为散发病例，也有一些家系病例。该病罕见，面中线裂缝在婴儿中的发病率为 1/10 万，先天性鼻畸形在婴儿中的发病率为 2.5/10 万~5/10 万。

病因和发病机制 病因尚不清楚，但有研究认为是颅面胚胎发育中额鼻突的异常发育所致。在面部发育的胚胎阶段，额鼻突在其位置上的持续存在阻止眼眶达到正常位置，是导致超长畸形特征以及鼻畸形和唇裂的原因。

研究表明，由于截断了脑神经嵴细胞上的原发性纤毛而引起的 Hedgehog 活性过高，导致了额鼻发育不良。消除鞭毛内转运蛋白 Kif3a 导致面部中间层 Hedgehog 反应过度，Gli1、Ptch1 和 Shh 表达域变宽，Gli3 表达域减少。Kif3a 条件敲除导致 Gli1 表达域增宽，面部突出区神经嵴细胞增殖增强，缺乏原始纤毛的禽 Talpid 胚胎表现出相似的分子变化和相似的面部表型。面部中线的严重缩小和过度扩张都可能是 Hedgehog 通路活动中断所致。

该病主要由 ALX 基因（ALX1、ALX3、ALX4）突变引起，具有遗传异质性，与多种遗传原因有关。该病主要是散发性病例，可表现为综合征或非综合征。由 ALX1 或 ALX4 引起的额鼻发育不良分别为常染色体隐性遗传或常染色体显性遗传，其表现比其他形式的额鼻发育不良更严重。

人类在线孟德尔遗传数据库（OMIM）共收录了 5 种 FND 相关表型：肢端额鼻发育不良、额脸鼻发育不良、眼心耳额鼻发育不良、肢端额脸鼻发育不全综合征和颅额鼻综合征。按照遗传异质性可分为 3 型：FND1~FND3（表 1）。

临床表现 该病具有多种临床表型和高度可变的临床特征，包括面部外观独特、眼压高、过度发育、宽鼻根、面正中裂、短鼻脊和鼻骨分叉，鼻尖呈二裂状，附在翼缘以上的面部宽小柱，广泛分开的缝状鼻孔、人中长、双侧突出肿胀、鼻尖缺失或发育不全和寡妇峰发际线、上唇和肺泡有中线缺口、眼部变化、智力障碍、舌强直、副鼻赘、唇裂和耳聋等。少数还有上睑下垂和颅面结构中线皮样囊肿。

依据病变的严重程度可对该病进行分级，从 A 级到 D 级，严重程度依次加重。A 级：眼距过远，裂鼻；B 级：眼距过远，裂鼻，唇裂；C 级：眼距过远，裂鼻，额骨隐形裂；D 级：额骨隐形裂，眼距过远，眼眶、上颌骨、筛骨完全裂开，伴或不伴腭裂。

诊断 主要依据具有以下两种或两种以上特征：①眼距过宽。②鼻根部宽大。③鼻和/或上唇和上腭的正中面裂。④鼻翼单侧或双侧裂。⑤鼻尖缺如。⑥前颅两歧。⑦V 型或寡妇峰型的额发际线。大多数病例为散发，但也有少数家族病例的报告。⑧基因突变位于 ZSWIM6、EFNB1、ALX1、ALX3 和 ALX4 基因。

暂无和其他疾病鉴别诊断的报道，头颅 CT 和磁共振成像有助于判断病变情况。

治疗原则 一般采取手术方式矫正面部畸形。

预防 ①一级预防：即婚前预防。该病为常染色体隐性遗传，应避免近亲结婚。②二级预防：即出生前预防。对于已生育患儿的家庭实施遗传咨询和产前诊断，降低患者再出生的风险。如果父母选择接受，则按高危妊娠进行处理，定期监测整个妊娠过程，伴有可导致早产的因素时，应进行监测，必要时采用产科干预。③三级预防：即症状前预防。通过新生儿筛查，在患者出现症状前早期诊断和早期治疗。

(杨正林)

表 1 额鼻发育不良的致病基因

表型	OMIM 编号	遗传方式	基因定位	基因
肢端额鼻发育不良	603671	AD	5q12.1	ZSWIM6
额脸鼻发育不良	229400	AR	–	–
眼心耳额鼻发育不良	601452	–	–	–
肢端额脸鼻发育不全综合征	201180	AR	–	–
	239710	AR	–	–
头骨额鼻发育不良综合征	304110	XLD	Xq13.1	EFNB1
FND1	136760	AR	1p13.3	ALX3
FND2	613451	AR	11p11.2	ALX4
FND3	613456	AR	12q21.31	ALX1

注：AD. 常染色体显性；AR. 常染色体隐性；XLD. X 连锁显性遗传。

yǎnwàijī mábìxìng gāodù jìnshì
眼外肌麻痹性高度近视（ophthalmoplegia, external, and myopia, OPEM）

一类同时具有外眼肌麻痹和高度近视症状的眼球运动障碍性疾病。1950 年，萨勒斯（Salleras）报道了一个具有外眼肌麻痹性高度近视的 X 连锁遗传家族。该病具有遗传倾向，呈 X 连锁隐性遗传。

病因和发病机制 由于报道病例较少，发病机制尚不清楚。

临床表现 在 1950 年报道的病例家系中，具有以下临床特征：①完全双侧上睑下垂。②几乎完全的双侧眼外肌麻痹，其中部分患者可进行轻微的横向运动，但不能达到 20°。③3 例外斜视，3 例内斜视。④瞳孔偏心和形状异常，7 只眼光反射正常，1 只眼光反射缺失。由于缺乏收敛性和存在高度近视使得瞳孔难以实现调节性反射。⑤3 例老年患者的近视程度高，而年轻患者的近视程度低。由于上睑下垂，通过配戴眼镜矫正视力的作用非常微弱。⑥近视性眼底改变（葡萄肿和福克斯斑）。

该家系所有在世的男性中，仅有 1 例眼正常。有 2 例男性已去世，1 例在童年时期离世，1 例 46 岁时去世（第 Ⅱ 代）。该家系中所有的男性都有临床表型而女性无症状，部分女性是携带者。该病在这个家族中表现出隐性遗传和性别连锁特征。

遗传性连锁近视基因定位于 X 染色体的非同源位置。该家系的患者均为近视，近视和眼肌麻痹两种表型共存的趋势提示致病基因可能位于近视基因附近。

该家系是唯一被报道过的家系，1966 年的报道进一步完善和更新了已有信息，并对家系成员进行了重新编号。如Ⅱ15，是同胞中唯一活到成年的成员，并有子女和孙子；Ⅲ4 和她的后代等，还有一个重要的更新——Ⅲ6（以前认为未受影响）生育一个患病儿子。

诊断　根据特征性的临床表现：上睑下垂、斜视、眼球运动障碍和瞳孔异常，伴有高度近视和近视性眼底改变，同时结合家族遗传病史可确诊。

鉴别诊断　需与眼外肌麻痹鉴别，主要区别是患者是否存在高度近视与近视性眼底改变。

治疗原则　该病伴随的高度近视通过配戴眼镜可改善视力但效果不佳。眼肌麻痹症状采用神经递质替代治疗。上睑下垂通过肉毒毒素抑制提上睑肌或通过手术改善。另外也可通过手术方式改善或重建眼部肌群矫正斜视并使眼球运动得到恢复。

预防　①一级预防：即婚前预防。该病为 X 连锁隐性遗传模式，应避免近亲结婚。②二级预防：即出生前预防。对于已生育患儿的家庭实施遗传咨询和产前诊断，降低患者出生的再发风险。③三级预防：即症状前预防。通过新生儿筛查，在出现症状前早期诊断和早期治疗，避免发生进一步的机体损伤。

（杨正林）

jiāzúxìng yǎnjī mábì

家族性眼肌麻痹（familial static ophthalmoplegia）

以上睑下垂、复视、眼球活动障碍以及瞳孔改变等为临床表现的眼球运动障碍性疾病。具有遗传倾向，分为 3 种类型：眼内麻痹（睫状肌和虹膜麻痹）、外眼肌麻痹（由第Ⅲ、Ⅳ、Ⅵ对脑神经支配的所有肌肉麻痹）和全眼麻痹（眼内外肌麻痹）。

病因和发病机制　致病基因尚未确定。发病机制中有一些病理生理学机制，但不足以解释其临床病理改变。该病的发病与脂质代谢异常、乳酸异常、丙酮酸代谢、病毒感染和自身免疫相关。家族性眼肌麻痹是一种综合征，同时伴有其他系统受累，包括心脏、中枢神经系统受累，感音神经性聋、巨幼细胞贫血和糖尿病等。其特征性临床表现与线粒体水平上独特的形态学改变有关。该病的病变部位主要位于支配眼肌运动的神经、肌肉及神经肌肉接头处。

该病的遗传模式有多种，已报道的家系有常染色体或 X 连锁显性遗传模式。但由于家系报道较少，遗传模式不明确。1960年，里斯（Lees）报道的家族中男性传递的眼肌麻痹支持常染色体显性遗传。在眼球运动性障碍疾病患者中有 70% 存在线粒体 DNA 的缺失，且突变具有异质性，突变型比例不低于 45%。

临床表现　主要有复视、上睑下垂、单纯动眼神经麻痹、外展神经麻痹、滑车神经麻痹、核间性眼肌麻痹和瞳孔改变。可伴有头痛、头晕、共济失调、肢体无力、面瘫、三叉神经损害和眼球突出等症状。

诊断　依据临床表现和相关检查可诊断。主要包括体格检查，眼部检查观察眼睑与眼球运动情况、瞳孔检查、牵拉实验、头部 CT 或磁共振成像以及神经电生理检查等。

鉴别诊断　需与慢性进行性眼外肌麻痹相鉴别。后者一般多发于青少年，且有慢性进行性病程，牵拉试验各方向均为阳性，有家族史；而家族性眼肌麻痹牵拉试验除上转稍有阻力外，其余方向均无阻力，无家族史。

治疗原则　眼肌麻痹症状可采用神经递质替代治疗。上睑下垂通过肉毒毒素抑制提上睑肌或通过手术改善。另外也可通过手术方式改善或重建眼部肌群矫正斜视并使眼球运动得到恢复。

预防　①一级预防：即婚前预防。由于该病的遗传模式不明，应避免近亲结婚。②二级预防：即出生前预防。对于已生育患儿的家庭实施遗传咨询，实施产前基因诊断或胚胎植入前诊断，降低患者出生的再发风险。③三级预防：即症状前预防。通过新生儿筛查，在症状早期进行诊断和治疗干预，避免发生进一步的机体损伤。

（杨正林）

xiànlìtǐ DNA quēshī dǎozhì de jìnxíngxìng yǎnwàijī mábì

线粒体 DNA 缺失导致的进行性眼外肌麻痹［progressive external ophthalmoplegia（PEO）with mitochondrial DNA deletion］

一组由于遗传缺陷导致眼外肌组织结构或功能进行性损害的眼科遗传病。临床特征包括成人的眼外肌无力和运动不耐受，表现为上睑下垂伴白内障、听力丧失、共济失调、抑郁、性腺功能减退和帕金森病等。多于成人期发病，但部分患者进程较为缓慢。

病因　PEO 的发生是由于多种参与线粒体 DNA（mtDNA）复制、分离和维持的相关酶/蛋白功能异常，使骨骼肌多个 mtDNA 缺失，破坏了线粒体能量代谢进程，导致该病发生。遗传方式以常染色体显性遗传和常染色体隐性遗传为主。人类在线孟德尔遗传数据库（OMIM）收录了 10 个 PEO 致病基因（表1）。

发病机制　不同细胞内含有

表 1　线粒体 DNA 缺失导致 PEO 的致病基因

表型描述	表型 OMIM	遗传方式	基因定位	基因	分类
成年后眼外肌无力和运动不耐受，包括二尖瓣脱垂、心肌病和胃肠道动力障碍	258450	AR	15q26.1	*POLG*	PEOB1
成人出现进行性眼外肌麻痹、运动不耐受、肌无力以及脊髓小脑性共济失调体征和症状（步态障碍和构音障碍），部分患者可能出现呼吸功能不全	616479	AR	2p25.3	*RNase H1*	PEOB2
成人出现眼肌无力和近端肢体肌无力，并且骨骼肌活检中 mtDNA 缺失低于对照平均值 40%	617069	AR	16q21	*TK2*	PEOB3
成人出现眼肌无力和近端肢体肌无力，并且骨骼肌活检中 mtDNA 缺失	617070	AR	2p13.1	*DGUOK*	PEOB4
缓慢进展的上睑下垂、间歇性复视、轻度吞咽困难、感音神经性听力损失、运动不耐受和小脑共济失调	618098	AR	17q12	*TOP3A*	PEOB5
成人出现眼肌无力和近端肢体肌无力，并且骨骼肌活检中 mtDNA 缺失	157640	AD	15q26.1	*POLG*	PEOA1
成人出现眼肌无力和近端肢体肌无力，并且骨骼肌活检中 mtDNA 缺失	609283	AD	4q35.1	*SLC25A4*	PEOA2
骨骼肌中存在多个 mtDNA 缺失。最常见的临床特征包括成人外眼肌无力和运动不耐受	609286	AD	10q24.31	*TWNK*	PEOA3
成人发病的骨骼肌无力和外眼肌无力到严重的多系统疾病（以精神运动发育迟缓、乳酸酸中毒、便秘和肝受累为特征）	610131	AD	17q23.3	*POLG2*	PEOA4
眼球运动受限而没有上睑下垂，骨骼肌活检显示纤维缺乏细胞色素 C 氧化酶活性和多个 mtDNA 缺失	613077	AD	8q22.3	*RRM2B*	PEOA5
肌无力，主要影响下肢，外眼肌麻痹，运动不耐受并且肌肉活检线粒体 mtDNA 缺失	615156	AD	10q21.3	*DNA2*	PEOA6

注：AD. 常染色体显性；AR. 常染色体隐性。

不同数量的 mtDNA，单个体细胞内 mtDNA 拷贝数较恒定，仅为卵母细胞中的 1/100～1/10，因此维持特定细胞内足够量的 mtDNA 对细胞行使正常功能至关重要。而细胞内 mtDNA 水平的维持依赖于其不断复制，mtDNA 存在 D 环复制、链结合单向复制、链结合双向复制 3 种模式。复制方式的多样性决定了参与线粒体核酸代谢的蛋白质种类的多样性，而这类蛋白质通常由基因组调控表达。PEO 致病基因主要集中在这类蛋白中，如 *POLG* 与 *POLG2* 基因编码线粒体基因组复制的线粒体 DNA 聚合酶；*RNase H1* 基因影响 mtDNA 的分离；*SLC25A4* 基因编码线粒体载体，*TK2* 基因编码 mtDNA 合成必需的脱氧核糖核苷酸激酶；*DGUOK* 基因编码线粒体脱氧鸟苷激酶；*TOP3A* 基因编码 DNA 拓扑异构酶；*SLC25A4* 基因参与线粒体代谢；*TWNK* 基因调控 mtDNA 复制的解旋酶；*RRM2B* 基因编码 DNA 的核糖核苷酸还原酶亚基；*DNA2* 基因编码维持 mtDNA 稳定性的核酸酶。

POLG 突变是遗传性 PEO 最常见的原因，2% 的人群携带这些突变。由 *POLG* 突变引起的常染色体隐性/显性进行性眼外肌麻痹最常见。*POLG* 的编码蛋白 POLγ 是 mtDNA 唯一的聚合酶，通过 D 环复制的方式复制 mtDNA，即先导链先复制，后随链随后开始复制，复制完成时后随链与 RNA 结合以保护单链。*POLG* 基因突变使 POLγ 聚合酶合成受损，虽不影响先导链的正常形成，却直接致使后随链 mtDNA 合成的启动无效，导致外眼肌组织细胞中 mtDNA 缺失，肌肉供能受损，并出现显著的眼外肌麻痹等表型。

临床表现　PEO 在任何年龄都可出现，典型特点是出现眼外肌麻痹，并导致逐渐恶化的双侧进行性上睑下垂与眼球眼球运动障碍，不同类型的 PEO，临床表现存在差异。

正常人的上睑下垂通常对称，部分患者会出现单侧上睑下垂的现象，眼球运动障碍常表现出向各个方向运动均有障碍，特别是向上转的障碍尤为严重，最终使眼球固定不动，虽然瞳孔不受影响，但必须将头部上仰才能视物。若病情严重，则出现斜视和弱视等现象，并且外斜远多于内斜。还可伴有面部、吞咽部和近端肢体的肌无力。部分患者伴有不同程度的肢体易疲劳、无力和视网膜色素变性、耳聋、糖尿病、心脏传导障碍、内分泌异常以及精神运动异常迟缓等。

诊断 早期诊断至关重要。

家族遗传病史 PEO 是遗传病，家族中可有多个患者。家系调查有助于确定遗传方式。当出现显著的眼外肌麻痹，特别是在有阳性家族史或近亲父母的后代中，都应怀疑 PEO。

眼科检查 如下。

上睑肌功能鉴别 上睑下垂是重要的检查指标，临床主要有 3 种检测手段。①上睑肌的肌力测试：观测眼极度上下角度看时，上眼睑边缘位置位移差值是否 ≤4mm。②额肌功能检测：观测额头肌肉运动。③直肌功能检测：上拉上眼睑，从上往下注视的位移 8～10mm。

视网膜与眼底鉴别 视网膜与视神经的诊断和鉴别结果对该病有重要意义。PEO 与卡恩斯-塞尔（Kearns-Sayre）综合征难以区分，卡恩斯-塞尔综合征常出现典型的视网膜色素变性眼底病变，而 PEO 的视网膜眼底色素改变一般多为椒盐状。同时，PEO 相关的视网膜色素上皮变化最显著的是黄斑、视盘周围视网膜和中纬区色素性视网膜，而非视网膜中边缘。

头颅影像学检查 对于早期非典型的诊断可利用影像学手段。眼眶 CT 能显示非特异性弥漫性眼外肌萎缩现象。还可使用表面线圈的高分辨率眼眶磁共振成像，

显示眼外肌腹部有明亮的 T1b 海绵状信号。

骨骼肌活检 当患者出现运动不耐受等，可通过微创手术取下肢肌组织，进行组织化学、酶组织化学及免疫组织化学染色，在显微镜下观察。同时，也可以对活检组织进行骨骼肌 mtDNA 分析，检测 mtDNA 的表达数值差异。

基因检测 不但可协助明确诊断，还可区别不同类型的 PEO。基因检测最好进行所有已知致病基因的筛选，可使用高通量测序技术，一次性完成已知致病基因检测。

治疗原则 因双眼经常对称出现眼外肌麻痹，因此复视不是明显的表现，故主张以保守治疗为主。

药物治疗 钙通道阻滞剂可以选择性地阻断肌细胞膜上的钙离子通道，通过干扰钙离子进入减轻肌纤维变性和坏死。

对症治疗 上睑下垂可明显损伤视力，程度轻者可配戴支架眼镜。

手术治疗 上睑下垂较为严重的患者可选择手术治疗，术式包括上睑肌缩短术、悬吊术和 Fasanella-Servat 术（睑板肌切除术）。该类患者易出现眼位改变，并形成斜视影响个人形象。基于此，可以选择常规的斜视手术矫正，术后不易引起复视。患者要保持良好的用眼习惯、不要用眼过度、不要过度使眼疲劳，注意眼部用眼卫生。手术患者需关注生命体征的变化，注意有无眼痛、视物不清、异物感、头痛和恶心呕吐等不适。避免划伤患眼，术后保持清洁干燥。术后保持平躺，不要按压手术眼。

预防 ①一级预防：即婚前

预防。该病属于常染色体遗传，应避免近亲结婚。②二级预防：即出生前预防。对遗传病因明确，并伴有全身性线粒体功能缺失患者的家庭实施产前基因诊断，降低患者出生的再发风险。可致死或致残的 PEO 类型，产前基因诊断及胚胎植入前诊断可作为预防疾病发生风险的选择。③三级预防：即症状前预防。通过新生儿筛查，对疑似与出现症状患儿进行早期诊断和早期治疗，避免发生进一步的机体损伤。

（杨正林）

Dù'ān yǎnqiú hòutuì zōnghézhēng

杜安眼球后退综合征（Duane retraction syndrome，DRS） 以无上睑下垂的非进行性水平眼肌麻痹为特征的遗传病。斜视的一种，占所有斜视的 1%～5%，且 80% 为散发病例，人群中的患病率为 0.1‰～1‰。女性高于男性。孤立性单纯性 DRS 通常是单侧眼异常，左眼更常见。

病因和发病机制 由于脑桥外展核或单侧或双侧神经发育异常，导致患侧外侧直肌神经支配失效，导致外侧直肌有限外展和水平凝视麻痹。动眼神经对外侧直肌的异常支配导致内收时内侧和外侧直肌的共同收缩，从而发生眼球回缩和裂隙狭窄。已知的致病基因包括 *CHN1*、*MAFB* 及 *SALL4* 基因。

临床表现 可见垂直眼动异常，如内收时眼球向上或向下。多数有屈光不正和弱视、斜视。出生时，患病婴儿眼外展或内收受限，这些常被忽视。患儿可使用转动头部位置来对正眼。根据外展和内收的程度，该病分三型：Ⅰ型，外展障碍，内收轻度受限，眼肌电图检查发现内收时外直肌放电多，内直肌放电正常；Ⅱ型，

内收受限明显，外展障碍较轻；Ⅲ型，内收和外展均受限。Ⅰ型最常见，其次为Ⅲ型和Ⅱ型。

诊断　主要基于临床特征。头颅磁共振成像显示展神经发育不良或缺失。*CHN1* 突变导致的 DRS，视神经、动眼神经和/或滑车神经也可能发育不良。

鉴别诊断　需与 Okihirol 综合征、汤斯-布罗克斯（Townes-Brocks）综合征、肢端-肾-眼综合征（AROS）及莫比厄斯（Moebius）综合征和先天性眼外肌纤维化等相鉴别。

治疗原则　主要是对症治疗，包括配戴眼镜或角膜眼镜矫正屈光不正。手术矫正异常头部姿势。但手术并不能完全恢复正常的眼球运动。定期随访预防弱视发生。

预防　①一级预防：即婚前预防。有该病家族史的家庭应行基因检测，评估后代患病风险。②二级预防：即出生前预防。对遗传病因明确的家庭可通过产前基因诊断或胚胎植入前诊断，降低后代患病风险。③三级预防：即症状前预防。早期诊断，预防弱视发生。

（杨正林）

xiéshì

斜视（strabismus）　眼外肌协调运动失常导致双眼不能同时注视目标，视轴呈分离状态的疾病。除影响美观外，还会导致弱视、双眼单视功能异常等。是常见眼病之一，发病率1%~4%。

病因和发病机制　斜视的具体病因尚不明确，部分具有明显遗传倾向。成人斜视多由于神经系统疾病、颅脑外伤、眼外伤、颅内或眶内的炎症、肿瘤和病毒感染等引起。

分类　临床尚无完善的斜视分类方法。通常有以下几类：根据融合功能分为隐斜和显斜，显斜包括间歇性斜视和恒定性斜视；根据眼球运动及斜视角有无变化分为共同性斜视和非共同性斜视；根据注视情况分为交替性斜视和单眼性斜视；根据发病年龄分为先天性斜视（婴儿型斜视）和获得性斜视；根据偏斜方向分为水平斜视、垂直斜视、旋转斜视和混合型斜视。水平斜视又包括内斜视和外斜视。

临床表现　典型表现为一只眼注视目标时，另一只眼出现偏斜。患者眼球转动时可出现不同程度受限。由于复视干扰而引起辨向能力丧失，可出现头晕、恶心等症状。有些斜视患者常采用偏头、侧脸等一些特殊头位来克服视物时的不适。容易出现视疲劳，视物不能持久。有些患者合并明显的屈光不正；有些儿童患者合并弱视。

诊断　结合病史和相关检查可诊断。

鉴别诊断　需与假性斜视相鉴别。假性斜视指外观看起来像是眼位偏斜，但实际上双眼可正常注视同一目标。以下情况常被怀疑为斜视：双眼瞳距过宽或过小，正常瞳距为62mm左右，超过70mm可形成双眼外斜假象，双眼瞳距过小造成内斜假象。严重内眦赘皮导致鼻侧巩膜被皮肤覆盖，形成内斜视假象。幼儿鼻梁宽、扁平，常被家长误认内斜视。

治疗原则　治疗的主要目标是恢复双眼视觉功能，包括非手术治疗与手术治疗。儿童斜视和弱视一经确诊即应开始治疗。首先应消除斜视造成的知觉缺陷，包括脱抑制、治疗弱视；两眼视力平衡后，再运用矫正斜视。出生后早期发生的内斜视，2岁左右矫正则预后较好，年龄越大，双眼视觉功能异常恢复越困难。外斜视多为间歇性，即使在年龄较大时手术，也有恢复双眼视觉功能的机会。有些成人斜视是先天形成的，幼时未治疗，成人后可通过手术矫正眼位。若是后天疾病导致的斜视应积极检查相关病因，先保守治疗。病因清楚，病情稳定3~6个月可进行手术治疗。

预防　①一级预防：即婚前预防。斜视具有遗传倾向，应避免近亲结婚。②二级预防：即出生前预防。斜视遗传病因不明，无针对性预防措施。③三级预防：即症状前预防。家长应定期关注孩子的眼发育和变化，做好眼部护理，早发现、早诊断、早治疗，恢复双眼视觉功能。

（杨正林）

xiāntiānxìng yǎnqiú zhènchàn

先天性眼球震颤（congenital nystagmus，CN）　出生时就存在或在出生后6个月内出现的双侧眼球自发的不自主且有节奏摆动的疾病。又称婴儿眼球震颤综合征。人群中发病率约为1.4‰，男性是女性2~3倍。38%~91%的患者出现前视觉通路异常，包括但不限于先天性白内障、视网膜营养不良或视神经萎缩中心凹发育不全、无虹膜、白化病、色盲和视错等；只有9%的患者无视觉或神经损伤的情况，称为特发性先天性眼球震颤（ICN）。

病因和发病机制　发病机制尚未完全明确，部分是由遗传因素和其他先天性疾病导致视觉通路病变引起的，如先天性白内障、眼白化病、全色盲、先天性无虹膜症、莱伯遗传性视神经病变和视神经发育不良等。而 ICN 由于无视觉或神经损伤，因此病因未明确，可能是眼球运动系统的发育异常导致的。CN 可以自发也可以具有家族史，遗传方式多样，最常见的是常染色体显性遗传（AD，70%），其次是 X 连锁遗传（XL，26%），最后是常染色体隐性遗传（AR）。已经发现的 CN 致病基因位点分别位于常染色体 6p12、7p11.2、13q31-q22 和 1q31.3-q32.1，以及 X 染色体 Xp11.4-p11.3、Xp22.3 和 Xq26-q27（表 1）。

位于 Xq26-q27 的 *FRMD7* 基因是第 1 个被确定的 X 连锁隐性遗传的 ICN 致病基因。在早期胚胎中，其表达仅限于中脑和后脑，这两个区域与眼球的运动控制有关。在排卵后约 56 天的胚胎中，*FRMD7* 在前脑、中脑、小脑原基、脊髓和发育中的神经视网膜的脑室层均有表达，在大脑发育过程中能促进神经突的生长发育。因此 *FRMD7* 突变引起 ICN 的发生。

位于 Xp22.3-p22.2 区域的 *GPR143* 基因是继 *FRMD7* 之后确定的第 2 个 X 连锁隐性遗传的致病基因，其高度表达于视网膜色素上皮和皮肤的色素细胞中。该基因是眼白化病 I 型（OA1）的致病基因，其突变破坏了重要信号转导通路，造成眼球运动控制系统不稳定从而导致 CN。

位于 11p13 的 *PAX6* 基因是常染色体显性遗传的 CN 致病基因。*PAX6* 突变可有 CN、虹膜异常、中心凹发育不良和先天性白内障等眼部疾病。

临床表现 发病时间多在出生后 3~6 个月，极少数出生时就发病。几乎均为双眼患病，表现为眼球在水平轴上持续振荡，少数出现垂直和/或扭转运动。双眼震颤幅度相似，为 0.3°~15.7°，频率为 2~4Hz。

眼球震颤周期 该期由两个阶段组成：一是初始的慢速阶段，眼慢慢地离开注视点；二是矫正阶段，眼回到注视点，而矫正阶段可以是快速或缓慢的眼球运动。当启动阶段和矫正阶段都是缓慢的运动时出现钟摆型波形（图 1A）；当启动阶段缓慢而纠正阶段快速运动时出现冲动型波形（图 1B）。不同个体之间的震动波形不同，而同一患者在不同的凝视角度或时间下震动波形也可能不同。

视敏度 患者的视敏度各不相同，取决于视觉状况。ICN 患者视力基本没有损伤；其他伴随视觉病变的 CN 患者视力则存在不同程度的损伤，这些损伤是由潜在的病理学、运动模糊诱导的刺激剥夺性弱视或两者共同引起。

屈光不正 与普通人群相比，

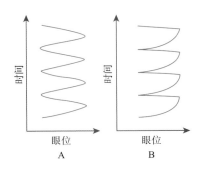

A. 钟摆型波形；B. 冲动型波形。

图 1 CN 患者的眼球震颤波形分类

CN 患者更易出现高屈光不正，且屈光不正的范围非常广泛，包括近视、远视和散光。其中散光会随着年龄的增长而增加，这是由于角膜和眼睑在不断的振荡过程中相互作用造成的。

视动性眼球震颤（OKN） CN 患者的一个独特表现为反向 OKN 反应。OKN 是由视野中移动着的景象所引起的眼跳动，均在注视眼前不断移动的物体时产生。特点是水平性，振幅细小，频率快速而有节律，是两眼对称，水平方向的眼球震颤。在没有眼球震颤的人群中，OKN 快速跳动与 OKN 的刺激物方向相反，而 CN 患者则相反，即 OKN 快速跳动与 OKN 的刺激物方向相同。

振动幻视 是可以发生在任何方向的双向来回往返的视觉运动错觉。CN 患者一般不出现，患有获得性眼球震颤的患者通常经历振动幻视。CN 患者有时在疲倦、兴奋、压力或注意力集中等情况下间歇性地经历振动幻视。

其他 部分患者偶可表现点头症状，尤其是在尝试视觉要求高的任务时。这种头部振荡独立于眼球震颤，通常在不同的方向或具有不同的相位。这种点头不是代偿性的，可由患者自主控制，

表 1 CN 的致病基因

表型	OMIM 编号	遗传方式	基因定位	基因
I 型眼震，先天性	310700	XL	Xq26.2	*FRMD7*
II 型眼震，先天性	164100	AD	6p12	—
III 型眼震，先天性	608345	AD	7p11.2	—
IV 型眼震，先天性	193003	AD	13q31-q33	—
V 型眼震，先天性	300589	XL	Xp11.4	—
VI 型眼震，先天性	300814	XL	Xp22.2	*GPR143*
VII 型眼震，先天性	614826	AD	1q31.3-q32.1	—

但如果患者的注意力被分散，则会再次发生。

眼球震颤最小的凝视位置称为中间带，当中间带不在"第一眼位"时，患者会采用代偿头位（AHP）将眼置于该位置。代偿头位通常水平，但也可为垂直或呈倾斜状，如水平斜颈、交替转头、阻塞性会聚、垂直姿势异常、单纯的头部倾斜和混合头位等。

眼球震颤强度会随着紧张、心烦、疲惫、压力或注意力集中而增强，同时随着会聚、黑暗和睡眠而降低。

诊断 依据临床表现和特殊检查可诊断，方法包括眼球运动波形检查、基于成像和电生理技术的病因学检查。

眼球运动波形检查 包括传统的眼震电图及视频眼震电图（VNG）。VNG 能客观准确地记录眼球震颤的波形，对症状轻微患者也能做到精确记录和确诊，用于 CN 患者治疗前的检查及术后效果的评估，共有 12 种波形，分为两大类：钟摆型波形和冲动型波形。在震颤的每个运动周期中，当眼球视线方向经过注视目标后，能产生一个小的"制动"，"制动"后的眼动波形会趋于平坦，这段平坦的波形是由于患者的中心凹在准确注视物像时出现的短暂眼震静止期，即中心凹期。从 CN 的波形分类可见，在不同波形条件下实现中心凹注视的能力不同。由于中心凹注视能力与患者的视功能显著相关，中心凹期越长，视觉质量越好，因此 VNG 的眼动数据可客观评估视功能水平。

病因学检查 包括光学相干断层扫描（OCT）和视觉电生理检查等。当眼科常规检查发现患者不存在眼部结构异常或结构异常十分轻微时，临床判断 CN 的病因非常困难。此时，可采用超高分辨率谱域 OCT（SD-OCT）与视觉电生理检查。SD-OCT 能显示高反射率与低反射率的交替带，与组织学定义的视网膜分层相对应，同时其扫描速度提高了 50~100 倍，能达到 $5\mu m$ 以下视网膜解剖结构的可视化，因此可用来评估中心凹发育不全，对病因学诊断具有重要价值。视觉电生理检查在莱伯先天性黑矇、全色盲、先天性静止性夜盲等 CN 原发病的诊断方面独具优势。

鉴别诊断 有几种类型的眼球震颤通常出现在婴儿期，常见的包括 CN、融合发育不良眼球震颤综合征（FMNS）、眼球震颤阻滞综合征（NBS）和点头痉挛综合征（SNS）。其中 FMNS 和 SNS 属于获得性眼球震颤，而 NBS 是 CN 的一种特殊情况，患者会产生有目的的内斜视以抑制 CN 或将其转化为低振幅的 FMNS。由于 FMNS 和 SNS 与 CN 的特征在很大程度上有重叠，因此较难通过体征诊断，但某些关键特征可以区分它们，如获得性眼球震颤的特征包括明显的垂直分量、出现振动幻视和没有明显慢相的扫视振荡；同时，两只眼之间的不对称运动会增加获得性眼球震颤的可能性。

FMNS 与婴儿内斜视和弱视（破坏双眼）有关。FMNS 中，眼球震颤在双眼观察（没有眼球运动记录）下可能无法见到，但遮挡一只眼时变得明显，可见眼球快速向未覆盖的眼跳动，同时保持共轭状态。FMNS 的眼球震颤在外展时变得更加强烈，意味着如果左眼正在观看，则左眼的眼球震颤更强烈，反之亦然。此外，当眼球震颤患儿一只眼被遮盖时，有时可以看到眼球震颤强度增加，

这表明除了眼球震颤外，可能还有其他疾病。因此，应进一步检查以确定是否存在其他疾病或 FMNS。

SNS 的主要特征包括低振幅、高频率（>10Hz）和不对称的摆动性眼球震颤，可能是共轭或非共轭的。此外，SNS 患儿通常出现 AHP 和点头。此外，几年后眼球震颤通常会降低到亚临床水平，似乎已消失。

INS、FMNS、NBS 和 SNS 由于其不同的机制和与斜视的相互关系，需对应不同的治疗方法，因此需要通过精确的检查进而做出准确的诊断。除询问病史并通过肉眼观察眼球震颤的方向、幅度、频率、快慢相、AHP 和中间带位置外，还包括视力检查和眼底检查。裂隙灯检查和眼底镜检查对于排除与 CN 相关的疾病必不可少。眼底检查时应注意视盘异常（视神经发育不全）、中央凹（白化病或无虹膜的中央凹发育不全）和眼底色素沉着。

治疗原则 治疗目的：通过减少眼球震颤的幅度和频率来提高视力；将中间带移至第一眼位以改善 AHP；矫正并存的斜视等。治疗方式包括手术治疗和辅助性治疗，手术是最主要的方式。

矫正屈光不正 治疗的第一步是纠正现有的屈光不正。眼球震颤患者的屈光不正患病率远高于一般人群。几乎一半 CN 患儿也有散光，这种散光可能在出生时不存在，但可能在 10 岁以前出现。隐形眼镜是矫正儿童散光的更好选择。

配戴三棱镜 如果中间带非常靠近第一眼位，则可以在眼镜中使用三棱镜来将图像移到中央。三棱镜可用于模拟眼震随着会聚而减少者的人工发散手术。

药物治疗 加巴喷丁和美金刚胺可有效治疗获得性眼球震颤，也可用于 CN 的治疗，这两种药物都显示出对视力、降低眼球震颤强度和改善中心凹的积极作用。此外，碳酸酐酶抑制剂、布林唑胺滴眼液、醋唑磺胺的药物研究也在进行。大麻和巴氯芬也有改善患者视敏度的潜力，但尚缺乏严格测试。

肉毒毒素 一种强效神经毒素，可阻断胆碱能神经的神经肌肉接头处乙酰胆碱的释放。近 50%CN 和内斜视或外斜视患者在接受肌内注射肉毒毒素治疗后，眼球震颤幅度降低，视力提高，AHP 有改善。但这种方法对患有水平和垂直眼球震颤的儿童疗效不佳。眼球后注射肉毒毒素可减轻眼球震颤，甚至可以提高 2/3 患者的视力，但也可能会出现继发性斜视、上睑下垂或复视的副作用。

知觉学习训练 知觉学习中的视觉广度训练是通过训练视野中的几个位置来增加不转动眼就能阅读的字母数量，可将最大阅读速度提高 41%。

手术治疗 眼外肌手术是最主要的治疗手段，可显著改善患者的视功能和眼球运动情况，但不能完全根治眼球震颤。根据患者是否存在代偿机制以及代偿机制的不同，手术方法也不同。

预防 ①一级预防：即婚前预防。眼球震颤患者应行基因检测，评估家庭生育风险。②二级预防：即出生前预防。对遗传病因明确的家庭实施产前基因诊断或胚胎植入前诊断，降低后代患病风险。③三级预防：即症状前预防。早期诊断、早期治疗，可改善正前方视力。

（杨正林）

沃登伯格综合征（Waardenburg syndrome，WS）

表现为不同程度的听力损失和色素紊乱，包括头发和皮肤的色素沉着斑块、明蓝虹膜或虹膜异色症的遗传性疾病。1951 年，由丹麦眼科医师彼得鲁斯·约翰内斯·沃登伯格（Petrus Johannes Waardenburg）首先报道。罕见，发病率为 0.47/10 万，但鉴于该病的不完全外显率接近 20%，推测实际人群发病率为 2.38/10 万，占所有先天性听力损失的 2%~5% 和失聪人群的 0.9%~2.8%。该病特征因个体而不同，即使在家系内部亦如此。男女均可发病。

分类 根据临床表型和基因型将该病分为四型：WS1 型和 WS2 型具有非常相似的特征，区别在于，仅在 WS1 型中存在内眦外移（眼间距较大）；WS3 型又称克莱因-沃登伯格（Klein-Waardenburg）综合征，除具有 WS1 型的症状外还包括上肢（手臂+手部）异常；WS4 型又称沃登伯格-沙阿（Waardenburg-Shah）综合征，表现为 WS1 型或 WS2 型合并先天性巨结肠的体征和症状。WS1 型、WS2 型常见，WS3 型、WS4 型少见。WS1~WS3 型均为显性遗传，偶有新的突变发生，WS4 型则是隐性遗传。

病因和发病机制 发病机制较明确，是胚胎时期神经嵴衍生细胞（NCC）无法正常移行分化所导致。在发育过程中，多能 NCC 从神经管沿多个途径迁移至整个胚胎，并产生不同的细胞类型，包括皮肤和内耳的黑色素细胞、外周和肠神经系统的神经胶质和神经元，以及一些颅面骨骼组织。神经嵴发育缺陷是人类疾病的重要原因。该病的听力损失和色素异常是由神经嵴衍生的黑色素细胞的异常增殖、存活、迁移或分化引起的。整个分化移行的过程需要多种基因参与协同运作，如 *EDN3*、*EDNRB*、*PAX3*、*MITF*、*SOX10* 和 *SNAI2* 基因的突变可导致 WS。其中 *PAX3* 基因与 WS1、WS3 型相关，*MITF*、*SNAI2* 和 *SOX10* 基因与 WS2 型相关，*EDN3*、*EDNRB* 和 *SOX10* 基因与 WS4 型相关（表 1）。

PAX3 基因 属于 *PAX* 基因家族，在 NCC 中活跃。胚胎发育过程中，NCC 从发育中的脊髓迁移到胚胎的特定区域。由 *PAX3* 基因的编码蛋白调节其他基因的活动，这些基因向 NCC 发出信号形成特殊的组织或细胞类型，如一些神经组织和称为黑色素细胞的色素生成细胞。黑色素细胞产生黑色素，有助于头发、虹膜和皮肤的颜色形成。黑色素

表 1　WS 各型相关致病基因

表型	OMIM 编号	遗传方式	基因定位	基因
WS1 型	193500	AD	2q35-2q37	*PAX3*
WS2 型	193510	AD	3p13	*MITF*
			8q11	*SNAI2*
			22q13.1	*SOX10*
WS3 型	148820	AD，AR	2q35-2q37	*PAX3*
WS4A 型	277580	AD，AR	13q22.3	*EDNRB*
			20q13.2-13.3	*EDN3*
			22q13.1	*SOX10*

注：AD. 常染色体显性；AR. 常染色体隐性。

细胞也存在于大脑和内耳的某些区域。

在患者中已发现了数十种 *PAX3* 基因突变，可导致 WS1、WS3 型。其中一些突变改变了 PAX3 蛋白中的单个氨基酸，另一些导致 PAX3 蛋白异常小。所有 *PAX3* 基因突变都具有相同的效果：能阻止 PAX3 蛋白与 DNA 结合并调节其他基因的活性。因此，黑色素细胞在皮肤、头发、眼和内耳的某些区域不发育，导致听力丧失和斑片状色素沉着丧失，这是 WS1 型的主要特征。此外，PAX3 蛋白功能的丧失会破坏某些骨骼和肌肉的发育，导致 WS3 型患者的手臂和手部异常。

MITF 基因　该基因编码黑色素细胞诱导转录因子蛋白（MITF）。MITF 可调控黑色素细胞的发育和功能，还调节视网膜色素上皮细胞的发育。

MITF 的结构包括 3 个重要区域，其中两个称为螺旋-环-螺旋基序和亮氨酸-拉链基序，对蛋白质相互作用至关重要。这些基序允许 MITF 分子彼此相互作用或与具有相似结构的其他蛋白质相互作用，产生起转录因子作用的双蛋白单元（二聚体）。另一个区域，称基本基序，与 DNA 的特定区域结合，形成二聚体控制基因活性。

15%～20% 的 WS2 型患者存在 *MITF* 基因突变，已发现有超过 35 种突变，可导致听力损失和头发、皮肤和虹膜颜色（色素沉着）的变化。*MITF* 基因突变改变了黑色素细胞诱导转录因子的氨基酸序列，从而改变了螺旋-环-螺旋基序或亮氨酸-拉链基序。其他突变可导致蛋白质异常小。两种类型突变都会破坏二聚体的形成，使皮肤、头发、眼和内耳的某些区域缺乏黑色素细胞。这种短缺导致听力损失和与 WS 相关的色素沉着斑片状损失。

SNAI2 基因　该基因编码的 SNAI2 蛋白在胚胎发育过程的组织形成中发挥重要作用，存在于大多数成人组织中，有助于维持细胞在出生后的正常功能。胚胎生长过程中需要 SNAI2 蛋白调节 NCC 的发育。SNAI2 蛋白可能在黑色素细胞的形成和存活中起重要作用。

部分 WS2 型患者中 *SNAI2* 基因的两个拷贝都缺失，SNAI2 蛋白也不存在。缺乏该蛋白会破坏皮肤、头发、眼和内耳某些区域的黑色素细胞发育，导致听力丧失和斑片状色素沉着丧失，这是 WS2 型的特征。

SOX10 基因　该基因属于一个基因家族，在胚胎发育过程中，*SOX10* 基因在 NCC 中活跃，其编码蛋白调节其他基因（如 *MITF*）的活动，这些基因向 NCC 发出信号，使其成为更特定的细胞类型。SOX10 蛋白对于肠神经的形成和黑色素细胞的产生至关重要。

在 WS2 型和 WS4 型已发现了 30 多种 *SOX10* 基因突变。大多数突变导致产生异常的 SOX10 蛋白或阻止该基因编码蛋白质，致肠神经和黑色素细胞在胚胎发育过程中不能正常形成。肠神经缺失引发先天性巨结肠的体征和症状，缺乏黑色素细胞会影响皮肤、头发和虹膜的颜色，并可导致听力损失。

SOX10 基因突变也会导致一种类似的疾病，称外周脱髓鞘性神经病、中枢性脱髓鞘性脑白质营养不良、沃登伯格综合征和先天性巨结肠（PCWH）。这是 WS4 型的一种变体，也会影响神经系统的其他部分。

EDN3 和 *EDNRB* 基因　前者编码内皮素 3（EDN3）蛋白，后者编码 B 型内皮素受体（EDNRB）蛋白。该蛋白位于细胞表面，作为信号因子发挥作用。受体与内皮素蛋白相互作用调节几个关键的生物过程，包括血管的发育和功能、某些激素的产生以及刺激细胞生长和分裂。

EDN3 通过与细胞表面的 EDNRB 相互作用而发挥作用。在出生前的早期发育过程中，EDN3 与 EDNRB 共同在 NCC 中发挥重要作用。EDN3 及其受体对于肠神经的形成和黑色素细胞的产生至关重要。

WS4 型已发现了至少 5 种 *EDN3* 基因突变和十几种 *EDNRB* 基因突变。*EDN3* 突变会改变基因中的单个核苷酸，从而阻止功能性 EDN3 的产生。*EDNRB* 基因突变破坏了 EDNRB 的正常功能或导致产生异常小的无功能的蛋白质。因为 EDN3 及其受体为肠神经和黑色素细胞形成所必需，所以这些细胞类型在胚胎发育过程中不会正常形成。肠道某些部位的肠神经缺失会导致先天性巨结肠的体征和症状。缺乏黑色素细胞会影响皮肤、头发和虹膜的颜色并导致听力损失。

临床表现　患儿大部分在出生后 4 周至 23 个月发病，最常见的症状为听力损失和头发、皮肤、虹膜颜色的变化。

WS1 型　最典型的 WS，主要表现为感音神经性听力损失（SNHL，60%）、前额白发（至少 1/3）、头发色素减退（头发过早变白）、虹膜异色［可以是完整的（一个正常虹膜和一个发育不全的）或节段性的（有部分发育不全的虹膜）］、虹膜发育不全或明蓝虹膜、内眦外移（两眼眼距较宽，但瞳孔间距离正常）——非常高的外显率，是 WS1 分类最可靠的特征，宽/高鼻根且鼻翼发育不良，一字眉和皮肤色素减退（先天性白斑）。

WS2 型　与 WS1 型相比，SNHL 更严重，发生率可达 90%。除没有内眦外移外，其他临床表现与 WS1 型基本一致。

WS3 型　除 WS1 型的症状外，还发生肌肉骨骼异常。表现为上肢屈曲挛缩和肌肉发育不全，严重程度不一。

WS4 型　具有 WS1 型或 WS2 型和先天性巨结肠的体征和症状。包含一种变体，称为 PCWH。

诊断　根据全面的临床评估、特征性身体检查结果的识别、完整的患者和家族史进行诊断。对于疑似患者，诊断评估可包括使用照明显微镜进行检查以观察眼内部结构（裂隙灯检查）；专门的听力（听觉）测试和/或影像学技术（CT 和 X 线），如评估内耳异常、骨骼缺陷（WS3）、先天性巨结肠（WS4）等。在特定的情况下，诊断评估还包括某些组织样本的切除（活检），如直肠活检以帮助确认先天性巨结肠。其中内眦外移的检测很重要，主要通过 W 指数来确定，该指数是衡量内眦外移的客观指标，W 值 > 1.95 即为内眦外移。使用卡尺测量内眦间距（a）、瞳孔间距（b）、外眦间距（c）评估 W 值。
X 值 = [2a − (0.2119c + 3.909)]/c；
Y 值 = [2a − (0.2479b + 3.909)]/b；
W 值 = X+Y+a/b。

WS1 型通过 2 个主要标准或 1 个主要标准加 2 个次要标准诊断，其他类型则在 WS1 型的基础上进行区分。

主要标准　①SNHL。②虹膜色素异常：完全性虹膜异色症（不同颜色的虹膜），局部或节段性虹膜异色（同一个虹膜两种颜色，典型的是褐色和蓝色），发育不全的蓝虹膜或明蓝虹膜。③头发色素沉着异常，例如，前额白发、头发色素减退。④内眦外移，W 值 > 1.95。⑤WS 患者的一级亲属。

次要标准　①皮肤色素减退（先天性白斑）。②连眉和/或内侧眉毛发散。③宽/高鼻根，低鼻小柱。④鼻翼发育不良。⑤过早出现的白发（年龄小于 30 岁）。

如临床表现不确定，通过分子遗传学检测（单基因检测、多基因 Panel 和基因组检测）在 *PAX3*、*EDN3*、*EDNRB*、*PAX3*、*MITF*、*SOX10* 和 *SNAI2* 基因中检测到一个致病突变即可确诊。

治疗原则　尚无有效的治疗手段，治疗策略应针对每个人明显的特定症状。需要多学科协同治疗，如皮肤科、眼科、骨科医师，听力专家、胃肠病学家、语言病理学家、物理治疗师和/或其他医疗保健专业人员。

SNHL　多数先天性 SNHL 对语言和认知发展、沟通能力甚至整体生活质量都可以产生明显影响。临床可采用助听器和人工耳蜗（CI）植入，但尚有缺点。助听器依赖残余听力，对重度听力损失效果较差。CI 配戴者还必须面对诸如术后治疗效果不确定、配戴体验不舒服或不方便，以及终生康复和维护费用昂贵等情况。此外，还应早期对患者进行特殊指导，以帮助发展语音和某些有助于交流的方法（如手语、唇读、使用通信设备等）。

色素异常　皮肤色素异常容易导致晒伤和患皮肤癌，应该避免阳光直射，使用具有高防晒系数的防晒霜，戴遮阳镜和有助于防晒的遮盖物（如帽子、长袖上衣、裤子等）。

对于部分虹膜色素沉着减少、眼内角横向移位（眼角异常）和/或其他相关眼部异常的患者，临床推荐某些支持性措施，包括使用有色眼镜或隐形眼镜（如帮助降低对光的敏感性）、补充人工泪水等。

上肢异常　包括物理治疗和各种骨科技术，具体外科手术的选择取决于解剖异常的严重程度和位置、相关症状和其他因素。

先天性巨结肠　需切除受影响的肠道区域并通过手术"重新连接"健康的肠道区域。在某些情况下，在手术矫正之前，需通过腹壁开口为结肠创建人工出口（即临时结肠造口术）。

预防　①一级预防：即婚前预防，妊娠前咨询和检查。②二级预防：即出生前预防。对已生育患儿的家庭在妊娠计划前做好遗传咨询，实施产前基因诊断，降低患者出生的再发风险。③三级预防：即症状前预防。通过新生儿筛查，在患者出现症状前早期诊断和早期治疗，避免发生进一步的机体损伤。

（杨正林）

Dùbówéizī zōnghézhēng

杜博维兹综合征（Dubowitz syndrome，DS）

表现为宫内和产后生长迟缓、小头畸形、特征性面部畸形、皮肤湿疹、轻度至重度智力缺陷和生殖器异常的常染色体隐性遗传病。罕见，全球仅报道 150 多个病例。病因不明。个别病例检测出 *NSUN2* 和 *LIG4* 基因突变。

临床表现：胎儿生长受限、身材矮小和小头畸形。头部狭窄或三角形、前额高或倾斜、眶上峰平坦、侧眉稀疏、眼睑裂短、下垂，耳畸形，鼻梁宽而平，小颌和口腔异常。闭合性腭裂常见。皮肤湿疹、高音或嘶哑的声音、尿道下裂和隐睾。轻度至重度智力缺陷。部分病例可伴眼部和牙齿异常，如远视、白内障、视网膜变性、斜视、牛牙症、缺牙/缺牙或多齿。可有注意力持续时间短、多动、冲动和害羞等。其他表现包括再生障碍性贫血和先天性心脏缺陷、频繁感染、恶性肿瘤（急性淋巴细胞性白血病或神经母细胞瘤）易感。

诊断和鉴别诊断：在儿童期，基于典型临床表现进行诊断。该病需与胎儿酒精综合征、布鲁姆综合征、LIG4 综合征和范科尼贫血等相鉴别。

治疗原则：定期监测生长发育、语言、行为和智力等指标。对症治疗湿疹和复发性感染。对于心血管、泌尿生殖系统、颅面或肢体畸形需手术治疗。针对性体检以便早期诊断血液病和恶性肿瘤。预后主要取决于先天性畸形的严重程度和类型，不同患者之间差异较大。

该病尚无针对性预防措施。妊娠期超声检查可发现胎儿生长受限，但无特征性。早发现、早诊断和对症治疗可改善预后。

(杨正林)

xiāntiānxìng jìnshì

先天性近视（myopia）

入眼平行光线经屈折后，只能在视网膜前聚焦成像的屈光不正性单基因遗传/多基因遗传性眼病。又称遗传性近视。临床将 4~6 岁、屈光度 −6.0D 以上的近视归为先天性近视。先天性近视发生在婴幼儿时期，往往出现弱视和散光，且更容易在后期发展为高度近视，严重危害视力。并且先天性近视引发的弱视比高度近视诱发的数量更多、矫正难度更大。

病因 中国的近视发病率居世界之首，其发生是环境因素与遗传因素共同作用的结果。

遗传因素 在先天性近视的形成中遗传因素有更大的影响，若双亲均为近视，其子女发生近视的可能性显著增加。单纯性先天性近视起源于遗传，属于多基因的遗传模式。运用连锁分析、外显子组测序、关联分析、全基因组测序和全基因组关联分析等方法已鉴定了 27 个近视相关位点：MYP1~MYP27，并确定了部分近视相关基因（表 1）。高度近视的遗传方式有以下 4 种：常染色体显性遗传（AD）、常染色体隐性遗传（AR）、X 连锁隐性遗传（XLR）以及限女性群体的 X 连锁遗传（XL），其中常染色体显性遗传最常见，而限性遗传方式直至 2016 年才有报道。

环境因素 除遗传基础外，先天性近视与胚胎发育异常显著相关。眼组织发育时间从胚胎 22 天开始，神经管发育而来的前脑两侧的神经褶内陷形成视沟，是眼部胚胎发育的起始标志时间，直到胚胎 140 天左右基本完成眼组织内部核心发育。因此，若妊娠期出现感染、营养紊乱、血液

表 1　OMIM 数据库中近视相关的遗传基因与位点

表型	OMIM 编号	遗传方式	基因定位	基因
MYP1	310460	XLR	Xq28	–
MYP2	160700	AD	18p11. 31	TGIF
MYP3	603221	AD	12q21-q23	LUMICAN、IGF-1
MYP4	608367	AD	7p36	–
MYP5	608474	AD	17q21-q22	COL1A1
MYP6	608908	AD	22q12	SCO2、CRYBA4
MYP7	609256	AD	11p13	PAX6
MYP8	609257	AD	3q26	–
MYP9	609258	AD	4q12	–
MYP10	609259	AD	8p23	–
MYP11	609994	AD	4q22-q27	–
MYP12	609995	AD	2q37. 1	–
MYP13	300613	–	Xq23-q27. 2	–
MYP14	610320	AR	1p36	–
MYP15	612717	AD	10q21. 1	–
MYP16	612554	AD	5p15. 33-p15. 2	CTNND2
MYP17	608367	AD	7p15	–
MYP18	255500	AR	14q22. 1-q24. 2	–
MYP19	613969	AD	5p15. 1-p13. 3	–
MYP20	614166	AD	13q12. 12	–
MYP21	614167	AD	1p22. 2	ZNF644
MYP22	615420	AD	4q35. 1	CCDC111
MYP23	615431	AD	4p16. 3	LRPAP1
MYP24	615946	AD	12q13. 1	SLC39A5
MYP25	612738	AD	5q31. 1	P4HA2
MYP26	301010	XL	Xq13. 1	ARR3
MYP27	618827	AD	8q24. 3	CPSF1

循环障碍、免疫异常、毒素危害、酒精中毒、风疹病毒和有害药物影响等都会通过胎盘屏障影响胎儿的生长发育。患有妊娠期高血压疾病、毒血症、弓形虫病和营养不良的孕妇，其孩子患先天性近视比正常者多 2~3 倍。先天性青光眼、白内障、上睑下垂和眼睑不闭合等患儿，发生先天性近视的可能性远高于其他人。

发病机制 较为复杂，存在多种学说，如巩膜重塑、多巴胺调控等。在解剖学上，近视的核心特征是眼轴延长与巩膜重塑变薄现象。与其他组织比较，眼组织中巩膜发育完成最迟，出生后到 18~20 岁才停止。而先天性近视的主要病理过程及变化也累及巩膜，巩膜变化发生于出生前，发展在出生后，随着年龄增长，病理过程一直在进行。巩膜除了与角膜协同维持屈光状态外，巩膜还为脆弱的内部结构（如视网膜和视盘）提供稳定的机械支撑，因此巩膜是决定眼形态的重要组成部分。

巩膜是异常视觉信号作用的重要靶效应器，视网膜接受异常视觉信号后，通过视网膜的信号传导作用于巩膜，引起巩膜变薄、纤维细胞收缩功能降低等形态与结构功能都发生改变，导致眼轴延长，最终引发近视。

临床表现 婴儿期可出现以下表征：眼外观检查异常；6~8月龄时不出现显著的红球追视现象；红光反射检异常；单眼遮盖厌恶实验异常。利用屈光检测器，也会出现屈光异常表现。

小于 6 岁的先天性近视患儿，常出现与婴幼儿期类似的眼外观异常、视物行为异常。视力检查可发现 4 岁儿童裸眼视力 ≤4.8（0.6），5 岁儿童裸眼视力 ≤4.9（0.8），且双眼视力相差两行及以上（标准对数视力表），或双眼视力相差 0.2 及以上（国际标准视力表）；并且先天性近视患者的屈光不正低于该年龄段标准。

诊断 临床表现、家族史和相关检查，尤其是裂隙灯显微镜、组织学检查和基因检测，对该病的准确诊断至关重要。

家族遗传病史 家系调查有助于确定遗传方式。当具有两个以上患者的阳性家族史或近亲父母的后代中，都应怀疑先天性近视的发生。

眼科检查 依托于新生儿常规眼保健操作流程进行儿童的视力检查。其中部分新生儿患者为重点检测与诊断的对象，筛选标准如下：体重较轻或早产儿；新生儿重症监护病房住院超过 7 天；有遗传眼病家族史；母亲孕期出现宫内感染；眼表检查异常；眼部持续流泪。此外，需要做以下的检查。

裸眼视力 是主要诊断方法和新生儿筛查指标。婴幼儿的视力检测是儿童眼保健的视力检查，及时转诊干预，控制和减少儿童可控性眼病及视力不良的发展，预防近视发生。

视力检查 包含眼外观检测，观测眼睑闭合、缺损、上睑下垂是否存在，重点观测双眼球大小是否对称、角膜是否透明、瞳孔是否异常等。12 月龄前，通过瞬目反射评估婴儿近距离视力，通过红球试验评估婴儿眼追随以及注视能力，通过眼位检查，筛查儿童是否存在斜视与眼球移动情况，最后通过单眼遮盖延误试验评估婴儿双眼视力是否有较大差距。

屈光筛查 在上述基础上，12~24 月龄需补充屈光筛查，利用儿童专用屈光筛查仪，了解幼儿眼球屈光数值，了解是否显著屈光参差并检测远视储备量。学龄前儿童（≤6 岁）需增加视力检查，采用国际标准视力表或标准对数视力表检查儿童视力。各月龄大致的屈光不正及屈光参差的标准（表2）。由于儿童配合度相对较低，可一天多次复查，对于复查后仍可疑屈光不正或视力异常的儿童，进行睫状肌麻痹验光，得出准确屈光度。确定是否远视储备量不足，是否存在远视、近视、散光及屈光参差。

遗传学检查 先天性近视患者通常依靠新生儿筛查与儿童眼保健的视力检查进行早期诊断与筛查。但部分数据采集较为困难，对于具有家族遗传倾向或高危人群，可借助遗传学检查进行确诊，还可以区别不同类型的先天性近视，排除其他眼科疾病。由于该病的遗传异质性较高，因此该病的遗传学诊断最好利用高通量测序技术对所有已知的疾病致病基因进行筛选。

治疗原则 分为手术治疗、非药物防控手段与基于药物干预3种常规手段。

表2 不同年龄的屈光不正及屈光参差的标准

年龄	散光	远视	近视	双眼屈光参差	双眼散光参差	视力检测
24 月龄	>2.00D	>+4.50D	<-3.50D	>1.50D	>1.00D	-
36 月龄	>2.00D	>+4.00D	<-3.00D	>1.50D	>1.00D	-
4 岁	>2.00D	>+4.00D	<-3.00D	>1.50D	>1.00D	≤4.8 (0.6)
5~6 岁	>1.50D	>+3.50D	<-1.50D	>1.50D	>1.00D	≤4.9 (0.8)

手术治疗　主要针对眼发育完善的成年人。手术方式分为以下几种：准分子激光屈光性角膜切削术；准分子激光上皮瓣下角膜磨镶术；机械法准分子激光上皮瓣下角膜磨镶术；准分子激光角膜原位磨镶术；飞秒激光；前弹力层下激光角膜磨镶术；角膜基质环植入术；光致角膜塑形术；激光角膜热成形术和传导性角膜成形术；屈光性晶状体置换术；有晶体眼人工晶状体植入术；后巩膜加固术，延迟眼轴的过度增长。

非药物防控手段　①角膜塑形镜：又称 OK 镜，针对先天近视的患儿进行晚上配戴来矫正角膜形态，提高裸眼视力。②软性的周边矫正接触镜：即周边离焦矫正镜。③配戴功能性框架眼镜，使光线呈现在视网膜上，缓解眼镜调节力，有效防控近视。④巩膜镜：缓解角膜干涩，矫正角膜散光以恢复视力，可显著改善视觉质量。⑤增加户外运动时间与活动量，可显著缓解近视的进一步加重。

基于药物干预　利用低浓度阿托品对近视干预。该药对于近视的眼轴增长与屈光改变有一定的保护作用，但仍处于药监评估阶段，需在医师指导下使用。

预防　①一级预防：即婚前预防。该病为遗传，应避免近亲结婚。有该病家族史的家庭应基因检测，评估后代患病风险。②二级预防：即出生前预防。对遗传病因明确的家庭进行产前基因诊断或胚胎植入前诊断，降低后代患病风险。③三级预防：即症状前预防。早期诊断，对症治疗可改善患者的生活质量。另外还应注意：增加户外阳光活动时间，一般超过 2 小时；控制电子产品的使用时间，减少蓝光刺激；

保证用眼卫生，培养正确的用眼习惯；在光线充足的环境下学习与阅读；保证充足睡眠，减少光线污染导致的昼夜节律失调，维持眼组织正常节律；均衡饮食。

（杨正林）

gāodù jìnshì bàn báinèizhàng-bōlitǐ-shìwǎngmó biànxìng

高度近视伴白内障-玻璃体视网膜变性（high myopia with cataract and vitreoretinal degeneration，MCVD）

以高度近视伴有白内障和玻璃体视网膜变性为特征的常染色体隐性遗传病。表现为晶状体半脱位、晶状体不稳定和视网膜脱离。

病因和发病机制：位于染色体 3q28 的 *P3H2* 基因（脯氨酰 3-羟化酶 2）为该病的致病基因。其编码的脯氨酰 3-羟化酶 2 属于胶原脯氨酸羟化酶家族，是胶原蛋白生物合成、折叠和组装所需的酶。胶原是巩膜、玻璃体和晶体的重要组成成分。该基因发生功能缺陷后，胶原含量减少，失去了机体的正常调节功能，进而引发该病。

临床表现：儿童期常出现轴性近视和视力差。大多数屈光不正，轴长范围为 25.1～30.5mm，并于 10～20 岁发生白内障。部分患者伴有周边玻璃体视网膜变性，以及晶状体不稳或明显半脱位，继发视网膜撕裂，导致视网膜脱离。

诊断：主要依据家族史、临床表现进行诊断，基因检测有助于明确诊断。

治疗原则：对患有白内障者实施白内障手术。对视网膜脱离者进行以封闭裂孔复位视网膜为目标的手术治疗。但晶状体的不稳定会导致并发症。视网膜撕裂的性质和位置同样使修复变得困

难，失明是较常见的并发症。

预防：①一级预防，即婚前预防。该病为常染色体隐性遗传病，应避免近亲结婚。有该病家族史的家庭应行 *P3H2* 基因检测，评估后代患病风险。②二级预防，即出生前预防。对遗传病因明确的家庭进行产前基因诊断或胚胎植入前诊断，降低后代患病风险。③三级预防，即症状前预防。早期诊断对症治疗可改善患者的生活质量。

（杨正林）

yuǎnshì

远视（hypermetropia）

入眼平行光线经屈折后，只能在视网膜后聚焦成像的屈光不正性眼病。以视远物清楚，视近物模糊为主要表现。人出生时眼主要处于远视状态，随着年龄增长，远视变为正常屈光甚至近视。中度远视的患病率，6 岁和 12 岁时≥+2D，分别为 13.2% 和 5.0%，白种人的患病率高于其他种族。

病因和发病机制　远视的发生可由遗传导致，更多的是由环境和遗传因素综合作用导致。

轴向远视　最常见的远视类型。当远视度数较低且年龄较轻时，远视者可以动用其额外调节能力，增加眼的屈光力，将光线聚焦在视网膜上，从而获得清晰的远近视力。但由于频繁并过度使用调节，远视者视疲劳症状比较明显。随着年龄的增长，调节幅度逐渐下降，因此被自身调节所代偿的那部分远视则逐渐暴露出来。如果诊断后不治疗，会出现弱视和斜视等后遗症。

晶状体位置性远视　因晶状体（先天性或后天性）或人工晶状体的位置不良或缺失可引起晶状体位置性远视。

眼部疾病　如皮质性白内障、

小眼畸形、无虹膜也可引起远视。

某些遗传病可伴有远视，如16p11.2 微缺失、髓鞘调节因子基因突变、海姆勒（Heimler）综合征、肯尼（Kenny）综合征、洛伊-迪茨（Loeys-Dietz）综合征、拉尔森（Larsen）综合征、莱伯先天性黑矇和 X 连锁视网膜劈裂症等。

临床表现 根据远视度数分 3 类。①低度远视：度数<+3.00D，患者在年轻时由于能在视远时使用调节进行代偿，大部分人 40 岁以前视力不受影响。②中度远视：度数为+3.25～+5.00D，视力受影响，并伴有不适感或视疲劳症状，过度使用调节还会出现内斜。③高度远视：度数>+5.00D，视力受影响，非常模糊，但视觉疲劳或不适感反而不明显，因为远视度数太高，患者无法通过调节来代偿。

诊断 应用超声进行眼轴长度、前房深度、晶状体厚度等指标的测量。电脑验光及检影镜检查。根据裸眼远、近视力及眼科检查结果，诊断远视并不困难。

鉴别诊断 需与单纯远视或其他疾病的局部眼表现等相鉴别。

治疗原则 通过矫正镜片或屈光手术矫正远视。达到预防弱视、预防斜视的目的。早诊断和早治疗，远视的预后较好。这对学龄前群体至关重要。

预防 ①一级预防：对于遗传病因明确的远视应进行遗传学诊断，评估后代患病风险。有些全身疾病可导致远视，应积极治疗基础疾病。②二级预防：大多数远视病因不明，无针对性预防措施。孕期禁止吸烟对降低后代远视发生风险有一定作用。③三级预防：家长应定期关注孩子的眼发育和变化、做好眼部护理，

有助于早发现、早诊断、早治疗，改善预后。

（杨正林）

Bó'ēnhuò'ěrmǔ yǎnbìng

博恩霍尔姆眼病（Bornholm eye disease，BED）

伴有高度近视、弱视、绿色盲，以及视神经发育不良和非特异性视网膜色素变性的 X 连锁隐性遗传视锥功能障碍疾病。罕见，尚无发病率数据。

该病致病位点定位于 X 染色体 Xq28 区域，但致病基因尚未确定。临床表现为婴儿期的视力下降、近视、散光和色盲。在 1.5～5 岁时表现出近视。视网膜电图（ERG）检测显示视锥功能异常，但视杆功能正常。光学相干断层扫描（OCT）和自适应光学 SLO 成像显示患者视网膜厚度有不同程度的减少。

依据临床表现，ERG 检查、OCT 及自适应光学 SLO 成像显示视锥细胞功能受损可诊断该病，但尚无有效的治疗方法。

该病为静止性疾病，近视、视锥功能障碍症状终生保持稳定，无进行性加重，且无其他健康问题，寿命正常。此外，由于病因不明，无有效预防措施。

（杨正林）

yíchuánxìng pífūbìng

遗传性皮肤病（hereditary dermatosis）

因遗传物质改变导致的皮肤及黏膜病变。通常由亲代的异常基因垂直传递给子代，少数也可由子代胎儿发育过程中因基因突变等遗传物质改变所导致，常具有家族聚集性和终生性特点。因遗传导致的皮肤病已发现 300 多种，其中 170 多种单基因皮肤病已确定致病基因，近 100 多种单基因遗传皮肤病和多基因遗传皮肤病已被确定基因定位。

分类 有 3 种分类方式。

根据基因的遗传方式分类 可分为单基因遗传病皮肤病、多基因遗传皮肤病和染色体异常皮肤病。

单基因遗传性皮肤病 由单一基因突变引起的皮肤疾病，符合孟德尔遗传方式。包括常染色体显性、常染色体隐性、X 连锁显性和 X 连锁隐性遗传。①常染色体显性遗传：男女均可出现症状；患者父母中有人患病（排除患者为新的突变）；父母有一人患病，子女有半数患病概率；家系中每一代都会出现该性状。常见常染色体显性遗传性皮肤病有毛囊角化病、有汗型外胚层发育不良、血管扩张症、家族性慢性良性天疱疮、类白化病、毛发红糠疹、单纯型大疱性表皮松解症、色素失禁症、汗孔角化病、皮脂腺腺瘤、雀斑、毛发上皮瘤、神经纤维瘤病和先天性厚甲症等。②常染色体隐性遗传：男女均可出现症状；父母都是基因携带者；子女有 1/4 患病概率。常见常染色体隐性遗传性皮肤病有白化病、先天性鱼鳞病、着色性干皮病、先天性卟啉症、类脂蛋白沉着症、血色病和先天性无汗性外胚层发育不良等。③X 连锁显性遗传：男性患者将疾病传递给全部的女儿，但无法传递给儿子；杂合体女性患者将其 X 连锁基因传递给她半数的儿子和半数的女儿；男性受累严重甚至致死，女性受累较轻。典型的 X 连锁显性遗传皮肤病有匐行性棘状毛囊角化病、局灶性真皮发育不良和色素失禁症。④X 连锁隐性遗传：大多为男性受累；受累的男性将 X 连锁基因传递给女儿，不能传递给儿子；女性携带者将其 X 连锁基因传递给她半数的儿子或半数的女

儿，获得基因的儿子将发病，女儿则为携带者。典型的 X 连锁隐性遗传皮肤病有弥漫性血管角皮瘤和先天性角化不良。

多基因遗传性皮肤病 由多个基因及环境因素相互作用引起的皮肤疾病，涉及两个以上基因的结构或表达调控的改变，在家系中不符合简单的孟德尔遗传规律，故又称复杂性疾病。在一级亲属的发病率高于一般人口，谱系距离越远，发病率逐级降低。多基因遗传性皮肤病种类众多，主要有银屑病、系统性红斑狼疮、特应性皮炎和白癜风。

染色体异常皮肤病 由于各种原因引起的染色体数目和/或结构异常的皮肤病。一般分为两种，即性染色体异常的遗传性皮肤病和常染色体畸变导致的遗传性皮肤病。皮肤科最常见的染色体异常皮肤病是唐氏综合征引起的皮肤病变，包括干皮病、体癣、白癜风和斑秃等。

根据临床表型分类 分为角化性皮肤病、色素性皮肤病、大疱性皮肤病、结缔组织性皮肤病、肿瘤相关性皮肤病、代谢性皮肤病和光敏性皮肤病等。

根据基因型分类 分为角蛋白相关遗传病，如单纯型大疱性表皮松解症、鱼鳞癣样红皮病、表皮松解性掌跖角化病和先天性厚甲症等；钙泵相关遗传病，如毛囊角化病、家族性良性慢性天疱疮；DNA 切除修复酶相关遗传病，如各型着色性干皮病。

治疗原则 多数遗传性皮肤病缺乏有效的治疗方法。患者应避免接触有害因素预防或减少症状发生。但随着更全面的家系分析、遗传高通量测序技术的发现和使用，许多单基因遗传性皮肤病的致病基因得以定位和克隆，

其分子发病机制得到一定程度的阐明。一些多基因遗传性皮肤病遗传学转化治疗已陆续开展，使遗传性皮肤病的治疗成为可能。

(孙良丹　甄　琪)

xiāntiānxìng pífū fāyùbùquán

先天性皮肤发育不全（aplasia cutis congenita，nonsyndromic，ACC）

婴儿出生时即存在的一个或多个区域内的表皮、真皮或累积到皮下组织的先天性缺损。又称先天性皮肤缺陷症。

病因和发病机制 尚未明确。可能与羊膜粘连和子宫内压力有关，有研究认为在胚胎发育的早期即存在原发分化缺陷以及病变附近的羊膜也存在发育缺陷。该病多为散发性，偶见家族性倾向的报道。针对患者的家系分析尚未确定其遗传方式，可能不止一种致病基因型。有些家系中呈现明显的显性遗传，而有些家系中则表现出隐性遗传。

临床表现 患儿出生时即有界限清楚的皮肤缺损，其基底粗糙，呈红色肉芽肿，表现为一个大的厚壁大疱，其顶部可很快脱落。头皮再生不良者约占 60%，病变可位于头顶部或矢状缝附近，大多数则位于中缝上或中缝附近。损害直径约 2cm，但也可大至 9cm。病变多呈圆形，又有细长、三角形或星型。约 25% 的患者可见于四肢，以髌骨部位居多，并多对称分布。约 12% 可以波及躯干，缺损可以表现广泛，有时呈多处发病。

患儿缺损创面愈合较慢，可反复结痂、脱落而持续数月至数年。愈合时可留下光滑、灰色、羊皮纸样、低于周围皮肤的瘢痕组织。当头皮有广泛或较深的缺损时，则往往因继发感染如脑膜炎、矢状窦出血等死亡。在躯干或四

肢或广泛的缺损，也可形成瘢痕，甚至是因瘢痕挛缩引起畸形。

该病还可伴发其他发育异常，主要是肢体的环状缩窄、先天性缺肢。头皮缺陷时可伴有异常膨胀的静脉，与大疱性表皮松解症伴发者，皮损常大而多。

诊断和鉴别诊断 根据形态、锐利的边缘、发病的部位可以做出诊断。需与产钳伤、表皮痣相鉴别。产钳伤愈合较快。表皮痣尤其是皮脂腺痣可以呈局限性的脱发斑。一些头皮小的缺损，需与瘢痕性秃发相鉴别。

治疗原则 在婴儿期应仔细护理和防止继发感染，后期可由整形外科手术植皮。手术治疗包括植皮手术和颅骨修补术，其他治疗方法如暴露治疗、包扎治疗等。

预防 ①一级预防：即婚前预防。该病遗传方式尚未确定，应避免近亲结婚。②二级预防：即出生前预防。妊娠期应避免接触致畸药物；避免可能致畸的病原体；避免剧烈运动；避免接触毒品对，已生育患儿的家庭实施产前基因诊断，降低患儿出生的再发风险。③三级预防：即症状前预防。通过新生儿筛查，在出现症状前早期诊断和早期治疗。

(孙良丹　雍　亮)

shǎohànxíng wàipēicéng fāyùbùliáng

少汗型外胚层发育不良（hypohidrotic ectodermal dysplasia，HED）

以外胚层来源组织的发育缺陷为主的单基因遗传病。又称无汗型外胚层发育不良、家族性外胚层发育不良或克里斯特-西门斯-图雷纳综合征（Christ-Siemens Touraine syndrome）。外胚层发育不良根据患者排汗情况，分为少汗型和有汗型两种类型，前者多见，占比 80% 左右。该病的发病率为 0.1/10 万。除少数散发

病例外，大多数有家族史。1848年，瑟曼（Thurman）首次提出 HED 的概念。

病因和发病机制　发病机制未明，可能是由于胚胎分化期间上皮与间质相互诱导的细胞信号受阻或细胞移行障碍，导致牙、汗腺、毛发在内的外胚层分化和发育的功能及结构异常而致病。主要是核因子 NF-κB 活性调节发生障碍，包括 EDA/EDAR/EDAR-ADD 信号通路和 NF-κB 必须调节蛋白（NEMO）调节通路。遗传方式主要有 X 连锁隐性遗传（XR）、常染色体隐性遗传（AR）和较罕见的常染色体显性遗传（AD）。约95%的患者为 X 连锁少汗型外胚层发育不良（XLHED），与多数 X 连锁隐性遗传病一样，患者多为男性，但 XLHED 女性携带者会表现出 HED 的某些特征。HED 女性携带者临床表型异常的检出率为60%～70%。1/3 的女性携带者身体健康、1/3 轻度异常，另外 1/3 表型显著异常，但仍轻于男性。XLHED 男性在与 HED 相关的关键结构缺陷的女性携带者的症状比例区别不大，如73%～96%的女性携带者表现出先天缺牙或小的圆锥形冠等异常，70%～81%有头发纤细或稀疏。在少汗症方面，50%～78%的女性携带者感觉出汗能力下降，25% 热耐受不良。

临床表现　多种多样，典型特征为全口无牙或部分无牙畸形、毛发稀少、少汗或无汗，称为 HED 临床三联征。除典型特征外，出现在面部的特征有额骨前突、鼻梁凹陷、鼻尖小而翘、唇增厚外翻、眼眶周围色素沉着和皱纹、口周皱纹和招风耳等。皮脂腺功能障碍可导致皮肤变薄、柔软、干燥，早期可有湿疹。也可出现原发性性腺功能减退、乳腺不发育或乳腺发育不全。气管、支气管、食管、胃和结肠中的黏膜腺体减少或缺失，引起复发性支气管炎、肺炎、反应性气喘、吞咽困难、胃食管反流和便秘等症状。汗腺功能减退表现为因体温调节障碍而致高热，婴幼儿时期发生高热处理不当可导致中暑、抽搐和脑损伤等。

诊断　依据临床表现作为诊断标准，经典 HED 可在婴儿期根据身体特征进行诊断，需相关染色体遗传学检查以及病理学检查确诊。

鉴别诊断　与相关疾病鉴别诊断的时候，主要是观察有无明显感染征象，给予退热以及抗生素治疗效果不佳，且患者伴有明显的特殊面容、皮肤干燥等表现，除考虑感染性疾病、肿瘤、自身免疫病以外引起的发热，也要考虑是否先天性外胚层发育不良所致。

治疗原则　需对症处理。气温高首先要获得充足的供水和凉爽的环境进行降温处理，冷毛巾外敷等物理方法帮助降温。如果有锥形牙，需进行早期牙科正畸治疗。通过加湿环境空气预防鼻黏膜干燥，使用滋润皮肤的润肤剂、鼻黏膜的盐水喷雾剂、出现干眼症状时使用人工泪液以及在继发感染时使用抗生素。

预防　①一级预防：即婚前预防。该病属于 X 连锁形式遗传，应避免近亲结婚。②二级预防：即出生前预防。如果已知家族中的致病突变，则可对 X 连锁和常染色体隐性形式进行携带者检测。③三级预防：即症状前预防。通过新生儿筛查，在患者出现症状前早期诊断和早期治疗。

（孙良丹　俞亚芬　毛艺文）

X 连锁少汗型外胚层发育不良（X-linked hypohidrotic ectodermal dysplasia，XLHED）

X 染色体上 EDA 基因突变引起的遗传异质性疾病，属于外胚层发育不良的常见亚型——少汗型外胚层发育不良（HED）。据估计，每5 000～10 000 名新生儿中至少有 1 名患 HED，但仍可能被低估，因为婴儿期在基本特征明显之前可能会漏诊。

病因和发病机制　发病机制尚不完全清楚，一般认为与染色体 Xq12-q13 上的 EDA 基因突变有关，EDA 是包含 12 个外显子的 X 连锁基因，其中 8 个外显子编码跨膜蛋白外胚素 A，它产生的外胚素 A 具有 391 个氨基酸残基，在涉及胚胎发生过程中外胚层-中胚层相互作用的几种通路中很重要。其分子结构的缺陷会抑制外胚层正常发育以及其与下层中胚层相互作用所必需酶的作用。

临床表现　经典 HED 和 XLHED 在男性中一般表现为 HED 的经典形式。经典 HED 在新生儿可因皮肤脱皮（如"后成熟"婴儿的皮肤）和眶周色素沉着过度而被诊断。在婴儿期，可因不耐热而易怒；体温升高并不少见。当牙未能在预期年龄（6～9 个月）萌出或萌出的牙呈圆锥形时候可以诊断。这个年龄的患儿可以出现慢性湿疹，并且眶周皮肤出现皱纹。

经典 HED 的主要特征在儿童期明显。①少毛症：稀薄、浅色、生长缓慢的头皮毛发。毛发过分脆弱，在童年时期经常磨损易折断。②少汗症：汗液功能降低，导致高热发作。③缺牙症：只有少数牙的外观晚于平均水平，这些牙是异常形成的。④其他症状：牙槽嵴不对称发育；鼻腔分泌物从婴儿早期的凝结物（鼻腔和耳道中的凝固分泌物）到之后的大黏液凝块的变化；儿童早期有明显鼻梁凹陷；皮脂腺分泌物减少；睑板腺异常引起的干眼症状；脆弱的皮肤；缺乏真皮脊；持续存在的眶周色素沉着过度；与异常支气管腺体相关的复发性肺炎和哮喘样症状；声音尖利；中面发育不全。身体发育和精神运动发育在其他方面都在正常范围内。

轻度 HED 和 XLHED 女性患者则表现为轻度 HED：头发稀疏、汗液功能障碍的斑片状分布，以及一些小的或缺失的牙。哺乳期间乳汁分泌不足或乳头发育不全。

诊断　依据临床表现、相关染色体遗传学检查以及病理学检查确诊。

临床表现　主要表现为少毛症、少汗症和牙髓病（先天性缺牙）。还可有一些畸形特征，如前额突出、眼下环状物、高度近视、内眦赘皮、外翻鼻、鼻梁凹陷以及嘴唇突出和前突。手掌和足底皮肤显示特征性的皮纹图案。

遗传学检查　男性先证者，典型 HED 的诊断是建立在男性先证者的上述特征。对半合子 EDA 致病突变或双等位基因 *EDAR*、*EDARADD* 或 *WNT10A* 致病突变的鉴定可诊断。女性先证者，具有上述特征的女性先证者诊断为典型 HED。对双等位基因 *EDAR*、*EDARADD* 或 *WNT10A* 致病突变的鉴定可诊断。

治疗原则　优化心理健康发展，建立最佳的口腔功能，并预防体温过高。对于少毛症，可采用假发或特殊的头发护理配方和技术。对于少汗症，在炎热天气下，必须有充足的水源和凉爽的

环境。对于牙缺失，牙科治疗从简单的修复到配戴义齿，必须从小开始，年轻患者的锥形牙粘结可以改善咀嚼能力。对于鼻和耳结石需定期检查、治疗。对湿疹和皮疹以及与某些户外暴露相关的干性皮肤应使用皮肤护理产品。干眼症使用润滑眼药水。

预防　①一级预防：即婚前预防。该病以 X 染色体连锁方式遗传。先证者的评估包括回顾家族史和检查家庭成员。②二级预防：即出生前预防。对已生育患儿的家庭实施产前基因诊断，降低患儿出生的再发风险。③三级预防：即症状前预防。通过新生儿筛查，在患者出现症状前早期诊断和早期治疗。

（孙良丹　王义睿　范文成）

yǒuhànxíng wàipēicéng fāyùbùliáng

有汗型外胚层发育不良（hidrotic ectodermal dysplasia）

指/趾甲、毛发和牙等外胚层起源组织发育缺陷的常染色体显性遗传病。又称克洛斯顿综合征。临床以指/趾甲营养不良、毛发缺陷和掌趾角化（或牙发育不良）三联征为特征，但牙及汗腺不受累，还可合并口腔黏膜白斑。发病缓慢，青春期后明显，指/趾甲逐渐出现异常。秃发可以很严重，可发生在婴儿期。1895 年，尼科尔（Nicolle G）和哈利普利（Hallipre A）最先报道该病；1929 年，克洛斯顿（Clouston HR）报道了1 个法裔加拿大人家系。该病发病率为 1/10 万。

病因和发病机制　致病基因为位于人类第 13 号染色体上的 *GJB6* 基因，编码蛋白为缝隙连接蛋白 Cx30，影响外胚层起源的结构。Cx30 属于编码间隙连接通道蛋白亚单位的连接蛋白基因家族成员之一。该家族基因均有很强

的保守性，其产物连接蛋白在细胞生长、分化、增殖和调控中起重要作用。现已发现了 *GJB6* 的4 种突变［（G11R、A88V、V37E和 D50N）突变、*GJA1*（V41L）突变、*GJB2*（R127H）突变、*GJB6*（N14S）突变结合 *GJB2*（F191L）突变］，与有汗型外胚层发育不良相关。

临床表现　外泌汗腺功能和面部外形正常，无典型的鞍形鼻。患者头发稀疏、纤细、脆弱甚至完全缺乏。婴儿期时外观正常，至青春期后出现异常：眉毛纤细或缺乏，尤其是外侧 2/3 处；睫毛少且短；毳毛、阴毛和腋毛稀疏或缺乏；牙一般正常，但可少牙和出现早龋；颅骨有时增厚，末节指/趾以及耻骨可为团球状。此外，白内障和斜视也较常见。

甲营养不良是该病的主要特征，患者中有 30% 可仅有此项缺陷，主要表现为甲增厚、有条纹、常变色，生长缓慢，并有杵状指。少数患者指甲短、薄且脆。患者常发生持久性的甲沟炎，可以毁坏部分或全部基质。在甲游离缘下，皮肤增厚。弥漫型的掌趾角化可不同程度的累积扩展至侧面和背面、指、腕，有时肘、膝关节亦可累及。常发生皲裂，晚年时，在掌趾角化上偶见发生鳞状细胞癌。

患者身体生长正常，但受累者比不受累的同胞儿矮小，性腺成熟和平均寿命不受影响，智力发育可以严重受损，但也可正常。该病可伴有听觉丧失、多指/趾和并指/趾畸形。部分病例有癫痫发作，神经性耳聋较为罕见。

诊断　结合家族史，甲营养不良、掌趾角化病及毛发症状做出诊断。

鉴别诊断　需与先天性厚甲

症相鉴别，后者不伴毛发脱落。

治疗原则　没有特定的治疗方法，主要是对症治疗。对掌跖角化可做相应的处理；对于汗腺异常或无汗腺的患者，建议居家、学校、工作场所均有空调。为了保持正常的体温，患者应该经常喝凉的液体，穿薄的衣服。牙缺损可以通过义齿和种植体来处理。人工泪液用于防止没有产生足够泪液的患者的角膜受损。手术修复腭裂也有助于改善言语和面部畸形。造血干细胞移植和造血细胞移植在临床上有一定实用价值。

预防　①一级预防：即婚前预防。该病为常染色体显性遗传病，应避免近亲结婚。②二级预防：即出生前预防。对已生育患儿的家庭实施产前基因诊断，降低患儿出生的再发风险。③三级预防：即症状前预防。通过新生儿筛查，在患者出现症状前早期诊断和早期治疗。

（孙良丹　葛荟瑶　余焱霞）

jiéjiéxìng yìnghuàzhèng

结节性硬化症（tuberous sclerosis，TSC）

TSC1 和 *TSC2* 基因突变引起的以癫痫、智力低下和面部皮脂腺瘤为特征的常染色体显性遗传病。累及中枢神经系统、视网膜、肾和皮肤。发病率为 10/10 万 ~ 17/10 万。

病因和发病机制　致病基因 *TSC1* 定位于染色体 9q34，与 AKI 和 ABO 血型基因有连锁关系，其编码蛋白为 Hamartin；*TSC2* 定位于染色体 16p13.3，与多囊肾病 I 型（PKD1）基因近端的 DNA 标记有连锁，编码蛋白为 Tuberin。*TSC* 基因通过 TSC-Rheb-TOR-S6K1-4EBP1 通路，调节细胞增殖并参与细胞黏附、细胞吞噬等重要生物学功能，当 *TSC* 出现异常后，信号传导激酶哺乳动物雷帕霉素靶蛋白（mTOR）过度活化，导致细胞新陈代谢加快，细胞异常增长。

临床表现　特征为皮损、智力迟钝及癫痫，发病年龄和严重程度存在明显的个体差异。常在 5 岁前发病，出现皮损或伴有癫痫，症状逐渐加重，但也可到青春期或成年后仍呈隐性状态。

约 90% 患者有皮肤损害，特征性损害包括：普林格尔（Pringle）血管纤维瘤，表现为面部坚韧散在的黄色毛细血管扩张性丘疹，直径 1 ~ 10mm；甲周纤维瘤，表现为从甲周长出的鲜红色赘生物，光滑坚韧，常多发，见于唇、腭及牙龈；鲨鱼皮样斑，一种不规则增厚的稍隆起的软斑，接近皮肤色或淡黄色，表面呈橘皮样外观，常见于腰骶部，可单发或多发，直径 1 ~ 10cm；白斑是该病最常见的皮损，多发生在躯干，在刚出生或婴儿期即可发现。

皮肤外损害最常见的是神经系统，癫痫和智力障碍是常见表现，以癫痫为主，也是患者就诊的主要原因。神经系统症状常起于婴儿期或儿童早期，60% ~ 70% 的患者有智力障碍。

还可出现其他系统损害，包括视网膜星形细胞错构瘤、肾囊肿、血管肌脂瘤、肺囊性变、心脏横纹肌瘤、肝错构瘤、骨骼囊性变和硬化症等。

诊断　根据 2012 年国际结节性硬化症共识会议的建议，TSC 的最新诊断标准如下。

基因诊断　对正常组织 DNA 中 *TSC1* 或 *TSC2* 致病突变的鉴定足以确诊。致病突变被定义为明显使 TSC1 或 TSC2 蛋白的功能失活的突变（如框外插入突变或无义突变），阻止蛋白质合成（如大片段基因组缺失），或通过功能评估确定其对蛋白质功能的影响的错义突变。其他 *TSC1* 或 *TSC2* 突变对功能的影响不确定，不符合这些标准，不足以确诊。10% ~ 25% 的患者没有常规基因测试发现的突变，正常结果不排除 TSC，可通过临床诊断标准诊断。

临床诊断标准　具有 2 个主要特征，或 1 个主要特征加 2 个次要特征者可确诊；具有 1 个主要特征，或 1 个主要特征加 1 个次要特征，或 2 个（或以上）次要特征者为疑似患者（表 1）。

治疗原则　尚无特殊疗法，

表 1　TSC 临床主要特征和次要特征

主要特征	次要特征
面部血管纤维瘤（≥3）或前额斑块	牙釉质多发性小凹（≥3）
甲周纤维瘤（≥2）	口腔内纤维瘤（≥2）
色素脱失斑（≥3）	非肾错构瘤
鲨革斑或多发胶原瘤	视网膜色素缺失斑
多发视网膜结节状错构瘤	"斑驳状"皮肤改变
脑皮质结构异常（≥3）*	多发肾囊肿
室管膜下结节	
室管膜下巨细胞星形细胞瘤	
心脏横纹肌瘤（单发或多发）	
肺淋巴管肌瘤病	
肾血管肌脂瘤（≥2）	

注：*. 包括结节和脑白质辐射状迁移线。

一般采用对症治疗。包括特异性靶向抑制剂，哺乳动物雷帕霉素靶蛋白（mTOR）抑制剂以及抗癫痫药物，手术切除局部病灶。

预后 取决于器官的受累情况及病变程度，在婴儿期发病越重，预后越差。

预防 ①一级预防：即婚前预防。该病为常染色体显性遗传病，应避免近亲结婚。②二级预防：即出生前预防。携带者基因检测、产前诊断和选择性流产，降低患儿出生的再发风险。③三级预防：即症状前预防。通过新生儿筛查，在患者出现症状前早期诊断和早期治疗。

（孙良丹 陈微微）

xiāntiānxìng quē zhǐ/zhǐ-wàipēicéng fāyùbùliáng-chún/èliè zōnghézhēng

先天性缺指/趾-外胚层发育不良-唇/腭裂综合征（ectrodactyly, ectodermal dysplasia, and cleft lip/palate syndrome, EEC syndrome）

临床表现为多项先天性畸形的常染色体显性遗传病，即外胚层发育不良（E）、缺指/趾畸形（E）、唇/腭裂（C）综合征。无头皮皮炎，有轻度少汗症和缺指/趾畸形（先天性指/趾部分或全部缺失）。国外报道发病率为5.6/10万，中国国内无相关统计数据。

病因和发病机制 该病包括两个亚型：EEC1和EEC3。前者基因位于染色体7q11.2-21.3，后者定位于染色体3q28，为*TP63*基因突变所致。表型多种多样，如在一个家系中可以有1名成员仅表现为中度的外胚层发育不良，但这名成员的后代可以有除外胚层发育不良外多种EEC综合征的表现。父母可仅表现为轻度的皮肤及毛发受累。

临床表现 表型复杂，主要为先天性缺指/趾、并指/趾或手足裂、外胚层发育不全和伴或不伴腭裂的唇裂三联征。约68%的患者伴发唇裂、腭裂或唇腭裂，84%的患者出现分裂手/足。外胚层发育不全的表现涉及皮肤、毛发、指甲和牙：毛发发育异常，睫毛、眉毛和头发稀疏；牙发育异常，乳牙和恒牙完全或部分缺失，牙形态异常且排列不齐；涎腺发育不全，涎液少；指甲混浊、变厚、表面粗糙、凹凸不平；汗腺发育不全，皮肤干燥，夏季天气炎热时不能正常出汗，体温升高；具有典型外胚层发育不全缺损面容，即早年就有皱纹，颧骨高而宽，鼻梁凹陷，严重时呈现鞍鼻，鼻尖小而翘，呈愚型面容。可累及全身各系统，包括泪囊炎、泌尿生殖系统畸形等。

诊断 主要依据临床表现，但外胚层发育不良和唇/腭裂可在产前通过超声检查确定。

鉴别诊断 需与以下疾病相鉴别。

睑缘粘连、外胚层缺陷及唇腭裂综合征 又称AEC综合征、海-韦尔斯（Hay-Wells）综合征，是以睑缘粘连、外胚层发育不良、唇腭裂为特征的一组综合征。其与EEC综合征最大的区别在于没有缺指/趾、并指/趾和手足裂等肢端症状，而有眼部的睑缘粘连。患者的皮损严重，皮肤糜烂出现早、程度重，75%的患者出生时就有，严重者甚至出现皮肤裸露，类似Ⅱ度烧伤，患者皮肤更新也较正常人慢。5岁后皮肤症状逐渐消失。80%的患者出现指甲发育不全、牙缺失和唇腭裂。泪管狭窄、少汗和听力损害也较常见。头皮糜烂性皮炎在AEC综合征中较其他外胚层疾病多见，有鉴别意义，其皮炎范围广，难治愈，长期存在且易复发。

拉普-霍奇金（Rapp-Hodgkin）综合征 以少汗型外胚层发育不全和唇腭裂为主要临床表现。少汗、毛发稀疏伴进行性脱发、牙缺失、指甲发育不全和听力损害较常见。部分患者还表现为黏膜下裂甚至悬雍垂裂，面部外型也有异常，包括窄鼻和口裂。1/4的患者伴有泌尿生殖器畸形。是否出现听力损害和泌尿生殖器畸形可作为与EEC综合征的鉴别要点。患者皮肤损害比较轻微，可以作为与AEC综合征的鉴别要点之一。

肢端-皮肤-指/趾甲-泪管-牙综合征 临床表现与EEC综合征十分相似。外胚层发育不全的表现明显，即毛发稀疏、手指和指甲发育异常、乳牙滞留和恒牙缺失。缺指/趾、并指/趾、皮肤多处斑点、泪管闭锁、前额脱发及身体多发性雀斑也可见，但无唇腭裂。

治疗原则 尚无有效的根治方法，以对症治疗为主，包括针对唇/腭裂及并指/趾进行的整形手术，针对外胚层发育不全的干裂皮肤保湿处理、心理治疗等。

预防 ①一级预防：即婚前预防。该病为常染色体显性遗传病，应避免近亲结婚。②二级预防：即出生前预防。超声诊断及胎儿DNA检测是常见的产前诊断方式，可降低患儿的出生风险。③三级预防：即症状前预防。通过新生儿筛查，在患者出现症状前早期诊断和早期治疗。

（孙良丹 李卓 罗思涵）

tánxìng xiānwéi jiǎhuángliú

弹性纤维假黄瘤（pseudoxanthoma elasticum, PXE）

主要影响皮肤、眼和血管的常染色体隐性遗传性结缔组织疾病。曾称弹性假黄色瘤。异常的弹性纤维使颈部、腋下、腹股沟和脐周的皮肤增厚、起皱、无弹性及松弛。1881 年，里加尔（Rigal）首次描述了可能为该病的皮肤斑块。1929 年，格伦布拉德（Grönblad）和斯特兰德贝里（Strandberg）报告了 PXE 患者视网膜血管样条纹和皮肤特征之间的联系，PXE 有时又称为格伦布拉德-斯特兰德贝里综合征。研究表明 PXE 是一种代谢性疾病，焦磷酸盐是一种生理性的强大抗矿化因子，因此血浆焦磷酸盐水平低使富含弹性蛋白的组织（包括皮肤、眼和动脉血管）发生异位矿化，且循环焦磷酸盐水平与疾病严重程度具有相关性。血浆焦磷酸盐水平基本为零的婴儿型泛发性动脉钙化（GACI）患者异位矿化极为严重，早期病死率极高。钙化产生的影响在皮肤、眼和血管的弹性组织中最明显，沉积物包括磷酸氢钙、羟基磷灰石钙以及少量铁沉淀。该病发病率为 1/10 万~4/10 万，女性占比较大。

病因和发病机制　多数 PXE 的 *ABCC6* 基因两个拷贝的功能缺失突变都能被识别，其编码与多药耐药相关蛋白高度同源的 ATP 结合盒（ABC）转运体。ABCC6 主要表达于肝细胞的基底外侧膜，并可作为一个外排泵。患者缺乏功能性 ABCC6，使肝细胞 ATP 分泌减少而导致矿化抑制剂——无机焦磷酸盐的血浆浓度降低。PXE 患者的血清胎球蛋白 A（肝分泌的主要抗矿化蛋白）水平也显著降低。其他系统性矿化抑制剂的表达，如核苷酸酶-5′ 异位（NT5E；将 AMP 转化为腺苷）和骨桥蛋白也可能下调，而促进矿化的碱性磷酸酶的表达上调。*ENPP1* 编码调节焦磷酸盐产生的外

核苷酸焦磷酸酶/磷酸二酯酶 I，其双等位基因突变可导致常染色体隐性遗传病 GACI，通常在婴儿期的前 6 个月致命。然而，双等位基因 *ENPP1* 突变偶尔会引起 PXE，*ABCC6* 突变是 GACI 的一个子集，因此表明两种疾病之间存在致病性和表型重叠。γ-谷氨酰羧化酶（GGCX）的双等位基因突变导致 PXE 样皮肤改变以及维生素 K 依赖性凝血因子的缺乏。在皮肤表现 PXE 的患者中也发现了 *GGCX* 和 *ABCC6* 杂合突变的组合。GGCX 酶对维生素 K 依赖性维生素 C 进行催化。γ-谷氨酰羧化为激活肝凝血因子和外周结缔组织基质 Gla 蛋白所必需。当羧化（活化）后，基质 Gla 蛋白可防止异位矿化。

临床表现　如下。

皮肤　表现为颈、腋下等部位的皮肤细纹变粗，色泽略呈黄色。随着病情发展而出现典型的黄色斑或沿皮纹的菱形黄色斑块，形如鹅卵石样。后期由于真皮弹性纤维变性，皮肤出现松弛性皱褶。除皮肤外，口唇和阴道黏膜亦可出现黄色浸润性斑片。

眼　特征性改变为视盘四周出现放射状血管样纹，常两侧对称。眼病变与皮损可以分别出现，当二者同时出现时称格伦布拉德-斯特兰德贝里综合征。

心血管　主要侵犯中动脉，动脉中膜的结缔组织发生退行性变和钙化，可引起脉搏减弱甚至缺如，下肢间歇性跛行。脑缺血性发作概率升高，也常出现二尖瓣脱垂，胃肠道黏膜血管钙化后易见出血，上述血管损伤可导致患者早期死亡。

诊断　主要诊断标准：①屈侧黄色鹅卵石皮损。②皮损的特征性组织学特点。③视网膜血管

纹。次要标准：①无皮损皮肤的特征性组织学改变。②一级亲属的家族史。

鉴别诊断　①弹性假黄瘤样真皮乳头层弹性组织溶解症：临床上两者类似，但该病多见于 60 岁以上老年女性，心血管和眼部均正常，HE 染色无异常，弹性纤维染色示真皮乳头层弹性纤维网消失。②播散性弹性纤维瘤：为光线性弹性纤维病的一种，其皮疹虽难与 PXE 区别，但一般发生于暴露部位，户外工作者多见，不伴心血管眼底改变，组织病理上见真皮上 1/3 处变性增多的弹性纤维。③如伴有皮肤松弛现象应与皮肤松弛症鉴别。

治疗原则　激光光凝是治疗脉络膜新生血管的唯一有效方法，但复发率高达 65%。服用小剂量阿司匹林可有效减少心肌梗死风险并治疗间歇性跛行。乙酮可可碱、西洛他唑和氯吡格雷对间歇性跛行也有一定疗效。广泛皮肤松弛可进行手术治疗。

预防　①一级预防：即婚前预防。该病为常染色体隐性遗传病，应避免近亲结婚。②二级预防：即出生前预防。对于已知有基因突变的家族成员，基因分析有助于发病检测和产前诊断。③三级预防：即症状前预防。通过新生儿筛查，在患者出现症状前早期诊断和早期治疗。定期进行眼底及心血管检查，避免头部创伤、吸烟及过度用力，以减少视网膜出血的危险。推荐富含抗氧化成分的饮食并配戴太阳镜。对血管钙化引起的心血管并发症，强调预防和健康规律的生活方式。

（孙良丹　王岱岳　白渊明）

baihuàbìng

白化病（albinism）　由于黑色素合成和转运相关的基因突变导

致黑色素缺乏而引起的一组单基因遗传病。通常表现为眼或眼、皮肤、毛发等部位色素减退或缺失，可伴有眼球震颤、畏光、视力低下等眼部症状，可合并出血倾向或其他系统功能异常。人群发病率约为 5.9/10 万，携带率约为 1.5%。

分类 根据临床表现和涉及基因白化病分为以下两大类。

非综合征型白化病 包括眼皮肤白化病（OCA）、眼白化病（OA）以及中央凹发育不全、视神经交叉缺损和前段发育不全（FHONDA）。

综合征型白化病 包括赫尔曼斯基-普德拉克（Hermansky-Pudlak）综合征（HPS）、白细胞异常色素减退综合征（CHS）。

除 OA 为 X 连锁隐性遗传外，其余亚型多为常染色体隐性遗传。在人群中已发现白化病相关基因至少 22 种（表 1）。白化病发病率存在种族差异，中国人群最常见亚型为 OCA-1，其次为 OCA-2 和 OCA-4，与欧洲人群相似，而日本人群最常见亚型为 OCA-4，其次为 OCA-1 和 HPS-1。

病因和发病机制 体内色素生成是一个复杂而精细的调控过程，任何环节的缺陷均可影响色素产生，导致白化病或其他色素减退性疾病。

非综合征型白化病 不同基因突变导致相应蛋白功能缺陷，诱发不同程度的色素减退或缺失，如 *TYR*、*OCA2*、*SLC45A2* 和 *SLC24A5* 等基因编码产物参与黑色素生物合成或调节；*GPR143*、*LMRDA* 参与黑色素细胞分化等。

综合征型白化病 HPS 的发生与溶酶体相关细胞器如黑色素小体、血小板致密颗粒等功能缺陷有关；黑色素细胞中的黑色素小体发生障碍致色素减退；出血倾向与血小板致密颗粒和/或血管内皮细胞的怀布尔-帕拉德（Weibel-Palade）小体缺陷有关；Ⅱ型肺泡细胞中的板层小体肿大、肺泡巨噬细胞蜡样脂质物质沉积以及多种细胞因子、生长因子共同作用引发肺纤维化；CD8⁺ T 淋巴细胞和 NK 细胞功能障碍与 HPS 免疫系统功能异常相关。

CHS 由 *LYST* 基因突变所致，基因突变影响溶酶体裂变，导致溶酶体肿大，且干扰溶酶体向周围的囊泡运输，导致 T 淋巴细胞和 NK 细胞毒性减弱，诱发噬血细胞性淋巴组织细胞增多症。CHS 的色素减退与黑色素细胞中肿大的黑色素小体无法转运至上皮细胞有关。

临床表现 表现为不同程度的眼、皮肤及毛发色素减退，对紫外线敏感，可出现晒伤甚至皮肤癌。其余眼部症状包括眼球震颤、畏光、视力低下等，部分可有斜视或远视。彩色眼底照相提示黄斑发育不良；光学相干断层扫描（OCT）检查可见视网膜中央凹变平或消失。

OA-1 仅有虹膜、眼底色素减退及其他眼部症状，皮肤、毛发颜色正常或略浅；FHONDA 除眼球震颤、中央凹发育不全、视神经交叉缺损和前段发育不全等眼部症状外，无色素减退及虹膜半透明等色素减退症状。

综合征型白化病可合并其他系统、器官异常：各型 HPS 常伴不同程度的出血倾向，多表现为皮肤瘀青，拔牙、手术或大创伤后可有严重出血，女性患者有月经量过多或产后出血。肺纤维化可发生于 HPS-1、HPS-2 和 HPS-4，主要表现为肺实质及肺间隔进行性不可逆性纤维化，最终可因呼吸衰竭而死亡。HPS-1、HPS-3、HPS-4 和 HPS-6 可伴有肠炎，临床表现与克罗恩病相似。部分患者可出现免疫系统（如 HPS-2、HPS-9 和 HPS-10）或神经系统功能障碍（如 HPS-7、HPS-8 和 HPS-9）。

CHS 患者除外色素减退及出血倾向，噬血细胞性淋巴组织细胞增多症（HLH）及进行性神经

表 1 人类白化病基因型及表型

基因（OMIM）	白化病亚型	基因（OMIM）	综合征亚型
TYR（#606933）	OCA-1	*HPS1*（#604982）	HPS-1
OCA2（#611409）	OCA-2	*HPS2/ AP3B1*（#603401）	HPS-2
TYRP1（#115501）	OCA-3	*HPS3*（#606118）	HPS-3
SLC45A2（#606202）	OCA-4	*HPS4*（#606682）	HPS-4
4q24	OCA-5	*HPS5*（#607521）	HPS-5
SLC24A5（#609802）	OCA-6	*HPS6*（#607522）	HPS-6
LRMDA/C10ORF11（#614537）	OCA-7	*HPS7/DTNBP1*（#607145）	HPS-7
DCT（#191275）	OCA-8	*HPS8/ BLOC1S3*（#609762）	HPS-8
OA1/ GPR143（#300808）	OA-1	*HPS9/ BLOC1S6*（#604310）	HPS-9
SLC38A8（#615585）	FHNODA	*HPS10/ AP3D1*（#607246）	HPS-10
		BLOC1S5（#607289）	HPS-11
		CHS1/LYST（#606897）	CHS-1

系统损害为其特征性临床表现。

诊断 依据皮肤、毛发色素减退及眼部症状可初步诊断。分子诊断是确诊和各亚型鉴别诊断最可靠的方法。眼科学检查如眼视力、彩色眼底照相、OCT 等对白化病眼部症状的诊断和评估具有指导意义。

综合征型白化病需完善血液学检查（如血常规、凝血功能和细胞免疫学检查等）、影像学检查（如高分辨 CT、磁共振成像等）以及肠镜检查，对可能出现的多器官系统损害进行筛查和诊断。电镜下全景观察血小板致密颗粒是否减少或缺失，是诊断 HPS 和 CHS 的金标准。

鉴别诊断 需与其他色素减退相关疾病鉴别。

格里塞利（Griscelli）综合征 一组常染色体隐性遗传病，分三型，致病基因分别是 *MYO5A*、*RAB27A* 和 *MLPH*。患者常表现有不同程度的皮肤和毛发色素减退，可伴免疫系统或神经系统功能受损，但缺乏典型白化病眼底表现，且一般无出血倾向，可通过基因检测和血小板电镜检查予以鉴别。

白癜风 在遗传背景下由多种内外因素促发的后天性色素脱失性疾病。白斑可发生于任何年龄、任何部位，局部或泛发，可进行性发展扩大。泛发性白癜风有时可累及全身，白斑部位的毛发也变白，但其他器官、系统不受累及，可与白化病鉴别。

斑驳病 又称图案状白斑病，常染色体显性遗传，*KIT* 基因突变所致。色素脱失斑可发生在任何部位，最具特征的是在额部中央或稍偏部位的三角形或菱形白斑，并伴有横跨发际的局限性白发。有时额部白发是唯一表现。

部分患者还可合并其他发育异常。

沃登伯格（Waardenburg）综合征 常染色体显性或隐性遗传，与 *PAX3*、*MITF*、*EDN3* 及 *SOX10* 等基因突变有关。患者表现为听觉-色素障碍，即先天性感音神经性聋、虹膜异色症、白额发、早白发和局部皮肤色素缺失。

治疗原则 尚缺乏有效治疗手段，强调日常防护和对症治疗为主。日常防护可预防皮肤癌以及眼部损害的发生，如穿戴防晒服、遮阳帽及紫外线防护眼镜、涂抹防晒霜等。因特殊外表，部分患者可能产生自卑心理，必要时建议咨询专科心理医师。定期完善眼科检查，监测视力情况，必要时配戴眼镜。眼球震颤手术可一定程度矫正眼球震颤及代偿头位，但对视力的提高有限。

HPS 患者需定期体格检查，对可能出现的并发症早发现、早诊断、早干预。抗纤维溶解药物如去氧加压素及重组因子Ⅶa 及血小板置换术等可用于出血倾向的预防和治疗，但有局限性和种族差异。肺移植及体外膜肺氧合技术是 HPS 肺纤维化可选择的治疗方式之一；针对 HPS 患者伴发的炎性肠病，多采用传统克罗恩病的治疗方法。

造血干细胞移植术是 CHS 并发 HLH 的唯一有效方法。对于进行性神经系统损伤，尚无有效治疗措施。

预防 ①一级预防：即婚前预防。避免近亲婚育，有白化病家族史者，在家系基因诊断的基础上，进行携带者筛查和遗传咨询。②二级预防：即出生前预防。产前筛查及产前诊断。对已生育白化病患者的家庭进行产前基因诊断，降低患者出生的再发风险。③三级预防：即症状前预防。通

过新生儿筛查，早期明确诊断，对可能出现的并发症及时干预。

（魏爱华 刘腾）

Hè'ěrmànsījī-Pǔdélākè zōnghézhēng

赫尔曼斯基-普德拉克综合征
（Hermansky-Pudlak syndrome, HPS） 以眼皮肤白化病症状、出血倾向和组织内蜡样脂质积聚三联症为主要特征的常染色体隐性遗传病。可伴有肺纤维化、肉芽肿性结肠炎、肾衰竭及心肌病等并发症。综合征型白化病的一种，具有高度遗传异质性。1959 年，由赫尔曼斯基（Hermanky）和普德拉克（Pudlak）首次报道，全球均有发病。该病在波多黎各是一种常见的单基因遗传病，发病率高达 55.6/10 万，在非波多黎各人群中的发病率为 0.1/10 万~0.2/10 万。

病因和发病机制 该病现已确定了 10 种 HPS 基因亚型，分别由 10 种基因突变引起，即 *HPS1*、*AP3B1*、*HPS3*、*HPS4*、*HPS5*、*HPS6*、*DTNBP1*、*BLOC1S3*、*BLOC1S6* 和 *AP3D1*，其中 *HPS1* 最常见，约占所有病例的一半。全球已报道了 23 种 *HPS1* 基因突变和至少 23 种 DNA 多态性。

临床表现 典型表现为白化症状和出血倾向，伴有肺纤维化、结肠炎、免疫系统损伤、神经症状及其他系统症状群。

白化症状 与黑色素小体合成缺陷相关，仅发生于眼部或同时出现于眼、皮肤和毛发，多伴有不同程度的眼球震颤、畏光、视力低下、虹膜半透明等症状，根据是否有皮肤、毛发色素减退，临床诊断为眼白化病或眼皮肤白化病。不同亚型色素减退程度不同，HPS-1 的毛发和皮肤颜色可随年龄增长而逐渐加深，HPS-3、HPS-5 和 HPS-6 具有相似表现。

出血倾向 与血小板致密颗粒缺乏相关,特别是在血小板释放反应中很重要的腺嘌呤核苷酸的储存减少,也可能是致密颗粒膜蛋白的定量或定性异常,导致核苷酸存储受损。出血倾向是各型 HPS 患者的常见表型之一,多表现为皮下瘀血或皮肤易瘀青,严重出血仅发生于大的创伤或手术后,女性患者可伴月经量过多,甚至是产后出血,出血时间可能延长或在正常范围内。

其他系统症状 肺纤维化、肉芽肿性结肠炎、心肌病等并发症可由患者体内溶酶体的蜡样脂质沉积引起。肺纤维化主要表现为肺实质及肺间隔的进行性、不可逆性纤维化,最终可因呼吸衰竭而死亡,最常见于 HPS-1 和 HPS-4,也可见于 HPS-2。HPS-1 的肺纤维化症状多出现于中年,平均生存年龄小于 50 岁。HPS-2 多于儿童时期起即可出现肺纤维化,且症状严重,呈慢性进展性,可伴有气胸、反复感染及进行性脊柱侧凸等。HPS-2 和 HPS-9 多易并发免疫系统的损伤,以多种感染为主要表现,伴淋巴细胞及粒细胞减少。HPS-2 的典型表现为慢性粒细胞缺乏症,具有发展为噬血细胞综合征的风险,其他表现还包括头面部畸形、白化症状、呼吸道感染及持续肝脾大等。

诊断 通过以下检查可初步诊断:①眼科检查,虹膜透照、眼底低色素、眼球震颤及视敏度降低。②全数字电镜检查血小板,血小板致密颗粒缺失。确诊及其亚型的确定主要通过基因检测。

血小板电子显微镜 最准确的诊断手段,检测新鲜分离的等离子体以确定 δ 颗粒的完全(或接近完全)缺失。血小板透射电子显微镜(PTEM)研究仅在选定的实验室中进行。

基因检测 确定 HPS 的特定疾病亚型,不同亚型之间存在重要的表型差异,这对随访和预后具有关键意义。

高分辨率 CT(HRCT)并发间质性肺病的诊断需根据胸部 HRCT 确定,表现为网状混浊增加,磨玻璃样浸润,小叶间隔增厚和纤维化改变,包括牵引性支气管扩张和蜂窝状,影像学上的发现会随着时间的推移而发展。在疾病晚期,普遍发生网状改变和牵引性支气管扩张,约 60% 的患者发生蜂窝状和磨玻璃浸润。HRCT 变化的严重程度与肺功能下降和死亡率相关。不推荐 HPS 患者将肺活检用于间质性肺病诊断,出血风险相当大,且 HPS 导致纤维化的可能性非常高,在这种情况下无需进行手术肺活检。

鉴别诊断 在没有明显的眼皮肤白化病的情况下,HPS 可能与非特异性间质性肺炎、特发性肺纤维化或由各种其他原因引起的肺纤维化相混淆。其他鉴别诊断还包括白细胞异常色素减退综合征(CHS),一种罕见的常染色体隐性遗传病,与 HPS 临床表现相近,具有轻度白化病和出血的临床特征。

治疗 尚无特殊治疗手段,仅限支持疗法。对于出血,血小板置换一般用于威胁生命的恶性出血,抗纤维溶解药物去氧加压素及重组因子Ⅶa 止血效果不佳时,多用于手术或拔牙时的止血。2013 年发布的 HPS 国际治疗指南中,建议术前应利用去氨加压素静脉给药,通过刺激血管性血友病因子的释放,预防其出血倾向。有肺纤维化风险的 HPS-1、HPS-2 和 HPS-4 患者应进行彻底的肺检查、早期 HRCT 和肺功能检测,

以确定肺功能下降率。伴肺纤维化的 HPS,应在疾病早期转诊进行肺移植评估,但 HPS 的出血倾向及移植术后自身免疫排斥是需解决的难题。体外膜肺氧合技术也是肺纤维化可选择的治疗方式之一。HPS-1、HPS-4 和 HPS-6 患者的肉芽肿性结肠炎累及胃肠道,类似于克罗恩结肠炎,轻、中度患者使用抗炎药物、免疫抑制剂和英夫利昔单抗均有效。对于顽固性病例,手术是最后的手段。75% 的 HPS 患者死于相关并发症,尤其是出血、肺纤维化及结肠炎,通常发生在病程的第 4~50 年。循环纤维细胞可作为预测疾病进展的生物标志物之一。

预防 ①一级预防:即婚前预防。该病为常染色体隐性遗传病,应避免近亲结婚。②二级预防:即出生前预防。有 HPS 家族史者,进行产前基因诊断。降低患者出生的再发风险。③三级预防:即症状前预防。通过新生儿筛查,早期明确诊断,对可能出现的并发症及时干预。

(刘 红)

báixìbāo yìcháng sèsù jiǎntuì zōnghézhēng

白细胞异常色素减退综合征(Chediak-Higashi syndrome,CHS) 由溶酶体转运调节因子(*LYST*)基因突变导致的常染色体隐性遗传病。又称先天性白细胞颗粒异常综合征、异常白细胞包涵体综合征。特点是大型溶酶体小泡在吞噬细胞(中性粒细胞)中只有很弱的杀菌能力,导致易受感染、白细胞核结构异常、贫血和肝大。1943 年,由古巴儿科医师贝古兹-塞萨尔(Beguez-Cesar)首次报道,契迪亚科(Chediak)于 1952 年和东(Higashi)于 1954 年均发现患儿白细胞内存

在异常的含髓过氧化物酶的颗粒，1955年萨福（Safo）将该病命名为契-东综合征。该病罕见，全球报道不超过600例，确切的流行病学尚不清楚，但所有年龄段和种族均可发病，没有明显的性别倾向，发病年龄段通常是在出生后和5岁以下，患儿中约有46%的父母为近亲结婚。

病因和发病机制 *LYST* 又称 *CHS1* 基因，有40多种不同的突变。其位于染色体1q42.3，编码胞内蛋白LYST，功能未明，一般认为LYST负责调节溶酶体的运输和细胞质颗粒的合成、融合和转运。异常的LYST使囊泡转运调节异常，导致细胞内生成异常的颗粒即粗大溶酶体和溶酶体相关细胞器，故CHS患者的特征表现为细胞内颗粒形态异常。中性粒细胞的嗜天青颗粒是一种溶酶体，黑色素细胞的黑色素小体、血小板的δ颗粒及自然杀伤（NK）细胞和细胞毒性T细胞（CTL）中的溶细胞颗粒也属溶酶体有关的囊泡结构，虽体内有多种含溶酶体的细胞，但仅依赖溶酶体分泌或释放内容物的细胞功能才受到影响，因此患者中性粒细胞的吞噬和活性氧代谢能力正常，但杀死吞噬体中微生物的速度和能力减弱；血小板中5-羟色胺和含磷酸腺苷颗粒的缺乏，导致血小板聚集障碍和出血时间延长；CTL和NK细胞的细胞毒功能缺陷致免疫低下；黑色素细胞中黑色素小体体积增大，但黑色素不能被正常运输到角质形成细胞，导致部分白化病。异常溶酶体不能被转运到正常作用位点，且细胞器广泛分布在全身，故患者有多个系统受累。

临床表现 根据发病年龄和症状严重程度分为儿童型、青少年型和成人型。儿童型为重型，约占85%，平均发病年龄5.8岁，80%患儿寿命不超过10岁，发病早，主要累及血液系统，以反复严重感染为主要特征，最终进展至噬血细胞性淋巴组织细胞增多症（HLH）加速期而死亡。另外10%～15%属于青少年型和成人型，为轻型，因儿童期感染概率低或无，可存活到青年甚至成年，仅表现轻度白化，但随年龄增长逐渐出现神经系统退行性变表现。患者症状的严重程度差异很大，与细胞表型和基因突变类型相关。移码、无义和剪切位点突变导致蛋白功能完全丧失，引起严重的儿童型CHS；而错义突变保留部分蛋白质功能，故与较轻的青少年型和成人型CHS有关，但也有极少数例外。主要临床表现如下。

眼皮肤局部白化 该病的显著特征，皮肤、毛发和眼色素减退伴局部斑点状色素沉着，但色素缺失程度不一，可从无到部分甚至完全缺失。皮肤可在出生时或生后不久色素缺乏呈乳白色，也可表现为广泛性石板样白斑，且暴露部位皮肤受光照射后可呈黑褐色或灰色斑条状，境界清楚。毛发干燥，颜色由白色到棕黑色不等，多为浅灰色，大部分患者头发有银白色光泽，强光下和彻底清洗后更明显。眼部可表现为巩膜色素减退呈半透明状、脉络膜色素减少或消失，眼底色素消失呈灰色视网膜，血管狭窄且数目减少，从而引起畏光、视觉灵敏度下降、遇光可有眼球震颤和斜视等症状。

免疫缺陷 表现为反复的严重化脓性感染，常始于婴儿期，是患儿就诊和确诊的主要线索。病原体以金黄色葡萄球菌、链球菌和溶血性链球菌为主，抗生素治疗效果较差。皮肤和上呼吸道是最常见的感染部位，表现为脓皮病、眼周蜂窝织炎、鼻窦感染或肺炎等。

凝血功能障碍 部分患者有出血倾向和出血时间延长，主要表现为鼻、黏膜或牙龈出血和瘀斑，但症状通常较轻，一般无须干预。

神经系统表现 成人型中常见，表现为中枢或外周神经病变、感觉缺失、肌无力及功能障碍等；在儿童型中极少见，部分儿童早期出现运动或感觉异常、共济失调、脑神经麻痹、认知障碍、学习能力低下或惊厥等，成年后表现为痴呆、帕金森综合征、小脑共济失调等退行性病变。

加速期 儿童型CHS若未因感染早年夭折，最终进展到以HLH为主要表现的加速期，可发生在任何年龄，与预后不良相关，是CHS最常见的死因。加速期的发病机制是NK细胞和/或CTL功能下降或缺失，导致其不能及时有效清除抗原进而持续刺激与活化免疫细胞，使淋巴细胞增生且释放大量细胞因子，引起多器官高炎症反应与组织损伤，导致肝、脾、骨髓、淋巴结和中枢神经系统均有弥漫性淋巴细胞浸润。多数患儿出现加速期前有反复感染史，少数以HLH为首发表现，加速期的特征是持续发热、肝脾迅速增大、中度以上的淋巴结增大、严重的中性粒细胞减少、血小板减少、胸腔或心包积液、贫血、黄疸以及皮疹或低蛋白血症等。

诊断 主要依据临床表现、外周血和骨髓涂片及基因检测确诊，对基因突变性质的分析和CTL功能的测定有助于判断疾病的严重程度。常规检查包括以下几种。

细胞形态学检查 外周血涂

片可见中性粒细胞或淋巴细胞内巨大异常颗粒；骨髓形态学显示髓系细胞内大量的巨大嗜天青颗粒或嗜酸性包涵体，过氧化物酶染色强阳性；电镜检查显示髓系细胞中有巨大溶酶体和丝状结构，血小板致密颗粒减少。

毛发和皮肤检查 正常人毛发镜下可见黑色素颗粒呈细砂样弥散分布，患者毛发中黑色素颗粒较大，呈串珠状和块状异常凝集而分布不均；皮肤组织学检查显示角化细胞和黑色素细胞内有异常巨大黑色素颗粒。这些表现可用于 CHS 与其他白化疾病的鉴别，白化病患者因毛发缺乏黑色素，镜下显示为一片无色折光。

其他检查 CTL 和 NK 细胞的细胞毒性试验，中性粒细胞趋化、吞噬、脱颗粒等试验，出血或凝血功能、血小板聚集试验等。

鉴别诊断 需与其他伴有免疫功能缺陷和白化病表现的常染色体隐性遗传病，如格里塞利（Griscelli）综合征和赫尔曼斯基－普德拉克（Hermansky-Pudlak）综合征相鉴别，其发病过程中也可出现 HLH 加速期表现，但 CHS 患者的细胞内有巨大颗粒，且 *CHS1/LYST* 基因突变检测有助于鉴别诊断。

治疗 包括一般治疗和造血干细胞移植。移植健康供体的造血干细胞，能改善患者的血液和免疫系统功能，避免反复感染且阻断儿童型 CHS 进展至 HLH 加速期，但移植对神经系统症状及皮肤部分白化无效，且神经系统病变仍无有效治疗方法。

一般治疗 包括预防感染、并发症，特别是口腔和牙的护理，可常规使用复方磺胺甲噁唑，免疫低下的患儿避免接种活疫苗。注意避免强光和紫外线对皮肤和眼的伤害。有出血倾向者避免或慎用非甾体抗炎药，大量出血时需输注血小板。伴有神经系统症状者可予抗震颤麻痹药物对症治疗，若伴有共济失调和其他神经系统并发症则进行康复治疗。

造血干细胞移植 确诊患者应尽早完善 CTL 细胞毒功能试验以预测是否会进展至加速期，一旦确定，应尽早行造血干细胞移植，约 75% 的患者在治疗 8 周后缓解，极少数复发，5 年生存率为 62%，但移植对已进入 HLH 的患者疗效差。偶有 CTL 功能正常的患儿仍发展至加速期，故应同初诊时即为加速期的患儿一起按照中国噬血细胞综合征诊断与治疗指南（2022 年版）予免疫抑制剂和化疗直至全身浸润症状好转，然后接受移植。对用 HLH 2004 方案诱导阶段效果不理想的患儿，如有 EB 病毒持续感染，可加用利妥昔单抗。

预后 整体预后不佳，病死率高，即使成功进行造血干细胞移植，仍会出现无法治疗的神经系统症状，生活质量很差。

预防 ①一级预防：即婚前预防。该病为常染色体隐性遗传病，应避免近亲结婚。②二级预防：即出生前预防。患儿的兄弟姐妹患病的概率为 25%，携带者的概率为 50%，既不患病也不携带突变的可能性为 25%。如果家族中存在 *LYST* 基因突变，应在妊娠期进行产前监测和基因诊断。③三级预防：即症状前预防。通过进行新生儿筛查，早诊断，对可能出现的并发症及时干预。

（刘 红）

sèsù shījìnzhèng

色素失禁症（incontinentia pigmenti，IP） *IKBKG* 基因缺陷所致的 X 连锁显性遗传病。又称布洛克-苏兹贝格综合征（Bloch-Sulzberger syndrome）。新生儿发病率为 2/10 万~2.5/10 万，男性患病通常死于宫内，而女性因 X 染色体的失活嵌合而存活，因此，IP 几乎仅见于女性。特征性皮损为首发表现。除皮肤外，其他外胚层组织也可能会受到影响，如中枢神经系统、眼、头发、指甲和牙等，其中以眼和中枢神经系统受累导致的残疾最常见。

病因和发病机制 *IKBKG* 曾称 *NEMO* 基因，定位于染色体 Xq28，是 NF-κB 的基本调节器。该基因可激活 NF-κB 通路，防止由肿瘤坏死因子 α（TNF-α）诱导的凋亡而导致细胞死亡。通常 NF-κB 在细胞内保持非活跃状态，被激活后进入细胞核并激活多种基因参与免疫和炎症反应。*IKBKG* 突变导致细胞中 NF-κB 激活存在缺陷，使其不能阻止细胞凋亡，甚至可促进细胞凋亡。

IKBKG 突变可能发生在父母双方的生殖细胞中，也可能发生在受孕后。由于患 IP 的男性胎儿没有代偿性健康 X 染色体，因此患病后通常致命。女性可从每个亲本继承一条 X 染色体，其中一条 X 染色体失活。如果活性 X 染色体上存在缺陷基因，表观遗传因素则可以通过 X 染色体倾斜性失活的过程关闭大部分缺陷基因，但仍有高达 15% 的基因会逃脱失活。在女性患者中，嵌合会导致两种不同的细胞系，一种是具有正常 NF-κB 功能的野生型细胞系，而另一种是功能异常的 NF-κB 突变细胞系，这两种细胞系沿着布拉什科（Blaschko）线一起发育并相互竞争。突变细胞对与 TNF-α 相关的细胞凋亡的敏感性增加，并产生白细胞介素，使附近的野生型细胞产生炎症反应，在此过

程中突变细胞被野生型细胞杀死。以上过程是出生时皮肤表现出第一期炎症/水疱期的成因。如果部分缺乏 *IKBKG* 基因的细胞在第一波细胞凋亡中存活下来，则可能会出现第二波细胞凋亡，导致 IP 皮肤表现的第二阶段，即疣状期。由于 NF-κB 突变细胞的细胞系永远不会被完全破坏，因此在整个生命过程中一旦出现发热性疾病，就会暴发水疱皮损。其他部位如眼、大脑、骨骼、牙、头发和指甲等也会受到影响。IP 累及中枢神经系统的发病机制尚不清楚。NF-κB 存在于中枢神经系统的神经元、星形胶质细胞、小胶质细胞和少突胶质细胞中。IP 累及中枢神经系统的原因可能是因 NF-κB 通路紊乱导致免疫调节异常引起的神经元和神经胶质细胞破坏，或由于存在微血管病变，亦或是以上两种因素共同作用的结果。

临床表现 如下。

皮肤表现 特征性表现，通常经历 4 个阶段，并按照时间顺序出现。

第一阶段 炎症/水疱期。特征是在红斑基础上的丘疹、水疱和脓疱，并沿布拉什科线呈线性分布。水疱直径 1～10mm，甚至更大。病变主要见于四肢，但也可发生于躯干、头颈部。90% 以上患者病变在出生时或在出生后的 2 周左右出现，约 4 个月时消失。

第二阶段 疣状期，70% 的病例出现皮损。特征是红斑基础上的斑块和疣状丘疹，沿布拉什科线呈线性排列。皮损可分布于四肢、躯干和头颈部，位置可能与炎症/水疱期一致，也可能不同。该阶段皮损在 2～6 周发现，通常在 6 个月时消失。

第三阶段 色素沉着期，呈线性或螺旋状的褐色色素沉着，同时伴有萎缩。90%～98% 的患者出现该阶段皮肤表现，在出生后的头几个月发生，并在青春期逐渐消失。皮损常分布于躯干、四肢、头颈部的皮肤褶皱中。其中乳头、腋窝和腹股沟常受累，且少数可持续至 40 岁左右。

第四阶段 色素减退/萎缩期，有 30%～75% 的患者出现。特征是色素减退、萎缩和毛发缺失，最常见于下肢，通常发生在青春期，持续到成年。

其他皮肤改变 包括假性秃发、慢性萎缩性肢端皮炎样的皮肤萎缩、甲萎缩、甲营养不良、甲下肿瘤伴其下的溶骨性损害及掌跖多汗。

皮肤外表现 多见于 70%～80% 的患者，多累及牙、中枢神经系统、眼和骨骼：出牙延迟、牙变尖或畸形、脱落；癫痫、反应迟钝、小头畸形、脑病和运动迟缓等；斜视（最常见）、白内障、视网膜脱落、视神经萎缩、渗出性脉络膜视网膜炎等；并指、颅骨变形、侏儒症、脊柱裂、畸形足、多肋骨、偏侧萎缩及四肢缩短等。

诊断 包括主要诊断标准和次要诊断标准（2018 更新）。

主要诊断标准 典型的沿布拉什科线分布的 IP 皮疹，如女婴的水疱、大疱、疣状增生、特征性的色素沉着斑或萎缩及色素减退斑。

次要诊断标准 其他组织异常，如牙、眼、中枢神经系统、毛发及甲等。若皮疹较少或不典型，可行皮肤病理学检查及血液检查。IP 早期炎症阶段病理显示嗜酸性海绵水肿和散在的角化不良细胞，部分患者血液检查可发现血嗜酸性粒细胞升高；表皮疣状损害时可见棘层角化过度和灶状角化不良；色素沉着期可见色素失禁；色素减退/萎缩期可见表皮变薄和真皮附属器缺如。

鉴别诊断 不同时期的 IP 需与其他具有相似皮损的皮肤病相鉴别。其中炎症/水疱期皮损需与细菌或病毒感染（如单纯疱疹病毒或水痘-带状疱疹病毒）导致的脓疱、婴儿早期出现水疱性皮肤病（如大疱性表皮松解症、先天性大疱性鱼鳞病、儿童期大疱性类天疱疮）、新生儿毒性红斑及戈尔茨（Goltz）综合征相鉴别。皮损沿布拉什科线分布是 IP 的主要特征。疣状期皮损需与寻常疣、软骨发育不良及表皮痣鉴别。色素沉着期需与网状色素性皮肤病及内格利-弗兰切斯凯蒂-雅达松（Naegeli-Franceschetti-Jadassohn）综合征鉴别，后者色素沉着呈网状分布而非斑点状或涡轮状分布，且无牙和眼部损害。色素减退/萎缩期需与无色素性色素失禁症（或 Ito 色素减少症）相鉴别，后者是常染色体显性遗传病，无水疱期和疣状期，无中枢神经系统异常的高发生率。

必要时可结合基因诊断。IP 是由 *IKBKG* 基因突变所致，在已报道的病例中约 80% 为缺失突变（4～10 外显子的缺失），其余为插入突变或点突变。通过外周血中提取 DNA 进行基因突变分析有助于确诊，并指导遗传咨询和产前诊断。

治疗原则 由于 IP 累及多个器官及系统，因此患者的管理和随访应由多学科医师共同进行。皮肤症状通常在 2 岁后开始逐渐消退，无需过度治疗。当皮损处于炎症及疣状期，应注意温和清洁和外用润肤剂。若皮损严重时可配合外用激素、他克莫司或视黄酸软膏。若存在皮肤继发感染，可局部或系统使用抗生素。由于皮肤炎症和色素沉着的进展，建议日常注意防晒。应避免对色素沉着行激光治疗，否则可能会导致炎症反复发作。

一旦确诊为 IP，应行眼科学检查。严格的眼科监测和视网膜血管病变的预防性治疗可有效预防该病的早期致盲并发症。在疾病的演变过程中，须定期进行神经和癫痫病学随访。对于中枢神经系统受累的患者，治疗目标是对于持续或反复发作的癫痫状态的抗癫痫治疗以及抗炎治疗。激素可作为一线治疗，包括静脉注射甲基泼尼松龙。若出现神经系统后遗症，须尽早进行物理治疗、言语治疗以及职业治疗。同时应早期行口腔检查，确定是否有牙发育不全等问题，及时评估及修复。

预防 ①一级预防：即婚前预防。该病为 X 连锁显性遗传病，女性患者受孕时将致病性突变遗传给下一代的概率为 50%。因 IP 男胎多在宫内死亡，故下一代中患病女婴、正常女婴及正常男婴的概率各占1/3。②二级预防：即出生前预防。若家族中有明确的 IP 致病性突变，应在基因诊断基础上进行遗传咨询和产前诊断，预防重症 IP 患儿出生。③三级预防：即症状前预防。通过生活管理，在一定程度上预防皮肤、神经系统、血液系统、眼等各器官并发症的发生。当出现皮肤症状时，可通过避免搔抓、过热的环境、紫外线照射及食用辛辣刺激性食物等减少皮肤出现新的皮损；还可定期进行神经系统检查确定有无神经系统受累情况，必要时进行药物干预和预防；当眼底有血管病变时，可进行激光治疗，避免眼底的不可逆转病变；当发生血液系统受累、反复感染时，患儿应避免与病毒或细菌感染的人接触，避免感染其他疾病，必要时积极治疗。

（魏爱华 李育蓉）

yíchuánxìng duìchènxìng sèsù yìchángzhèng

遗传性对称性色素异常症

（dyschromatosis symmetrica hereditaria，DSH） 以手足背对称分布的雀斑样色素沉着及色素减退为主要表现的常染色体显性遗传性色素性皮肤病。具有较高的外显率。1929 年，富山（Toyama I）在日本家系中首次描述了该病，已有上百例病例报道，发病人群以亚洲的中国人和日本人为主。

病因和发病机制 定位于染色体 1q21.3 区域的 *ADAR1* 基因是致病基因，该基因编码双链 RNA 特异性腺苷酸脱氨酶，参与机体对病毒的宿主免疫、胚胎发育，肿瘤生长等生理过程。已发现 200 余种 *ADAR1* 基因突变，主要为错义突变。

该病的发病机制尚不明确。有学者认为，*ADAR1* 基因突变可通过影响 RNA 编辑效率使 ADAR1 蛋白活性降低，使其结构和功能发生改变。RNA 编辑失败影响机体发育过程中黑色素母细胞自神经嵴迁移至表皮时向黑色素细胞的分化，诱导其分化为高活性和低活性两种黑色素细胞，从而表现为手足背侧面的色素沉着或色素减退斑。另有学者认为，*ADAR1* 基因突变致其活性降低引起黑色素细胞的大量凋亡，导致皮肤内黑色素细胞数量减少，表现为色素减退斑。而色素减退斑周围的黑色素细胞虽然数量减少，但部分细胞的代谢水平代偿性增高，表现为色素沉着斑，在临床上表现为色素沉着及色素减退相互间杂的网状色素结构。

临床表现 常于婴幼儿时期发病，青春期表现较为显著，病程持续终生。主要表现为四肢远端，尤其是手足背部对称分布的雀斑样色素沉着及色素减退斑，彼此交织，呈网状分布，严重时可累及前臂及小腿。面部皮损可无明显色素减退斑，呈雀斑样损害。皮损具有夏重冬轻的特点，日晒后加重，无明显自觉症状及其他系统受累。极少数患者可伴发寻常型鱼鳞病、掌跖角化病、精神衰退、扭转性肌张力障碍、病毒性脑炎、癫痫和颅内血管瘤等疾病，以神经系统并发症较多，与皮肤和神经系统具有相同的胚胎来源有关。

诊断 根据家族史、皮损分布部位、皮损形态以及基因检测可诊断。

鉴别诊断 需与遗传性泛发性色素异常症（DUH）、着色性干皮病和家族性进行性色素沉着症等鉴别。DUH 和 DSH 曾被认为是一种疾病的不同亚型。

遗传性泛发性色素异常症 *ABCB6* 及 *SASH1* 基因突变导致的常染色体显性或隐性遗传病。临床表现为以躯干为主，广泛分布的大小不一、形态不规则的色素沉着斑及色素减退斑，约半数患者面部可见雀斑样皮损，但四肢末端极少累及，皮损色素和形态不随季节和年龄的改变而改变。

着色性干皮病 常染色体隐性遗传病，临床表现为面部及躯干上部等曝光部位皮肤的雀斑样色素沉着斑，有显著的光敏感，轻微日晒后可出现红斑、水肿及水疱。可伴有皮肤癌、眼损害及神经系统的异常。该病受累器官较多，不难与 DSH 鉴别，若患儿

就诊时仅出现雀斑样色素沉着斑而难以鉴别诊断时，可行基因检测以明确诊断。

家族性进行性色素沉着症 KITLG 及 ADAM10 基因突变导致的色素异常沉积的遗传性皮肤病，表现为躯干、四肢弥漫性的色素沉着斑，与 DSH 不同的是，该病好发部位为全身，且仅表现为色素沉着而无色素减退。临床上二者不易区分时，可通过基因检测进行鉴别。

治疗原则 缺乏有效的治疗措施，以日光照射部位严格避光、改善皮损颜色为主。应用调 Q 开关翠绿宝石脉冲激光、1mm 微型打孔移植物填充联合 308nm 准分子激光、CO_2 分子激光、外科手术联合皮瓣移植等治疗，效果尚可，但应用次数较少，尚待更多的临床研究加以证实。

预防 ①一级预防：即婚前预防。该病为常染色体显性遗传病，应避免近亲结婚。②二级预防：即出生前预防。有 DSH 家族史者，应进行产前基因诊断和遗传咨询，降低患儿出生的再发风险。③三级预防：即症状前预防。通过新生儿筛查，在患者出现症状前早期诊断和早期治疗，避免严重并发症的发生。

（魏爱华　张天骄）

yíchuánxìng fànfāxìng sèsù yìcháng-zhèng

遗传性泛发性色素异常症

（dyschromatosis universalis hereditaria，DUH） 以皮肤或黏膜广泛分布的形状及大小不等、颜色深浅不一的色素沉着斑，间杂以色素减退斑为临床特征的色素异常性皮肤病。

病因和发病机制 该病具有遗传异质性，ABCB6 和 SASH1 基因突变与发病相关。根据发病的分子遗传学基础分三种类型：常染色体显性遗传的 DUH1、DUH3 和常染色体隐性遗传的 DUH2，致病基因分别定位于染色体 6q24.2-q25.2、2q35 和 12q21-q23。

发病机制尚不明确，研究发现 DUH 的发生与黑色素细胞的合成速率异常或黑色素小体分布缺陷相关。黑色素母细胞起源于外胚层神经嵴，到达外周后分化为黑色素细胞，黑色素细胞内的黑色素小体是体内黑色素合成的场所。黑色素合成过程中需要多种蛋白质参与，其中最关键的是酪氨酸酶（TYR），酶的量和活性影响黑色素合成速率，铜离子是其辅基。

野生型 ABCB6 蛋白锚定于胞内囊泡膜上，参与细胞内外的物质转运，维持金属离子尤其是铜离子的体内平衡，ABCB6 突变降低了黑色素细胞的合成速率。此外，野生型 ABCB6 蛋白对黑色素小体向周围角质细胞的转运起关键作用，突变 ABCB6 蛋白则将黑色素小体滞留于高尔基复合体内，使黑色素小体转运发生障碍，引发疾病。而突变的 SASH1 通过增加与 Gαs 亚基和 IQ 功能域 GTP 酶激活蛋白 1 的结合使 E-钙黏着蛋白表达减少，引起 DUH 发病过程中黑色素细胞特定的迁移和分布，从而导致泛发的色素异常。

临床表现 通常在出生时或出生后的 1 年内发病，常表现为以躯干、四肢分布为主的色素沉着斑，间杂以色素减退斑，半数患者可累及面部，掌跖、黏膜较少累及。皮损分布与日光暴露无关，其形态及颜色不随季节和年龄的改变而改变。部分患者可有身材矮小、智力障碍、高频耳聋、白内障、癫痫、造血系统异常和结节性硬化症等并发症。皮损组织病理学检查显示，表皮基底层黑色素增多或减少，而黑色素细胞数量、结构正常。

诊断 主要依赖于病史、临床表现和组织病理学检查，基因检测在疾病的分型和鉴别诊断中有重要作用。

鉴别诊断 ①泛发性雀斑：皮损多局限于暴露部位，皮损的严重程度与日晒和季节密切相关；皮损多随年龄的增长而逐渐增加；皮损仅为色素沉着斑，不伴色素减退。②遗传性对称性色素异常症（DSH）：由 ADAR1 基因突变所致常染色体显性遗传的色素异常性疾病，除皮损部位局限于四肢伸侧和暴露部位外，与 DUH 在临床特征和组织病理表现上都极其相似。通过基因检测可以鉴别。

治疗原则 尚无有效的治疗方法，以预防为主。

预防 ①一级预防：即婚前预防。该病多数为常染色体显性遗传，少数为隐性遗传，应避免近亲结婚。②二级预防：即出生前预防。有 DUH 家族史者，应进行产前基因诊断和遗传咨询，降低患儿出生的再发风险。③三级预防：即症状前预防。通过新生儿筛查，在患者出现症状前早期诊断和早期治疗，避免严重并发症的发生。

（魏爱华　张天骄）

zhuósèxìng gānpíbìng

着色性干皮病（xeroderma pigmentosum，XP） DNA 修复基因缺陷导致的常染色体隐性遗传性皮肤病。患者皮肤对阳光照射敏感，早期为雀斑病变，随后在照射部位形成肿瘤性病变。1874 年，由匈牙利皮肤科医师莫里兹·卡波西（Moriz Kaposi）首次报道该病。1968 年，詹姆斯·克利弗（James Cleaver）提出，

XP 是由于 DNA 修复过程中的基因异常，细胞无法修复由紫外线辐射引起的 DNA 损伤所致。该病在世界各地均有报道，中国发病率约为 0.4/10 万，西欧约 0.23/10 万。由于近亲结婚率较高，该病在日本（5/10 万）、北非（3.3/10 万 ~ 10/10 万）和中东等地区发病率较高。

病因和发病机制 已发现 8 种类型的 XP，包括 7 个亚型：XPA、XPB、XPC、XPD、XPE、XPF、XPG 和 1 个变异型 XPV，致病基因分别是 *XPA*、*ERCC3*（*XPB*）、*XPC*、*ERCC2*（*XPD*）、*DDB2*（*XPE*）、*ERCC4*（*XPF*）、*ERCC5*（*XPG*）和 *POLH*（*XPV*），任一基因发生致病突变都会导致 XP 发生。XP 是第一个被报道的与 DNA 损伤修复缺陷有关的疾病，7 个亚型在核苷酸切除修复（NER）途径中存在缺陷，无法对紫外线辐射导致的 DNA 损伤进行修复；变异型 XPV 虽具有正常的 NER，但 DNA 聚合酶 Eta 存在缺陷，紫外线辐射引起的 DNA 损伤不能通过 NER 通路修复，因此患者对紫外线辐射的敏感性增加。

临床表现 多样，以皮肤、眼、神经系统改变最为常见。皮肤损害开始于 1~3 岁，病损局限于如面、颈、前臂伸侧等日光暴露部位，初期表现为日晒部位雀斑样色素沉着，逐渐发展为皮肤干燥粗糙、皮肤异色症等表现。在日光暴露部位，日光角化病、角化棘皮瘤、黑色素瘤等的发病率明显增加。罹患皮肤癌的风险为 100%，其中约 2/3 患者在 20 岁之前死于癌症。眼部异常约占 40%，眼睑、角膜和结膜等直接暴露于紫外线的部位易受累，表现为严重畏光、结膜炎、干眼症、角膜瘢痕及眼部肿瘤等。约 25% 的患者出现神经系统异常，如步态障碍、反射消失、吞咽困难、耳聋、生长迟缓和智力低下等。

诊断 依据家族史及临床表现可初步诊断，基因检测在疾病的临床分型及鉴别诊断中发挥重要作用。

鉴别诊断 需与其他皮肤光敏性的疾病相鉴别，包括与 NER 有关的常染色体隐性遗传性疾病，如科凯恩（Cockayne）综合征、缺硫性毛发营养不良病、脑－眼－面－骨骼综合征等，或与 NER 缺陷无关的遗传性疾病，如布鲁姆（Bloom）综合征、罗特蒙德－汤姆森（Rothmund-Thomson）综合征、红细胞生成性原卟啉症等。

治疗原则 缺乏有效治疗方法，以对症治疗为主，长期密切随访。严格防晒，减少紫外线损伤可减轻皮肤及眼部症状。

预防 ①一级预防：即婚前预防。避免近亲婚育，有 XP 家族史者，进行基因诊断、携带者筛查和遗传咨询。②二级预防：即出生前预防。对有发病风险的家庭行产前基因诊断，避免 XP 患儿出生，降低发病率。③三级预防：即症状前预防。对新生儿进行早期筛查、诊断和及时治疗，减缓疾病进展，提高患者生存率和生活质量。

（魏爱华　张樱子）

白癜风相关的多种自身免疫病

（vitiligo-associated multiple autoimmune disease susceptibility，VAMAS） 白癜风伴发的多种自身免疫病，属于多基因遗传性皮肤病。白癜风是后天获得性色素脱失性皮肤病，以皮肤、毛发、黏膜的色素脱失为特征，全球发病率为 0.1% ~ 2%。自身免疫病是免疫系统受环境或遗传等因素破坏而失衡，体内产生对抗自身组织成分的抗体及淋巴细胞，损坏自身组织器官的疾病，如自身免疫性甲状腺炎。白癜风患者常易伴发多种自身免疫病，如自身免疫性甲状腺炎（30%）、自身免疫性胃炎（15%）、恶性贫血（5%）和 1 型糖尿病（10%）等。

病因和发病机制 免疫因素是白癜风发病的主要因素但机制尚不清楚。可能机制如下：白癜风和某些自身免疫病具有共同的遗传学基础，如 *HLA*、*CTLA4*、*PTPN22* 是白癜风和自身免疫性甲状腺疾病（AITD）共同的遗传易感基因；多个白癜风致病候选基因被证实可以调控与白癜风相关自身免疫病的免疫学发病；异常的体液免疫和细胞免疫反应导致白癜风和自身免疫病相互引发和相互促进。

临床表现 白癜风相关的多种自身免疫病，包括 AITD［格雷夫斯（Graves）病、桥本甲状腺炎、亚急性甲状腺炎］、多腺体缺陷综合征（APS）、斑秃、1 型糖尿病、自身免疫性胃炎、自身免疫性肝炎、艾迪生（Addison）病、类风湿关节炎、银屑病、系统性红斑狼疮、皮肌炎、多发性硬化、慢性荨麻疹、恶性贫血和炎性肠病等。其中，以桥本甲状腺炎最常见。非节段型白癜风比节段型白癜风更易发生 AITD，白癜风合并 AITD 表现为甲状腺功能亢进或减退。白癜风可出现于所有的 APS 类型中，以 APS-Ⅲ型最常见。

诊断 根据临床表现和实验室检查进行诊断。血清中多种器官特异性自身抗体升高，包括抗黑色素细胞抗体、AITD 自身抗体

（甲状腺球蛋白抗体、甲状腺过氧化物酶抗体和甲状腺激素抗体）、1型糖尿病自身抗体（胰岛素抗体、胰岛细胞抗体、谷氨酸脱羧酶抗体）、自身免疫性胃炎自身抗体（胃壁细胞抗体、内因子抗体）、艾迪生病自身抗体（21-羟化酶抗体）。白癜风伴发 AITD 患者的甲状腺激素 FT_3、FT_4 和促甲状腺激素水平升高，甲状腺彩超表现为弥漫性肿大、结节。白癜风伴发恶性贫血患者的血红蛋白和维生素 B_{12} 减少。

治疗原则　一旦确诊，应进行甲状腺及其他内分泌腺功能及自身抗体检测，定期监测以尽早发现 AITD 及其他自身免疫性疾病。对白癜风相关的自身免疫病应采取综合治疗，包括免疫调节治疗、激素治疗、对症治疗和基因生物学靶向性治疗。

预防　①一级预防：即婚前预防。该病属于多基因遗传病，应避免近亲结婚。②二级预防：即出生前预防。有 VAMAS 家族史者，应进行产前基因诊断和遗传咨询，降低患儿出生的再发风险。③三级预防：即症状前预防。通过新生儿筛查，在患者出现症状前早期诊断，及时治疗，避免严重并发症的发生。

（魏爱华　杨欣雨）

pífū-máofà-yǎn sèsù chénzhuó biànyì 2 xíng

皮肤-毛发-眼色素沉着变异2型（skin-hair-eye pigmentation，variation in，2；SHEP2）

黑色素皮质素受体1（*MC1R*）基因突变引起褐黑素和真黑素比例增加而导致的常染色体隐性遗传病。患者通常表现为黄红色头发、浅色皮肤、蓝色虹膜及对紫外线敏感等。西方人群表型明显，皮肤癌的发病率高于亚洲和非洲人群。

病因和发病机制　位于染色体 16q24.3 的 *MC1R* 基因是该病的致病基因，其编码一种七通道跨膜 G 蛋白偶联受体，是黑色素细胞上的关键信号分子，能控制皮肤、毛发等部位黑色素形成的数量和类型。人类皮肤中存在两种类型的黑色素，即深棕色/黑色的真黑素和黄红色的褐黑素。当皮肤暴露于日光下时，真黑素能够吸收和散射紫外线辐射，具有光保护作用；而褐黑素则会产生活性氧并诱导皮肤损伤，具有光敏作用。酪氨酸是真黑素和褐黑素产生的前体，当黑色素细胞无法合成真黑素时，仍可继续产生褐黑素。

MC1R 是调节人类色素沉着的核心基因。α-黑色素细胞刺激素（α-MSH）通过结合并激活 MC1R 受体，刺激 cAMP 信号级联反应的产生，促使酪氨酸酶活性增加，上调黑色素细胞中真黑素的合成，并增强紫外线诱导的 DNA 损伤修复。*MC1R* 功能失去性突变会抑制 α-MSH 结合受体的信号转导，携带该突变的个体，真黑素生成严重不足，褐黑素比例相对升高，进而出现相关的色素表型并且患皮肤癌的风险增加。

临床表现　*MC1R* 基因具有高度多态性，不同基因型表达类似但不相同的表型。某些 *MC1R* 突变可导致红发、浅色皮肤、雀斑、对紫外线敏感和黑色素瘤风险增加等，称为红发（RHC）变异。2007 年发现了携带 *MC1R* 突变的金发个体。在红发人群中，p. Arg151Cys、p. Arg160Trp 和 p. Asp294His 三种突变最常见，大约占 60%。携带 p. Arg151Cys 和 p. Arg160Trp 的个体表现红发、浅色皮肤和雀斑，而携带 p. Asp294His

者仅表现为红发和雀斑。这些突变导致真黑素生成缺乏，褐黑素占优势，个体更易患皮肤癌，尤其是黑色素瘤。携带 *MC1R* 突变的个体患黑色素瘤的风险增加 3～4 倍。该病较少累及眼部，早期文献报道过蓝/绿色虹膜的浅肤色人群通常携带 *MC1R* 点突变。

诊断　依据家族史、典型临床表现结合基因检测可确诊。

鉴别诊断　需与累及头发、皮肤等部位的色素异常性疾病相鉴别，如眼皮肤白化病及其他致病基因导致的不同类型皮肤-毛发-眼色素沉着等。

治疗　缺乏有效的治疗手段，以对症治疗为主，日常注意防晒，预防皮肤癌的发生。

预防　①一级预防：即婚前预防。避免近亲婚育，有家族史者，进行基因诊断、携带者筛查和遗传咨询。②二级预防：即出生前预防。对有发病风险的家庭行产前基因诊断。③三级预防：即症状前预防。对新生儿进行早期筛查、诊断和及时治疗，预防严重并发症的发生。

（魏爱华　张樱子）

Luótèméngdé-Tāngmǔsēn zōnghézhēng

罗特蒙德－汤姆森综合征（Rothmund-Thomson syndrome，RTS）

表现为皮肤异色、毛发稀疏、身材矮小、骨骼发育异常、易患肿瘤的常染色体隐性遗传病。又称先天性皮肤异色症。1868 年，由德国眼科医师罗特蒙德（Rothmund）首先描述了该病，随后，英国皮肤科医师汤姆森（Thomson）报道了 3 例类似患者；1957 年泰勒（Taylor）将其命名为罗特蒙德－汤姆森综合征。该病已报道 400 余例。

病因和发病机制　该病致病

基因为 *RECQL4* 基因，于 1998 年被首次报道，位于染色体 8q24.3，编码 RecQ DNA 解旋酶家族成员，在维持基因组完整性及稳定性中发挥关键作用。1999 年，首次通过候选基因研究发现 RTS 患者携带 *RECQL4* 基因突变。

RECQL4 基因的编码蛋白 RE-CQL4 有 1208 个氨基酸残基，分为不同的结构域，与 RecQ DNA 解旋酶家族中的其他成员相比较，RECQL4 蛋白中的超家族 II 解旋酶结构域（SF2）为家族成员所共有，氨基端和羧基端为 REC-QL4 蛋白特有的。在 RECQL4 蛋白氨基端存在 Sld2 样结构域，参与 DNA 复制起始。RECQL4 蛋白包含两个核定位信号区域，分别与 RECQL4 蛋白在线粒体中的定位及该蛋白从线粒体上释放相关，因此，RECQL4 也可参与线粒体 DNA 的合成。RECQL4 蛋白有一段与 DNA 损伤修复相关的区域，该区域的存在将 RECQL4 蛋白募集至 DNA 损伤区域，并与 BLM 蛋白相互作用，RECQL4 也可提高 BLM 的活性。此外，RECQL4 蛋白的 SF2 结构域及羧基端也参与 DNA 损伤修复，还包括两个锌结合区域。RECQL4 蛋白通过不同功能域发挥功能，其编码基因的致病突变可导致其功能受损。当突变发生在 RECQL4 蛋白的氨基端，影响该蛋白在 DNA 复制起始中的作用，为致死性的，因此，尚未有该结构域纯合突变的报道；当致病突变发生在 SF2 结构域，虽对 RECQL4 蛋白有影响，但携带突变的个体可存活，在报道的与 RTS 相关的 *RECQL4* 致病突变中，约 60% 位于 SF2 结构域。

临床表现　累及多系统。

皮肤　患儿出生 3~6 个月出现皮损，但也可在 2 岁时发生。皮损通常为红斑、水肿或水疱，常见于面部，也可扩散到臀部和四肢。数月至数年后，皮损可表现为网状色素减退或色素沉着、毛细血管扩张及点状萎缩。约 1/3 的患者出现角化过度型皮损。

牙　部分患者出现牙异常，包括发育不全、牙过小、萌出延迟、多生牙或先天性缺牙、牙异位萌出和龋病发生率增加等。

毛发　患儿多表现为头发稀疏或普秃，睫毛、眉毛稀疏。

生长发育　多数患儿均为足月儿，但身长及体重多低于相同胎龄的新生儿。出生后患儿的身高、体重均低于同龄人，但生长激素的水平正常。智力通常正常。

骨骼　骨骼发育异常主要表现为骨小梁结构异常、指/趾骨发育异常、骨缺失或畸形（包括尺骨畸形、拇指发育不全等）和骨量减少等。部分患者有骨折病史。

消化系统　部分患儿可出现呕吐、腹泻。随着年龄增长，呕吐、腹泻可逐渐缓解。

造血系统　部分患者可出现贫血、中性粒细胞减少、再生障碍性贫血和白血病。

白内障　约 50% 的患者在 3~7 岁时发生白内障。

肿瘤　骨肉瘤是最常见的肿瘤，而出现皮肤肿瘤（如基底细胞癌、鳞状细胞癌及黑素瘤）的风险增加。

患者的免疫系统正常，没有发生恶性肿瘤的 RTS 患者寿命通常不受影响。RTS 患者基因型和表型之间的关联尚未建立，有报道携带非解旋酶结构域突变者临床表现较轻，主要表现为皮肤异色症，而携带解旋酶结构域突变者更易发生肿瘤。

诊断　当出现典型皮损表现时，应考虑到 RTS 可能。①急性期：婴儿期发病，通常 3~6 月龄时出现；双颊部、面部红斑；扩散到四肢伸侧；躯干、腹部较少出现皮损，但皮损可累及臀部。②慢性期：数月至数年可出现网状色素减退、色素沉着，毛细血管扩张及点状萎缩（皮肤异色症）；皮损可持续存在。

当皮损表现不典型，但同时出现下述表现中两项及以上时，应考虑 RTS 可能：①毛发（头发、眉毛、睫毛）稀疏。②发育迟缓，身高、体重低于同龄人。③在婴幼儿时期出现慢性腹泻、呕吐。④骨骼发育异常，包括桡骨缺损、尺骨缺损、髌骨发育不全和骨量减少等。⑤牙畸形，包括牙发育不全、牙釉质缺损等。⑥指甲发育异常。⑦肢端角化。⑧儿童白内障。⑨发生肿瘤：包括骨肿瘤（如骨肉瘤）和皮肤肿瘤（如基底细胞癌及鳞状细胞癌）。

此外，应同时对患者进行基因检测。临床表现典型者，可进行单基因测序；临床表现不典型者，应进行全外显子组测序等。

鉴别诊断　需与以下疾病相鉴别（表 1）。

除上述疾病外，需与遗传性良性毛细血管扩张和中性粒细胞减少性皮肤异色病相鉴别。除该病外，*RECQL4* 基因突变还与巴勒-格罗尔德（Baller-Gerold）综合征及 RAPADILINO 综合征相关。巴勒-格罗尔德综合征主要表现为骨骼发育不良、身材矮小及颅缝早闭；RAPADILINO 综合征以骨骼异常为特点，而没有皮肤异色症表现。

治疗原则　主要为对症治疗及定期监测癌症。患者出现毛细血管扩张等可进行脉冲染料激光进行治疗。骨量减少或有骨折病

表1 与 RTS 鉴别的疾病

疾病	致病基因	遗传方式	临床表现
布鲁姆综合征	*BLM*	AR	反复性感染（中耳炎、肺炎），可伴发慢性肺病、糖尿病
沃纳综合征	*RECQL2*	AR	类似于早老症表现，其他特征性表现包括糖尿病、性腺功能减退等
着色性干皮病	*XPA*，*XPC*，*ERCC2*，*ERCC3*，*ERCC4*，*ERCC5*，*DDB1*，*DDB2*，*POLH*	AR	非黑色素瘤的皮肤肿瘤，发生年龄中位数小于 10 岁，可伴神经系统症状、畏光、角膜炎
科凯恩综合征	*ERCC6*，*ERCC8*	AR	对 UVA/UVB 敏感，杵状指/趾、肢端水肿
脑-眼-面-骨骼综合征	*ERCC1*，*ERCC2*，*ERCC5*，*ERCC6*	AR	小头畸形，面部畸形、鼻根、上唇突出
紫外线敏感综合征	*ERCC6*，*ERCC8*，*UVSSA*	AR	光敏感，日光性雀斑样痣
缺硫性毛发营养不良病	*ERCC2*，*ERCC3*，*GTF2H5*	AR	PIBIDS：光敏感、鱼鳞病、脆发、智力缺陷、生殖力减弱、身材矮小

注：AR. 常染色体隐性。

史患者，应适当补充钙及维生素 D。出现血液学相关指标异常者，应及时到血液科就诊。视力受到影响的白内障患者应进行手术。对于伴发肿瘤的 RTS 患者应根据肿瘤标准的方案进行治疗。

每年都应由医师评估 RTS 患者的整体状态及生长发育情况：①因患者有发生皮肤肿瘤的风险，应定期对患者皮损的情况进行评估。②因患者有出现白内障的风险，因此，患者应每年进行眼科的检查。③当患者出现骨骼疼痛、肿胀、四肢肿大时，应及时就医并通过检查评估是否有发生骨肉瘤的风险。

预防 ①一级预防：即婚前预防。该病为常染色体隐性遗传病，应避免近亲结婚。②二级预防：即出生前预防。对有发病风险的家庭行产前基因诊断。患儿兄弟姐妹患病的概率为 25%，携带者概率为 50%，既不患病也不携带突变的可能性为 25%。如果家族中存在 *RECQL4* 基因突变，应在孕期进行产前监测和基因诊断。③三级预防：即症状前预防。对新生儿进行早期筛查、诊断和及时治疗，预防严重并发症的发生。

（刘 红）

12p sìtǐ zōnghézhēng

12p 四体综合征（isochromosome 12P mosaicism）

因 12 号染色体形成四倍体导致的遗传病。又称帕利斯特-基利安综合征（Pallister-Killian syndrome，PKS）。主要表现为智力迟钝、癫痫、肌张力低下、皮肤色素减退，还表现出耳聋眼盲、心功能不全、胃食管反流、白内障等多处器官发育不良。1985 年，首先被帕利斯特（Pallister）和特施勒-基利安（Teschler-Killian）描述。该病全球已发现百余例，产前诊断 60 余例，多为散发，新生儿发病率约为 0.5/10 万。

病因和发病机制 组织限制性 12p 四体嵌合体是致病原因。重复的两拷贝 12p 以标记染色体的形式存在，形成一个 12p 等臂染色体 i（12p），且 i（12p）在不同的组织中嵌合率不同，一般皮肤中嵌合率比例较高，外周血中呈低比例嵌合或缺失。

i（12p）的形成机制尚不清楚，可能是减数分裂期间姐妹染色单体发生了 U 型交叉互换，染色体短臂构成的部分四体核型；主要发生于母源性的第二次有丝分裂错误，由于染色体重排导致的短臂重复和长臂丢失。由于非近端着丝粒染色体短臂含有较多的基因，来源于非近端着丝粒染色体的 sSMC 发生 U 型交叉互换，多数有非常严重的异常表型。PKS 的最小关键区位于染色体 12p13.31，此区域包含的 26 个基因是一组候选基因，其中最重要的 3 个基因（*ING4*、*CHD4* 和 *MAGP2*）在细胞转录调控、染色质重修饰、细胞循环及细胞代谢过程中起重要作用，12p13.31 区域多拷贝重复是导致 PKS 临床表现多样性的原因。

临床表现 多样，可累及多个系统。①特殊面容：包括皮肤色素异常、粗犷面容、眼距宽、高腭弓、前额突出和短颈等。②神经系统异常：包括脑结构异常、癫痫、肌张力减退。③胸部受累：包括肺发育不全、膈疝。④心脏缺陷：包括心房和室间隔缺损。⑤胃肠道表现：包括肠旋转不良及肛门移位。⑥骨骼肌肉系统发育异常：包括该病特有的生长模式，即在宫内有明显生长过度现象，但在出生后立即表现为生长发育迟缓。⑦75% 的患儿有一定程度的视力损伤。

诊断 如下。

细胞遗传学 染色体核型分析是染色体检查的金标准，但由于 PKS 的 i（12p）常存在于皮肤成纤维细胞中，外周血淋巴细胞中呈低比例嵌合或缺失，并随着年龄的增加，外周血嵌合比例逐渐下降，这种 i（12p）细胞对植物凝集素的刺激不应答，可在常规的外周血淋巴细胞培养过程中逐渐丢失，因此确诊需要通过皮肤成纤维细胞染色体核型分析。由于皮肤标本的获取具有创伤性，也可采用未培养外周血间期核荧光原位杂交（FISH）技术或颊黏膜脱落细胞 FISH 进行检测。

分子遗传学 包括无创产前筛查（NIPT）和胎儿羊水高通量染色体拷贝数变异测序（CNV-seq）。NIPT 检测胎儿染色体非整倍体异常已成为临床产前筛查的重要部分。CNV-seq 能进行高通量、高分辨率分析，快速精确地检测染色体的不平衡，同时由于微阵列技术采用的样本直接来源于外周血提取的 gDNA，不需要经过细胞培养过程，可真实反映外周血淋巴细胞染色体的嵌合情况。

超声检查 也是产前检测的重要方法，三维超声技术中胎儿面部特点的三维成像能为产前诊断提供更多的信息。胎儿在妊娠中期超声检查中可显示出明显的异常，包括羊水过多、膈疝、中枢神经系统异常、胎儿水肿、颜面部异常、心室扩张、短肢畸形等。当提示羊水过多、膈疝、肢根骨短小，尤其伴有生长过度时，应首先考虑该病。

治疗原则 发育迟缓和智力残疾是 PKS 表型的关键因素，因此临床以对症康复治疗为主。

预防 该病是罕见的遗传性疾病，具有复杂多样的表型，诊断困难，提高对其临床表型、细胞遗传学特点和诊断方法的认识，有助于临床诊断和遗传咨询，尤其是在产前诊断中。产前筛查是预防 PKS 患儿出生的有效手段，1.65% 的孕妇在产前诊断中可检出有临床意义的染色体微缺失或微重复。

（刘 红）

duōfāxìng sèsùbān zōnghézhēng

多发性色素斑综合征 （multiple lentigines syndrome，MLS）

多发性斑痣伴有其他先天异常的常染色体显性遗传病。主要表现是皮肤多发性斑痣，全身散布，可有神经纤维瘤、咖啡斑、局限性色素减退斑及其他色素性损害，还有先天性传导系统异常和其他器质性病变，亦可伴神经、生殖内分泌及骨骼等异常及生长迟缓和耳聋等表现。1936 年，由蔡斯勒（Zeisler）与贝克尔（Becker）以泛发性斑痣的病名首先报道。1969 年，戈林（Gorlin）提出 LEODARO 综合征（豹皮综合征），又称多发性着色斑综合征、多发性黑痣综合征、弥漫性黑痣综合征、进行性心肌病性着色斑病、心脏皮肤综合征、神经心肌病性着色斑病和莫伊纳汉（Moynahan）综合征。该病罕见，全球约有 200 例报道，尚无确切的流行病学数据。

病因和发病机制 与该病相关的基因有 *PTPN11*、*RAF1* 和 *BRAF*，约 90% 的患者都可检测到这 3 个基因的突变。MLS 可能散发，也可能有家族史。

PTPN11 突变 最常见，已发现了位于 *PTPN11* 基因外显子 7、12 和 13 上的 11 个错义突变，在大约 65% 的病例中可检测到 Tyr279Cys 和 Thr468Met 突变。其中位于外显子 7 和 12 的突变与肥厚型心肌病（HCM）有关，位于外显子 13 的突变与一种严重的心脏表型相关，其特征为快速进行性严重双室梗阻性 HCM，常在产前发作，随访期间伴有严重的心脏并发症。不携带 *PTPN11* 突变的患者发生猝死、左心房肥厚、缓慢型心律失常以及其他不良的心律失常和非心律失常事件的概率更高。对 MLS 患者个体队列的分析表明，与 Tyr279 残基突变相比，Thr468 残基突变与身材矮小相关性更低，而 Tyr279 残基突变与耳聋的相关性更高。*PTPN11* 基因编码含有 SH2 结构域的酪氨酸蛋白磷酸酯酶蛋白（SHP2）。该蛋白由两个串联排列的 SH2（N-SH2 和 C-SH2）结构域和一个蛋白酪氨酸磷酸酶（PTP）结构域组成。SHP2 的激活发生在底物或其他蛋白的磷酸酪氨酸残基与 PTP 中的 SH2 结构域相互作用时，通过直接结合 GRB2 从而促进 GRB2/SOS 的招募。GRB2 通过 SH3 结构域与 SOS 结合并激活 SOS。激活的 SOS 可以促进 RAS 与 GDP 解离并结合 GTP，进而激活下游的 RAS-MAPK 信号通路调控细胞迁移、增殖、存活和分化。

RAF1 突变 在 *PTPN11* 突变阴性的 MLS 患者发现有 *RAF1* 基因突变，分别是 Leu613Val 和 Ser257Leu。*RAF1* 基因编码 MAP3K 蛋白（RAF1 蛋白），该蛋白在 RAS 家族的下游起作用，并直接与之结合。RAS 蛋白家族成员属于一类称为小 GTP 酶的蛋白质，参与细胞内信号的传递。一旦被激活，细胞内的 RAF1 蛋白可磷酸化激活两个特异性蛋白激酶 MEK1 和 MEK2，然后磷酸化激活丝氨酸/苏氨酸特异性蛋白激酶 ERK1 和 ERK2。活化的 ERK

是多效性细胞因子，在细胞分裂周期、细胞凋亡、细胞分化和细胞迁移等基因表达的控制中发挥重要作用（图1）。

BRAF 突变 MLS 患者可携带 Thr241Pro 突变，该突变位于 *BRAF* 基因。*BRAF* 基因编码丝氨酸/苏氨酸特异性蛋白激酶 RAF 激酶家族的成员，该蛋白在 GTP 结合 RAS 后被激活，磷酸化并激活丝裂原活化蛋白激酶（MEK1 和 MEK2）。因此，该蛋白发挥调控 MAP 激酶/ERK 信号通路的作用，影响细胞的分裂、分化和分泌。

临床表现 差异很大，主要有以下几方面。

皮肤 最有诊断价值的表现为全身皮肤散在的多形性直径 2~8mm 的黑痣，呈扁平形，亦可呈圆形、椭圆形、近似四方形，边缘不规则，褐色，以颈部与上肢最多，但掌跖、颊黏膜、头部和生殖器亦可见到。少数为散在性分布于黏膜表面的棕黄色素斑块。部分患者于新生儿期或幼儿期出现皮疹，随年龄增长而逐渐增加，但到青春期一般不再发展。

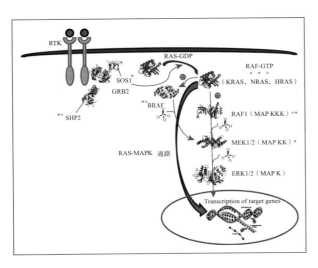

图 1 RAS-MAPK 信号转导通路

少数患者可无皮肤改变。

心血管异常 95%以上患者有心脏的先天性畸形与心电图异常。先天性心脏畸形以肺动脉狭窄最常见，其他有心内膜心肌纤维化、HCM、主动脉缩窄、二尖瓣关闭不全等。心电图改变包括 QRS 间期延长、完全性房室传导阻滞、束支传导阻滞、P 波异常、P-R 间期延长、QRS 电轴左倾及 ST-T 改变。

骨骼系统 多有不同程度的生长障碍、鸡胸、漏斗胸、脊柱后突、下颌骨外突、纤维性骨发育不良及关节过伸等。

耳聋 约 25%表现有不同程度的感音神经性聋。

泌尿生殖系统 可有性腺发育不全、尿道下裂、卵巢缺如或发育不全、隐睾等。

眼部 有斜视、眼球震颤、上睑下垂、眼距过宽等。

精神神经系统 有轻度至中度智力障碍、自主神经系统功能紊乱、癫痫等。

诊断 包括临床诊断和基因诊断。

临床诊断 无特异性的实验室检查。1976 年，沃龙（Voron）提出该病的诊断标准，除有多发性色素斑外，患者还应具备以下 11 项中的 2 项：其他皮肤异常；心脏结构异常；心电图异常；心脏病症状；泌尿、生殖系统异常；内分泌异常；神经系统异常；头面部异常；身材矮小；骨骼异

常；有家族史。在无多发性色素斑的情况下，11 项中至少有 3 项异常，且直系亲属中有符合上述诊断标准的才可确诊。2006 年，迪吉利奥（Digilio）提出新生儿出生第一个月内，有以下 3 个特征的可以临床考虑 MLS，即特殊面容、HCM 和咖啡牛奶色素斑。常见的特殊面容包括眼距过宽、耳部畸形和伴环缩的低位耳。75%的患者有胸骨畸形。

基因检测 可确诊。约 85%患者中 *PTPN11* 基因的外显子 7、12 或 13 中可检测到杂合错义突变，即单个核苷酸发生变化而产生编码不同氨基酸的密码子。因此，要确立诊断应同时考虑临床表现和基因突变：对 *PTPN11* 基因的外显子 7、12 和 13 进行序列分析。若未发现突变，则对 *RAF1* 基因的外显子 6、13、16 和 *BRAF* 的外显子 6、11、17 进行序列分析；若未发现突变，则对 *PTPN11*、*RAF1* 和 *BRAF* 的其余编码外显子进行序列分析。

鉴别诊断 需与努南（Noonan）综合征，科斯特洛（Costello）综合征，心-面-皮肤综合征和 I 型神经纤维瘤相鉴别（表1）。

治疗原则 尚无特殊治疗。一般预后良好，全身性黑痣到青春期后一般不再发展。有先天性心脏畸形者预后较差，常呈进行性发展过程。

预防 ①一级预防：即婚前预防。该病可能散发也可能有家族遗传倾向，应避免近亲结婚。②二级预防：对已生育患儿的家庭实施遗传咨询、产前基因诊断，可降低患者出生的再发风险。对有患病风险的胎儿，进行血液、绒毛膜绒毛或羊水样本的 DNA 突变分析。③三级预防：即症状前预防。对新生儿进行早期筛查、

表1 与MLS鉴别的疾病

疾病	致病基因	发病率	表型
MLS	*PTPN11*、*RAF1*、*BRAF*	罕见	身材矮小，先天性心脏缺陷，心肌病，特殊面容，耳聋，不同程度发育迟缓。
努南综合征	*PTPN11*、*SOS1*、*RAF1*、*MEK1*、*K-RAS*	0.4‰~1.0‰	身材矮小，先天性心脏缺损，心肌病，颈宽或有蹼，胸肌畸形，特殊面容，不同程度的发育迟缓。
科斯特洛综合征	*H-RAS*、*K-RAS*、*BRAF*、*MEK1*	罕见	身材矮小，先天性心脏缺损，特殊面容，智力发育迟缓更为严重。皮肤受累呈特征性，头发卷曲稀疏，皮肤松弛柔软，乳头瘤
心-面-皮肤综合征	*K-RAS*、*BRAF*、*MEK1*、*MEK2*	罕见	身材矮小，先天性心脏病、心肌病、特殊面容、智力发育迟缓更为严重。特征是皮肤干燥伴角化过度，头发稀疏卷曲。表型与努南综合征重叠最多，心脏受累大多与MLS重叠。
I型神经纤维瘤病	*NF1*	约0.3‰	身材矮小，咖啡牛奶斑，皮肤神经纤维瘤，腋窝或腹股沟雀斑，Lisch结节，不同程度的发育迟缓

早期诊断和及时治疗，预防严重并发症的发生。

（刘 红）

lánsè xiàngpípàozhì zōnghézhēng

蓝色橡皮疱痣综合征（blue rubber bleb nevus syndrome，BRBNS）

以皮肤和胃肠道的海绵状或毛细血管状血管瘤为特征的常染色体显性遗传性静脉畸形疾病。可累及任何组织或器官，但以皮肤、皮下软组织和胃肠道为主。1860年，加斯科因（Gascoyen）首次报道该病。1958年，美国医师威廉·本内特·比恩（William Bennett Bean）对其进行了系统阐述，以皮肤和消化道多发蓝色橡皮样肿物伴消化道出血为特征，因皮肤血管畸形呈蓝色橡皮奶头状，故命名为蓝色橡皮疱痣综合征，又称比恩综合征。临床罕见，全球报道300余例，发病率为7.1/10万，可发生于所有种族，以白种人最常见；男女发病比例约1:1；可发生于各年龄段，以婴幼儿及青少年最多见。

病因和发病机制 病因尚不明确，有学者认为是因胚胎期发育分化过程中组织结构错位或发育不全所致，其本质是弥漫性且复杂的静脉畸形而非典型的血管瘤。多数患者为散发，个别有家族史，既往报道与9号染色体短臂点突变有关，为常染色体显性遗传，但研究发现多数患者有*TEK*基因的体细胞突变。*TEK*基因编码血管生成素的内皮细胞受体酪氨酸激酶TEK（又称TIE2），TEK是一种与血管生成密切相关的跨膜受体，包括内皮细胞迁移、血管的形成和间充质细胞对新形成血管的稳定，当TEK被激活后会触发化学信号的释放，促内皮细胞和平滑肌细胞之间的通信，通信可促新血管形成，并保护新生血管的结构和完整性，故体细胞中*TEK*基因突变促使TEK受体过度激活，而导致BRBNS中不受控制的血管生成。

临床表现 表现为多系统的多发性静脉畸形，常以皮肤和胃肠道的多发血管瘤为特征，典型皮肤表现多见于新生儿或幼儿，内脏受累多见于青少年或成年人。

皮肤 皮肤血管畸形发生的概率近100%，几乎所有患者在出生后不久即可发现皮肤病变，且皮损随年龄增长逐渐增多、增大，病变甚至可蔓延至肌肉、骨和关节等皮下组织。表现为多发蓝色至紫罗兰色的肿物，肿物可压缩、压迫后再灌注、质地呈橡皮样、不能自发消退、伴触痛和疼痛，疼痛在夜间尤为显著，瘤体局部有多汗现象；皮肤病变直径从数毫米到数厘米不等，孤立散在或数百个聚集，可见于任何部位，以躯干及上肢多见，不易出血。

消化道 病变以小肠最常见，其次为结肠和胃，从口腔到肛门的任何部位黏膜都可受累。易出血，出血呈慢性、隐匿性和间歇性，表现为长期反复地呕血和便血，患者均因此而就诊。复发性消化道出血可导致出现慢性失血性顽固性缺铁性贫血和消瘦，个别患者还可出现肠穿孔、肠扭转、肠套叠和肠梗死等严重并发症。胃肠道病变在内镜下以蓝紫色乳头状、息肉状、丘疹样、扁平状或海绵状血管瘤为主，一般直径0.2~2.0cm，数目不等，可多至数十个。

其他系统 除皮肤和消化道外，其他各个系统均可受累。累及肝可引起肝血管瘤；累及眼眶、虹膜、视网膜的血管可致盲；中枢神经系统的临床表现与病灶部位有关，可出现癫痫发作、头痛、脑神经麻痹、发育迟缓、局灶性神经功能缺失、脊髓压迫或脑干和小脑症状等；广泛性动脉血栓可造成肺动脉高压，但更为少见；

血液系统表现为血小板减少、凝血功能障碍等；累及子宫可有月经过多；累及关节表现为活动障碍等。也有甲状腺、腮腺、肌肉、骨骼、肺和膀胱受累，其静脉畸形表现为慢血流病变，容易形成血栓而表现为红斑形温热肿胀，可有触痛。

诊断 依据特征性的皮肤病变，伴或不伴消化道出血或其他脏器受累，具备以下3点即可诊断：①皮肤病变，存在乳头状或橡皮状的蓝黑色皮下结节，隆起或稍隆起皮肤表面，压之可缩小，去压后立即恢复原状，局部有多汗现象；也可表现为较大的海绵状病损或不规则的蓝黑色斑疹或丘疹。②存在胃肠道病变，伴有消化道出血表现，内镜下表现为多发蓝色黏膜隆起，以蓝紫色血管瘤为主，大小和数目不等，中央呈棕褐色血管瘤，部分结节渗血，活检钳压有弹性，质软。③组织病理显示海绵状静脉扩张，可见大片相互吻合大小不一的微小静脉构成的薄壁血管腔，管腔内壁为增生低下的单层内皮细胞，与汗腺紧密相连；有时可见血栓形成、机化和钙化现象。

患者若存在典型皮肤特征时应当高度警惕该病，同时对相应症状进行深入检查和分析是否有其他脏器如消化道和中枢神经系统的受累。其他检查方法包括血管造影、CT、核素扫描、消化道钡餐检查、皮肤病理活组织检查和皮肤镜等。其中皮肤组织病理学非特异性，表现为静脉畸形，可见弯曲扩张的大血管，有单一内膜，血管壁中可存在平滑肌和钙化。皮肤镜下特征为浅红色的树枝状静脉，手掌和足底有不明确边界的黄斑，以及带有凹陷的蓝紫色结节，被白色线状结构分隔。

鉴别诊断 需与其他先天性血管畸形综合征，如遗传性出血性毛细血管扩张（奥斯勒-韦伯-朗迪病）、弥漫性新生儿血管瘤病、家族性血管瘤病、克利佩尔-特雷奥内-韦伯（Klippel-Trenaunay-Weber）综合征、马富奇（Maffucci）综合征和黏膜静脉畸形综合征等相鉴别。

治疗原则 尚无统一治疗标准，主要是对症支持治疗，即控制出血和治疗贫血，消化道出血是较严重的并发症，最关键的是监测胃肠道病变的演变以防止严重出血。

皮肤病变 症状一般较轻，无需治疗，但若出现功能障碍、易因外伤致破裂出血、严重影响美观及生活质量或导致面部畸形，可直接或超声引导下硬化剂注射治疗，一般能有较好疗效。此外，还可通过激光及手术等方法干预。

消化道病变 治疗取决于病变的范围及严重程度。几乎所有患者因贫血都需终生口服铁剂或进行频繁的输血，为减少输血次数可口服类固醇激素、干扰素、长春新碱或奥曲肽等抑制血管内皮细胞的生长和增殖，达到止血或减少出血的目的，但多数患者在停药后血管畸形会复发、出血症状会反复；针对出血严重或继发穿孔、肠扭转、肠套叠等并发症者，采取激光、内镜下硬化治疗及手术切除等方法。针对消化道血管瘤的治疗，分散、孤立病灶主要采用内镜下如硬化剂治疗、套扎术、电凝术和激光治疗，若病变范围局限，血管瘤分布密集，可考虑手术切除部分胃肠道，但经治疗后血管畸形可有再次出现而发生出血的情况。

口服西罗莫司 既可有效治疗皮肤软组织的血管畸形使血管瘤体积明显缩小，又可良好地控制消化道病灶，纠正出血导致的缺铁性贫血、避免病灶复发和反复的外科治疗，能更好地抑制疾病进展、改善预后，减缓疾病的整体进展，提高生活质量。

预后 尚无该病恶变的报道；消化道大出血是主要死亡原因，但只要胃肠道出血得到控制，且无消化道出血等严重并发症发生，一般寿命正常，但静脉畸形无法改变会伴随终生。

预防 ①一级预防：即婚前预防。该病为常染色体显性遗传病，应避免近亲结婚。②二级预防：对已生育患儿的家庭实施遗传咨询、产前基因诊断，可降低患者出生的再发风险。对有患病风险的胎儿，进行血液、绒毛膜绒毛或羊水样本的DNA突变分析。③三级预防：即症状前预防。对新生儿进行早期筛查、早期诊断和及时治疗，预防严重并发症的发生。

（刘 红）

xiāntiānxìng jiǎohuà bùliáng

先天性角化不良（dyskeratosis congenita，DKC）

端粒调控相关基因突变导致端粒酶复合物功能异常的遗传异质性疾病。又称为津瑟-恩格曼-科尔综合征（Zinsser-Engman-Cole syndrome）。最常见的遗传模式是X连锁隐性遗传（XLR），少数呈常染色体显性遗传（AD）和常染色体隐性遗传（AR），男女比例约为3∶1。典型的三联征：网状色素沉着、甲营养不良和黏膜白斑。其他表现有骨髓衰竭引起的血小板减少、贫血和全血细胞减少；泪腺导管闭锁引起的持续性流泪（溢泪）、肺纤维化和肝纤维化；恶性肿瘤倾向增加，特别是黏膜鳞状细胞癌（口腔、肛门等）。

病因和发病机制 该病的病因在于端粒维持缺陷，存在特征性的端粒显著缩短。端粒酶的作用是防止 DNA 复制过程中染色体进行性的缩短。因此，皮肤、骨髓等高复制率的组织，对端粒的功能变化异常敏感。一方面，端粒长度缩短到一定程度时细胞周期阻滞，细胞进入衰老或凋亡；另一方面，端粒酶功能的异常能影响染色体的稳定性，导致肿瘤的形成。DKC 中发现的基因突变主要影响以下几个方面：角化不良蛋白与端粒酶相互作用、端粒酶 RNA 组分异常、端粒酶反转录酶异常以及其他在端粒酶功能和端粒保护中起作用的分子异常等。

端粒酶由两个亚基组成，分别为 RNA 元件（TERC）和反转录酶（TERT），可阻止染色体因细胞分裂出现的进行性缩短。角化不良蛋白可与端粒酶相互作用，参与其正常的作用过程。NHP2 和 NOP10 核蛋白同系物同样是端粒酶复合体的组成部分，而端粒酶 Cajal 体蛋白 1（TCAB1）则调控了端粒酶的运输。PolyA-特异性核糖核酸酶（PARN）调节了 TERC 与端粒的相互作用。TERF1 作用核因子 2（TINF2）和 TINF2-作用蛋白 1（TINT1）组成端粒蛋白复合物，起到保护端粒末端的作用。RTEL1 是 DNA 解螺旋酶，调节端粒的延长：端粒维持元件 1（CTC1）作为端粒帽复合物的组成部分起作用（表 1）。

DKC1 基因 又称为 *CBF5* 或 *DKCX*，位于 Xq28，有 14 个外显子。DKC1 在骨髓、淋巴结、睾丸、皮肤和其他 23 种组织中表达。在端粒酶 RNA（TR）的稳定中起重要作用，通过与 H/ACA 结构域结合，DKC 可防止 TR 3′端过度分裂。

TERT 基因 又称为 *TP2*、*hTRT* 或 *DKCA2*，位于染色体 5p15.33，有 16 个外显子。TERT 在睾丸、淋巴结、骨髓、脑、皮肤和其他 22 种组织中表达。其形成端粒酶的催化部分，在复制过程中，将 TTAGGG 重复序列添加到每条染色体的端粒末端。TERT 有四个功能区：端粒酶 N 端（TEN）结构域、TR 结合域（TRBD）、反转录酶（RT）结构域、CTE。TERT 通过 TRBD 和 RT 与 TR 结合。这两个区域分别与 TR 中的 CR4/CR5 假结（核苷酸链形成的环与环外面的碱基互补配对形成的结构，是一种稳定的三级结构）绑定。TEN 结构域参与端粒酶募集，CTE 是反转录酶复合物的一部分。在癌细胞和干细胞中，端粒酶活性高，这些细胞通过增加 TERT 表达来增加端粒酶活性。癌细胞中较高的 TERT 活性是由于表观遗传变化、启动子突变以及对 TERT 信号通路的影响。DKC 是由于 TERT 突变导致端粒酶活性降低而缩短 TL 导致。

TERC 基因 又称为 *hTR*、*TRC3* 或 *DKCA1*，位于染色体 3q26.2，有 1 个外显子。端粒酶通过向端粒添加 TTAGGG 来保留端粒的末端，由反转录酶蛋白和由该基因编码的 RNA 组成。体细胞中端粒酶的失调参与肿瘤发生。

表 1　先天性角化不良的遗传学病因

基因	编码蛋白	遗传模式	占 DKC 比例	备注
DKC1	角化不良蛋白（端粒酶复合物组成部分）	XLR	20%~30%	经典 DKC，相对严重，患者为男性，女性杂合子出现临床症状者罕见
TINF2	端粒重复结合因子 1（TERF1）结合核因子（端粒蛋白复合体组成之一）	AD	10%~20%	严重，儿童期出现骨髓衰竭，突变同样可以引起里夫兹综合征
TERC	端粒酶 RNA 元件	AD	5%~10%	病情较轻
TERT	端粒酶反转录酶	AD，AR	约 5%	AD 遗传者发病晚，病情相对较轻
RTEL1	端粒延长复制酶调节物 1	AD，AR	约 5%	AD 遗传者发病晚
CTC1	端粒维持元件（端粒帽复合物）	AR	1%~3%	与另一种端粒疾病 Coats plus 综合征（导致脑视网膜微血管病伴钙化和囊肿）有重叠表现
WRAP53（*TCAB1*）	端粒酶 Cajal 体蛋白 1（调节端粒酶传输）	AR	<1%	无特殊
NHP2，*NOP10*	NHP2 和 NOP10 核糖核蛋白同系物	AR	<1%	无特殊
PARN	PolyA-特异性核糖核酸酶（调节 TERC 与端粒的相互作用）	AR	<1%	可引起霍耶拉尔-赫雷达松综合征
ACD（*TINT1*）	TINF2 作用蛋白 1（端粒蛋白复合体）	AD，AR	<1%	AD 遗传者发病晚

TR 有 5 个重要功能区：端粒合成的模板区域、假结、CR4/CR5 域、H/ACA 和 CR7 结构域。

NOP10 基因 又称 *DKCB1* 或 *NOLA3*，位于染色体 15q14，有 2 个外显子。NOP10 在骨髓、脾、阑尾、皮肤和其他 23 种组织中表达。该基因属于 H/ACA snoRNP（小核糖核蛋白）家族，有助于修饰 rRNA。NOP10 在端粒酶稳定性中起作用，其突变与 TERC 的降低有关。

TINF2 基因 又称 *TIN2* 或 *DKCA3*，位于染色体 14q12，有 6 个外显子，在淋巴结、肾上腺、骨髓、皮肤和其他 23 个组织中表达。TINF2 与细胞质中的 TRF1 结合，以防止 E3-连接酶 Fbx4 的泛素化及其降解。*TINF2* 突变见于里夫兹（Revesz）综合征，这是 DKC 的一种严重形式，除三联征外，里夫兹综合征还可见全血细胞减少和小脑发育不全；TINF2 也参与代谢，当 TINF2 表达随 RNAi 降低时，癌细胞中的氧化磷酸化减少，糖酵解减弱。

TPP1 基因 又称为 *ACD*、*PTOP* 或 *TINT1*，位于染色体 16q22.1，有 12 个外显子。TPP1 在睾丸、卵巢、皮肤、骨髓和其他 23 种组织中表达。该基因编码与端粒功能相关的蛋白质，起组装、稳定的作用，并促进端粒酶的进入。

RTEL1 基因 又称 *NHL* 或 *DKCA4*，位于染色体 20q13.33，有 35 个外显子，在睾丸、阑尾、皮肤、骨髓和其他 23 种组织中表达。具有解旋酶活性。由于 POT1 与端粒酶活性有关，而 RTEL1 的破坏会降低 POT1 结合，从而降低端粒酶活性并导致端粒缩短。如果 RTEL1 功能障碍，复制分支将在 T 环附近停止。因此，RTEL1 参与复制、端粒酶活性和端粒保护。

PARN 基因 又称 *DAN* 或 *DKCB6*，位于染色体 16p13.12，有 27 个外显子。PARN 在甲状腺、睾丸、骨髓、皮肤和其他 23 种组织中表达，包含一个具有核酸酶活性的结构域和两个与 RNA 结合的结构域，称 R3H 和 RRM。*PARN* 突变可减少 TR 的含量并损害端粒酶和端粒。

CTC1 基因 位于染色体 17p13.1，有 23 个外显子，在脾、淋巴结和其他 25 个组织中表达，对 CST 复合体的一个组件进行编码，可以保护端粒免于被降解。CST 复合物的成分作为促进 DNA 复制的专用复制因子。该复合物参与 TL 稳态。

临床表现 典型表现为患者在出生后 10 年内逐渐出现花边状的网状色素沉着。主要发生于颈部、上胸部和上肢，偶可混有色素减退斑，毛细血管扩张和表皮萎缩亦可见，如皮肤异色病。其他皮肤表现包括肢端、手背和外生殖器皮肤的皱纹；掌跖角化和多汗；皮纹消失；摩擦性大疱；手足发绀和早老性白发。

其他系统 多数患者中可见甲受累，幼时更多见。初期改变包括纵嵴和纵裂，伴发翼状胬肉，部分患者甲完全脱失；大部分患者可见癌前病变黏膜白斑，青少年早期多见。口腔黏膜中的白色斑块最多见，尿道、阴道、肛门亦可累及。牙畸形、缺失或广泛龋病；泪管闭锁导致的溢泪也十分常见；骨髓衰竭发生在 50%~90% 的患者中，为主要致死原因，20~30 岁多见，表现为贫血、血小板减少或全血细胞减少；肿瘤常见于 30~40 岁，主要发生于口腔、肛门、子宫颈和食管等黏膜部位，血液系统和消化系统肿瘤风险亦升高；还可能出现的异常包括肺纤维化、肝纤维化、发育迟缓、矮小症、股骨头缺血性坏死、食管或尿道狭窄、隐睾、男性性腺功能减退症和免疫缺陷导致的机会性感染。

在常染色体显性遗传中，家系中患者随着代次的延续，疾病严重程度也逐渐递增，这可能与端粒的进行性缩短有关。

霍耶拉尔-赫雷达松（Hoyeraal-Hreidarsson）综合征 DKC 的严重变型，表现为早期骨髓衰竭、免疫缺陷、小脑发育不全、小头畸形、肠病和生长迟缓，该型常于幼童期死亡。

里夫兹综合征 由 *TINF2* 基因杂合突变引起，除 DKC 常见临床表现外，还伴有进行性神经功能恶化，颅内钙化和渗出性视网膜病变。

诊断 根据甲营养不良、黏膜白斑、血管萎缩性皮肤异色病样的皮损可初步诊断。

鉴别诊断 需与以下疾病相鉴别。

先天性异色病 女性多见，婴儿期在面、臀、四肢有红斑，继而发生皮肤异色，患者有明显光敏史，指甲改变不常见，且白斑少见。

少汗型外胚层发育不良 有牙的改变，特殊面容、头发少或全无，甲改变则很少见。

范科尼（Fanconi）综合征 表现为弥漫性色素改变（色素减退、色素沉着、咖啡牛奶斑），一般不呈网状；进行性全血细胞减少，一般在 10 岁以内发病；并发恶性肿瘤风险升高，尤其是头颈部鳞状细胞癌、急性髓细胞性白血病和肝癌；部分 FA 基因杂合子突变可能导致发生乳腺癌和胰腺癌风险增加；生长发育迟缓，X线片显示拇指骨缺陷、身材矮小、心肾畸形、性腺及其他内分泌腺功能减退；甲、黏膜及牙等异常则少见。

治疗原则 为诊断和管理患者的并发症，需定期行肺功能检查、超声、妇科检查和皮肤检查。无特异性治疗，最常用的治疗方法是输血的支持性治疗，以及联合粒细胞集落刺激因子和促红细胞生成素。遗传病因的诊断在明确血液问题方面具有重要作用。

雄激素可治疗中性粒细胞减少和贫血，通过增加端粒酶活性和刺激红细胞生成干细胞，并在较小程度上刺激骨髓中的骨髓祖细胞。使用时应注意其不良反应。例如，羟甲烯龙可引起血脂异常和男性化。雄激素治疗1~3个月。接受雄激素治疗的患者应避免使用粒细胞刺激因子等生长因子，因有发生紫癜和血管破裂的风险。此外，可用于没有合适供体患者的治疗。

联合环孢素和抗胸腺细胞球蛋白用于治疗严重的再生障碍性贫血，如TERT或TERC突变的成年患者可有改善。同种异体造血干细胞移植是唯一适用于患者骨髓衰竭的疗法。

该病需多学科合作管理。所有的黏膜白斑均需定期密切随访、监控，以及时发现鳞状细胞癌，建议戒烟以及防晒；骨髓衰竭患者可支持性输注血制品以及使用雄激素（达那唑、羟甲烯龙），红细胞生成素和粒细胞集落刺激因子。该病并发症多，长期存活率低。

预防 ①一级预防：即婚前预防。该病属于遗传病，应避免近亲结婚。②二级预防：即出生前预防。对有家族史的患者家庭实施产前基因诊断，降低患者出生的再发风险。③三级预防：即症状前预防。通过新生儿筛查，在患者出现症状前早期诊断和早期治疗，提高生存质量。

(耿松梅 党阳)

yúlínbìng

鱼鳞病（ichthyosis） 一组表皮异常分化和脱屑导致皮肤屏障缺陷的异质性角化性疾病。大多为先天性，少数是后天性。由于角质形成细胞的生物学变化不仅涉及表皮细胞及细胞间结构异常导致的表皮脱屑异常，也涉及因细胞动力学异常而致的角化异常，故鱼鳞病可伴有角皮症，某些角皮症也可伴有鱼鳞病样表现。如果遗传学异常同时累及其他组织，鱼鳞病则为某些综合征或全身疾病的一种表现，因此，鱼鳞病及鱼鳞病样皮肤可分为：以皮肤表现为主要特征者、皮肤损害仅为系统性疾病的表现之一者以及皮肤损害为获得性者。

分类 常用的是2009年根据分子遗传学机制和功能缺陷发病机制的不同制定的鱼鳞病和其他角化性疾病的分类系统（表1）。

表1 部分鱼鳞病特征及其分类

诊断	基因	遗传方式	主要皮肤特点	相关特点	诊断（除分子检测）
常见鱼鳞病					
寻常型鱼鳞病	*FLG*	常染色体半显性	四肢躯干细小、黏着性鳞屑，屈侧不受累；小腿大片鳞屑；掌跖纹理增粗；足跟沟纹	毛周角化；特应性体质	临床表现；颗粒层消失或变薄；丝聚蛋白免疫染色消失或减少
类固醇硫酸酯酶缺乏症	*STS*（约90%患者表现为缺失）	XLR	四肢、躯干、颈部和面部侧面细小至大片的黑色黏着性鳞屑；皮褶不受累	角膜混浊；隐睾症；女性携带者；胎儿受累；产程延长	FISH或靶向或全基因组芯片鉴定基因缺失；血浆胆固醇硫酸盐增加；脂蛋白电泳；粒细胞类固醇硫酸酯酶活性降低
非综合征的常染色体隐性先天性鱼鳞病					
片层状鱼鳞病（LI）；先天性鱼鳞病样红皮病（CIE）	LI>中间型/CIE：*TGM1*、*ABCA12*等；CIE>中间型/LI：*ALOX12B*等；幼年发病的中间型：*LIPN*	AR	出生时火胶棉样膜，后广泛分布；不同程度的掌跖受累 LI：大而厚的蝶状褐色鳞屑；无或轻度红皮病 CIE：细小的白色鳞屑；红皮病	热不耐受；常见（LI）或不同程度的（CIE）瘢痕性脱发；睑外翻>唇外翻	临床表现；皮肤组织转谷氨酰胺酶-1免疫染色或原位分析

续　表

诊断	基因	遗传方式	主要皮肤特点	相关特点	诊断（除分子检测）
丑角样鱼鳞病	ABCA12（KDSR）	AR	紧密包裹新生儿全身的厚层、棕黄板状鳞屑；深大的红色渗血皲裂；幸存者发展为重型 CIE 表型	早产；常因败血症或呼吸衰竭发生新生儿死亡；严重睑外翻、唇外翻和耳部畸形	临床表现
角蛋白性鱼鳞病（包括伴雪花状鱼鳞病）					
表皮松解性鱼鳞病	KRT1、KRT10	AD	出生时红皮病、水疱及糜烂；后期鹅卵石样分布的角化过度，关节伸侧、皮嵴处显著；泛发或局限；不同程度的掌跖受累和水疱	频繁发作的皮肤感染恶臭；步态和姿势异常	临床表现；组织病理
浅表表皮松解性鱼鳞病	KRT2	AD	出身时红皮病和水疱；后期出现角化过度，褶皱部位较重、脱皮；掌跖不受累		临床表现；组织病理
库尔特-麦克林（Curth-Macklin）豪猪状鱼鳞病	KRT1	AD	轻至重度残毁性掌跖角化四肢躯干疣状、鹅卵石或豪猪样角化过度	趾断症；指挛缩	临床表现；电镜
综合征性鱼鳞病					
内瑟顿（Netherton）综合征	SPINK5	AR	先天性红皮病和脱皮；两种主要表型；迂回线状鱼鳞病和 CIE 样鱼鳞病；瘙痒和湿疹样斑块	套叠性脆发和其他毛干异常；血清 IgE 显著升高；新生儿体温及电解质失衡，早期死亡；反复感染、过敏；非特异性氨基酸尿症	临床表现；银屑病样组织病理；毛发检查，光镜下毛干分析；血清 IgE
舍格伦-拉松（sjogren-larsson）综合征	ALDH3A2	AR	腹、颈、皱褶处小的碟状鳞屑或无鳞屑的角化过度；苔藓样变；瘙痒	痉挛性肢体麻痹；中心凹反光点；智力缺陷；脑白质病变	成纤维细胞脂肪醛氢化酶活性检测
伴发鱼鳞病的中性脂肪储积病	ABHD5	AR	广泛的细小白色鳞屑，程度不等的红斑	发育迟缓，肝脾大；肌病；听力障碍；白内障；白细胞内含脂质的空泡	外周血涂片检测白细胞内脂质空泡；冷冻皮肤标本油染色
毛发硫营养不良伴鱼鳞病	ERCC3、GTF2H5与鱼鳞病或光敏感不相关的基因：MPLKIP 等	AR XL	广泛鳞屑，除了婴儿期一般没有或仅有很轻的红皮病；仅 30% 患者有火胶棉样膜	脆甲和脆发；约 50% 患者光敏感；智力障碍；性腺异常；身材矮小	临床表现；光镜偏振光毛发镜显示虎尾征；毛发含硫/半胱氨酸量检测
X 连锁显性遗传的鱼鳞病样综合征					
CHILD 综合征	NSDHL	XLD	出生时单侧红斑和蜡样黄色黏着鳞屑，后期为疣状皮损；角化过度程度不同，褶皱处更重	身体同侧骨骼偏侧发育不良，器官发育不全	临床表现
康拉迪-许纳曼-哈普勒（Conradi-Hunermann-Happle）综合征	EBP	XLD	出生时鱼鳞病样红皮病，沿巴氏线分布的毛囊性皮肤萎缩	单侧白内障；点状软骨发育不良（婴儿期）；非对称性骨骼发育异常；片状瘢痕性脱发	临床表现；婴儿期 X 线显示骨骺点彩；血浆胆固醇蓄积

续 表

诊断	基因	遗传方式	主要皮肤特点	相关特点	诊断（除分子检测）
红斑角化病					
角膜炎－鱼鳞病-耳聋综合征	GJB2	AD	出生时一过性红皮病；面部、四肢红斑，边界清楚的角化过度性斑块；毛囊角化；皮肤增厚呈纹理粗糙的皮革样外观；点状掌跖角化	先天性听力丧失；角膜炎、结膜炎；反复发作黏膜感染（白念）；易患口腔及皮肤鳞癌；甲、毛发畸形等	临床表现
可变性红斑角化病	GJB3、GJB4、GJA1（少见）	AD	一过性、可变性的红色斑片；肘膝部、跟腱、四肢、臀部、躯干侧部更稳定的形成图案的角化过度性斑块；广泛分布的角化过度少见；50%患者有掌跖角化	红斑有烧灼或刺痛感	临床表现，尤其是病史和一过性红斑
进行性对称性红斑角化病	无一致有关的基因	AD 或 AR	固定的、缓慢发展的红斑角化过度性斑块，边界尖锐；见于面、肘膝四肢，躯干罕见；掌跖角化常见		临床表现

病因和发病机制 角化性疾病是包括各种形式鱼鳞病在内的一组异质性疾病，分为综合征形式和非综合征形式。在非综合征形式中，临床表现大多仅限于皮肤，而综合征形式则与一系列皮外表现相关。不同家族的遗传可以是常染色体显性（AD）、常染色体隐性（AR）或 X 连锁显性（XLD）或 X 连锁隐性（XLR）遗传。至少有 60 余个基因与不同形式的鱼鳞病有关。根据生理功能将这些基因分组，包括编码表皮结构成分的基因、参与表皮脂质代谢的基因或对细胞黏附和角质形成细胞分化至关重要的基因。

寻常型鱼鳞病 因 FLG 基因（1q21.3）突变导致丝聚蛋白基因功能缺失引起，丝聚蛋白是角质透明颗粒主要成分，在角质形成细胞的分化上移过程中被分解为丝聚蛋白多肽，参与角质细胞包膜即表皮屏障的形成，最终分解为保水氨基酸（组氨酸居多）形成皮肤的天然保湿剂。因此，丝聚蛋白的缺乏造成表皮屏障功能缺陷、经皮水分丢失增加等结局，进而引起一系列的临床相关疾病。

类固醇硫酸酯酶缺乏症（STS） X 连锁隐性遗传鱼鳞病，大约 90% 的患者在染色体 Xp22.31 上的类固醇硫酸酯酶基因完全缺失。此酶缺乏导致胆固醇硫酸酯和脱氢表雄酮硫酸酯（DHEAS）水解异常，继而 3-硫酸胆固醇在表皮中聚集导致疾病发生。

表皮松解性鱼鳞病（EI） 由编码角蛋白 1（KRT1）、角蛋白 10（KRT10）的基因杂合突变所致，两角蛋白在表皮颗粒层和基底层上部表达，突变影响角蛋白排列、寡聚化和角蛋白丝装配，对细胞骨架、表皮机械强度和细胞完整性造成损害，引起细胞溶解、水疱形成。

片层状鱼鳞病（LI） LI 及先天性鱼鳞病样红皮病（CIE）组成的 LI-CIE 病谱和丑角样鱼鳞病共同归为非综合征的常染色体隐性先天性鱼鳞病（ARCI）。35%~55% 的 LI-CIE 病谱中的 ARCI 以及 65%~90% 的经典型 LI，是由于两个异源性 TGM1 基因的有害突变导致转谷氨酶 1 缺陷而致病。转谷氨酶 1 通过形成 γ-谷氨酰基赖氨酸异构肽来催化钙依赖性的蛋白交联，它也可以帮助脂类连接到蛋白质和 w-羟神经酰胺中。此酶分布在表皮上部的分化层，促使大量结构蛋白相互交联形成非水溶性蛋白质包膜，有利于脂质分子膜的形成。

先天性鱼鳞病样红皮病（CIE） 已发现 9 个基因的突变可导致 CIE：TGM1、ALOX12B、ALOXE3、NIPAL4（ICHTHYIN）、PNPLA1、CERS3、LIPN、ABCA12 和 CYPAF22。根据患者种族背景不同，10%~30% 无 TGM1 基因突变的 CIE 存在两种脂肪氧合酶（LOX）基因（ALOX12B、ALOXE3）中的一种的双等位基因突变。酶 12R-LOX 和 eLOX 主要在表皮合成，参与角质层细胞脂质包膜中蛋白结合神经酰胺的合成。

其余鱼鳞病及鱼鳞病样皮肤病的机制都是表皮异常分化和脱屑导致的皮肤屏障缺陷。

临床表现 一般确定鱼鳞病是先天性（如火棉胶样儿）还是获得性，是出生时即有还是出生后患病，是局限于皮肤还是多系统都具有很重要的意义。鳞屑的分布和性质、有无红皮病、水疱、糜烂以及皮肤附属器异常对疾病的初步诊断同样重要。不同的鱼鳞病及相关综合征的临床表现各不相同。

诊断 依靠临床表现及基因检测可诊断。

治疗原则 主要为对症治疗，缓解症状、防止伤残和促进功能恢复，提高生存质量，延长寿命。除症状相对较轻的寻常型鱼鳞病外，多数治疗效果有限。部分病死率高的鱼鳞病如花斑胎，在新生儿期需要重症监护，同时要保证充足营养，处理体温异常，纠正电解质紊乱，预防处理其他系统异常、继发感染及败血症等，幸存者因疾病累及多系统多器官，需多学科的综合管理。

预防 ①一级预防：即婚前预防。鱼鳞病属于遗传病，应避免近亲结婚。②二级预防：即出生前预防。对有家族史的患者家庭实施产前基因诊断，降低患者出生的再发风险。③三级预防：即症状前预防。通过新生儿筛查，在患者出现症状前早期诊断和早期治疗，避免发生智力残疾，提高生存质量。

（耿松梅 党 阳）

xúnchángxíng yúlínbìng

寻常型鱼鳞病（ichthyosis vulgaris） 鱼鳞病的一种。又称单纯性鱼鳞病、常染色体显性遗传性鱼鳞病、干皮病和光泽鱼鳞病。是最常见的角化性疾病，发病率

为4‰~10‰。最显著的表现为脱屑，其他相关表现包括掌纹增多、毛周角化病和特应性皮炎等。其中37%~50%的患者患有特应性疾病，10%~15%的特应性皮炎具有寻常型鱼鳞病的典型特征。

病因和发病机制 该病为具有不全外显率的常染色体显性遗传，是因丝聚蛋白（FLG）基因（1q21.3）突变导致基因功能缺失引起（轻型患者伴杂合的FLG突变，重者伴有纯合的FLG突变）。丝聚蛋白原是角质透明颗粒主要成分，在角质形成细胞的分化上移过程中被分解为丝聚蛋白多肽，参与角质细胞包膜即表皮屏障的形成，最终分解为保水氨基酸（组氨酸居多）形成皮肤的天然保湿剂。因此丝聚蛋白的缺乏造成表皮屏障功能缺陷、经皮水分丢失增加等结局，进而引起一系列相关疾病。

临床表现 出生时症状不显著，出生后几个月四肢伸侧出现细小黏着性鳞屑，屈侧一般不受累，小腿则多见褐色多角形鳞屑紧贴皮肤，边缘轻度游离，有时鳞屑间可出现网状的白色沟纹；重者躯干及四肢屈侧、头面部、掌跖部位亦累及；腋下及臀裂一般不累及。本病严重程度除与丝聚蛋白是否完全缺失有关外，还与季节和气候有关，夏季及湿度大时皮损减轻，青春期后油脂分泌增加皮损亦有所改善。患儿可伴有特应性疾病，如特应性皮炎、过敏性鼻炎和哮喘等，可伴有不同程度瘙痒。

诊断和鉴别诊断 该病常见的表型相较于其他类型鱼鳞病较轻，有时干性皮肤与轻度寻常型鱼鳞病之间也难以区别；对于男性患者应与X连锁鱼鳞病鉴别，除家系的遗传方式外，后者屈侧

皮肤及躯干累及较多，且皮损颜色更黑、鳞屑更大。

治疗原则 该病治疗主要依靠润肤剂、保湿剂等来减少皮损、缓解瘙痒、干燥不适感，含有神经酰胺、尿素、水杨酸的外用制剂有一定效果，一般不推荐系统使用视黄酸类药物。

预防 ①一级预防：即婚前预防。有家族史的夫妻可进行基因突变分析，应避免近亲结婚。②二级预防：即出生前预防。对已寻常型鱼鳞病患儿的家庭实施产前基因诊断，降低患者出生的再发风险。③三级预防：即症状前预防。缓解症状、防止伤残和促进功能恢复，提高生存质量，延长寿命。

（耿松梅 党 阳）

háozhūzhuàng yúlínbìng

豪猪状鱼鳞病（ichthyosis hystrix） 以刺状角化过度性鳞屑为特征的一组常染色体显性遗传病。又称豪猪样人、系统性疣状痣。该病严格意义上来说是一种症状而非某一种疾病。它是对一组以皮肤大量角化过度为特点疾病的描述性名称，表现为皮损增厚、角化显著，呈疣状外观或突起的豪猪突刺。表皮松解性鱼鳞病（EI）患者常出现上述临床症状，也见于一些遗传异质性的疾病，包括疣状表皮松解性痣、豪猪状鱼鳞病伴耳聋综合征等。

病因和发病机制 EI由编码角蛋白1（KRT1）和10（KRT10）的基因杂合突变所致，角蛋白1、10在表皮的颗粒层和基底层上部表达，突变影响角蛋白排列、寡聚化和角蛋白丝装配异常，对细胞骨架、表皮机械强度和细胞完整性形成损害，引起细胞溶解、水疱形成；库尔特－麦克林（Curth-Macklin）豪猪状鱼鳞病也

发现了 *KRT1* 基因的杂合突变，与 EI 不同的是，其为小的核苷酸缺失及插入导致的移码突变，也无角蛋白聚集及表皮松解的表现；豪猪状鱼鳞病伴耳聋综合征是角膜炎-鱼鳞病-耳聋（KID）综合征的变异型，多由 *GJB2* 基因突变引起。

临床表现 皮肤大量角化过度，呈豪猪刺突样疣状外观，根据临床疾病的不同又各有差异。EI 患者出生时皮肤脆性、水疱、红皮病症状较重，而随着年龄增长角化过度逐渐显著，屈侧皮肤沿皮纹的隆起以及伸侧皮肤过度角化形成的鹅卵石样外观，不同患者临床表现差异很大。*KRT1* 突变通常伴有严重的掌跖角化，而 *KRT10* 突变则不伴掌跖受累，因后者在掌跖部位表达较少。库尔特-麦克林豪猪状鱼鳞病角化过度的皮损表现与 EI 相似，但无水疱形成。

诊断和鉴别诊断 临床表现类似的该组疾病均需进行鉴别诊断。新生儿期 EI 可通过大疱、糜烂等表现与非大疱性先天性鱼鳞病鉴别；组织病理学检查、细菌培养则可与其他新生儿水疱、大疱及糜烂性疾病鉴别。出现疣状外观可通过临床及病理学检查明确水疱的有无，以此与库尔特-麦克林豪猪状鱼鳞病鉴别。必要时应行基因检测。

治疗原则 对症治疗，缓解症状、防止伤残和促进功能恢复，提高生存质量，延长寿命。

预防 ①一级预防：即婚前预防。有家族史的夫妻可行致病基因 *KRT1* 和 *KRT10* 突变分析，避免近期结婚。②二级预防：即出生前预防。对已生育患儿的家庭实施产前基因诊断，降低患者出生的再发风险。③三级预防：即症状前预防。缓解症状、防止伤残和促进功能恢复，提高生存质量，延长寿命。

（耿松梅 党阳）

chǒujuéyàng yúlínbìng

丑角样鱼鳞病（harlequin ichthyosis，HI） 常染色体隐性遗传的片层状鱼鳞病。又称花斑胎、花斑儿、先天性高起性鱼鳞病。由 ABC 转运体基因 *ABCA12* 发生双等位基因突变所致。按现行分类系统，HI 与 LI-CIE 病谱〔片层状鱼鳞病（LI）、先天性鱼鳞病样红皮病（CIE）〕归为非综合征的常染色体隐性先天性鱼鳞病（ARCI）。该病是 ARCI 中最严重的一型，患儿出生时全身包裹厚层棕黄色板状鳞屑，伴有深在皲裂、渗血渗液，伴有严重睑外翻、唇外翻及耳部畸形，多数预后较差，常有早产、死产，或因败血症、呼吸衰竭及体液丢失死亡，幸存者多发展为严重的 CIE 样表型。

病因和发病机制 致病基因 *ABCA12* 位于染色体 2q35，编码蛋白 ABCA12（与脂质转运相关的细胞膜转运蛋白），其发生双等位基因功能失去性突变引发该病。携带这种突变的胎儿表皮角质形成细胞内的脂质分泌有缺陷，导致皮肤脂质屏障丧失（ABCA12 可将神经酰胺及脂质转运至板层小体，因此患者的板层小体形成不良，同时因阻碍了脂质双分子层的形成导致角化过度及屏障渗透功能的严重破坏）。基因缺失突变常与严重的 HI 有关，而错义突变则导致与 CIE-LI 重叠的较轻表型。

临床表现 患儿出生时全身覆有铠甲样皮肤，角质层极度增厚，患儿被包裹其中活动受限、空气流通受阻；出生不久可见裂纹，进而出现深在皲裂而导致包膜分离，变为黏着性厚层鳞片。皮肤屏障功能丧失，热量聚积及经皮水分丢失引起脱水、电解质紊乱、皮肤感染以及体温异常。

其他相对特征性的表现有：因皮肤紧张导致的睑外翻、唇外翻、O 形嘴和耳畸形等。紧绷的面部皮肤及手足四肢导致患儿无法有效吮吸并限制其活动。

诊断和鉴别诊断 该病患儿出生时的临床表现特异性较高，需鉴别的火棉胶婴儿睑外翻、唇外翻等相对轻且没有其他器官系统的畸形，病死率相较而言更轻；幸存患儿在儿童期及成年后的临床表现与重型 CIE 重叠。

治疗原则 该病致死率很高，幸存患儿需长期的多学科综合治疗管理。新生儿期需要重症监护，同时要保证充足营养、处理体温异常、纠正电解质紊乱、预防处理其他系统异常、继发感染及败血症等；系统性使用视黄酸类药物可使鳞片脱落、改善睑外翻等。

预防 ①一级预防：即婚前预防。有家族史的夫妻可进行基因突变分析，应避免近亲结婚。②二级预防：即出生前预防。对已生育患儿的家庭实施产前基因诊断，妊娠 17 周时在超声引导下获得羊水细胞，提取胎儿 DNA，检测有无 *ABCA12* 突变，以降低患者出生的再发风险。③三级预防：即症状前预防。HI 病死率较高，多半在未出生之前即成为死胎。

（耿松梅 党阳）

Shěgélún-Lāsōng zōnghézhèng

舍格伦-拉松综合征（Sjogren-Larsson syndrome，SLS） 表现为先天性鱼鳞病、渐进性双侧或四肢瘫痪、智力发育不全的三联征的常染色体隐性遗传病。又称鱼鳞癣样红皮病。1957 年被首次描述，全球发病率不到 1/10 万，瑞典北部发病率最高，中国尚无流行病学数据。

病因和发病机制 该病由 *ALDH3A2* 基因突变导致脂肪醛脱氢酶（FALDH）缺乏引起，该基因定位于染色体 17p11.2。FALDH 催化长链脂肪醛（16-18 碳直链脂肪醇和乙醚甘油酯代谢物），经过 NAD 依赖性氧化而生成脂肪酸，对表皮中脂质合成及脑部磷脂乙醚、神经鞘脂乙醚的代谢都十分重要。*ALDH3A2* 突变致 FALDH 缺陷，引起细胞膜完整性的改变，影响皮肤、眼和中枢神经系统。此外，FALDH 可降解白三烯 B_4，其缺乏使白三烯 B_4 累积，因此患者有瘙痒症状。

临床表现 出生即表现出不同程度的红皮病和鱼鳞病表现，婴儿期后红皮病表现逐渐颜色变暗，角化过度和鳞屑的表现更加显著。

皮肤表现 鱼鳞病表现多样，鳞屑可从细小白色鳞屑至较大盘状鳞屑，或仅有角化过度而几乎无鳞屑。好发于下腹、颈和大关节屈侧。约 70% 患者出现掌跖角化。屈侧皮纹苔藓样改变明显。相较于其他鱼鳞病，SLS 伴有持续性瘙痒，可见明显抓痕。

眼部表现 眼底可见中心凹陷性白色小点，为青少年黄斑营养不良表现，是具有诊断意义的特征性表现。

中枢神经系统表现 神经运动系统发育迟缓，出生后 1 年左右显现，包括运动发育停滞、步态异常、锥体束征、痉挛，下肢较上肢严重。常伴有语言和智力障碍，可出现癫痫。患者中多数通过磁共振成像检查发现脑部白质病变。

其他表现 角膜浅层病变、畏光、牙和/或骨发育不良、眼距增宽等。

诊断 基因检测是诊断该病的首选方法；产前检查可通过绒膜绒毛标本或羊膜穿刺术进行。先天性鱼鳞病合并痉挛、视网膜白斑是 SLS 的诊断要点。

鉴别诊断 患者通常无睑外翻、唇外翻及脱发，可与轻型先天性鱼鳞病样红皮病（CIE）及片层状鱼鳞病相鉴别。

治疗原则 主要为对症治疗，同时需联合多学科协作，包括皮肤科、神经科、眼科和整形外科。角质溶解剂及维生素 D 外用制剂可减少角化及鳞屑，5-脂氧化酶抑制剂可阻止白三烯 B_4 的合成减少瘙痒；神经系统症状使用抗惊厥药物治疗癫痫发作；活动受限可依靠适当的外科干预；少脂饮食有一定治疗作用。

预防 ①一级预防：即婚前预防。该病属于常染色体隐性遗传，应避免近亲结婚，有家族史的家庭成员需要进行遗传咨询。②二级预防：即出生前预防。对已生育患儿的家庭实施产前基因诊断，降低患者出生的再发风险。③三级预防：即症状前预防。缓解症状、防止伤残和促进功能恢复，提高生存质量，延长寿命。

（耿松梅 党 阳）

yínxièbìng

银屑病（psoriasis，PSORS）

在多种诱发因素如外伤、感染或药物等刺激下，由多基因缺陷导致的疾病。是一种常见且易复发的慢性炎症性疾病。中国的发病率约 1.2‰，男性高于女性，北方高于南方，城市高于农村，冬重夏轻，且发病率、患病率逐年增高。多基因遗传背景下，多种因素可诱发易感个体的发病，如感染、外伤以及药物等。特征性的临床表现为局限或泛发的边界清楚的红色斑块，上覆云母状白色鳞屑。

病因和发病机制 该病诱发因素包括外伤、感染、精神紧张、药物、饮酒、吸烟以及肥胖等。发病机制尚未完全清楚。遗传易感性是关键因素，特别是早期发病的个体（40 岁以下），约 40% 的患者有家族史。此外，同卵双生子比二卵双生子患病率高。全基因组扫描已经确定了 60 多个易感位点，其中许多位点包含参与免疫系统调节的基因。在染色体 6p、17q、4q、1q、3q、19p、1p 上的易感基因位点被收录入人类在线孟德尔遗传数据库（OMIM），命名为 *PSORS1~PSORS7*，其中染色体 6p21（HLA-C）的 *PSORS1* 位点是最重要的易感基因位点。

免疫病理机制：银屑病被认为是多种 T 细胞亚群之间相互作用的结果。①抗原刺激促进皮肤中浆细胞样树突状细胞（pDC）和其他先天免疫细胞的激活。②干扰素和其他由先天免疫细胞产生的炎症因子增加皮肤中各种骨髓树突状细胞（mDC）的活化和迁移。③T 细胞被 mDC 产生的细胞因子（特别是 IL-23）吸引，分化和激活。④激活 T 细胞产生细胞因子，其中最重要的是 IL-17A，与其他细胞因子协同作用以刺激角质形成细胞增殖、AMP 和细胞因子的产生。⑤免疫细胞和角质形成细胞以正反馈通路加剧持续炎症过程。

临床表现 根据临床特征分为寻常型、脓疱型、关节病型和红皮病型。

寻常型银屑病 临床最多见，起初为粟粒至绿豆大小红色炎性丘疹，后可逐渐扩大或融合为暗红色斑块，界清。典型皮损 3 个表现分别为蜡滴现象、薄膜现象和点状出血［奥斯皮茨（Auspitz）征］。根据部位又分为头皮、掌跖、甲银屑病等。

脓疱型银屑病 相对少见，占银屑病的 0.77%，分为泛发性及掌跖脓疱病型。

关节病型银屑病 约占银屑病的 1%，可同时发生于大小关节，亦可见于脊柱，但以手、腕、足等小关节为多见，尤其是指/趾末端关节。症状类似类风湿关节炎，X 线检查示受累关节边缘有轻度肥大性改变，无普遍脱钙，部分病例 X 线片呈类风湿关节炎改变，但类风湿因子阴性。

红皮病型银屑病 约占银屑病的 1%，该型较严重，多累及成人，儿童少见，常因斑块型银屑病患者受到某些刺激因素（如刺激性较强或不适当的药物）引起，部分患者因系统使用糖皮质激素后突然停药导致，少部分由寻常型、脓疱型自行演变而来。起初在原皮损部位出现潮红、迅速扩大，最后全身皮肤呈弥漫性红色或暗红色，表面有麸皮状鳞屑不断脱落，间有小片正常皮岛。

诊断 根据临床表现、皮疹特点及好发部位、发病与季节关系以及组织病理学检查等进行诊断。

鉴别诊断 需与脂溢性皮炎、玫瑰糠疹、扁平苔藓、毛发红糠疹、副银屑病、慢性湿疹、甲癣、掌跖脓疱病、连续性肢端皮炎、类风湿关节炎以及其他原因引起的红皮病相鉴别。

治疗原则 遵循正规、安全、个体化原则。局部治疗药物包括糖皮质激素、维生素 D_3 衍生物、蒽林、视黄酸类和水杨酸等；光（化学）疗法与系统性用药：UVB/UVA、甲氨蝶呤、环孢素、视黄酸类药物和靶向免疫调节剂（生物制剂）。生物制剂在中国已广泛使用，主要用于治疗关节病型银屑病以及中重度银屑病，其中两个重要靶点是针对 T 细胞活化释放的细胞因子（TNF-α、IL-12/23 和 IL-17）。大部分患者接受生物制剂治疗的疗效确切，但需注意其禁忌证以及使用前后相关指标的监控。

预防 ①一级预防：即婚前预防。银屑病属于多基因遗传病，有家族史的家庭成员需要进行遗传咨询。②二级预防：即出生前预防。对已生育银屑病患者的家庭实施产前基因诊断，降低患者出生的再发风险。③三级预防：即症状前预防。在患者出现症状前早期诊断和早期治疗，避免发生严重皮肤及骨关节等系统的损害。

（耿松梅 党 阳）

fànfāxìng nóngpàoxíng yínxièbìng

泛发性脓疱型银屑病（generalized pustular psoriasis，GPP）

一种少见而严重的银屑病特殊亚型，为遗传和环境共同诱发的自身炎症性疾病。临床表现为大片红斑基础上密集的针尖至粟粒大小的无菌性小脓疱，部分融合成脓湖，脓疱干涸后结痂，成批反复发作并伴高热，严重者可危及生命。可以发生于任何年龄和种族，好发于 40 岁以上人群，女性多见。日本发病率约为 0.75/10 万，法国为 0.18/10 万，约占所有银屑病的 1%。若不及时治疗，病死率达 2%~16%。

病因和发病机制 主要有环境因素和遗传因素。

环境因素 常见诱发因素包括感染（特别是尿路感染）、妊娠、月经、低钙血症和药物，以及过度使用刺激性外用制剂，如煤焦油。其中最常见的诱发因素是全身糖皮质激素的停用。其他引起该病的药物包括但不限于锂、黄体酮、苯丁酮、抗疟药、氟西汀、乌司奴单抗、英夫利昔单抗、阿达木单抗和阿普司特。

遗传因素 该病由染色体 2q14 上 IL36RN 基因的纯合突变或复合杂合突变引起。基因突变导致 IL-36 信号上调，IL-36Ra 不能拮抗和限制 IL-36 的促炎作用。上调的 IL-36 信号通过与 IL-36 受体结合，进一步激活下游的炎症因子 NF-κB 以及 MAPK 通路，进而导致趋化因子/细胞因子 IL-36、IL-1、IL-8、CXCL1、CXCL2、CXCL8、CXCL20 和 CCL3 从角质形成细胞中分泌，激活中性粒细胞、T 细胞和树突状细胞，最终引起表皮中性粒细胞和单核细胞浸润，形成脓疱（图 1）。此外，CARD14 功能获得性突变和 AP1S3 功能失去性突变还可激活 NF-κB 通路，参与炎症反应的过程，这些基因分别定位于染色体 17q25.3、2q36.1。CARD14 突变包括 p. Arg10X、p. Arg10ArgfsX1、p. Leu21Pro、p. Leu27Pro、p. His32Arg、p. Lys35Arg、p. Arg48Trp、p. Pro76Leu、p. Glu 94X、p. Arg102Gln、p. Arg 102Trp、p. Glu112Lys、p. Ser113 Leu、p. Thr123Arg、p. Thr123 Met 和 p. Gly141MefsX29。此外，欧洲血统的患者中发现了两个 AP1S3 原始突变（c. 11T > G［p. Phe4Cys］和 c. 97C>T［p. Arg33Trp］），但在亚洲患者中未发现。

临床表现 包括皮肤黏膜损害以及皮肤以外损害。皮肤损害

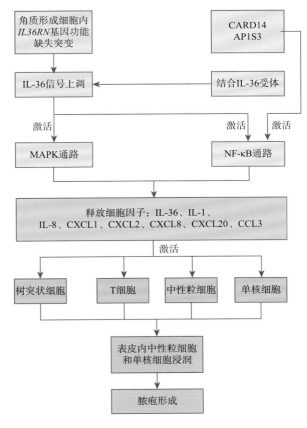

图 1 泛发性脓疱型银屑病的发病机制

表现为大片红斑基础上密集的针头至粟粒大小的无菌性小脓疱，部分可融合成脓湖，脓疱干涸后结痂（图 2）。皮肤症状包括疼痛、灼热和瘙痒等。黏膜损害主要累及舌、眼、唇，出现地图舌、

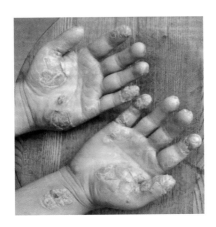

图 2 脓疱型银屑病皮损

舌裂隙、葡萄膜炎、结膜炎、虹膜炎和唇炎等。皮肤以外损害包括指甲异常、关节痛、黄疸和下肢水肿。全身症状可有发热、乏力、不适等。并且可出现并发症，如肝肾功能损害、贫血、继发细菌感染等。

诊断 尚缺乏诊断的标准化国际指南。根据日本的指南，该病的诊断依据是：①反复出现全身症状，如发热和乏力。②广泛的潮红伴随着多个可合并形成脓湖的无菌脓肿的暴发。③科戈伊（Kogoj）海绵状微脓肿的存在。

欧洲罕见和重度银屑病专家网络（ERASPEN）对泛发性脓疱型银屑病的共识定义如下：①主要临床表现：非肢端皮肤上肉眼可见的无菌原发性脓疱疹（不包括仅限于牛皮癣斑块的脓疱疹）。②次要临床表现：伴或不伴有全身症状；伴或不伴有寻常型银屑病；复发（>1 次）或持续（>3 个月）。

依据以上临床表现以及下列的实验室检查，可以确诊。①临床评估：出现广泛的红斑、无菌性脓疱，伴或不伴有全身症状；斑块型银屑病史可能有助于 GPP 的诊断，但部分 GPP 患者无斑块型。②实验室检查：全血细胞计数异常（白细胞增多、淋巴细胞

减少）；红细胞沉降率加快、C 反应蛋白升高、血浆免疫球蛋白（IgG 或 IgA）升高；脓疱和血样本菌培养阴性；氢氧化钾试验排除其他引起结痂和脓疱病的原因，如全身体癣和播散性念珠菌病；皮肤活检病理学特征为科戈伊海绵状微脓肿、角化不全、棘层肥厚和角化过度。

鉴别诊断 需与急性泛发性发疹性脓疱病（AGEP）、IgA 型天疱疮、角膜下脓疱性皮肤病、落叶型天疱疮和红皮病型银屑病相鉴别。根据皮损特点、组织病理特征、血清学试验等进行鉴别。

治疗原则 尚无公认的 GPP 治疗指南，往往遵循斑块型银屑病的治疗方法。治疗目标应侧重于预防新的病情或疾病恶化，以及治疗并发症，如高血压、糖尿病、高脂血症、缺血性心脏病、骨关节炎和胆管炎，最终目标是改善患者的生活质量。

治疗方案包括非生物疗法、生物疗法及对症支持治疗。非生物疗法包括经典药物甲氨蝶呤、环孢素、视黄酸、麦考酚酯霉酚酸酯、羟基脲、他克莫司、秋水仙素以及阿普斯特等。生物疗法是采用生物制剂治疗，只在有限的几个国家被批准用于 GPP 的治疗（表 1）。

预防 ①一级预防：即婚前预防。该病部分属于常染色体隐性遗传，应避免近亲结婚。②二级预防：即出生前预防。对已生育患儿的家庭实施产前基因诊断，降低患儿出生的再发风险。③三级预防：即症状前预防。应避免疾病的诱发因素，合理饮食、注意营养，养成良好生活习惯等。

（林志森）

表1　GPP 治疗的生物制剂

类型	药物	靶点	*IL36RN* 基因突变
TNF-α 抑制剂			
	依那西普	TNF-α	c. 80T>C
	英夫利昔单抗	TNF-α	c. 115+6T>C
	阿达木单抗	TNF-α	N/A
IL-17 抑制剂			
	伊西贝单抗	IL-17A	N/A
	苏金单抗	IL-17A	c. 115+6T>C
	柏大鲁单抗	IL-17R	N/A
IL-23 抑制剂	乌司奴单抗	IL-12/23 p40	c. 227C>T
IL-1R 拮抗剂	阿那白滞素	IL-1R	c. 142C>T, C. 338C>T
IL-1β 拮抗剂			
	吉伏组单抗	IL-1β	N/A
	卡那单抗	IL-1β	N/A
IL-36R 拮抗剂	司柏索利单抗（BI655130）	IL-36R	c. 80T>C, c. 115+6T>C

zhìlì dīxià bàn yínxièbìng

智力低下伴银屑病（mental retardation and psoriasis）

特征为智力障碍、癫痫发作和银屑病的遗传性疾病。又称特拉内加格-什韦加德综合征（Tranebjaerg-Svejgaard syndrome）、X 连锁智力障碍-癫痫发作-银屑病。此外，轻度颅面畸形，肩距增宽、鼻梁宽、鼻孔前倾、口大、腭弓形高度拱起和耳肥大也与此相关。发病率不足 1/100 万。

病因和发病机制　该病的遗传原因尚不清楚，被认为是以 X 连锁隐性方式遗传。1988 年，特拉内加格报道该病在一个家系中

累及 4 位男性表亲（表 1），此后无进一步相关报道。4 例患者处于同一个家系且均为男性，2 名男性中只有 1 名存在银屑病相关抗原 HLA-B13 和 HLA-Cw6，1 例患者的皮肤病病情较轻且发病较晚（11 岁）。考虑到银屑病从未被报道为 X 连锁隐性遗传，且该家族的银屑病无一例外与智力低下有关，表明该家族存在以前未描述的 X 连锁隐性智力低下/银屑病综合征。皮肤活检的超微结构显示，寻常型银屑病和家族性银屑病之间存在细微差别。遗传学研究未能发现明确的致病基因。

临床表现　该病好发于婴儿期、新生儿期，主要表现有智力障碍、癫痫发作、银屑病皮损，以及出现生理异常。

智力障碍　表现为低张性双瘫、精神运动发育明显延迟、智力低下以及无法进行正常的语言交流等。

癫痫发作　发生时间较早，多于 2 岁以前发病。需长期服用抗癫痫药物。

银屑病皮损　包括皮癣斑块，表面附有鳞屑，皮肤干燥、粗糙、厚实、角化过度伴抓痕、结痂，皮损可局限或泛发全身，累及全身时可类似于红皮病型银屑病。常见累及部位包括头皮、面部、肘部、腋窝、腘窝、膝盖、外生殖器和掌跖部位等。

生理异常　包括低眼压、关节高度伸展、弯腰姿势，共济失调步态，手指痉挛、隐睾症或睾丸较大、骨龄发育迟滞。面部有明显的前额突出、前额发际线上翘、宽鼻梁、前倾的鼻孔、前倾的嘴唇、大口畸形、斜视、高度弓形的上腭、舌大和耳大外翻等。

诊断　主要根据家族史、临床表现和组织病理学检查进行诊断。皮肤活检显示为银屑病，无血管炎或嗜酸性粒细胞增多。

鉴别诊断　①舍格伦-拉松（Sjogren-Larsson）综合征：常染色体隐性遗传病，临床表现智力低下、痉挛性截瘫、鱼鳞病和视网膜色素沉着。②内瑟顿（Netherton）综合征：常染色体隐性遗传病，包括竹节状毛发、迂回状鱼鳞病和特应性皮炎等表现。

治疗原则　缺乏针对性治疗标准，主要是对症支持治疗，治疗药物主要用于控制癫痫发作，减轻银屑病皮损，改善生活质量。

减轻银屑病皮损的治疗参照银屑病的治疗方法，包括外用保

表1　4 例患者出现症状的时间

项目	患者 1	患者 2	患者 3	患者 4
性别	男	男	男	男
年龄	32 岁	死时 26 岁	37 岁	死时 8 岁
智力障碍	+	+	+	+
癫痫首发时间	2 岁	5 岁	8 个月	1.5 岁
皮损首发时间	8 岁	3 个月	11 岁	2 周
活检证实银屑病	+	+	-	-

湿剂、糖皮质激素霜剂、视黄酸类药物、维生素 D₃ 衍生物、钙调磷酸酶抑制剂以及各种角质促成剂等。系统药物治疗包括免疫抑制剂、视黄酸类药物，感染明显时可用抗生素。还包括生物制剂（抗 TNF-α、抗 IL-12/23、抗 IL-17A 等）治疗和物理治疗（光化学疗法、308 准分子激光等）。

大多数癫痫患者接受单一抗癫痫药物治疗（单药治疗），英国国家卫生与临床优化研究所（NICE）针对成人和儿童的现行指南推荐，卡马西平或拉莫三嗪作为局灶性癫痫发作的一线治疗，丙戊酸钠作为全身性癫痫发作的一线治疗。此外还有奥卡西平，托吡酯，加巴喷丁、唑尼沙胺和拉科酰胺等较新的药物治疗。

预防 该病致病基因尚不明确，一级及二级预防无法实现。三级预防：即症状前预防。通过新生儿筛查，在患者出现症状前早期诊断和早期治疗。

（林志森）

hànkǒng jiǎohuàbìng

汗孔角化病（porokeratosis，PK）

常染色体显性遗传性角化不全性皮肤病。该病存在不完全外显，多数病例由新生突变引起。可发生在任何年龄，多见于成年人，男女发病率相似。临床有 6 种类型：经典米贝利（Mibelli）型、浅表播散型、光化性浅表播散型、线状型、掌跖点状型和掌跖播散型（表 1）。

病因和发病机制 病因包括诱发因素和遗传因素。诱发因素包括紫外线暴露（阳光、人工紫外线）、放射性射线、免疫抑制、创伤、病毒感染、肾移植和骨髓移植等，均可能诱发或加重 PK。PK 的大多数类型呈常染色体显性遗传，故遗传因素为主导因素，

其中甲羟戊酸途径与 PK 的发病有着密切的关系。

甲羟戊酸途径是细胞生长和分化、基因表达、细胞骨架组装和细胞内信号转导翻译蛋白后修饰的重要途径。是以乙酰辅酶 A 为原料合成异戊二烯焦磷酸和二甲烯丙基焦磷酸的一条代谢途径（图 1），存在于所有高等真核生物和很多病毒中。该途径的产物可以看作是活化的异戊二烯单位，是类固醇、类萜等生物分子的合成前体。胆固醇是甲羟戊酸途径的最终产物之一，是角质层细胞外基质的关键成分，在提供和维持皮肤屏障功能中起着重要作用。人体内的甲羟戊酸途径中需一系列的酶参与：甲羟戊酸激酶（MVK）、焦磷酸甲羟戊酸脱羧酶（MVD）、磷酸甲羟戊酸激酶（PMVK）、法尼基焦磷酸合成酶（FDPS），其编码基因 *MVK*、*PMVK*、*MVD* 和 *FDPS* 分别定位于 12q24.11、1q21.3、16q24.2 和 1q22。任一基因发生突变都可导致相关酶的活性缺失或不足，使甲羟戊酸途径紊乱，胆固醇缺乏，进而导致角质形成细胞对刺激细

胞凋亡的敏感性增加，引起发病。

临床表现 皮损表现为角化型丘疹或斑块，其边缘常隆起成环状，中央皮肤轻度萎缩。根据皮损的数量、大小、分布，临床分型如下。

经典米贝利型 PK 最经典的临床亚型，较少见，进展缓慢。常在儿童期发病，有家族遗传史尤甚。皮损为单个或少量环形斑块，中央萎缩，边缘角化隆起呈嵴状，斑块直径可在数年内膨胀至 20cm。病变通常累及四肢，单侧分布，身体其他部位（如手掌、足底、唇、生殖器或黏膜等）也可受累。一般无自觉症状，皮肤褶皱处偶有瘙痒。

浅表播散型 较多见，该型早期常累及躯干，生殖器及掌跖部，皮损为红斑或色素性角化丘疹，中央萎缩，而后皮损逐渐扩大，呈表浅环状。

光化性浅表播散型 最常见的一种亚型，因发病与日光照射相关，故皮损主要位于四肢、肩部和背部的伸肌表面等光暴露部位，仅 15% 的患者累及面部。大部分患者在夏季日光或人工光

表 1 汗孔角化病的 OMIM 分型及致病基因

OMIM 分型（编号）	临床表型	遗传方式	基因	基因定位
POROK1（175800）	多类型	AD	*PMVK*	1q21.3
POROK2（175850）	掌跖播散型	AD	?	12q24.1-q24.2
POROK3（175900）	多类型	AD	*MVK*	12q24.11
POROK4（607728）	光化性浅表播散型	?	?	15q25.1-q26.1
POROK5（612293）	光化性浅表播散型	?	?	1p31.3-p31.1
POROK6（612353）	多类型（浅表播散型/线状型）	AD	?	18q11.3
PORK7（614714）	多类型	AD	*MVD*	16q24.2
PORK8（616063）	光化性浅表播散型	AD	*SLC17A9*	20q13.33
PORK9（616631）	多类型（浅表播散型/光化性浅表播散型）	AD	*FDPS*	1q22

注：数据来源于人类在线孟德尔遗传数据库（OMIM）；AD. 常染色体显性；? . 表示目前未知。

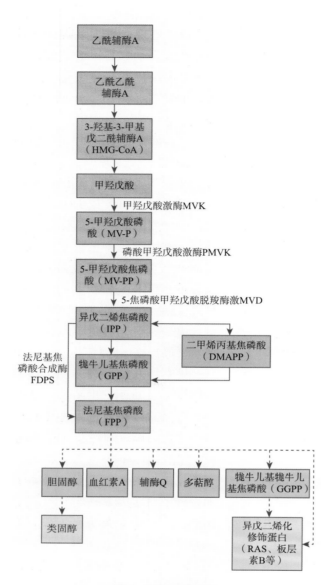

图 1 甲羟戊酸途径

（UVA/UVB）照射后皮损加重，30～40 岁女性为好发人群。浅表播散型好发年龄较光化性浅表播散型提前 5～10 年，两型中约 1/3 的患者有瘙痒或刺痛。

线状型 相对罕见，常为先天性疾病，但在成人和老年人中也可见。皮损沿布拉什科（Blaschko）线呈簇状或线状排列于肢体或躯干，表现为离心性扩大的角化过度性丘疹，中央出现色素沉着，色素脱失或仅为红斑。皮损分布形式有两种：①多数情况为单侧分布，多见于肢体远端，

若累及四肢可同时出现甲损害，指端畸形。②少数情况下皮损多发，累及肢体多处，躯干可受累，呈带状疱疹样分布。

掌跖点状型 多成年发病，皮损为局限于掌跖部位的粟粒样大小的角化斑点，边缘稍隆起，触之柔软。

掌跖播散型 少见，通常 20 岁左右发病，男性发病率是女性的两倍。皮损初发于掌跖部位，随后可累及全身各处如四肢，躯干，口腔黏膜等。皮损累及全身各处，表现均一，较 PP 略厚。该型可为散发性或遗传性，以常染色体显性方式传递。

除上述经典分型外，尚有其他特殊类型，如脓疱型、皱褶部位反转型（疣状）、局限于生殖器型、大疱型、结节性痒疹样、光化性面部型、脂溢性角化型、面部毛囊型和汗孔角化瘤等。不同的汗孔角化病变异型可同时出现于同一患者或同一家系的不同患者中。

PK 是一种癌前病变，可以发生恶性转化，有 6.9%～30% 的病例发展为皮肤癌，最常见的是鳞状细胞癌，基底细胞癌较少见。

诊断 根据角化病的既往病史（病程、家族史、日光照射后病变恶化和潜在免疫缺陷）和典型表现结合辅助检查可诊断。

组织病理学检查 是诊断该病的金标准，特征表现为角质样板层：角质层内角化不全的角质细胞的垂直堆积。光镜下可见表皮充满角蛋白并呈向下凹陷、延伸，中央可见角化不全柱，即为特征性病理表现——鸡眼样板。角化不全柱的底部可见表皮细胞排列不规则，其胞核固缩，核周水肿。颗粒层缺失发生在角化不全柱升起的部位，而周围部位的颗粒层镜下观察正常。

皮肤镜 可见"双轨征"，即角质板层作为特征性皮肤镜表现，具有诊断价值。

CT 可见低折光的隆起，使皮损与周围正常组织界限清楚，低折光性结构内可见角化不全，与其病理特征高度吻合。

鉴别诊断 ①寻常疣：为角质增生，中央无萎缩，多单发、散发。②脂溢性角化病：多发生于 40 岁以后，好发于头皮、面部、躯干、上肢和手背等部位，但不累及掌、跖。早期为扁平丘疹或斑片，淡褐或深褐色，表面光滑；后逐渐增大隆起，表面可呈轻度乳头瘤样增生。病程缓慢，无自愈倾向。③扁平苔藓：皮损为扁平发亮的丘疹，表面覆蜡样薄膜鳞屑，粟粒至绿豆大，形或椭圆形，边界清楚，表面可见威克姆（Wickham）纹，多发生于四肢屈侧，自觉瘙痒。

此外，各型角化病还需与相应的疾病进行鉴别，如掌跖点状型 PK 应与基底细胞痣综合征、达里埃病、掌跖炎性苔藓和遗传性点状角化病相鉴别；疣状 PK 应与银屑病、肠病性肢端皮炎和

坏死性游走性红斑鉴别。

治疗原则 缺乏针对 PK 的治疗标准。治疗方法包括一般治疗、外用药及口服药物、物理、外科治疗等。

一般治疗 做好防护，避免阳光照射，使用保湿霜和定期检查恶性肿瘤是最重要的原则。

外用药物治疗 包括外用维生素 D_3 类似物、视黄酸、咪喹莫特、美丁酸吲哚酚、5-氟尿嘧啶、3%双氯芬酸凝胶、局部皮质类固醇和他克莫司，必要时进行斑秃素膏封闭治疗。

口服药物治疗 包括视黄酸类药物、皮质类固醇激素等。

物理治疗 CO_2 激光、冷冻和 CO_2 激光联合治疗、氨基乙酰丙酯-光动力疗法和 CO_2 激光疗法的联合应用、Q 开关红宝石激光、格伦茨射线治疗、光动力疗法、强脉冲光治疗和液氮冷冻治疗等。

外科治疗 包括磨皮术、完全切除、皮肤刀应用和超声波检查等。

预防 ①一级预防：即婚前预防。该病为常染色体显性遗传病，有家族史的家庭成员需要进行遗传咨询，避免近亲结婚。②二级预防：即出生前预防。对已生育患儿的家庭实施产前基因诊断，降低患者出生的再发风险。③三级预防：即症状前预防。通过新生儿筛查，在出现症状前早期诊断和早期治疗，避免患者发生严重皮肤损害。

（林志森）

biǎopí sōngjiěxíng zhǎngzhí jiǎohuàbìng

表皮松解型掌跖角化病（epidermolytic palmoplantar keratoderma，EPPK） 以弥漫性或局限性的掌跖皮肤增厚和角化过度为特征的常染色体显性遗传性皮肤病。又称弗纳型掌跖角化病。可能是最常见的遗传性掌跖角化病。1901 年，汉斯·弗纳（Hans Vörner）首先描述该病，发病率为 1.0/10 万 ~4.4/10 万，且无性别差异。

病因和发病机制 该病的发病与遗传因素、环境因素有关。

遗传因素 为该病的主要病因，由染色体 17q12 上的角蛋白 9 基因（*KRT9*）的杂合突变引起；还可由染色体 12q 上的角蛋白 1 基因（*KRT1*）突变引起。角蛋白、角质化包膜、内聚力、细胞间通信和跨膜信号转导蛋白等与 EPPK 发病有关。角蛋白为中间丝家族的重要成分，是表皮及毛发角质形成细胞的主要组成蛋白，也是多种细胞的骨架蛋白，可为上皮细胞提供结构支撑，是细胞分化的重要标志。角蛋白分子有两型：1 型有 28 种，2 型有 26 种，已报道至少有 54 种有功能的角蛋白分子，其中有 18 种角蛋白基因突变可引起各种疾病。

环境因素 该病与肥皂洗涤、职业接触某些物质及药物的使用有关，季节（秋冬）作为诱因可加重病情。指节垫表型为不完全外显，以遗传因素为基础，年龄因素及手部是否频繁劳作等环境因素可为诱发因素。指关节屈曲表型在患者中罕见，与指节垫表型相似，年龄及环境因素对其也有影响。

临床表现 患者在出生后数周到数月即可逐渐出现典型临床症状，并持续终生。轻度仅有掌跖的表皮粗糙，大部分患者表现为双侧掌跖部位弥漫性角质增厚、色黄，在增厚的表皮周边有明显的红斑（图 1）。患者手掌和足跖易皲裂，可伴疼痛感，症状严重时手指活动困难。此外，手背、足背、胫骨前、肘部和膝盖也可出现皮损，并持续终生。多数患者伴多汗、臭汗症状，某些还可伴随指节垫、断指或手指畸形等。除轻度瘙痒外无其他症状。

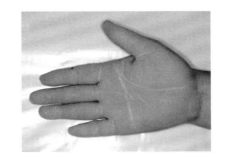

图 1 EPPK 患者临床表现

组织病理学特征是角化不全、表皮溶解性角化过度、角质形成细胞明显的核周空泡化及位于棘状上层的巨大角质透明颗粒。电镜下表现为异常的核周张力丝团块，并有较大且变形的角质透明蛋白颗粒。过度生长的病态表皮可能是皮肤稳定性降低的一种代偿，频繁用手、机械摩擦引起表皮过度生长。

诊断 根据家族史、临床表现，结合病理学、基因突变检测可确诊。

鉴别诊断 ①非表皮松解型掌跖角化病：临床上很难与 EPPK 区别，但病理学无表皮松解现象。②先天性大疱性鱼鳞病样红皮病：与 EPPK 在组织学有相似之处，但临床上差别大，常在出生 1 周内出现弥漫性红斑，伴水疱和大疱，一般数月后红斑消退，出现广泛鳞屑和局限性角化性疣状丘疹，尤以褶皱处明显，随年龄增长皮损有减轻倾向。③环状表皮松解性鱼鳞病：表皮松解性鱼鳞病的临床变体，罕见，特征是出生时表现为水疱，并且从婴儿早期开始在躯干和四肢出现环状多环红斑鳞屑，患者还会出现掌跖角化过度。④纳克索斯（Naxos）病：一种具有致心律失常性右心室发育不良/心肌病（ARVD/C）和皮肤表型的隐性遗传病，特征是特殊的羊毛状毛发和掌跖角化病。⑤先天性厚甲症：罕见的常染色体显性遗传病，主要表现为疼痛的掌跖角化病、指甲增厚、囊肿和口腔黏膜发白。通常是在出生后的前几年，出现局灶性或弥漫性掌跖角化病，并伴有潜在的水疱导致剧烈疼痛。在某些情况下，患者在童年后期才出现角化病。大约12岁时，多数患者有疼痛的足底角化病。⑥进行性对称性红斑角化病：固定的缓慢发展的红斑角化过度性斑块，有尖锐的图案形状的边界；可出现在面颊、肘膝部、四肢，罕见于躯干部；掌跖角化病常见。

治疗原则　对症治疗使症状得到改善。

局部治疗　①化学封包疗法：4%~6%水杨酸的凡士林每周塑料封包数夜，但不应大面积用于儿童，避免系统吸收引起的水杨酸中毒；10%的尿素每日数次，其效果优于10%的水杨酸，但此法不适用于婴幼儿。也可尝试 CO_2 激光疗法，但容易复发。分层皮片移植术也取得了长期疗效，对于皲裂严重的患者预防性应用抗真菌药物。

系统治疗　口服全反式视黄酸或阿维A酸可改善角化过度，但即便低剂量也会导致皮肤过度剥离和掌侧皮肤脆性增加（部分患者出现水疱和糜烂，有时需暂停治疗）。

预防　①一级预防：即婚前预防。该病属于常染色体显性遗

传病，KRT9基因杂合突变外显率为100%，生育患病子代的遗传风险高达50%，应避免近亲结婚。②二级预防：即出生前预防，对已生育患儿的家庭实施产前基因诊断，降低患者出生的再发风险。③三级预防：即症状前预防。通过新生儿筛查，在患者出现症状前早期诊断和早期治疗，进行必要的护理及饮食调节，以避免严重后果的发生。

（林志淼）

máofā hóngkāngzhěn

毛发红糠疹（pityriasis rubra pilaris，PRP）　病因不明的慢性炎性丘疹鳞屑性皮肤病。临床特征为毛囊角化性丘疹、橙红色鳞屑性斑块和掌跖角化，病情严重者可发展为脱屑性红皮病，伴有正常皮岛。发病率为2/10万~20/10万，男女发病无差异。其发病年龄存在两个高峰，第1个高峰在0~20岁，第2个高峰在40~60岁。家族性PRP绝大多数在出生时或1岁内发病，病情持续存在。80%的典型成人型PRP病情在3~5年自行缓解，而90%的典型幼年型PRP病情在1~2年自行缓解。

病因和发病机制　发病与多种因素有关，包括遗传因素、生化代谢、内分泌异常、免疫反应、感染和肿瘤等。

遗传因素　多数PRP为散发，少数为家族聚集发病。6.5%的患者具家族遗传史，以常染色体显性遗传为主，伴有不同的表现度和外显率降低，也可常染色体隐性遗传。少数由染色体17q25上CARD14基因的杂合突变引起。该突变通过调节NF-κB信号导致PRP，遵循常染色体显性遗传模式。CARD14基因与银屑病易感位点2（PSORS2）相关，家族性寻

常型银屑病中也有此突变。CARD14基因编码蛋白为含有半胱氨酸的天冬氨酸蛋白水解酶募集活性域家族成员14，是NF-κB信号的激活因子，在炎症反应中起重要作用。虽然NF-κB激活可能是炎症性疾病发病的常见机制，但在散发PRP病例中CARD14基因突变少见，可能存在另外的机制引起NF-κB信号通路的激活。

生化代谢和内分泌异常　维生素A缺乏和/或代谢异常的确切作用仍不清楚。患者血清维生素A水平通常正常。少数患者及其亲属中观察到维生素A载体蛋白血清视黄醇结合蛋白（RBP）较低，但多数研究显示PRP患者的RBP水平正常。此外，服用高剂量的维生素A并不总能缓解病情，可能存在某些抗原的异常免疫反应，干扰表皮类视黄醇信号通路并破坏角质形成细胞分化。

博来霉素水解酶是中性半胱氨酸蛋白酶，皮肤表面含量最高。PRP皮损中博来霉素水解酶、半胱氨酸蛋白酶、胱天蛋白酶14和钙蛋白酶Ⅰ表达比正常皮肤降低。PRP合并继发性甲状旁腺功能亢进，血清中甲状旁腺激素显著升高、血钙降低，伴IgA-κ型副球蛋白血症、贫血和红细胞沉降率增高。甲状旁腺激素升高可能由意义未明的单克隆免疫球蛋白病所致。PRP还可合并亚临床甲状腺功能减退，提示甲状腺激素缺乏可能与某些PRP发病有关。甲状腺激素缺乏可能抑制胡萝卜素转化为维生素A。

免疫反应　PRP与自身免疫病相关，包括甲状腺炎、关节炎、肌炎、重症肌无力和白癜风。免疫功能失调在PRP的发病中起作用。PRP可合并皮肌炎和弥漫性系统性硬化症。白云石可能诱发

异常免疫反应导致 PRP。白云石被朗格汉斯细胞吞噬后抗原提呈给淋巴细胞，释放淋巴因子，引起炎症反应。由光动力治疗诱发的 PRP，光动力治疗诱导 TNF-α、IL-1 和 IL-6 的产生与激发 PRP 有关。PRP 皮损部位的 TNF-α mRNA 显著升高于周围正常皮肤。

感染　在人类免疫缺陷病毒（HIV）感染者中，病毒和细菌感染对 PRP 病情发展有一定作用。在某些情况下，PRP 皮损可能是 HIV 疾病的最初表现。

细菌超抗原触发 PRP 的理论尚无结论性证据。有报道发现在青少年 PRP 患者中存在由金黄色葡萄球菌和化脓性链球菌引起的感染，患者使用抗生素治疗后皮损有所消退。其他感染诱因包括巨细胞病毒、爱泼斯坦-巴尔病毒、甲型肝炎病毒和水痘-带状疱疹病毒。

肿瘤　副肿瘤性 PRP 罕见，可见于实体器官和血液系统恶性肿瘤，如结肠癌等，存在血管紧张素转化酶抑制剂和黑色素瘤两种诱发因素。

其他因素　有报道儿童在 PRP 发病前，曾出现同形反应或创伤。但超过 10 年的大型病例系列未能证明 PRP 中的同形反应。多种药物可触发 PRP 样皮损的暴发，但这些药物大多局限于单独的病例报告。报告较多的两类药物是激酶抑制剂和抗丙型肝炎病毒药物。咪喹莫特也会引起 PRP。

临床表现　有多种表现，最主要的特点是在红斑的基础上伴有的毛囊角化过度，表现为粗糙的丘疹，尤其是在手指伸侧，像肉豆蔻的碎粒。这些毛囊角化性丘疹也可以在四肢和躯干见到。皮损可融合为大片的橙红色或红色的斑块，其间可有皮岛（即小

块的正常皮肤），有时伴有瘙痒，疾病可进展为红皮病。最常见的毛发红糠疹类型的典型特征是从头颈部起病，迅速向下发展。此外，患者手掌和足掌表现出黄到红色的蜡样的掌跖角化（皮肤角化、增厚）；头皮表现为覆盖着鳞屑的弥漫红斑，病情在几周内快速进展为红皮病。指甲表现为甲板增厚、颜色改变、甲下有碎片等。还可出现干眼、睑外翻、口腔内类似扁平苔藓的改变等（表 1）。

根据发病时间、形态学特征、临床病程和疾病预后等因素，格里菲斯（Griffiths）将毛发红糠疹分为 5 种类型，之后米拉莱斯（Miralles）提出了第 Ⅵ 型，即 HIV 相关型。

Ⅰ 型（典型成人型）　最常见的类型，约占总发病人数的 55%。成人发病，全身泛发。发病通常较急，从身体上半部分起病，尤其是头颈部。经过数周或数月，皮损向身体下部进展，累及躯干及四肢。典型的表现为橙红色的斑块合并毛囊角化性丘疹，内部可见皮岛。手、足掌的蜡样角化过度，指甲改变如增厚及颜色改变也较常见。还有部分患者出现睑外翻等表现。预后较好，约 80% 的患者能在 3 年内自发缓解。

Ⅱ 型（非典型成人型）　约占所有发病人数的 5%。成人发病，全身泛发。与 Ⅰ 型不同的是，Ⅱ 型没有明显的从头颈部发病向

下进展的过程，患者多伴粗糙和半层状的鳞屑，下肢常呈现出鱼鳞病样的鳞屑。还伴有掌跖角化，即手掌和足掌表现为粗糙、层状鳞屑样的角化。还可表现出脱发症状。该型通常呈慢性过程，病史可以超过 20 年，预后不如 Ⅰ 型，仅有 20% 的患者可在 3 年内痊愈。

Ⅲ 型（典型青少年型）　约占总发病人数的 10%。青少年发病，全身泛发。发病年龄在 5~10 岁，与 Ⅰ 型的临床表现类似。预后好，大多数的病损会在 1 年内自发消失。

Ⅳ 型（局限型青少年型）约占总发病人数的 25%。青少年发病，局灶型。是青少年型中最常见的类型，与其他类型的不同之处在于病损为局限分布。典型表现是在肘部和膝部有明显界限分明的毛囊过度角化。预后相比 Ⅲ 型稍差，3 年内约有 1/3 的患者可以缓解。

Ⅴ 型（非典型青少年型）约占总发病人数的 5%。青少年发病，全身泛发。绝大多数家族性病例都属该型，与 CARD14 基因突变相关。临床表现与 Ⅱ 型类似，有毛囊过度角化和鱼鳞病样的鳞屑，并出现手足硬皮病样的改变。该型发病早（生后几年内即可发病），病程长。

Ⅵ 型（HIV 相关型）　与 HIV 的感染相关，占总发病人数的比例<1%。全身泛发。有独特

表 1　PRP 临床表现及发生频率

发生频率	临床表现
80%~99%（非常常见）	红皮病、掌跖角化、丘疹、不规则的色素沉着
30%~79%（常见）	瘙痒、甲下角化过度（指甲变厚、变色）
5%~29%（偶尔出现）	睑外翻、口腔形态异常、湿疹、鱼鳞病、苔藓样变、脓疱、肿瘤

注：数据来源人类表型本体论（HPO）。

的临床表现，故作为单独的一类。除与Ⅰ型有类似表现外，还可出现毛囊棘、聚合性痤疮和化脓性汗腺炎。另外，病情也有进展为红皮病的可能。

诊断 根据临床表现和组织病理学检查可诊断。皮肤镜有助于诊断及鉴别诊断，特别是在无法进行皮肤活检的情况下。组织病理学显示：①垂直和水平方向交替出现角化不全和正角化过度（棋盘图案）。②局灶性或局限性骨质增生。③不规则棘皮病，表现为短而宽的网状脊。④真皮内有稀疏的浅表血管周围淋巴组织细胞浸润。⑤毛囊口边缘角化不全的毛囊堵塞（肩部角化不全）。

鉴别诊断 需与以下疾病相鉴别。

红皮病样 PRP 需与以下疾病鉴别：特应性湿疹、银屑病、脂溢性皮炎、皮肤 T 细胞淋巴瘤、对称性进行性红皮病、变异性红皮角化病、滤泡性湿疹、滤泡性鱼鳞病、全身性超敏反应和扁平苔藓。罕见类型皮肌炎也可能出现 PRP 样皮疹。有报道称 PRP 在治疗过程中演变为回旋红斑样形态，尤其是系统性使用视黄酸后。这些病例中均未发现潜在的恶性肿瘤。

Ⅰ型和Ⅲ型 PRP 易与银屑病混淆。PRP 的显著特征包括掌跖角化病、特征性保留岛和过度角化的头皮脱屑。银屑病更典型的症状是粗糙的银色鳞片、界限分明的鲑鱼粉色斑块和典型的指甲变化。

斑块状银屑病（PP） 在皮肤镜下，PRP 和 PP 在血管排列、鳞片颜色和鳞片分布方面有显著差异。①PRP 中仅有白色角化栓子的存在是区分的一个重要特征。81.8% 的 PRP（单独或混合点状

血管）检出线状血管，而 96% 的 PP 仅检出点状血管，这是区别二者的另一个重要特征。②另一种线索是黄色鳞片的出现，以及暗红色背景下点状血管的簇状分布，有或没有黄色浆液性结痂（黄色凝固征），表明手指状湿疹。③第三个线索是周围白斑（颈索征）和黄色背景下的簇状点状血管相结合，是诊断 PRP 的一个有价值线索。

此外，与银屑病相比，PRP 组织学检查没有芒罗（Munro）微脓肿。

Ⅱ型和Ⅴ型 PRP 可出现鱼鳞病样改变，需与滤泡性鱼鳞病和红角皮病等其他鱼鳞病相鉴别。

Ⅳ型 PRP 表现为局灶性病变，需与棘状苔藓、毛状角化病、毛囊角化病、落叶型天疱疮和表皮痣相鉴别。

治疗原则 治疗方面尚无共识，治疗药物包括口服皮质醇激素、甲氨蝶呤、阿维 A 酸、环孢素，以及各种针对 TNF-a、IL-23 及 IL-17A 的生物制剂。此外，UVB 光疗、外用糖皮质激素、外用卡泊三醇及视黄酸类药物，也有一定疗效。

预防 ①一级预防：即婚前预防。有 PRP 家族史者应该进行遗传咨询。②二级预防：即出生前预防。对已生育过患儿的家庭，如果存在 CARD14 基因突变，应实施产前基因诊断，进行必要的护理及治疗准备。③三级预防：即症状前预防。通过新生儿筛查，在出现症状前早期诊断和早期治疗，避免严重并发症的发生。

（林志森）

kěbiànxìng hóngbān jiǎohuàbìng

可变性红斑角化病（erythrokeratodermia variabilis，EKV）

以可变的片状红斑和局部或全身出现的角化过度性斑块为特征的遗传性皮肤病。多表现为常染色体显性遗传模式，也可有隐性遗传。1925 年，门德斯·达·科斯塔（Mendes da Costa S）首次报道了该病，并将其定义为可变性红斑角化病。多为幼年发病，儿童期加重，部分患者出生时便有皮损。皮损可持续反复发作，并加剧至成年，青春期后减轻，持续终身不愈，但一般不影响健康。

病因和发病机制 致病与染色体 1p34-p35 的缝隙连接蛋白基因簇中的 GJB3、GJB4 基因杂合突变有关。也有报道一个 EKV 家系存在 GJB3 基因的纯合突变。

该病的发病机制不明，可能因系统性外胚层血管发育不良和异常的血管扩张扰乱表皮细胞角化，电镜检查显示在颗粒层与角质层有大量的谷粒细胞，可见密集分布的张力微丝，在红斑区或正常皮肤见无髓鞘神经轴突和施万细胞，这样的分布可使皮损随着温度及情绪的变化而变化。

临床表现 因人而异，主要皮损特点为形态各异边界清楚的角化过度性红斑及斑块（图 1），主要有两型：一种为在正常皮肤或红斑基础上出现散在持久性红棕色角化过渡性斑片，常呈图案形、逗点形、环形或多环形；另一种起初在皮肤上出现边缘清晰的红斑，散乱分布，大小、数量和位置变化迅速，可在几小时或几天内消退，部分持久不变，逐渐形成角化过度斑片。皮损可发生于任何部位，但多见于四肢伸侧、臀部、腋下、腹股沟和面部，约半数患者并发掌跖角化病，并有多汗呈红斑脱屑状，头发、甲和黏膜部很少受累。常无自觉症状，或轻度瘙痒。

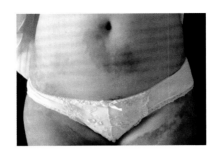

图 1　EKV 患者皮损表现

该病组织病理学无特异性，角化过度，乳头瘤样增生，颗粒层增厚以及真皮血管扩张和单核样细胞浸润。

诊断　依据临床表现结合阳性家族史可诊断。

鉴别诊断　该病需与进行性对称性红斑角化病（PSEK）相鉴别，二者均为红斑角化病的临床亚型，PSEK 的皮损呈对称分布，受环境因素及情绪因素影响小，短期内相对稳定，并且在青少年期皮损可以达到一个稳定状态。PSEK 发生掌跖角化病的概率明显高于 EKV。

治疗原则　无特殊疗法，主要是对症处理。一线治疗是局部外用药物，包括角质剥脱剂、视黄酸、他扎罗汀、α-羟基酸及糖皮质激素等。二线用药主要是系统使用阿维 A 酸或异视黄酸。视黄酸类药物联合补骨脂素长波紫外线（PUVA）照射有很好的疗效。另外，抗疟药可以通过对连接蛋白亚基的直接作用来抑制半通道电流。美国食品和药品管理局（FDA）批准的抗疟奎宁类似物甲氟喹可特异性抑制与角膜炎-鱼鳞病耳聋综合征发病机制有关的异常 Cx26 半通道。其他临床批准的小分子，包括氨基糖苷类（庆大霉素和链霉素）、甘草次酸（甘珀酸二钠）和苯并吡喃家族也可抑制连接蛋白半通道和间隙连接。靶向作用于连接蛋白半通道和间隙连接的新疗法亦可用于 EKV 的治疗。

预防　①一级预防：即婚前预防。该病多数为常染色体显性遗传，少数为隐性遗传，应避免近亲结婚。②二级预防：即出生前预防。对已生育患儿的家庭实施产前基因诊断，进行必要的护理及治疗准备。③三级预防：即症状前预防。通过新生儿筛查，在出现症状前早期诊断和早期治疗。

（林志森）

Wònà zōnghézhēng

沃纳综合征（Werner syndrome）　RECQL2（WRN）基因突变导致的常染色体隐性遗传病。又称白内障-硬皮病-早老综合征、早老矮小病、成人早老综合征、成人早衰症等。多见于青年人，主要累及皮肤、结缔组织、内分泌、代谢系统、免疫系统和神经系统，以过早衰老、皮肤、眼、骨及内分泌功能障碍为特征，先天分泌功能紊乱在发病中起重要作用。该病多见于日本，发病率为 2.5/10 万 ~5/10 万，日本以外为 10/10 万 ~100/10 万。

病因和发病机制　WRN 基因的编码蛋白 WRN，是 DNA 解旋酶 RecQ 家族成员（RECQL2），参与 DNA 复制和修复、端粒维持、细胞凋亡等，涉及体内多个系统，引起多种临床表现。

WRN 基因缺陷引起的线粒体自噬异常及还原型烟酰胺腺嘌呤二核苷酸（NADH）缺失，是该病及动物模型衰老加速和寿命缩短的主要机制之一。经典型沃纳综合征是由位于人类 8 号染色体上的双等位基因失活突变所致，基因编码 3′→5′解旋酶和 3′→5′核酸外切酶。由于 WRN 蛋白在细胞中有 DNA 解螺旋作用，故 DNA 损伤的积累是衰老的原因。沃纳综合征患者的细胞出现基因组不稳定性增加，并且对 DNA 损伤高度敏感。该病的另一个衰老相关机制是端粒失调。WRN 缺陷可促进端粒融合和重组，说明端粒调节失调不是早衰的直接原因。

WRN 基因有 90 多种突变，类型主要有移码突变、剪接位点突变、错义突变以及提前终止密码（PTC）突变，PTC 突变占 WRN 所有突变的 10% 以上，可导致蛋白质翻译终止甚至降解，使其不能在细胞核中发挥功能，也存在由于剪接位点突变引起的外显子跳跃。其中，错义突变多与解螺旋酶失活、蛋白不稳定性增加有关。此外，内含子突变引起的新外显子产生、多外显子缺失、多外显子复制也可导致该病。

临床表现　通常于 8 ~10 岁起病，首发症状为发育迟缓，多见于青少年早期，典型症状多出现于 20 岁，表现为毛发灰白及脱失、声音高调而沙哑、硬皮病样皮肤改变。患者常于 30 岁前出现眼部症状，其疾病进展快，常为双侧性，表现为青年白内障、虹膜睫状体炎、色素性视网膜炎、蓝色虹膜和虹膜毛细血管扩张症等。还可出现特征性鸟样面容，即鼻尖细，形成钩状鼻，口周皮肤形成放射状皱纹，眼部结缔组织萎缩形成眼球假突出，耳部皮肤萎缩，耳尖小。皮肤可呈老人外貌，皮肤的结缔组织、脂肪组织及肌肉萎缩，以面部和四肢的远端为最明显。还可伴有 2 型糖尿病、骨质疏松症及心血管疾病风险增加、性腺功能减退、皮肤慢性溃疡、恶性肿瘤和脑血管受累等并发症。患者平均寿命为 54 岁，多因患心肌梗死、脑出血、恶性肿瘤而死亡。

诊断 如下。

沃纳国际登记处诊断标准 主要表现包括：①双侧白内障（99%）。②毛发灰白或脱发（100%）。③特征性皮肤病理表现（96%）。④身材矮小（95%）。次要表现：①四肢纤瘦（98%）。②特征性皮肤紧缩"鸟样面容"（96%）。③骨质疏松症（91%）。④声音改变（89%）。⑤性腺功能减退（80%）。⑥2型糖尿病（71%）。⑦软组织钙化（67%）。⑧肿瘤（44%）。⑨皮肤溃疡，大腿远端多见（40%）。⑩动脉粥样硬化（30%）。

主要通过临床表现进行诊断，同时具备4项主要表现和任意3项次要表现即可确诊，具备前3项主要表现与任意2项次要表现可诊断，通过头颅影像学检查、基因诊断进一步确诊。

基因诊断方案 检测 WRN 基因可获确诊（表1）。

鉴别诊断 需与早老症、肢端老化症相鉴别，前者呈侏儒，2岁即开始脱发；后者身材正常，头发及眼都正常，无下肢溃疡，但肢体萎缩明显。

治疗原则 无特殊治疗，以对症治疗、治疗并发症为主。白内障可行外科手术治疗，但不主张进行白内障手术，避免可能发生的角膜退化、继发性青光眼及失明；若出现血脂异常，采用他汀类降脂药物；保持良好生活习惯，如禁烟、规律运动、维持健康体重；系统治疗恶性肿瘤；通过限制饮食及口服降糖药控制2型糖尿病，通过减少重体力活动、补充维生素 D 治疗骨质疏松症；通过保湿治疗、防止外伤、防治感染预防皮肤溃疡，治疗皮肤溃疡可采用皮肤移植，但在情况较重时，可能需要截肢。

预防 ①一级预防：即婚前预防。该病属于常染色体隐性遗传，应避免近亲结婚。②二级预防：即出生前预防。对已生育患儿的家庭实施产前基因诊断，降低患者出生的再发风险。③三级预防：即症状前预防。通过新生儿筛查，在出现症状前早期诊断和早期治疗，延长患者寿命，提高生活质量。

（林志森）

Gē'ěrcí zōnghézhēng

戈尔茨综合征 （Goltz syndrome）

以外胚层和中胚层源性的多发异常为特征的 X 连锁显性遗传病。又称局灶性真皮发育不良、戈林-戈尔茨综合征（Gorlin-Goltz syndrome）。临床表现为皮肤发育不良和乳头状瘤，躯干及四肢皮肤沿布拉什科（Blaschko）线有萎缩网状斑痕，外阴部多发性乳头状瘤，并趾/指、多趾/指及龙虾爪样畸形，斜视和视网膜缺失。全球均有散发病例，中国也有报道，患者多为女性，男女比例为1：9。

病因和发病机制 该病由 PORCN 基因突变所致。基因定位于 Xp11.23，编码一种与膜结合的 O-酰基转移酶，在 WNT 信号通路中促进内质网中 WNT 蛋白的棕榈酰化，参与 WNT 蛋白的修饰和分泌。在胚胎发生过程中，WNT 蛋白参与脊椎动物的肢体起始和顶端外胚层脊的形成，可促进女性生殖道前后轴的发育，在子宫平滑肌模式和维持成年子宫功能中起着关键作用，还参与肿瘤的发生。已发现68种 PORCN 基因的点突变或碱基缺失/插入，最常见的是无义突变，其次是错义突变，此外，还有16种移码突变、10种剪接突变、4种开放阅读框内插入/删除，p. Arg124Ter、p. Arg365Gln 和 p. Arg243* 较常见，p. Gln60Arg、p. Trp74* 次之。

男性罹患该病通常致命，故多为女性患者，但仍有10%的男性患者，他们的存在被认为是克兰费尔特（Klinefelter）综合征（核型 47, XXY）或合子后突变的嵌合体。戈尔茨综合征的严重程度与合子后基因组嵌合性或 X 染色体莱昂（Lyon）作用有关。

临床表现 多累及皮肤、毛发、甲、骨骼和眼等。

皮肤 先天性斑片状皮肤再生障碍，表现为沿布拉什科线分布的真皮萎缩和发育不全，呈粉红色或白色的凹陷区域，通常具有纤维质感；先天性皮肤色素减退或沉着（90%~100%）通常沿布拉什科线分布；先天性结节性脂肪疝（60%~70%）表现为皮肤上柔软的黄粉色结节，本质是来自于真皮的脂肪结节（图1），通常见于躯干和四肢；面部、躯干和四肢可见毛细血管扩张；皮肤和黏膜可见疣状乳头状瘤、卵石状皮肤纹理及光敏性增强。

毛发 包括头皮斑片状脱发，扫描电镜下可见毛干异常；指甲异常包括先天性脊状、发育不良

表1 沃纳综合征 WRN 基因诊断方案

诊断方案	检测突变	突变检测率
基因序列分析	5种常见突变（c.1105C > T、c.3139-1G > C、c.2500C > T、c.2089-3024A > G）	~97%
重复和缺失分析	C.2179dupT、c3590delA	6例

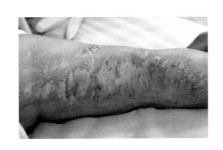

图 1 戈尔茨综合征患者的皮肤表现

注：线状分布的皮肤萎缩，注意中间脂肪疝改变。

或发育不良的指甲。

骨骼 包括并趾/指畸形、长骨复位缺损、少趾/指畸形，以及四肢横断缺损。

口腔 表现为牙缺失、少牙、多生牙和牙排列拥挤，导致主牙列和副牙列的错𬌗；也可出现牙垂直开槽、小牙、牛齿症、牙根形态异常等。

眼部 包括脉络膜、视网膜缺损、虹膜缺损、小眼症、眼球震颤、斜视、白内障和无眼畸形。

其他 偶可出现听力缺陷、小头畸形、马蹄肾、脐疝、腹股沟疝、上腹部疝、膈疝、心血管肿瘤或先天性心脏病。大约15%的患者可出现轻度智力障碍。

诊断 依靠典型的临床表现，X线可见特征性骨改变。临床诊断需3个及以上特征性皮肤表现（先天性斑片状真皮发育不全；先天性结节性脂肪疝；沿布拉什科线分布的先天性色素沉着或色素减退/缺失；毛细血管扩张；先天性脊状甲发育不良）和1个及以上特征性肢端畸形（缺指/趾性分指/趾；四肢横断缺损；并指/趾畸形；少指/趾；长骨显著缩短）。也可通过基因检测进行确诊。

鉴别诊断 ①罗特蒙德-汤姆森（Rothmund-Thomson）综合征：皮损与戈尔茨综合征相似，但为获得性皮损。②先天性皮肤再生不良：呈局限性境界清楚的皮肤缺如，可自然痊愈，无其他系统发育不良表现。③先天性皮肤异色病：异色病表现明显，且不呈带状分布，可伴光敏性增强、白内障、侏儒及生殖器异常。④脂肪瘤病性结缔组织痣：病理与戈尔茨综合征很相似，但临床表现不同，呈单一或成群密集的丘疹或斑块，主要分布在骨盆周围。

治疗原则 该病除影响美观外，如无明显骨骼畸形、智力低下、功能障碍或内脏损害，则预后良好。暂无特殊药物治疗，以对症治疗、外科矫形为主，行光动力治疗可清除肉芽组织，20%氨基乙酰丙酸溶液可局部应用于皮损及周围皮肤，局部麻醉后向肉芽基底部注射0.4ml氨基乙酰丙酸溶液，皮损内注射类固醇可减少疼痛，2小时后使用脉冲染料激光加钕钇铝石榴石（Nd：YAG）激光治疗，治疗1年可使肉芽组织消退。

预防 ①一级预防：即婚前预防。该病属于X染色体显性遗传病，有反复流产史的家庭成员需要特别注意。②二级预防：即出生前预防，对已生育患儿的家庭实施产前基因诊断，降低患者出生的再发风险。③三级预防：即症状前预防，通过基因诊断，在出现症状前早期诊断，提高生活质量。

（林志森）

Hǎimǔ-Mángkè zōnghézhēng

海姆－芒克综合征（Haim-Munk syndrome，HMS） 组织蛋白酶C（*CTSC*）基因突变所致的常染色体隐性角化疾病，多累及皮肤、骨骼、口腔和甲。临床特征为掌跖角化过度、严重早发性牙周炎、甲弯曲、扁平足、蜘蛛样指/趾和肢端骨质溶解。该病罕见，发病率为0.1/10万~0.4/10万，无性别差异。

病因和发病机制 *CTSC*基因定位于染色体11q14.2，编码组织蛋白酶C，表达于掌跖、膝盖、肘关节及口腔角化龈等部位的上皮细胞，以及破骨细胞内，参与机体局部细菌吞噬与破坏作用，其突变可使组织蛋白酶C丧失活性，中性粒细胞趋化、吞噬功能低下，对葡萄球菌、放线杆菌的免疫反应强度下降，牙周组织及其他受影响部位的皮肤抗感染能力下降，引发局部炎症反应，并可迁延形成局部慢性破坏性炎症反应。

掌跖角化病（PPK）是以掌跖皮肤角化过度和红斑为特征异质性疾病，研究证实HMS和帕皮永-勒费尔（Papillon-Lefevre）综合征（PLS）是常染色体隐性遗传的Ⅳ型PPK。环境、遗传等因素是HMS和PLS临床表型的重要决定因素。与这些综合征相关的牙周疾病极具侵袭性，且对牙周治疗无反应性。因此，多数患者在15岁时出现严重牙脱落。

*CTSC*基因的外显子6突变（c.587T>C，即p.Leu196Pro）和外显子4突变（c.857A>G，即p.Gln286Arg）可引起HMS，也可有g.88296165T>C、g.88029333T>C、g.46609A>G的突变，或在外显子1发现了*CTSC*的纯合点突变c.145C>T。

临床表现 主要累及皮肤、甲、口腔和骨骼，皮肤表现为掌跖角化、红斑（图1）。甲表现为甲营养不良、指甲过度生长（弯甲症）。骨骼表现包括蜘蛛样指、扁平足和肢端骨质疏松。口腔可出现早发性牙周炎，严重者可出现牙缺失甚至无牙。

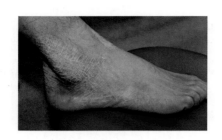

图1　海姆-芒克患者皮肤的红斑角化

CTSC 突变导致 HMS 和 PLS 感染率增加，其他基因位点的表观遗传缺陷和环境因素也能导致感染易感性增加。复发性感染相对常见，偶尔也有致命感染的报道，如多发性腹腔脓肿、肝脓肿。

诊断　暂无诊断标准，主要依靠临床表现、家族史进行诊断，基因检测可确诊。X 线检查可见指/趾纤长，骨密度下降骨骼表现突出。皮损处活检可见角质层明显增厚、棘层和颗粒层增厚。

鉴别诊断　①PLS：无末端骨质溶解、手指细长畸形及蜘蛛样指/趾等特点，且牙周破坏严重。②梅莱达（Meleda）病：多发生于刚出生的婴幼儿，有掌跖红斑、角化增厚，同时伴有口周红斑，但不涉及牙周病变。

治疗原则　无针对性药物治疗，以抗菌、外科矫正、对症治疗为主，应用视黄酸类和局部抗炎抗角化（如类固醇、15% 水杨酸）等药膏治疗皮肤角化；可在开始前 3 个月，每天口服阿维 A 酸治疗。视黄酸可用于遗传性角化障碍儿童的长期治疗，但有潜在导致儿童骨骼异常的风险。

针对口腔症状，需拔除过于松动的乳牙、恒牙，消除局部感染；行常规牙周基础治疗，每 1~2 月定期复查；牙周袋内置抗生素类缓释剂，牙周破坏快速进展期需全身应用抗生素，将牙周

袋内细菌维持在较低水平；通过正畸治疗调整余留牙的移位，义齿修复缺失牙，但需注意正畸力的大小，及时使用间隙保持器维持乳牙缺失间隙。

预防　①一级预防：即婚前预防。该病为常染色体隐性遗传病，应避免近亲结婚。②二级预防：即出生前预防。对已生育患儿的家庭实施产前基因诊断，降低患者出生的再发风险。③三级预防：即症状前预防。通过新生儿筛查，在出现症状前早诊断和早治疗，提高生活质量。HMS 中的牙周组织比 PLS 中的牙周组织受影响更轻，早期诊断有助于早期干预，使牙保留更长时间。根据先证者报告，大多数恒牙在 12 岁时处于功能状态。在儿童时期早期识别扁平足有助于早期预防/纠正扁平足。通过牙护理和预防性使用甲氧苄氨嘧啶-磺胺甲基异噁唑（复方新诺明）可最大程度地减少牙周炎和牙脱落。

（林志森）

dàpàoxìng biǎopí sōngjiězhèng

大疱性表皮松解症（epidermolysis bullosa，EB）　以皮肤水疱为特点的一组单基因遗传性疾病。发病率为 2/10 万活产儿。

分类　根据最新的分类方法，分为单纯型大疱性表皮松解症（EBS）、交界型大疱性表皮松解症（JEB）、营养不良型大疱性表皮松解症（DEB）和金德勒（Kindler）综合征四个临床类型，各型又包括不同的亚型。金德勒综合征的皮肤分离可以发生在表皮、交界部位或致密板下层，因此无法将其归于 EBS、JEB 或 DEB 中的任何一类。其主要特征为皮肤受压或摩擦后即可引起大疱，被归于机械性大疱病，皮损易发生在受外力影响的部位，如

四肢关节等处。临床表现变异性大，内脏器官可受累。伤口修复后可遗留皮肤损害和结痂。

病因和发病机制　病变部位的真皮-表皮交界区内编码蛋白的不同基因发生突变是发病的遗传学基础，单纯型主要为常染色体显性遗传；营养不良型可为常染色体显性或隐性遗传；交界型为常染色体隐性遗传。单纯型的分子缺陷已被定位于编码特异角蛋白的基因突变：K14（定位于 17 号染色体）和 K5（定位于 12 号染色体）；具有肌萎缩者，是由于网蛋白缺陷造成。交界型的分子缺陷为定位于编码基底膜带蛋白的基因突变，包括层粘连蛋白 5，XVII 型胶原和 α6β4 整合素复合物。营养不良型的分子缺陷为定位于编码 VII 型胶原的基因突变。金德勒综合征由 Kindlin-1 基因突变所致。

临床表现　不同类型各有其特点。

单纯型　特征是水疱出现在上皮基底层内，因此不形成瘢痕。根据疾病严重程度至少可分为 11 种不同的亚型，严重者在出生时即有明显表现。常见亚型如下。

克布纳（Koebner）亚型　又称泛发性大疱性表皮松解症，为常染色体显性遗传，起病于新生儿期和婴儿早期，大疱最常出现于受压部位如肘、膝，也可见于四肢和手足。黏膜受累仅发生于婴儿期。预后相对较好，随年龄增长易出水疱的情况逐渐好转。

道林-米拉（Dowling-Meara）亚型　又称疱疹样大疱性表皮松解症，为常染色体显性遗传，KRT5 和 KRT14 突变是该亚型的分子基础。出生时即可起病，在新生儿期和婴儿期出现全身广泛的水疱，少数患儿水疱严重，易于

继发感染，但很少危及生命，一般至青春期症状可减轻。

韦伯-科凯恩（Weber-Cockayne）亚型 又称局限性大疱性表皮松解症，为常染色体显性遗传，与 *K5* 和 *K10* 基因缺陷相关。通常在新生儿期无症状。水疱常仅局限于手、足，偶尔出现于身体其他部位。

伴肌肉萎缩亚型 常染色体隐性遗传，较罕见，近期研究发现患儿具有网蛋白基因缺陷。患儿出生时或出生不久皮肤和黏膜出现水疱。患儿伴有牙釉质发育不全和甲萎缩。在生后晚期常发生进行性肌萎缩。

交界型 特点是病变裂隙位于表皮基底膜透明板。有三种常见亚型：赫利茨（Herlitz）亚型、非赫利茨亚型和伴有幽门闭锁亚型。

赫利茨亚型 又称重型或致死型大疱性表皮松解症，是最严重的大疱性表皮松解症，40%患儿在生后第1年内死亡。出生时有全身泛发性水疱，头皮、口周和身体受压的其他部位出现大疱和湿性糜烂。一些糜烂处出现增殖性肉芽肿，为诊断特征。患儿生长落后，营养不良，可伴慢性贫血，常死于败血症、多器官衰竭和营养不良。

非赫利茨亚型 常染色体隐性遗传，是交界型中预后最好的类型。新生儿期发病，全身性水疱，出生时表现为中等程度的皮肤损害，甲萎缩或甲缺失较常见，部分可表现严重皮损，但可存活过婴儿期，并随年龄增长而缓解。

伴幽门闭锁亚型 罕见，为常染色体隐性遗传。妊娠期B超可发现羊水过多，提示可能伴胃幽门闭锁。出生时可见全身水疱和皮肤黏膜糜烂，可在新生儿期死亡。

营养不良型 特点是出生时发现全身水疱，在水疱愈合后伴有粟粒疹和瘢痕，有以下几种亚型。

显性营养不良型 常染色体显性遗传，该型病变较轻，出生时发现全身松弛大疱，Nikolsky征阳性。患儿生长和智力发育正常，通常不累及毛发、牙。有时伴有鱼鳞病、毛囊周围角化病、多汗和厚甲。

隐性营养不良型 又称阿洛波-西门斯（Hallopeau-Siemens）亚型。病情较重，出生时或新生儿期出现广泛分布的松弛大疱，可有血疱。大疱愈合后留有萎缩性瘢痕、白斑和棕色斑。存活者发生皮肤癌的风险显著增加，30岁以前发生鳞状细胞癌的风险为39.6%、发生黑色素瘤的风险为2.5%。

诊断 较困难，特别是在新生儿期。水疱分布的部位可为一条线索。应询问是否有水疱性疾病的家族史。确诊需行皮肤活检。明确诊断单纯型、交界型和营养不良型后，在婴儿期进行亚型分类困难。在基因型尚未明确的情况下，对于无家族史的患儿，通过临床特点鉴别亚型要经历较长时间。有条件时，应通过基因检测确诊。

鉴别诊断 需与新生儿脓疱疮相鉴别，后者为周围红晕不显著的薄壁脓疱，水疱易破裂，脓液培养可发现葡萄球菌或链球菌，可伴有感染症状，易传染，预后好。

治疗原则 主要为对症治疗和支持治疗，专业护理和避免皮肤机械损伤是主要治疗措施。护理的关键在于要精心护理皮肤创面，保护患儿避免外伤、摩擦、受热，保护创面防治继发感染；局部用碱性成纤维细胞生长因子促进表皮生长。指导家长掌握如何在无菌状态下使用注射器吸出疱液。水疱、大疱破溃后糜烂面的护理。完整的水疱应切开引流疱液。局部应用抗生素软膏可促进伤口愈合。伴有黏膜受累的患儿，使用柔软的奶嘴。出院后，婴儿床、婴儿椅应该垫衬垫，给婴儿玩柔软的玩具。产前诊断等方法对快速检测胎儿是否患病和阻止该病在家族中的传递同样具有重要意义。

预防 ①一级预防：即婚前预防。应避免近亲结婚。②二级预防：即出生前预防。对已生育该病患儿的家庭实施产前基因诊断，降低患儿出生的再发风险。③三级预防：即症状前预防。通过新生儿筛查，在出现症状前早期诊断和早期治疗，延长患者寿命，提高生活质量。

（徐 哲）

jiāzúxìng liángxìng mànxìng tiānpàochuāng

家族性良性慢性天疱疮（familial benign chronic pemphigus） 以颈部、腋下、腹股沟反复起疱、糜烂为特征的常染色体显性遗传性皮肤病。又称黑利-黑利病（Hailey-Hailey disease）。通常在青春期后发病，皮损为主要在皱褶部位出现迁延不愈的痛性糜烂或上覆渗出性痂皮的红色浸润斑片。组织病理特点是表皮内基底细胞层上棘层松解形成裂隙和水疱，常见典型的倒塌砖墙样表现。

病因和发病机制 该病致病基因为 *ATP2C1* 基因，位于染色体3q22-24，编码蛋白P型钙泵ATP酶（hSPCA1）异常是发病的分子基础。细胞内 Ca^{2+} 信号传导障碍导致棘刺松解的发生，出现该病特有的病理改变。hSPCA1 在皮肤的角质形成细胞中呈高表达。细胞内 Ca^{2+} 的存储在调节表皮细胞之间的黏附和分化方面有重要作用。细胞内 Ca^{2+} 浓度的改变可导致蛋白水解或钙粘连蛋白构象改变，使其出现不正常分布，进而导致角质形成细胞分离，破坏表皮结构的完整性。患者常在腋下、腹股沟、颈部和肛周等部位发病，由于这些部位易摩擦，汗液分泌较旺盛，且属于人体不易散热的部位，故这些部位容易发生钙泵功能的失代偿，但也可能是因为这些部位正常表皮细胞内的 hSPCA1 含量较高，基因发生突变时，高尔基复合体上的钙泵受损更严重，不易通过代偿达到细胞内 Ca^{2+} 平衡，因此引起相应的临床表型。

临床表现　多数患者 20 ~ 40 岁时，颈、腋窝、腹股沟、腘窝及肛周等易摩擦的部位发生成群的小水疱或大疱。少数有黏膜损害。皮损主要发生在颈项部、腋窝、乳房下、腹股沟和会阴等易摩擦部位，也有少数皮损发生在躯干、四肢等非皮肤褶皱区，泛发者少见，可在上述一种或多种部位发生。在红斑或外观正常皮肤上出现松弛性水疱，尼氏征多阴性，通常在一个部位会出现多个水疱，水疱壁较薄，容易破损，破损后形成烂面和结痂，中心渐愈，周边又出现新皮疹。

病理特点　光镜下表现为表皮正常或增厚的鳞状上皮，棘刺松解性大疱，可见绒毛形成，残留细胞间桥连接似破砖墙形成。可有表皮角化过度或角化不全，基底层上可出现小的裂隙，腔内有单个或成团脱落的棘刺松解细胞损害；表皮内出现部分性或广泛性棘刺松解，其中基底层上裂隙形成和表皮内出现部分性或完全性水疱棘刺松解为本病的特征性表现；真皮乳头突向腔内呈绒毛状，真皮上部有毛细血管扩张。

诊断　根据好发部位、皮损特征、病程、病理改变及家族史等可确诊。

鉴别诊断　需与寻常型天疱疮、毛囊角化病鉴别。病理学检查容易区分。复发性线性棘层松解性皮肤病的病理表现与 HHD 相似，但其皮损限于身体一侧，好波及掌跖，皮损为红斑、水疱。HHD 一般不侵及掌跖。

治疗原则　选用抗生素口服或外用，糖皮质激素口服（严重病例）或外用，另可选用 X 线等放射治疗、手术或氨苯砜、甲氨蝶呤等治疗。

预防　①一级预防：即婚前预防。避免近亲婚育，有该病家族史者，行基因诊断和遗传咨询。②二级预防：即出生前预防。对有发病风险的家庭行产前基因诊断，避免患儿出生。③三级预防：即症状前预防。通过新生儿筛查，在患者出现症状前早期诊断和早期治疗，改善症状，提高患者生活质量。

(徐　哲)

chángbìngxìng zhīduān píyán

肠病性肢端皮炎 （acrodermatitis enteropathica）

由 *SLC39A4* 基因突变肠道锌吸收功能障碍所导致的常染色体隐性遗传病。为影响锌元素的代谢性障碍性疾病。临床特征为腔口周围及四肢末端对称性的皮炎、间歇性腹泻、脱发三联征。

病因和发病机制　多数患儿有明显的遗传史，近亲婚配发病率高。位于染色体 8q24.3 区域的 *SLC39A4* 基因突变引发该病，该基因存在于十二指肠、空肠等和锌吸收密切相关的结构处，突变后明显降低 hZIP4 蛋白转运锌的功能，使从肠腔中吸收锌的能力明显下降，造成细胞内、血浆中锌的水平降低，最终锌缺乏导致一系列临床症状。与系统的白色念珠菌感染、蓝氏贾第鞭毛虫感染、腹腔疾病、囊性纤维化和色氨酸代谢异常等有关。

临床表现　婴幼儿平均发病年龄为生后 9 个月。早期多表现食欲减退、精神弱、多睡、易哭闹、轻或中度贫血，间有发热、营养不良、生长发育迟缓，皮肤损害少而轻。皮疹好发于口、鼻、眼和肛门等周围，以及四肢末端和骨突处（如肘、膝、踝、腕指/趾关节）。也可波及头皮、耳周、甲周和臀部等处，躯干很少受累。皮疹常成群对称分布。开始时为炎性基底的水疱，迅速融合成大疱，内含浆液，四周红晕。疱破裂后成为片状糜烂面，几天后干燥结痂，并形成鳞屑。皮疹成批出现，绵延较久，消失后不留瘢痕。肢端皮疹较严重，表现为慢性炎症，常累及指/趾甲，伴有甲沟炎，使其变形、萎缩，甚至指/趾甲畸形或缺失。脱毛可累及眉毛和睫毛。患儿易继发细菌、真菌或混合感染。血清锌在绝大多数病例中降低，尿锌含量、碱性磷酸酶活力的降低可做参考。皮肤、尿和粪中可检出白色念珠菌，但并非病原菌而系继发感染，还可出现贫血、低蛋白败血症、脂肪痢。

诊断　根据特有皮疹，时轻时重，腹泻、秃发可诊断。但由于病程长且有波动，有时可长期无症状或无特征性症状，则诊断较困难。可给予口服锌 5 天的试验性治疗，如患者出现明显的症状改善则支持诊断。

鉴别诊断 需与大疱性表皮松解症相鉴别，后者皮损位于易受伤部位，水疱尼氏征阳性。该病大多继发念珠菌感染，常需与泛发性念珠菌病鉴别，后者发生在肥胖或有腹泻的婴儿，皮损多分布于颈、腋、腹股沟皱褶处或躯干等部位。

治疗原则 一般治疗包括适当喂养、补充蛋白质和维生素，必要时输血、输液，注意皮肤清洁，控制继发性感染等。口服锌剂已经是首选药物，以硫酸锌最为常用，疗程较长且常需终生治疗，还应定期检测血锌水平，同时依据患者对锌需求量的不同而进行及时调整以防复发，严重不良反应少见，常见的有胃肠反应和低铜血症。

预防 ①一级预防：即婚前预防。该病属于常染色体隐性遗传病，应避免近亲婚育。②二级预防：即出生前预防。对已生育患儿的家庭实施产前基因诊断，降低患者出生的再发风险。③三级预防：即症状前预防。通过新生儿筛查，在患者出现症状前早期诊断和早期治疗，延缓病情进展，改善症状。

（徐 哲）

guāngmǐngǎn quēliúxìng máofà yíngyǎngbùliángbìng

光敏感缺硫性毛发营养不良病（trichothiodystrophy photosensitive，TTDP）

具有短而脆、缺硫的头发且对光敏感特征的DNA修复异常的常染色体隐性遗传病。临床表现有多种临床特征，包括皮肤、神经和生长异常。

病因和发病机制 该病由DNA修复基因 ERCC2（XPD）、ERCC3（XPB）或 GTF2H5 突变引发，基因突变影响了相关转录

过程。多数为 ERCC2（XPD）基因突变。3 个基因分别编码核苷酸切除修复途径中 TFIIH 复合物的 XPD、XPB 和 p8/TTDA 亚基。

临床表现 患者表现为短而脆、缺硫的头发，在偏振光显微镜下可见一个明暗交替的条带样图案（虎尾带）。光镜下可见毛发轮廓不规则，裂发（毛干中见横行裂隙），偶见结节样脆发症样断裂，毛干变平，如丝带样折叠。患者具有光敏感以及过度的晒伤反应，但皮肤癌风险不增加。

可合并多种系统异常。①皮肤异常：如鱼鳞病，出生时皮肤干燥和火棉胶膜，指/趾甲变脆和营养不良。②面部畸形：包括小头畸形、大耳和小颌畸形。③发育迟缓/智力障碍。④身材矮小。⑤眼部异常：包括先天性白内障、眼球震颤和斜视。⑥出生时异常：如早产、低体重等。此外，患儿出生后可发生严重和复发性感染，特别是呼吸道感染。

诊断 根据临床表现、偏振光显微镜检及头发氨基酸检查示含硫高的氨基酸（如胱氨酸）减少，即可诊断。通过对缺陷DNA修复的细胞试验确诊。

鉴别诊断 需与着色性干皮病（XP）相鉴别，后者同样对光敏感，可在极弱的阳光照射下产生急性和严重的晒伤。可根据毛发特征进行鉴别，TTDP 患者毛发在偏振光显微镜下具有典型的虎尾带特征。此外，XP 患者皮肤癌风险明显升高，而 TTDP 则无增加。

治疗 该病无法治愈。新生儿和儿童时期的发病率和病死率较高，其中肺炎和其他感染（尤其是败血症）是导致死亡的主要原因，应针对性地预防上述感染。同时针对患者光敏感的特征避免

阳光暴晒。日常生活中注重改善皮肤干燥状态、保暖、促进皮肤正常角化等。

预防 ①一级预防：即婚前预防。该病属于常染色体隐性遗传病，应避免近亲结婚。②二级预防：即出生前预防。对已生育患儿的家庭实施产前基因诊断，降低患者出生的再发风险。③三级预防：即症状前预防。通过新生儿筛查，在患者出现症状前早期诊断和早期治疗，延缓病情进展，防止严重并发症的出现。

（徐 哲）

fēi guāngmǐngǎn quēliúxìng máofà yíngyǎngbùliángbìng

非光敏感缺硫性毛发营养不良病（trichothiodystrophy, non-photosensitive 1，TTDN1）

DNA 修复异常的常染色体隐性遗传病。一种多系统疾病，特征是短而脆、缺硫的头发，在偏光显微镜下具有交替的浅色和深色虎尾带特征，同时伴有鱼鳞病、发育迟缓和身材矮小、智力障碍等。

病因和发病机制 该病由 C7orf11 基因突变引发，基因定位于染色体 7p14。脆性头发是由于角质形成细胞分化的晚期高硫蛋白（中间角蛋白丝和基质蛋白）表达减少而致，C7orf11 可能影响相关的转录过程。

临床表现 特征性表现为短而脆的毛发，显微镜下可见，毛发不规则的凹槽表面，缺乏鳞片。头发的硫含量大约是正常的一半。

此外，还伴有的症状包括：①身材矮小，不同程度的发育迟缓。②智力障碍。③生育能力下降，男女均有报道。④性腺功能障碍。⑤严重神经系统受累，表现为肌张力减退，智力迟钝和胼胝体发生。⑥妊娠期并发症，如出血、胎盘异常、羊水过少和胎

儿生长受限。⑦眼部异常，如先天性白内障、眼球震颤和斜视。⑧挛缩和脱位等关节异常。⑨骨骼异常，包括轴性骨硬化和远端骨质减少感染。⑩出生时异常，如早产、低体重等。由于有多种临床表现，故根据其合并症状，以合并症状英文首字母命名一系列综合征，如同时具备低硫性脆发（Brittle）、智力障碍（Intellectual impairment）、低生育力（Decreased fertility）和身材矮小（Short stature），称 BIDS 综合征，患者还有指甲易断裂的特点。

诊断 在偏振显微镜下观察，患儿头发可呈明-暗相间的虎尾样改变；头发氨基酸检查示含硫高的氨基酸（如胱氨酸）减少。该病可累及毛发、指甲、皮肤、眼、神经系统、生殖系统、心血管系统、骨骼系统和免疫及血液等多个系统，因此进行相关系统检测可协助诊断。可以通过对缺陷 DNA 修复的细胞试验确诊。

治疗 无特效治疗，应注重预防感染。日常应改善皮肤干燥状态、保暖、促进皮肤正常角化等，必要时适当补液防止脱水。

预防 ①一级预防：即婚前预防。该病属于常染色体隐性遗传病，应避免近亲结婚。②二级预防：即出生前预防。对已生育患儿的家庭实施产前基因诊断，降低患者出生的再发风险。③三级预防：即症状前预防。通过新生儿筛查，在患者出现症状前早期诊断和早期治疗，延缓病情进展，提高患者生活质量。

（徐 哲）

cuìfā jiéjié zōnghézhēng

脆发结节综合征（trichorrhexis nodosa syndrome） 以头发灰尘样结节为表现的毛干结构异常类疾病。光镜下可见毛发断裂痕，似两个画笔相对嵌接。该病分为先天性和获得性两类，临床少见。好发于任何年龄，女性多于男性。

病因和发病机制 该病与遗传代谢有关，尤其是精氨酸琥珀酸酶缺乏，不能将尿素循环中间产物精氨酸琥珀酸分解为精氨酸和延胡索酸，尿中精氨酸琥珀酸增多，体内精氨酸缺乏，尿素合成障碍，造成高血氨症，致使毛发生成原料缺乏，而引起典型的结节样改变。获得性 TN 可能因毛干发育缺陷，在化学损伤或机械损伤的刺激下引起异常。

临床表现 主要特征为毛干少量结节，结节为黄色或白色小点，似灰尘样。光镜下观察结节处，可见发干处膨胀、皮质破坏，如两个画笔相对嵌接。

先天性脆发结节综合征 可仅表现为毛发断裂，严重者出现局部脱发。部分患者伴有智力障碍和精氨酸琥珀酸尿症。患者毛发在出生时外观正常，出生 1 年后出现毛发干燥、脆弱等特征。

获得性脆发结节综合征 常继发于其他疾病，如门克斯（Menkes）卷发综合征、套叠性脆发病等，也可由其他物理刺激如日光照射、烫发、长期戴头盔、帽子及梳洗引起。根据结节部位可分为三型。①近端型：是最常见亚型，黑种人易发，无性别差异。表现为头发异常脆弱，头发长出头皮几毫米及折断，状如剪发。但较少累及整个头皮。扫描电镜可见整个毛干直到折断处毛小皮较完整。②远端型：常见于东方人和白种人，大多为毛小皮受到机械损伤造成，即累积性毛小皮受损所致。表现为头发距头皮 10～15cm 处白点，状似头屑。显微镜下可见白点即为折断处。扫描电镜可见受累毛发毛小皮受

损，部分完全脱落，大部分被撕裂。最终导致毛发折断。③局限型：仅发生于局限范围，如头皮、胡须等部位。毛发无明显机械损伤和化学刺激。大多为一些其他疾病的伴发症状，如头皮神经性皮炎或接触性皮炎伴发获得性 TN。受损处与周围头发相比，暗淡无光泽，毛发可见散在灰尘样白色小结节。

诊断 根据典型灰尘样结节及显微镜下表现可诊断。

鉴别诊断 ①念珠状发：毛发梭形肿胀但未见断裂。②头癣：进行 Wood 灯检查、真菌镜检及真菌培养鉴别。

治疗 先天性脆发结节综合征伴有智力障碍和精氨酸琥珀酸尿症应尽早针对治疗，补充精氨酸。获得性脆发结节综合征的治疗原则为去除病因，保护头发。避免机械刺激、化学损伤，如避免搔抓、热水洗发、使用吹风机。治疗期间可剪短病发。同时使用护发素保护头发。

预防 ①一级预防：即婚前预防。避免近亲婚育，有家族史者，进行基因诊断和遗传咨询。②二级预防：即出生前预防。对有发病风险的家庭行产前基因诊断，降低该病发病率。③三级预防：即症状前预防。通过新生儿筛查，在患者出现症状前早期诊断和早期治疗，改善预后。

（徐 哲 赵 洋）

máofà-bí-zhǐ/zhǐ zōnghézhēng

毛发-鼻-指/趾综合征（trichorhinophalangeal syndrome, TRPS） 以头皮毛发、颅面和骨骼发育异常为特征的罕见的遗传性疾病。通常以常染色体显性方式遗传，也有散发病例的报道，该病外显率高，临床表现差异大。发病率尚不清楚。

分类 分 3 种类型：TRPS1 为 TRPS 中最经典的类型，1966 由吉迪翁（Giedion）首次描述；TRPS2 又称朗格尔-吉迪翁（Langer-Giedion）综合征，是一种连续基因缺失综合征；TRPS3 可归类为一种严重的 TRPS1 类型。

病因和发病机制 TRPS1 由 *TRPS1* 基因发生致病突变导致单倍体剂量不足引起，TRPS1 是转录抑制因子，参与调节软骨细胞和软骨膜发育。TRPS2 由染色体 8q24.11-13 中 *TRPS1* 和 *EXT1* 基因的较大缺失引起，*EXT1* 基因编码具有糖基转移酶活性的高尔基复合体定位的 2 型跨膜蛋白，对于纵向骨生长具有调节作用。TRPS3 通常由 *TRPS1* 基因的某一类致病突变导致，由于表型差异和家族内变异，表型为更严重。

临床表现 3 种亚型都表现有独特的颅面、外胚层和骨骼异常。TRPS1 的典型颅面特征包括鼻梁宽阔、鼻尖球根状、人中高、上唇薄和耳朵大而突出；外胚层异常包括细而稀疏、生长缓慢的毛发，额颞部发际线后移，眉毛内侧浓密而外侧稀疏，指甲营养不良和牙异常，如多生牙、缺牙、咬合不正等；骨骼异常包括轻度至重度短指骨和短掌骨、手指尺侧或径向偏斜、锥形骨骺、髋部畸形及身材矮小等。此外，TRPS2 还有多发性外生骨疣，轻度至中度智力发育迟缓风险增加的特点。TRPS3 是 TRPS1 临床谱中严重的类型，具有与 TRPS1 相似的临床特征，因掌骨短表现为更严重的短指和身材矮小，没有外生骨疣或智力迟钝表现。

诊断 根据家族史、临床表现可初步诊断，基因检测在分型及鉴别诊断中有重要作用。

鉴别诊断 该病需与其他具有颅面、外胚层和骨骼异常为特征的遗传性疾病相鉴别，如眼齿指发育不良、软骨毛发发育不全和埃利伟（Ellis-van Creveld）综合征等。

治疗原则 尚无有效治疗办法，以对症支持治疗为主，强调定期随访，发现症状及时治疗。

预防 ①一级预防：即婚前预防。避免近亲婚育，有家族史者，进行基因诊断和遗传咨询。②二级预防：即出生前预防。对有发病风险的家庭行产前基因诊断，避免 TRPS 患儿出生。③三级预防：即症状前预防。通过新生儿筛查，在患者出现症状前早期诊断和早期治疗，改善预后，提高患者生活质量。

（徐 哲 张樱子）

xīmáozhèng
稀毛症（hypotrichosis，HYPT）

一组以毛发稀少为临床表现的疾病。

分类 分为先天性和后天性两大类。先天性稀毛症为一组单基因遗传性脱发疾病，临床表现为先天性毛发局限或弥漫性缺失或稀少，具有临床和遗传异质性，可单独发病或作为其他遗传性疾病或综合征的部分临床表现。后天性稀毛症常见于内分泌功能障碍性疾病，如腺垂体功能减退症、黏液性水肿和性功能减退等，多表现为阴毛、腋毛、胡须脱落和稀少。

病因和发病机制 如下。

HYPT1 属于遗传性单纯性稀毛症（HHS），致病基因为 *APCDD1*，位于染色体 18p11，编码一种膜结合糖蛋白，在表皮毛囊细胞和真皮乳头细胞中均有表达，具有抑制 Wnt 信号表达的作用。*APCDD1* 基因突变，引起 Wnt 信号通路在两种细胞中同时解除控制，导致毛囊微型化，诱发粗终毛向细毳毛转化而脱落。

HYPT2 又称遗传性头皮单纯性稀毛症（HHSS），由编码角膜锁链蛋白的 *CDSN* 基因突变引起。*CDSN* 位于染色体 6p21.3，突变类型包括无义突变和移码插入突变。CDSN 蛋白是表达于毛囊表皮和内根鞘的糖蛋白，一种角质细胞黏附分子。基因突变产生的异常 CDSN 蛋白导致内根鞘（IRS）黏附性降低；CDSN 蛋白聚集物对毛囊细胞有毒性。从有缺陷的毛囊释放出来的聚集物通过真皮层迁移至真皮-表皮交界处聚集。由于这些聚集体可能被表皮蛋白酶降解，患者表皮多无异常。

HYPT3 致病基因为 *KRT74*，位于染色体 12q13，呈常染色体显性遗传。在人类毛囊 IRS 中，共有 4 种 II 型上皮角蛋白 K71～74 差异表达。IRS 由角质层、赫胥黎层和亨利层组成，赫胥黎层在维持毛干结构方面起着重要作用。K74 表达于赫胥黎层，K74 的破坏将导致赫胥黎层角蛋白中间丝形成异常，影响毛干的生长和伸长，呈现羊毛状发。常染色体显性羊毛状发（ADWH）与 *KRT74* 基因突变和 *KRT71* 基因突变均有关，*KRT71* 基因突变导致 K71 蛋白异常，患者头面部毛发均出现异常，但 *KRT74* 突变患者临床表现仅限于头皮，表明 *KRT71* 突变可以表现出比 *KRT74* 突变更严重的表型。这可能与 K71 在 IRS 三层中均表达，而 K74 表达仅限于赫胥黎层有关。

HYPT4 又称为玛丽-乌纳（Marie Unna）稀毛症 1 型（MUHH1），致病基因为 *U2HR*，位于染色体 8p21。基因突变导致 HR 蛋白过表达，过表达的 HR 蛋白参与 Wnt 信号异常过度诱导，导致毛发毛囊数量、毛干形态和毛囊生长周期异常。患者青春期后脱发增加表明毛囊对激素变化等刺激因素的反应改变或不足也可能为该型发病机制之一。

HYPT5 MUHH2 型，致病基因 *EPS8L3*，定位于染色体 1p13。基因突变通过调控表皮生长因子受体信号通路导致毛囊减少及毛发形态改变而引起 MUHH。

HYPT6 又称局限性常染色体隐性稀毛症 3 型（LAH3），致病基因为 *DSG4*，定位于染色体 18q12，编码的桥粒芯蛋白 4（DSG4）是毛囊中角化细胞黏附的关键介质，在毛干所有层内表达丰富。突变的 DSG4 蛋白通过扰乱毛发细胞从增殖到分化的转换，导致毛发纤维异常和过早角化。毛发角蛋白的异常表达，尤其在毛发纤维皮层中，可导致念珠状发。

HYPT7 又称 LAH2、常染色体隐性遗传性羊毛状发 2 型（ARWH2），致病基因为 *LIPH*，位于染色体 3q27，编码的 LIPH 蛋白是磷脂酸合成溶血磷脂酸（LPA）的关键酶。LIPH 和 P2RY5 在内毛根鞘和表皮的赫胥黎层均有表达。*LIPH* 基因突变破坏 LIPH 的酶活性，使毛囊中 LPA 的产生减少，LPA 通过表皮生长因子受体（EGFR）和转化生长因子（TGF-α）信号通路影响毛囊发育，影响角质形成细胞的迁移、分化或增殖，最终导致毛发生长停止。

HYPT8 又称 LAH1 或 AR-WH1，致病基因为 *LPAR6/P2RY5*，位于染色体 13q14。编码一种 7 次跨膜蛋白 LPAR6，属于 G 蛋白偶联受体，LIPH 促进磷脂酸转化为 LPA，后结合 LPAR6，

共同调节 G 蛋白偶联受体通路。LIPH/LPA/P2RY5 信号通路在毛囊发育和毛发生长中发挥重要作用。P2RY5/ LPAR6 在 IRS 亨利层和赫胥黎层中均表达，内毛根鞘对毛干支撑和成形具有重要作用。P2RY5 突变患者毛球区毛发呈现不规则弯曲，无根鞘成分附着，损害其锚定毛干的功能，导致毛球区异常弯曲，出现羊毛状发及相关异常。除以上 3 种类型外，*C3ORF52* 基因编码蛋白 C3ORF52 与 LIPH 和 LPAR6 共同参与 LPA 的生物合成，C3ORF52 蛋白膜表达的缺失阻止正常的 LPA 产生，诱发 LAH，具体机制尚不清楚。

其他亚型 ① HYPT9 和 HYPT10：致病基因分别位于染色体 10q11.23-q22.3 和 7p22.3-p21.3，具体机制尚未明确。② HYPT11 及 HYPT12：均可引起常染色体显性遗传性单纯性头皮稀毛症（HSS）相似的临床表现，致病基因分别为 *SNRPE* 和 *RPL21*。③HYPT13：与 HYPT3 均有常染色体显性遗传性羊毛状发（ADWH）的表现，致病基因为 *KRT71* 基因，具体机制如上所述。④HYPT14：致病基因为 *LSS*，编码的羊毛甾醇合成酶（LSS）是胆固醇生物合成途径中的关键酶，定位于毛囊毛干和毛球，*LSS* 基因突变引起 LSS 蛋白表达异常可引发常染色体隐性 HSS。

临床表现 如下。

遗传性单纯性稀毛症 常染色体显性遗传或常染色体隐性遗传，以弥漫性和进行性头发和/或体毛脱落为特征，儿童期发病，随年龄增长而进展。通常表现为头皮毛发稀疏或缺失，可出现脆弱的眉毛、睫毛及稀疏的体毛，无毛干异常。*LSS* 基因突变引发

的常染色体隐性 HSS 可仅表现为稀毛症或伴有神经外胚层表型，如智力残疾、癫痫、小头畸形和男性生殖器异常，以及其他皮肤病特征，如鱼鳞病和红皮病，单纯引起稀毛症或合并其他系统异常的相关突变机制不明确。

遗传性头皮单纯性稀毛症 患者出生时头发正常，儿童早期和整个青春期头发生长停滞，出现进行性脱发，至 30 岁左右出现明显的头皮稀毛症。不累及面部、体毛和生殖器毛发。牙、指甲和汗腺无异常。

羊毛状发（WH） 是异常的紧密卷曲头发，有 WH 的稀毛症患者表现为毛干异常伴有毛发稀疏或颜色减退，呈常染色体显性或常染色体隐性遗传。ADWH 毛发生长缓慢，颜色灰白，毛发纤细脆弱易断裂，紧密卷曲，呈羊毛状外观和弥漫性稀少。ARWH 出生时毛发卷曲伴不同程度色素减退及稀毛症。P2RY5 蛋白与某些癌症如膀胱癌相关，需警惕。

局限性常染色体隐性稀毛症 典型特征是头发短而稀疏，质脆易折断。多累及头皮、躯干、四肢，眉毛及睫毛也可稀少，但不累及胡须、腋毛和阴毛。患处可伴发角化过度的滤泡样丘疹、红斑、瘙痒。可表现为念珠状发，扫描电镜可见毛干直径不一，以梭形肿胀为特征，被狭窄萎缩的节段分开。头皮活检显示毛囊毛干萎缩，发干基底部形成球样空泡。随年龄增长患者头发几乎全部脱落或者有新长，这可能与基因突变类型有关。

玛丽-乌纳稀毛症 常染色体显性遗传，患者出生时头皮毛发、眉毛和睫毛缺失或稀少，儿童期开始长出粗硬头发，呈不规则扭曲和金属丝样外观，但睫毛及眉

毛仍稀疏或缺失，青春期开始再次出现不同程度的脱发，形态类似于雄激素性秃发，甚至几乎完全脱落。指甲、牙、汗腺多正常。部分患者出现中切牙间距宽或合并青少年黄斑变性或毛发上皮瘤等表现。扫描电镜下见毛干不规则扭曲，呈扁平状，伴角质层剥脱、毛鞘异常及毛发纵向沟槽等表现。

HYPT9　患者出生时头发稀疏，头皮、手臂和腿部的毛发呈褐色，眉毛和睫毛色素正常。牙、指甲、出汗和听力正常，无神经异常或面部畸形。

HYPT10　所有患者出生时头发即完全缺乏，多数眉毛、睫毛、胡须和体毛稀疏。所有患者仅头皮出现丘疹。其他外胚层结构、皮脂腺和汗腺正常。

诊断　根据家族史及临床表现可初步诊断，分子诊断是先天性稀毛症分型及鉴别诊断的重要依据。毛发镜、扫描电镜及毛发密度检测等是重要的辅助检查，必要时完善组织病理学检查。

鉴别诊断　需与以下疾病相鉴别。

念珠状发　又称结节性毛发或梭形毛发，是一种毛干发育缺陷，多呈常染色体显性遗传，少数散发，已知致病基因为定位于染色体 12q13 的角蛋白相关基因 *hHb1*、*hHb3* 和 *hHb6*。大多发生于婴儿期，出生时头发正常，常于生后 1~2 周后头发脱落。脱发于枕部开始，渐累及其他部位，可伴有红斑和毛囊角化性丘疹。*DSG4* 基因突变引起的 LAH3 患者可伴有念珠状发，基因检测可予以鉴别，但有时两种疾病需综合考虑。

MUHH 与 *HR* 基因突变相关性毛发疾病　如先天性普秃/伴发丘疹性损害的先天性秃发

（AUC/APL），呈常染色体隐性遗传，AUC 和 APL 为同一种疾病的两种临床类型，均表现为出生时头发正常，眉毛和睫毛缺乏，出生 1 周后头发即开始脱落且不再生，因此表现为头发、眉毛、睫毛、腋毛、阴毛和体毛几乎完全缺乏。APL 患者 2 岁左右开始出现滤泡样丘疹，可分布于以下部分或全部头皮、脸颊、手臂、手肘、臀部、大腿和膝盖等区域，不伴有其他外胚层结构异常，组织病理学可见角质囊肿。

MUHH 与其他合并毛干异常的疾病　如蓬发综合征、生长期毛发松动综合征（LAS）、外胚层发育不良等相鉴别。蓬发综合征呈常染色体显性遗传，患者毛发紊乱，竖立难梳平，毛发横切面多呈三角形、肾形或扁平，发干纵沟和三角形管状发为其显著特征。多数患者为散发，少数呈常染色体显性遗传，致病基因为 *K6HF*，以生长期头发容易拔出且不伴疼痛为特征，主要原因为生长期头发毛小皮与内根鞘之间黏附异常，从而导致生长期头发在毛囊内固着障碍。部分外胚层发育不良患者可出现头发损害，主要累及眉毛和睫毛，大多数患者伴有外胚层、中胚层或内胚层结构的其他异常，一般认为有两种及以上不同的外胚层组织结构或功能发生病理改变是诊断的必要标准。

纳克索斯（Naxos）病和卡瓦哈尔（Carvajal）综合征　均以心肌病、掌跖角化病和 WH 为特征，分别由桥粒斑珠蛋白和桥粒斑白基因突变引起，可通过基因检测与伴 WH 的稀毛症患者鉴别。其他毛干异常遗传性疾病，如缺硫性毛发营养不良病（TTD）和门克斯（Menkes）病。TTD 呈常

染色体隐性遗传，特征是毛发含硫量减少，在偏光显微镜下沿着毛发轴显示亮暗相间的条纹，呈虎尾样。门克斯病患者头发呈浅色、无光泽、扭曲，呈扭结状或金属丝样。两种疾病的致病基因突变直接影响头发角蛋白的合成和/或它们在毛干中的角化。

内瑟顿（Netherton）综合征　呈常染色体隐性遗传，致病基因为 *SPINK5*，临床特征包括先天性鱼鳞病、特应性体质和毛发结构异常三联征，患者毛发表现为短而稀疏脆弱，呈竹节状。以上可通过扫描电镜进行鉴别。

ADWH 与毛发角蛋白相关基因突变引起的毛发疾病　如念珠状发、须部假性毛囊炎（PFB）等，PFB 与在伴侣层和毛干髓质中特异性表达的上皮角蛋白 75 异常有关，在非洲人群常见，其特征是面部和颏下区域的毛发内生。

治疗原则　缺乏有效治疗，局部应用米诺地尔可改善毛发密度，庆大霉素可能具有减轻 HSS 表型严重程度的作用，但效果因人而异。佩戴假发可作为改善形象的有效方法。后天性稀毛症需积极治疗原发病。

预防　①一级预防：即婚前预防。避免近亲婚育，有家族史者，进行基因诊断和遗传咨询。②二级预防：即出生前预防。对有发病风险的家庭行产前基因诊断，避免 HYPT 患儿出生。③三级预防：即症状前预防。通过新生儿筛查，在患者出现症状前早期诊断和早期治疗，延缓病情进展，提高患者生活质量。

（徐　哲　刘　腾）

xióngjīsùxìng tuōfà

雄激素性脱发（androgenetic alopecia，AGA）　遗传因素参与且依赖雄激素作用的特征性脱发。

是临床最常见的脱发类型，男女均可患病，发病率随着年龄的增长而逐渐增加，不同种族之间存在明显差异，白种人最高，其次是亚洲人和非洲裔美国人，美洲原住民和爱斯基摩人相对较低。中国男性发病率约 21.3%，女性约 6%。

病因和发病机制　发病与遗传因素及雄激素作用有关。AGA 具有遗传易感性，致病基因尚未明确，X 染色体 AR/EDA2R 基因座、20 号染色体 PAX1/FOX A2 基因座及 7 号染色体 HAD C9 基因座是已发现的 3 个易感基因座。雄激素在发病过程中也发挥重要作用，男性体内雄激素主要为睾酮、女性主要为雄烯二酮，均可被 II 型 5α-还原酶转化为二氢睾酮，二氢睾酮与毛囊中的雄激素受体结合，使毛囊生长期缩短，毛囊微型化，毛干逐渐变细，最终脱落。由于头皮不同区域毛囊对雄激素的敏感性不同，脱发常不累及枕部头皮。

临床表现　男性患者通常于 20～30 岁起病，早期表现为从前额两侧开始头发密度下降，头发纤细稀疏，向头顶延伸，额部发际向后退缩，前额变高，前发际线呈 M 形，或从头顶部头发开始脱落，脱发呈渐进性发展，额部与头顶部脱发可相互融合，严重时仅枕部及两颞残留头发。脱发区皮肤光滑，可见纤细的毳毛样发，皮肤无萎缩，可伴有头皮油脂分泌增加。女性发病较迟，症状较轻，头皮额部和顶部是主要的受累部位，偶尔也会呈弥漫性脱发，头皮枕部及前额发际线通常不受累。

诊断　根据典型的病史及临床表现即可确诊，部分特殊病例通过头皮活检协助诊断。

鉴别诊断　需与其他原因造成的脱发相鉴别，如斑秃、休止期脱发、牵引性脱发、瘢痕性脱发和拔毛癖等。

治疗原则　由于 AGA 表现为进行性加重的过程，因此应早期治疗和长期治疗。治疗越早疗效越好。治疗方法包括系统用药、局部用药、毛发移植术和低能量激光治疗等，为达到最佳疗效，通常推荐联合治疗。

预防　①一级预防：即病因预防。该病与遗传相关，故难以完全预防，日常生活中应注意保护头发，保持良好的饮食及生活习惯等。②二级预防：临床前预防。早期发现、早期诊断、早期治疗。有脱发家族史者，发现毛发脱落增多、毛发稀疏或发际线后移时，应及时就诊，延缓脱发的进展。③三级预防：临床预防。对已诊断患者，及时治疗，改善毛发脱落的症状，促进毛发再生。

（徐　哲　张樱子）

bāntū

斑秃（alopecia areata，AA）

突然发生的局限性斑片状脱发。俗称鬼剃头。为遗传与环境因素相互作用导致的复杂疾病。可发生于任何年龄，以青壮年多见。发病率约为 1‰，终生患病风险约 2%。

分类　根据毛发受累范围可以分为局限性斑状斑秃、全秃和普秃。局限性斑状斑秃为发生在局部、边界清楚的斑片状脱发；全秃为整个头发全部脱落；普秃为头皮和全身的毛发（如眉毛、睫毛、胡须）全部脱落。

病因和发病机制　尚不完全清楚，可能与遗传、自身免疫、神经精神因素及内分泌失调等因素有关，约 25% 的患者有家族史，神经精神因素被认为是重要的诱发因素。

遗传因素　全基因组关联研究证实斑秃与 HLA 基因有关。其中 HLA-DQB1*03 等位基因可能是斑秃易感性的重要标志物。

免疫因素　毛囊失去免疫豁免，导致毛球细胞受到 T 细胞介导的免疫攻击是发生斑秃的关键。失去免疫豁免是由于未知的局部应激源或应激事件抑制了毛囊免疫豁免"保护因素"的表达，并刺激毛囊细胞表达 MHCI 类多肽相关序列 A。这些事件可激活自然杀伤（NK）细胞并刺激 IFN-γ 和 IL-15 的局部分泌。IFN-γ 可刺激毛囊细胞表达 MHCI 蛋白，后者可使原先隐藏的抗原提呈给 T 细胞。IL-15 会阻碍调节性 T 细胞的抑制功能，并促进 NK 细胞和 T 细胞增殖。IFN-γ 和 IL-15 通过 JAK-STAT 信号通路激活目标免疫细胞。此外，斑秃常并发甲亢、白癜风、干燥综合征等自身免疫病。

神经精神因素　斑秃可由精神压力触发，如紧张、焦虑、抑郁、失眠和神经衰弱等。研究表明，久远的事件（如儿童期创伤）也与成人期发生斑秃有关。

其他　由感染及过敏等因素诱发。斑秃可发生于带状疱疹、真菌感染、流感和梅毒等疾病后，与感染导致的机体免疫力下降有关。斑秃患者合并特应性皮炎的概率比正常人群高，部分斑秃患者总 IgE 水平、对尘螨的特应性 IgE 水平升高。

临床表现　最常见的临床类型为斑片状脱发，毛发脱落区特点为突然出现，圆形或椭圆形，边界清楚，大小不一，数目不等，脱发处皮肤光滑，无炎症、鳞屑和瘢痕。脱发通常没有自觉症状，毛发脱落前可能偶尔会有瘙痒或烧灼感。

病情分期 进展期：脱发区边缘头发松动，容易拔出。拔出头发在显微镜下观察，可见毛干近端萎缩，呈上粗下细的惊叹号样。静止期：脱发区边缘头发不再松动，3~4个月后进入恢复期。恢复期：新毛发长出，最初为细软、色浅的毳毛，逐渐增粗、颜色变深，最终完全恢复为正常毛发。

特殊表现 全秃表现为头发全部脱落；普秃表现为头发、眉毛、睫毛、腋毛和阴毛等全部脱落；匍行性斑秃表现为沿颞部和枕部头皮边缘的条带状脱发；指甲病变表现为指/趾甲凹凸不平、粗糙或脱落。甲板点状凹陷最为常见，但也可出现其他多种异常，包括糙甲症（甲板粗糙）、脆甲症（甲板纵裂）、甲剥离（远端甲板与甲床分离）和脱甲病（近端甲板与甲床分离）。甲受累与病情更严重有关。

病程中毛发常会自行再生。约50%局限性斑片状脱发会在1年内恢复，但几乎所有患者都会经历多次发作。也可表现为同时存在持久性脱发区域和毛发再生区域。

诊断 病史和体格检查可诊断。病史信息应包括脱发的发作情况、持续时间以及相关症状。多数为突然发生无其他症状的脱发。由于斑秃有可能自行恢复和复发，患者可能会提到既往脱发史。体格检查包括仔细检查头发、头皮及其他毛发生长区域，以评估脱发的分布情况和范围，并寻找有无提示其他毛发或头皮疾病的线索。光滑的圆形或不规则非瘢痕性脱发区域是斑秃的典型表现。仔细视诊会发现感叹号样毛发，这具有诊断价值。

拉发试验：患者5天内不洗头，用拇指和示指轻轻拉起一束头发，约有五六十根，然后轻轻用力顺毛干向发梢方向滑动，计算拔下的毛发数量，多于6根为阳性，表示有活动性脱发；少于6根为阴性。拉发试验有助于确定活动性脱发。显微镜检查：脱发区边缘拔出的头发，在镜下可见头发下端萎缩，上粗下细，类似惊叹号样。皮肤镜检查：脱发区可见黄点征、黑点征、断发、感叹号样发、营养不良发和短毳毛样发。

鉴别诊断 需与以下疾病相鉴别。

雄激素性脱发 具有特征性的男性型脱发和女性型脱发。男性型脱发早期脱发表现在前额两侧，慢慢延伸至头顶，发际线不断后移，前额变高形成高额，脱发呈M形，进而与顶部秃发融合成片，最后形成特征性马蹄形图案。女性型脱发多为头顶部毛发逐渐稀疏，但前额发际线后移和完全秃顶的女性少见。雄激素源脱发典型表现为毛发缓慢地逐渐稀疏，而非快速出现一个或多个完全脱发区域，后者是斑秃的典型表现。

瘢痕性脱发 可由多种病理变化引起，如毛发扁平苔藓、盘状红斑狼疮和毛囊炎性脱发。它们的特点都在于永久性破坏毛囊。脱发通常呈斑片型，且脱发部位的毛囊口消失，提示瘢痕形成。其他特征随原发病变而异，包括红斑、鳞屑、毛囊栓及脓疱形成。通常需要皮肤活检确诊。

二期梅毒 可出现斑片状脱发区域。这种脱发被描述为"虫蛀样"脱发，而非斑秃中典型的分散性光滑脱发区域。梅毒血清学检测可以确诊。

头癣 真菌感染所致。多发生于儿童，脱发区脱发不完全，头发多易折断，残留毛根，附有鳞状皮屑或癣痂，断发中可查到真菌。

拔毛癖 多见于儿童，由精神、行为异常所致。脱发区的形态奇形怪状，可见到长短不一、参差不齐的残留断发，脱发区边缘头发拉发试验阴性。

治疗原则 治疗目的是阻止疾病的发展，减缓脱发症状并促进生发。一般选用局部或系统药物治疗，还可进行光电等物理治疗。

一般治疗 积极治疗甲状腺疾病、糖尿病、感染、神经衰弱等原发病，去除诱发因素。避免精神紧张，保证规律作息，睡眠充足及饮食均衡。可改变发型或佩戴适合的假发、发片，有助于减轻心理负担。

药物治疗 由于个体差异大，除常用非处方药外，应在医师指导下结合个人情况选择合适药物。

局部药物治疗 ①局部注射糖皮质激素：即局部封闭疗法。将长效糖皮质激素注射于脱发区头皮，可抑制毛囊周围炎症和免疫反应。不良反应包括局部疼痛、皮肤萎缩及色素脱失。②外用强效糖皮质激素：可抗炎和抑制局部免疫，广泛用于治疗儿童斑秃或脱发面积低于50%的成人斑秃。辅以"封包治疗"（外用糖皮质激素软膏后，局部用塑料膜包裹），可以促进药物在局部头皮的吸收，增强疗效。毛囊炎是其最常见的不良反应。③外用米诺地尔：具有扩张局部血管、促进毛发从休止期进入生长期、加速毛发再生等作用。常用的有2%和5%两种浓度，5%浓度效果优于2%，但不良反应也相对增加。主要不良反应是接触性皮炎和多毛。④外用接触致敏剂：在斑秃皮损区外用致敏剂，诱发人工性接触性皮炎，可促进局部毛发再生。二苯环丙烯酮是治疗斑秃最常用的接触致敏剂。主要不良反应是涂抹部位出现瘙痒、皮炎、水疱和淋巴结肿大。⑤外用地蒽酚（蒽林）：一种外用刺激剂，具有抗炎和免疫抑制的作用，主要用于治疗病程长的成人或重症斑秃儿童患者。常用浓度为 0.5% ~ 1%，不良反应包括毛囊炎、接触性皮炎和局部淋巴结肿大等。

系统药物治疗　①糖皮质激素系统口服或注射糖皮质激素：适用于进展迅速、脱发广泛的进展期斑秃、全秃及普秃患者。疗效确切，控制脱发的同时，可促进毛发再生。但需注意监测激素相关不良反应，包括体重增加、血压升高、骨质疏松、消化道溃疡和毛囊炎等。②免疫抑制剂：如环孢素、甲氨蝶呤等有抗炎和免疫抑制的作用，可用于治疗斑秃。但因其不良反应相对较大，在斑秃病情较重，其他治疗效果不佳或有禁忌时，可酌情使用。③中药提取物：复方甘草酸苷具有抗炎和免疫调节作用，在斑秃治疗中疗效较明确且相对安全。主要不良反应是血压升高、头晕和水肿。白芍总苷也具有类似作用，主要不良反应是腹泻。④抗组胺药和肥大细胞膜稳定剂：对传统治疗方案效果欠佳或有遗传过敏性体质的斑秃患者，联合口服抗组胺药（如依巴斯汀等）和肥大细胞膜稳定剂（如孟鲁司特）可促进毛发的生长。

中医治疗　结合中医中药辨证论治、中西医结合方法或综合方法治疗斑秃，效果优于单独运用一种方法，尤其是对于顽固性斑秃的治疗。

其他治疗　①光电治疗：如紫外线照射、准分子激光、低能量激光及点阵二氧化碳激光等均对斑秃具有一定的治疗效果。②局部注射富血小板血浆、梅花针、火针和微针等局部针刺疗法，对斑秃治疗也有一定疗效。可作为顽固性斑秃的辅助治疗手段。③针对常规治疗方法无效的斑秃患者，可考虑使用 JAK 抑制剂，包括托法替尼、鲁索替尼和巴瑞克替尼等。研究发现，口服 JAK 抑制剂治疗的患者中，约半数中重度斑秃在治疗后毛发几乎完全长出，疗效明显且安全，其主要不良反应是上呼吸道感染。

预防　①一级预防：即病因预防。斑秃的病因尚不清楚，但可以从避免诱发因素方面在一定程度上预防其发生。如保持积极乐观的心情，避免紧张、焦虑、抑郁等不良情绪；适当加强体育锻炼，增强自身抵抗力等。②二级预防：临床前预防。早期发现、早期诊断、早期治疗。感到头皮瘙痒、烧灼等不适或发现毛发脱落时，及时就诊，缩短病程。③三级预防：临床预防。对已诊断患者，采取积极、有效的治疗手段，延缓病情进展，促进毛发再生。

（徐　哲　王奇飒）

máofà xīshǎo-gǔzhì róngjiě-yázhōuyán-zhǎngzhí guòdù jiǎohuà zōnghézhèng

毛发稀少–骨质溶解–牙周炎–掌跖过度角化综合征

（hypotrichosis-osteolysis-periodontitis-palmoplantar keratoderma syndrome，HOPPS）　以毛发稀少、条纹样掌跖角化、甲弯曲畸形、牙周炎、肢端骨质溶解及银屑病样皮疹为特点的遗传病。罕见，在世界范围内，仅有 2002 年范·斯廷塞尔（Van Steensel）报道的 1 个家系 2 例患者。

病因和发病机制　HOPPS 的遗传模式及致病基因尚未阐明，根据现有家系推测是常染色体显性遗传模式，根据其掌跖角化合并骨质溶解的特点，组织蛋白酶 C（CTSC）是首先需怀疑的致病基因，但在患者中未检测到该基因的突变，因此，推测其致病基因是与 CTSC 结构和功能类似的基因。此外，结合患者的临床症状，如特征性的线状掌跖角化模式，其致病基因也有可能是影响桥粒芯糖蛋白 1 结构和功能的基因。

临床表现　患者出生时即伴随甲营养不良、头发稀疏、眉毛和睫毛缺失。婴儿期开始出现掌跖特征性角化改变，即呈现为条纹状或圆形角化过度，其上可见针尖样点状凹陷。同时包括甲增厚、弯曲畸形表型。儿童期发生龋病，严重的牙周炎致使牙逐渐完全脱落，原本稀疏的头发进行性脱落并出现毛囊闭合。青春期于四肢出现红斑鳞屑样皮疹，类似银屑病样改变，皮疹的组织病理检查可见角化过度、颗粒层消失和真皮乳头延长。成年以后，骨质溶解症状逐渐明显，部分手指发生远端指骨缺如，所有手指的尖端逐渐变细。皱襞舌可发生在青春期或老年期。此外，报道的 2 例患者中有 1 例在老年期还出现了心律失常表现。

诊断　依赖于特征性临床表现，同时出现上述表现可诊断。

鉴别诊断　①帕皮永–勒费尔（Papillon-Lefevre）综合征：又称掌跖角化–牙周破坏综合征，是常染色体隐性遗传病，表现为掌跖角化和严重的牙周炎，躯干四肢可发生银屑病样皮疹。无骨质溶解及皱襞舌改变，且能检测到

CTSC 的双等位基因突变。②海姆-芒克（Haim-Munk）综合征：同属于 CTSC 双等位基因突变所致的常染色体隐性遗传病。临床特征为掌跖角化过度、牙周组织破坏、特征性的甲弯曲及蜘蛛样细长指/趾，部分患者有扁平足表现。

治疗原则 无有效治疗方法，以对症治疗为主，视黄酸类药物可改善角化；牙过早脱落需要配戴义齿并注意口腔卫生；极度弯曲的甲板只能通过手术方式改善。

预防 ①一级预防：即婚前预防。应避免近亲结婚。②二级预防：即出生前预防。对已生育患儿的家庭实施产前基因诊断，降低患者出生的再发风险。③三级预防：即症状前预防。通过新生儿筛查，在患者出现症状前早期诊断和早期治疗，提高生存质量。

（杨 勇 刘 娟）

chángrǎnsètǐ yǐnxìng yíchuán de yúlín-
bìng bàn xīmáozhèng

常染色体隐性遗传的鱼鳞病伴稀毛症（autosomal recessive ichthyosis with hypotrichosis，ARIH）

表现为先天性鱼鳞病和毛发减少的遗传性皮肤病。ST14 基因突变导致 ARIH 和鱼鳞病、毛囊性萎缩性皮肤病伴少毛、少汗（IFAH），两种疾病均为常染色体隐性遗传。ARIH 罕见，仅有 4 个家系的 11 例患者报道，中国尚无相关研究。

病因和发病机制 ST14 基因位于染色体 11q24.3，由 19 个外显子组成，编码丝氨酸蛋白酶（Matriptase），该酶包含 1 个 N 端跨膜信号、1 个胰蛋白酶样丝氨酸蛋白酶催化（SP）结构，1 个 SEA 结构，2 个 CUB 结构和 4 个串联重复序列低密度脂蛋白受体

A 类结构。已报道的 ARIH 致病突变有：错义突变（c.3G > A 、c.1315G > A、c.2481G > C）和剪接突变（c.598+1G > A）。错义突变导致 Matriptase 无法自发裂解激活而处于失活的酶原状态。c.598+1G>A 突变会使得终止密码子提前出现从而产生截短蛋白，最终缺少发挥核心催化功能的 SP 结构而使 Matriptase 出现功能障碍。

Matriptase 是 II 型跨膜丝氨酸蛋白酶，以酶原形式合成并锚定在细胞膜上，并能自发裂解激活。其在皮肤组织中表达于基底层和棘层角质形成细胞，可调控前体丝聚蛋白原（Pro-filagrin）的形成。该酶在患者表皮角质形成细胞中的表达减少，同时角质形成细胞的增殖能力下降，分化标志物 KRT1、KRT10 和内皮蛋白表达减少，提示其参与了角质形成细胞的增殖和早期分化。此外，AR-IH 患者角质层中仍存在角化桥粒，表明 Matriptase 还通过抑制桥粒降解进而参与脱屑过程，但其功能异常导致毛发稀少、全身鱼鳞病表现的分子机制仍未完全清楚。

临床表现 患者出生时即可出现症状，主要表现为弥漫性的鱼鳞病样脱屑和全身广泛的毛发稀疏，可伴有红斑，无智力发育障碍。出生时一般没有火棉胶样改变，脱屑为深棕色，以下背部为重。毛发（包括头发、眉毛、睫毛等）稀疏，为非瘢痕脱发，可出现斑片状毛囊萎缩，毛发颜色呈浅棕色，形状为羊毛状卷曲发，质地较脆，无光泽。

诊断和鉴别诊断 通过临床表现可诊断 ARIH，此外采用桑格（Sanger）测序检测 ST14 基因外显子及其侧翼序列或下一代测序均可明确诊断。ARIH 和 IFAH 均

由 ST14 基因突变导致，但后者除鱼鳞病和稀毛症表现外，常伴有身体局部明显出汗减少和毛囊出口漏斗状凹陷，可供鉴别。

治疗原则 尚无特效治疗方法，以对症治疗为主。常用润肤剂、保湿剂等减少皮肤角化症状，使用含神经酰胺、尿素、水杨酸的外用制剂也有一定效果。少毛症可进行毛发移植或佩戴假发。

预防 ①一级预防：即婚前预防。该病为常染色体隐性遗传病，应避免近亲结婚。②二级预防：即出生前预防。对已生育患儿的家庭实施产前基因诊断，降低患者出生的再发风险。③三级预防：即症状前预防。通过新生儿筛查，在患者出现症状前早期诊断和早期治疗，提高生存质量。

（杨 勇 谭英剑）

xīmáo-línbā shuǐzhǒng-máoxìxuèguǎn
kuòzhāng zōnghézhèng

稀毛-淋巴水肿-毛细血管扩张综合征（hypotrichosis-lymphedema-telangiectasia syndrome，HLTS）

SOX18 基因突变所致遗传病，主要为常染色体隐性遗传。2001 年，由格莱德（Glade C）首次报道。截至 2022 年 3 月，全球共报道 10 余例，中国尚无报道。此外，SOX18 基因杂合致病突变还可导致稀毛-淋巴水肿-毛细血管扩张-肾损伤综合征（HLTRS），该病呈常染色体显性遗传。

病因和发病机制 SOX18 广泛表达在各组织器官中，作为转录因子在胚胎早期发育过程中发挥重要作用。在毛囊发育过程中，SOX18 在毛乳头细胞中表达，通过调节 Wnt 信号通路，参与毛乳头细胞的分化，诱导毛发的形成和再生；也在胚胎发育过程中参

与淋巴内皮细胞和血管内皮细胞的形成。已报道的 *SOX18* 致病突变有 7 种，其中纯合致病突变与 HLTS 有关，包括 c.283T > A（p. Trp95Arg）、c.310G > C（p. Ala104Pro），均位于 HMG 框结构域内，HMG 框结构域是 SOX18 转录因子与 DNA 结合的重要功能区，纯合错义突变可能会影响转录因子与靶 DNA 的结合。杂合突变与 HLTRS 有关，均为功能失去性突变：c.481C > T（p. Gln169*）、c.492 _ 505dup（p. Glu169Glyfs* 14）、c.541C > T（p. Gln181*）、c.712G > T（p. Glu238*）和 c.720C > A（p. Cys240*），导致终止密码子提前出现，造成 SOX18 蛋白 C 端的反式激活结构域缺失或功能障碍引发疾病。

临床表现 包括幼年脱发、淋巴循环障碍和毛细血管扩张等。少毛是该病的关键临床表现，并常累及睫毛和眉毛。患者的皮肤常菲薄而透明，可见皮下血管。毛细血管扩张常出现在肢端，严重时可表现为肢端血管瘤，个别病例被出现伤口愈合障碍和萎缩性瘢痕。淋巴水肿的起病时间和严重程度个体差异性大，常累及肢端，但也可表现为颜面水肿和鞘膜积液等。其他少见临床表现包括升主动脉扩张、补体 C3 降低的膜增生性肾小球肾炎等。

诊断 患者常因早期脱发就诊，基因检测是 HLTS 的首选确诊方法。可通过桑格（Sanger）测序逐一检测 7 个 *SOX18* 致病突变，但具有局限性，无法检出新的突变。遗传性皮肤病目标基因外显子测序可以有效提高基因检测效率，并直接从基因水平与其他遗传性少毛症进行鉴别诊断。

鉴别诊断 需与其他遗传性少毛类疾病进行鉴别。

治疗原则 以对症治疗为主。淋巴水肿和肾损伤往往起病较晚，定期随访和健康监测有助于早期发现并延缓疾病进展。

预防 ①一级预防：即婚前预防。应避免近亲结婚。②二级预防：即出生前预防。对已生育患儿的家庭实施产前基因诊断，降低患者出生的再发风险。③三级预防：即症状前预防。通过对家系中的新生儿进行筛查，在患者出现症状前早期诊断和早期治疗，提高生存质量。

（杨 勇 刘依和）

zhǎngzhígǔ duǎnxiǎo-xiāntiānxìng yáquēshī-xīmáozhèng-bù wánquán báihuàbìng

掌跖骨短小－先天性牙缺失－稀毛症－不完全白化病

（brachymetapody-anodontia-hypotrichosis-albinoidism） 主要累及骨骼、皮肤和眼部的常染色体隐性遗传病。罕见，只有图奥马拉（Tuomaala）和哈帕宁（Haapanen）报道的芬兰 1 个家系 3 例患者。

病因和发病机制 致病基因尚不明确。

临床表现 主要累及骨骼、皮肤和眼部，表现为手掌和跖骨短小、先天性牙缺失、身材矮小、面部异常、毛发稀少、白化症以及眼部会聚性斜视及震颤等异常。

骨骼 已报道的患者身材均矮小，男性身高 160cm，两名女性身高分别为 150cm 和 144cm；手指和足趾畸形，均较正常人短，以第 3 ~ 5 指/趾最明显；特殊面容：颅骨短小、上颌骨短小、下颌较突出、先天性牙缺失、鼻基宽和耳垂低。

眼部 眼部均出现会聚性斜视，非斜视眼常由于双层睫毛导致角膜混浊，斜视眼角膜正常；双眼均高度近视，屈光度为 9 ~ 16D，并出现晶状体浑浊、视网膜中央凹发育不全以及眼部震颤（以水平震颤为主）。

皮肤 毛发稀疏，阴毛和腋毛缺失；皮肤、眉毛、头发色浅，但虹膜呈浅棕色，色素沉着正常，呈不完全白化表现。

其他 女性乳房小，乳头发育不全，乳晕无色素沉着，外生殖器发育不全。患者智力正常，肺部和心脏检查及脑电图未见异常，实验室检查钙、磷代谢正常。染色体结构未见异常。

诊断 同时出现手掌和跖骨短小、先天性牙缺失、身材矮小、面部异常、毛发稀少、白化症以及眼部异常的患者需考虑该病。

鉴别诊断 假性甲状旁腺功能减退症虽然也会出现短指（尤其是第 4、5 指）、身材矮小以及眼部异常，但其为常染色体显性遗传病，且患者多肥胖，面部圆润，存在认知缺陷，少数患者智力低下，实验室检查提示内分泌异常，一般无白化病表现，可兹鉴别。。

哈勒曼－斯特雷夫（Hallermann-Streiff）综合征也可出现下颌、面部、颅骨发育不全，毛发稀少以及斜视、震颤等眼部异常，但眼部异常以先天性白内障为特征性病变，而掌跖骨短小－先天性牙缺失－稀毛症－不完全白化病没有白内障的表现。

治疗原则 尚无有效的治疗策略，以对症治疗为主。如佩戴假发、义齿等。

预防 ①一级预防：即婚前预防。该病为常染色体隐性遗传病，应避免近亲结婚。②二级预防：即出生前预防。对已生育患儿的家庭实施产前基因诊断，降低患者出生的再发风险。③三级预防：即症状前预防。对患者出现的症状前早期诊断和支持治疗，及时进行心理疏导，提高生存质量。

（杨 勇 李思源）

jìnxíngxìng móshìxìng tóupí máofà tuōluò-jīnshǔsīyàngfà-jiǎ fēnlí-xiāntiānxìng chún-èliè

进行性模式性头皮毛发脱落-金属丝样发-甲分离-先天性唇腭裂（hypotrichosis, progressive patterned scalp, with wiry hair, onycholysis, and cleft lip/palate）

以少毛、甲异常、唇腭裂为主要表现的常染色体显性遗传性外胚层发育不良综合征。该病罕见，仅有 1 个家系报道。

病因和发病机制　尚未明确。

临床表现　如下。

毛发　2003 年，格林（Green）报道了 1 个澳大利亚家系。其临床表现与玛丽－乌纳（Marie-Unna）稀毛症（MUHH）相似，为进行性毛发稀少及金属丝样发。该病具有一定的临床异质性，患者在出生时头发可正常或缺失。在 2 岁左右（6 个月至 5 岁），头发逐渐粗糙呈金属丝样，难以打理。15 ~ 23 岁时脱发逐渐进展，各家庭成员之间大致相同。具体表现为：脱发于头顶部开始，最初为顶部单侧的局限性脱发斑。经 1 ~ 2 年，顶部另一侧也出现脱发斑。随后脱发范围从前到后进展，与汉密尔顿（Hamilton）描述的男性雄激素性脱发的模式相似。体格检查发现，脱发区域的毛囊数量低于正常，无瘢痕或红斑。受累成员中仅 2 人表现为眉毛、睫毛稀疏。其他受累成员的眉毛、睫毛、体毛大致正常。

甲　脆性增加、生长缓慢。体格检查发现，大多数患者均有远端甲分离，以拇指指甲表现最为明显，总体呈对称分布。

唇腭裂　少数患者有唇腭裂，呈常染色体显性遗传。

毛发镜检查　与 MUHH 具有相似的特征，表现为毛发扁平，外形不规则，毛干有不同程度的凹陷。所有毛发的角质层均正常。

病理学特点　在儿童：1 名 4 岁患者的头皮活检显示毛发密度正常，毛干直径正常或减小，微型化毛囊比例增加。在成人：与 MUHH 相似，表现为毛囊密度降低，毛干直径增加，皮脂腺正常，无瘢痕形成。

诊断　由于该病的致病基因未明，主要依据家族史及临床表现进行诊断。

鉴别诊断　需与 MUHH 鉴别。二者均呈常染色体显性遗传模式，表现为进行性模式性头皮毛发脱落及毛干发育不良。既往研究排除了该病致病基因位于染色体 8p21 的 MUHH 基因座的可能性。与 MUHH 不同的是，该病无除头发外的其他毛发受累，患者可出现远端甲分离及唇腭裂。

治疗原则　尚无有效治疗方法。主要为对症支持治疗。比如佩戴假发，针对唇腭裂及早进行整形等。

预防　①一级预防：即婚前预防。该病为常染色体显性遗传病，有家族史者可进行遗传咨询。②二级预防：即出生前预防。对已生育患儿的家庭进行基因检测，找出致病基因，再实施产前基因诊断，降低患者出生的再发风险。③三级预防：即症状前预防。通过新生儿筛查，在患者出现症状前早期诊断和早期治疗，及早对唇腭裂进行整形，提高生存质量。

（杨 勇 高 萌）

xiāntiānxìng xīmáo bàn qīngshàonián huángbān yíngyǎngbùliáng

先天性稀毛伴青少年黄斑营养不良（hypotrichosis, congenital, with juvenile macular dystrophy, HJMD）

表现为毛发稀疏和进行性黄斑营养不良的常染色体隐性遗传性毛发疾病。2001 年，艾里·斯普雷彻（Eli Sprecher）首次明确该病是由编码 P-钙黏着蛋白的 *CDH3* 基因突变引起。发病率尚不清楚，具有一定的表型异质性。

病因和发病机制　P-钙黏着蛋白含有 5 个胞外域、1 个跨膜区和 1 个胞内短尾，与 E-钙黏着蛋白在视网膜色素上皮和毛囊中共表达。经典钙黏着蛋白与细胞黏附密切相关，并且参与调节毛发和视网膜发育过程。但 P-钙黏着蛋白缺陷引起 HJMD 的具体机制尚不明确。

临床表现　通常出生时即表现出头发稀疏，细软卷曲，生长受限且易拔出。除头皮外，还可累及其他部位毛发，如腋毛、阴毛、眉毛和睫毛。随着年龄增长，多于青少年期开始出现视网膜黄斑变性，进行性发展，导致视力逐渐下降，最终失明。该病存在表型异质性，同一家系中携带相同突变的患者可表现出不同程度的毛发受累及视力损害。但并未发现其存在基因型－表型的相关性。

诊断　结合临床表现和父母近亲结婚史，对该病诊断有一定提示意义。新生儿如有毛发稀疏卷曲的表现需怀疑是否存在遗传性毛发疾病。如果在毛发异常基础上出现了视力受损，需高度怀疑该病，并完善眼底及视力检查，评估视网膜受累情况。

眼底镜检查　直观反映视网

膜病变情况。检查可发现黄斑反射消失，视网膜萎缩变性，色素沉着。

眼底荧光血管造影　用于评估眼底血管的微小变化。患者黄斑萎缩区可呈斑驳状强荧光，周围虫蚀状小荧光斑。

视觉电生理检查　包括视网膜电流图、眼电图、视觉诱发电位，记录视细胞电位变化，可反映视网膜功能状态。当发生视网膜变性时，视网膜电流图可记录到视细胞介导的反应幅度降低或呈无反应状态，眼电图光峰与暗谷比值下降，视觉诱发电位波形增宽，波幅降低。

基因检测　是确诊方法，已发现了多个可引起 HJMD 的 CDH3 突变位点，且陆续有新的位点报道。通过测序技术可对该病进行基因诊断。

鉴别诊断　外胚层发育不良、趾外翻伴黄斑营养不良综合征（EEM）也是与 CDH3 基因突变相关的疾病，除表现出毛发稀疏和黄斑营养不良以外，该病还可以出现分裂手/足畸形，据此可鉴别。

治疗原则　尚无有效治疗方法，戴假发是一个较好的选择。有学者提出进行视网膜基因治疗的可能性，可有望解决患者的失明问题。

预防　①一级预防：即婚前预防。该病为常染色体隐性遗传病，应避免近亲结婚。②二级预防：即出生前预防。对已生育患儿的家庭实施产前基因诊断，降低患者出生的再发风险。③三级预防：即症状前预防。通过新生儿筛查，在出现症状前早期诊断和早期治疗，避免患者出现失明，提高生存质量。

（杨勇　黄昕）

quánshēnxìng duōmáozhèng

全身性多毛症（hypertrichosis universalis）

可能与 8 号染色体异常有关的常染色体显性遗传病。其特征是出生时毛发过多，覆盖除黏膜、外生殖器、手掌和足底以外的整个身体表面，还有特殊的面部特征猿脸或狗脸，因此被称为狼人。

病因和发病机制　该病的家族性病例支持常染色体显性遗传，致病基因未明，可能与 8 号染色体异常有关，具体发病机制不清。

临床表现　从出生起，除了手掌、足底、外生殖器和黏膜外，全身毛发过多，粗长浓密。患者通常有特殊面容：部分患者因面容像狗脸，全身毛发粗长浓密而被称作狼人。毛发从头覆盖整个前额至眉毛所以患者无明显发际线。眉毛异常浓厚茂密、睫毛异常粗长也是患者的突出特征之一。耳前区、侧臂、背部脊柱和腰臀、骶骨周围的毛发也相对正常人更为密集。此外该类患者还表现为鼻梁宽阔扁平，嘴唇较厚，部分嘴唇不闭合。部分患者伴有牙龈增生、智力低下。也有患者在婴儿期多毛但是成年后只保留眉毛异常浓厚茂密和睫毛异常粗长这一显著特征。

诊断　全身性多毛时需考虑此病，尤其是有显性遗传家族史的患者。其多毛的特点包括：出生时多毛不明显，婴儿期逐渐加重。面部毛发分布不均匀，在额部、颞部和耳前区更为突出；侧臂、背部脊柱和腰臀、骶骨周围毛发较为密集，而鼻部、耳朵受累不明显。此外，患者伴有牙龈增生或智力低下，或 8 号染色体存在断裂重排等异常，则更为支持。对于此类患者，建议行下一

代测序和/或拷贝数变异检测、全基因组测序和桑格（Sanger）测序明确诊断。

鉴别诊断　①安布拉斯（Ambras）综合征：与染色体 8q22 异常有关，全身性多毛在出生时就存在并持续终生。面部、耳朵和肩部的毛发最多，并且随着年龄的增长而变得更加突出；如果不剃，毛发会达到几十厘米的长度。牙、副乳头和六指畸形可能是相关的发现。②X 连锁多毛症：X 连锁（Xq24-q27.1），主要表现为面部和上半身有深色卷曲的短毛发，鼻孔前倾、前突、牙异常、耳聋等异常。③坎图（Cantú）综合征：为罕见的常染色体显性遗传病，是由分别编码 ATP 敏感钾通道的调节和成孔亚基的 ABCC9 和 KCNJ8 中的致病突变引起。该病以先天性多毛症、骨软骨发育不良、广泛的心血管异常和独特的面部异常为特征，面部特点包括宽鼻梁、长人中、内眦褶皱和突出的嘴唇。检测 ABCC9 基因或 KCNJ8 基因的突变有助于诊断。

治疗原则　该病尚无治愈的办法，治疗主要是为了患者美观的需求，去除多余毛发，包括定期剃除毛发、使用脱毛膏等。此外，激光脱毛（长脉冲 Nd：YAG 激光 1064nm）有较好的脱毛效果。同时需为患者提供支持性心理咨询，帮助其接纳自己外貌，促进其融入社会。

预防　①一级预防：即婚前预防。有家族史者可进行遗传咨询。②二级预防：即出生前预防。对已有患者的家庭实施产前基因诊断，确定 8 号染色体是否存在断裂重排等异常，降低患者出生的再发风险。③三级预防：即症状前预防，在患者多毛症状早期

诊断，并对牙龈增生、智力低下等症状及时干预。

（杨　勇　李颖诗　肖云婷）

yíchuánxìng quánshēn zhōngmáo zēngduōzhèng

遗传性全身终毛增多症（congenital generalized hypertrichosis terminalis）

表现为头面部和躯体覆有浓密毛发，外形酷似狼人的遗传性多毛症。朱莉娅·帕斯特罗娜（Julia Pastrana）是第一个被报道的患者，被称为胡子女士。既往关于病因的讨论涉及达尔文学说和返祖现象。随着遗传学的研究进展，逐渐认为该病是一种主要以毛发增多为典型临床特点的常染色体遗传病。

病因和发病机制　该病由基因片段缺失诱发，多数病例呈常染色体显性遗传，仅有 1 例散发病例为常染色体隐性遗传。中国张学课题组通过基因拷贝数变异（CNV）分析发现，在 17q24.2-q24.3 染色体区域存在不同大小的基因缺失片段，该基因组区域包含 4 个基因（*ABCA6*、*ABCA10*、*ABCA5* 和 *MAP2K6*），其后研究将遗传区域缩小到了 *ABCA5* 和 *MAP2K6* 两个基因。

临床表现　可幼年起病，青春期加重，常累及全身，至多可覆盖全身体表面积的 90%。具有典型的容貌特征即粗糙面容（球形鼻、厚嘴唇、长耳垂等）。部分患者伴有牙龈增生或牙龈纤维化。其他临床表现包括身材矮小、癫痫等。

诊断　依据临床表现和基因检测明确诊断。该病属于基因片段缺失，桑格（Sanger）测序是基因诊断的金标准，该方法可以明确基因断点。基因多态性分析、拷贝数变异测序（CNV-seq）和全基因组测序亦可大大提高检测效率，直接在基因水平上对遗传性多毛症患者进行诊断和鉴别诊断。

鉴别诊断　①X 连锁显性遗传型全身终毛增多症：女性患者多毛症表现轻微且缺乏皮肤外症状，男性患者多毛症表型较重并常伴有脊柱侧凸、牙发育异常和耳聋等皮肤外症状，单体型分析提示这个家系的连锁范围在 Xq24-q27.1 上，约 13 厘摩（cM）的区域。②遗传型全身终毛增多症安布拉斯（Ambras）型：呈常染色体显性遗传，表现为面部、耳和肩部的毛发增多，缺乏皮肤外症状。基因分析提示染色体 8q22-q24 结构异常，进而下调 *TRPS1* 基因表达。③多毛症：为获得性激素相关性多毛症，常伴发循环血雄激素反应性升高，包括皮肤型、肾上腺型、卵巢型、垂体型和药物型等。可通过激素相关检查明确诊断。

治疗原则　无特殊治疗方法，物理拔毛和化学脱毛剂（硫酸钡或巯基乙酸钙）可用于改善多毛症外观。依氟鸟氨酸是鸟氨酸脱羧酶的特异性抑制剂，可抑制毛发生长，但无法永久脱毛，外用 15% 的依氟鸟氨酸霜剂可在一定程度缓解多毛症状且相对安全。红宝石激光、翠绿宝石激光、Nd:YAG 和半导体激光等均可用于光源性脱毛。

预防　①一级预防：即婚前预防。该病为常染色体遗传病，应避免近亲结婚。②二级预防：即出生前预防。对已生育患儿的家庭实施产前基因诊断，降低患者出生的再发风险。③三级预防：即症状前预防。通过新生儿筛查，在出现皮肤外症状前早期诊断，早期治疗。

（杨　勇　向睿宇）

fǎnchángxìng cuóchuāng

反常性痤疮（acne inversa，AI）

因毛囊闭锁导致毛囊皮脂腺单位受累的慢性复发性炎症性皮肤病。又称化脓性汗腺炎、毛囊闭锁三联征。30%～40% 的患者具有家族史，为家族性 AI，遗传方式为常染色体显性遗传。中国国内的流行病学资料不明，全球患病率的报道差异较大，欧美国家为 0.05%～4.1%，男女比例约为 1:3；亚洲为 0.04%～0.06%，男女比例为（1.6～2.5）:1。

病因和发病机制　家族性 AI-1 由染色体 1q23 上的 *NCSTN* 基因突变引起，家族性 AI-2 伴或不伴道林-德戈（Dowling-Degos）病由染色体 19q13 上的 *PSENEN* 基因突变引起，家族性 AI-3 由染色体 14q24 上的 *PSEN1* 基因突变引起。

家族性 AI 的发生与 γ 分泌酶的功能丧失相关。γ 分泌酶是膜内切蛋白酶复合体，包括 4 个亚基，分别为早老素 1（PSEN1）、早老素增强子 2（PSENEN）、呆蛋白（NCSTN）和前咽缺陷蛋白 1（APH-1）。2010 年，中国遗传学家王宝玺、沈岩、张学领衔的科研团队对中国 6 个反常性痤疮家系进行全基因组连锁扫描结合单体型分析后发现：其中 1 个家系存在 *PSEN1* 基因的移码突变，2 个家系存在 *PSENEN* 基因的移码突变，3 个家系中分别存在 *NCSTN* 基因的无义、移码和剪接突变。已发现的 γ 分泌酶基因突变中 81.8% 是 *NCSTN* 基因突变，而散发型反常性痤疮患者中则没有发现 γ 分泌酶突变。

NCSTN 基因突变除引起 γ 分泌酶的功能丧失外，还通过抑制 Notch 通路和激活 PI3K-AKT 通路，诱导角质形成细胞过度增殖和异常分化，参与家族性 AI 的发

生。此外，调节角质形成细胞分化的表皮生长因子受体通路也与 NCSTN 基因突变引起的家族性 AI 相关。上述因素共同引起患者毛囊漏斗部上皮细胞的过度增生和异常角化，导致毛囊口阻塞、内容物潴留，继而毛囊膨胀、破裂，囊肿中释放的内容物引起强烈的炎症和免疫反应，病情反复发作引起组织结构破坏。

毛囊皮脂腺单位免疫反应的异常激活也在 AI 的发生中有重要作用。患者皮损中 IL-17、IL-1β、IL-18 和 TNF-α 的水平显著上调。Th17/Treg 失衡通过扰乱毛囊干细胞稳态，并诱导自身免疫炎症反应，也参与 AI 的发病及进展。

肥胖、吸烟、机械性摩擦和温度等因素与 AI 的发生密切相关。与非吸烟患者相比，吸烟患者的 AI 严重程度更高，并且与患者对治疗反应的抵抗有关，提示吸烟作为外源性因素有可能通过抑制原本缺陷的 Notch 通路导致 AI 的诱发和加重。

临床表现 以经典的毛囊闭锁三联征（化脓性汗腺炎、脓肿聚合性痤疮、头皮脓肿性穿掘性毛囊及毛囊周围炎症）为临床表现，其皮损包括"对口"黑头粉刺、炎性丘疹、结节、囊肿、脓肿、窦道和瘘管，长期反复发作可形成增生性瘢痕，皮损常伴有明显疼痛，严重影响患者的生活质量，给患者带来极大的身心负担。

诊断 根据中国反常性痤疮诊疗专家共识，诊断要点包括：①病史，曾出现反复发作的疼痛性或化脓性皮损。②典型临床表现：腋窝、腹股沟、会阴、肛周、臀部及女性乳房下皱褶处等顶泌汗腺分布部位的深在疼痛性结节、脓肿、窦道和瘢痕。③AI 家族史。④皮损组织病理。同时符合前 2 条即可诊断 AI，明确存在第 3 条可考虑家族性 AI。

鉴别诊断 当皮损表现为粉刺、丘疹、结节和囊肿时，需与寻常痤疮、疖、痈等鉴别；当皮损表现为脓肿、窦道和瘘管时，需与溃疡性皮肤结核、放线菌病、肛周脓肿和肛瘘等鉴别。长期溃疡性损害应注意排除皮肤鳞状细胞癌。

治疗原则 治疗目的在于降低发作频率和发作持续时间，提高患者生活质量。中国反常性痤疮诊疗专家共识推荐根据 AI 病情的严重程度进行分级诊疗和多方法联合治疗。

外用药物 主要适用于轻症患者，也可用于中重度患者的辅助治疗。外用 1% 克林霉素溶液于炎症性皮损，氯己定、过氧化苯甲酰和鱼石脂等可为备选。外用视黄酸改善毛囊口角化，缓解毛囊口阻塞。

局部注射 皮损内注射糖皮质激素可缓解急性炎症性皮损的炎症反应和疼痛，当皮损中脓液细菌培养阳性时则需慎用糖皮质激素类药物。

系统使用抗生素 ①一线治疗药物：四环素类抗生素，推荐治疗方案为四环素、多西环素或米诺环素，但妊娠期、哺乳期女性及 8 岁以下儿童不宜使用。②二线治疗药物：克林霉素联合利福平使用。③三线治疗药物：甲硝唑、莫西沙星联合利福平，注意甲硝唑口服 6 周需停药。

系统使用视黄酸类药物 口服阿维 A 适用于口服或外用抗生素治疗无效的早期或慢性患者，但视黄酸类药物有致畸风险，女性需注意避孕。

生物治疗 首选阿达木单抗，其他有英夫利昔单抗、乌司奴单抗等。中国尚无经国家药品监督管理局批准应用于 AI 治疗的生物制剂，国际上生物治疗主要使用于对系统使用抗生素无效的中重度 AI 患者。

其他药物 抗雄激素药物、二甲双胍、氨苯砜、锌制剂、秋水仙碱和沙利度胺等。

物理治疗 激光、光动力、强脉冲光和射频治疗等可用于 AI 的辅助治疗。

手术治疗 切开引流、去顶术、皮损局部扩大切除术等。

预防 家族性 AI 属于常染色体显性遗传病，在合理治疗的同时，还应注意患者的健康教育和生活方式管理，戒烟、合理控制体重、避免紧身衣物摩擦有助于预防和改善 AI。此外，定期随访和及时调整治疗方案有助于预防后遗症的发生，改善患者的生活质量。

（杨 勇 魏子好）

Yàdāngsī-Àolìfú zōnghézhēng

亚当斯-奥利弗综合征（A-dams-Oliver syndrome，AOS）

以先天性皮肤发育不全（ACC）和横向终末肢体缺损（TTLD）为主要特征的常染色体显性/隐性遗传的单基因多器官综合征。根据致病基因不同，可表现为常染色体显性遗传和常染色体隐性遗传。西班牙的流行病学研究发现，新生存活婴儿中 AOS 发病率约为 0.44/10 万。

病因和发病机制 已知的致病基因有 6 个：ARHGAP31、DLL4、DOCK6、EOGT、NOTCH1 和 RBPJ。遗传模式上，ARH-GAP31、DLL4、NOTCH1 和 RBPJ 相关的 AOS 呈常染色体显性遗传，而 DOCK6 和 EOGT 相关的 AOS 呈常染色体隐性遗传。编码蛋白的功能主要与 Notch 信号通路有关，DLL4 是 NOTCH1 的配体，RBPJ 参与激活 NOTCH1，EOGT 参与 NOTCH1 的糖基化；而 DOCK6 和 ARHGAP31 参与调节 CDC42，而后者是调节激动蛋白细胞骨架的主要因子。因此，Notch 信号通路异常或 GTP 酶参与的肌动蛋白细胞骨架组织的调节紊乱是导致 AOS 发病的关键机制。

由 NOTCH1、DLL4、RBPJ 和 EOGT 基因编码的蛋白均参与 Notch 信号通路的信号传导。而 Notch 信号通路调控胚胎细胞的生长发育，尤其是骨骼、心脏、肌肉、神经和血管相关的细胞。其中，DLL4 与 NOTCH1 的结合是胚胎血管发育的重要因素，RBPJ 的异常则会损害皮肤，骨骼和其他组织的正常生长。

由 ARHGAP31 和 DOCK6 基因编码的蛋白参与 GTP 酶相关的调节作用。DOCK6 可以打开 GTP 酶通道，而 ARHGAP31 将其关闭。DOCK6 基因突变产生异常截短的 DOCK6 蛋白，其活性降低后导致 GTP 酶不能正常开放；ARHGAP31 基因突变则产生异常活跃的 ARHGAP31 蛋白，导致 GTP 酶通道关闭异常，降低 GTP 酶活性。GTP 酶对胚胎发育的四肢，颅骨和心脏发育等方面发挥重要的作用，其参与的肌动蛋白细胞骨架组织的调节紊乱可导致皮肤、骨骼等发育异常。

临床表现 如下。

AOS 相关的 ACC 症状 约80%的患者出现头皮 ACC。通常发生在头皮顶叶或枕骨区域的中线，并在出生时就表现为愈合后瘢痕样外观；如伴有先天性毛细血管扩张症（约 20%的患者），也可发生在腹部或四肢。当 ACC 病变较轻时，可仅累及皮肤并在几个月内愈合，留下瘢痕；但如果病变较重，则累及颅骨、硬脑膜，可诱发感染、出血、血栓等并发症，甚至导致死亡。ACC 组织学表现出不同程度的表皮、真皮、皮下组织、肌肉或骨骼的缺失。

AOS 相关的 TTLD 症状 约85%的患者出现 TTLD。主要为肢体远端受累，通常涉及指/趾，尤其足趾更易受累。具体表现为手指或足趾融合在一起，出现皮肤或骨性并指，偶可见异常短小的指节或是手指或足趾的缺失。严重者甚至出现截肢样表现。多数患者保留了拇指和手指的抓握力；甚至当中节指骨缺失时，远节指骨仍可能存在。指甲常伴有营养不良、缩短或缺失。

AOS 相关的心血管症状 约23%的患者伴有严重的心血管病变，包括左心的阻塞性病变、室间隔缺损和圆锥动脉干畸形等。少数患者表现为特发性非硬化性门静脉高压，伴有轻度血小板减少、脾大或门静脉扩张，并最终发展为食管胃底静脉曲张，并有出血等并发症。少见的并发症包括肺动脉高压，但如存在，则会导致较高的病死率。

AOS 相关的神经系统症状 常染色体隐性遗传模式 AOS 中，神经系统累及的比例约30%。表现为认知阅读障碍、自闭症、痉挛性偏瘫或双瘫以及癫痫发作等。神经系统受累与严重的血管受累有关，因为大脑血液供应不足可导致神经系统的异常表现。

其他症状 患者还可表现为肾受累（肾积水、小肾、肾皮质血管异常等）、眼部的异常（小眼、白内障、视网膜皱襞等），以及腹裂、脐疝等少见症状。

诊断 需要满足以下 3 条中的任一条：①头皮 ACC 和 TTLD 的临床表现。②ACC 或 TTLD，且一级亲属具有 AOS 的表现。③ACC 或 TTLD，以及上述 AOS 相关致病基因中的任一致病突变。

鉴别诊断 需与综合征型 ACC、TTLD 鉴别，鉴别要点是致病基因的不同。

治疗原则 主要是对症治疗，如针对皮肤伤口应预防感染和促进愈合以及皮肤美容，出现颅骨缺损可进行颅骨重建等，如累及心血管、骨科等建议咨询专科医师进行对症处理。

预防 ①一级预防：即婚前预防。该病为常染色体显性/隐性遗传病，应避免近亲结婚。②二级预防：即出生前预防。对已生育患儿的家庭实施产前基因诊断，降低患者出生的再发风险。③三级预防：即症状前预防。通过新生儿筛查，在患者出现症状前早期诊断和早期治疗，针对重要脏器，如心血管、神经、肺及肾进行定期体检，避免严重并发症的发生。

（杨 勇 吴英达）

Péngdélái zōnghézhēng

彭德莱综合征（Pendred syndrome，PDS） 以感音神经性聋、甲状腺肿及部分碘有机化障碍为特征的常染色体隐性遗传病。又称家族性呆小聋哑症、耳聋-甲状腺肿综合征。新生儿发病率为 1/10 万～7.5/10 万，在先天性耳聋中占 7.5%。

病因和发病机制 该病与 SLC26A4、FOXI1 和 KCNJ10 基因突变有关。其中编码 Pendrin 的 SLC26A4 基因突变是导致该病的主要因素，该基因的纯合突变可导致彭德莱综合征及大前庭水管综合征。Pendrin 主要在甲状腺、内耳及肾内表达。在甲状腺内，Pendrin 分布于调节碘外排的甲状腺滤泡细胞游离缘膜，SLC26A4 基因突变导致的部分碘有机化障碍与滤泡腔内的碘离子减少有关。在内耳，Pendrin 参与阴离子转运及维持蜗内电位稳定。在肾，Pendrin 则作为氯/碳酸氢盐泵以维持体内酸碱平衡。

临床表现 多数患者出生时就有明显的听力损失，也有的直到婴儿期或儿童期才出现听力损失，随后逐渐恶化。80%～99%的患者存在前庭导水管扩大或蒙蒂尼（Mondini）畸形（前庭导水管扩大合并耳蜗发育不全）的感音神经性聋。30%～79%的患者有甲状腺肿或甲状腺功能减退，典型的甲状腺肿多于耳聋后出现，通常见于儿童期，在 20～30 岁时较为明显。甲状腺肿在儿童早期或青春期才出现，而耳聋一般生后即有。甲状腺呈柔软的弥漫性肿大，至成人时可出现结节状。多数甲状腺功能正常，少数可有甲低。5%～29%的患者还伴有共济失调、甲状旁腺功能亢进、智力残疾、肾病、神经性语言障碍、呼吸功能不全、甲状腺癌、气管狭窄和眩晕等。

诊断 先天性耳聋可伴语言障碍；甲状腺功能正常或减退；体格发育多数正常；耳蜗用 CT 或磁共振成像检查有发育不良；家族史阳性或有近亲结婚史；染色体 7q31 上基因突变或缺失；过氯酸盐排泄试验阳性；吸^{131}I 后口服氯酸钾 10mg/kg 体重，1 小时后复查^{131}I，如果吸^{131}I 率下降超过 10%为阳性。

鉴别诊断 需与以下疾病相鉴别。

地方性甲状腺肿及地方性克汀病 患者来自地方性甲状腺肿流行区者，尚应与慢性淋巴细胞性甲状腺炎（桥本甲状腺炎）或腺肿型先天性甲低区别，后两者均无耳聋。

大前庭水管综合征 一种先天性内耳畸形，为单纯性前庭导水管扩大或者合并耳蜗畸形的前庭导水管扩大。临床表现为高频听力损失为主的感音神经性聋，听力损失程度多表现为重度或者是极重度聋，可同时伴有反复发作的耳鸣或眩晕等一系列临床症状。发病多在儿童时期，其发病前常有感冒、发热、外伤等使颅内压增高的诱因。

彭德莱综合征/非综合征性前庭导水管扩大（PDS/NSEVA）可出现中到重度感音神经性听力损失、前庭功能障碍和颞骨异常（双侧前庭导水管扩大伴或不伴耳蜗发育不全）。PDS 还包括儿童晚期至成年早期甲状腺功能正常的甲状腺肿的发展，而 NSEVA 则没有。

治疗原则 耳聋可试用人工耳蜗装置改善听力。神经性耳聋可予耳蜗置换术，或内置助听器治疗以改善听力。甲状腺肿不宜采用手术治疗，否则甲状腺肿可再现，应服甲状腺素片或左甲状腺素钠等，只有出现明显甲状腺肿压迫症状，或对激素治疗反应不明显时方可考虑手术。

（段小红）

yíchuánxìng ěrlóng

遗传性耳聋（hereditary hearing loss and deafness） 基因和染色体异常等遗传因素所致的耳聋。中国听力语言残疾人口已达 2780 多万，其中单纯听力残疾 2004 万，居各种残疾之首。每 1000 个新生儿中就有 1～3 个耳聋患儿，其中 65%是遗传性耳聋。在≤4 岁的患儿中，遗传因素占

71%，随着耳聋相关基因的不断发现，这个比例还在提高。

分类 遗传性耳聋分为综合征型及非综合征型两大类。综合征型占遗传性耳聋的 30%，是指除耳聋外，同时存在眼、骨、肾、皮肤等部位的病变，主要有彭德莱（Pendred）综合征、厄舍（Usher）综合征、沃登伯格（Waardenburg）综合征等。非综合征型只出现耳聋症状，占遗传性耳聋的 70%。

病因和发病机制 该病的发病机制较为复杂，涉及单基因遗传、多基因遗传和染色体病等多种致病机制。主要由 4 种类型基因突变引起：先天性耳聋基因、迟发性耳聋基因、药物性耳聋基因以及后天高频耳聋基因。它们引起的耳聋约占所有遗传性耳聋的 80%。

遗传模式 常染色体隐性遗传性耳聋占 70%～80%；常染色体显性遗传性耳聋占 10%～20%；X 连锁显性/隐性以及 Y 连锁遗传各占非综合征型耳聋的 1%～3%和 1%以下。线粒体内含有自身 DNA 且可以遗传。最多见的是线粒体基因 MT-RNR1 所导致的氨基糖苷类抗生素致聋现象，又称药物性耳聋。中国药物性耳聋发生率约占遗传性耳聋的 4.4%。

致病基因 遗传性耳聋相关基因约有 300 个，最常见的是 GJB2、SLC26A4、MT-RNR1 和 GJB3 基因。GJB2 基因与先天性耳聋关系密切，中国先天性耳聋患者中携带有 GJB2 基因突变的约占 20%。SLC26A4 基因突变可导致大前庭水管综合征。线粒体 MT-RNR1 基因与氨基糖苷类药物引起的药物性耳聋关系密切。GJB3 基因引起的先天性耳聋相对较少。由上述 4 个基因突变造成

的耳聋占遗传性耳聋的 70% ~ 80%。以 *GJB2* 基因突变致聋机制为例，在正常人中，*GJB2* 基因编码的 Cx26 蛋白与相邻细胞的缝隙连接蛋白组成一个完整的缝隙连接通道。该通道对信号传导和物质交换起着重要作用，也是电解质、第二信使和代谢产物的细胞间转换的重要通道，耳蜗毛细胞和耳蜗淋巴液的钾离子循环受上述缝隙连接蛋白通道调控。钾离子通过缝隙连接进入血管纹，由中间细胞释放进入血管纹间隙，在此处返回内淋巴。一旦 *GJB2* 基因编码区发生突变，则会导致 Cx26 蛋白功能改变、缝隙连接蛋白的结构发生变化，从而影响上述通道的正常开闭。缝隙连接蛋白结构异常可影响钾离子回流内淋巴液的循环。钾离子浓度发生改变，过高导致钾中毒、耳蜗毛细胞损伤，引起感音神经性聋。而且大多数表现为先天性耳聋，且多为重度或极重度感音性聋。

临床表现 较为复杂。

对于非综合征型遗传性耳聋的患者，耳聋为其唯一的遗传性疾病，其他器官无遗传疾病；对于伴有其他器官遗传疾病的耳聋综合征，患者除耳聋外，尚有眼、骨骼、神经系统、肾、皮肤、内分泌系统及代谢性疾病等。单纯型耳聋较多见，包括单耳和双耳聋。相对于遗传异质性的程度，经过临床检查仅能根据病变部位将耳聋分为传导性、感音神经性和混合性 3 种。①传导性耳聋：由外耳道闭锁所引起者，根据病变程度分 3 组：第 1 组外耳道发育不全，小鼓膜，中耳腔正常或偏小；第 2 组外耳道闭锁，中耳腔小而畸形；第 3 组为第 2 组的特征加上中耳腔明显发育不全，或无中耳腔。②感音神经性聋：

可为单侧或双侧性，严重程度从轻度到重度不等。对于出生时已耳聋者，其耳蜗病变一般已稳定，故属非进行性。而进行性者出生时耳蜗发育正常，于生后某一年龄出现退性性变。由于起病时言语发育多已完成，故患者一般聋而不哑。③混合性耳聋：病变累及外耳和/或中耳和内耳，此型比较少见。

根据迷路的解剖特征，先天性耳聋包括遗传性耳聋和其他出生前内耳畸形已定型的非遗传性耳聋，又可分为 4 种基本类型。①米歇尔（Michel）型（发育不全型）：最严重的内耳畸形，特征是部分或整个迷路不发育（包括耳蜗和前庭），偶可见残余膜迷路结构。蜗神经及前庭神经可存在或缺如，一般无听觉。②蒙蒂尼（Mondini）型（骨及膜迷路的各种畸形）：常染色体显性遗传，耳蜗前庭发育不全，耳蜗可能部分发育，通常只有基底部的 1 周半或 2 周，球囊、椭圆囊及半规管可呈发育畸形，蜗神经及前庭神经的神经节通常存在或部分存在。患者可有残余听力，但很少有可用的言语听力。③沙伊贝（Scheibe）型（膜迷路畸形型）：骨迷路和膜性椭圆囊及半规管发育完善，但膜性蜗管及球囊则发育不全，蜗管萎缩。螺旋器和血管纹呈未发育的索状结缔组织，球囊壁坍陷于发育不全的感觉上皮和耳石膜上。本型是遗传性先天性耳聋中最常见者。患者可有部分听力。④亚历山大（Alexander）型（中度膜迷路畸形型）：蜗管发育不全，以基底周的螺旋器及其邻近的神经节受累最深，造成高频听力损失。因其低频听力尚存，配戴助听器可有帮助。

诊断和鉴别诊断 遗传性耳

聋类型多、临床表现复杂，因而其诊断标准差异较大，更多地在遗传性耳聋各个分类之间进行鉴别诊断。

非综合征型耳聋，听力状况的评估可依据纯音测听、听性脑干电位、40Hz 听觉相关电位、耳声发射和声导抗等听学检测，对于低频和中频感音神经性听力损害应高度怀疑为遗传性。临床可进行诊断性基因突变检测的遗传性非综合征型耳聋包括 *DFNB1*（*GJB2*）、DFNA3（*GJB2*）和 *DFNB4*（*PDS*）。对 *GJB2* 基因突变的检测不仅对遗传性听力损害临床诊断和遗传咨询有重要帮助，还可对听力康复措施的选择有指导作用。有资料表明，*GJB2* 基因突变阳性的耳聋患者电子耳蜗移植后听力康复效果较阴性者更好。对于临床上颞骨 CT 提示前庭导水管扩大或蒙蒂尼畸形的耳聋患者应进行 *PDS* 基因突变检测。

治疗原则 对于语前聋病例，在婴幼儿期早期发现耳聋并进行康复训练，对听力障碍儿童的语言能力的发育剂建立至关重要。在 6 个月前发现有听力障碍并进行及时训练，儿童的语言交流能力会明显优于较晚发听力障碍的儿童。新生儿听力筛查的目的就是为了尽早发现有听力障碍的婴幼儿，以使其在最佳时机得到听力和语言的训练。聋儿到康复中心学习手语和口语，为其选配合适的助听器，对助听器效果不好的儿童进行人工耳蜗植入都是有效的康复措施。对于语后聋的病例，尚无药物治疗手段延缓或逆转耳聋的发生，主要是保护听力，避免噪声和耳毒性药物刺激，必要时选配合适的助听器，对听力的改善有较好的效果。

预防 ①一级预防：即婚前

预防。常染色体隐性遗传是遗传性耳聋的一种主要形式，应避免近亲结婚。②二级预防：即出生前预防，实施产前基因诊断，降低患者出生的再发风险。③三级预防：即症状前预防。通过新生儿筛查，在患者出现症状前早期诊断和早期治疗。

（段小红）

耳硬化症 (otosclerosis, OTS)

ěr yìnghuàzhèng

病因不明、累及颞骨耳囊的骨改建异常，以骨吸收和骨生成同时存在为病变特征的多基因遗传病。是耳科最常见的导致成年人听力下降的遗传病。发病率有明显的种族差异，尸检发现白种人发病率高达 10%，日本人 5%，黑种人 1%，南美印第安人只有 0.04%。临床发病率在白种人达 0.2%~1%，女性为男性的 2 倍，平均发病年龄 30 岁，90% 的患者在 50 岁以前发病。中国耳硬化症发病率较低，男女比例接近，以青壮年为主。

病因和发病机制 耳硬化症的发病原因和机制不清楚，遗传、内分泌、免疫和环境因素可能综合发挥作用。其遗传方式为常染色体显性遗传，呈不完全外显，外显率40%~90%。已发现4个染色体上的位点与该病关。1998年，托梅克（Tomek MS）将一个印度家系定位于 15q25-q26（OTSC1）；2001年，范·登·博加特（Van den Bogaert）将致病基因定位于 7q34-q36（OTSC2）；2002年，陈（Chen W）将一个塞浦路斯家系的致病基因定位于 6p21.3-q22.3（OTSC3）；2006年，布朗斯坦（Brownstein Z）认定 OTSC4 定位于16q21-q23.2。

临床表现 无诱因双耳不对称、缓慢进行性、传导性耳聋及感音神经性聋，可有低调性耳鸣，不伴耳闷、耳漏等其他耳整，有眩晕，大约 50% 的病例可有韦氏误听现象。

诊断 因该病的致病基因尚未得到克隆，还不能进行基因检测和实验室诊断。临床诊断主要依据听力学检查，早期表现为传导性耳聋，骨导曲线有向下凹陷的卡哈（Carhart）切迹，病灶累及耳蜗时，听力曲线可表现为混合性耳聋。

治疗原则 多数学者认为镫骨切除术是治疗耳硬化症的最好方法，术后5%的患者听力明显提高的患者气骨导差距消失。若无手术条件或患者不愿手术时，可配戴助听器改善听力。耳硬化症是缓慢进行性侵犯骨迷路壁的内耳病变，尚无有效药物阻止其发展。手术能改善传导功能，但不能阻止病灶发展。部分进展较快多病灶者，最后可发展为重度感神经性耳聋。

（段小红）

先天性外耳道闭锁 (congenital aural atresia)

xiāntiānxìng wài'ěrdào bìsuǒ

胚胎发育过程中第1、2鳃弓或第1鳃沟发育不全导致小耳及外耳道闭锁，伴有第1咽囊发育不全引起的咽鼓管、鼓室或乳突畸形。该病临床上可分为三级。第2、3级畸形可以伴发颌面发育不全，称为特雷彻·柯林斯综合征（Treacher Collins syndrome, TCS）。

病因和发病机制 TCS 为常染色体显性遗传，具有不同的外显率及表现度，40%为家族病例，60%为散发病例。该病染色体结构异常发生于 5 号染色体长臂的 q31.3-q33.3。1996年，TCS 合作组发现一个定位于 5 号染色体的新基因可能与该病有关，将此基因命名为 TCOF1。

该病由 TCOF1、POLR1D 和 POLR1C 基因（核糖体合成相关的基因）突变引起。约80%存在 TCOF1 突变，为常染色体显性遗传。TCOF1 编码区存在超过 200 个突变，60% 是新发突变，多为小片段的缺失或重复（1~41bp），导致终止密码子的提前。11%~23% 为 POLR1D 和 POLR1C 突变，为常染色体显性或隐性遗传。

TCS 的表型变异较大，如有报道先证者有严重的特征性颅面畸形伴传导性耳聋，但携带相同突变的其他家族成员却表现轻微或无症状。

尚无明确证据表明基因型与表型相关，主要表现为突变的具体位点与表型无关，基因外显子的缺失的长短程度不影响表型，长片段缺失者的临床表型不比短片段缺失者严重。有文献报道 POLR1D 或 TCOF1 突变的患者表型没有区别。

临床表现 一般按畸形发生的部位和程度分为三级。

第 1 级 耳郭比正常小，外耳道及鼓膜存在，适应听力尚可。

第 2 级 耳郭畸形，外耳遭闭锁，鼓膜及锤骨柄未发育，砧骨体与锤骨小头融合，镫骨已发育或未育。呈传导性耳聋，此型多见。耳郭基呈条索状突起，相当于耳轮，外耳道闭锁，鼓膜及垂骨柄未发育。锤砧二骨融合者占1/2。镫骨已育或未育。此为临床常见类型，约为第1级的2倍，呈传导性耳聋。

第 3 级 耳郭畸形较重，外耳道闭锁，听骨畸形，合并非鳃源性内耳畸形。内耳功能丧失。耳郭残缺，仅有零星而规则的突起。外耳道、听骨链畸形，有内耳功能障碍，发病率最低，约占 2%。

TCS 又称下颌骨颜面发育不全（MFD），因第 1 鳃弓发育缺陷所致。临床表现包括眶外下缘骨的裂隙或缺损、小下颌、外眦角下移呈反眼、睑缘及睫毛的中外 1/3 缺失等。主要累及中面部和下面部，轻者存在软组织畸形，重者存在骨结构异常和缺损。该病具有典型的面容特点，直观易于辨认，发病率为 2/10 万。

诊断和鉴别诊断 外耳畸形易诊断。听力检查对判断耳聋性质十分重要。若为传导性聋，可拍 X 线片、断层或 CT 扫描等了解乳突气化，中耳腔隙听骨畸形及外耳道闭锁等情况，有助于确诊。颞骨 CT 也可提示外耳遭闭锁、鼓室狭小、听骨畸形。

TCS 应与小下颌相关综合征和第 1、2 鳃弓发育异常的综合征相鉴别，包括眼-耳-脊柱发育不良、戈尔登哈尔（Goldenhar）综合征、耳-下颌骨发育不良、面-耳-脊柱异常综合征、皮埃尔·罗班（Pierre Robin）序列征等。和这些疾病最大的鉴别点为是否存在眶外侧裂隙和发育不良，如果小下颌同时有眶外侧壁裂隙或发育不良就可诊断 TCS。但比较难区别的是纳赫尔（Nager）综合征，后者的面部表现和 TCS 相同，但同时存在手足畸形。

治疗原则 第 1 级可不予处理。第 2 级可作外耳道成形术及鼓膜、鼓室成形术，术后可获实用听力。第 3 级，由于畸形严重，内耳功能丧失，不能手术。双耳畸形而耳蜗功能良好者，应早期进行手术，一般 2~5 岁时较好，不宜过晚，以免影响语言学习。单侧畸形而另侧正常者，一般 8~9 岁或更晚些时施行手术为宜，便于取得患儿合作。对单侧外耳

道闭锁伴有感染性瘘管或胆脂瘤者，可视具体情况提前考虑手术，耳郭严重畸形者和行耳郭成形术或重建术。

（段小红）

xiāntiānxìng chún-èliè

先天性唇腭裂（congenital lip and/or palate cleft）

一系列包含唇裂（CL）、腭裂（CP）或二者皆有的疾病（CLP）。是人类最常见的出生缺陷之一，全球发病率为 1.0‰~1.4‰，不同人群之间的流行病学数据表明，唇腭裂的流行率因种族和地理位置而异：亚洲人和美洲印第安人为 2‰，欧洲人为 1‰，非洲人为 0.4‰。2012 年，中国新生儿总唇裂的发病率约为 1.41‰，2018 年总唇裂降至 0.56‰。唇腭裂根据是否伴有身体其他先天畸形被分为综合征型与非综合征型，流行病学调查显示非综合征型最常见，占唇腭裂总数的 50%~75%。

病因和发病机制 导致唇腭裂的因素主要包括遗传因素和环境因素。

遗传因素 约 20% 的唇腭裂患儿可以查出遗传史；部分患儿直系或旁系亲属中有类似畸形发生。非综合征型唇腭裂呈现多基因遗传模式，而综合征型唇腭裂主要与单基因遗传病、染色体病等有关。

环境因素 妊娠早期女性感染病毒，如流感、风疹或受过某种损伤可能成为唇腭裂的致病原因；孕期患有如贫血、糖尿病、严重营养障碍等慢性疾病；孕期母体接受过大剂量 X 线照射；营养因素等。大气层和水中的工业污染，均可影响损害人类健康，诱发人类胚胎发育畸形。

药物和化学因素 也是导致唇腭裂发生的重要因素，如孕期

服用镇静药、抗癫痫药及激素类药等；化学物质，如药物、食物添加剂、调味品和化妆品等。与先天性唇腭裂畸形发生有关的药物包括六大类：激素类、抗痉挛药、烷化剂、抗生素类、维生素类和镇静剂。

临床表现 唇裂可以是单侧、双侧、完全或不完全，可能只涉及唇、腭裂或二者都有。CL 和 CLP 统称为 CL/P。唇腭裂依据其是否伴发有全身其他畸形，分为综合征型唇腭裂（SCL/P）和非综合征型唇腭裂（NSCL/P），分别占 30% 和 70%。流行病学研究发现，20%~30% 的唇裂伴或不伴腭裂和 40%~50% 的单纯性腭裂为综合征型。综合征型，除表现为唇腭裂畸形外，还可伴发眼、耳、心脏、骨骼等其他器官和系统的异常，多由单基因突变或染色体片段缺失导致，如范德沃德（Van der Woude）综合征，Ⅰ型口-面-指综合征及歌舞伎面谱综合征等。其中范德沃德综合征是最常见的综合征型唇腭裂，约占其 2%。

唇腭裂患者通常表现出外形上的畸形和生理功能上的各种障碍，严重影响面部美观，还常因口、鼻腔相通影响发育，常发生上呼吸道感染，并发中耳炎。小孩因吮奶困难导致明显营养不良，对儿童和家长的心理造成严重的创伤。此外，言语不清以及颌面部畸形易导致患儿产生心理疾病。因此，重视和加强对唇腭裂病因学的研究，对于疾病的预防具有重要意义。

治疗原则 需采取序列治疗。治疗目的是为了恢复上唇正常形态和语言功能。为获得满意的手术效果，整复手术的时间选择非常重要。国内外公认唇裂的最佳

手术时间为生后 3 个月，是指单侧唇腭裂的婴儿。生后 12 个月则为双侧唇腭裂的婴儿治疗的最佳时期。唇裂术后往往伴有不同程度鼻畸形，即裂侧鼻孔扁平、塌陷、鼻尖歪等，应在 8 岁时做鼻畸形矫正术。另外，唇腭裂小孩常有上颌牙齿排列不齐，出现反𬌗（地包天），应在 12 岁左右进行牙齿正畸治疗。

此外，唇腭裂的治疗为综合性治疗，需要口腔科、外科、整形外科、儿科以至心理医师的通力合作。家长在配合治疗的同时，作好患儿的喂养、语音训练以及心理矫治，三方面的配合对治疗缺一不可。

(段小红)

xiāntiānxìng quēyá

先天性缺牙（congenital teeth absence，TA）

由于牙胚发育障碍导致的牙齿数目减少。是口腔科最常见的发育异常性疾病。ICD-11 依据恒牙缺失数目（不含第三磨牙），将先天性缺牙分为三类：Ⅰ型先天性缺牙（1~5 颗牙缺失，又称少数牙缺失）、Ⅱ型先天性缺牙（缺牙数目≥6）和Ⅲ型先天性缺牙（所有牙缺失）。在不包括第三磨牙的情况下，Ⅰ型发病率为 4.6%~9.6%，Ⅱ型发病率为 0.16%，尚无Ⅲ型数据。

根据是否伴有其他器官的发育异常，临床将先天性缺牙分为综合征型和非综合征型两类，后者又称为单纯型先天性缺牙，其发病率在不同人种间有差异，为 2.6%~11.3%。非综合征型先天性缺牙较常见。导致综合征型先天性缺牙的疾病主要包括 X 连锁少汗型外胚层发育不良、阿克森费尔德-里格尔（Axenfeld-Rieger）综合征、沃尔夫-赫希霍恩（Wolf-Hirschhorn）综合征、

牙-甲-皮肤发育不良综合征等。综合征型除有缺牙表型外，还有毛发、汗腺、眼等器官的发育缺陷，此外综合征型的缺牙数目往往较多，甚至全口无牙。

选择性先天性缺牙（ST-HAG）：特指遗传因素导致的一组非综合征型或综合征型先天性牙缺失。依据致病基因不同，人类在线孟德尔遗传数据库（OMIM）将 STHAG 分为以下 10 类：ST-HAG 1~9，STHAGX1。

(段小红)

yáběnzhì fāyùbùquán

牙本质发育不全（dentinogenesis imperfecta）

一组以牙本质结构异常为特征的常染色体遗传病。希尔兹（Shields）于 1973 年将其分为Ⅰ~Ⅲ型牙本质发育不全（DGI）和Ⅰ、Ⅱ型牙本质发育不良（DD）。其中Ⅱ型牙本质发育不全又称为遗传性乳光牙本质，人群中的发病率为 0.13‰~0.17‰。

Ⅰ型牙本质发育不全（DGI-Ⅰ）：成骨不全伴发的牙本质发育不全，常见临床表现有牙本质发育不全、蓝色或正常巩膜、四肢骨及脊椎变形、骨折等。主要致病基因为编码Ⅰ型胶原 α1 链和 α2 链的基因等。

Ⅱ型牙本质发育不全（DGI-Ⅱ）：即遗传性乳光牙本质。乳恒牙均受累，临床特征有牙釉质剥脱、牙齿重度磨损、琥珀色牙本质；少数患者可伴发耳聋表型；全口牙髓腔闭锁为 X 线片特征性影像。该型属单基因遗传病，符合孟德尔遗传定律，遗传模式为常染色体显性遗传。牙本质涎磷蛋白基因（DSPP）是唯一已确认的致病基因。人群中已报道近 40 个不同位点的 DSPP 突变，包括位于信号肽区和 DSP 区的错义、

无义和剪接位突变以及位于 DPP 编码区的移码突变，引起的疾病表型主要是 DGI-Ⅱ，也有部分 DGI-Ⅲ和 DD-Ⅱ。

Ⅲ型牙本质发育不全（DGI-Ⅲ）：琥珀色牙本质，磨损引起髓腔暴露，X 线片呈现特征性"壳牙"（shell teeth）影像。致病基因为 DSPP。

病变持续进展可显著影响咀嚼功能和面部美观，需尽早诊断和防治。

(段小红)

yíchuánxìng yáyòuzhì fāyùbùquán

遗传性牙釉质发育不全（amelogenesis imperfecta，AI）

牙釉质形成时一些关键蛋白质（如 AMELX、ENAM、MMP20、KLK-4 等）发生功能障碍，导致釉质的质或量发生缺陷的一组遗传病。牙釉质异常包括牙釉质颜色异常、牙釉质变薄或完全缺失、牙釉质出现点窝样或水平沟样缺损、牙釉质钙化程度降低等，发病率可达 7.1/10 万。临床分为非综合征型 AI 和综合征型 AI，前者以牙釉质异常为主要特征，后者为系统性综合征或遗传性代谢病，常伴发特异性的牙釉质发育异常，这两类牙釉质发育不全符合遗传性疾病的基本特征，其牙釉质异常呈现高度异质性。

该病的遗传模式包括 X 连锁和常染色体显/隐性遗传。依据致病基因的不同，人类在线孟德尔遗传数据库（OMIM）将其分为以下四大类：AI1A~J、AI2A1~A6、AI3A~C、AI4。

该病的遗传模式与多个基因参与牙釉质发育不全的发生有关。根据莱顿开放基因变异数据库（Leiden Open Variant Database）数据和研究发现，遗传性牙釉质发育不全的致病基因至少有 19

个，涉及釉基质蛋白、蛋白酶、细胞黏附分子、离子通道和发育调控分子等。在众多的牙釉质发育不全致病基因之中，最为突出的是釉原蛋白的编码基因。人釉原蛋白的编码基因定位于 X 染色体，以及相应的 Y 染色体区域，分别标注为 *AMELX* 和 *AMELY*，其中 AMELX 和牙釉质发育不全关系密切，其基因突变所导致的牙釉质发育不全表现出 X 连锁显性和隐性遗传特征。

（段小红）

yíchuánxìng yáyín xiānwéiliúbìng
遗传性牙龈纤维瘤病（hereditary gingival fibromatosis, HGF）
以牙龈组织自发性、进行性增大为特征的遗传性疾病。增生牙龈色泽正常、质地较韧，唇舌侧牙龈均可发生进行性增生，并导致牙列拥挤不齐、牙齿萌出障碍等症状，影响患者的口腔功能和美观。

遗传性牙龈纤维瘤病的致病基因和发生机制均不清晰。该病具有显著的遗传异质性，可单独发生，亦可合并有其他症状，即非综合征型和综合征型；ICD-11 将牙龈纤维瘤归于牙龈肥大（DA0D.1），将遗传性牙龈纤维瘤病归于其他特殊类型的牙龈疾病（DA0B.Y）；人类在线孟德尔遗传数据库（OMIM）将牙龈纤维瘤病分为 Ⅰ~Ⅴ 型。

非综合征型以常染色体显性遗传为主，具有显著的遗传异质性，其连锁定位区域有 5 个，已确定的致病基因有 *SOS1* 和 *REST*。OMIM 收录了 30 多种综合征都具有显著的牙龈增生、增大、肥大和纤维瘤表型。这些综合征的致病基因各异，表型多样。其中较常见的伴发表型是口腔颅面部异常，如牙釉质肾综合征出现牙釉

质发育不全表型；有些综合征可同时伴发皮肤及其附属器病损，如坎图（Cantú）综合征出现多毛症；还有些综合征伴发神经发育异常，如齐默尔曼-拉班德（Zimmermann-Laband）综合征常出现出现智力障碍、发育迟缓等表型。

遗传性牙龈纤维瘤病有高度的遗传异质性，导致临床对于致病基因的定位和筛查异常困难。因此，该病的治疗局限于手术切除。但受到全身激素的影响，术后可能会复发。

（段小红）

jùgézhèng
巨颌症（cherubism）
位于染色体 4p16.3 的 *SH3BP2* 基因突变导致的常染色体显性遗传病。又称家族性颌骨纤维异常增殖症、家族性颌骨多囊性病。由琼斯（Jones）于 1933 年首先报道。该病较罕见，发病率不详，约 80% 的病例有家族史。临床表现为骨下颌骨损失以及被过量纤维组织取代，以满月脸、眼球抬高、巩膜露出为特征，为一种良性自限性疾病。

病因和发病机制：该病遗传模式为常染色体显性遗传，但也有一些散发病例或外显不全的病例报道。在男女的表现度存在一定差别，男性为 100%，而女性为 50%~75%。巨颌症的最主要的候选致病基因为 *SH3BP2*。

临床表现：差别很大，有些很轻微，病症不易被发现，而有些病变很严重，侵袭范围较广。主要特征为上、下颌骨呈对称性无痛性肿大，眼球突出，向上凝视，这种面型类似文艺复兴时期绘画艺术中凝视天堂的小天使，故又称小天使脸样病。该病多在幼儿期发病，男性较多见。一般 2~5 岁开始发病（也有 1 岁发病

的报道），女性稍早于男性。最初 2 年表现为颌骨的快速膨隆；青春期后进展速度减慢，病变开始消退；30 岁时开始发生骨改建；并在 40 岁以后病情逐渐稳定，因此认为巨颌症具有一定自限性。

巨颌症病变区纤维组织在骨髓腔中扩展生长，侵蚀骨皮质，致骨皮质变薄、易折。除颌骨以外，病变还可累及股骨和腓骨。X 线表现为颌骨对称性膨胀，多囊性密度减低区，边界清楚，早期病变仅限于下颌磨牙区或下颌角，继而可向升支及喙突发展，骨皮质变薄甚至消失。常见多个未萌牙或移位牙位于囊性透射区。

治疗原则：该病临床表型差异大且具有一定自限性，因而对早期和轻微的巨颌症应先观察，没有严重异常表现者可不治疗。对于畸形严重，影响患者的心理、面型和功能者，可以进行手术，治疗时机尽量放在青春期后，否则易导致病灶复发。

（段小红）

Èshě zōnghézhēng
厄舍综合征（Usher syndrome, USH）
以先天性感音性聋、渐进性视网膜色素变性（多为儿童期末至青春期发病）而致的视野缩小、视力障碍主要表现的常染色体隐性遗传/双基因显性遗传病。又称遗传性耳聋-视网膜色素变性综合征。1858 年，德国眼科医师阿尔布雷希特·冯·格雷夫（Albrecht von Graefe）首先观察到先天性耳聋与渐进性视网膜色素变性二者之间的关联。1914 年，英国眼科医师查尔斯·霍华德·厄舍（Charles Howard Usher）首次提出该病与遗传因素有关。1972 年，霍兰德（Holland）将该病正式命名为厄舍综合征。该病是最常见的常染色体隐性遗传性听力

损害综合征，在美国约有一半先天性耳聋、眼盲患者由此综合征引起，在正常人群中的发病率为 4.4/10 万，中国尚无发病数据。

病因和发病机制 该病具有高度的遗传异质性，至少有 15 个基因座与该病相关，11 个相关基因被克隆。这些基因定位于视网膜的光感受器和内耳毛细胞都是具有纤毛结构的神经细胞，基因突变引起上述纤毛结构异常，可引起视觉和听觉的损害，引发该病。根据临床特征厄舍综合征分为 3 个亚型，后者又可依据致病基因分为若干亚型，60% 的 I 型由 MYO7A 基因突变引起，80% 的 II 型与 USH2A 基因突变有关。MYO7A 基因长 7.4kb，有 49 个外显子，在 34 个外显子中已发现 78 种致病突变，其编码一种非肌肉的肌凝蛋白，为毛细胞顶部的静纤毛束的结构所必需。USH2A 长 5kb，有 21 个外显子，已发现有 35 种致病突变。其编码蛋白含上皮生长因子和 III 型纤连蛋白结构域，功能不明。已报道的致病突变多为点突变（错义、无义、剪接位点）。片段缺失、插入和重复被发现致病。该病相关基因的突变信息可进入 LOVD-USHbases 进行查询。

临床表现 大多数患者在出生时即有感音神经性聋，出生后至 20 岁之前出现视网膜色素变性。由色素性视网膜炎导致的视觉损害在 10 岁前常不明显，眼底镜检查难以发现，但视网膜电图（ERG）可以发现小儿童的感光系统功能的微小异常。

I 型厄舍综合征为先天性重度感音神经性聋，伴有前庭功能障碍，表现为运动功能的发育（坐立及行走）晚于正常儿童，色素性视网膜炎发生于 10 岁前。II

型厄舍综合征表现为先天性中重度耳聋，前庭功能正常，色素性视网膜可发生于 10 岁后 20 岁前。I、II 型的眼科表现区别不大，但 I 型患者夜盲的出现比 II 型要早。III 型厄舍综合征常表现为进行性听力损害和前庭功能障碍，变异较大。该病的 I 和 II 型较常见，各占 40%~45%，III 型较少，占 5%~15%。

诊断 病史、出生后运动功能的发育情况（坐立及行走的时间）；听力学检查包括听性脑干电位、耳声发射等；前庭功能检查包括转椅、冷热实验、眼震电图等；眼科检查包括眼底镜、视力、视野 ERG 可帮助发现早期的色素性视网膜炎。

诊疗经过应包括以下环节：①详细询问先证者的症状学特征及遗传家族史。②查体时重点关注听觉、前庭和视觉系统体征。③对疑诊患者需进行听力学、前庭功能、视力、视野、眼底和 ERG 等检查，综合分析，确定临床诊断。④由视网膜色素变性引起的视觉损害在 10 岁前常不明显，眼底镜检查难以发现，但视网膜电图可以发现 2~4 岁儿童感光系统功能的微小异常。⑤临床上眼科表现常以夜盲为首发症状，患者暗光下或夜间行走困难。早期视野环形臂损，逐渐发展为管状视野或全盲。⑤对于考虑该病的患者，告知遗传分子诊断流程，知情同意后进行分子遗传检测。

对厄舍综合征的基因突变检测仅限于实验室研究。I 型相关基因致病比率从高至低分别为 MYO7A、CDH23、USHIC、PCDH15 和 UHC；对于 II 型，可选择以 USH2A 为主的基因分析，确诊率为 70%~80%。对于明确临床分型的病例，可选择以热点基因

为主的基因分析。应用目标基因捕获、下一代测序进行分子诊断。

分子诊断要点：确定分型；在确定分型的基础上进行已知相关基因筛查；如已知基因筛查结果为阴性且患者家系庞大，可进行连锁分析全外显子组测序/全基因组测序确定致病新基因。

治疗原则 听力改善主要依靠配戴助听器，重度耳聋患者可考虑人工耳蜗移植。0~20 岁逐渐出现并进行性加重的管状视野和夜盲可能带来生活中的安全问题，需定期眼科检查。维生素 A 有可能延缓色素性视网膜炎的发展，但有肝毒性，18 岁以下儿童慎用。

（段小红）

Píāi'ěr Luóbān xùlièzhēng

皮埃尔·罗班序列征 （Pierre Robin sequence，PRS）

以唇腭裂、下颌畸形、舌下垂为主要表现的遗传病。严格来讲，单纯的皮埃尔·罗班序列征只存在小下颌、腭裂、舌后坠或气道狭窄等一系列局部症状，而无全身症状，因此只能称为序列征。

病因和发病机制 该病多数属于常染色体显性遗传，还有一些伴随染色体异常。有人认为内外环境也可造成先天性下颌骨原发发育障碍，如胎位限制或羊水过少、宫内拘束造成抬头屈曲，不能自由伸展，胸骨对下颌持续压迫影响的缘故。遗传学研究表明，1~6、10~13、16~18 号染色体的染色体变异可能与其相关，其中包括 2 号染色体（2q24.1-33.3）、4 号染色体（4q32-qter）、11 号染色体（11q21-q23.1），以及 17 号染色体（17q21-q24.3）上的变异。

该病的遗传异质性较高，表现为相同的突变基因可能会表现

出不同的临床症状，相同的临床表现可能涉及不同的基因突变。

相关致病基因　①*DLX*基因：与鳃弓的发育和成形密切相关，影响上下颌骨的结构。②*EDNRA*基因：*DLX6*是*EDNRA*的下游效应分子。③*EDN1*基因：可以激活*EDNRA*，*EDN1*突变导致耳髁突综合征，表现为与PRS类似的小下颌和舌后坠。*EDN1*表达与*HAND2*相关。④*HAND2*表达于第1鳃弓，定位于染色体4q，4q缺失会导致面部发育不良、心血管畸形、骨骼肌畸形和消化道畸形。⑤*SOX9*及相关分子　*SOX9*转录因子：与梅克尔（Meckel）软骨形成相关，梅克尔软骨进一步发育成为下颌骨。*SOX9*突变除引起PRS外，还会导致躯干发育异常（CD）。该病属于致死性的先天性软骨骨骼发育异常综合征。其典型症状是先天弓形和长骨扭曲，合并四肢骨骼异常如先天性脊柱裂、多趾畸形以及软骨形成障碍等，患者常因呼吸衰竭而死于出生后第1个月内，因为疾病的严重程度不一，极少数患者能活到成年。*SOX9*上游的增强子元件破坏，会导致ACD、CD和单纯PRS，且突变基因与*SOX9*的距离同表型的严重程度相关。有研究认为*SOX9*邻近的*KCNJ2*可能与PRS也有关系。*SOX9*下游的胶原相关基因*COL2A1*、*COL11A1*和*COL11A2*异常会导致Ⅰ～Ⅲ型的斯蒂克勒（Stickler）综合征以及PRS。此外，*SOX9*能调节*SATB2*基因，而*SATB2*突变会进一步导致小下颌和腭裂。

其他　*SLC26A2*基因与蛋白聚糖的硫酸盐化密切相关，其突变会导致PRS和软骨形成障碍，也有文献认为*BMPR1B*、*KCBJ16*、*MAP2K6*等基因和PRS也有关联。

临床表现　该病主要分为单纯型和综合征型。单纯型只有小下颌、舌后坠及腭裂（即序列征）；综合征型指一些综合征具有该病的常见特征（如小下颌、舌后坠及腭裂）等异常表现的综合征，主要包括斯蒂克勒综合征、腭心面综合征、马歇尔（Marshall）综合征、特雷彻·科林斯（Treacher Collins）综合征、卡特尔-曼茨克（Catel-Manzke）综合征、歌舞伎面谱综合征、纳赫尔（Nager）综合征等。其中最常见的是斯蒂克勒综合征、腭心面综合征及特雷彻·科林斯综合征。

诊断　诊断依据包括：存在先天性小下颌畸形及呼吸困难病史；体格检查可见下颌后缩呈鸟嘴样改变、有软硬腭裂，有三凹征；影像学检查提示下颌后缩畸形等。国内对该序列征报道较少，多以对症治疗为主。牵引成骨技术在临床的推广应用，极大提高了该病的治疗效果，特别是对于缓解新生儿气道阻塞症状有着明显的疗效。该病存在遗传异质性，其发病与*SOX9*基因及其邻近的*KCNJ2*基因有关，必要时可针对这些基因展开基因检测。

鉴别诊断　需与腺样体肥大、扁桃体增生、会厌闭合不全、18三体综合征和迪格奥尔格（DiGeorge）综合征等相鉴别。

治疗原则　主要采用保守治疗：采取俯卧位，避免舌后坠；若舌根阻塞呼吸困难时，宜用纱布将舌牵出，若用通气喉罩更方便有效；新生儿期可用鼻饲管喂养，防止喂养困难而导致营养不良；有吸入性肺炎等并发症时，应及时抗感染治疗。严重的患儿需行气管切开。手术方法包括唇舌粘联术、下颌延长术等。

（段小红）

耳牙综合征（otodental syndrome）　以畸形尖牙和磨牙为主要特征并且伴有高频感音神经性聋的常染色体显性遗传病。又称11q13染色体缺失综合征。多有家族遗传史，偶有散发病例，发病率低于1/100万。仅有十几个家系和散发的病例报道，分别来自匈牙利、英国、巴西、爱尔兰、波兰、澳大利亚、意大利、比利时、土耳其、韩国和中国，由此推断该病的发病没有地域或人种差别。在中国仅有2例报道。1976年，威科普（Witkop）把这种像充气的气球一样的牙齿命名为球形牙，并提议把球形牙合并高频感音神经性聋命名为耳牙综合征。

病因和发病机制　尚不清楚。可能与染色体20q13.1有关，还与包含成纤维生长因子3（FGF3）的染色体11q13的微缺失有关，FGF3单倍体剂量不足可能是该病的病因，而Fas相关死亡域蛋白（FADD）的单倍体剂量不足与眼部缺损发病有关。FGF家族由至少22种配体编码基因组成，在肢体、中脑、垂体、毛发和皮肤形成过程中有着重要的调节功能。牙齿发育过程中形态的形成和细胞的分化是由口腔上皮细胞和神经嵴来源的外胚层间充质细胞相互作用而成。FGF3在内耳发育形成过程中也起着非常重要的作用，有人认为FGF3可以诱导耳基板形成耳泡，也有人认为FGF3不一定是诱导耳泡形成所必须，但耳泡继续分化形成内耳精细结构过程中是必须的调控因子。

临床表现　表现为巨大的形态异常的球形牙，多累及尖牙和磨牙（乳牙列和恒牙列都可发生），并伴有高频感音神经性聋，有的患者伴有眼部缺损。

口腔颌面部表现　牙齿表型是最典型的表现，具有重要的诊断意义。主要包括：①球形牙累及尖牙和磨牙，乳牙列和恒牙列都可以发生，通常乳牙列情况更为严重。乳尖牙通常呈球形，有一个突出的舌侧隆突，明显大于正常。②乳尖牙和乳磨牙萌出时间明显延迟1~3年；常伴随前磨牙先天缺失，乳磨牙可能会滞留。③尖牙颊面近牙龈处黄白色牙釉质发育不良，易罹患龋病。④磨牙区牙髓腔明显增大，呈双髓腔或三髓腔，牙根短小，根管和髓腔内常有髓石。

耳部表现　感音神经性聋也是典型表现，常表现为所有频率听力在65dB都有下降，1000Hz以上表现更明显。耳聋的发病年龄不一，从婴幼儿时期到中年都有可能。通常耳聋为双侧进展性，但一般在35~40岁耳聋不再继续进展。语言的发育影响比较轻微，有个别患者有中耳反复感染、化脓病史。

眼部表现　合并眼组织缺损时又称眼-耳-牙综合征。眼部症状包括虹膜透光缺陷、脉络膜缺损、虹膜缺损、虹膜和脉络膜缺损、视盘缺损、虹膜和晶状体缺损、小角膜和小眼等。

诊断　具有以下特征可诊断：牙齿典型表型；合并1000Hz以上的感音神经性聋；有眼部缺损。

鉴别诊断　需与以下疾病相鉴别：①常染色隐性遗传的感音神经性聋、眩晕与少牙症，主要表现为恒前牙的缺失。②双侧感音神经性聋和多个前牙的牙内陷和融合，前牙呈磨牙化倾向，下前牙、尖牙、第一前磨牙都有多个牙尖。③感音神经性聋合并眼-面-心-牙综合征，主要表现

为面中部发育不足，鼻尖裂成两半、上腭狭窄、高拱或腭裂，牙齿萌出延迟，少牙，乳牙滞留等。④牙本质发育不全的表现也与进展性的高频感音神经性聋有关。⑤LAMM综合征即感音神经性聋合并小耳、小牙症的发病原因与该病相似，主要是由于FGF3基因突变所致。

治疗原则　需多学科联合，包括对口腔疾病、耳聋等的治疗。

(段小红)

ěr-è-zhǐ zōnghézhēng

耳-腭-指综合征（otopalatodigital syndrome，OPDS）　细丝蛋白A（FLNA）基因突变引起的X连锁显性遗传病。又称为耳-腭-指综合征谱系疾病（OPDSD），为罕见的骨发育异常疾病，临床特征包括四肢骨骼发育异常，听力下降和特征面容、上腭异常等。

OPDSD的亚型包括耳-腭-指综合征1型（OPD1）、耳-腭-指综合征2型（OPD2）、梅尔尼克-尼德尔斯（Melnick-Needles）综合征（MNS）和额骨干骺端发育不良（FMD）。1962年，泰比（Taybi）首次描述该病，全球范围内报道40余例。OPD1发病率低于1/10万，属于罕见病。

病因和发病机制　致病基因FLNA位于染色体Xq28，含48个外显子，由两个280kD亚基组成，在细胞中广泛表达，与多种细胞骨架蛋白和信号蛋白结合，发挥整合细胞力学和信号转导功能。绝大多数导致该病的FLNA基因突变为错义突变或小缺失，不改变阅读框架，呈功能增益突变，突变位点位于FLNA的特定区域，如在编码CH2的外显子3~5（钙蛋白同源性结构域中）。FLNA基因中有3种突变，分别为514C→

T、586C→T、620C→T。所有报道的OPD1和MNS患者中都存在FLNA突变，约70%的OPD2和57%的FMD患者中也发现了FLNA突变。

临床表现　主要表现包括眼眶上骨质增生、特征性畸形、耳聋、胸肌畸形和指/趾异常（匙形指尖、拇指远端指节短而宽、足趾缩短和第2趾过长），可有腭裂，身高轻微偏低，智力正常等。表型多样，存在临床异质性，预后相差较大。表现为不同程度的骨骼发育不良和各种组合的颅面、心脏、泌尿生殖系统和肠道异常等。大部分男性患儿由于胸部发育不全导致呼吸衰竭而在生后第1年内死亡，女性患儿由于是杂合突变，可无表型或异常表型较男性要轻微，故通常面部畸形更轻微。部分临床表现与AMER1基因突变导致的纹状骨病等罕见病重叠，临床诊断困难，分子诊断及生物信息学分析可以帮助临床诊断。

一般幼小患儿存在明显面部畸形（腭裂、眼距宽、鼻梁塌、耳位低、下颌偏小）、骨骼畸形（拇指末节指骨短而宽，足趾缩短和第2趾过长）和听力障碍等表型特征。

诊断　OPD1是所有4种OPDSD中男性最轻微的表型，在胎儿期的表现不明确，故通常根据出生后患儿临床特征和影像学表现做出诊断。严重呼吸窘迫综合征导致的新生儿早期死亡是该病的新特征，女性通常表现出较轻的面部畸形，偶可受到与男性一样严重影响。

治疗原则　OPD 1以对症治疗为主，可通过手术方式进行畸形矫正。

(段小红)

科芬-劳里综合征 (Coffin-Lowry syndrome，CLS)

RPS6KA3 基因导致的 X 连锁显性精神障碍性疾病。临床表现多样，以智力缺陷、发育迟缓、语言障碍、感音神经性听力损伤、双耳大、前额突起、眼距宽、鼻梁扁平、厚唇外翻、双手肥胖、锥形手指、漏斗/鸡胸、脊柱侧/后凸和肌张力减低多见。于 1966 年由科芬（Coffin）首次报道，1971 年由劳里（Lowry）进一步确认和补充。该病发病率为 1/10 万 ~ 2/10 万，家系病例报道较少。

病因和发病机制 致病基因 RPS6KA3 位于染色体 Xp22.2 ~ p22.1，全长约 117 kb，含 22 个外显子，编码 740 个氨基酸的核糖体 S6 激酶 2（RSK2）。RSK2 隶属于 MAPKAP-K1 家族（RSK1-4），分子量为 90kD，含高度保守的 N 端和 C 端激酶结构域，可由促分裂原活化的蛋白激酶/胞外信号调节激酶（MAPK/ERK）磷酸化激活，参与 Ras-MAPK 的信号转导通路末端反应。RPS6KA3、RSK2、RSK1、RSK3、RSK4、MSK1 和 MSK2 同为丝氨酸/苏氨酸蛋白激酶家族，通过 MAPK 信号通路，调节多种生长因子、多肽激素、神经递质和环境应激的活性。活化的 RSK2 定位于细胞核，磷酸化多种核蛋白。由于 RSK2 酶具有较宽的底物谱，根据特定的环境，与不同的底物相互作用，调节细胞增殖、分化、转化和抗应激，这也是导致该病累及多系统、多器官的原因。在 Rps6ka3 基因敲除小鼠模型中可见明显的骨质减少、牙齿异常和空间学习障碍等 CLS 相关表型存在。RPS6KA3 基因突变类型达 140 余种，包括错义突变、无义突变、剪切位点突变以及小的插入或缺失，其中近 2/3 的突变效应为 RSK2 翻译的提前终止。

临床表现 身材矮小，严重智力低下，静止性脑积水。面容粗陋、前额隆凸、上睑下垂、塌鼻梁、鼻孔朝天、上颌发育不良、下唇厚并外翻、大耳、鸡胸、肌张力低下和锥形手指。一些患儿出生后逐渐发育迟缓，出现特殊面容、手指畸形，伴有牙釉质异常等典型临床表现，但患儿皮肤出现大面积色素脱失斑。

在 RPS6KA3 基因突变所致的 CLS 临床表型中，神经系统症状最为典型，相关机制可能与 RSK2 功能（部分）缺失后皮质神经前体细胞向神经元的分化减少导致神经元数量降低、海马体中的 ERK 过量磷酸化导致信号转导通路异常以及皮质层多巴胺含量骤增导致神经递质系统紊乱有关。此外，RSK2 还可以通过调节细胞周期进程和 DNA 修复影响 CLS 的神经系统表型，可能并不参与脑组织结构的发育形成。

诊断 依靠临床表现，如发育迟缓的男性，具有特殊面容，伴有手指畸形以及影像学异常，可高度怀疑该病，基因检测可协助诊断。患者中 RPS6KA3 基因有 140 余种突变，70% ~ 80% 为新发突变，无热点突变，基因测序只能够确定 25% ~ 40% 的致病突变。Xp22.12 区的微重复也可能影响 RPS6KA3 基因的表达，导致不同的临床症状。PubMed、DECIPHER、ISCA 等数据库中收录的 Xp22.12 区段重复病例较少。男性临床表型较女性明显，无症状微重复携带者多为女性，其结果可能与 X 染色体失活偏倚有关。女性可因 X 染色体失活比例的不同导致临床表型的差异，少部分因 X 染色体完全失活而成为无临床症状的携带者。相比于传统的染色体核型分析，单核苷酸多态性微阵列技术能够检出更多的染色体微缺失和微重复。Xp22.12 重复区段含有 RPS6KA3 基因的部分区段，其功能的失活可导致神经、智力以及精神异常。

治疗原则 主要是对症治疗，根据全身各器官和组织的异常采取相应的治疗方案。

（段小红）

鳃-耳-肾综合征 [branchioototorenal (BOR) syndrome]

EYA1、SIX1 和 SIX5 基因突变所致的常染色体显性遗传病。表现为耳部畸形、听力异常、鳃裂异常和肾发育异常。新生儿发病率为 2.5/10 万，在重度聋儿中占 2%，与第 2 鳃弓发育异常等有关。1975 年，梅尔尼克（Melnick）首先报道一家系表现为杯状耳、耳前凹、混合性聋、鳃裂瘘管、双肾收集系统畸形。此后陆续有关于该病的报道。

病因和发病机制 该病基因的外显率接近 100%，但其表型变化较大。已发现两个致病基因：EYA1 和 SIX1，均为果蝇缺眼基因的同源基因，编码蛋白对鳃弓、耳、肾的正常发育至关重要。EYA1 具有基因剂量效应，编码蛋白量对鳃弓、耳、肾的正常发育至关重要。EYA1 可能是通过加入到一系列发育基因的作用体系或路径中（如 PAX6、GLI3、SOX9、Shh），达到一定阈值发挥功能。这种阈值效应可以解释同一家系中的外显不全和表现度变异。研究表明，鼠 Eya1 基因对始于耳基板的内耳各个部分的发育和刚分化的输尿管支周围的后肾细胞发育起着重要的作用。

临床表现 主要为耳部畸形、鳃裂异常和肾发育异常。

耳部畸形 包括耳发育异常和听力障碍。

耳发育异常 ①外耳畸形：以耳前凹、招风耳、杯状耳较常见，也可见耳前瘘管、外耳道狭窄或闭锁。少见的有小耳郭、耳轮发育不全、耳位异常、副耳和外耳道弯曲等。②中耳畸形：听小骨畸形、缺失、错位，听骨链关节错位，听骨链融合固定，蒙蒂尼（Mondini）畸形，中耳腔缩窄或扩大。③内耳畸形：耳蜗缺失或耳蜗发育不全（只有1转或2转）、耳蜗和前庭导水管扩大、外半规管或耳蜗发育不良或缺失、半规管不对称、内听道畸形，以内听道球形扩大较多见。颞骨CT显示所有患者颞骨均存在发育异常，如外耳道狭窄、弯曲、闭锁，听小骨和听骨链畸形、错位、耳蜗发育不全、内听道球形扩大、颅后窝加深、鼓岬呈锐角、前庭导水管扩大等。

听力障碍 大多数患者中出现。听力障碍可为传导性聋、神经性聋、混合性聋。轻度至深度听力障碍均可见到，以重度听力损害较多见。听力损害可为进行性也可为非进行性。进行性多见。听力障碍的严重程度随鳃裂畸形的数目增多而加重，但耳前凹数目与听力障碍的程度无关。

鳃裂异常 其发生率为49%~63%，主要表现为第2鳃弓发育畸形，颈侧胸锁乳突肌前缘中下1/3交界处瘘管、窦道、小凹或囊肿，可以双侧或单侧，以双鳃裂瘘管较多见，可有分泌物流出，有时瘘管合并感染。鳃裂畸形数目越多，听力障碍发生率越高，程度越重。

肾发育异常 其发生率为13%~75%，甚至可以达到100%。①轻微肾畸形：肾盏直钝或扭曲、上柱节段性发育不全、非进行性肾实质体积缩小。②严重肾畸形：先天性单/双侧肾发育不全、发育畸形或先天性肾萎缩。交叉性肾异位、双肾盂或双歧肾盂、输尿管肾盂交汇处梗阻、输尿管重复或缺失、输尿管扩张、膀胱输尿管反流、多囊肾、大肾畸形。发生率为5%~10%。绝大多数肾异常表现轻微或无症状，临床容易被忽视而漏诊。

其他 泪管发育不全或泪管狭窄，还有腭裂、短腭、腭弓高拱、缩颌、面部发育不对称、脸型长窄、面神经麻痹、髋关节发育不全、良性颅内肿瘤、甲状腺功能正常的甲状腺肿、颞顶部线性痣、双胰腺囊肿、味觉性流泪和非旋转胃肠道等。

诊断 根据典型的临床表现可诊断。听力障碍、耳前凹、耳郭畸形、鳃裂瘘管、肾异常5项中符合2项且家族史阳性者或无家族史而符合以上3项者可诊断。虽然外耳道狭窄也为常见症状，但由于发生率较高，致病因素较多，故不列入诊断条目中。该病常由于忽视或检查不细致而漏诊。对可疑患者应进行全面体检和实验室检查，并详细记录家族史。纯音测听可发现轻度听力障碍，声导抗可发现某些听小骨畸形、听骨链异常；听觉脑干反应用于婴幼儿听力测试。颞骨轴位加冠状位高分辨CT扫描对检测耳蜗、前庭、内听道畸形非常有价值。血浆尿素氮、肌酐检查和尿常规、肾超声、排泄性尿路造影术、静脉肾盂造影可发现肾病变。

鉴别诊断 需与以下疾病相鉴别：耳郭畸形-多囊肾综合征、耳郭畸形-尿道下裂-肾发育不良综合征、耳-肾-生殖器综合征、先天性小耳郭-外耳道闭锁-传导性聋综合征、唇联合凹陷-耳郭发育不良-耳前窦道-耳聋综合征。

治疗原则 以手术切除和对症治疗为主。听力需要配戴助听器或人工耳蜗植入补偿。鳃裂瘘管、窦道、囊肿需手术切除。对无症状的肾畸形或症状轻微者一般不处理，肾畸形严重导致肾衰竭时需要透析或肾移植。改善耳聋患者言语交流质量可选配合适的助听器，也可尝试卵圆窗重建改善听力障碍。

（段小红）

chūshēng quēxiàn

出生缺陷（birth defect） 胚胎发育紊乱引起的形态、结构、功能、代谢和行为等方面的异常的统称。又称先天异常。包括先天畸形、染色体异常、遗传代谢性疾病和功能异常如盲、聋和智力障碍等，是导致流产、死胎、死产、新生儿死亡和婴幼儿夭折的重要原因。出生缺陷病种繁多，已知有8 000~10 000种。出生缺陷是世界范围内围产儿、婴儿死亡的主要原因，并导致大量的小儿患病或残疾，影响人口素质，成为影响经济发展和人们正常生活的社会问题。

分类 根据发生情况，出生缺陷分三类。①三胚层形成紊乱：多发生在胚胎第15~18天，常见神经管与肠管相通、内脏反位和连体畸胎。②神经管闭合过程紊乱：导致脑、脊髓发育不全，进而引起椎弓、颅骨及邻近皮肤出现异常，常见于无脑畸形、脑膨出、脊柱裂等。③器官系统发生和形成过程中的紊乱：种类多，分为胚体升高过程紊乱、器官原基发生过程紊乱、器官发生过程后期紊乱以及性别决定和分化过程中的紊乱等。

常见出生缺陷 有以下多种畸形。

神经系统畸形 无脑畸形、脑膨出、脊柱裂、先天性脑积水、小头畸形和脑性瘫痪。

头部器官畸形 先天性白内障、小眼畸形、小耳畸形、副耳及耳凹和小下颌。

腹壁缺损及疝 腹裂畸形、脐膨出、膀胱外翻、膈疝、脐疝和腹股沟斜疝。

消化系统畸形 腭裂、唇裂、食管闭锁、狭窄和食管气管瘘、先天性肥大性幽门狭窄、先天性肠闭锁和先天性肠狭窄、先天性巨结肠以及直肠或肛门闭锁。

先天性心脏病 房间隔缺损、室间隔缺损、动脉导管未闭、法洛四联症、完全性大动脉转位和肺动脉狭窄。

泌尿生殖系统畸形 尿道下裂、先天性肾囊肿、隐睾和外生殖器两性畸形。

四肢畸形 足变形、多指/趾畸形、并指/趾畸形、肢体短缺畸形和先天性髋关节脱位。

皮肤畸形 血管瘤、色素痣。

遗传代谢病及多发畸形 21三体综合征（唐氏综合征）、苯丙酮尿症、肝糖原累积病和软骨营养障碍。

（赵正言）

xīn-miàn-pífū zōnghézhēng
心-面-皮肤综合征（cardiofa-cioculaneous syndrome，CFCS）

可能由 MAPK 通路的基因异常所致的常染色体显性遗传病。表现为特征性面容、头发卷曲稀少、鱼鳞病、心脏畸形、发育迟缓和智力障碍等。是 RASopathy 相关疾病的一种，与该类疾病中其他类型如努南综合征（NS）及科斯特洛综合征（CS）有很多相同的临床特征，由雷诺兹（Reynolds JF）、巴拉泽（Baraitser M）和帕顿（Patton MA）于 1986 年首次报道。该病发病率不详，在日本的发病率为 0.12/10 万。

病因和发病机制 该病绝大多数为 *BRAF*、*MEK1* 或 *MEK2* 基因杂合突变，引起 Ras/MAPK 信号通路失调而致病。少数为 *K-RAS* 基因突变。近 75% 的患者有 *BRAF* 基因杂合突变。近 25% 的患者有 *MEK1* 和 *MEK2* 基因杂合突变。最常见的是 *MEK1*：p. Y130C 错义突变。MEK1 和 MEK2 均为苏氨酸/酪氨酸激酶，这两个异构体具有磷酸化激活 ERK1、ERK2 的功能。研究显示，患儿 MEK 突变蛋白均被激活。CFCS 是典型的从头杂合突变的结果，未见生殖系嵌合体的 CFCS。

临床表现 累及多个系统。

心血管系统症状 近 75% 的患儿有心血管疾病。45% 出现肺动脉瓣狭窄，可单独发生，也可与房间隔缺损或肥厚型心肌病等联合发生（约占 20%）。40% 的患儿有肥厚型心肌病，可在婴幼儿时期发病，严重程度不同，有时进展很快，最终导致患儿死亡或心脏移植。也可仅有轻度心肌增厚，但随时间加重。患儿可合并房间隔缺损（18%~28%）、室间隔缺损（11%~22%）、二尖瓣发育不良、主动脉缩窄和主动脉瓣狭窄等。心律失常少见，包括室上性心动过速、房室传导阻滞和预激综合征。

皮肤毛发症状 主要包括卷发、鬓角头发稀疏、头发生长不良、胳膊汗毛及腿毛稀疏。仅 10% 患儿睫毛正常。皮肤大量获得性黑色素细胞痣是显著特征，这些痣并不只局限于阳光暴露区域。但无色素痣恶化报道。大部分患儿有毛囊角化病（四肢和/或面部毛囊角化），由于皮肤角化度不耐热、多汗而有狐臭。其他损害包括皮肤干燥、湿疹、指甲生长过快致指甲营养不良、广泛色素沉着、耳垂折痕、黑棘皮病、乳头增生和指甲折痕等。约 25% 患儿可见血管瘤。一些皮肤病变与时间相关，常在青少年或青年发病。受压区出现掌跖垫，常发生周围淋巴水肿，多见于下肢。

神经系统症状 普遍出现且严重程度不一。肌张力低下、运动迟缓、语言迟缓、学习功能障碍等是主要神经系统症状。可有大头畸形、视觉障碍、皮质髓质通路异常和感觉异常等。很少发生周围神经病变，但不排除漏诊可能。9%~85% 的患儿有神经系统器质性病变，包括脑室增大、脑水肿、皮质萎缩、脑血管周围间隙增大和髓鞘化异常等。其他结构异常有基亚里（Chiari）I 型畸形、蛛网膜囊肿、灰质异位、胼胝体异常、小脑钙化和脑室周围白质脑病等。近半数患儿有癫痫症状，包括混合型、全身强直-阵挛型和失神发作/婴儿痉挛症。其中婴儿痉挛症常见。

认知能力和行为 绝大多数患儿存在智力障碍。生命早期（出生至 6 岁）更容易出现粗大动作迟缓。约 18% 的患儿不能独立行走，其余约 3 岁时可独立行走。语言能力不一，9%~31% 一直没有语言，大部分在 2 岁时出现，基本语言表达能力在青少年时会持续进步，语言理解能力比表达能力强。行为方面出现易激惹、注意时间短、固执、有强迫性或攻击性行为。也有感觉障碍如触觉防御过强及自闭症。常见的睡眠障碍包括盗汗、睡眠呼吸暂停和夜惊等。

消化和呼吸系统症状　普遍在幼儿期生长发育迟缓，并常伴有严重胃肠道疾病导致的喂养困难，包括胃食管反流、吞咽障碍和口腔感觉异常等。呼吸道并发症如呛咳、吸入性肺炎、慢性呼吸困难等也与吞咽困难有关。食欲减退及对固体食物口腔感觉障碍可一直持续到成年。

内分泌系统症状　甲状腺功能减退少见，可有青春期延迟。

骨骼肌肉系统症状　全身性肌张力减退在患儿特别是新生儿期尤为明显。随着年龄增长逐渐好转。可能并发特发性或神经源性脊柱侧凸/脊柱侧凸（33%）、漏斗胸、关节过伸、关节挛缩、扁平足和步态失调等。约2/3的患儿中有扁平足，且比正常人扁平足严重，患儿常有明显的前足外翻，也可并发骨质疏松。

眼部症状　大部分出现，常见斜视、屈光不正、眼球震颤、上睑下垂和视神经发育不全等。与眼科相关的颅面部异常包括眼距过宽、内眦赘襞、眶上脊发育不全等。还有深度知觉障碍及视力降低。一些在婴儿早期或幼儿期接受斜视矫正治疗的患儿外斜视更常见。屈光不正包括近视、远视、散光。多数有眼球震颤，随着年龄增长症状可消失。弱视也很常见，眼底检查可见视盘发育不全、看似正常的小视盘、视盘边缘倾斜或不规则、视盘周围色素沉着和视盘萎缩等。无眼底前部、中央凹、黄斑、周边视网膜或血管的异常。

耳鼻喉症状　外耳畸形有耳位低下、耳郭前后翻转等，还包括耳垂折痕、耳后小缺口、凹陷等，外耳道狭窄和耳垢过多。也有听力敏感及听力丧失。偶见喉气管畸形如喉气管软化症、喉裂。

泌尿生殖系统症状　17%~33%的患儿发生泌尿生殖系统畸形，如肾囊肿、肾髓质钙化、肾结石、肾盂积水和肾输尿管积水等。2/3的男性患儿有隐睾症。

血液与肿瘤系统症状　无淤血及出血的情况。可有一过性血小板减少。部分患有急性淋巴细胞白血病、非霍奇金淋巴瘤和大B细胞淋巴瘤。有 BRAF 基因突变的患儿患肝母细胞瘤，可为心脏移植后应用免疫抑制剂引发。

口腔　咬合不良、交叉咬合、高唇系带和高腭弓。近10%患儿有出牙延迟。可见牙齿拥挤，但不比普通儿童发生率高。缺齿、牙龈增生、多生牙等罕见。龋齿常见。

诊断和鉴别诊断　怀疑该病时均应进行基因检测及分子检测。若分子检测阴性，则可行其他 Ras 心肌病基因检测进行鉴别诊断，若依然阴性，则需行染色体微列分析筛选染色体微小缺失或微小复制。若以上检查均阴性，可采用全外显子组或全基因组测序诊断。该病与 NS 和 CS 有重叠，需鉴别。

治疗原则　需进行综合治疗。如心血管系统症状需由心内科医师管理并按时评估患儿心脏功能，以决定何时做何种干预措施如心导管检查、合理用药、室间隔缺损修补及相关外科治疗等。皮肤病变需定期咨询皮肤科医师及随访。所有患儿应接受诸如语言治疗、作业治疗、物理治疗或专业辅助人员的帮助等特殊教育服务。卫生保健提供者应当从患儿10岁开始，每年监测患儿坦纳（Tanner）分期，12~13岁后青春期延迟则应进行相关的内分泌系统评估。

预防　①一级预防：即婚前预防。尚无患 CFCS 的个体能繁殖后代。可通过遗传咨询、孕前保健，规避风险。②二级预防：即出生前预防。先证者的兄弟姐妹的风险很小，因为所有 CFCS 患者都是新发突变。但对于已生育患儿的家庭需定期产检，发现异常时可通过产前基因诊断，降低患者出生的再发风险。③三级预防：即症状前预防。生后采取及时有效的诊断、治疗和康复，可提高患儿的生存质量。

（赵正言）

wěibù tuìhuà zōnghézhēng

尾部退化综合征（caudal regression syndrome）　以骶椎缺如、髂骨翼紧靠呈"盾牌征"为特征性改变的疾病。又称骶骨/骶尾发育不良综合征。常合并下肢、双足畸形，重症可导致新生儿因心脏、肾和呼吸系统疾病而早期死亡。发病率约1.7/10万，男女比例为2.7∶1。

病因和发病机制　病因尚不清楚。由于妊娠4周前脊髓尾部复合体受到破坏，血管灌注不足是一个可能的原因。16%~22%的患儿与母亲糖尿病有关。感染、中毒也被认为与此有关。可能与以下两种机制有关：初级神经形成过程的障碍；正常启动发育的初级和次级神经管变性和分化过程的脱轨。虽然多数为散发病例，但有少数报道称表型正常的父母分娩出同为本病的同胞患儿。

临床表现　患儿末端脊髓阶段发育受影响，远端脊髓节段功能障碍并伴有后遗症（下肢运动障碍、大小便失禁等），智力基本正常。有不同程度的临床表现：神经源性膀胱和肛门直肠畸形；感觉运动麻痹（运动障碍>感觉障碍）；骶骨发育不全的特征：臀部扁平、臀肌发育不全、臀间裂缩短；轻度足部畸形和步态异常、马蹄内翻足或仰趾外翻足较为常见。较少见的异常包括：肾发育不良、无肛门、唇裂、腭裂、小头畸形和脊髓脊膜膨出。

诊断 严重的病例通常是在子宫内或出生时发现。较轻的病例，成年后都没有出现症状。超声和胎儿磁共振成像（MRI）可用于产前诊断。子宫内超声可见：①伴有不同程度的胸椎、腰椎和骶椎受累。②腰椎突然中断，缺少骶椎。③骶骨可能完全缺失，典型的骶骨缺失导致髂骨叶近融合，形成"盾状"外观。④肛门闭锁、结肠/盲肠闭锁、气管食管瘘。⑤下肢发育不全及膝关节挛缩，上肢往往正常。⑥中枢神经系统异常：前脑无裂畸形、脑积水。症状轻者可通过 MRI 检查后确诊。

鉴别诊断 需与并腿畸形（人鱼综合征）、开放性脊柱裂和半椎体相鉴别。

治疗原则 严重受累者预后差。对存活患者应进行泌尿科及外科矫正治疗。

预防 ①一级预防：即婚前预防。目的是减少出生缺陷的发生，可做遗传咨询、妊娠前保健，并在备孕期进行检查。②二级预防：即出生前预防。因严重病例宫内即可发现，需重视妊娠期的筛查和产前的诊断，以期早期发现。③三级预防：即症状前预防。出生后早期的及时治疗对于降低尿失禁、复发性尿路感染、肾功能损害和神经性膀胱的发展，改善预后非常重要。

（赵正言）

Kēsītèluò zōnghézhēng

科斯特洛综合征（Costello syndrome） 累及多系统且表型范围广泛的常染色体显性遗传病。

由新西兰儿科医师杰克·科斯特洛（Jack Costello）于 1977 年首先描述。多数患者具有影响多器官系统的特征性表现，从轻微或减弱的表型到伴有早期致命并发症的严重表型均可见。女性和男性均受影响。英国的发病率约 0.26/10 万，日本为 0.08/10 万，但可能被低估。

病因和发病机制 该病绝大多数为散发，亲代的年龄较大，提示新的基因突变是致病的主要原因。已发现与 H-RAS 基因突变有关，H-RAS 长约 3300bp，最长的转录变异体有 6 个外显子，编码 4 个 1 号异构体，以及一个有 189 个氨基酸残基、分子量为 21kD 的蛋白质。选择性剪接可产生转录变异体，该转录变异体编码一个包含 170 个氨基酸的 2 号异构体。

该病的生殖系致病突变导致核苷酸替换和 12 或 13 位甘氨酸被替换。c.34G > A 核苷酸替换（导致 p. Gly12Ser 改变）最常见。部分可见 c.35G>C 核苷酸替换，造成 p. Gly12Ala 转换。还有其他的基因突变（如 p. Gly12Val、p. Gly12Cy，p. Gly12Glu、p. Gly13Cys、 p. Gly13Asp、 p. Glu37dup、p. Gly60Asp 和 p. Gly60Val）。有 2 个病例 3 号外显子（p. Thr58Ile）错义突变；1 例 4 号外显子突变，造成 p. Lys117Arg，3 例突变影响了 146 位氨基酸，造成 p. Ala146Thr、p. Ala146Val 及 p. Ala146Pro。H-RAS 是癌基因，在其突变的个体中癌症发病率增加，患者的横纹肌肉瘤中 11p15.5 杂合性缺失。

先证者兄弟姐妹的风险很小。但兄弟姐妹中有复发，曾在两个家庭中发现有同胞患病，这可能为生殖腺为嵌合体所致。

临床表现 多数具有影响多器官系统的特征性表现，且表型范围广泛，从轻微到严重表型均可见。

生长 出生后即有生长缺陷，骨龄延迟是普遍现象。检测可能显示部分或完全生长激素缺乏症。成人身高为 135~150cm。生长迟缓和严重的喂养困难常见，通常需要放置胃管进行喂养。即使在营养得到改善之后仍持续存在生长迟缓。因此，积极的喂养疗法无效。2~4 岁可开始经口进食。

神经系统 大多数婴儿表现为肌张力减退、易怒、发育迟缓和眼球震颤。肌张力减退可随着低肌肉量和骨骼肌病变而加重。出生后进行性小脑过度生长可导致基亚里（Chiari）Ⅰ型畸形、脊髓空洞症和脑积水。约 1/3 出现脑电图异常，20%~50% 出现癫痫发作。

心血管系统 心脏异常通常出现在婴儿期或幼儿期，可以在任何年龄发现。先天性心脏缺陷中最常见的是非进行性肺动脉瓣膜狭窄，一般轻到中度。房间隔缺损很少见。肥厚型心肌病（HCM）包括典型的主动脉下间隔肥厚。少数新生儿出现严重且致命的 HCM。在一些婴儿中，进行性严重的 HCM 和/或严重的多灶性房性心动过速，造成患儿在出生后两年内死亡。但多灶性房性心动过速和其他房性心动过速经积极治疗可为自限性。

认知和行为 所有个体都存在发育迟缓或智力落后。与其他认知任务相比，再认记忆相对较好。语言的萌出与经口进食的意愿相关。39% 的个体存在分离焦虑，且男性更常见。许多孩子在 4 岁前可被诊断为孤独症谱系障碍（ASD），但 4 岁后却没有符合

ASD 诊断标准的儿童，表明与 ASD 相关的早期症状会在 4 岁前消失。胃造瘘管的使用时间与独立行走能力的丧失呈正相关。

皮肤症状　乳头状瘤于 2~15 岁出现，通常在鼻周，肛周、躯干和四肢较少。掌和足底角化过度很常见，严重时可影响功能。其他包括黑棘皮病和厚趾甲。

肌肉与骨骼系统　患者关节非常松弛，尤其是手指。手腕、手指过伸常见。45%出现发育性髋关节发育不良，但不全是先天性，有些是后天获得的，可导致严重的疼痛和行走受限。半数以上患者 X 线片显示韧带松弛、脊柱侧凸、脊柱后凸、典型的手和手腕畸形、肩和肘关节挛缩以及跟腱紧绷和扁平足。年轻患者中骨质疏松症也很常见。

呼吸系统　70%患者有阻塞性肺病。上气道梗阻常见于年龄较大的儿童和年轻人。78%的新生儿有呼吸系统并发症，其中大多数可缓解，严重的并发症只出现在罕见 H-Ras 基因致病突变及严重表型中。

内分泌系统　可有新生儿高胰岛素血症。生长激素缺乏也很常见。在老年人中，低血糖与生长激素缺乏有关。一些患者发现甲状腺功能减退，需要激素替代治疗。其他内分泌问题包括青春期延迟或失调，如性早熟。

实体肿瘤　良性和恶性实体肿瘤发生的频率远高于一般人群。在 H-RAS 基因致病突变个体中，肿瘤的总发病率约为 15%。横纹肌肉瘤最常见，其次为神经母细胞瘤、移行细胞瘤、膀胱癌和其他实体肿瘤。横纹肌肉瘤和神经母细胞瘤一般发生在儿童早期，与其他人群发病年龄相仿。膀胱移行细胞癌在其他人群多发生在老年人中（70%年龄在 65 岁），而该病患者则可在青少年出现。

其他　幽门狭窄、成人期胃食管反流；牙齿异常，包括牙釉质缺损、错颌畸形；常见视力障碍和眼球震颤，少见视网膜营养不良和圆锥角膜；稀疏头发，过早老化的皮肤。

诊断　建立在先证者具有提示性的临床表现和分子基因检测结果。根据表型的不同，分子遗传学检测方法可以包括靶向基因检测（单基因检测、多基因组检测）和全基因组检测（全外显子组测序、全基因组测序）。

胎儿超声检查可用于产前筛查。该病胎儿表型（包括颈部增厚、头大畸形、长骨密度低、羊水过多和胎儿心动过速）非特异性，不首先考虑。染色体分析或染色体微阵列分析，正常胎儿中在宫内如出现严重的羊水过多和胎儿房性心动过速则需考虑该病。

鉴别诊断　需与心-面-皮肤综合征、努南（Noonan）综合征、贝-维（Beckwith-Wiedemann）综合征、辛普森-戈拉比-贝梅尔（Simpson-Golabi-Behmel）综合征和威廉姆斯（Williams）综合征相鉴别。

治疗原则　包括对症治疗和监测管理。

对症治疗　大多数婴儿需要鼻胃管或胃造口喂养；部分患儿需行尼森（Nissen）胃底折叠术。心脏表现和恶性肿瘤，依照各自常规治疗方法进行管理。手指和手腕的过伸需早期使用支具、作业和/或物理治疗。发育迟缓需早期干预和个性化教育策略。复发性面部乳头瘤需要手术切除。跟腱紧张可行松解术。血流动力学显著的瓣膜狭窄需要预防亚急性细菌性心内膜炎；麻醉对 HCM 患者或易患某些类型房性心动过速的患者会构成风险。

监测管理　新生儿期监测血糖；诊断时需进行超声心动图和心电图检查，并由心脏病学家进行后续随访；可考虑每 3~6 个月腹部和盆腔超声检查，以筛查横纹肌肉瘤和神经母细胞瘤，直到 8~10 岁；从 10 岁开始，每年进行一次尿检以检查是否有血尿，用于筛查膀胱癌。关于老年患者生活质量的信息有限。16~34 岁个体的生活质量受 4 个因素的影响：朋友和家庭以外有限的社会关系、缺乏独立性、男性和严重医疗问题的存在。

预防　①一级预防：即婚前预防。可通过遗传咨询、妊娠前保健，并在备孕期进行检查，规避遗传风险。②二级预防：即出生前预防。患有该病的个体通常不会生育。如已生育的孩子发现 H-RAS 基因致病突变，需对有高风险的先证者母亲进行产前检测和基因诊断。③三级预防：即症状前预防。生后采取及时有效的诊断、治疗和康复，提高患儿的生存质量。

（赵正言）

Kèlán-Hǎisī zōnghézhēng

克兰－海斯综合征（Crane-Heise syndrome）

以颅骨矿化不良或发育不全、唇腭裂、小颌畸形、鼻孔上翻、眼距宽和颅外肌肉骨骼异常（包括颈椎和锁骨缺失、马蹄内翻足和软组织并指畸形）为特征的遗传病。由克兰（Crane JP）和海斯（Heise RL）于 1981 年首次在 3 个兄弟姐妹中发现。该病罕见，全球仅有散发孤立病例的报告，发病率不详。

病因和发病机制：该病遗传模式仍不确定，最可能的是常染色体隐性遗传，因为在兄弟姐妹中出现复发病例。研究发现，该病和假氨基蝶呤综合征（ASSAS）有重叠的临床表型。氨基蝶呤是叶酸拮抗剂，孕期摄入能导致多种畸形，包括小头畸形、颅骨矿化不良，但没有发现其他骨骼异常，也无小颌、鼻孔上翻、唇裂和/或腭裂、眼距宽、耳发育不良、马蹄内翻足或宫内生长迟缓。还有研究认为，克兰-海斯综合征和颅锁骨发育不全有共同分子机制，颅锁骨发育不全是由 *RUNX2* 基因突变引起的常染色体显性遗传病，特征为颅缝不闭合或延迟闭合、锁骨发育不良或发育不全、耻骨联合融合失败、远端指骨短小。但在该病未发现 *RUNX2* 基因及其相关家族基因 *RUNX1* 突变。

临床表现：主要有头颅矿化差；特征性颅面畸形，包括唇腭裂、眼距宽、鼻孔前倾、耳位低及后旋；颅外肌肉骨骼缺损，表现为颈椎、锁骨缺失及马蹄内翻足。部分患者有趾骨和耻骨发育不全、胼胝体缺失、脑室大、生殖器官缺损或内脏畸形。宫内发育迟缓可发生在妊娠晚期。在已报道的病例中，颅面特征似乎高度恒定，其他畸形是可变的。

诊断和鉴别诊断：胎儿超声检查是产前唯一可能的诊断方式，可在妊娠 10 周时通过胎儿头骨发现异常。需与颅锁骨发育不全、假氨基蝶呤综合征相鉴别。

治疗和预防：因该病严重的致死性，宫内早诊断、早发现、避免畸形儿出生是主要的治疗方法。可通过妊娠前保健规避风险。该病出现同胞复发病例，先证者母亲妊娠期需积极筛查，早期识别以减少缺陷患儿的出生。几乎所有患儿都在新生儿期死亡，早期诊断应在宫内及时完成。

（赵正言）

Fúlínsī zōnghézhēng

弗林斯综合征（Fryns syndrome） 以膈疝和多发性异常为特征的常染色体隐性遗传病。1979 年，弗林斯（Fryns JP）报道了"一种新的可变的多发性先天性畸形综合征"，由卢宾斯基（Lubinsky）命名为弗林斯综合征。该病最先是在两个同胞姐妹中发现的，表现为角膜混浊、膈缺陷和远端肢体畸形；其双亲正常，且非近亲关系；出生前两胎儿均有致命情况，妊娠都在 30 周左右终止。该病罕见，发病率不祥。

病因和发病机制 该病发病机制尚未明确。尽管大多数病例为散发，但多个病例报告了同胞、表亲共患病。曾报道两对同胞兄妹患者，其父母是表兄妹。但对该病等位基因突变的原发缺陷还不明确。在绝大部分患者，起始于横膈的膈纤维和膈肌发育良好。相反，来自胸腹膜皱襞的膈后侧部无左右两边，这些皱襞由两肺长出并形成，提示是原发肺发育不良并不分叶继而造成了无胸腹膜皱襞长出和形成。

临床表现 在妊娠中期羊水过多，但胎儿生长正常。有明显的颅面部特征：面部粗陋、宽而平的鼻桥、大鼻及鼻孔上翻、上唇短、巨口、唇/腭裂以及颌小而后缩。耳郭外形不正并耳垂黏附。胸部狭窄且发育不良、乳距宽。远端肢体发育不良伴终末指/趾骨过短，指甲缺如或发育不良，X 线片上第 4、5 指/趾骨的末端和中间退化最明显。内部畸形包括：膈缺陷（后侧部发育差）伴有原发或继发的肺发育不良；胃肠畸形包括旋转不良、不固定、十二指肠闭锁或多发性闭锁；在女性有双角子宫等泌尿生殖道畸形。

近 50% 病例中可见以下畸形：角膜浑浊、小眼、睑裂上斜，短颈并有项褶，通贯手和畸形足，肾发育不良和皮质囊肿，脑畸形包括丹迪-沃克（Dandy-Walker）畸形及小脑胶质神经异位。

诊断 可在产前诊断，产前诊断意义重大，多采用超声检查。

鉴别诊断 需与先天性膈疝相关疾病相鉴别。

治疗原则 该病因严重肺发育不良，远期预后很差，患者均死于出生后几周内。少量幸存者也有严重的智力障碍，需外科手术治疗，对智力发育进行早期干预。先证者父母有再生育需求时需进行遗传咨询。然而，并不是所有先天性膈疝患儿都是该综合征，在诊断患有先天性膈疝的婴儿或胎儿时，应了解其家族史，以便尽可能进行咨询。

预防 ①一级预防：即婚前预防。该病为常染色体隐性遗传，应避免近亲结婚。②二级预防：即出生前预防。需在妊娠前和妊娠早期进行综合干预，考虑同胞中复发情况，先证者母亲妊娠期需积极筛查，早期识别及诊断，以减少缺陷患儿的出生。③三级预防：即症状前预防。少数幸存者生后积极治疗，早期干预智力发育，改善生存质量。

（赵正言）

fùliè

腹裂（gastroschisis） 常染色体隐性遗传性先天腹壁缺陷，表现为肠或其他器官通过腹壁上的缺口生长到胎儿腹部以外，脐肠系膜腔发育障碍。缺陷通常发生在脐右侧，且能产前诊断。发病率约 10/10 万，如孕母年龄小于 20 岁，发病率接近 70/10 万。腹裂在白种人和西班牙裔婴儿中常见。1996 ~ 2007 年中国共监测约

630 万例新生儿，腹裂总发病率为 25.4/10 万，城市（19.8/10 万）低于农村（38.7/10 万）；男女分别为 22.0/10 万、26.2/10 万。2006～2015 年的患病率为 23.0/10 万。早年腹裂的治愈率很低，病死率常高达 80%～90%。随着医疗技术的改进以及全胃肠外营养和机械通气的应用，治愈率逐渐提高。国外报道，腹裂畸形的病死率为 10% 左右，很大程度上取决于出生时肠道损伤的严重程度。

病因和发病机制　腹裂发生于孕 4～10 周，此时中肠凸出腹腔，形成脐疝。造成腹裂的原因有以下几种：形成腹壁的侧襞融合失败，脐管底羊膜破裂；右脐静脉退化造成局部脐旁组织发育不足；与卵黄动脉相关的血管意外导致脐底部梗死和坏死。还有一种罕见情况，腹裂自发闭合后导致腹外肠梗死以及与短肠综合征相关的腹内闭锁。自发闭合是否导致中肠绞窄和梗死，或是否在原发性中肠血管意外（如肠扭转）时发生闭合尚不清楚。只有 1.2% 的腹裂患儿有染色体异常，因此腹裂与染色体异常无显著联系，许多产前诊断中心不建议进行胎儿核型分析。

研究发现，腹裂发生率的增加与母亲妊娠期吸烟有关。此外，暴露于可卡因、甲基苯丙胺和大麻，以及在妊娠期使用药物治疗抑郁症是胎儿腹裂发生的独立预测因素。环境致畸物（如污染物或农药）在腹裂的发生中也发挥了作用。

临床表现　主要为腹壁裂开，腹腔内容物脱出体外，脱出物多为肠管，在羊水中长期浸泡并受化学物质刺激，致肠管水肿、增厚、粘连、短缩和发育差。

诊断　孕妇血清甲胎蛋白筛查和产科超声的广泛应用，使腹裂的产前检出率超过 90%。超声检查是产前诊断腹裂的主要手段。此外，妊娠早期颈项透明层检测早期胎儿染色体异常的增加，使约 25% 的病例在妊娠 14 周时就能诊断出来。

鉴别诊断　需与脐膨出、膀胱外翻和羊膜带综合征等相鉴别。

治疗原则　腹裂易造成胎儿早产，腹裂自然分娩的平均胎龄小于 37 周，需要有新生儿重症监护室的新生儿内科和外科团队共同管理。对于经产前诊断为腹裂的病例（无胎儿或母体并发症），分娩建议是 36 周后自然分娩或诱导阴道分娩。产后应尽早手术，否则随时间延长，腹腔污染逐渐加重，肠管积气增加，容易发生肠管血运障碍，可致肠穿孔坏死。再者，肠管长时间外露于体外，体液迅速丧失，体温下降，可致水电解质紊乱。若产前 B 超诊断基本明确，应选择有儿科手术条件的医院分娩，产后立即手术。若医院不具备手术条件，患儿出生后，应用湿润的生理盐水抗生素纱布覆盖脱出腹腔内容物，或用换药碗外罩肠管，外用干纱布包裹。最好外面再包一层塑料薄膜，以减少热量及水分丢失。留置胃管减压，预防呕吐及减少胃肠道气体。并注意保温，纠正水电解质失调，做好急诊手术的准备，迅速转送至小儿外科治疗。应争取产科、儿科相结合，建立产房外科，做到产前诊断，产后立即治疗。手术距出生时间愈短，效果愈好。

预防　①一级预防：即婚前预防。鉴于环境的危险因素对腹裂发生的影响，要在妊娠前以及妊娠早期进行综合干预，通过健

康教育，减少孕母暴露于不良环境的机会。②二级预防：即出生前预防。妊娠期定期产检及时发现腹裂畸形，减少患儿的出生。③三级预防：即症状前预防。生后早期诊断、及时治疗，可避免或减少新生儿残疾，提高远期生活质量。

（赵正言）

Hālèmàn-Sītèléifū zōnghézhēng

哈勒曼-斯特雷夫综合征（Hallermann-Streiff syndrome）　以颅面畸形为主要表现的遗传病。又称弗朗索瓦综合征（François syndrome）、先天性白内障鸟面畸形综合征、乌尔里希-弗雷梅赖-多纳综合征（Ullrich-Fremerey-Dohna syndrome）。该病由奥布里（Aubry）于 1893 年首次报告，哈勒曼（Hallermann）和斯特雷夫（Streiff）分别于 1948 年、1950 年对该病进行了描述。弗朗索瓦（François J）在 1958 年将该病的 7 个基本体征确定为诊断标准：脑功能障碍和鸟样颜面、牙齿畸形、身材矮小、少毛、皮肤萎缩、小眼和先天性白内障。该病罕见，全球仅已报道约 200 例病例。

病因和发病机制　病因尚不明确，可能为常染色体隐性遗传。有学者认为该病的发生是胚胎 5～7 周时由于受物理、化学、内分泌和感染等外界因素影响引起额叶发育异常所致。另有报道双亲有血缘关系，但大部分病例的双亲很少有近亲婚史。该病的基本缺陷为神经生长因子缺陷或 DNA 修复功能缺陷，是一种单基因突变性疾病。

临床表现　如下。

颅面骨发育畸形　头围小或舟状头，额圆前突，下颌发育不良，鹦鹉鼻，鸟面样外观或早老

样面容。X 线片常提示颅板薄，脊柱畸形。

先天性白内障　90%患儿存在先天性白内障。

牙齿与毛发异常　缺齿，牙齿排列不齐、畸形；毛发稀少或斑秃，包括头发、眉毛、睫毛。

身材矮小　50%的患者有呈等比例的身材矮小。

皮肤异常　表现为皮肤色素脱失（薄白）、干燥、萎缩和硬化，血管扩张等。

可伴有运动发育落后、肌张力低下及其他外胚层的发育障碍，4.8%患儿有心脏疾病，充血性心力衰竭、法洛四联症、房室间隔缺损和心包积液最常见。部分存在听力障碍，但发生率不详。85%患儿智力不受损害。

诊断　主要根据各部位临床表现，以及同时存在的主要症状和伴随症状进行诊断。

鉴别诊断　需与特雷彻-科林斯（Treacher-Collins）综合征、纳赫尔（Nager）综合征、米勒（Miller）综合征和戈尔登哈尔（Goldenhar）综合征等相鉴别。

治疗原则　目的是通过白内障手术恢复一定视力，但由于该病常合并小眼球及眼球震颤，术后效果并不理想。手术时机：①早期手术，适应于完全性白内障，由于眼球发育异常，一般1~2岁为宜。②晚期手术，2岁以后，对于有白内障吸收倾向者，不急于手术，有完全吸收的可能性，手术后常规进行弱视治疗仍然是必要的。

因智力正常或通过训练和教育达到正常者居多，可通过功能训练改善其肌张力，加快运动发育；成年后可根据面容状况进行整容手术。

预防　①一级预防：即婚前预防。该病的发生与环境因素相关。需在妊娠前以及妊娠早期综合干预，减少出生缺陷的发生。②二级预防：即出生前预防。患者可有健康的孩子，对有再生育需求的家庭应进行遗传咨询并定期产检，及时筛查和产前诊断，可识别胎儿的先天缺陷，以便于制订生后治疗策略，③三级预防：即症状前预防。生后需早期诊断、及时治疗，避免或减少新生儿致残，提高生活质量。

（赵正言）

Jiékèxùn-Wéisī zōnghézhēng

杰克逊–韦斯综合征（Jackson-Weiss syndrome）　常染色体显性遗传的囟门早闭综合征。由杰克逊（Jackson CE）和韦斯（Weiss L）于1976年报道，特征是头、面部和足畸形，包括颅缝早闭、面中部发育不全、异常宽的蹒趾骨以及足部某些骨骼的畸形或融合。症状和表型的范围和严重程度可能非常不同。尚无确切发病率报道。

病因和发病机制：大多数颅缝早闭综合征与成纤维生长因子受体（FGFR）基因突变有关。FGFR 属于免疫球蛋白样酪氨酸激酶受体家族，已发现5个成员，每个 FGFR 在组成上由三部分组成：细胞膜外的3个免疫球蛋白样环状结构、跨膜区和胞内的酪氨酸激酶区。FGFR 的突变可位于细胞外或细胞内。几乎所有的核苷酸变化都属于错义突变，少量存在剪接突变、插入突变和缺失突变等，所有的突变都保留密码阅读框，发现无义突变和移码突变。与该病相关的多数突变在 FGFR2 基因（c.1031C > G、c.833G > T、c.866A > C、c.1024T > C、c.1024T > A 和 c.1025G>C），只有1个位于 FGFR1 基因（c.755C>G）。大部分为散发病例。

临床表现：80%～99%的患儿有异常宽的蹒趾骨、宽跖骨、短跖骨、眼距宽、面中部窄和尖颅。30%～79%患儿有上腭异常、鸟嘴状鼻子、前额突起、上颌骨发育不全、大下颌、突眼、上睑下垂、斜视和眶上脊扁平。5%～29%的患儿第2、3足趾间有趾蹼，腓骨形态异常，多趾畸形、鳌状趾足畸形，指骨融合。部分病例存在智力障碍。

诊断：根据临床表现、足部影像学特征及基因检测结果进行诊断。同一个 FGFR2 基因突变可能导致多个颅缝早闭综合征，以及部分病例并不能检测到基因突变，因此基因检测为非必须诊断工具。该病需与阿佩尔（Apert）综合征、赛思里–乔茨岑（Saethre-Chotzen）综合征和普法伊非尔（Pfeiffer）综合征相鉴别。

预防：该病为常染色体显性遗传病，应开展遗传咨询、妊娠前保健，规避遗传疾病的风险；受累孕母需在妊娠期定期体检，及时筛查和产前诊断，可识别胎儿的先天缺陷，以便于制订生后治疗策略；生后需早期诊断、及时治疗，避免或减少新生儿致残，提高生活质量。

（赵正言）

Ākèsēnfèi'ěrdé-Lǐgé'ěr zōnghézhēng

阿克森费尔德–里格尔综合征（Axenfeld-Rieger syndrome，ARS）　双眼发育性缺陷，伴有或不伴有全身发育异常的一组发育性疾病。1920年，阿克森费尔德（Axenfeld）发现1例患者的角膜后近角膜缘处有一条白线，并有组织条带自虹膜周边部延伸至此突出的白线。里格尔（Rieger）在1935年也有类似报道，此外还发

现有合并瞳孔异位、虹膜萎缩和裂孔形成等虹膜的改变。某些患者伴有除眼部以外，特别是牙齿和面骨的发育缺陷。阿克森费尔德将其称为角膜后胚胎环，里格尔则采用角膜、虹膜中胚层发育不全这一名称。

分类 根据现行的命名法，将该病分三类。①阿克森费尔德异常：为局限于眼前节周边部的缺陷。②里格尔异常：为眼前节周边部的异常合并虹膜的改变。③里格尔综合征：具有眼部异常和除眼部以外的发育缺陷。均有约半数的患者发生青光眼。由于三者的房角改变相似，多认为此3类代表一组发育性异常。而且三者的眼部异常相互重叠，使传统的分类法难以适用于所有的病例，如某些患者虹膜基质萎缩的程度非常轻微，因此难以判定为阿克森费尔德异常或里格尔异常。此外，眼部和全身发育异常的关系也不像传统分类法那样截然分开，虽然大部分合并非眼部发育性缺陷的患者具有里格尔异常的虹膜赤道部改变，但有些患者则仅有阿克森费尔德异常的眼前节周边部改变或全无眼部改变。

有的家族各成员之间，眼部和全身发育异常的表现各不相同。而且不论患者眼部表现如何，均有相同的特点：①双眼发育性障碍。②常有该病家族史（常染色体显性遗传方式）。③无性别因素。④常伴有全身的发育性缺陷。⑤继发性青光眼发病率高。因此多数学者认为没有必要分为几个亚类，统一诊断分类的好处不仅在于消除任意分类的困难，而且可以寻找其他眼部和除眼部以外的异常。此外，基于胚胎学的观点，对该病常用的命名有前房角分裂综合征、中胚层角膜、虹膜发育不全和原发性虹膜中胚层发育不全。然而以上名称所依据的正常发育概念并非完全正确，因此提出了替代的名称，即阿克森费尔德-里格尔综合征。

流行病学 该病罕见，患病率为1/10万~2/10万。不同的种族群体中均有出现，包括欧洲、非洲、北美和南美、中东和亚洲。无明显的种族或性别的因素。家族史常为阳性，典型的遗传方式为常染色体显性遗传，但散发病例也较常见。

病因和发病机制 该病有3种类型：ARS 1型的典型表现为眼部和全身表型，牙齿和面部异常是最常见的特征；ARS 2型表现为少牙、小牙和牙齿过早脱落，上颌发育不全和脐缺损较少见；ARS 3型表现为眼部和全身表型，且眼部特征更典型，很少有牙齿异常和面部畸形，感音神经性聋和心脏异常更常见。

眼部缺陷受累的组织源自神经嵴细胞而非中胚层。该病发病机制的近代理论认为，从神经嵴细胞演变而来的眼前节组织在妊娠末期发育停止，导致虹膜和前房角原始内皮细胞层的不正常停滞和房水排出结构变异，此与青光眼的发生有关；原始上皮层发育停滞，则与虹膜角膜条带和虹膜赤道部改变有关。后一种改变在出生后可继续发展。现已鉴定出两个主要基因：*PITX2*（4q25）和 *FOXC1*（6p25），两基因突变具有全外显率的眼部表型。

临床表现 确诊可在任何年龄，大部分在婴儿或儿童时期。典型表现为双眼受累，最常侵犯角膜周边部、前房角和虹膜。

角膜 角膜周边部典型的改变是施瓦尔贝（Schwalbe）线突出和前移。裂隙灯下可见近角膜缘的角膜后面有一条白线。此线在部分患者是不完全的，通常限于颞侧象限；在另一些患者则可能见于360°范围内。偶见周边虹膜基质的条带延伸至突出的施瓦尔贝线，这是该病的典型特征，但并非每个患者所必有，也不是确诊的依据。少数患者可有其他眼部和全身的先天异常而施瓦尔贝线正常。更为常见的是仅有施瓦尔贝线突出而无该病的其他表现，这种孤立的缺陷即阿克森费尔德所称的角膜后胚胎环，发生率为8%~15%。后者代表该病的不完全型，不包括在本组综合征之内，因其既无继发性青光眼的发病率增高，亦无眼部以外的异常。施瓦尔贝线突出还偶见于原发性先天性青光眼或虹膜角膜内皮综合征。

典型患者角膜的其他方面正常，偶有角膜大小和形状的变异，如小角膜，但以不伴有眼压高的大角膜更常见。少数患者尚有角膜中央的先天性混浊，典型病例的角膜内皮正常，偶见因年龄或长期眼压升高引起的细微改变。在镜面显微镜下可见角膜内皮细胞的边缘清晰，常见细胞大小和形状的轻度至中度的变异，但这种变化在年龄较大和长期患青光眼或曾经做过内眼手术者则更为明显。

前房角 前房角镜检查显示典型的施瓦尔贝线突出，但其扩大和前移的程度不等。可见组织条带自虹膜周边部跨越房角到达突出的嵴。这种虹膜角膜的粘连在颜色和质地上与邻近的虹膜非常相似。条带呈线样到宽带状，扩展范围约15°。部分患者仅见1~2条组织条带，有的则在一个象限内有几条。除上述特征外，还可见前房角的另一种更细微的异常。在组织条带之外房角是开放的，可见小梁网，典型病例的巩膜突被周边虹膜掩盖，周边虹膜附着于小梁网的后部。这种变异与跨越房角的粗大的组织条带不同。部分患者的改变可以延及360°，另一些则仅累及 1 个或多个象限。

虹膜 除虹膜周边部异常之外，有些虹膜正常。还有部分患者虹膜的缺陷从轻度的虹膜基质变薄到明显的虹膜萎缩伴有虹膜裂孔形成、瞳孔异位和色素膜外翻。当出现瞳孔异位时，瞳孔通常向突起的周边组织条带移位，此条带在裂隙灯下可以察见。典型的虹膜萎缩和裂孔形成发生在远离瞳孔异位方向的象限。

少数患者的虹膜赤道部异常，于生后数年之内逐渐发展，也见于年龄较大的患者。这种进行性改变包括瞳孔异位或变形，此外，偶见虹膜变薄或裂孔形成。除虹膜角膜组织条带的增厚外，虹膜周边部或前房角的异常在出生后一般不再发展。

当患者的虹膜赤道部在裂隙灯下仅见微小改变或无可检测的变化时，行虹膜荧光血管造影也不能发现明显的异常。另有瞳孔异位或虹膜基质萎缩者则可见瞳孔周围血管变细和弯曲，伴有渗漏和节段性充盈迟缓，特别是在远离瞳孔变形方向的象限。

其他眼部异常 除以上先天异常之外，无其他典型的眼部特征。常合并斜视，但难以判定其为原发性或继发于青光眼所致的视力减退。其他较罕见的眼部先天异常有角膜缘的皮样囊肿、各类白内障（包括先天性）、周边部车轮状的虹膜透光、视网膜脱离、黄斑变性、脉络膜视网膜缺损、脉络膜发育不良以及视盘发育不良。

超过半数的患者合并青光眼，可见于婴儿期，但以儿童期或成年早期为常见。青光眼常见于有虹膜赤道部改变者，虽然虹膜缺陷的范围与青光眼的表现或严重性并不完全一致，但周边组织条带的多少与青光眼的出现与否也无一定关联。此外，患者均有某种程度的周边虹膜呈高坪状附着于小梁网，在青光眼患者中此种改变则更明显。该病并发的青光眼特别难以控制，常导致明显的视盘损害和视力减退。少数病例可自发地退行。

其他发育异常 最早报道和最常见的伴发全身异常是牙齿和面骨的发育性缺陷，包括小牙、牙齿发育不良和无牙。最常见的脱失牙是上中切乳牙和中切恒牙。还有一些常见症状，包括上颌骨发育不全、面中部扁平、上唇退缩和下唇凸出，特别是伴有牙齿的发育不全。也有眼距过宽和鼻梁低平。垂体的异常是不常见但更严重的并发症，有原发性空蝶鞍症。其他并发症有脐周皮肤皱褶过多和尿道下裂，发育性缺陷还有眼部皮肤白化病、心脏缺陷、中耳性聋、智力缺陷以及神经和皮肤疾病。

诊断 基于眼科和临床检查，包括超声生物显微镜检查、眼压测量、房角镜检查和裂隙灯检查可诊断。最典型的检查是检查眼压、引流角度、再查视神经。如果怀疑青光眼，自动视野检查有助于青光眼的初步诊断和随访。部分患者是在发现该病家族史后，行眼科常规检查时确诊的。患者通常表现为系统性异常，还应检查是否有眼外改变，如牙和骨骼畸形。基于临床诊断结果，疑似该病者应再通过基因检测予以确认。

鉴别诊断 需与虹膜角膜内皮综合征和角膜后部多形性萎缩相鉴别，两种疾病在临床表现和组织病理方面的变化和该综合征非常相似，但发病机制有根本的不同。

治疗原则 如下。

眼部缺陷的治疗 首要是及时发现并控制青光眼。对青光眼患者均需终生追踪观察。但此种青光眼很难控制，需行手术治疗。除婴儿外，在手术治疗前，应试用药物治疗，最有效的降眼压药物是减少房水生成的药物，如噻吗心安和碳酸酐酶抑制剂，肾上腺素也可使用。常规手术的选择包括前房角切开、小梁切开和小梁切除。前两种手术治疗婴儿型青光眼收效甚微。因此多数患者选择小梁切除术。激光手术并不能有效控制青光眼。此外，该病为显性遗传，对其有血缘关系的亲属应进行随访。

发育缺陷的治疗 首先应考虑垂体、牙齿、脐部和泌尿生殖系统的异常。

预防 ①一级预防：即婚前预防。患者的后代有 50% 的机会遗传该病，一旦发现先证者，必须进行家系调查。如果 *FOXC1* 或 *PITX2* 基因致病突变或缺失先证者在双亲中都找不到，后代的复发风险很低，但仍高于一般人群，因为其中一个家长有存在生殖系嵌合体的可能性。可开展遗传咨询、孕前保健，提前规避风险。②二级预防：即出生前预防。建议对先证者的父母进行分子遗传检测是否存在致病基因突变，降低患者出生的再发风险。③三级预防：即症状前预防。如果怀疑是 ARS，患者应进行额外的临床检查和专门的诊断测试。早期诊断的患者需积极眼科治疗、随访及共病管理，提高生存质量。

（赵正言）

诺伊-拉克索娃综合征（Neu-Laxova syndrome，NLS）

具有多种畸形、兄弟姐妹中出现的致死性常染色体隐性遗传病。由理查德·诺伊（Richard Neu）和雷娜塔·拉克索娃（Renata Laxova）分别在 1971 年和 1972 年报道。该病极罕见，文献报道仅 81 例，最后一个是在 2016 年，发病率为 0.01/10 万，男女无差异。以严重胎儿生长受限为特征，伴有多发性先天性畸形和全身水肿，导致死胎或新生儿死亡。

分组　根据疾病的严重程度，NLS 分为 3 组。第 1 组：关节挛缩、不全性并指、薄皮肤、轻度鱼鳞病及骨骼矿化不足；第 2 组：手足部大面积肿胀、鱼鳞病、骨骼矿化不足；第 3 组：手指发育不全、严重鱼鳞病、肢短和棒状长骨。

病因和发病机制　该病由 *PHGDH*、*PSAT1* 和 *PSPH* 基因中纯合或复合杂合突变引起。这些基因参与丝氨酸生物合成途径且为细胞增殖所必需，它们的突变被确定为丝氨酸缺乏综合征的原因。NLS 和这些神经代谢疾病之间存在一些临床重叠，但其比其他丝氨酸缺乏疾病的表型严重。该病并未发现明确病因，提示有散发病例存在。

临床表现　出生前明显生长发育缺陷，其他组织系统表现如下。

面部　眼睑畸形、缺如（突眼症），眼距宽；扁平宽鼻，圆形豁裂嘴及外翻厚唇，小颌，耳位低或大耳畸形，短颈；唇裂或腭裂。

中枢神经系统　小头症，无脑回，小脑发育不全和胼胝体发育不全；也可能存在其他畸形，如神经管缺陷、丹迪-沃克（Dandy-Walker）畸形、嗅觉缺如、积水性无脑畸形、脊柱裂和脉络丛囊肿。

肢体　四肢短，肘、腕、髋、膝和踝关节的永久性屈曲畸形，挛缩伴有羽翼状胬肉，距骨垂直，摇椅足，仰趾外翻足，手/足极度水肿，并指/趾，指/趾重叠，手足骨骼骨矿化不良。

其他　白内障，小眼，眼内残存部分胚胎结构，睫毛和头发缺如，牙发育不全，严重的胎儿生长受限，羊水过多，短脐带，异常小的胎盘，皮肤异常（鱼鳞病、皮肤角化过度及皮下脂肪堆积伴周围肌肉萎缩），宫内运动减少，全身性水肿，双子宫，隐睾，外生殖器发育不全，肾发育不全、畸形，肺发育不全或不张，心房或心室间隔缺损，动脉导管未闭，大血管错位。

诊断　产前超声检查和产后临床表现是诊断的主要依据，如超声检测到胎儿生长受限、胎儿水肿时应考虑该病。所有高风险母亲妊娠期应在以下时间段由超声监测：6~8 周（精确胎龄）、12~16 周（四肢活动力分析）、16~24 周（检测面部和骨骼异常，以及羊水是否过多）。产后主要有以下表现：中枢神经系统异常、骨矿化不足、皮肤表现（鱼鳞病、皮下脂肪堆积和水肿）。

鉴别诊断　需与脑-眼-面-骨骼（COFS）综合征、胎儿运动障碍序列征、鲍恩-康拉迪（Bowen-Conradi）综合征、限制性皮病、多发性翼状胬肉综合征和 18 三体综合征相鉴别。

治疗原则　胎儿大多数胎死宫内，其余在出生后不久夭折，文献报道的最长存活时间为 134 天。因此，需宫内早期发现、早期诊断，及时终止妊娠。

预防　①一级预防：即婚前预防。应开展遗传咨询、妊娠期保健，提前规避风险。②二级预防：即出生前预防。该病预后不良，产前诊断非常重要。高危家庭应进行早期系列超声检查及遗传咨询，避免畸形儿出生。③三级预防：即症状前预防。明确诊断后应及时终止妊娠。

（赵正言）

眼-指/趾-食管-十二指肠综合征（oculodigitoesophagoduodenal syndrome，ODED）

以小头畸形、四肢畸形以及不同程度的食管和十二指肠闭锁为特征的常染色体显性遗传病。又称小头-眼-十二指肠-食管-指/趾综合征、小头-短中节指骨-气管食管瘘综合征。肢体异常主要包括中节指骨短、拇指发育不全和并指/趾。部分患者存在智力障碍和发育迟缓。该综合征有两种类型，均有指/趾的异常，其他共同特征包括异常小的头围（小头畸形）、小腭（小颌）、窄眼睑裂以及轻至中度的学习障碍。少数有听力损失、身材矮小以及肾或心脏异常。1 型还有食管十二指肠闭锁的表现，而 2 型没有。1975 年，由范戈尔德（Feingold）首次报道，随着肾、心脏、内耳畸形等表型的发现，范戈尔德综合征似乎为更适合的名称。该病全外显率高。确切发病率不清楚，女性发病比男性多。

分类　该病有两种类型，均有指/趾的特征性异常，共同特征包括异常小的头围、小腭（小颌）、狭窄的眼睑开口（窄眼睑裂）以及轻至中度的学习障碍。少量病例存在听力损失、身材矮小及肾或心脏异常。1 型还有食管十二指肠闭锁的表现，而 2 型没有。

病因和发病机制 1 型是由 MYCN 基因突变引起的单基因遗传病，基因编码的 MYCN 蛋白为四肢、心脏、肾、肺、神经系统和消化系统正常发育所必需。而 2 型与 13q31.3 的微缺失有关，均存在编码 miR-17-92 的 miRNA MIR17HG 基因缺失。miRNA 基因单倍体功能不全是 2 型的主要致病原因。两种基因都参与生长和发育，特别是在出生前。两个基因的突变分别阻止每个细胞中的一个基因拷贝产生功能性蛋白质或 miRNA。结果只有一半正常量的蛋白质或 miRNA 可用于控制特定基因在发育过程中的活性。减少量的 MYCN 蛋白或 miR-17-92miRNA 如何引起该病的特异性特征尚不清楚。

临床表现 四肢异常和轻至中度的小头畸形是核心表型，有助于识别。而肠闭锁和其他内脏器官畸形是转诊的主要原因。

四肢和骨骼 几乎所有患者的第 2、5 指的中指骨都很短。多数存在拇指发育不全，或拇指屈曲、受限或过伸。还会出现一个或多个手指畸形、肘外翻或肘关节伸展受限。大多数患者存在并趾，如第 2、3 趾，或更具特征性的第 4、5 趾。有报道在一名儿童及其父亲检出第 5 骶椎缺失和 C5~C7 融合。1 例患者仅有 11 对肋骨。

头部 约 85% 的病例有先天性小头畸形，某些在新生儿期之后情况会更严重。约半数的小头畸形患者出现轻度智力低下或学习障碍。常有窄睑裂。

消化系统 40% 的患儿出现胃肠道闭锁。食管闭锁伴或不伴有气管-食管瘘最常见，其次是十二指肠闭锁或狭窄，可能由环状胰腺引起。也存在多发性空肠闭锁、肛门闭锁。

心脏 很少有严重的心脏异常。10% 的患者有动脉导管未闭。可因三尖瓣闭锁、室间隔缺损和主动脉弓离断于新生儿期死亡。部分有三尖瓣狭窄、小的室间隔缺损和卵圆孔未闭。

肾 肾异常不常见，较少见的有肾盂轻度扩张、小肾和肾外肾盂。可有一侧肾积水，另一侧囊性发育不良。

其他 耳聋，如完全性耳聋、低频听力损失。副脾。

诊断 临床表型有助于识别该病。影像学检查，特别是掌骨指型剖面分析，有助于明确诊断。基于临床诊断结果，疑似该病时应通过基因检测予以确认。

鉴别诊断 该综合征的 1 型和 2 型之间需要鉴别，还需要与 CHARGE 综合征、范科尼贫血等相鉴别。

治疗原则 需多学科联合治疗相应症状：手术治疗胃肠闭锁；指/趾异常的功能训练和/或手术干预；治疗其他系统相关症状，如心脏、肾异常和听力障碍；对有学习困难的儿童进行个性化教育干预。

预防 ①一级预防：即婚前预防。应向受影响或有风险的人提供遗传咨询（包括讨论后代的潜在风险和生殖选择）。②二级预防：即出生前预防。约 60% 的 1 型有家族史，即父母中有一人为阳性，但一些个体因其家族成员的表型不明显而显示阴性的家族史。因此，对先证者的父母应行基因检测，以确定是否存在较高风险，并在再次受孕前进行基因诊断。先证者兄弟姐妹的风险取决于先证者父母的临床表型/基因状况。如果先证者的父母一方有 MYCN 基因致病突变，兄弟姐妹的风险是 50%；如果先证者有一个已知的致病突变，但父母中未检测到，兄弟姐妹的复发风险估计为 1%。1 型患者的每个孩子都有 50% 的机会继承 MYCN 基因致病突变。对其他家庭成员的风险取决于先证者父母的状况：如果父母有 MYCN 基因致病突变，他或她的家庭成员可能有风险。高危胎儿应行高分辨率超声检查（包括胎儿超声心动图），及时发现胃肠道、心脏、肾的先天性异常。③三级预防：即症状前预防。早期诊断可为生后早期治疗奠定基础，以提高生活质量。

（赵正言）

kǒu-miàn-zhǐ zōnghézhēng

口-面-指综合征（oral-facial-digital syndrome，OFDS） 表现为口腔颌面部畸形、手足骨骼畸形或伴有肾、神经系统等多系统畸形的遗传病。莫尔（Mohr）于 1941 年首次报道，帕皮伦-利格（Papillon-Leage）和普萨姆（Psaume）于 1954 年也报道了类似病例。该综合征是至少 10 种遗传病的总称，特征有：①口腔结构发育缺陷，包括唇裂、腭裂、舌裂、舌错构瘤、多牙或缺牙以及小下颌。②面部结构发育缺陷，包括头部外型异常、眼距宽、远视、斜视和宽鼻（鼻孔大小不匀称）。③手指和足趾异常，包括多指/趾、异常短的指、蹼状指/趾、畸形足和手指僵硬弯曲。④不同程度的智力低下。⑤中枢神经系统发育异常。任何类型的 OFDS 都可出现上述几种表型。该病以口腔、面部与指/趾畸形为主要特征，但各亚型表型有很大的重叠。该病罕见，新生儿发病率约 2/10 万；OFDS Ⅰ 型最罕见，新生儿发病率约 0.4/10 万。中国仅报道 10 余例，均为 OFDS Ⅰ 型或 Ⅱ 型；OFDS Ⅴ 型大多发生于印度种族，但也可见于汉族人。

病因和发病机制 OFDS Ⅰ 型为 X 染色体显性遗传模式，与 Xp22.3-p22.2 区域的 CXORF5 基因突变有关；Ⅷ型为 X 连锁隐性遗传；其余各型均为常染色体隐性遗传。Ⅰ 型的致病基因为 OFD 1，该基因存在 26 种突变，编码蛋白 OFD 1，其定位于不动纤毛，故将 OFDS Ⅰ 定位为不动纤毛功能障碍引起的遗传性疾病。

临床表现 OFDS 共有 13 种亚型，临床特征如下。

OFDS Ⅰ 型 又称帕皮伦-利格-普萨姆（Papillon-Leage-Psaume）综合征。女性发病，男性胎儿期死亡。口、面、指畸形变异较大，是由于 X 染色体随机失活率不同所致；口腔畸形包括上唇正中裂、腭裂、舌错构瘤、分叶舌、舌系带增生、牙槽嵴增厚以及牙列异常、唇缘异常；头面部形态异常包括面部不对称、眶距宽、小下颌、鼻梁过宽、颧骨及鼻翼发育不全、额凸、面部粟粒疹（出生后 3 年消失）、干燥质脆头发或秃发；约 65% 患者存在指/趾畸形，指畸形较趾畸形多发，包括并指/趾、指/趾过短、指/趾弯曲及多指/趾，多指较少见；中枢神经系统畸形相对统一，包括胼胝体发育不全、脑内单发或多发上皮性或蛛网膜囊肿、空洞脑、脑灰质错位、小脑畸形、回旋障碍、小头畸形；50% 患者存在轻度智力低下（智商为 50~70）；多囊肾多见，为 Ⅰ 型的

特征表现，但在童年或青少年时期可能并不明显。胰腺、卵巢、肝囊肿也可发生。

OFDS Ⅱ 型 又称莫尔综合征。与 Ⅰ 型表现出许多相似症状，但存在细微差异，Ⅱ 型无牙槽嵴、头发和皮肤异常，双侧拇指多指常见，易发生传导性听力障碍，可发生空洞脑及脑积水、房室管和心内膜垫缺损。

OFDS Ⅲ 型 又称舒格曼（Sugerman）综合征。除口、面、指畸形外，还存在瞬目及肌痉挛，以及严重的智力低下。

OFDS Ⅳ 型 又称巴拉茨-伯恩（Baraitser-Burn）综合征。除口、面、指畸形外，还存在严重胫骨发育不良、枕部劈裂、脑畸形、视觉缺损、肝囊肿、肾囊肿、肛门闭锁和关节错位。

OFDS Ⅴ 型 又称瑟斯顿（Thurston）综合征。是 OFDS 中最轻的一型。表现为上唇正中裂、轴后多指、系带增生、釉质发育不全及牙发育不全，认为是印度种族特发。

OFDS Ⅵ 型 又称瓦拉迪-帕普（Varadi-Papp）综合征。以小脑蚓部发育不良及 Y 形中央掌骨为特征表现，还有阴茎发育不全、锁骨异常、脑垂体缺失、下丘脑错构瘤致青春期早熟。

OFDS Ⅶ 型 又称惠兰（Whelan）综合征。表现为口、面、指畸形，肾积水、多囊肾及面部不对称，OFD 1 基因突变分析显示与 Ⅰ 型不同。

OFDS Ⅷ 型 又称爱德华兹（Edwards）综合征。临床表现与 Ⅱ 型有相似点，但为 X 连锁染色体隐性遗传。

OFDS Ⅸ 型 又称古列里（Gurrieri）综合征。表现为视网膜缺损、拇指重叠和身材矮小。

OFDS Ⅹ 型 又称菲格拉（Figuera）综合征。表现为四肢中部短小，特别是桡骨及腓骨发育不良，并发口、面、指畸形。一些受影响的个体还患有智力低下、牙齿畸形和眼异常（持续交替眨眼、外斜视）。

OFDS Ⅺ 型 又称加布里埃利（Gabrielli）综合征。表现为颈椎异常，第 1~3 椎弓融合，男性散发椎体裂，并发口、面、指畸形，面中裂包括上唇正中裂、腭裂、梨骨裂和筛骨裂。

OFDS Ⅻ 型 又称莫兰-巴罗索（Moran-Barroso）综合征。男性发病，表现为脊髓脊膜突出、心脏畸形、中脑导水管狭窄。

OFDS ⅩⅢ 型 又称德格纳（Degner）综合征。特征性表现是严重抑郁、癫痫、脑白质缺血症，伴发口、面、指畸形。

诊断 根据临床表型确诊后，应明确有无家族史及其遗传特征。如患者存在 X 染色体遗传，应检测 OFD 1 基因是否存在突变。为明确分型，应进行脑部磁共振成像、腹部 B 超检查，并做骨骼检查、眼科检查和听力测试。还可做染色体分析及基因位点分析以做出更精确的亚型分类，帮助诊及发现新的亚型。

鉴别诊断 需与伴有口、面、指畸形表现的其他疾病，如埃利伟（Ellis-van Creveld）综合征、尤贝里-海沃德（Juberg-Hayward）综合征和朱伯特（Joubert）综合征相鉴别。

治疗原则 在排除重要器官畸形的基础上，治疗主要针对口、面、指畸形的局部手术矫正，其他都是对症治疗。

预防 ①一级预防：即婚前预防。妊娠前进行遗传咨询，避免近亲结婚。②二级预防：即出

生前预防。对先证者应精确亚型分类，明确遗传特征，并对患者及其家属进行遗传咨询，减少孕育致命畸形儿的机会。③三级预防：即症状前预防。对活产儿应积极矫形治疗，并对其他系统症状予以管理和支持，提高患儿的生存质量。

（赵正言）

fángjiāngé quēsǔn

房间隔缺损（atrial septal defect，ASD）

左右心房之间的间隔发育不全或卵圆孔未闭合造成两侧血流相通的先天性心脏病。单发的继发孔型房间隔缺损占所有先天性心脏病的 5%～10%。女性较多见，男女比例为 1：2。在先心病患儿中有 30%～50% 合并有房间隔缺损。单纯的卵圆孔未闭（PFO）在婴儿超声心动图检查中常见，通常无血流动力学意义，不认为是房间隔缺损。但如果有其他心脏结构异常时，PFO 会发挥重要作用。在 15%～30% 的成人中卵圆孔可以探通，但在功能上是关闭的。

病因和发病机制 根据胚胎发育及解剖特点，主要存在以下 4 种类型的房间隔缺损（PFO 一般不发生心内分流），在继发孔型房间隔缺损或静脉窦型房间隔缺损的患者中，有 20% 发生二尖瓣脱垂。

继发孔型房间隔缺损 最为常见，占所有房间隔缺损的 50%～70%。缺损发生在房间隔中心（卵圆窝）处，使左心房的血分流到右心房，从而产生左向右分流。约 10% 的房间隔缺损合并肺静脉异位引流。

原发孔型房间隔缺损 又称 I 型房间隔缺损，单纯的原发孔型房间隔缺损约占所有房间隔缺损的 15%。当缺损位于房间隔与心内膜垫交界处，常合并二尖瓣或三尖瓣裂缺，此时又称部分型房室间隔缺损或部分型心内膜垫缺损。

静脉窦型房间隔缺损 占所有房间隔缺损的 5%～10%，分上腔静脉型和下腔静脉型。上腔静脉型缺损位于上腔静脉入口处，右上肺静脉常经此缺损异位引流入右心房。下腔静脉型缺损位于下腔静脉入口处，常合并右肺静脉异位引流入下腔静脉，此种情况常见于弯刀综合征。

冠状静脉窦型房间隔缺损 约占所有房间隔缺损的 2%，缺损位于冠状静脉窦上端与左心房间，造成左心房血流经冠状静脉窦缺口分流入右心房。此型常合并左侧上腔静脉残存、房室瓣狭窄或闭锁、完全性房室间隔缺损、无脾综合征和多脾综合征等。

非发绀型房间隔缺损分流方向为左向右，分流量与缺损大小、两侧心室的顺应性有关。生后初期左、右心室壁厚度相似，顺应性也相近故分流量不多。随年龄增长肺血管阻力及右心室压力下降，右心室壁较左心室壁薄，右心室充盈阻力也较左心室低，故右心房充盈右心室比左心房充盈左心室更容易，所以心室舒张时，左心房血流通过缺损向右心房分流。

房间隔缺损杂音不是心房水平分流产生的。因为心房之间的压差很小，而且在整个心动周期（收缩和舒张期）均有分流，因此分流本身是没有杂音的。房间隔缺损的杂音是由于流经正常大小肺动脉瓣的血流量增加而导致肺动脉瓣相对狭窄产生的。因此，杂音的时限是收缩期，最响部位在肺动脉瓣区。

由于右心血流量增加，舒张期负荷加重，故右心房、右心室增大。肺循环血量增加早期引起动力性压力增高，晚期则可导致肺小动脉肌层及内膜增厚，管腔狭窄，引起梗阻性肺动脉高压，使左向右分流减少，甚至出现右向左分流，临床出现青紫。

临床表现 房间隔缺损症状出现的早晚和轻重取决于缺损的大小。缺损小的可无症状，仅在体格检查时发现胸骨左缘第 2～3 肋间有收缩期杂音。缺损较大时分流量也大，导致肺充血，由于肺循环血流增多而易反复发生呼吸道感染。另一方面，体循环血流量不足，表现为体形瘦长、面色苍白、乏力、多汗、活动后气促和生长发育迟缓。

多数患儿在婴幼儿期无明显体征，之后心脏增大，前胸饱满，搏动活跃，少数大缺损分流量大者可触及震颤。听诊有 4 个特点：①第一心音亢进，肺动脉第二心音增强。②由于右心室容量增加，收缩时喷射血流时间延长，肺动脉瓣关闭落后于主动脉瓣，且不受呼吸影响，因而第二心音固定分裂。③由于右心室增大，大量的血流通过正常肺动脉瓣时形成相对狭窄，故在左第 2 肋间近胸骨旁可闻及 2～3 级喷射性收缩期杂音。④当肺循环血流量超过体循环 1 倍以上时，则在三尖瓣听诊区可出现三尖瓣相对狭窄的短促与低频的舒张早中期杂音。随着肺动脉高压的进展，左向右分流可逐渐减少，第二心音增强，固定性分裂消失，收缩期杂音缩短，舒张期杂音消失，但可出现肺动脉瓣及三尖瓣关闭不全的杂音。

诊断 依据临床表现和辅助检查可诊断。

X 线检查 分流较大的房间

隔缺损心脏外形轻至中度增大，以右心房及右心室为主，心胸比大于 0.5。肺动脉段突出，肺野充血明显，主动脉影缩小。透视下可见肺动脉总干及分支随心脏搏动而一明一暗的"肺门舞蹈"征，心影略呈梨形。原发孔型房间隔缺损伴二尖瓣裂缺者，左心房及左心室增大。

心电图 典型表现是电轴右偏，轻度右心室肥大或者右束支传导阻滞。V1 导联呈 rsR′型。分流量较大者 R 波可出现切迹。原发孔型房间隔缺损常见电轴左偏及左心室肥大。

超声心动图 M 型超声可以显示右心室增大，室间隔矛盾运动等右心室容量负荷过重的征象。二维超声检查在剑突下四腔心切面能最清楚地显示缺损的位置和大小。脉冲多普勒检查，可见发生在舒张期特征性的左向右分流，彩色血流图可提高对房间隔缺损血流动力学的评估。年龄较大的儿童和青少年，尤其是超重者，用普通的经胸超声可能不能获得满意的房间隔影像，可选择经食管超声。

鉴别诊断 ①肺动脉瓣狭窄：同样可以有类似房缺的杂音，心电图也可表现为不全或者完全右束支传导阻滞，电轴右偏，右心室肥大，但超声心动图可以鉴别。②生理性杂音：房缺杂音多轻柔，且为收缩期杂音，需与生理性杂音鉴别，心电图、超声心动图可鉴别。③高位室间隔缺损：杂音位置可以类似，但室缺杂音多较房缺响亮、粗糙，伴震颤，心电图左心室电压可增高，超声心动图可鉴别。④细型动脉导管未闭：杂音也可以仅有收缩期，位置略比房缺杂音高，心电图左心改变为主，超声心动图可鉴别。

治疗原则 应采取综合治疗手段。

内科治疗 不需要限制活动量；不需药物预防感染性心内膜炎，除非患者发生二尖瓣脱垂或其他缺损。而原发孔型房间隔缺损患者需要用药物预防；发生充血性心力衰竭的婴儿，需给予药物治疗，其疗效明显，且治疗后部分房间隔缺损仍可自然闭合。

手术治疗 如下。

适应证和手术时机 ①左向右分流：肺血流量和主动脉血流量比例 1.5∶1，且不适合用封堵器堵闭的房间隔缺损，适合手术治疗。选择在 2～4 岁行外科手术治疗的原因是房间隔缺损有自然闭合的可能性，而且患儿随年龄增长对手术的耐受性增加。②如果婴儿房间隔缺损并发充血性心力衰竭，药物治疗疗效不佳，又不适合用封堵器治疗，应该在婴儿期施行外科手术。③伴有支气管肺发育不良的婴儿，需要吸氧和其他的内科治疗，而又不适合封堵器治疗，则应在婴儿期施行外科手术。④肺血管阻力过高者（如＞10woods/m^2，或使用血管舒张药时＞7woods/m^2）不适合外科手术治疗。

并发症 脑血管事件和心律失常可在手术后即刻发生。

病死率 低于 0.5%；然而小婴儿和肺血管阻力增加的患者手术危险性增加。

术后随访 ①X 线胸片显示心脏肥大，心超显示右心室内径增大。第二心音分裂在术后 1～2 年都可能持续存在。心电图表现为典型的右束支传导阻滞图形。②7%～20% 的患者发生房性或窦房结性心律失常。有时会发生病态窦房结综合征，尤其是在静脉窦性房间隔缺损修补术后，此时

需要抗心律失常药物或起搏器治疗，或二者并用。③极少数患者会有残余分流存在，可给予阿司匹林以预防逆行栓塞。

非手术治疗 如符合适应证，可经心导管介入堵闭房间隔缺损。几种经心导管释放的堵闭器可安全有效地闭合房间隔缺损。封堵器有 Sideris 纽扣封堵器、Angel 环形封堵器、CerdioSEAL 封堵器和 Amplatzer 房间隔缺损封堵器。其中，Amplatzer 房间隔缺损封堵器应用更广泛。

封堵器治疗房间隔缺损的适应证：继发孔型房间隔缺损缺损直径 5～32mm，有明显的左向右分流和右心室容量负荷过重的临床证据（如 Qp/Qs≥1.5 或右心室扩大），缺损边缘的组织需足够大（4mm），以利于安放封堵器。使用封堵器闭合房间隔缺损的最佳年龄尚不明确。考虑到房间隔缺损自然闭合的可能性，婴儿患者不适合用封堵器治疗，除非明显的心力衰竭表现。

非手术治疗可完全避免体外循环的风险，免除疼痛和瘢痕，住院时间短（美国通常＜24 小时），恢复快。但封堵器治疗与手术治疗相比，发生小量残余分流的可能性比手术治疗稍大。

预后 出生后 3 个月内诊断的 3mm 以下房间隔缺损患儿，在 1 岁半时大多自然闭合。缺损直径 3～8mm 者，80% 以上在 1 岁半之前可以自然闭合；大于 8mm 的缺损，自然闭合的可能性很小。

大部分患者无症状，活动不受限。极少数婴儿可发生充血性心力衰竭。如果大型房间隔缺损不经治疗，在成年后可导致充血性心力衰竭和肺动脉高压。无论是否手术治疗，成年后房性心律失常（房扑和房颤）都有可能发

生。单纯房间隔缺损不会并发感染性心内膜炎。因房间隔缺损导致的逆行栓塞而发生的脑血管事件是罕见的并发症。

（赵正言）

Fǎluò sìliánzhèng

法洛四联症（tetralogy of Fallot，TOF）

由肺动脉流出道狭窄、室间隔膜部缺损、主动脉右移、骑跨和右心室肥大扩张四种心脏及大血管畸形构成的先天性心脏病。是婴儿期后最常见的青紫型先天性心脏病，约占所有先天性心脏病的 12%。由 4 种畸形组成，其中右心室流出道狭窄是决定患儿的病理生理、病情严重度及预后的主要因素。狭窄可随时间推移而逐渐加重。①右心室流出道梗阻：狭窄范围可自右心室漏斗部入口至左、右肺动脉分支。可为漏斗部狭窄、动脉瓣狭窄或二者同时存在。常有肺动脉瓣环、肺动脉总干发育不良和肺动脉分支非对称性狭窄。狭窄的严重程度差异较大。②室间隔缺损：为膜周型缺损，向流出道延伸，多位于主动脉下，可向肺动脉下方延伸，为对位不良型室间隔缺损。③主动脉骑跨：主动脉根部粗大且顺钟向旋转右移并骑跨在室间隔缺损上，骑跨范围在 15%~95%。④右心室肥厚：一般认为其属于继发性病变。

病因和发病机制 一般认为 4 种畸形由右室漏斗部或圆锥发育不良引起，即当胚胎第 4 周时动脉干未反向转动，主动脉保持位于肺动脉的右侧，圆锥隔向前移位，与正常位置的窦部室间隔未能对拢，因而形成发育不全的漏斗部和嵴下型室间隔缺损，即膜周型室间隔缺损。若肺动脉圆锥发育不全，或圆锥部分完全缺如，则形成肺动脉瓣下型室间隔缺损，

即干下型室间隔缺损。从遗传角度来说，该病的病因是多因素的。约 25% 的患者合并有染色体异常，常见的 21 三体综合征、阿拉日耶（Alagille）综合征（*JAG1* 突变）、迪格奥尔格（DiGeorge）综合征和腭心面综合征（染色体 22q11 缺失）。非综合征 TOF 患者多合并有其他遗传学异常，有 4% 的患者存在转录因子 *NKX2-5* 的突变，约有 10% 的散发病例存在数个染色体位点的新发拷贝数变异，此外，*MTHFR* 基因多态性增加 TOF 的发生风险。

临床表现 如下。

症状 ①不同程度的发绀：常表现在唇、指/趾甲、耳垂、鼻尖和口腔黏膜等毛细血管丰富的部位。出生时发绀多不明显，生后 3~6 个月逐渐明显，并随着年龄的增长及肺动脉狭窄加重而加重。若在出生时即出现明显发绀，应考虑伴有肺动脉闭锁或广泛的右室流出道发育不良或严重的漏斗部及瓣膜、瓣环狭窄等可能。肺动脉狭窄不严重者一般在静止状态可不出现发绀，活动后出现轻微发绀，至年长后由于漏斗部呈渐进性肥厚，发绀渐加重。少数非发绀型法洛四联症，婴儿期以左向右分流为主，临床上可无发绀，可有心衰和呼吸道感染等病史，临床酷似单纯大型室间隔缺损。②缺氧发作及活动耐力降低：在喂养、啼哭、行走和活动后气促加重。20%~70% 婴儿有缺氧发作史，表现为起病突然、呼吸深快、神情萎靡伴发绀明显加重，甚至可发生晕厥、痉挛或脑血管意外。发作可持续数分钟至数小时，常能自然缓解，但也有少数因严重低氧血症与脑血管并发症而导致死亡。发作频繁时期多是生后 6~18 个月，之后发作

减少，可能与侧支循环建立有关。发作一般与发绀的严重程度无关。③蹲踞：是患儿活动后常见的症状。蹲踞时下肢屈曲，可增加体循环阻力，减少心室水平右向左分流，使肺血流量增多，同时可使下腔静脉回心血流明显减少，从而使体循环血氧饱和度增加，缺氧改善。患儿喜取的几种特殊姿势，如婴儿常喜侧卧，将双膝屈曲呈胎儿姿势；竖抱时喜将双膝屈曲，大腿贴腹部。年长儿不论站立或坐位均将双足交叉，坐时更喜屈膝，双小腿交叉盘坐。④其他：心力衰竭很少发生。若有心衰发生，可见于婴儿期伴有轻的肺动脉狭窄并伴心室水平左向右分流、伴有肺动脉瓣缺如、大的体肺侧支血管及室间隔缺损部分闭合等，后者偶可引起左室压大于右室压。另外，法洛四联症可发生的并发症有脑脓肿、脑栓塞和感染性心内膜炎等。

体征 生长、发育迟缓主要发生于肺动脉严重狭窄患儿，身高体重低于同龄儿，但智力往往正常。青紫、杵状指/趾为常见体征。典型者全身皮肤出现发绀、眼结膜充血、咽部及口腔黏膜青紫、牙釉质钙化不良和牙龈易出血。如发绀持续 6 个月以上，因长期缺氧、指/趾端毛细血管扩张与增生，局部软组织及骨组织增生、肥大，出现杵状指/趾。

心脏检查大多数患儿心前区无隆起，心脏搏动不移位，胸骨左缘可扪及右室肥厚的右心抬举感。第一心音多正常，第二心音在非发绀型法洛四联症中有时可听到分裂，但在典型者中多因肺动脉狭窄而出现肺动脉第二音减弱延长或消失。在左第 3 肋间可出现单一而亢进的第二音，是主动脉瓣关闭音。在胸骨左缘第

3~4 肋间可出现由于漏斗部狭窄引起的短促而中等响度的收缩期喷射性杂音，极少数伴收缩期震颤。少数无青紫者在剑突上或胸骨左缘 4~5 肋间出现室间隔缺损的全收缩期杂音。但多数由于血流呈双向分流，或右向左分流，故室缺多不发出杂音。通常四联症的杂音是由于右室流出道狭窄所引起，杂音越响、越长，说明狭窄越轻，右室到肺动脉血流量也越多，发绀也越轻。反之杂音越短促与柔和，说明狭窄越重，右向左分流越多，肺动脉的血流量也越少，发绀也重。

诊断 依据临床表现和辅助检查可诊断。

血液检查 外周血红细胞计数和血红蛋白浓度通常增高，红细胞可达（5.0~8.0）×10^{12}/L，血红蛋白 170~230g/L，若血红蛋白低于 150g/L，考虑有相对性贫血存在；血细胞比容也增高，为 53vol%~80vol%。严重发绀者，血小板可降低，凝血酶原时间延长。

X 线检查 肺野清晰，中侧带及外 1/3 肺血管影较细小。心脏大小正常或稍增大，右房可增大，典型者前后位心影呈靴状，即心尖圆钝上翘，肺动脉段凹陷，上纵隔较宽，肺门血管影缩小，年长儿可因侧支循环形成，肺野呈网状纹理，25% 的患儿可见到右位主动脉弓。

心电图 电轴右偏，右心室肥厚，狭窄严重者可以出现心肌劳损，较大儿童可见右心房肥大。

超声心动图 确诊的首选方法。二维超声可见到主动脉内径增宽，骑跨于室间隔之上，室间隔中断，并可判断主动脉骑跨的程度、右心室流出道及肺动脉狭窄。彩色多普勒血流显像可见右心室直接将血液注入骑跨的主动脉内。

CT 和磁共振成像 超高速 CT 和磁共振成像可清晰显示室间隔缺损、漏斗部狭窄、右心室肥厚及主动脉骑跨；在进行三维重建后可清楚地显示主动脉、肺动脉的形态，对于外周肺动脉的发育情况显示满意。利用磁共振成像矢状面可显示快速血流通过狭窄漏斗部及肺动脉瓣口而在肺动脉根部产生无信号影。

心导管和心血管造影 由于超声心动图、磁共振成像或 CT 已能确诊，一般不需作心导管造影。但对外周肺动脉分支发育不良及体肺侧支血管存在的患者应做心血管造影。通常作左心室造影，常取长轴斜位，可显示室间隔位置、大小以及有无多发缺损、左室发育情况、主动脉骑跨程度、主动脉弓及头臂血管有无变异和冠状动脉有无畸形；右心室造影，取坐观位，可清楚显示肺动脉及其周围肺动脉和右室流出道的解剖形态及狭窄程度。如左心室造影未能显示冠状动脉解剖或疑及冠状动脉有异常者、疑有动脉导管未闭及侧支血管，应再行升主动脉根部造影。

治疗原则 采取综合治疗手段。

内科治疗 平时应经常饮水，预防感染，及时补液，防治脱水和并发症。婴幼儿则需特别注意护理，以免引起阵发性缺氧发作。

缺氧发作的治疗：发作轻者使其取胸膝位即可缓解，重者应立即吸氧，给予去氧肾上腺素或普萘洛尔静脉注射。必要时也可皮下注射吗啡。给予 5% 碳酸氢钠纠正酸中毒静脉注射。以往有缺氧发作者，可口服普萘洛尔。平时应去除引起缺氧发作的诱因，如贫血、感染，尽量保持患儿安静，经上述处理后仍能有效控制发作者，应考虑急症外科手术修补。

外科治疗 随着手术技术、体外循环技术、婴幼儿麻醉技术及术前术后监护水平的不断提高，该病根治的成功率大大提高。决定根治手术与否，主要取决于左、右肺动脉发育和冠状动脉情况。左心室大小已不作为一期矫治手术的判定指标，但左心室舒张末期容积指数过小对于无明显症状的患者，术后低心输出量综合征发生率较高。满足一期矫治条件，出生后 6 个月至 1 岁进行修复手术，但临床症状明显者应在生后 6 个月内行根治术。对重症、无法满足一期矫治手术条件的患者，主要是伴有严重肺动脉分支发育不良，也可先行姑息手术，待一般情况改善，肺血管发育好转后，再行根治术。临床常用的姑息手术方法有改良动脉-肺动脉端侧吻合术（Blalock-Taussig 分流术）、中央分流术及右心室流出道补片加宽。对于部分重症肺动脉瓣狭窄伴肺动脉分支狭窄病例可先行心导管介入治疗，即经皮球囊扩张肺动脉瓣及左右肺动脉分支，从而促进肺血管发育，以取代体-肺动脉分流术，为进行根治术创造条件。对于部分动脉导管依赖的重症病例，可考虑予动脉导管内支架植入增加肺动脉血流，改善缺氧，促进肺血管发育。

预后 矫治术后的长期存活极佳，尤其是儿童早期接受手术者，修补术后 25 年的存活率超过 90%。但术后的心血管并发症需重点关注，如肺动脉瓣关闭不全伴右心室增大、残余右室流出道梗阻、右心室功能不全、主动脉根部扩张及主动脉瓣关闭不全、心律失常（包括房性心动过速和室性心动过速及心脏性猝死）。导致心脏性猝死的心律失常和心力衰竭是修补术后远期死亡的最常见原因。而对心律失常患儿的药物、射频消融和外科手术治疗的选择指征和如何通过危险分层降低患儿术后心脏性猝死的发生概率、通过外科手术或介入进行肺动脉瓣置换的术式的选择及置换时机等是研究热点。

（赵正言）

dòngmài dǎoguǎn wèibì

动脉导管未闭（patent ductus arteriosus，PDA）

出生后主动脉与肺动脉之间特殊循环管道（肺导管）未能闭合，致部分动脉血分流入肺循环（左向右分流）的先天性心脏病。为小儿先天性心脏病常见类型之一，占先天性心脏病总数的 15%～20%，而未成熟儿动脉导管平滑肌发育不良，更由于其平滑肌对氧分压的反应低于成熟儿，故早产儿中动脉导管未闭普遍存在。胎儿期动脉导管开放是血液循环的重要通道，出生后约 15 小时即发生功能性关闭，80% 在生后 3 个月解剖性关闭。出生后 1 年，在解剖学上完全关闭。若持续开放即动脉导管未闭。动脉导管未闭大都单独存在，但有 10% 的病例合并其他心脏畸形。在某些先天性心脏病中，如肺动脉瓣闭锁，未闭的动脉导管是患儿生存的必需血流通道，一旦关闭可致死亡。

病因和发病机制 正常胎儿左肺动脉和降主动脉之间有一持续性的通道，位于左锁骨下动脉起点远端 5～10mm。导管通常呈圆锥形，在肺动脉上有一小的开口。导管可短可长，呈直线形或弯曲状，形态不一，一般分为 3 型。①管型：导管连接主动脉和动脉两端粗细一致。②漏斗型：近主动脉端粗大向动脉端逐渐变窄，临床多见。③窗型：导管很短，但直径往往较大。

动脉导管未闭引起的病理生理学改变主要是通过导管引起的分流，分流量的大小与导管的直径以及主肺动脉的压差有关。当导管很细，左向右分流量取决于来自导管的阻力（如直径、长度和扭曲度）；当导管粗大，分流量取决于肺血管阻力水平，由于主动脉在收缩期和舒张期的压力均超过肺动脉，因而通过未闭的动脉导管左向右分流的血液连续不断使肺循环及左心房、左心室升主动脉的血流量明显增加，左心负荷加重其排血量达正常时的 2～4 倍。长期大量血流向肺循环的冲击，肺小动脉可有反应性痉挛形成动力性肺动脉高压。继之管壁增厚硬化导致梗阻性肺动脉高压，此时右心室收缩期负荷过重右心室肥厚甚至衰竭。当肺动脉压超过主动脉压时，左向右分流明显减少或停止，产生肺动脉血流逆向分流入降主动脉，患儿呈现差异性发绀，下半身青紫，左上肢可有轻度青紫而右上肢正常。在早产儿肺透明膜病恢复过程中，动脉导管未闭是一个特殊问题。随着氧合的增加，肺循环阻力迅速下降，但早产儿的动脉导管因对氧的敏感性不成熟而保持开放，由此产生的大量左向右分流令肺损伤加重，使得婴儿难以脱离呼吸机和氧疗。

临床表现 动脉导管细小者临床上可无症状。导管粗大者在婴幼儿期即可有咳嗽、气急、喂养困难、体重不增和生长发育落后等。分流较大的导管可导致下呼吸道感染、肺不张和心力衰竭（伴呼吸急促和体重减轻），可有心前区突出、鸡胸等现象。胸骨左缘上方闻及连续性"机器"样杂音，占整个收缩期与舒张期，常伴有震颤，杂音向左锁骨下、颈部和背部传导，当肺血管阻力增高时，杂音的舒张期成分可能减弱或消失。分流量大者因相对性二尖瓣狭窄而在心尖部可闻及较短的舒张期杂音。肺动脉瓣区第二心音增强，新生儿期因肺动脉压力较高，主、肺动脉压力差在舒张期不显著，因而往往仅听到收缩期杂音。当合并肺动脉高压或心力衰竭时，多仅有收缩期杂音。由于舒张压降低，脉压差增宽，可出现周围血管征如水冲脉、枪击音、指甲床毛细血管搏动等。早产儿动脉导管未闭时，出现周围动脉搏动洪大，锁骨下或肩胛间区闻及收缩期杂音（偶闻及连续性杂音），心前区搏动明显，肝大，气促并易发生呼吸衰竭而依赖机械辅助通气。

诊断 依据临床表现和辅助检查可诊断。

X 线检查 动脉导管分流较小时，胸片可正常。动脉导管有中度或重度分流时可发生不同程度的心脏扩大，左心房、左心室或升主动脉扩张，肺纹理增加。随着肺血管阻塞性病变的加重，心脏大小可变为正常，但肺动脉段显著突出，肺门血管影增大。当有心力衰竭时可见肺淤血表现。透视下左心室和主动脉搏动增强。肺动脉高压时肺门处肺动脉总干及其分支扩大而远端肺野肺小动脉狭小，左心室有扩大肥厚征象。主动脉结正常或突出。

心电图 轻到中度的动脉导管未闭出现正常的或左心室增大的心电图。巨大的动脉导管未闭可出现双心室肥厚的心电图。如果发生肺血管阻塞性病变，表现出右心室肥厚的心电图。

超声心动图 二维超声心动图可直接探查到未闭合的动脉导管。脉冲多普勒在动脉导管开口处可探测到典型的收缩期与舒张期连续性湍流频谱。肺动脉压力低于主动脉压力时，持续的正向血流提示是完全的左向右分流。在完全右向左分流时，血流为离开肺动脉的方向，提示肺动脉压高于主动脉压。双向分流（在收缩期出现反向血流，舒张期出现正向血流）见于动脉导管未闭合并严重肺动脉高压的婴儿。导管内流速高提示肺动脉压比较低，而导管内流速低提示肺动脉压高。

鉴别诊断 ①高位室间隔缺损合并主动脉瓣脱垂：当高位室间隔缺损较大时往往伴有主动脉瓣脱垂畸形，导致主动脉瓣关闭不全，并引起相应的体征。临床上在胸骨左缘听到双期杂音，有时与连续性杂音相仿，难以区分。可通过超声心动图鉴别。②主-肺动脉窗（主-肺动脉间隔缺损）：少见且血流动力学改变严重。患儿常反复出现充血性心力衰竭和难以控制的呼吸道感染。常与动脉导管未闭同时存在，也有连续性杂音和周围血管征。超声心动图检查能发现其分流位置与动脉导管未闭不同，也可通过逆行升主动脉造影证实。③永存动脉干：一般在患儿的胸骨左缘可闻及收缩期和舒张期杂音，有时可因肺动脉开口狭窄而有连续性杂音，同时伴有收缩期震颤。超声心动图可见肺动脉起始于总干本身和半月瓣的上方，从而鉴别。

治疗原则 采取综合治疗手段。

内科治疗 ①吲哚美辛：对于足月儿的动脉导管未闭无效，不应使用。早产儿可用吲哚美辛以关闭动脉导管。在不同的医疗中心，适应证和剂量用法不同。最常用的方法：吲哚美辛 0.2mg/kg 静脉滴注，每 12 小时 1 次，共 3 次。吲哚美辛的重复应用有时对于关闭动脉导管是必须的。②布洛芬：是吲哚美辛的替代疗法，不仅可以治疗，而且可预防早产儿动脉导管未闭。另外，布洛芬有比吲哚美辛更好的疗效。在小的早产儿中预防性应用布洛芬无效，因为它虽然减少了动脉导管未闭的发生和手术结扎的必要，但并不能减少脑室内出血、病死率或发病率。③在充血性心力衰竭发生时可应予抗心力衰竭治疗，给予地高辛和利尿药治疗。④如无肺动脉高压，不需限制运动。⑤根据适应证预防感染性心内膜炎。

手术治疗 在任何年龄，有明显血流动力学变化的动脉导管未闭患儿都需治疗。小的且没有显著血流动力学变化的动脉导管首选介入堵闭。对于不适合非手术治疗的患者才考虑外科手术治疗。肺血管阻塞性病变是外科手术的禁忌证。当婴儿发生充血性心力衰竭、肺动脉高压或反复发生肺炎时，可立即行外科手术关闭动脉导管。

手术过程：①标准的操作是经左后外侧胸切口进行分离结扎，不需要体外循环。②在胸腔镜（或达芬奇手术机器人）辅助下，进行动脉导管的夹闭和结扎，适用于动脉导管有足够长度时（确保能够安全结扎），该术式通过在肋间隙打 3 个小洞而得以施行。

非手术治疗 外科手术疗效确切，但临床多首选介入治疗。利用多种不同装置通过心导管术关闭动脉导管取得了不同程度的成功，可选择螺旋弹簧圈或 Amplatzer 蘑菇伞等封堵器关闭动脉导管。非外科手术关闭的优点：不需要全身麻醉、缩短住院时间和康复时间、没有开胸手术的瘢痕。缺点和潜在的并发症有残余漏、弹簧圈造成肺动脉栓塞、溶血、左肺动脉狭窄、Amplatzer 装置脱落阻塞主动脉、股动静脉阻塞等。

在有些病例中，如完全性大血管转位、肺动脉闭锁、三尖瓣闭锁、严重的肺动脉狭窄中动脉导管对维持患婴生命至关重要，此时应该应用前列腺素 E 或放置支架以维持动脉导管开放。

早产儿动脉导管未闭的处理视分流大小、呼吸窘迫综合征情况而定。症状明显者，需抗心力衰竭治疗，生后 1 周内使用吲哚美辛治疗，但仍有 10% 需手术治疗。

预后 早产儿动脉导管开放是由于动脉导管对氧的敏感度不够，有自然闭合的可能。足月婴儿和儿童动脉导管未闭的原因是导管平滑肌结构异常，故通常不易自然关闭。分流较大时，可发生心力衰竭或反复发作性肺炎或两者同时发生。如果较大的动脉导管未闭合并肺动脉高压未及时得到处理，可能发生肺部血管阻塞性病变。可能发生感染性心内膜炎。虽然罕见，动脉导管未闭可并发动脉瘤，其在成年后有破裂的可能。

（赵正言）

fèidòngmàibàn xiázhǎi

肺动脉瓣狭窄（pulmonary stenosis，PS） 包括肺动脉瓣、肺动脉漏斗部和肺动脉总干及其分支狭窄。占先天性心脏病的 7%。80%~90% 仅是瓣膜狭窄或瓣膜下方的流出道（漏斗部）狭窄，但也有部分肺动脉瓣和漏斗部合并狭窄。PS 往往与其他先天性心脏病合并存在。因瓣口狭小，使右室射血困难，只有右室的收缩压相应地提高，血流方能冲过狭窄的瓣口以维持足够的心排量。静息时，右室与肺动脉的收缩压差超过 10~15mmHg 时为异常，提示有肺动脉瓣狭窄的存在。轻度 PS 可无临床症状，危重 PS 可有重度紫绀和猝死可能。

病因和发病机制 正常肺动脉瓣叶为 3 个半月瓣，瓣叶交界处完全分离，瓣环与右室漏斗部肌肉相连。肺动脉瓣狭窄根据病变累及的部位不同，分为两种类型。①典型肺动脉瓣狭窄：肺动脉瓣 3 个瓣叶交界处互相融合，使瓣膜开放受限，瓣口狭窄；只有两个瓣叶的交界处融合为肺动脉瓣二瓣化畸形；瓣叶无交界处仅中心部留一小孔，为单瓣化畸形。瓣叶结构完整，瓣环正常，肺动脉干呈狭窄后扩张，有时可延伸到左肺动脉，但扩张的程度与狭窄的严重性并不完全成比例。②发育不良型肺动脉瓣狭窄：肺动脉瓣叶形态不规则且明显增厚或呈结节状，瓣叶间无粘连，瓣叶启闭不灵活，瓣环发育不良，肺动脉干不扩张或发育不良。此病常有家族史，努南（Noonan）综合征大多合并此病变。

肺动脉瓣狭窄的继发性改变为右室向心性肥厚，狭窄严重者，心室腔小、心内膜下心肌可有缺血性改变。右房有继发性增大、心房壁增厚、卵圆孔开放或伴有房间隔缺损。

右室向肺动脉射血遇到瓣口狭窄的限制，右室必须提高收缩压方能向肺动脉泵血，其收缩压提高的程度与狭窄的严重性成比例。因室间隔无缺损，所以严重狭窄时右室的压力高度可以超过左室。如狭窄严重，右室壁极度增厚使心肌供血不足，可导致右

心衰竭。在胎内，肺动脉瓣狭窄使右室的心肌肥厚，右室输出量仍可维持正常，对胎儿循环无大影响；如狭窄很重，右室输出量大减，腔静脉血回右房后大多通过卵圆孔或房间隔缺损流入左房左室，而右室则偏小。多数轻中度肺动脉瓣狭窄的婴儿与儿童生长发育正常，因此体肺循环血流量随年龄而增长。如狭窄的肺动脉瓣不能相应生长，右室收缩压必须明显增加以维持心输出量。此外，由于婴儿的正常静态心率高于年长儿，随着心率的下降，每搏量将相应增加，因而越过狭窄瓣膜的收缩期血流也将相应增加。

临床表现 多数无症状，直到成年后才去就诊，也有一些直到成年也无症状。轻度狭窄可完全无症状；中度狭窄在两三岁内无症状，但年长后劳力时易感疲乏及气促；严重狭窄者体力劳动亦可呼吸困难和乏力，可有晕厥甚至猝死。亦有活动时感胸痛或上腹痛，是由于心输出量不能相应提高，致使心肌供血不足或心律失常所致。生长发育多正常，大多无发绀，面颊和指端可能暗红；狭窄严重者可有发绀，大多由于卵圆孔的右向左分流所致，如伴有大型房间隔缺损可有严重发绀，并有杵状指/趾及红细胞增多，但有蹲踞者很少见。

体格检查：心前区可较饱满，有严重狭窄伴有心衰时心脏扩大；左侧胸骨旁可摸到右室的抬举搏动，心前区搏动弥散，甚至可延伸到腋前线。胸骨左缘第 2~3 肋间可及收缩期震颤并可向胸骨上窝及胸骨左缘下部传导；新生儿可无震颤。听诊时胸骨左缘上部可有 IV/6 级以上喷射性收缩杂音，向左上胸、心前区、颈部、腋下及背面传导。第一心音正常，

轻度和中度狭窄者可听到收缩早期喀喇音，狭窄越重，喀喇音出现越早，甚至与第一音相重，使第一音呈金属样。喀喇音系因增厚但仍具弹性的瓣膜在开始收缩时突然绷紧所致。

诊断 依据临床表现和辅助检查可诊断。

X 线检查 轻中度狭窄时心脏大小正常，重度狭窄时如心功能尚可，心脏仅轻度增大；如有心衰，心脏则明显增大，主要为右室和右房扩大。狭窄后的肺动脉扩张为本病特征性的改变，有时扩张延伸到左肺动脉，但在婴儿期扩张多不明显。

心电图 将显示右房扩大、P 波高耸。心电图还可显示右室肥大电轴右偏，其程度依赖于狭窄的严重程度。右胸前导联将显示 R 波高耸，狭窄严重时出现 T 波倒置、ST 段压低。

超声心动图 二维超声心动图可显示肺动脉瓣的厚度、收缩时的开启情况及狭窄后的扩张。多普勒超声可检查心房水平有无分流，更重要的是能估测肺动脉瓣狭窄的严重程度。

心导管检查 右心室压力明显增高，可与体循环压力相等，而肺动脉压力明显降低，心导管从肺动脉向右心室退出时的连续曲线显示明显的无过渡区的压力阶差。

心血管造影 右心室造影可见明显的"射流征"，同时可显示肺动脉瓣叶增厚和/或发育不良及肺动脉总干的狭窄后扩张。

鉴别诊断 需与以下疾病相鉴别。

房间隔缺损 该病患者由于右心血流量增多引起肺动脉瓣的相对狭窄，但胸骨左缘的收缩期杂音不如肺动脉瓣狭窄患者响亮及粗糙，且多不伴震颤。超声心

动图可明确诊断。

原发性肺动脉扩张　与轻度肺动脉瓣狭窄较难鉴别。原发性肺动脉扩张可有轻度的早期喷射性收缩期杂音，但不如肺动脉瓣狭窄粗糙，且很少伴有震颤，心电图及心电向量图往往正常，如有右心室肥厚则提示肺动脉瓣狭窄。超声心动图可用于鉴别。

室间隔完整的肺动脉闭锁　对新生儿及婴儿需注意鉴别。两者都可有青紫，心力衰竭和肺血减少。肺动脉闭锁者右心室发育不良，但无明显心脏扩大，心电图示左心室肥厚，超声心动图可初步鉴别。

治疗原则　严重肺动脉瓣狭窄（右室收缩压超过体循环收缩压）患儿应接受球囊瓣膜成形术，如无该手术适应证，则应接受外科瓣膜切开术。大多数严重肺动脉瓣狭窄伴有漏斗部狭窄，在大多数患儿，一旦肺动脉瓣狭窄解除，漏斗部肥厚将自行消退。轻度肺动脉瓣狭窄（右室收缩压低于体循环收缩压）患儿的手术标准尚未确定，一般认为如右室收缩压超过 50mmHg，则有可能导致心肌损害。因此推荐行狭窄解除手术。球囊瓣膜成形术是大多数患儿的首选治疗方法。

预后　肺动脉瓣轻度狭窄预后良好，可活至成年。重度常早期发生心力衰竭。常见的并发症为亚急性细菌性心内膜炎及心力衰竭。手术成功者症状减轻或消失，可参加正常劳动，心脏外形缩小，右心室肥厚减轻，心脏杂音减轻，但鲜有完全消失的病例。

（赵正言）

sānjiānbàn bìsuǒ
三尖瓣闭锁（tricuspid atresia, TA）

发绀型先天性心脏病的一种，占先天性心脏病的 1%~5%。主要病理改变是三尖瓣闭锁、房间隔缺损、左心室肥大和右心室发育不良。活产儿的发病率为 0.05‰~0.12‰。基于闭锁的形态学及有无其他心脏结构性病变，三尖瓣闭锁存在多种解剖亚型，最常见的为肌性闭锁，约占所有患者的 80%，该亚型的右心房呈肌性底部，三尖瓣的预期位置为一浅凹；另有约 10% 为膜性闭锁，其膜性间隔的房室部分形成右心房的底部。此外，还有瓣膜性闭锁及埃勃斯坦（Ebstein）畸形。该病患儿普遍合并其他心脏病变，如房间隔缺损、右心室发育不全、室间隔缺损、肺动脉流出道梗阻、大动脉转位或右心室双出口、重度肺动脉发育不全或扭曲、主动脉瓣或主动脉瓣下狭窄以及主动脉缩窄或中断或冠状动脉畸形。

病因和发病机制　三尖瓣闭锁时，右心房血液的唯一出口是心房间交通。患者存活依赖于这种强制性右向左的心房分流，因为这可使去氧合的体循环静脉血进入左心房，继而进入左心室。体循环和肺循环的静脉血在左心房混合，因此总是有一定的发绀。三尖瓣闭锁患者的肺循环血流取决于大动脉的解剖结构以及有无室间隔缺损及其大小，对于大动脉解剖结构正常的 I 型三尖瓣闭锁，若无室间隔缺损（I a 亚型），则不存在右心室来源的肺循环血流，动脉导管未闭是唯一的肺循环血流来源，体循环血流直接源于左心室；若存在室间隔缺损（I b 和 I c 亚型），从左心室经室间隔缺损到达右心室的左向右分流是肺循环血流的来源。室间隔缺损的大小和肺动脉狭窄的程度决定了肺循环血流量，可表现为肺循环过量（肺循环血流过多）或发绀（肺循环血流受限）。其中部分肺循环血流受限患者，动脉导管未闭对其存活仍至关重要。若为 II 型三尖瓣闭锁，肺循环血流直接来源于左心室，体循环血流直接来源于右心室。对于这些患者，室间隔缺损至关重要，因为通过主动脉向体循环供血的右心室依赖于穿过室间隔缺损的左心室血流。限制性或逐渐闭合的室间隔缺损以及右心室漏斗部狭窄均会造成体循环血流梗阻。如果梗阻严重，可造成体循环减少，导致低血压，还可能导致心源性休克。对于这些患者，动脉导管未闭对存活至关重要。

临床表现　发绀是最常见的临床特征，其程度取决于肺血流的程度。肺血流量减少或依赖动脉导管未闭的婴幼儿，通常在出生时有轻至中度发绀，在生后的前几个月，发绀加重，有时甚至会大幅增加，尤其当导管开始关闭时病情明显加重。肺血流量增加的婴儿很少出现发绀，但在 4~6 周时出现心力衰竭表现（如呼吸急促、喂养时呼吸困难、体重增加缓慢和出汗）。杵状指在超过 6 个月较大婴儿中常见，其他症状包括颈静脉搏动和腹胀。体格检查可见发绀、杵状指、心前区隆起，听诊时心脏杂音随合并的畸形而异，通常可在胸骨左缘闻及来自室间隔缺损或肺动脉狭窄的收缩期杂音，伴动脉导管未闭者则可闻及连续性杂音。一般第一心音（S1）单一，肺动脉瓣区第二音（S2）单一、减弱或分裂。肺动脉狭窄时偶可扪及收缩期震颤。如果肺动脉血流增加，心尖区可闻及舒张期隆隆样杂音。

诊断　根据临床、X 线胸片、心电图和超声心动图确诊。

X 线检查　胸部 X 线表现颇多变异。肺血流减少者心影正常或轻度扩大，肺血流量增多者心影显著扩大。典型的胸部 X 线征象为心脏右缘平直，左心缘圆钝，心尖抬高，心腰部凹陷，有时心影与法洛四联症相似。大动脉错位者心影可呈鸡蛋形。肺血流少的病例肺纹显著减少，肺充血者可见肺纹增多。

心电图 90% 的病例为电轴左偏、右房扩大、左室肥大，而右室低电压，表现为右心前导联 S 波加深，左心前导联 R 波增高伴 T 波倒置。右房明显扩大，常见 P 波显著高尖或双心房扩大。

心导管和心血管造影 右心导管可经房缺进入左心房，右心房压力高于左心房。压差大小和房缺直径成反比，缺损小，压差大。动脉血氧含量减少，左房、左室、肺动脉及主动脉的血氧含量相同。

选择性右心房造影 显示造影剂从右心房进入左心房、左心室，再进入肺动脉和主动脉。心影下方可见未显影的三角区即右心室窗，位于右心房、左心室与膈肌之间。有时造影检查可显示心室间隔缺损，右心室腔及流出道和肺动脉。此外尚可显示两根大动脉的互相关系及位置，左心室造影可判定有无二尖瓣关闭不全。

M 型超声心动图 显示三尖瓣双峰曲线消失，四腔切面检查未能见到三尖瓣回声反射，房间隔回声中断，并有心室间隔上部回声中断。超声心动图和多普勒检查并可见到血流自右房至左心房再进入左室。二尖瓣活动幅度增大，右房、左房、左室腔均增大，右心室小或消失。

鉴别诊断 需与法洛四联症、埃布斯坦（Ebstein）畸形、大动脉错位、右心室双出口和单心室等相鉴别。

治疗原则 右心房与左心房间存在压力阶差者，为增加肺循环血流量可施行下列姑息性手术。

体肺循环分流术 常用的是左侧锁骨下动脉-肺动脉端侧吻合术（Blalock-Taussig 分流术）或在锁骨下动脉与肺动脉之间联结一段 Gortex 人工血管。也可施行降主动脉-左肺动脉侧侧吻合术〔波茨（Potts）分流术〕或升主动脉-肺总动脉侧侧吻合术〔沃特斯顿（Waterston）分流术〕。后两种手术可能产生肺动脉扭曲或吻合口太大致肺血流量过度增多。

带囊导管心房间隔缺损扩大术或闭式房间隔部分切除术 三尖瓣闭锁心房间相通 2/3 为卵圆孔未闭，1/3 为房间隔缺损。右心导管检查发现右房压力高于左房压力大于 5mmHg（0.67kPa），需扩大心房之间通道，可用带气囊导管通过房间隔缺损进行气囊扩大缺损。此方法可在心导管检查时进行，常用于婴幼儿减轻症状。此外可用闭式方法在房间隔造成一个缺损，解除右心房和腔静脉高压，缓解右心衰竭。

上腔静脉右肺动脉吻合术 格伦（Glenn）手术，疗效较好，其优点是不加重左心室负荷，也不产生肺血管病变。但 6 个月以下的病例手术死亡率较高，且手术造成的左、右肺动脉连续中断，日后重建手术时操作难度很大。

肺动脉环束术 肺循环血流量过多引致充血性心力衰竭，并易产生肺血管阻塞性病变。经内科治疗难于控制心力衰竭者，可施行肺动脉环扎术减少肺循环血流量，改善心力衰竭和防止发生肺血管病变。

矫治性手术 又称丰坦（Fontan）手术。1968 年，丰坦（Fontan）施行右心房-肺动脉吻合术同时缝闭心房间隔缺损治疗三尖瓣闭锁获得成功。该手术的目的是将体循环静脉回流入右心房的血液全部引入肺动脉，在肺内进行氧合而无需依靠右心室排送血液。保留解剖畸形。手术指征包括：肺动脉平均压力小于 15mmHg（2kPa）；肺血管阻力小于 4Wood 单位；左心室喷射指数大于 0.6；左心室舒张末期压力小于 12mmHg（1.6kPa）；二尖瓣无明显病变；年龄 2～3 岁；窦性节律；主肺动脉直径比例≥0.75。

预后 若不手术干预，该病的自然病程很差，死亡率可达 75%，大多数发生在儿童早期。更完善的患者筛选、改进的手术技术以及术后管理降低了行姑息修复术的患者术后死亡率。三尖瓣闭锁患者行丰坦术后的病死率为 2%～5%，10 年生存率为 80%。

（赵正言）

zhǔdòngmàibàn shàng xiázhǎi

主动脉瓣上狭窄（supravalvular aortic stenosis，SVAS） 由主动脉窦上缘的窄纤维组织嵴所致的阻塞性疾病。是最少见的左心室流出道梗阻类型，多数患者具有沙漏样畸形，由主动脉窦上方增厚的升主动脉离散性缩窄构成，最常见的病变是在冠状动脉瓣窦上方隔膜样狭窄。沿升主动脉长度各异的弥漫性狭窄占 25%～40%。偶有离散性膜性狭窄。局限型瓣上狭窄，则升主动脉在狭窄部位外径狭小，呈沙漏表状或 8 字形，该处主动脉壁纤维化增厚，内膜也增厚，组织学检查病变与主动脉缩窄相似。广泛型主动脉瓣上狭窄较少见，狭窄范围从冠动脉瓣窦上方沿升主动脉延伸及无名动脉起点部，甚至侵及主动脉弓部。常伴有其他数种心血管异常，包括主动脉瓣叶增厚、冗余、活动度减小；或由于局灶性或弥漫性冠状动脉梗阻，或由于冗余、发育不良的主动脉瓣叶梗阻，可发生冠状动脉狭窄；部分合并肺动脉瓣狭窄、主动脉缩窄及颈动脉、肾动脉、髂动脉和其他外周动脉开口处狭窄。

病因和发病机制　主要原因是升主动脉组织学特征为中膜增厚与发育不良伴肥大平滑肌细胞数量增加、胶原含量增加以及缺乏弹性组织伴弹性纤维紊乱。威廉姆斯（Williams）综合征患者主动脉瓣上狭窄发生率较高，因该综合征是由弹性蛋白基因突变所致，主动脉瓣上狭窄是动脉弹性蛋白病变的表现。主动脉瓣上狭窄的生理学与主动脉瓣及主动脉瓣下狭窄相似。严重梗阻可引起高动力性肥厚左心室。主动脉根部收缩压升高可能造成冠状动脉增大和主动脉窦扩张，也可能导致心内膜下缺血性改变。主动脉瓣上狭窄会产生趋于冲击主动脉壁的收缩期射流，并将动能转移至右侧无名动脉。

临床表现　根据患儿是否有威廉姆斯综合征而异。单纯主动脉瓣上狭窄的临床表现包括左心室流出道梗阻和冠状动脉缺血。对于威廉姆斯综合征患者，除主动脉瓣上狭窄和视觉空间认知缺陷外，还有智力障碍、高钙血症、肾血管性高血压、特殊面容和身材矮小等异常。心脏听诊一般在胸骨右缘第1肋间可闻及响亮的收缩期喷射性杂音，但主动脉瓣关闭不全相关的喷射性喀喇音或舒张期杂音较为少见。由于狭窄近端的主动脉压力升高，第二心音的主动脉成分可能增强。右侧第1肋间隙常可触及震颤，其他

常见体征包括胸骨上切迹震颤、开口狭窄所致的双侧颈动脉搏动不对称，以及升主动脉高压射流导致右臂血压高于左臂［科安达（Coanda）效应］。

诊断　超声心动图检查不仅可以作为诊断的依据，也可评估左心室功能和肥厚，并估计跨梗阻压差。磁共振血管造影则有助于观察主动脉瓣上梗阻以及伴随的主动脉分支血管病变解剖细节。胸片一般正常，部分患者有轻至中度心脏扩大。较年长患者的心电图显示左心室肥厚，可能伴心电图劳损改变。此外，合并外周肺动脉狭窄所致显著肺动脉梗阻时，心电图可能显示右心室肥厚。心导管术可提供准确的血流动力学和血管造影评估，但其不是必需的常规检查。怀疑合并其他病变，如冠状动脉、颈动脉、肾动脉或肺动脉狭窄时，可行心导管术。

治疗原则　首选的治疗方式为外科矫正梗阻，但手术指征仍需明确。对于存在临床症状者或心导管下测量压差>30mmHg的患者，建议行瓣膜成形术。弥漫性梗阻的治疗方式更复杂，手术选择包括广泛动脉内膜切除联合补片主动脉成形术，或狭窄段切除联合端端吻合至远端升主动脉，伴或不伴插入自体肺动脉瓣移植术。此外，经导管支架植入也是部分患者的有效替代或辅助治疗。

预后　手术矫正的结局取决于狭窄性质和有无合并病变，大多数患者无需抗生素预防细菌性心内膜炎，除非存在心内膜炎既往史或修复需要假体材料或装置。

（赵正言）

shénjīngguǎn quēxiàn

神经管缺陷（neural tube defect，NTD）

由神经管发生和分化紊乱导致的畸形。多数为多基

因遗传。主要包括无脑畸形、脊柱裂、脑疝和颅裂。起源于胚胎发生期，由神经管闭合过程失败造成，一旦发生，可导致出生缺陷，甚至死产、死胎等。1949年，雷科德（Record）和麦基翁（McKeown）首次报道该病。发病率因种族、地理位置及生活饮食习惯等而不同。全球平均为1‰，流行率有地区差异，范围为0.2‰~10‰。英国和美国发病率最高，日本最低；中国胎儿NTD的发病率为1.0‰~4.8‰，占全部畸形的20%~25%，北方比南方高，农村比城市高，秋冬季出生的婴儿比春夏季出生的高。

病因和发病机制　胚胎第15~17天神经系统开始发育，第22天左右神经褶两侧便开始相互靠拢，形成神经管，前端和尾端分别称神经管前孔和神经管后孔，在胚胎第24~26天，神经管的前端和尾端相继关闭。若神经管在发育过程中受到不良因素刺激，可出现无脑畸形、脊柱裂、脑膨出和唇腭裂等畸形。严重程度与缺陷发生的位置有关，越高越严重。

NTD的病因涉及遗传和环境等多种因素。遗传因素的证据包括强烈的家族关联、女性较高的发病率、种族差异等。同胞再患神经管畸形的风险（2%~6%）高于普通人群（<0.1%），单个基因的某些致病突变与NTD的发生有关。包括影响叶酸代谢的基因（叶酸转运、甲硫氨酸/同型半胱氨酸代谢循环、甲基化和核苷酸生物合成），如胸苷酸合成酶（TYMS）、5,10-亚甲基四氢叶酸还原酶（MTHFR）基因等。大多病例是散发的，可能是基因突变和环境因素共同作用的结果。高龄、维生素B_{12}缺乏、叶酸缺乏、

药物滥用、长期在高温环境中工作以及孕早期持续高热均为胎儿 NTD 的危险因素。

临床表现 主要表现为脊柱和/或颅骨的结构畸形，常见于胸椎及腰椎。根据异常的部位及表现的不同，NTD 分为以下几种。①脊柱裂：最常见，约占 50%，其中开放性脊柱裂占绝大多数。②脊髓脊膜膨出：可宫内手术治疗的脊柱异常。③无脑畸形、露脑畸形及颅骨缺失：是存活率极低的严重 NTD，约占 40%。④脑膨出：是骨性颅骨缺损致大脑肿胀，从枕骨位置膨出最常见。⑤枕骨裂露脑畸形和颅脊柱裂：为罕见类型，仅占 1.5%。

NTD 的严重程度差异很大。影响大脑的开放性病变（无脑畸形、脑脊髓膜膨出）在出生前或出生时均是致命的。脑膨出也可致命，取决于疝时脑损伤的程度。开放性脊柱裂引起的神经功能损害低于病变水平，可导致感觉缺失、行走障碍和尿失禁。闭合性脊柱病变一般较轻，可无症状，如被视为正常变异的隐性脊柱裂。腰骶部脊髓栓系可出现在脊柱畸形中，并导致下肢运动和感觉障碍以及神经源性膀胱。

诊断 临床上针对高危胎儿神经管畸形多主张采用妊娠中期（18~22 周）高质量的胎儿超声及脊柱颅脑成像技术，作为开放型和封闭型神经管缺陷的主要筛查工具，检出率较高，通常作为该病的诊断标准。因孕妇血清甲胎蛋白水平受多胎妊娠、NTD 类型等影响，价值有限，仅可作为妊娠中期的辅助筛查工具。当妊娠 18~22 周时，受地理环境或自身情况（如妊娠前体重指数 ≥ 35kg/m²）影响，而无法及时进行上述超声筛查时，才考虑将血清甲胎蛋白作为筛查指标。不推荐将胎儿磁共振成像作为主要筛查方式，但可作为高度怀疑 NTD 时的辅助检查手段。

经超声或血清甲胎蛋白筛查为阳性时，需及时进行遗传、基因诊断及妊娠期管理咨询。当临床高度怀疑有潜在遗传风险进行羊膜腔穿刺术，应同时采用染色体微阵列分析和外显子组测序评估胎儿是否遗传学异常。如果是胎儿手术决策需要，在评估胎儿异常的情况及家族史后，可行羊水甲胎蛋白和乙酰胆碱酯酶检查。对于怀疑有脊髓脊膜膨出或其他脊柱裂异常的胎儿，经多学科咨询且符合分子遗传测序标准后，可考虑行胎儿外显子组测序。

治疗原则 需依据病变的位置。胎儿应在有新生儿重症监护条件和能处理脊柱缺陷以及紧急并发症能力的医院分娩。出生后需积极治疗，包括生后 48 小时内手术关闭缺陷及其他对症治疗。

脊髓脊膜膨出是可子宫内手术治疗的脊柱异常。如产前筛查及基因测序结果提示仅为脊髓脊膜膨出，且遗传检测无严重异常结果，常规有以下几种处理模式：产前或产后的脊髓脊膜膨出修复手术及终止妊娠。应与患者及家属充分沟通不同处理的相关风险及预后。如患者选择放弃妊娠或出现胎儿宫内死亡、死产等情况，均应进行尸检，为下次妊娠提供最佳孕前咨询及风险评估。当胎儿为头先露时，阴道分娩与剖宫产均可，分娩方式应综合考虑胎儿头部大小、病变大小、下肢位置和活动度等方面。如果已进行脊髓脊膜膨出产前修复手术，则需警惕子宫切口发生破裂风险，最晚应于孕 37 周进行剖宫产。

预防 ①一级预防：即婚前预防。应针对 NTD 的高危因素（如缺乏叶酸、维生素 B₁₂）加强健康宣教和防控。②二级预防：即出生前预防。早期筛查、诊断胎儿 NTD 可显著改善母亲和婴儿的健康和生活质量。定期产检，积极做好筛查工作，以降低胎儿 NTD 的发生风险。③三级预防：即症状前预防。早期诊断、早期干预，提高生活质量。

（赵正言）

yèsuān mǐngǎnxíng shénjīngguǎn quēxiàn

叶酸敏感型神经管缺陷（folate-sensitive neural tube defect）

因叶酸缺乏造成的神经管缺陷。神经管缺陷（NTD）的发生与多种环境因素相关，特别是与产妇的营养。研究发现，孕育 NTD 胎儿的母亲血液中叶酸水平低于正常孕妇，如果在下次受孕前每日服用含叶酸的复合维生素补充剂，再生育 NTD 胎儿的风险较未补充的女性约降低 10 倍。在包括加拿大在内的某些国家，产妇补充叶酸和叶酸强化食品（通过面粉强化）降低了 NTD 的发病率。1991 年，医疗研究协会维生素学组的研究进一步确定了叶酸在预防 NTD 中的作用。

病因和发病机制 在胚胎第 15~17 天开始神经系统发育，正常情况下胚胎 22 天左右神经褶两侧便开始相互靠拢，形成神经管，其前端和尾端分别称为神经管前孔和神经管后孔，在胚胎第 24~26 天，神经管的前端和尾端相继关闭，若神经管在发育过程中受到不良因素的刺激，可出现无脑畸形、脊柱裂、脑膨出、唇腭裂等类型神经管畸形。

神经管的发育与叶酸密切相关，若叶酸补充不足，胎儿 NTD 的风险会显著升高，因此推测影响叶酸代谢的相关基因与胎儿NTD易感性有关。胸苷酸合成酶（*TYMS*）、5,10-亚甲基四氢叶酸还原酶（*MTHFR*）基因等均是叶酸依赖性代谢的关键基因。*TYMS*、*MTHFR*基因的编码蛋白是叶酸代谢通路中的关键酶，均可影响叶酸的代谢。叶酸代谢是孕妇重要的生化反应，涉及DNA的合成和蛋白质甲基化。TYMS是催化dTMP合成的唯一产物，MTHFR则是细胞内甲基化反应的限速酶，若二者基因突变，均可导致叶酸代谢紊乱。若叶酸代谢失衡，可导致严重的生化反应，从而诱发胎儿NTD。

临床表现　主要有脊柱和/或颅骨的结构畸形，常见于胸椎及腰椎，严重程度差异很大。影响大脑的开放性病变（无脑畸形、脑脊髓膜膨出），在出生前或出生时均是致命的。脑膨出亦可致命，取决于疝时脑损伤的程度。开放性脊柱裂引起的神经功能损害低于病变水平，可导致感觉缺失、行走障碍和尿失禁。闭合性脊柱病变一般较轻，可无症状，如被视为正常变异的隐性脊柱裂。腰骶部脊髓栓系可出现在脊柱畸形中，并导致下肢运动和感觉障碍以及神经源性膀胱。

诊断　临床上针对高危胎儿神经管畸形多主张采用妊娠中期（18~22周）高质量的胎儿超声及脊柱颅脑成像技术，作为开放型和封闭型NTD的主要筛查工具，检出率较高，通常作为NTD的诊断标准。妊娠早期胎儿超声虽能用于早期筛查，但筛查人员及机构需经专业训练，具备适当专业知识、能识别早期妊娠超声异常的能力。

血清甲胎蛋白水平检测仅作为妊娠中期的辅助筛查工具。当妊娠18~22周时，受地理环境或自身情况（如妊娠前体重指数≥35kg/m²）影响，而无法及时进行上述超声筛查时，才考虑将血清甲胎蛋白作为筛查指标。不推荐将胎儿磁共振成像作为主要筛查方式，但可以作为高度怀疑NTD时的辅助检查手段。

经超声或血清甲胎蛋白筛查为阳性时，需及时进行遗传、基因诊断及孕期管理咨询。当临床高度怀疑有潜在遗传风险进行羊膜腔穿刺术，应同时采用染色体微阵列分析和外显子组测序评估胎儿遗传学是否异常。如果是胎儿手术决策需要，在评估胎儿异常的情况及家族史后，可行羊水甲胎蛋白和乙酰胆碱酯酶检查。对于怀疑有脊髓脊膜膨出或其他脊柱裂异常的胎儿，经多学科咨询且符合分子遗传测序标准后，可考虑行胎儿外显子测序。

治疗原则　治疗主要根据病变的位置。无脑畸形、露脑畸形及颅骨缺失存活率极低的NTD，应孕期早期诊断，及时终止妊娠。脊髓脊膜膨出是可宫内手术治疗的脊柱异常，可采取产前或产后的脊髓脊膜膨出修复手术或终止妊娠。胎儿应在有新生儿重症监护条件和能处理脊柱缺陷以及紧急并发症能力的医院分娩。出生后需积极治疗，包括生后48小时内手术关闭缺陷及其他对症治疗。

预防　采取三级预防策略。

一级预防　该病与叶酸缺乏症有关，可以预防。临床应加强健康宣教和防控。

二级预防　妊娠前及妊娠早期补充叶酸，定期产检以减少畸形的发生。若母亲是神经管缺陷或其他叶酸敏感的先天性异常低风险者，父亲也是低风险者，在妊娠前至少2~3个月、整个妊娠期、产后4~6周或整个哺乳期，均需富含叶酸饮食，并且每天口服包含0.4mg叶酸和维生素B_{12}的多种维生素合剂；若母亲或父亲为中风险，母亲需要在妊娠前3个月开始直至妊娠12周摄入富含叶酸的饮食，并每天口服包含1.0mg叶酸和维生素B_{12}的多种维生素合剂。妊娠中期开始及产后4~6周或整个哺乳期继续每日补充0.4~1.0mg叶酸。

如果夫妻中的任何一方患有神经管缺陷，或在之前的妊娠中存在叶酸敏感型或闭合性神经管缺陷，母亲在摄入富含叶酸的饮食情况下，应每天口服包含叶酸4.0~5.0mg及维生素B_{12}的维生素补充剂，至少从妊娠前3个月开始到妊娠12周。妊娠中期开始及产后4~6周或整个哺乳期，继续每天补充0.4~1.0mg叶酸。

三级预防　早期诊断及早进行干预，以提高后期生活质量。

（赵正言）

wúnǎo jīxíng

无脑畸形（anencephaly）　由于头侧的神经沟未闭，致使前脑原基发育异常所致的先天性畸形。多基因遗传病，神经管缺陷最严重的一种，占比最高，约44.3%，女性无脑畸形约占总无脑畸形的70%。死产是最常见结局，一些胎儿因为有残留的发育不全的脑干可以活产，但因为缺乏功能性的脑组织，生后不久会死亡。

病因和发病机制　正常情况下，胚胎第4周末神经管应该完全闭合，如果失去脊索的诱导作用或受到环境因素的影响，神经沟就不能闭合为神经管，头侧的神经沟未闭，致大脑半球发育不全，常伴颅顶骨发育不良，形成无脑畸形。无脑畸形是遗传和环境因素共同作用的结果。无脑畸形合并染色体异常的风险为2%。孕早期如接触过量放射线、有毒气体、受到病毒和细菌感染、滥用药物等均可影响胎儿头部发育。

临床表现 子宫内很少有特殊表现，但常合并羊水过多或过少，产检时可发现腹围可能较妊娠月份大、触不清胎头、胎位不清、胎心音遥远及胎儿无颅盖骨。临产时肛诊、阴道检查可触及先露部凹凸不平，常疑为面先露。若胎儿顶部血管破裂，羊水可为血性。胎儿呈特殊外观，为无颅盖骨、眼突出、颈短。

诊断 产前诊断可通过检测母体血清甲胎蛋白水平或在孕中期进行超声筛查进行诊断。当超声检查发现羊水过多或过少时要特别注意检查有无胎儿畸形。孕中晚期产前超声可通过颅骨和大脑组织缺失进行诊断。虽然有文献报道最早可在孕12周可检出无脑畸形，但孕早期诊断仍有困难。规范化超声结构筛查在孕早期是可行的，在低危产科人群中，早孕期筛查无脑畸形，灵敏度和特异度均为100%。孕早期产前诊断无脑畸形是胎儿畸形诊断中最成功的。孕早期的特征是无颅盖，脑组织可完全正常或不同程度的扭曲或变形。

鉴别诊断 子宫内超声检查时需与露脑畸形、脑膜膨出相鉴别。

治疗原则 一旦确诊应立即终止妊娠，减少孕妇继续怀胎的负担及痛苦。

预防 ①一级预防：即婚前预防。应加强宣教，提供遗传咨询及孕前保健。②二级预防：即出生前预防。有神经管畸形家族史的家庭或夫妇，有致畸或放射性物质接触史的夫妇、近亲结婚的夫妇以及已确定或可能成为病

致病基因的携带者，应定期产检，及时发现宫内畸形。③三级预防：即症状前预防。宫内检查发现应及时终止妊娠，以减轻孕妇负担及痛苦。

（赵正言）

nǎojīshuǐ

脑积水（hydrocephalus） 由于颅脑疾病使脑脊液分泌过多和/或循环、吸收障碍而致颅内脑脊液量增加、脑室系统扩大和/或蛛网膜下腔扩大的一种疾病。主要是因为脑脊液循环受阻或吸收不良所导致，较少由脑脊液分泌过多引起。脑积水为进行性过程，且发病机制复杂。该病发病率为0.1‰~3.2‰。

分类 有多种分类方法，通常分两型。①交通性脑积水：脑室系统通畅，由于脑脊液的吸收不良或分泌过多及排泄障碍引起。②梗阻性脑积水：由于脑脊液循环通路受阻，使脑脊液流入蛛网膜下腔（或小脑延髓池）的通路发生障碍引起，特征是脑脊液过多的积聚，导致脑室扩大、颅内压增高，可伴随继发性脑实质萎缩。外部性脑积水被认为是一种独立的表现，是一种交通性脑积水，可由感染、创伤或既往手术引起。

病因和发病机制 脑积水是遗传和环境共同作用的结果，在许多儿童中是大脑发育异常的标志，但大多数潜在的基因仍未知。脑积水合并脊柱裂常为多基因遗传，染色体异常者（如21三体综合征或爱德华兹综合征）常可伴有脑积水。非遗传因素常包括：肿瘤（如颅咽管瘤、视丘脑胶质瘤、松果体囊肿和实体瘤等）压迫第三、第四脑室，由风疹病毒、巨细胞病毒、弓形虫或腮腺炎病毒等感染，或者颅内出血（尤其

是早产儿）后纤维增生引起的脑组织炎症粘连等。基亚里（Chiari）畸形，特别是2型，也与脑积水有关。

脑脊液大部分由脑膜的蛛网膜颗粒吸收，正常情况下维持一种动态平衡。若受某种不良影响使循环通道发生阻塞，脑脊液不能顺利地完成循环，并超出胎儿的正常代偿能力时，便发生脑积水。最常见的因素为大脑导水管畸形（包括狭窄、闭锁、分叉和隔膜形成）和小脑扁桃体下疝畸形，其次是第四脑室中孔与侧孔闭锁。根据梗阻部位的不同，胎儿脑积水的表现也不同。障碍发生在第四脑室孔或以上，过多的液体使压力增高，脑室扩张。如果第四脑室进入蛛网膜下腔之间的通道部分受阻，或在脑室和蛛网膜下腔间有瘘道相通并伴有蛛网膜颗粒吸收功能异常，便形成混合型脑积水，即脑室和蛛网膜下腔均有积水。

临床表现 与病变出现的年龄、病理的轻重、病程的长短有关。先天性脑积水多致死胎，出生以后脑积水可能在任何年龄出现，多数于生后6个月出现。年龄小者颅缝未闭合，头围容易扩大，故颅内压增高的症状较少，脑积水主要表现为婴儿出生后数周或数月后头颅快速、进行性增大。正常婴儿最早6个月头围每月增加1.2~1.3cm，该病则为其2~3倍，头颅呈圆形，额部前突，头穹隆部异常增大，前囟扩大隆起，颅缝分离，颅骨变薄，甚至透明。叩诊可出现破壶声征，颞额部呈现怒张的静脉，眼球下旋，上巩膜时常暴露（日落征），患儿精神萎靡，头部不能抬起；严重者可伴有大脑功能障碍，表现为癫痫、视力及嗅觉障碍、眼球震

颤、斜视、肢体瘫痪及智力障碍等，由于婴儿头颅呈代偿性增大，因此，头痛、呕吐及视盘水肿均不明显。

诊断 综合临床体征、影像学表现、超声或 CT 检查用于诊断。颅内压监测有助于确定是否有分流梗阻。仅有脑积水表现患者的遗传信息大多未知，但合并其他系统症状时，需考虑伴发脑积水的相关综合征，如 FGFR 相关颅缝早闭综合征、RAS 通路相关综合征和 PI3K-AKT 通路相关巨脑回综合征等，可进行基因检测确诊。

鉴别诊断 需与慢性双侧性巨大硬膜下血肿、颅内占位性病变和佝偻病等相鉴别。

治疗原则 治疗类型取决于病因及疾病进展。

非手术治疗 对于早期或病情较轻且发展缓慢者，可采用利尿剂或经前囟或腰椎反复穿刺放液。

手术治疗 对进行性脑积水、头颅明显增大者，可采取手术治疗。①减少脑脊液分泌的手术：脉络丛切除术或烧灼术，用于交通性脑积水，现已少用。②解除脑室梗阻病因的手术：用于第四脑室中孔或侧孔粘连、颅内占位病变、中脑导水管先天性狭窄等非交通性脑积水。手术方法为中脑导水管疏通或扩张术，正中孔切开术及颅内占位病变摘除术等。③脑脊液分流手术：目的是重建脑脊液循环通路，解除脑脊液蓄积。兼用于交通性或非交通性脑积水。常用的脑脊液分流术方法有侧脑室-小脑延髓池分流术、脑室-腹腔或心房、颈外静脉等分流术以及腰蛛网膜下腔-腹腔分流术等。

对于重度脑积水、智力低下、完全失明、瘫痪且脑实质明显萎缩、大脑皮质厚度小于 1cm 者，不适合手术治疗。

预防 ①一级预防：即婚前预防。对育龄妇女加强优生教育，减少高龄产妇，避免妊娠期感染和接触致畸因素。②二级预防：即出生前预防。产前早期诊断是预防脑积水患儿出生的重要途径。在妊娠中期一旦发现脑积水征象，应立即采取措施，及早终止妊娠，减轻家庭及社会负担。③三级预防：即症状前预防。对活产脑积水患儿需早发现、早诊断和早治疗，避免严重并发症的出现，提高生活质量。

(赵正言)

qiánnǎo wúliè jīxíng

前脑无裂畸形 (holoprosencephaly，HPE)

前脑完全或部分未分裂而引起的一系列畸形，以额叶与深部灰质结构不同程度融合为特征，常并存面中线部畸形。较罕见，发生率为 0.05‰～0.12‰，妊娠中期的检出率约为 0.13‰，预后差，应早期诊断、早期终止妊娠。胚胎第 4 周形成原始前脑、中脑和后脑（菱脑）；胚胎第 5 周，前脑分裂为端脑和间脑。若前脑未能完全分裂或部分分裂，则形成 HPE，表现为纵向上不能形成两侧半球，横向或水平方向上不能划分端脑和间脑。

分型 根据脑裂发育不全的程度 HPE 分为三型：无叶型、半叶型和叶型。①无叶型：畸形程度最严重的一型，是大脑半球完全融合无分裂，仅存单一原始脑室，丘脑融合，脑镰、胼胝体、视束及嗅球等中线结构缺如。②半叶型：畸形程度较轻，前脑后侧部分分裂，但仍只有单一脑室，丘脑融合或部分融合。③叶型：畸形程度最轻的一型，大脑结构大致正常，畸形范围可以仅是透明隔或胼胝体缺如，侧脑室的前角部在正中融合，或呈方形。

病因和发病机制 病因尚不十分清楚，与遗传基因、环境因素、机械因素有关。基因突变是重要原因。合并的畸形越多，染色体异常的机会就越多。70%的 13 三体综合征有 HPE，此外 HPE 也发生于 18 三体综合征、15 三体综合征。HPE 与许多综合征相关，包括史密斯-莱姆利-奥皮茨（Smith-Lemli-Opitz）综合征、帕利斯特-哈尔（Pallister-Hall）综合征和梅克尔（Meckel）综合征。非综合征前脑无裂畸形部分有家族史，或由单基因突变造成。已证实的致病基因有 *Shh*、*SIX3* 和 *ZIC2*。

许多环境因素也被证明可诱发 HPE，包括宫内感染、妊娠早期出血、母体有糖尿病、严重酒精中毒和可卡因中毒等。

临床表现 胎儿多死于流产或生后不久死亡。存活患儿多表现为面部畸形、发育迟缓及癫痫发作等。

无叶型 HPE 最严重的一型，胎儿超声表现为单一的巨大脑室，丘脑融合不能分裂成左右两半，无胼胝体、透明隔腔、大脑镰等中线结构。因大脑半球皮质发育缺陷，脑组织未完全包围脑室系统，而形成背侧囊肿，脊索前中胚叶缺陷，致中轴面部器官畸形，此型颜面部畸形也最严重，常见眼距过近、独眼、喙鼻和单一鼻孔等。

半叶型 HPE 超声表现为单一脑室，仅于侧脑室后角分开，丘脑部分融合，脑中线后部可显示，也常合并颜面部畸形。

叶型 HPE 最轻的一型，超声表现为无透明隔腔，侧脑室前角融合，体部及后角可能扩张，胼胝体可能发育不良、缺失，大脑半球几乎完全分开，可有部分脑中线，一般没有明显面部异常。

合并颜面部畸形　眼畸形表现为轻度眼距过近，严重者形成独眼畸形，眼眶融合成一个，甚至眼球融合成一个。10%～20%的HPE可出现独眼畸形。面部畸形程度与前脑病态发育严重程度密切相关。鼻畸形包括单一鼻孔畸形、喙鼻畸形、鼻缺如和鼻骨短小。单一鼻孔畸形以扁平和不发育的鼻子为特征，鼻孔只有一个。超声如果检出单一鼻孔时应考虑HPE。喙鼻畸形多表现为长鼻位于独眼眶的上方，常伴有独眼畸形或无眼。中央唇腭裂是无叶或半叶HPE中最常见的面部表现，常有腭裂伴切牙骨、鼻中隔、筛骨等部分缺如。

合并其他畸形　2/3的HPE存在面部以外的畸形。以复杂型先天性心脏病多见，包括室间隔缺损、心内膜垫缺损、左心室发育不良和大动脉异常等。因此对HPE进行针对性胎儿超声心动图检查时应予重视。另有骨骼系统畸形（多为双手姿势异常或多指/趾）、消化系统畸形、泌尿系统畸形及胎儿附属结构异常。

诊断　产前超声检查是诊断该病的重要方法，86%的HPE可由产前超声检出，但无叶型与半叶型很难鉴别。在产前超声检查中，发现颅脑结构异常时要认真检查胎儿颜面部，而在发现胎儿面部畸形时要注意颅脑结构，二者互为线索，可有效提高诊断率，减少漏诊误诊。妊娠早期发现颅内脉络丛（即蝴蝶征）消失需警惕全脑无裂畸形。无叶型畸形程度严重，易在早期超声检查中发现。叶型产前超声诊断困难，易

漏诊，当透明隔腔消失时应考虑该病。发现第三脑室内出现异常的穹隆样融合块是叶型的重要提示。临床上如遇见有严重唇腭裂等面部畸形或并发多器官畸形，如复杂先天性心脏病的患儿，应常规做颅脑检查或染色体分析辅助诊断，以免漏诊。

鉴别诊断　需与脑积水、脑中线上的缺损（视隔发育不良、水脑症和孔洞脑）等相鉴别。

治疗原则　尚无有效治疗措施。产前一旦确诊应终止妊娠，存活的婴儿主要为对症支持治疗。

预防　①一级预防：即婚前预防。对育龄妇女加强优生教育，减少高龄产妇，避免妊娠期感染和接触致畸因素。②二级预防：即出生前预防。定期产检，经产前超声检查及时识别畸形类型，已生育患儿的家庭再次妊娠前需进行遗传咨询。③三级预防：即症状前预防。加强对此类畸形的认识，早期发现和明确诊断HPE，指导孕妇及时终止妊娠，降低缺陷儿出生率。

（赵正言）

wúnǎohuí jīxíng

无脑回畸形（lissencephaly）

严重的脑发育障碍。病理改变为大脑表面光滑，脑回完全缺如，无脑沟裂，皮质增厚，皮质下白质薄，常伴有两大脑半球的合并、胼胝体缺如等畸形。又称光滑脑，属于神经元移行异常疾病，由欧文（Owen）于1968年首次报道。罕见，发病率不详，估计每百万新生儿中有11～40例。

分类　神经元移行异常所引起的脑回畸形分为两组：无脑回畸形类和非无脑回畸形类。前者包括无脑回畸形（大脑表面平滑）和巨脑回畸形（脑回数目减少，但体积增大），后者多为小脑畸形

或称皮质发育不全。无脑回畸形常累及全脑，以顶枕部为重。患儿常表现出明显的发育迟缓及难治性癫痫。

病因和发病机制　该病由各种非遗传和遗传因素引发。已发现与妊娠期感染、放射性接触、胎儿发育期间含氧血液供应不足及多种基因突变等相关。虽然有部分病例未检测到阳性基因突变，但有明确的遗传基础。81%的患者与17个已知基因突变和17p13缺失有关，其中许多与微管结构蛋白或微管相关蛋白相关，这些基因包括PAFAH1B1/LIS1、DCX、ACTB、ACTG1、ARX、CDK5、CRADD、DYNC1H1、KIF2A、KIF5C、NDE1/NDEL1、TUBA1A、TUBA8、TUBB、TUBB2B、TUBB3、TUBG1、RELN和VLDLR。其中最常见的4个基因为LIS1、DCX、TUBA1A和DYNC1H1，占69%。

神经元移行异常引起的畸形发生在妊娠第8～14周。正常情况下先移行的神经元构成深部的皮质，而后来移行的神经元需穿越先期移行的神经元形成浅表的皮质，若后期移行的神经元不能穿越先期移行的神经元就形成无脑回或巨脑回畸形。由于脑回不发育，灰白质交界处手指交叉状表现消失，并根据发生的时间和严重程度分为无脑回畸形、巨脑回畸形、脑裂、脑灰白质异位、多小脑回畸形和半巨脑回等畸形，可单独存在或联合出现。

临床表现　患儿刚出生时表现正常。新生儿期可见喂食困难、肌张力低下和异常弓形姿势；稍晚可见运动发育延迟；最常见的症状则是癫痫发作。大多数在1岁以内就诊，临床表现为小头畸形、面容异常以及某些综合征、脑积水、视网膜发育不良、先天

性肌发育不良、后颅凹发育畸形和脑萎缩。患儿均有智力障碍，但亚型不同，其严重程度存在显著差异，从严重残疾和生存受限的严重智力障碍到轻度智力或学习障碍均可存在。多数有癫痫发作，约94%是在出生后第1年内发生的，60.7%的癫痫为药物难治性癫痫。

无脑回畸形可单独发生，也可以作为米勒-迪克尔（Miller-Dieker）综合征、诺尔曼-罗伯茨（Norman-Roberts）综合征或沃克-沃伯格（Walker-Warburg）综合征等的一部分发生。①孤立型无脑回畸形：伴有脑部畸形，造成神经纤维发育不良、头部异常小、运动障碍、癫痫发作、智力障碍和面部特征。②米勒-迪克尔综合征：除严重智力障碍、运动障碍、喂食困难和头部异常小之外，还包括多指、白内障、先天性心脏缺陷、肾及其他器官衰竭等致命性并发症。③诺尔曼-罗伯茨综合征：包括颅面异常相关的症状，如枕骨突出、双眼间距过度远和额头低等。④沃克-沃伯格综合征：导致严重的肌肉无力和消瘦。⑤X连锁型无脑回畸形：严重的癫痫发作及智力障碍，喂养困难，生长发育极为缓慢。

诊断 基因检测结果（即使是阴性）和头颅影像学检查可诊断，且有助于预测可能的临床结果，有益于患者的临床管理。

CT检查是诊断无脑回畸形的主要手段，表现为大脑半球表面光滑，脑皮质明显增厚，脑白质减少，灰白质之界面异常平滑，灰白质手指交叉状表现消失。由于两侧裂发育不良，岛盖部分或完全缺如，形成垂直于大脑半球的两侧凹陷，使大脑半球中部变狭，加之两侧脑室扩大，形

成8字形或沙钟状。胼胝体、脑干小。

对于发育迟缓的患儿，头颅磁共振成像显示更为清楚，是寻找病因不可或缺的方法。脑血管造影亦可确诊，由于脑沟缺乏，表浅血管不固定而呈波浪状走行。

鉴别诊断 需与PAFAH1B1相关的畸形、DCX相关的畸形、TUBA1A相关的畸形和罕见的巴拉泽-温特（Baraitser-Winter）综合征相鉴别。

治疗原则 该病尚无有效的治疗措施。癫痫发作患儿使用促肾上腺皮质激素或氨己烯酸有效，托吡酯部分有效。但患儿常合并难治性癫痫，抗癫痫药物疗效的数据很少，且大多药物治疗效果不佳。因此，符合手术条件的局灶性药物难治性癫痫儿童，可首选癫痫手术治疗，包括根治性或姑息性癫痫手术治疗。癫痫手术能改善发作及智力低下。治疗大多是支持性的；存活取决于癫痫发作的严重程度以及其他并发症，包括吞咽功能障碍、呼吸暂停和难于清理的口咽分泌物。

预防 ①一级预防：即婚前预防。妊娠前需注意避免接触致畸环境因素。②二级预防：即出生前预防。定期产检，及时发现严重畸形儿。③三级预防：即症状前预防。无脑回畸形不可治愈，具有高病死率，较轻型患儿运动和认知功能尚可，生存时间相对较长。因此，产后及时对症治疗，改善患儿生活质量。

（赵正言）

fēi zōnghézhēngxíng chún-èliè

非综合征型唇腭裂 （non-syn-dromic cleft lip with or without cleft palate，NSCL/P） 表现为单独的唇裂和腭裂，也可表现为唇裂合并腭裂的先天性口腔颌面

部发育畸形。约占唇腭裂的70%，是最常见的颅面出生缺陷。发病率约1.43‰。患者不仅会面临喂养困难，另有语言、听力和牙齿问题。先天性唇腭裂患者在生命的各个阶段，都有更高的心理健康问题发生率和更高的病死率。在患者及其家庭成员中，与各种癌症的高风险有关，包括乳腺癌、脑癌和结肠癌。在发展中国家，唇腭裂患者生命早期的并发症尤其严重，主要原因是医疗条件有限。NSCL/P的患病率因种族而异，最常影响亚洲或美洲印第安人后裔（2‰），而非洲裔最不常见（0.4‰），白种人的患病率居中，约1‰。社会经济地位对唇腭裂患病率的影响尚未确定，对于不同地理来源和社会经济地位的流行率差异，可能的解释包括环境因素，如维生素的使用、营养、获得医疗保健的机会以及生活方式的风险因素（如吸烟）。

病因和发病机制 唇腭裂由颅面发育失败导致。面部发育开始于胚胎发育的第4周，此时神经嵴细胞迁移形成5个面部突起：额鼻突、成对的下颌突和上颌突。面部突起形成后，鼻板内陷形成内侧（MNP）和外侧（LNP）鼻突。在妊娠的第6和第7周，LNP与MNP合并、融合，形成上唇和原腭（前腭突）。如果这些突起生长或融合失败，则导致口面裂，并涉及上唇、牙槽和/或原腭。在胚胎发生的第7周，左右两个上颌突的口腔侧中部向原始口腔内各长出一个突起，称侧腭突。侧腭突很快即向下或垂直生长，位于舌的两侧。两侧的侧腭突持续生长融合，将口腔和鼻腔完全分开。侧腭突抬高、迁移、融合过程中任何环节的失败均可导致腭裂的发生。

唇腭裂由遗传和环境共同作用而形成，环境致畸机制及保护措施被关注，主要集中于极易密切接触的糖皮质激素、视黄酸与二噁英的致病机制。中国的唇腭裂遗传学研究从 2002 年起，已鉴定出 *IRF6*、*MTHFR*、*MAFB*、*AB-CA4*、*AXIN2*、*TPM1*、*EGF*、*TG-Fβ2*、*TGFβ3*、*BMP4*、*TGFA*、*MSX1*、*BCL3*、*SUMO-1*、*Wnt3A*、*CRISPLD2*、*JARID2*、*NOG 17q22*、*10q25.3*、*FOXE1*、*FGF3*、*8q24*、*SLC2A9*、*WDR1*、*FOXF2*、*RUNX2*、*ROR2*、*MYH9*、*ZNF533*、*EYA1* 和 *BMP7* 等基因多态性与中国汉族人群非综合征型唇腭裂有明显相关性。

临床表现　50% 为唇裂合并腭裂，约 25% 为单纯唇裂，单纯腭裂很少见。

唇裂　最主要的表现是唇部的豁裂。根据裂隙部位可分为：单侧唇裂，不完全裂和完全裂；双侧唇裂，不完全裂、完全裂以及混合型（一侧完全裂，另一侧不完全裂）。根据裂隙的程度分为：①1 度唇裂，裂隙只限于红唇部。②2 度唇裂，裂隙由红唇至部分上唇，但未裂至鼻底。③3 度唇裂，整个上唇至鼻底完全裂开。临床还可见到隐性唇裂，即皮肤和黏膜完好无裂开，但其下方的肌层未能联合，致使裂侧出现浅沟状凹陷以及唇峰分离等畸形表现。

腭裂　可单独发生也可与唇裂同时伴发。腭裂不仅有软组织畸形，更主要的是骨组织畸形。腭裂患者的吸吮、进食以及语言等生理功能障碍比唇裂更严重。患者因颌骨发育不良导致面中部塌陷，严重者呈现碟形脸、咬合错乱等。严重者影响咀嚼功能和面容。根据硬腭和软腭部的骨质、黏膜、肌层的裂开程度和部位，腭裂分为若干类型。①软腭裂：仅软腭裂开，有时只限于悬雍垂。不分左右，一般不伴发唇裂。②不完全性腭裂：又称部分腭裂。软腭完全裂开伴有部分硬腭裂；有时伴发单侧部分（不完全）唇裂，但是牙槽突常常完整。本型也无左右之分。③单侧完全性腭裂：裂隙自悬雍垂至切牙孔完全裂开，并斜向外侧直抵牙槽嵴，与牙槽裂相连。牙槽突裂，有时裂隙相接仅有裂缝，有时裂隙很宽；常伴发同侧唇裂。④双侧完全性腭裂：常与双侧唇裂同时发生，裂隙在前颌骨部分，各向两侧斜裂，直达牙槽；鼻中隔，前颌以及前唇部分孤立于中央。

除上述各类型外，还可见到少数非典型类型：一侧完全，一侧不完全；悬雍垂缺失；黏膜下裂（隐裂）；硬腭部分裂孔等。

唇腭裂的伴发症状　如听力下降、牙列不齐等。

诊断　妊娠期超声检查是诊断胎儿唇腭裂最为有效和简便的方法，具有检查方便、可动态观察且费用低等优点。出生后可依据临床表现进行诊断，但要注意是否存在其他系统的发育异常。

鉴别诊断　需与综合征型唇腭裂，如范德沃德（Van der Woude）综合征、唇腭裂-外胚层发育不良综合征等相鉴别。

治疗原则　虽然唇腭裂可以通过外科手术修复，但患者需要接受多次颅面和牙科手术，以及语言和听力治疗，且还要经历终生的心理影响。因此，治疗不仅是单纯的畸形修复，更需关注唇腭裂患者的心理健康和生活质量提升。临床广泛应用的方法为唇腭裂序列治疗，包括术前正畸治疗、唇腭裂手术整复、牙槽突裂治疗、中耳功能障碍治疗、语音评估与治疗以及心理护理和治疗等多学科合作的治疗模式。

预防　①一级预防：即婚前预防。早期预防可有效减少唇腭裂的发生，使用叶酸等维生素预防，能减少约 20% 的唇腭裂的发生。②二级预防：即出生前预防。对于孕妇，采用彩超二维及彩色多普勒超声对妊娠 18~24 周的胎儿唇/腭部进行检查，筛查唇腭裂。③三级预防：即症状前预防。对已诊断的患儿早期进行综合治疗，以提高远期生活质量。

（赵正言）

Fàndéwòdé zōnghézhēng

范德沃德综合征（van der woude syndrome，VWS）　以先天性下唇瘘、唇裂和/或腭裂为特征的常染色体显性遗传病。占唇腭裂发病总数的 2%，是最常见的口面裂综合征之一。最初由德马尔凯（Demarquay）于 1845 年描述了下唇瘘的症状；1954 年，范德沃德（van der Woude）报道了这种疾病与唇腭裂的关系。该病表型差异较大，可只有一种体征或几种体征同时出现。发病率为 0.5/10 万~2.5/10 万。

病因和发病机制　VWS 为常染色体显性遗传，因此一个家族中常有多人患病，且每个后代均有 50% 的可能携带患病基因，男女均可患病。但同一家族中疾病表现差异很大。唇瘘的形成是因早期发育阶段的唇切迹与切迹底部的组织固定所致，也可由于胚胎侧沟未完全愈合所致。致病基因是 *IRF6* 和 *GRHL3* 基因。约 70% 有 *IRF6* 基因突变，约 5% 有 *GRHL3* 基因突变。然而致病突变通过何种途径和方式引起胎儿发育畸形尚不明确。

临床表现　下唇瘘：瘘管深

1~25mm，常位于下唇中线附近，外观为近圆形凹陷，中央为瘘管。瘘管口通常有唾液分泌，有时加压可见有液体排出。下唇部可呈肿胀表现。唇部瘘管是区别 VWS 和非综合征裂最重要的特征，发生概率超过 80%，并且可作为 VWS 的唯一特征出现。

除下唇瘘管外，约 21% 的患者有唇裂或腭裂，并且家属中也可同时出现唇腭裂。还有一些患者无下唇瘘，只有唇腭裂。牙齿发育不全的发生概率为 25%，通常受累缺失的牙齿依次为上颌第二磨牙、下颌第二磨牙和上颌侧切牙。其他症状包括舌系带过短、高腭弓、肢体异常和先天性心脏病等。

病理特征　瘘管壁由非角化复层鳞状上皮组成，其下是淋巴细胞浸润的板状致密结缔组织、束状横纹肌纤维、血管、神经、脂肪组织以及混合腺泡。混合腺泡环绕整个瘘管壁，腺泡分泌管开口于瘘管腔，常见有黏液分泌。

诊断　患者可单独以下唇瘘管的特征出现，大多数同时合并有唇腭裂的表型。临床上患者下唇部的微小变化常被误认为是咬痕而忽略，腭部的黏膜下隐裂也容易被漏诊。

鉴别诊断　需与腘窝翼状胬肉综合征、口-面-指综合征和先天性巨结肠等相鉴别。

治疗原则　以手术治疗为主。治疗唇腭裂和下唇瘘，包括针对唇腭裂的序列治疗，需外科手术以及多学科联合治疗。下唇瘘管很少会自发性愈合，需手术切除瘘管。手术后的唇部畸形需多次修复以恢复美学形态。完善的治疗需要多学科共同诊治，完善治疗计划，给予患者最好的治疗效果。

预防　①一级预防：即婚前预防。鉴于该病的遗传方式，两个携带者的后代患 VWS 的概率为 75%，应杜绝近亲结婚。②二级预防：即出生前预防。需完善妊娠前检查，妊娠期避免病毒感染、物理、化学损伤、妇科疾病或其他不良精神刺激，保持营养充足，并定期进行产前检查。③三级预防：即症状前预防。早诊断、早治疗，有助于患者治疗效果的最大化。

(赵正言)

xiàhégǔ-yánmiàn fāyù bùquán

下颌骨颜面发育不全（mandibulofacial dysostosis）　常染色体显性遗传的颅面部畸形。又称特雷彻·柯林斯综合征（Treacher Collins syndrome）、鸟面综合征、弗兰切斯凯蒂综合征（Franceschetti syndrome）、弗兰切斯凯蒂-茨瓦伦-克莱因综合征（Franceschetti-Zwahlen-Klein syndrome）、颌面骨发育不全及耳聋综合征等。因胚胎 7~8 周以前第一、二腮弓发育异常所致，临床表现为颅面骨（特别是颧骨、下颌骨）发育不全、双眼外眦下移、巨口、面部瘘管和外耳畸形等，形成特征性的鱼面样面容。该病罕见，新生儿中发生率约为 0.02‰，遗传基因具有变化不同的外显率和表达率。

该病最早由汤姆森（Thomson）于 1846 年报道；1900 年，特雷彻·柯林斯（Treacher Collins）明确报道了 2 例病例，首次描述了该病最主要的特点为颧骨和下眼睑的缺损。弗兰切斯凯蒂、茨瓦伦和克莱因详细描述了全部特征，提出该病为一独立的畸形，并定名为下颌骨颜面发育不全。1985 年，洛瑞（Lowry RB）报道，该病是由于颌面骨发育不全而引发的一种常染色体显性遗传病。1996 年，迪克森（Dixon MJ）总结了该病的表型特征为颅面骨发育障碍。病变不是逐步进展的，症状也不会恶化，部分病例会随着成长及手术治疗而得到改善。

病因和发病机制　该病为常染色体显性遗传。虽然有部分患者存在 POLR1D 和 POLR1C 基因突变，但 TCOF1 基因的致病突变（93%）是主要病因。大多为缺失突变，导致密码子提前终止。17% 的病例是由位于 TCOF1 基因的第 24 外显子 5bp 基因的缺失引起的。插入和重复也经常发生，通常改变 1~41bp 基因编码区域。最常见的热点区域是 TCOF1 基因的第 10、15、16、23 和 24 外显子，占致病突变的一半以上。60% 的病例中，致病突变是自发出现的，基因型-表现型可能没有关系。

在正常的胚胎发育过程中，TCOF1 的表达受严格的时空调控，主要在颅面骨骼来源的神经嵴细胞中表达。TCOF1 单倍体不足是导致该病的机制之一，为核糖体生物合成中断，导致神经上皮细胞和神经嵴细胞周期受限，增殖受损，凋亡损失。TCOF1 单倍体不足致病的另一个机制是 rRNA 产量降低和细胞翻译程序的全局重编程。与健康人相比，患者的 TCOF1 转录水平显著降低。患者中发现的 TCOF1 基因突变可影响与 Pol I、NOP56、UBF、Nopp144 和 TOPBP1 或磷酸化位点相互作用的氨基酸。

临床表现　面部：睑裂呈反先天愚型样倾斜，向下倾斜（100%）。颧骨发育不全（99%），合并或不合并颧骨裂隙。下颌骨发育不良（87%），下睑组织缺损（65%），眼不对称（53%）、睫毛部分或全部缺如。耳郭畸形、小耳畸形（71%）、外耳道缺陷闭锁（72%）和传导性耳聋。部分患者视觉丧失，腭裂（22%）、软腭闭合不全。头皮毛发向颊侧生长（48%）。后鼻孔狭窄/闭锁（14%）。心脏畸形（12%）。罕见表型：脑、肾和四肢异常；咽发育不良、上睑组织缺损、泪管狭窄、小眼、斜视、上睑下垂、巨口或小口、后鼻孔萎缩、外耳至嘴角间盲瘘及皮赘、腮腺缺如、隐睾和智力低下等。

诊断 依赖于临床和影像学检查，通过对致病基因 *TCOF1*、*POLR1D* 和 *POLR1C* 进行基因检测可以确诊。取头颅正侧位、投影测量片、鼻旁窦华氏位、下颌骨全景片检查，X 线片显示：密度增高而小的乳突；鼻骨前突而且宽阔，额鼻角平坦；颧骨颧弓发育不良或缺损；上颌骨狭小前突，上颌窦小；下颌骨发育不全，体部及升支短小，角前切迹加深。CT 和三维重建更有利于诊断。超声检查则有助于胎儿的宫内诊断，表现为羊水过多，无胎儿的吞咽活动，双侧颅顶径和头围的发育较差。但对睑裂下斜、小颌、颧骨发育不全则不易发现，耳郭畸形有时可以发现。腭裂表型只存在于部分病例，产前超声有时可以发现。在有 TCS 的家族中，可以用胎儿镜进行产前宫内诊断。

鉴别诊断 需与存在颜面发育异常的米勒（Miller）综合征、纳赫尔（Nager）综合征相鉴别。

治疗原则 颧骨缺失或发育不全是该病重点，导致一系列畸形，因此颧骨的重建是治疗的中心，颧眶部再造是治疗的基础和最重要部分。颧眶部的整复首先是颧眶骨的充填，增加足够的体积，使颧骨体、颧弓、眶下缘和眶外壁丰满隆起，具有正常的弧度和外形。

下颌骨的整复也是治疗内容。对于轻度畸形，治疗目的主要是改善外貌，可选用隆颏术、颏部植骨术或颏部水平截骨前移术来矫正；对严重畸形，除考虑外形的修复还要同时进行生理功能的重建，主要目的是改善咬合关系、扩大咽腔减少呼吸道的阻塞，改善面下部外形轮廓。手术方法包括下颌矢状劈开截骨术和牵引成骨术延长下颌骨。

下睑缺损的重建目的是修复眼睑缺损，同时将外眦角上移。此外，还应针对不同患者的外耳畸形及鼻畸形作相应的整复治疗。

手术时机选择：①腭裂，可在 1 岁左右进行手术矫正。②听力障碍应早期介入治疗，以免出现语言功能障碍。③颧骨、颧弓的重建应在颅眶骨发育完成以后（一般 5～10 岁）进行，以利于日后颌骨和面部软组织的发育。④眼睑的缺损修复可应用眼轮匝肌皮瓣进行修复，可在 5～10 岁进行。⑤外耳畸形治疗在 5～8 岁进行。⑥正颌手术在 16 岁颌骨发育成熟后进行。⑦软组织修复一般在后期应用显微外科软组织游离移植和脂肪游离移植。

预防 ①一级预防：即婚前预防。鉴于该病的遗传类型，有 50% 概率会遗传给下一代，因此在妊娠前应进行遗传咨询。②二级预防：即出生前预防。妊娠期避免病毒感染、物理与化学损伤、妇科疾病或其他不良精神刺激，保持营养充足，并定期进行产前检查，超声检查有助于早期识别。③三级预防：即症状前预防。早期诊断及治疗，以提高患者生活质量。

(赵正言)

拉森综合征（Larsen syndrome）

以先天性大关节脱位和特征性颅面异常为特征性表现的常染色体显性/隐性遗传病。具有颜面部扁平、四肢多发性关节脱位、马蹄内翻足畸形，抑或伴有腭裂、颈椎后凸或侧凸畸形等特征性临床表现。由拉森（Larsen LJ）于 1950 年首次描述。该病发病率约为 1/10 万。

病因和发病机制 致病基因 *FLNB* 突变导致显性遗传的拉森综合征，该基因位于染色体 3p21.1-p14.1，编码丝蛋白 B。丝蛋白 B 是细胞骨架蛋白，在细胞骨架和信号转导中有重要作用。该基因在脊柱的分节发育、关节形成和软骨内成骨过程中起重要作用，可解释该综合征的几种骨科表现。隐性遗传的拉森综合征与 *COL1A1*、*COL1A2*、*COL3A1* 和 *COL5A2* 基因突变相关联。

临床表现 ①骨骼：大关节脱位，包括肩关节、肘关节、髋关节、膝关节。脊髓异常：脊柱侧凸，颈椎后凸和椎体半脱位/融合。马蹄内翻足。②颅面畸形：面部扁平、前额突出、鼻梁下垂、颧骨扁平和眼距宽。③其他特征：身材矮小、扁平鼻梁、腭裂、听力障碍、副腕骨、声门下狭窄、喉软化和气管软化。

诊断 特征性可识别的面部特征是诊断关键之一。根据特殊面容、四肢多发性关节脱位以及马蹄内翻足畸形，应高度疑似该病，做出初步诊断。分子遗传学检测可明确诊断。

多数为出生后诊断，产前诊断仅有个案报道。B 超可在妊娠 24～32 周发现异常表现，超声特征包括：①关节屈曲方向异常，主要是双侧膝关节。由于膝关节脱位，膝关节屈曲方向为向心性，即下肢远端肢体以膝关节为轴心向躯干侧弯曲，超声检查时会发现靠近胎儿躯干侧可观察到远端肢体的长轴。②面部异常，如鼻骨扁平、眼距增宽及前额突出。当检查发现多关节异常或脱位时应考虑该病，超声检查尤其是对骨骼系统的检查非常重要。由于罕见，产前诊断仍很困难，只有少数在孕晚期被诊断。

鉴别诊断 需与肱骨-脊柱发育不全、埃勒斯-当洛（Ehlers-Danlos）综合征、先天性多关节松弛症及关节挛缩症相鉴别。

治疗原则 早期诊断与及时治疗是获得满意结果的前提。及时准确的产前诊断对于临床采取恰当的处理措施非常必要。在妊娠中期确诊可尽快终止妊娠，并发症少，孕妇相对安全。在妊娠晚期确诊有助于预测孕产期并发症，并进行及时的新生儿处理。但对于妊娠中期发现或疑诊该病是否终止妊娠，尚无统一治疗，需个体化处理，考虑胎儿脱位关节的严重情况，包括是否合并其他畸形如脊柱异常，以及出生后是否可以手术矫正等，最终是否选择提前终止妊娠要由胎儿父母决定。由于发育异常和关节的不稳定性，如果胎儿父母选择继续妊娠，建议行剖宫产结束分娩并进行新生儿复苏和关节复位或固定，关节异常可否手术矫正需要小儿外科医师来判断。

由于四肢多个大关节脱位和韧带松弛，通常需要多次分期的石膏矫形和手术治疗。治疗方法与结果，因开始治疗的年龄、受累关节的数目及严重程度而不同。多数报道仅局限于某一关节脱位的治疗（如膝关节）或颈椎畸形的治疗。治疗四肢大关节脱位多

主张先治疗膝关节脱位。对存在颈椎后凸畸形，抑或颈椎不稳定者可优先处理。一旦实现颈椎稳定或治疗后稳定，应立即使用保守或手术治疗膝关节脱位，在2岁前治疗可获得理想结果。治疗膝关节脱位的同时进行先天性马蹄内翻足的治疗，早期应用Ponset技术进行石膏矫形。也可在膝关节脱位获得满意治疗之后再予以考虑。双侧髋关节脱位的治疗结果不佳。

对于上肢大关节脱位或半脱位，多主张若无功能障碍，则无手术指征，其远期功能是否受损还需要更长时间的随访才能确定。

预防 ①一级预防：即婚前预防。可提供遗传咨询、孕前保健，规避风险。②二级预防：即出生前预防。生育过患儿的夫妻再次妊娠前，应对其说明该综合征的可能遗传机制，条件允许时行DNA突变分析，明确突变基因位点。妊娠期定期严格仔细的超声检查非常重要，必要时可行胎儿磁共振成像检查，或通过绒毛活检早期做出诊断。一旦确诊需综合考虑，由胎儿父母决定是否提前终止妊娠。若选择继续妊娠，推荐其剖宫娩出胎儿，避免牵拉可能不稳定的颈椎造成高位脊髓损伤。③三级预防：即症状前预防。该病新生儿的预后差异很大，有些是基因轻度异常，可存活到成年。严重者常早年夭折，与胎儿合并宫内生长受限、合并重要器官的异常等有关，新生儿可能由于颈椎异常压迫脑干而致呼吸循环衰竭而死亡。因此，出生后定期随访，注意脊柱尤其是颈椎是否出现侧后凸或不全脱位，必要时给以手术治疗。

（赵正言）

shìwǎngmó mǔxìbāoliú

视网膜母细胞瘤（retinoblastoma，RB） 发生于胚胎性神经视网膜的恶性肿瘤。是婴幼儿最常见的原发性眼内恶性肿瘤。发病率约6.3/10万新生儿。一般5岁前发病，2/3患儿在3岁前发病，有家族史或双眼患儿多在1岁前发病，30%～40%患儿双眼受累。35%～45%的RB为常染色体显性遗传。

病因和发病机制 美国遗传学家阿尔弗雷德·乔治·克努森（Alfred George Knudson）提出的"二次打击学说"认为，RB的发生由*RB1*等位基因先后两次突变引起。

遗传型RB第一次*RB1*等位基因突变发生于生殖细胞，第二次则在合子形成后，发生于体细胞。生殖细胞突变可遗传给后代，即后代的所有细胞都有一个失活的*RB1*等位基因，只需再一次打击，使体细胞的另一个*RB1*等位基因失活，即可发病。因此，遗传型RB发病早，且多为双侧性、多灶性，且在一生中易患第二恶性肿瘤，并将易感基因传递给50%的后代。因此，从肿瘤发生的角度来说，RB属常染色体显性遗传。

非遗传型RB患者在子宫内或出生后不久发生了第一次体细胞突变，接着需要在同一体细胞发生第二次突变才能发展成肿瘤，这就解释了非遗传型RB在相对较晚的年龄患上单侧RB，且没有任何与*RB1*基因有关的其他癌症风险。

临床表现 RB的分期有不同版本。针对眼内期RB，国际上将其分为A～E五期。第8版TNMH分期，不仅包含了RB眼内、眼外和病理表现，还首次将遗传特

征纳入分期。中国沿用较多的分期为：眼内期、青光眼期、眼外期和全身转移期。

肿瘤早期难以发现，随着瘤体增大，突入玻璃体甚至接近晶状体时，经瞳孔可见黄白色反光，如同猫眼，称为白瞳症，是 RB 最常见的症状。由于肿瘤影响视力，可发生知觉性斜视，甚至继发青光眼，出现高眼压引起患儿眼痛哭闹、眼红才被发现。

检查见视网膜单个或多个灰白色实性隆起，有时扁平生长。可伴扩张的视网膜血管、出血、渗出性视网膜脱离。有时肿瘤进入玻璃体，产生种植，如大量雪球漂浮，甚至沉积于前房下方形成假性前房积脓。肿瘤可向眼外和眶内蔓延，出现眼球突出、结膜水肿、突出睑裂的巨大肿块等表现。最常见的转移方式为沿视神经向颅内蔓延，还可局部淋巴结或全身转移。

1.8%~3.2% 的 RB 可出现自行停止生长甚至自发性萎缩，不具有侵袭性。

诊断 依据临床表现和病理学、分子遗传学、影像学检查进行诊断。

病理学检查 光镜下见，肿瘤由大片紧密排列的核深染、胞质少的小圆形或短梭形细胞构成，排列成片状、小梁状和巢状结构。可以见到弗莱克斯纳-温特塞纳（Flexner-Winterseiner，F-W）菊形团和霍默－赖特（Homer-Wright）菊形团。F-W 菊形团是由数个至十数个肿瘤细胞形成的空腔结构，核位于周边，细胞质伸向腔内，呈整齐的花环状，为 RB 的特征性形态结构。分化型 RB 的特点是出现双极细胞成分。常见凝固性坏死，在坏死区常可见嗜苏木素性物质沉积在血管壁

和血管周。

免疫组化染色显示：肿瘤细胞神经元特异性烯醇化酶、S-100 蛋白、胶质纤维酸性蛋白和 Leu7 阳性，CD99 阴性。

基因检测 确诊患者都应进行分子遗传诊断；遗传型 RB 患者的兄弟姐妹也应进行遗传筛查；RB 患儿的父母在计划下一次妊娠前，也应进行基因检测，如果父母中发现有 *RB1* 突变，则应进行遗传咨询和产前诊断的遗传学指导。

单眼患病无家族史患者 约 15% 由生殖细胞突变引起，如在外周静脉血中检测出 *RB1* 基因突变，则应为多发，做好对侧眼发病和第二恶性肿瘤的监测。其他 85% 患者外周血中未检出 *RB1* 突变，则多考虑是体细胞中两次突变的可能，那么在肿瘤消退后，一般不用接受麻醉下的密集检查。

双眼或单眼患病且伴有家族史患者 多数患者均携带有 1 个杂合的生殖细胞 *RB1* 基因突变。在双眼 RB 中发现外周血 *RB1* 突变的概率为 97%；另外 3% 外周血检测中未发现 *RB1* 基因突变的双眼患者，则提示是嵌合现象，建议进行肿瘤组织的分子遗传检测，然后再在外周血中进行验证，如果发现同样突变，那么嵌合现象就得到了验证，否则，遗传风险降低至 1%。如果在肿瘤 DNA 中没有发现 *RB1* 突变的罕见情况下，应在肿瘤组织中寻找其他可能的致病基因变化，如 *MYCN* 扩增。

**检测方法中最有效的是下一代测序，可检出 70%~75% 的胚系突变。其他方法还包括多重连接依赖探针扩增、核型分析、荧光原位杂交和甲基化分析等。

影像学检查 B 超和 CT 对 RB 的诊断有重要意义。B 超常表

现为玻璃体腔内实性占位性病变声像，与眼球壁相连，在肿瘤内可见强光斑（钙化），后方出现声影。CT 可见玻璃体腔内占位性病变，内见密度增高的钙化影。磁共振成像（MRI）主要评估是否有视神经和眼外受累。

治疗原则 应做到早发现、早诊断、早治疗，综合情况制订个体化治疗方案。临床工作中，必须明确以保生命为前提的保眼、挽救视功能的原则。

对于眼内期 RB，保眼治疗的方法有化疗（主要包括长春新碱、依托泊苷或替尼泊苷、卡铂、环磷酰胺）、眼动脉化疗（主要包括美法仑、卡铂和拓扑替康）、眼内注药治疗（主要包括美法仑、卡铂和甲氨蝶呤）、冷冻和激光治疗等方法，上述方法可单独或联合应用。如不能保眼，则应尽快行眼球摘除术。

对于有高危因素的眼内期或眼外期 RB 行眼球摘除术后，还要联合全身化疗；若肿瘤已侵犯颅内或全身转移，可联合放疗和大剂量全身化疗、鞘内注射化疗等，预后非常差。

治疗和随访过程中，应同时行双眼检查。

患者和携带者监测与健康管理 RB 先证者和所有患者均应进行 *RB1* 基因检测，行眼球摘除手术者，留取肿瘤组织以备后续进行 DNA 检测。

对于已知存在 *RB1* 基因突变的家系：①所有存在患病风险（可能携带突变基因）的成员均应进行基因检测。②携带家族 *RB1* 基因突变的儿童，90% 会发展为 RB，应定期多次进行 RB 相关检查。③携带 *RB1* 基因突变的成人，应对有亲缘关系的家属进行肿瘤相关检查。④在不完全显性遗传

的家系中，需要注意生殖细胞嵌合体的可能。

无法确定家族中是否存在 *RB1* 突变、具有 RB 家族史但未发现 *RB1* 基因突变，建议每名高风险家族成员在 7 岁之前均应定期进行相关眼科检查。

健康生育咨询　RB 家系成员的发病风险（表 1）。

对于生殖细胞携带 *RB1* 基因突变的父母，可在妊娠中期抽取羊水，进行单位点靶向突变分析。若为阳性，父母可决定是否继续妊娠。若继续妊娠，则定期 B 超检查，在妊娠晚期发现肿瘤的第一个证据时进行选择性分娩。对明确携带 *RB1* 基因突变的胎儿，可在胎龄 36~38 周进行选择性足月早期分娩，婴儿出生后进行临床检查，如发现肿瘤，尽早开始治疗。

在对有非典型显性遗传家族病史案例作产前诊断时，胚胎植入前遗传学检测可以中断突变的 *RB1* 基因往下代传递而生育健康后代。

（卢 蓉　贾仁兵　陆国辉）

shènmǔxìbāoliú

肾母细胞瘤（nephroblastoma）

起源于后肾胚基细胞的恶性胚胎性肿瘤。又称维尔姆斯瘤。是儿童最常见的肾恶性肿瘤。于

1899 年由德国外科医师马克斯·维尔姆斯（Max Wilms）首次报道。肾母细胞瘤占所有儿童肿瘤的 6%~7%，占儿童肾脏恶性肿瘤的 90%。年龄标准化发病率约为 8/100 万，约 90% 的患者 6 岁以前发病，然而在较年长儿童或成年人中也可发病。同时，90% 的患者是散发性肿瘤（中位发病年龄为 3 岁）。而 5%~10% 的患者表现为双侧或多发肿瘤，常伴有肿瘤易感性综合征，发病年龄也较早（中位年龄为 2 岁）。与北美和欧洲白种人相比，东亚人群中肾母细胞瘤的发病率较低，而在非裔人群发病率最高。

病因和发病机制　肾母细胞瘤通常由多个基因事件引起，与生殖泌尿道胚胎发育的基因改变密切相关。在 10%~15% 的患者中，胚胎发生早期可能出现胚系致病性基因突变或表观遗传改变，最常见的胚系突变基因是 *WT1*。

体系突变　约 1/3 的患者出现 *WT1*、*CTNNB1* 和 *WTX* 等基因改变。随着相关研究的开展，大量相关的驱动基因改变被发现，如 miRNA 加工相关基因 *DROSHA*、*DGCR8*、*DICER1* 和 *XPO5*。在肾母细胞瘤中频发体系突变的基因有 *SIX1* 和 *SIX2*（早期肾发育中起关键作用的转录因子）、*EP300*、

CREBBP 和 *MYCN*。同时在肾母细胞瘤的突变谱中，30%~50% 的基因与肾发育中的转录延伸过程相关，如 *MLLT1*、*BCOR*、*MAP3K4*、*BRD7* 和 *HDAC4* 等基因。*TP53* 基因突变与临床病理相关，常出现在不良组织学类型间变性肾母细胞瘤中。

胚系突变　有胚系突变的患者与先天畸形综合征相关，其中最常见的是 *WT1* 相关综合征。1%~2% 的患者还会出现家族性肾母细胞瘤。

WT1 基因　位于染色体 11p13，编码锌指转录因子，调节肾发育中间充质向上皮的转变。*WT1* 是经典抑癌基因，该基因的拷贝数变异或点突变都与肾母细胞瘤密切相关。①WAGR 综合征（肾母细胞瘤-无虹膜-性器官及尿道畸形-智力发育迟缓综合征）：由 11p13 区带缺失所致，包括 *WT1* 和 *PAX6* 基因。*PAX6* 的失活突变或缺失导致无虹膜，而 *WT1* 的缺失则增加了肾母细胞瘤的风险。约 50% 的 WAGR 综合征患者会出现肾母细胞瘤，且肾母细胞瘤的发病年龄较早，出现双肾肿瘤的风险较高。②德尼-德拉什（Denys-Drash）综合征（DDS）：由 *WT1* 基因中锌指结构的错义突变所致，其典型特征为假两性畸形、肾母细胞瘤、肾病且大多数进展为终末期肾病。约 90% 的患者会出现肾母细胞瘤，且 20% 为双肾肿瘤。③弗雷泽（Frasier）综合征：由 *WT1* 基因剪接位点突变所致，临床表现与 DDS 相似，但常伴有局灶节段性肾小球硬化，且易患性腺母细胞瘤。

染色体 11p15 位点　肾母细胞瘤易发生突变的位点，存在一组印记基因，含有贝-维（Beckwith-Wiedemann）综合征（BWS）

表 1　RB 家系中咨询者生育子女的再发风险

单侧性	概率（%）	双侧性	概率（%）
咨询者本身患病，父（或母或同胞）也患病	45	咨询者本身患病，其他亲属也患病	45
咨询者本身患病，但没有其他亲属患病	1	咨询者本身患病，但没有其他亲属患病	45
咨询者本身不患病，但父（或母）和一个同胞，或两个同胞患病	5	咨询者本身不患病，但父（或母）患病	5
咨询者本身不患病，但有一个子女或同胞患病	1	咨询者本身不患病，但有一个子女患病	2

和其他具有过度生长特征综合征的基因。BWS 由参与生长调控和细胞周期进程的两个基因簇的表达改变所致，这些基因簇由染色体 11p15 上的两个独立印记控制区（ICR1 和 ICR2）调控。这两种 ICR 在父系和母系等位基因上差异甲基化。BWS 的特征是身体的一个或多个部位不对称生长，同时容易出现胚胎性肿瘤，包括肾母细胞瘤、肝母细胞瘤和横纹肌肉瘤等。10%～20% 患者出现肾母细胞瘤。

1%～2% 的肾母细胞瘤患者有家族史，涉及不同的遗传缺陷。在肾母细胞瘤家族中发现了 CTR9 的结构性突变，是聚合酶相关因子 1（PAF1）复合体的关键组成部分，PAF1 复合体参与胚胎器官发生。同时发现 17q12-q21（FWT1）和 19q13.4（FWT2）两个分布位点也与家族性肾母细胞瘤相关。家族性病例通常发病年龄较早，并且双肾肿瘤的风险较高。

其他相关位点 染色体 2q37 上 DIS3L2 的胚系失活突变与帕尔曼（Perlmann）综合征相关，帕尔曼综合征是罕见的先天性过度生长综合征。另一种易患肾母细胞瘤的过度生长综合征是 X 连锁的辛普森-戈拉比-贝梅尔（Simpson-Golabi-Behmel）综合征（SGBS），与 GPC3 突变相关，该基因编码细胞外蛋白多糖，在促进 WNT 信号传导中发挥作用。其他还有 NSD1 突变引起的索托斯（Sotos）综合征，TP53 或 CHEK2 突变引起的利-弗劳梅尼（Li-Fraumeni）综合征等。同时约 10% 的非先天畸形综合征存在胚系突变，出现 REST、CHEK2、EP300、PALB2 和 ARID1A 等基因突变。

临床表现 ①腹部肿块或疼痛：大多数患者无症状，在儿童洗澡或就诊时发现腹部肿块。约 40% 患儿伴有腹痛。②血尿：约 20% 的儿童就诊时会伴有血尿。③高血压：约 25% 患儿出现高血压，与肾素-血管紧张素系统的激活有关。④其他症状：发热、食欲减退和体重减轻等。可伴有先天畸形综合征的症状，如无虹膜、偏身肥大和泌尿生殖系统异常。

诊断 依据临床表现、病理学、分子遗传学、影像学检查进行诊断。

病理学检查 大部分肾母细胞瘤含有 3 种成分：胚芽成分、上皮成分和间叶成分。部分肾母细胞瘤以其中两种或一种成分为主。胚芽细胞有弥漫性、结节性、葡行性或基底样，前两种最常见，肿瘤细胞小圆形、卵圆形、核深染，核仁不明显，核分裂活跃，胞质极少。上皮成分主要形成胚胎性肾小管或肾小球样结构，也可呈原始菊形团、腺管样、缎带样结构，偶见异源性上皮分化，包括鳞状上皮、腺上皮、纤毛上皮。间叶成分呈梭形细胞性成纤维细胞样结构，可向平滑肌、横纹肌、骨、脂肪和神经分化，其中以横纹肌分化最多见。

间变亚型肾母细胞瘤需要满足以下 3 项核特征：核明显增大（至少 3 倍正常核大小）、核染色质增粗、可见多极核分裂。间变型占肾母细胞瘤的 5%，多见于年龄较大的儿童。分为局灶间变型和弥漫间变型。其中局灶间变型的定义为间变病灶边界清晰，在任何一张切片间变病灶周围都有非间变的成分围绕，该型预后良好。弥漫间变型预后差。

畸胎样肾母细胞瘤表现为广泛的异质性分化，如黏液样腺体、

软骨、骨骼肌等。

免疫组化染色显示：肿瘤细胞 PAX8 阳性。胚芽成分和早期分化的上皮细胞恒定表达 WT1，分化性上皮成分和间叶成分 WT1 阴性，但肾小球分化区为阳性。上皮成分表达细胞角蛋白（CK、CK7 和 CD57）。胚芽成分还表达波形蛋白（vimentin），也可见神经元特异性烯醇化酶、CD56、结蛋白（desmin）局灶阳性。弥漫间变型肾母细胞瘤过表达 P53。

基因检测 1q、1p 和 16q 等的拷贝数变异通常与预后不良相关。研究发现了许多潜在的肾母细胞瘤的突变驱动基因，包括 BCOR、CTNNB1、DGCR8、DICER1、DIS3L2、GPC3、MLLT1、MYCN、SIX1、SIX2、TP53 和 WT1。评估这些基因（单独或联合）中的突变对临床病程和患者生存很有价值。

影像学检查 常用的有超声、胸腹部 CT 或腹部磁共振成像（MRI）。最常见的转移部位是肺部，建议胸部影像学检查。腹部增强 CT 和 MRI 对肾母细胞瘤的诊断价值类似。MRI 弥散加权成像可鉴别肾母细胞瘤与神经母细胞瘤，肾母细胞瘤的表观为扩散系数明显升高。肾母细胞瘤对 ^{18}F-FDG 比较敏感，^{18}F-FDG PET-CT 可以显示肿瘤和转移灶中具有 FDG 活性的区域，有助于评估双侧疾病或术前接受化疗的患者。

其他检查 ①体格检查：对肾肿瘤患儿的相关综合征体征进行仔细评估，如无虹膜、发育迟缓、尿道下裂、隐睾、假两性畸形、过度生长和偏身肥大。②实验室检查：血常规、肝肾功能、凝血功能和小便常规等。③活组织检查：对于临床评估是可切除的 Ⅰ 期或 Ⅱ 期肾母细胞瘤，不宜

进行活检。Ⅲ期肾母细胞瘤可考虑进行肾活检。计划进行术前化疗的患者应穿刺活检明确病理诊断，有助于治疗方案的制订。然而，活检可能导致肿瘤局部扩散，在不能手术切除的肿瘤患者中使用活检来确定组织学仍有争议。

治疗原则 得益于美国国家肾母细胞瘤研究组（NWTSG）和国际儿科肿瘤学会（SIOP）的治疗指南和临床试验，肾母细胞瘤患者的生存率显著提高。对于单侧肾肿瘤，NWTSG 建议在诊断时进行手术治疗，然后根据肿瘤的阶段进行化疗或放疗。然而，SIOP 建议先进行新辅助化疗，再进行手术治疗。无论采用何种治疗方案，手术切除都是主要的治疗方法。

手术治疗 大多数需行根治性肾切除术。手术过程中应确定肿瘤的范围，准确的分期对于后续是否需要放疗和化疗至关重要。同时应进行必要的腹腔探查，以排除肿瘤局部扩散，肝或淋巴结转移，或腹膜播散。如果术前 CT 或 MRI 显示对侧肾正常，则不需要探查对侧肾。区域淋巴结的选择性清扫有助于局部肿瘤分期。对于双侧肾母细胞瘤，或有相关先天畸形综合征，或孤立肾的患儿，应采取保留肾单位的手术方式。

化疗 有以下情况时考虑术前化疗，如双侧肾母细胞瘤、肿瘤侵犯相邻结构、不可切除的肿瘤等。对于伴有不良遗传学特征（1p 和 16q 的杂合性缺失等）或分期偏晚（Ⅲ期及以上）的患者，手术后应进行辅助化疗，联用放线菌素 D、长春新碱和多柔比星治疗。

放射治疗 通常用于降低局部复发风险，同时也可治疗全身转移性疾病。放疗方案的制订与肿瘤分期、组织学类型以及分子遗传特征密切相关。对于早期（Ⅰ期或Ⅱ期）、组织学类型良好的患者不建议术后放疗。

靶向治疗 ①IGF2 信号通路：与肾母细胞瘤的发生发展密切相关，IGF2 受体 IGF1R 是可行的治疗靶点。②血管生成：血管内皮生长因子及其受体（VEGF/VEGFR）通路是抗血管生成治疗中最常见的靶点。贝伐单抗、AZD2171 和其他 VEGF/VEGFR 通路抑制剂已经上市或正在临床试验中。③PI3K/AKT 信号通路：mTORC1 变构抑制剂如依维莫司和西罗莫司已获批，作为肾母细胞瘤的治疗手段。

免疫治疗 主要采用两种方法：抑制环氧合酶-2（COX-2）通路和过继细胞免疫治疗。靶向 COX-2 可抑制肿瘤免疫逃逸。CAR-T 细胞治疗是指利用基因修饰技术（CRISPR/Cas9）将具有特异性抗原识别域和 T 细胞激活信号的遗传物质转移到 CD8$^+$ T 细胞中，从而可以结合肿瘤细胞表面特异性抗原，活化 T 细胞以杀伤肿瘤。CAR-T 细胞治疗在肾母细胞瘤中仍处于临床试验阶段，主要有以 GPC3、EGFR 和 B7-H3 为靶点的 CAR-T 细胞疗法。

患者和携带者的监测与健康管理 绝大部分肾母细胞瘤属于散发性肿瘤，与体细胞突变密切相关。少数由胚系基因突变、其他先天畸形综合征所致。若患儿出现偏身肥大、过度生长综合征、精神发育迟滞、无虹膜、弥漫性系膜硬化等表现，或腹股沟或脐疝、尿道下裂、肾异常和异位睾丸等畸形，应进行遗传咨询，并对具有双侧肾母细胞瘤、家族性肾母细胞瘤、泌尿生殖系统异常患者还应行 WT1 和 11p15 等位点检测。

对肾母细胞瘤患病高风险的儿童，推荐每 3 个月进行一次肾超声检查。筛查频率不随患者年龄变化。对于 BWS、SGBS 等，也要行肝母细胞瘤的筛查。需从出生时（或诊断时）开始每 3 个月进行一次全面的腹部超声和血清甲胎蛋白（AFP）筛查，一直持续到 4 岁。已进行单侧肾母细胞瘤切除术的患者，建议筛查对侧肾。如果超声检查显示可疑病变，应进行 CT 或 MRI 检查。

健康生育咨询 建议生育期患者针对性选择产前诊断，产前诊断需综合肿瘤易感风险、基因检测技术特征等进行评估。若通过辅助生殖技术进行生育，建议进行胚胎植入前遗传学检测。

（曾浩 胡旭 陆国辉）

yíchuánxìng hēisèsùliú

遗传性黑色素瘤（hereditary melanoma） 源于黑色素细胞的与 CDKN2A 或 CDK4 基因胚系突变有关的恶性肿瘤。多发生于皮肤。据 GLOBOCAN 数据库 2020 年显示，新发 325 000 病例中皮肤黑色素瘤占 1.7%，男性发病率为 3.8/10 万，女性为 3.0/10 万。监测、流行病学和结果数据库（SEER）显示，黑色素瘤是美国发病率第五的肿瘤，2021 年约有 10 万新发病例，好发于白种人，男女比例为 34.7/22.1（每 10 万人）。中国黑色素瘤的发病人数以每年 3%~5% 的速度逐年上升。遗传性黑色素瘤占黑色素瘤的 7%~15%。

病因和发病机制 多数患者有紫外线暴露史，其发病具有明显的常染色体显性遗传模式，后代患病人数超过第一代。约 45% 的遗传性黑色素瘤 CDKN2A 和

CDK4 基因突变有关。CDKN2A 位于染色体 9p21，有 4 个外显子，是 G_1-CDK 抑制剂，并选择性剪接编码两个产物，P16/INK4a 和 P14/ARF。P16 通过将细胞阻滞在 G_1 期负调控细胞生长，p14 通过 P53 途径诱导细胞周期阻滞或凋亡。CDK4 定位于染色体 12q14，是调节细胞周期的蛋白激酶，作用于 G_1 到 S 期的转变过程，能抵抗 p16 而产生作用。CDKN2A 基因突变导致遗传性黑色素瘤的家系患胰腺癌、乳腺癌的风险升高。此外，研究还发现了其他易感基因，包括 TERT、ACD、TERF2IP、POT1、MITF、MC1R 和 BAP1 等。

一些遗传性肿瘤综合征患者可导致黑色素瘤风险的增高，如着色性干皮病、BAP1 癌症综合征、PTEN 错构瘤肿瘤综合征、遗传性乳腺癌/卵巢癌综合征和利-弗劳梅尼（Li-Fraumeni）综合征等。

临床表现 为家族聚集性发病，家族受累的成员更容易出现多发皮肤原发性黑色素瘤，主要表现为家族性非典型性多发痣-黑色素瘤（FAMMM）综合征，好发于躯干，一级或二级亲属中出现 1 例或多例皮肤黑色素瘤；体表出现大量色素痣，多发的不典型痣，出现不典型痣发展为黑色素瘤的风险增加 6 倍。不典型痣通常发生在暴露部位，也可以发生在非暴露部位。形态上，不典型痣往往具有以下 4 个特点：形状不对称；边缘不规整；颜色不均一，大多数呈黑色或蓝黑色；一般直径 ≥5mm。

诊断 主要依据临床表现、病理学、分子遗传学、影像学检查进行诊断。

病理学检查 发生在皮肤的遗传性黑色素瘤，类型包括浅表播散性、结节性、肢端雀斑样黑色素瘤和恶性雀斑。其他少见类型包括促结缔组织增生性恶性黑色素瘤和痣样黑色素瘤。常伴非典型痣，数量多于 50 个，直径常大于 6mm，边界不规则，颜色深浅不一，非对称性。边缘交界处黑色素细胞扩展超越中央真皮内痣细胞的范围，痣细胞体积及核均增大，核仁明显。常与胰腺癌有相关性。

免疫组化染色显示：肿瘤细胞表达 S-100 蛋白、SOX10、HMB45、MelanA 和 Mitf。

基因检测 遗传性黑色素瘤主要与 CDKN2A 基因突变有关，该基因突变检出率受地理位置、患者所在的群体、紫外线照射强度等影响。研究发现，CDKN2A 基因突变率在澳大利亚为 20%，北美为 45%，欧洲高达 57%。浅表扩散性黑色素瘤在 CDKN2A 突变携带者中最常见，包括在头颈部。CDKN2A 突变的黑色素瘤家族 28% 的患者可发生胰腺癌。与未发生突变的患者相比，CDKN2A 突变的胰腺癌患者的生存率较低。另外，还可检测 CDK4、BAP1、TERT、MITF 等基因突变。遗传性黑色素瘤相关基因突变检测是确诊的重要依据。

影像学检查 磁共振成像（MRI）表现为 T1WI 高信号，T2WI 低信号，但随着肿瘤内黑色素含量和肿瘤内出血量而变化，黑色素含量越高，T1WI 信号越强，T2WI 信号越弱。因此，即使缺乏典型的 MRI 表现也不能排除黑色素瘤。MRI 对葡萄膜黑色素瘤及颅脑黑色素瘤有诊断价值。正电子发射计算机体层成像（PET-CT）在黑色素瘤疾病分期、评估患者对化疗以及免疫治疗的反应性、评估复发方面有价值。

皮肤镜检查 特征性表现有：不典型色素网，不规则黑褐色小点/小球，不规则条纹，色素沉着，蓝白幕，皮嵴平行模式，不规则发夹状血管，点状血管，线状不规则血管。

治疗原则 采用手术、放化疗和靶向治疗等。

手术治疗 主要治疗方法。早期黑色素瘤明确诊断后，应行原发灶的扩大切除手术，扩大切除的范围根据病理报告中的肿瘤浸润深度（Breslow 厚度）决定：①浸润深度 ≤1.0mm 时，安全切缘为 1cm。②浸润深度 1.01 ~ 2.0mm 时，安全切缘为 1 ~ 2cm。③浸润深度 >2.0mm 时，安全切缘为 2cm。对于未报告浸润深度或病灶巨大，可考虑直接扩大切除 2cm，手术应切除完整的皮肤及深达肌筋膜的皮下组织。前哨淋巴结活检对判断黑色素瘤的分期和预后很重要，通过前哨淋巴结可以早期识别肿瘤的微转移，然后对前哨淋巴结活检阳性的患者进行完整的淋巴结清扫，可以防止肿瘤进一步扩散。

化疗 对于晚期全身多处转移的黑色素瘤，一般以内科治疗为主。根据美国国立综合癌症网络（NCCN）指南推荐，达卡巴嗪和替莫唑胺作为一线单药化疗或达卡巴嗪和替莫唑胺联合化疗。联合化疗方面，PD-1 单抗和 CTLA-4 单抗联合，BRAF 抑制剂和 MEK 抑制剂联合，PD-1/PD-L1 单抗联合靶向治疗，联合治疗均优于单药靶向治疗，但其毒副作用更强，需要权衡利弊后使用。

免疫治疗 最常见的药物是白细胞介素 2（IL-2）。高剂量 IL-2 是首个被批准用于治疗不可切除的转移性黑色素瘤的免疫制剂。

靶向治疗 有以下几种药物：

CTLA-4 抑制剂 伊匹单抗是 IgG_1 单克隆抗体，可抑制 T 细胞活化、负性调节 CTLA-4 受体与其配体 B7 的相互作用，引起对肿瘤细胞的免疫耐受。

PD-1 抑制剂 PD-1 可以活化 T 细胞表面的抑制性受体。纳武单抗和帕博利珠单抗是针对 PD-1 的单克隆抗体，可以阻碍 PD-1 与其配体结合，使 T 细胞的免疫应答能力被抑制。

BRAF 抑制剂 BRAF 在黑色素瘤中突变率较高，BRAF 抑制剂维莫非尼可作为黑色素瘤的靶向治疗药物。

其他药物还有伊马替尼、司美替尼、考比替尼等。

患者和携带者监测与健康管理 遗传性黑色素瘤发生率较低，但早发现、早治疗十分重要，规范的遗传咨询与其早期诊断关系密切，需要对其进行长期的管理及随访（表 1）。

健康生育咨询 携带基因突变的夫妻如果想生育健康孩子，可以考虑进行胚胎植入前遗传学检测，即通过体外受精方式培养胚胎，当胚胎生长到一定程度，从胚胎上获取单个细胞，检测是否存在相应的基因突变，然后挑选出不含该突变基因的胚胎植入子宫中。

（梁燕华　张江林）

zhìyàng jīdǐxìbāo'ái zōnghézhēng

痣样基底细胞癌综合征（nevoid basal cell carcinoma syndrome，NBCCS）

PTCH 基因突变导致的皮肤基底细胞肿瘤。又称戈林综合征（Gorlin syndrome）、多发性基底细胞综合征。不同人种 NBCCS 的发病率明显不同，从 0.39/10 万~1.75/10 万，以白种人最常见，男女比例为 1∶1。

病因和发病机制 该病为常染色体显性遗传，其外显率高达 95%，发病与定位于 9 号染色体 9q22.32 的肿瘤抑制基因 PTCH1 突变有关，突变率达 40%~80%。PTCH1 蛋白为 Hedgehog（HH）信号转导通路成分，正常情况下 HH 信号通路呈抑制状态，PTCH 与 SMO 结合从而抑制 SMO 的活性，当 PTCH 与其配体 SHH 结合后，形成了 PTCH1-SHH 复合体使 SMO 释放，通过一系列相互作用激活 SUFU，随之激活转录因子 GLI 蛋白家族，影响细胞的发育，控制细胞生长、分裂和形态变化。PTCH1 突变可引起 PTCH 蛋白的缺失或截短，使得 PTCH 不能与 SMO 结合，从而失去对细胞生长、分裂的控制，引起发育异常和肿瘤发生。

此外，有报道 SUFU 基因突变与 NBCCS 的发病有关，这部分患者更易患成神经管细胞瘤，也可能与 HH 信号通路中的多种基

表 1　对遗传性黑色素瘤管理

获取患者完整的病史：
阳光照射模式
恶性黑色素瘤或其他类型皮肤癌的个人病史（应注明诊断年龄）
内脏恶性肿瘤史
　·应注意诊断时的年龄
　·应每年更新
　·特别注意：胰腺癌、肾癌、乳腺癌或其他罕见癌症
家族史应包括：
　·多发和/或不典型痣的亲属
　·阳光照射模式
　·Fitzpatrick 皮肤类型/临床表型（如红发等）
黑色素瘤家族史（1、2 级亲属）
　·应注意原发性恶性黑色素瘤的数量和诊断时的年龄
　·内脏恶性肿瘤家族史（3 代亲属）
　·应注意诊断时的年龄
　·应每年更新
　·特别注意：胰腺癌、眼部黑色素瘤、间质瘤、肾癌、乳腺癌或其他罕见类型的癌症
如果个人或家族有恶性黑色素瘤或其他癌症病史，应获得有关信息（如组织学报告、医疗报告等）

检查：
Fitzpatrick 皮肤类型/临床表型（如红头发等）
痣和非典型痣数量（<50 个或>50 个）
与日光有关的疾病（如雀斑或日光性角化病）
　·多发"Spitzoid"痣或皮肤痣
　·应特别注意检查一些不典型的临床表现（如毛根鞘瘤等）
　·所有痣都应进行皮肤镜检查

随访建议：
告知患者及其家属防晒措施对于预防皮肤癌的重要性
如果患者出现多个皮肤痣，并有恶性黑色素瘤和/或其他癌症的个人或家族史：
　·皮肤镜检查应至少每年重复 1 次
　·考虑进行全身拍照
如果患者出现多发不典型痣，或有恶性黑色素瘤和/或其他癌症的个人或家族史：
　·根据临床表型，每 3~6 个月应重复皮肤镜检查
　·每 6 个月进行 1 次全身拍照
建议对所有一级和二级亲属进行皮肤科评估
如果存在可疑病变，应进行组织病理学检查并切除
如果出现发展较快的痣或新的病变，建议均进行手术切除和组织病理学检查
如果怀疑是黑素瘤癌症综合征，患者应进行遗传咨询和排除可能的内脏恶性肿瘤

因如 *PTCH2*、*GLI* 家族和 *SMO* 等有关。

临床表现 累及皮肤、骨骼、眼、神经和生殖器等多个器官系统，主要特征为皮肤基底细胞癌、颌骨牙源性角化囊肿、手及足坑状凹陷。

皮肤肿瘤 基底细胞癌为其特征性表现，可以发生于疾病的任何阶段和任何年龄，好发于17~35 岁。通常多发，累及面部、胸背部，亦可累及生殖器，但面中部更多见，如眼睑、眶周、鼻部和颊部。在儿童期或青春期皮肤易出现多发良性肿瘤，如表皮囊肿、纤维瘤、脂肪瘤等。

颌骨囊肿 见于90%的患者，为主要的口腔损害，常为多发性，X 线片显示囊性缺陷，以下颌骨多见。

手和足的凹坑 11~20 岁表现明显，为掌跖部位多个异常的凹状病变，直径0.1~0.3cm。

骨骼系统损害 包括骨分叉、骨融合、骨增宽，掌和拇指骨末节缩短、脊柱裂、脊柱畸形、脊柱后凸、侧凸或骨性结合等。

其他损害 大脑镰、小脑幕、鞍隔区和硬脑膜钙化，蝶鞍完全或部分桥连、唇腭裂、眼畸形（眼距过宽、眼球突出、斜内视等）、肠系膜、卵巢囊肿、心脏、子宫纤维瘤和隐睾等；钙化性多结节性卵巢囊肿或纤维瘤及子宫纤维瘤具有特征性。

诊断 主要依据临床表现、病理学、分子遗传学、影像学检查进行诊断。

病理学检查 该病不同病变形态学表现各异，大部分与散发性病变相似，但可能更倾向于某些组织学亚型。

NBCCS 相关性皮肤基底细胞癌 大体表现为柔软的皮色或棕色圆顶小丘疹，头面部最多见，也可见于前胸、后背等暴露部位，数量不等，有时可达上百个。光镜下表现与普通型基底细胞癌不能区分，嗜碱性基底样肿瘤细胞呈条索状、结节状，腺样从表皮下缘明显突出，与表皮相连，可见收缩间隙，周边细胞呈栅栏状排列，根据伴有不同程度的假腺样结构、黏液、角化和色素等，可分为结节型、溃疡型、硬斑病样型、浸润型、弥漫型、浅表型、色素型、腺样型和角化型等，而NBCCS 以结节型和浅表型多见，其他组织学类型均少见。

颌骨囊肿 表现为牙源性角化囊肿，囊壁披覆鳞状上皮，常多发于儿童和青春期前磨牙区域，囊肿可进展为鳞状细胞癌、成釉细胞瘤等。

掌跖的坑状凹陷 光镜下显示，皮肤角质层和颗粒层的减少或缺失，伴有其下方的棘层变薄，原因是角质蛋白板层间黏合减弱。

卵巢和心脏的纤维瘤 光镜下表现为梭形纤维性细胞增生，排列呈束状和席纹状，细胞形态温和，伴有间质不同程度的胶原化和玻璃样变性及钙化。富于细胞性纤维瘤表现为梭形细胞密度增高，细胞排列密集，可见核分裂象（>4/10HPF）。

NBCCS 髓母细胞瘤 多见于2 岁以下婴幼儿，几乎只发生促纤维增生性/结节型髓母细胞瘤和广泛结节型髓母细胞瘤两个组织学亚型，这是因为这两个亚型涉及 SHH 通路激活的 *PTCH1* 基因和 *SUFU* 基因胚系突变。光镜下表现为细胞密度高、增殖活跃和富含网状纤维的小圆形肿瘤背景下，出现灶性有分化的、细胞密度较低和无网状纤维的结节（苍白岛），结节内为丰富神经毡成分和不同分化阶段的神经细胞。当结节区域明显扩大，占据肿瘤主体，结节间富含网状纤维的小圆形细胞成分明显减少时，则为广泛结节亚型。

免疫组化染色显示：皮肤基底细胞癌免疫组化表达上皮性标志物 CK、P63、BerEP4 和 BCL-2，不表达 CK7、S-100、HMB45 和 Melan A 等。卵巢纤维瘤可不同程度地表达 WT1、FOXL-2、CD56、SF-1、ER 和 PR，但 α 抑制素和钙网蛋白通常表达弱且仅局灶表达。髓母细胞瘤的小细胞成分一般表达突触素（Syn），Neu N 表达不一，可完全缺失。但结节内 Neu N 表达较强，胶质纤维酸性蛋白在小细胞和结节性成分中均不同程度表达，GAB1 和 YAP1 可在促纤维增生性/结节型髓母细胞瘤中表达，可作为 SHH 通路激活的参考指标。

基因检测 检测 *PTCH1* 突变是诊断该病的重要依据。约70%的胚系 *PTCH1* 突变为基因重排，超过80%的突变为编码蛋白的截短，亦有报道 *PTCH1* 突变为重组修复过程中的错误。对于有髓母细胞瘤而没有下颌骨角化囊肿家族史或未检测到携带 *PTCH1* 突变的个体，应首先考虑 *SUFU* 基因检测。

影像学检查 CT 可以检测到牙源性角化囊肿，磁共振成像（MRI）能显示囊肿的内部组成和结构。胸部 X 线片可发现肋骨异常（如分叉肋）。颅骨 X 线片或 CT 可见大脑镰、小脑幕钙化、蝶鞍完全或部分桥连，或鼻根增宽。手和足 X 线片可能存在火焰形透亮区（溶骨性病变）。超声可发现隐睾等。

皮肤镜检查 基底细胞癌典型表现为：与黑色素相关的色素

沉着结构和红斑、溃疡的血管特征，如多发性蓝灰色小点或小球，轮辐状色素沉着，叶状区域，蓝灰色卵圆形巢，树枝状血管及红斑，包括同心性小球、溃疡和小糜烂、亮白色斑和条纹（偏振光皮肤镜下）。

治疗原则 应采取综合措施治疗。

手术治疗 对于基底细胞癌皮疹数量较少，可采取扩大手术切除，范围包括皮损周围 2~8mm 的正常皮肤。莫氏（Mohs）显微外科手术适用于经常复发、高危部位、侵袭浸润性或放疗部位出现的病变。手术除应考虑充分切除病变组织，还要考虑远期的美容效果，尤其对于面部皮损。卵巢纤维瘤也需手术治疗，建议保留卵巢组织，但有复发风险。角化囊肿通常需要手术切除。

药物治疗 对于多发性浅表型基底细胞癌，可外用5%的5-氟尿嘧啶、0.1%维A酸乳膏以及5%咪喹莫特乳膏治疗。对于非育龄期患者，可口服异维A酸。

靶向治疗 维莫德吉是一种与 SMO 结合并直接抑制 SMO 的小分子制剂，被美国食品和药品管理局（FDA）批准用于复发性、局部晚期或转移性基底细胞癌，主要不良反应包括脱发和味觉丧失、肌肉痉挛和体重增加等。

其他治疗 对于浅表型基底细胞癌可采取超脉冲 CO_2 激光、液氮冷冻和刮除术等治疗。针对皮肤基底细胞癌病变，手术联合外用药物或光动力治疗可能有助于减少复发。另外，手术联合外用药物或光动力可能有助于减少复发。

患者和携带者监测与健康管理 ①预防：使用防晒霜，长袖、高领衣物和帽子遮住暴露的皮肤，

避免阳光直接照射。②监测：监测整个儿童时期的头围；由于罹患成神经管细胞瘤的风险增加，在出生后的头 6 个月进行发育评估和体格检查；8 岁以上每12~18个月做一次正位摄影，以确定颌骨角化囊肿；每年至少做一次皮肤检查。③亲属风险评估：如果家族中有发病者，则进行分子遗传学检测；如果家族中没有发病者，需要进行临床检查和 X 线检查明确颅骨钙化情况。④注意事项：在儿童时期，诊断用 X 线应谨慎使用；应限制阳光直射；过度暴露在阳光下会增加患基底细胞癌的可能性。

健康生育咨询 该病的遗传方式是常染色体显性遗传，相关基因突变往下代传递的概率是50%，其相关肿瘤的发生风险随着年龄的增大而升高。对于无生育愿望的妇女可使用其他不需要胃肠道吸收的避孕方法。对于有生育愿望的妇女，应在妊娠前和妊娠期间接受营养咨询，建议选择产前诊断和辅助生殖技术，包括胚胎植入前遗传学检测，且需充分讨论子代患病风险、基因检测技术的局限性和获益。

(邓宝清 阳芳)

jiāzúxìng xiànliúxìng xīròubìng

家族性腺瘤性息肉病（familial adenomatous polyposis，FAP）*APC* 基因突变导致的常染色体显性遗传病。表现为整个结肠和直肠分布着成百上千的腺瘤性息肉，约占所有结直肠癌的1%，包括经典型 FAP（CFAP）和衰减型 FAP（AFAP）。加德纳综合征（FAP 伴骨瘤和软组织肿瘤）和特科特综合征（FAP 伴中枢神经系统肿瘤）是 FAP 的变异型，较少见。若不及时治疗，息肉可发生癌变。

病因和发病机制 FAP 由

APC 基因胚系突变导致，近 1/3 病例的基因突变属新发。新发基因突变的个体可以将突变基因传给后代，传递概率是 50%。

APC 位于染色体 5q22.2，是 FAP 唯一致病基因，属抑癌基因，编码肿瘤抑制蛋白 AFP，作为负调节因子，参与 Wnt 信号转导过程，具有抑制细胞过度分裂和分化的功能。*APC* 基因突变导致 APC 蛋白结构和功能改变，引起细胞核 β 联蛋白（β-catenin）水平增加，激活 Wnt/β 联蛋白/T 细胞因子信号，上调其下游靶点细胞周期蛋白 D_1 和 Myc，促进细胞增殖，减少细胞凋亡，诱发肿瘤形成。此外，*APC* 基因突变可引起细胞膜表面的 β 联蛋白水平降低，减弱细胞之间的黏附；突变截短的 APC 可持续激活 Asef 蛋白，促进细胞迁移；截短的 APC 可增强聚合酶 b（Pol-b）、FEN1 核酸内切酶和 APE1 核酸内切酶的活性，阻碍 DNA 的修复功能；C 端截短的 APC 可导致纺锤体形成和有丝分裂的功能障碍，导致染色体不稳定。这些过程均可进一步促进肿瘤的发生发展。

临床表现 多不明显，一般在息肉较大或恶变时引起临床症状，如腹痛、腹泻或便频、便血、消瘦、贫血和乏力等症状。

CFAP 青春期（发病年龄约 16 岁），开始出现结直肠腺瘤（图1），遍布整个结直肠且数目众多（>100 个），如不进行手术治疗，至 50 岁时几乎 100%发展为结直肠癌，且患其他肿瘤的风险较高，包括十二指肠/壶腹肿瘤、甲状腺肿瘤、胃肿瘤和肝母细胞瘤（通常 5 岁时发生）。还可出现硬纤维瘤、先天性视网膜色素细胞肥大、骨瘤、小肠腺瘤、胃底腺息肉等肠外良性病变。

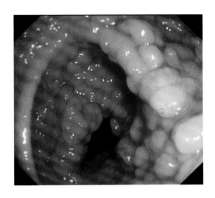

图 1　FAP 内镜检查

AFAP 发病较晚（发病年龄约 50 岁），与 CFAP 相比腺瘤数较少（10～100 个，平均 30 个），多发生在右半结肠，若无内镜或外科手术干预，40 岁后患者结直肠癌的发病率急剧上升，80 岁时接近 70%。胃、十二指肠/壶腹癌和甲状腺癌的发生与 CFAP 相似，但肠外良性病变不常见。

诊断　主要依据临床表现、病理学、分子遗传学、影像学和实验室检查进行诊断。

病理学检查　结肠腺瘤通常多于 100 个，为息肉样或无蒂，发生于大肠的息肉几乎均为大小不等的低级别或高级别经典型腺瘤（管状腺瘤、绒毛管状腺瘤或绒毛状腺瘤），与散发性腺瘤形态相似。十二指肠也可有以上特征的腺瘤。FAP 的特征是看似正常的结肠黏膜在显微镜下可见单腺体腺瘤和寡腺体腺瘤（微腺瘤）。80% 的 FAP 胃息肉是胃底腺息肉，通常为多发性，导致胃底腺息肉病。约 40% 的 FAP 相关性胃底腺息肉伴有上皮低级别异型增生，高级别异型增生和恶性转化罕见。约 20% 的胃息肉为腺瘤，部分为小凹型腺瘤，部分为幽门腺腺瘤，小肠型腺瘤罕见。

韧带样瘤是发生于结缔组织的由成纤维细胞和成肌纤维细胞过度增生形成的纤维性肿瘤，向周围组织内浸润性生长，切除不净容易复发。

免疫表型特征：与散发性肠癌一样，FAP 需进行 TP53 蛋白、MMR 蛋白、β 联蛋白及 Ki-67 增殖指数等检测以协助诊断。细胞核 β 联蛋白染色是大多数 FAP 相关肿瘤的特征性标志，如 FAP 相关甲状腺癌中的细胞核和细胞质 β 联蛋白呈强阳性、FAP 相关硬纤维瘤中几乎全部细胞核 β 联蛋白阳性、韧带样瘤细胞核 β 联蛋白亦阳性表达。

β 联蛋白阳性表达可作为 FAP 的预筛选工具。例如，在尚未形成腺瘤的年轻患者的大肠外肿瘤发现细胞核 β 联蛋白染色，可进一步对其进行 APC 基因胚系突变分析，散发性肠癌的细胞核 β 联蛋白染色主要是由于发生了体系 CTNNB1 基因突变，如果没有 CTNNB1 基因突变，则应考虑进行 APC 基因的胚系突变检测以协助 FAP 诊断。

基因检测　大多数 APC 基因的致病突变属于功能失去性突变，包括缺失和截断，无义突变的比例约占一半。因此，基因检测需注意以下几方面：① 对 APC 胚系突变的检测应包括基因全长测序以及基因缺失/重复分析。② 家族中已知 APC 基因突变的，应直接对家族个体进行相应的 APC 基因检测。③ 家族中 APC 基因突变未知的，应首先考虑对个体进行 APC 基因检测。④ 若个体在 APC 阴性的情况下仍表现出息肉表型，应考虑进行 MutY 人类基因相关息肉病相关 MUYTH 基因检测，也可进行包含 APC 突变以及多个遗传性肿瘤综合征基因的基因包检测。

甲基化检测也可作为 FAP 的检测项目。

影像学检查　钡灌肠造影在诊断 FAP 具有一定价值。CFAP 肠镜及钡灌肠造影表现为结直肠多发息肉，数目大于 100 个，多位于左半结肠。AFAP 的肠镜及钡灌肠造影表现为结直肠腺瘤性息肉，数目为 10～100 个，多位于右半结肠。CT、磁共振成像（MRI）及超声检查可用于 FAP 相关肠外病变的辅助诊断以及息肉恶变后疾病评估。

其他检查　① 早期粪便检测：每年进行一次粪便潜血试验或粪便免疫化学试验；每 3 年进行一次粪便 DNA 测试，阳性结果表示结肠息肉或癌症的 DNA 变化；结果异常者应进行结肠镜检查。② 微生物组检测：肠道微生物的改变引发的代谢和免疫细胞浸润的改变与 FAP 的发生及恶化密切相关。FAP 患者结直肠组织中聚酮合酶（PKS）阳性的大肠埃希菌和产肠毒素脆弱类杆菌更常见（分别为 68% 和 60%），而健康人这两种细菌的比例分别为 22% 和 30%。研究表明，肠腔内的大肠埃希菌和产肠毒素脆弱类杆菌可促进散发性结直肠癌的发生发展。

治疗原则　包括手术治疗和化疗。尚无针对 FAP 的放射治疗和免疫治疗。

手术治疗　最有效的治疗手段，对于 FAP 家系成员，尚无更多的证据支持预防性手术治疗的必要性。手术方式有三种：针对 CFAP 采用全直肠结肠切除术+回肠袋-肛门吻合术（TPC/IPAA）、针对 AFAP 采用全腹结肠切除术+回肠直肠吻合术（TAC/IRA）和 TPC + 永久末端回肠造口术（TPC/EI）。已发生恶变的 FAP 按照散发性结直肠癌进行诊治。

化疗　非甾体抗炎药物（阿司匹林、塞来昔布等）单独或与二氟甲基鸟氨酸联合对 FAP 患者进行化学预防可有效减少息肉数，但化学预防只能作为标准内镜或手术治疗的辅助手段。

靶向治疗 尚无针对 FAP 的靶向药物。

患者和携带者监测与健康管理 包括 FAP 患者和 FAP 携带者。

FAP 患者监测 如下。

肠息肉和肿瘤监测 CFAP 患者若行 TAC/IRA，则视息肉负荷每 6~12 个月对直肠行内镜评估。若行 TPC/IPAA 或 TPC/EI，则视息肉大小数目每 1~3 年行内镜评估回肠储袋或回肠造口。对于具有绒毛状组织结构和/或高度不典型增生的大型扁平息肉，监测频率应每半年 1 次。AFAP 患者根据年龄及腺瘤负荷而定，<21 岁发现腺瘤，且腺瘤负荷小，每 1~2 年进行 1 次结肠镜检查并息肉切除；≥21 岁发现腺瘤，且腺瘤负荷小，每 1~2 年进行 1 次结肠镜检查并息肉切除，也可考虑行 TAC/IRA；若密集的息肉不能内镜切除，可考虑 TPC/IPAA。

肠外肿瘤监测 ①CFAP 肠外肿瘤监测：对于十二指肠癌/壶腹癌，建议 20~25 岁时开始监测，如有十二指肠息肉病或十二指肠癌的家族史，可从更小年龄开始。对于胃癌，在 FAP 中基底腺息肉较常见，非基底腺息肉或高度不典型增生的基底腺息肉者应在内镜下切除。无法内镜切除且活检发现高度异型增生或浸润性癌的患者，应转诊行胃切除。对于甲状腺癌，建议青少年晚期开始每年 1 次甲状腺超声检查，若无异常，可考虑每 2~5 年 1 次。有甲状腺癌家族史或既往超声提示异常的个体可考虑缩短间隔时间。对于硬纤维瘤，每年行腹部触诊，

如有家族史，建议每年至少 1 次腹部 CT 或 MRI。对于肝母细胞瘤，5 岁前每 3 至 6 个月行 1 次肝触诊、腹部超声和血清甲胎蛋白检测。②AFAP 肠外肿瘤监测：20~25 岁每年 1 次上消化道内镜检查（完全显示肝胰壶腹）和甲状腺检查。

FAP 携带者监测 ①有家族史且 APC 基因检测阳性者：CFAP 家系中，建议家系成员从 10~15 岁开始，每年进行 1 次结肠镜检查（首选）或乙状结肠镜检查；AFAP 家系中，自青少年晚期（18~20 岁）开始，每 1~2 年进行 1 次结肠镜检查。②有家族史未进行 APC 基因检测者：CFAP 家系成员从 10~15 岁开始每年进行结肠镜检查（首选）或乙状结肠镜检查。如未发现腺瘤，监测间隔可延长至 2 年。AFAP 家系成员自青少年晚期（18~20 岁）开始每 2 年进行 1 次结肠镜检查。多次监测未发现异常者可相应延长间隔时间。

健康生育咨询 依照《中国家族遗传性肿瘤临床诊疗专家共识（2021 年版）》开展孕产前遗传学诊断；对于生育期患者，建议选择产前诊断和辅助生殖技术，包括胚胎植入前遗传学检测。需充分讨论肿瘤风险、技术局限性和获益，而伦理相关的咨询显得重要。

（董 坚 陆国辉 刘艳辉）

Línqí zōnghézhēng

林奇综合征

（Lynch syndrome, LS） 因错配修复（MMR）基因种系突变引起的个体具有结直肠癌及某些其他癌症（如子宫内膜癌、胃癌）明显遗传易感性的常染色体显性遗传病。发生在结直肠称为遗传性非息肉病性结直肠癌（HNPCC），是最常见的结直

肠癌易感综合征，在女性中子宫内膜癌高发。

病因和发病机制 致病原因是由于 4 个 MMR 基因（MLH1、MSH2、MSH6 和 PMS2）的某一个发生胚系突变，导致相关蛋白的缺失或者功能的伤害进而增加细胞恶变风险。此外，上皮细胞黏附分子相关 EPCAM 基因的缺失通过使 MSH2 启动子甲基化导致 MSH2 基因沉默，也可引起林奇综合征。

MLH1 基因 定位于染色体 3p22.2，编码蛋白与 PMS2 异源二聚化形成 MutL-α，是复制后 DNA 错配修复系统的一个重要组成部分。通过与双链 DNA 错配结合的 MutS-α 或 MutS-β 启动 DNA 修复，然后 MutL-α 加进异源双链体。当存在叶酸减少载体和增殖细胞核抗原的情况下，由 MutL、MutS 和异源双链组成的复合物足能激活 PMS2 的核酸内切酶活性，会在错配附近引入单链断裂，从而为核酸外切酶 EXO1 生成新的切入点，以降解含有错配的 DNA 链。DNA 甲基化可防止 DNA 被切割，确保只有新突变的 DNA 链能被纠正。通过 MutLα 与 DNA 聚合酶Ⅲ的钳状加载子亚基之间发生的物理相互作用，可以将 DNA 聚合酶Ⅲ引进错配修复位置。MLH1 编码蛋白还参与 DNA 损伤信号传导，并可与 DNA 错配修复蛋白 MLH3 异源二聚体组合形成 MutL-γ，后者参与细胞减数分裂。

MSH2 基因 定位于染色体 2p21-p16，是大肠埃希菌错配修复基因 mutS 的人类同源物，与在 HNPCC 中发现的微卫星序列（含有复制错误的表型）的特征性变化一致。

MSH6 基因 定位于染色体 2p16.3，编码 DNA 错配修复 MutS

家族成员。MutS 同源物中存在约 150 个氨基酸的高度保守区域，称为 Walker-A 腺嘌呤核苷酸结合基序。*MSH6* 的编码蛋白与 MSH2 异源二聚体形成错配识别复合物，该错配识别复合物起双向分子开关的作用，当 DNA 错配结合并解离时，该分子交换 ADP 和 ATP。

PMS2 基因　定位于染色体 7p22.1，编码蛋白是错配修复系统的关键组成部分，功能是纠正 DNA 错配以及在 DNA 复制和同源重组过程中可能发生的小插入和缺失。该蛋白与 mutL 同系物 1 相关 *MLH1* 基因的基因产物形成异二聚体，从而形成 MutL-α 异二聚体。MutL-α 异二聚体具有核酸内切酶活性，该活性在识别错配和插入/缺失环后被 MutS-α 和 MutS-β 异二聚体激活，并且对于去除错配的 DNA 是必需的。在由该基因的编码蛋白 C 端发现了一个 DQHA（X）2E（X）4E 基序，该基序形成了核酸酶活性位点的一部分。除了遗传性非息肉性结直肠癌外，*PMS2* 突变也与特科特综合征相关。与 *MSH6* 或 *PMS2* 致病突变的携带者相比，*MLH1* 和 *MSH2* 致病突变的携带者具有更高的结直肠癌患病风险，同时发病年龄更小。*MSH2* 突变携带者的子宫内膜癌和尿道癌的累积发病率更高。

EPCAM 基因　定位于染色体 2p21，编码癌相关抗原，并且是包括至少两种 I 型膜蛋白的家族成员。该抗原在大多数正常上皮细胞和胃肠道肿瘤表达，并能起到像同型钙依赖性细胞黏附分子相同的作用。*EPCAM* 基因 3′端的单等位基因缺失能使下游的基因 *MSH2* 沉默，导致林奇综合征相关子宫内膜癌发生。当 *EPCAM* 缺失延伸至 *MSH2* 启动子附近，子宫内膜癌发生的风险增加。*EPCAM* 的突变也可以导致先天性簇绒肠病。

MMR 相关基因的主要功能是修复 DNA 碱基错配，维持基因组稳定以及降低自发性突变风险。林奇综合征是由于 DNA MMR 蛋白相关基因胚系突变引起，突变使相应 MMR 蛋白丢失或影响 MMR 蛋白功能，导致微卫星不稳定性（MSI），增加细胞恶变风险，患者中 90% 以上存在 MSI。多数突变发生在 *MSH2* 和 *MLH1*，通常表现为常染色体显性遗传。双等位基因突变导致结构性错配修复缺陷，属常染色体隐性遗传，所致表型为咖啡牛奶斑和儿童期肿瘤发病的特征。

临床表现　LS 相关肿瘤包括结直肠癌、子宫内膜癌、胃癌、卵巢癌、肝胆管癌、泌尿系肿瘤、小肠癌、中枢神经系统肿瘤（如特科特综合征，又称胶质瘤息肉病综合征）、皮脂腺瘤和角化棘皮瘤［缪尔-托尔（Muir-Torre）综合征］、肺癌等，其中以结直肠癌和子宫内膜癌多见。此外，还有由于双等位基因突变的咖啡牛奶斑和儿童期肿瘤。

结直肠癌　最常见的癌症类型。*MLH1* 和 *MSH2* 突变个体的结直肠癌累积发病率高于 *MSH6* 和 *PMS2* 突变个体，75 岁时 *MLH1* 突变个体的发病率为 48.3%（女性）和 57.1%（男性），*MSH2* 突变个体的发病率则为 46.6%（女

性）和 51.4%（男性），均远高于一般人群（74 岁时为 2%）。而且，*MSH6* 和 *PMS2* 突变个体的患癌年龄也晚于 *MLH1* 和 *MSH2* 突变携带者，分别为 40～75 岁和 70～75 岁，因而应更早对 *MLH1* 和 *MSH2* 突变携带者进行防癌体检。

子宫内膜癌　与总体子宫内膜癌相比，LS 相关子宫内膜癌发病年龄小，多发生于育龄期和围绝经期。尽管病理类型多为子宫内膜样腺癌，但 LS 相关子宫内膜癌并非长期雌激素刺激引起，患者也无肥胖、高血压、糖尿病和多囊卵巢综合征病史等典型的雌激素相关内膜癌的临床特点。

LS 患者 *MMR* 基因的突变位点不同，子宫内膜癌发病的风险程度和年龄有一定差异（表 1）。*PMS2* 突变的 LS 患者最少见，较其他位点突变者患子宫内膜癌的风险也明显较低。LS 患者患子宫内膜癌时通常未绝经，应警惕将子宫内膜癌所致的阴道不规则流血误认为月经异常，特别是围绝经期患者。

诊断　主要依据临床表现、病理学、分子遗传学、影像学检查进行诊断。

病理学检查　如下。

结直肠癌　LS 相关结直肠癌特征：肿瘤周围克罗恩病样反应（即在浸润癌周围有淋巴细胞聚集环绕，常伴生发中心形成），肿瘤内淋巴细胞浸润、肿瘤分泌大量

表 1　不同 *MMR* 基因突变位点患者子宫内膜癌发病风险及年龄

基因	发病年龄	80 岁时累计诊断内膜癌风险
MLH1	49 岁	34%～54%
MSH2、*EPCAM*	47～48 岁	21%～57%
MSH6	53～55 岁	16%～49%
PMS2	49～50 岁	13%～26%

的黏液或呈印戒细胞特征或髓样生长方式。任一项组织学特征不能预测 MSI，综合所有特征才能准确预测。免疫组化染色显示，MMR 基因相关蛋白（MLH1、MSH6、MSH2、PMS2）表达均缺失。

子宫内膜癌　子宫内膜型及非子宫内膜型子宫内膜癌均可发生。与人群总体相比，发生高级别非子宫内膜型子宫内膜癌的比例更高（特别是伴 MSH2 突变）。子宫内膜样癌通常为高级别，肿瘤呈实性生长，细胞多形性不如高级别浆液性癌明显，有黏液分泌，肿瘤内及肿瘤周淋巴细胞浸润，并伴有 MELF 样浸润方式。MSH6 突变者常见的病理类型为子宫内膜样腺癌，分化较好，病灶多位于子宫下段，但很少累及宫颈内口，国际妇产科学联盟（FIGO）分期多为 I 期，而 II 期及以上期别较少。MSH6 突变率不高，但患者罹患子宫内膜癌的风险高于结直肠癌。免疫组化染色显示，MMR 基因相关蛋白（MLH1、MSH6、MSH2、PMS2）表达均缺失。

基因检测　存在与 MMR 相关的基因致病性胚系突变是诊断的重要依据。

如果检测到高频的 MSI（MSI-H），需确定 MSI 是由遗传性失活的 MMR 基因胚系突变引起，还是由于通常出现在散发性结直肠癌中常见的 MLH1 的体细胞 CpG 岛甲基化所致。由于 MLH1 的体细胞 CpG 岛甲基化经常与体细胞 BRAF 原癌基因突变 p. Val600Glu 相关，所以检测到 MSI-H 后，需行肿瘤组织 DNA 检测。如果检测到体细胞 BRAF p. Val600Glu 突变，则可以排除林奇综合征。如果没有检测到 BRAF 基因突变，则更有可能是 MMR 基因胚系突变，而继续跟进肿瘤组织 DNA 的 MLH1 启动子超甲基化分析。如果发现表观遗传的双等位基因 MLH1 基因启动子超甲基化，则诊断为散发性大肠癌。相反，缺乏 MLH1 启动子的高甲基化提示林奇综合征可能，这就需要使用患者的外周血淋巴细胞进行 MMR 基因的 DNA 序列分析，以鉴定存在 MMR 基因胚系突变。

如果已进行 MMR 蛋白免疫组化检测，其结果可在一定程度上预测该病的可能性和突变基因。MLH1 和/或 PMS2 蛋白表达缺失者，MLH1 基因胚系突变发生率为 6.1%；在排除 MLH1 基因启动子过度甲基化后，胚系突变发生率升高达 33.3%。单纯 PMS2 蛋白表达缺失者，PMS2 基因胚系突变发生率为 55.6%；MSH2 蛋白和/或 MSH6 蛋白表达缺失者，其基因胚系突变发生率为 66.7%；单纯 MSH6 蛋白表达缺失者，胚系突变发生率为 23.5%。可以考虑使用包括全部 4 个 MMR 基因和 EPCAM 基因组合的 NGS 检测，对可疑人群进行胚系突变检测。在患者中鉴定出特定基因突变后，使用靶向扩增和桑格（Sanger）测序筛查高危家庭成员中是否存在共分离的特定基因突变。

多数胚系突变发生在 MLH1 和 MSH2，少数发生在 MSH6，PMS2 的突变相对少见。无论是基于下一代测序还是桑格测序都需识别意义不明的突变，这些突变通常是错义或可能的剪接突变，并且无法确定其重要的生物学功能，需要参考国际胃肠遗传性肿瘤协会（InSiGHT）开发的数据库进行风险评估。

LS 相关子宫内膜癌中 MMR 基因的突变比例如下：MSH2 为 50%~66%，MLH1 为 24%~40%，MSH6 为 10%~13%，PMS2<5%。这些基因的总体突变率与 LS 相关性结直肠癌中所见相似。

与林奇综合征相关的其他基因还有 PMS1、TGFBR2、MLH3 和 BRAF。

影像学检查　如下。

结直肠癌　建议患者 20~25 岁开始定期肠镜检查，这样可使大肠癌减少 63%，并可显著降低大肠癌相关病死率。LS 患者从结肠腺瘤癌变和发展的速度比一般人群快，因此每 1~2 年进行一次结肠镜检查。对于有结肠癌家族史且无 LS 证据的个人，肠镜检查应从家族患癌成员确诊年龄提前 5~10 年或 45 岁以上开始，且每 3~5 年进行 1 次。

子宫内膜癌　LS 相关子宫内膜癌与散发性内膜癌的影像学特征一致。临床最常用经阴道超声检查（TVS）和磁共振成像（MRI），都能很好地评估子宫肌层受肿瘤侵犯的程度。CT 和正电子发射计算机体层成像（PET-CT）主要用于转移病灶的全面评估。

其他检查　包括微生物组检查和甲基化筛查。

微生物组检查　粪便微生物检查主要对普氏菌、副细菌杆菌、布鲁米球菌、脆弱拟杆菌和统一杆菌检查。采用结肠活检组织标本进行 16S rRNA 基因测序，并结合粪便的宏基因组和超转录组测序，评估大肠肿瘤形成之前的微生物组变化。利用粪便转录组分类器预测癌变前结肠腺瘤发生的间隔发展，鞭毛蛋白和氧化代谢微环境变化与预测转录相对应，提示局部结直肠癌发病的潜在因素。

甲基化筛查　结肠细胞异常

甲基化的程度相对较高且易患癌症。甲基化技术对结直肠癌和子宫内膜癌的早筛逐步成熟。对于 MLH1 蛋白表达缺失者,应进行 *MLH1* 基因启动子甲基化检测。对于子宫内膜癌患者,若该 *MLH1* 基因启动子为高甲基化状态,提示为散发性可能性大。子宫内膜癌散发性事件的原因主要有两个:①*MMR* 双等位基因体细胞突变,即两个致病性突变,或一个致病性突变和杂合性缺失。②*MLH1* 基因启动子高甲基化。

治疗原则 如下。

结直肠癌 手术治疗、化疗和靶向治疗等。

手术治疗 肠道切除范围仍无定论。在诊断为首次结肠癌时进行了结肠次全切除术,其异时性结直肠癌的风险低于接受节段切除术。林奇综合征患者第二种原发癌在第一次肠癌手术后的 10 年、20 年和 30 年的发病风险分别为 16%、41% 和 62%。因此,切除越大范围的肠管,发生异时性多原发结直肠癌的风险就越低。但更大的切除范围意味着更大的创伤,也对患者长期生存质量造成较大影响,因而相当比例的患者不愿意接受全结肠切除手术。美国胃肠病学会推荐全结肠切除作为林奇综合征的标准术式。对于 60 岁以上、有严重的伴发病或预计术后排便控制欠佳者可考虑选择肠段切除,但建议术后每隔半年或 1 年行肠镜随访。此外,由于 *PMS2* 和 *MSH6* 突变发生结直肠癌及多原发癌的风险显著低于 *MLH1* 和 *MSH2* 突变,所以对于肠镜检查依从性良好的 *PMS2* 或 *MSH6* 突变的患者可以选择肠段切除。

化疗 可参照 MSI-H/dMMR 表型患者的诊疗方案执行。结直肠癌辅助化疗:与 pMMR 患者不同,Ⅱ期 dMMR 结肠癌患者不能从氟尿嘧啶单药辅助化疗中获益。但对于Ⅲ期(淋巴结阳性)结肠癌,无论肿瘤错配状态如何,FOLFOX 或 CAPOX(卡培他滨和奥沙利铂)方案的辅助化疗都是标准治疗方案。

免疫治疗 dMMR 结直肠癌具有丰富的移码突变从而产生特异性新抗原,后者刺激肿瘤浸润淋巴细胞增多。

PD-1 单抗单药免疫治疗:2014 年,美国食品和药品管理局(FDA)批准了第一个抗 PD-1 抗体——帕博利珠单抗,用于治疗至少一种治疗失败的 dMMR 或 MSI-H 的转移性实体瘤。此外,纳武单抗与 PD-1 单抗伊匹木的联合治疗也已被 FDA 批准用于标准化疗过程中出现疾病进展的 dMMR 或 MSI-H 的结直肠癌。

PD-1 单抗联合 CTLA-4 单抗免疫治疗:伊匹单抗与 CTLA-4 单抗联合的双免疫疗法,能从活化淋巴细胞功能,以及淋巴细胞对肿瘤细胞识别两个层面来发挥效应。

MSI-H 型结肠癌术前新辅助免疫治疗:新辅助免疫治疗安全性良好,手术无延迟;接受新辅助免疫治疗的 dMMR 型肠癌缓解率达到 100%,绝大多数患者肿瘤有明显消退,或几乎完全消除。

药物预防肠癌:美国国立综合癌症网络(NCCN)指南建议阿司匹林用于预防 LS 患者癌症的发生。

子宫内膜癌 以手术治疗为主,具有复发危险因素者,根据具体情况给予辅助治疗。LS 相关子宫内膜癌的治疗原则与散发性子宫内膜癌一致。

手术治疗 绝大多数患者均应接受手术治疗。最基本术式为筋膜外全子宫切除加双侧附件切除。早期患者采用全面分期手术,还需切除盆腔及腹主动脉旁淋巴结(可酌情选择系统淋巴结清扫术或前哨淋巴结活检术)。病变侵犯宫颈者,采用广泛子宫切除更为理想。病变范围若超出子宫,采用肿瘤细胞减灭术,尽可能切净一切肉眼可见病灶。手术方式包括传统开腹手术、腹腔镜手术及机器人辅助手术,后两者统称微创手术,在子宫内膜癌手术中占比不断升高。

放射治疗 常用于术后辅助治疗,也可用于手术有禁忌证患者的替代治疗手段。此外,某些复发患者也可考虑放射治疗。放疗包括体外放疗和近距离放疗等。

化疗 用于术后辅助治疗及转移/复发患者的治疗,临床最常用的化疗方案是紫杉醇联合卡铂。

内分泌治疗 主要是高效孕激素和各种抗雌激素制剂。对于有生育要求的年轻患者,满足病灶局限于子宫内膜,病理类型为宫内膜样腺癌且分化良好可良好随访等条件的,可以试用大剂量高效孕激素治疗。一些转移/复发性患者也可以酌情辅助采用内分泌治疗。

靶向治疗与免疫治疗 主要用于复发/转移性子宫内膜癌。靶向药物有:曲妥珠单抗,用于 HER-2 阳性者;贝伐珠单抗,抗肿瘤血管生成;乐伐替尼,抗肿瘤血管生成的酪氨酸激酶抑制剂。还有 mTOR 抑制剂依维莫司等。免疫检查点抑制剂常用的有抗 PD-1/PD-L1 及抗 CTLA-4 单抗,代表药物如帕博利珠单抗、伊匹单抗等。

患者与携带者监测与健康管理 包括两方面。

原发肿瘤的随访 包括结直肠癌、子宫内膜癌和卵巢癌。

结肠癌的随访 对于林奇综合征确诊人群，建议在 20~25 岁，或比家族中患癌最低年龄早 2~5 年开始结肠镜检查，以后每 1~2 年重复一次检查。对于 MSH6 突变携带者，可考虑在稍晚的年龄开始结肠镜检查。

子宫内膜癌的随访 子宫内膜癌是林奇综合征女性患者中第二大常见癌症。建议通过教育加强对相关症状的认识和及时报告，以促进早期子宫内膜癌的检测。对这些症状的评估应当包括子宫内膜活检，每 1~2 年进行 1 次。腹式全子宫切除术能够降低子宫内膜癌的病死率，对于已经生育并携带 MLH1、MSH2、EPCAM、PMS2 或 MSH6 突变的女性是一种可以降低风险的选择。

卵巢癌的随访 林奇综合征女性患者的卵巢癌风险升高，这决定于突变的 MMR 基因和患病年龄。TVS 和血清 CA125 检测用于筛查绝经后妇女的卵巢癌灵敏度和特异度不高，不能作为筛查的常规推荐，但可由临床医师根据具体情况进行。由于没有有效的卵巢癌筛查方法，妇女应了解可能与卵巢癌发展相关症状的出现，如盆腔或腹部疼痛、腹胀、腹围增大、进食困难、早期饱腹感、尿频或尿急。如果这些症状持续数周，且与正常女性基线对比发生变化，应立即就医。

双侧输卵管卵巢切除术可降低卵巢癌的发病率。手术时机应根据是否生育、绝经状态、是否存在其他疾病、家族史和基因突变进行个体化选择。与子宫内膜癌的管理相似，外科医师与患者之间应详细讨论关于如何降低卵巢癌发生风险，包括手术相关风险和获益。

第二种原发恶性肿瘤发生的监测 LS 子宫内膜癌患者应进行结直肠癌筛查。而患有 LS 相关结直肠癌的女性，应就子宫内膜癌的风险监测进行咨询。①由于子宫内膜癌可根据症状早期发现，因此健康教育中应指导女性及时报告和评估任何异常子宫出血或绝经后出血。这些症状的评估应包括子宫内膜活检术。②TVS 检查并非理想的子宫内膜癌筛查手段。对于绝经后女性，其筛查灵敏度和特异度均不足，但临床医师可以酌情使用。对于绝经前女性，也不推荐用于筛查。③子宫内膜活组织检查对于诊断子宫内膜癌有很高的灵敏度和特异度。因此，可以考虑 30~35 岁开始每 1~2 年通过子宫内膜活检进行筛查。④对于有生育要求的年轻女性，需充分咨询保留生育功能的肿瘤风险程度和生育意愿，并做必要的生育能力评估。⑤LS 患者采用预防性子宫及双附件切除可降低子宫内膜癌和卵巢癌风险。预防性手术相关的心理、社会和生活质量方面问题均应包括在咨询内容中。

健康生育咨询 有以下几种情况。

对于有生育需求患者 根据 2022 年 NCCN 指南推荐，符合保留生育功能指征的子宫内膜癌患者才考虑保留生育功能。指征包括：①分段诊刮标本病理专家核实，病理类型为子宫内膜样腺癌，G1 级。②MRI（首选）或 TVS 检查发现病灶局限于子宫内膜。③影像学检查未发现可疑的转移病灶。④无药物治疗或妊娠禁忌证。⑤经充分咨询患者明确保留生育功能并非子宫内膜癌的标准治疗方式。此外，必须给予生育能力评估，明确具有不可逆性不育因素的患者理应排除。

告知有生育需求的 LS 患者风险，其致病基因突变有极大可能遗传给下一代。

亲属风险 建议患者家属进行遗传咨询并考虑基因检测。

妊娠期、产期诊断 妊娠前诊断（如胚胎植入前遗传性检测）和产前诊断对有生育需求的 LS 致病基因突变携带者有很大的心理影响，但这种心理影响会随着时间延长而递减。

对于担心将突变基因遗传给下一代的 MMR 突变基因携带者，可提供胚胎植入前遗传学检测进行孕产前诊断和遗传咨询。

(李力人 张克强 陆国辉 王子毅)

Miù'ěr-Tuō'ěr zōnghézhēng

缪尔-托尔综合征（Muir-Torre syndrome，MTS）

以不常见的皮肤肿瘤（以皮脂腺腺瘤多见）和内脏恶性肿瘤（以胃肠道恶性肿瘤多见）为发病特征的肿瘤综合征。罕见。该病由 DNA 错配修复（MMR）基因的胚系突变所致，林奇综合征的一种亚型，最常伴发的内脏恶性肿瘤有结直肠癌、子宫内膜癌、卵巢癌和尿路上皮癌。

病因和发病机制 该病由 MLH1、MSH2、MSH6 和 PMS2 的单等位基因胚系突变所致。MMR 系统包含人类 MutS 蛋白同系物 2（hMSH2）、hMSH3、hMSH6、人类 MutL 蛋白同系物 1（hMLH1）和人减数分裂后分离蛋白 2（hPMS2）。它们通过纠正 DNA 复制中碱基配对错误产生的碱基替换不匹配及小的插入-删除不匹配以保持基因完整性。

微卫星不稳定性（MSI）是 MMR 基因缺陷的标志。微卫星是短的 DNA 重复序列，通常是单核苷酸或二核苷酸的串联重复，其在 DNA 复制过程中容易发生突变。MMR 基因胚系突变和/或体细胞失活性突变可使 DNA 错配修复功能丧失，导致整个基因组的突变积累，主要发生于微卫星重复序列，产生的分子表型称为 MSI。

MLH1 和 MSH2 的突变影响最严重，将产生高频的 MSI 表型（MSI-H）。在该病患者中，MSI-H 表型可见于几乎所有的皮肤和内脏肿瘤。林奇综合征的胚系突变几乎是均匀分布于 MMR 的各个基因，而大多数患者都有 MSH2 的突变。

MUTYH 基因：约 1/3 的患者不出现 MSI。此类患者属于该病的一个亚型，即缪尔-托尔综合征Ⅱ，由染色体 1p 上的碱基切除修复基因 mutY 同源物（MUTYH）胚系双等位基因失活所致，呈常染色体隐性遗传。MUTYH 突变与减弱型家族性腺瘤性息肉病相关，该型称为 MUTYH 相关息肉病，特征是隐性遗传、发病年龄较大和结直肠腺瘤更少。MUTYH 相关息肉病患者中已报道过皮脂腺腺瘤病例。

临床表现　特征为至少一种皮肤皮脂腺肿瘤和/或角化棘皮瘤，合并至少一种内脏恶性肿瘤。最典型的皮肤肿瘤为皮脂腺腺瘤、皮脂腺癌和基底细胞癌。这些肿瘤可以在诊断内脏肿瘤之前、同时或之后发生。

皮脂腺腺瘤和皮脂腺癌　表现为黄色或皮肤颜色的丘疹，直径小于 0.5cm。散发病例中，病变好发于头颈部，尤其是眼周区域，而在该病患者主要位于躯干。由于超过半数患者的皮脂腺肿瘤先于内脏恶性肿瘤出现，皮肤肿瘤的 MMR 缺陷分子检测对早期诊断非常重要。

口腔黏膜 Fordyce 点（皮脂腺异位）　有 MMR 基因胚系突变的 MTS 患者均有 Fordyce 点，而健康个体中仅有 6.4% 出现。

内脏肿瘤　该病相关肿瘤中最常见的是结直肠癌，与散发的结直肠癌相比，其多位于近端结肠而非远端结肠，恶性程度较散发性大肠腺癌稍低，发病年龄较散发人群早 15~20 年，中位发病年龄为 50 岁。第二常见的肿瘤部位是泌尿生殖道（子宫内膜、卵巢、膀胱、输尿管和肾）。还与乳腺癌、胰腺癌、胃癌、肺癌及血液系统恶性肿瘤具有相关性。与 MTS 相关的少见肿瘤包括放射后纤维组织细胞瘤、卵巢成熟囊性畸胎瘤、子宫颈神经内分泌小细胞癌和少突胶质瘤等。MTS 患者发生恶性胶质瘤、星形细胞瘤等中枢神经系统恶性肿瘤概率增加，可能是与林奇综合征的一种亚型特科特（Turcot）综合征发生重叠，后者表现为结直肠肿瘤合并脑部神经胶质瘤或神经胶质母细胞瘤。

诊断　主要依据临床表现、病理学、分子遗传学和影像学检查进行诊断。

临床诊断　满足以下一个或多个临床指标，应考虑该病：①有一个或多个皮脂腺肿瘤的病史。②首次出现皮脂腺肿瘤时小于 60 岁。③患者至少有 1 个内脏恶性肿瘤（需除外其他原因形成的肿瘤，如艾滋病和放射治疗等）。④有多发性角化棘皮瘤或 MTS 家族史。

极少数患者仅出现多发性皮脂腺肿瘤，而不发生内脏恶性肿瘤。林奇综合征的临床诊断是基于家族史相关的标准和预测模型，相比之下，MTS 即使没有明确家族史，也可依据存在特定皮肤肿瘤而做出正确诊断。

病理学检查　MTS 相关性皮脂腺腺瘤多发生于头颈部，呈分叶状，单个小叶类似于皮脂腺正常小叶结构，但小叶周围的基底样细胞较皮脂腺增生明显增多，基底样细胞与成熟的皮脂腺细胞混合存在，但一半以上的小叶是分化成熟的皮脂腺细胞构成，部分小叶可形成囊状结构，高度提示该病的形态学特征。

皮脂腺瘤位于真皮中部，很少累及皮下组织，由多个大小不等的实性团巢构成，团巢间是增生的纤维结缔组织，团巢内可见基底样细胞和成熟皮脂腺细胞，但不形成皮脂腺小叶结构，而且成熟皮脂腺细胞也远不如皮脂腺腺瘤显著，这是与皮脂腺腺瘤鉴别的要点。不论是基底样细胞还是成熟皮脂腺细胞的形态均较为温和，缺乏细胞的多形性和异型性，核分裂象少见。有时在团巢内部或边缘可见导管和囊腔分化，囊内有角化物质。

皮脂腺癌由深染的基底样细胞和少量分化的皮脂腺细胞构成，形成不规则的小叶和团巢结构，细胞核的多形性异型性较为显著，核仁明显，核分裂象多见，可见坏死灶。高分化皮脂腺癌的小叶结构较清楚且边缘光滑，浸润性边界不明显，但越是分化差的癌，细胞染色越深，成熟皮脂腺细胞越少，核异型性和侵袭性表现越明显。

MTS 相关性结直肠癌与散发性病例无明显组织学差异，胃癌中肠型腺癌最多见，而黏液腺癌少见，小肠癌则显示黏液癌、印戒细胞癌、髓样癌多见并常伴有淋巴细胞浸润或克罗恩病样反应。MTS 相关性子宫内膜癌并不多见，形态学表现与散发性病例并无显著性差异。

免疫组化染色显示：多数皮脂腺肿瘤 MSH2、MLH1 和 MSH6 表达缺失，但有部分表达缺失病例发生的是 *MMR* 基因体细胞突变而非胚系突变，因此还需进行遗传学检测。不同部位的皮脂腺肿瘤缺失率不相同：发生于头颈部的皮脂腺（腺）瘤有 30%～40% 表达缺失，但该部位的癌很少缺失；头颈部外的皮脂腺（腺）瘤和癌的缺失率均超过 80%。MSH6 表达缺失时有较独特征临床表现，发生结直肠癌和子宫内膜癌的危险率高而小肠和胃腺癌的发生率低。PMS2 的缺失仅个别病例可见。其他内脏肿瘤也可出现 MMR 蛋白的表达缺失。

基因检测 皮脂腺肿瘤中，约 2/3 存在 MSI。推荐用于检测 MSI 的 5 个常用位点分别为 BAT26、BAT25、D5S346、D2S123 和 D1-7S250。

基因组测序可确定 *MLH1*、*MSH2*、*MSH6* 和 *PMS2* 基因有无胚系突变。此外，*MSH2* 基因上游的 *EPCAM* 基因缺失能引起 *MSH2* 基因抑制，导致类似 *MSH2* 突变的表型。若患者有提示 *MMR* 缺陷的肿瘤，但没有检测到胚系突变，说明涉及其他的 MMR 蛋白，检测体细胞突变或启动子区域的超甲基化。对未发现 *MMR* 基因突变的缪尔-托尔家族应考虑进行 *MUTYH* 基因分析以识别 MTS 变异型，即缪尔-托尔综合征 Ⅱ，此型由染色体 1p 上 *MUTYH* 基因发生胚系双等位基因失活所致，呈常染色体隐性遗传。

影像学检查 CT、正电子发射计算机体层成像（PET-CT）常用于局部和远距离分期。林奇综合征相关癌症的影像学特征相当有限，主要特征只有结直肠癌主要分布在右半结肠，而子宫内膜癌有向子宫下段发展的趋势。

治疗原则 采取综合治疗。

手术治疗 良性皮脂腺肿瘤，包括皮脂腺腺瘤、皮脂腺上皮瘤以及角化棘皮瘤，可行保守的外科手术切除和冷冻治疗。治疗局部皮脂腺癌，手术切除和放疗是首选。

美国国家综合癌症网络（NCCN）指南从 2018 年开始将首选全结肠切除的推荐改为根据临床情况考虑节段或扩大结肠切除术，强调手术范围需要根据多原发肠癌的风险以及患者意愿进行个体化选择。更大的切除范围意味着更大的创伤，而且影响患者长期生存质量，所以相当比例的患者不愿意接受全结肠切除手术。

化疗和放射治疗 转移性肿瘤患者中，5-氟尿嘧啶联合顺铂化疗及抗 PD-1 疗法可治疗复发转移性皮脂腺癌，化疗联合放疗可防止其复发。口服异维 A 酸或配合使用干扰素可治疗多发性角化棘皮瘤。

靶向治疗与免疫治疗 靶向 PD-1 的免疫检查点抑制剂在 MSI-H 转移性结直肠癌的一线治疗中有效，还能有效治疗常规化疗后进展的晚期 MSI-H 转移性结直肠癌。抗 PD-1/PD-L1 单克隆抗体和抗 CTLA-4 单克隆抗体可用于林奇综合征的辅助治疗、维持治疗和预防（无癌症诊断）。抗 PD-1/PD-L1 抗体治疗对 MSI-H 型非结直肠癌肿瘤也很有效。帕博利珠单抗在 dMMR 转移性肠癌患者标准治疗失败后仍有显著疗效。

患者与携带者监测与健康管理 患者及高危亲属（一级亲属）应接受预防性癌症筛查项目：①对疑似皮脂腺癌或角化棘皮瘤的病变每年行皮肤检查。②从 20～25 岁开始，每 1～2 年接受 1 次结肠镜检查，如果该家族在 25 岁前诊断出结直肠癌，则在诊断的最小年龄之前 2～5 年开始；对 *MLH1* 和 *MSH2* 突变携带者每年行结肠镜检查；对 *MSH6* 和 *PMS2* 突变携带者分别考虑从 30 岁和 35 岁开始行结肠镜检查，除非特定家族中存在早发癌症。其他部位肿瘤，如胃、肺和脑等，可用 PET-CT 进行适当排查。③从 30～35 岁开始，女性每年进行过乳腺、盆腔检查、子宫内膜活检及经阴道超声筛查子宫内膜癌和卵巢癌。④从 30～35 岁开始行上消化道内镜检查联合胃窦部活检，随后根据患者危险因素，可考虑每 2～3 年监测 1 次。⑤从 30～35 岁开始，每年行尿液分析和细胞学检查。

教导患者采取减少癌症危险因素策略，包括避免烟草、积极运动、维持健康体重、健康饮食、限酒或戒酒、预防性传播感染、防晒以及接受恰当的癌症筛查。

健康生育咨询 对于育龄期个体，应检测突变携带情况并提供产前检测项目，包括植入前胚胎遗传学诊断。建议进行产前诊断和辅助生殖，包括胚胎植入前遗传学检测。评估相关技术的风险、局限以及获益。该病是常染色体显性遗传病，父母任何一方携带致病基因均有约 50% 的概率遗传给子女。此外，还应向患者夫妇说明若双方均携带常染色体隐性遗传的 *MMR* 基因突变，其子女发生疾病的概率是 25%。可检测患者伴侣的突变携带情况，以确定双方是否携带相同 *MMR* 基因的致病突变。

（阳　芳　张江林）

duōfāxìng cuògòuliú zōnghézhēng

多发性错构瘤综合征 （multiple hamartoma syndrome）

PTEN 基因突变导致的以皮肤黏膜错构瘤和多发全身肿瘤为特征的常染色体显性遗传病。又称考登综合征（Cowden syndrome）。属于 PTEN 错构瘤综合征（PHTS）中的一类。该病罕见，发病率为 0.4/10 万 ~ 0.5/10 万，但因临床诊断困难，可能被低估。主要与乳腺癌和妇科肿瘤相关。

病因和发病机制 *PTEN* 基因在各种类型的细胞中均有表达，也是最容易发生突变的抑癌基因之一。此外，与该病相关的基因还包括 *SDHB*、*SDHC*、*SDHD* 和 *KLLN*（*KILLIN*）等。*PTEN* 基因位于 10q23.31，是 PI3K-AKT 的负调控因子，mTOR 信号通路的机制靶点，对细胞增殖、细胞周期进展和凋亡至关重要。该基因功能的缺失导致肿瘤发生，并且在各种恶性肿瘤中常发现体细胞突变。超过 80% 患者能检测到 *PTEN* 基因胚系突变。*KLLN* 基因位于染色体 10q23.31，编码 Killin 蛋白，是 TP53 调控的 DNA 合成抑制剂，与 *PTEN* 基因具有相同的转录位点，有 30% 的患者发生胚系突变。此外，*KLLN* 基因启动子的高甲基化能够降低 Killin 表达而引发该病。*SDH-B*、*SDH-C*、*SDH-D*、*SEC23B* 基因突变也与该病有关。

临床表现 该病与皮肤、黏膜、乳腺、甲状腺、子宫内膜和大脑等良性错构瘤样病变和/或恶性肿瘤有关。多数患者出现良性皮肤病变，如毛囊瘤、口腔乳头状瘤、黏膜神经瘤、掌跖角化病、阴茎头黄斑色素沉着、脂肪瘤、血管异常以及纤维瘤。超过 90% 的患者在 20 多岁开始出现临床表现。

乳腺癌最常见，其终生发病风险为 25% ~ 50%，诊断年龄在 38 ~ 50 岁。同时 75% 女性患者伴发有良性乳腺疾病，其中，纤维囊性乳腺疾病、导管内乳头状瘤和纤维腺瘤与该病有明显的相关性。与 *BRCA1/2* 基因突变不同的是，该病引起的乳腺癌发病率增加主要见于女性。

子宫内膜癌的终生发病风险约 28%，发病年龄约为 44 岁，年龄小的在 14 岁左右。考登综合征相关子宫内膜癌与散发性子宫内膜癌的表现相似，均表现为异常子宫出血、绝经后阴道流血。考登综合征与子宫或卵巢癌肉瘤发生有一定关联，*PTEN* 基因突变可见于子宫内膜样上皮成分的癌肉瘤，并可伴有较高的子宫肌瘤发病风险。*PTEN* 基因的缺失可导致输卵管上皮形成多细胞肿瘤球体并可能有助于高级浆液性卵巢癌肿瘤的播散。

诊断 主要依据临床表现、病理学、分子遗传学和影像学检查进行诊断。

病理学检查 ①面部外毛根鞘瘤：肿瘤呈实性，由富于糖原的透明细胞构成的分叶状或盘状结构，细胞团周围有栅栏状排列，有时中央有角化。免疫组化染色显示 CD34 和 P16 阳性，常有 PTEN 表达缺失。②肢端角化症：皮损分布于肢端，主要在手足背，损害为扁平或凸起的角化过度性坚实丘疹，直径数毫米，正常肤色或棕红色，类似扁平疣或疣状表皮发育不良，数目多，不融合，皮损摩擦可导致水泡。④口腔黏膜乳头状瘤：鳞状上皮乳头状增生，形成乳头状，细胞无异型。⑥胃肠道错构瘤性息肉：息肉具有错构瘤性特征，伴有黏膜肌层

紊乱和增生的考登综合征相关性胃肠道息肉具有多种组织学类型，增生性息肉、错构瘤性/幼年性息肉腺瘤和节细胞神经瘤是结肠最常见的类型。息肉直径 3 ~ 10mm。结肠黏膜内脂肪瘤被与考登综合征相关。十二指肠息肉主要为错构瘤性息肉，有时为节细胞神经瘤和腺瘤。大部分患者都有胃息肉，息肉数量常很多，直径 1 ~ 20mm，多数息肉为增生性息肉或错构瘤性息肉。胃息肉不伴有异型增生。弥漫性糖原棘皮病合并肠息肉可能对该病的诊断具有提示性。

基因检测 对以下 3 种情况进行 *PTEN* 基因突变检测以作为诊断依据：①家族中有已知 *PTEN* 基因致病性突变或疑似致病性突变。②有班纳扬-赖利-鲁瓦卡巴（Bannayan-Riley-Ruvalcaba）综合征（巨头畸形、脂肪过多症、血管瘤过多症和有斑点的阴茎）的个人史。③满足 Cowden/PHTS 的临床诊断标准。

对不符合国际 Cowden/PHTS 的临床诊断标准，但可以根据 Cowden/PHTS 诊断标准（表 1），对满足任一条件的临床可疑个体进行基因检测：①成人小脑发育不良的神经节细胞瘤（小脑肿瘤）。②孤独症谱系障碍和巨头畸形。③2 个或 2 个以上经活检证实毛囊瘤。④2 个或 2 个以上的主要标准（其中 1 个必须是巨头畸形）。⑤3 个主要标准，没有巨头畸形。⑥1 个主要和 ≥3 个次要标准。⑦≥4 个次要标准。⑧对有临床诊断为 Cowden/PHTS 或班纳扬-赖利-鲁瓦卡巴综合征的近亲，且尚未进行评测的具有风险的个体（符合 1 条主要标准或 2 条次要标准）。

多数 *PTEN* 基因突变可以通

表 1 考登综合征/PHTS 诊断标准

主要标准	次要标准
乳腺癌	孤独症谱系障碍
子宫内膜癌（上皮性）	结直肠癌
滤泡状甲状腺癌	食管糖原棘（≥3 处）
胃肠道错构瘤（包括神经节瘤，但除外增生性息肉；≥3 处）	脂肪瘤（≥3 处）
莱尔米特-杜克洛（Lhermitte-Duclos）病（成年）	智力损伤（IQ≤75）
巨头畸形（≥第97百分位：女性 58cm，男性 60cm）	肾细胞癌
阴茎斑点状色素沉着	睾丸脂肪瘤
多发毛鞘瘤（≥3 处，至少一处活检确认）	甲状腺癌（乳头状或乳头状的滤泡亚型）
肢端角化（≥3 处掌跖处角化陷窝和/或肢端角化过度性丘疹）	甲状腺结构性病变（如腺瘤，多发性甲状腺结节）
皮肤黏膜神经瘤（≥3 处）	血管异常（包括多发颅内静脉发育异常）
口腔乳头瘤，多发（≥3 处）或活检证实或皮肤病专家诊断	单发的胃错构瘤或神经节细胞瘤

过测序检测。如果检测结果阴性，可考虑对与该病症状相似的其他遗传性肿瘤综合征基因的多基因检测，包括 AKT1、KLLN、PIK3CA、SDHB 和 SDHD。在具有考登综合征和考登样综合征的个体中也应考虑 KILLIN 基因启动子甲基化分析。对于 PTEN 基因检测方法，美国国立综合癌症网络（NCCN）指南建议进行全面的包括基因全测序、基因缺失/重复分析和启动子分析的检测。

影像学检查 考登综合征相关子宫内膜癌没有特异性的影像学检查方法，可通过经阴道超声对异常阴道流血的原因做出初步判断，为进一步检查提供参考依据。磁共振成像（MRI）及 CT 等主要用于对肿瘤浸润的深度及是否有子宫外转移做出较准确的判断与评估。NCCN 建议 30～35 岁每年进行子宫内膜活检和/或超声检查。建议与患者讨论是否选择子宫切除术。有研究建议年龄在 30～35 岁或相关的家庭成员每年

进行一次经阴道超声检查，并辅以子宫内膜活检。此外，鼓励对患者进行教育，并对诸如出血、体重减轻、疼痛、呼吸困难和腹水等症状做出及时诊治。

其他诊断 胚系 PTEN 基因突变除能导致考登综合征外，还能产生一系列其他相关疾病，有 3 种临床类型：班纳扬-赖利-鲁瓦卡巴综合征、普罗透斯（Proteus）综合征（PS）和类普罗透斯综合征（PLS）。考登综合征和班纳扬-赖利-鲁瓦卡巴综合征可见于同一家族的不同成员中，于是有人建议把这些病征类型都归于 PHTS 中。

莱尔米特-杜克洛病，又称小脑发育不良性神经节细胞瘤，是罕见的错构瘤过度生长疾病。可以是家族发病，但更常见于散发病例。其与考登综合征相关，免疫组化和突变分析显示：PTEN 功能丧失足以导致该病。患者中发现有 PTEN 基因的高频率生殖细胞突变。因此对于该病，即使没

有表现出考登综合征的症状也需要作为考登综合征进行遗传咨询。

班纳扬-赖利-鲁瓦卡巴综合征，常染色体显性遗传疾病，表现为巨头畸形、血管畸形、脂肪瘤、阴茎色素斑。它也和恶性肿瘤（乳腺、甲状腺、子宫内膜和胃错构瘤）有关。出生时患儿体重常 >4000g，枕骨前额周径常 >4.5SD，肌张力减退，运动延迟（60% 有轻度的近端肌病，脂质肌病合并 1 型纤维增大），学习障碍，其中语言功能延迟占 70%，25% 有癫痫发作。患者可出现轻度眼距过宽。60% 有 PTEN 突变，常和考登综合征发生在同一家族中。

治疗原则 采取散发性乳腺癌或子宫内膜癌的治疗原则。

靶向治疗与免疫细胞治疗 PTEN 基因编码脂质磷酸酶，抑制磷脂酰肌醇 3-激酶（PI3K）-AKT 信号通路，而西罗莫司（雷帕霉素）抑制 AKT 通路的一个关键下游靶点——哺乳动物雷帕霉素靶蛋白（mTOR）。Capivasertib 是强效的选择性口服 AKT 抑制剂，可抑制 AKT 的所有 3 种亚型，并有证据表明它可作为单一用药或与化疗联合使用。AKT 抑制剂或可成为潜在的考登相关乳腺肿瘤患者的用药选择。

手术和放化疗 携带 PTEN 基因突变的原发性乳腺癌患者，未来患另一种原发性乳腺癌的风险约为 29%。在第一次原发性乳腺癌发生进行外科处理时，可以进行预防性双侧乳房切除术。考登相关子宫内膜癌与散发子宫内膜癌的临床治疗方案大致相同，均依据肿瘤的分期与组织学类型，采用相应的手术和/或放化疗。2022 年 NCCN 指南提出，子宫内膜癌首选的化疗方案为紫杉醇+卡

铂。放疗仍是治疗子宫内膜癌有效方法之一。

激素治疗 对于患有考登综合征子宫内膜癌并要求保留生育的早期患者，可予高效、大剂量、长期应用孕激素治疗，如醋酸甲羟孕酮（MPA）、醋酸甲地孕酮（MA）及含孕激素宫内节育器等，治疗期间每 3 个月行宫腔镜检查，如病变进展，不宜继续药物保守治疗。以上方法对孕激素受体阳性的患者有效率更高，也可用于晚期、不适宜手术的患者。

患者与携带者监测与健康管理 有以下两方面。

乳腺癌 ①对于 18 岁以上者需告知乳腺癌风险。②从 25 岁或早于家族中已知最早乳腺癌发病年龄 5～10 年开始，每 6～12 个月进行乳腺临床检查。③乳腺筛查：从 30～35 岁或早于家族中已知最早乳腺癌发病年龄 5～10 年开始，每年进行 1 次乳腺钼靶和乳腺 MRI 检查；从 75 岁开始，筛查计划需进行个体化制订；对于携带 *PTEN* 基因致病性/可能致病性突变且接受乳腺癌治疗，但未进行双侧乳腺切除术的女性，应按上述检测方法，接受每年 1 次的乳房 MRI 和乳房 X 线检查。④考虑能降低风险的乳腺切除手术。咨询应包括关于保护程度、乳房重建及相关风险的讨论。此外，还应考虑家族病史和剩余乳腺的患癌风险以及生存预期。⑤对于进行减少风险的乳房切除术，应解决心理社会、社会和生活质量方面的问题。

妇科肿瘤 考登综合征女性患者一生中患子宫内膜癌的风险为 13%～28%，而伴有子宫肌瘤和卵巢囊肿，月经异常同时患子宫内膜癌的风险可能增加 20%～30%。年龄小于 50 岁、大头症和/或普遍，或同时患有肾细胞癌可以检测胚系 *PTEN* 基因突变。*PTEN* 基因突变者子宫内膜癌的平均诊断年龄为 44 岁，其中 3/4 的患者年龄小于 50 岁。预防性子宫切除术不是一线治疗，但可能是一种选择，取决于患者的意愿和家族史。对于已完成生育的女性患者，可考虑进行预防性子宫和双侧附件切除术，以降低其发生子宫内膜癌的危险。如果不愿接受预防性手术，则鼓励教育患者及早发现并及时处理异常子宫出血等症状，建议每 1～2 年进行一次随机子宫内膜活检和超声检查，及早发现子宫内膜病变。鼓励患者记录月经周期以识别不规则的月经周期。及时报告和评估任何异常子宫出血或绝经后出血，结合子宫内膜活检，及时发现子宫内膜癌。

健康生育咨询 该病的遗传方式是常染色体显性遗传，患者或基因致病性突变携带者把基因传给后代的概率是 50%，而肿瘤发生的风险随着年龄增长而升高。对于生育期患者，建议选择产前诊断和辅助生殖技术，包括胚胎植入前遗传学检测。需充分讨论肿瘤风险、技术局限性和获益。对考登综合征相关子宫内膜癌的患者进行孕产前诊断和遗传咨询是阻断该病向后代传递的重要途径。

（徐丛剑　陆国辉　陆劲松）

Lì-Fúláoméiní zōnghézhēng

利-弗劳梅尼综合征（Li-Fraumeni syndrome，LFS） 染色体 17p13 上 *TP53* 基因种系突变所致的常染色体显性遗传病。中国国内单中心大样本数据显示，*TP53* 基因在所有乳腺癌中的突变率约 0.5%。但在早发性乳腺癌（首诊年龄 ≤ 30 岁）中的突变率可达 3.8%。LFS 首次确诊肿瘤的平均年龄为 24.9 岁，41% 的患者在 18 岁前确诊。在儿童期，肿瘤谱以骨肉瘤、肾上腺皮质癌、中枢神经系统肿瘤和软组织肉瘤为特征，分别占患者的 30%、27%、26% 和 23%。在成人，79% 的女性患者以乳腺癌为主，27% 的患者以软组织肉瘤为主。携带 *TP53* 突变的乳腺癌患者与无突变患者相比，具有发病早、双侧乳腺癌比例高、预后更差的特点，*TP53* 突变携带者 60 岁时预计的患乳腺癌风险为 85%，平均诊断年龄 34 岁。LFS 家族可出现除尤因肉瘤外所有其他类型的软组织肉瘤和骨肉瘤。各年龄段携带胚系突变的患者与散发性肉瘤患者相比，更常发生骨肉瘤。横纹肌肉瘤在 5 岁以下人群中尤为常见，而胚胎-间变性横纹肌肉瘤患者极有可能具有 *TP53* 胚系突变。儿童肾上腺皮质癌或脉络膜丛癌 *TP53* 突变检出率为 45% 和 42%，女性 31 岁前乳腺癌且无其他 LFS 相关疾病时 *TP53* 突变检出率为 6%。此外，LFS 患者可发生多种脑肿瘤，包括高级别胶质瘤和髓母细胞瘤，多见于儿童或青年。

病因和发病机制 LFS 是具有高外显率的癌症相关综合征，患者的终生累积患癌风险接近 100%，常表现为幼年起病的全身各部位恶性肿瘤。*TP53* 基因组定位于染色体 17p13.1，编码蛋白 TP53 定位于细胞核内，调控 DNA 损伤后检查点，激活下游基因修复 DNA 损伤或引发细胞凋亡。

临床表现 该病特点是幼年到成年期均可能发生多种不同系统肿瘤而形成肿瘤谱，包括骨和软组织肉瘤、绝经前乳腺癌、脑瘤和肾上腺皮质癌等，占所有 LFS 相关肿瘤的 70%，因此 LFS

又称肉瘤-乳腺癌-白血病-肾上腺癌综合征（SBLA）。LFS 患者风险显著增高的其他肿瘤包括结直肠癌、子宫内膜癌、食管癌、性腺生殖细胞瘤、白血病、淋巴瘤、肺癌、黑色素瘤、非黑色素瘤皮肤癌、卵巢癌、胰腺癌、前列腺癌、胃癌、甲状腺癌、肾癌、家族性肾母细胞瘤和家族性神经母细胞瘤。此外，由于 *TP53* 相关损伤修复的异常，患者发生二次原发恶性肿瘤的风险明显增加。

诊断 主要依据临床表现、病理学、分子遗传学和影像学检查进行诊断。

病理学检查 发生于 LFS 的肿瘤与散发性肿瘤的形态并无区别。常见肿瘤包括乳腺癌、肉瘤、脑肿瘤及肾上腺皮质腺癌等。乳腺癌的发生率最高，多为浸润性癌；其次是肉瘤，发生频率由高至低依次为骨肉瘤、软组织未分化肉瘤、横纹肌肉瘤、平滑肌肉瘤和脂肪肉瘤；再次是脑肿瘤，包括星形细胞瘤及胶质母细胞瘤、髓母细胞瘤/原始神经外胚层肿瘤、脉络丛肿瘤、室管膜瘤、少突胶质细胞瘤和脑膜瘤等。

免疫组化染色显示，所有肿瘤 TP53 强阳性。乳腺浸润性癌：雌激素受体（ER）、孕激素受体（PR）、HER2 通常阳性。肾上腺皮质癌：SF1、α 抑制素、Melan A、钙网膜蛋白不同程度阳性，胰岛素样生长因子 2 过表达支持为癌，上皮膜抗原（EMA）、癌胚抗原（CEA）常为阴性，Ki-67 增殖指数>5%。

基因检测 对符合临床诊断标准的个体进行 *TP53* 基因突变检测。检测方法包括基因全长测序和基因缺失/重复分析。已知有超过250种不同的 *TP53* 胚系突变，其中 6 个热点突变可见于 20%

的 LFS 家族，包括 p. R175H、p. G245S、p. R248Q、p. R248W、p. R273H 和 p. R282W。新发突变可能高达 25%，需排除是治疗诱发的骨髓突变导致的 *TP53* 体系突变，导致克隆性骨髓增生，这类突变约占阳性结果的 23%。

美国国立综合癌症网络（NCCN）指南根据典型的 LFS 标准和 Chompret 标准筛选出建议行 *TP53* 基因突变检测的人群如下：

经典的 LFS 标准 需同时满足以下 3 项：①个体在 45 岁以下诊断肉瘤。②有一位一级亲属 45 岁以下诊断为癌症。③同一父系或母系中另一位一级或二级亲属在 45 岁以下诊断为癌症或在任何年龄诊断为肉瘤。

Chompret 标准（起码符合其中一项） ①46 岁前发生的 LFS 肿瘤谱中一种恶性肿瘤（如软组织肉瘤、骨肉瘤、中枢神经系统肿瘤、乳腺癌和肾上腺皮质癌）的个体，且至少一位一级或二级亲属在 56 岁前患有任一种上述肿瘤谱中恶性肿瘤（如果先证者患乳腺癌，则患乳腺癌的亲属不包括在内）或任何年龄的多原发恶性肿瘤。②患有多种恶性肿瘤（多发性乳腺肿瘤除外），其中至少两种属于 LFS 肿瘤谱肿瘤，且首发肿瘤诊断年龄小于 46 岁。③任何年龄诊断以下恶性肿瘤的一种：肾上腺皮质癌、脉络丛癌、胚胎性未分化型横纹肌肉瘤，无论有无家族史。④31 岁前诊断乳腺癌。

家族成员存在 *TP53* 致病性突变或疑似致病性突变的个体。

影像学与其他诊断 影像学诊断与散发性相关肿瘤相同。

治疗原则 与散发性肿瘤相同，只是在预防相关方面有特殊性。对于 *TP53* 突变的乳腺癌患

者，为了减少二次原发性乳腺癌的风险，建议采用患侧乳房全部切除术。同时，对于 *TP53* 突变携带者的女性，可选择预防性乳房切除术，从而降低患癌风险。术前咨询应包括关于保护程度，乳房重建及相关风险的讨论。

电离辐射（无论诊断性或治疗性）可导致 *TP53* 突变携带个体难以修复的 DNA 损伤，应尽量避免放疗。

患者与携带者监测与健康管理 NCCN 指南推荐以下具有 LFS 家族史的风险个体进行密切的肿瘤监测：有 LFS 恶性肿瘤的病史、存在已知的 *TP53* 基因突变以及未检出突变或尚未进行突变检测，但具有 LFS 家族史的风险个体。监测内容包括三方面：①每年进行 1 次体格检查，包括详细的皮肤和神经系统检查。当出现任何无法解释的症状时，建议患者寻求专业医疗评估。②乳腺癌相关监测：对于 18 岁以上者需告知乳腺癌风险，开始每月 1 次乳腺自查。从 20 岁开始，每 6~12 个月进行乳腺临床检查。20~29 岁，每年进行 1 次乳腺磁共振成像（MRI）检查和每半年 1 次乳腺超声；30~75 岁，每年进行 1 次乳腺 X 线检查、乳腺 MRI 检查和每半年 1 次乳腺超声；大于 75 岁，筛查计划需进行个体化制订；对于携带 *TP53* 致病性/可能致病性突变且接受乳腺癌治疗，但未进行双侧乳腺切除术的女性，应按上述检测方法，接受每年 1 次的乳房 MRI 和乳房 X 线检查。③结直肠癌筛查：提倡在较早年龄就开始（25 岁）筛查，并增加筛查频率（每 2~5 年 1 次）。

美国癌症研究协会（AACR）指南推荐每年 1 次全身 MRI 监测。同时，高风险人群需进行生活方

式预防。有证据表明，吸烟增加 TP53 基因突变携带者罹患肺癌的风险，吸烟的 TP53 基因突变携带者患肺癌的风险是不吸烟基因突变携带者的 3.16 倍。

健康生育咨询 对于育龄期患者，建议做产前诊断或辅助生殖，包括胚胎植入前遗传学检测（PGT）。需充分讨论已知风险、技术局限性和这些技术的获益。PGT 使用标准的体外受精程序，允许胚胎在植入子宫前，对胚胎进行 TP53 基因致病性突变检测。产前羊膜穿刺术或绒毛膜绒毛取样技术诊断 LFS 可作为一种选择手段；若检测出胚胎携带 TP53 基因的致病性突变，建议终止妊娠。但该手段仍存在较大伦理及社会心理争议。

（陆国辉 龚畅 刘艳辉）

duōfāxìng nèifēnmì zhǒngliú

多发性内分泌肿瘤（multiple endocrine neoplasia，MEN）

单一个体出现两个或多个内分泌腺体肿瘤或增生而产生的临床综合征。分为四型：MEN1、MEN2（包括 MEN2A 和 MEN2B）和 MEN4。也有把常发生在 MEN2 里的家族性甲状腺髓样癌（FMTC）列为 MEN2 的一个分型。MEN1 和 MEN2 最常见，MEN1 的发病率为 3.3/10 万~10/10 万；MEN2 的发病率为 2.9/10 万，而 MEN4 的发病率尚不清楚。

病因和发病机制 如下。

MEN1 常染色体显性遗传。致病基因 MEN1 位于染色体 11q13.1，编码多发性内分泌瘤蛋白（Menin），具有转录调控、基因组稳定、细胞分裂和细胞周期调控等功能。MEN1 患者中超过 90% 的肿瘤表现出杂合性丢失（LOH）。大部分 MEN1 突变造成 Menin 蛋白截短突变，导致核定位功能丧失是发病机制。MEN1 突异以移码缺失或者插入最常见，以外显子 2、9 和 10 突异导致的恶性肿瘤发生率高。

MEN2 常染色体显性遗传。致病基因 RET 是原癌基因，位于染色体 10q11.21，编码包括细胞间、跨细胞膜以及细胞内结构域的酪氨酸激酶受体。RET 基因突变则会激活酪氨酸激酶受体，引起细胞过度生长和分裂，从而导致以甲状腺髓样癌为主的肿瘤的发生。

MEN4 常染色体显性遗传。致病基因 CDKN1B 位于染色体 12p13.1，编码组成 P27 蛋白的含 196 个氨基酸残基的 CDK1 P27Kip1，并被 H3K4 甲基化激活。CDKN1B 基因突变使 P27 蛋白表达量和功能发生变化，细胞生长和分裂失去控制，导致肿瘤的发生。

临床表现 MEN 主要肿瘤种类及其发病率各不相同（表1）。MEN4 以甲状旁腺功能亢进症最常见，其特征是发生甲状旁腺和腺垂体肿瘤，也可发生肾上腺、肾和生殖器官肿瘤。

诊断 依据临床表现、病理学、分子遗传学、影像学和实验室检查进行诊断。

病理学检查 如下。

MEN1 ①甲状旁腺瘤：特征性病变是累及多个甲状腺腺体，主要表现为由主细胞构成的多结节增生，其次是嗜酸性细胞和/或透明细胞。②胃-肠-胰腺瘤：以胃泌素瘤多见，特点是体积小、多中心性，也可以是异位性而位于十二指肠黏膜下，通常表现为神经内分泌肿瘤。肿瘤细胞形态温和，核小、圆形、低核质比、胞质淡染。③垂体腺瘤：大部分为巨腺瘤，与散发性病例相比，体积更大、更具侵犯性及更高的 Ki-67 增殖指数。肿瘤细胞以嗜酸性为主，核大小一致，核呈点彩、细颗粒感，胞质丰富。肿瘤常因挤压而产生细胞异型和染色质深染假象，但核分裂少见，需与垂体腺癌相鉴别。远处转移是诊断垂体腺癌的可靠证据。④肾上腺皮质病变：以肾上腺皮质肿瘤多见。多数呈双侧无功能性病变，但可能只表现为激素分泌过多，需加以鉴定。无功能性病变包括多发性皮质腺瘤、增生、囊肿或恶性肿瘤。在检测到高雄激素血

表1 多发性内分泌瘤相关肿瘤或疾病发病率

疾病	MEN 分型		
	MEN1	MEN2A	MEN2B
甲状旁腺瘤	90%	20%~30%	
胃-肠-胰腺瘤	30%~70%	−	−
脑垂体瘤	30%~40%		
甲状腺髓样癌	−	90%	>90%
肾上腺皮质瘤	<1%		
嗜铬细胞瘤	40%	50%	50%
先天性巨结肠		620 突变 50% 618 突变 30%	
神经瘤（神经周围黏膜上）	−	−	接近 100%
马方综合征样症状	−	−	接近 100%

症时，需考虑肾上腺皮质癌的可能性，其最早发病年龄为 3 岁。

免疫组化染色常用于甲状旁腺瘤和胃泌素瘤的诊断，其标记包括 Gata3、PTH、CD56、突触素（Syn）和嗜铬粒蛋白（CgA）等。

MEN2 ①甲状腺髓样癌：组织形态多样。大部分肿瘤间质有淡粉色、团块状物质沉积，肿瘤细胞可为多角形、圆形、梭形或浆细胞样，胞质呈颗粒状，嗜酸或嗜双色，核分裂少见。肿瘤排列成小梁状或巢状。超声引导的甲状腺细针穿刺活检是明确甲状腺结节性质的有效检查方法，易于操作，相应风险很低，需结合基因检测和免疫组化检测对病变进行早期诊断。②嗜铬细胞瘤：肾上腺嗜铬细胞瘤的肿瘤细胞大小和形态极不一致，异型性大，核深染，胞质丰富、略嗜碱性，可分布于粉色纤维状背景。③甲状旁腺瘤或增生：大部分甲状旁腺瘤具有包膜，以主细胞为主，也常见与嗜酸性细胞混合。肿瘤排列成实性片状或结节状、梁状、滤泡样和腺泡样等。肿瘤间质稀少，富于血管。

MEN4 最常见的是甲状腺、脑垂体和胰腺以及在其他部位（如子宫颈、支气管和胃）发生的神经内分泌肿瘤。原发性甲状旁腺功能亢进症常见。

垂体腺瘤类型包括无功能性、生长激素瘤、催乳素瘤或肾上腺皮质激素瘤。与 MEN1 相比，垂体腺瘤的体积小而且发展缓慢。

基因检测 除对 *MEN1* 和 *RET* 基因胚系突变检测，还包括与内分泌系统肿瘤发生的其他多个基因检测，包括 *PTEN*、*ADHX* 和 *VHL* 等。对 *MEN1* 基因的检测包括基因突变以及基因缺失、重复等基因分析。

DNA 印迹分析可对已知突变诊断，微阵列比较基因组杂交或下一代测序可用于检测 *MEN1* 基因总体改变，如大缺失、插入或涉及 *MEN1* 基因的其他大基因组重排。多重连接依赖性探针扩增（MLPA）可检测特定 *MEN1* 基因内的拷贝数变化。

在 MEN2A 中，*RET* 基因外显子 11 中的密码子 634 最常见突变，其他常见突变的密码子包括 611、618 和 620。与 MEN4 发生相关的 *CDKN1B* 基因的胚系突变高达 90% 以上。

CDKN1B 与 *MEN1* 发生双基因突变导致肿瘤的发生。对年龄小于 30 岁的原发性甲状旁腺功能亢进症、多分泌腺疾病、甲状旁腺癌或非典型腺瘤年轻患者，应该进行 *CDKN1B* 基因的胚系突变检测。

影像学检查 超声、CT 等可发现甲状旁腺瘤、嗜铬细胞瘤、甲状腺髓样癌、肾上腺腺瘤和肾上腺转移癌，或颈部、腹膜后淋巴结肿大等。肾上腺瘤是多发性内分泌瘤常见的肿瘤，但也可以发生在卡尼（Carney）综合征、麦丘恩－奥尔布赖（McCune-Albright）综合征、家族性肾上腺瘤病、先天性肾上腺增生、家族性原发性醛固酮增多症、贝－维（Beckwith-Wiedemann）综合征和利－弗劳梅尼（Li-Fraumeni）综合征，需加以鉴别。需明确单侧或双侧增生，腺瘤或者肾上腺皮质癌。由于 MEN1 相关胃泌素瘤体积小，可出现肝转移，原发病灶诊断包括内镜超声、选择性动脉注射胰泌素后肝静脉采血测定胃泌素以及放射性核素标记奥曲肽扫描。MEN1 中胰岛素瘤发生部位常不固定，定位亦较困难，内镜超声检查、选择性滴注钙剂后肝静脉采血测定胰岛素等有助于定位。

胰腺、胸腺和支气管神经内分泌瘤是 MEN1 患者死亡的主要原因，应至少每两年进行一次 CT 检查。

实验室检查 包括激素测定和生化检查等。

激素检测 测定血液中降钙素、甲状旁腺激素、生长激素、5-羟色胺及血糖水平，有助于早期诊断。MEN1 相关胃泌素瘤同时存在高胃泌素血症及高胃酸分泌，需与胃酸缺乏症伴高胃泌素血症相鉴别。胃泌素瘤患者血浆胃泌素升高，必要时可作胃泌素兴奋试验。

生化检查 尿香草扁桃酸、血糖、血清去甲肾上腺素、肾上腺素及降钙素可有明显升高，须进行血电解质、T_3、T_4、醛固酮、皮质醇及胰高血糖素等常规检查。

激发试验 单纯性嗜铬细胞瘤的胰高血糖素或酪胺激发试验均呈阳性，若嗜铬细胞瘤合并其他内分泌腺瘤，特别是甲状腺髓样癌时，则酪胺试验阴性，胰高糖素呈阳性反应。

治疗原则 各型治疗取决于肿瘤位置、复发或恶性肿瘤的风险、激素过量和手术后发病率。

靶向治疗与免疫治疗 靶向药物已用于局部性晚期或转移性甲状腺髓样癌患者的临床试验，2022 年 3 月普拉替尼成为在中国唯一获批用于治疗晚期或转移性 *RET* 基因突变甲状腺髓样癌及 *RET* 融合阳性甲状腺癌的药物。其他有效的药物还包括多酪氨酸激酶抑制剂凡德他尼和卡博替尼，但这两种药物在中国仍未获批。

MEN1 甲状旁腺功能亢进症的治疗 ①饮食治疗：限制钙摄入，停用一切可引起高血钙的药物。②高血钙危象处理：纠正脱水、酸中毒及电解质紊乱。口服磷酸盐合剂。糖皮质激素静注或口服，泼尼松至少用 1 个月才能判定是否有效。降钙素主要用于维生素 D 中毒，长期卧床效果好。③暂时低钙血症：常见于术后，可输入 10% 葡萄糖酸钙。④皮质醇增生症：通常用噻庚啶治疗皮质醇增多症，为抗血清素，不良反应较小。

由于 MEN1 的潜在恶性，应特别注意评估十二指肠胰腺神经内分泌瘤的进展，也应尽快检测出胸腺神经内分泌瘤。

MEN2 甲状腺髓样癌的治疗　①早期甲状腺切除术和中央淋巴结清扫术是遗传性甲状腺髓样癌的有效预防性治疗。对于晚期局部区域性肿瘤，若手术未能 R0 切除，可考虑使用外部束放射治疗或调强放射治疗。对于术后复发无法手术或远处转移的患者，如肿瘤进一步进展可使用激酶抑制剂用。②对已鉴定 *RET* 胚系突变的个体进行预防性甲状腺切除术。③在对 MEN2A 或 MEN2B 患者进行任何手术之前，应通过适当的生化检查排除功能正常的嗜铬细胞瘤的存在。④每年测量血清降钙素浓度，以检测甲状腺切除术后残留或复发的甲状腺髓样癌，也适用于预防性甲状腺切除的患者。需监测所有甲状腺切除术和甲状旁腺自体移植患者的甲状旁腺功能减退。

MEN2 嗜铬细胞瘤的治疗　对于患有双侧嗜铬细胞瘤，或只存在单侧疾病但有一位患有侵犯性双侧肿瘤病史的家族成员，建议进行双侧肾上腺切除术。对单侧嗜铬细胞瘤但对侧腺外观正常的患者，建议单侧肾上腺切除术。在单侧或双侧肾上腺切除术之前，患者应在术前接受 α 受体拮抗剂

治疗；并在等待手术期间，患者应接受糖皮质激素负荷检查和相应的治疗。

MEN2 原发性甲状旁腺功能亢进症的治疗　对无症状者不建议进行甲状旁腺预防性切除，但要关注高钙血症、骨质流失和肾功能不全恶化的处理。患者需每隔 1 或 2 年进行一次血清钙、肌酐和骨密度监测。只有当疾病临床症状明显并有进展时才进行甲状旁腺切除术。

患者和携带者监测与健康管理　由于临床表型的高度异质性，需对高危家庭成员进行规范性的监测，包括基因检测、遗传咨询和健康管理，以求肿瘤的早诊治。

MEN1 患者其他原发性肿瘤发生的监测　患者可发生甲状旁腺、胰腺、垂体、肾上腺和甲状腺，以及呼吸道和胃肠道的神经内分泌肿瘤，要分别定期监测。许多家族性甲状腺髓样癌患者接受早期预防性手术治疗后，在一定年龄会再次发生肿瘤，其有效的早期监测方法是影像学检查：①主张对年轻患者通过术前影像学检查后的甲状旁腺切除术。

②在 MEN1 的家族成员中，出现皮下脂肪瘤、皮肤胶原瘤或多发性面部血管纤维瘤等内分泌腺外肿瘤者占 30% ~ 90%。建议对有此类临床表现的个体进行基因检测，以明确 *MEN1* 基因突变，给予相应的监测管理和健康管理咨询（表2）。

MEN1 携带者监测与健康管理　*MEN1* 基因突变携带者应接受生化和影像学筛查，以监测甲状腺肿瘤和甲状腺外肿瘤的早期发生并评估其随着时间的进展。需注意：①90% 的 MEN1 患者的基因突变都来自于父/母，但可能因为长期无症状、早期死亡或迟发病而不能发现家族史。②需要对 MEN1 患者的家族成员作全面的病史采集及体检。从 15 岁起开始定期检查血浆钙离子浓度，可以添加血浆蛋白测定作校正。此外，催乳素、胃泌素及空腹血糖测定也有助于诊断。③应向已检测到 *MEN1* 致病性胚系突变患者的所有高风险家属成员提供 *MEN1* 基因分子遗传学检测。

MEN2 患者其他原发性肿瘤发生的监测　①在 MEN2 患者进

表2　MEN1 相关肿瘤的生化和影像监测管理

肿瘤	开始监测年龄（岁）	生化监测（每年）	影像学监测（每隔 3 年）
甲状旁腺腺瘤 胰腺神经内分泌肿瘤	8	血钙、甲状旁腺激素	无
胃泌素瘤	20	胃泌素（±胃酸检测）	无
胰岛素瘤	5	空腹血糖，胰岛素	无
其他肠/胰肿瘤	<10	嗜铬粒蛋白 A；胰多肽，胰高血糖素	MRI、CT 或超声内镜（每年）
腺垂体肿瘤	5	催乳素，胰岛素样生长因子 1	MRI（每 3 年）
肾上腺皮质肿瘤	<10	无，除非识别出功能性肿瘤和/或肿瘤直径>1cm 的症状或体征	MRI 或 CT，每年进行胰腺成像检测
前肠类癌	20	无	CT 或 MRI（每 1 ~ 2 年）

行任何手术之前，应通过适当的生化检查排除功能正常的嗜铬细胞瘤的存在，预防手术并发症。②每年测量血清降钙素浓度，以检测甲状腺切除术后残留或复发的甲状腺髓样癌。在发现疾病相关生化改变之前而进行的甲状腺切除，也需要定期测量血清降钙素浓度。此外，监测所有甲状腺切除术和甲状旁腺自体移植患者的甲状旁腺功能减退。③多巴胺 D_2 受体拮抗剂和 β 肾上腺素受体拮抗剂对嗜铬细胞瘤患者有产生不良反应应避免使用。④在计划怀孕前或计划外怀孕期间，应尽早筛查 MEN2 女性患者的嗜铬细胞瘤。⑤对 MEN2 儿童患者应在诊断后进行手术，含 NET 第 918 位密码子突变的儿童患病风险可达 95%，建议出生后第一年内手术，4 岁之前手术可以治愈。降钙素和癌胚抗原是 MEN2 相关甲状腺髓样癌监测的很好标志物，其术前水平与肿瘤大小相关，并可以预测术后疗效。

MEN2 携带者的监测与健康管理　RET 基因突变携带者一生中患甲状腺髓样癌的概率几乎为 100%。主张对 RET 基因突变的儿童携带者进行预防性全甲状腺切除术。需要对 RET 基因胚系突变儿童和成人携带者给予规范性监测管理（表 3），同时给予减轻疾病和心理压力对生活的负担，改善和提高患者的生活质量。

健康生育咨询　MEN1 和 MEN2 的遗传方式是常染色体显性遗传，患者或突变基因携带者下代是基因携带者的概率是 50%，而相关肿瘤的发生风险与年龄关系复杂。MEN4 的发生与 CDKN1B 相关，注意双等位基因突变的可能性。对于生育期患者和携带者，建议选择产前诊断和辅助生殖技术，包括胚胎植入前遗传学检测，通过植入前单基因遗传病检测（PGT-M），确定胚胎没有携带 MEN 相关基因致病突变后，才进行胚胎子宫移植。PGT-M 的准确率可达 95%，待胚胎发育到 16～20 周时进行羊水穿刺产前诊断，排除 5% 的风险。

（陆国辉　王岩岩　刘艳辉）

yíchuánxìng rǔxiàn'ái-luǎncháo'ái zōnghézhēng

遗传性乳腺癌-卵巢癌综合征

（hereditary breast and ovarian cancer syndrome，HBOC）BRCA1 和 BRCA2 基因突变引起的常染色体显性遗传病。又称 BRCA 相关乳腺癌-卵巢癌综合征。常呈现家族聚集发生特性，在一个家族的一级至三级亲属中常有多个（2 例或 2 例以上）原发性乳腺癌和/或卵巢癌。

病因和发病机制　BRCA1/2 基因均属抑癌基因，分别位于染色体 17q21.31 和 13q13.1。BRCA1 有 23 个外显子，编码蛋白含 1863 个氨基酸残基；BRCA2 有 27 个外显子，编码蛋白含 3418 个氨基酸残基。两种编码蛋白参与 DNA 修复、转录、修饰和细胞周期调控，加速 DNA 损伤细胞的凋亡，抑制细胞癌变。致病性 BRCA 突变大多是小片段缺失、插入及非同义突变，导致蛋白质功能缺陷，失去抑制 DNA 损伤细胞凋亡和细胞癌变功能而导致肿瘤的发生。除 BRCA 基因编码区突变外，内含子发生的突变亦通过干扰 RNA 剪接等方式影响蛋白质功能，尤其是靠近剪接位点附近的突变。这些致病突变分散遍布于整条基因序列，已发现了数百个 BRCA1/2 突变位点。

临床表现　与散发性乳腺癌相比，BRCA1/2 突变相关性乳腺癌的双侧性乳腺癌的发病年龄较轻，具有家族性、早发性和双侧原发性的特点。携带 BRCA1/2 突变的乳腺癌患者的 10 年对侧乳腺癌累积风险分别为 15.5% 和 17.5%，是非 BRCA 突变携带者的 4～5 倍。BRCA1/2 突变也与男性乳腺癌发病相关，以 BRCA2 常见，男性携带者在三四十岁时患乳腺癌风险较高，并且随着年龄的增长而降低。相比于 BRCA1，携带 BRCA2 基因突变的男性相对风险及累计风险更高。携带 BRCA1/2 基因突变的女性发生相关癌变风险高达 87%，而男性仅达 20%。

女性罹患卵巢癌的终生风险为 1.3%。约 18% 的上皮性卵巢癌与肿瘤易感基因胚系突变相关，其中大多数为 BRCA1/2 突变。高级别浆液性癌是最常见的组织学类型，除黏液癌外的所有上皮组织学类型中均发现有胚系突变。除乳腺癌和卵巢癌外，BRCA1/2 胚系突变也可导致其他恶性肿瘤如前列腺癌、胰腺癌以及黑色素

表 3　MEN2 甲状腺癌风险监测时间

风险水平	基因检测	颈部超声检查	血清降钙素检测	甲状腺切除术
A 级	3～5 岁	3～5 岁	3～5 岁	5 岁后由家长决定（降钙素，颈部超声检查正常，或甲状腺髓样癌家族史不明确时）
B 级	3～5 岁	3～5 岁	3～5 岁	5 岁前
C 级	3～5 岁	3～5 岁	3～5 岁	5 岁前
D 级	即时	即时	即时	即时

瘤的发病率上升（表1）。

诊断 主要依据临床表现、病理学、分子遗传学、影像学检查进行诊断。

病理学检查 ①*BRCA1* 相关性乳腺癌：存在前体病变，包括看似正常的细胞弥漫表达 TP53，正常组织中见 T 细胞浸润（T 细胞性淋巴细胞性小叶炎），微腺体腺病。②*BRCA1* 相关性导管原位癌：通常为高级别，肿瘤细胞充填腺泡但不破坏小叶结构，周围常有大量的淋巴细胞浸润，雌激素受体（ER）、孕激素受体（PR）、HER2 均为阴性。③*BRCA1* 相关性乳腺浸润性癌：经典的表现为高级别核、核分裂活跃、合体细胞样生长方式、推挤性边缘、灶性或地图样坏死。常见较多淋巴细胞浸润，主要为 T 细胞。④*BRCA2* 相关性乳腺癌：分化程度中等到差，没有特定的组织形态，常呈推挤性生长，缺乏管腔形成。⑤*BRCA1/2* 相关性卵巢癌绝大多数为高级别浆液性癌，表现为实性、假内膜样和移行样生长方式（SET 模式）。

免疫组化染色显示：①*BRCA1* 相关性乳腺癌有 3 种免疫表型：ER-/HER2-，占 70%~80%，其中约 55% TP53 阳性，50%~80% 有 CK5/6、CK14 和 EGFR 阳性；ER+/HER2-，占 20%~30%，约

50% TP53 阳性；HER2 阳性，占比不足 5%。②*BRCA2* 相关性乳腺癌 ER、PR 通常阳性，HER2 过表达罕见（＜5%）。③*BRCA1/2* 相关性卵巢高级别浆液性癌 WT1 阳性，TP53 有两种表达模式：强的弥漫核染色（＞60% 的肿瘤细胞）或完全不染色，这两种模式都与 TP53 突变有关。

基因检测 *BRCA1/2* 相关 HBOCS 的诊断是通过基因检测识别先证者的 *BRCA1/2* 基因胚系致病性杂合突变建立的。据 2022 年《中国家族遗传性肿瘤临床诊疗专家共识》，*BRCA1/2* 适检人群为以下两类：

乳腺癌病史的个体且具备下列任意条件：①诊断年龄≤50 岁（中国人群数据提示，该年龄段的乳腺癌患者 *BRCA1/2* 基因突变频率 5%）。②三阴性乳腺癌。③男性乳腺癌病史。④发病年龄＞50 岁，且家系中另有≥1 位患乳腺癌、卵巢癌、胰腺癌或前列腺癌。⑤高复发风险 HER2 阴性可手术的原发性乳腺癌患者，无论是否有乳腺癌或其他肿瘤家族史。

没有乳腺癌病史的个体且具备下列任意条件：①家系中直系亲属携带已知的 *BRCA1/2* 基因致病性或疑似致病性突变。②家系中有男性乳腺癌患者。③健康个体若家系中具备以下条件可进行

基因检测：家系中有≥2 位乳腺癌，或≥2 位包括乳腺癌、卵巢癌、胰腺癌或前列腺癌的肿瘤类型，并且其中至少有 1 例乳腺癌（但仍建议家系中已患癌的个体优先进行检测，尤其是发病年龄早、多原发肿瘤的个体；只有患者不可及，才考虑检测家系中健康个体）。

BRCA1/2 基因突变的检测方法众多，包括下一代测序（NGS）、桑格（Sanger）测序、多重连接依赖性探针扩增（MLPA）、染色体微阵列分析（CMA）或微阵列比较基因组杂交（aCGH）等。NGS 已成为常规检测方法。通常检测 *BRCA1/2* 基因或检测包含 *BRCA1/2* 在内的乳腺癌易感基因。*BRCA1/2* 基因大片段重排在中国遗传性乳腺癌中的突变频率为 2.4%，在三阴性乳腺癌中为 1.1%，可以使用 MLPA 方法检测。尚无方法可以检测 *BRCA1/2* 基因中所有突变，因此，为确保检测到全部的突变，临床需同时使用多种检测方法。在 NGS 结果阴性但仍高度怀疑存在乳腺癌遗传易感突变的情况下增加进行 MLPA 检测 *BRCA1/2* 大片段重排突变。

影像学检查 乳腺钼靶 X 线摄影是乳腺癌诊断的常用方法，尤其对脂肪型乳腺诊断价值较高。超声检查无创，对乳腺组织较致密者较有价值，主要用途为鉴别肿块系囊性还是实性。*BRCA1* 突变相关乳腺癌最常见的边缘特征是小分叶而不是毛刺或蟹足征，在形态上趋于良性乳腺肿块表现，乳腺影像报告和数据系统（BI-RADS）分类易被低判，常规超声结合超声弹性成像检查可减少漏诊。CT 可用于不能扪及的乳腺病变活检前定位，确诊乳腺癌的术

表 1 *BRCA* 突变相关恶性肿瘤

肿瘤	人群平均风险	恶性肿瘤风险	
		BRCA1	*BRCA2*
乳腺癌	12%	46%~87%	38%~84%
男性乳腺癌	0.1%	1.2%	最高 8.9%
卵巢癌	1%~2%	39%~63%	16.5%~27%
前列腺癌	69 岁前 6%	65 岁达 8.6%	65 岁达 15%，终生 20%
胰腺癌	0.5%	1%~3%	2%~7%
黑色素瘤（皮肤/眼）	1.6%	无	风险上升

前分期，检查乳腺后区、腋部及内乳淋巴结有无肿大，有助于制订治疗计划。磁共振成像（MRI）具有较高的软组织对比性，比 X 线、CT 和超声能更好地显示肿瘤的形态学和血流动力学特征，诊断灵敏度和特异度较高。

卵巢癌手术诊断 卵巢癌的诊断需要手术探查。主要原因在于早期卵巢癌（即腹水或腹膜细胞学检查未见恶性细胞）患者可获益于完整切除附件肿块，因为切开肿块或肿块破裂会升高分期并对预后有不利影响，因此，一般不采用影像学引导下的卵巢活检。部分影像学提示病变范围大（肝或肺转移、肝门区病灶或大量腹水）和/或体能状态较差的患者，不适合初始进行积极手术减瘤。卵巢癌或输卵管癌手术的常见指征是：发现疑似恶性肿瘤的附件肿块，如超声检查发现非回声增强的实体成分且常为结节状或乳头状，多普勒超声发现实体成分中有血流、不规则的较厚分隔或腹水。术前应检测血清 CA125 的基线水平。多达 80% 的上皮性卵巢癌患者 CA125 升高，因此根据治疗后 CA125 水平可评估治疗效果和复发情况。

治疗原则 采用手术治疗、化疗和靶向治疗等。

手术治疗 若 BRCA1/2 突变患者病变适合保乳手术且有保乳意愿，可慎重选择保乳手术。携带 BRCA1/2 突变患者的保乳相对于非突变患者增加约 2 倍的局部复发风险，尤其是同侧新发原发性乳腺癌的风险。无论接受保乳手术或者是患侧乳房切除术，术后应常规接受放射治疗。无论是否携带 BRCA 突变，卵巢癌的外科治疗无差异。

靶向治疗 BRCA1/2 基因突变乳腺癌/卵巢癌对多腺苷二磷酸核糖聚合酶（PARP）抑制剂等致 DNA 损伤药物更为敏感。针对 HER2 阴性的原发性乳腺癌患者进行 BRCA1/2 胚系突变检测，尤其是三阴性乳腺癌或 HER2 阴性且激素受体阳性的高风险乳腺癌。若上述携带 BRCA1/2 基因胚系突变的患者在完成新辅助化疗后仍有残留病灶，或完成辅助化疗后，建议术后给予 2 年的奥拉帕利靶向治疗。同时，对所有 HER2 阴性复发性转移乳腺癌且存在 BRCA1/2 胚系突变患者，建议选择 PARP 抑制剂（奥拉帕利、他拉唑帕利）治疗。

所有新诊断的卵巢癌均需接受遗传咨询，并进行 BRCA 胚系突变和体细胞突变的检测。若携带 BRCA1/2 胚系或体细胞突变的晚期卵巢癌患者经一线铂类治疗有效，则建议采用 PARP 抑制剂进行维持治疗。此外，对于携带 BRCA1/2 突变且复发可能性较高的患者（如腹水、胸腔积液），若采用静脉化疗方案给予常规剂量的贝伐珠单抗，则建议在贝伐珠单抗维持治疗期间加入奥拉帕利。多种 PARP 抑制剂被批准用于治疗 BRCA 突变阳性的复发性卵巢癌患者。

化疗 对于早期乳腺癌，标准化疗方案为含蒽环、紫杉类药物的辅助治疗方案，亦可考虑使用紫杉类药物联合铂类的方案代替常规的蒽环紫杉联合方案进行化疗。对于晚期或复发转移性乳腺癌，卡铂相比多西他赛能显著提高客观有效率及无进展生存期。针对 BRCA1/2 突变的晚期三阴性乳腺癌，建议使用卡铂。

携带 BRCA 突变的卵巢癌患者与未突变者相比，行腹腔内化疗的获益更大，特别是采用铂类

药物后疗效较好。

患者与携带者监测与健康管理 如下。

女性携带者的乳腺癌风险管理 对于 18 岁以上者需告知乳腺癌风险，开始乳房自检。从 25 岁开始，每 6～12 个月进行乳腺临床检查。

乳腺筛查有助于乳腺癌的早发现：①25～29 岁，每年进行 1 次乳腺 MRI（优先）或乳房 X 线检查。②30～75 岁，每年进行 1 次乳腺钼靶和乳腺 MRI 检查。③大于 75 岁，需制订个体化筛查计划。④对于携带 BRCA 致病突变或疑似致病突变且接受过乳腺癌治疗，但未进行双侧乳腺切除术的女性，每年仍需要进行 1 次乳腺钼靶和 MRI 检查。

考虑能降低风险的乳腺切除手术。携带 BRAC1/2 突变的乳腺癌有较高的对侧乳腺癌发病风险，尤其是有家族史的患者，其 10 年对侧乳腺癌发病风险接近 30%。对侧预防切除手术能显著降低对侧乳腺癌发病风险（≥90%），且临床分期较早、病变预后较好且年轻的患者，更能从对侧乳腺预防性切除中获益。

考虑预防性药物治疗。对于不愿意接受乳房切除术的 BRCA2 女性突变携带者，推荐给予他莫昔芬或芳香化酶抑制剂以降低风险。他莫昔芬能将 BRCA2 突变携带者的乳腺癌风险降低 62%，但未降低 BRCA1 突变携带者的乳腺癌风险。

男性携带者的乳腺癌风险管理 早筛方式主要是乳腺自查和临床体检：①35 岁开始每月 1 次乳腺自查，每年进行 1 次乳腺临床检查。②BRCA2 致病性突变或疑似致病性突变携带者需进行前列腺癌筛查。③BRCA1 携带者可

以考虑前列腺癌筛查。

BRCA1/2 突变携带者的卵巢癌风险管理　降低卵巢癌风险最有效的方法是降风险的输卵管卵巢切除术（RRSO）。基于国际指南和中国国内数据，推荐携带 *BRCA1* 突变的健康女性在 40 岁进行 RRSO，携带 *BRCA2* 突变的健康女性可推迟至 45 岁。对不愿意采用手术方式干预的人群，可采用每半年进行 1 次经阴道超声联合血清 CA125 监测。

BRCA1/2 突变携带者其他原发性癌症筛查　推荐包括全身皮肤检查和胰腺癌筛查。一般推荐对 *BRCA2* 突变携带者预防性采用全身皮肤检查，并遵循基于家族史的国际胰腺癌筛查联盟指南。

携带者生活方式预防　*BRCA1* 突变女性携带者若初次妊娠时年龄较大，发生乳腺癌风险降低，产后哺乳能降低其罹患乳腺癌及卵巢癌风险，吸烟会增加携带者罹患乳腺癌风险。因此，如果条件允许，应鼓励母乳喂养，规律运动，保持正常体重，限制饮酒，避免激素替代疗法。

健康生育咨询　对于携带 *BRCA1/2* 突变的育龄期女性，若其有愿望生育无 *BRCA1/2* 致病性突变的下一代，建议做产前诊断或辅助生殖，包括胚胎植入前遗传学检测。需充分讨论已知风险、技术局限性和这些技术的获益。*BRCA2* 双等位基因致病性/疑似致病性突变与常染色体隐性遗传病相关。因此，应考虑对伴侣进行同一基因的基因检测，以告知生殖决策和/或风险评估和管理。极少情况下，夫妻双方都不携带 *BRCA1/2* 基因突变，后代所携带的是新发突变。

（龚畅　陆国辉　刘艳辉）

遗传性前列腺癌（hereditary prostate cancer）　具有家族遗传性倾向的前列腺恶性肿瘤。表现为一代之中有 3 个以上个体患病、父系或母系连续三代中有个体患病、有两个亲属在 65 岁以前发病。前列腺癌是男性泌尿生殖系统肿瘤中最常见的恶性肿瘤，发病率地域差异明显，西方国家高发，中国发病率和病死率都较低，但呈逐年快速增长趋势，多见于 50 岁以后，75～79 岁是发病高峰年龄。世界范围内，黑种人前列腺癌的发病率和病死率最高，亚裔黄种人风险最低。

病因和发病机制　遗传性前列腺癌与一些因基因胚系突变导致的癌症综合征相关，如遗传性乳腺癌-卵巢癌综合征（HBOC）、林奇（Lynch）综合征等。其他危险因素包括睾酮及雌激素水平紊乱、炎症、饮食习惯等。家族性前列腺癌的遗传性可高达 58%，而环境因素对其影响则非常小。遗传性前列腺癌与部分基因突变相关，包括 DNA 损伤修复相关基因（*BRCA1*、*BRCA2*、*ATM*、*CHEK2*、*PALB2*、*BRIP1*、*NBS1/NBN* 和 *RAD51D*）、DNA 错配修复基因（*MSH2*、*MSH5*、*MLH1*、*PMS2*、*EPCAM*）、*HOXB13* 和 *TP53* 等。

前列腺癌全基因组关联分析（GWAS）已识别出超过 150 个单核苷酸多态性（SNP）位点与前列腺癌发展相关，这些相关 SNP 约有一半与中国人群前列腺癌发病关系密切。此外，胚系拷贝数变异（CNV）也与中国人群前列腺癌遗传学风险有关。

临床表现　早期常无症状，肿瘤进一步发展出现局部尿路梗阻和远处转移的症状。常见症状包括排尿困难、尿频、尿急和夜尿增多等下尿路症状；当肿瘤发生骨转移，还可出现骨痛等症状。

诊断　主要依据临床表现、病理学、分子遗传学、影像学检查进行诊断。

病理学检查　前列腺腺泡腺癌的诊断是基于组织构型、细胞核、细胞质及腺腔内特征的综合判断。肿瘤性腺体排列拥挤，呈不规则浸润性生长，还可见腺体分化消失、筛状结构形成、腺体融合及腺体分化障碍。细胞核大小形态较一致，很少有多形性，核增大，核仁明显，但不是所有瘤细胞都有核仁。胞质淡染、透明，腺腔边界清楚，腔面光滑。低级别前列腺癌腔内可见前列腺类晶体，为强嗜酸性晶体样结构，可形成各种几何样形状，如矩形、六边形、三角形和棒状，腺腔内易见浓染、粉或蓝染的黏液性分泌物。此外，还易见神经侵犯，黏液样纤维组织形成（胶原性小结）和肾小球样结构。

免疫组化染色显示：肿瘤基底细胞标志物 HMWCK、CK5/6、P63 均阴性，AMACR 过表达。对于与肿瘤综合征相关的遗传性前列腺癌，表现出相对应的免疫组化染色特征，如家族聚集性前列腺癌相关的 *HOXB12* 突变患者 AR、ERA 过表达及 ERG 低表达；林奇综合征相关前列腺癌患者中 MSH2 低表达等。

基因检测　根据 2022 年美国国立综合癌症网络（NCCN）前列腺癌指南，胚系基因检测适应证和项目如下。

推荐对以下人群行胚系基因检测　①高危或极高危的局限性、区域性（淋巴结阳性）或转移性前列腺癌患者。②乳腺癌个人史。③有相关家族史。

前列腺癌家族史：符合以下

其中一条：有≥1个直系亲属（父亲或兄弟）诊断前列腺癌时年龄<60岁；有≥1个一级、二级或三级亲属患有高危、极高危、区域性或转移性前列腺癌；有≥2个一级、二级或三级亲属诊断为前列腺癌。

其他癌症家族史：有≥1个一级、二级或三级亲属患有乳腺癌、结直肠癌或子宫内膜癌（诊断时小于等于50岁）；男性乳腺癌、胰腺癌、卵巢癌。有≥2个一级、二级或三级亲属患有乳腺癌。有≥3个一级、二级或三级亲属患有林奇综合征肿瘤疾病谱中的任何癌症（尤其是诊断时<50岁）。

已知家族性肿瘤风险突变（致病性/疑似致病性突变）家族史，尤其是BRCA1/2、ATM、PALB2、CHEK2、MLH1、MSH2、MSH6、PMS2和EPCAM基因。

考虑对以下人群行胚系基因检测　①伴导管内癌/筛状结构的中危局限性前列腺癌。②患有前列腺癌同时具有胰腺癌、结直肠癌、胃癌、黑色素瘤、上尿路尿路上皮癌、胶质瘤、胆道肿瘤或小肠肿瘤的个人史。

胚系检测基因　包括BRCA1/2、ATM、PALB2、CHEK2、MLH1、MSH2、MSH6和PMS2基因。同时，可根据临床实际情况添加检测基因，如HOXB13等。

影像学检查　①磁共振成像（MRI）：多参数磁共振成像（mpMRI）比其他影像学检查更具诊断效能。基于mpMRI的前列腺影像报告和数据评分系统（PI-RADS）用于前列腺癌定位、诊断和危险分组。②经直肠前列腺超声（TRUS）：主要用于引导穿刺活检，对于病灶检出率较低。③全身核素骨显像检查（ECT）：用于发现前列腺骨转移病灶，灵敏度高但特异度低。④正电子发射计算机体层成像（PET-CT）：PSMA-PET-CT可显著提高转移灶诊断准确率，PET/MRI可显示腺体和前列腺外受累情况。⑥CT：对前列腺癌诊断灵敏度较低，可用于辅助分期。

其他检查　如下。

直肠指检　前列腺癌好发于外周带，直肠指检表现为结节及质地变硬。

前列腺肿瘤标志物　①血清前列腺特异性抗原（PSA）：是筛查的主要指标。主要针对无临床症状、身体状况良好且预期寿命10年以上的高危人群男性进行PSA筛查。血清总PSA（tPSA）小于4.0ng/ml为正常，但不可以排除前列腺癌可能。初次PSA异常者建议复查。PSA值4～10ng/ml为可疑值，需参考PSA衍生指标。②PSA相关衍生指标：如fPSA/tPSA、前列腺特异性抗原密度（PSAD）、前列腺特异性抗原速率（PSAV）等，可辅助诊断。③其他：前列腺健康指数（PHI）以及4种激肽释放酶分数检测（4K）、尿液检测标志物等。

前列腺穿刺活检　直肠指检触及可疑结节、MRI发现异常信号以及PSA>10ng/ml均为穿刺活检适应证。PSA为4～10 ng/ml则需参考f/tPSA、PSAD及影像学检查结果。

微生物组检查　人内源性反转录病毒的高表达与前列腺癌相关；人类疱疹病毒起源的hsv1-miR-H18和hsv2-miR-H9-5p在前列腺癌患者尿液中高表达。

治疗原则　根据肿瘤分期、患者年龄及合并症选择相应的治疗方法。对于低危及少部分中危局限性前列腺患者、预期寿命大于10年，可选择主动监测，定期行PSA、直肠指检、mpMRI及重复穿刺活检，不做治疗，若发现疾病进展，则行根治性治疗。对于预期寿命较短、不愿或无法耐受积极治疗的患者，可选择等待观察，直至出现症状，再采取姑息性治疗。

手术治疗　根治性前列腺切除术是局限性及局部进展期患者的治疗方法之一，可采用传统开放、腹腔镜下或机器人辅助腹腔镜下手术方式，不同手术方式的疗效相当。

放射治疗　主要有根治性放疗、辅助放疗、挽救性放疗及姑息性放疗，放射形式包括外放疗和近距离照射治疗。根治性放疗主要适用于局限性及局部进展期患者，部分需要联合内分泌治疗；挽救性放疗主要适用于根治性治疗后复发患者；姑息性放疗主要用于因原发灶或转移灶导致相关症状的治疗。

内分泌治疗　任何去除雄激素和抑制雄激素活性的治疗方法统称为内分泌治疗。主要包括雄激素剥夺治疗（手术去势或药物去势）、传统抗雄药物（如比卡鲁胺）、新型内分泌药物（如阿比特龙、恩扎卢胺、阿帕他胺），雄激素剥夺治疗是转移性前列腺癌的基础治疗。

化疗　主要用于转移性去势抵抗性前列腺癌，包括多西他赛、卡巴他赛及米托蒽醌等。铂类化疗可用于DNA损伤修复基因突变前列腺癌的治疗。

局部治疗　主要用于局限期前列腺癌，包括前列腺冷冻消融、高能聚焦超声、不可逆电穿孔、组织内肿瘤射频消融、光动力治疗等。

靶向治疗与免疫治疗　对于

无症状或轻微症状转移性去势抵抗性前列腺癌（mCRPC），可用肿瘤疫苗普罗文奇（Sipuleucel-T）治疗。帕博利珠单抗用于多线治疗进展后的 MSI-H 或 dMMR 的 mCRPC 患者。

奥拉帕利等多腺苷二磷酸核糖聚合酶（PARP）抑制剂可用于 DNA 修复基因突变的 mCRPC。奥拉帕利联合新型内分泌药物阿比特龙可延长进展至 mCRPC 阶段的时间。

此外，与 AR、TP53、PI3K/AKT 信号转导通路、WNT 信号转导通路、细胞周期通路、MAPK 信号转导通路及染色体重塑等基因突变相关的药物正在研究中。

患者携带者监测与健康管理　若检测发现胚系致病性突变应进行遗传咨询，并对存在风险的家属进行级联检测。对于临床意义未知的变异应进行密切监测，若重新划分为致病性突变，及时进行遗传咨询。对于携带致病性/疑似致病性突变患者，应在进行遗传咨询后按照相关肿瘤指南进行规律监测。

健康生育咨询　建议产前进行遗传咨询，并可选择产前诊断和辅助生殖技术，包括胚胎植入前遗传学检测。存在 DNA 修复基因及 MMR 基因突变的患者，见 HBOC、林奇综合征相关肿瘤的生育指导。

（李永红　陆国辉）

yíchuánxìng fèi'ái
遗传性肺癌 （hereditary lung cancer）

具有家族遗传性倾向的肺癌。因其发生多与 EGFR 基因 T790M 突变相关，又称 EGFR 基因 T790M 突变相关遗传性肺癌综合征，遗传方式为常染色体显性遗传。肺癌占所有癌症的 11.4%，病死率排第 1 位，全球每年约 180

万人死于肺癌。肺癌包括两种主要组织学类型：非小细胞肺癌（NSCLC）（约占 85%）和小细胞肺癌（SCLC）。NSCLC 有 3 种类型：腺癌、鳞癌和大细胞癌。肺癌的发生与性别、烟草烟雾吸入、肿瘤微环境和遗传易感性相关。约 85% 的患者有明确的吸烟史，但仍有 10%～25% 无吸烟史。遗传性肺癌的发病率尚不清楚。已发现多个易感基因与遗传性肺癌的发生相关，均属 NSCLC。

病因和发病机制　EGFR 位于染色体 7p11.2，全长 192.61kb，包含 28 个外显子，27 个内含子。编码蛋白为表皮生长因子受体（EGFR），是蛋白激酶的超家族成员中的跨膜糖蛋白。该蛋白作为细胞表面蛋白可与表皮生长因子家族成员结合，引发受体的二聚化和细胞内激酶结构域的自磷酸化并激活下游信号通路，导致细胞增殖。胚系 EGFR 基因 T790M 是罕见的肺癌易感基因突变，通常与其他常见的激活突变一起发生，并且大大增加了初始突变的 ATP 结合亲和力。常伴发的体细胞 EGFR 共突变包括 L858R、G719X、exon 19 del & G719R、L861Q、H773R、V774M 等，体现了肿瘤发生的二次打击学说。

与遗传性肺癌发生的其他 EGFR 胚系突变包括 EGFR P848L、EGFR V843I、EGFR R776G、EGFR R776H、HER2 G660D 等。

此外，TP53、BRCA1/2、错配修复基因（MSH2、MSH6、MLH1、PMS2）和上皮细胞黏附分子产物相关基因 EPCAM、SFTPA1、SFTPA2、CHEK2、YAP1、PARK2、以及 ATM 等基因胚系突变，也可导致肺癌的发生，但发病率不高。

临床表现　与散发性肺癌类

似，早期无明显症状，仅在常规体检中发现。早期可出现干咳等非特异性呼吸道症状；当肺癌进展则出现痰中带血、咯血、气促、胸痛、发热和消瘦等。

EGFR 基因 T790M 胚系突变约占 NSCLC 的 1%。与散发性肺癌相比，EGFR 基因 T790M 突变相关遗传性肺癌综合征多见于女性和不吸烟者（特别是女性），发病年龄早（诊断中位年龄 40 岁），双侧肺有多个病因不明磨玻璃结节或肿瘤，并以腺癌常见，也有神经内分泌癌，但其诊断较难，恶性度高。由其他肿瘤易感基因突变导致的 NSCLC，主要的肿瘤是其相关重要肿瘤的发生，如与 BRCA1/2 基因突变相关的遗传性乳腺癌/卵巢癌综合征的重要肿瘤是乳腺癌和卵巢癌，但可以发生 NSCLC。

诊断　主要依据临床表现、病理学、分子遗传学、影像学检查进行诊断。

病理学检查　绝大多数遗传性肺癌的组织学类型为腺癌，少数为鳞状细胞癌，尚未见有小细胞癌类型。另有部分为多类型肺癌，包括多发性肺腺癌、肺腺癌和肺黏液表皮样癌同时发生，以及肺腺癌和肝癌同时发生。遗传性肺癌综合征相关性肺癌组织学表现与散发性肺癌的形态学特点并无差异，肺腺癌均可形成不规则的贴壁样、腺泡状、乳头状、微乳头和实体性生长方式。鳞状细胞癌则表现为大小不等的癌巢浸润性生长，伴有不同程度的细胞角化，高分化者可见细胞间桥和角化珠，低分化者同基底细胞形态相似，缺乏角化珠和细胞间桥。根据不同病例的细胞异型性，腺癌和鳞癌细胞的核分裂象各不相同。黏液表皮样癌则多见浸润性生长的不规则团巢和腺囊结构，有 3 种细胞形态，即表皮样细胞、中间细胞和黏液细胞，分化差者黏液细胞的数量较少。尚未发现遗传性肺癌综合征特异性组织学表现。

免疫组化染色显示：肺腺癌通常表达细胞角蛋白 CK7，并大多同时表达 TTF-1 和 Napsin A，如 TTF-1 不表达者需要鉴别其他部位的腺癌肺转移。鳞状细胞癌除表达细胞角蛋白 CK 外，还可表达 CK5/6、P40 和 P63，一般不表达 TTF-1 和 Napsin A。这些免疫组化标志物的表达状态与散发性肺癌并无差异。

基因检测　高达 73% 的患者携带 EGFR 基因 T790M 胚系突变和 EGFR 其他外显子的胚系突变（如 21 号外显子 V843I 突变等）。常用的基因检测项目包括 TP53、BRCA1/2、SFTPA1、SFTPA2、CHEK2、YAP1、PARK2、ATM 和错配修复（MMR）基因（MSH2、MSH6、MLH1、PMS2 和 EPCAM）等基因。

对 EGFR 基因 T790M 突变相关遗传性肺癌综合征的诊断思路为：①对先证者首先通过影像学、病理诊断明确为肺癌，但其胚系基因突变不明。②患者是女性、低龄（确诊时小于 50 岁）、无主动吸烟史、双肺多处结节或肺部以外肿瘤灶、家族中有癌症患者等有明显遗传倾向者，或通过肿瘤组织基因检测发现 EGFR 基因 T790M 突变的患者。确诊需进行胚系突变基因检测。

影像学检查　CT 多表现为双肺多发结节影，部分可有双肺广泛多发结节。

其他检查　有以下两种。

微生物组检测　NSCLC 肺组织微生物组的 α 多样性减少，而韦荣球菌菌种丰富。有效的检查方法是通过 16S 核糖体 RNA（rRNA）基因谱检测，确定其种类、组成。微生物组检测显示：①细菌含量在肿瘤相邻正常组织中明显高于肿瘤组织，但细菌分类学结构和 α 多样性相似。②腺癌组织中革兰阳性菌的含量显著增加。③肿瘤组织中高细菌负荷联合 iNOS 表达水平升高是肺癌预后的一个有利因素，而高细菌负荷与 FOXP3 阳性的细胞数量增加是不良预后的标志。④与正常人群相比，肺癌患者肠道厚壁菌和变形菌含量较低，而拟杆菌和梭形杆菌含量较高。

代谢综合征相关检测　代谢综合征与肺腺癌的发展有关，特别是在非吸烟患者中，二者常见相关基因有较多重叠，包括 EGFR、VTI1A、TNFRSF10C、XX-YLT1 和 TNFSF10、BHLHE22 和 BOLL 的高甲基化。故代谢综合征患者应警惕有肺腺癌的可能，其相关检查如空腹血糖、血脂、血压等可作为遗传性肺癌的辅助检查。

治疗原则　应根据患者的病理类型、分期、基因类型和功能状态等而定。

手术治疗　对可手术患者进行完全切除，如解剖性的肺叶切除术（包括复合肺叶切除）、全肺切除术或支气管和/或肺血管成形肺叶切除术、全肺切除术和系统性纵隔淋巴结清扫，或局部介入治疗。

放射治疗及其他局部治疗　早期因病灶多、高龄、肺功能差等因素导致手术不能完全切除者可以考虑精准放疗，或在根治性治疗、可手术患者的术前及术后辅助治疗、局部晚期病灶无法切除的局部治疗和晚期不可治愈患者的姑息减症治疗。还可采用各种精准导航引导下的局部介入治疗。

化疗　包括新辅助化疗、辅助化疗、姑息化疗，严格掌握临床适应证。化疗应充分考虑临床分期、病理类型、体力状况、不良反应、生活质量及患者意愿，避免治疗过度或治疗不足。应当及时评估化疗疗效，密切监测及防治不良反应。化疗药物的选择参考相关指南。

靶向治疗　用于术后辅助治疗；在无法手术切除的情况下作为患者的一线治疗。针对 EGFR 突变已有 EGFR 酪氨酸抑制剂（EGFR-TKI）可供治疗。EGFR 胚系 T790M 突变相关遗传性肺癌患者会导致 EGFR 一代、二代靶向药的耐药，应首选第三代靶向药物奥希替尼、阿美替尼和伏美替尼等，以提高治疗效果和减少副作用。此外，如患者为胚系 ALK、ROS1、HER2、RET 突变及 MET14 外显子突变等亦可选用相应的靶向药物治疗。

免疫治疗　免疫检查点抑制剂主要通过拮抗免疫检查点 CT-LA-4、PD-1 或 PD-L1，增强抗肿瘤免疫应答。免疫治疗+化疗+抗血管药物联合治疗可为 EGFR 阳性患者带来获益。故在患者靶向治疗耐药后，可考虑选用免疫联合治疗作为后续治疗方案。

由于遗传性肺癌发生率低、临床案例较少，个体化诊疗尚不完备，主要参照肺癌相关指南进行临床诊疗。

患者与携带者监测与健康管理　对肺癌患者，特别是 CT 呈现的肺磨玻璃影结节，多结节包括浸润性腺癌、浸润性腺癌混合鳞癌，以及非典型性腺瘤样增生的患者有必要采用 CT 同时监测多个病灶的进展状况，同时予以基因检测以发现遗传性肺癌。

对 *EGFR* T790M 突变携带者和先证者的未发病家庭成员，特别是从不抽烟的女性成员，建议行遗传咨询，并尽早（20～25 岁）予常规的胸部 CT 扫描随访监测，对吸烟成员予以戒烟劝导。此外，对 *EGFR* T790M 突变携带者，给予体细胞 *EGFR* 和其他基因检测以发现共突变。除 *EGFR* 突变外，还需关注其他少见胚系突变，如 *HER2*、*TP53*、*BRCA1/2*。

健康生育咨询 在先证者基因检测结果确定的基础上，需提供规范性的肿瘤遗传咨询，主要包括：①按照常染色体显性遗传方式规律，选定需要做相关基因检测的家族成员作基因检测以确定基因携带者。②详细解释致病突变向下一代传递的概率是 50%。③携带者在各年龄段肿瘤发生的风险。④肿瘤预防管理措施，对肺结节跟进。⑤对生育期或有生育愿望的携带者进行定期的生育咨询，包括生育前的心理咨询，心态对生育的重要性等。⑥孕产前相应肿瘤基因检测方法。

在规范性肿瘤遗传咨询的基础上，提供胚胎植入前遗传学检测和产前诊断的遗传学指导。

（周承志 刘 明 陆国辉）

yíchuánxìng wèi'ái

遗传性胃癌（hereditary gastric cancer）

具有家族遗传性倾向的胃癌。胃癌分为散发性、家族聚集性和遗传性，多数为散发，5%～10% 有家族聚集现象，1%～3% 存在遗传倾向，临床存在将家族性和遗传性胃癌混用的情况。遗传性胃癌为常染色体显性遗传性肿瘤综合征，大多有较明确的致病基因突变随家系向下遗传，包括三大综合征：遗传性弥漫型胃癌（HDGC）、胃腺癌伴近端多发息肉（GAPPS）和家族性肠型胃癌（FIGC）。其他胃肠道遗传综合征，如林奇综合征、幼年性息肉病综合征（JPS）、遗传性乳腺癌-卵巢癌综合征、黑斑息肉综合征（PJS）、家族腺瘤性息肉病（FAP）等，也有胃癌发病风险，但总体发病率不高。

病因和发病机制 如下。

HDGC 致病基因 *CDH1* 定位于染色体 16q22.1，遗传突变向下一代传递的概率为 50%。胚系 *CDH1* 突变导致其编码的 E 钙黏着蛋白在细胞膜的定位和稳定性异常，最终导致肿瘤发生。*CTNNA1* 基因突变与少数 HDGC 相关，编码 p120-catenin，其功能是在适当的位置将 E 黏着蛋白保持在细胞膜，防止被内吞或过早分解，以保持其功能。

FIGC 常染色体显性遗传，不伴息肉病，有特异性临床表现和诊断标准，但尚未发现明确的特异性基因突变。

GAPPS 主要的致病突变在 *APC* 基因启动子 IB 区。在胃癌和胃黏膜上皮中 *APC* 基因启动子有 IA 和 IB 两个区域，IA 区几乎完全甲基化，使启动子 IB 驱动的基因转录明显强于 IA 驱动的基因转录。由于胃腺癌伴近端多发息肉中的热点突变就在启动子 IB 区，这种突变使得转录增强子 Yin Yang 1 的结合减少，导致 *APC* 抑癌基因功能丧失进而致癌症发生。但这种情况并不发生在结直肠区域，是因为在结直肠 *APC* 基因启动子 IA 区域不发生甲基化，因此 IA 区域的转录可以弥补 IB 区域因突变所致转录降低，因而该综合征病变只局限于胃近端，并不累及结直肠。

临床表现 如下。

HGDC 以弥漫性胃癌（DGC）和乳腺小叶癌（LBC）的高发病率为特征。2020 年，国际胃癌联合协会（IGCLC）更新的临床诊断标准包括家系诊断标准和个体诊断标准。家系诊断标准：①家系中诊断 2 例胃癌，无论年龄，其中 1 例确诊为 DGC。②家系中 1 例及以上 DGC（不论年龄）和 1 例及以上 LBC（年龄<70 岁）。③家系中至少 2 例 LBC（年龄<50 岁）。个体诊断标准：①确诊 DGC，年龄<50 岁。②毛利族人确诊 DGC，不论年龄。③DGC 患者一级亲属有唇裂/腭裂个人史或家族史，不论年龄。④70 岁之前患 DGC 和 LBC。⑤70 岁之前患双侧 LBC。⑥年龄<50 岁的家系成员，胃活检发现原位印戒细胞和/或印戒细胞佩吉特样扩散。出现 DGC 或 LBC，符合特定家族 HDGC 基因检测标准但检测结果阴性的家族被定义为 HDGC 样家族。

GAPPS 具有显著胃腺癌风险，特点是局限于胃近端的常染色体显性遗传性胃息肉病（包括异型增生病变和/或肠型胃腺癌），无十二指肠或结直肠息肉病或其他遗传性胃肠道肿瘤综合征。具有不完全外显特征。临床诊断标准：①胃息肉局限于胃底和胃体，同时无结直肠或十二指肠息肉病的证据。②胃近端的息肉数目>100 枚，或一级亲属近端息肉数目>30 枚。③大部分息肉位于胃底部，部分息肉病理学检查提示不典型增生（或家族成员有胃底息肉不典型增生或胃腺癌的病史）。④常染色体显性遗传模式。⑤排除包括其他遗传性胃息肉病综合征和正在使用质子泵抑制剂的患者。

FIGC 肠型胃癌的癌前病变

包括慢性萎缩性胃炎、肠上皮化生以及异型增生，尚未发现明确的特异性基因突变。临床诊断标准：①家系中至少 3 例患肠型胃癌，且 1 例为其他两人一级亲属。②其中至少 1 例确诊肠型胃癌亲属年龄<50 岁。③连续两代发病。

诊断　主要依据临床表现、病理学、分子遗传学、影像学检查进行诊断。

病理学检查　如下。

HDGC　①DGC：特征性病变是胃印戒细胞癌，表现为印戒细胞弥漫浸润于胃壁，呈片状分布或形成不规则的腺管结构，有时会伴有黏液湖形成。具有 CDH1 基因胚系突变的弥漫性胃癌有较为特征的两种早期病变：原位印戒细胞癌和印戒细胞佩吉特样播散。前者是指印戒细胞取代了胃黏膜正常腺体细胞，未突破腺体的基底膜；后者是指印戒样细胞成排分布于胃黏膜正常腺体细胞和基底膜之间，也未突破基底膜。这两种早期病变不见于缺乏 CDH1 基因突变的散发性弥漫性胃癌中。②LBC：形态特点与散发型病例无明显差异，表现为缺乏黏附性的癌细胞呈单细胞线状排列，或围绕残存的腺管呈靶状或洋葱皮样浸润，可见印戒细胞和黏液细胞。

GAPPS　胃底、体息肉多为胃底腺息肉，可出现胃小凹异常过度增生（HPAP）、增生性息肉、肠型或小凹型腺瘤以及腺癌等多种类型病变。胃底腺息肉可见多量的微囊形成，伴有不同程度的非典型性。HPAP 发生时也可出现不同程度非典型增生，并形成息肉状结构。早期病变的特点是泌酸性腺体向上迁移至胃黏膜表面的小凹形成不规则的增生，进而出现非典型增生或癌变，最后形成肠型或混合性胃腺癌。

FIGC　组织学形态较为单一，表现为管状或乳头状腺癌，分化好的腺癌由大小不一、形态各异的管状结构或有纤维血管轴心乳头状突起构成，癌细胞呈柱状、立方状、扁平状，也可见透明细胞，极少数有微乳头形成。细胞分化良好时极性尚存，分化差的腺癌腺管结构减少，有些呈实体结构。

免疫组化染色显示：细胞形态为印戒细胞样的 HDGC，E 钙黏着蛋白表达完全缺失，或部分在胞质内表达（定位异常），与周围正常黏膜腺体完整的细胞膜表达有明显差异。E 钙黏着蛋白免疫组化表达缺失可以作为 HDGC 的诊断线索，但不是唯一和必要条件。这是因为有些胚系 CDH1 基因突变仍可产生位于细胞膜上的蛋白，还有一些散发性弥漫性胃癌出现 CDH1 基因体细胞突变也可造成 E 钙黏着蛋白的表达缺失或定位异常。GAPPS 和 FIGC 发生的腺癌和息肉样增生均表达 MUC5AC 和 MUC6，若胃小凹过度增生时 MUC5AC 弥漫表达。

基因检测　HDGC 中至少有 155 种不同类型的 CDH1 基因胚系突变，主要涉及的突变类型包括移码突变、插入和缺失，其中 L630V 为热点突变。其他突变类型包括剪接位点突变、无义突变和错义突变，并可见少数大片段缺失和启动子甲基化，另有 5% 的突变形式是外显子缺失。二次打击体细胞突变的形式多样，包括甲基化、体细胞突变和杂合性缺失等，这个二次打击类型与胚系突变的类型和位点无关。另外，也可见少数病例与 CTNNA1 基因突变相关。有少数基因如 MAP3K6、BRCA2、PALB2 等突变也可能与 HDGC 相关，但未有证据提示与 HDGC 的遗传易感性相关。

GAPPS 的基因特征是 APC 基因启动子 IB 区胚系突变，可出现缺失或点突变，基因突变的热点在 191、192 和 195 位点。此外还存在一些二次打击的体细胞突变，包括 APC 截短突变和 TP53、GNAS、FBXW7 等突变，与息肉恶变和肿瘤的发展演进相关。

影像学检查　螺旋 CT 和正电子发射计算机体层成像（PET-CT）是胃癌术前分期和术后监测的首选影像学检查。在影像学上，HDGC 最常见的表现是弥漫性的胃壁不规则增厚（皮革样胃），但这些特征不能与散发性胃癌区分，当患者发病年龄较轻时应引起怀疑并需要检查其遗传学背景。磁共振成像（MRI）有助于明确进展期胃癌的 T 分期，弥散加权成像（DWI）对评估淋巴结转移特别有帮助，动态对比增强 MRI 在预测肿瘤的组织学类型和生物学侵袭性方面有较好的提示作用。

内镜监测　HDGC 辅助检查中尤其强调内镜的监测及诊断。HDGC 是印戒细胞癌，位于黏膜下，活检诊断存在一定难度。推荐内镜监测在具备表浅印戒细胞癌诊断经验的中心进行，建议每年进行 1 次内镜检查监测。

40%～61% 突变携带者在进行胃镜监测随访时发现表浅印戒细胞癌，绝大多数是在首次基线胃镜检查时发现。对于有推迟手术的患者，内镜监测的目的在于：①排除浸润较深的病灶。②检测到较大的或更多的 T_{1a} 病灶，这些病灶更易发展为浸润性病变。③评估可能预示病灶恶变的表现如病理学及内镜表现的变化。如果发现有浸润性病变，如病变血管和腺管开口紊乱或病理学检查发现黏膜肌层或更深的浸润，建议分期检查。分期检查方法推荐多层螺旋 CT 或超声内镜。

2020 年，IGCLC 发布的 HDGC 诊疗指南更新中对于内镜监测做出以下关键推荐：①内镜监测建议在具备 HDGC 诊疗经验的中心进行。②选择内镜监测替代预防性手术时建议充分考虑突变携带者的意愿。③对于风险不明确的致病性突变携带者，应考虑采用监测而不是预防性全胃切除术（PTG），如那些不符合 HDGC 基因检测标准或携带致病性 *CTNNA1* 基因突变的人。④可考虑对有 DGC 家族或个人史和 *CDH1* 基因 VUS 突变的个人，以及来自"*HDGC-like*"家族中受影响的家庭成员及其一级亲属进行监测；在两次内镜检查阴性后，根据早期内镜检查的个别结果和家谱，医师可酌情延长检查间隔时间。⑤内镜检查应包括有针对性的和随机的活组织检查。⑥推荐的活检次数为 28~30 次（贲门 3~5 次，胃底 5 次，胃体 10 次，胃窦体交界区 5 次，胃窦 5 次）。⑦胃食管交界部发现食管入口斑应当记录、检查和活检。⑦所有接受监测的患者均应知晓该方法的局限性。

微生物组特征 尚无遗传性胃癌相关的病原体确定，未发现幽门螺杆菌感染与遗传性胃癌发生相关。胃腺癌伴近端多发息肉中增生性息肉与慢性胃炎（伴或不伴幽门螺杆菌）相关，但幽门螺杆菌与胃底腺息肉或胃癌并无明确相关性。鉴于幽门螺杆菌为世界卫生组织定义的Ⅰ类致癌物，并已发现该菌与胃癌发生关系密切，可对有相关基因突变者行幽门螺杆菌检测，阳性患者给予根除治疗。

治疗原则 采取综合治疗方法。

手术治疗 采用 PTG。手术适应证及时机：对有 HDGC 风险者，决定是否手术时需考虑患者年龄、生育需求、家族表型（尤其先证者发生癌症的年龄）和基线营养状态。对年龄较大或较小的患者，均不建议行 PTG。通常建议在 20~30 岁进行 PTG。HDGC 家系中受累患者发病年龄越来越小，故建议 *CDH1* 基因致病突变携带者进行全胃切除术的年龄比家系最年轻胃癌患者发病年龄小 5 岁。而年龄较大患者预期寿命较短，围手术期风险耐受性差，其通过 PTG 获益的可能性低于年轻携带者，手术死亡风险超过胃癌死亡风险，故 70 岁以上患者不推荐手术治疗。对于严重饮食失调（厌食症、暴食症）的患者或者严重的精神疾病（双相情感障碍、抑郁症）患者避免施行 PTG 术。手术前在进行基线内镜检查时应确认是否已经存在浸润性病变，同时检查是否同时伴发巴雷特食管，这些情况可能影响手术方案。

手术切除范围：由于 *CDH1* 基因突变存在于所有胃组织中，故在 PTG 中确保切除整个胃。术中须证实食管近缘为鳞状上皮，远缘为十二指肠黏膜。淋巴结清扫范围：鉴于在活检证实为 DGC 的患者出现胃周淋巴结转移的概率极低，因此在 PTG 中不推荐胃癌 D2 清扫。为避免存在极少数的 T$_2$ 期肿瘤患者清扫范围不足，共识认为 PTG 手术采用 D1 清扫范围。

对于 *CDH1* 基因突变携带者，当胃镜明确诊断印戒细胞癌或弥漫性胃癌，建议完善术前分期检查，根据具体分期情况进行治疗，治疗方案的制订参考散发性胃癌。

靶向治疗与免疫治疗 尚无针对遗传性胃癌的靶向治疗和免疫治疗方案，通过高通量基因检测发现遗传性胃癌个体的特异性靶点可能是实现个体化治疗途径之一。

化疗与放射治疗 HDGC 发现属晚期时，手术后的化疗与放射治疗效果通常欠佳。但术前新辅助化疗可行，用药包括卡培他滨、奥沙利铂和多西紫杉醇。

患者与携带者监测和健康管理 对于接受 PTG 治疗的患者应由经验丰富的多学科团队终身跟踪治疗长期后遗症，包括营养、激素、免疫、神经认知、药代动力学和心理影响。此外，应当告知接受 PTG 手术的患者有出现腹腔内疝的可能性，该并发症后果严重，且可能发生在全胃切除后的任何时期。对于未接受手术的突变携带者应当做好内镜监测随访。对于致病性 *CDH1* 基因突变携带者，PTG 可以降低死亡风险。

健康生育咨询 接受 PTG 术后患者生育指导建议如下：对无生育愿望的妇女可以使用宫内节育器或其他不需要胃肠道吸收的避孕方法。对有生育愿望的妇女应当胚胎植入前遗传学检测以及在妊娠前和妊娠期间接受营养咨询。建议 PTG 术后至少间隔 6~12 个月，以稳定体重和恢复营养。PTG 术后妇女可以正常妊娠，但围产期的不良事件（如早产、小于胎龄婴儿和重症监护病房入院）发生率会升高。

（李　智　刘艳辉）

jiāzúxìng yíxiàn'ái

家族性胰腺癌（familial pancreatic carcinoma，FPC） 家族里有两个一级亲属患有胰腺癌的现象。占胰腺癌的 4%~10%。有胰腺癌家族史的个体患该病的风险增加，这与潜在的遗传因素有关，但在这些家族中，只有约 20% 的病例可有与胰腺癌发生风险增加相关的遗传性肿瘤综合征，包括遗传性胰腺炎、遗传性乳腺癌/卵巢癌综合征、林奇（Lynch）综合征、家族性非典型多发性黑色素瘤综合征、波伊茨－耶格（Peutz-Jeghers）综合征、冯·希佩尔－林道（von Hippel-Lindau）病、家族性腺瘤性息肉病、毛细血管扩张性共济失调综合征等。由于其遗传基因的可筛查性和可检测性，对遗传性胰腺癌的早预防早诊断和早治疗有重要的临床意义。2019 版美国国立综合癌症网络（NCCN）指南建议所有新诊断的胰腺癌患者进行胚系基因检测，包括 BRCA1/2、ATM、MLH1、MSH2、MSH6 和 PMS2 等基因。

病因和发病机制　有 3.8%~9.7% 的胰腺癌患者存在致病性胚系基因突变，这些突变主要发生在 DNA 损伤修复基因中，导致遗传性胰腺癌的发生。最常见的基因突变包括与遗传性乳腺癌和卵巢癌综合征相关的 BRCA1/2 和与毛细血管扩张性共济失调综合征相关的 ATM 基因；不到 1% 胰腺癌与林奇综合征相关的错配修复缺陷基因 MLH1、MSH2、MSH6 和 PMS2 有关。

家族性胰腺癌的形成是长期复杂的多阶段、多步骤的基因突变结果。在癌前疾病状态，导致引发负责胰腺癌变启动和维持的致癌基因发生突变，包括 K-RAS、CDKN2A、TP53 和 SMAD4。K-RAS 突变出现在胰腺癌发展的早期阶段。随着疾病进展，CD-KN2A、TP53 和/或 SMAD4 获得额

外的基因突变。这些基因组的改变归因于肿瘤抑制机制的多方面缺陷导致生长信号和炎症失调。此外，有 10%~15% 的胰腺癌在 SWI/SNF 染色质重塑基因中获得与大规模结构基因组畸变相关的突变。

临床表现　与散发病例相似。①皮肤和巩膜黄染，尿液颜色呈浓茶样，粪便颜色变浅如白陶土样等，是肿瘤发生于胰腺头部引起胆道梗阻，造成胆汁排泄不畅引发黄疸。②上腹部或腰背部疼痛：胰腺位于胃的后下方，第 1~2 腰椎的前方，胰腺癌可引起上腹部和腰背部疼痛，部分患者甚至以腰背部疼痛为首发症状而就诊。③新发糖尿病：胰腺癌导致胰腺内分泌功能障碍，出现新发糖尿病或既往糖尿病加重，血糖控制不佳。④消瘦：胰腺癌恶性程度高，肿瘤进展快，快速出现恶性消耗，患者可表现为近期体重明显下降，消瘦。⑤腹胀、食欲减退、恶心等消化系统表现。

诊断　依据临床表现、病理学、分子遗传学、影像学和实验室检查进行诊断。

病理学检查　与散发性病例形态学并无差别。经典型胰腺导管腺癌表现为由黏液上皮构成的小导管不规则的增生，可见神经及脉管侵犯，肿瘤细胞富含黏液或胞质透亮，核大小形态不一。其组织变异型包括泡沫样腺型、大导管型、空泡型、小叶样癌型、实性（透明细胞癌）型、微乳头型、黏液（胶样）型、髓样癌、腺鳞癌、肝样癌和未分化癌。伴有林奇综合征的患者常呈髓样癌形态，分化差，呈合体样生长方式，推挤性边界。与散发性病例相比，有明显家族史的患者存在癌前病变（包括胰腺上皮内肿瘤、

导管内乳头状黏液性肿瘤、黏液性囊性肿瘤）的比例更高，且癌前病变的级别更高。家族性胰腺炎是胰腺癌的高危因素。

免疫组化染色显示：肿瘤细胞恒定表达上皮标志物 CK7、CK8、CK18、CK19、EMA、CEA、CA19-9、CA125 和 B72.3；常表达 MUC1、MUC55AC。55% 的病例 SMAD4 表达缺失，50%~75% 病例过表达 TP53，胶样腺癌表达 CK20 和 MUC2。

基因检测　除非家族中有已知的胰腺癌相关基因突变，否则应进行多基因检测来鉴定个体的基因突变（表1）。

影像学检查　25% 的病例中存在癌变前或可识别的遗传易感性。对于这些风险较高的患者，建议行影像学筛查。早期筛查是实现胰腺癌早期诊断的重要方法。增强 CT、磁共振成像（MRI）或磁共振胆胰管成像以及超声内镜检查是常用的胰腺癌筛查手段。增强 CT 检查可表现为乏血供的肿瘤，具有较典型的影像学特征，可以较准确的评估肿瘤的大小、位置，与周围血管和脏器的关系及有无远处转移。超声内镜引导的细针穿刺活检可以为胰腺病变提供病理标本，从而明确诊断。MRI 为胰腺癌提供一种无风险的对高危人群的筛查方法，同时可以避免辐射暴露和胰腺炎的危险。

其他检查　需进行微生物组检查。口腔病原体、齿龈卟啉单胞菌和聚合放线菌与胰腺癌发生的高风险相关，而弗氏杆菌属及其瘦足菌属能降低胰腺癌发生风险。此外，肠道菌群参与化疗药物和肿瘤微环境的代谢，影响常规化疗和免疫治疗对胰腺癌的疗效。需针对临床需要而对相应的微生物组检测。

表 1　胰腺癌风险升高相关性肿瘤综合征或疾病

综合征/疾病	基因/遗传方式	主要临床表型	胰腺癌发生风险（%）
遗传性胰腺炎	PRSS1/AD	慢性胰腺炎	25~40
家族性非典型多发性黑色素瘤	CDKN2A/AD	黑色素瘤（通常是多发性和早期发生）；其他：发育不良痣	10~17
遗传性乳腺癌/卵巢癌综合征	BRCA1/AD	乳腺癌（特别是绝经前），卵巢癌，男性乳腺癌，前列腺癌	5
遗传性乳腺癌/卵巢癌综合征	BRCA2/AD	乳腺癌（特别是绝经前），卵巢癌，男性乳腺癌，前列腺癌，黑色素瘤（皮肤、眼）	7
波伊茨-耶格综合征	STK11/AD	结直肠癌，小肠癌，胃癌，乳腺癌，其他妇科癌；其他：黑色素沉着（皮肤黏膜）、小肠套叠	36
林奇综合征	MLH1，MSH2，MSH6，PMS2/AD，EPCAM/AR	结直肠癌，子宫内膜癌，卵巢癌，胃癌，小肠癌，泌尿道癌（输尿管、肾盂），胆道癌，脑癌（胶质母细胞瘤），皮肤癌（皮脂腺）	3.7
毛细血管扩张性共济失调综合征*	ATM，PALB2/AD	主要：白血病和淋巴瘤为主，风险率为38%风险率；其他：乳腺癌，男性乳腺癌	相当于正常人的6倍

注：AD. 常染色体显性；AR. 常染色体隐性；*. 双等位 ATM 突变携带者有毛细血管扩张性共济失调，但一个 ATM 突变与胰腺癌风险增加有关。

治疗原则　采取综合治疗。

手术治疗　根治性切除术是胰腺癌唯一可能治愈的方法。原发肿瘤的位置及其与胆管和血管的关系决定手术方式。位于胰头和钩突的肿瘤需要行胰十二指肠切除术，而位于胰颈（未累及胆管）、胰体和胰尾的肿瘤则需要行胰远端切除术。血管侵犯可能需要血管切除和重建。腹腔镜胰腺切除术、机器人胰腺手术具有安全、创伤小、恢复快的优势，但学习曲线较长，需在大的中心逐步开展以保证手术的安全性和疗效。

靶向治疗与免疫治疗　仍在研究中。免疫疗法与其他治疗方式联合治疗时，可有增加效应率的协同效应。用于 BRCA1/2 突变的 ADP-核糖聚合酶抑制剂或用于错配修复缺陷病例的免疫检查点抑制剂的临床试验正在进行。

化疗与放疗　胰腺癌术后推荐的辅助化疗方案比较少，对于功能状态高的患者可采用改良 FOLFIRINOX（氟尿嘧啶、奥沙利铂、伊立替康、亚叶酸钙），对于功能状态较差的患者可采用吉西他滨加卡培他滨或单用吉西他滨治疗。约 80% 的局部进展期患者对于新辅助治疗效果差，很难获得手术切除的机会。为了实现疾病控制，初始化疗方案通常为改良 FOLFIRINOX 或白蛋白结合紫杉醇联合吉西他滨。转移性胰腺癌的标准一线治疗方案包括吉西他滨和白蛋白结合紫杉醇或改良 FOLFIRINOX。

放疗在局部进展期胰腺癌的治疗价值具有争议。

患者与携带者监测与健康管理　对于家族性胰腺癌的监测与健康管理，需要对相关肿瘤综合征其他肿瘤发生进行监控，针对相关综合征的遗传方式对家族成员进行基因携带者监测。家族性胰腺癌的监测与健康管理可参考美国胃肠病协会（AGA）提出的 13 个建议：①在确定为高风险的患者中，如果其已有 ≥2 位亲属患胰腺癌，则应考虑对其一级亲属进行胰腺癌筛查。②对于胰腺癌风险增加的遗传综合征患者，应考虑进行胰腺癌筛查，包括所有波伊茨-耶格综合征、遗传性胰腺炎和 CDKN2A 基因突变的患者，患有林奇综合征的胰腺癌亲属，以及 BRCA1/2、PALB2 和 ATM 基因突变的家属成员。③对于家族性胰腺癌亲属，应考虑进行基因检测和咨询。胚系基因突异阳性与肿瘤生的风险增加有关。④对于能接受胰腺癌筛查的高危患者，应转诊至胰腺肿瘤诊断中心。⑤临床医师不应对风险一般的个体进行胰腺癌筛查。⑥高危人群的胰腺癌筛查应从 50 岁开始，或比家族患者的最早发病年龄低 10 岁。对于患有遗传性胰腺炎的 CKDN2A 和 PRSS1 突变携带者，应在 40 岁时开始筛查，而对于波伊茨-耶格综合征基因携带者，应在 35 岁时开始筛查。⑦应结合 MRI 和超声内镜检查（EUS），作为接受胰腺癌筛查个人的首选筛查方法。⑧筛查的目标胰腺肿瘤是可切除的 I 期胰腺导管腺癌和高危前肿瘤，如导管内乳头状黏液性肿瘤，高度不典型增生和一些扩大的胰腺上皮内瘤变。⑨当没有胰腺病变时，应考虑 12 个月的筛查间隔。间隔检查期发现低风险病变时应使用 EUS，并结合多学科小组会诊。对于没有计划手术切除的案例，应于 3~6 个月使用 EUS 对不确定的病变进行评估，对高危病变的应在 3 个月内使用 EUS 进行评估。对于高危个体中的新发糖尿病患者，应使用其他诊断方法和调整监测间隔。⑩应组成多学科团队，与高风险个体及其家人一起共同沟通，针对筛查期间的异常发现制定治疗决策。⑪应在胰腺肿瘤患者流量大的医疗中心进行手术切除。⑫对有由非胰腺癌导致严重并发症死亡风险，鉴定不宜进行胰腺切除术的高危人群，临床应考虑停止进行家族性胰腺癌筛查。⑬应在开始筛查之前与患者讨论胰腺癌筛查的局限性和潜在风险。

非综合征性家族性胰腺癌的发生风险评估（表 2）。

健康生育咨询　如果能确定属于常染色体显性遗传，患者或突变基因携带者下代是基因携带者的概率是 50%，而胰腺癌的发生风险随着年龄的增大以及家族里肿瘤患者数增加而升高。对于有生育需求的患者，建议选择产前诊断和辅助生殖技术，包括胚胎植入前遗传学检测。需充分讨论患病风险、基因检测技术的局限性和获益。生育指导过程注意伦理原则。

（田艳辉　金　鹏　陆国辉）

jiāzúxìng fēi suǐyàng jiǎzhuàngxiàn'ái

家族性非髓样甲状腺癌（familial nonmedullary thyroid carcinoma，FNMTC）　起源于甲状腺滤泡细胞并具有家族遗传性倾向的恶性肿瘤。甲状腺癌包括两大类：甲状腺髓样癌和非髓样甲状腺癌。95% 的甲状腺癌为非髓样甲状腺癌，包括乳头状甲状腺癌（PTC，占 80%~90%）、滤泡性甲状腺癌（FTC，占 10%~15%）、低分化甲状腺癌和间变性甲状腺癌。家族性非髓样甲状腺癌以乳头状甲状腺癌最常见，占所有甲状腺癌的 3%~9%。

病因和发病机制　FNMTC 分两类：综合征性（占 5%）和非综合征性（占 95%）。

综合征性 FNMTC　易感基因明确，常染色体显性或隐性遗传，相关易感基因发生突变，导致相应编码蛋白质功能异常而导致包括非髓样甲状腺癌相关肿瘤细胞和癌症的发生。

非综合征性 FNMTC　相关致病基因包括 DICER1/14q32.13、FOXE1/9q22.33、PTCSC2/9q22、MYH9/22q12.3、SRGAP1/12q14.2、HABP2/10q25.3、CHEK2/22q12-1、RASAL1/12q14、SRRM2/16p13.3、XRCC1/19q13.31、NKX2-1/14q13 和 PTCSC3/19q13.31 等，其中具有高外显率的是 SRGAP1、NKX2-1、FOXE1 和 HABP2。部分非综合征性 FNMTC 相关基因的遗传模式是常染色体显性遗传，其外显率相对较低。各易感基因发生突变，导致相应编码蛋白质功能异常而导致非髓样甲状腺癌的发生

其他　miRNA 多态性也与该病发生相关。miRNA SNP 变异 rs2910164（miR-146a）、rs4919510（miR-608）、rs79402775（miR-933）和 rs2292832（miR-149）能增加 PTC 发生风险。XPO5 miRNA-SNP rs11077 通过对 XPO5 表达的功能影响，促进甲状腺癌的发生。此外，染色体端粒缩短也能增加该病发生的风险。

临床表现　发病年龄小，多灶或双侧性。特征是质硬、固定、边界模糊、表面凹凸不平的甲状腺肿块。合并有声音嘶哑、发音困难、吞咽困难和呼吸困难等压迫症状。综合征性 FNMTC 主要包括家族性腺瘤性息肉病（FAP）、加德纳（Gardner）综合征、考登（Cowden）综合征、卡尼（Carney）综合征、沃纳（Werner）综合征、彭德莱（Pendred）综合征、班纳扬 - 赖利 - 鲁瓦卡巴（Bannayan-Riley-Ruvalcaba）综合征、波伊茨 - 耶格（Peutz-Jeghers）综合征和乳头状肾肿瘤。除甲状腺癌外，综合征性 FNMTC 还可表现有其他良性或恶性肿瘤（表 1）。

非综合征性 FNMTC 以 PTC 多见，主要特征是多灶性和双侧性，肿瘤的周围组织侵犯以及合并慢性淋巴细胞性甲状腺炎，淋巴结转移常见。良性甲状腺疾病（如多结节性甲状腺腺瘤，甲状腺炎和其他肿瘤）的发生频率增加，侵犯性肿瘤的复发率升高而患者生存率较低。

诊断标准　①主要诊断标准：在一级亲属中有 2 个或 2 个以上的甲状腺乳头状癌患者；在一级亲属中有 1 个甲状腺乳头状癌患者和 3 个结节性甲状腺肿或是子代结节性甲状腺肿患者。②次要

表 2　家族性胰腺癌在家族成员中的发生风险

患胰腺癌一级亲属数	标准发病率（%）	胰腺癌终生发生风险（%）
≥3 个	32（10.4~74.7）	40
	6.4（1.8~16.4）	8~12
2 个	4.5（0.54~16.3）	6.0
1 个	1	1.3

表 1　综合征性 FNMTC 的临床表现

综合征/疾病	易感基因	甲状腺癌种类	遗传方式	发生率	临床特征
考登综合征	PTEN	PTC、FTC	AD	>10%	乳腺、肾、结肠、子宫内膜和大脑血管瘤和上皮肿瘤，皮肤黏膜病变，大头畸形
沃纳综合征	WRN	PTC、FTC、ATC	AR	18%	早衰，硬皮样皮肤变化，白内障，头皮和头发过早脱落和/或变白，身材矮小
卡尼综合征	PRKAR1	PTC、FTC	AD	15%	软组织黏液瘤，皮肤和黏膜色素沉着（蓝痣），施万细胞瘤，肾上腺、脑垂体和睾丸肿瘤
FAP 或加德纳综合征	APC	PTC	AD	2%~12%	多发性腺瘤性息肉，胃肠道内膜黏膜恶变，尤其是结肠。加德纳综合征作为 FAP 的一种亚型，除结肠肿瘤外还可表现为颅骨骨瘤、表皮样囊肿、纤维瘤及硬纤维瘤
彭德莱综合征	SLC26A4、FOXI1、KCNJ10	PTC、FTC、ATC	AR	少见	听力障碍和良性多结节性甲状腺肿
毛细血管扩张性共济失调综合征	ATM	PTC	AR	少见	自主运动的协调能力受损，共济失调伴血管扩张症，眼球运动失用，眼皮肤毛细血管扩张，胸腺缺失或发育不全，免疫缺陷，恶性肿瘤，胰岛抵抗性糖尿病，放射敏感性
班纳扬-赖利-鲁瓦卡巴综合征	PTEN	PTC、FTC	AD	少见	大头畸形，肠错构瘤性息肉，脂肪瘤，阴茎色素斑，发育迟缓和智力低下
DICER1 综合征	DICER1	DTC	AD	少见	家族性胸膜肺母细胞瘤，囊性肾瘤，卵巢支持-间质细胞肿瘤
波伊茨-耶格综合征	STK11	PTC，DTC	AD	少见	胃肠道瘤性息肉；上皮恶性肿瘤（如胰腺、乳房、子宫、卵巢和睾丸）
PTEN 错构瘤综合征	PTEN、SDH、KLLN、PIK3CA、HAPSTR1、PTPN2、SEC23B	FTC	AD	5%~10%	考登综合征，班纳扬-赖利-鲁瓦卡巴综合征，普罗透斯（Proteus）样综合征

注：ATC. 间变性甲状腺癌；DTC. 分化型甲状腺癌；AD. 常染色体显性；AR. 常染色体隐性。

诊断标准：发病年龄小（40 岁以下）；多发癌灶或双侧乳头状癌；T4 病灶；淋巴结转移或者远处转移。

满足 2 个以上主要诊断标准，或 1 个主要诊断标准和 3 个次要诊断标准即可高度怀疑家族性甲状腺乳头状癌。相关基因的致病性胚系突变是 FNMTC 诊断的重要根据。

部分患者发病时甲状腺肿块不明显，但发现转移灶时，应考虑未分化甲状腺癌的可能。

诊断方法　如下。

病理学检查　该病形态与散发性病例相似，但更具侵袭性，发病年龄更小，更容易发生甲状腺外侵犯及淋巴结转移。综合征相关性 FNMTC 包括以下几种：

PTEN 错构瘤综合征（PHTS）大部分发生在 PHTS 的甲状腺病变为多灶性和双侧性，良性及恶性病变均有。边界清楚的多发性腺瘤样结节，切面呈灰黄色。滤泡性腺瘤常见，患者发病年龄较轻。滤泡癌是 PHTS 主要和重要的特征，常为多灶性病变。滤泡亚型的甲状腺乳头状癌也与此综合征具有相关性。SDH 突变以及 SDH/PTEN 双突变病例常为经典型甲状腺乳头状癌形态。C 细胞增生也与此具有相关性。

FAP　发生甲状腺肿瘤几乎都是年轻女性，肿瘤具有双侧性、多灶性且分化好的特点，约 90% 为筛状-桑葚样亚型（CMV-PTC），局灶具有经典型 PTC 的核。

卡尼综合征　甲状腺病变双侧性、多灶性的特点，表现为淋巴细胞性甲状腺炎、多结节状增生、多灶滤泡性腺瘤、特征性的多灶性腺瘤样结节、滤泡癌及 PTC。

DICER1 综合征　甲状腺病变双侧性、多灶性的特点。

沃纳综合征　患者年轻，与正常人相比，发生甲状腺滤泡癌的风险增加 3 倍，间变性甲状腺癌的风险为 6 倍，而患 PTC 的风险则略有升高。

彭德莱综合征　发生甲状腺癌可能与先天性甲状腺功能减退和促甲状腺激素的慢性刺激有关，由甲状腺肿大发展为甲状腺癌并不常见，可能与长期存在的未治疗的甲状腺功能减退有关。

免疫组化染色显示，CMV-PTC 以核质均表达 β 联蛋白为特征。部分 PHTS 的结节有 PTEN 缺失。其他免疫表型与散发性病变相似。

基因检测　在所有 FNMTC 病例中，只有 5% 发现有相关综合征易感基因胚系突变。对临床上符合 FNMTC 诊断标准患者，应行包括综合征性和非综合征性 FNMTC 多基因检测。

影像学检查　对高危家庭成员的超声筛查能更早发现低风险 FNMTC，并能减少过度治疗。由于过度的筛查可能导致过度治疗，因此应谨慎实施，特别是对老年人的筛查。

建议区分家庭中 NMTC 患病人数，对 3 个或 3 个以上患者的家族成员进行超声筛查，这样才能获得较高的检出率。对于只有两名受影响家庭成员的家庭，考虑到一个家庭聚集的散发性疾病的可能性，以及过度诊断和过度治疗的风险，没有足够的数据建议每年进行超声筛查。而在综合征家族性 DTC 病例中，应根据 PTEN 错构瘤综合征和 APC 相关息肉病的指南对甲状腺进行超声筛查。

治疗原则　FNMTC 在发病时进展更快，需接受更积极的初始治疗。甲状腺全切及术后按需行放射性碘治疗仍为标准治疗方案。

需注意散发性微小 DTC 如无明显外侵或淋巴结转移，可考虑暂缓手术行积极随访。但在 FNMTC 家庭，尤其在 ≥3 名患者的家庭中，需行甲状腺全切除术和放射性碘治疗。

患者与携带者监测与健康管理　亲代子女 FNMTC 的复发率比散发性 NMTC 的高。第二代父母后代 FNMTC 病例比第一代表现出更具侵犯性的临床特征。第二代子女在更早的年龄患病，确诊时常为更晚期的疾病。

当病理检查提示多灶，浸润周围组织，双侧颈部淋巴结转移等情况时，强烈建议其一级亲属进行甲状腺检查，包括体格检查及超声检查，而超声是甲状腺结节最好的检查手段。如果一级亲属确诊为 PTC，且具有以上病理特点，此个体一定要进行甲状腺检查。

健康生育咨询　对于综合征性 FNMTC 家族成员的基因筛查/患者监测管理、生育咨询和孕产前诊断的处理与相应综合征的处理相同。对于非综合征性 FNMTC，在筛查时需要注意相关遗传疾病的低外显率或者外显不全的特点，结合家族史谨慎分析判断结果。

基因组监测技术已应用于生殖遗传筛查，其使用常伴随伦理争议，妇女需要经过规范的遗传咨询后对孕产前基因筛查，包括胚胎植入前遗传学检测做出决定。在进行检测前遗传咨询时，医疗保健人员需提供准确和最新的信息，包括书面和/或电子学习工具，并提供心理支持，以使夫妻双方了解相应检测的优缺点。这对于相关基因胚系突变还没有确定的 FNMTC 家族尤其重要。

(安常明　陆国辉)

索 引

条目标题汉字笔画索引

说 明

一、本索引供读者按条目标题的汉字笔画查检条目。

二、条目标题按第一字的笔画由少到多的顺序排列，按画数和起笔笔形横（一）、竖（丨）、撇（丿）、点（丶）、折（乛，包括丁乚乀等）的顺序排列。笔画数和起笔笔形相同的字，按字形结构排列，先左右形字，再上下形字，后整体字。第一字相同的，依次按后面各字的笔画数和起笔笔形顺序排列。

三、以拉丁字母、希腊字母和阿拉伯数字、罗马数字开头的条目标题，依次排在汉字条目标题的后面。

五 画

六　画

七 画

十　画

十一　画

条 目 外 文 标 题 索 引

G

H

N

O

内 容 索 引

说 明

一、本索引是本卷条目和条目内容的主题分析索引。索引款目按汉语拼音字母顺序并辅以汉字笔画、起笔笔形顺序排列。同音时，按汉字笔画由少到多的顺序排列，笔画数相同的按起笔笔形横（一）、竖（丨）、撇（丿）、点（丶）、折（乛，包括丁乚く等）的顺序排列。第一字相同时，按第二字，余类推。索引标目中夹有拉丁字母、希腊字母、阿拉伯数字和罗马数字的，依次排在相应的汉字索引款目之后。标点符号不作为排序单元。

二、设有条目的款目用黑体字，未设条目的款目用宋体字。

三、不同概念（含人物）具有同一标目名称时，分别设置索引款目；未设条目的同名索引标目后括注简单说明或所属类别，以利检索。

四、索引标目之后的阿拉伯数字是标目内容所在的页码，数字之后的小写拉丁字母表示索引内容所在的版面区域。本书正文的版面区域划分如右图。

a	c	e
b	d	f

C

Y

拉丁字母

本卷主要编辑、出版人员

责任编辑　孙文欣

索引编辑　丛春燕

名词术语编辑　王晓霞

汉语拼音编辑　潘博闻

外文编辑　顾　颖

参见编辑　周艳华

绘　　图　兰亭数码图文制作有限公司

责任校对　张　麓

责任印制　黄艳霞